动脉粥样硬化学

主 编 姜志胜

科学出版社
北 京

内 容 简 介

本书分为概论、动脉粥样硬化的危险因素、动脉粥样硬化的发病学、动脉粥样硬化的实验研究方法、动脉粥样硬化性疾病的诊疗学等五篇,共三十章。全书注重理论与实际的结合、基础与临床的结合、中医与西医的结合,既有动脉粥样硬化研究历程的回顾和研究现状的描述,也有动脉粥样硬化研究重点、热点和前沿及动脉粥样硬化性疾病诊疗进展等的阐述。

本书内容丰富翔实、图文并茂,是一部多学科协作与融合、集体智慧和心血凝结的学术佳作,既可作为动脉粥样硬化专业领域的科研人员、临床工作者、研究生的重要参考用书,也可作为医学本科生课外阅读的推荐书目。

图书在版编目(CIP)数据

动脉粥样硬化学 / 姜志胜主编. —北京:科学出版社,2017.10
ISBN 978-7-03-054311-0

Ⅰ.①动… Ⅱ.①姜… Ⅲ.①动脉粥样硬化–诊疗 Ⅳ.①R543.5

中国版本图书馆 CIP 数据核字(2017)第 214125 号

责任编辑:车宜平 沈红芬 / 责任校对:何艳萍 张怡君
责任印制:肖 兴 / 封面设计:黄华斌

版权所有,违者必究。未经本社许可,数字图书馆不得使用

科学出版社 出版
北京东黄城根北街 16 号
邮政编码:100717
http://www.sciencep.com

北京天字星印刷厂 印刷
科学出版社发行 各地新华书店经销

*

2017年10月第 一 版 开本:787×1092 1/16
2017年10月第一次印刷 印张:59 1/2 插页:8
字数:1 410 000

定价:268.00元

(如有印装质量问题,我社负责调换)

《动脉粥样硬化学》编委

主　编　姜志胜
副主编　唐朝克　秦树存　袁祖贻
编　委　（按编者姓氏汉语拼音排序）

陈丽红	教授	大连医科大学
陈临溪	教授	南华大学
代小艳	博士	广州医科大学
邓常清	教授	湖南中医药大学
耿　彬	教授	中国医学科学院阜外医院
顾洪丰	副教授	南华大学
管又飞	教授	大连医科大学
郭　芳	副教授	南华大学
胡炎伟	教授	南方医科大学
黄文晖	主任医师	广东省人民医院
姜怡邓	教授	宁夏医科大学
姜志胜	教授	南华大学
黎　健	教授	北京医院/国家卫生计生委北京老年医学研究所
李朝红	教授	中山大学
李兰芳	副教授	南华大学
李青春	副主任医师	南华大学
凌文华	教授	中山大学
刘进才	教授	南华大学
刘俊文	教授	中南大学
刘录山	教授	南华大学
龙石银	教授	南华大学
吕运成	副教授	南华大学
马小峰	副教授	南华大学
莫中成	副教授	南华大学

牛诚诚	博士	中南大学
齐永芬	教授	北京大学
秦树存	教授	泰山医学院
秦旭平	教授	南华大学
屈顺林	副教授	南华大学
宋国华	教授	泰山医学院
汤永红	教授	南华大学
唐朝克	教授	南华大学
唐志晗	副教授	南华大学
田国平	教授	南华大学
王 佐	教授	南华大学
危当恒	教授	南华大学
吴 洁	教授	南华大学
肖新华	教授	南华大学
熊国祚	主任医师	南华大学
徐仓宝	教授	西安医学院
杨 军	教授	南华大学
杨建安	主任医师	深圳市孙逸仙心血管医院
杨向红	教授	中国医科大学
易光辉	教授	南华大学
尹 凯	副教授	南华大学（编写秘书）
尹卫东	教授	南华大学
袁中华	教授	南华大学
袁祖贻	教授	西安交通大学
曾 琳	副主任医师	南华大学
曾 施	博士	中南大学
曾高峰	教授	南华大学
张 弛	副教授	南华大学
张彩平	副教授	南华大学
赵国军	副教授	桂林医学院
钟巧青	教授	中南大学
周 宏	副主任医师	南华大学
朱 力	教授	苏州大学
William kongto, Hau	博士	香港大学

序　言

随着社会的发展和人们生活水平的提高，由动脉粥样硬化引起的心脑血管疾病导致的死亡人数不断增多，已成为全球人口死亡的第一位原因。我国心脑血管发病的严峻形势毋庸置疑，《中国心血管病报告2016》指出，中国心血管病死亡率仍居疾病死亡构成的首位，高于肿瘤及其他疾病。《国家中长期科学和技术发展规划纲要（2006—2020年）》将心脑血管病防治研究列为重点领域及优先主题。《国家创新驱动发展战略纲要》指出，提高心脑血管疾病等重大疾病的诊疗技术水平是主要战略任务之一；《"十三五"国家科技创新规划》提出，要聚焦心脑血管疾病等重大慢病，加强基础研究、临床转化，有效解决临床实际问题和提升基层服务水平。

20世纪70年代改革开放初，衡阳医学院就建立了国内最早的动脉粥样硬化专业研究室，在长期的基础研究与临床工作中形成了心脑血管转化医学团队，创建了动脉硬化学湖南省重点实验室，主办了国内唯一的动脉硬化专业权威中文核心期刊《中国动脉硬化杂志》，在动脉粥样硬化性心脑血管疾病发病机制研究和防治方面积累了丰富成果，形成了鲜明特色。目前已成为在国内外具有较高影响力的动脉粥样硬化研究和人才培养重要基地之一。

为了更好地帮助同行系统了解动脉粥样硬化病因发病学、诊断与防治的基本知识、基本理论、基本研究方法与前沿进展，中国病理生理学会动脉粥样硬化专业委员会主任委员、南华大学心血管疾病研究所（动脉硬化学湖南省重点实验室）姜志胜教授依托自身的团队，组织国内10余家单位的心血管领域的基础与临床多个学科的近60位专家学者共同编写了《动脉粥样硬化学》一书。该书分为概论、动脉粥样硬化的危险因素、动脉粥样硬化的发病学、动脉粥样硬化的实验研究方法、动脉粥样硬化性疾病的诊疗学五篇，共30章。全书结构脉络清晰、逻辑严密，内容丰富翔实、图文并茂，注重理论与实际的结合、基础与临床的结合、中医与西医的结合，既有动脉粥样硬化研究历程的回顾及研究现状的描述，也有动脉粥样硬化研究重点、热点和前沿，以及动脉粥样硬化性疾病诊疗进展等的阐述。更为难得的是，多位学者将自身长期应用并经过实践检验的动脉粥样硬化研究相关实验方法进行了系统梳理，写入了书中，进一步提升了该书的实用性。此专著是一部多学科协作与融合、集体智慧结晶和心血凝结的学术佳作，既可作为动脉粥样硬化专业领域的科研人员、临床工作者、研究生的重要参考用书，也可作为医学本科生课外阅读的推荐书目。

特别应该指出的是，该书是在梳理、归纳、提炼的基础上把动脉粥样硬化基础研究与临床诊疗和预防融合为"动脉粥样硬化学"新兴交叉学科而出版的第一本学术专著，这进一步丰富和完善了医学知识与理论结构，有助于更全面、更系统和更精深认识动脉粥样硬化性心脑血管疾病的病因发病学和干预的策略与措施，具有重要的理论意义和应用价值。

《动脉粥样硬化学》的付梓出版，十分契合国家重大疾病防控研究的战略需求，对加快我国动脉粥样硬化的研究和相关疾病的防治将起到积极的推动作用。

唐朝枢

2017 年 7 月 10 日

前　言

世界卫生组织的数据表明，心血管疾病是全球的头号死因，在2012年有1750万人死于心血管疾病，占全球死亡总数的31%，而3/4以上的心血管疾病的死亡发生在低收入和中等收入国家。《中国心血管病报告 2016》指出，随着社会经济的发展，国民生活方式发生了深刻的变化。尤其是人口老龄化及城镇化进程的加速，中国心血管病危险因素流行趋势明显，导致了心血管病的发病人数持续增加。目前，心血管病死亡居中国城乡居民总死亡原因的首位，农村为45.01%，城市为42.61%。今后10年中国心血管病患病人数仍将快速增长，心血管病的个体、医疗和社会负担日渐加重，已成为重大的公共卫生问题，加强心血管病防治工作刻不容缓。

动脉粥样硬化（atherosclerosis）是众多心脑血管疾病共同的病理学基础，也是此类疾病防治的重要环节。自从1904年德国病理学家Felix Jacob Marchand首次提出"动脉粥样硬化"一词以来，经过无数医学工作者的辛勤努力，人们对动脉粥样硬化的认识已逐步深入，尤其是进入21世纪后，动脉粥样硬化相关的科学研究与临床诊疗水平更是飞速发展，不断取得新成果。

为了梳理和归纳动脉粥样硬化相关的基础研究与临床实践的基础知识、基本理论、基本研究方法、研究进展和趋势，交流探讨"动脉粥样硬化学"理论体系，我们组织国内10余所高等院校、科研院所及临床医院的近60位专家学者共同编写了《动脉粥样硬化学》一书，以满足心血管领域广大基础研究人员和临床工作者的实际需要。

《动脉粥样硬化学》在内容与结构上兼顾基础与临床，既有经典知识与理论，也有研究方法与技术，注重突出最新进展，全面翔实地介绍了动脉粥样硬化领域的研究成果和发展方向。全书分为5篇，共30章。其中，第一篇"概论"分为4章，包括动脉系统结构与功能、动脉粥样硬化的病理学、动脉粥样硬化性疾病的流行病学、动脉粥样硬化研究历程回顾等；第二篇"动脉粥样硬化的危险因素"分为7章，包括脂代谢异常、糖代谢异常、高血压、肥胖、吸烟、高同型半胱氨酸血症及其他危险因素等；第三篇"动脉粥样硬化的发病学"分为4章，包括动脉粥样硬化发病的细胞机制、动脉粥样硬化发病的生物化学机制、动脉粥样硬化发病的分子生物学机制、动脉粥样硬化发病的其他机制等；第四篇"动脉粥样硬化的实验研究方法"分为4章，包括动脉粥样硬化研究的形态学方法与技术、动脉粥样硬化研究的功能学方法与技术、动脉粥样硬化研究的生物化学与分子生物学方法与技术及动脉粥样硬化研究模型的制备；第五篇"动脉粥样硬化性疾病的诊疗学"分为11章，包括动脉粥样硬化性心脑血管疾病的预防、影像学诊断方法、调脂治疗、抗栓治疗、介入治疗、外科治疗、治疗新进展及中医药治疗、糖尿病合并动脉粥样硬化性疾病的防治、高血压合并动脉粥样硬化性疾病的防治和常见动脉粥样硬化性疾病的防治。

本书是全体编写人员集体智慧的结晶，凝聚了多位专家、学者的心血和汗水。在本书编写过程中，我们参阅和吸收了国内外有关专家学者大量的文献资料和相关成果，限于篇幅，不能在书中一一列出；同时，得到了杨永宗教授、唐朝枢教授等国内心血管领域前辈大家的无私指导和大力支持，还得到了许多青年教师、研究生的积极帮助，在此谨表诚挚的感谢！本书由南华大学以及湖南省高层次卫生人才"225"工程资助出版。

尽管各位编委在编写过程中认真仔细、精益求精，但水平所限，加之学科领域发展迅速，书中遗漏及不妥之处在所难免，敬请各位同仁和读者多提宝贵意见，以便再版时完善。

姜志胜
2017 年 7 月 1 日

目　　录

第一篇　概　　论

第一章　动脉系统结构与功能 3
- 第一节　动脉系统的解剖与分布 3
- 第二节　动脉系统的组织学结构 8
- 第三节　动脉系统的功能及其调节 11
- 参考文献 15

第二章　动脉粥样硬化的病理学 16
- 第一节　动脉粥样硬化的基本病变 16
- 第二节　不同部位动脉粥样硬化斑块的病变特点 20
- 第三节　动脉粥样硬化斑块的性质 24
- 第四节　动脉粥样硬化斑块与动脉瘤 26
- 参考文献 28

第三章　动脉粥样硬化性疾病的流行病学 29
- 第一节　冠状动脉粥样硬化性疾病的流行病学 29
- 第二节　脑动脉粥样硬化性疾病的流行病学 35
- 第三节　颈动脉粥样硬化性疾病的流行病学 40
- 第四节　肾动脉粥样硬化性疾病的流行病学 43
- 第五节　主动脉粥样硬化性疾病的流行病学 46
- 第六节　肢体动脉粥样硬化性疾病的流行病学 49
- 第七节　预防策略与措施 50
- 参考文献 55

第四章　动脉粥样硬化研究历程回顾 57
- 第一节　国际动脉粥样硬化研究历程回顾 57
- 第二节　我国动脉粥样硬化研究历程回顾 60
- 参考文献 64

第二篇　动脉粥样硬化的危险因素

第五章　脂代谢异常 67
- 第一节　高胆固醇血症 67

第二节	高三酰甘油血症	71
第三节	低密度脂蛋白代谢异常	80
第四节	高密度脂蛋白代谢异常	89
第五节	游离脂肪酸代谢异常	97
第六节	脂蛋白（a）代谢异常	105
第七节	细胞内胆固醇流出能力异常	113
第八节	PCSK9 与家族性高胆固醇血症	122
参考文献		137

第六章 糖代谢异常

第一节	概述	141
第二节	流行病学	141
第三节	临床研究	142
第四节	动物实验	145
第五节	体外细胞实验	146
第六节	糖代谢相关的核受体	152
第七节	临床意义与展望	153
参考文献		154

第七章 高血压

第一节	高血压形成的因素	156
第二节	血压升高产生的异常生物机械力与血管重构	159
第三节	高血压与管壁脂质浸润	166
第四节	高血压与血管炎症	170
第五节	血管活性物质	173
第六节	结语和展望	176
参考文献		176

第八章 肥胖

第一节	肥胖与脂代谢异常	179
第二节	肥胖与糖代谢异常	182
第三节	肥胖与高血压	184
第四节	内脏脂肪组织	186
第五节	皮下脂肪组织	189
第六节	血管外周脂肪组织	192
参考文献		195

第九章 吸烟 ··· 196
第一节 吸烟与神经内分泌异常 ··· 196
第二节 吸烟与凝血/纤溶系统异常 ··· 198
第三节 吸烟与炎症/免疫系统异常 ··· 201
第四节 吸烟与内皮功能紊乱 ··· 203
第五节 吸烟与脂代谢异常 ··· 206
参考文献 ··· 209

第十章 高同型半胱氨酸血症 ··· 211
第一节 同型半胱氨酸的代谢与调节 ··· 211
第二节 高同型半胱氨酸血症致动脉粥样硬化的流行病学 ··· 216
第三节 高同型半胱氨酸血症致动脉粥样硬化的机制 ··· 222
第四节 高同型半胱氨酸血症的防治 ··· 228
参考文献 ··· 233

第十一章 其他危险因素 ··· 235
第一节 遗传因素 ··· 235
第二节 生活方式 ··· 245
第三节 精神与心理因素 ··· 250
参考文献 ··· 260

第三篇 动脉粥样硬化的发病学

第十二章 动脉粥样硬化发病的细胞机制 ··· 265
第一节 内皮细胞的作用 ··· 265
第二节 血管平滑肌细胞的作用 ··· 269
第三节 单核/巨噬细胞 ··· 278
第四节 血管外膜成纤维细胞的作用 ··· 282
第五节 淋巴细胞的作用 ··· 287
第六节 中性粒细胞的作用 ··· 291
第七节 肥大细胞的作用 ··· 296
第八节 干细胞/祖细胞的作用 ··· 298
参考文献 ··· 305

第十三章 动脉粥样硬化发病的生物化学机制 ··· 310
第一节 肾素-血管紧张素-醛固酮系统 ··· 310
第二节 胆固醇转运系统 ··· 321
第三节 脂蛋白与三酰甘油 ··· 328

第四节　前列腺素及其衍生物 336
　　第五节　花生四烯酸及其衍生物 341
　　第六节　内源性免疫受体 347
　　第七节　基质金属蛋白酶 352
　　第八节　凝血与动脉粥样硬化 358
　　第九节　气体信号分子 367
　　第十节　炎症细胞因子 379
　　第十一节　脂肪因子 387
　　参考文献 394

第十四章　动脉粥样硬化发病的分子生物学机制 399
　　第一节　遗传与易感因子 399
　　第二节　非编码 RNA 409
　　第三节　DNA 甲基化 418
　　第四节　组蛋白乙酰化和去乙酰化 424
　　第五节　泛素化 432
　　第六节　蛋白激酶磷酸化 440
　　第七节　自噬与凋亡 450
　　参考文献 458

第十五章　动脉粥样硬化发病的其他机制 461
　　第一节　炎症与免疫 461
　　第二节　氧化应激 468
　　参考文献 478

第四篇　动脉粥样硬化的实验研究方法

第十六章　动脉粥样硬化研究的形态学方法与技术 483
　　第一节　血管组织标本研究的病理学方法与技术 483
　　第二节　细胞研究的病理学方法与技术 498
　　参考文献 499

第十七章　动脉粥样硬化研究的功能学方法与技术 501
　　第一节　动脉内皮舒张功能实验 501
　　第二节　细胞内胆固醇逆转运能力检测 504
　　第三节　动脉粥样硬化中细胞自噬水平检测 507
　　第四节　动脉粥样硬化中细胞凋亡的检测 510
　　第五节　动脉粥样硬化中血管形成实验 515

- 第六节　动脉粥样硬化中细胞组织氧化应激反应检测 …… 518
- 第七节　动脉粥样硬化中细胞活化功能检测 …… 523
- 第八节　动脉粥样硬化中细胞增殖能力检测 …… 526
- 第九节　动脉粥样硬化中细胞迁移能力检测 …… 532
- 第十节　动脉粥样硬化中细胞黏附能力检测 …… 535
- 参考文献 …… 537

第十八章　动脉粥样硬化研究的生物化学与分子生物学方法与技术 …… 539
- 第一节　基因组 DNA 提取 …… 539
- 第二节　琼脂糖凝胶电泳 …… 540
- 第三节　DNA 甲基化检测 …… 541
- 第四节　Southern blotting 实验原理及方法 …… 544
- 第五节　染色体免疫共沉淀 …… 548
- 第六节　RNA 的制备及鉴定 …… 550
- 第七节　反转录–聚合酶链反应技术 …… 551
- 第八节　实时定量聚合酶链反应 …… 553
- 第九节　RNA 干扰实验 …… 559
- 第十节　荧光原位杂交技术 …… 561
- 第十一节　蛋白质免疫印迹分析 …… 563
- 第十二节　免疫共沉淀 …… 565
- 第十三节　ChIRP 技术 …… 567
- 第十四节　荧光素酶分析实验 …… 569
- 第十五节　实验室常用试剂配制 …… 570
- 参考文献 …… 572

第十九章　动脉粥样硬化研究模型的制备 …… 573
- 第一节　泡沫细胞模型 …… 573
- 第二节　家兔动物模型 …… 575
- 第三节　大鼠动物模型 …… 578
- 第四节　小型猪动物模型 …… 580
- 第五节　基因工程动物模型 …… 581
- 第六节　高脂血症的动物模型 …… 583
- 第七节　其他动物模型 …… 586
- 第八节　易损斑块模型 …… 586
- 参考文献 …… 588

第五篇 动脉粥样硬化性疾病的诊疗学

第二十章 动脉粥样硬化性心脑血管疾病的预防 591
- 第一节 心血管疾病的一级、二级预防 591
- 第二节 缺血性卒中的一级、二级预防 596
- 第三节 动脉粥样硬化性疾病新的危险因素的防控 603
- 参考文献 605

第二十一章 动脉粥样硬化性疾病的影像学诊断方法 607
- 第一节 冠状动脉造影 607
- 第二节 磁共振成像 612
- 第三节 冠状动脉CT成像 626
- 第四节 血管内超声 631
- 第五节 虚拟组织学 641
- 第六节 光学相干断层成像 653
- 第七节 超声心动图 661
- 第八节 超声分子成像 667
- 参考文献 672

第二十二章 动脉粥样硬化性心血管疾病的调脂治疗 678
- 第一节 血脂异常分类 678
- 第二节 调脂治疗的基本原则 679
- 第三节 心血管风险分层 679
- 第四节 调脂治疗靶点及目标值设定 681
- 第五节 生活方式调脂 682
- 第六节 非生活方式调脂 684
- 第七节 调脂治疗的精准医学 693
- 参考文献 697

第二十三章 动脉粥样硬化性疾病的抗栓治疗 698
- 第一节 血栓形成的基本理论 698
- 第二节 抗血小板药物 700
- 第三节 抗凝药物 706
- 第四节 溶栓药物 711
- 参考文献 714

第二十四章 动脉粥样硬化性疾病的介入治疗 715
- 第一节 动脉粥样硬化性疾病的介入治疗指征 715

第二节	球囊扩张血管成形术	719
第三节	支架血管成形术	722
第四节	经腔粥样硬化斑块旋切和再通	733
第五节	支架内再狭窄	737
第六节	支架内血栓	743
第七节	严重冠状动脉钙化的介入治疗	749
第八节	主动脉夹层的介入治疗	755
参考文献		761

第二十五章 动脉粥样硬化性疾病的外科治疗 … 763

第一节	动脉粥样硬化性疾病的外科手术指征	763
第二节	颈动脉内膜切除术	767
第三节	冠状动脉旁路移植（冠状动脉搭桥）术	771
第四节	达·芬奇机器人辅助腔镜下冠状动脉旁路移植	774
第五节	心内外科联合杂交技术	776
参考文献		779

第二十六章 动脉粥样硬化性疾病的治疗新进展 … 781

第一节	动脉粥样硬化性疾病的干细胞治疗进展	781
第二节	动脉粥样硬化性疾病的血管祖细胞治疗进展	787
第三节	干细胞移植和心肌血管再生	797
第四节	动脉粥样硬化性疾病的生长因子靶向治疗进展	812
参考文献		820

第二十七章 动脉粥样硬化性疾病的中医药治疗 … 821

第一节	中医学对动脉粥样硬化性疾病的认识及辨证论治	821
第二节	活血化瘀类中药对动脉粥样硬化性疾病的作用及机制	828
第三节	清热类中药对动脉粥样硬化性疾病的作用及机制	833
第四节	行气和补气类中药对动脉粥样硬化性疾病的作用及机制	838
第五节	化痰类中药对动脉粥样硬化性疾病的作用及机制	846
第六节	利水渗湿类中药对动脉粥样硬化性疾病的作用及机制	850
第七节	补阴类中药对动脉粥样硬化性疾病的作用及机制	857
参考文献		861

第二十八章 糖尿病合并动脉粥样硬化性疾病的防治 … 863

第一节	糖尿病合并动脉粥样硬化性疾病的流行病学	863
第二节	糖尿病合并动脉粥样硬化性疾病的机制	866
第三节	糖尿病合并动脉粥样硬化性疾病的治疗	872

参考文献 876

第二十九章 高血压合并动脉粥样硬化性疾病的防治 877
第一节 高血压合并动脉粥样硬化的流行病学 877
第二节 高血压合并动脉粥样硬化的发病机制 879
第三节 高血压合并动脉粥样硬化的治疗 892
参考文献 899

第三十章 常见动脉粥样硬化性疾病的防治 900
第一节 冠状动脉粥样硬化性心脏病 900
第二节 颅内及颈内动脉粥样硬化性疾病 914
第三节 肾动脉粥样硬化性疾病 920
第四节 主动脉粥样硬化性疾病 924
第五节 肢体动脉硬化闭塞症 928
参考文献 934

彩图

第一篇

概 论

第一章 动脉系统结构与功能

第一节 动脉系统的解剖与分布

血液从心脏泵出后运送至全身各处，运送血液至全身各处的血管称为动脉。其分布特点为：①动脉主干一般分布于头颈、四肢和躯干，且左右基本对称；②躯干的动脉有壁支和脏支之分，壁支一般有节段性；③动脉多位于身体的深部、屈侧或安全隐蔽处，不易受损，常与静脉、神经等伴行，构成血管神经束，有的还包绕有结缔组织；④部分器官有双重血供，即功能血管与营养血管（如肝、肺）；⑤实质性器官，动脉由门进入，呈放射状分布，而空腔性器官，动脉先吻合成弓再分布；⑥动脉的管径、形态、分布形式与器官的形态、大小和功能密切相关。

一、肺循环动脉

肺循环的动脉引导血液从右心室进入肺泡毛细血管，肺动脉内含静脉血。肺动脉干起自右心室，位于心底大血管最前方，在升主动脉前方向左、后、上方斜走行，在主动脉弓的下方分为左、右两支。肺动脉干长约5cm，管径约3cm。胎儿肺动脉分叉处借动脉导管与主动脉弓相连，故胎儿肺动脉血液多流入主动脉。动脉导管通常在出生后6个月内闭锁，形成动脉韧带；如不闭锁，称为动脉导管未闭。右肺动脉比左肺动脉稍粗，水平走行于升主动脉与上腔静脉的后方，气管杈的前下方，到达肺门时分为上、中、下三支。左肺动脉比右肺动脉略短小，经主动脉弓下方、降主动脉前方和左支气管上方到达肺门，分支入肺。

二、体循环动脉

体循环引导左心室血液到达全身各部，动脉内是动脉血。主动脉是体循环动脉的主干，起于主动脉口，起始段为升主动脉，长约5cm，在相当于左侧第3肋软骨水平向右前上方斜行，在上腔静脉左侧至右侧第2胸肋关节高度，移行为主动脉弓。于升主动脉起始处，左、右主动脉窦各发出一支冠状动脉，以供应心脏的血液。主动脉弓在右侧第2胸肋关节高度续升为主动脉，向上、后、左侧走行，跨过左肺根，到达胸段脊柱左侧，在第4胸椎体高度移行为胸主动脉。再沿脊柱左侧下行，转向前方至第12胸椎高度穿膈肌主动脉裂孔，移行为腹主动脉。接着在脊柱左前方下降至第4腰椎体下缘分为左、右髂总动脉。髂总动脉沿腰大肌内侧下行，至骶髂关节处分为髂内动脉和髂外动脉（图1-1）。

（一）主动脉弓及其分支

主动脉弓最高处达胸骨柄中份水平，其下缘接近第4胸椎体下缘。主动脉弓前方为胸腺和胸骨柄，后方毗邻气管、食管与左喉返神经。主动脉弓血管的管壁内有丰富的感觉神经末梢，称压力感受器；主动脉弓下方靠动脉韧带处有2~3个粟粒状小体，为化学感受器，称主动脉小体。这两种感受器参与对心率、呼吸与血压的反馈调节。

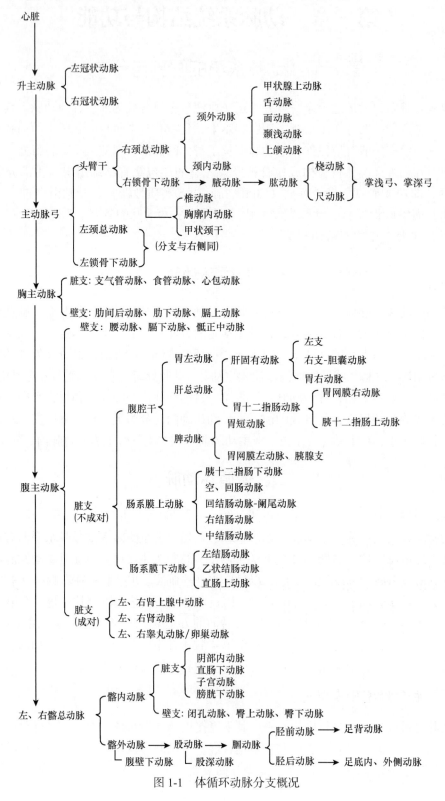

图1-1 体循环动脉分支概况

主动脉弓上缘从右至左依次发出3条粗大分支，为头臂干、左颈总动脉与左锁骨下动脉。头臂干为一粗短干，向右上方斜行至右胸锁关节后方，分支为右颈总动脉与右锁骨下动脉。

颈总动脉是头颈部的主要动脉干，左侧发自主动脉弓，右侧起于头臂干。两侧颈总动脉经胸锁关节后方沿食管、气管和喉的外侧上行，至甲状软骨上缘水平分支为颈内动脉与颈外动脉。在颈动脉杈处有颈动脉窦与颈动脉小球，分别为压力感受器与化学感受器。颈外动脉先位于颈内动脉前内侧，后经其前方转至外侧，向上穿腮腺至下颌颈处，分支为两终支，称为颞浅动脉与上颌动脉。颈外动脉主要分支包括甲状腺上动脉、舌动脉、面动脉、颞浅动脉、上颌动脉、枕动脉、耳后动脉和咽升动脉等。颈内动脉由颈总动脉发出后，垂直上升至颅底，经颈动脉管入颅腔，分支分布于视器和脑。

锁骨下动脉左侧起于主动脉弓，右侧起自头臂干。锁骨下动脉从胸锁关节后方斜向外至颈根部，呈弓状经胸膜顶前方，穿斜角肌间隙，至第1肋外缘延续为腋动脉。锁骨下动脉的主要分支包括椎动脉、胸廓内动脉、甲状颈干、肋颈干与肩胛背动脉等。腋动脉于第1肋外缘续于锁骨下动脉，经腋窝深部至大圆肌下缘移行为肱动脉。肱动脉沿肱二头肌内侧下行至肘窝，至桡骨颈处分为桡动脉和尺动脉。桡动脉经肱桡肌与旋前圆肌之间，再在肱桡肌腱与桡侧腕屈肌腱之间下行，绕桡骨茎突至手背，穿第1掌骨间隙至手掌，与尺动脉掌深支吻合成掌深弓。尺动脉在尺侧腕屈肌与指浅屈肌之间下行，经豌豆骨桡侧至手掌，与桡动脉掌浅支吻合成掌浅弓。

（二）胸主动脉及其分支

胸主动脉是胸部的动脉主干，分支为壁支和脏支。壁支包括：①9对肋间后动脉，在第3肋以下的肋间隙内，沿肋沟走行。②1对肋下动脉，走行于第12肋下方。①②分布于胸壁、腹壁上部、背部与脊髓等处。③1对膈上动脉，分布于膈上面的后部。脏支包括支气管支、食管支和心包支，是分布于气管、支气管、食管和心包的一些细小分支。

（三）腹主动脉及其分支

腹主动脉是腹部的动脉主干，分支为壁支和脏支，脏支较壁支粗大。壁支主要有腰动脉、膈下动脉、骶正中动脉等，分布于腹后壁、脊髓、膈下面、肾上腺和盆腔后壁等处。膈下动脉发出肾上腺上动脉。脏支有成对脏支和不成对脏支。成对脏支包括肾上腺中动脉、肾动脉、睾丸动脉（女性为卵巢动脉）；不成对脏支包括腹腔干、肠系膜上动脉和肠系膜下动脉。肾动脉约平第1、2腰椎间盘高度，起于腹主动脉，向外横行，至肾门附近分为前、后两干，经肾门入肾。入肾门之前肾动脉发出肾上腺下动脉至肾上腺。睾丸动脉细长，在肾动脉起始处稍下方由腹主动脉前壁发出，沿腰大肌前方向外下方穿入腹股沟管，参与精索组成，分布于睾丸和附睾，又称精索内动脉。在女性，卵巢动脉经卵巢悬韧带下行入盆腔，分布至卵巢和输卵管壶腹部。腹腔干为粗而短的动脉干，在主动脉裂孔稍下方由腹主动脉前壁发出，随即分为胃左动脉、肝总动脉和脾动脉。肠系膜上动脉在腹腔干稍下方，约平第1腰椎高度起自腹主动脉前壁，经胰头与胰体交界处的后方下行，越过十二指肠水平部前方，进入小肠系膜根，向右髂窝走行，其分支包括胰十二指肠下动脉、空肠动脉、回结肠动脉、右结肠动脉与中结肠动脉。肠系膜下动脉约平第 3 腰椎水平起于腹主动脉前壁，在壁腹膜后方沿腹后壁向左下走行，分支分布于降结肠、乙状结肠和直肠上部，包括左结肠动脉、乙状结肠动脉和直肠上动脉。

（四）髂内动脉及其分支

髂内动脉是盆部的动脉主干，为一短干，沿盆腔侧壁下行，分为壁支和脏支。壁支主要有闭孔动脉、臀上动脉和臀下动脉。闭孔动脉沿骨盆侧壁向前下行，穿闭膜管至大腿，分支于内侧群肌和髋关节。臀上动脉和臀下动脉分别经梨状肌上、下孔穿出至臀部，分支营养臀肌和髋关节等。此外，还发出髂腰动脉和骶外侧动脉，分布于髂腰肌、盆腔后壁及骶管内结构。

脏支主要有脐动脉、子宫动脉和阴部内动脉。脐动脉为胎儿时期的动脉干，出生后其远侧段闭锁形成脐内侧韧带；发出 2～3 支膀胱上动脉，分布于膀胱中上部。子宫动脉沿盆腔侧壁下行，进入子宫阔韧带底部两层腹膜之间，在子宫颈外侧约 2cm 处跨越输尿管前上方，再沿子宫侧缘迂曲上升至子宫底。子宫动脉分支营养子宫、阴道、输卵管和卵巢，并与卵巢动脉吻合。阴部内动脉在臀下动脉前方下行，穿梨状肌下孔出盆腔，经坐骨小孔至坐骨肛门窝，发出肛动脉、会阴动脉、阴茎（蒂）背动脉等分支，分布于会阴部。此外，脏支还有膀胱下动脉（分布于膀胱底、精囊腺和前列腺或阴道）与直肠下动脉（分布于直肠下部、前列腺或阴道等处）。

（五）髂外动脉及其分支

髂外动脉沿腰大肌内侧缘下降，经腹股沟韧带中点深面至股前部，移行为股动脉。髂外动脉在腹股沟韧带稍上方发出腹壁下动脉，进入腹直肌鞘，分布到腹直肌并与腹壁上动脉吻合。此外，发出一支旋髂深动脉，斜向外上，分支营养髂嵴及邻近肌。

股动脉是髂外动脉的直接延续，为下肢动脉的主干。股动脉在股前部股三角内下行，穿过收肌管，出收肌腱裂孔至腘窝，移行为腘动脉。股动脉的主要分支为股深动脉，其在腹股沟韧带中点的下方 2～5cm 处起于股动脉，经股动脉后方走向后内下方，发出旋股内侧动脉分布于大腿内侧群肌，旋股外侧动脉分布于大腿前群肌，3～4 条穿动脉分布于大腿后群肌、内侧群肌和股骨。此外，由股动脉发出的腹壁浅动脉和旋髂浅动脉，分别至腹前壁下部和髂前上棘附近的皮肤及浅筋膜。

腘动脉在腘窝深部下行，至腘肌下缘，分为胫前动脉与胫后动脉。腘动脉在腘窝内发出数条关节支和肌支，分布于膝关节及邻近肌，参与膝关节网的构成。胫后动脉沿小腿后面浅、深屈肌之间下行，经内踝后方转至足底，分为足底内侧动脉和足底外侧动脉两终支。胫后动脉主要分支有腓动脉等。胫前动脉由腘动脉发出后，穿小腿骨间膜至小腿前面，在小腿前群肌之间下行，至踝关节前方移行为足背动脉。胫前动脉沿途分支分布于小腿前群肌，并分支参与膝关节网。足背动脉是胫前动脉的直接延续，经𧿹长伸肌腱和趾长伸肌腱之间前行，至第 1 跖骨间隙近侧，分为第 1 跖背动脉和足底深支两终支。

三、冠状动脉

营养心脏的血管称冠状动脉，有左右两支，分别为左冠状动脉和右冠状动脉，起源于主动脉根部的左右主动脉窦。左冠状动脉的血液流经毛细血管和静脉后，主要经冠状窦回流入右心房，而右冠状动脉的血液则主要经较细的心前静脉直接回流入右心室。另外还有一小部分冠状动脉血液可通过心最小静脉直接流入左右心房和心室腔内。冠状动脉血液循环（简称冠脉循环）的特点是：①血流具有时相性，在心脏节律性收缩和舒张过程中，左心室的冠状动脉血流具有明显的时相变化，即心脏收缩期冠状动脉血流暂停或显著减少，而舒张期冠状动脉血流明显增多，右心室由于心室壁薄、心肌收缩力弱，所以右心室冠状动脉血流没有明显的时相变化；②冠状动脉血流量大，占心排血量的5%~10%，安静状态时血流量为300~400ml，运动时可增加4~5倍；③冠脉循环的血流急、行程短，完成一个冠脉循环只需几秒钟；④冠脉循环血压较高；⑤冠脉循环的动脉-静脉氧差较大，因为心肌需从血液中摄取较多的氧。

左冠状动脉有两个分支：前降支和回旋支。前降支供应心脏前壁、左心室前侧壁、室间隔的前2/3的血液，沿途发出三组分支，左心室前支（分布于左心室前壁的中下部，也称对角支）、右心室前支、室间隔前动脉。回旋支供应左心室侧壁、后侧壁、高侧壁的血液，发出左心室前支（主要分布于左心室前壁的上部，其中分布于心室钝缘的动脉支称钝缘支）、左心室后支及左心房支。右冠状动脉供应右心室、左心室后壁、室间隔后1/3的血液，其分支有右心室前支、右心室后支、左心室后支、后降支、右心房支。冠状动脉粥样硬化性心脏病（简称冠心病），可造成冠状动脉所支配区域心肌坏死，即心肌梗死。心肌梗死的范围基本上与动脉的分布区一致：如左心室侧壁和后壁心肌梗死主要是由于阻塞了左旋支；前壁和室间隔前部心肌梗死主要是由于阻塞前室间支。冠状动脉任何一支阻塞，还可能引起心脏传导系统不同部分的血供障碍，从而导致相应的心绞痛或心律失常。

左、右冠状动脉在心的胸肋面分布变异不大，而在心的膈面分布范围则有较大的变异。按Schlesinger分型原则，以后室间沟为标准，将冠状动脉分布类型分为3型（图1-2）。

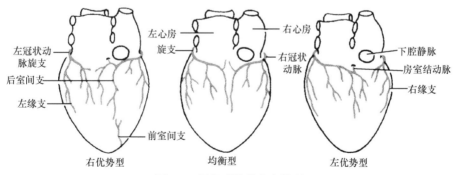

图1-2 冠状动脉的分布类型

（1）右优势型（65.7%）：右冠状动脉在心室膈面的分布范围，除右心室膈面外，还越过房室交点和后室间沟，分布于左心室膈面的一部分或全部。后室间支来自右冠状动脉。

（2）均衡型（28.7%）：左心室、右心室的膈面各由本侧的冠状动脉供应，互不越过房室交点。后室间支为左或右冠状动脉的末梢支，或同时来自左、右冠状动脉。

（3）左优势型（5.6%）：左冠状动脉较大，除发分支分布于左心室膈面外，还越过房室交点和后室间沟分布于右心室膈面的一部分，后室间支和房室结动脉均发自左冠状动脉。左优势型虽然在中国人出现概率低，但临床上不能忽视，一旦左优势型的患者左冠状动脉主干或旋支及前室间支同时受累，则症状相当严重，可发生广泛性左心室心肌梗死，且窦房结、房室结、左右束支均可受累，发生严重的心律失常。另外，传统的冠状动脉分型原则，仅考虑了冠状动脉心外膜下分支的走行和分布，即分支的长度特征，忽视了最具生理意义的分支管径因素。人的左心室壁厚、工作量大、所需氧及营养物质多，为适应功能的需要，左冠状动脉的管径大、分支多、总容积大，故左冠状动脉是心的首要供血动脉，即生理上的优势动脉。

冠状动脉主干及主要分支大部分行走于心外膜下的脂肪中和浅层心肌的浅面。有时动脉的主干或分支中的一段，被部分浅层心肌形成的结构所掩盖，该结构称心肌桥，该段动脉称为壁冠状动脉。壁冠状动脉常见于前、后室间支。一般认为，壁冠状动脉受心肌桥的保护，局部承受的应力较小，心脏舒张时亦可控制血管使其不过度扩张，较少发生动脉的硬化。

第二节 动脉系统的组织学结构

动脉是将心脏泵出的血输送到毛细血管的管道，根据动脉管径的大小可分为大动脉、中动脉、小动脉和微动脉四种，其管径的大小和管壁的结构逐渐改变。动脉管壁由内向外分为三层：内膜、中膜与外膜（图1-3）。随着动脉管腔逐渐变小，管壁各层的构成与厚度发生变化，以中膜变化最大。动脉内血流的压力较高、流速较快，因而管壁较厚，弹性组织或平滑肌较发达，富有弹性和收缩性。

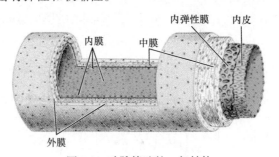

图1-3 动脉管壁的一般结构

一、大 动 脉

大动脉（large artery）包括主动脉、无名动脉、颈总动脉、锁骨下动脉、椎动脉和髂总动脉等。其主要结构特点是，中膜富含弹性膜与弹性纤维，平滑肌则较少，故又称弹性动脉（elastic artery）。大动脉的管壁结构如下（图1-4，见彩图）：

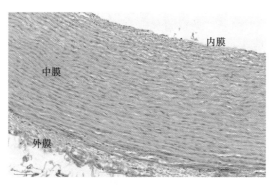

图 1-4 大动脉的组织学结构（HE 染色）

1. 内膜（tunica intima） 是三层中最薄的一层，由内皮与内皮下层组成。内膜无血管，其营养由血管腔内的血液渗透供给。电镜下可观察到，内皮细胞内含一种长杆状的 W-P 小体（Weibel-Palade body），长 1~6μm，直径 0.1~0.3μm，由单位膜包裹，内含 6~26 根直径约 15nm 的平行排列的细管。血管假性血友病因子 vWF（von Willebrand factor）是 W-P 小体的主要成分，是大分子糖蛋白，其多聚体以管状形式存在，且规律排列，促使 W-P 小体呈长杆状形态。W-P 小体是内皮细胞特有的细胞器，在大动脉内皮细胞中尤为丰富。受外界刺激后，W-P 小体内贮存的 vWF 可迅速释放到血管内，黏附聚集血小板和Ⅷ因子，参与凝血反应，形成血凝块，得以止血。

大动脉内膜的内皮下层较厚，为疏松结缔组织，内含纵行的胶原纤维与少许平滑肌纤维。内皮下层之外为内弹性膜（internal elastic lamina），此为内膜与中膜的分界线，但由于内弹性膜与大动脉中膜的弹性膜结构相似，故大动脉的内弹性膜不明显。

2. 中膜（tunica media） 最厚，成人大动脉中膜厚度约为 500μm，含 40~70 层呈同心圆排列的弹性膜（elastic membrane）。由于血管收缩，在血管横切面上，弹性膜呈波浪状。弹性膜由弹性蛋白构成，膜上有许多窗孔。各层弹性膜之间由弹性纤维相连，之间有少量环形平滑肌纤维与胶原纤维。

血管中的平滑肌纤维与内脏器官平滑肌纤维形态的不同之处是，较细长且常有分支。除有收缩作用外，在动脉发育过程中，还可合成分泌细胞外基质成分。病理状态下，动脉中膜的平滑肌细胞可迁移入内膜增生并产生结缔组织，使内膜增厚，这是动脉粥样硬化发生的重要病理过程。

3. 外膜（tunica adventitia） 较薄，由疏松结缔组织组成，细胞成分以成纤维细胞为主，当血管损伤时，成纤维细胞具有修复外膜的能力。外膜中分布有小的营养血管（vasa vasorum），其分支形成毛细血管，延伸至外膜和中膜。中膜与外膜之间有外弹性膜（external elastic lamina）作为分界线，由于成分与内弹性膜相同，大动脉的外弹性膜在光镜下不易分辨。外膜逐渐移行为周围的疏松结缔组织。

二、中动脉

除大动脉外，凡在解剖学中有名称的动脉大多属于中动脉（medium-sized artery）。中动脉的主要结构特点是中膜的平滑肌丰富，故又名肌性动脉（muscular artery）。中动脉管壁具有三层典型的结构（图1-5，见彩图）。

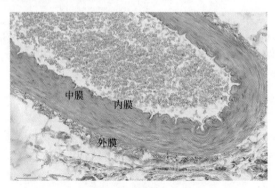

图1-5　中动脉的组织学结构（HE染色）

1. 内膜　内皮为单层扁平上皮，衬于血管腔面；内皮下层较薄、较小的中动脉，内皮下层几乎缺如；内弹性膜明显，是中动脉内膜与中膜的分界。

2. 中膜　较厚，含10～40层环形或螺旋状排列的平滑肌，肌纤维间有些许弹性纤维、胶原纤维与基质。

3. 外膜　厚度与中膜接近，由疏松结缔组织组成，外侧较疏松，内侧较致密，含胶原纤维束和弹性纤维，还有较多的神经纤维及营养血管。中动脉的中膜与外膜交界处有外弹性膜，较明显。

三、小动脉和微动脉

管径0.3～1mm的动脉称为小动脉（small artery），包括粗细不等的分支，也属肌性动脉。较大的小动脉，内膜有明显的内弹性膜，中膜有几层平滑肌，外膜厚度与中膜相近，一般没有外弹性膜（图1-6）。

管径在0.3mm以下的动脉称微动脉（arteriole）。内皮细胞比大动脉的小，但含核的部分较厚，常明显突入血管腔内。内膜与中膜交界处无内弹性膜，中膜由1～2层平滑肌组成，外膜薄（图1-6，见彩图）。

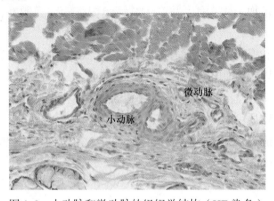

图1-6　小动脉和微动脉的组织学结构（HE染色）

四、血管壁的特殊感受器

血管壁内有一些特殊的感受器,如颈动脉体、颈动脉窦和主动脉体。颈动脉体分布于颈总动脉分支管壁的外部,是直径 2～3mm 的扁平小体,不甚明显,主要由排列不规则的上皮细胞团或索组成,之间有丰富的血窦。上皮细胞分为两型:Ⅰ型细胞聚集成群,胞质内含致密核心小泡,许多神经纤维终止于Ⅰ型细胞的表面;Ⅱ型细胞数目较少,有些位于Ⅰ型细胞周围,胞质中颗粒少或无,对Ⅰ型细胞起支持作用。研究表明,颈动脉体是感受动脉血氧、二氧化碳含量和血液 pH 变化的化学感受器,可将该信息传入中枢,对心血管系统和呼吸系统进行调节。主动脉体在结构和功能上与颈动脉体相似。颈动脉窦是颈总动脉分支处的一个膨大部,为压力感受器,该处中膜薄,外膜中有许多来源于舌咽神经的形态特殊的感觉神经末梢,能感受因血压上升致血管扩张的刺激,将冲动传入中枢,参与血压调节。

第三节 动脉系统的功能及其调节

一、各级动脉的功能

动脉功能与其管壁的结构特点密切相关。

大动脉中膜富含弹性膜成分,左心室收缩射血时,主动脉压升高,从心室射出的血液一部分向前流动进入外周,另一部分则储存于大动脉中,使大动脉管壁扩张,同时也将心脏收缩所产生的部分能量以血管壁弹性势能的形式储存起来。当心脏进入舒张期时,主动脉瓣关闭,大动脉管壁的弹性回缩又将这种弹性势能转变为动脉血向前流动的动能。大动脉的这种弹性贮器作用使心室的间断射血得以转化为血液在血管中的连续流动,并减小心动周期中动脉血压的波动幅度,因此从心脏发出的大动脉又称输送动脉。

中动脉中膜富含平滑肌细胞,其功能是在神经的支配下通过调控血管壁平滑肌舒缩使血管管径扩大或缩小,从而调节分配到身体各部位与各器官的血流量。

小动脉和微动脉的功能是通过血管壁平滑肌的舒缩,显著地调节局部组织血流量和维持正常血压。机体正常血压的维持在相当大程度上取决于外周阻力,而外周阻力的变化主要在于小动脉和微动脉平滑肌收缩的程度,故称外周阻力血管。

中动脉、小动脉和微动脉又可称为分配动脉。若小动脉和微动脉广泛持续收缩或动脉硬化,血管口径变小导致外周阻力过高,导致原发性高血压。

此外,参与构成动脉管壁的血管内皮细胞、血管平滑肌细胞、单核/巨噬细胞均能分泌多种重要的血管活性物质与活性因子如内皮素、白介素、黏附分子等,这些因子均能参与动脉功能的调节,具体分泌成分及其作用详见本书第十二章。

二、动脉功能的调节

生理情况下,人体的心血管活动具有适应内外环境变化的能力,主要是通过调整心脏活动的快慢或强弱、血管的收缩或舒张、血量的减少或增多,使器官组织的血流量能适应和满足机体代谢、精神活动及生理功能的需要，通常将心血管活动的调节分为神经调节、体液调节和自身调节，动脉功能活动的调节也基于此。

（一）动脉功能活动的神经调节

一般认为，机体存在双重感受器及神经反射机制以调控平均动脉血压。主要感受器是压力感受器，感受血管壁的扩张。辅助感受器是化学感受器，能感受血液中氧分压、二氧化碳分压与 pH 的变化。控制中枢位于中枢神经系统内，主要在延髓，但大脑皮质和下丘脑也参与调节；效应器包括心脏的起搏细胞和心肌细胞、动脉和静脉的平滑肌细胞及肾上腺髓质。

1. 压力感受器 当动脉血压升高时，压力感受器兴奋信息通过传入神经到达调节中枢，经过处理后发出信息经传出神经到达心脏和血管（效应器），引起血管舒张和心率减慢，血压回降；反之，动脉血压降低时，通过反射可引起血管收缩和心率加快，血压回升。在动脉系统中感受较高压力的感受器为高压力感受器，而位于静脉系统中感受较低压力的感受器为低压力感受器。两个最重要的高压力感受器是颈动脉窦和主动脉弓。压力感受装置是位于颈动脉窦和主动脉弓动脉管壁中分支卷曲的有髓感觉神经纤维末梢，来自胞体位于脑干旁神经节中的双极神经元一端，神经元的另一端纤维投射到延髓。动脉跨壁压差增加导致血管壁发生扩张，压力感受器变形。对于压力感受器，其适宜刺激是动脉管壁的扩张，而不是血压本身。

颈动脉窦和主动脉弓压力感受器对血压变化的反应存在差异。颈动脉窦内压力变化对体循环动脉血压的影响比主动脉内压力更大。与颈动脉窦压力感受器比较，主动脉弓压力感受器在动态反应和静态反应激活上具有更高的阈值，可以继续对较高水平的血压增高产生反应，此时颈动脉窦压力感受器已经饱和，无法再增加传入冲动；对血压变化速率较不敏感；对血压升高的反应有效度大于对血压降低的反应。动脉血压改变引起感觉神经放电频率变化，电信号传递到延髓。颈动脉窦压力感受器的传入神经是窦神经，入舌咽神经后进入延髓，感觉神经元胞体位于舌咽神经的岩（下）神经节。主动脉弓压力感受器的传入神经加入迷走神经后进入延髓，感觉神经元胞体位于迷走神经的结状（下）神经节。延髓的心血管中枢对来自高压力感受器的传入信息处理后，将信息整合，然后通过传出神经发出信息到外周组织。压力感受性反射的传出途径有两个，即自主神经系统的交感神经和副交感神经，其兴奋将影响血管舒缩。

血管内存在不同类型的交感与副交感神经：①交感缩血管神经广泛分布在机体的血管系统。在肾脏和皮肤血管的神经支配较丰富，在冠状动脉和脑血管相对稀少，在胎盘血管则缺如，交感缩血管神经节后纤维释放去甲肾上腺素，与血管平滑肌细胞膜上的 α 肾上腺素能受体结合引起血管收缩。在多数血管床，交感缩血管神经的紧张性放电减少会导致血管舒张。②副交感舒血管神经仅分布于少数器官，如唾液腺、部分胃肠腺体和外生殖器的血管舒张性勃起组织等。副交感舒血管神经的节后纤维释放乙酰胆碱，引起血管舒张。另外，还可能释放一氧化氮或其他辅助递质舒张血管。③交感舒血管神经起源于大脑皮质，下行纤维经下丘脑和中脑接替，通过延髓到达脊髓中间外侧柱灰质换神经元并发出节前纤维，经神经节换元后发出节后纤维支配骨骼肌血管，神经递质是乙酰胆碱，其与骨骼肌中血管平滑肌细胞膜上的 M 受体结合，导致血管舒张。交感舒血管神经平时无紧张性活动，仅在发生情绪激动或发动防御反应时才发放冲动。

高压力感受性反射的生理意义主要在于调节短期动脉血压的变化，维持动脉血压的稳定，如在由平卧位起立时，由于心脏水平以上的器官组织血液供应突然减少，颈动脉窦内压力下降，通过高压力感受性反射使血管收缩和心率加快，动脉血压升高，避免头部血压过低导致晕厥发生。

低压力感受器位于循环系统的低压力部位，如肺动脉、心房与静脉交界处、心房和右心室。这些感受器的扩张主要依赖于静脉回心血量。这些机械感受器能探测到循环系统的"饱满度"，是调节有效循环血量的容量感受器，也参与心排血量的调节，间接调节动脉血压。

2. 化学感受器 动脉压力感受器是血压调节的主要感受器，是血压短期调节的主要信息传入途径。机体的第二套感受器即辅助感受器，是动脉的外周化学感受器，能感受血液中氧分压、二氧化碳分压和 pH 的变化，对动脉血压发挥一定的调节作用。压力感受器传入信息到达延髓血管运动中枢，发挥负向驱动作用引起血管舒张；而外周化学感受器传入信息到达延髓血管运动中枢，发挥正向驱动作用导致血管收缩，而这两种感受器对心脏的作用是一致的，来自感受器的传入信息对心脏抑制中枢发挥正向驱动作用，导致心率减慢。

外周化学感受器位于颈动脉窦和主动脉弓压力感受器附近，分别称为颈动脉体和主动脉体，其主要作用是参与呼吸的调节。颈动脉体位于颈总动脉分叉处，其传入神经走行于窦神经中。颈动脉体的化学敏感细胞为球细胞，与加入舌咽神经的神经纤维形成突触；主动脉体位于主动脉弓处，其传入神经走行于迷走神经中。主动脉体的球细胞与迷走神经中的神经纤维发生突触联系，这两种传入纤维入颅后终止于孤束核，当动脉血液中氧分压降低、二氧化碳分压升高或 pH 降低可引起传入神经放电频率增加。外周化学感受器只在严重低氧时起作用（如失血性低血压）。

（二）动脉功能活动的体液调节

心血管活动的神经调节作用较快，体液调节则侧重于维持循环系统的稳态。多数情况下，体液调节对心血管活动的调控以小时或天计，远远慢于以递质为中介的神经反射调节。

动脉功能的体液调节主要依靠释放到血液中或血管平滑肌细胞附近的血管活性物质，调节动脉和静脉的血管运动张力，影响血流分布。血管活性物质可引起血管收缩或舒张，包括：①生物胺类，如肾上腺素、5-羟色胺、组胺等；②肽类，如血管紧张素Ⅱ、血管升压素、内皮素、心房钠尿肽、激肽等；③花生四烯酸衍生物，即前列腺素类物质；④气体分子，如血管内皮细胞合成的一氧化氮。

（三）动脉功能活动的自身调节

动脉功能活动的神经调节和体液调节虽各有侧重，但是都属于血管以外的外部调控。动脉功能活动的自身调节是指动脉根据自身的特性调控功能活动的过程，这些内在调控过程与神经和激素因素无关，自身调节是维持动脉功能正常的一个不可或缺的生理过程，主要是动脉血管口径的调节，其与神经调节和体液调节一起共同维持动脉功能的稳态。

机体器官和组织的血流量取决于该器官组织的动静脉压力差及其血管阻力。在平均动脉压基本保持不变的情况下,器官、组织的血流量主要取决于阻力血管的口径,微动脉是决定器官和组织血流量最重要的阻力血管。血管的自身调节包括三种现象:主动性充血、血流自身调节和反应性充血。

当代谢活动增强时,多数器官和组织的血流量会增加,为主动性充血。例如,骨骼肌运动量增加,则其血流量增加。主动性充血是多数活动器官和组织微动脉舒张的结果。在主动性充血中,引起微动脉平滑肌舒张的原因是微动脉周围细胞外液中局部化学因素的改变,这种改变是微动脉周围组织细胞的代谢活动增加引起的。当组织活动增加时,最明显的变化是局部的氧浓度降低,而氧是细胞氧化磷酸化过程中生成ATP所必需。化学因素的局部改变可以引起微动脉舒张,是多数器官和组织主动性充血的机制。这个过程中没有神经和激素参与。

在主动性充血中,器官和组织的代谢活动增强是导致局部血管舒张的始发因素。然而,在动脉血压改变引起器官或组织血供变化时,微动脉阻力会受局部因素的影响而发生改变,微动脉阻力的变化方向是在血压改变时朝向维持血流接近恒定或正常,所以称为血流自身调节。例如,某器官的动脉血压降低(如供应该器官的动脉有部分阻塞),通过自身调节机制引起微动脉舒张,该器官的血流量趋于相对恒定或接近正常水平。代谢因素是参与血流自身调节的重要因素,与主动性充血时代谢产物增加不同,血流自身调节时由于器官组织血压的降低,血流量减少,代谢产物清除不足而引起积聚。

当器官或组织的血液供应被完全阻断一段时间时,在阻断解除即刻,血流量出现短暂而明显的增加,这种现象称为反应性充血。反应性充血基本上是血流自身调节的一种极端形式。在无血流期间,受影响区域的微动脉由于局部化学因素的改变发生扩张,当阻断解除时,血流通过这些已经扩张的微动脉导致局部血流量明显增加。

(四)动脉功能活动的其他影响因素

动脉功能活动改变时最常见的两大变化体现在:①大弹性动脉(主动脉与颈总动脉)的僵硬度;②血管内皮细胞功能的下降。动脉功能障碍不仅使心血管疾病风险增加,还会由于肌肉与相应器官的血流与营养供应不足,促发组织应激从而导致其他慢性疾病如神经退行性疾病、肾脏疾病及其他老年性疾病。研究表明,氧化应激与炎症将改变动脉壁结构组成,如减少弹性蛋白,增加胶原蛋白;并使晚期糖基化终产物(AGEs)增加,最终导致动脉壁僵硬,脉搏波传导速度或压力增大。一氧化氮(NO)是内皮细胞功能的重要标志物,活性氧将清除NO、降低其生物利用度,并通过增加细胞内酪氨酸硝基化水平损害内皮细胞功能。以NF-κB活化为特点的慢性炎症会增加循环中炎症因子的含量,与氧化应激协同一起削弱内皮细胞的功能。

1. 膳食影响 合理的膳食结构能够改善动脉的功能障碍。大量实验研究与临床试验表明,地中海饮食、蔬菜与水果的摄入、鱼类的摄入、低脂肪饮食、含钾钙镁等电解质饮食、限制钠的摄入、坚果、茶叶、咖啡、可可、全麦类、豆类、橄榄油等食物的摄入均可以改善动脉僵硬度并提升内皮细胞功能。

2. 能量影响 能量摄入的限制(caloric restriction,CR)能够预防甚至逆转动脉功能障碍，其原因与减弱氧化应激和炎症、增加 NO 生物利用度有关，分子机制涉及 SIRT 通路、AMPK 通路、mTOR 通路等。与 CR 类似，隔天禁食或者 5∶2 轻断食（1 周内 5 天正常饮食，2 天禁食或显著减少能量摄入）能够改善血管老化即改善动脉僵硬度与内皮细胞功能。

3. 保健品 对于饮食或能量摄入不健康的人群，保健品的服用能够改善其动脉功能。研究表明，营养品或保健品也能够减轻氧化应激与炎症反应、活化 CR 相关的信号通路，缓解动脉僵硬、提升内皮细胞功能。这些保健品包括ω-3 鱼油、绿茶多酚、大豆异黄酮、咖啡多酚、萝卜硫素、乳三肽、大蒜素、亚精胺、辣椒素、生姜酚、可可黄酮醇、番茄红素、槲皮素、亚硝酸盐/硝酸盐、白藜芦醇、海藻糖、姜黄素等。

4. 有氧运动 作为一种良好的生活方式，有氧运动如散步、跑步、游泳等能够显著增加动脉弹性、改善内皮细胞功能，其机制与抑制氧化应激与炎症反应有关。而且，有氧运动能够协同健康膳食共同促进动脉功能，也能够减少不良饮食习惯对动脉的不利影响。

（刘俊文）

参 考 文 献

丁文龙，王海杰. 2015. 系统解剖学. 3 版. 北京：人民卫生出版社，228-251.

李和，李继承. 2015. 组织学与胚胎学. 3 版. 北京：人民卫生出版社.

罗学港. 2010. 人体解剖学（上册）（系统解剖学）. 北京：高等教育出版社.

王庭槐. 2015. 生理学. 3 版. 北京：人民卫生出版社：189-200.

Blanch N, Clifton PM, Keogh JB, et al. 2015. A systematic review of vascular and endothelial function: effects of fruit, vegetable and potassium intake. Nutr Metab Cardiovasc Dis, 25（3）: 253-266.

Cavalcante JL, Lima JA, Redheuil A, et al. 2011. Aortic stiffness: current understanding and future directions. J Am Coll Cardiol, 57（14）: 1511-1522.

Cines DB, Pollak ES, Buck CA, et al. 1998. Endothelial cells in physiology and in the pathophysiology of vascular disorders. Blood, 91（10）: 3527-3561.

Donato AJ, Walker AE, Magerko KA, et al. 2013. Life-long caloric restriction reduces oxidative stress and preserves nitric oxide bioavailability and function in arteries of old mice. Aging Cell, 12（5）: 772-783.

Lakatta EG, Levy D. 2003. Arterial and cardiac aging: major shareholders in cardiovascular disease enterprises: Part I: aging arteries: a "set up" for vascular disease. Circulation, 107（1）: 139-146.

LaRocca TJ, Martens CR, Seals DR, et al. 2016. Nutrition and other lifestyle influences on arterial aging. Ageing Res Rev, S1568-1637

Mescher A. 2013. Junqueira's Basic Histology: Text and Atlas. 14thed. New York: McGraw-Hill Education.

Mitchell GF, Hwang SJ, Vasan RS, et al. 2010. Arterial stiffness and cardiovascular events: the Framingham Heart Study. Circulation, 121（4）: 505-511.

Santos-Parker JR, LaRocca TJ, Seals DR. 2014. Aerobic exercise and other healthy lifestyle factors that influence vascular aging. Adv Physiol Educ, 38（4）: 296-307.

Schwingshackl L, Hoffmann G. 2014. Mediterranean dietary pattern, inflammation and endothelial function: a systematic review and meta-analysis of intervention trials. Nutr Metab Cardiovasc Dis, 24（9）: 929-939.

Seals DR, Edward F. 2014. Adolph distinguished lecture: the remarkable anti-aging effects of aerobic exercise on systemic arteries. J Appl Physiol, 117（5）: 425-439.

Varady KA, Bhutani S, Klempel MC, et al. 2013. Alternate day fasting for weight loss in normal weight and overweight subjects: a randomized controlled trial. Nutr J, 12（1）: 146.

第二章 动脉粥样硬化的病理学

第一节 动脉粥样硬化的基本病变

动脉硬化（arteriosclerosis）是一组以动脉壁增厚、变硬及弹性功能减退为特征的动脉硬化性疾病，包括以下 3 种类型：①动脉粥样硬化（atherosclerosis），是其中最常见和最具危险性的疾病，以动脉壁粥样斑块形成为特征。②动脉中层钙化（monckeberg medial calcification），较少见，好发于老年人的中等肌型动脉，表现为血管中膜钙盐沉积及骨化发生。③细动脉硬化（arteriolosclerosis），其基本病变是细小动脉的玻璃样变，常与高血压和糖尿病相关。

动脉壁的基本成分是内皮细胞、平滑肌细胞和细胞外基质（extracellular matrix，ECM），包括弹性纤维、胶原和非胶原糖蛋白、氨基聚糖与蛋白聚糖等。动脉管壁结构：①内膜（tunica intima），由单层的内皮和内皮下层构成，内皮下层主要为疏松的结缔组织、散在的成纤维细胞和偶见的平滑肌细胞。随着年龄的增加，在某些部位的内膜可有少数平滑肌细胞和少量细胞外结缔组织成分聚集。②中膜（tunica media），由平滑肌细胞组成，以内弹性膜与内膜分开。在弹性动脉中膜有若干层呈同心圆排列的弹性膜，在各层弹性膜之间为细长的平滑肌细胞，由胶原纤维将其连到弹性膜上，中膜的结缔组织和蛋白聚糖由平滑肌细胞生成。③外膜（tunica adventitia），以外弹性膜与中膜分开，主要成分有胶原纤维、弹性纤维、成纤维细胞、肥大细胞和少数平滑肌细胞，外膜内有营养血管、淋巴管和神经。

动脉粥样硬化病灶形成是一个连续的过程，早期动脉内膜上可见脂纹形成，进一步发展演变形成纤维斑块和粥样斑块，晚期可发生出血、钙化、坏死溃疡和附壁血栓等继发改变。随着动脉壁逐渐增厚，血管失去弹性，导致狭窄的发生。一旦斑块破裂，血栓阻塞管腔，则引起组织或累及相应器官缺血，导致脑卒中、心肌梗死甚至猝死等不良事件发生。

动脉粥样硬化主要累及大中动脉，最好发于腹主动脉，其次依次为冠状动脉、降主动脉、颈动脉和脑底 Willis 环。常分布动脉分叉、分支或转弯等部位，其病灶的病理改变特点是受累动脉内膜先后有多种病变共同存在。目前的观点认为动脉粥样硬化经典的病理分型包括脂质条纹（fatty streak）、纤维斑块（fibrous plaque）、粥样斑块（atheromatous plaque）和复合病变。其中，脂质条纹是指动脉内膜处形成的大小为数毫米的黄色脂点或长度达数厘米的黄色脂肪条纹，是动脉粥样硬化肉眼可见的最早病变，可见于青年甚至儿童。由于脂质条纹病变较为平坦或稍高出内膜，故不足以引起临床症状，然而，在体内和体外多种因素的影响下，脂质条纹可以自然消退，稳定或进一步发展形成纤维斑块。纤维斑块最初仅为隆起于内膜表面的灰黄色斑块，后来由于斑块表层胶原纤维的逐渐增多和玻璃样变性而呈瓷白色，斑块直径为 0.3~1.5cm，可以融合形成更大的斑块。典型的纤维斑块由纤维帽（fibrous cap）、脂质区（lipid zone）和基底部（basal zone）3 个区域组成。粥样斑块亦称粥瘤（atheroma），肉眼切面可见纤维帽的下方有黄色粥糜样物。它的形成是由纤维斑块深层细胞的坏死发展而来，在纤维斑块内膜面可见灰黄色斑块既向内膜表面隆起又向深部压迫中膜。纤维斑块和粥样斑块进一步发展可形成复合病变，包括5种病变。①斑块内出血：新生血管在斑块破裂时形成血肿，血肿进一步隆起斑块，甚至完全闭塞管腔，直至发生急性血供中断。②斑块破裂：斑块表面的纤维帽破裂，粥样物从裂缝流入血流，留下粥瘤样溃疡。进入血液的坏死物质和脂质会形成胆固醇栓子，导致栓塞发生。③血栓形成：斑块破裂后形成的溃疡，由于胶原暴露，血栓形成，并引起动脉管腔阻塞，从而导致脏器梗死。④钙化：在纤维帽和粥瘤病灶内可见钙盐沉积，致使管壁变得坚硬、脆弱。⑤动脉瘤的形成：在血管内压力的作用下，严重的粥样斑块底部的中膜平滑肌发生不同程度的萎缩和弹性下降致使动脉壁发生局限性扩张，动脉瘤形成。动脉瘤破裂后发生的出血是动脉瘤最严重的事件，可发生在体腔内或流出体外。出血可能十分凶猛而迅速致病，也可能亚急性乃至慢性出血而形成限制性血肿。

一、脂质条纹

脂质条纹（简称脂纹）是动脉粥样硬化的早期表现，但并非都发展成纤维斑块，是一种可逆性病变。在动脉粥样硬化病理普查中发现，脂纹最早见于新生儿。其好发于动脉壁血液分流处、动脉弯曲段的凹面和分支等部位。正常动脉的内膜附有一层内皮细胞，研究表明，动脉内皮细胞在动脉粥样硬化发生前就已经受损或脱落。血液中的单核细胞进入损伤内膜并可诱导转化为巨噬细胞，巨噬细胞和由动脉中膜迁入内膜的平滑肌细胞（smooth muscle cell）吞噬脂质可演变为泡沫细胞（foam cell）。随着动脉内膜脂质沉积的增多，迁移至内膜的单核细胞和动脉壁增生的平滑肌细胞吞噬脂质形成大量的泡沫细胞，泡沫细胞在动脉内膜的积聚可以形成肉眼可见的黄色脂肪或黄色脂肪条纹。这一时期称为脂质条纹期。黄斑的大小或宽度为1~2mm，针头大小，长度不等，平坦或略微隆起于内膜表面。在光学显微镜下，内皮下间隙增宽，包含无数泡沫细胞。不同脂纹病变内的泡沫细胞数量和分布并不相同。脂纹病变中较轻者，泡沫细胞较少，主要分布于内膜浅层；病变较重者，内膜上布满泡沫细胞，并以平滑肌细胞源性泡沫细胞为主，伴有数量不等的巨噬细胞来源的泡沫细胞及单核细胞。

研究发现，脂纹病变中还含有一些数量不等的合成型平滑肌细胞、胶原纤维、弹力纤维及基质。平滑肌细胞胞质内亦可含有脂滴，多在细胞两端，呈二极性分布，空泡可大小不等，但一般较大。脂纹中的脂质主要为细胞内的，只有少量在细胞外部。除此以外，脂纹中还有许多细胞外基质（蛋白多糖）、少量淋巴细胞和中性粒细胞等。在电镜下检查可见泡沫细胞表面富有突起，形成丝状伪足。胞质内含有数量不等的膜包裹的脂质空泡及大量溶酶体。部分细胞胞质内含有胆固醇结晶，细胞核呈卵圆形或肾形，异染色质常在核周呈块状聚集，偶见1~2个核仁。

二、纤维斑块

纤维斑块是进行性动脉粥样硬化最具有特征性的病变之一。它是由脂纹进一步发展演变而来。血浆脂蛋白持续升高，低密度脂蛋白（low-density lipoprotein，LDL）通过损伤的内皮流入内膜，导致氧化型低密度脂蛋白（oxidized low-density lipoprotein，ox-LDL）形成，泡沫细胞在 ox-LDL 细胞毒作用下发生坏死。中膜平滑肌细胞在有丝分裂原及趋化物的刺激下，逐渐发生表型转变，并迁入动脉内膜，发生增殖。纤维斑块的形成是由于泡沫细胞坏死和平滑肌细胞过度增殖及平滑肌细胞产生的胶原纤维、弹性纤维及蛋白聚糖共同作用引起的。肉眼观：动脉内膜表面散在不规则隆起的斑块，颜色开始为淡黄或灰黄色，由于斑块表层纤维帽中胶原纤维不断增加及玻璃样变的发生，致使斑块逐渐由黄色转变为瓷白色，外形如蜡滴。斑块直径 0.3～1.5cm，并可发生融合。光镜下观察发现，典型的病变主要由三个特征明显的区域组成：①纤维帽，指血管内皮下和坏死中心之间的区域，是由大量胶原纤维、巨噬细胞、散在平滑肌细胞及少量弹性纤维和蛋白聚糖等成分组成；②脂质区，是由泡沫细胞、细胞外脂质和坏死碎片等组成，此区范围涉及较小甚至有时并不明显；③基底部，此区域由增生的平滑肌细胞、结缔组织及浸润的多种类型炎细胞等组成。

成熟的纤维斑块表面光滑，但在纤维斑块早期，其周边区则可见到脂纹进展时表面不规则性内皮细胞连接断裂，暴露下面的巨噬细胞，该处表面亦可见到微血栓形成。斑块突入管腔可引起狭窄，脂质区内聚集的大量脂质发生崩解。脂质区的成分除胆固醇外，还包括中性脂肪、磷脂和崩解的细胞碎片。此区域的坏死物质可以刺激周围组织引起结缔组织增生及炎症发生，导致纤维膜增厚，也可向深部发展，并累及内弹力板及中膜，也可以被吸收或被纤维组织代替。

三、粥样斑块

粥样斑块亦称粥瘤，为发展成熟的粥样硬化病变。斑块深层组织发生坏死、崩解，坏死组织与病灶内的脂质混合，形成黄白色、黏稠的粥样物质。肉眼观为明显隆起于内膜表面的灰黄色斑块。切面，表层的纤维帽为瓷白色，深部为多量黄色粥糜样物质（由脂质和坏死崩解物质混合而成）。镜下典型的粥样斑块其表面是一层纤维帽，深层为脂质及组织坏死形成的无定形崩解物质，内有胆固醇结晶（石蜡切片上呈针形空隙，图 2-1，见彩图），底部和边缘为肉芽组织和纤维组织，并有少量泡沫细胞聚集和淋巴细胞浸润。斑块的变化累及动脉壁三层结构。如图 2-2（见彩图），脂肪和弹力纤维双重染色可见染成橙红色的脂质在粥样斑块部位大量存在，同时，也沉积在覆盖该部位的纤维结缔组织中。病变严重者动脉中膜因斑块压迫、平滑肌细胞萎缩、弹力纤维破坏而呈不同程度的萎缩、变薄，内弹力板断裂。斑块处的外膜可见新生毛细血管、不同程度的结缔组织增生及淋巴细胞和浆细胞浸润。粥样斑块大致分为两种，稳定斑块和不稳定斑块。不稳定斑块破裂，进而血栓形成，是导致心脑血管不良事件的主要原因。

四、复合病变

复合病变是斑块由于出血、钙化、坏死溃疡和附壁血栓形成等发生的继发性改变。

（一）出血

在粥样斑块的边缘常可以观察到大量薄壁的新生血管。在血流剪切力的作用下，斑块边缘区的薄壁血管常常发生破裂，造成壁内出血或斑块内出血。出血处常可见到含铁血黄

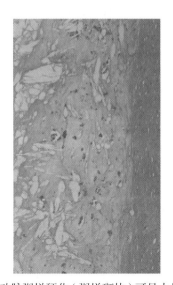

图 2-1 动脉粥样硬化（粥样斑块）可见大量胆固醇结晶

（路进.1997.）

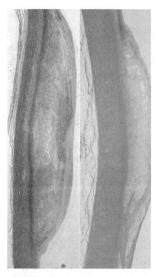

图 2-2 动脉粥样硬化（粥样斑块）脂肪和弹力纤维双重染色可见染成橙红色的脂质在粥样斑块部位大量存在

（路进.1997.）

素沉积。出血形成的血肿，使斑块更加突出，血肿逐渐由肉芽组织代替而发生机化。此外，由于动脉的直径较小，斑块内血肿可完全阻断血流，导致急性血供中断及血液供应器官梗死的发生，如冠状动脉粥样硬化斑块出血，可导致心肌梗死。

（二）斑块破裂

斑块破裂的危险性取决于斑块的类型（斑块的组成成分及脆弱性），不取决于斑块的大小（狭窄程度）。不稳定斑块具有以下几个较为突出的特征：①纤维帽较薄；②脂质核较大；③脂质核偏心；④血管新生；⑤较多的炎性细胞如巨噬细胞、淋巴细胞浸润等。破裂往往发生在纤维帽的外周。斑块破裂后可引起溃疡形成。此外，坏死性粥样物质进入血液可导致胆固醇栓塞发生。

（三）血栓形成

内皮损伤可使内膜下的胶原蛋白等暴露于血液循环而引起血小板黏附及激活。较大的血栓有两种情况：①由于表浅的内膜损伤所致，这种损伤可见于静止及完整的斑块；②由于斑块裂缝所引起的深层内膜损伤所致，当内膜深层发生损伤或者撕裂，血小板从血管管腔流进内膜深处，并进入脂质池，在此基础上发生的斑块内血栓，可致斑块进一步增大。

（四）钙化

老年患者动脉粥样硬化斑块多见，钙盐沉积范围非常宽。纤维帽和粥瘤病变内都可以观察到钙盐沉积。含有弹力纤维变性及坏死的组织更容易发生钙化。但是，钙化更常见于陈旧性的粥样斑块病灶内，钙化常常引起病变动脉壁进一步变脆、变硬，并导致斑块易于破裂。研究表明，动脉粥样硬化病灶中钙化发展较为缓慢，病程可长达数十年，并且各个阶段的病变可以交替出现或者相互融合。在一些病例中研究者也观察到钙化可停止相当时间暂不发展。所以有时观察到同一动脉内膜新旧病灶重叠，动脉管壁增厚、变硬、弹性减弱，特别是在中型动脉。此外，钙化还能够引起管腔不同程度狭窄，若再发生继发性改变，常常更容易造成急性阻塞，并由此引起严重后果。

（五）动脉瘤形成

由于严重的粥样硬化病变，动脉中层受压而萎缩，管壁变薄，受血压影响而使血管壁全层向外膨出，形成动脉瘤（图 2-3，见彩图）。动脉瘤可有自发或外伤性破裂。此外，在动脉中层萎缩变性基础上，营养血管破裂或粥样溃疡时动脉腔内血液流出，均可使中层分离，并向外膨出，成为夹层动脉瘤。此夹层动脉瘤亦可破裂。动脉瘤主要见于腹主动脉，可于腹部触及搏动性的肿块，闻及杂音，并可因其破裂发生致命性大出血。

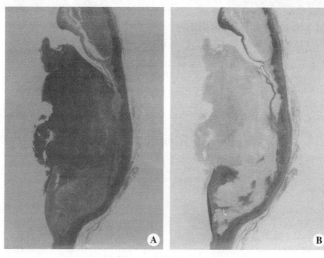

图 2-3　主动脉动脉瘤

A. HE 染色；B. Elastica-Van Gieson 双重染色

（路进. 1997.）

第二节　不同部位动脉粥样硬化斑块的病变特点

动脉粥样硬化主要发生在主动脉、冠状动脉、脑动脉、肾动脉及周围动脉等，使管腔变窄甚至闭塞；所供应的器官也因动脉粥样硬化而导致血供障碍发生缺血性病理变化。尽管动脉粥样硬化具有基本的病理改变，但在不同的动脉存在一定的差异。

一、主动脉粥样硬化

主动脉是粥样硬化的好发部位，并且比其他动脉出现得早。腹主动脉最为严重，其次为降主动脉、主动脉弓，升主动脉则较轻。病变在动脉后壁和分支开口处最为明显。主动脉的内膜面可见散在的浅黄色斑点或条纹（脂纹），微微隆起于内膜表面；另有形状、大小不等的灰白色或淡黄块状突起，呈蜡滴样半透明，此即纤维斑块或粥样斑块。镜下，斑块表面被覆一层纤维帽（常发生玻璃样变性）；深层为粥样坏死灶，可见颗粒性坏死物及针状或近菱形的胆固醇结晶空隙；斑块底部和边缘可见肉芽组织，少量泡沫细胞及淋巴细胞。严重时主动脉广泛受累，内膜满布粥样斑块和脂质条纹，并常伴钙化和溃疡，致使整个主动脉内膜凹凸不平，管壁僵硬，失去弹性。因主动脉管径大、血流急的特点，所以很少发生血流障碍和继发血栓。在极少数情况下，动脉中膜严重破坏，管壁薄弱，局部向外膨出形成主动脉瘤，或中膜滋养血管破裂出血，分离形成夹层动脉瘤。此外，当病变累及主动脉瓣时，瓣膜变硬、钙化，引起瓣膜病。主动脉内膜增厚自出生后即开始，表现为弥漫性，早期改变主要为内膜深层少量平滑肌细胞增生；10 岁以后，内皮下开始表现为三层结构；30 岁以后，结缔组织层明显增厚，逐渐呈纤维硬化。增厚的内膜会阻碍脂质的通过从而使脂质在内膜储留。同时，其也容易受到血流冲击的机械损伤，进一步加重血浆脂质的沉积。

二、冠状动脉粥样硬化

冠状动脉粥样硬化（coronary atherosclerosis）的好发部位是左冠状动脉的前降支，以第一段最为严重；其次是右冠状动脉；再次是左冠状动脉的回旋支。早期肉眼观动脉斑块较分散，呈节段性分布，斑块随后可互相融合。斑块横切面多呈新月形，偏于一侧，可导致管腔发生不同程度的狭窄。由于冠状动脉管腔较小，一旦发生粥样硬化，特别是形成继发性血栓或斑块内出血时，常造成管腔完全闭塞，导致心肌缺血、心肌坏死。伴有高血压或糖尿病等原发病症者，病变范围可更广，可累及冠状动脉小分支。冠状动脉粥样硬化病变分布的特点一般是：左侧冠状动脉多于右侧；大支多于小支；同一支的近端多于远端，即主要累及在心肌表面走行的一段，而进入心肌的部分很少受累。重症者可有一支以上的动脉受累，但各支的病变程度可以不同，且常为节段性受累。统计学资料显示，20~50 岁冠状动脉粥样硬化病变检出率，男性显著高于女性；60 岁以后男女冠状动脉粥样硬化病变检出率无明显差异。冠状动脉粥样硬化病变主要累及动脉内膜，在病变早期内膜及中膜细胞内均可见脂质和含脂质的巨噬细胞浸润，内膜增厚，并呈现黄色斑点状。在冠状动脉横切面上见粥样斑块呈半月形隆起，病变往往在靠近心肌的一侧较重，使血管腔偏心性狭窄（图 2-4 和图 2-5，见彩图）；这可能与血管张力有关。由于动脉壁上斑块分布不均匀，因此，在未发生粥样硬化或病变较轻的一侧，动脉壁内的平滑肌和弹力纤维仍保持一定的弹性和收缩能力，这些病理特征对维护或改善冠状动脉侧支循环是有利的。

伴随着多种原因导致的内膜细胞损伤和内膜渗透性增高，脂质浸润逐渐增多，斑点也逐渐增多、扩大，形成斑块或条纹。内膜也出现致密的局灶性层状胶原，病变累及内膜全周即导致血管腔狭窄或闭塞。冠状动脉粥样硬化病灶可并发出血、血栓形成，严重时可并发动脉瘤。粥样硬化病灶破裂出血时，脂质进入血管腔，诱发血栓形成，易引起远侧血管栓塞。血管壁血肿又可逐渐形成肉芽组织和纤维化，进一步加重管腔狭窄。内膜出血急性期可能导致冠状动脉和侧支循环分支痉挛，心肌缺血的程度加重。血栓形成常与出血合并存在，可导致远侧血管栓塞和血管壁纤维化。冠状动脉内膜粥样硬化斑块下的血管壁中层坏死罕见并发动脉瘤者。

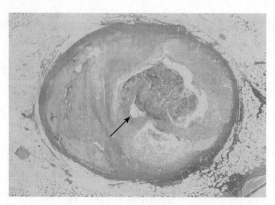

图 2-4　冠状动脉粥样硬化，由于高度粥样硬化症引起显著血管狭窄
(路进.1997.)

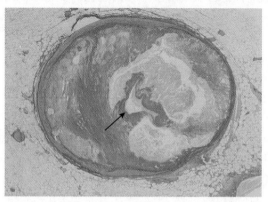

图 2-5　冠状动脉粥样硬化（Elastica-Van Gieson 双重染色）粥样病变部位可见新生的红染胶原纤维
(路进.1997.)

粥样硬化病变导致的冠状动脉狭窄，如仅局限于发展过程缓慢的冠状动脉的一个分支，则病变血管与邻近冠状动脉之间的交通支为补充血供，可显著扩张，可建立有效的侧支循环，受累区域的心肌仍能得到充足的血液供应。若病变累及多根血管，狭窄病变发展较快，侧支循环建立不充分或并发出血、血肿、血栓形成、血管壁痉挛等情况，则可导致严重心肌缺血，甚至引起心肌梗死。病变区域心肌组织萎缩、坏死、破裂或日后形成纤维瘢痕，可严重损害心肌收缩功能，继而诱发心律失常或心力衰竭。心肌缺血的范围越大，造成的危害越严重。并发血栓形成时，可使管腔完全阻塞。根据斑块引起管腔狭窄的程度可将其分为 4 级：Ⅰ级，管腔狭窄在 25% 以下；Ⅱ级，管腔狭窄 26%～50%；Ⅲ级，管腔狭窄 51%～75%；Ⅳ级，管腔狭窄在 76% 以上。

三、颈动脉及脑动脉粥样硬化

颈动脉及脑动脉粥样硬化的病变最常见于动脉分叉处、椎动脉起于锁骨下动脉处、颈动脉和无名动脉起始端、颈内动脉虹吸部和大脑前动脉发出处、基底动脉直接发出分支等部位。大脑中动脉和 Willis 环病变最为显著。动脉内膜增厚常不规则，血管伸长、弯曲，管腔狭窄甚至闭塞。因粥样斑块致管腔狭窄，长期供血不足的脑组织可发生萎缩，表现为大脑皮质变薄，脑沟增宽加深，脑回变窄。患者精神状态发生改变，记忆力和智力减退。在血流动力学作用下，粥样硬化斑块发生破裂、溃疡和出血，诱发血栓形成，引起动脉闭塞及脑梗死（脑软化）。部位多在内囊、豆状核、尾状核及丘脑等处。小软化灶处由胶质细胞增生修复，较大软化灶周围由胶质纤维围绕而形成囊腔。动脉壁由于脂质积聚，内膜受损，结缔组织增生，管壁变得脆弱，易形成微小动脉瘤。而微小动脉瘤在血压急剧升高时可破裂引起脑出血。

颅内和颅外动脉粥样硬化在流行病学上有很大差异。我国人群颅外动脉粥样硬化轻而脑内小动脉硬化、脑底动脉粥样硬化严重，所以脑内小动脉硬化引起的脑出血、腔隙性梗死和由脑底主要动脉血栓形成引起的缺血性脑卒中常见，而颅外颈动脉严重粥样硬化引起的缺血性脑卒中少见。与冠状动脉相比，颈动脉的高危险斑块能引起血管高度狭窄。因此，在颈动脉，通常使用"高危性"而不是"不稳定"描述斑块，因为后者仅强调脂质核心的存在。然而，根据对颈动脉内膜剥脱术标本的大量仔细研究发现，颈动脉斑块内频繁出血或者反复的新生血管形成会严重影响斑块的稳定性。有资料显示，颈动脉斑块破溃和栓子形成在症状型患者常见。颈动脉分叉处动脉内膜粥样硬化的进展还与局部血流动力学因素有关。

四、肾动脉粥样硬化

动脉粥样硬化逐渐进展累及肾动脉及其分支，由于管腔狭窄，可引起动脉栓塞，如血栓形成则使管腔完全闭塞。肾动脉粥样硬化常见于肾动脉开口或主干的近端 1～2cm 处，形成动脉粥样斑块及发生钙化，继而肾动脉可出现锥形或偏心性狭窄，部分患者狭窄远端可有动脉的扩张。患者早期临床上多没有典型的体征，可因动脉造影等检查发现。闭塞动脉供血区的肾实质梗死，包含肾小球硬化，肾小管纤维化，缺血导致肾小球毛细血管塌陷，系膜基质增厚，肾小球囊壁粘连，而致使肾小球产生局灶性节段性硬化，并可见到所谓"无小管性肾小球"。相应的肾小管上皮细胞凋亡及灶性坏死，肾小管基底膜变薄，肾小管间质炎性细胞浸润及纤维细胞增生，引起间质局灶性炎症反应，最后导致整个肾脏萎缩。肾动脉粥样硬化并发血栓形成甚至血管闭塞，造成的肾供血区域肾实质梗死，机化后形成大量凹陷瘢痕，从而造成的肾脏体积缩小，称为动脉粥样硬化性固缩肾。

五、周围动脉粥样硬化

从上肢、下肢动脉粥样硬化病变的情况来看，下肢动脉粥样硬化病变的患病率远超上肢，动脉粥样硬化病变以下肢动脉为重。四肢动脉吻合支丰富，侧支循环易形成，较小的动脉管腔逐渐狭窄直至闭塞时，一般不易引发严重后果。但当较大动脉管腔产生明显狭窄时，肢体血供不足，肢体因疼痛而不能行走，但休息后好转，形成所谓的间歇性跛行（claudication）。当动脉管腔阻塞引起严重狭窄，且侧支循环不能代偿时，肢体局部供血中断，引起缺血性坏死（梗死），继而发展为坏疽。从临床上已出现下肢缺血性症状的患者来看，狭窄病变位于主-髂动脉者占 30%；病变侵犯股动脉者占 80%～90%；更远端的胫、腓动脉受侵犯者占 40%～50%。

六、肠系膜动脉粥样硬化

肠系膜动脉因粥样斑块而狭窄甚至闭塞，严重时可引起肠梗死，患者会有突发性腹痛、发热和腹胀，继发出现便血、麻痹性肠梗阻及休克等表现。

第三节 动脉粥样硬化斑块的性质

动脉粥样硬化病变形成后临床症状是否会产生，不仅决定于血管管腔的狭窄情况，还取决于动脉粥样硬化斑块本身的性质，以及是否有血栓形成等继发的病理改变。动脉粥样斑块脂质核心的组成和体积、纤维帽的强度，以及单核/巨噬细胞、T 淋巴细胞等炎症细胞的浸润等特性决定了粥样斑块的稳定性。

一、不稳定斑块的组织学特点

不稳定斑块也称为易损斑块，从病理生理角度来讲，动脉粥样硬化急性事件最主要的因素是不稳定斑块及在此基础上斑块破裂和（或）合并血栓形成。组织形态上不稳定、容易破裂的斑块有以下一组特点：动脉粥样硬化斑块的纤维帽很薄，下面是一个大的脂核，脂核呈偏心性、相对体积大而且质地较软，在斑块与正常血管壁的连接处有较明显的单核/巨噬细胞等炎症细胞浸润及斑块内新生血管。不稳定斑块的组织学特点有 4 个方面。

（一）脂核

胞外脂质聚集处称为脂核（lipid core），由胆固醇脂、胆固醇结晶、富含脂质的泡沫细胞和细胞碎片等组成。不稳定斑块的脂核体积大，胆固醇脂含量高。斑块的脂核内的胆固醇脂在体温状态下呈液态，而胆固醇结晶呈胶冻状，胆固醇脂含量高，会降低脂核硬度，使圆周应力转移到纤维帽上，斑块易于破损。这样体积大的脂核、偏心的，质地较软的斑块由于受力不均，特别是当斑块的纤维帽位于正常动脉的结合部位即斑块肩部（shoulder）时受力较大，这种情况下斑块很容易发生撕裂。研究表明，发生肩部斑块破裂约占斑块破裂总数的 60%。脂核面积占斑块面积超过 40% 的主动脉斑块被认为是相对不稳定的斑块。临床数据表明，这种斑块更易于破裂，更易形成血栓。

（二）纤维帽

覆盖于脂核上的纤维组织称为纤维帽，是维系斑块稳定性的重要结构，主要由平滑肌细胞和细胞外基质（胶原纤维）组成。同稳定斑块相比，不稳定斑块的纤维帽薄而不均匀，平滑肌细胞数量及细胞外基质的量明显减少。不稳定斑块的纤维帽平均厚度仅为 0.13mm，所以易破裂导致出血。平滑肌细胞分泌大量细胞外基质成分，包括胶原蛋白、弹性蛋白等。这些细胞外基质成分决定了纤维帽的厚度及强度。各种原因如凋亡等导致平滑肌细胞数量减少和平滑肌细胞合成细胞外基质的量减少使纤维帽厚度和强度减低。此外，纤维帽大量钙化可使纤维帽变得僵硬，脆性增加，从而使斑块更易于破裂。

（三）斑块内炎性细胞

研究表明，冠状动脉粥样硬化斑块的起始、进展、破裂过程中炎症细胞起到非常重要的作用。这些细胞主要包括单核/巨噬细胞、T 淋巴细胞、肥大细胞等。在纤维帽的边缘，单核/巨噬细胞、激活的肥大细胞及 T 淋巴细胞数量居多，平滑肌细胞非常少。这些炎症细胞处于活化状态，分泌大量细胞因子、基质金属蛋白酶（matrix metalloproteinases，MMPs）。研究表明，基质金属蛋白酶-9（matrix metalloproteinase-9，MMP-9）在人动脉粥样硬化斑块处的表达急剧升高。活化的 T 淋巴细胞和脱颗粒肥大细胞在不稳定斑块的肩部聚集增加，激活巨噬细胞产生 MMPs，这些 MMPs 的浓度与纤维帽的厚度呈线性负相关。近期的研究还发现，急性冠脉综合征患者冠状动脉斑块中含有较高浓度的 C 反应蛋白（C-reactive protein，CRP）、膜攻击复合物 C5b29，而它们都具有重要的促炎效应。研究还发现，在急性冠脉综合征斑块中有大量增殖的特异性 T 淋巴细胞，而且某些克隆的 T 淋巴细胞增殖只见于急性冠脉综合征不稳定斑块中。还有调节白细胞活性的细胞因子，如白细胞介素（interleukin，IL）-1、IL-6、IL-10、IL-18，单核细胞趋化蛋白-1（monocyte chemoattractant protein-1，MCP-1），肿瘤坏死因子-α（tumor necrosis factor-α，TNF-α），血清淀粉样蛋白 A（serum amyloid A，SAA）等都能导致动脉粥样硬化斑块的发生。炎症细胞主要分布在脂核、纤维帽及新生血管周围，炎症细胞也可通过新生血管聚集到斑块内。机体免疫功能变化、感染、高血糖、氧化低密度脂蛋白及血管紧张素 II 增加等因素均可导致炎症细胞在斑块内聚集。

（四）新生血管

新生血管在动脉粥样硬化病变形成的早期就会出现，根据美国心脏学会编制的动脉粥样硬化斑块病理分型标准，I 型病变的新生血管发生率为 31%，而晚期病变，V 型为 79%，VI 型可达 100%。在晚期的动脉粥样硬化斑块内，新生血管不仅有助于大量炎症细胞聚集到斑块内，更容易导致斑块内出血进而引发斑块破裂。

二、不稳定斑块的诊断标准和类型

研究者们已根据尸检资料总结出不稳定斑块的特点，并提出了不稳定斑块的病理诊断标准。下列各项即为建议用于检测不稳定斑块的主要标准，存在一项或多项提示发生斑块并发症的危险性高。主要标准：①具有活动性炎症；②具有薄纤维帽和大脂核；③可见血管内皮剥脱，内皮表面有血小板聚集；④斑块发生破裂；⑤管腔狭窄范围>90%。次要标准：①斑块表面可见钙化小结节；②斑块富有黄色反光物质；③斑块内出血；④内皮功能不全；⑤血管发生扩张性（正性）重塑。

不稳定斑块病理学类型较多，主要包括：①易于破裂的不稳定斑块，可见斑块脂核增大、纤维帽变薄、巨噬细胞浸润；②已发生破裂或愈合过程中的不稳定斑块，表现为血栓形成和早期斑块机化及管腔的部分阻塞；③易于糜烂的不稳定斑块，表现为内皮功能严重不良、斑块中平滑肌细胞和蛋白聚糖基质增多、斑块表面可见血小板聚集；④已发生糜烂的不稳定斑块，表现为非阻塞性斑块表面的纤维蛋白性血栓；⑤发生斑块内出血的不稳定斑块，表现为具有完整的纤维帽，可继发于血管再生或滋养血管渗血的斑块内出血；⑥伴有钙化结节的不稳定斑块，表现为斑块内的钙化结节突入管腔；⑦发生严重狭窄的不稳定斑块，表现为管腔偏心、严重钙化和包含陈旧性血栓的慢性狭窄斑块。

第四节 动脉粥样硬化斑块与动脉瘤

动脉瘤一词源于希腊语 aneurysma，意即扩张。一般而言，将直径达到正常值 1.5 倍以上的永久性局限性动脉扩张病变称为动脉瘤。动脉瘤已成为严重威胁人类健康的疾病之一。动脉瘤的突然破裂可引起致命性的大出血，某些大口径血管的动脉瘤一旦破裂，患者往往来不及转运至医院即已死亡，即便获得救治，也常因为手术期血流动力学紊乱及组织乏氧而预后欠佳。以腹主动脉瘤为例，瘤体一旦破裂，病死率高达 90%。

一、动脉瘤的分类

动脉瘤的发生和发展是一个多因素参与的动脉壁退化性病变过程，是遗传因素、环境因素和生物化学等多种因素相互影响和作用的结果，薄弱的动脉壁在血流周期性的压力作用下膨胀成瘤。动脉瘤按病因可分为以下几类：先天性动脉瘤、动脉硬化性动脉瘤、创伤性动脉瘤、炎性动脉瘤、感染性动脉瘤、夹层动脉瘤等。最常用的是根据下述动脉瘤壁的结构分类。

1. 真性动脉瘤 动脉瘤的瘤壁由所有三层血管壁组织构成，是经典意义的动脉瘤，临床上见到的绝大多数动脉瘤属于此种类型。

2. 假性动脉瘤 大多由于血管外伤或医源性因素（如动脉穿刺、血管移植吻合），血液可以通过破裂处进入周围组织，血肿形成，继而血肿机化，血肿组织逐渐被周围结缔组织包裹覆盖。严格地说，假性动脉瘤不符合经典的动脉瘤定义，只是体检及术中探查所见类似真性动脉瘤。

3. 夹层动脉瘤 夹层动脉瘤多发生在血管树的血流剪应力最强处及血压变动最明显处（如升主动脉、主动脉弓），可以发生内膜撕裂，高压血流从内膜破损处进入病理性疏松的中膜（少数来自滋养血管的出血），并将中内膜纵行撕开，形成一个假血管腔，局部动脉扩张成瘤（图 2-6～图 2-8，见彩图）。图 2-8 为发生在肠系膜上动脉处的夹层动脉瘤。原有的动脉内腔被挤压到左上方，引起高度狭窄。由于剥离腔内充满血液使外弹力层明显伸展，动脉的外径增宽，外观呈瘤状。

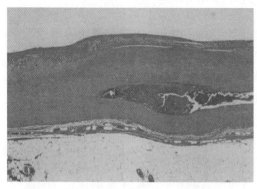

图 2-6 主动脉夹层动脉瘤 1（HE 染色）
（路进. 1997.）

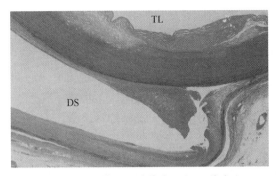

图 2-7　主动脉夹层动脉瘤 2（HE 染色）
DS. 剥离腔；TL. 真腔
（路进.1997.）

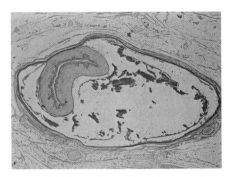

图 2-8　肠系膜上动脉夹层动脉瘤（HE 染色）
（路进.1997.）

二、动脉粥样硬化斑块与动脉瘤

动脉瘤和动脉粥样硬化常并存，研究认为，动脉粥样硬化是动脉瘤的主要原因。动脉粥样硬化能使动脉壁退化而薄弱，并在斑块破溃、消退时形成动脉瘤，动脉粥样硬化性动脉瘤发病年龄常大于 50 岁，男女比例为 5∶1。常见部位为腹主动脉，97%位于肾下，可累及髂动脉和胸主动脉及其他动脉。

尽管动脉粥样硬化对动脉瘤的形成有一定的作用，但动脉粥样硬化更多地导致阻塞性疾病，而不是动脉瘤样改变，这促使人们对动脉粥样硬化的发生、发展及其与动脉瘤形成的关系进行更深入的研究。流行病学的调查结果表明，动脉粥样硬化的危险因子与腹主动脉瘤发病率有很强的相关性。在人群中动脉粥样硬化和动脉瘤均主要发生于老龄人群。吸烟、低密度脂蛋白增高、高密度脂蛋白下降和肥胖等均是腹主动脉瘤发病的危险因素。统计表明，进行动脉瘤手术的患者中约有 44%同时患有动脉粥样硬化性疾病。

动脉粥样硬化斑块增大，受累的动脉段以扩张来代偿因增大的内膜斑块造成的管腔狭窄，使局部血流速度增加，管壁切应力增加。同时动脉粥样硬化斑块能使动脉中膜变得薄弱。动脉中膜内层营养由管腔内弥散作用和进入其内的滋养血管供应，内膜斑块及附壁的血栓造成营养弥散障碍，斑块对滋养血管压迫使中膜血供受阻，导致内膜、中膜平滑肌细胞发生不同程度的萎缩。斑块出血及崩解后，中膜平滑肌细胞将激活胶原酶，使血管中的基质降解。弹力蛋白和胶原蛋白是动脉壁中重要的结构成分，它们与平滑肌细胞共同构成动脉的中膜。基质降解是动脉形成瘤样扩张的关键起始步骤。上述作用导致动脉进行性的扩张，最后形成动脉瘤。动脉瘤常发生在斑块进展晚期，此时斑块消退，中膜萎缩。动脉瘤较少发生于以细胞增生、纤维形成、脂类聚集为特征的斑块形成早期。

动脉阻塞性疾病的患者比腹主动脉瘤患者的下肢动脉、颈动脉和冠状动脉的阻塞性疾病的患病率高。阻塞性疾病的患者大多肥胖，腹主动脉瘤的患者多与吸烟有关。动脉阻塞性疾病与腹主动脉瘤的组织学也有不同，二者在动脉壁中虽均有炎症细胞浸润，但腹主动脉瘤中广泛分布巨噬细胞，而在动脉阻塞性疾病中巨噬细胞仅分布在斑块中。腹主动脉瘤具有家族遗传性，这一点与动脉阻塞性疾病不同。有学者认为，腹主动脉瘤一级亲属患病率比年龄对照组和性别对照组的患病率增高 11.6%。遗传的方式包括 X 染色体和常染色体遗传。动脉瘤患者比阻塞性动脉疾病患者相对年老。动脉瘤患者多有动脉扩张症，多伴有多个动脉瘤，可伴有腹股沟疝和肺气肿，提示在动脉瘤疾病中有结缔组织异常。有学者认为，动脉粥样硬化之所以产生两种不同的结果，是因为动脉中膜对动脉粥样硬化损伤的局部反应决定了动脉粥样硬化的最终结局。如果中膜修复完全，则形成阻塞性疾病，相反，如果中膜修复不完全，中膜变性坏死，管壁将在血流的作用下发生动脉瘤样改变，其他的流行病学研究也证实了这种假说。

多项研究结果提示，动脉粥样硬化并非腹主动脉瘤发病的唯一始动因素，它很可能是一种与腹主动脉瘤相并存的疾病，在其形成和发展过程中发挥着驱动作用，动脉粥样硬化在动脉瘤发生过程中的作用尚待阐明。

（杨向红　王　哲）

参 考 文 献

阿兰巴西斯.2015. 冠状动脉粥样硬化. 北京：上海科学技术出版社，50-58.
安毅. 2010. 动脉硬化与心脑血管病诊疗进展. 北京：人民军医出版社，125-127.
段志泉. 2011. 动脉瘤.北京：科学出版社，60-70.
黄劲松. 2006. 梗死并发室间隔穿孔的治疗. 南方医科大学学报，26（7）：1067-1068.
康维强. 2011. 现代分子心血管病学.北京：人民卫生出版社，360-384.
李苹. 2008. 易损斑块的形成与干预策略. 中国实验诊断学，12（4）：566-567.
林傲梵. 2013. 动脉粥样硬化预防与治疗. 北京：人民军医出版社，1-9.
刘彤华. 2013. 诊断病理学. 北京：人民卫生出版社，115-152.
路进. 1997. 组织病理学图谱. 上海：上海画报出版社，14-18.
吕树铮. 2009. 动脉粥样硬化易损斑块的诊断和治疗. 北京：人民卫生出版社，9-23.
孟晓萍. 2011. 动脉粥样硬化. 北京：人民卫生出版社，26-37.
汪忠镐. 2014. 血管淋巴管外科学. 北京：人民卫生出版社，160-163.
王辉. 2013. 动脉粥样硬化易损斑块分子机制的研究进展. 河北联合大学学报（医学版），15（1）：32-34.
严金山. 2015. 脆性斑块的基础与临床. 北京：人民卫生出版社，33-64.
杨永宗. 2004. 动脉粥样硬化性心血管病基础与临床. 北京：科学出版社；3-9.
袁文俊. 2015. 动脉粥样硬化表观遗传学研究前沿及技术. 北京：科学出版社，19-21.
张运. 2004. 攻克易损斑块 根除心脏事件. 中华医学杂志，84（13）：1057-1058.
周小林. 2011. 易损斑块的研究进展. 中国动脉硬化杂志，19（13）：279-280.

第三章 动脉粥样硬化性疾病的流行病学

动脉粥样硬化性疾病指的是动脉粥样硬化病变引起的严重器官血液供应障碍，导致器官功能紊乱的疾病。它是一大类严重危害人类健康的疾病，是世界范围内心血管疾病致死、致残的主要病因。动脉粥样硬化性疾病主要包括冠状动脉粥样硬化性疾病、脑动脉粥样硬化性疾病和周围动脉粥样硬化性疾病等。本章主要介绍冠状动脉粥样硬化性疾病、脑动脉粥样硬化性疾病、颈动脉粥样硬化性疾病、肾动脉粥样硬化性疾病、主动脉粥样硬化性疾病和肢体动脉粥样硬化性疾病的流行病学特征及其影响因素。

第一节 冠状动脉粥样硬化性疾病的流行病学

冠状动脉粥样硬化性心脏病（atherosclerotic coronary heart disease，ASCHD），简称冠心病，亦称缺血性心脏病，该病是由于冠状动脉血管发生动脉粥样硬化性病变而引发的功能或器质性病变，导致心肌缺血、缺氧或坏死等损害。主要包括急性心肌梗死、不稳定型心绞痛、稳定型缺血性心脏病和其他类型的冠心病。半个多世纪以来，冠心病一直是全球范围内威胁人群健康的主要疾病，WHO数据显示，2012年全球约有740万人死于冠心病，占全球总死亡人数的13.2%，与2000年时相比，死亡人数约增加150万人，是全球十大死因之首。

在发达国家，自20世纪40年代以来，冠心病呈高发状态，高峰时期有1/3以上的死亡归因于冠心病。20世纪80年代以来，政府重视疾病预防与临床治疗，建立相应的健康卫生中心，对多种危险因素进行控制，冠心病患病率逐渐下降，现降到16%，但仍是居民的主要死因。同发达国家相比，经济欠发达的国家和地区冠心病的患病率和死亡率相对较低，但近二十年来呈现明显的上升趋势，现占全死因的12%。

与发达国家相比，我国的冠心病总体流行率仍属于较低水平。但自20世纪80年代改革开放以来，随着我国国民经济的迅速发展，人民收入逐渐提高，生活水平和生活方式发生巨大变化，冠心病的患病率和死亡率也逐渐升高，且近年来增速明显。1990～2000年城市与农村冠心病死亡率年增长分别为4.48%和4.10%（$P<0.01$）。2012年我国居民冠心病粗死亡率城市93.17/10万、农村68.62/10万，从1990年我国人群死亡原因的第七位，上升为人群死亡原因的第二位。我国冠心病患者发病年龄以45～75多见，但近年来呈现年轻化趋势，30～45岁发病人数逐渐增加。冠心病已成为我国重要的公共卫生问题。

一、流行特征

（一）地区分布

冠心病的患病率和死亡率在不同国家与地区之间的差异明显，总体表现为发达国家高于发展中国家。从1995～2010年WHO卫生统计年报（表3-1）可以看出，北美、欧洲、中亚等地区冠心病死亡人数较多,其中东欧地区最多,而东亚、东南亚地区冠心病死亡率普遍较低。

表 3-1　1995～2010 年世界各国冠心病死亡人数

地区	国家	死亡人数(万)			
		1995 年	2000 年	2005 年	2010 年
北美	美国	48.13	51.52	44.57	37.97
	墨西哥	3.83	4.41	5.32	6.91
	加拿大	4.41	4.24	3.85	3.49
南美	巴西	6.97	7.84	8.49	9.99
	阿根廷	2.09	2.11	1.95	1.94
东欧	俄罗斯	5.55	5.78	6.26	5.98
	摩尔多瓦	1.56	1.55	1.68	1.66
	乌克兰	27.01	29.92	32.56	31.46
中欧	瑞士	1.12	1.07	0.94	0.83
	奥地利	1.70	1.62	1.49	1.49
	匈牙利	3.07	2.98	3.68	3.38
南欧	希腊	1.27	1.29	1.27	1.13
	意大利	7.59	7.35	—	7.25
	克罗地亚	0.95	0.93	0.99	1.13
北欧	瑞典	2.40	2.01	1.77	1.50
	挪威	0.96	0.82	0.61	0.52
	芬兰	1.37	1.29	1.17	1.18
西欧	英国	15.30	12.41	10.12	8.06
	荷兰	2.07	1.74	1.33	1.04
	法国	4.71	4.53	4.06	3.55
东亚	日本	7.56	7.02	7.65	7.72
	韩国	0.59	1.02	1.34	1.33
东南亚	新加坡	0.27	0.30	0.28	0.31
	泰国	0.16	0.63	1.16	—
中亚	哈萨克斯坦	4.21	3.78	3.65	1.94
非洲	南非	1.01	1.16	1.29	1.20
	毛里求斯	0.12	0.16	0.12	0.11
大洋洲	澳大利亚	2.92	2.66	—	2.17
	新西兰	0.67	0.60	0.58	0.54

资料来源:WHOSIS。

我国各地区冠心病的死亡率有明显的地区差异性,而且在不同年龄段,冠心病的死亡率也存在明显的地区差异性,如表 3-2 所示。

表 3-2 2011 年全国疾病监测不同年龄冠心病死亡率（1/10 万）

年龄（岁）	地区		
	东部地区	中部地区	西部地区
15～	0.58	0.67	0.73
20～	1.54	1.50	2.53
25～	1.84	2.71	4.51
30～	4.27	4.57	5.52
35～	6.70	7.92	9.61
40～	13.47	18.42	16.34
45～	28.56	35.46	31.00
50～	32.13	48.72	38.56
55～	58.00	81.07	57.68
60～	106.67	170.77	122.27
65～	179.49	264.24	159.78
70～	349.49	516.19	312.51
75～	707.63	930.24	579.50
80～	1515.38	2033.72	1223.70
85 岁及以上	6243.14	8146.91	4754.92

资料来源：中国卫生统计年鉴 2012。

据 1990 年中国 MONICA 方案对 16 个省份的检测结果，男性冠心病患病率最高的检测地区为山东青岛（108.7/10 万），最低的为安徽滁州（3.3/10 万），最高区为最低区的 32.9 倍。该组监测的死亡率的地区差异也很明显，男性死亡率最高的山东青岛与死亡率最低的安徽滁州相差 17.6 倍。女性冠心病患病率最高的是黑龙江和福建，同为 39.7/10 万，最低的为安徽和江西，同为 0/10 万。研究显示，高原地区，尤其是牧区，冠心病患病率高于平原地区，这可能与该地区居民膳食结构有关。此外，北方地区，如北京、河北、黑龙江等，冠心病发病率高于南方地区，如江苏、上海等。

在 20 世纪 80～90 年代，我国冠心病的患病率和死亡率城市高于农村的特征明显。但近年来，由于人们经济收入的提高，生活水平的改善，城乡差距缩小，冠心病的患病率和死亡率的城乡差异已不明显。如表 3-3 所示，在大多数年龄段，城市与农村冠心病死亡率差异不明显。

表 3-3 2012 年我国冠心病年龄别死亡率（1/10 万）

年龄（岁）	城市		农村	
	男	女	男	女
15～	0.73	0.40	0.79	0.24
20～	1.56	059	2.38	0.67
25～	2.28	1.02	2.24	1.32

续表

年龄（岁）	城市		农村	
	男	女	男	女
30~	4.26	1.16	5.00	1.66
35~	8.06	2.88	7.48	3.14
40~	19.21	5.45	17.09	6.25
45~	35.06	9.76	28.99	12.07
50~	53.08	15.08	37.36	16.65
55~	76.67	28.08	58.96	31.06
60~	122.29	59.66	101.11	62.73
65~	205.09	127.94	165.28	120.81
70~	394.81	283.78	310.86	229.72
75~	806.96	669.23	626.64	473.05
80~	1542.60	1384.11	1291.54	996.23
85岁及以上	3266.96	3298.38	2962.18	2662.14

资料来源：中国卫生统计年鉴2012。

（二）时间分布

自20世纪60年代和70年代冠心病发病率达到高峰以来，随着北美、西欧、北欧、澳大利亚等地区对冠心病的干预、医疗技术的提高，冠心病的发病率呈现下降趋势，尤其是西欧各国近30年来冠心病死亡率平均下降了20%~40%，但冠心病仍是大多数发达国家成人的最主要死因。1981~2000年间，英国25~84岁的居民，冠心病的死亡率男性降低了62%，女性降低了45%，死亡人数比2000年减少6.8万，但冠心病仍是英国居民的第一位死因。美国自20世纪40年代起，冠心病死亡率持续升高，1968年冠心病死亡率达到336.5/10万。此后，政府重视预防，20世纪60年代以来，冠心病发病率呈稳步下降趋势，到2000年，冠心病死亡率下降了50%。多数发展中国家由于经济的迅速发展，生活水平的提高及生活方式的变化，冠心病发病率和死亡率均有不同程度的增加。从世界范围来看，冠心病的发病率和死亡率仍呈现上升趋势。

中国自20世纪80年代以来，随着改革开放带来的巨大经济转变，中国人的生活水平、生活方式也随之发生巨大变化，冠心病的发病率和死亡率也逐渐升高，增速明显，特别是农村地区，给中国的医疗卫生带来沉重负担。据《中国卫生统计年鉴》显示，与2009年相比，无论男性、女性，2012年城市地区高年龄段人群的冠心病死亡率均增加明显。

（三）人群分布

1. 年龄 冠心病的发病年龄一般为40岁以后增多，发病率和死亡率随年龄的增长而上升，每增加10岁，其发病率约递增1倍。北京市2007~2012年男性和女性冠心病患病率均为45~54岁年龄段上升幅度最大，而80岁以上患病率降低。由于社会结构的变化和生活方式的改变，中国冠心病患病年龄呈现出年轻化的趋势。

2. 性别　据20世纪80~90年代WHO MONICA方案的资料显示，全球29个检测人群中男性冠心病无论患病率或死亡率，均高出女性3~5倍。据WHO1995~2005年数据显示，冠心病男性与女性死亡率比值在0.88~1.72，平均值为1.22。研究表明，女性在更年期之前发病率处于低水平，但在更年期后迅速升高，甚至高于男性。据2003~2012年《中国卫生统计年鉴》显示，不管是城市还是农村，男性冠心病死亡率一般都高于女性。

3. 种族和民族　不同种族之间，冠心病的患病率和死亡率不同。据WHO MONICA资料显示，世界范围内，总体来说，亚洲黄种人冠心病死亡率低于白种人。从1995~2005年WHO卫生统计年报也可以看出，欧洲冠心病死亡率高于亚洲，其中冠心病死亡率最高的东欧地区是最低的东亚地区的6~10倍。美国2006~2010年一项冠心病患病率调查发现，白种人、黑种人、西班牙裔冠心病患病率均高于亚裔。国内研究显示，我国各民族之间冠心病患病率和死亡率也存在差异，少数民族间差异较大。生活在高海拔地区、牧区的少数民族、冠心病患病风险高于汉族居民。

4. 职业　研究表明，脑力劳动者患冠心病的风险高于非脑力劳动者。不同职业环境，如长期暴露于噪声、长期处于精神紧张状态、长期静坐等环境下的人群，冠心病发生的危险性较高。

二、影 响 因 素

流行病学和临床研究证明，冠心病的发生和发展是由多种危险因素单独或联合作用引起的，一般认为主要有遗传因素与环境因素两大类。常见的危险因素包括疾病因素、不良生活方式、社会心理因素及遗传因素。

（一）疾病因素

1. 高血压　高血压是冠心病的重要独立危险因素。自收缩压＞115mmHg开始，血压与心血管病风险之间呈连续的正线性关系。意大利1981~2000年间冠心病死亡率降低的归因分析结果显示，收缩压每降低1mmHg（1mmHg=0.133kPa），人群年龄、性别标化死亡率降低2.5%；收缩压每降低20mmHg，人群年龄、性别标化死亡率降低50%。英国1981~2000年间冠心病死亡率降低的归因分析结果显示，9.5%冠心病死亡率降低归因于高血压的控制。

我国研究资料显示，高血压是我国人群发生心血管事件的首要危险因素，其独立致病的相对危险度为3.4，人群归因危险度为35%。我国10组人群9年的前瞻性研究综合分析结果显示，收缩压每相差10mmHg，冠心病死亡率相差28%；舒张压每升高5mmHg，冠心病发病的危险性增加24%。

2. 血脂异常　血脂是血浆中中性脂肪（胆固醇、三酰甘油）和类固醇（磷脂、糖脂、固醇、类固醇）的总称，而胆固醇对冠心病的发生起到关键的作用。目前普遍的共识是，血清总胆固醇（TC）和低密度脂蛋白胆固醇（LDL-C）升高，高密度脂蛋白胆固醇（HDL-C）降低是冠心病的一个重要的危险因素。且总胆固醇/高密度脂蛋白胆固醇（TC/HDL-C）值、低密度脂蛋白胆固醇/高密度脂蛋白胆固醇（LDL-C/HDL-C）值与冠心病的患病率和死亡率呈正比。

我国流行病学研究资料表明，血脂异常是我国冠心病发病的重要危险因素，人群归因危险度为 11.4%。中美心肺疾病流行病学研究显示，血脂调控可使我国人群冠心病的发病风险降低约 10%。研究表明，血清 TC 降低 1%，冠心病事件发生的危险性可降低 2%。血清 TC 从 3.63mmol/L 开始，随着 TC 水平的增加，冠心病发病危险增加。当 TC 增至 5.18～6.19mmol/L 时，缺血性心血管病发病危险是 TC 为 3.63mmol/L 时的 1.5 倍。当 TC 增至 6.22mmol/L 及以上时，缺血性心血管病发病危险比 TC 为 3.63mmol/L 时增高 2 倍以上。随着血清 HDL-C 水平的降低，冠心病发病危险随之增加，当血清 HDL-C＜1.04mmol/L 时，冠心病发病危险是 HDL-C≥1.55mmol/L 时的 1.5 倍。多项大规模临床研究显示，临床降脂治疗，如他汀类药物的治疗，可使心血管事件的发生率降低约 30%。

3. 糖尿病 国内外流行病学研究资料证实，糖尿病是冠心病发病的独立危险因素，人群归因危险度为 3%。糖尿病患者与血糖正常者相比，冠心病发病的相对危险度为 3.0～3.5。2002 年，美国国家胆固醇教育计划成人治疗指南Ⅲ（NCEP-ATPⅢ）中就已明确提出"糖尿病是冠心病的等危症"。芬兰一项研究指出，糖尿病患者发生心肌梗死的病死率比非糖尿病患者明显增高。此外，75%～80% 的冠心病患者有不同程度的糖代谢障碍，糖尿病患者一旦发生冠心病，其预后比非糖尿病患者差。

4. 超重和肥胖 研究显示，超重和肥胖是增加冠心病发病风险的高危因素，23% 的冠心病由超重和肥胖引起。随着体重指数（body mass index，BMI）的升高，冠心病的患病风险也随之增加，BMI 均值每相差一个单位，冠心病患病率相差 14/10 万。一项对 100 万例健康人随访 16 年的结果显示，超重者冠心病死亡率是正常人群的 1.5 倍，肥胖者冠心病死亡率是正常人群的 2～3 倍，且 BMI 在 22.5～25.0kg/m^2 时，冠心病死亡率最低；BMI＞25.0kg/m^2 时，BMI 每增加 5kg/m^2，冠心病总死亡率增加 30%。

（二）不良生活方式

1. 吸烟 吸烟是冠心病的重要独立危险因素，并且与其他危险因素共同作用时有协同效应，原则上也是唯一能够完全控制的冠心病致病因素。Interheart 研究明确了，吸烟是心肌梗死第二大危险因素，同时吸烟也是年轻人发生急性心肌梗死的最大风险因素。研究证明，开始吸烟的年龄越小、每日吸烟量越大、烟龄越长者，患冠心病的风险越大，冠状动脉病变的程度越严重。资料显示，美国 20 世纪 80 年代至 21 世纪初，人群吸烟率下降了 11.7%，冠心病死亡人数减少了近 40 万，死亡率降低约 12%。提示通过烟草的控制，可以降低人群中冠心病的发病风险，节约大量医疗卫生资源。

2. 过量饮酒 国内外研究显示，饮酒量与冠心病死亡率之间呈"U"形关系，即少量饮酒时冠心病总死亡率呈下降趋势，大量饮酒时冠心病总死亡率明显呈上升趋势。适量饮酒具有预防动脉粥样硬化（atherosclerosis，As）形成及抗冠心病的作用，其可能机制为适量饮酒可改善血管内皮功能、升高血浆 HDL-C、抗氧化、抗炎、增加纤溶活性等。研究发现，适量饮酒与血浆 HDL-C 的水平存在明显的相关性，每天饮用 1～2 杯酒（不超过 50g），可使血浆 HDL-C 的水平升高 12%；过量饮酒，尤其超过 100g/d 时，血浆 HDL-C 的水平不再升高，相反，导致冠状 As 加重的 TC 和 LDL-C 水平随饮酒量增加而增高。每周饮用相当于含 120～200g 乙醇的酒精饮料者冠心病的患病率最低。流行病学调查显示，地中海地区的居民心血管疾病患病率和死亡率处于持续低水平的原因之一是其居民有每日饮用适量红酒的饮食习惯。

3. 运动不足 适量的体育运动有助于提高身体素质，降低心血管疾病的发病和死亡风险。WHO 推荐成年人每周 5 天，每天进行 30 分钟以上中等强度的体育运动，如快步走、慢跑、游泳、各种球类运动等。体育运动的保护作用主要通过调节新陈代谢、控制体重及改善心血管功能实现。

4. 不良饮食 研究显示，日常饮食中降低食盐摄入量，减少饱和脂肪摄入，增加新鲜蔬菜水果的摄入，可显著改善已知的冠心病危险因素，很好地预防冠心病的发病。膳食结构的不均衡，不仅是超重及肥胖、高血压、糖尿病、血脂异常等慢性病的重要危险因素，还可导致血管内皮功能损伤、炎症、氧化应激加强等，直接促进冠状动脉 As 的进程。

（三）社会心理因素

研究表明，社会心理因素是冠心病发病的危险因素之一。常见的心理障碍包括焦虑、抑郁、惊恐发作、躯体化感觉障碍、睡眠障碍和人格类型等。美国心脏病专家弗里德曼和罗林曼把人的性格分为 A、B 两种类型，A 型性格是冠心病发病的重要危险因素，在冠心病发展及急性发作中起"扳机"作用，并持续影响着疾病的转归及康复。A 型性格的特征主要有对人有潜在的敌意、强烈的竞争心、时间紧迫感、缺乏耐心、情绪易负面化等。美国 Framingham 心脏病研究表明，A 型性格者冠心病发病率是 B 型性格的 2 倍。国内也有资料表明，A 型性格占冠心病人数的 70.9%。目前的研究主要认为，A 型性格的人长期处于紧张和应激状态，导致心血管处于高反应状态、血压升高、心脏耗氧量增加、动脉粥样斑块形成等，引起冠心病的发生。

我国一项"初发急性心肌梗死研究"显示，心理压力水平和 6 个月内负性生活事件对急性心肌梗死的人群归因危险度分别为 36.03% 和 14.83%，仅次于吸烟。

（四）遗传因素

冠心病是一种多基因疾病，遗传作用对其发病的作用大小目前尚不明确，但研究显示，冠心病发病有明显的家族聚集倾向。遗传流行病学研究显示，父母之一患冠心病者，其子女患病率为双亲正常者的 2 倍；父母均患冠心病者，其子女患病率为双亲正常者的 4 倍。造成这一现象的可能原因：一是同一家族中家庭成员受到不良生活习惯的共同影响，如高脂、高热量、高盐等饮食习惯，父母吸烟导致子女被动吸烟等；二是受到共同的遗传因子的影响。湖北的一项研究发现，载脂蛋白（a）PNR（TTTTA）5 等位基因可能是湖北地区汉族人群冠心病的危险因素之一。且研究表明，遗传因素在年轻群体中对冠心病发病的作用较大，在老年群体中则不明显。这可能是由于随着年龄的增长，非遗传因素在冠心病发病中的作用逐渐增大。

第二节　脑动脉粥样硬化性疾病的流行病学

脑 As 相当常见，主要发生在大动脉分叉处及转折处，是多种脑血管病的基础，分为颅内 As 和颅外 As，是缺血性脑血管病最主要的原因，脑 As 会引起颅内外血管狭窄从而形成血栓，As 斑块和形成的血栓还可能脱落形成栓子，从而导致 As 性脑梗死、短暂性脑缺血发作（TIA）、脑血管狭窄等脑血管病。脑 As 引起狭窄是一个长期的病变过程，需要 10～20 年的时间，而且早期没有可发现或诊断的临床症状，所以流行病学的研究指标大多采用急性脑卒中事件的发病死亡的频率来表示疾病的危害程度。

一、流 行 特 征

（一）地区分布

脑 As 性疾病的发病率会因地域和人种的不同而存在差异，颅内 As 性疾病在印度北部和埃及的发病率高于白种人人群。研究显示，在美国每年大约有 10 万人患有颅内 As（ICAD）相关的缺血性疾病,全球每10万人中有20～40人存在ICAD相关的脑卒中。1993～1997 年间的北曼哈顿脑卒中研究显示，ICAD 相关的脑卒中每 10 万个白种人中有 3 人，每 10 万个非洲裔美国人中有 15 人，每 10 万个西班牙裔美国人中有 13 人。在所有的缺血性疾病中，白种人 9%是 ICAD 相关性的脑卒中，非洲裔美国人 17%是 ICAD 相关性的脑卒中，西班牙裔美国人 15%是缺血性脑卒中。在中国人群中，33%～37%的缺血性脑卒中与 ICAD 相关，然而症状性 ICAD 全球的流行特征数据还很有限。

2014 年中国一项大型、前瞻性、多中心性的颅内 As（the Chinese intracranial atherosclerosis, CICAS）研究评估了 22 家医院在 7 天内出现缺血性脑卒中和短暂性脑缺血的患者，共 2864 例，结果发现颅内 As 的患病率高达 46.6%（1335 例，其中 265 例合并颅外 As）。另有研究评估了北京某医院 As 性缺血性脑血管病患者 196 例，171 例存在不同程度的脑动脉狭窄，其中颅内 As 性狭窄发生率为 80.7%，明显高于颅外 As 性狭窄（50.6%）。

一项多中心的前瞻性研究对中国 22 家医院选取的 2864 名在 7 天内出现急性脑缺血现象的患者进行了研究，经过磁共振血管造影和多普勒彩超等方法诊断，研究结果发现中国北方的颅内 As 性疾病的患病率明显高于南方（50.22% vs. 41.88%；$P<0.0001$），分析其结果认为，原因在于影响颅内 As 疾病的各个危险因素在南北地区的发生率存在差异，如因为饮食的不同中国北方地区高血压患病率要高于中国南方，另外北方的患者可能会消耗更多的酒精和香烟，并有相对较高比例的糖尿病、脑卒中家族史，脑缺血和心脏病病史及较高的体重指数。

（二）时间分布

脑 As 性疾病的时间变化趋势可从下面两个方面表述。一方面，可从我国城市居民主要疾病死亡率和死因顺位来分析，根据我国卫生和计划生育委员会所公布的数据，20 世纪 80～90 年代初期脑血管病死亡位于死因顺位的第一位，90 年代之后至 2014 年，脑血管病死亡一直居于死因顺位的第二、第三位，恶性肿瘤为第一位，且脑血管病的死亡率变化相对稳定，这跟我国卫生水平提高、疾病预防力度加大有关。另一方面，可从脑卒中等疾病的发病率、死亡率时间变化趋势来分析。1900～1997 年美国脑卒中的年龄调整死亡率（图 3-1）在 20 世纪 90 年代相对较高，之后随时间变化一直呈下降趋势。我国北京地区 1984～

2004年缺血性脑卒中的发病率调查（表3-4）显示20世纪80~90年代缺血性脑卒中的发病率一直呈升高趋势，1994年升高幅度突然变大，1999年甚至达到了308.2/10万，之后缺血性脑卒中的发病率开始缓慢下降，发病率相对稳定。

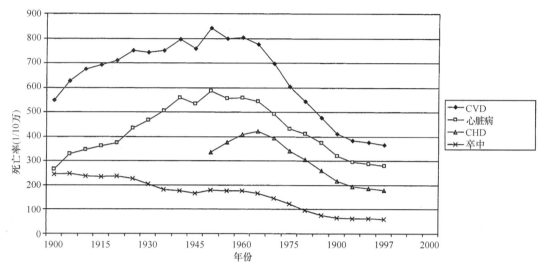

图3-1　1900~1997年美国主要心血管疾病年龄调整死亡率（Cooper，et al. 2000.）

表3-4　1984~2004年北京地区缺血性脑卒中的发病率（1/10万）

年份	缺血性脑卒中			年份	缺血性脑卒中		
	男性	女性	总计		男性	女性	总计
1984	111.9	88.7	100.5	1994	236.2	159.4	198.2
1985	119.5	73.0	96.5	1995	223.1	159.6	191.9
1986	126.2	94.6	110.3	1996	203.6	143.5	174.2
1987	138.6	82.9	111.1	1997	262.1	137.9	200.9
1988	119.9	94.3	107.6	1998	308.2	192.5	250.2
1989	138.6	84.0	111.5	1999	308.2	192.5	250.2
1990	142.8	95.9	119.6	2000	291.8	164.8	227.7
1991	141.1	97.5	119.9	2002	279.7	194.2	237.0
1992	146.5	110.8	128.9	2004	242.2	183.5	213.2
1993	153.3	107.2	130.5				

（三）人群分布

1. 性别和年龄　既往早有研究显示脑As性疾病存在性别差异，曹裕民等研究了2008年1月~2012年12月3708例在广东省人民医院经减影血管造影检查的缺血性脑血管病的患者，该研究分析结果显示，症状性颅内外动脉狭窄患者中，单纯颅内动脉狭窄发生率为48.3%，明显高于单纯颅外动脉狭窄（25.2%），且男性比例明显高于女性（68.8% vs. 31.2%）。有研究认为，性别不同影响脑As性疾病发生率不同的原因在于，不同性别患者的生活方式不同，发生脑As性疾病的危险因素也不同，男性患者存在如吸烟、过量饮酒等不良嗜好的比例明显要高于女性，这可能导致了男性患脑 As 性疾病的比例高于女性。

在探讨颅内外动脉重度狭窄或闭塞患者血管危险因素的差异时表明，研究者发现与女性相比，男性更易患脑 As 性疾病，该研究还证实，青年发生颅内 As 的比例最高，且比例会随着年龄的增长逐渐下降，但是颅外 As 狭窄的比例会随年龄的增长而升高。Bae 等收集了 1999 年 2 月～2001 年 1 月在韩国某医院脑卒中预防门诊进行问诊的 3620 例病例，其分析结果发现，颅内 As 性疾病在男性中发生比较早，但是随着年龄的增加，该疾病在女性中进展比较快。Pu 的一项多中心前瞻性的研究发现，在年龄段＞63 岁的颅内 As 性疾病患者中，女性所占的比例明显高于男性，原因可能在于在老年患者中，女性糖尿病、高血压、高脂血症和心脏病的患病率要高于男性。也有研究显示，311 例老年颅内外动脉硬化患者中，女性所占比例高。以上研究结果均提示，性别是脑 As 的影响因素，且可能与年龄之间存在相互作用。

研究发现，颅内 As 狭窄组的患者年龄显著高于对照组，同时该研究进行了多元 Logistic 回归分析显示，年龄是颅内 As 的独立危险因素。而且有研究发现年龄也是脑卒中等由脑 As 引起的疾病复发的危险因素，年龄越大，复发率越高。2013 年农村和城市居民脑血管病年龄别死亡率（图 3-2、图 3-3）数据显示，随着年龄的增长脑出血、脑梗死和脑卒中（未特指出血或梗死）的发病率均增高，尤其是 65 岁以后，发病率增高特别明显，所以人口老龄化进程加速将是影响脑 As 的一个重要因素，因为有数据显示脑血管首次发病者约有 2/3 是在 60 岁以上的老年人口，预计到 2030 年，我国 60 岁以上的人口将达到 3 亿以上。

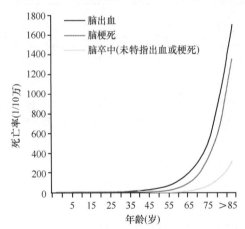

图 3-2 2013 年农村居民脑血管病年龄别死亡率
（引自：2013 中国卫生统计年鉴.）

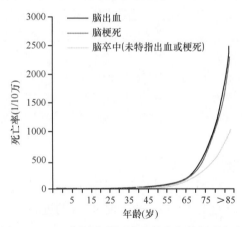

图 3-3 2013 年城市居民脑血管病年龄别死亡率
（引自：2013 中国卫生统计年鉴.）

2. 种族和民族 不同的种族人群所进行的脑 As 研究显示，种族差异对脑 As 的好发部位存在明显影响，其主要表现为欧美白种人好发颅外 As，而亚洲人种好发颅内 As。在对 24 例中国缺血性脑卒中患者的血管造影资料进行了研究，研究者发现与白种人患者比较，中国缺血性脑卒中患者是以颅内 As 狭窄为主，主要是大脑中动脉主干狭窄（43%），白种人患者仅为 14%；中国患者中颅外 As 狭窄的发生率为 9%，而白种人患者为 50%。

其原因在于，颅内血管 As 与颅外血管 As 的过程可能不同，而不同种族间脑血管管壁的化学组成可能也有所不同，所以相关的研究指出，不同种族间脑 As 的发病部位和严重程度存在差异，可能是与以下几个方面有关：一是遗传易感性；二是动脉血管的解剖学差异；三是各种可干预的危险因素如高血压、肥胖在各种族发生率的差异。

二、影响因素

脑 As 是一个复杂的病理过程，是遗传因素、环境条件及众多危险因素共同作用的结果，其常见的危险因素主要包括疾病因素、不良生活方式和遗传因素。

（一）疾病因素

1. 高血压 国内外大量的研究表明，高血压是脑血管病的重要独立危险因素，根据 WHO 报道，2008 年死于心血管疾病的有 1700 万，其中有 940 万死于高血压并发症，死于脑卒中的人中至少 51% 与高血压有关。《中国高血压防治指南》指出，高血压并发脑卒中者较正常血压卒中者比例明显增多，基础血压越高，脑卒中的危险性越大。而且高血压患者缺血性脑血管病发病率及再发率约是普通人的 7 倍。美国 Framingham 心脏研究发现，高血压患者发生脑卒中的危险是血压正常者的 7 倍，而且高血压的病程越长，As 的程度越严重。我国开展的脑卒中后降压治疗研究（PATS）指出利用利尿剂治疗高血压后，脑卒中复发的相对危险降低了 30%。长期高血压可使血管壁肥厚，降低血管顺应性，从而促进 As 形成，同时还可促进血管活性物质的释放，使血管收缩，加速 As 斑块的形成。预防高血压还有助于预防和减少其他靶器官受损害，如充血性心力衰竭。

2. 糖尿病 随着人们生活水平的提高、人口老龄化加剧及生活方式的改变，糖尿病的患病率逐年上升，根据 WHO 的数据统计 2014 年大约有 4.22 亿成人患有糖尿病。20%～40% 的糖尿病患者会并发脑血管疾病，主要表现为脑 As、无症状性脑卒中及急性脑血管病，60%～70% 的缺血性脑卒中患者存在糖代谢异常或糖尿病。所以糖尿病是脑 As 公认的独立高危因素。临床研究表明，糖尿病主要是引起广泛的血管并发症，也能与其他因素相互作用产生效应，可引起高尿酸血症和炎性反应，从而促进全身 As 的进展。黎炳护等的 Meta 分析显示糖尿病能增加颅内 As 性狭窄（ICAS）的危险性，糖尿病患者发生 ICAS 的概率是非糖尿病患者的 1.71 倍。

3. 血脂异常 研究表明，血脂异常是 As 的高危因素，血清总胆固醇（TC）、低密度脂蛋白胆固醇（LDL-C）促进 As 的进展，而高密度脂蛋白胆固醇（HDL-C）可预防 As 的发生发展。血清总胆固醇（TC）每升高 1mmol/L，脑卒中的发病率就增加 25%，而 HDL-C 每升高 1mmol/L，脑卒中的发病率可以降低 46%。降低胆固醇水平可以预防脑卒中的研究显示服用药物降低胆固醇水平后，5 年内可以使脑卒中的相对风险降低 16%。高脂血症可以引起血管内皮损伤和炎性反应，诱导 As 的形成。

4. 高同型半胱氨酸血症 研究发现，高同型半胱氨酸血症也是 As 性疾病的危险因素，可以将脑卒中的风险增加 2 倍左右。2014 年《美国脑卒中一级预防指南》指出，血浆 Hcy 升高 5μmol/L，脑卒中发生概率增加 59%；Hcy 降低 3μmol/L，脑卒中发生概率降低 24%。血浆中同型半胱氨酸的水平会随年龄的增加而升高，且男性高于女性，同型半胱氨酸可能主要是损伤血管内皮细胞并可使载脂蛋白在血管壁堆积，促进 As 的形成。

（二）不良生活方式

1. 吸烟 很多病例对照和前瞻性研究表明，吸烟对 As 性疾病的作用不容忽视，吸烟可以使血液黏稠度增加，吸烟时进入人体内的化学物质会促进肾上腺素和去甲肾上腺素的释放，使血管收缩并增加血小板的凝集性，从而促进 As 的进程，而且它不仅是 As 性疾病的独立危险因素，还与其他的危险因素存在协同作用，如吸烟可以促进高血压、肥胖等的进程。已有研究证实，脑 As 性疾病的严重程度可随着吸烟量的增加而增加，每天吸烟超过 40 支的人比每天吸烟低于 10 支的人发生脑卒中的风险高 1 倍，因为长期被动吸烟的人比不暴露于吸烟环境的人发生脑卒中的危险增加了 1.82 倍。同样吸烟开始时间的早晚及吸烟史的长短也与 As 性疾病的发生发展有关。

2. 不良的饮食习惯 不良的饮食习惯可能也是脑 As 性疾病的危险因素，每天过量地摄入钠盐会增加高血压的发病率，从而增加发生脑 As 性疾病的危险性。水果蔬菜摄入过少使得某些维生素如叶酸、维生素 B_{12}、维生素 B_6 缺乏，也导致高同型半胱氨酸血症发病率增加。同样，脂肪和胆固醇摄入过多会导致血脂异常，影响 As 的发生发展。

3. 缺乏规律的有效运动 适量的运动有助于有效地控制 As 性疾病的多种危险因素，如高血压、糖尿病、肥胖等。有研究显示，长期中等强度的有规律的运动可以有效改善 As 病变局部的炎性反应，还能降低血浆内高同型半胱氨酸的水平，从而发挥抗 As 的作用。患有 As 性疾病的患者，如果体力活动过少，会减缓血液流动的速度，升高血压，降低血管壁的弹性，进一步导致血管硬化。

4. 过量饮酒 少量饮酒可能对脑血管具有保护作用，但是大型合作队列研究（JACC）的数据分析结果显示，过量饮酒会显著增加人们死于脑卒中的风险，其中男性过量饮酒死于出血性脑卒中的风险可增加 67%，死于缺血性脑卒中的死亡风险增加 35%，女性过量饮酒会使脑卒中的死亡风险增加 92%，其中出血性脑卒中的死亡风险增加 61%。长期、大量饮酒会导致高血压，并使血液呈高凝状态，加快 As 的病程。

（三）遗传因素

As 有较强的家族聚集性倾向，提示 As 可能受遗传因素的影响。有研究显示，家族性高胆固醇血症、家族性脂蛋白酶缺乏症等患者 As 的发生率要显著高于对照组，多种基因可以影响脂蛋白在人体内的代谢和转运，如 Apo A I 和胆固醇转运蛋白 CEPT。种族差异对 As 性疾病的影响已被人们接受，其中造成种族差异的一大原因就是遗传因素的影响。

第三节 颈动脉粥样硬化性疾病的流行病学

颈 As 指双侧颈总动脉、颈总动脉分叉处及颈内动脉颅外段的管壁僵硬、内中膜增厚、内膜下脂质沉积、斑块或溃疡形成及管腔狭窄。研究表明，在亚临床 As 的观测中，颈动脉内中膜厚度（IMT）的超声检测是一种灵敏度高于冠状动脉钙化评分的检测亚临床 As 的有效方法。故颈 As 患病率的流行病学调查常用颈动脉超声检查，检出粥样硬化斑块和测量颈动脉内中膜厚度。

一、流行特征

（一）地区分布

颈 As 的患病率在不同国家、不同地区之间存在差异。国外从 20 世纪 90 年代初开始对颈 As 的发生及其危险因素进行大规模的流行病学调查及临床研究，LiR 等的研究结果显示，美国 45～64 岁中老年人颈 As 的患病率约为 34%。芬兰的一项调查结果显示，40～60 岁人群颈 As 的患病率约为 35%。而对墨西哥人群发现，60 岁以上老年人颈 As 患病率为 64.8%。我国北京地区 60 岁以上军队老年人群的颈 As 患病率为 44.0%。张东平等对重庆市中老年钢铁工人颈 As 的流行病学调查结果显示颈 As 患病率为 37.6%。东北 533 名中老年人颈 As 发生的危险因素的调查结果显示，男性和女性颈 As 发病率分别是 27.6%、53.7%。佛山 40 岁以上社区中老年人颈 As 的检出率为 61.53%。根据我国中老年人群颈 As 分布特点及影响因素的研究表明，中老年人群颈动脉的平均颈动脉内中膜厚度是 0.68mm，最大颈动脉内中膜厚度是 1.07mm。其平均颈动脉内中膜厚度高于其他亚洲人群，略低于西方发达国家，而最大颈动脉内膜中层厚度略高于西方发达国家。由此可见，颈 As 的患病率有明显的地区性差异。

（二）时间分布

虽然许多国家与地区对于心血管的预防与治疗采取了有效的措施，但是目前心血管疾病仍然是大多数国家人群死亡的主要死因之一。最近的几十年，心血管疾病和非传染性的慢性疾病在低发展、中等收入国家的发病率有明显的增加。这种流行病学的转变可能与饮食及生活方式的改变有关。据 WHO 心血管疾病危险因素和趋势的多国监控方案资料表明，北京地区 25～74 岁人群 1984～1998 年期间脑卒中（首发+复发）年龄标化发病率呈显著上升的趋势。这可能与颈 As 的患病率增高有关。2006 年有调查结果显示：北京城区 45～74 岁调查人群中颈 As 的年龄标化患病率为 54%。2010 年一项在北京城市居民中的调查表明，43～81 岁的调查人群中颈动脉斑块的检出率为 60.3%。

（三）人群分布

1. 年龄 颈 As 是中老年人的常见病。年龄是颈 As 的危险因素。在中国东北中老年人开展的调查表明，颈 As 的患病率随年龄增加而增加。有研究表明，在年轻人群中颈动脉内膜中层厚度亦随年龄增加而增厚。北京大学社区 45～74 岁的人群调查结果显示，55～64 岁年龄组人群颈 As 的患病率为 60.5%，65～74 岁年龄组人群颈 As 的患病率高达 70.7%。

2. 性别 不同性别人群颈 As 的患病率有所不同。研究表明，男性颈 As 检出率高于女性。这个差异可能是由男性与女性之间性激素水平的差异引起的。我国中老年人群颈 As 分布特点及影响因素分析的研究结果显示：男性、女性颈动脉膨大部斑块检出率分别为 61.2% 和 51.6%。颈内动脉斑块检出率分别为 24.7% 和 12.2%。颈总动脉斑块检出率分别为 20.9% 和 13.8%。但是也有研究表明，65 岁以上的老年人，男、女颈动脉内中膜厚度间的差异并不明显。

3. 种族 不同种族颈 As 的患病率存在差异。相比白种人，黑种人的心血管疾病、癌症发病率更高，且预期寿命更短。北曼哈顿的队列研究结果显示，该调查人群中颈动脉斑块检出率为 57%，其中白种人的检出率为 70%，西班牙人的检出率为 52%，黑种人的检出率为 58%。国内研究表明，维吾尔族、哈萨克族、汉族的颈动脉斑块检出率分别为 12.5%、7.2% 和 10.4%。

二、影 响 因 素

颈 As 的发生受许多因素的影响，其患病率与被调查对象的年龄、危险因素及基础疾病相关。许多研究表明，颈 As 的危险因素有高血压、高血糖、高血脂、吸烟、饮酒、不良生活方式等。

（一）疾病因素

1. 高血压 高血压是颈 As 的危险因素。中美协作研究队列中的石景山人群和多省市队列中的北京大学社区人群调查显示，高血压患者颈动脉内膜中层厚度及颈动脉粥样斑块的检出率高于非高血压患者。1331 人基线血压水平变化与颈 As 关系的研究结果显示，高血压患者颈动脉斑块的患病率是血压正常者的 1.7 倍；高血压患者颈动脉内膜中层增厚率是血压正常者的 1.3 倍；正常血压组人群颈动脉斑块患病率为 33%，高血压 1 级组人群颈动脉斑块患病率为 47%，高血压 2 级组人群颈动脉斑块患病率为 52.0%，高血压 3 级组人群颈动脉斑块患病率为 76.5%。研究表明，若青少年时期的高血压在成人阶段可降低，这会减小颈动脉内膜增厚的风险。且血压变化对左侧颈动脉内膜中层厚度的影响会更大。

2. 糖尿病 糖尿病是颈 As 的危险因子。糖尿病患者中颈 As 的患病率高于非糖尿病人群。糖尿病及其早期患者颈动脉内膜中层厚度比血糖正常的人群增加。一项针对中国糖尿病前期人群的研究发现，糖耐量异常患者比空腹血糖调节受损患者动脉硬化程度严重，这可能与胰岛素抵抗水平有关。关于糖尿病患者 As 的研究表明，颈动脉斑块的厚度随着血糖水平的增加而增厚，颈动脉斑块的厚度与餐后 2h 的血糖有关，餐后 2h 的血糖是颈 As 的独立危险因素。王薇等的研究表明，与无危险因素人群相比，糖尿病患者颈动脉斑块患病率增加 14%。

3. 血脂异常 血脂异常会影响颈动脉内膜中层厚度。研究表明，高胆固醇血症人群颈动脉内膜中层厚度大于正常人群。北京大学社区血脂与颈 As 的队列研究表明，颈动脉斑块、颈动脉内膜中层厚度增厚的发生率随着基线血脂水平的增高而增加。关于血脂与 As 的研究结果显示，血脂升高的程度与颈 As 的严重程度相关，并且总胆固醇（TC）与 As 的相关度高于三酰甘油（TG），当高密度脂蛋白（HDL）及载脂蛋白 A（ApoA）的浓度降低时，总胆固醇和三酰甘油对颈 As 病变的作用有所增加。

4. 超重及肥胖 研究表明，超重、肥胖及肥胖有关的疾病都会影响颈动脉内膜中层厚度。BMI、腰围、腰臀比等肥胖相关人体测量参数与颈动脉内膜中层厚度有关，但是颈动脉内膜中层厚度与脂肪分布之间的关系尚未明确。儿童期超重肥胖可以增加成年期 As 及动脉僵硬的发生风险。研究表明，高血压人群中，肥胖组颈动脉内膜中层厚度明显大于非肥胖组，且肥胖组斑块检出率为 66.7%，非肥胖组斑块检出率为 37.5%。也有研究表明，在无家族史的单纯肥胖儿童中并未发现肥胖与颈动脉内膜中层厚度存在关系。

（二）不良生活方式

1. 吸烟 吸烟是颈 As 的独立危险因素之一。长期大量吸烟与脑梗死的发生有关。研究表明，在男性中，吸烟会导致颈动脉内膜中层厚度增加。关于吸烟对老年男性颈 As 影响的研究结果显示，吸烟组 As 斑块检出率高于非吸烟组，排除其他影响因素后，仍可发现吸烟量越大，吸烟年限越长，颈动脉内膜中层增厚、颈动脉粥样斑块形成的概率越高。王丽东等的研究表明，吸烟组颈动脉内膜中层厚度显著高于戒烟组，且吸烟组斑块检出率及严重程度高于戒烟组及不吸烟组。

2. 过量饮酒 MukamaI 等的研究证实，随着老年人饮酒量增大，其颈动脉内膜中层厚度亦增加。一项多达 13 037 人的多民族调查结果显示，在汉族和哈萨克族人群中，饮酒是颈 As 发生的危险因素，而少量饮酒则有利于防止 As 的发生。但上述规律在维吾尔族人群中并没有发现。钟周华等的研究表明，不饮酒组人群颈动脉斑块发生率为 50.8%，大量饮酒组颈动脉斑块发生率为 69.7%。

（三）其他

遗传与基因是 As 的重要影响因素，但是它们与颈 As 的关系仍然无法确定。有研究表明，决定人类肺功能的基因位点可能会影响颈动脉内膜中层厚度。除了年龄、性别、肥胖、高三酰甘油等因素的影响，在韩国人中牙周炎亦与颈 As 的发生有关。颈动脉内膜中层厚度可能与社会经济地位及工作压力有关，但是关于这一观点尚无一致的结论。

目前，大多数颈 As 的研究都为回顾性研究，缺乏大规模的前瞻性研究及统一的临床检测、数据分析方法。但是当前研究已足够引起我们对于早期颈 As 病变的重视。明确颈 As 病变的相关危险因素，保护血管、预防 As，这对于心脑血管疾病的防治有重要意义。

（薛宏亮　凌文华）

第四节　肾动脉粥样硬化性疾病的流行病学

一、肾 As 症的概念

肾 As 症（renal arterial atherosclerosis，RAS）是全身 As 的一部分，是发生在肾动脉及肾叶间动脉的粥样硬化。临床上发病率为 25%~80%，多见于 60 岁以上的老年人，一般无明显临床症状。研究显示，65 岁以上无症状（平均血压 135/72mmHg）患者的 RAS 发病率为 7%，部分患者除了有微量蛋白尿外，较少有其他异常的发生；但少部分患者可能发生动脉栓塞，主要表现为肾功能不全；部分患者在应激状态下甚至会发展为尿毒症。近年来，肾 As 症引起的 As 性肾动脉狭窄（atherosclerosis renal artery stenosis，ARAS）发病率呈现逐年升高的趋势，占肾动脉狭窄的 60%~80%，是引起肾性高血压和缺血性肾病的主要原因。

二、As 性肾动脉狭窄的流行病学现状

（一）地区分布

尽管目前已有肾动脉狭窄发病率的个别报道，但在整体人群中，对肾动脉狭窄进行充分评估的研究还很少。在西方国家，As 是 RAS 的主要原因，占 90%以上的病例。ARAS 在人群中的发病率为 6.8%，是肾动脉狭窄发病率的 60%～97%。目前国外学者陆续报道了 ARAS 的发病率，在一项超过 100 万名医疗保险患者的流行病学研究中发现，一般人群 ARAS 的总发病率为 0.5%，发病率为 3.7 例/（1000 例患者·年）。Mailloux 分析了肾脏科患者的就诊资料，并根据疾病进展确定了 ARAS 是 12.2%接受透析的患者 20 年内发展成终末期肾病的主要原因。在他们的研究中同时发现，ARAS 是继糖尿病和慢性肾小球肾炎后引起终末期肾病的第三大原因；有学者利用美国肾脏数据系统的数据统计分析后发现 ARAS 引起的终末期肾病每年发病速度从 1991 年的 2.9/106 增加到 1997 年的 6.1/106。由 ARAS 引起的终末期肾病与其他原因引起的终末期肾病的风险与年龄和性别呈正相关，与黑种人、亚洲裔美国人和美洲原住民种族呈负相关；从日本 40 岁以上有卒中病史者的尸检发现，肾动脉狭窄一侧为大于 75%的占 10.4%，双侧为 2.9%；12%的心肌梗死患者有一侧狭窄，3.4%的心肌梗死患者有双侧狭窄，行冠状动脉造影患者做腹主动脉造影时，发现 ARAS 的发病率为 19%～24%。在正常人群中尚缺乏 ARAS 发病率的准确研究资料。有学者给 14 000 例怀疑有主动脉或肾动脉病变的患者行血管造影检查并连续随访 6 年，发现 ARAS 的发病率 6 年间升高了 4.67 倍；也有学者用多普勒超声观察 170 例肾动脉狭窄患者，发现 ARAS 的发病率第 3 年为 35%，第 5 年达到 51%。

在我国，近年来 ARAS 的发病率呈明显上升的趋势，动脉硬化已成为肾动脉狭窄的首位原因。ARAS 起病隐匿，临床表现不明显，很难做到早发现，但后果极其严重，可引起肾血管性高血压和缺血性肾病两种严重的疾病，两者都是造成终末期肾病的重要原因。且一旦患者进入终末期肾衰期，预后都很差，治疗手段较少。因此，及早发现高危患者，进行早期诊断，适时给予干预，对于预防及治疗 ARAS 有重要意义。北京大学第一人民医院王芳教授回顾性分析了过去 40 年经该院肾动脉造影证实为肾动脉狭窄患者的患病情况，发现 ARAS 占 60.4%，该病是肾血管病变主要的病因。

（二）年龄分布

在一项超过 800 人、主要针对 65 岁以上的人群研究发现，ARAS 的患病率为 6.8%；Schwartz 和 White 在尸体解剖研究中发现，ARAS 患病率高达 4%～50%，64 岁以下患者严重狭窄患病率为 5%；而对于 75 岁以上的患者，患病率增加至 18%。广西壮族自治区人民医院肾内科医生在 3000 例中老年普通人群中也发现，不同年龄组人群的肾 As 缺血性肾病患病情况为：40～49 岁组患病率为 1.87%，50～59 岁年龄组患病率为 3.73%，60～69 岁年龄组患病率为 5.73%，≥70 岁组患病率为 8.93%，在高龄患者中更为常见。有研究表明，无明确肾脏病史，年龄超过 65 岁的人群，多普勒超声检查肾动脉狭窄>60%的占 6.8%，尤以男性多见，并与患者的年龄、血清高密度脂蛋白胆固醇及血管收缩压相关。但 ARAS

发生率的检查方法的不同和病例入选标准不一,而国内外报道并不一致。

三、As 性肾动脉狭窄的危险因素

国外几个较大样本关于 ARAS 危险因素的研究结果存在不同程度的差异。有学者研究发现,肾功能不全、冠状动脉粥样硬化性心脏病(简称冠心病)、周围血管病变、高血压、脑血管病、高龄、女性及冠心病家族史等可作为 ARAS 的独立预测因素;也有学者认为,ARAS 的危险因素主要为周围血管 As 性疾病,而肾功能是否正常及高血压则不能作为独立的预测因素。目前已明确的危险因素主要包括年龄、血压情况和糖尿病等代谢疾病。

(一)脉压

脉压主要用于反映大动脉管壁的弹性情况,并且脉压越大,大动脉的弹性越差;僵硬度越高,越容易发生血管硬化,因此,脉压的增加是 As 的高危因素之一,能够使得弹力纤维的退行性病变及断裂速度加快,并能够导致内皮功能障碍。>50mmHg 的宽脉压使动脉的牵拉增加,血管壁所受压力局部增大,能够使内膜损伤而导致 As 和血栓性事件的发生。正常人群中,ARAS 的患病率<1%,而在高血压患者中,尤其重度高血压患者(收缩压>180mmHg 和(或)舒张压>100mmHg)和有腹部杂音的患者,ARAS 的发生率可达 8%~20%,且在这部分 ARAS 患者中,有 7%的患者发生急性肺水肿,同时会有急性肾损伤(AKI)或快速的肾功能丧失,利用血管紧张素转换酶抑制剂(ACEI)或血管紧张素治疗降低血压后,肾血管狭窄程度减轻,肾功能会有所改善。

(二)尿酸

血尿酸升高与 As 程度及冠心病、总心血管事件的发生率、死亡率、总死亡率等呈正相关,并具有独立性,不依赖于一些常见的心血管危险因素及肾损伤指标。有学者研究了 3772 例中国患者,在分别校正了年龄、性别、心率、血压和血脂等相关数据后发现,血尿酸水平与颈动脉和股动脉脉搏波传导速度呈正相关。也有学者在 9375 例 As 患者中筛查出 1324 例高尿酸血症患者,而高尿酸血症患者臂-踝脉搏波传导速度显著升高,故认为高尿酸血症与动脉僵硬程度相关。有学者研究发现,ARAS 患者的尿酸和脂蛋白 α 水平显著高于健康体检人群,Logistic 回归分析显示,如果尿酸水平超过 344μmol/L 则是 ARAS 发病的独立危险因素;并且当尿酸>344μmol/L 和脂蛋白 α>242mg/L 时,预测 ARAS 的特异性高达 96%。也有学者分析 ARAS 患者尿酸后研究发现,ARAS 患者血尿酸水平显著高于非 ARAS 人群,且在没有达到高尿酸血症标准之前,ARAS 患者的血尿酸浓度已远高于非 ARAS 人群,因此,尿酸水平的升高也可能是高血压患者出现 ARAS 的临床特征之一。

(三)糖尿病

众多研究均证实了糖尿病是肾 As 的高危因素。有研究发现,非糖尿病亚组患者 ARAS 病例与非 ARAS 病例 2h 血清胰高血糖素(PG)均值未达到糖耐量异常诊断标准,但 ARAS 病例较非 ARAS 病例 2h PG 水平升高 1.5mmol/L,而两组间空腹血糖(FPG)水平则并无统计学差异，说明临床应当对 2h PG 水平的变化予以高度重视，2h PG 水平升高也可能是非糖尿病的高血压患者出现 ARAS 的临床特征之一。

（四）高龄

高龄是被广泛接受的 ARAS 高危因素。研究发现，ARAS 组较非 ARAS 组年龄大 6.7 岁，非糖尿病亚组 ARAS 病例较非 ARAS 病例平均年龄大 9.3 岁。研究发现，出现外周血管病的 2 型糖尿病患者年龄更高、腰围更小、血三酰甘油水平更低，而血同型半胱氨酸浓度更高，70～80 岁的高龄患者较 60～69 岁的患者 ARAS 风险增加 7.4 倍；多元 Logistic 回归显示年龄是外周血管病的高危因素。

第五节　主动脉粥样硬化性疾病的流行病学

一、主动脉粥样硬化的概念

主动脉粥样硬化（主动脉 As）属于动脉硬化的一种，大中动脉内膜出现含胆固醇、类脂等的黄色物质，大多由脂肪代谢紊乱、神经血管功能失调引起，能够导致血栓形成、供血障碍等，因此也称粥样硬化。

二、主动脉粥样硬化性疾病的流行病学现状

（一）地区分布

在西方发达国家，从 20 世纪 90 年代初开始对 As 的发生及其危险因素进行大规模的流行病学调查及临床研究，尤其是彩色超声显像技术结合 B 型超声技术应用后，能够让研究者直接观察血流动力学情况、动脉内膜增生情况、As 斑块形成情况和血管的狭窄程度。在一项针对 1348 名 18～90 岁的美国人群研究显示，As 在男性和女性的发病率分别为 25.4% 和 26.4%，动脉内膜增厚的发生率为 9.4% 和 11.7%，斑块的发生率为 13.3% 和 13.4%，而动脉狭窄的发生率为 2.7% 和 1.5%；早在 1984 年已有研究显示，83% 的日裔短暂性脑缺血发作（TIA）患者伴随着严重的动脉血管狭窄，而 85% 的白种人 TIA 患者中存在动脉血管狭窄；曼哈顿研究所在 20 世纪 90 年代发布的一项研究显示，在 As 导致的脑卒中病例中，白种人为 1%，黑种人和非洲裔美国人占 6%，而西班牙裔美国人却占了大约 11% 的比例。发布于 2007 年和 2008 年的哥本哈根城市居民心脏研究和女性居民健康研究表明，由 As 引起的冠状动脉综合征显著升高，并且是心肌梗死、缺血性心脏病和缺血性休克及全因死亡的主要病理基础。近年来，在一些发展中国家，尤其是东欧和亚洲国家的研究显示，过去十几年中由 As 引起的脑卒中死亡率日益增多，且与发达国家的差距越来越小。

在我国，由于居民生活和经济水平的提高、生活方式和饮食习惯的改变，这些年 As 的发生率呈上升趋势，其发生率超过癌症成为第一位死因。在北京大学社区，对 45～74 岁的 1323 人行颈动脉彩超检查后发现颈 As 的患病率很高，颈动脉内膜中层厚度增厚者占 52%，动脉斑块者占 35%，同时合并 IMT 增厚及斑块者占 59%。2008 年有学者调查的石景

山区 1202 名居民的心血管病相关数据显示，IMT 进展没有性别差异，但男性在动脉粥样斑块进展（面积和数目的增加）方面比较明显，年龄超过 55 岁的人群 IMT 和斑块进展较为迅速，其中尤以颈动脉窦部 IMT 和斑块进展最著。

（二）年龄分布

主动脉 As 性疾病的发生与年龄密切相关。随着年龄的增大，发病的危险性显著增加，而年龄也被看做导致 As 不可逆的因素之一，As 的进展和严重程度在不同年龄群中各不相同。有研究显示，人群锁骨下 As 斑块患病率随年龄增长而增加，60～74 岁人群锁骨下动脉起始段 As 斑块患病率明显高于低龄的人群，Logistic 回归分析中也显示 60～74 岁及超过 75 岁的人群中锁骨下动脉斑块的发生率分别是青年人的 8.6 倍和 7.18 倍。在重庆钢铁集团中针对 45～80 岁工人这一具有代表性的群体进行随机抽样检查，发现单纯 IMT 增厚者占 10.2%，颈动脉斑块者占 27.4%（颈动脉狭窄的发生率为 2.4%），As 总患病率为 37.6%。退休工人（55～80 岁）的 As 现患率 44.6%，略高于北京地区部分军队 60 岁以上老年人群中 AS 的患病率，较国外同年龄阶段的调查人群的 As 患病率为高。钙化斑块在一定程度上可预测心血管事件的发生，如果胸片显示已经发生了主动脉钙化，此时即使是矫正其他的危险因素后，小于 65 岁的男性和女性患者心血管死亡事件发生率也增加了 2 倍，大于 70 岁无明显其他危险因素的男性与小于 35 岁患者的死亡率相比则高达 7 倍，年龄超过 70 岁的老年患者一旦发生主动脉钙化，则危险性更高。洛杉矶 As 研究（LAAS）调整年龄后发现，无冠心病和脑卒中等病史的 500 例 40～60 岁人群 3 年内平均颈动脉中膜厚度进展速率：女性为每年 0.0097mm，男性为每年 0.0015mm，无性别差异。有学者对 826 例 40～79 岁的队列人群进行前瞻性观察 5 年内颈动脉斑块进展，并将出现新斑块和（或）斑块厚度增加定义为早期 As 进展，发现共有 390 例出现了 As 进展，约占 47.2%。中国学者对北京市的 As 引起的脑卒中筛查显示，随着年龄增加颈动脉斑块和狭窄病例数均显著增加。

三、主动脉粥样硬化的危险因素

（一）高血压

美国 2007 年卫生统计报告结果显示，保证血压维持在正常水平，能够使心血管疾病的死亡率下降 20%。在我国，高血压患者超过 1.6 亿，每年新增高血压患病人数达 1000 万，但是血压控制率仅为 6.1%。通过前瞻性队列研究发现，对我国的不同地区 14 组 17 330 人（年龄 35～59 岁）的调查结果显示（平均随访 6.4 年），我国人群中缺血性心血管病的风险因素中，约 34.9% 与高血压有关。因此建议健康成人每 2 年监测血压一次，40 岁以上成人至少每年监测血压一次，争取做到早发现、早治疗。

（二）脂代谢异常

脂质代谢异常是主 As 的重要影响因素，表现为高密度脂蛋白胆固醇（HDL-C）水平降低，总胆固醇（TC）、三酰甘油（TG）、低密度脂蛋白胆固醇（LDL-C）升高。我国血脂异常患者超过 1.6 亿，2014 年的一项分析结果显示，大于 18 岁的人群中 TC 水平升高的患病率为7.9%，LDL-C水平升高的患病率为7.6%，TG水平升高的患病率为13.7%，HDL-C水平降低的患病率为11.0%。控制胆固醇水平达标，能够使心血管疾病的死亡率下降24%。英国通过改善医疗保健的措施，控制人群的胆固醇水平，使得20年间人口的死亡率显著下降。流行病学研究显示，总胆固醇含量每升高1%，冠心病风险性则增加2%；反之，总胆固醇含量每降低1%，冠心病风险也会降低2%，即总胆固醇的含量与冠心病的发病率呈负相关。因此，建议血脂测定正常的人群，每2～5年检测一次血脂；40岁以上人群至少每年进行一次血脂检测。

（三）高血糖

糖尿病是As性疾病的重要危险因素。在我国，糖尿病患者超过4000万。研究显示，与无糖尿病患者相比，糖尿病患者心血管疾病风险增加2～5倍，未来10年发生心肌梗死的危险将会高达20%。荟萃分析显示，在糖化血红蛋白（HbA1c）水平＞5%的患者中，血清中HbA1c水平每升高1%，发生心血管事件的危险性增加21%。随着HbA1c水平的降低，心血管疾病的风险也会有所下降。但2008年ACCORD研究则出现了相反的结果，与标准治疗组（HbA1c＜7.5%）比较，强化降糖组（HbA1c＜6%）心血管事件的风险反而增加，由此提示降糖治疗的底线不应该低于6%，一旦低于6%则会增加心血管疾病的风险。

（四）肥胖

目前，肥胖（BMI≥28kg/m^2）已成为威胁人类健康的全球性问题。我国肥胖患者超过6000万，超重人数高达2亿多。对我国1985～2010年5次学生体质与健康进行抽样调查后的结果分析发现，2010年有9.6%的青少年超重，而肥胖率为5.0%，分别是1985年的8.7倍和38.1倍。在1992～2002年，我国居民超重和肥胖患病人数增加达1亿多，其中18岁以上成年人超重及肥胖率分别上升40.7%和97.2%，从而使心血管疾病的风险居高不下。

（五）吸烟

吸烟主要是通过激活氧化应激、促进炎性反应及损伤血管内皮细胞，并影响机体的凝血功能和脂质代谢等多种机制影响As的发生及发展。大量的流行病学调查及前瞻性研究均证实吸烟与心血管疾病的风险性呈正相关，减少吸烟能够使心血管疾病的死亡率下降12%。2002年公布的中国城乡居民健康营养调查显示，我国烟民数高达3.5亿，近1/2的人口遭受被动吸烟的危害，且烟民年龄呈现明显的年轻化趋势。男性吸烟率高达66.0%，女性吸烟率呈现上升趋势，虽然与1996年比吸烟率略有下降，但随着总人口数量的增加，总的吸烟人数增加了约3000万，且70%以上的烟民并没有意识到吸烟对心血管健康的危害，从而导致心血管疾病的风险得不到有效控制。

（六）高同型半胱氨酸血症

McCully在1969年首次提出了血浆中同型半胱氨酸水平过高可能会导致As。随后，大量的流行病学调查和研究都表明高同型半胱氨酸血症是As的独立危险因子。血浆中总同型半胱氨酸水平男性为（9.26±1.88）μmol/L，女性为（7.85±2.29）μmol/L，绝经前女性水平[（8.9±1.0）μmol/L]低于绝经后女性水平[（10.2±2.5）μmol/L]。Stampfer 等对 14 916 名健康志愿者进行 5 年的随访，结果显示，血浆同型半胱氨酸水平超过 15μmol/L 的志愿者中大约有 12%发生了心肌梗死，排除其他干扰因素后，高同型半胱氨酸血症志愿者心肌梗死发生率为其他志愿者的 3 倍。血浆同型半胱氨酸水平每增高 5μmol/L 所引起的冠状动脉疾病发生的危险性，相当于胆固醇浓度每升高 2mg/L 所引起的危险性。

第六节 肢体动脉粥样硬化性疾病的流行病学

一、肢体动脉粥样硬化性疾病的概念

肢体 As 性疾病（extremity atherosclerotic disease，EAD）是周围动脉疾病（peripheral arterial disease，PAD）的重要组成部分，是由肢体 As 导致的动脉狭窄甚至闭塞，使得肢体组织出现急性或慢性缺血的疾病，能够随病情的进展发展为闭塞性动脉硬化症。EAD 好发于下肢，上肢 EAD 少见，主要表现为动脉硬化闭塞症（arteriosclerosis obliterans，ASO）。目前该病发病率高、诊断率低，因此，系统研究该病的流行病学现状及其危险因素显得极为必要。

二、下肢动脉粥样硬化性疾病的流行病学

下肢 As 性疾病（lower extremity atherosclerotic disease，LEAD）是全身性 As 的局部体现，是下肢 As 导致动脉狭窄甚至闭塞，使下肢组织出现急性或者慢性缺血症状的疾病，几乎所有的下肢动脉疾病患者都伴有不同程度的冠心病，至少 60%的患者会并发严重的冠心病，老年人发病率更高。此病患者 10 年生存率＜60%，75%的患者会死于心肌梗死。LEAD 是心血管疾病高危人群较常见的疾病，股动脉为最常受累的部位，其最主要和最常见的病因是 As，也是全身性 As 的标志。

（一）患病率

研究发现，LEAD 的患病率与研究地域、研究对象的年龄、危险因素和调查方式的不同而有所差异。但总的来说，LEAD 在心血管高危人群中老年人有较高的患病率。目前的流行病学研究多依据踝肱指数（ABI）来进行 LEAD 患病率的调查。

相关流行病学研究发现，我国自然人群 LEAD 患病率为 3.08%，标化患病率为 3.04%，高危人群中 LEAD 的患病率更高。①老年人群：对美国 3947 例年龄≥60 岁老年患者进行的调查显示，其 LEAD 患病率为 12.2%，且随年龄增加患病率增高，60～69 岁年龄组患病率为 7.0%，70～79 岁年龄组患病率为 12.5%，80 岁以上患病率达 23.2%；我国的研究则显示，北京 60 岁以上的老年人中，约有 1/5 患有下肢动脉疾病。②心血管疾病高危人群：国外研究显示，55 岁以上的心血管疾病高危人群 LEAD 患病率为 27.8%，其中有可疑 LEAD 症状者 LEAD 患病率为 37.4%，有确诊的 As 性疾病患者的 LEAD 患病率为 38%；我国相关研究的结果与之类似，对北京及上海地区 50 岁以上心血管病高危患者进行的调查显示，

其 LEAD 患病率达到 25.4%，而在≥45 岁冠心病及危症住院患者中，LEAD 患病率高达 31.1%；高血压患者 LEAD 患病率为 8.7%～16.6%，同时合并心血管疾病者 LEAD 患病率高达 29%。③糖尿病人群：亚洲 50 岁以上的 2 型糖尿病患者的 LEAD 患病率为 17.7%，中国城市 2 型糖尿病患者的 LEAD 患病率为 19.47%。

（二）病因及危险因素

LEAD 的主要病因是 As，其他病因包括血栓栓塞、炎症、创伤、囊肿、动脉瘤、筋膜室综合征或先天异常等。无症状和有症状的 LEAD 患者危险因素相似，包括导致 As 的一系列因素。这些因素同时也是其他部位发生 As 的危险因素，绝大部分 LEAD 患者有全身性 As。

《美国 LEAD 诊疗指南》明确提出的 LEAD 危险因素包括吸烟、糖尿病、高血压、血脂紊乱、高同型半胱氨酸血症等。中国自然人群中，年龄、性别、民族、肥胖、吸烟、血脂异常、糖尿病、冠心病、缺血性脑卒中史等因素或共患疾病与 LEAD 患病有关。在传统的危险因素中，高龄、吸烟和糖尿病与 LEAD 关系最为密切。近年来，一些非传统的 LEAD 危险因素也被人们所认识，包括人种、民族、基因变化、炎性标志物的升高、慢性肾病、高凝状态及异常腹围/臀围比等。

《美国 LEAD 诊疗指南》提出，患下肢动脉疾病的高危人群包括：①年龄＜50 岁，有糖尿病和 As 一项其他的危险因素（吸烟、血脂异常、高血压、高同型半胱氨酸血症）；②年龄≥65 岁；③劳累相关的腿部症状（间歇性跛行）或缺血性静息痛患者；④下肢脉搏检查异常者；⑤已知的冠状动脉、脑动脉或肾动脉 As 性疾病患者。在确诊外周动脉疾病的患者中，以下因素被认为是极高危因素：①多个主要的危险因素（特别是糖尿病）；②严重且未控制好的危险因素（特别是持续的吸烟）；③代谢综合征的多个危险因素（特别是高三酰甘油血症）；④伴有急性冠脉综合征。

其他因素：如同型半胱氨酸水平升高，LEAD 的危险性增高 2～3 倍；高敏 C 反应蛋白水平高于 3.0mg/L 者 LEAD 患病危险性为正常人的 2.69 倍。此外，研究发现种族、中量至大量饮酒史、凝血和纤溶功能异常、血白细胞计数增高、尿酸水平、肾脏功能下降及颈动脉内中膜厚度增加也是 LEAD 的危险因素。

（三）预后

LEAD 的进展情况与肢体缺血的范围、程度、恢复足部动脉循环的可能性和及时性有密切关系。对于间歇性跛行患者进行五年随访后研究表明，28.8%的患者仍然有肢体疼痛，8.2%的患者接受血管重建或者截肢，1.4%的患者发生缺血性溃疡。ABI 测值减低者及合并有糖尿病的 LEAD 患者常常可以进展为缺血性静息痛和缺血性溃疡。

第七节　预防策略与措施

As 性疾病总的预防策略是以社区为基础，三级预防相结合，其中重点加强心血管疾病的一级预防，推行健康的生活方式，合理使用药物干预，进行综合防治。

一、一级预防

（一）预防策略

As 性疾病的一级预防：已有 As 性疾病危险因素存在而疾病尚未发生，或疾病处于亚临床阶段时采取预防措施，控制或减少 As 性疾病危险因素，以预防个体发生首次 As 性疾病。As 性疾病是多重危险因素相关的疾病，危险因素的数目和危险程度越大，未来发生心血管事件的风险越大。因此，有效控制危险因素是 As 性疾病一级预防的核心内容。除了传统的心血管危险因素外，血小板的激活是 As 性疾病发生发展的最终环节，因此抗血小板治疗也是一级预防的重要内容。《As 性疾病一级预防中国专家共识（2009）》指出，最有效的 As 性疾病预防策略是将预防的关口提前，即推行健康的生活方式，对危险因素进行有效筛查、评估和管理，合理使用药物干预，从源头上预防疾病的发生。

1. 推行健康的生活方式　生活方式干预是 As 性疾病及其危险因素预防的基础和主要方面。不健康的生活方式包括膳食不合理、体力活动过少、吸烟和过量饮酒等，是心血管疾病病因链上的首要环节。阻止这些危险行为因素的发生是一级预防的主要措施，可以从源头上预防疾病的发生。政府可以通过对公共政策的调控来实施全人群的行为干预策略，推行健康的生活方式，如禁烟、控酒、限制食品盐含量和平衡膳食脂肪酸种类等。社会和卫生管理部门可以通过健康教育，引导公众改善不良生活习惯并普及 As 性疾病防治知识。

2. 危险因素评估和管理　As 性疾病的发病是多种危险因素共同作用的结果，其发病危险不是取决于单一危险因素的大小，而是多种危险因素数目和大小的集合，而且各危险因素之间存在相互联系和相互作用，可协同作用于人体，使患病风险成倍增加。所以应对个体进行危险因素评估，了解其发生心血管事件的绝对或相对危险并制定适宜的个体化防治策略。近年来，总体危险的概念已被国内外心血管疾病预防和控制指南广泛采用。这些指南均肯定了总体危险评估和危险分层在心血管疾病一级预防中的重要作用，并建议根据整体危险度大小制定管理措施，根据不同危险分层决定干预的强度。总体危险评估可以发现心血管疾病高危个体，作为疾病危险初筛工具能够确定干预目标人群，已被临床广泛采用。总体危险评估经过几十年的应用，发展了许多模型。最先建立的是 Framingham 危险评估模型，由美国 Framingham 研究提出并定义。之后很多危险评估模型都是在 Framingham 危险评估模型的基础上发展起来的，包括 WHO/ISH 风险预测图、欧洲 SCORE 危险评估模型、中国人群心血管病总体危险评估工具等。Framingham 危险评估模型是应用最久，也是使用最广泛的心血管疾病总体危险评估模型。总体危险一般按血压值、危险因素个数、靶器官损害和伴随疾病分层为很低危、低危、中危、高危和很高危 5 个层次。对于心血管事件发生风险为很低危的个体，可以不进行任何干预，但应该定期进行总体危险评估；对于心血管事件发生风险为低危的个体，防治策略应集中在生活方式的改变上；对于心血管事件发生风险为中危的个体，若血压未得到控制，应在进行生活方式改变的基础上添加药物干预；对于心血管事件发生风险为高危或很高危的个体，应在进行生活方式改变的基础上立即添加药物干预，进行降脂、降压、降糖的综合治疗。

3. 合理使用药物干预　对已有危险因素的个体，应综合控制多重危险因素，必要时辅以药物干预。As 性疾病药物防治的主要目的是控制血压、血糖、血脂和抗血小板治疗。但药物干预也存在一定的不良反应，医务工作者应筛选合适的用药人群，坚持循证医学的原则，规范使用药物，将药物不良反应最小化，同时将疗效最大化，使用药人群获得最大益处。

（二）预防措施

1. 平衡膳食 调整饮食结构和避免饮食过度是防治 As 性疾病的重要措施。大量研究表明，合理的饮食模式具有良好的降血脂和降血压的作用，能显著降低常见心血管危险因素。在 As 性疾病防治中应注意如下饮食原则：①控制胆固醇摄入量，每日不超过 300mg；②控制脂肪摄入，每天食用油控制在 25～30g；③限制食盐摄入，每日食盐用量不超过 6g；④合理供给蛋白质，适当吃鱼、瘦肉、低脂乳制品；⑤摄入足够的维生素；⑥增加膳食纤维的摄入，多吃蔬菜、水果、全谷类。

2. 规律运动 大量研究表明，规律的体育锻炼对心血管有直接和间接的保护作用。直接作用体现在维护血管的内皮功能和发挥抗氧化效应，间接作用体现在减轻血脂异常、降低血压、控制血糖和增加心脑血管流量，从而降低心血管疾病发病和死亡风险。经常进行体育锻炼，即使是轻到中等程度的锻炼，如慢走、游泳等，也可以降低心血管事件风险。因此《中国心血管病预防指南（2011）》对我国人群参加体力活动的建议是：每个人应根据自身情况及当地经济和环境状况挑选适宜的运动方式，保证每周至少 5 次、每天 30～45min 的体力活动。运动强度要适当，避免剧烈运动；运动方式提倡低至中等运动量的有氧锻炼活动，如慢跑、游泳等。

3. 控制体重 防止体重过度增加是减少心血管疾病发生和死亡的一个关键因素，控制超重和肥胖是 As 性疾病一级预防的重要内容。超重和肥胖的流行除了遗传因素外，主要原因是饮食过量、高脂饮食和缺少运动。因此，控制肥胖发生的关键是改善不健康的生活方式。研究显示，控制饮食与有规律运动相结合是最有效的控制体重和防治肥胖的方法，最理想的体重是维持 BMI 18～24kg/m^2。

4. 禁烟限酒 吸烟是心血管疾病最重要的致病因素，也是一个可以完全调控的危险因素。大量研究显示，在公共场所戒烟能够显著降低所在城市人群心肌梗死的发病率。未来应加强公共政策和法规对人群吸烟的控制，劝告所有吸烟者戒烟。虽然烟草依赖是一种成瘾性疾病，戒断困难，但一系列的研究表明，行为疗法、心理社会支持和戒烟药物可显著提高戒断率。医生可以通过诊视询问吸烟情况，评估患者戒烟的意愿和程度，并通过咨询和拟定戒烟计划帮助吸烟者戒烟。通过定期随访，如果发现戒烟失败者，可以转至戒烟专业部门或给予药物治疗。此外，大量饮酒也对身体健康有害，所以酒精摄入应限量。WHO 建议"酒越少越好"，即尽量不饮酒。

5. 控制血脂水平 大量研究表明，控制血脂水平在 As 性疾病一级预防中发挥重要作用，降脂治疗可减少脑卒中和各类心血管事件发生率约 30%，降低人群缺血性心血管病发病率约 10%。《中国成人血脂异常防治指南（2007）》强调应全面评估患者的总体心血管疾病危险，对不同的危险分层，实施不同的降脂治疗措施和策略。用于血脂异常危险评估的心血管危险因素包括年龄、高血压、吸烟、肥胖、低/高密度胆固醇血症和早发缺血性心血管病家族史，危险分层分为低危、中危、高危及很高危。控制人群血脂水平的具体措施：

①进行常规血脂检测，对于 40 岁及以下成年人，每 2~5 年检测一次血脂，40 岁以上人群至少每年进行一次血脂检测；②所有血脂异常患者必须改变不良的生活方式；③根据总体危险分层决定血脂治疗方案和血脂目标值；④药物调脂治疗首选他汀类，当标准剂量达不到治疗效果时可以与其他调脂药物联合使用，如烟酸、贝特类等；⑤低密度脂蛋白胆固醇（LDL-C）是降脂治疗的首要目标，单纯性三酰甘油（TG）升高时，首要目标是降低 TG。我国人群血脂异常患者开始调脂治疗的总胆固醇（TC）水平和 LDL-C 水平及其目标值，参照《中国成人血脂异常防治指南（2007）》，见表 3-5；⑥在药物治疗开始后，定期检查血脂和肝功能指标，并根据检查结果调整药物的剂量或类型。

表 3-5　血脂异常患者开始调脂治疗的 TC 和 LDL-C 水平及其目标值

危险等级	治疗性生活方式改变	药物治疗开始	治疗目标值
低危：10 年危险性＜5%	TC≥6.22mmol/L（240mg/dl）	TC≥6.99mmol/L（270mg/dl）	TC＜6.22mmol/L（240mg/dl）
	LDL-C≥4.14mmol/L（160mg/dl）	LDL-C≥4.92mmol/L（190mg/dl）	LDL-C＜4.14mmol/L（160mg/dl）
中危：10 年危险性 5%~10%	TC≥5.18mmol/L（200mg/dl）	TC≥6.22mmol/L（240mg/dl）	TC＜5.18mmol/L（200mg/dl）
	LDL-C≥3.37mmol/L（130mg/dl）	LDL-C≥4.14mmol/L（160mg/dl）	LDL-C＜3.37mmol/L（130mg/dl）
高危：冠心病或其他危症，或 10 年危险性 10%~15%	TC≥4.14mmol/L（160mg/dl）	TC≥4.14mmol/L（160mg/dl）	TC＜4.14mmol/L（160mg/dl）
	LDL-C≥2.59mmol/L（100mg/dl）	LDL-C≥2.59mmol/L（100mg/dl）	LDL-C＜2.59mmol/L（100mg/dl）
极高危：急性冠脉综合征或缺血性心血管病合并糖尿病	TC≥3.11mmol/L（120mg/dl）	TC≥4.14mmol/L（160mg/dl）	TC＜3.11mmol/L（120mg/dl）
	LDL-C≥2.07mmol/L（80mg/dl）	LDL-C≥2.07mmol/L（80mg/dl）	LDL-C＜2.07mmol/L（80mg/dl）

6. 控制血压　高血压是我国人群 As 性疾病发病的重要危险因素，控制高血压能有效地降低心脑血管并发症发生率和死亡的总体风险。我国高血压患者较多，而总体知晓率低于 50%，血压控制率低于 10%，急需加强高血压防治知识的普及和提高血压控制率。《中国高血压防治指南（2010）》强调，高血压一经诊断应立即进行全面评估和危险分层，建议根据血压值、心血管危险因素、靶器官损害和伴随疾病，将高血压分层为低危、中危、高危和极高危四个层次，并在危险分层的基础上决定降压治疗的策略。有效的血压控制措施有：①定期测量血压，40 岁及以下健康成人每 2 年检测一次血压，40 岁以上成人至少每年检测一次血压；②高血压患者的诊断和治疗应综合考虑血压升高以外的心血管危险因素，根据总体危险评估结果进行危险因素的综合管理；③根据患者特定情况和药物作用效果选择合适的降压药物和治疗方案；④尽可能使所有高血压患者血压达标，即降至 140/90mmHg 以下，糖尿病患者，或伴有脑卒中、心肌梗死、肾功能不全的患者尽量降至 130/80mmHg 以下，最佳血压目标值为 120/80mmHg 以下；⑤具体降压治疗方法和注意事项根据《中国高血压防治指南（2010）》建议进行。

7. 管理糖尿病　糖尿病是 As 性疾病的首要危险因素。许多研究显示，降糖治疗可以显著降低心血管疾病风险且糖尿病多重危险因素综合干预获益远远大于单纯控制血糖。《中国心血管病预防指南(2007)》强调了控制好血糖在预防糖尿病心血管并发症中的重要作用，建议对糖尿病患者进行多重危险因素的综合控制，在降血糖达标的同时保持血脂、体重正常。《中国糖尿病防治指南(2007)》建议超重者或 45 岁以上的健康人定期检测血糖，正常时 3 年检查一次；高血压与冠心病患者进行口服葡萄糖耐量试验（OGTT）的常规检查，至少每 3 年检查一次。糖尿病患者的基本治疗措施是生活方式干预和药物治疗。为了有效管理糖尿病，防止 As 性疾病的发生，应注意以下几点：①糖耐量受损患者应首先进行生活方式改变，无效时口服二甲双胍或阿卡波糖；②糖尿病患者如果吸烟应立即戒烟，糖化血红蛋白水平应控制在 6.5%以下；③糖尿病合并血脂异常、高血压和肥胖的患者，应进行药物干预；④糖尿病患者如果选用 2 种以上口服药物不能有效控制血糖，应使用胰岛素注射；⑤糖尿病患者应用他汀类药物强化降脂治疗，使 TC<4mmol/L，LDL<2.6mmol/L。

8. 抗血小板治疗 在降压、降脂、控制血糖等基础上添加抗血小板药物，能更有效地预防 As 性疾病的发生。目前临床常用的抗血小板药物中，只有阿司匹林被推荐用于心脑血管疾病的一级预防。关于阿司匹林一级预防的合适剂量，国内外临床抗栓和溶栓治疗指南和阿司匹林使用指南均建议为 75～100mg/d。我国《规范使用阿司匹林专家共识》建议阿司匹林 75～100mg/d 作为以下人群的一级预防措施：①10 年心脑血管事件风险≥10%的人群或 50 岁以上且伴有两项及以上心血管危险因素者，包括吸烟、肥胖、血脂紊乱和早发心血管疾病家族史；②50 岁以上具有靶器官损害的糖尿病患者；③40 岁以上并且伴有多种心血管危险因素的 2 型糖尿病患者，包括吸烟、过量饮酒、高血脂、高血压、肥胖、白蛋白尿等。阿司匹林也有一定的不良反应，主要副作用是增加胃肠道出血的风险，阿司匹林的应用应当掌握适应证，不推荐在所有中老年人群中应用，尤其是那些有消化道疾病病史的人群。

二、二级预防

As 性疾病的二级预防就是对已经得病的患者采取治疗措施，以减少心血管事件发生概率，改善预后和防止复发。二级预防的核心策略是早发现、早诊断和早治疗，又称"三早"预防。预防"三早"的主要措施有：①对 As 性疾病高危人群进行筛查、预测和预警，采用普查、定期健康检查的方式来及早发现疾病早期或亚临床患者，通过卫生宣传和教育来增强群众自我监护和发现疾病的意识；②提高医务人员的诊断水平，使用标准诊断方法和技术来准确识别 As 性疾病患者；③对确诊的 As 性疾病患者开展抗栓治疗，以预防心脑血管事件的发生。抗栓治疗最常使用的药物是阿司匹林，可单用或与其他抗栓药物联合应用。抗栓治疗方案应视患者具体情况而定，也应密切关注药物可能发生的副作用。

预防心血管事件的复发是 As 性疾病二级预防的关键，应与康复治疗相结合，和药物干预并用。一般采用 ABCDE 方案进行系统预防：A. 长期服用阿司匹林（aspirin）和血管紧张素转换酶抑制剂（ACEI）；B. 应用 β-肾上腺素能受体阻滞剂（β-blocker），有效控制血压（blood pressure）；C. 降低胆固醇（cholesterol）水平，开始戒烟（cigarettes）；D. 合理饮食（diet）并管理糖尿病（diabetes）；E. 进行健康教育（education），适当参加体育锻炼

(exercise)。这五个方面的预防措施，形成心血管疾病的综合防线，使患者不仅可以延长生命，而且可以提高生活质量。

三、三级预防

三级预防又称临床预防，主要针对发病后期的 As 性疾病患者进行对症治疗和康复治疗，防止病情恶化，预防严重并发症的发生，降低致残率和病死率。对已丧失劳动力或伤残者进行康复治疗，开展心理指导，尽可能使患者恢复生活和劳动能力，改善生活质量。康复治疗包括功能康复、心理康复和社会康复。急性冠脉综合征、经皮冠状动脉介入治疗或冠状动脉旁路移植术后患者，建议出院前或第一次随访就诊时就制订心血管康复计划；长期心绞痛发作、周围动脉疾病患者，应在一年内安排进行门诊心血管康复计划；对低风险患者，建议进行以家庭为基础的心脏康复训练；对有心力衰竭病史但目前临床情况稳定的门诊患者，建议进行以运动为基础的心脏综合康复治疗。

As 性疾病的分级预防是按疾病的自然史（发病前、发病期间和发病后期）来划分的，但这种划分是相对的。近年来，随着流行病学的发展和循证医学模式的建立，治疗和预防之间、三级预防之间的界限已逐渐减弱，不再像以前分得那么清楚。有效的 As 性疾病防治工作应该是综合与协同的，在实施个体防治策略的同时需要从社会层面甚至是更大的社会层面加以推动和干预。另外，三级预防之间的平衡发展对 As 性疾病的预防也较为重要，但是，加强一级预防始终是重中之重。积极推行健康的生活方式是做好 As 性疾病一级预防的基石；纠正血脂异常、干预血糖，积极控制血压是有效控制危险因素的主要措施；坚持循证医学的原则，规范应用药物干预是预防 As 性疾病的重要保障。

（姜怡邓）

参 考 文 献

曹裕民，张雄，万鑫. 2014. 性别与症状性颅内 As 性狭窄关系的研究. 中华老年脑血管病杂志，16（1）：62-65.
陈伟伟. 2016. 中国心血管病报告 2015. 中华医学信息导报，（12）：11.
符晓艳，张涛，贾晓军，等. 2009. 老年颅内外动脉硬化分布特点的研究. 中华老年心脑血管病杂志，11：698-700.
国家卫生和计划生育委员会. 2012. 中国卫生和计划生育统计年鉴. 北京：中国协和医科大学出版社.
胡大一. 2004. 贯彻循证医学的原则. 预防 As.中国医刊，（1）：4-6.
刘波，吕建峰，王刚，等. 2014.As 性肾动脉狭窄传统危险因素的 Meta 分析. 第二军医大学学报，36（19）：2037-2043.
刘葳，李继敏. 2014. As 的预防和药物治疗进展. 中国医药导报，（30）：150-154.
王桂红，王拥军，姜卫剑，等. 2003. 缺血性脑血管病患者脑动脉狭窄的分布及特征. 中华老年心脑血管病杂志，5（5）：315-317.
王薇，武阳丰，赵冬，等. 2010. 中老年人群颈 As 分布特点及影响因素分析.中华心血管病杂志，38（6）：552-557.
吴锡桂. 2003. 我国人群冠心病流行现状与趋势.中国慢性病预防与控制，11（4）：190-191.
吴兆苏. 1997. 我国多省市心血管病趋势及决定因素的人群监测（中国 MONICA 方案）1. 发病率和死亡率监测结果. 中华心血管病杂志，25：255-259.
杨毅宁，纪伟宁，马依彤，等. 2011. 新疆维吾尔族、哈萨克族、汉族人群颈动脉斑块的检出率调查.中华医学杂志，91（4）：225-228.
张倩，赵冬，谢武祥，等. 2016. 2007 至 2012 年北京市居民冠心病住院率和住院病死率变化趋势.中华心血管病杂志，44（1）：43-49.
Bae HJ，Lee JY，Park JM，et al . 2007. Risk factors of intracranial cerebral atherosclerosis among asymptomatics. Cerebrovascular Diseases，24（4）：355-360.

Brito C, Saldana J, Henderson R, et al. 1999. Cardiovascular risk factors and carotid atherosclerosis detected by ultrasonography. Salud Publica Mex, 41 (6): 452-459.

Brodsky SV, Barth RF, Mo X, et al. 2016. An obesity paradox: an inverse correlation between body mass index and atherosclerosis of the aorta. Cardiovasc Pathol, 25 (6): 515-520.

Chrysant SG. 2014.Treatment of hypertension in patients with atherosclerotic renal artery stenosis, updated. Postgrad Med, 126 (7): 59-67.

Estruch R, Ros E, Salas-Salvadó J, et al. 2013. Primary prevention of cardiovascular disease with a Mediterranean diet. N Engl J Med, 368 (14): 1279-1290.

Ford E S, Ajani U A, Croft J B. 2007. Explaining the decrease in U.S. deaths from coronary disease, 1980-2000. The New England Journal of Medicine, 256: 2388-2398.

Hisamatsu T, Miura K, Arima H, et al. 2016. Smoking, smoking cessation, and measures of subclinical atherosclerosis in multiple vascular beds in Japanese men. J Am Heart Assoc, 5 (9): e003738.

Huang B, Svensson P, Ärnlöv J, et al. 2016. Effects of cigarette smoking on cardiovascular-related protein profiles in two community-based cohort studies. Atherosclerosis, 254: 52-58.

LiR, Duncan BB, Metcalf PA, et al. 1994. B-Mode detected carotid artery plaque in a general population. Atherosclerosis Risk in Communities (ARIC) Study Investigators.Stroke, 25 (12): 2377-2383.

Meershoek A, van Dijk RA, Verhage S, et al. 2016.Histological evaluation disqualifies IMT and calcification scores as surrogates for grading coronary and aortic atherosclerosis. Int J Cardiol, 224: 328-334.

Murabito JM, Evans JG, Nieto K, et al. 2002. Prevalence and clinical corre-lates of peripheral arterial disease in the Framingham Offspring Study. Am Heart J, 143 (6): 961-965.

Palvansalo M, Rantala A, kauma H, et al. 1996. Prevalence of carotid atherosclerosis in middle-aged hypertensive and control subjects. A cross-sectional systematic study with duplex ultrasound.J of Hypertens, 14 (12): 1433-1439.

Pu Y, Liu L, Wang Y, et al. 2013. Geographic and sex difference in the distribution of intracranial atherosclerosis in China. Stroke, 44 (8): 2109-2114.

Riaz IB, Husnain M, Riaz H, et al. 2014.Meta-analysis of revascularization versus medical therapy for atherosclerotic renal artery stenosis. Am J Cardiol, 14 (7): 1116-1123.

Sawicki R, Kuklinska AM, Mroczko B, et al. 2009. Diagnostic biomarkers of essential arterial hypertension: the value of prostacyclin, nitric oxide, oxidized-LDL, and peroxide measurements. Int Heart J, 50 (3): 341-351.

Shridhar K, Dhillon PK, Bowen L, et al. 2014. The association between a vegetarian diet and cardiovascular disease(CVD)risk factors in India: the Indian Migration Study. PloS One, 9 (10): e110586.

Son JW, Sung JK, Lee JW, et al. 2016.Abdominal obesity and structure and function of the heart in healthy male Koreans: the ARIRANG study. Medicine (Baltimore), 95 (39): e4930.

Srikanth S, Deedwania P.2016.Management of dyslipidemia in patients with hypertension, diabetes, and metabolic syndrome. Curr Hypertens Rep, 18 (10): 76.

Walker J. 2013. Reducing cardiovascular disease risk: cholesterol and diet. Nurs Stand R Coll Nurs G B, 28 (2): 48-55.

第四章 动脉粥样硬化研究历程回顾

动脉粥样硬化被认为是一种现代病，与现代人的饮食习惯和生活方式密切相关。但是对出土于世界各地保存完好的木乃伊检查结果及出土于中国马王堆汉墓的西汉湿尸检查结果表明，动脉粥样硬化其实也是一种古老的疾病。

世界各国医学对动脉粥样硬化早有描述，但现代意义上的动脉粥样硬化研究与认识始于 16 世纪。自那以后，动脉粥样硬化研究虽取得了长足进展，但直至今日，人类对于动脉粥样硬化的病因和发病机制的认识仍然非常有限。本章将回顾人类对动脉粥样硬化研究的历史，系统地梳理西方医学和中国医学对动脉粥样硬化认识研究的历程。

第一节 国际动脉粥样硬化研究历程回顾

动脉粥样硬化是一个病理学概念，是一种发生于动脉血管壁的病变，因此对动脉粥样硬化的认识最初源自尸体解剖。西方医学从萌芽时期就非常重视解剖学，例如，古希腊哲学家亚里士多德（前 384～前 322 年），曾检验过不少动物的尸体，以此详细论述了动物的内脏和器官，所使用的说明图，可以认为是最早的有记录的解剖图。古埃及医学在制作木乃伊的过程中，也积累了较丰富的解剖学知识。这些为近现代西方医学解剖学的发展和建立起到了重要的引领作用，也为动脉粥样硬化病变的发现和描述奠定了基础。

一、动脉粥样硬化病变病理解剖学描述

1575 年，意大利著名解剖学家 Gabriel Fallopius 观察到退化成骨样的动脉病理学改变，表明动脉粥样硬化钙化病变的存在，这是目前发现的关于动脉粥样硬化描述的最早文献。

1695 年，Joseph Conrad Bruner 在尸检中发现主动脉和其他大血管变硬的病变。

1799 年，Caleb Hillier Parry 在《心绞痛晕厥的症状和病因调查》中记载：尸检时发现冠状动脉内有一些坚硬、沙砾状的物质，并猜测可能是石膏（$CaCO_3$）沉积所致，血管发生硬化或骨化。进而提出，此种冠状动脉内的病变就是引起心绞痛晕厥的主要原因。

1844 年，著名的丹麦新古典主义艺术家、雕刻家 Bertel Thorvaldsen 由于心脏病突然死亡。尸检中发现，他的死亡是由左冠状动脉的粥样硬化斑块破裂所致。在血管壁中存在多个动脉粥样硬化斑块，其中有一处已经有明显的溃疡，并且有粥样物质流入动脉腔。这是第一次关于粥样硬化斑块破裂的报道。

二、动脉粥样硬化病变病理分型的演变

早在 19 世纪初，就有学者认识到动脉内膜上存在的脂纹和纤维斑块两种病变与动脉粥样硬化有关。在 20 世纪 50 年代，病理学家开展了不同类型动脉粥样硬化病变的流行病学调查，并根据动脉粥样硬化斑块的进展，将其分为脂纹、纤维斑块和复杂斑块。其中复杂

斑块主要是指出现溃疡、出血和血栓等并发症的纤维斑块。1995年，美国心脏学会（American Heart Association，AHA）根据动脉粥样硬化病变演变过程和与临床事件发生的关系将动脉粥样硬化病变分为6型，即Ⅰ、Ⅱ、Ⅲ、Ⅳ、Ⅴ、Ⅵ型病变。20世纪80年代，积累的冠心病死亡患者尸检结果发现，大部分致命性斑块体积并未大于50%，且多存在斑块破裂和血栓形成。这些结果促使人们认识到斑块的性质可能比斑块的体积更重要，并根据斑块的性质和危害提出了易脆斑块（vulnerable plaque）和稳定斑块（stable plaque）的概念。

三、动脉粥样硬化性疾病临床症状描述

古希腊名医希波克拉底（前469~前377年）曾描述了心源性猝死。

古希腊另一名医埃拉西斯特拉图斯（Erasistratos）在大约公元前300年就记录了外周动脉疾病引起的典型间歇性跛行症状。

1768年，William Heberden通过对20例临床病例观察，首次总结并描述了"心绞痛"症候群，到1782年，累计观察病例数增加到100例。

四、动脉粥样硬化发病机制认识与发展

（一）炎症在动脉粥样硬化中的作用认识历程

1815年，英国外科医生Joseph Hodgson在专著 *Treatise on the Diseases of Arteries and Veins* 中首次提出炎症是动脉粥样硬化形成的相关原因，提示动脉粥样硬化是一种慢性炎症性病变。

1823年，Rayer观察了动脉壁病态骨化与炎症之间的关系，提出炎症是导致骨化的原因，并且描述骨化组织常被一个柔软的固体黄色物质所包围。

1840年代，奥地利病理学家Carl von Rokitansky和现代病理学之父德国病理学家Rudolf Virchow都注意到动脉粥样硬化病变中炎症的存在。Rokitansky认为炎症在动脉粥样硬化中不起主要作用，但Virchow认为动脉粥样硬化主要是脂质和血液内容物进入血管壁诱导内膜炎症引起，并第一次将其描述为"变形性动脉内膜炎"。1856年Virchow在他的著作 *Cellular Pathology* 中提出了动脉粥样硬化"炎症学说"。1889年，Gilbert和Lion给家兔血管壁施以轻微机械损伤，再用伤寒杆菌感染，引发了脂肪硬化样改变。1908年，Sir William Osler比较系统地论述了炎症、感染在动脉粥样硬化发生机制中的作用。直到1999年Russell Ross进一步提出炎症学说并受到学术界广泛重视，使炎症学说成为当今动脉粥样硬化发病机制研究的主流学说。

（二）脂质在动脉粥样硬化中的作用认识历程

1847年，Vogel首先鉴定出胆固醇是动脉粥样斑块中的主要成分。

1856年，Virchow指出血脂在动脉血管壁的蓄积可导致动脉粥样硬化，提出了动脉粥样硬化发生的"脂质学说"。

1908 年，俄国科学家 Ignatowski 用蛋黄等富含胆固醇的食物喂饲家兔，第一次成功复制类似人类动脉粥样硬化病变的动物模型，并提出"没有胆固醇就没有动脉粥样硬化"。

1910 年，Adolf Windaus 发现，与正常血管壁相比，动脉粥样硬化病变中游离胆固醇含量是其 6 倍，酯化胆固醇含量高达 20 倍。

1913 年，Nikolai N. Anichkov 单独用胆固醇饲喂家兔诱发动脉粥样硬化病变以证实胆固醇在动脉粥样硬化病变形成中的重要作用。

（三）血栓形成在动脉粥样硬化中的作用认识历程

1841 年（亦有文献记载 1852 年），奥地利病理学家 Carl von Rokitansky 描述了"粥瘤"的病理形态学，并提出动脉粥样硬化病变发生的"血栓形成学说"。该学说认为动脉壁内膜增厚首先源于局部血栓形成，纤维素和其他血液成分的沉积，随后由成纤维细胞等使血栓机化而形成局部病灶。后来 Duguid（1946 年）和 Fuster（1991 年）继承和发扬了该学说。

综上所述，自 19 世纪以来，基于实验研究、流行病学和临床研究积累的数据，已经提出多种动脉粥样硬化发病机制学说（表 4-1）。这些学说对动脉粥样硬化病变的性质、发病的原因和机制描述各异，都从某个方面深化了对动脉粥样硬化的认识。

表 4-1 动脉粥样硬化发病机制主要假说

假说名称	年份	贡献者	国家
血栓形成学说 （thrombogenic theory/the encrustation theory）	1851	Rokitansky	奥地利
炎症学说 （inflammatory hypothesis）	1856 1999	Virchow Ross	德国 美国
脂质浸润学说 （lipid Infiltration theory/insudation theory）	1863 1908 1913	Virchow Ignatowski Anichkov	德国 俄国 俄国
间充质假说 mesenchymal hypothesis	1962	Hauss	德国
血流动力学学说* （hemodynamic theory）	1968 1969 1980 1985	Fry Caro Texon Ku	美国 英国 美国 美国
单克隆学说 （monoclonal hypothesis）	1973	Benditt EP, Benditt JM	美国
损伤反应学说 （response-to-injury hypothesis）	1976	Ross	美国
氧化学说 （oxidative hypothesis）	1983 1984	Chisolm Steinberg	美国 美国
免疫学说 （immune hypothesis）	1999	Janeway	美国
干细胞学说 （stem cell hypothesis）	2007	徐清波，周胜华	中国

*Fry 提出高剪切应力假说，Caro 提出低剪切应力假说，Texon 提出侧向压力减少假说，Ku 提出低振荡剪切应力假说。

五、动脉粥样硬化概念的演变

2000多年前，古罗马学者Celsius使用了"粥瘤"（atheroma）这个术语，但当时指的是脂肪瘤（fatty tumour）。1755年，粥瘤被Albrecht von Haller用来描述在动脉内膜观察到的退行性病变过程。

1815年，Joseph Hodgson在提出炎症与动脉粥样硬化相关的同时，使用了"atheromatosis"一词以描述脂肪性动脉退行性病变。

1829年，德国出生的法国外科医生和病理学家Jean Lobstein在他最终未完成的著作*Traité d'Anatomie Pathologique*（1933年出版）中首次使用了术语"arteriosclerosis"，即"动脉硬化"。

1904年，德国病理学家Felix Jacob Marchand将有脂肪沉积并发生血管硬化的病变命名为"atherosclerosis"，即"动脉粥样硬化"。在希腊语中，Athero-意思是粥（gruel），意指脂质核心；-sclerosis意思是变硬（hardening）或硬结（induration），意指纤维帽。

需要指出的是，动脉粥样硬化和动脉硬化是两个不同的概念。动脉粥样硬化只是动脉硬化的一种，除此之外，动脉硬化还包括细小动脉硬化和动脉中膜硬化。细小动脉硬化是指细小动脉弥漫性增生病变，其发生与高血压和糖尿病有关。动脉中膜硬化顾名思义是发生在动脉中膜的一种以钙化为主要特征的病变，而动脉粥样硬化是发生于动脉内膜的一种以粥样斑块形成为重要特征的病变。

第二节 我国动脉粥样硬化研究历程回顾

一、早期研究与认识历程（1920年以前）

（一）动脉粥样硬化病变病理解剖学描述

甲骨文中的"♡"字，其形像心，可能源自殷商时期人们从解剖的尸体中观察到的心的形状，意味着殷商时期可能就有尸体解剖。为了直接观察人体脏腑，《黄帝内经》提倡进行人体解剖并对人体脏腑的位置和尺寸有非常精准的记录。《后汉书王莽传》记载："翟义党王孙庆捕的，莽使太医尚方与巧屠共刳之，量度五脏，以竹莛导其脉，知所终始，可以治病。"

但自秦汉以后，儒家思想开始占据统治地位，受儒家"身体发肤，受诸父母，不敢损伤，孝之始也"的观念影响，中国古代很少主动进行尸体解剖。至今流传下来的一些与尸体解剖相关的著作或来自死因解剖，如宋代吴简的《欧希范五脏图》和杨介的《存真图》，或来自为验明死因的法医解剖，如宋慈的《洗冤集录》。以及清代，王清任通过观察暴于荒郊野外的尸体，著成《医林改错》。

《邵氏闻见后录》中曾有如下记载："无为军医张济，善用针，得诀于异人。云能解人而视其经络，则无不精。"其中的经络疑是血管，但除此语，没有留下任何其他详细记载。

正因为古代中国解剖学发展缓慢，动脉粥样硬化的病理解剖学知识基本空白。

（二）动脉粥样硬化性疾病临床症状描述

中医没有"动脉粥样硬化"一词，但根据动脉粥样硬化性疾病的临床表现可以将其归属于瘀证、痰证、脉痹、中风、胸痹、坏疽、眩晕、偏枯等病范畴。

中国最早的文字商甲骨文记录了34种病症和病象，但都与心脏和血管病变无关。

成书于战国中后期之《山海经》首次有心痛概念，《西山经·第二》："其草有萆荔，状如乌韭，而生于石上，亦缘木而生，食之已心痛。"《中山经·第五》："又东南五十里曰高前之山。其上有水焉，其甚寒而清，帝台之浆也，饮之者不心痛。其上有金，其下有赭。"

成书于战国末期之《黄帝内经》首次详细描述了动脉粥样硬化性心脏病的临床症状。在《素问·藏气法时论篇》中记载："心病者，胸中痛，胁支满，胁下痛，膺背肩胛间痛，两臂内痛"；在《灵枢·厥病》中记载："真心痛，手足清至节，心痛甚，旦发夕死，夕发旦死"，类似心绞痛及心肌梗死的记载，同一篇中描述"厥心痛"症状："痛如似锥针刺其心"。东汉张仲景《金匮要略·胸痹心痛短气病脉证并治第九》中有"胸痹，不得卧"，"心痛彻背，背痛彻心"等一系列脉证描述。

二、近代研究与认识历程（1920～1949年）

中国近代真正意义上的首次动脉粥样硬化研究由 Oppenheim 博士完成，结果发表在1925年的 *The China Medical Journal* 上（Review of One Hundred Autopsies of Shanghai Chinese）。本文的首要意义在于以较大样本量首次研究报道了中国人动脉粥样硬化检出率。除此之外，本文的重要意义还在于作者比较了中欧人群动脉粥样硬化发生的差异。

中国本土科学家中最早进行动脉粥样硬化研究的是林振纲教授。1934年，结合自身的观察与研究，林振纲教授在《心冠动脉之硬变与梅毒之病理》和《心梗死之形成及临床上的意义》中比较系统地介绍了冠状动脉粥样硬化（在其著作中称之为"动脉硬变"）的病因、发病机制、病理分型和临床后果。这也是迄今为止中国科学家关于动脉粥样硬化研究和认识的最早论文。

1939年，美籍荷兰人 Isidore Snapper 在中国工作期间，对包括动脉硬化在内的很多疾病的发病情况，进行了中国人群和西方人群分析和比较，其研究成果 *Chinese Lessons to Western Medicine* 于1941年出版发行。在该书中，Snapper 通过比较中美糖尿病患者出现血管并发症的差异，首次提出"不饱和脂肪酸可以预防血管硬化"的理论。这个前瞻性理论现在已被实验证实。

1948年，著名心脏病学专家董承琅撰文"中国人冠状动脉血栓形成症"。该文分析了作者1933～1941年在北平协和医院和1945～1948年在上海开设的私人心脏病专门诊所中诊治的18例心绞痛患者，指出此型心绞痛主要是由冠状动脉血栓所引起，而导致冠状动脉血栓形成的原因是冠状动脉硬化，也就是说，冠状动脉血栓形成症可以看做冠状动脉硬化的并发症。此种认识，历经半个世纪以后，目前已经成为临床上的普遍共识，即动脉粥样硬化性血栓形成是动脉粥样硬化病变导致临床事件的罪魁祸首。

三、现代研究与认识历程（1949年以后）

（一）动脉粥样硬化病理学研究

王德修和胡正详教授等在1957年第6号《中华医学杂志》发表了"动脉硬化885例的分析"，这是中国动脉粥样硬化第一个大样本病理学研究结果。

另一个具有划时代意义的研究是1979年由中国医学科学院心血管病研究所（阜外医院）吴英恺教授牵头组织的全国19个大中城市25所医疗、科研单位和医学院校参加的病理普查。这也是迄今为止，中国动脉粥样硬化研究领域最大的一次科研协作。此次研究最终结果撰文"7159例冠状动脉和2044例主动脉粥样硬化病理普查总结"发表在1983年12卷第2期《中华病理学杂志》上。

1972年，湖南医学院彭隆祥教授对长沙马王堆汉墓出土的西汉女尸辛追夫人（卒于公元前186年，享年50岁）进行解剖研究，也发现有全身性动脉粥样硬化。这是迄今为止最详尽记录到的最早的中国人动脉粥样硬化病变，表明动脉粥样硬化在我国人群中很早就存在。

（二）特殊人群动脉粥样硬化研究

男性动脉粥样硬化性心脏病显著高于女性，一般认为造成这种现象的主要原因是男性雄性激素所致。太监这个群体由于一般是男孩孩童时代就被去势，所以其雄性激素水平是非常低的，这为认识动脉粥样硬化发生率的性别差异提供了一个独特的样本。1962年，翁心植等报道了"21例后天去睾者的动脉粥样硬化发生情况的观察"。通过对晚清遗留下来的太监人群研究，他们发现，长期缺乏男性激素可引起脂质代谢障碍，从而可能促使动脉粥样硬化的发生。在普遍认为雄性激素是动脉粥样硬化发生的危险因素的时候，这个不可复制的研究结果值得深思。作者在分析造成这种相反结论的原因时提到："动脉粥样硬化的发病率在男性显著高于女性的事实，除了性激素不同的因素外，还应考虑在一般情况下男性在社会上所处的地位与女性不同，其工作、精神状态都可能较女性紧张，烟酒的嗜好也大都较女性多，而这些因素均在促动脉粥样硬化方面发挥作用。"

1978年，上海第二医学院附属第三人民医院在编写我国第一部动脉粥样硬化方面的专著《冠状动脉粥样硬化性心脏病》中提到，曾对一个特殊人群——素食者僧侣血脂情况进行研究。通过对素食史在1～38年的44例僧侣进行检查，其中除1例外，素食史都在10年以上。结果发现其中24例血胆固醇值超过200mg/dl（正常人群胆固醇水平一般在160mg/dl以下），10例β-脂蛋白占比在75%以上（正常人群一般占比在70%以下）。1例素食已38年的僧侣，胆固醇高达306mg/dl，β-脂蛋白占比高达83.3%。作者由此认为在某些情况下，胆固醇增高不一定单纯和多价动物脂肪或饱和脂肪饮食有关。虽然此研究例数不多，但其研究结果对于认识饮食因素与动脉粥样硬化关系提供了不同于一般的证据。

（三）中国特色动脉粥样硬化模型研究

20世纪70年代末期，中国医学科学院昆明医学生物所的卢耀增教授与中国医学科学院基础医学研究所佘铭鹏教授合作，用低级灵长类动物树鼩取代恒河猴，研究动脉粥样硬化。他们应用树鼩诱发高脂血症，但连续三次实验，均未见到明显的内膜脂质沉积，与家兔实验结果明显不同。进一步研究发现，树鼩的血清 α-球蛋白（相当于高密度脂蛋白，HDL）在整个高脂血症实验过程中都维持在很高水平，尤其是 HDL，其 85%以上的组成成分都是载脂蛋白 A I（Apo A I）。佘铭鹏教授等通过反复实验，首次直接证明 HDL 及 Apo A I 抑制脂质沉积和粥样斑块形成。又进一步明确其中 Apo A I 是树鼩抗内膜脂质沉积的最主要因素，验证了当时国际上临床流行病学调查所提出的血清 HDL 水平和冠心病发病呈负相关的论点，建立了在体内研究 HDL 代谢的树鼩模型。佘铭鹏教授等的整体动物实验结果为 HDL，尤其是其中的 Apo A I 抑制粥样斑块形成的作用，提出了重要的参考依据。

此阶段另一个重要成果就是北京鸭抗动脉粥样硬化模型研究。王克勤教授等发现同树鼩一样，北京鸭血清中也富含 HDL（约占 75%），用高胆固醇和高脂肪饲料饲养北京鸭，不易形成动脉粥样硬化。王克勤教授等相继从细胞水平和分子水平对北京鸭血清 HDL 及其中主要载脂蛋白的分离、提纯和鉴定，结构、功能和代谢，进行了深入系统的研究，建立多种研究脂蛋白、载脂蛋白和 HDL 受体的方法，在国际上首先提出 HDL 受体途径代谢胆固醇的假说，即新生的 HDL 在血液中吸收胆固醇及其酯后，在 LCAT 酶的作用下形成 HDL1→HDL2→HDL3→HDL4，HDL3 和 HDL4 进入肝脏，因为鸭血中 CETP 活性很低，HDL 中的胆固醇及其酯不再通过 CETP 作用转给 LDL，再通过肝 LDL 受体途径进行代谢，而是直接与肝 HDL 受体结合进行代谢。

（四）学术学会工作

随着中国动脉粥样硬化研究科研队伍的不断壮大，成立专业的学术机构已是势在必行。1984 年 7 月在吉林召开的全国动脉粥样硬化学术交流会上成立的研究协作组是学会成立的雏形。1987 年 2 月 23～24 日在上海召开了成立全国动脉粥样硬化学会的筹备委员会。1987 年 11 月 25～29 日在河北石家庄召开了中国病理生理学会动脉粥样硬化专业委员会成立大会暨第二次学术讨论会。173 名来自全国 20 个省、市、自治区及解放军的病理学、病理生理学、生化学、药理学、组织胚胎学及相关临床医学等多个学科的代表参加会议。大会选举出以蔡海江教授为主任委员的 17 名专家组成动脉粥样硬化专业委员会。中国病理生理学会动脉粥样硬化专业委员会在 20 世纪 90 年代加入国际动脉粥样硬化学会，即国际动脉粥样硬化学会中国分会。

1993 年 12 月，在多方努力下，《中国动脉硬化杂志》正式创刊并正式出版了第一卷第一期创刊号。创办初期为季刊，2001 年改为双月刊，2006 年改为月刊。杂志当时由中国病理生理学会主管，中国病理生理学会动脉粥样硬化专业委员会和衡阳医学院心血管疾病研究所联合主办，衡阳医学院出版。聘请时任动脉粥样硬化专业委员会副主任委员、衡阳医学院院长杨永宗教授担任主编，蔡海江教授任名誉主编，组成了 26 人的第一届编辑委员会。2014 年 11 月，组建了以杨永宗教授为名誉主编、姜志胜教授为主编，108 位国内教授和 14 位海外专家组成的第五届编委会。《中国动脉硬化杂志》的创办为国内科研人员提供了一个专业的、稳定而又快速交流研究信息的学术平台。

（白雪琴　刘录山）

参 考 文 献

刘录山.2013.动脉粥样硬化//商战平.病理生理学.南京：江苏科学技术出版社.
杨永宗，刘录山.2014.中国动脉粥样硬化研究纪事（一）.中国动脉硬化杂志，22（1）：95-104.
杨永宗，刘录山.2014.中国动脉粥样硬化研究纪事（二）.中国动脉硬化杂志，22（2）：209-216.
杨永宗，刘录山.2014.中国动脉粥样硬化研究纪事（五）.中国动脉硬化杂志，22（5）：535-540.
杨永宗，刘录山.2014.中国动脉粥样硬化研究纪事（六）.中国动脉硬化杂志，22（6）：642-648.
杨永宗，刘录山.2015.中国动脉粥样硬化研究纪事（七）.中国动脉硬化杂志，23（7）：750-756.
杨永宗，刘录山.2015.中国动脉粥样硬化研究纪事（八）.中国动脉硬化杂志，23（8）：859-864.
杨永宗，刘录山.2015.中国动脉粥样硬化研究纪事（九）.中国动脉硬化杂志，23（9）：965-972.

第二篇

动脉粥样硬化的危险因素

第五章 脂代谢异常

第一节 高胆固醇血症

一、高胆固醇血症的基本概念

胆固醇是构成动物细胞膜的三大类物质中的一类，是甾体激素和胆汁酸的前体。动物与人类细胞可以生成胆固醇，而植物细胞不能生成胆固醇。人体内的胆固醇 2/3 由肝脏自身合成，还有 1/3 通过小肠从食物中吸收。由于胆固醇不溶于水，其在血浆中以脂蛋白的形式存在。超速离心法按照脂蛋白的密度将其分为乳糜微粒（chylomicron，CM）、极低密度脂蛋白（very low density lipoprotein，VLDL）、低密度脂蛋白（low density lipoprotein，LDL）、中等密度脂蛋白（intermediate density lipoprotein，IDL）和高密度脂蛋白（high-density lipoprotein，HDL）。除 HDL 以外，其他所有脂蛋白携带的胆固醇，特别是 LDL 与动脉粥样硬化和冠心病的风险增加有关。相反，HDL 与心血管事件呈负相关。

高胆固醇血症是血浆中的胆固醇含量大于正常值而引起的疾病。血液中的非高密度脂蛋白胆固醇的升高可能是由于饮食、肥胖、遗传等因素引起，或其他疾病如糖尿病、甲状腺功能低下引起。

（一）高胆固醇血症的体征和症状

高胆固醇血症时，血液中多余的胆固醇沉积于血管壁可导致动脉粥样斑块，这可能会引起血管渐进性狭窄，甚至完全闭塞，如果不稳定性斑块破裂可能导致血管破裂或者栓塞。冠状动脉粥样斑块形成可阻塞冠状动脉血流，使心肌供血不足或缺血，导致心绞痛，甚至急性冠脉综合征，引起一系列临床急性事件。脑动脉粥样斑块形成可出现大脑的暂时性缺血（通常称为短暂性脑缺血发作），可表现为暂时性的失明、头晕、共济失调、失语、麻痹和感觉异常（麻木、刺痛）。大脑动脉完全闭塞可能导致脑卒中。眼部缺血可能表现为短暂的失明。腿部供血不足，可能表现为走路时小腿疼痛。肠道缺血可能会出现餐后腹痛。

高胆固醇血症引起组织中胆固醇堆积也会导致一系列临床表现。胆固醇堆积在肌腱使肌腱生成黄色瘤，这种黄色瘤最常发生在手和手指的肌腱；胆固醇沉积于眼睑皮肤下称为睑黄瘤，在家族性高胆固醇血症患者中更常见；胆固醇在角膜边缘沉积，形成一个灰色的环，称为角膜弓。

（二）高胆固醇血症的流行病学

从 2000~2010 年，美国居民的平均总胆固醇比例从 17% 下降到 13%；英国居民的平均总胆固醇为 5.9mmol/L；而在中国农村和日本，居民平均总胆固醇为 4mmol/L。在英国冠状动脉疾病的发病率高，但在中国农村和日本冠状动脉疾病的发病率较低。

2008年英国国家健康和临床卓越研究所提出了治疗胆固醇水平升高的建议。2011年欧洲心脏病血脂异常管理学会和欧洲动脉粥样硬化协会专责小组发表血脂异常管理指引。

大量的流行病学和干预研究证据表明，高浓度的血浆胆固醇，特别是LDL是早发性心血管疾病，如冠状动脉心脏疾病和卒中的早期发展及相关死亡率增加的危险因素。在超声技术的辅助下，大量的临床研究表明，高浓度的血浆胆固醇会导致血管内膜脂质沉积增加和血管扩张减少。尤其在在儿童中，导致血管损伤概率增大，促进血管损伤的早期发展。对于一般人群，包括儿童，健康的生活方式和饮食习惯可以促进心血管健康。有明显胆固醇升高的儿童，如果有原发性遗传疾病如家族性高胆固醇血症，应早期诊断和给予有效的治疗。

二、高胆固醇血症的诱发因素

高胆固醇血症大部分由遗传和环境因素共同引起；小部分是由于全身性疾病及其他因素导致，如2型糖尿病、肥胖、酒精、单克隆丙种球蛋白、透析、肾病综合征、甲状腺功能减退症、库欣综合征、神经性厌食症、药物（噻嗪类利尿药、环孢素、糖皮质激素、β受体阻滞剂、视黄酸等）。

（一）环境因素

1. 饮食　对血液胆固醇有一定的影响，但这种影响的大小在个体之间有很大的差别。此外，饮食中胆固醇的摄入量下降，会导致胆固醇产生量（主要由肝脏）稍微增加，但是并不总是完全平衡补偿，因此可使血液中胆固醇的量稍微减少。

2. 肥胖　胆固醇是一种在血液中的脂肪类物质，分为从食物中吸收的外源性胆固醇和主要由肝脏合成的内源性胆固醇。肥胖者这两种胆固醇含量都过高，就是所谓的高胆固醇血症。外因性胆固醇的问题显然在于食物内容和数量上。肥胖人群非常喜欢肉、黄油和蛋黄酱等富含脂肪和胆固醇的食物，因此胆固醇的吸收就多。此外，肥胖会使体内多余的脂肪组织刺激肝脏，使肝脏合成胆固醇的材料增多，其结果必然导致内因性胆固醇增加。

3. 精神压力　许多研究都证明长时间的精神压力可引起血胆固醇的升高。另一方面，有些人通过吃许多高脂高胆固醇食物来缓解压力，这也是血胆固醇升高的重要因素。

（二）遗传因素

高胆固醇水平通常是由遗传和环境因素共同作用而引起的。遗传的因素通常是由于多个基因的加性效应，尽管有时可能是由于单基因缺陷，如家族性高胆固醇血症（familial hypercholesterolemia，FH）。FH是由于低密度脂蛋白受体（LDLR）突变导致的一种常染色体显性遗传性疾病，杂合子和纯合子都发病。FH是一种常染色体显性遗传疾病，杂合子人群发生比例为1∶500，纯合子型家族性高胆固醇血症临床上极其罕见，发生率仅为百万分之一。FH在某些人群中的发生较为频繁，包括南非人、法裔加拿大人、芬兰人、黎巴嫩人等。家族性高胆固醇血症的PCSK9基因变异也是一种常染色体显性遗传病。

突变的载脂蛋白、低密度脂蛋白受体与PCSK9基因变异三个主要因素可以引起高胆固醇血症。低密度脂蛋白受体蛋白由LDLR基因编码。这类受体是结合低密度脂蛋白颗粒——血液中胆固醇的主要载体。这些受体通过清除血液中的低密度脂蛋白在调节胆固醇水平中起着至关重要的作用。一些LDLR基因突变降低低密度脂蛋白受体在细胞内产生的数量，其他的突变使受体功能受损，降低其从血液中清除低密度脂蛋白的能力。因此，低密度脂蛋白受体基因突变的人有很高的血胆固醇含量。当过量的胆固醇在血液中循环时，它会在组织中沉积，如皮肤、肌腱和心脏供血动脉等。高胆固醇血症也可以通过突变的Apo B和PCSK9基因造成，或是载脂蛋白B-100缺陷中Apo B基因变化的结果（FDB）。其突变导致常染色体隐性遗传性高胆固醇血症（ARH），属另一种类型的遗传性高胆固醇血症，这种高胆固醇血症发生率相对较低。Apo B和PCSK9基因对低密度脂蛋白受体的正常功能是必要的。这些基因的突变改变低密度脂蛋白受体的功能，低密度脂蛋白受体不能有效清除血液中胆固醇，导致高胆固醇血症。

三、高胆固醇血症的诊断

（一）人体血胆固醇含量的规定

在美国等一些国家胆固醇计量单位为"毫克每分升"（mg/dl）血液；在大多数欧洲国家及加拿大胆固醇计量单位为"毫摩尔每升"（mmol/L）血液。

对于健康的成年人，英国国家健康服务中心认为总胆固醇建议上限为5mmol/L，而低密度脂蛋白胆固醇最高不超过（低密度脂蛋白）3mmol/L。对心血管疾病的高风险人群，总胆固醇的建议上限为4mmol/L，低密度脂蛋白胆固醇建议上限为2mmol/L（表5-1）。

表5-1 不同人群胆固醇水平

	低密度脂蛋白胆固醇（LDL-C）水平	总胆固醇水平（TC）
已有冠心病（心绞痛、心肌梗死）或卒中、糖尿病患者	>100mg/dl（2.59mmol/L）	>180mg/dl（4.66mmol/L）
有危险因素者：高血压、肥胖、吸烟、家族史、女性55岁、男性45岁	>120mg/dl（3.11mmol/L）	>200mg/dl（5.18mmol/L）
无上述疾病患者	>140mg/dl（3.62mmol/L）	>220mg/dl（5.70mmol/L）

我国高胆固醇血症的标准：成人空腹12~14h，血总胆固醇（TC）≥6.22mmol/L（240mg/dl）。

（二）低密度脂蛋白的测定

低密度脂蛋白或非高密度脂蛋白水平都是预测冠心病发病的因素。在过去由于成本因素，很少直接测量低密度脂蛋白和极低密度脂蛋白水平。空腹三酰甘油水平作为极低密度脂蛋白水平的测算指标（一般空腹三酰甘油的45%是来自极低密度脂蛋白），而低密度脂蛋白通常由Friedewald公式计算：

低密度脂蛋白胆固醇=总胆固醇−高密度脂蛋白胆固醇−（0.2×空腹三酰甘油）

然而，这个公式在非空腹的血液样本中或空腹三酰甘油升高＞4.5mmol/L 时是无效的（＞400mg/dl）。

最新的研究指南提倡尽可能地使用低密度脂蛋白的直接测量方法。它可以测量所有脂蛋白（VLDL、IDL、LDL 和 HDL）水平，在评估高胆固醇和载脂蛋白及脂蛋白测定等方面也是很有价值的。

（三）高胆固醇血症的常规筛查

一般来说，高胆固醇血症是按脂蛋白电泳和弗雷德里克松分类法分类。较新的方法，如"脂蛋白亚类分析"有显著的改善，包括动脉粥样硬化的进展和临床后续的处理。如果是遗传性高胆固醇血症（如 FH）更常有家族史，发病早期动脉粥样硬化会过早地出现。

美国预防服务专家小组建议对 35 岁以上的男性和 45 岁以上的女性进行常规筛查，并对那些高冠心病风险且血脂异常的人群进行治疗（表 5-2）。如果还有其他的冠心病危险因素，他们还建议常规筛查在 20～35 岁的男性和 20～45 岁的女性。在加拿大，建议在 40 岁以上男性和 50 岁以上女性及老年人群每 5 年筛查一次。

表 5-2 血胆固醇水平的风险评估

胆固醇类型	mg/dl	mmol/L	结果
总胆固醇（TC）	＜200	＜5.2	理想
	200～239	5.2～6.2	边缘
	＞240	＞6.2	高
低密度脂蛋白胆固醇（LDL-C）	＜100	＜2.6	最理想的
	100～129	2.6～3.3	较好
	130～189	3.4～4.9	高
	＞190	＞4.9	非常高
高密度脂蛋白胆固醇（HDL-C）	＜40	＜1.0	不好的，风险增加
	41～59	1.0～1.5	好的，但不是最佳
	＞60	＞1.55	好的，风险低的

（四）家族性高胆固醇血症的诊断

家族性高胆固醇血症（FH）是一种常染色体显性遗传疾病。临床特点是高胆固醇血症、特征性黄色瘤、早发心血管疾病和阳性家族史。

FH 有纯合子或杂合子两种类型，有严重的和可变的临床表现通常是在生命的第一个十年。这些人大部分有严重的高胆固醇血症，加速了动脉粥样硬化，变化快慢取决于低密度脂蛋白受体的数量。冠心病是这些患者死亡的最常见原因，但其他心血管疾病，包括主动脉瓣狭窄和主动脉根部疾病也是常见的。FH 是儿童期最常见的遗传性高脂血症，也是脂质代谢疾病中最严重的一种，可导致各种危及生命的心血管疾病并发症出现，是冠状动脉疾病的一种重要危险因素。

诊断 FH 的依据主要有脂质水平、家族史、体检结果。

美国早期诊断预防死亡程序的诊断标准，采用总胆固醇和 LDL-C 测量和家族史。

荷兰脂质诊所网络诊断标准，采用 LDL-C 水平系统、体检结果、家族史和个人病史、冠心病、基因突变。

四、高胆固醇血症和动脉粥样硬化的关系

虽然高胆固醇血症本身无症状，但血清胆固醇长期升高可导致动脉粥样硬化。过去的数十年发现，长期升高的血清胆固醇促进动脉粥样斑块形成。这可能会导致渐进性狭窄，甚至所涉及的动脉完全闭塞（堵塞）。

国内外流行病学资料都证实，胆固醇水平升高会增加冠心病发病风险。芬兰原为冠心病发病率最高的国家，其胆固醇水平也最高，经过多方努力，全国性胆固醇降低，其冠心病病死率也已显著降低。

胆固醇与 As 的关系必须经严格、科学设计的大型临床试验来证实。近半个世纪以来，全球开展了大量临床研究，旨在通过降低胆固醇防治冠心病。降低胆固醇的方法包括饮食控制和药物治疗，临床研究的方式包括单一危险因素干预如降低胆固醇，或多危险因素干预（同时降压、戒烟、降脂），临床研究的类型包括冠心病一级预防和二级预防。

需要指出的是，要有效降低胆固醇不在于采取何种措施，而是取决于使胆固醇降低的幅度。挪威奥斯陆研究证实，单纯饮食控制可使冠心病事件减少 47%。除药物外，外科手术如部分回肠旁路手术也起到了很好的效果。研究证实，通过手术将胆固醇水平降低 23%，冠心病事件减少了 35%。

2009 年的荟萃分析表明，每降低 1.0mmol/L 的 LDL-C，主要血管事件风险降低 20%，主要心血管事件风险降低 23%。

尽管早期的临床研究结果显示，降低胆固醇能减少冠心病事件，但也观察到接受降脂治疗组自杀、肿瘤等非心血管死亡的危险稍增加。因此，20 世纪 90 年代前，降脂作为临床上一种冠心病的防治措施一直饱受争议。

降低胆固醇减少 As，真正的贡献来源于他汀类药物。在冠心病防治史上具有里程碑意义的 5 项大规模临床试验（北欧辛伐他汀生存研究 4S、西苏格兰冠心病预防研究 WOSCOPS、胆固醇和冠心病复发事件试验 CARE、普伐他汀长期治疗缺血性疾病研究 LIPID、空军得克萨斯冠状动脉粥样硬化预防研究 AFCAPS/TexCAPS）均应用他汀类降脂药物，经长期随访观察，通过明显降低血浆胆固醇和 LDL-C，使患者冠心病病死率和致残率显著降低，并且未见自杀、暴力、恶性肿瘤等事件风险升高，也终止了对降脂治疗可能引发非心血管性意外事件的怀疑。因此，高胆固醇血症与动脉粥样硬化性心血管疾病如冠心病、卒中等发生密切相关。

（田梦翔　郑　治　易光辉）

第二节　高三酰甘油血症

血浆中乳糜微粒（chylomicron，CM）的三酰甘油含量达 90%～95%，极低密度脂蛋白

（very low density lipoprotein，VLDL）中三酰甘油含量也达 60%～65%，因而这两类脂蛋白统称为富含三酰甘油的脂蛋白。血浆三酰甘油浓度升高实际上反映了 CM 和（或）VLDL 浓度升高。凡引起血浆中 CM 和（或）VLDL 浓度升高的原因均可导致高三酰甘油血症。高三酰甘油血症是一种异族性（即指血液中的三酰甘油以 CM 和前 β-脂蛋白含量最高）三酰甘油蛋白合成或降解障碍引起的疾病。它是冠心病、高血压、糖尿病等代谢综合征相关疾病发生的重要危险因素，积极控制三酰甘油水平是代谢综合征相关疾病一级预防的重要环节。

一、高三酰甘油血症的病因与分类

根据病因，可将高三酰甘油血症分为三种类型，即原发性、继发性与基因异常性。

（一）原发性高三酰甘油血症

1. 家族性高三酰甘油血症（familial hypertriglyceridemia，FHTG） 在一般人群中，FHTG 的患病率为 1/400～1/300，这是一种常见染色体显性遗传性疾病。FHTG 患者的血浆中三酰甘油水平通常为 3.4～9.0mmol/L（300～800mg/dl），而 VLDL 中载脂蛋白含量正常，其中胆固醇与三酰甘油的比值低于 0.25。FHTG 患者的另一个特征是，血浆低密度脂蛋白胆固醇（LDL-C）和高密度脂蛋白胆固醇（HDL-C）水平低于一般人群的平均值。

FHTG 患者在儿童时期并不表现出高三酰甘油血症，提示 FHTG 的发病不仅仅是某一基因的缺陷，还与某些环境因素的作用有关。研究发现，许多 FHTG 患者体内 VLDL 三酰甘油产生过多，而 Apo B-100 的生成正常或轻度增加。由于每个脂蛋白颗粒中仅含一个 Apo B-100 分子，所以 FHTG 患者肝脏新分泌的 VLDL 颗粒中含有比正常情况更多的三酰甘油。有关 VLDL 的体内代谢研究结果表明，FHTG 患者的 VLDL 仅少部分转化为 LDL，这可部分解释为什么患者的血浆 LDL 水平低于正常。然而，亦有研究提示，这类患者体内的 LDL 清除率明显大于正常对照者。这种现象也可能是引起低 LDL 水平的主要原因。与此同时，患者体内的 Apo A I 合成亦减少，因而伴随有低 HDL-C。

严重的高三酰甘油血症患者，空腹血浆中亦可存在乳糜微粒血症，而血浆三酰甘油浓度可高达 56mmol/L（5000mg/dl）甚或更高。在某些家系中，可有两名或多名成员血浆中三酰甘油水平明显升高，这提示该家系中可能存在独特的遗传缺陷，或合并其他的遗传缺陷，干扰了体内三酰甘油的代谢。后者可能更为多见，因为 FHTG 患者常同时合并肥胖、高尿酸血症和糖耐量异常。中度高三酰甘油血症患者合并糖尿病时，常引起血浆中 VLDL 明显增加，并会出现空腹乳糜微粒血症。

轻度、中度高三酰甘油血症患者常无明显的症状和体征。患者血浆三酰甘油浓度大于 11.3mmol/L（1000mg/dl）时，常可出现脾大，并伴有巨噬细胞和肝细胞中脂肪堆积。另外，在躯干和四肢近端的皮肤可出现疹状黄色瘤，该症状也可见于四肢远端。

高三酰甘油血症的主要危险是易发生急性出血性胰腺炎，这与血浆中乳糜微粒浓度有直接的关系，推测是由于乳糜微粒栓子急性阻塞了胰腺微血管的血流所致。该推测有一定的说服力，因为其他系统也偶可出现功能异常，例如，可伴有短暂性大脑功能紊乱，四肢感觉异常、呼吸困难、腹痛和腹泻等肠功能紊乱表现。若降低血浆中乳糜微粒的水平，则可缓解这些异常。

2. HDL 缺乏综合征　该类患者大多数会出现血浆 HDL-C 浓度显著降低，而血浆三酰甘油仅轻度升高[2.26～4.52mmol/L（200～400mg/dl）]，并可出现不同程度的角膜混浊、黄色瘤（Apo A I 缺乏症）、肾功能不全、贫血、肝脾大、神经病变或扁桃体异常（Tangier 病）。HDL 缺乏综合征多见于一组疾病如鱼眼病（fish-eye disease）、Apo A I 缺乏或 Tangier 病。

3. 家族型脂质异常性高血压综合征（familial dyslipidemic hypertension）　是近年来提出的一个新的综合征，主要表现为过早发生家族性高血压伴富含三酰甘油的脂蛋白代谢异常，其确切的遗传基因缺陷有待进一步研究。

（二）继发性高三酰甘油血症

许多代谢性疾病、某些疾病状态、激素和药物等都可引起高三酰甘油血症，这种情况一般称为继发性高三酰甘油血症。

（1）依据最简单的分型方法可将糖尿病分为胰岛素依赖性（IDDM）和非胰岛素依赖性（NIDDM）。不同类型糖尿病中高三酰甘油血症的发病机制不同。由于重度胰岛素缺乏，在未控制的 IDDM 及酮症患者常伴有显著的高三酰甘油血症，这是由于脂蛋白脂酶的活性受抑制，使 CM 在血浆中聚积的结果。通常 NIDDM 患者胰岛素水平高于 IDDM 患者，NIDDM 患者由于胰岛素抵抗，引起胰岛素过度分泌，形成高胰岛素血症。尽管胰岛素水平升高，但其对脂蛋白脂酶的激活作用减弱，从而导致高三酰甘油血症。

（2）肾脏疾病如肾病综合征最常伴发的血脂异常是高胆固醇血症，其次就是高三酰甘油血症。肾脏疾病中的血脂异常一方面是由于 VLDL 和 LDL 合成增加，另一方面是由于这些脂蛋白分解代谢减慢。

（3）甲状腺功能减退症的患者常合并血浆三酰甘油浓度的升高。主要原因是肝脏三酰甘油酶减少而使 VLDL 清除延缓，并同时合并中间密度脂蛋白（IDL）产生过多。

（4）肥胖患者由于肝脏过量合成载脂蛋白 B，使 VLDL 的产生明显增多，三酰甘油水平明显升高。腹部肥胖者比臀部肥胖者更为明显。

（5）脂肪营养不良（脂肪代谢障碍）是一种罕见的代谢性疾病，其特点是身体某一特殊区域的脂肪减少并伴有高三酰甘油血症，其发病机制尚不清楚。它可能是由于脂肪组织中脂蛋白脂酶减少或肝脏合成 VLDL 增加所致。

（6）大约 80% 的高尿酸血症患者有高三酰甘油血症。反之，亦有 80% 的高三酰甘油血症患者伴有高尿酸血症。不过这种关系也受环境因素影响，如过量摄入单糖、大量饮酒和使用噻嗪类药物。

（7）糖原累积症（glycogen storage disease，Ⅰ型）：这种疾病是以葡萄糖-6-磷酸酶缺乏为特征，患者对低血糖很敏感。当低血糖症发生时，为补充能量的需要而动员脂肪组织，使自由脂肪酸的浓度和 VLDL 中的三酰甘油成分增加。

（8）异型蛋白血症（paraproteinemia）：多见于系统性红斑狼疮或多发性骨髓瘤患者，由于异型蛋白抑制血浆中 CM 和 VLDL 的清除，因而引起高三酰甘油血症。

(9) 性激素的影响：雌激素对血脂的影响是双重性的。一方面雌激素能降低血浆酯酶的活性（特别是肝脏三酰甘油酶），可妨碍循环血液中 CM 和 VLDL 的清除，引起三酰甘油水平升高。另一方面，一般绝经后的妇女，血浆中的胆固醇会增加。

(10) 营养因素：许多营养因素均可引起血浆三酰甘油酶水平升高。大量摄入单糖亦可引起血浆三酰甘油水平升高，这可能与伴发的胰岛素抵抗有关；也可能是由于单糖可改变 VLDL 的结构，从而影响后者的清除速度。

饮酒对血浆三酰甘油水平有明显影响。在敏感的个体，即使中等量饮酒亦可引起高三酰甘油血症。酒精可增加体内脂质的合成率，减少氧化脂肪酸的比例，并增加酯化脂肪酸的比例。此外，酒精还可降低脂蛋白脂酶的活性，而使三酰甘油分解代谢减慢。

(11) 药物的影响：抗高血压药物和类固醇激素是最常见的加重高三酰甘油血症的药物，选择性 β 受体阻滞剂（如美托洛尔、阿替洛尔、普拉洛尔）对三酰甘油的影响较非选择性 β 受体阻滞剂弱。类固醇激素，其中最常见的是雌激素，不管是用于激素替代治疗还是制成口服避孕药，均使血浆三酰甘油水平升高，特别是对已有高三酰甘油血症的患者，其作用更为明显。糖皮质激素也可增加血浆三酰甘油浓度。

(12) 生活方式：习惯于静坐的人血浆三酰甘油浓度比坚持体育锻炼者要高。无论是长期或短期体育锻炼均可降低血浆三酰甘油水平。锻炼可增加脂蛋白脂酶活性，升高 HDL 水平特别是 HDL2 的水平，并降低肝脂酶活性。长期坚持锻炼，还可使外源性三酰甘油从血浆中清除增加。

（三）基因异常所致血浆三酰甘油水平升高

1. CM 和 VLDL 装配的基因异常 人类血浆 Apo B 包括两种，即 Apo B-48 和 Apo B-100，Apo B-100 通过肝脏以 VLDL 形式分泌，而 Apo B-48 则在肠道中合成，并以 CM 的形式分泌。Apo B 异构蛋白是通过 Apo B mRNA 的单一剪接机制合成，若 Apo B 在剪接过程中有基因缺陷，就会造成 CM 和 VLDL 的装配异常，引起这两种脂蛋白的代谢异常。

2. 脂蛋白脂酶和 ApoCⅡ基因异常 脂蛋白脂酶及其复合因子 Apo CⅡ参与血浆 CM 和 VLDL 中三酰甘油的水解。脂蛋白脂酶和 Apo CⅡ的基因缺陷将导致三酰甘油水解障碍，因而引起严重的高三酰甘油血症。

3. Apo E 基因异常 CM 的残粒是通过 Apo E 与 LDL 受体相关蛋白结合而进行分解代谢，而 VLDL 则是通过 Apo E 与 LDL 受体结合而进行代谢。若 Apo E 基因变异，可使 CM 和 VLDL 的代谢出现障碍。Apo E 基因有三个常见的等位基因即 ε2、ε3、ε4。Apo EⅡ是一种少见的变异，由于 ε2 与 LDL、VLDL 的结合力都差，因而造成 CM 和 VLDL 残粒的分解代谢障碍。所以 Apo EⅡ等位基因携带者血浆中 CM 和 VLDL 残粒浓度增加，因而常有高三酰甘油血症。

二、高三酰甘油血症的临床表现

严重的高三酰甘油血症可引起疹性黄色瘤、胰腺炎及视网膜脂血症。疹性黄色瘤是直径为 1~3mm 的高出皮面的黄色丘疹，可见于身体任何部位，但以背部、胸部及近端肢体常见。一些病例中，非常高的 CM 可引起乳糜微粒血症，表现为反复腹痛、恶心、呕吐及胰腺炎等，在这种情况下 TG 水平大于 2000mg/dl。

三、高三酰甘油血症的临床分型

（一）乳糜微粒血症（Ⅰ型高脂蛋白血症）

正常人禁食 12h 后，血浆中几乎检测不到 CM。但是，当有脂蛋白脂酶和（或）Apo CⅡ缺陷时，将引起富含三酰甘油的脂蛋白分解代谢障碍，主要是 CM 代谢障碍，造成空腹血浆中出现 CM。

（二）Ⅴ型高脂蛋白血症

与Ⅰ型高脂蛋白血症相比较，Ⅴ型高脂蛋白血症患者空腹血浆中 CM 升高的同时伴有 VLDL 浓度升高。Ⅰ型和Ⅴ型高脂蛋白血症的鉴别很困难，最大的区别是Ⅴ型高脂蛋白血症发生年龄较晚，且伴有糖耐量异常。

（三）肝脂酶缺乏

肝脂酶缺乏又称为高 α-三酰甘油血症（hyperalphalipoproteinemia）。富含三酰甘油的 HDL 大量积聚，患者表现为疹性黄色瘤，角膜弓（corneal arcus）病变，掌纹改变及冠心病。肝脏三酰甘油脂酶缺乏的患者血浆脂蛋白异常有两种情况：①HDL 颗粒很大，且大部分由三酰甘油构成；②VLDL 残粒在血浆中积聚。

（四）家族性异常 β 脂蛋白血症

家族性异常 β 脂蛋白血症亦称为Ⅲ型高脂蛋白血症，由于 Apo E 的基因变异，导致含 Apo E 的脂蛋白如 CM、VLDL 和 IDL 与受体结合障碍，引起这些脂蛋白在血浆中聚积，使血浆三酰甘油水平明显升高。

（五）家族性高三酰甘油血症

若具备以下条件可诊断本症：①家族其他成员中也出现单纯性高三酰甘油血症；②患者有单纯性血浆三酰甘油浓度升高（＞2.26mmol/L 或＞200mg/dl），而血浆胆固醇浓度＜5.18mmol/L（＜200mg/dl）；③家族其他成员中并无其他类型的高脂蛋白血症。该病是常染色体显性遗传。原发性高三酰甘油血症是由肝脏 VLDL 生成增加引起，但其机制尚不清楚。

四、高三酰甘油血症的临床诊断及检测

主要依靠血脂检查诊断高三酰甘油血症。美国国家胆固醇教育计划（The National Cholesterol Education Program，NCEP）建议从 20 岁开始每 5 年检查一次空腹血脂，检查项目包括 TC、LDL、HDL 及 TG。无动脉粥样硬化危险因素存在的无症状者可每 5 年查一次非空腹的 TC 及 HDL 胆固醇水平。对于冠心病、糖尿病、高血压、家族性血脂异常及具有冠心病危险因素的患者每年应复查一次血脂。NCEP 确定将成人治疗组中 TG 水平在 150mg/dl 定义为正常。若血 TG＞150mg/dl，应在禁食 12～16h 后再次复查以明确诊断。若 TG＞

1000mg/dl，应通过超速离心及电泳技术进行β脂蛋白分析以明确血脂异常性质。

家族性混合性高脂血症（Ⅱb型）和家族性高三酰甘油血症（Ⅳ型）是两种最常见的血脂异常。在Ⅱb型血脂异常中，总胆固醇、低密度脂蛋白及TG水平均升高。在Ⅳ型血脂异常中，总胆固醇及LDL水平正常，而TG水平升高，常在500～1000mg/dl。Ⅳ型血脂异常患者对饮食调整非常敏感，合理膳食能够降低Ⅳ型血脂异常患者的TG水平。

高三酰甘油血症的发现常为代谢综合征的诊断提供依据。在这种情况下，不仅要评价患者有无空腹高血糖、腹型肥胖、高血压、HDL水平降低等状况，还应评价患者甲状腺及肾功能如甲状腺素、血清尿素氮、肌酐及尿常规等指标。在药物治疗前应检查患者基础肝功能。若诊断患者可能发生胰腺炎，还应检查血淀粉酶及脂肪酶水平。空腹胰岛素水平检查有助于寻找患者有无胰岛素抵抗。

五、血清三酰甘油的检测方法

血清三酰甘油测定方法一般可分为酶法、化学法和色谱法三大类。

（一）血清三酰甘油的酶法（GPO-PAP法）测定

酶法测定是用脂肪酶或脂蛋白脂肪酶（LPL）使血清中三酰甘油水解，生成甘油和脂肪酸。甘油在甘油激酶（CK）催化下，生成3-磷酸甘油，3-磷酸甘油在甘油磷酸氧化酶（GPOD）的催化下，生成磷酸二羟丙酮和H_2O_2。然后，H_2O_2与4-氨基安替比林（4-AAP）及4-氯酚在过氧化物酶作用下，生成红色醌类化合物，醌染料在500nm波长处有最大吸收，其颜色的深浅与血清中三酰甘油含量成正比，计算血清三酰甘油含量。此法具有简便、微量、精密度高等优点，而且具有反应特异，线性范围宽，试剂较稳定等多种特点。

（二）血清三酰甘油的化学法（乙酰丙酮法）测定

化学法用有机溶剂抽提标本中的三酰甘油，去除抽提液中的磷脂等干扰物后，皂化三酰甘油，以过碘酸氧化甘油生成甲醛，然后用显色反应测定甲醛。血清中加入异丙醇抽提血清三酰甘油，氧化铝吸附磷脂及游离甘油，氢氧化钾皂化，过碘酸钠氧化甘油生成甲醛，甲醛与乙酰丙酮在氨离子存在下加热，生成黄色的3,5-二乙酰-1,4-二甲基吡啶（三酰甘油反应），显色程度与标本中三酰甘油浓度成正比。比较准确的是用二氧甲烷抽提三酰甘油，同时以硅酸处理去除磷脂、游离甘油、一酰甘油和部分二酰甘油，抽提效果达100%，能去除磷脂及甘油干扰，变色酸显色灵敏度高、显色稳定。

（三）核素稀释/气相色谱/质谱技术（ID/GC/MS）

主要用作参考系统中决定性方法的建立及参考物质的制备与定值，此法费用高昂，样品处理复杂，难以推广应用。

（四）注意事项

（1）受试者在血脂分析前应处于稳定代谢状态，至少2周内维持一般饮食和稳定体重。
（2）测定前24h内不应进行剧烈运动。

（3）如血脂检测异常，应在 2 个月内进行再次或多次重复测定，但至少要相隔 1 周。

（4）三酰甘油检测需至少禁食 12h 后采血。

（5）除卧床不起的患者，一般进行坐位采血，采血前受试者至少应坐位休息 5min。

（6）静脉穿刺过程中止血带绑扎不应超过 1min。

（7）由于血浆中抗凝剂的存在，会对检验技术产生干扰，因此建议应用血清测定三酰甘油。

六、高三酰甘油血症临床治疗与预防

（一）高三酰甘油血症的药物治疗

1. 他汀类药物（HMG-CoA 还原酶抑制剂）**对三酰甘油代谢的影响**

（1）他汀类药物可显著降低高胆固醇血症患者发生冠心病的危险性，也能使 LDL 水平正常的冠心病患者发生心血管意外的概率降低。其机制在于他汀类药物可使肝脏 LDL 受体的表达增加，使循环中 LDL 粒子清除增加，因而降低血中 LDL 粒子的水平。VLDL 残粒也是通过 LDL 受体途径清除。LDL 受体表达增加同样能够使血清中 VLDL 脂蛋白粒子的水平下降。事实上，以他汀类药物治疗的患者血清 LDL+IDL 胆固醇水平下降的百分比与 LDL 胆固醇下降的百分比相近。同位素动力学研究证实，他汀类药物可使富含三酰甘油的脂蛋白清除增加。动物实验证实，大剂量的他汀类药物可干扰富含三酰甘油脂蛋白的分泌。在人类，通常剂量下是否有这种作用，目前尚未证实。同位素动力学研究表明，他汀类药物治疗的高三酰甘油血症患者，VLDL 载体蛋白和 VLDL 三酰甘油的摄入率下降。在 LDL 受体缺失的家族性高胆固醇血症患者，常规剂量的他汀类药物不能降低胆固醇水平。这说明他汀类药物降低 LDL 水平是通过 LDL 受体途径而不是通过降低脂蛋白的分泌。但有研究证实，在大剂量他汀类药物的作用下，LDL 受体缺失的家族性高胆固醇血症患者，LDL 水平有一定程度的降低。这说明他汀类药物有潜在的降低富含三酰甘油脂蛋白分泌的作用。他汀类药物能降低肝脏分泌富含三酰甘油脂蛋白，可能通过降低肝脏胆固醇的合成和肝脏中胆固醇的含量，从而干扰了富含三酰甘油脂蛋白的装配与分泌。

（2）三酰甘油水平正常的患者，他汀类药物降低二酰甘油的百分比同 LDL 胆固醇相比较少。高三酰甘油血症患者他汀类药物对三酰甘油与胆固醇降低的概率相似，这也说明他汀类药物对这两者的降低作用有相似的机制。

2. 糖尿病脂质异常的治疗 糖尿病患者由于血糖升高、高血压、血脂异常等因素，使得发生冠状动脉疾病的危险性明显升高。这类患者脂质异常的表现是，血清胆固醇、三酰甘油浓度中度升高，小而密 LDL 浓度升高，以及 HDL 胆固醇浓度降低。在糖尿病和非糖尿病患者中，进行降低胆固醇治疗，结果证实糖尿病患者积极的降脂治疗可预防冠状动脉疾病的发生。糖尿病脂质异常的治疗应包括：首先，生活方式和饮食的调整，包括降低胆固醇及脂肪的摄入，降低总热量的摄入，增加活动量；其次，通过饮食和降糖药物使血糖控制良好；最后，如需使用降脂药物，降低非高密度脂蛋白包括 VLDL 和 LDL 是治疗基本目标。他汀类药物是治疗糖尿病脂质异常的一线药物，对三酰甘油正常的非胰岛素依赖型糖尿病（NIDDM）患者，胆汁酸多价螯合物也是有效的治疗药物。有严重的高三酰甘油血症患者则需纤维酸或者 n-3 多聚不饱和脂肪酸治疗。烟酸有升高三酰甘油的可能，故有时需避免使用。部分 NIDDM 患者联合使用两种降脂药物时，还需监测其毒副作用。

3. 药物联合治疗在高三酰甘油血症中的应用

（1）降胆固醇药物和降三酰甘油药物的联合应用对高脂血症的治疗作用优于单用一种药物，因而药物联合治疗常用于冠状动脉意外再发的高危患者，其副作用远低于其治疗作用。他汀类药物联用烟酸可使导致动脉粥样硬化者的胆固醇浓度明显下降，还可改善脂质三联症。烟酸是较强的降低三酰甘油药物，可使 HDL 浓度上升，血管超声研究提示，该联合治疗方案可使冠状动脉损伤减轻，明显降低冠状动脉再发意外的发生率。建议烟酸的使用剂量为 2.0g/d，这一剂量可使三酰甘油的浓度下降，HDL 胆固醇浓度升高。而其副作用如肝损伤、高血糖、高尿酸血症明显减少。

（2）另一联用方案是他汀类药物和非洛贝特，其联用对混合型高三酰甘油血症有较好的疗效，可使非 HDL 胆固醇浓度降低，改善脂质三联症，而其缺点在于可导致严重的肌病。目前认为如小心使用，肌病的发生较少见。在老年和慢性病患者如慢性肾脏病变、多种药物治疗及手术治疗的患者需小心使用。使用环孢素、大环内酯类抗生素及抗真菌药物的患者，发生严重肌病的可能性较大。在联用非洛贝特时，他汀类药物剂量也应减少，如普伐他汀钠 20～40mg/d、辛伐他汀 10～20mg/d。在药物治疗期间需避免剧烈运动以预防肌病的发生。使用前需检查肌酸激酶的血浓度。在联合运用药物时需密切观察，一旦出现早期症状如流感样症候群、严重的不适或肌痛等早期症状。肌病可在停药后完全康复。如患者原有基础性肾病，用药后则肾小管的损伤高发。

（二）高三酰甘油血症临床预防

1. 三酰甘油升高的程度不同，其防治目的与策略亦有所不同。

（1）边缘升高（1.70～2.26mmol/L）：积极改善生活方式，如控制饮食、限制饮酒、适量运动、减轻体重等。

（2）轻中度升高（2.27～5.63mmol/L）：根据其血脂谱的情况可单用或联合使用降脂药物如他汀类、贝特类、烟酸类等。

（3）重度升高（>5.63mmol/L）：尽快降低三酰甘油水平，预防急性胰腺炎的发生，选用贝特类或烟酸类调脂药物。

2. 预防

（1）控制体重：超重或肥胖的患者体重降低 5%～10%，三酰甘油可降低 20%左右。

（2）限制高脂食品。

（3）限制甜食：糖可在肝内转化为内源性三酰甘油。

（4）加强体育锻炼，可增强机体代谢，提高脂蛋白脂酶的活性，有利于三酰甘油的运输和分解。

（5）戒酒：酒刺激肝合成内源性三酰甘油。

（6）避免过度紧张：情绪紧张也可引起三酰甘油增高。

（7）服用深海鱼油和卵磷脂。

七、高三酰甘油与动脉粥样硬化

(一) 三酰甘油水平升高对动脉粥样硬化的影响

三酰甘油 (TG) 升高与动脉粥样硬化的发生发展密切相关。研究发现, 当敲除小鼠脂蛋白脂酶 (lipoprotein lipase, LPL) 后, 发现小鼠血浆 TG 明显增高, 主动脉根部出现富含泡沫细胞的 As 斑块, 表明 TG 升高促进 As 的发生发展。实验发现, 激活小香猪 LPL 的表达, 可降低 TG 水平, 减少主动脉处 As 斑块面积, 进而抑制 As 病变进程。另有研究显示, 在 Apo $E^{-/-}$ 鼠和 $LDLR^{-/-}$ 鼠的血浆、脂肪组织、心脏及肌肉组织中高表达 LPL, 血浆 TG 水平显著降低, As 损伤面积显著减少, 提示 TG 水平对 As 的发展有重要作用。Zhang 等将入选的 1949 例 As 中老年患者作为研究对象, 结果发现, 5 年后患者颈动脉新生斑块检出率随着自身 TG 水平升高而明显上升, 提示 TG 是影响 As 斑块发生发展的重要因素。

(二) 三酰甘油水平升高致动脉粥样硬化机制

1. 促使血管内皮功能失调 血管内皮功能失调是 As 病理过程中的重要始动因素。VLDL 和 CM 对血管内皮细胞具有直接细胞毒作用, 可引起内皮细胞通透性增加, 通过内皮屏障进入动脉壁内沉积。研究者在代谢综合征患者血浆中发现 VLDL 所带负电荷可诱导内皮细胞中活性氧 (reactive oxygen species, ROS) 上调, 促进内皮细胞凋亡, 提示富含负电荷的 VLDL 对血管内皮有损伤作用。从高三酰甘油血症患者血液分离出的 VLDL 能够增加体外培养的血管内皮细胞纤溶酶原激活物抑制剂 1 (plasminogen activator inhibitor-1, PAI-1) 的转录和表达, 提示 VLDL 可降低血管内皮纤溶活性, 增加 As 的形成风险。

2. 促进泡沫细胞形成 体外实验证实, VLDL 与巨噬细胞共孵育后可使细胞内 TG 及胆固醇酯聚集, 促进泡沫细胞形成。VLDL 可被血管内皮细胞、平滑肌细胞氧化成氧化型 VLDL, 通过损伤血管内皮、募集单核细胞, 促进泡沫细胞形成。以兔、鼠为实验模型的研究发现, 高水平 CM 残粒及 VLDL 残粒透入血管内膜, 滞留于血管内皮下层组织基质, 被巨噬细胞摄取后形成泡沫细胞, 促进 As 的发生发展。VLDL 在巨噬细胞表面 LPL 水解作用下, 其内部的 TG 水解为游离脂肪酸, 并由细胞摄取重新酯化成富含胆固醇酯的脂蛋白残粒。LPL 水解 VLDL 可激活过氧化体增殖物激活型受体 (peroxisome proliferator-activated receptor, PPAR), 后者在动脉斑块脂质蓄积和炎症反应中起重要作用。

3. 诱发炎症反应 炎症参与 As 发生发展的全过程, 最近多项研究发现, 大量 VLDL 可诱导巨噬细胞和血管内皮细胞炎性反应。用 VLDL 孵育人 THP-1 源性巨噬细胞, 巨噬细胞中多种炎性因子如肿瘤坏死因子-α (tumor necrosis factor-α, TNF-α) 和白细胞介素-1β (interleukin-1β, IL-1β) 表达明显上调。Bojic 等将 THP-1 源性巨噬细胞与 VLDL 共孵育, 细胞内出现 TG 水平增高, 激活蛋白 1 相关的细胞因子 IL-1β、巨噬细胞炎性蛋白-1α (macrophage inflammatory protein-1α, MIP-1α) 和细胞间黏附分子-1 (intercellular adhesion molecule-1, ICAM-1) 表达上调, 这种变化与 VLDL 显著增加细胞外信号调节激酶 1/2

（extracellular signal regulated kinase 1/2，ERK1/2）和 p38 表达及降低 AKT 及其下游效应分子叉头蛋白 O1（forkhead box protein O1，FOXO1）磷酸化相关。

（郭东铭　袁中华）

第三节　低密度脂蛋白代谢异常

人血液中的脂肪包括三酰甘油（triglyceride，TG）、胆固醇（cholesterol）等，由于其不溶或微溶于水，故在血液中以脂蛋白的形式运输。脂蛋白，即由脂肪与蛋白质组成，它们之间是通过疏水性相互作用而结合在一起。各种脂蛋白有类似的结构，多呈球状，一般都是以不溶于水的三酰甘油和胆固醇酯（cholesterylester，CE）为核心，在球形颗粒的表面由极性的磷脂（phospholipid）、胆固醇和少量蛋白质覆盖，它们的亲水基团暴露在表面，故具有亲水性。脂蛋白中的蛋白质被称为载脂蛋白（apolipoprotein，Apo），不同脂蛋白含不同的载脂蛋白。根据脂蛋白密度的差异可将脂蛋白分离为几种不同的颗粒，主要包括：乳糜微粒（CM）、极低密度脂蛋白（VLDL）、中间密度脂蛋白（IDL）、低密度脂蛋白（LDL）和高密度脂蛋白（HDL）。其中 LDL 的密度为 1.019～1.063g/ml，是含胆固醇水平最高的脂蛋白（图 5-1）。

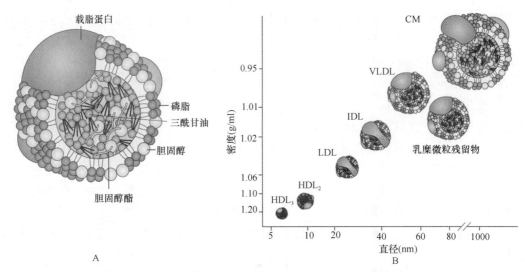

图 5-1　脂蛋白的结构组成（A）及脂蛋白直径与密度的关系（B）
（Genest J，Libby P. 2012.）

脂蛋白代谢包括脂蛋白的合成、降解和被利用，是一个相当复杂的生化过程。脂蛋白的代谢除有脂蛋白分子本身参与，还涉及脂蛋白分子以外的许多因素，如参与脂蛋白代谢的酶类、脂蛋白受体及其他相关蛋白等，它们都在脂蛋白代谢过程中行使着各自的功能。本节将介绍 LDL 代谢的相关机制及 LDL 代谢异常在动脉粥样硬化发生发展中的作用。

一、低密度脂蛋白的合成

LDL 呈球形颗粒状，直径为 19~25 nm，核心是 1500 个胆固醇酯，外由 800 个磷脂和 500 个未酯化的胆固醇分子包裹，最外层有一个相对分子质量为 514 000 的载脂蛋白 B-100 (Apo B-100)，另外还含有 Apo E、对氧磷酶、脂蛋白相关磷脂酶 A_2 (Lp-PLA_2) 等成分。LDL 是血浆中主要的胆固醇转运脂蛋白。目前认为血液中 LDL 主要是由 VLDL 经 IDL 转化而来，另有少部分由肝脏合成后直接分泌到血液中。

VLDL 刚分泌进入血液循环时，含有极少量的胆固醇酯，在胆固醇酯转运蛋白 (cholesterolester transfer protein, CETP) 的作用下，HDL 的部分胆固醇酯被转移到 VLDL 上，而 VLDL 所含部分三酰甘油同时被转运到 HDL 上。除此之外，与 CM 类似，VLDL 一方面接受来自 HDL 的 Apo E 和 Apo Cs，尤其是 Apo CⅡ；另一方面，VLDL 在毛细血管壁中脂蛋白脂酶 (lipoprotein lipase, LPL) 的作用下，其中的三酰甘油被水解为甘油和游离脂肪酸，进而被组织摄取和利用。除了 LPL 对 VLDL 所含三酰甘油的水解作用外，来源于脂酶家族的另一个酶——肝脂酶 (hepatic lipase, HL) 同样附着于毛细血管的内皮表面，也可水解途经这里的 VLDL 的三酰甘油。随着 LPL 和 HL 的作用，VLDL 中的三酰甘油不断被水解，同时丢失部分载脂蛋白，特别是 Apo Cs。随后 VLDL 表面多余的磷脂和游离胆固醇也被转移到 HDL 中，致使 VLDL 颗粒变小，载脂蛋白、磷脂和胆固醇的含量相对增加，颗粒密度加大，转变为 IDL。

在 IDL 中，主要保留的蛋白质是 Apo B-100 和 Apo E，脂质核由三酰甘油和胆固醇酯组成，其中三酰甘油和胆固醇的含量各占 50%。大部分的 IDL 通过其所含有的 Apo B-100 和 Apo E 与肝细胞表面的 LDL 受体作用，介导肝细胞对 IDL 的摄取和利用，而未被肝细胞摄取的 IDL 可进一步受 LPL 及 HL 的作用，继续减少颗粒中三酰甘油的含量，转变为富含胆固醇酯、颗粒更小而密度更大的 LDL。

在 VLDL 经 IDL 转变为 LDL 的复杂过程中，Apo E 发挥了十分重要的作用，特别是与 Apo E 异构体和受体结合的能力关系密切。如果 Apo E 异构体与受体结合能力低下，就可能造成 IDL 的清除障碍而在血液中大量蓄积，形成Ⅲ型高脂蛋白血症即胆固醇和三酰甘油均增高，胆固醇/三酰甘油≥1。早年报告的Ⅲ型高脂蛋白血症患者几乎均为 Apo EⅡ 的纯合子，近期临床调查发现，在Ⅲ型高脂蛋白血症患者中，IDL 的 Apo E 异构体最常见的为 Apo EⅡ，因为 Apo EⅡ 是与受体结合能力最低的异构体形式。

二、低密度脂蛋白的分解代谢

血液中约 70% 的 LDL 是通过 LDL 受体介导的内吞作用进入各组织细胞进行分解代谢，余下的少部分 LDL 则主要通过巨噬细胞等非特异性、非受体依赖性的途径而被清除。

(一) LDL 受体清除途径

血浆中 LDL 水平升高已经被证明是动脉粥样硬化性疾病的一个主要危险因素。肝脏的 LDL 受体介导的内吞过程是清除 LDL 的主要途径，对于调节血浆总胆固醇浓度及胆固醇的体内平衡起关键性作用。LDL 受体的功能缺陷是引起家族性高胆固醇血症和冠状动脉疾病最主要的原因之一。

1. LDL 受体 是由美国科学家 Goldstein 和 Brown 于 1974 年发现的，被认为是脂蛋白研究的里程碑。他们是在研究家族性高胆固醇血症患者代谢缺陷时，在成纤维细胞上发现了 LDL 受体。LDL 受体的发现不仅极大地丰富了脂蛋白的研究内容，而且极大地推动了对动脉粥样硬化发病机制的探讨。这两位科学家也因此而于 1985 年荣获诺贝尔生理学或医学奖。

人的 LDL 受体基因位于 19 号染色体短臂上，近 45kb，含 18 个外显子和 17 个内含子，它能特异地识别和结合脂蛋白中的 Apo B-100 和 Apo E，因此又称为 Apo B-l00、Apo E 受体。成熟的 LDL 受体是由 839 个氨基酸残基构成的糖蛋白，包括由 292 个氨基酸残基组成的配体结合结构域、400 个氨基酸残基组成的 EGF 前体结构域、58 个氨基酸残基组成的含糖基结构域、22 个氨基酸残基组成的跨膜结构域和 50 个氨基酸残基胞质结构域等 5 个不同的结构域。

（1）配体结合结构域：位于细胞膜外侧，由氨基末端的 292 个氨基酸残基组成，其中包含 7 个由 40 个氨基酸残基组成的重复序列，每个重复序列含有 6 个半胱氨酸残基，半胱氨酸在重复序列内形成 3 个二硫键。重复序列是与配体结合的区域，其中重复序列 3~7 是与 LDL 的 Apo B-100 结合所必需的，重复序列 5 是与 β-VLDL 的 Apo E 结合所必需的部位。

（2）EGF 前体同源结构域：约由 400 个氨基酸残基组成，该结构域与 EGF 前体有 35% 的同源性，包含了 3 个 EGF 样重复序列，每个重复序列由 40 个氨基酸残基组成，富含半胱氨酸。前两个 EGF 样重复序列紧密相连，与第三个 EGF 样重复序列间隔一段由约 260 个氨基酸残基组成的序列，序列间包含保守结构酪–色–苏–天冬氨酸（YWTD）。EGF 前体同源结构域是 LDL 受体与配体在胞质内吞泡中解离所必需的结构。

（3）*O*-连接糖域：由 58 个氨基酸残基组成，含有 18 个丝氨酸或苏氨酸构成的 *O*-连接糖链，将 LDL 受体的功能区与细胞膜间隔开。

（4）跨膜结构域：由 22 个氨基酸残基构成，其中富含疏水氨基酸。

（5）胞质结构域：由 50 个氨基酸残基组成的受体羧基末端，位于细胞膜的胞质侧。胞质结构域与 LDL 受体在细胞膜被膜区域的簇集及内吞有关，其中一段 NP*x*Y 序列（N：天门冬氨酸；P：脯氨酸；*x* 为任意氨基酸；Y：酪氨酸）起着关键作用。

LDL 受体广泛分布于全身各组织细胞，负责识别和结合含 Apo B-100 和 Apo E 的脂蛋白残粒（如 CM 残粒、VLDL 残粒）及 LDL，但 LDL 受体的活性在不同的组织细胞差别很大，其中肝脏是最富含 LDL 受体的器官，肝脏所含有的 LDL 受体约占全身 LDL 受体总数的 3/4，故超过 70% 的血浆 LDL 是通过肝 LDL 受体介导的细胞膜吞饮作用进入肝细胞内进行代谢的。除肝脏之外，其他一些器官和组织摄取和降解 LDL 的能力也较强。例如，以胆固醇为原料合成类固醇激素的肾上腺、卵巢和睾丸等。

2. LDL 经 LDL 受体清除的经过 肝脏是 LDL 代谢的主要器官。肝 LDL 受体聚集在肝细胞膜表面富含网格蛋白的被膜区域，对 LDL 的亲和力极高，LDL 受体在 LDL 浓度仅为 10^{-9} mol/L 时仍能有效地结合和摄取 LDL。

当血浆中的 LDL 到达肝细胞膜表面的被膜区域时，位于此区域的 LDL 受体通过其表面的配体结合结构域识别并结合 LDL 所含的 Apo B-100,并在被膜区域向细胞膜内陷并形成包含 LDL 受体和其所结合的 LDL 的被膜小窝,随即被膜小窝从膜上分离,形成带有被膜的小泡而进入胞质中,此时的小泡中包含了 LDL 与 LDL 受体结合的复合物。当小泡进入胞质后,其表面的网格蛋白解聚脱落,再重新返回到胞膜上。随着内吞泡向细胞内移动,内吞泡内 pH 降低,LDL 受体与 LDL 解离后重新回到细胞膜上继续循环再被利用。随后,内吞泡与胞内溶酶体融合,LDL 各组分在溶酶体中被溶酶体酶水解,其中胆固醇酯被胆固醇酯酶水解为游离胆固醇,游离胆固醇进入细胞质中可参与生物膜的构成和更新,也可参与类固醇激素、胆汁酸和维生素 D 的合成,或酯化成胆固醇酯贮存在细胞内;三酰甘油可被水解为甘油及游离脂肪酸;Apo B-100 则被水解为氨基酸。

从 LDL 受体在细胞膜上结合 LDL 到形成内吞泡,再到 LDL 受体与 LDL 解离后重新回到细胞膜上,这一个循环大约需 10min 就可完成,故在 LDL 受体大约 20h 的生命周期中可被循环利用上百次。由于一个 LDL 颗粒可包含约 1600 个胆固醇分子,故这一快速的 LDL 受体循环方式可有效地向机体组织细胞运送胆固醇(图 5-2)。

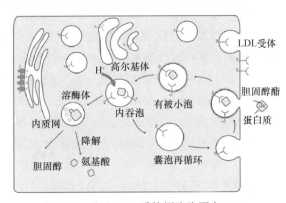

图 5-2　通过 LDL 受体摄取脂蛋白 LDL

LDL 与 LDL 受体结合发生在细胞膜的富含网格蛋白的被膜小窝处。LDL/LDL 受体复合物通过细胞膜内陷形成带有被膜的小泡而进入胞质中,经传递到 pH 相对低的区域。LDL 与 LDL 受体解离,LDL 受体继续回到细胞膜表面,进行下一个循环。LDL 的不同成分被溶酶体中不同酶类水解(Fisher C. 2001.)

3. LDL 受体清除途径的异常　受体清除途径是 LDL 分解代谢的最主要途径,因此 LDL 配基和 LDL 受体的结构与功能的情况在很大程度上决定了血液中 LDL 的水平。LDL 或 LDL 受体任一方发生结构变异,就可能影响二者间的识别、结合及随后的内吞和代谢,导致 LDL 代谢障碍,进而影响血液中 LDL 的水平。由于血液中 3/4 的胆固醇是存在于 LDL 中,所以 LDL 水平的升高必然导致总胆固醇水平的升高。

(1)Apo B-100 的结构变异与家族性高胆固醇血症:Apo B-100 不仅是最大的载脂蛋白,而且是目前所知已测序的最大蛋白质之一。成熟的 Apo B-100 由 4536 个氨基酸残基组成,分子量为 513kDa。Apo B 编码基因位于 2 号染色体,其与 LDL 受体结合部位存在于第 2980~3780 位氨基酸残基。家族性 Apo B-100 缺陷症(familial defective apolipoprotein B-100,FDB)是一种遗传性高胆固醇血症,病因是由于 Apo B-100 的结构变异。测序证实其第 3500 位的精氨酸被谷氨酰胺所取代,导致 Apo B-100 不能被正常的 LDL 受体识别和结合,LDL 不能被正常地清除，最终形成高胆固醇血症。

（2）LDL 受体的结构变异与家族性高胆固醇血症：因 Apo B-l00-LDL 受体结构变异所致高胆固醇血症更多地是由于 LDL 受体结构的变异所引起。家族性高胆固醇血症（FH）是一种遗传性脂质代谢异常疾病，该病的一种分子缺陷是由于患者缺乏具有正常功能的 LDL 受体。杂合子患者功能性 LDL 受体仅有正常人的一半，而纯合子患者则完全缺乏功能性 LDL 受体。约占人群 1/500 的杂合子患者，从出生起血液中 LDL 颗粒数量即是正常人的 2 倍，而约占人群 1/100 万的纯合子型患者，自出生后就有严重的高胆固醇血症，血液中 LDL 颗粒数量是正常人的 6～10 倍，纯合子型患者多在 30 岁前死于动脉粥样硬化。曾有文献报道，18 个月龄的纯合子型患者即出现了心肌梗死。该遗传性疾病的发现不仅证实了 LDL 受体结构和功能与动脉粥样硬化的密切关系，而且也为高胆固醇血症是动脉粥样硬化的重要危险因素提供了令人信服的证据。流行病学证据和临床研究都证明血液 LDL 水平与动脉粥样硬化的发病呈显著正相关，故 LDL 被认为是致动脉粥样硬化因子。

（3）前蛋白转化酶枯草溶菌素 9 变异与胆固醇代谢异常：前蛋白转化酶枯草溶菌素 9（proprotein convertase subtilisin / kexin type 9，PCSK9）是一个可在蛋白水平降解 LDL 受体的酶，对人体的胆固醇代谢、神经细胞分化、肝细胞再生等方面具有重要影响。PCSK9 基因位于染色体 1p32—p34，属于前蛋白转化酶家族。PCSK9 不同位点的突变，可导致胆固醇水平升高或降低。其功能缺失型和功能获得型突变分别与低胆固醇血症和常染色体显性高胆固醇血症（autosomal dominant hypercholesterolemia，ADH）发生相关，成为胆固醇代谢调节研究的热点。2004 年首先发现的 D374Y 突变可导致严重的 FH 样表型，如血浆总胆固醇，特别是 LDL 胆固醇的显著升高及早发动脉粥样硬化等，其他与此类似的突变还有 S127R、F216L、C（-161）T、E670G、I474V 和 R360S 等。而另一类 PCSK9 基因突变如 Y142、C679X、R46L、G106R、N157K 和 R237W 等会破坏其降解 LDL 受体的正常功能，导致肝细胞 LDL 受体增多，使 LDL 的摄取、降解增加，进而引起低胆固醇血症。

PCSK9 对胆固醇代谢的影响主要是通过使肝细胞表面 LDL 受体降解，从而破坏 LDL 受体的循环，导致 LDL 受体的数目减少，进而减少肝细胞对血液 LDL 的摄取。PCSK9 通过自身催化结构域与 LDL 受体的 EGF-前体同源结构域结合，使得 LDL 受体蛋白构象产生变化，导致 LDL 受体不能穿出胞内体进行循环，而直接被溶酶体降解。此外，PCSK9 与 LDL 受体结合需要在衔接蛋白的参与下才能进行，在没有常染色体隐性高胆固醇血症（autosomal recessive hypercholesterolemia，ARH）衔接蛋白的情况下，PCSK9 在肝脏细胞中无法起到促进 LDL 受体降解的作用。随着近年对 PCSK9 在胆固醇代谢中的作用的研究越来越深入，目前 PCSK9 已经成为治疗高胆固醇血症的新药物靶点。

（二）LDL 非受体依赖清除途径

LDL 是泡沫细胞中胆固醇过度蓄积的主要来源。然而，由于存在负反馈调控机制，摄取未经修饰的天然 LDL 并不是泡沫细胞形成的直接原因。只有在内皮下间隙各种自由基、离子等危险因素作用下发生乙酰化、氧化或聚合化，分别形成乙酰化 LDL（acetylated low density lipoprotein，ac-LDL）、氧化 LDL（oxidized low density lipoprotein，ox-LDL）和聚合型 LDL（aggregated low density lipoproteins，ag-LDL）的情况下，这些修饰的 LDL 才能被吞入单核/巨噬细胞内，促进泡沫细胞的形成。

1. 巨噬细胞对修饰型 LDL 的吞噬作用　研究显示，巨噬细胞仅表达很少的天然脂蛋白受体，因此天然 LDL 进入巨噬细胞主要靠细胞的内吞作用，这一过程需要包涵素的参与，不依赖肌动蛋白的聚合。修饰的 LDL 可通过受体介导的吞噬作用而内化，这一内化过程不需要包涵素，但依赖腺苷三磷酸和肌动蛋白，包括伪足形成。虽然 ac-LDL 和 ox-LDL 都是 A 类 I/II 型清道夫受体（scavenger receptor class A，SRA）的配体，但两者通过截然不同的摄取通路转运至不同的内吞元件上。大约 80% 的 ac-LDL 吞噬由 SRA 介导，70% 的 ox-LDL 摄取由不同于 SRA 的 CD36 和血凝素样氧化型低密度脂蛋白受体（lectin-like oxidized low density lipoprotein receptor-1，LOX-1）介导，而轻微修饰的 LDL（minimal modified low density lipoprotein，mm-LDL）不能被清道夫受体所识别，只能由 LDL 受体识别。但 mm-LDL 可特异性结合 CD14（lipopolysaccharide LPS 受体），诱导 CD36 表达，促进 ox-LDL 摄取。平滑肌细胞几乎不表达清道夫受体，但高表达 LDL 受体相关蛋白 1（LDL receptor related protein-1，LRP1）。高胆固醇血症可上调 LRP1 以介导聚合型脂蛋白的摄取，ag-LDL 诱导细胞膜内陷，进而被吞噬移入细胞。这个过程需要肌动蛋白，但不依赖 LDL 受体。

吞噬的脂蛋白被转运至溶酶体进一步降解为氨基酸、脂质和胆固醇。然而，ox-LDL 蛋白可部分抵抗溶酶体的降解作用，造成巨噬细胞溶酶体内 ox-LDL 蛋白与 ox-LDL 胆固醇一起蓄积，加速巨噬细胞向泡沫细胞转化。ox-LDL 的蓄积还可促进细胞的凋亡和坏死。近年的研究显示，ox-LDL 诱导的巨噬细胞死亡很可能在 ox-LDL 结合至细胞表面时即已发生，并不需要 ox-LDL 进入细胞。研究表明，增强巨噬细胞对 ox-LDL 的摄取后，ox-LDL 诱导的细胞损伤反而减轻；而用细胞松弛素 B 和 D 及 Latrunculin A 抑制巨噬细胞对 ox-LDL 的摄取，ox-LDL 诱导的细胞毒性则得以恢复。ox-LDL 吞噬的增强不仅促进泡沫细胞的形成，还与细胞损伤、斑块进展和稳定性有关。ox-LDL 刺激内皮细胞产生大量促炎分子如黏附分子和生长因子，导致单核细胞向血管壁募集。ox-LDL 还可以调控巨噬细胞源性泡沫细胞的基因表达，例如，上调促炎基因白细胞介素（interleukin，IL）-8 表达，而下调基质金属蛋白酶抑制剂表达，产生活性氧以活化基质金属蛋白酶 2（matrix metalloproteinases-2，MMP-2）酶原，诱导纤维帽的弱化。尽管巨噬细胞对脂蛋白的吞噬可促进泡沫细胞形成，加速动脉粥样硬化病变进展，但其具体机制还有待进一步研究。

2. 清道夫受体　1979 年，Goldstein 和 Brown 发现在巨噬细胞表面存在一种新型受体，它可介导 ac-LDL 的吸收和降解，并可导致细胞内胆固醇的沉积，这种受体后来被命名为清道夫受体（scavenger receptor，SR），是因为它们的配体非常广泛，除了修饰的 LDL 外，还包括凋亡细胞、带负电荷的磷脂、淀粉及病原微生物等。自从 1990 年克隆出第一个巨噬细胞 SR 以来，目前已发现 8 类 SR，分别命名为 SR-A、SR-B、SR-C、SR-D、SR-E、SR-F、SR-G、SR-H。其中，A 类和 B 类 SR 包含多个受体；C 类 SR 仅有果蝇 SR-C 一种受体；D～H 类 SR 与 A、B、C 类 SR 在结构上无相似之处。

（1）A 类清道夫受体：A 类清道夫受体基因包含 SR-A 基因、胶原样巨噬细胞受体（macrophage receptor with collagenous structure，MARCO）基因和带 C 型凝集素结构域的清道夫受体（scavenger receptor with C-type lectin domain，SRCL）基因等三种相关的基因，编码 SR-AⅠ、SR-AⅡ、SR-AⅢ、MARCO 和 SRCL 等几种受体。所有这些 A 类清道夫受

体都是结构非常相似的同源三聚体跨膜糖蛋白，都包含一个共同的胶原样结构域。人的 SR-A 基因位于 8 号染色体上，通过可变剪接可以产生 3 种蛋白异构体，分别为 SR-A Ⅰ、SR-A Ⅱ 和 SR-A Ⅲ。SR-A Ⅰ 由 451 个氨基酸残基构成，分为 6 个结构域：氨基末端胞质域、间隔域、跨膜结构域、α 螺旋跨膜域、胶原样重复结构域和羧基末端富含半胱氨酸结构域。与 SR-A Ⅰ 相比，SR-A Ⅱ 的结构仅仅在羧基末端有所不同，SR-A Ⅱ 的羧基末端缺乏富含半胱氨酸的结构域。SR-A Ⅲ 是一种留在内质网中无功能的异构体，它的羧基末端也比 SR-A Ⅰ 少 2 个半胱氨酸。人的 MARCO 基因位于 2 号染色体上，它编码的多肽与 SR-A Ⅰ/A Ⅱ/A Ⅲ 相似，只是缺乏细胞膜外的 α 螺旋跨膜域，但包含更多的胶原样重复结构域。人的 SRCL 基因位于 18 号染色体上，它也可通过可变剪接产生至少 2 种异构体，它们的基因产物比 SR-A 和 MARCO 的基因产物大。SRCL 有一个细胞外富含丝氨酸/苏氨酸的区域和一个羧基末端 C-型凝集素结构域，也同样形成同源三聚体。

SR-A Ⅰ 和 SR-A Ⅱ 主要在巨噬细胞表达，在血管斑块中的内皮细胞和平滑肌细胞及肝脏的 Kupffer 细胞也有表达。它们的配体有很多，主要有修饰的 LDL、多聚核苷酸、细菌成分和某些糖类配体等，在脂蛋白代谢、病原体清除和细胞黏附的调控中起重要作用。MARCO 主要表达在脾脏和淋巴结的巨噬细胞表面，可结合修饰的 LDL、细菌、脂多糖及革兰氏阳性菌和革兰氏阴性菌，在病原体的清理中起重要作用。SRCL 表达在血管的内皮细胞，而在巨噬细胞中则无表达，它的胶原样结构域的正电荷残基能介导 SRCL 与细菌、酵母和 ox-LDL 的结合，在机体防御及内皮的脂蛋白代谢中起重要作用。

（2）B 类清道夫受体：B 类清道夫受体包括 CD36、SR-B、溶酶体膜蛋白（lysosomal integral membrane protein Ⅱ，LIMP Ⅱ）等。在人类，CD36 基因位于 7 号染色体上；SR-B 基因位于 12 号染色体上，通过可变剪接产生 SR-B Ⅰ 和 SR-B Ⅱ 两种异构体；LIMP Ⅱ 基因位于 4 号染色体上。系统发育学分析表明，B 类清道夫受体基因家族来源于一个共同的祖基因，在进化过程中分散于基因组中。B 类清道夫受体的几个成员有着相似的结构，都是带发夹结构的Ⅲ型跨膜糖蛋白。此类受体有两个跨膜结构域，分别位于接近氨基末端和羧基末端的区域；形成一个大的糖基化的细胞外环状结构和两个短的细胞内结构域；配体结合区域位于细胞外结构域的中央部位。SR-B 与 CD36 之间有大约 30% 的氨基酸序列具有同源性。SR-B Ⅰ 与 CD36 都可以形成二聚体和多聚体，并且有广泛的糖基化和脂酰化位点。

CD36 主要表达在巨噬细胞上，同时也在血小板、脂肪组织、一些表皮和内皮细胞中有表达。作为清道夫受体的一个成员，CD36 也同样可结合修饰的 LDL，但主要是 ox-LDL；CD36 可与新生的 VLDL、LDL 和 HDL 结合，调节脂代谢；同时，CD36 与长链的脂肪酸有很高的亲和性，在脂肪酸的运输中起重要作用；除此之外，CD36 还在介导巨噬细胞与血小板的黏附，清除凋亡细胞及介导冠状动脉收缩中起重要作用。SR-B Ⅰ 主要表达在单核细胞、巨噬细胞和树突状细胞上，同时也表达在肝细胞、肾上腺及合成甾醇的组织中。SR-B Ⅰ 同样可识别修饰的 LDL，包括 ox-LDL 和 ac-LDL。而且 SR-B Ⅰ 在 HDL 的代谢中起重要作用，主要表现在两个方面：①SR-B Ⅰ 可介导游离胆固醇由细胞转运到 HDL 上；②SR-B Ⅰ 可识别 HDL，并选择性地将 HDL 上的胆固醇转运进入肝脏及合成甾醇的组织中，但并不将整个 HDL 吞噬和降解。除此之外，SR-B Ⅰ 也可识别 SR 的共同配体，包括凋亡细胞、阴离子磷脂等。

3. 修饰型 LDL 与动脉粥样硬化　动脉粥样硬化的形成过程极其复杂,至今没有完全阐明,其发病机制涉及炎症反应、脂质代谢紊乱及氧化应激等多种病理生理机制,而 LDL 的氧化修饰被认为是动脉粥样硬化形成的关键启动因素。ox-LDL 可以通过以下几种方式影响动脉粥样硬化的发生发展。

(1) 损伤血管内皮细胞功能和结构:血管内皮是一个多功能的器官,对维持血管结构和功能的完整性具有重要的作用,不仅具有屏障作用,还参与凝血、炎症过程中白细胞的黏附,在血液流动、血管紧张度、白细胞及血小板黏附及血管平滑肌细胞增殖中起重要作用。在动脉粥样硬化的发生过程中,内皮细胞损伤是启动步骤,也是斑块形成的决定性因素。ox-LDL 能够引起血管内皮细胞功能的障碍和内皮细胞损伤,可能是启动 As 发生的重要环节。ox-LDL 具有细胞毒性作用,可以直接损伤内皮细胞微丝骨架,破坏微丝的完整性,导致内皮细胞通透性增加及细胞间隙增大,从而使 ox-LDL 等脂质成分更容易通过内皮层。ox-LDL 还使胞质发生空泡变性,质膜皱缩,最终导致细胞坏死。ox-LDL 参与多种内皮源性因子的调节,如内皮源性血管收缩因子(endothelium derived contract factor,EDCF)、内皮素(endothelin,ET)、血栓素 A_2(thromboxane A_2,TXA_2)等,以及内皮源性血管舒张因子(endothelium derived release factor,EDRF),包括一氧化氮(nitric oxide,NO)、前列环素(prostacyclin,PGI_2),引起内皮细胞功能障碍,进而改变血管张力和紧张度,促进血小板聚集,引起血管痉挛和血栓形成。

ox-LDL 还可以刺激内皮细胞表达血管细胞黏附分子-1、细胞间黏附分子-1、P2-选择素、E2-选择素等多种黏附分子,并在体外诱导内皮细胞与白细胞结合,此过程是由 NADPH 氧化酶/活性氧(reactive oxygen species,ROS)/NF-κB 途径介导的。ox-LDL 还能刺激内皮细胞和血小板产生颗粒膜蛋白 GMP140,在细胞激活的基础上能够与中性粒细胞和单核细胞结合,进一步加剧内皮损伤。ox-LDL 还可以通过多种途径诱导内皮细胞凋亡。研究报道,CPP32 样蛋白酶的活性在调节 ox-LDL 诱导的内皮细胞凋亡中起重要作用,特异性抑制 CPP32 的活性可完全阻断 ox-LDL 诱导的细胞凋亡。此外,ox-LDL 能促进线粒体将细胞色素 c 释放到细胞质中,进而诱导内皮细胞凋亡。

(2) 诱导单核细胞向内皮下的趋化:研究显示,单核细胞黏附于内皮表面后,ox-LDL 进一步激活内皮细胞和单核细胞,通过 NF-κB 途径促进单核细胞趋化因子-1 和单核/巨噬细胞集落刺激因子(macrophage colony-stimulating factor,M-CSF)分泌,进而刺激单核细胞迁移到内皮下,并增生和分化为巨噬细胞。单核细胞向内皮细胞转移分为三个过程:黏附于内皮细胞、浸润、完全转移至内皮下。ox-LDL 主要引发浸润过程。一旦浸润过程启动,ox-LDL 对转移过程并不影响。在此过程中 ox-LDL 可以上调内皮细胞连接处的血小板内皮细胞黏附分子-1 的表达及下调 VE-钙黏着蛋白的表达,而这两种蛋白分别通过与单核细胞表达的血小板内皮细胞黏附分子-1 进行嗜同性结合及破坏连接处屏障进而促进单核细胞进入。

(3) 诱导泡沫细胞的形成:泡沫细胞的形成是动脉粥样硬化早期最明显的病理学特征。巨噬细胞摄取 ox-LDL 与 LDL 受体无关,而可能经细胞膜清道夫受体、ox-LDL 特异性受体或其他膜蛋白调节。ox-LDL 由于表面抗原决定簇的改变,可以被巨噬细胞及血管平滑肌细胞表面的 SR-A1 和 CD36 识别与结合,这种结合具有速度快、数量大的特点,同时又不受细胞内胆固醇浓度的负反馈调节限制。此外,ox-LDL 能抵抗溶酶体酶和组织蛋白酶对它的降解，并可使溶酶体蛋白水解酶失活，造成细胞内脂质大量聚集而转变为泡沫细胞。甚至有研究认为，ox-LDL 能够抑制神经磷脂酶的活性，致使神经磷脂积聚在溶酶体，从而影响胆固醇从溶酶体的释放。ox-LDL 被巨噬细胞吞噬后刺激其分泌 M-CSF，后者介导巨噬细胞的激活、分泌、增殖、聚集和退化，促使巨噬细胞进一步转变为泡沫细胞。同时 M-CSF 还能诱导巨噬细胞表面清道夫受体的表达，增加 ox-LDL 的摄取。ox-LDL 还可以通过刺激机体产生抗体形成循环免疫复合物，另外在其形成过程中产生的许多中间代谢产物如过氧化脂质、丙二醛等具有细胞毒作用，这些都可以进一步诱导巨噬细胞转变为泡沫细胞。

（4）诱导平滑肌细胞迁移、增殖、泡沫化或凋亡：ox-LDL 可诱导血管平滑肌细胞（vascular smooth muscle cell，VSMC）产生血小板源生长因子，促进 VSMC 增殖及迁移，导致动脉粥样硬化斑块的形成。ox-LDL 诱导内皮细胞产生的碱性成纤维细胞生长因子（basic fibroblast growth factor，bFGF）、表皮生长因子（epidermal growth factor，EGF）和 ET-1 等能够促进内皮细胞及平滑肌细胞增生与迁移。研究发现，在犬 VSMC 中，ox-LDL 可以活化百日咳毒素敏感的 G 蛋白偶联的受体，这种受体进一步激活 Ras/Raf 蛋白激酶/MAPKK/MAPK 信号通路，从而启动 VSMC 的增殖和转化过程。ox-LDL 可诱导平滑肌细胞表面 SR-A I 的表达，使平滑肌细胞摄取 ox-LDL，继而产生平滑肌源性泡沫细胞。ox-LDL 还可抑制血管平滑肌细胞小凹蛋白-1 表达，造成细胞内胆固醇代谢障碍，进一步诱导平滑肌源性泡沫细胞形成。ox-LDL 诱导巨噬细胞、血管内皮细胞及血小板产生的 bFGF 能够通过诱导 VSMC 表面清道夫受体表达，导致 VSMC 内吞大量 ox-LDL 而形成泡沫细胞。随着斑块内的 ox-LDL 浓度增加，ox-LDL 对 VSMC 的作用由促进增殖与泡沫化逐渐转变为抑制增殖和诱导凋亡，从而导致斑块内粥样脂质的形成。研究表明，在 VSMC 中，ox-LDL 通过其受体 LOX-1 调节 Bax/Bcl-2，从而诱导凋亡。ox-LDL 胆固醇产物如 7β-羟固醇和 7-酮固醇与 VSMC 的凋亡密切相关，具体机制可能与细胞凋亡相关基因 Bcl-2 有关，因为高表达 Bcl-2 能抑制 ox-LDL 所引起的 VSMC 凋亡。

（5）活化血小板和凝血系统：轻度氧化的 LDL 能够促进血小板聚集或促进由凝血酶引起的血小板聚集，而高度氧化的 LDL 则没有这一作用。这可能与 ox-LDL 激活磷脂酶 A2 和抑制 NO 释放有关，也可能与影响前列腺素合成有关。ox-LDL 还可通过增加基质金属蛋白酶和基质降解酶活性，促进血栓形成。ox-LDL 还能诱导内皮细胞、巨噬细胞和平滑肌细胞表达组织因子，进而提高这些细胞的促凝作用。ox-LDL 还能刺激内皮细胞对纤溶酶原激活物抑制因子-1（plasminogen activator inhibitor-1，PAI-1）的合成和释放，抑制组织型纤溶酶原激活剂（tissue-type plasminogen activator，t-PA）的作用，从而抑制纤溶，促进血小板黏附、聚集与血栓形成。

三、低密度脂蛋白的利用

LDL 是机体转运肝脏合成的内源性胆固醇到肝外组织细胞的主要形式，它所携带的胆固醇占血浆总胆固醇的 65%～70%。虽然全身各组织细胞几乎均能合成胆固醇，但对某些组织细胞来说，自身合成的胆固醇并不能满足自身的代谢需要，仍不同程度地需要由肝脏供给胆固醇。在肝细胞内，LDL 来源的胆固醇可有效地调节细胞内的胆固醇代谢，主要表现在以下几方面。

首先，通过阻止胆固醇调节元件结合蛋白（sterol regulatory element-binding protein，SREBP）向高尔基体的转运，抑制细胞内质网羟甲基戊二酰辅酶A（hydroxy methylglutaryl coenzyme A，HMG-CoA）还原酶的活性，抑制内源性胆固醇的生成。SREBP是附着于内质网上的膜蛋白，在细胞内胆固醇缺乏时，能够被转运到高尔基体并被蛋白酶分解进而释放可溶性片段，可溶性片段可进入细胞核内并激活HMG-CoA还原酶。由于HMG-CoA还原酶所催化的由HMG-CoA向甲羟戊酸（mevalonic acid，MVA）的转化是机体合成胆固醇的限速反应，故该反应的有效激活能明显地增加细胞内源性胆固醇的合成。当LDL来源的胆固醇进入细胞后，它封闭了SREBP向高尔基体的转运，因此封闭了SREBP活性片段的释放，最终导致HMG-CoA还原酶的转录减少和内源性胆固醇的合成降低。

其次，因为LDL受体基因的启动子上也有SREBP的结合区域SRE，它的转录同样是通过SREBP释放的可溶性片段激活的。故当LDL来源的胆固醇进入细胞后，它通过封闭SREBP途径，抑制肝细胞LDL受体基因的转录，降低LDL受体的数量，从而减少了细胞对胆固醇的摄取和胆固醇在细胞内的堆积。

最后，通过激活细胞胆固醇酯化酶酰基辅酶A：胆固醇酰基转移酶（Acyl-CoA：cholesterol acyltransferase，ACAT）的活性，使细胞内过剩的游离胆固醇重新酯化为胆固醇酯并储存于胞质中备用。

通过以上这些调节机制，可有效地控制细胞内胆固醇含量，使之处于正常的动态平衡状态，不随外源性摄入胆固醇量及体内对胆固醇的需要量的改变而改变。

（杨睿悦　黎　健）

第四节　高密度脂蛋白代谢异常

高密度脂蛋白（high density lipoprotein，HDL）是血清中脂蛋白的重要组成成员，富含磷脂成分，分子直径8~11nm。HDL可从外周组织携带胆固醇、磷脂和三酰甘油，通过血循环转运至肝脏，是参与体内胆固醇逆向转运（reverse cholesterol transport，RCT）的关键脂蛋白。由于HDL可转运血管等外周组织的过多胆固醇，经肝转化为胆汁酸后排出体外，促进胆固醇代谢，抑制胆固醇在血管壁的蓄积，从而减轻动脉粥样硬化。此外，HDL还可通过抗氧化和抗炎等对心血管起保护作用。因此，HDL被认为是动脉粥样硬化的预防因子和冠心病的保护因子而备受重视。HDL的代谢异常与动脉粥样硬化的发生发展密切相关，血浆HDL胆固醇水平与冠心病的发病率呈负相关，其水平降低是冠心病的危险因素之一。

一、高密度脂蛋白的组成与结构

HDL密度为1.063~1.21g/ml，主要由载脂蛋白、脂质成分及其他一些蛋白质所构成。HDL分子由双层磷脂构成，其中主要为卵磷脂和相对少的游离胆固醇、胆固醇酯和少量的三酰甘油。HDL是最小的脂蛋白，其成分中因蛋白质/脂的比例较高而呈高密度状态。HDL

颗粒中的蛋白组分是其最主要的功能组分，其中载脂蛋白（apolipoprotein，Apo）是 HDL 的最主要蛋白组分，而 Apo AⅠ则是最主要的载脂蛋白，占其蛋白组分的 70%~75%，其次为 Apo AⅡ，占蛋白组分的 15%~20%。其他一些与 HDL 功能相关的蛋白组分主要包括酶及脂质转运蛋白等，如卵磷脂胆固醇酰基转移酶（lecithin-cholesterol acyltransferase，LCAT）、对氧磷酶 1（paraoxonase-1，PON1）、脂蛋白关联磷脂酶 A2（lipoprotein-associated phospholipase A2，LpPLA2）、谷胱甘肽硒过氧化酶 3（glutathione peroxidase 3，GSPx-3）、磷脂转移蛋白（phospholipid transfer protein，PLTP）和胆固醇酯转移蛋白（cholesterol ester transfer protein，CETP）等。除蛋白组分以外，HDL 还含有脂质成分，主要包括磷脂类、中性类脂质、鞘磷脂及游离脂肪酸等。磷脂是 HDL 最主要的脂质组分，主要分布于 HDL 颗粒的表面，形成脂质分子单层，稳定 HDL 的结构。鞘磷脂是含有鞘氨醇骨架的两性脂，能增强 HDL 颗粒表面脂质结构的稳定性。

HDL 的结构与分类主要与其颗粒中载脂蛋白含量有关，根据 HDL 组成的不同，可将其分为无脂 Apo AⅠ、贫脂 Apo AⅠ、圆盘状 HDL 及富含脂的球形 HDL，其结构也不尽相同（图 5-3，见彩图）。循环中 HDL 主要以球状颗粒为主，直径 7~14nm，蛋白含量占总量 30%以上，其他由脂质构成。除主要载脂蛋白 Apo AⅠ和 Apo AⅡ外，其他蛋白包括 Apo AⅣ、Apo E、Apo J、PON1、结合珠蛋白、α_2-巨球蛋白、LCAT 等约占 10%。主要的载脂蛋白 Apo AⅠ含有 243 个氨基酸残基，分子量约 28kDa，由小肠和肝脏合成，合成后以无脂状态被释放，在体内以未结合脂质或结合脂质等形式存在。Apo AⅠ具有十个串联重复的兼性 α-螺旋结构，这些结构与 Apo AⅠ结合脂质及其构象的维持密切相关。Apo AⅠ在未结合或少量结合脂质的情况下，是体内游离胆固醇和磷脂的优先受体，而作为 HDL 最主要的蛋白组分，Apo AⅠ的含脂状态直接决定 HDL 的形态和大小，Apo AⅠ可以结合不同数量的脂质而形成形状大小不一的 HDL 颗粒。

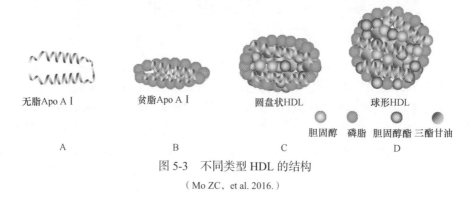

图 5-3　不同类型 HDL 的结构

（Mo ZC, et al. 2016.）

圆盘状的贫脂 HDL 主要由 2 个环状的 Apo AⅠ分子构成，其主要组分是载脂蛋白，可有效地结合磷脂成分。圆盘状 HDL 分子中，Apo AⅠ的疏水表面往往与脂质成分相结合，形成周围结合有载脂蛋白的磷脂双层圆盘状结构，磷脂的极性头部朝外，分隔脂酰链和水相环境。

球形的 HDL 颗粒是人类血浆中最主要的高密度脂蛋白形式，主要含有一个由胆固醇酯和三酰甘油所组成的疏水性核。在球形高密度脂蛋白中，Apo AⅠ的兼性螺旋结构位于分子的表面，亲水性表面能与水相相互作用，而疏水性面则与脂质成分结合。在球形 HDL 颗粒中，Apo A I 也是作为负责维持脂质成分稳定的支架结构。

此外，不同类型的 HDL 颗粒，由于其蛋白质和脂质等组分含量的不同而具有高度异质性。依据密度、体积和表面电荷等不同，HDL 被分为不同亚型。目前有以下几种分型方法：①非变性聚丙烯酰胺梯度凝胶电泳后，可分为 HDL2a、HDL2b、HDL3a、HDL3b 及 HDL3c；②双向电泳后，可分为 α1-HDL、α2-HDL、α3-HDL、α4-HDL 和前-β1-HDL。

二、高密度脂蛋白的生物合成

HDL 的生物合成是一个十分复杂的过程，其中有多种不同功能的膜蛋白和胞质蛋白参与。HDL 生物合成的第一步是肝脏和小肠分泌 Apo A I，然后是分泌的 Apo A I 与 ATP 结合盒转运体 A1（ATP-binding cassette transporter A1，ABCA1）产生功能性相互作用，导致细胞内磷脂和胆固醇流向贫脂 Apo A I。新生的 HDL 由 2~3 个 Apo A I 分子快速排列在磷脂双层的周围，形成盘状结构，是胆固醇逆转运过程中作为膜胆固醇的接受体。脂化的 Apo A I 逐渐转变为富含未酯化胆固醇的圆盘状颗粒后，随即在 LCAT 催化下，游离胆固醇酯化，使 HDL 颗粒从圆盘状转变为球形 HDL。球形 HDL 是成熟的颗粒，其体积增大，由胆固醇酯和少量三酰甘油聚集并形成疏水核心。新生的 HDL 一般不稳定，它通过快速获取脂质而稳定，其最重要的脂质来源于 ABCA1 介导的胆固醇流出，因此 ABCA1 在 HDL 的代谢中发挥重要作用。LACT 可介导胆固醇酯化，使 HDL 转变为大的球形颗粒（HDL2），并在磷脂转运蛋白的作用下，通过表面结构的转移，使 HDL 颗粒逐渐增大。而 CETP 则可转移 HDL 中的胆固醇酯给含 Apo B 的其他脂蛋白（如极低密度脂蛋白、低密度脂蛋白等），使 HDL 颗粒变小（HDL3）。研究发现，Apo A I、ABCA1 和 LCAT 缺陷或突变失活可阻止含 Apo A I 的 HDL 生物合成，这说明在 HDL 生物合成过程中，Apo A I、ABCA1 和 LCAT 的相互作用十分重要（图 5-4）。

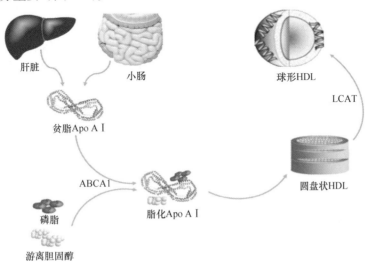

图 5-4 高密度脂蛋白的生物合成

（莫中成，等，2015.）

三、高密度脂蛋白代谢异常与动脉粥样硬化

HDL 代谢异常在代谢性疾病的发生发展中起着十分重要的作用，流行病学调查显示，血浆 HDL 胆固醇水平降低是动脉粥样硬化性心血管疾病发生的独立危险因素，HDL 胆固醇水平与动脉粥样硬化风险呈负相关。在代谢性疾病中，HDL 的蛋白组分和脂质组分的修饰与 HDL 的代谢密切相关。动脉粥样硬化的危险因素，例如血脂异常、胰岛素拮抗、肥胖、炎症等因素均与 HDL 的代谢异常存在一定的相关性，这些危险因素的存在会改变机体脂蛋白的代谢，尤其是影响 HDL 的代谢。

（一）低高密度脂蛋白胆固醇水平与动脉粥样硬化

机体血脂异常时，如高三酰甘油血症、高胆固醇血症、混合性血脂异常、高或低 α 脂蛋白血症等状况下，HDL 代谢均会发生明显的改变。极低密度脂蛋白及其微粒增加的高三酰甘油血症，典型特点表现为 HDL 胆固醇浓度降低，HDL 中三酰甘油成分增加，其主要原因是 CETP 的活性异常增高。同时，伴随有致动脉粥样硬化的 LDL 和脂蛋白(a)[lipoprotein a, Lp(a)]水平的增高，这些代谢变化是致动脉粥样硬化性血脂异常的基础。在此状况下，CETP 活性增高导致胆固醇酯从 HDL 微粒向富含三酰甘油的脂蛋白转运，从而使 HDL 胆固醇的水平降低。因此，某些代谢异常调节则表现为血浆三酰甘油水平与 HDL 胆固醇水平呈负相关，表现为致动脉粥样硬化性的低 HDL 胆固醇水平的血脂异常与高三酰甘油血症相关，其中也包括高胆固醇血症和 LDL 胆固醇水平的增高，从而表现为混合性血脂异常，这也是一种心血管高危因素相关的代谢异常状态。

低 HDL 胆固醇血脂紊乱与高三酰甘油血症有关，是代谢性疾病的重要特征之一，也是心血管疾病的高危因素。在高三酰甘油血症状态下，导致血浆 HDL 胆固醇水平下降及 HDL 颗粒数目减少的机制主要是由于血液循环中富含三酰甘油的 HDL 颗粒水解产生的小颗粒 HDL 分子，在循环中被更快速地清除。实际上，循环中此类 HDL 的结构不够稳定，因其含有结合不太紧密的 ApoA I，并可由肾脏迅速清除。因此，富含三酰甘油的 HDL 颗粒发生脂解，导致 ApoA I 从 HDL 颗粒上脱落并在循环中被清除，从而使 HDL 颗粒数量减少。此外，无功能或功能低下的脂蛋白脂酶（LPL），通过富含三酰甘油脂蛋白表面转移和重组磷脂能力下降而降低 HDL 水平，引起血浆新生 HDL 减少。LPL 是介导三酰甘油降解为甘油和游离脂肪酸反应的限速酶，参与了极低密度脂蛋白和 HDL 之间的载脂蛋白和磷脂的转换，LPL 功能失调或 LPL 活性降低，可导致富含三酰甘油的脂蛋白蓄积，从而影响 HDL 颗粒的形成。而极低密度脂蛋白 ApoB 产物的增加，导致血浆中三酰甘油浓度升高，从而加快 HDL 中 ApoA I 的代谢。因此，胆固醇酯/三酰甘油值是决定 HDL 颗粒稳定性和其在血浆存留时间的关键因素，HDL 颗粒中胆固醇酯/三酰甘油值低，则其颗粒稳定性较差。在 2 型糖尿病和代谢综合征中，CETP 活性升高导致胆固醇酯从 HDL 向富含三酰甘油的脂蛋白转移，致 HDL 胆固醇水平下降。相反，CETP 缺陷降低 HDL 与富含三酰甘油脂蛋白之间三酰甘油和胆固醇酯的交换，由于胆固醇酯在 HDL 内保留，导致 HDL 胆固醇水平的升高。CETP 活性增加被认为是人类促动脉粥样硬化发生的因素之一，反之，CETP 活性下降，引起 HDL 胆固醇水平升高，则为心血管保护因素之一。

在高胆固醇血症状况下，HDL 代谢异常首先表现在血浆中 Apo A I 和 HDL 胆固醇水平缓慢降低。实际上，家族性高胆固醇血症患者血浆中异常的 Apo A I 水平与 Apo A I 分级分解率的增加相关。在纯合子家族性高胆固醇血症中，HDL 中 Apo A I 代谢的改变对机体的不利影响因含 Apo A I 产物合成的减少而加剧。此外，在高胆固醇血症中，含 Apo B 的脂蛋白，主要是低密度脂蛋白数量的增加，引起 CETP 活性增强，并促进了血浆 HDL 池中胆固醇酯的消耗。CETP 降低 HDL 胆固醇水平的效应，至少部分因 Apo F、Apo C I 或者是内源性 CETP 抑制剂所阻碍。高胆固醇血症时，血浆中的 Apo F 含量会增加，同时饮食中摄取的脂类也会使 Apo F 的表达增加。然而，此类由 Apo F 介导的 CETP 活性的下降，不会表现出血浆三酰甘油和 Apo F 水平呈负相关为特征的高三酰甘油血症。

HDL 的异质性及颗粒的特征可以直接反映 HDL 的代谢异常情况。HDL 通过密度梯度离心，可分为 HDL2 和 HDL3 等亚类，其中 HDL2 为富含脂的大颗粒，而 HDL3 则为相对贫脂的小颗粒。新生盘状 HDL 在 LCAT 的作用下，使游离胆固醇变成胆固醇酯，逐渐转变为成熟的球形 HDL3，再经 LPL 的作用转变成大颗粒 HDL2。在致动脉粥样硬化性血脂异常中，伴随 HDL 胆固醇水平的降低，往往血浆中大颗粒富含胆固醇的 HDL2 浓度也降低，而小颗粒相对贫脂的颗粒则不受明显的影响，从而表现为小颗粒 HDL 的比例增加。而 HDL 中蛋白组分，在高胆固醇血症、高三酰甘油血症和混合型血脂异常时，与 HDL2b 和 HDL2a 相关的 Apo A I 的含量减少，然而前 β1、前 β2、HDL3a、HDL3b 及 HDL3c 则增加。此外，血浆中小颗粒前 β-HDL 浓度在高胆固醇血症、高三酰甘油血症、LCAT 缺乏症和冠心病时增高，但 CETP 缺乏症则不会增高。与此一致的是，Apo B-100 浓度和前 β1-HDL 含量呈正相关，但与 HDL2a 和 HDL2b 的含量则呈负相关。而且，随着 LDL 胆固醇/HDL 胆固醇值增大，HDL 颗粒特征向小颗粒转化，最终在混合型高脂血症患者体内 70kDa 大小的小颗粒 HDL 水平明显升高。另一方面，高三酰甘油血症患者由于体内富含三酰甘油的 LpA-I 的分解代谢加速，其 LpA-I 水平和 LpA-I/LpA-II 值下降。这些 HDL 分子由大颗粒向小颗粒的转变反映了 HDL 成熟受到阻碍，破坏了富含胆固醇的大颗粒 HDL 的形成，并减少了胆固醇逆向转运途径中胆固醇流出，从而使得脂质蓄积，导致动脉粥样硬化的发生。

低 HDL 胆固醇的血脂异常产生的原因还包括 Apo A I 缺乏、LCAT 和 LPL 活性下降、肝脂酶活性升高和 ABCA1 功能失调等。Apo A I 基因突变会抑制 HDL 生物合成与重构的过程，如 Apo A I 和 ABCA1 相互作用所导致的新生 HDL 的形成、LCAT 介导的 HDL 成熟及 PLTP 介导的 HDL 的重塑等过程。纯合子家族性 Apo A I 缺乏症患者体内检测不到 Apo A I，并且血浆中缺乏含 Apo A I 的 HDL 微粒，抑制了机体胆固醇逆向转运，导致组织中胆固醇蓄积，可能促进动脉粥样硬化的发生发展。此类患者低 HDL 胆固醇水平是由于其体内存在含 Apo A II、Apo E 和 Apo AIV 的小颗粒 HDL 分子，而缺乏富含脂质的大颗粒 HDL 分子。

遗传性 ABCA1 缺乏会引起 Tangier 病，这是一种较为罕见的 α 低脂蛋白血症，也是心血管疾病的高危因素。ABCA1 缺乏时，胆固醇外流受阻，前 β-HDL 脂化受到抑制，导致小颗粒 LpA-I 分解代谢加速，而大颗粒 HDL 分子缺失，因而患者体内 HDL 组分中以小颗粒 HDL 分子为主。此外，肝脏 ABCA1 与极低密度脂蛋白的成熟和三酰甘油的分泌密切相关，ABCA1 功能受损可能导致血浆三酰甘油浓度升高。

肝脂酶主要在肝细胞中合成，参与水解脂蛋白中的三酰甘油和磷脂。HDL 胆固醇水平降低可继发肝脂酶活性升高。肝脂酶活性升高加速 HDL 水解，促进 HDL 代谢，致 HDL 胆固醇水平下降。此外，肝脂酶活性升高可使小而密低密度脂蛋白等致动脉粥样硬化脂蛋白水平增高，同时动脉壁内肝脂酶的表达促进泡沫细胞的形成，加速动脉粥样硬化病变的发生发展。

低 HDL 胆固醇血脂异常伴有氧化应激增强和慢性炎症，其特征主要有三酰甘油水平增高、LCAT 活性降低。肾脏病变中，含 Apo B 的载脂蛋白清除受损，HDL 成熟过程受阻，导致患者体内出现致动脉粥样硬化性的血脂谱。同时，氧化应激状态也会影响 HDL 代谢，蛋白氧化的晚期产物可能通过 SR-BI 抑制血浆中 HDL 胆固醇酯的清除，从而导致 HDL 组分异常，增加动脉粥样硬化等心血管病风险。

（二）炎症状态下高密度脂蛋白代谢异常

动脉粥样硬化也是一种炎性病变，炎性反应也是动脉粥样硬化发生的主要原因之一，通常发生炎性反应的部位都伴随着脂肪的变性。在炎症情况下，HDL 的代谢同样也会发生变化。研究发现，炎症时机体循环中 HDL 胆固醇水平下降，三酰甘油水平升高。在炎症状态下，HDL 颗粒转运 HDL 胆固醇较少，而转运三酰甘油的量较多，并且 HDL 颗粒经分解代谢迅速在循环中清除，因此血清中 HDL 的浓度下降。系统性红斑狼疮发生时，血浆中 Apo A I 水平降低，而三酰甘油和 Apo A-E 水平升高。Takayasu 动脉炎是一种能够导致大动脉栓塞的特发性慢性炎症疾病，其发病与低水平的 HDL 胆固醇相关。此外，感染性心内膜炎患者血清中 HDL 胆固醇水平明显低于正常范围，并且血清 HDL 胆固醇可作为临床预后的评测指标。

血清淀粉样蛋白 A（serumamyloid A protein，SAA）是一种重要的炎症蛋白，具有两亲性的 A 螺旋结构，SAA 是 SR-BI 的配体。SAA 在肝内合成后释放入血，并迅速结合 HDL 在体内代谢。SAA 与 HDL 解离后才能降解，脂蛋白结合 SAA 可抑制其降解，而炎症感染时，SAA 在体内降解的速度明显减慢，导致 SAA 水平增高，这与 HDL 的结合密切相关。血清中升高的 SAA 亦作为一种载脂蛋白与 HDL 结合，影响机体的胆固醇代谢，从而在动脉粥样硬化的形成中起作用。此外，炎症发生时，SAA 可进入动脉粥样斑块，促进动脉粥样硬化的进展。然而颇具争议的是，血浆 SAA 水平与 HDL 中 Apo A I 的分级分解率并无关联，这表明 SAA 的蓄积本身并不会促进 Apo A I 的分解代谢。促炎条件下，SAA 在 HDL 代谢中的确切作用，还有待进一步探讨。

从代谢角度来看，炎症能够影响 HDL 代谢的多个步骤。促动脉粥样硬化的细胞因子，如干扰素 γ（IFN-γ）和白介素-1-β（IL-1β），炎症反应蛋白，如 C 反应蛋白（CRP）等，它们能够抑制 ABCA1 的表达，从而影响 HDL 的代谢。此外，在炎症反应过程中，分泌型磷脂酶 A2（secreted phospholipase A2，sPLA2）和内皮脂酶活性的增高，LCAT、CETP 和肝脂酶活性的降低等均参与了 HDL 代谢的调节。sPLA2 属于促动脉粥样硬化的酶系，它能够水解脂蛋白中的磷脂，从而增加其对内膜蛋白多糖的亲和力。这些酶也能通过非清道夫受体介导的途径促进巨噬细胞负荷胆固醇，并且活化炎症通路。研究发现，转基因小鼠体内 sPLA2 活性升高会导致 HDL 胆固醇水平的降低，并使具有促炎生物活性的脂质生成增加，进一步促进动脉粥样硬化的发生发展。

内皮脂酶是由内皮细胞合成的三酰甘油脂肪酶基因家族中的一个特殊成员，它对磷脂的亲和力高于三酰甘油，并在内皮细胞表面发挥其生理作用，对机体 HDL 胆固醇的水平及代谢有较为重要的影响作用。内皮脂酶活性与潜在的促炎状态有关，其活性增强会降低 HDL 胆固醇水平。急性期 sPLA2 可能对 HDL 的重构起关键性作用，HDL 胆固醇水平降低时，相对 CETP 和 LCAT 活性变化，sPLA2 的活性增强要明显得多。因此，人体炎症急性期反应常常会导致 HDL 磷脂组分的减少。在 sPLA2、CETP 和 SAA 三者联合作用下，以乏脂 Apo A I 重构 HDL，进而降低 HDL 胆固醇的水平。

以 HDL 代谢变化为基础诱导的炎症反应中，Apo A I /HDL-C 值降低与血小板活性增加之间具有一定相关性。类风湿关节炎患者血浆中 Apo A I 和 HDL 胆固醇水平均降低，而在其滑液中则升高，表明 HDL 颗粒在炎症关节部位的浸润抑制局部炎性因子的分泌。Apo A I 在炎症组织中的滞留至少部分导致循环中 HDL 减少，并因此提高类风湿关节炎患者患心血管疾病风险。与炎症的关键作用一致，低剂量的糖皮质激素在治疗类风湿关节炎时可增加 HDL 胆固醇的含量，但不影响 LDL 胆固醇和三酰甘油的水平。同样，在强直性脊柱炎抗肿瘤坏死因子的治疗中，一些炎症标志物水平下降，而 HDL 胆固醇和 Apo A I 的水平则增高。

炎症反应可显著影响 HDL 的异质性。因此，在系统性红斑狼疮中，大分子 HDL2b 所占比例减少，而小分子 HDL3b 和 HDL3c 所占比例增加。患者体内大颗粒 HDL 浓度低于正常人，其体内大颗粒 HDL 水平与疾病的活动度及胰岛素抵抗呈负相关。健康个体中轻度炎症也与小颗粒 HDL 分子相关。HDL 胆固醇/Apo A I 值降低标志着 HDL 分裂为更小的亚类颗粒。

（三）胰岛素抵抗条件下高密度脂蛋白代谢异常

以低 HDL 胆固醇水平为特征的血脂异常，是致动脉粥样硬化的高危因素，它与高三酰甘油血症密切相关，是 2 型糖尿病和代谢综合征等胰岛素抵抗相关疾病的重要特征，同时也是心血管疾病的高危因素。因此，致动脉粥样硬化的血脂异常中所能观察到的 HDL 代谢的改变，也可出现于胰岛素抵抗条件下，同时也会伴有高三酰甘油血症，CETP 活性增强及慢性轻度炎症，这些均能促进 HDL 的分解代谢。胰岛素抵抗状态下具体可影响 HDL 代谢的因素主要包括血浆中胰岛素和葡萄糖水平升高，以及脂肪组织的沉积。血浆胰岛素可能是通过增加极低密度脂蛋白的产生而进一步促进 HDL 的分解代谢。此外，高浓度的葡萄糖可能是通过降低 ABCA1 表达而抑制 HDL 胆固醇的生物合成。实际上，2 型糖尿病中血糖控制不良可能是造成低 HDL 胆固醇水平的独立危险因素。

肥胖也与胰岛素抵抗相关，体脂储量的增加不利于 HDL 胆固醇浓度的维持。体脂储量常用肥胖程度及脂肪组织分布表示，具体来说，腹腔内脏脂肪沉积与 HDL 胆固醇呈负相关，提示三酰甘油和 HDL 代谢之间联系紧密。同时，脂肪组织分泌的促炎性介质也可改变 HDL 代谢，腹部皮下脂肪组织的 HDL 胆固醇水平与其巨噬细胞含量呈负相关。

在胰岛素抵抗条件下，还有其他途径可导致低 HDL 胆固醇水平。Apo M 是决定血浆前 β-HDL 和 α-HDL 浓度的关键因素，而胰岛素通过 Foxa2 介导的机制抑制 Apo M 的表达，从而使 HDL 胆固醇水平降低。实际上，血浆 Apo M 水平与 HDL 胆固醇、Apo A I 和 Apo A II 水平呈正相关，与 HDL Apo A I 和 Apo A II 分级分解率呈负相关。此外，低血浆 Apo M 水平是体重超重、肥胖和抗胰岛素患者的 HDL Apo A I 分级分解率的独立预测因素。

2 型糖尿病患者体内血浆脂联素水平可能是影响 HDL 胆固醇水平的另一重要因素。研究发现，脂联素可延缓体内极低密度脂蛋白的分泌和 HDL 的分解代谢，从而维持血液循环中 Apo A I 含量的稳定。内脏脂肪素是一种与胰岛素有类似特性的细胞脂肪因子，可能也参与了胰岛素抗性中 HDL 的代谢。研究显示，肥胖青少年体内内脏脂肪素水平与 HDL 胆固醇水平呈正相关。而且对于 2 型糖尿病，PLTP 活性增强并能促进 HDL 重构。更重要的是，PLTP 活性增强还能导致促动脉粥样硬化的含载脂蛋白 B 的脂蛋白水平升高，从而加剧动脉粥样硬化的发生发展。

HDL 颗粒的分布可反映其体内代谢的改变，而胰岛素抵抗可调节 HDL 微粒的分布。因此，在代谢综合征和 2 型糖尿病的胰岛素抵抗状态下，富含胆固醇的大颗粒 HDL 分子减少，并伴有循环 HDL 胆固醇水平的降低，而肥胖和胰岛素抵抗者同样也存在大颗粒 HDL 的减少和 HDL 胆固醇血浆浓度的降低。此外，肥胖者体内 α1-HDL 水平较低，而 α2-HDL 和 α3-HDL 水平则较高。相比较而言，胰岛素抵抗对贫脂 HDL3 及其 Apo A I 含量影响甚微。另一方面，小分子前 β-HDL 在血浆中的含量颇具争议，运用不同的测量方法所得到的小分子 HDL 含量不同。因此，有报道称胰岛素抵抗患者体内前 β1-HDL 水平的升高很可能是因为 LPL 中富含三酰甘油的脂蛋白产生增加所致，而胰岛素又能诱导 LPL 的生成。此外，CETP 介导的 α-HDL 转化为前 β-HDL 及 PLTP 诱导的 HDL 重塑均可能导致前 β 颗粒增加。超重及高内脏脂肪组织含量与体内小颗粒 HDL 分子含量增加紧密相关，而与其他环境因素无关。据比较，2 型糖尿病患者循环中前 β1-HDL 水平下降约 50%。由于前 β-HDL 的生成是由 Apo M 正向调控，因此，低 Apo M 水平可能是导致 2 型糖尿病中 PLTP 活性增强而前 β-HDL 浓度却不升高的原因。

由此可见，代谢综合征、2 型糖尿病、肥胖症及胰岛素抵抗均以影响 HDL 为主，并且小颗粒 HDL 向大颗粒 HDL 转换受损。此外，低 HDL 胆固醇水平不仅仅是 2 型糖尿病引发的症状，也可能是其致病的原因之一。HDL 可通过清除多余的胆固醇，抗凋亡发挥细胞保护作用而改善 B 细胞的功能，同时还促进脂肪细胞脂联素的表达。

血脂紊乱是导致动脉粥样硬化发生，并增加心血管不良事件的主要危险因素之一，它与代谢综合征、糖尿病及胰岛素抵抗等在致病作用方面相互协同，对动脉粥样硬化的发生发展起促进作用。HDL 具有抗动脉粥样硬化的功能，因其组成结构的高度异质性、功能的多样性和代谢的复杂性，使其一直是脂质代谢领域中研究的热点。HDL 抑制动脉粥样硬化，产生心血管保护作用，但在血脂紊乱、代谢综合征、炎症和胰岛素抵抗等状态下，这种保护作用被减弱或抵消，其机制主要与 HDL 的代谢异常有关。因此，在动脉粥样硬化等心血管疾病的防治方面，以及有效调控血脂、合理纠正血脂紊乱、降低血清低密度脂蛋白胆固醇水平的同时，还应当高度重视 HDL 代谢的调控并升高 HDL 胆固醇水平。随着对 HDL 认识程度的不断加深，更多有关 HDL 代谢的调控机制、调控靶点及新的功能将被发现，为今后通过药物干预方式调控 HDL 代谢以实现 HDL 更好地发挥抗动脉粥样硬化作用提供理论基础。

（莫中成）

第五节 游离脂肪酸代谢异常

游离脂肪酸（free fatty acid，FFA），主要指非酯化的脂肪酸（non-esterified fatty acid，NEFA），由脂肪组织中的三酰甘油水解产生。血液循环中的 FFA 浓度一般为 0.1～1.0mmol/L，其中大部分与清蛋白结合。FFA 首要的作用是给机体提供能量。高浓度的 FFA 与胰岛素抵抗、脂肪肝、高血压、动脉粥样硬化和心功能紊乱等疾病相关。

一、FFA 的分类及生理功能

FFA 主要根据碳氢链饱和与不饱和分为饱和 FFA、单不饱和 FFA 和多不饱和 FFA，或根据其含碳原子的数量分为短链（<6）、中链（6～12）、长链（>12）FFA。机体内 FFA 主要储存在三酰甘油内，是机体主要的能量来源。同时 FFA 也是构成细胞膜和细胞器磷脂双分子层的重要成分之一。机体循环中的 FFA 亦是由三酰甘油水解产生为主。当循环中 FFA 被细胞摄取时，FFA 可在线粒体内最终降解为二氧化碳和水。尽管中枢神经细胞也有线粒体，但由于血脑屏障的存在，中枢神经细胞仅能摄取短链和中链 FFA。因此中枢神经细胞必须自行通过糖类物质来合成 FFA，这样才能保持它们细胞膜和细胞器磷脂双分子层的正常结构。

机体内脂肪代谢处于动态平衡，一方面，外源性脂肪通过血浆转运，以 FFA 的形式进入脂肪细胞，再合成脂肪储存，与此同时机体主要在肝脏合成内源性脂肪，也通过血浆将其转运进入脂肪细胞储存；另一方面，脂肪细胞内储存的脂肪不断被降解，以 FFA 的形式进入各组织被氧化利用。因此，游离脂肪酸在脂肪代谢中起枢纽作用。研究表明，游离脂肪酸除了与糖、脂代谢异常有关外，还与其他心血管病的危险因素如肥胖、高血压等有关。对人体血清中 FFA 含量进行检测，能够尽早发现患者血清中游离脂肪酸的异常情况，在疾病的早期诊断和早期防治中具有重要意义。

二、FFA 的合成代谢过程

脂解过程指的是三酰甘油（triglyceride，TG）从二酰甘油和单酰甘油分解为单分子甘油和游离脂肪酸的过程。TG 主要来源于饮食中的脂肪，脂肪的消化实际开始于胃中的胃脂肪酶，彻底的消化是在小肠内由胰脏分泌的胰脂肪酶完成。胰脂肪酶催化 TG 降解为二酰甘油。脂肪酶（hormone-sensitive lipase，HSL）是二酰基甘油进一步降解的限速酶，单甘油脂酶在单酰甘油降解的过程中起决定性作用。在消化道内分解产生的 FFA 在胆汁盐载体的作用下由小肠上皮黏膜细胞吸收，随后又经黏膜细胞转换为 TG，后者与蛋白质一起包装成乳糜微粒（CM），释放入血，通过淋巴系统运输到各个组织。其中短链和中链 FFA 可被直接吸收进入门静脉血液，并送入肝脏。调节脂解过程对于机体非常重要：在禁食或强体力活动时，需要高效率的脂解过程产生足够的 FFA 满足机体对能量的需求；相反，在机体进食和休息之后，脂解过程减少以降低 FFA 的产生。

生长激素、糖皮质激素、尿钠肽和细胞因子等都参与调节脂解过程，如儿茶酚胺刺激

FFA 的释放，而胰岛素抑制脂解过程。

定位于毛细血管腔面的脂蛋白脂酶（LPL）是脂解 TG 的关键酶。循环中的乳糜微粒在 LPL 作用下，其中的 TG 被水解为 FFA 和甘油，使得 FFA 能够被外周组织所摄取。LPL 由脂肪和肌肉组织的实质细胞产生，通过糖基化磷脂酰肌醇锚定高密度脂蛋白结合蛋白 1（glycosylation phosphatidyl inositol anchor high-density lipoprotein binding protein 1，GPIHBP1）转运至血管内皮细胞腔面发挥作用。营养状态和能量需求将影响不同组织的 LPL 活性。例如，在餐后脂肪组织 LPL 活性较高，这样有利于机体储存 FFA，而在禁食或体力劳动时肌肉组织 LPL 活性很高，以便于给机体能量需求提供足够的 FFA。然而，目前研究仍不能确定细胞摄取的 FFA 主要是来源于内皮细胞表面 LPL 水解三酰甘油释放还是循环中本身的 FFA。研究发现，内皮细胞水解三酰甘油释放的 FFA 有超过 80%并非由外周组织直接摄取，而是通过血液进入循环系统。

三、FFA 的分解代谢过程

真核生物 FFA 分解代谢发生于线粒体基质中。在进入线粒体基质前，FFA 会在脂酰辅酶 A 合酶的作用下，与辅酶 A（CoA）形成脂酰辅酶 A（脂酰-CoA），即 FFA 活化。短链或中长链的脂酰-CoA（10 个碳原子以下）可容易地利用渗透方式通过线粒体内膜，但更长链的脂酰-CoA 需要一个特殊的转运机制。长链脂酰辅酶 A 在肉碱-脂酰转移酶 I 催化下，肉碱分子取代其中的辅酶 A 基团，形成脂酰肉碱，在肉碱/脂酰肉碱移位酶作用下通过线粒体内膜转运至线粒体基质。到达线粒体基质后，在肉碱/脂酰肉碱移位酶 II 作用下，肉碱分子释出并运出线粒体基质，同时脂酰基重新回到 CoA 上，至此脂酰辅酶 A 成功进入线粒体基质。

进入线粒体后，脂酰-CoA 进行 β 氧化作用，首先是 β 氧化，在脂酰-CoA 脱氢酶的催化下，经过一系列氧化作用，形成乙酰-CoA。随后是在 β 氧化阶段形成的乙酰-CoA 进入三羧酸循环，继续被氧化直至脱出 CO_2。最后是在前两步中产生的还原型烟酰胺腺嘌呤二核苷酸（nicotinamide adenine dinucleotide hydrogen，NADH）和还原型黄素腺嘌呤二核苷酸（$FADH_2$）把电子传送到线粒体呼吸链，经过呼吸链，电子被运送给氧原子，伴随电子的流动，ADP 经磷酸化作用转化为 ATP。

四、FFA 代谢异常

（一）LPL 基因突变

人类 LPL 基因由 9 个外显子组成，编码包含 475 个氨基酸残基的蛋白质，由两个不同的结构域组成，氨基末端的结构域包含负责脂解作用的催化活性中心（Ser159、Asp183 和 His266），羧基末端结构域包含肝素结合域，是结合脂蛋白的重要结构，主要由氨基酸组成，调节其与肝素及 GPIHBP1 的结合。

LPL 基因常见的突变和高三酰甘油血症表型相关。高三酰甘油血症患者携带的 LPL 基因突变有 Asp9Asn、Asn291Ser、Trp86Arg、Gly188Glu、Pro207Leu、Asp250Asn。如果 LPL

发生突变造成蛋白质组成和结构发生改变而不能与 GPIHBP1 相互作用,会使 LPL 不能转运并附着到血管内皮腔面进而影响其水解三酰甘油功能。LPL 基因突变后 LPL 蛋白质量和酶活性也会降低,随即影响其功能。

(二)LPL 活性变化

不同组织 LPL 活性的生理变化主要通过部分蛋白质调节。这些蛋白质分为两组。第一组是载脂蛋白,Apo C Ⅰ、Apo C Ⅱ、Apo C Ⅲ、Apo C V 和 Apo E,这些蛋白主要由肝脏产生。第二组是亲血管生成素蛋白家族的部分成员,特别是 ANGPTL3、ANGPTL4、ANGPTL8。

1. 载脂蛋白 C（apolipoproteins C,Apo C） Apo C 家族中 Apo C Ⅰ、Apo C Ⅱ 和 Apo C Ⅲ 主要由肝脏产生,分子量为 8kDa。Apo C Ⅱ 可提高 LPL 活性从而降低血浆 TG 水平,但小鼠过表达人 Apo C Ⅱ 基因时血浆 TG 清除率会降低,导致高三酰甘油血症,提示高浓度 Apo C Ⅱ 反而抑制 LPL 活性。部分病理因素(肥胖)或药物(降血脂药物)均可影响血浆 Apo C Ⅱ 水平,提示 Apo C Ⅱ 不是正常生理刺激下调节 LPL 活性的主要物质。

Apo C Ⅰ 和 Apo C Ⅲ 可抑制 LPL 活性来降低血浆 TG 清除率。此外,Apo C Ⅰ 和 Apo C Ⅲ 不但可调节血浆脂蛋白加工过程中酶的活性,还可解除含 ApoC 脂蛋白与其受体间的结合,从而影响血浆脂蛋白代谢。Apo C Ⅲ 基因杂合子（R19X）携带者血浆 TG 水平能正反馈调节 Apo C Ⅲ 对 LPL 活性的抑制,而 Apo C Ⅰ 变异基因不会引起血浆 TG 水平变化。尽管 Apo C Ⅲ 是贝特类药物调节血浆 TG 水平的关键物质,但无法证明 Apo C Ⅲ 是生理刺激下调节 LPL 活性的主要物质。

载脂蛋白 A V（Apo A V）主要是通过增加 LPL 活性,提高血浆 TG 清除率,减少血浆 TG 水平。如果 Apo A V 基因突变,则导致患者出现早发性或迟发性高乳糜微粒血症。此外,Apo A V 还可通过抑制 VLDL 合成,或作为 LDL 受体的配体,或促进肝蛋白多糖受体与富含 TG 脂蛋白结合,激活肝细胞中受体介导的脂质摄取,来降低血浆 TG 水平。Apo A V 和 LPL、蛋白聚糖和 GPIHBP1 间的相互作用能刺激 LPL 活性,但具体机制尚未阐明。

载脂蛋白 E（Apo E）位于富含 TG 的脂蛋白中,能有效介导肝细胞摄取其中的残余胆固醇,人类 Apo E 基因突变将改变血浆脂蛋白水平,影响心血管疾病的发生率。与 Apo A V 和 Apo C 不同,Apo E 可由肝外组织细胞(如巨噬细胞)产生。体外实验表明,Apo E 可抑制 LPL 活性,降低血浆 TG 清除率,同时刺激肝脏合成 VLDL-TG,从而增加循环中富含 TG 的脂蛋白水平。尽管 Apo E 可改变血浆脂蛋白水平,但在生理状态下,暂无证据表明 LPL 的活性主要由 Apo E 调节。

2. 血管生成素样蛋白 血管生成素样蛋白 4（angiopoietin-like protein 4,ANGPTL4）是一种由肝细胞、脂肪细胞、心肌细胞、内皮细胞、肠上皮细胞和巨噬细胞分泌,与血管生成素具有同源性的蛋白质,分子量为 50kDa。最初 ANGPTL4 作为 PPARα 和 PPARγ 的靶标基因被克隆发现。研究表明,禁食和运动状态下 ANGPTL4 是 LPL 活性的主要生理调节因子,其基因突变会降低血浆 TG 水平,小鼠过表达 ANGPTL4 可降低血浆 LPL 活性,从而减少血浆 TG 清除率,增加血浆 TG 水平,反之则增加 LPL 活性,降低血浆 TG 的浓度。研究表明,ANGPTL4 促使具有催化活性的 LPL 二聚体分裂成无活性的 LPL 单体,同时,ANGPTL4 可作为非竞争性抑制剂与 LPL 结合,抑制其水解活性。

ANGPTL3 是血脂调节因子，突变的肥胖 KK/San 小鼠伴有明显的低血浆 FFA 和 TG。人类 ANGPTL3 基因突变会导致遗传性低脂血症，该病的特征是全血总胆固醇、LDL 胆固醇、HDL 胆固醇和血浆 TG 水平较低。ANGPTL3 通过抑制 LPL 活性来降低血浆 TG 清除率，从而降低血浆 TG 水平。ANGPTL3 抑制 LPL 的具体机制尚不清楚，但与 ANGPTL4 抑制 LPL 活性有区别。ANGPTL3 只能由肝脏产生，而肝脏并不表达 LPL，因此 ANGPTL3 的内分泌作用更甚于旁分泌因子的作用。如何调控肝脏合成 ANGPTL3 从而促进其组织特异性地调节 LPL 活性还不是很清楚。

最新发现的类血管素蛋白家族成员 ANGPTL8，它与 ANGPTL3 和 ANGPTL4 有一定同源性，但缺少类血管素蛋白家族的基本特征之一：没有 C 端类纤维蛋白区域。小鼠肝脏和白色、棕色脂肪组织中表达 ANGPTL8，肾脏和肠管表达较少，但是在人类，ANGPTL8 仅在肝脏表达。缺乏 ANGPTL8 会降低血浆 TG，而 ANGPTL8 过表达会增加血浆 TG，与其抑制 LPL 活性有关。ANGPTL8 可直接抑制 LPL 活性或间接通过促进 ANGPTL3 活化完成。人类 ANGPTL8 基因的突变会使血液中 LDL 胆固醇和 HDL 胆固醇水平降低，却不影响血浆 TG 含量。喂食会通过胰岛素刺激白色脂肪组织和肝脏表达 ANGPTL8，然而棕色脂肪组织要在寒冷刺激下表达 ANGPTL8。有趣的是，喂食和胰岛素同样也能上调白色脂肪组织 LPL 的活性，寒冷可上调棕色脂肪组织 LPL 活性，尚未知晓 ANGPTL8 同这之间的关系。

3. GPIHBP1 突变或缺失　GPIHBP1 包括 4 个重要的结构域：第 1 个是信号肽结构域；第 2 个是氨基末端酸性结构域；第 3 个是富含半胱氨酸的淋巴细胞抗原 6（lymphocyte antigen，Ly6）结构域，其结构与补体激活因子 CD59 和尿激酶型纤溶酶原激活受体的结构相似；第 4 个是成熟 GPIHBP1，包括 1 个糖基化磷脂酰肌醇（glycosylphosphatidylinositol，GPI）的锚定结构域。

GPIHBP1 作为载体参与 LPL 向血管内皮细胞的转运，GPIHBP1 与 LPL 跨内皮细胞的转运是双向进行的。当血管内皮细胞表面一部分 LPL 参与脂解代谢后，GPIHBP1 可从内皮细胞的顶端转运到内皮细胞基底外侧，从而转运更多的 LPL 到内皮细胞血管腔面。近年，一些有临床重要意义的 GPIHBP1 突变位点陆续在患乳糜微粒血症的人群中被鉴定出来，其中包括 G56R 纯合突变、Q115P 纯合突变、C65Y 纯合突变、C68Y 纯合突变、G175R 纯合突变和 C89F 杂合突变、C65S 和 C68G 复合杂合突变、T108A 纯合突变和 T108R 纯合突变，可能与 LPL 没有及时转运到内皮细胞血管腔面发挥水解乳糜微粒中的 TG 有关。

4. 线粒体损伤　FFA 分解代谢的场所是线粒体，线粒体损伤之后必然产生 FFA 代谢异常。外源性药物、电离辐射、衰老、疾病等外界因素都可造成线粒体损伤，其中以氧化损伤最为常见。外源性刺激条件下，线粒体遭受损伤，产生更多细胞内活性氧（reactive oxygen species，ROS），超氧阴离子自由基、过氧化氢和羟自由基这 3 类强氧化成分合称为 ROS 和活性氮（reactive nitrogen species，RNS）。当在病理状态下，线粒体过量产生 ROS，超过线粒体自身的抗氧化能力后，产生的过氧化物都可直接或间接地引起线粒体功能紊乱，造成细胞损伤。

五、FFA 受体

FFA 除给机体供能之外,在不同的生理状况下还可调节受体信号通路、基因表达及机体能量平衡。作为 FFA 的生理传感器,胞内或核内脂质绑定蛋白家族成员如脂肪酸绑定蛋白和过氧化物酶体增殖物激活受体(peroxisome proliferator-activated receptor,PPAR)参与很多生理和病理生理过程。有研究发现其机制可能是某些细胞膜受体作为 FFA 受体(FFAR)参与这些生理过程。

至今有 5 个 FFAR 由于其在众多生理过程中的作用而备受关注。在这些 FFAR 中,FFA1(GPR40)与 GPR120 可被中链和长链 FFA 激活,GPR84 可被中链 FFA 激活。相反,FFA2(GPR43)和 FFA3(GPR41)可被短链 FFA 激活。因此,每个 FFAR 通过选择性地匹配 FFA 碳链的长度作为该 FFA 的传感器继而发挥作用。FFAR 的生理作用包括对胰岛素和肠促胰岛素分泌、脂肪细胞分化、抗炎作用、神经激活和口味的调节,这些生理作用都与调节能量代谢相关。因此,FFAR 作为能量代谢的潜在治疗靶点越来越受到关注。

(一)FFA2(GPR43)

FFA2 是短链 FFA 的受体,主要在白色脂肪组织和胃肠道表达,皮下、肾周、附睾、脾脏和骨髓中也有表达,FFA2 参与了肥胖与能量储存的过程。

1. 脂肪组织 FFA2 可能参与肥胖及其相关的疾病如代谢综合征。研究发现,高脂饮食诱导的肥胖小鼠相对于正常饮食组其脂肪组织可表达更多的 FFA2。诱导 3T3-L1 源性脂肪细胞分化后,在短链 FFA 作用下 FFA2 和 PPARγ2 mRNA 表达明显上调。干扰 3T3-L1 源性脂肪细胞 FFA2 mRNA 表达,可阻滞脂肪分化。所有这些结果提示,短链 FFA 激活 FFA2 可能是脂肪细胞分化的关键所在,最终促进脂肪蓄积。

机体摄取食物后,胰岛素促进相应的组织摄取糖等营养物质,同时阻止脂肪细胞的脂质分解。然而,当细胞发生胰岛素抵抗时,这种阻滞作用失效,使得脂质外流到血浆,导致高脂血症。这时 FFA2 会抑制脂质从脂肪细胞流出,起到一定的积极作用。短链 FFA 可剂量依赖性地抑制肾上腺素诱导的 3T3-L1 源性脂肪细胞脂质分解作用。相应地,有研究发现短链 FFA 可抑制腹部皮下脂肪组织非酯化的脂肪酸和甘油的释放。随后,利用 FFA2 敲除小鼠进一步验证 FFA2 介导这些作用。短链 FFA 激活 FFA2 直接抑制脂质分解进一步阻止血液中的 FFA 产生。

2. 瘦素释放 瘦素是由白色脂肪释放产生,能有效地抑制食欲,是肥胖症的一个动态指标。同时,有研究证实短链 FFA 可通过 FFA2 促进瘦素释放。补充短链 FFA 能够影响食欲,其机制有可能是通过 FFA2 促进瘦素的释放。在小鼠白色脂肪组织也检测到 FFA3 存在,而短链 FFA 在与从小鼠分离的白色脂肪组织共孵育时可促进瘦素浓度的增加。过表达脂肪细胞内 FFA3 会使得瘦素分泌增加,干扰 FFA3 表达会减少瘦素分泌。

3. 肠道 肠道因其参与营养物质的吸收、内脏激素的分泌,在机体能量平衡中起关键性的作用。免疫组化实验证实 FFA2 与肠道内分泌 L 细胞共定位表达。营养状态、神经和内分泌因子都会刺激 L 细胞分泌多种肽,如多肽 YY、胰高血糖素样肽-1(glucagon-like peptide-1,GLP-1)和胰高血糖素样肽-2(GLP-2)。短链 FFA 可通过 FFA2 刺激 L 细胞分泌 GLP-1 和其他前高血糖素原基因产物。肠降血糖素可促进胰岛素的分泌。GLP-1 是一种肠降血糖素，并可有效地抑制食欲。回肠 L 细胞分泌 GLP-1 依赖于小肠肠腔内的营养状态。GLP-1 作为肠降血糖素可通过胰岛细胞的 GLP-1 受体促进胰岛素分泌。短链 FFA 可增加结肠高血糖素原 mRNA 和血液循环中 GLP-1 的含量。而短链 FFA 是通过结肠的 FFA2 促进 GLP-1 分泌。当小鼠缺乏 FFA2 和 FFA3 的时候，短链 FFA 诱导 GLP-1 分泌减少，同时机体糖耐量受损。但是 GLP-1 所产生的饱腹感可用来治疗肥胖。此外，GLP-1 作为肠降血糖素还有利于 2 型糖尿病患者分泌胰岛素。由于多肽 YY 和 GLP-1 可降低食欲，减少食物摄取，增加机体能量消耗，促使机体达到能量平衡。因此，通过 FFA2 调节多肽 YY 和 GLP-1 的分泌可控制能量摄入，并用于治疗肥胖和代谢综合征。

4. 肠动力 胃肠道运动有助于消化和营养物质的吸收，促进能量的摄取。FFA2 可影响部分胃肠道运动，同时影响胃肠道 5-羟色胺的释放。5-羟色胺是调节情绪、行为和食欲的中枢神经递质，与多肽 YY 共定位。5-羟色胺在外周主要分布于肠道嗜铬细胞，同时还存在于黏膜肥大细胞。当受到机械或化学刺激时，在短链 FFA 作用下，肠道可呈剂量依赖性地释放 5-羟色胺。表达 FFA2 的细胞与表达 5-羟色胺的黏膜肥大细胞共同定位在大鼠回肠末端和结肠，以及人类结肠。因此，短链 FFA 激活 FFA2 介导肠道释放 5-羟色胺，不需要借助多肽 YY，而借助胃肠道运动来调节食欲。

5. 免疫细胞 短链 FFA 可刺激 FFA2 调节免疫反应。中性粒细胞和嗜酸性粒细胞均表达 FFA2。FFA2 敲除小鼠关节炎、结肠炎、哮喘的炎症状态明显恶化，募集的免疫细胞和炎症介质明显增加。在葡聚糖硫酸钠诱导的结肠炎模型中，FFA2 敲除小鼠炎症反应比正常小鼠更强烈。而在无菌小鼠，阻断其肠道发酵产生短链 FFA，会破坏该小鼠的炎症反应。FFA2 还可影响白细胞迁移和炎性因子分泌。在 FFA2 敲除小鼠肠道内，白细胞迁移减少，而该作用在无菌小鼠可被阻断，因无菌小鼠肠道产生的短链 FFA 减少。所有这些研究提示，FFA2 是治疗肥胖症和 2 型糖尿病代谢和炎症紊乱的靶点。

（二）FFA3（GPR41）

FFA3 在肠道多种细胞有表达。FFA3 敲除小鼠的 L 细胞分泌的多肽 YY 和 GLP-1 减少，同时表现出明显的低体重和低脂肪垫，血液中瘦素水平也降低。相反地，FFA3 敲除小鼠的肠道运输能力和排泄物中短链 FFA 的含量却明显增加。肠道菌群产生的短链 FFA 对于激活肠道内 FFA3 是必不可少的。在研究过程中发现，雄性 FFA3 敲除小鼠在高脂饮食喂养下其能量输出率和体重低于雌性 FFA3 敲除小鼠。除此之外，雄性 FFA3 敲除小鼠脂肪、体重、血液中瘦素和葡萄糖的含量均明显高于雌性 FFA3 敲除小鼠。这可能与性激素对代谢调节和脂肪组织分布不同有关。短链 FFA 可刺激肠道上皮细胞分泌更多的趋化因子和细胞因子，并募集白细胞和激活 T 细胞。FFA3 敲除小鼠炎性反应明显弱于野生型小鼠，当发生肠道炎症时，FFA3 敲除小鼠 IL-6、IL-12 减少。上述研究提示，短链 FFA 受体在肠道免疫反应时对募集白细胞和激活 T 细胞产生细胞因子具有重要作用。

（三）GPR84

GPR84 是中链 FFA 的受体，主要在白细胞和脂肪细胞中表达。脂多糖诱导炎症小鼠的单核细胞和巨噬细胞高表达 GPR84，GPR84 刺激这两种细胞分泌炎性因子 IL-8 和 TNF-α 增加。3T3-L1 源性脂肪细胞与巨噬细胞共孵育时，其表达的 GPR84 明显增加。在肥胖和 2 型糖尿病发生时，免疫细胞如巨噬细胞和树突状细胞渗透入脂肪细胞间隙，通过增加炎性因子的分泌促进炎症发生。由于 GPR84 在白细胞特异性表达，而 GPR84 又是中链 FFA 受体，因此 GPR84 在 FFA 代谢与免疫系统间起一定的关联作用。

（四）FFA4（GPR120）

FFA4 是中长链 FFA 的受体。人和小鼠 FFA4 表达紊乱时会导致肥胖。高脂饮食喂养 FFA4 缺乏小鼠会发生肥胖、葡萄糖耐受不良、脂肪肝、脂肪细胞分化和脂肪生成减少而肝细胞脂肪化增加。肥胖个体可检测到 FFA4 外显子区域存在有害的非同义突变（p.R270H），该突变抑制 FFA4 活性。FFA4 激动剂在 RAW264.7 细胞通过 β 抑制蛋白信号通路发挥抗炎作用。FFA4 在人和小鼠肠道内也有表达，有推测 FFA4 参与机体肠降血糖素的分泌，因其在大肠内和表达 GLP-1 的内分泌细胞共定位。而内源性 FFA4 也在其他组织和细胞有表达，如单核/巨噬细胞、味蕾、肺克拉拉细胞、胰岛。位于胰岛的 FFA4 可促进胰岛素分泌，降低糖化血红蛋白水平，使胰岛免于脂毒性。

（五）FFA1（GPR40）

FFA1 仅是中长链 FFA 的受体。微摩尔水平 FFA 即可激活 FFA1，从而促进胰腺 B 细胞分泌胰岛素。FFA 对胰岛 B 细胞的急性作用是刺激胰岛素分泌，当 FFA1 失去功能的时候，该作用会被减弱。FFA 对胰岛 B 细胞的慢性作用是产生脂毒性而造成 B 细胞功能紊乱。在高脂饮食喂养下，小鼠胰腺 B 细胞过表达人 FFA1，该小鼠会发生高血糖症，而在普通糖尿病小鼠过表达人 FFA1 时，可促进胰岛素分泌，提高糖耐量。2 型糖尿病患者 B 细胞 FFA1 表达减少，慢性激活 FFA1 有益于糖代谢。与正常小鼠相比，尽管循环中的 FFA 水平增加，FFA1 缺失小鼠胰高血糖素分泌明显减少。FFA1 也在肠道内分泌细胞和分泌胰高血糖素细胞表达，参与葡萄糖代谢。肠道 L 细胞和 K 细胞不仅表达肠促胰岛素 GLP-1 和 GIP，同样也表达 FFA1。总体来说，FFA 刺激胰岛素分泌可直接通过激活胰腺 B 细胞 FFA1，或是间接通过 FFA1 促进肠促胰岛素的分泌。

六、FFA 代谢异常与心血管疾病的关系

（一）FFA 和心肌代谢

心肌细胞生长过程中 70% 的能量主要是来自于 FFA 的 β 氧化，剩下的 30% 由糖降解或乳酸氧化所产生的酮体和丙酮酸氧化提供。当 FFA 浓度增加时，相应的心肌细胞的 β 氧化活动也增强，这对心脏而言是不利的。一方面，与糖酵解供能相比，当进行 β 氧化供能时心肌细胞需要更多的氧。这种通过 β 氧化所产生的氧耗具有很大副作用，尤其在心肌细胞对于能量需求增加的疾病中，如心力衰竭或急性冠脉综合征。除此之外，有研究发现，FFA 会阻断心肌细胞的呼吸周期。在这个研究中，FFA 可增加线粒体解偶联蛋白的数量，使得呼吸周期中膜电位或氢离子梯度减少，这样会造成呼吸周期无效从而需要更多的氧。另一

方面，增加的 FFA 会损坏胞膜，干扰心肌细胞的铁离子通道。

（二）FFA 和胰岛素抵抗

FFA 浓度增加是发生 2 型糖尿病的独立危险因素。FFA 参与胰腺 B 细胞或肝脏和肌肉细胞胰岛素抵抗的病理生理过程。肌肉组织 FFA 氧化增加和胰岛素抵抗发生发展之间的关系在某种意义上来说与葡萄糖氧化摄取及糖原合成减少相关，也就是糖脂循环，游离脂肪酸和糖代谢异常相关，游离脂肪酸升高会使细胞内的乙酰辅酶 A 含量增加，乙酰辅酶 A 可通过抑制丙酮酸脱氢酶而使葡萄糖氧化下降，这就是葡萄糖–脂肪酸循环）。FFA 代谢增加会通过抑制胰岛素受体底物 1（insulinreceptor substrate-1，IRS-1）和磷酸肌醇-3-激酶降低细胞内胰岛素的作用。除此之外，FFA 也可直接抑制葡萄糖的摄取和磷酸化，以及减少糖原合成。FFA 在氧化过程中通过激活蛋白激酶 B 会产生神经酰胺。有趣的是，FFA 摄取和 β 氧化之间的不平衡会导致细胞内 FFA 及其代谢物的蓄积，这样会引起胰岛素抵抗和骨骼肌三酰甘油含量增加。肝脏内 FFA 降解时会产生乙酰辅酶 A，通过激活丙酮酸羧化酶和磷酸烯醇丙酮酸羧激酶使糖异生增加和葡萄糖释放的限速酶——葡萄糖-6-磷酸酶激活。另外，FFA 会破坏肝脏的胰岛素信号转导系统。由于肝脏中储存的三酰甘油有将近 60% 来源于血液循环中的 FFA，因此 FFA 在脂肪肝发生和发展中起关键作用。肝脏中三酰甘油的含量与胰岛素抵抗之间是恶性循环关系：胰岛素抵抗会使得胰岛素对脂解的抑制作用减弱，FFA 释放增加，肝脏摄取的 FFA 也随之增加，由此肝脏中储存的三酰甘油增加，进一步恶化机体胰岛素抵抗状态。另外，肝脏对 FFA 摄取增加也会使 VLDL 合成增加。当 FFA 急剧增加时，会使得胰腺 B 细胞分泌胰岛素相应增多；然而，当 FFA 缓慢增加时，会造成"B 细胞中毒"，这时出现胰岛素分泌受阻及细胞死亡。

（三）FFA 和高血压

前瞻性研究的流行病学数据显示，FFA 是高血压发生发展的独立危险因素。此外，输入肝素化的 FFA 或者脂质会激活 LPL，促进 FFA 的释放，从而直接升高血压。高血压患者不仅仅在禁食期 FFA 减少，尤其胰岛素抑制脂解作用也减弱。有研究显示，α_1 肾上腺素的激活可能参与 FFA 与高血压间的作用。研究发现，α_1 肾上腺素拮抗剂可选择性地增强 FFA 升高血压的作用。同样，当使用 α_1 肾上腺素的激动剂时，输入 FFA 会显著提高激动剂升高血压的作用。另外，FFA 刺激机体氧化应激，导致舒张血管的一氧化氮减少，同时胰岛素介导的血管舒张反应也减弱。同时 FFA 可促进血管壁平滑肌细胞的增殖，使得血管肥大、血管壁失去弹性，这些都会促进高血压的发生。

（四）FFA 和动脉粥样硬化

FFA 参与动脉粥样硬化的发展过程，通过影响血管壁的内皮细胞、巨噬细胞和平滑肌细胞发挥促动脉粥样硬化的作用。FFA 会导致内皮细胞的凋亡，蛋白磷酸酶 2Cβ 的活化在其中起决定性作用。高浓度的 FFA 会使内皮细胞内的炎性因子如肿瘤坏死因子（TNF-α）、单核细胞趋化蛋白-1（MCP-1）、白细胞介素-8（IL-8）高表达，同时也升高血管细胞黏附分子-1（VCAM-1）和细胞间黏附因子-1（ICAM-1）的表达。通过影响胆固醇转运，FFA

参与巨噬细胞转变为泡沫细胞的过程。平滑肌细胞的增殖在血管壁粥样硬化中起到重要作用，而 FFA 刺激平滑肌细胞的增殖。除此之外，FFA 还可通过增加低密度脂蛋白的蓄积改变平滑肌细胞外基质。

（李 靓 谢 巍 尹卫东）

第六节 脂蛋白（a）代谢异常

脂蛋白（a）[lipoprotein（a），Lp（a）]是一种特殊类型的脂蛋白，由载脂蛋白 A（Apo A）与载脂蛋白 B-100（Apo B-100）以二硫键形式连接而成。目前大量的流行病学调查表明，Lp（a）是动脉粥样硬化（As）及其并发症如急性冠脉综合征、脑卒中等的危险因素。临床病理检查也发现在动脉粥样斑块中也有大量的 Lp（a）和氧化 LP（a）[oxided lipoprotein（a），ox-Lp（a）]的沉积。此外，体内氧化修饰的 Lp（a）可刺激单核细胞合成、分泌黏附分子，促进单核细胞聚集、黏附到血管内膜，进而分化为巨噬细胞并刺激氧自由基的产生，损伤血管内膜的通透性，促进 As 的发生、发展，因此，进一步研究 LP（a）对预防 As 发生具有重大意义。

一、LP（a）结构与特点

Lp（a）是 1963 年由挪威遗传学家 Berg 首先发现并命名。其颗粒呈球状，由脂质和蛋白质两部分所组成，中性脂质部分具有疏水性，位于核心；而外周由 Apo B-100 和 Apo A 通过二硫键连接形成蛋白复合物。由于 Lp（a）含有与低密度脂蛋白（LDL）相同的 Apo B-100 成分，所以曾被认为是 LDL 的遗传和抗原变异型。但 Lp（a）还含有 Apo A，以 Apo B-100-Apo A 复合体形式包绕在脂质外部，具有水溶性和脂溶性双重性质。而 Apo A 为 Lp（a）的特有载脂蛋白，从很大程度上决定着 Lp（a）功能，所以 Lp（a）在泳动、密度、颗粒大小、分子量、免疫特点等方面均不同于 LDL。因此 Lp（a）是血浆中一种独立的脂蛋白。

Apo A 的结构及其多态性：LP（a）分子大小、密度的高度异质性，是由 LP（a）特有成分 Apo A 决定的，Apo A 是富含糖基的高亲水蛋白，其分子大小的异质性源于其多肽链大小的多态性。而近来的研究也表明，由于 LPA 基因的单核苷酸多态性如 rs10455872、rs3798220 和 rs7770628 会明显增加 Apo A 中的 kringle IV 的重复拷贝数，从而影响 Apo A 分子量的大小，并最终影响血浆中 LP（a）的水平。

此外，Apo A 与纤溶酶原的基因高度同源，属于人类纤溶酶原基因超家族成员。Apo A 是由多拷贝的纤溶酶原 kringle VI 样的重复片段和单拷贝 kringle V 及丝氨酸蛋白酶区域构成。氨基酸测序的结果表明，Apo A 有 10 种纤溶酶原 kringle VI 样的基序（命名为 kringle IV-1～X），除了 kringle IV-2，每种 kringle IV 都是单拷贝不同 Apo A 亚型，kringle IV-2 的重复差异可达 3～40 拷贝，这就是 LP（a）不同亚型分子大小高度异质性的原因。值得注意的是，尽管 Apo A 与纤溶酶原结构高度同源，但 Apo A 的丝氨酸蛋白酶区域并没有催化活性，因此缺乏组织性纤溶酶原激活剂（t-PA）的切割位点，所以 Apo A 不具有降解纤维蛋白的蛋白酶活性，从而促进血栓形成（图5-5）。

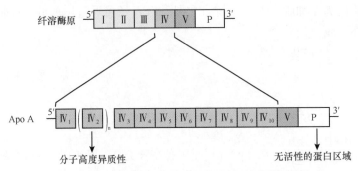

图 5-5　Apo A 的基因多态性和 Apo A 与纤溶酶原的关系

二、LP（a）的代谢

人体内的 LP（a）是一种独立的危险因子，其在血浆内水平升高是引起 As 的重要因素。而循环血液中 LP（a）代谢途径目前比较公认的有：LP（a）经 LDL 受体途径代谢；LP（a）经巨噬细胞清道夫受体及 VLDL 受体途径；LP（a）经去唾液酸糖蛋白受体（asialoglycoprotein receptor，ASGPR）由肝脏代谢途径；LP（a）本身或其经一些相关酶的作用形成小一些的片段再经肾脏排出体外，即经肾脏排泌途径。

（一）LP（a）的合成

1. LP（a）在不同物种及组织表达　肝脏是 Apo A 合成的主要场所，也是 LP（a）合成、组装、分泌的主要"工厂"。大量的遗传学、生物学及免疫学的证据表明，LP（a）在人类及其他的灵长类动物中均有表达。此外，LP（a）在刺猬中也表达，但在常用来做研究的动物如小鼠、大鼠、豚鼠、猪、兔子中并不表达，这给 LP（a）的研究增加了难度。

2. LPA 基因转录调节　LP（a）血浆水平主要取决于 LPA 基因中的 kringle Ⅳ 第二个亚基（KⅣ-2）的拷贝数多少（3～43 个重复拷贝数变异）。其拷贝数越多，Apo A 颗粒直径越大，LP（a）血浆水平越低，反之亦然。此外，在 LPA 基因的五核苷酸上发现 3 个可变异的位点（rs10455872、rs3798220 和 rs7770628），这些位点的变异可显著影响 LPA 中 KⅣ-2 的重复拷贝数，进而影响 Apo A 颗粒大小，最终影响 LP（a）血浆水平。

3. Apo A 分泌的调节　Apo A 分泌前需要进入内质网腔中进行加工、折叠，随后运输到高尔基体修饰或释放到胞质中被蛋白酶体降解。Apo A 分泌过程受到大量细胞因子的影响，当内质网中 N-连接糖基化被抑制时可减少 Apo A 分泌，而当加入蛋白酶抑制剂时 Apo A 分泌则会增加。此外，他们还发现 Apo A 在运出内质网到达高尔基体前很容易被降解，而钙连蛋白可通过与 Apo A 连接保护 Apo A。ε-氨基己酸是一种 C-末端赖氨酸模拟物，其可包绕钙连蛋白和钙网蛋白，减少它们的降解，进而增强钙连蛋白和钙网蛋白与 Apo A 结合时间，减少 Apo A 降解，增加 Apo A 的分泌。而油酸则可直接抑制蛋白酶体，减少 Apo A 降解，增加 Apo A 的分泌。肝细胞 Apo A 的合成和分泌与三酰甘油的合成、分泌密切相关，因此减少 Apo A 分泌对高脂血症的预防具有重大意义。

4. LP（a）组装的调节 目前关于 LP（a）组装场所存在较大的争议。有的研究认为是在细胞内，有的认为在细胞外。有研究者在人原代肝细胞及人肝癌细胞 HepG2 内的微粒体中发现 Apo A：LDL 复合体，而 White 和 Lobentanz 等却发现 LP（a）在狒狒肝细胞和人肝癌细胞 HepG2 外进行装配。在 Apo A 转基因小鼠中加入人的 LDL，血浆中可发现 Apo A：LDL 复合体。对于活体内进行 LP（a）组装的研究非常困难，目前仅有少部分关于 LP（a）组装的活体实验，其结果也不一致。利用同位素标记的方法追踪 LP（a）的成分 Apo B-100、Apo A、LDL 合成比例，研究者发现 Apo B-100 与 Apo A 比例相同，而与 LDL 却不同，暗示 Apo B-100 在 LP（a）与 LDL 中是分开的。随后研究发现，LP（a）中 LDL 有不同的来源：一种是直接由肝细胞提供，在肝细胞中与 Apo A 直接组装合成 LP（a）并分泌；另一种是来自于循环的 LDL，Apo A 在肝细胞合成后分泌出细胞，在血浆中重新分解组装成 LP（a）。这表明 Apo A 与 Apo B-100 间的二硫键可解开和重新形成，这可能是造成 LP（a）在胞内及血浆均能组装的原因。

（二）LP（a）的分解代谢

1. LP（a）经巨噬细胞清道夫受体及 VLDL 受体途径代谢 在动脉粥样硬化形成过程中，过量负载胆固醇和胆固醇酯的巨噬细胞源性泡沫细胞在动脉粥样斑块形成的各个阶段都扮演重要角色。在泡沫细胞形成过程中，巨噬细胞大量吞噬动脉内膜下致动脉粥样硬化脂蛋白是关键性因素。有研究发现，LP（a）能与巨噬细胞表面特异性结合，并促使细胞对其吞噬、降解，而且巨噬细胞对氧化型 LP（a）的结合、摄取量明显比天然型多。研究人员推测，这可能因为 LP（a）所含特征性的 Apo A 是一种高度糖基化的载脂蛋白，分子中含较多的唾液酸等使其表现出较强的电负性，能被巨噬细胞表面清道夫受体特异性识别（清道夫受体是巨噬细胞表面主要的清除受体，配体多为阴离子化合物）。LP（a）经氧化修饰后，其结构、生物学特性发生改变，电负性增强，这可能也是其与巨噬细胞表面特异性结合显著增加的主要原因。此外，增加鼠巨噬细胞细胞膜表面 SR-B1 表达可促进 LP（a）的蓄积，这表明 SR-B1 参与 LP（a）的内吞和泡沫细胞的形成。而这也间接表明清道夫受体在巨噬细胞摄取 LP（a）的作用。巨噬细胞除具有清道夫受体外还表达 VLDL 受体。有研究表明，表达 VLDL 受体的巨噬细胞同样可介导 LP（a）内吞，最终使其在溶酶体内降解。抑制实验表明，此过程与 LP（a）中 Apo A 密切相关。

2. LP（a）经肾排泌途径代谢 肾脏是人体排泄有害物质的主要器官，大量研究表明肾脏在血 LP（a）的分解代谢过程中起重要作用。研究发现，肾动脉血、静脉血 LP（a）的浓度并不一致，静脉血中的 LP（a）浓度明显低于动脉血，由此推断肾脏参与 LP（a）的代谢。此后，有研究发现，肾功能不全患者血、尿中 LP（a）、游离 Apo A 浓度明显增高，而且血中 LP（a）浓度与游离 Apo A 高度相关。这表明 LP（a）、游离 Apo A 的减少可能与血 LP（a）、游离 Apo A 升高有关，这也间接表明肾参与 LP（a）的分解代谢，但有待进一步的研究证实。尿液中除含有 LP（a）、游离 Apo A 外，还含有 Apo A 片段（包括 N-末端片段和 C-末端片段等）。一般认为尿液中 LP（a）、游离 Apo A 等大分子是通过肾小球滤过膜滤过，而 Apo A 片段等小分子则是肾脏分泌出去的。因此在肾功能不全时，血中 LP（a）浓度增加的原因除肝脏反应性合成外，肾脏对其排泄不良也是一个不可忽视的原因。研究证实，金属蛋白酶在体内能使 Apo A 的 KⅣ 与 KⅤ 基团分离，形成 N-末端片段,并且在尿液中检测到该片段,提示金属蛋白酶有利于 LP(a)或游离 Apo A 的裂解和排出。肾功能不全时,由于体内许多有害物质不能有效排泄,体内环境的改变可能会导致某些酶类失活而使 LP(a)不能裂解成可被肾脏排出的片段,从而使血中 LP(a)增高,这可能是糖尿病患者体内 LP(a)处于高水平的重要原因。

3. LP(a)在肝脏的代谢 肝脏是合成 LP(a)的主要场所,LP(a)的主要成分 Apo A 主要是在肝细胞中合成,并在肝细胞的表面与 Apo B-100 结合后分泌到血液当中。而近来有研究发现,肝细胞除参与 LP(a)合成外还参与 LP(a)的代谢,而这与 LP(a)所含的分子成分密切相关。大量研究已经证实,LP(a)与 LDL 相比含有更高的多糖和唾液酸,这可能是 LP(a)在肝脏中代谢的分子基础。研究发现,去唾液酸的 LP(a)在肝脏中摄入量明显增多,而血液中的 LP(a)明显下降,这间接表明 LP(a)中的唾液酸与 LP(a)在肝脏中的代谢密切相关。而亦有研究证实,LP(a)在肝脏代谢确实与 LP(a)唾液酸有关,与此同时他们发现肝细胞所表达的唾液酸糖蛋白受体水平与 LP(a)在肝脏的代谢密切相关,该发现为将来探讨 LP(a)肝脏代谢机制奠定了基础。

三、LP(a)代谢异常

(一)LP(a)在动脉粥样硬化及血栓形成中的作用

目前大量流行病学调查表明,LP(a)是 As 及其并发症如冠脉综合征、脑卒中等发生过程中重要的危险因素。此外,临床病理检查也发现在动脉粥样斑块中出现大量 LP(a)和氧化 LP(a)[ox-LP(a)]的沉积。而体内氧化修饰的 LP(a)可刺激单核细胞合成、分泌黏附分子,促进单核细胞聚集、黏附到血管内膜分化为巨噬细胞,并刺激其产生氧自由基,损伤血管内皮细胞,促进 As 的发生、发展;LP(a)组成成分 Apo A 与纤维蛋白溶酶原(Plg)在结构上高度相似。研究表明,LPA 基因中含有一个丝氨酸蛋白酶样的结构域,其与纤溶酶原蛋白酶结构域的同源程度在 94%。正由于这种同源性,造成 LP(a)在血栓形成过程中也扮演重要角色。

(二)LP(a)在动脉粥样硬化中的作用

LP(a)能破坏抗炎机制和打破血管壁中促凝与抗凝因子的平衡,抑制一氧化氮介导的血管舒张,从而影响血管内皮的正常功能。研究发现,LP(a)通过其特异组分 Apo A 和 β2-整联蛋白 Mac-1 相互作用,促进单核细胞黏附和迁移到血管内皮下,并激活促炎转录因子 NF-κB 的表达,使炎性细胞聚集到粥样硬化斑块中,促进动脉粥样硬化进程。内皮下聚集的 LP(a)颗粒可与与血管内皮细胞合成的半乳凝素相结合,从而刺激内皮细胞产生活性氧,促进凋亡因子 p53 及 p21 的表达,进而加快内皮细胞的衰老及凋亡,这种情况可被肝生长因子所抑制。而近来研究发现,LP(a)的重要成分 Apo A 可引起人脐静脉内皮细胞和人冠状动脉内皮细胞的肌动蛋白细胞骨架重排,并分散钙黏蛋白,导致细胞收缩和通透性增加,造成内皮功能紊乱,这可能是 LP(a)致动脉粥样硬化的原因之一。此外,有研究报道,内皮下蓄积的 LP(a)可被超氧化物氧化成 ox-LP(a),而 ox-LP(a)与其他脂蛋白相比更容易被巨噬细胞吞噬,促进其转化为泡沫细胞,并且 ox-LP(a)可刺激单核细胞合成、分泌胞间黏附分子及纤维蛋白溶酶原激活因子抑制物 PAI-1，促进单核细胞聚集、黏附到血管内膜，进而分化为巨噬细胞并刺激其产生氧自由基，进而对血管内皮细胞产生损害，引起内膜通透性增加，进一步促进 As 的发生、发展。

LP（a）能使转化生长因子-β（transforming growth factor-β，TGF-β）失活而刺激平滑肌细胞（smooth muscle cell，SMC）的生长。研究表明，处于活化状态的 TGF-β 能阻止 SMC 的增殖和迁移。因此，TGF-β 受抑制可刺激 SMC 生长造成血管狭窄，加速 As 发展及急性临床事件的发生。有研究发现，LP（a）可通过抑制纤溶系统，从而促进 SMC 的增殖并去分化，而这很可能也是与 TGF-β 的活性有关，这有待于进一步的研究。

此外，As 急性临床事件的发生与斑块不稳定破裂密切相关，而不稳定斑块之所以容易破裂，是由于其纤维帽非常薄所致，临床病理学发现在这种纤维帽肩区有大量巨噬细胞浸润，提示巨噬细胞可能与纤维帽变薄有关。有研究表明，巨噬细胞会释放大量基质金属蛋白酶（MMP），而 MMP 对斑块胶原降解密切相关。巨噬细胞吞噬 LP（a）会促进 MMP 的表达，并同时抑制基质金属蛋白酶组织抑制物（TIMP）的产生，这也间接证明 LP（a）可使动脉粥样硬化斑块变得不稳定，进一步加快动脉粥样硬化发展。

（三）LP（a）在血栓形成中的作用

虽然 LP（a）理化性质和脂质组成与 LDL 相似，但由于其特殊的分子结构，使得 LP（a）具有抑制纤维蛋白降解的能力，并促进血栓形成。目前大量流行病学调查也发现，在血栓患者血浆中 LP（a）浓度普遍升高，并且 LP（a）血浆浓度较高的患者，血管术后极易发生栓塞。然而对于其引发血栓形成的机制，到目前为止尚未阐明。研究认为，最主要的原因与纤溶酶原在结构的相似性密切相关。研究发现，LP（a）阻止纤溶酶原与纤维蛋白酶并抑制其激活，此外它还可与内皮细胞、单核细胞和血小板结合，并抑制其聚集，从而抑制血栓的降解，促进血栓的形成。对 LP（a）致血栓形成机制的研究表明，这种抑制血栓降解并促进血栓形成的过程与 Apo A 分子量大小有关，分子量越小促进血栓形成的能力就越强。研究证实，同型半胱氨酸及其他一些巯基化合物（如半胱氨酸、谷胱甘肽和 N-乙酰半胱氨酸）可以增强 Apo A 与纤维蛋白酶结合的能力。此外，对 LP（a）抑制纤溶酶产生的研究表明，重组型 Apo A 抑制血浆酶原结合到被血浆酶修饰过的纤维蛋白原表面。LP（a），尤其是氧化型 LP（a），在体外可使内皮细胞合成及分泌 PAI-1 的速度增加；LP（a）抑制人内皮细胞分泌 t-PA；LP（a）可可逆性地结合到 t-PA 表面，抑制 t-PA 介导的 Glu-PLG 激活。总体而言，LP（a）促进血栓形成的机制为：LP（a）竞争性与纤维蛋白和 t-PA 结合，抑制纤溶酶对纤维蛋白的降解，从而削弱纤溶酶原的激活及纤溶酶的进一步生成，进而减少纤维蛋白的降解，最终促进血栓形成。

（四）LP（a）对血管内皮细胞和内皮祖细胞的损伤作用

大量研究表明，LP（a）可引起内皮功能紊乱，甚至直接损伤内皮细胞（endothelial cell，EC）。研究发现，LP（a）的蛋白组成成分 Apo A 能刺激内皮分泌趋化因子和黏附分子，促使炎性细胞与功能障碍内皮局部结合，LP（a）和小颗粒 Apo A 可使内皮功能障碍，引起内皮细胞骨架重排，加速 EC 应急纤维形成，打断 VE-钙黏蛋白介导的 EC 之间的连接，并通过Rho/Rho激酶途径，活化EC，Apo A在体外还能抑制人脐静脉内皮细胞血管形成能力；其ox-LP（a）对EC的危害性更大，通过刺激EC生成活性氧和纤溶酶原激活抑制物1（PAI-1）致使EC凋亡，引起EC通透性增加，并损害内皮依赖性血管舒张。ox-LP（a）引起EC凋亡的能力比ox-LDL更强，此外，ox-LP（a）能引起EC坏死，ox-LP（a）引起EC坏死的能力远大于ox-LDL。

内皮祖细胞（endothelial progenitor cell，EPC）实验证实了LP（a）对EPC的损伤作用，LP（a）对EPC的存活与增殖、黏附、克隆形成能力、迁移、成血管能力产生破坏和抑制作用，且表现出明显的浓度依赖性。300μg/ml LP（a）对EPC无论是存活与增殖，还是迁移、黏附、克隆形成能力及血管形成能力都接近于最大的破坏效用，特别是对EPC存活与增殖的影响更是如此，当LP（a）浓度达到300μg/ml时，LP（a）可对EPC的破坏作用急剧加大，细胞之间的连接几乎破坏殆尽，临床上把大于300μg/ml LP（a）水平定义为高LP（a）浓度，此结果为其提供了实验证据。EPC迁移、黏附、血管形成能力对LP（a）的破坏浓度要更敏感，当LP（a）的浓度增加到10μg/ml时，LP（a）已经显示出了对EPC血管形成能力的明显损伤效应，1μg/ml的LP（a）可明显减少EPC黏附细胞数目，1μg/ml的LP（a）即可明显损害EPC的迁移能力。机制研究方面发现，LP（a）的EPC损伤作用与下调Akt/eNOS通路有关，且LOX-1受体参与了LP（a）对EPC的损伤作用；Jag-1表达下调与LP（a）降低EPC血管形成能力有关。由于细胞自噬是细胞死亡的重要方式之一，而EPC又是EC的前体细胞，故开展了LP（a）诱导EC自噬及其机制研究，结果发现ox-LP（a）通过激活AMPK-mTOR信号通路诱导HUVEC自噬的发生。

四、LP（a）的调控

由于LP（a）在血浆中的浓度主要取决于其基因LPA，包括单个核苷酸多态性和其KⅣ-2的重复次数多少，另外，Apo A的颗粒分子越小形成的LP（a）分子量越小，越易分泌出细胞，血浆中浓度越高。因此，如何抑制Apo A合成对于减少血浆LP（a）水平至关重要。大量的研究表明，烟酸、雌激素、FGF19等多种调脂物质可通过调节LP（a）的各个组分而影响LP（a）的合成和血浆水平。此外，Apo A和Apo B-100转录后的修饰和组装，对血浆中LP（a）的水平也有较大的影响。

（一）法尼醇受体对Apo A表达的调控

法尼醇受体（farnesoid X receptor，FXR）因其天然的配体为胆汁酸，所以又叫胆汁酸受体，是一种配体依赖性转录因子，属于核受体超家族的一员。

FXR参与调节血浆中LP（a）的水平。胆道梗阻Apo A转基因小鼠及FXR（tg-Apo A/FXR$^{-/-}$）小鼠模型，发现与FXR（tg-ApoA/FXR$^{-/-}$）小鼠相比，Apo A转基因小鼠肝脏中LPA基因表达明显下调。为进一步明确其机制，检测了Apo A启动子区域的相关序列。发现在Apo A启动子区域（从-1952bp至+52bp）存在FXR结合元件（DR-1），FXR可与该序列结合从而抑制Apo A基因的转录，从而下调Apo A的合成。此外，还发现肝核因子4α（hepatocyte nuclear factor 4α，HNF4α）也可与DR-1结合，并促进Apo A的转录，这种作用可被激活的FXR所抑制。最近的研究发现，当胆酸激活FXR时，FXR下游的靶基因

SHP 可被激活,其可与 HNF4α 启动子区域相应的结合位点相结合从而抑制 HNF4α 的表达。提示 FXR 激活可通过 SHR 间接地抑制 HNF4α,从而抑制 HNF4α 对 Apo A 表达的调控。与此相对应,在 FXR 的启动子区域也存在 HNF4α 的结合位点,HNF4α 也可通过与此位点结合调控 FXR 的表达。综上所述,推测 FXR-HNF4α-Apo A 间隐藏着一个复杂网络体系,之间的调控可能存在着正或负反馈的相互关系。

(二)烟酸对 Apo A 表达的调控

烟酸作为临床上四大降脂药物之一,早在 20 世纪 50 年代就用于临床。它具有全面而独特的平衡调脂作用,是第一个通过干预血脂水平证明能预防心血管疾病及降低死亡率的药物。近年,对烟酸剂型进行改进,烟酸缓释剂和烟酸他汀复合制剂的问世,使烟酸的不良反应发生率明显降低。因此,经典调脂药中升高高密度脂蛋白胆固醇(HDL-C)作用最强且唯一降低 LP(a)的烟酸在临床中的地位受到重新评价。HDL-C 是参与胆固醇逆转运的主要物质,血浆中 HDL-C 对动脉粥样硬化的发生、发展具有非常重要的预防作用。烟酸可促进 ABCA1 的表达而产生升高 HDL-C 的作用,然而烟酸下调 LP(a)的机制仍不清楚。

用烟酸处理 Apo A 转基因小鼠,发现小鼠的肝细胞中 Apo A mRNA 及血浆中 LP(a)水平显著下降。此外,他们还发现在 Apo A 基因启动子–1446～–857 区域存在 4 个 cAMP 的结合位点,cAMP 可通过与这些位点结合从而促进 Apo A 基因的转录。而烟酸可抑制 cAMP 的产生,从而抑制 cAMP 对 Apo A 的上调作用。有文献报道,脂肪细胞中烟酸可以通过其受体 GPR109a 抑制腺苷酸环化酶进而减少 cAMP 的产生。然而在肝细胞中是否也通过此机制,目前尚未见文献报道。

(三)FGF19 对 Apo A 基因表达的调控

成纤维细胞生长因子 19(fibroblast growth factor,FGF19)与啮齿动物的 FGF15 高度同源,是成纤维细胞生长因子家族成员之一,大量的研究表明,其在调节胆汁酸平衡和糖脂的代谢中具有重要的作用。最新的研究发现,FGF19 调节肝细胞的胆汁酸代谢主要通过与 FGF4R 结合,调节其下游的因子如 FXR、7α-羟化酶(cholesterol 7-alpha-hydroxylase,CYP7α)的表达实现的。此外,FGF19 还可通过 MAPK/ERK1/2 信号通路调节 CYP7α 的表达。Elk-1 是细胞外信号调节激酶 1/2(extracellular signal-regulated kinase 1/2,ERK1/2)下游因子,也是 Ets 结合转录因子家族成员之一,其可与基因中的 Ets 位点相结合从而抑制基因的表达。研究发现,在 Apo A 基因启动子区域(–1630～–1615bp)存在一个与 Elk-1 相结合的负性结合元件 Ets-1,这是否表明 FGF19 可通过 FGF4R/ERK1/2/Elk-1 信号通路从而负性调节肝细胞中 LPA 基因的转录。为了证明这个假设,他们通过相继抑制 MAPK 信号通路分子的方式验证这个机制。此外,他们研究过程中发现,与 FGF19 单独处理相比,FGF19 及鹅脱氧胆酸(chenodeoxycholic acid,CDCA)共同处理组的 Apo A 合成量下降更为明显。研究表明,胆酸下调 Apo A 合成是通过激活 FXR,继而结合 LPA 基因启动子区域的 DR-1 位点实现的,提示 FXR 及 Elk-1 可作为 Apo A 基因转录调控靶点,协同调控 LPA 基因的转录。

(四)雌激素对 Apo A 表达的调控

雌激素作为一种类固醇激素,大量的研究表明,其参与脂质代谢的调节,从而影响脂蛋白的合成及血浆胆固醇的水平，进而影响 As 的发生发展。高 LP（a）作为引起 As 发生发展的独立危险因素，大量的流行病学的研究表明，雌激素可降低其水平，然而对于雌激素降 LP（a）机制尚不明确。雌激素受体-α（estrogen receptor-α，ER-α）、雌激素受体-β（estrogen receptor-β，ER-β）作为雌激素的作用受体，雌激素可以通过激活 ER-α、ER-β 与多种核受体发生串联及交互作用，从而调节脂质代谢及雌激素的代谢，如雌激素可激活 ER-α 或者 ER-β 进而激活组成型雄甾烷受体（constitutive androstane receptor，CAR）、甾体激素和外源化学物受体（steroid and xenobiotic receptor，SXR）、肝脏 X 受体（liver X receptor，LXR），进而与维 A 酸 X 受体（retinoid X receptor，RXR）或者过氧化物酶体增殖物活化受体（proroxisome proliferator activated receptor，PPAR）结合形成异源二聚体进而调节细胞色素 P450（cytochrome P450）、CYP7α 的表达。雌激素也可通过激活肝细胞的 ER-α，并协同其辅助因子 Trip/Sug1、ERAP140、ERAP160、RIP140、TIF1、SRC-1 参与肝脏脂质代谢的调节。肝细胞是 LP（a）合成的主要场所，那么雌激素是否可抑制肝细胞中 LP（a）的合成？研究发现，在调节 Apo A 转录的 DHII 增强子区域存在一个对 ER-α 及 PPARα 高度敏感的结合位点，而雌激素下调 Apo A 基因表达主要就是通过激活 ER-α 与该转录元件结合，从而间接调节 Apo A 的转录。然而雌激素的这种作用可以被激活的 PPARα 竞争性结合该位点所抑制。对于雌激素是否可以通过其他途径直接影响 Apo A 基因转录，目前未见相关报道。因此，寻找 ER-α 及 PPARα 调节 DHII 的关键点及调控 Apo A 的转录因子，对雌激素降血浆 LP（a）机制的研究具有非常重要的意义。

除了上述参与胆汁酸、烟酸、雌激素、FGF19 调节 Apo A 基因转录的因子和相关受体外，研究还发现，肝富集核因子 HNF1、HNF4α 可通过与 Apo A 启动子区域相应转录元件结合进而调节 Apo A 的转录，影响 Apo A 表达。此外，在 FXR 基因启动子区域也存在 HNF1、HNF4α 的结合位点，因此 FXR 表达也受到 HNF1、HNF4α 转录的调控，而 SHR 作为 FXR 下游的靶基因，其激活可抑制 HNF4α 的表达，已知 HNF4α 可与 FXR 竞争性结合 LPA 基因启动子区域的 DR-1 位点，从而在转录水平上调控 Apo A 的表达。那么推测 FXR-SHR-HNF4α-Apo A 间存在一个相互影响的调控回路，它们之间的相互调控影响 Apo A 的表达（图 5-6）。从这里可得到一个启示：各转录因子和核受体之间存在着相互串联的网络体系，它们之间的相互调控、相互协调共同影响着相同基因的表达。因此，进一步挖掘各转录因子和核受体的关系及下调 Apo A 合成的物质相关机制的研究，有利于进一步了解 Apo A 转录调节机制，为下调血浆 LP（a）的策略提供更为丰富的理论依据。

以上介绍了胆汁酸、烟碱、FGF19、雌激素的作用机制，同时也了解到 FXR、HNF1α、HNF4α 是作为肝脏中富集转录因子，它们参与 Apo A 基因的表达。此外，ER-α、ER-β、Elk-1、PPARs 等其他的核受体也在胆汁酸、烟碱、FGF19 及雌激素作用下参与 Apo A 转录的调控。这些发现逐渐揭示了 Apo A 基因转录的复杂性，而且这些调节 Apo A 转录的核因子及核受体之间存在着串联，也更进一步的表明 Apo A 基因在转录水平上受到多重的调控。应该指出，Apo A 的转录后水平及表观遗传学控制已逐渐引起重视，如通过 miRNA 芯片筛

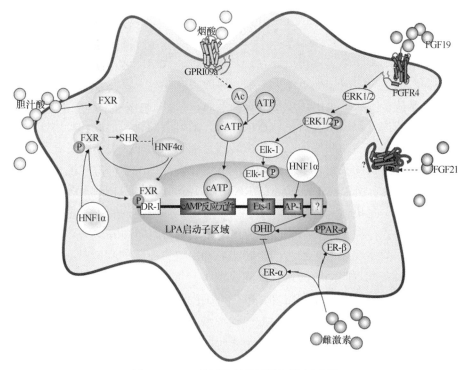

图 5-6　LPA 基因的转录调控网络示意图

选,发现内源性 miR-23b-3p 等显著下调 Apo A 表达水平,另外,去甲基化修饰(5-Aza-CR)、外源性硫化氢均可调控其表达。总之,进一步挖掘 Apo A 在转录水平的调控机制及调控干预手段和方法,对于下调 Apo A 的表达及研究降低血浆中 LP(a)的特异性药物水平具有重要的意义,也可为高 LP(a)血症患者的心血管疾病的防治提供了新的方向。

（王　佐）

第七节　细胞内胆固醇流出能力异常

动脉粥样硬化(As)的发生是一个多因素参与的病理改变。当血管内皮细胞受损时,其对低密度脂蛋白(LDL)等富含脂质的脂蛋白的通透性增加,进入血管壁内侧,经过氧化修饰等过程后,促进血小板在血管内皮局部聚集、巨噬细胞等炎性细胞浸润、激活并释放多种炎性因子,导致细胞内胆固醇蓄积、泡沫细胞形成、血管平滑肌细胞迁移增生和血管新生等最终诱发动脉粥样硬化。而血管壁处细胞内胆固醇过量蓄积是动脉粥样硬化发生和发展的关键环节。胆固醇作为细胞结构和各种脂蛋白的重要组成成分,其含量的高低对于平衡脂质代谢具有重要意义。当机体内胆固醇水平大量增加时,可改变细胞、组织和循环中脂蛋白的成分和水平,诱发多种细胞增殖、迁移、炎性反应和细胞死亡等异常。因此,稳定机体内胆固醇流出能力,对于维持机体内胆固醇代谢平衡,降低血管壁内脂质蓄积和动脉粥样硬化的发生和发展具有重要意义。

一、胆固醇流出

胆固醇是动物细胞膜的重要组成成分，是维持机体代谢的必需原料。动物机体内缺乏直接降解胆固醇的酶类，故生理条件下，细胞内的胆固醇水平较低，超过80%的胆固醇经内质网和高尔基体系统从细胞内转运至细胞膜表面，维持细胞内外胆固醇水平的动态平衡，一旦胆固醇在细胞内蓄积过多会对机体造成损害，最典型的就是形成动脉粥样硬化。胆固醇流出，即将细胞内过多的胆固醇从细胞内转移至细胞外脂质接受体的过程，是起始高密度脂蛋白（HDL）形成的关键步骤。外周细胞或组织内流出的胆固醇经酯化后，通过胆固醇逆向转运（reverse cholesterol transport，RCT）途径运送至肝脏内进行分解代谢，最终经胆汁酸分泌至粪便，是机体降低胆固醇水平的重要方式。机体内胆固醇主要以游离胆固醇和胆固醇酯两种形式存在，而参与胆固醇流出的一般是游离胆固醇。

细胞内的胆固醇主要来源于细胞的生物合成和摄取自血浆的脂蛋白。当细胞合成和摄取的胆固醇过多时，大量胆固醇转运至细胞膜表面，与细胞外接受体结合，在胆固醇转运相关蛋白的作用下，最终流出至细胞外，减少细胞内胆固醇蓄积。内源性胆固醇主要由甲羟戊酸途径合成，随后经内质网以非膜泡途径转运至各种细胞器，多余的胆固醇将运送至细胞膜表面。而从细胞外摄取的脂蛋白等富含胆固醇物质，转运至内含体和溶酶体内，在溶酶体酸性脂肪酶的水解作用下分解，脂蛋白源性的胆固醇通过C型尼曼-皮克病蛋白1（Niemann-Pick's disease C1，NPC1）和NPC2迅速释放转运至细胞质各处，而晚期内含体和溶酶体膜上的蛋白协助脂质从质膜上动员，通过反式高尔基体，最终运送至细胞膜表面参与胆固醇流出。

机体内胆固醇流出具体机制复杂，多重因子参与其中。目前研究显示，胆固醇流出主要有水通道介导的被动扩散、ABC蛋白介导的胆固醇流出和B类1型清道夫受体（SR-B1）介导的胆固醇流出等三种不同途径。其中水通道介导的胆固醇被动扩散，即细胞膜上游离胆固醇与HDL通过碰撞，利用吸附和亲水性弥散作用进行细胞内外双向流动，其流向依赖于细胞内外的胆固醇的浓度梯度，效率不高。细胞胆固醇流出主要依赖于主动转运，其中ATP结合盒转运体A1（ABCA1）、ATP结合盒转运体G1（ABCG1）和B类1型清道夫受体是细胞内主动形式的胆固醇流出的主要转运蛋白。

（一）胆固醇流出的主要转运蛋白

1. ABCA1　ABC结合盒转运体（ATP binding cassette transporter，ABC）是最大的同源蛋白家族之一，负责不同种类物质的特异性跨膜运输。其特征在于存在两个保守的Walker A和B蛋白基序组成的核酸结合结构域，共同构成6个跨膜α螺旋，形成跨膜转运通道，并决定相应ABC介导跨膜转运蛋白的底物特异性。ABCA1蛋白是ABC转运蛋白家族成员之一，位于人体染色体9q31处，是由2261个氨基酸组成的膜结合蛋白，利用ATP供能进行胆固醇的跨膜转运，介导胆固醇流出至细胞外乏脂的载脂蛋白AⅠ（Apo AⅠ）。临床研究发现，丹吉尔病（Tangier disease，TD）、家族性高密度脂蛋白缺乏（familial high density lipoprotein deficiency，FHD）的发生与ABCA1基因变异密切相关。其中TD患者血浆Apo AⅠ和HDL胆固醇水平极低，胆固醇大量蓄积在细胞内，临床上出现早发性冠状动脉硬化的症状。

ABCA1 蛋白分布于高尔基体、晚期内吞小体/溶酶体等细胞器和细胞膜上。细胞器上的 ABCA1 促进细胞内胆固醇从晚期内吞小体/溶酶体中转移至反面高尔基体管网状结构，最终转至细胞膜上，发挥胆固醇的协同运输作用。细胞膜上的 ABCA1 蛋白以 ATP 为能源，改变细胞膜上脂质包装，调节胆固醇和磷脂从细胞膜的脂筏区域向非脂筏区域重新分配，为胆固醇流出提供结构基础。此外 ABCA1 还具有翻转酶活性，促进胆固醇和磷脂从细胞膜内侧翻转至细胞外侧小叶处，与乏脂的 Apo A I 结合，促进胆固醇流出。

ABCA1 是介导胆固醇流出的最主要转运蛋白之一，是调节 HDL 形成的限速步骤，其介导胆固醇流出的机制复杂。新近研究提出，通道转运模型、蘑菇状突起模型和胞吞-胞吐转运模型等，部分解释了 ABCA1 介导胆固醇流出的方式，但具体模式有待进一步研究。总体上，由肝脏和肠合成的乏脂 Apo A I 作为胆固醇的接受体，与细胞膜上 ABCA1 相互作用，形成前体 HDL 颗粒，起始 HDL 合成。研究发现，巨噬细胞内 ABCA1 介导胆固醇流出占总胆固醇流出的 35%，当抑制巨噬细胞内 ABCA1 表达后，胆固醇流出水平显著降低。

动物实验研究发现，在 C57BL/6 小鼠体内过表达 ABCA1 后，胆固醇流出水平增加，腹腔巨噬细胞内胆固醇蓄积减少，血浆内 HDL 胆固醇和 Apo A I 分别增加 2.8 倍和 2 倍，含载脂蛋白 B（Apo B）的脂蛋白水平减低，RCT 水平显著提升，主动脉处动脉粥样硬化斑块面积减小 65%。

2. ABCG1 ABCG1 是 ABC 蛋白家族中另一个介导胆固醇流出的重要成员。人体内 ABCG1 基因位于染色体 21q22.3，是一种只有一个核苷酸结合域和一个跨膜域的膜整合蛋白半转运体，只有形成同源或异源二聚体时才具有生理活性，介导胆固醇流出至细胞外 HDL_2、HDL_3、成熟 α-HDL 和其他富含脂质的载脂蛋白。

研究发现，胆固醇的水相扩散与 ABCG1 介导胆固醇流出相关。ABCG1 介导的胆固醇流出具有不定向性，依赖于细胞膜内外胆固醇池的含量，与其是否结合 HDL 无关。磷脂酰胆固醇酰基转移酶（lecithin cholesterol acyltransferase，LCAT）介导 HDL 颗粒内游离胆固醇转化为胆固醇酯，维持外周组织和血液循环 HDL 间的胆固醇梯度，进一步促进 ABCG1 介导的胆固醇持续流出。ABCG1 不能介导胆固醇流出至 Apo A I，但与 ABCA1 介导胆固醇流出具有协同作用。当 ABCA1 介导胆固醇流出至 Apo A I 形成的新生未成熟 HDL 能进一步接受 ABCG1 介导流出的胆固醇，促进胆固醇流出。

研究发现巨噬细胞内 ABCG1 介导的胆固醇流出占总胆固醇流出的 21%。高脂饮食喂养的 ABCG1 基因敲除小鼠，其胆固醇流出和 RCT 水平降低，动脉粥样硬化斑块面积增加 1.9%。而在 2 型糖尿病患者体内 ABCG1 水平表达下降，巨噬细胞内堆积大量胆固醇，发生轻度动脉粥样硬化病变。

3. SR-B1 SR-B1 是 CD36 家族成员之一，是第一个在分子水平上确定的 HDL 接受体。人类 SR-B1 位于染色体 12q24，是一个分子量为 82kDa 的膜结合蛋白。作为 HDL 的接受体，生理条件下 HDL 可直接与肝脏 SR-B1 结合，选择性地摄取其中的胆固醇酯转运至肝脏内，最终通过分泌入胆汁排出体外。

外周组织和细胞中 SR-B1 主要介导细胞膜和细胞外成熟 HDL 间胆固醇的双向流动，胆固醇的净移动方向取决于细胞内外胆固醇梯度方向。SR-B1 位于细胞膜富含游离胆固的脂筏区域，调节脂筏分布，协助水通道介导的胆固醇扩散。SR-B1 介导胆固醇流出至细胞外富含磷脂的接受体，尤其是成熟的 HDL 颗粒。

研究发现，巨噬细胞内 SR-B1 介导的胆固醇流出占总胆固醇流出的 9%。中国仓鼠卵巢细胞过表达 SR-B1 时，胆固醇从细胞中流出至 HDL 的速率增加 3～4 倍，且胆固醇流出速率与 SR-B1 表达水平呈正相关。缺乏 SR-B1 的小鼠，血浆总胆固醇水平约升高 2 倍，HDL 胆固醇水平下降，加重动脉粥样硬化的病变程度，并伴随自发性心肌梗死、心功能降低和早期死亡等一系列症状。

（二）胆固醇流出接受体

1. Apo AⅠ Apo AⅠ是一种载脂蛋白，是 HDL 的主要组成成分，约占 HDL 总蛋白的 70%，由 243 个氨基酸残基组成，其编码基因位于人体染色体 11q2。Apo AⅠ具有很大的水溶性，能自发形成疏松的多聚体，通过改变构象迅速与脂质相互作用，促进胆固醇流出。Apo AⅠ主要由肝脏和小肠合成并分泌入血液，以乏脂 Apo AⅠ形式与外周细胞和组织相互作用，接受 ABCA1 介导流出的胆固醇和磷脂，形成新生的圆盘状 HDL，随后接受 ABCA1、ABCG1 和 SR-B1 等介导流出的胆固醇，激活 LCAT 酯化胆固醇，进一步促进胆固醇流出，最终转化为成熟的 HDL 颗粒。

丹吉尔患者体内 Apo AⅠ水平极低，与肝脏和小肠分泌量及 Apo AⅠ基因突变无关。因患者体内缺乏 ABCA1，Apo AⅠ不能接受胆固醇发生并进行酯化，易被肾脏迅速降解清除，显著抑制胆固醇流出水平，降低 HDL 含量。表明 ABCA1 介导胆固醇流出至 Apo AⅠ及随后的酯化过程是形成 HDL 的关键限速步骤。研究发现，ABCA1 作为膜结合蛋白在细胞膜上不稳定，容易脱落进入细胞质内，经泛素-蛋白酶体途径和溶酶体途径等方式降解，而 Apo AⅠ与 ABCA1 相互作用，可以稳定 ABCA1 蛋白，抑制其降解，进一步促进胆固醇流出。

血液内 Apo AⅠ水平已被认定为动脉粥样硬化性心血管疾病的一个检测指标。研究发现，急性冠脉综合征患者血清中的 Apo AⅠ水平降低，用患者血清孵育巨噬细胞，能显著抑制细胞内胆固醇流出，加剧细胞内胆固醇蓄积，转变为泡沫细胞。载脂蛋白 E 基因敲除小鼠（apolipoprotein E deficiency mice，Apo E$^{-/-}$ mice）是常用的动脉粥样硬化模型小鼠，其过表达 Apo AⅠ后，小鼠腹腔巨噬细胞内胆固醇流出水平增加 40%，主动脉内动脉粥样硬化斑块减少。而 Apo E 和 Apo AⅠ双基因敲除小鼠与 Apo E$^{-/-}$ 小鼠相比，血浆胆固醇增加 2～3 倍，主动脉内胆固醇酯含量增加 60%，主动脉内动脉粥样硬化斑块面积增加 45%。

Apo AⅠ的 α 螺旋是决定其与胆固醇高亲和力的主要原因，基于此结构，现已开发出 L-5F、D-4F、Apo AⅠ-Milano 和 ELK-2A2K2E 等多种 Apo AⅠ模拟肽。研究发现，这些模拟肽能显著促进巨噬细胞胆固醇流出，动物实验发现，模拟肽可作用于动脉壁，抑制氧化 LDL 的产生和聚集，促进 RCT，降低动脉粥样硬化的发生。临床研究发现，连续 5 周注射重组 Apo AⅠ-Milano 后，冠心病患者体内胆固醇流出显著增加，动脉粥样硬化斑块面积减小 4.2%。

2. HDL 流行病学研究显示，胆固醇流出能力与 HDL 生成呈高度的正相关性，与动脉粥样硬化及其相关心脑血管疾病的发生发展呈负相关。作为胆固醇流出的主要接受体，

HDL 具有抗氧化、抗炎、转运外周胆固醇至肝脏中代谢的作用。研究发现，血浆内 HDL 胆固醇每增加 1mg/dl（0.025 9mmol/L），动脉粥样硬化性心血管疾病的致死率将降低 3%～4%；反之，HDL 胆固醇含量每减少 5mg/dl，动脉粥样硬化性疾病的发生率便相应增加 14%。故临床上将 HDL 水平作为评判动脉粥样硬化水平的重要参考依据之一。

HDL 接受 ABCA1、ABCG1 和 SR-B1 等介导流出的胆固醇，对于 HDL 形成和成熟具有重要作用，但其水平并非是影响动脉粥样硬化发生发展的唯一因素。胆固醇酯转移蛋白（cholesterylester transfer protein，CETP）是一种胆固醇流出和逆向转运的重要调节因子。CETP 介导 HDL_2 颗粒内 80% 的 CE 迅速转移至极低密度脂蛋白（VLDL）、中密度脂蛋白（IDL）和 LDL，显著降低 HDL 水平，细胞和动物实验中证实 CETP 抑制剂能显著增加 HDL 水平。临床研究发现，冠心病患者使用 CETP 抑制剂托彻谱能减少 25% 的 LDL 胆固醇，HDL 胆固醇增加 72%，使用达塞曲匹和安塞曲匹同样可显著增加 HDL 水平，但并不能抑制动脉粥样硬化发生发展，临床Ⅲ期试验均宣告失败，提示 HDL 水平并非直接影响动脉粥样硬化发生发展的唯一因素。新近研究认为，HDL 组成成分可能是影响胆固醇流出水平和动脉粥样硬化发生发展的重要因素。

研究发现，冠心病患者的 HDL 颗粒较小，患者体内 HDL 水平较低，不同个体其体内 HDL 组成成分不一，所对应的胆固醇流出能力存在差异。ABCA1 主要介导胆固醇流出至小于 8nm 且磷脂与 Apo AⅠ比值低于 50% 的 HDL 颗粒，HDL 颗粒内 Apo AⅠ和 Apo AⅡ的含量影响其功能。新近研究发现，ABCA1 介导胆固醇流出至颗粒小且密度大的 HDL 效率最高，具体胆固醇流出效率为：Apo AⅠ＞HDL_{3c}＞HDL_{3b}＞HDL_{3a}＞HDL_{2b}＞HDL_{2a}。ABCG1 介导胆固醇流出至 HDL_2 和 HDL_3 的效率相似，具体亚型间差异不大。

（三）其他重要的相关蛋白

1. 小凹蛋白（caveolin）　细胞膜的脂质双分子层维持细胞脂质平衡。脂筏是一个紧密包裹的脂质有序区域，富含胆固醇和磷脂，形成细胞膜穴样内陷小凹，是胆固醇储运和流出的主要部位，ABCA1、ABCG1 和 SR-B1 等多种介导胆固醇流出的重要转运蛋白均在此区域高度富集，直接或间接地与小凹蛋白相互作用，参与调节胆固醇流出及信号转导。

小凹蛋白是一种分子量为 21～24kDa 的完整膜结构蛋白，具有小凹蛋白-1、小凹蛋白-2 和小凹蛋白-3 三种亚型。小凹蛋白与胆固醇间亲和力很高，调控小凹蛋白表达时，可能改变细胞膜的有序性，改变脂筏含量及分布，影响与脂筏共定位的一些信号分子，调控细胞胆固醇流出，细胞内信号转导及多种生理作用。小凹蛋白-1 能在细胞内质网、高尔基体和细胞膜间往返循环，促进细胞内合成和分解的胆固醇运输至细胞膜处，参与胆固醇流出。

当 LDL 与纤维细胞或单核/巨噬细胞共孵育时，上调小凹蛋白-1 表达，增加细胞小凹数量，抑制胆固醇流出，细胞内游离胆固醇增加约 15%。当用 siRNA 干扰小凹蛋白-1 时，小凹和胆固醇流出水平均下降。研究还发现，转染小凹蛋白入 HepG2 细胞后，细胞内胆固醇酯含量减少 50%，细胞膜上胆固醇富集量增多，胆固醇流出增加 50%。在 Apo E 和小凹蛋白-1 基因双敲除小鼠中，动脉粥样硬化斑块面积减少约 70%。

2. LCAT 磷脂酰胆固醇酰基转移酶（lecithin-cholesterol acyltransferase，LCAT）主要由肝脏实质细胞合成，随后分泌入血，将 HDL 中的胆固醇和卵磷脂转化为胆固醇酯和溶血卵磷脂，是脂蛋白代谢过程中的一种关键酶，对维持胆固醇稳态及调节血液循环中胆固醇转运具有重要意义。

成人血浆中 LCAT 浓度较稳定，其中约 50% 存在于 HDL 颗粒中发挥催化作用，将卵磷脂分子中 2 位（Sn-2 位）上结合的不饱和脂酰基切开，转移至 HDL_3 的胆固醇第 3 位羟基上，生成胆固醇酯，稳定胆固醇梯度，协助 HDL 成熟。研究发现，仓鼠过表达 LCAT 基因，促使盘状和小球状的新生 HDL_3 转化为成熟的球状 HDL_2，上调血浆中 HDL 水平，增加胆汁中胆固醇代谢，促进胆固醇逆向转运（RCT）。小鼠敲除 LCAT 基因后，胆固醇流出能力减少 50%。LCAT 在心血管疾病患者中的作用不一，研究发现，冠心病患者及心肌梗死幸存者血浆内 LCAT 减少 24%～50%，二者呈负相关性；而亦有研究结果与之相反。

3. LXR 肝 X 受体（liver X receptor，LXR）是最初作为孤儿受体从肝脏 cDNA 文库中扩增出来的一种核受体，广泛表达于多种组织和细胞中，具有 LXRα 和 LXRβ 两种亚型，其中 LXRα 位于人染色体 11p11.2，LXRβ 位于 19q13.3。LXR 能调控多种胆固醇流出相关基因，抑制细胞内胆固醇蓄积，维持细胞内胆固醇平衡。

当细胞内胆固醇水平增加时，可激活 LXR，与维甲酸 X 受体（retinoid X receptor，RXR）共同作用于 ABCA1、ABCG1、ABCG4、Apo E、CETP、PLTP 和胆固醇 7α-羟化酶（cholesterol 7α-hydroxylase，CYP7α）等靶基因的肝 X 受体作用元件（liver X receptor element，LXRE），上调这些基因的表达，促进胆固醇流出。

研究发现，LXRα 缺陷小鼠在高脂饮食喂养下，肝脏内堆积大量胆固醇。GW3956 和 T090131 是两种常规 LXR 激动剂，可激活 LXR。研究发现，GW3956 处理 $LDLR^{-/-}$ 雄性和雌性小鼠，其动脉粥样硬化斑块面积分别减少 50% 和 35%；另有研究发现，T0901317 对 $LDLR^{-/-}$ 小鼠呈剂量依赖性地减少动脉粥样硬化斑块面积，最高达 70%；亦有研究发现 T0901317 上调 ABCA1 和 ABCG1 表达，减少动脉粥样硬化病变处巨噬细胞数量，稳定动脉粥样硬化斑块。TTC39B（tetratricopeptide repeat domain protein 39B）是一种促进 LXR 经泛素化途径降解的蛋白，新近研究发现，小鼠肝脏和小肠分别敲除 TTC39B 后，抑制 LXR 泛素化降解，稳定 LXR，调节多种与胆固醇代谢相关靶基因表达，其中上调小肠中 ABCA1 表达，促进胆固醇流出，增加血液中 HDL 水平；上调肝脏内 ABCG5/8 表达，促进胆固醇逆向转运；抑制 SREBP 介导的胆固醇合成，最终抑制动脉粥样硬化发生发展。

二、胆固醇流出与细胞类型

动脉粥样硬化的发生发展涉及内皮细胞破损、单核细胞浸润转化为泡沫细胞、血管平滑肌细胞增殖和凋亡、血小板黏附、血管新生、血管再狭窄和炎症等因素。胆固醇流出异常在多个层次影响动脉粥样硬化发生和发展。

(一)巨噬细胞

单核细胞募集和黏附于血管壁内,转化为巨噬细胞是动脉粥样硬化发生时最早期的病理改变。单核细胞源性的巨噬细胞迁移入内皮下层,大量摄取氧化固醇,尤其是氧化型低密度脂蛋白(ox-LDL),将其中的胆固醇转化为胆固醇酯(cholesterol ester,CE),成为荷脂细胞。当细胞内 CE 与总胆固醇含量相比大于 50% 时,称之为泡沫细胞。泡沫细胞胆固醇流出及 RCT 水平极低或接近丧失,进一步增加细胞内脂质蓄积。

巨噬细胞转化为泡沫细胞与胆固醇摄取、酯化和流出所引起的胆固醇代谢失衡相关。巨噬细胞内高表达 ABCA1、ABCG1 和 SR-B1 等介导胆固醇流出蛋白。大量的细胞和动物实验均证实,上调 ACAT1,促进胆固醇酯化,维持细胞内外胆固醇梯度,可促进胆固醇流出。同时调控 ABCA1、ABCG1 和 SR-B1 可促进巨噬细胞内氧化固醇和游离胆固醇流出,改善 RCT,增加斑块的稳定性,减少斑块面积。

当细胞内胆固醇蓄积过多,可引起巨噬细胞凋亡,起始炎性反应,大量表达单核细胞趋化蛋白-1(MCP-1)、细胞间黏附分子-1(ICAM-1)、血管细胞黏附分子-1(VCAM-1)和 E 选择素,加剧单核细胞、巨噬细胞和淋巴细胞聚集、浸润和激活并进入血管内膜下,诱发动脉粥样硬化斑块破裂和多种心血管事件。研究发现,炎症可影响胆固醇流出相关转运体的表达和功能,降低胆固醇逆向转运的效率。脂多糖(LPS)可诱导巨噬细胞产生炎性反应,减少 ABCA1 蛋白表达,胆固醇流出下降至 75%。在小鼠 RAW264.7 细胞中,LPS 可减少 SR-B1 表达至 20%,胆固醇流出减少约一半。但反之,ABCA1、ABCG1 和 SR-B1 等介导胆固醇流出,改变小凹蛋白的含量和分布,抑制 Toll 样受体 4(toll like receptor 4,TLR4)在细胞膜上的定位,不能与 LPS 相互作用,不能激活促分裂原活化蛋白激酶(MAPK)等信号通路,抑制细胞内核受体 κB(NF-κB)活化,降低炎性反应,发挥心血管保护作用。载脂蛋白 A I 结合蛋白(apolipoprotein A I binding protein,AIBP),可与 Apo A I 结合,参与调节胆固醇流出,维持胆固醇代谢平衡。研究发现,AIBP 促进 Apo A I 与 THP-1 源性泡沫细胞膜上的 ABCA1 结合,稳定 ABCA1 蛋白,抑制其经泛素化途径介导的降解,促进胆固醇流出和 RCT,减少泡沫细胞形成,减少 Apo $E^{-/-}$ 小鼠动脉粥样硬化斑块面积。AIBP 调节 ABCA1 介导的胆固醇流出,改变巨噬细胞细胞膜结构,影响脂筏含量和分布,调节 TLR4 与脂筏上小凹蛋白-1 的共定位,抑制 LPS 诱导下 TLR4/MyD88/MAPKs/NF-κB 信号通路的活化,下调 TNF-α、IL-6、IL-1 和 MCP-1 等促炎因子的表达,抑制巨噬细胞炎性反应,减少动脉粥样硬化斑块内巨噬细胞迁移和蓄积,稳定动脉粥样硬化斑块。因此维持巨噬细胞内胆固醇流出水平,能有效地抑制泡沫细胞形成和炎症水平,降低动脉粥样硬化水平。

(二)内皮细胞

血管内皮细胞是覆盖在血管内腔表面的连续单层扁平细胞,是血管的生理屏障。当血管内皮受损和内皮下胶原组织暴露时,可引起血小板黏附和聚集、单核细胞浸润和血栓形成。

动脉粥样硬化是慢性增生性血管病变,当内皮功能失调引起的血管新生(在原有血管的基础上形成新的血管的过程)是动脉粥样硬化的危险因素之一。随着动脉粥样硬化斑块内新生血管数量的增加,斑块内脂质和各种炎细胞堆积,最终导致基质降解、纤维帽变薄、斑块破裂,引发严重的心血管事件。当内皮细胞内胆固醇蓄积过多时,激活内皮细胞,促进其增殖迁移形成管腔,发生血管新生,故内皮细胞胆固醇流出异常会影响血管新生,促进动脉粥样硬化发生发展。

研究发现,AIBP通过结合Apo A I,调节HDL形成,促进内皮细胞中ABCA1和ABCG1介导的胆固醇流出,调节脂筏结构,影响血管内皮生长因子受体2(VEGFR2)在脂筏结构中的定位,抑制血管新生,减少动脉粥样硬化的发生。

内皮细胞介导的血管新生受到胆固醇流出和一氧化氮(nitric oxide,NO)调控。内皮细胞型一氧化氮合酶(endothelial nitric oxide synthase,eNOS)及血管内皮生长因子受体位于内皮细胞的小凹处,与小凹蛋白相结合,eNOS处于失活状态。当内皮细胞内胆固醇流出异常时,细胞膜上小凹结构发生改变,影响小凹蛋白分布和含量,eNOS从小凹蛋白上解脱下来并被激活,合成大量的NO、磷酸化蛋白激酶B(protein kinase B,PKB or Akt),激活热休克蛋白(heat shock protein,HSP),最终促进血管新生。此外内皮细胞膜上SR-B1与HDL结合,可抑制ox-LDL调节的eNOS的灭活,因此调节SR-B1及胆固醇流出能影响NO生成和血管新生。

(三)血管平滑肌细胞

血管平滑肌细胞(vascular smooth muscle cell,VSMC)是构成血管壁的重要成分,调节血管的收缩和舒张功能,同时也分泌多种细胞因子和细胞外基质。VSMC从血管中膜迁移至内膜,增殖形成动脉粥样硬化斑块,产生的细胞外基质形成纤维帽。而当VSMC凋亡时,引起纤维帽破裂,释放大量炎性细胞,加速动脉粥样硬化发展。人冠状动脉组织研究提示,在易发生动脉粥样硬化病变区域,VSMC较少。VSMC数量受到增殖和凋亡调控,与胆固醇流出水平相关。

VSMC表达LDLR、CD36和SR-B1等胆固醇转运相关蛋白。研究发现,当VSMC胆固醇流出异常时,LDLR高表达,促进ox-LDL摄取,加剧VSMC细胞内胆固醇蓄积,促进VSMC源性泡沫细胞形成。胆固醇流出改变VSMC细胞膜上的小凹蛋白,诱导激活eNOS产生NO,抑制血管平滑肌细胞增殖与迁移,促进动脉粥样硬化发生和发展。

三、胆固醇流出能力与动脉粥样硬化

(一)胆固醇流出能力与动脉粥样硬化

他汀类药物即羟甲基戊二酰辅酶A还原酶(hydroxymethyl glutaryl coenzyme A,HMG-coA reductase)抑制剂,可促进胆固醇流出。研究发现,服用辛伐他汀后Apo A I合成与分泌增加,体内HDL增加约15%。低水平HDL患者服用他汀类药物后,可降低冠心病的发病危险性。烟酸促进胆固醇流出,HDL水平增加35%。冠心病患者服用烟酸后,动脉粥样硬化发生率降低11%。

RVX-208是新近合成的一种药,可选择性促进Apo A I合成。在Ⅱ期临床试验中,连续给健康人体注射RVX-208 7天后,Apo A I合成增多,促进ABCA1介导的胆固醇流出,改变 HDL 颗粒大小，但不改变 HDL 胆固醇水平；而给 299 例稳定性动脉粥样硬化患者连续注射 RVX-208，12 周后 Apo A I 和 HDL 胆固醇水平均显著增加，胆固醇流出能力增加，可有效抑制动脉粥样硬化进程。

人体队列分析同样发现，胆固醇流出水平与动脉粥样硬化发生和发展相关。颈动脉内膜中层厚度（carotid intima media thickness，CIMT）是评判动脉粥样硬化性疾病发病风险的一个标志。在 204 例动脉粥样硬化发病风险较低的健康白种人群中行 CMIT 检测，发现血浆内 HDL 胆固醇水平与胆固醇流出水平高度相关（r=0.58，P<0.0001），LDL 胆固醇水平相对较低（平均为 123mg/dl），动脉粥样硬化发病风险较低[CIMT 为（0.66±0.13）mm]，提示胆固醇流出能力较高，可增加血液中 HDL 胆固醇水平，抑制动脉粥样硬化发生和发展。另一项研究发现，排除已知冠心病的银屑病患者行冠状动脉造影术和 CT 检测时，发现患者血液内 LDL 胆固醇水平（平均为 100mg/dl）较低，动脉粥样硬化发病风险小于 3%，胆固醇流出能力与冠状动脉内斑块含量呈负相关。综上所述，胆固醇流出水平较高，能确保 HDL 胆固醇含量，抑制动脉粥样硬化发生发展，提示胆固醇流出能力可预测动脉粥样硬化发生发展。

（二）胆固醇流出能力与急性动脉粥样硬化性心血管疾病

胆固醇流出能力不仅影响动脉粥样硬化，还影响心肌梗死和卒中等相关的急性动脉粥样硬化性心血管疾病（atherosclerotic cardiovascular disease，ASCVD）。达拉斯心脏研究所的一项基于 2924 例排除已知心血管疾病的美国人群研究，发现 42 岁人群 ASCVD 发病风险率较低，其 LDL 胆固醇水平较低（平均为 104mg/dl）。胆固醇流出能力与 HDL 胆固醇水平存在相关性，但与 HDL 颗粒大小的相关性稍高（r=0.15，P<0.05），胆固醇流出能力与 ASCVD 呈负相关。另一项欧洲队列研究发现，在不稳定性心绞痛、稳定性心绞痛和心肌梗死入院或致死的 1745 例患者中发现胆固醇流出能力与 HDL 胆固醇（r=0.4，P<0.05）和 Apo A I（r=0.22，P<0.05）有一定的相关性，胆固醇流出能力可降低急性 ASCVD 发病率。研究发现，给 183 例 ASCVD 患者注射由人 Apo A I 和磷脂酰胆固醇组成的重组 HDL 颗粒 CSL-111，44 天后冠状动脉造影和血管超声检查发现动脉粥样硬化斑块面积减少 3.4%。而在 CSL-111 基础上进行优化的 CSL-112 可显著提升 HDL 胆固醇和前 β-HDL 颗粒水平，促进 ABCA1 介导的胆固醇流出，提示 Apo A I 可改善胆固醇流出能力，缓解 ASCVD。

（三）胆固醇流出能力与外周动脉疾病

外周动脉疾病（peripheral arterial disease，PAD）是指除心脑血管之外的外周血管内动脉粥样性疾病，主要发生于下肢血管处。当踝肱指数（ankle brachial index，ABI）小于 0.09 时，即诊断为 PAD。大多数人体都有 PAD，但只有 10% 左右会出现临床症状。

Zhang 等利用美国国立健康和营养调查数据库研究分析发现，胆固醇流出能力存在差异，总胆固醇与 HDL 比值增加一个单位，PAD 相对危险度（odds ratio，OR）为 1.11，提示 PAD 的发生与 HDL 水平及胆固醇流出能力有关。

SR-B1 基因多态性与 PAD 相关。Ritsch 等对 354 例 PAD 患者进行研究，发现 SR-B1 基因外显子 1、内含子 5 和外显子 8 三个单核苷酸多态性与血浆总胆固醇和 LDL 胆固醇水平和胆固醇流出水平相关。对 PAD 危险评估，发现携带外显子 8 等位基因的患者 PAD 相对危险度为 2.623；内含子 5 的 PAD 相对危险度为 2.182，提示 SR-B1 基因多态性，通过调节胆固醇流出能力影响 PAD。

总之，细胞内胆固醇流出异常可显著引起胆固醇蓄积、炎性反应、内皮增生和新生血管形成等病理学改变，影响动脉粥样硬化及其相关疾病的发生和发展，因此上调并稳定 ABCA1、ABCG1 和 SR-B1 等胆固醇转运蛋白的表达，促进 Apo A I 和 HDL 等细胞外胆固醇接受体与细胞膜上胆固醇转运蛋白相互作用，对于维持多种细胞类型胆固醇流出能力和防治动脉粥样硬化具有重要意义。

（张　敏　唐朝克）

第八节　PCSK9 与家族性高胆固醇血症

一、PCSK9 的发现

2001 年人类基因组图谱完成并公开发布，为寻找各种疾病的病因和发病机制，以及治疗方法提供了新动力。一些科学家为了识别常见疾病，如心脏病和糖尿病的遗传基础，基于"常见变异假说"，利用基因组图谱进行相关突变位点的筛选。该假说认为每个疾病都有少数疾病相关基因的突变，这种突变可在基因组中检测和分析到，频率为 5% 左右；将健康对照组和成千上万心脏病患者的基因组相比进行大规模的全基因组关联研究分析，就能找到病因和药物研发的靶点。尽管这种研究已确定许多常见突变，但是对心脏病的防治来说贡献并非人们预期的那么大。加州大学脂蛋白专家 San Diego 说：心血管疾病基因研究结果非常令人失望。

而另外一些科学家，如美国医学博士 Hobbs 和遗传学家 Cohen 则采取相反的策略。他们的研究基础是孟德尔遗传规律或单基因遗传疾病。这类疾病中一个极其罕见的变异可产生一个通常会致命的大效应。据此认为许多罕见变异也可能有很大的影响，而常见的变异会影响较小（否则自然选择就会淘汰它们）。找到这些罕见变异，需要根据生理特征如非常高胆固醇水平或低胆固醇水平，划分具有孟德尔遗传规律人群，然后观察已知的相关生理特性与极端的变异组群的关系。

2003 年 2 月，加拿大蒙特利尔临床研究所的化学家 Nabil Seidah 及其同事发现一个新的基因，其所编码的蛋白在神经细胞凋亡中有表达，称之为神经细胞凋亡调节转化酶-1（neural apoptosis regulated convertase 1，NARC-1）。NARC-1 最后被确定属于前蛋白转化酶家族的第 9 个新成员，按规范命名为前蛋白转化酶枯草溶菌素 9（proprotein convertase subtilisin/kexin 9，PCSK9）。PCSK9 在肝脏、肾脏、肠道及发育中的大脑都有表达。

与此同时，法国巴黎凯内克尔医院 Catherine Boileau 率领的一个团队正在研究低密度脂蛋白胆固醇水平极高家庭（家族性高胆固醇血症）的遗传形式，家族性高胆固醇血症是一种常染色体显性遗传性疾病，会导致严重的冠状动脉疾病，患者通常过早死亡。Marianne Abifadel 是这个团队的一员，已花了 5 年的时间仍未在 1 号染色体短臂上一个区域搜索到与这种情况相关的基因。Seidah 联系并告诉 Boileau,PCSK9 可能就是一直寻找的那个基因。2003 年,巴黎和蒙特利尔组报道了这个新发现的基因,在伴有高胆固醇血症的法国家庭中有一到二个突变。据推测,这个突变会导致相应酶生成增加。洛克菲勒大学 Breslow 小组的 Kara Maxwell 和西南胃肠病学家 Jay Horton 也在小鼠中独自定义了 PCSK9 基因,并且揭示它在调节胆固醇水平的过程中有着前所未知的作用。

Hobbs 和 Cohen 在 2005 年发表的研究结果中表明,PCSK9 突变在调节坏胆固醇中起到很重要的作用,但这种突变对心脏疾病是否有影响却没有提及。他们与位于休斯敦的得克萨斯大学健康科学中心的遗传学家 Eric Boerwinkle 合作,寻找 PCSK9 突变与社区人群动脉粥样硬化发病风险研究(简称 ARIC)时发现了 PCSK9 突变与心脏疾病关联的证据。这项研究是一个大型的前瞻性心脏病研究。Steinberg 认为该结果使人震惊,文章发表在 2006 年初。与无突变的人相比,ARIC 中 PCSK9 突变的非洲裔美国人的低密度脂蛋白胆固醇水平降低 28%,心脏病的风险降低 88%。基因突变的不太严重的白种人的低密度脂蛋白水平降低 15%,心脏病风险降低 47%。

二、PCSK9 的结构、表达和功能

(一) PCSK9 的结构

人 PCSK9 基因位于染色体 1p32—p34,长 12kb,含 12 个外显子,cDNA 序列长 3617bp,编码 692 个氨基酸残基组成的 PCSK9 蛋白。PCSK9 启动子区域含有保守的 Sp1 和 SRE(sterol regulatory element)位点,转录受细胞内胆固醇含量的调节,胆固醇调节元件结合蛋白(sterol regulatory element binding protein,SREBP)1(SREBP-1)和 SREBP-2 表达可显著增加 PCSK9 启动子活性。PCSK9 合成一个约 72kDa 的前体蛋白,结构上包含一个信号序列、前结构域(氨基酸 31~152)、催化结构域(氨基酸 153~451)和富含半胱氨酸和组氨酸的 C-末端区域(C-terminal Cys-His rich domain,CHRD)(氨基酸 452~692),也称之为 V 结构域;作为一种可溶性酶原在内质网中其 151~152 残基处发生自动催化分裂,释放 N-末端前导区域,非共价结合至催化区域,在高尔基体内经过乙酰化等修饰后最终分泌到细胞外,与细胞表面低密度脂蛋白受体(LDLR)胞外区域结合,触发受体降解。

1. 前结构域　前结构域核心由 2 个 α 螺旋和 1 个 β 折叠组成,β 折叠呈四链反向平行,借助广泛静电和疏水作用,与催化结构域形成 1300 Å 可溶交界面。前结构域氨基末端 14 个氨基酸(61~74)从核心延伸,呈一股链平行包绕 β 折叠,再形成 1 个 3^{10} 螺旋,回转至氨基末端,此构象有利于与抑制肽形成广泛联系。3^{10} 螺旋 Trp_{72} 侧链与 Phe_{150} 侧链形成疏水作用,Arg_{73} 侧链与 Glu_{145} 侧链、Trp_{72} 主链羰基与 Ser_{148} 酰胺氮、Leu_{74} 酰胺氮与 Asp_{146} 主链羰基形成氢键。前结构域羧基末端 4 个氨基酸(149~152)以抑制肽模式结合催化位点,并呈一股链与催化结构域反向平行。抑制肽模式与催化位点结合稳定,可阻断前结构域与催化三联体联系,抑制自身催化反应发生。

2. 催化结构域　催化结构域核心由 1 个四链反向平行 β 折叠及其两侧 α 螺旋组成。近氨基末端 1 个 α 螺旋发生构象位移,远离 Gln_{152} 移动 25 Å,有利于触发 PCSK9 分泌。催化三联体由 Asp_{186}、His_{226}、Ser_{386} 构成,与 PCSK9 催化活性密切相关。Pro_{288}、Ala_{390} 分别

向 Asp_{186} 侧链、Ser_{386} 侧链轻度位移，Pro_{288} 相对位置处为 1 个丝氨酸，其主链游离酰胺氮通过氢键定位催化性天冬氨酸；Ala_{390} 相对位置处为 1 个脯氨酸，其断裂 1 个螺旋促使催化性丝氨酸进入周围溶剂，断裂螺旋又可适时将催化性丝氨酸拉回 PCSK9 结构。PCSK9 催化结构域 S1 口袋底部因 Ala_{290} 侧链突入而升高变浅，口袋两侧氨基酸种类与其他枯草溶菌素蛋白酶也不尽相同，前者含甘氨酸、丙氨酸，后者仅含甘氨酸。前结构域 Gln_{152} 与 S1 口袋位点结合，卷曲侧链伸出口袋，与 Phe_{150} 主链羰基、Ala_{315} 主链酰胺氮形成氢键。PCSK9 自身催化反应裂解氨基酸 151~152 之间肽键，促进 PCSK9 合成与分泌。

3. V 结构域　V 结构域呈圆柱状，由 3 个亚结构域 SD1、SD2、SD3 组成。亚结构域内部对称折叠，主要部分为 1 个 6 链反向平行 β 折叠。每个 β 折叠内含 3 个二硫键，整个 V 结构域共含 9 个二硫键，分别定位链 1 和链 6 中氨基酸 457~527、氨基酸 534~601、氨基酸 608~679，链 2 和链 6 中氨基酸 477~526、氨基酸 552~600、氨基酸 626~678，链 3 和链 5 中氨基酸 486~509、氨基酸 562~588、氨基酸 635~654。SD1、SD3 β 折叠含 6 条链，其中链 3 则参与形成邻近亚结构域，链 4 包绕链 5 形成亚结构域。SD2 β 折叠含 5 条链，链 6 可能因受到氨基酸 572~584 中 3 个脯氨酸抑制而缺失。第 6 链缺失造成 SD2、SD3 表面形成 1 个空穴，并被 SD3 的 1 个螺旋部分填充。SD2、SD3 间的凹槽附近聚集大量组氨酸，pK_a 适合时，可启动 pH 依赖性蛋白-蛋白反应。V 结构域与 N-乙酰半乳糖胺结合凝集素 HPA 结构相似，3 个 β 折叠相连构成同型三聚体，再与前结构域形成 700 Å 可溶交界面。二者交界面存在 3 个氢键，分别定位于 Asp_{480} 侧链与 Thr_{407} 侧链、Glu_{481} 侧链与 Gln_{413} 侧链、Cys_{526} 主链羰基与 Gln_{413} 侧链之间。此外，交界面还存在一些疏水作用与范德华力。

（二）PCSK9 表达与功能

PCSK9 在多个组织器官如肝脏、肾脏、脾脏、脑、空回肠等中都有表达，其中在肝脏和空回肠表达最高；在胚胎组织中的表达也特别丰富；在 HepG2、SK-N-MCIXC、LoVo-C5、BRL-3A、TC3、Rin-m5F 和 Schwann 等细胞系中均高表达。PCSK9 主要的生物学功能是在蛋白质水平降解 LDLR，进而影响胆固醇代谢（图 5-7）。除 LDLR 外，低密度脂蛋白受体相关蛋白 1（low density lipoprotein receptor related protein 1，LRP1）、极低密度脂蛋白受体（VLDLR）和载脂蛋白 E 受体 2（Apo ER2）也是 PCSK9 作用的靶蛋白。它的功能缺失型和功能获得型突变与低胆固醇血症和常染色体显性高胆固醇血症（autosomal dominant hypercholesterolemia，ADH）发生相关，是胆固醇代谢调节研究的重要靶点。

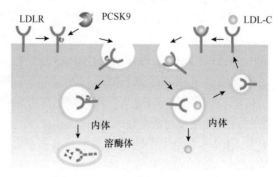

图 5-7　PCSK9 降解 LDLR 示意图

除在胆固醇代谢方面起作用外，PCSK9 还与糖尿病、器官发育、凋亡、炎症等相关（图 5-8）。

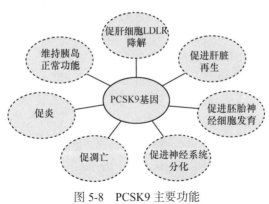

图 5-8　PCSK9 主要功能

三、PCSK9 表达的调节与基因突变

（一）PCSK9 表达调节

胆固醇调节元件结合蛋白（SREBP）调节参与脂肪酸合成（SREBP-1c）和胆固醇代谢基因（SREBP-2）的表达。SREBP 在 PCSK9 的启动子区有结合位点，可在转录水平调节 PCSK9 的表达。虽然 SREBP-1c 也参与调节 PCSK9，但在生理条件下 SREBP-2 发挥更重要的作用。当细胞内胆固醇减少时，SREBP 激活（SCAP）–INSIG-1 蛋白复合物，然后将 SREBP 转入高尔基体，同时刺激 PCSK9 基因和 LDLR 基因的表达，甲羟戊酸可抑制 SREBP 激活 PCSK9 基因的过程。

胰岛素和肝 X 受体（LXR）能调节 SREBP-1c 的表达，禁食 24h 小鼠 PCSK9 的表达下调，胰岛素经 SREBP1c 上调其表达。禁食使脂肪组织脂解，游离脂肪酸释放，在血浆中与清蛋白结合，到达肝脏代谢，与小鼠肝脂肪变性有关，PPARα 在这一过程中发挥重要调节作用。LXR 参与胆固醇逆向转运，巨噬细胞胆固醇流出，粪胆固醇排泄和胆汁酸合成等多个过程，其激动剂 TO901317 可上调 PCSK9 的表达，通过 SREBP-1c 直接或间接参与脂肪酸合成和高三酰甘油血症形成中基因的活化。

（二）PCSK9 基因突变

临床研究发现，PCSK9 基因不同部位碱基突变会导致两种截然不同的生物学效应。一种是功能获得型突变，包括 S127R、D129G、R215H、F216L、R218S、R357H、D374H、D374Y、N425S、R469W、R496W、H553R、E670G 突变，这类突变会增强降解肝细胞膜表面 LDLR 的能力，从而使得血液中的 LDL 清除减少，导致高胆固醇血症的发生，增加冠心病的易感性。另一类是功能丧失型突变，包括 R46L、L82X、R93C、ΔR97、G106R、Y142X、N157K、G236S、R237W、L253F、N354I、H391N、A443T、I474V、Q554E、C679X，这类突变会削弱 PCSK9 的正常功能，导致肝细胞膜表面 LDLR 的增多，血液中 LDL 被摄取降解增加，进而引起低胆固醇血症。功能丧失型突变还能增加对他汀类药物治疗的敏感性，他汀类药物的降脂效果在有该类基因突变的个体上表现更明显。

1. 功能获得型突变 Asp374Tyr 突变改变 PCSK9 和 LDLR 亲和力。PCSK9：EGF-A 中 PCSK9-Asp$_{374}$ 距 EGF-A-His$_{306}$ 4Å，pH4.8 时，PCSK9-Asp$_{374}$ 与质子化 EGF-A-His$_{306}$ 形成盐桥。Tyr 替换 Asp 后，PCSK9：EGF-A 中 PCSK9-Tyr$_{374}$ 距 EGF-A-His$_{306}$ 3Å，促进重要氢键形成，使得 PCSK9 和 LDLR 亲和力增加 5～30 倍；Ser127Arg 突变、Phe216Leu 突变均不改变 PCSK9 和 LDLR 亲和力。Ser$_{127}$ 位于前结构域，距 EGF-A 结合位点 40Å。Arg 替换 Ser 后，PCSK9 合成、加工、分泌效率显著降低，故有学者推测，该突变可能通过 PCSK9 另一种未知调节方式上调 LDL-C 水平。PCSK9-Phe$_{216}$ 位于 PCSK9：EGF-A 复合物一个紊乱螺旋中，不与 EGF-A 直接联系。Leu 替换 Phe 后，PCSK9 对 Furin/PC5/6A 裂解敏感性降低，造成 Ser$_{153}$、Arg$_{194}$ 切除受阻，并在 PCSK9：EGF-A 中形成重要盐桥，最终使得功能性 PCSK9 增加。

2. 功能缺失型突变 Ala443Thr 突变不降低 PCSK9 和 LDLR 亲和力。Ala$_{443}$ 距 EGF-A 结合位点 20Å，不与 EGF-A 直接联系。Thr 替换 Ala 后，PCSK9 对 Furin/PC5/6A 裂解敏感性增强，使得功能性 PCSK9 减少。Arg46Leu 突变轻度降低 PCSK9 和 LDLR 亲和力。Arg$_{46}$ 位于 PCSK9 前结构域，不与 EGF-A 直接联系，Leu 替换 Arg 后，可能以一种间接方式影响 PCSK9 和 LDLR 结合。Arg$_{97}$、Gly$_{106}$、Leu$_{253}$、Cys$_{679}$X 突变均通过影响自身催化反应或蛋白分泌来降低 PCSK9 功能。Arg$_{97}$、Gly$_{106}$ 均位于 PCSK9 前结构域，前者在 1 个 α 螺旋中，后者在 1 个 α 螺旋和 β 折叠之间单环中，二者被替换后，前结构域折叠受阻。Leu$_{253}$ 位于两口袋状催化位点之间，Phe 替换 Leu 后，自身催化所需肽与该位点结合受到破坏。Cys$_{679}$ 位于 V 结构域 SD3β 螺旋链 6 中，与链 1 Cys$_{608}$ 形成二硫键，被替换后，V 结构域折叠受阻。Cys$_{679}$ 突变后 PCSK9 编码蛋白羧基端 14 个氨基酸缺失，并滞留内质网中不能正常分泌。

四、PCSK9 生理学与病理生理学作用

（一）PCSK9 与高胆固醇血症

血清低密度脂蛋白（LDL）水平是衡量血脂水平的主要指标，LDL 升高是动脉粥样硬化性心脏病的主要危险因素，可诱发和促进动脉粥样硬化的发生发展。PCSK9 是除 LDLR、载脂蛋白 B-100（Apo B-100）和尼曼–皮克 C1 样 1（NPC1L1）外，又一个与常染色体显性遗传性高胆固醇血症（ADH）相关的基因。它能在蛋白水平促进 LDLR 降解，从而影响 LDL 的代谢。

2003 年，Abifadel 及其同事绘制了法国人群 ADH 家族的 1 号染色体图谱，这一区域包括 41 个基因，PCSK9 是一个候选基因。接着各种应用遗传学研究确立 PCSK9 是致 ADH 的新基因，并鉴定 ADH 家族中具有大量的 PCSK9 功能获得型突变。三种家族性常染色体显性遗传性高胆固醇血症和早发冠心病由 PCSK9 错义突变所致。一些 PCSK9 突变可减少 LDLR 总量，导致家族性高胆固醇血症（FH），而另一些 PCSK9 无义突变 Y142X、C679X 和错义突变 R46L、G106R、N157K、R237W、L253F、A443T 影响自身活性，与血浆低胆固醇水平有关，但未证实这些功能缺失型突变是如何影响 LDLR 的功能。

LDLR 和 PCSK9 共享一条调节途径，细胞内胆固醇含量缺乏时经 SREBP 同时活化两个基因的转录。过表达 SREBP-1a 和 SREBP-2 的转基因鼠肝中有较高的 PCSK9 表达，然而体外 HepG2 细胞所得的结果不支持 PCSK9 受 LXR 和 SREBP-1 的直接调节。因此，虽然认为 PCSK9 经 SREBP-2 和胆固醇调节，但是否存在经 SREBP-1 亚型调节的机制还不清楚。研究者将 PCSK9 腺病毒表达载体导入野生型 C57BI/6 小鼠体内，使其过表达，与仅导入空腺病毒载体的小鼠比较，血浆总胆固醇升高 2 倍；而导入相同剂量的人 PCSK9 重组腺病毒载体至胆固醇水平原本较高的 LDLR 基因缺陷小鼠体内，血脂水平并未进一步增高，提示 PCSK9 基因过表达可增高血浆 LDL 水平，其机制与促进 LDLR 降解有关。研究发现，正常小鼠转染腺病毒表达的 PCSK9 可有效增加血浆 LDL 胆固醇水平，但未出现在 LDLR 缺陷小鼠。在 PCSK9 基因敲除小鼠模型中，血浆胆固醇水平明显下降。同时也发现 McA-RH777 细胞转染 PCSK9 导致 LDLR 蛋白和 LDL 吸收的降低，而对 LDLR mRNA 水平无影响，且细胞对荧光标记的 LDL 内吞功能显著降低。但也有学者认为 PCSK9 降低细胞表面 LDLR 蛋白并干预由 LDLR 介导的细胞胆固醇摄取可能不是通过传统的固醇调节元件介导的转录途径调节 LDLR 表达，而是经新的机制调节其功能。肝 LDLR 蛋白缺乏的患者有较高的 PCSK9 蛋白水平，运用寡核苷酸阵列杂交技术确定肝中 SREBP 调节 PCSK9 的方式与其他参与脂质稳态的 SREBP-反应基因相似，表明 PCSK9 也可参与脂质代谢。

（二）PCSK9 与糖尿病

在糖尿病小鼠模型中，肝 LDLR mRNA 水平降低，但是 LDLR 蛋白水平却没有变化，说明糖尿病能在转录或是转录后机制方面影响肝脏 LDLR 的表达。在糖尿病小鼠模型中，PCSK9 的水平明显降低。PCSK9 表达水平降低使得 LDLR 降解的速度减缓，这就足以解释 LDLR mRNA 水平降低，但是蛋白水平却没有变化。研究发现，在禁食 24h 后，小鼠中 PCSK9 的表达下调了 73%，之后再给予高碳水化合物喂养，PCSK9 水平恢复正常，此外，胰岛素也能刺激 PCSK9 的表达。亦有研究证实，血浆 PCSK9 水平和空腹血糖呈正相关。

研究发现，与正常表达 PCSK9 的小鼠相比，超过 4 月龄的 PCSK9 基因缺陷雄性小鼠携带更多的 LDLR，血糖增高和葡萄糖不耐受，除此之外，其胰岛形态异常，出现畸形、早期凋亡和炎症的迹象。这些观察都表明，PCSK9 可能是维持胰岛正常功能所必需的。这些异常现象发生的具体机制尚不明确，可能是由于胆固醇聚集引起的，长期处于高胆固醇环境，对胰岛 B 细胞的危害极大。胰岛 B 细胞表达有大量的 LDLR，PCSK9 基因缺陷使得 LDLR 不能被降解，大量的外源性脂蛋白被摄取，胰岛 B 细胞损伤使得胰岛素分泌减少，从而使得血糖增高。但是这一现象是不是单独依赖 LDLR 发生，还有待进一步的实验证明。除 LDLR 外，PCSK9 可能通过作用于 VLDLR 和 Apo ER2 途径影响这一现象的发生。使用免疫组化共定位方法研究者发现，PCSK9 实际上并不在胰岛 A 或 B 细胞表达，而在胰岛 D 细胞表达，PCSK9 缺乏使得胰岛 B 细胞 LDLR 表达水平增加 200%，加入 PCSK9 孵育组，抑制了这种 LDLR 的增加。但是，PCSK9 基因缺陷小鼠并不能通过改变血糖刺激胰岛素的分泌，在相同情况下，PCSK9 基因缺陷小鼠和正常小鼠比较，葡萄糖耐量并没有明显不同。PCSK9 与糖尿病的关系及具体作用机制还有待更进一步的研究证实。

(三) PCSK9 与器官发育、再生和分化

2003 年，人们发现 PCSK9 在胎儿的肝脏中高表达，并且在肝脏再生过程中，PCSK9 的表达上调，从而认为它有助于肝脏的再生。Seidah 等还发现在胚胎发育第 12 天，端脑初级神经元中 PCSK9 高表达，表明 PCSK9 能促进端脑神经细胞的发育。近年来的实验证据更进一步证实，PCSK9 可能在器官发育、再生和分化方面起作用。

对 PCSK9 基因敲除小鼠和正常小鼠分别进行部分肝脏切除术，研究者发现在术后 3 天，正常组小鼠肝脏 PCSK9 mRNA 的表达达到峰值。与正常小鼠相比，PCSK9 基因敲除小鼠在术后 24h 表现更为虚弱，于手术后的 40h 和 72h，PCSK9 基因敲除小鼠中分别有 1/6 和 2/9 出现衰弱和过早的死亡。6/7 的 PCSK9 基因敲除小鼠，在术后剩下肝脏的周边出现坏死灶。进一步通过免疫组化分析增殖细胞核抗原（PCNA），正常小鼠在术后 40h 和 72h，PCNA 在肝细胞的表达分别为 70% 和 59%。而在 PCSK9 基因敲除小鼠，PCNA 的表达出现延迟，在术后 72h 才出现，说明 Pcsk9 基因敲除小鼠在肝脏切除术后肝脏 DNA 的复制晚于正常小鼠，提示 PCSK9 可促进肝脏的再生。

Poirier 等使用小鼠胚胎 P19 细胞系和斑马鱼模型，研究 PCSK9 对中枢神经系统分化的潜在作用。使用维 A 酸诱导 P19 细胞神经外胚层样分化，在分化的第二天，PCSK9 的 mRNA 水平达到峰值，随后下降。但是 PCSK9 表达并没有影响内源性 LDLR 的蛋白水平，这可能是因为 LDLR 在中枢神经系统表达不显著。全胚胎原位杂交显示，斑马鱼 PCSK9 的表达模式与小鼠中枢神经系统和周围神经相类似。斑马鱼 PCSK9 mRNA 特异性敲除导致小脑神经元组织的破坏，模糊后脑和中脑的边界，导致约受精后 96h 胚胎的死亡。这些数据认为 PCSK9 在中枢神经系统发育中起作用。然而，有研究却发现，PCSK9 基因缺陷小鼠发育正常，没有出现严重的神经缺陷，可能是由于不同种属 PCSK9 的作用并不相同。

(四) PCSK9 与凋亡

神经细胞凋亡是神经退行性疾病的主要病理基础之一，众多因素导致神经退行性疾病最终都是通过神经细胞的凋亡引起。PCSK9 编码神经细胞凋亡调节转化酶-1，与神经细胞凋亡相关。研究发现，高脂血症小鼠大脑海马中 PCSK9 表达明显增加，同时神经元的凋亡也是增加的。对培养的大鼠小脑颗粒状神经元（CGNs）转染绿色荧光蛋白融合的野生型和突变型 PCSK9，应用激光扫描仪评估转染细胞死亡情况，研究者发现野生型 PCSK9 能诱导 CGNs 凋亡损伤。并且这种促凋亡作用能被多种 caspase 抑制剂 BAF 部分逆转。但是 CGNs 细胞 PCSK9 过表达导致细胞凋亡的机制仍然不清楚。两个基于人群基础的分子遗传学研究报告也并未发现痴呆、阿尔茨海默病与 PCSK9 及其多态性相关联。

除了影响神经细胞凋亡外，有研究发现，PCSK9 在 THP-1 源性巨噬细胞中有表达，ox-LDL 能促使巨噬细胞泡沫化，过量的脂质蓄积使得细胞凋亡。然而使用 PCSK9 siRNA 干扰巨噬细胞 PCSK9 的表达后，再给予 ox-LDL 处理，通过 Hoechst33258 染色观察细胞，评价细胞凋亡，流式细胞术计数检测细胞凋亡率，结果发现，与单独 ox-LDL 处理组相比，PCSK9 siRNA 干扰组凋亡现象明显被抑制，提示 PCSK9 可促使 THP-1 源性巨噬细胞凋亡。PCSK9 siRNA 也能在 ox-LDL 诱导的人脐静脉内皮细胞中下调凋亡信号传导通路中促凋亡

蛋白 Bax 和上调抗凋亡蛋白 Bcl-2 的表达，从而抑制下游 caspase-3、caspase-9 的活性，进而达到经作用于 caspase-9 信号通路发挥抗凋亡的作用。

（五）PCSK9 与炎症

临床研究发现，心血管疾病的危险因素如高脂血症、糖尿病、高血压、吸烟、肥胖等都可导致炎性反应的发生。高脂血症可诱导全身性和局部炎性反应发生，在一些高脂饮食动物模型中，TNF-α、IL-1 和 IL-6 的表达都比正常饮食组有明显的增加。PCSK9 能通过降解肝细胞 LDLR，使得血浆 LDL 不能被清除，血脂水平升高，也可能间接地导致炎性反应的发生。

通过基因微阵列分析，研究者证实 PCSK9 除影响脂质代谢调节通路之外，还发现一些新的途径可能受 PCSK9 的调节，这些途径包括蛋白泛素化、异生代谢、细胞周期、炎症和应激反应。一些与炎性相关的基因表达处于 PCSK9 基因的下游调控之列。晶体学研究发现，PCSK9 羧基端富含半胱氨酸，由 3 个亚结构域 SD1、SD2、SD3 组成。亚结构域内部对称折叠，主要区域是 1 个 6 链反向平行 β 折叠，每个 β 折叠内含 3 个二硫键，整个结构域共含有 9 个二硫键，而炎性因子抵抗素也是三聚体并且富含半胱氨酸和 β 折叠，将这两个空间结构叠加，发现 PCSK9 羧基末端和抵抗素结构相似，而功能获得型突变 D374Y 基因分析也表明，PCSK9 调节 LDL 时可能出现某些特殊炎性反应。

将内毒素注射入小鼠体内，刺激炎性反应的发生，研究者发现 LDLR 水平下降，但是相应的 PCSK9 mRNA 水平却没有减少，进一步检测 PCSK9 表达，发现在注射后的 4h 和 38h，肝细胞 PCSK9 mRNA 的表达分别增加了 2.5 倍和 12.5 倍，肾脏 PCSK9 mRNA 水平也增加了 3 倍。除了内毒素，其他引起炎症的物质，如酵母聚糖、松节油等也都能刺激肝脏 PCSK9 的表达。

有学者应用 ox-LDL 处理巨噬细胞，发现增加 PCSK9 表达和炎性因子分泌，应用 RNA 干扰抑制 PCSK9 表达后，炎性因子的分泌明显减少。

五、PCSK9 的临床意义——筛选药物新靶点

FH 患者表现较高的血清 LDL 胆固醇水平，导致早发动脉粥样硬化。传统的降脂药物如他汀类药物，尽管可降低 LDL 胆固醇，但患者仍会发生心血管事件。PCSK9 作为致 ADH 的第三个基因，通过作用于 LDLR 参与 LDL 胆固醇的代谢，为高胆固醇血症的治疗提供新的药理学靶点（图 5-9）。目前，关于靶向 PCSK9 的治疗研究主要包括以下三个方面：①阻断 PCSK9 与 LDLR 的结合（单克隆抗体、Adnectins、模拟肽）；②抑制 PCSK9 的表达（CRISPR/Cas9 基因编辑技术、反义寡合苷酸、siRNA）；③干扰 PCSK9 的分泌（表 5-3）。

（一）阻断 PCSK9 与 LDLR 的结合

1. 模拟肽　由一些短的氨基酸短序列构成的模拟肽，通过模拟 PCSK9 的结构域（EGF-A、催化结构域、前结构域、C-末端结构域），阻断 PCSK9 与 LDLR 的结合。这些小分子肽拥有高度的特异性，容易生产和修饰，相对于抗体更廉价，但是它们和抗体一样受到给药方式的限制。

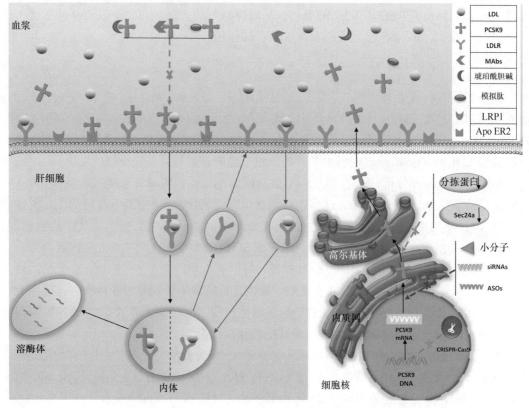

图 5-9 PCSK9 参与 LDLR 的代谢途径及靶向治疗策略

表 5-3 PCSK9 药物靶向抑制策略

机制	代表性方法与靶点
阻断 PCSK9 与 LDLR 的结合	模拟肽
	Adnectins
	单克隆抗体（Alirocumab、Evolocumab、Bococizumab）
抑制 PCSK9 的表达	CRISPR/Cas9 技术
	小分子抑制剂（黄连素、齐墩果酸）
	反义寡核苷酸
	小干扰 RNAs
抑制 PCSK9 的分泌	核受体 FXR
	Sortilin
	Sec24a

2. Adnectins 是一种来自第十纤连蛋白类型Ⅲ域的新型治疗型蛋白。它们能够高特异性和高亲和力地结合靶蛋白并且通过改变其氨基酸的 β-sheet 循环而保持它的结构稳定性。例如，BMS-962476（Bristol-Myers Squibb/Adnexus）可抑制由 PCSK9 介导的 LDLR 降解。

3. PCSK9 单克隆抗体 当前，由于其高效价、高特异性和较长的半衰期，单克隆抗体给药已经成为一种抑制 PCSK9 与 LDLR 结合的非常先进的治疗手段。PCSK9 的单克隆抗体主要包括 Alirocumab（REGN727/SAR236553）、Evolocumab（AMG 145）、Bococizumab（RN316）。此外，PCSK9 单结构域抗体也是一种介导 LDLR 降解的强有力的抑制剂。

（1）Alirocumab（REGN727/SAR236553）：Praluent[Alirocumab（REGN727/SAR236553）]，是一种抗 PCSK9 的人源性单抗。其分子量约为 146kDa。在 4～8h 内，Alirocumab 可达到最大的抑制作用。此外，每两周皮下注射 Alirocumab 75mg 或 150mg 可在 3～7 天内达到最大的血清浓度，并且其生物利用度增加约 85%。Alirocumab 的半衰期在那些杂合体家族性高胆固醇血症（HeFH）患者和不耐受他汀类药物的患者中为 17～20 天。在 Ⅱ 期临床试验中，Alirocumab 和 Statins 的联合处理降低了 LDL 胆固醇的水平达 40%～70%。所有给予 SAR236553 处理的患者，LDL 胆固醇的水平均降低至低于 100mg/dl，而给予 80mg 阿伐他汀的患者只有 52% 降低至此水平。同样，给予 SAR236553 处理的患者有 90% 的 LDL 胆固醇的水平降低至低于 70mg/dl，而给予 80mg 的阿伐他汀的患者只有 17% 降低至此水平。在 Ⅲ 期 Odyssey 家族性高胆固醇血症研究中，与没给药的患者比较，给予患者应用 Alirocumab，LDL 胆固醇的水平降低了 49%。在所有的实验中，大多数给予 Alirocumab 的患者的 LDL 胆固醇的水平都低于 70mg/dl。

（2）Evolocumab[AMG 145（Repatha）]：是一种抑制 PCSK9 的人源性单克隆抗体，其分子量为 144kDa。Evolocumab 的给药方式为每 2 周或每月一次的皮下注射，剂量分别为 140mg 或 420mg，并且导致剂量依赖性地降低 LDL 胆固醇水平。Evolocumab 的生物利用度约为 72%，半衰期为 11～17 天。给药 12 周后，它达到稳定的状态。在 Ⅰ 期和 Ⅱ 期临床试验中，HeFH 和非家族性胆固醇血症的患者皮下注射 Evolocumab 后导致 LCL 胆固醇的降低，同时也呈剂量依赖性地降低 Apo B 和 LP（a）的水平，分别达到 30%～59% 和 18%～36%。在一项 Ⅱ 期和 Ⅲ 期的临床试验中，Evolocumab 和 Alirocumab 降低 LDL 胆固醇和 LP（a）水平分别达 47% 和 26%。Ⅲ 期的 Descartes 研究，检测高脂血症患者使用 Evolocumab 的有效性和安全性，显示 Evolocumab 降低 LDL 胆固醇 达 48.5%～61.6%。在 82% 的受试者中，Evolocumab 降低 LDL 胆固醇达到 <70mg/dl。Ⅱ 期和 Ⅲ 期临床试验报道给予 Evolocumab 或安慰剂的受试者，产生的副作用（包括鼻咽炎、头痛、上呼吸道感染、痢疾、皮疹、肌痛、背部疼痛、荨麻疹）是相似的。当前，Evolocumab 被规定主要用于 FH 和不耐受他汀类药物治疗的患者中。

（3）Bococizumab（RN316）：是另一种直接抗 PCSK9 的人源性单克隆抗体。在一项 Ⅱ 期随机、安慰剂为对照的试验中，检测了 Bococizumab 在接受高剂量他汀类药物患者中的疗效和安全性。给予 Bococizumab 12 周后，LDL 胆固醇的水平下降达 56%，而安慰剂组只有 4%。在一些接受 Bococizumab 的患者中，LDL 胆固醇的水平降低至低于 25mg/dl，导致治疗在第 4 周时的中断。与其他的降低 LDL 胆固醇的单克隆抗体比较，Bococizumab 的疗效更加显著。在一项随机的安慰剂为对照的实验中，每 2 周一次给予 Bococizumab 150mg，降低 LCL 胆固醇的水平达 53%。报道显示在接受 Bococizumab 或安慰剂的患者中，副作用是相似的。五项与 Bococizumab 有关的 Ⅲ 期 SPIRE 项目临床试验包括 SPIREHF、SPIRE-LDL、SPIRE-HR、SPIRE-1、SPIRE-2。

（二）抑制 PCSK9 的表达

1. CRISPR/Cas9 技术 CRISPR-Cas9 是一项以 CRISPR 为基础的细菌适应性免疫系统，它包括一段与核酸内切酶相连接的引导 RNA。最近发现，CRISPR-Cas9 技术能够通过一段单链 RNA 分子特异性靶向和切割 DNA，因此受到极大地关注。许多细菌通过使用 CRISPR 系统来保护自身，从而抵抗外源性核酸的入侵，包括病毒或质粒。CRISPR-Cas9 机制的激活包括宿主细胞双链 DNA 的断裂，随后易错重组和非同源性末端链接。由于宿主细胞感染包含 CRISPR-Cas9 的病毒或质粒，产生移码突变和等位基因的敲除。使用病毒表达 Cas9 和一个 CRISPR 引导 RNA 来靶向 PCSK9，在第三天至第四天显示 PCSK9 在小鼠肝脏突变率＞50%，并且脱靶率降到最低。这种方法降低 PCSK9 的水平，增加肝脏 LDLR 的水平，并且降低血清总胆固醇水平达 35%～40%。在一项研究中使用 Fah$^{-/-}$Rag2$^{-/-}$Il2rg$^{-/-}$ 的小鼠，这种小鼠拥有嵌合体、人源化的肝脏，通过使用靶向人 PCSK9 基因的 CRISPR-Cas9 技术，引起了高水平的 PCSK9 基因的突变，导致血液中人源化的 PCSK9 蛋白水平降低了 52%；没有检测到脱靶率。据报道，在 FRG KO 小鼠肝细胞中，出现一种补偿机制，它使处理后小鼠 PCSK9 蛋白水平的增加超过两倍。即使靶向 PCSK9 的 CRISPR-Cas9 技术，一种在人类中使用的很有前途的基因编辑工具，引起了 PCSK9 的永久改变，但是仍有很多问题需要解决。由于人源化嵌合型肝脏的 FRG KO 小鼠的免疫功能缺失，以及靶向小鼠肝脏人 PCSK9 的病毒载体引起的免疫功能丧失，未来的策略可能针对包括肝脏和造血系统 FRG KO 的双重人源化小鼠。

2. 小分子抑制剂

（1）黄连素（BBR）：也称为原小檗碱，属于一种异喹啉生物碱。在肝脏组织，PCSK9 的转录受两种转录因子包括胆固醇调节元件结合蛋白家族成员（它能结合 PCSK9 启动子近端的 SRE 基序）和肝细胞核因子 1α（HNF1α，一个重要的包含同原结构域的反式作用因子）。黄连素能够同时降低 HNF1α（一个特异性识别 PCSK9 启动子 Sp1 和 SRE 之间位点的反式作用因子）和 PCSK9 的水平，因此，两种转录因子与 PCSK9 启动子结合序列之间的相互作用降低，PCSK9 的转录也被抑制。最近，在高脂血症小鼠的体内研究发现，血清 PCSK9 浓度降低达 50%，所有肝脏样本中 PCSK9 mRNA 水平降低达 46%，与对照组比较，黄连素处理组 LDLR 的蛋白水平增加达 67%，而 LDLR mRNA 和其他 SREBP2 靶基因的水平没有改变。在另一项研究中，与对照组比较，黄连素处理后 HNF1α 蛋白水平降低达 42%，而 HNF1α mRNA 水平则没有改变。这些结果和高脂血症仓鼠实验结果一致。通过阻断泛素-蛋白酶体途径和自噬-溶酶体途径，黄连素通过泛素-蛋白酶体途径抑制 HNF1α 介导的 PCSK9 转录，从而降低 HNF1α 蛋白水平，而不影响其 mRNA 水平。有研究报道，黄连素有神经保护（如抑制神经元凋亡和神经炎症）、抗凋亡和抗炎作用。后续的研究需要检测黄连素的抗凋亡和抗炎作用是否由 PCSK9 介导。

黄连素抑制 PCSK9 和 LDLR 之间的相互作用可加大他汀类药物（HMG-CoAR 抑制剂）和胆固醇吸收阻断剂在各种高胆固醇血症治疗中的效应。用无脂血清和黄连素共同培养 HepG2 细胞，研究其对 HepG2 细胞中 PCSK9 表达的影响，研究者发现黄连素可通过活化胞外信号调节激酶（ERK）上调 LDLR 的表达来降低血浆中的胆固醇，还可通过磷酸腺苷活化蛋白激酶（AMPK）途径导致脂质合成两个关键酶之一乙酰辅酶 A 羧化酶的磷酸化而抑制肝细胞内脂质的合成，显著减少肝脂质储存，表明黄连素经转录后机制调节 LDLR 的表达，而非 SREBP 途径。

研究证实，黄连素作为一种新的降胆固醇药物，通过稳定 LDLR mRNA 而发挥作用，其机制不同于他汀类药物，与他汀类药物合用有较好的降脂活性。在治疗饮食诱导的大鼠高脂血症中，黄连素[90mg/（kg·d）口服]与 SIMVA[6mg/（kg·d）口服]合用减少血清 LDL 胆固醇达 46.2%，较 SIMVA（28.3%）或黄连素（26.8%）单一疗法（二者 $P<0.01$）有效，与 SIMVA 12mg/（kg·d）类似（43.4%），血清三酰甘油（TG）下降水平也较任意单一疗法明显。二者联用可上调大鼠肝中 LDLR mRNA 的水平较单一疗法约高 1.6 倍，肝脂肪储存显著减少，提高降脂效应。他汀类药物能显著增加 $PCSK9^{-/-}$ 小鼠肝 LDLR 水平和 LDL 的清除，而黄连素呈时间和剂量依赖性地减少 PCSK9 mRNA 的表达和蛋白质水平，增加 LDLR mRNA 和蛋白质水平，抑制他汀类药物单独治疗导致的 PCSK9 mRNA 水平的增加，可作为他汀类药物治疗的一个补充，二者均能提高 LDLR 转录后水平，合用对高脂血症的治疗是合理、有效和安全的，可成为高胆固醇血症的一个新疗法。

（2）齐墩果酸（OA）：是一种五环三萜类化合物，作为一种游离酸或皂苷苷元广泛分布于植物和草药。齐墩果酸有大量的益处，包括抗癌、肝脏保护、降血脂、抗氧化、抗炎、内皮保护和抗动脉粥样硬化作用。在 OA 处理的 db/db 小鼠，血清三酰甘油、总胆固醇、低密度脂蛋白胆固醇、自由脂肪酸和肝细胞脂滴的量都显著下降。此外，笔者前期的实验证明，OA 能够降低 PCSK9 蛋白水平，并呈时间和剂量依赖性。然而，具体机制目前尚不清楚，因为 OA 的低生物利用度和不能溶于水的特点，使其功效受到了限制。

3. 反义寡核苷酸（antisense oligonucleotide，ASO） 是由短的单链核苷酸序列组成，它能够干扰 mRNA 的活化。已有报道指出，ASO 能够成功转运至肝细胞核。ASO 通过结合它们的靶点 mRNA，阻断蛋白翻译，因此降低蛋白水平。在一项实验中，给予高脂血症小鼠处理 ASO（ISIS 394814）6 周后，PCSK9 mRNA 水平和 LDL 胆固醇水平分别降低达 92% 和 32%。TC 降低达 52%，LDLR 蛋白水平增加 2 倍。此外，两种靶向 PCSK9 锁定的反义寡合苷酸（SPC5001 和 SPC4061）降低血浆 PCSK9 和 LDL 胆固醇水平分别达 85% 和 50%。因为安全关注，关于 BMS-844421 的 Ⅰ 期临床试验被迫终止。ASO（SPC5001）DNA 的两端被 RNA 核苷酸（有一个稳定的单体构成）锁定，即使 ASO 有高的亲和力和特异性，不菲的成本和静脉或皮下给药方式仍限制了它在高脂血症患者中的使用。

目前对小鼠的研究表明，ASO 治疗后，PCSK9 转录水平降低，血液总胆固醇、LDL 胆固醇和 HDL 胆固醇减少，肝 LDLR 水平增加。第二代 ASO 抑制剂靶向作用于小鼠 PCSK9 有很好的降脂作用。给予高脂喂养的小鼠 PCSK9 ASO 处理 6 周，减少总胆固醇和 LDL 分别达 53% 和 38%，肝 LDLR 蛋白表达水平升高 2 倍。在 $LDLR^{-/-}$ 小鼠中缺乏有效降低胆固醇的效应，表明这种受体在介导 PCSK9 抑制降脂效应中发挥了重要的作用。反义抑制 PCSK9 是治疗高胆固醇血症的一个有吸引力的新疗法，靶向抑制 PCSK9 产生的效应与 $PCSK9^{-/-}$ 小鼠相同，可使肝中其 mRNA 水平显著降低和总胆固醇及 LDL 的减少，而肝 LDLR 蛋白表达水平显著增加。

第二代 PCSK9 反义抑制剂还可作用于另一种降脂靶点 Apo B，对 Apo B 和含 Apo B 的致动脉粥样硬化脂质有显著的剂量依赖性降低效应，单一和联合他汀类药物是一种可接受的安全性治疗方法，在临床运用中有很好的耐受性和效果，能够确实为有心血管疾病危险的患者提供治疗益处。这些发现证实，PCSK9 作为药理学靶点经运用 ASO 特异性和选择性抑制 PCSK9 mRNA 是减少 LDL 的一个有效的方法。

4. 小干扰 RNA（siRNA） 以脂质纳米粒的形式皮下给予单链 siRNA 是一种新的抑制 PCSK9 活性的治疗方法。在小鼠和大鼠中的研究报道，siRNA 诱导的 PCSK9 沉默降低了 PCSK9 mRNA 水平达 50%～70%，TC 的浓度达 60%。另一项在非人灵长类动物中的研究发现，siRNA 介导的 PCSK9 敲除是迅速、持久和可逆转的，它导致 LDL-C 水平 56% 的降低。由 Alnylam Pharmaceuticals（ALN-PCS）实施的Ⅰ期临床试验研究表明，给予 siRNA（ALN-PCSsc）导致血浆 PCSK9 和 LCL 胆固醇的水平分别降低 70% 和 40%。另一项皮下注射 ALN-PCSsc 的Ⅰ期临床试验也已经完成。ALN-PCSsc 的Ⅱ期临床实验当前正在进行。

利用小干扰 RNA（siRNA）阻断 PCSK9 蛋白的产生，在小鼠和大鼠实验中，研究者发现 siRNA 极大地减少了该蛋白的产生，并降低了血浆中胆固醇浓度达 60%。单一的 siRNA 静脉注射可减少非人类灵长类动物如短尾猴血浆 PCSK9 水平达 70%，LDL 胆固醇水平达 56%，并使血浆 PCSK9、Apo B 和 LDL 胆固醇快速，持久和可逆的降低，而对 HDL 胆固醇或 TGs 无影响，注射 3 周后血浆 LDL 胆固醇水平仍保持明显的低水平。研究证实，siRNA 治疗特异性沉默 PCSK9 所产生的上述效应，表明靶向的 PCSK9 siRNA 能显著降低 LDL 胆固醇为靶向降低 PCSK9 成为治疗高胆固醇血症策略的发展开创了道路。本课题组研究发现，PCSK9 siRNA 能有效抑制 ox-LDL 诱导的巨噬细胞的凋亡，这可能是针对 PCSK9 药物研发的又一重要靶点。

5. 核受体 FXR（Farnesoid X receptor）或 PPARα激活剂 1989 年以来，FH 的治疗在他汀类药物作用后更为有效。他汀类药物能减少纯合子 FH 患者中 LDL 胆固醇达 50%～60%，与胆汁酸多价螯合剂贝特（PPARα激动剂经增加脂肪酸氧化作用而减少肝 TG 的产生）或胆固醇吸收抑制剂（尼曼–皮克 C1 样 1 蛋白抑制剂依泽替米贝）联用通常能增加治疗的有效性。依泽替米贝可使胆固醇合成增加和 LDLR 基因表达上调，二者合用可取消这种效应及减少循环 LDL 胆固醇浓度，并增加 PCSK9 的表达，该联合降脂的分子机制是通过减少极低密度脂蛋白（VLDL）和 LDL Apo B-100 的产生及加强 LDLR 介导的 LDL 清除而减少 VLDL 和 LDLApo B-100 的浓度，已在大量动物实验中得到证实。

其他的前蛋白转换酶：PC5/6A 和 furin 可降解 PCSK9，活化的 PPARα经抑制 PCSK9 启动子活性和增加 PC5/6A 的表达而对抗他汀类药物或肝 X 受体激动剂 T0901317 对 PCSK9 的诱导作用。贝特类药物作为一类常用的调脂药，能显著降低 TG，中度降低总胆固醇和 LDL 胆固醇，并能升高 HDL 胆固醇，这类药物的抗动脉粥样硬化机制与 PPARα 的激活密切相关。PCSK9 mRNA 和蛋白水平定量研究表明，各种贝特类药物呈 PPARα依赖性地上调 PC5/6A 和 furin 及减少 PCSK9 的表达。非诺贝酸（FA）经减少永生性人肝细胞中 PCSK9 蛋白含量与 mRNA 水平，可增加普伐他汀活化 LDLR 的作用达 30%，因此 PPARα活化在前蛋白转化酶介导的脂质稳态中起重要作用。此外，还证实 PCSK9 抑制剂和他汀类药物联用的功能相关性。

鹅去氧胆酸（CDCA）特异性减少 PCSK9 mRNA 和蛋白含量，合成的胆汁酸特异性激动剂 GW4064 激活 FXR 也可减少 PCSK9 的表达，二者联合应用可对抗他汀类药物诱导的 PCSK9 表达，使 LDLR 有力地活化，表明 CDCA 或 FXR 激动剂经抑制 PCSK9 的表达可使他汀类药物的降脂效应更为有效。

(三) 抑制 PCSK9 的分泌

据报道,两种特异性的调节介质(sortilin 和 Sec24a)能够参与调节 PCSK9 的分泌。作为跨膜 I 型转运受体,sortilin 在脂蛋白代谢中的作用尤为重要,它不直接受 PCSK9 的调控。相反,sortilin 与 PCSK9 共定位在转运高尔基网络,它能够促进 PCSK9 从肝细胞分泌的晚期过程。sortilin 由基因 SORT1 编码,是一种高亲和力的 PCSK9 分拣受体。因此,sortilin 是一个治疗高胆固醇血症的非常好的靶点。在 sortilin 缺陷的小鼠中,血浆 PCSK9 的水平是降低的,而在 sortilin 过表达的肝脏中,PCSK9 的表达是增加的。此外,在健康人群中发现,循环的 PCSK9 和 sortilin 之间存在一种阳性关系。有研究报道,缺乏 Sec24a(也称为膜蛋白受体复合物 II 适配蛋白)抑制 PCSK9 从内质网至高尔基体的顺面膜囊的早期转运,导致 LDLR 水平的增加和 LDL 胆固醇水平的降低。另外,也有研究报道,SRT3025 作为一种 sirtuin 1 去乙酰化酶活化剂,通过降低 PCSK9 的分泌和增加 LDLR 的表达,抑制 Apo E$^{-/-}$ 小鼠动脉粥样硬化的发展。

此外,PCSK9 的 Q152H 缺失型功能突变也能够通过抑制它的分子内裂解,致使细胞内未加工的 PCSK9 前体大量堆积,从而特异性地阻断 PCSK9 的分泌。

六、存在的问题与展望

尽管近年的研究发现,PCSK9 除影响胆固醇代谢外,还参与糖尿病、凋亡、炎症、器官再生等的调节,但对其具体机制的了解非常有限。抑制 PCSK9 的表达,已经成为调节血脂新的药物学靶点,但在其他如胰腺器官,PCSK9 的抑制可能影响到其正常的生理功能。这就需要更多的实验,对 PCSK9 功能进行全面的了解,在不影响正常生理功能的情况下,合理的范围内或者特异性地干预某器官 PCSK9 的表达,达到防治高胆固醇血症及动脉粥样硬化的目的。

此外,虽然 PCSK9 单克隆抗体的疗效显著,但目前 PCSK9 单抗的副作用受到越来越多人的关注(表 5-4)。由于抗体进入脑内,形成抗原抗体免疫复合物,导致可溶性淀粉样蛋白 Aβ 沉积于脑毛细血管和动脉壁,导致认知能力的下降。免疫复合物也能通过经典的 C1q 介导的抗体依赖性通路,引起补体激活,从而导致不正常的谷氨酸盐的释放和神经毒性。

表 5-4　PCSK9 单克隆抗体常见副作用及其发生率的比较

副作用	症状	Alirocumab		Evolocumab	
		治疗组(%)	安慰剂组(%)	治疗组(%)	安慰剂组(%)
神经认知障碍	健忘症 精神损害	0.8	0.7		
PCSK9 单克隆抗体在临床试验中的其他副作用	注射位点反应	7.2	5.1	5.7	5.0
	鼻咽癌	11.3	11.1	10.5	9.6
	流行性感冒	5.7	4.6	7.5	6.3
	尿道感染	4.8	4.6	4.5	3.6
	咳嗽	2.5	2.3	4.5	3.6
	肌痛	4.2	3.4	4.0	3.0

续表

副作用	症状	Alirocumab		Evolocumab	
		治疗组（%）	安慰剂组（%）	治疗组（%）	安慰剂组（%）
	鼻窦炎	3.0	2.7	4.2	3.0
	肌肉骨骼痛	2.1	1.6	3.3	3.0
	支气管炎	4.3	3.8		
	痢疾	4.7	4.4	3.0	2.6
	上呼吸道感染	3.1	2.4	9.3	6.3
	背痛			6.2	5.6
	头痛			4.0	3.6
	眩晕			3.7	2.6
	高血压			3.2	2.3
	胃肠炎			3.0	2.0

（一）PCSK9 单抗的副作用

1. 神经认知障碍 在给予 Alirocumab 的患者中，神经认知障碍事件的发生率为 0.8%，而安慰剂对照组为 0.7%。在给予 Alirocumab 治疗后，有 0.2%的患者出现记忆受损和意识模糊，而安慰剂对照组中，这些副作用的发生率不到 0.1%。在其他的临床试验中，给予 Evolocumab 治疗后，有小于 1%患者出现异常的低 LDL 胆固醇水平（<50mg/dl）。此外，这些试验报道的副作用还有如健忘症和精神损害。

2. PCSK9 单抗的其他副作用 在临床试验中，给予 Alirocumab 后，患者不良事件的发生率与安慰剂对照组比较分别如下：注射位点反应（7.2% vs. 5.1%）、鼻咽炎（11.3% vs. 11.1%）、流行性感冒（5.7% vs. 4.6%）、尿道感染（4.8% vs. 4.6%）、咳嗽（2.5% vs. 2.3%）、肌痛（4.2% vs. 3.4%）、鼻窦炎（3.0% vs. 2.7%）、肌肉骨骼痛（2.1% vs. 1.6%）、支气管炎（4.3% vs. 3.8%）、痢疾（4.7% vs. 4.4%）、上呼吸道感染（3.1% vs. 2.4%）。在 Evolocumab 的临床试验中，与安慰剂对照组比较，不良事件的发生率如下：鼻咽炎（10.5% vs. 9.6%）、上呼吸道感染（9.3% vs. 6.3%）、流行性感冒（7.5% vs. 6.3%）、背痛（6.2% vs. 5.6%）、注射位点反应（5.7% vs. 5.0%）、咳嗽（4.5% vs. 3.6%）、尿道感染（4.5% vs. 3.6%）、鼻窦炎（4.2% vs. 3.0%）、头痛（4.0% vs. 3.6%）、肌痛（4.5% vs. 3.6%）、眩晕（3.7% vs. 2.6%）、肌肉骨骼痛（3.3% vs. 3.0%）、高血压（3.2% vs. 2.3%）、痢疾（3.0% vs. 2.6%）、胃肠炎（3.0% vs. 2.0%）。总之，与安慰剂对照组相比较，给予 Alirocumab 或 Evolocumab 治疗的患者不良事件的发生率更高。

（二）所有抗体的副作用

1. 过敏反应 包括荨麻疹、瘙痒和皮疹，严重的不良事件如因 Alirocumab 治疗所引起的过敏性血管炎。在 Alirocumab 治疗组，过敏反应的发生率为 8.6%，而安慰剂对照组为 7.8%。因为 Alirocumab 治疗出现过敏反应而终止治疗的患者高于对照组，发生率分别为（8.6% vs. 7.8%）。

在 Evolocumab 治疗组，患者过敏反应的发生率为 5.1%，而安慰剂对照组为 4.7%。通常 Evolocumab 与安慰剂对照组比较，过敏反应包括皮疹（1.0% vs. 0.5%）、红斑（0.4% vs.

0.2%）、湿疹（0.4% vs. 0.2%）、荨麻疹（0.4% vs. 0.1%）。

2. 免疫原性　Alirocumab 和其他的治疗性蛋白存在潜在的免疫原性。在 10 名以安慰剂作为对照的研究中，给予 Alirocumab 治疗的患者中检测到抗药抗体，Alirocumab 治疗组的发生率为 4.8%，而对照组的发生率为 0.6%。出现抗药抗体的患者中，注射位点的反应为 10.2%，而缺乏抗药抗体的患者为 5.9%。此外，有 1.2% 的患者发生了中和抗体事件，这些事件都发生在 Alirocumab 治疗组。Alirocumab 的免疫原性造成的影响需要长期的观察和研究。

此外，一系列的临床试验显示，给予 Evolocumab 治疗的患者中，有 0.1% 的患者发生抗药抗体至少一次。在临床试验中，中和抗体事件持续出现，但是它们的长期影响仍然未知。

（三）展望

临床试验证明靶向 PCSK9 的药物能够有效降低 LDL 胆固醇的水平。PCSK9 单克隆抗体包括 Alirocumab 和 Evolocumab，批准于 2015 年上市，一项关于 Bococizumab 的Ⅲ期临床试验也于最近成功完成。其他靶向 PCSK9 治疗的发展包括：基因沉默试剂、小分子化合物（BBR 和 OA）、模拟肽、adnectins、抑制 PCSK9 分泌、CRISPR-Cas9 技术。将来的挑战包括：靶向 PCSK9 药物长期的安全关注、中枢神经系统的影响和 PCSK9 单抗的费用效益。总之，PCSK9 抑制剂有非常高的临床价值，将来的工作目标：进一步研究 PCSK9 的蛋白结构，找到新的药物作用位点，探索靶向 PCSK9 药物的作用机制，开发新的小分子化合物抑制剂。

（白雪琴　刘录山）

参 考 文 献

陈晨，陆志强. 2012. 家族性高胆固醇血症（FH）致病基因的研究进展. 复旦学报（医学版），39（2）：207-211.
程艳丽，谢闵，刘录山，等. 2007. pcsk9 基因突变与胆固醇血症. 中国生物化学与分子生物学报，23（3）：172-176.
迟家敏. 2010. 实用血脂学. 北京：人民卫生出版社，17-22，148-151.
樊小兵. 2000. 高三酰甘油血症与冠心病及对策. 国外医学. 老年医学分册，21（2）：66-67.
福利，林泽邦，欧志君，等. 2015. 高密度脂蛋白功能研究进展. 中国循环杂志，30（09）：919-921.
高磊，何国平. 2007. 冠状动脉粥样硬化性心脏病的遗传易感性（英文）. 中国组织工程研究与临床康复，11（30）：6116-6120.
龚慧琴，吴琪，文红艳，等. 2012. 前蛋白转化酶枯草溶菌素 9 基因多态性的临床研究进展. 中国动脉硬化杂志，20（4）：380-384.
江璐，龚慧琴，刘录山. 2010. 前蛋白转化酶 PCSK9 的生物学功能. 中国生物化学与分子生物学报，26（12）：1085-1089.
廖端芳，唐朝克. 2009. 胆固醇逆向转运基础与临床. 北京：科学出版社.
林小龙，王佐. 2013. 通过调控载脂蛋白（a）基因表达降低脂蛋白（a）血浆水平. 中南医学科学杂志，41（6）：541-545.
莫中成，欧含笑，易光辉. 2015. 载脂蛋白 A-Ⅰ在高密度脂蛋白生物合成中的作用研究进展. 生物化学与生物物理进展，42（09）：788-795.
谭剑凯，谭小进，王佐. 2013. 5-Aza-CR 调节 FXR 基因去甲基化抑制 Apo（a）表达. 中国动脉硬化杂志，21（9）：32-32.
王仁，张凯，李爽，等. 2013. Apo（a）损伤小鼠骨髓源性 EPCs 血管发生能力及其机制. 生物化学与生物物理学进展，40（8）：757-765.
王禹. 1995. 脂蛋白代谢紊乱机制的基因水平研究进展. 国外医学（生理、病理科学与临床分册），15（1）：65-67.
武春艳，唐志晗，刘录山，等. 2009. PCSK9 的药理学筛选靶点. 中国生物化学与分子生物学报，25（11）：991-996.
肖文虎，张红，彭湘萍，等. 2009. PCSK9 结构与功能. 中国生物化学与分子生物学报，25（3）：213-2186.
谢闵，潘利红，杨琼，等. 2008. Pcsk9 基因在脂质代谢和神经系统中的作用. 中国生物化学与分子生物学报，24（1）：6-10.
杨立斌，刁增利，李海涛. 2011. 代谢综合征患者氧化型低密度脂蛋白与颈动脉硬化的相关性. 中国循证心血管医学杂志，3（2）：112-114.

杨永宗. 2009. 动脉粥样硬化性心血管病基础与临床. 2版. 北京：科学出版社.

叶平. 2001. 血脂的基础与临床. 北京：人民军医出版社，45-53.

张朝晖，马翔. 2008. 动脉粥样硬化研究进展. 中国中医急症，17（3）：378-379，381.

张雄信，徐力辛. 2006. 脂质代谢相关基因多态性与冠心病. 中国分子心脏病学杂志，6（6）：350-354.

赵水平. 2006. 临床血脂学. 北京：人民卫生出版社.

赵水平，胡大一. 2015. 中国成人血脂异常防治指南解读. 北京：人民军医出版社.

赵圆圆，涂欣. 2013. 动脉粥样硬化遗传学研究进展与应用. 中国医学前沿杂志（电子版），5（9）：24-26.

赵岳，林小龙，王佐. 2013. miR23b-3p和miR125b-5p通过Ets1下调Apo（a）水平. 中国动脉硬化杂志，21（9）：34.

郑克勤，张思仲，张克兰，等. 2003. 胆固醇酯转运蛋白基因突变及其与冠状动脉粥样硬化性心脏病易感性的关联研究. 中华医学遗传学杂志，20（1）：27-30.

朱满，景伟，涂建成. 2016. 高密度脂蛋白抗动脉粥样硬化的研究进展. 中华检验医学杂志，39（4）：315-318.

Ajufo E, Rader DJ. 2016. Recent advances in the pharmacological management of hypercholesterolaemia. The Lancet Diabetes & Endocrinology, 4（5）：436-446.

Alonzi T, Mancone C, Amicone L, et al. 2008. Elucidation of lipoproten particles structures by proteomic analysis. Expert Rev proteomics, 5（1）：91-104.

Annema W, von Eckardstein A, Kovanen P T. 2015. HDL and atherothrombotic vascular disease. Handb Exp Pharmacol, 224：369-403.

Bhatt A, Rohatgi A. 2016. HDL Cholesterol efflux capacity: cardiovascular risk factor and potential therapeutic target. Curr Atheroscler Rep, 18（1）：2-10.

Boden G, Song WW. 2008. Effects of insulin and free fatty acids on matrix metalloproteinases. Curr Diab Rep, 8（3）：239-242.

Bojic LA, Sawyez CG, Telford DE, et al. 2012. Activation of peroxisome proliferator-activated receptoδ inhibits human macrophage foamcell formation and the inflammatory response induced by very lowdensitylipoprotein. Arterioscler Thromb Vasc Biol, 32（12）：2 919-2928.

Boreonú J, Ekst U, Agren B, et al. 2001. The molecular mechanism for the genetic disorder familial defective apolipoprotein B100. J Biol Chem, 276（12）：9214-C9218.

Bouhairie VE, Goldberg AC. 2016. Familial hypercholesterolemia. Endocrinology and Metabolism Clinics of North America, 45（1）：1-16.

Calabresi L, Gomaraschi M, Simonelli S, et al. 2015. HDL and atherosclerosis: insights from inherited HDL disorders. Biochim Biophys Acta, 1851（1）：13-18.

Chenevard R, Hurlimann D, Spieker L, et al. 2012. Reconstituted HDL in acute coronary syndromes. Cardiovasc Ther, 30(2)：e51-e57.

Creider JC, Hegele RA, Joy TR. 2012. Niacin: another look at an underutilized lipid-lowering medication. Nat Rev Endocrinol, 8(9)：517-528.

Cuchel M, Rader DJ. 2006. Macrophage reverse cholesterol transport: key to the regression atherosclerosis? Circulation, 113（21）：2548-2555.

Du XM, Kim MJ, Hou LM, et al. 2015. HDL particle size is a critical determinant of ABCAL-mediated macrophage cellular cholesterol export. Circ Res, 116（7）：1133-1142.

Ebbert JO, Jensen MD. 2013. Fat depots, free fatty acids, and dyslipidemia. Nutrients, 5（2）：498-508.

Frischmann ME, Ikewaki K, Trenkwalder E, et al. 2012. In vivo stable-isotope kinetic study suggests intracellular assembly of lipoprotein（a）. Atherosclerosis, 225（2）：322-327.

Georgiadi A, Lichtenstein L, Degenhardt T, et al. 2010. Induction of cardiac Angptl4 by dietary fatty acids is mediated by peroxisome proliferator-activated receptor beta/delta and protects against fatty acid-induced oxidative stress. Circ Res, 106（11）：1712-1721.

Gibbons GF, Wiggins D, Brown AM, et al. 2004. Synthesis and function of hepatic very-low-density lipoprotein. Biochem Soc Trans, 32（1）：59-64.

Gonzalez-Pacheco H, Amezcua-Guerra L M, Vazquez-Rangel A, et al. 2015. Levels of high-density lipoprotein cholesterol are associated with biomarkers of inflammation in patients with acute coronary syndrome. Am J Cardiol, 116（11）：1651-1657.

Gueant J L, Elakoum R, Ziegler O, et al. 2014. Nutritional models of foetal programming and nutrigenomic and epigenomic dysregulations of fatty acid metabolism in the liver and heart. Pflugers Arch, 466（5）：833-850.

Hahne PF, Krempler FG, Schaap SM, et al. Patsch（2008）. Determinants of plasma apolipoprotein A-V and APO A5 gene transcripts in humans. J Intern Med, 264（5）：452-462.

Hara T, Kashihara D, Ichimura A, et al. 2014. Role of free fatty acid receptors in the regulation of energy metabolism. Biochim Biophys Acta, 1841（9）：1292-1300.

Hirasawa A, Hara T, Ichimura A, et al. 2011. Free fatty acid receptors and their physiological role in metabolic regulation. Yakugaku

Zasshi, 131 (12): 1683-1689.
Hoover-Plow J, Huang M. 2013. Lipoprotein (a) metabolism: potential sites for therapeutic targets. Metabolism, 62 (4): 479-491.
Hughes DP, Viljoen A, Wierzbicki AS. 2016. Familial Hypercholesterolaemia in the era of genetic testing. Current cardiology reports, 18 (5): 42.
Ichimura A, Hasegawa S, Kasubuchi M, et al. 2014. Free fatty acid receptors as therapeutic targets for the treatment of diabetes. Front Pharmacol, 5: 236.
Ishigaki Y, Oka Y, Katagiri H. 2009. Circulationg oxidized LDL: a biomarker and a pathogenic factor. Curr Opin Lipidol, 20 (5): 363-369.
Ivanovic B, Tadic M. 2015. Hypercholesterolemia and hypertension: two sides of the same coin. American Journal of Cardiovascular Drugs, 15 (6): 403-414.
Jeon H, Blacklow SC. 2005. Structure and physiologic function of the low-density lipoprotein receptor. Annu Rev Biochem, 74: 535-562.
Jessup W, Gelissen IC, Gaus K. 2006. Roles of ATP binding cassette transporters A1 and G1, scavenge receptor BI and membrane lipid domains in cholesterol export from macrophages. Curr Opin Lipidol, 17 (3): 247-257.
Karpe F, Bickerton AS, Hodson L, et al. 2007. Removal of triacylglycerols from chylomicrons and VLDL by capillarybeds: the basis of lipoprotein remnant formation. Biochem Soc Trans, 35 (3): 472-476.
Kersten S. 2008. Peroxisome proliferator activated receptors and lipoprotein metabolism. PPAR Res, 2008: 132960.
Koivuniemi A, Vattulainen I. 2015. Biogenesis of nascent high density lipoprotein particles. Structure, 23 (7): 1153-1154.
Koletzko B. 2015.3.17 Hypercholesterolemia. World Review of Nutrition and Dietetics, 113: 234-238.
Kong W, Liu J, Jiang J. 2006. Human low-density lipoprotein receptor gene and its regulation. J Mol Med, 84 (1): 29-36.
Kontush A, Chapman M J. 2012. High-density lipoproteins: structure, metabolism, function and therapeutics. New York: Wiley.
Kontush A, Lindahl M, Lhomme M, et al. 2015. Structure of HDL: particle subclasses and molecular components. Handb Exp Pharmacol, 224: 3-51.
Lafferty M J, Bradford K C, Erie D A, et al. 2013. Angiopoietin-like protein 4 inhibition of lipoprotein lipase: evidence for reversible complex formation. J Biol Chem, 288 (40): 28524-28534.
Lambert G, Charlton F, Rye K A, et al. 2009. Molecular basis of PCSK9 function. Atherosclerosis, 203 (1): 1-7.
Li GH, Lin XL, Zhang H, et al. 2015. Ox-LP (a) transiently induces HUVEC autophagy via an ROS-dependent PAPR-1-LKB1-AMPK-mTOR pathway.Atherosclerosis, 243 (1): 223-235.
Liu J, Afroza H, Rader D J, et al. 2010. Angiopoietin-like protein 3 inhibits lipoprotein lipase activity through enhancing its cleavage by proprotein convertases. JBiol Chem, 285 (36): 27561-27570.
Mayne J, Dewpura T, Raymond A, et al. 2008.Plasma PCSK9 levels are significantly modified by statins and fibrates in humans. Lipids Health Dis, 7: 22.
Miyata K, Oike Y. 2011. Metabolic syndrome and Angptl family. Nihon Rinsho, 69 (Suppl 1): 319-324.
Mo Z C, Ren K, Liu X, et al. 2016. A high-density lipoprotein-mediated drug delivery system. Adv Drug Deliv Rev, 106 (Pt A): 132-147.
Oike Y. 2005. Role of angiopoietin-like protein (Angptl). Seikagaku, 77 (11): 1412-1417.
Olofsson SO, Wiklund O, Boren J. 2007. Apolipoproteins A-I and B: biosynthesis, role in the development of atherosclerosis and targets for intervention against cardiovascular disease. Vasc Health and Risk Manag, 3 (4): 491-502.
Ono M, Shimizugawa T, Shimamura M, et al. 2003. Protein region important for regulation of lipid metabolism in angiopoietin-like 3 (ANGPTL3): ANGPTL3 is cleaved and activated in vivo. J Biol Chem, 278 (43): 41804-41809.
Parks BW, Lusis AJ. 2013. Macrophage accumulation in atherosclerosis. N Engl J Med, 369 (24): 2352-2353.
Poirier S, Mayer G, Benjannet S, et al. 2008.The proprotein convertase PCSK9 induces the degradation of low density lipoprotein receptor (LDLR) and its closest family members VLDLR and ApoER2. J Biol Chem, 283 (4): 2363-2372.
Qin L, Zhu N, Ao BX, et al. 2016. Caveolae and caveolin-1 integrate reverse cholesterol transport and inflammation in atherosclerosis. Int J Mol Sci, 17 (3): 429-446.
Ramirez A, Hu P P. 2015. Low high-density lipoprotein and risk of myocardial infarction. Clin Med Insights Cardiol, 9: 113-117.
Ritsch A, Sonderegger G, Sandhofer A, et al. 2007. Scavenger receptor class B type I polymorphisms and peripheral arterial disease. Metabolism, 56 (8): 1135-1141.
Rohatgi A, Khera A, Berry JD, et al. 2014. HDL cholesterol efflux capacity and incident cardiovascular events. N Engl J Med, 371 (25): 2383-2393.
Segrest JP, Jones MK, Dashti N. 2001. Structure of apolipoprotein B-100 in low density lipoproteins. J Lipid Res, 42(9): 1346-1367.

Seidah N G, Benjannet S, Wickham L, et al. 2003.The secretory proprotein convertase neural apoptosis-regulated convertase 1 (NARC-1): liver regeneration and neuronal differentiation. Proc Natl Acad Sci U S A, 100 (3): 928-933.

Sharifi M, Rakhit RD, Humphries SE, et al. 2016. Cardiovascular risk stratification in familial hypercholesterolaemia. Heart, 102(13): 1003-1008.

Si-Tayeb K, Cariou B. 2015. PCSK9 inhibition: does lipoprotein size matter? J Am Heart Assoc, 4 (11): e002806.

Wang R, Zhang K, Li S, et al. 2013. Apolipoprotein (a) impairs endothelial progenitor cell-mediated angiogenesis. DNA Cell Biol, 32 (5): 243-251.

Wei DH, Zhang XL, Wang R, et al. 2013. Oxidized lipoprotein(a)increases endothelial cell monolayer permeability via ROS generation. Lipids, 48 (6): 579-586.

Westerterp M, Bochem AE, Yvan-Charvet L, et al. 2014. ATP-binding cassette transporters, atherosclerosis, and inflammation. Circ Res, 114 (1): 157-170.

Zannis V I, Chroni A, Krieger M. 2006. Role of apoA-I, ABCA1, LCAT, and SR-BI in the biogenesis of HDL. J Mol Med (Berl), 84 (4): 276-294.

Zhang C, Yin W, Liao D, et al.2006.NO-1886 upregulates ATP binding cassette transporter A1 and inhibits diet-induced atherosclerosis in Chinese Bama minipigs.J Lipid Res, 47 (9): 2055-2063.

Zhang M, Li L, Xie W, et al. 2016. Apolipoprotein A-1 binding protein promotes macrophage cholesterol efflux by facilitating apolipoprotein A-1 binding to ABCA1 and preventing ABCA1 degradation. Atherosclerosis, 248: 149-159.

Zhang X, Qi R, Xian X, et al.2008.Spontaneous atherosclerosis in aged lipoprotein lipase-deficient mice with severe hypertriglyceridemia on a normal chow diet.Circ Res, 102 (2): 250-256.

第六章　糖代谢异常

第一节　概　述

糖代谢（glucose metabolism，GM）是体内糖类化合物转化和代谢的过程，主要包括：①体内糖类化合物通过糖酵解和有氧分解等途径为机体供能或生成中间代谢物；②蛋白质、核酸、脂质等生物大分子通过糖异生等方式转化成糖类物质的代谢过程，是体内能量和物质代谢关键部分。糖代谢异常（abnormal glucose metabolism，AGM）主要是由于胰腺功能障碍导致胰岛素分泌量绝对减少，或机体组织对胰岛素的敏感性降低而导致胰岛素相对不足引起的血糖升高现象。在肝脏功能异常时，由于肝脏对糖原分解、糖原异生、糖原合成、三酰甘油合成等的调节障碍，可引起低血糖或高血糖。越来越多的研究表明，高血糖能诱导线粒体氧化应激、血管内皮损伤及炎性反应的发生。糖代谢异常与多种疾病相关。研究证实，糖尿病是心血管疾病的独立危险因素，高血糖被认为参与动脉粥样硬化（atherosclerosis，As）的发生发展，然而高血糖如何促进 As 及其相关心血管疾病，以及糖代谢异常是否具有直接的促 As 效应等有待进一步证实。

第二节　流行病学

近年来，我国糖代谢异常和心血管疾病（cardiovascular disease，CVD）的发病率均呈上升趋势，两者的关系日益受到临床医生的重视。糖尿病前期即有发生心血管事件的风险，且合并心血管并发症是 2 型糖尿病（type 2 diabetes，T2D）患者致死致残的主要原因。因此，降低心血管事件的发生对 AGM 患者尤为重要。随着近年生活方式的变化和人口老龄化，中国成人糖代谢异常的患病率显著增加，2007～2008 年我国成人糖尿病流行病学调查数据显示：20 岁以上成人糖尿病的患病率为 9.7%，糖尿病前期的患病率为 15.5%。2010 年我国疾病预防控制中心的调查发现，18 岁以上糖尿病患病率为 11.6%，而糖尿病前期的患病率高达 50.1%。

糖尿病与 CVD 的关系密切，心血管疾病并发症是 T2D 患者最主要的致死、致残原因，其发生 CVD 的风险是非糖尿病患者的 2～3 倍，约 70% 的糖尿病患者死于各种心血管疾病。在我国糖代谢异常的患者中，单纯空腹血糖受损（isolated-impaired fasting glucose，i-IFG）、单纯糖耐量异常（isolated-impaired glucose tolerance，i-IGT）和 IFG+IGT 患者 CVD 的患病率分别为 0.66%、2.09% 和 1.59%，T2D 患者同时合并血压、血脂异常者占 29.8%。苏格兰一项大型队列研究显示，156 991 例 T2D 患者中，有 23.6% 患者合并 CVD，经过平均 4.8 年的随访，合并 CVD 的患者比例升至 33.0%。我国大庆地区一项研究对新诊断糖尿病（NDD）和糖耐量正常（NGT）人群进行 23 年的随访发现，NDD 和 NGT 患者的全因死亡率为 56.5% 和 20.3%，因 CVD 死亡的患者占 NDD 组所有死亡患者的 50%，其中冠状动脉性心脏病（CHD）和脑卒中又各占 CVD 死亡患者的 50%，而调整各项混杂因素后，NDD

组患者心血管死亡率是 NGT 组的 3.5 倍。英国前瞻性糖尿病研究（UKPDS）和美国大学糖尿病课题研究（UGDP）的结果显示，糖尿病发病前期即 IFG 和 NGT 这一从正常糖耐量发展至糖尿病的中间阶段，患者 CVD 的风险已经升高。这些临床研究结果提示，糖尿病及其前期的 IGT 可能是 As 发生发展的重要因素。

在以 CVD 患者为样本的临床研究中，研究者发现 CVD 患者常常伴随糖代谢异常，进一步证实糖代谢异常与 CVD 之间的相互关系。糖尿病合并急性心肌梗死（acute myocardial infaction，AMI）患者强化胰岛素治疗研究（GAMI）发现约 2/3 的 AMI 患者伴有糖代谢异常。欧洲心脏调查的结果显示，冠心病患者中合并 AGM[包括葡萄糖调节受损（impaired glucose regulation，IGR）和糖尿病]患者的比例达到 2/3 以上。我国心脏调查研究结果显示，冠心病住院患者的 AGM 患病率为 76.9%，远高于欧洲人群，其中糖尿病患病率为 52.9%，IGR 患病率为 24.0%。门诊未诊断糖尿病的高血压患者行口服葡萄糖耐量试验（oral glucose tolerance test，OGTT）发现有 22.9%患者达到糖尿病的诊断节点，而糖代谢异常患病率高达 66.4%。我国急性卒中患者糖代谢异常调查（ACROSS-China）也显示急性卒中住院患者的 AGM 患病率为 68.7%。上述流行病学资料已经充分证实，AGM 和 CVD 密切相关，AGM 是 CVD 的独立危险因素，但干预 AGM 能否预防或改善 CVD 的发生发展仍有待大型前瞻性多中心临床试验证实。

第三节 临床研究

一、胰岛素抵抗与动脉粥样硬化

胰岛素抵抗（insulin resistance，IR）与多种心血管疾病风险因子（如内脏脂肪含量升高、高血糖、高血压、长期的炎性反应等）密切相关。分子机制研究表明，IR 在从最初的内膜受损到最终斑块的形成等 As 发生和发展的各个阶段均发挥重要作用。然而，在临床研究中，IR 与 As 发生和发展的确切关系尚待进一步证实。在一项包含 900 个受试者长达 15 年的临床研究中，发现稳态模型评估的胰岛素抵抗指数（index homeostatic model assessment of insulin resistance，HOMA-IR）与普通人群 CVD 相关，并且独立于其他危险因素，这提示 IR 可能是评价 As 及其危险分层的独立危险因素。然而，荷兰肥胖流行病学研究（the Netherlands epidemiology of obesity，NEO）报道，IR 和亚临床 As 相关可能是由于腹部脂肪组织增加，促进体内炎症和脂代谢紊乱。而其他研究也表明，HOMA-IR 与亚临床 As 的相关性并不独立于与代谢综合征相关的其他危险因素。在病态肥胖患者中，研究者发现 HOMA-IR 与颈总动脉内膜中层厚度（carotid intima-media thickness，CIMT）呈正相关，并且与异常动脉壁厚度具有独立的相关性。该研究还发现，IR 可以调节高血压和高体重指数对动脉血管壁厚度的影响，IR 和胰岛素样生长因子（insulin-like growth factor-1，IGF-1）水平与 CIMT 密切相关，是独立的 As 危险因子。然而，亦有研究报道，在老年非糖尿病患者中，高血压、HDL 水平及向心性肥胖与 CIMT 增加独立相关，并且与 IR 无相关性。上述结果的差异可能与纳入调查人群指标，如年龄（老年患者和年轻患者）和体重指数（Sirbu 等的研究仅限于病态肥胖患者）的差异有关。在同样的试验中，在病态肥胖患者中发现与高血压和高血脂等危险因素相比,血糖代谢障碍与亚临床 As 的相关性更紧密。另一项研究也指出在病态肥胖患者中,HOMA-IR 比 IMT 更能早期反映血管内皮的损伤。而且,有研究发现,95% 的病态肥胖患者 CIMT 小于 1mm,而只有 8.4% 的患者产生了颈动脉斑块,而 CIMT 厚度及颈动脉粥样斑块可预测冠心病患者发生心血管事件的危险性,并可作为无创伤性检查预测心脑血管事件的发生。这些结果提示,IR 和 IGF-1 的增加可能是 CVD 的独立危险因素。

研究发现,在口服葡萄糖耐量试验(oral glucose tolerance test,OGTT)中,1h 血糖浓度(1hPG)≥8.85mmol/L 的血糖调节正常(normal glucose regulation,NGR)患者更容易发生代谢综合征和 As。Zhao 等发现,相对于 NGR 患者,IGR 和 2 型糖尿病患者体内硫氧还原蛋白相互作用蛋白(sulfur and oxygen protein interaction protein,TXNIP)、血管细胞黏附分子-1(VCAM-1)和 CIMT 显著增加,提示 AGM 可能是通过氧化应激导致内皮功能紊乱促进 As 的发生发展。

二、糖尿病与动脉粥样硬化

近年来,越来越多的研究发现 T2D 和 CVD 具有密切相关性,同时许多有关 T2D 防治准则均指出 T2D 的防治需要关注 CVD 发生的可能性。而 CVD 主要与 T2D 诱发的高血糖相关。钠葡萄糖协同转运蛋白 2(sodium glucose cotransporter-2,SGLT-2)是一种低亲和力的转运系统,其在肾脏中特异性表达,并且在近曲小管的肾脏血糖重吸收中发挥非常重要的作用。恩格列净上市后的一项心血管安全性试验(EMPA-REG OUTCOME)研究表明,As 发病率高的 T2D 患者在接受 SGLT-2 抑制剂恩格列净处理后,与安慰剂组相比,其相关的非致死性心肌梗死、非致死性脑卒中等的死亡率显著降低,并且随着恩格列净剂量的增加,心血管疾病的死亡率明显下降。但也有研究指出,SGLT-2 抑制剂恩格列净可能通过改变血流动力学,产生明显的抗心衰作用而降低 As 导致的心血管疾病的死亡率,但不排除恩格列净在一定程度上具有稳定 As 的作用,这种效应至少部分与其降低血糖的作用有关。虽然有大量的研究报道,1 型糖尿病(type 1 diabetes,T1D)会增加 As 和 CVD 的死亡率,但至今还未有大型的临床试验证实 T1D 是 As 一种独立的危险因素。威斯康星糖尿病性视网膜病变的流行病学研究(WESDR)及糖尿病控制与并发症试验(diabetes control and complications trial,DCCT)结果提示,高血糖能够作为 As 相关心血管疾病终点事件的独立预测因子。然而,欧洲的糖尿病前瞻性并发症研究(EURODIAB)指出,高血糖与 CVD 的相关性不如蛋白尿和其他预测因子。这些研究结果提示,高糖血症是否能够作为亚临床 As 和冠状动脉缺血的独立预测因子有待进一步证实。

三、糖基化终末产物与动脉粥样硬化

糖基化终末产物(advanced glycation end product,AGE)是由 Maillard 反应生成的异构化合物,即由还原糖和活性醛以非酶促反应的形式与蛋白质、脂质、核酸的游离氨基形成的化合物。虽然 Maillard 反应最先在食品化学中发现,但随后研究发现,在人体正常生长发育和病理条件下器官或组织发生变化的过程中,也伴随着缓慢的 Maillard 反应。在人体系统处在高糖和（或）氧化应激条件下，首先产生不稳定的希夫碱类化合物，随后发生结构重排，生成共价化合物 Amadori，后者在不同组织不同生理条件下与生物大分子结合产生各种 AGEs。有研究指出，饮食中加入 AGEs 可提高体内组织中 AGE 的水平并促进氧化应激（oxidative stress，OS）和炎性反应，与体内多种疾病密切相关。AGE 主要通过与其受体晚期糖基化终产物受体（receptor for advanced glycation end product，RAGE）结合，后者是 AGE 的信号转导受体，是细胞表面免疫球蛋白超家族中的一种多配体受体，在许多细胞中表达，能够调节细胞内信号通路，如 NF-κB 的活化及血管损伤相关炎性基因的表达。其无糖化的内源性配体包括促炎分子 S100/钙黏蛋白家族、高迁移率族蛋白 1（HMGB-1），淀粉样蛋白多肽 b（Ab）和 b2 整合蛋白巨噬细胞抗原复合体-1 等。RAGE-配体系统不仅在糖尿病、动脉粥样硬化、免疫/炎症疾病、老化、肿瘤和神经退变性疾病的病理生理学中发挥关键作用，而且与经皮冠状动脉介入（percutaneous coronary intervention，PCI）术后血管再狭窄密切相关。sRAGE 是 RAGE 的可溶性形式，与 RAGE 有部分相似的结构，当与其配体 AGE 结合后，竞争性抑制 RAGE 活性，因此能保护细胞免受 RAGE-配体轴介导的损害性反应。此外，sRAGE 还可作为循环中 AGE 与其他 RAGE 配体的清道夫受体结合，发挥生物学效应。研究发现与无冠状动脉疾病的对照组相比，有冠状动脉疾病的患者血浆中 sRAGE 较低。但是该研究存在诸多局限性，如研究的主要人群是离散的同种人群，检测 sRAGE 的方法也是非特异性的。而另一项研究指出内源性可溶型糖基化终末产物受体（endogenous secretory receptor for advanced glycation end product，esRAGE）与颈动脉粥样硬化独立相关。为了进一步明确人体血浆 sRAGE 水平与 As 的关系，研究者在小队列（$n=179$）的 T2D 患者中，评估血浆 esRAGE 和 CIMT 的关系，结果发现 esRAGE 水平与 CIMT 独立相关。并且在小部分终末期肾脏病的患者中，循环中 esRAGE 水平是 CVD 死亡率的独立预测因子。

有研究指出，某些糖基化终末产物有望成为 As 相关疾病的诊断标志物。研究报道，患有糖尿病和 As 的患者血浆中羰基化合物（蛋白质羰基化通常被认为是蛋白质氧化和 AGEs 的生物标志物）含量与正常人相比显著升高，并且患有两种疾病的患者血浆中羰基化合物含量与上述两种疾病单一病患者相比亦显著升高。糖化血红蛋白（glycosylated hemoglbinA1c，HbA1c）和糖化白蛋白（glycated albmin，GA）是人体血液中白蛋白糖基化修饰后的产物，属于早期 AGE。最近研究发现，AGE-白蛋白是糖尿病和长期肾脏疾病血清中主要的糖基化蛋白，该糖基化蛋白可通过减少巨噬细胞 ATP 结合盒转运体 A-1（ABCA-1）的表达，影响胆固醇的逆向转运。另外，对糖尿病患者的研究发现，含量异常升高的 AGE-白蛋白可促进线粒体氧化应激，产生大量活性氧簇（ROS）类物质、炎性因子及内质网炎症，最终导致胆固醇和具有细胞毒性的 7-醛基胆固醇在细胞内的聚集。由于糖化白蛋白的水平和 CIMT 与高敏感性 C 反应蛋白的水平呈正相关，近来研究显示其有望成为评估 As 发生发展程度新的标志物。低密度脂蛋白（LDL）水平升高是 As 的独立危险因素，在许多糖尿病患者的血清和 As 病变斑块中均检测到糖化低密度脂蛋白（glycosylated low density lipoprotein，gLDL）。最近的研究表明，伴随有微血管病变的糖尿病患者体内促炎分子单核细胞趋化蛋白-1（MCP-1）、细胞间黏附分子-1（ICAM-1）、血管间黏附分子（VCAM-1）、氧化标志物丙二醛（malondialdehyde，MDA）与氧化低密度脂蛋白（ox-LDL）

和 gLDL 的水平呈正相关，提示 AGE 诱导的炎性反应促进糖尿病患者 As 的发生发展。

第四节 动物实验

一、Apo E 敲除小鼠

在 Apo E$^{-/-}$小鼠模型中，研究者发现相对于对照组，AGE-白蛋白处理明显增加主动脉弓 RAGE、TNF-α 和尼克酰胺腺嘌呤二核苷酸氧化酶 2（nicotinamide adenine dinucleotide phosphate oxidase 2，NOX2）的表达，而血管紧张素Ⅱ（angiotensinⅡ，AngⅡ）抑制剂氯沙坦（losartan，LOS）有显著抑制 AGE-白蛋白上调 RAGE、TNF-α 和 NOX2 的作用。而且，该研究还发现 AGE-白蛋白处理显著增加主动脉脂质浸润，提示 AGE-白蛋白可能通过激活肾素-血管紧张素系统诱导脂质过氧化及其炎性反应，从而促使脂代谢紊乱和小鼠早期 As 的发生发展。sRAGE 是一个 AGEs 的诱饵受体，在链脲霉素（streptozocin，STZ）诱导的糖尿病 Apo E$^{-/-}$小鼠模型中，sRAGE 能够抑制 RAGE 活化，抑制 As 的发生和发展。最近的研究也显示，经 Apo E$^{-/-}$小鼠尾静脉注射 AngⅡ能够促进 As 的发生和发展及 RAGE 的过度活化，抑制 RAGE 的活性能够显著抑制 AngⅡ促进 As 发生和发展的作用。

二、糖尿病小鼠模型

葡萄糖转运蛋白 1（glucose transporter protein 1，GLUT1）是促炎 M1 型巨噬细胞膜上葡萄糖转运的限速转运蛋白。在大剂量 STZ 诱导的 1 型糖尿病小鼠模型中，研究者发现肝脏 GLUT1 的表达明显上调，并与肝脏 NO 的产生和组织学活性指数（histological activity index，HAI）增加呈正相关。通过抑制 GLUT1 活性能够显著降低 1 型糖尿病小鼠模型血糖水平，并降低巨噬细胞源性泡沫细胞的形成，从而抑制 As 的发生和发展。在糖尿病大鼠模型中，肾小球成纤维细胞标志物，如血清应答因子（serum response factor，SRF）、α平滑肌肌动蛋白（α-smooth muscle actin，α-SMA）、成纤维细胞特异性蛋白（fibroblast-specific protein，FSP-1）、纤维连接蛋白（fibronectin，FN）等的表达明显上调；而内皮标志物，如 VE 钙黏蛋白（VE-cadherin）和 CD31 的表达下调，这提示高糖可能会通过促进肾小球内皮间质转化（endothelial-to-mesenchymal transition，EndMT）参与血管重构。EndMT 属于上皮-间质转化（epithelial-to-mesenchymal transition，EMT）的特殊类型，是内皮细胞在多种刺激因素作用下向间充质细胞转化的过程，在此过程中内皮细胞逐渐失去其形态和功能，获得增殖、迁移和合成胶原等间充质细胞表型特点。近来研究发现，EndMT 在内皮功能调节和心肌、血管及瓣膜的发育及结构重塑等方面发挥关键作用，提示其在 CVD 领域具有重要研究意义。在 2 型糖尿病肥胖小鼠模型（db/db 小鼠）中发现肾小球上皮组织 Rho 激酶（Rho kinases，ROCK）的表达明显上调，同时 CD31 表达下调，α-SMA 表达上调，提示高糖通过激活 ROCK 通路，进而促进肾小球 EndMT。有学者在糖尿病大鼠中发现腹主动脉 As 早期斑块和晚期斑块中均存在 EndMT，并且随着斑块的发展，EndMT 也随之明显，这表明高糖诱导的 EndMT 可能与 As 斑块的发生发展密切相关。而且，在高糖诱导的 EndMT

过程中，细胞与细胞的连接减少，导致 As 斑块易损，提示高糖与 As 斑块的稳定性密切相关。

巨噬细胞是 As 斑块的主要细胞成分，越来越多的研究证实 As 斑块中的巨噬细胞是糖尿病调控 As 发生和发展的主要作用靶点。在高糖条件下，巨噬细胞炎性调节因子的表达水平明显增加。而且，游离脂肪酸能够显著增加巨噬细胞的促炎效应。在 1 型糖尿病小鼠模型中，脂肪酸的水平增高，并促进小鼠 As 斑块的形成。在进入细胞后，脂肪酸在酯酰辅酶 A 合成酶（acyl-coenzyme A synthetase，ACS）作用下发生硫酯化，形成酯酰辅酶 A，而后者能够促进炎性反应。研究发现 1 型糖尿病小鼠体内酯酰辅酶 A 合成酶的表达明显升高，导致酯酰辅酶 A 的产生增加，加快 As 形成。

三、其他动物模型

转基因过表达人源性功能增强型突变体前蛋白转化酶枯草溶菌素 9（proprotein convertase subtilisin/kexin type 9，PCSK9），并给予高脂饮食喂养的小型猪表现出严重的高胆固醇血症，因此是一种理想的高胆固醇血症模型。近来研究发现，过表达 PCSK9 小型猪加以链脲霉素（STZ）处理可作为一种理想的糖尿病模型。研究报道，在上述糖尿病小型猪模型中，血浆胆固醇和肌氨酸酐的浓度与未经 STZ 处理的 PCSK9 转基因小型猪相比无明显变化，并且两组颈动脉、冠状动脉、髂动脉中斑块的形成也无明显差异，表明高血糖症不是动脉粥样硬化疾病的独立危险因素，但并不排除其他糖尿病相关的危险因素影响动脉粥样硬化的发生发展。研究发现 STZ+腺嘌呤诱导的糖尿病尿毒症大鼠模型与单独腺嘌呤处理形成的尿毒症大鼠相比，其平滑肌细胞标志物 α-SMA 及成骨细胞标志物 Runt 相关转录因子 2（runt-related transcription factor 2）的表达无明显变化；并且在体外培养的平滑肌细胞中，高糖处理不影响不同磷酸盐诱导的钙沉积。

第五节 体外细胞实验

在细胞水平上，As 的发生和发展主要涉及内皮细胞功能失调、血液中单核/巨噬细胞浸润、泡沫细胞形成、平滑肌细胞增殖/迁移。此外，成纤维细胞也参与斑块的形成及 As 稳定性的调控等过程。在体外培养的细胞中，研究者发现 AGE/RAGE 可通过诱导 1 型血管紧张肽原和血管紧张素 II（angiotensin II，Ang II）受体，活化肾素-血管紧张素系统（RAS），进一步加重氧化应激和炎性反应，进一步促进 AGE/RAGE 体系对血管损伤和 As 的发生与发展。RAS 通过增加动脉血管壁 Ang II 和凝集素样氧化低密度脂蛋白受体-1（lectin-like oxidized low-density lipoprotein receptor-1，LOX-1）的表达调节血管紧张素 1 型受体（angiotensin type 1 receptor，AT-1R）的活性，减少胆固醇的流出。而 Ang II 促进 ROS 的产生，后者能够诱导早期 As 发生发展过程中血小板的异常活化、巨噬细胞吞噬脂质、平滑肌细胞的增殖、细胞外基质的形成等。

一、内皮细胞

内皮功能损害是 As 始动因素，通过增加内皮通透性、增强白细胞黏附和改变内皮细胞基因产物的表达等引起脂质、炎性细胞、凝血物质积聚，血管平滑肌细胞增殖等促进动脉粥样硬化斑块的形成。血管内皮细胞直接与血液接触，对血液微环境的改变非常敏感，在高糖条件下，AGE 水平增加，导致内皮细胞功能失调，激活一系列信号通路，调节 NO、细胞黏附分子的产生与分泌，影响 As 的发生与发展。

循环中的 AGE 可与内皮细胞上的 RAGE 结合而启动细胞内多种信号因子，如 NOX、p21RAS、p38 丝裂原活化蛋白激酶（p38 mitogen activated protein kinase，p38MAPK）、细胞外信号调节激酶 1/2（extracellular regulated protein kinases，ERK1/2）、磷脂酰肌醇-3-激酶（phosphatidylinositol-3-kinase，PI3K）、三磷酸鸟苷水解酶、细胞分裂周期蛋白依赖激酶（cyclin-dependent kinase，CDK）等，激活细胞内转录因子核因子κB（NF-κB）信号通路。NF-κB 的活化可促进内皮素 1（ET-1，一种由 21 个氨基酸组成的血管收缩肽）、VCAM-1、ICAM-1、E-选择素、血栓调节蛋白、组织因子、血管内皮生长因子（VEGF）、白细胞介素-1β（IL-1β）、白细胞介素-6（IL-6）、肿瘤坏死因子-α（TNF-α）和 RAGE 表达的上调。AGE 的这些作用能够被抗 RAGE 免疫球蛋白 G（IgG）和 sRAGE 所阻断。除直接诱导上述黏附分子等炎性介质表达外，RAG 本身也可直接与内皮细胞上白细胞整合素（leukocyte integrin，LI）结合，促使单核细胞跨内皮迁移，募集中性粒细胞黏附。

NO 是一种重要的血管扩张剂和调节血管内皮细胞功能的关键因子。NO 产生的减少被认为是糖尿病患者内皮功能障碍和 As 发生与发展的重要因素。AGE 能减少内皮衍生 NO 的生成和活性，被认为是糖尿病患者血管舒张功能障碍的重要机制。研究显示，糖尿病患者血浆 AGE 水平与血管舒张程度呈负相关。对 AGE 调节 NO 生成机制的进一步研究证实，AGE 主要通过减少内皮型一氧化氮合酶（endothelial nitric oxide synthase，eNOS）mRNA 的半衰期及抑制 eNOS 丝氨酸残基磷酸化等途径降低 eNOS 的活性，减少 NO 产生，介导内皮细胞损伤。

高胰岛素血症能够促进内皮细胞分泌 ET-1、VCAM-1、单核细胞趋化因子（MCP-1）等发挥直接的促 As 效应。内皮细胞合成的 VCAM-1 有助于血液中的单核细胞在血管内皮表面的黏附，并能促进 As 斑块的发生发展。Toma 等用 gLDL 处理人脐静脉内皮细胞（human umbilical vein endothelial cell，HUVEC）后，发现 HUVEC 中的 VCAM-1 表达和分泌上调，同时伴随有 RAGE 上调，以及内质网应激和氧化应激的增加。由于 RAGE 能够激活 p38MAPK 和 NF-κB 信号通路，这提示 gLDL 可能通过 gLDL/RAGE/NF-κB 和 gLDL/RAGE/p38MAPK 依赖的途径促进 HUVEC 中 VCAM-1 的表达上调，从而促进单核细胞的黏附与迁移。

C1q 肿瘤坏死因子相关蛋白（C1q tumor necrosisfactor related protein，CTRP）是一种新的脂肪因子，其中 CTRP3 是 CTRP 中第一个也是目前唯一经体内研究证实与代谢相关的成员。已有研究报道，在糖尿病患者血清中 CTRP3 水平明显升高。经高糖培养原代人视网膜微血管内皮细胞（human retinal microvascular endothelial cell，HREC），可在体外模拟糖尿病患者体内视网膜微血管内皮细胞所处的高血糖环境，并通过设置甘露糖对照组排除渗透压作用，证实高糖可引起原代 HREC 中 CTRP3 表达的升高，提示高糖能够促进内皮细胞 CTRP3 的表达。该研究还发现，经高糖处理的 HREC 转录因子 p-NF-κB、p65 及炎性因子 MCP-1 和 TNF-α 的表达量明显升高，提示高血糖可能通过 CTRP3/NF-κB 途径上调炎性因子 MCP-1、TNF-α 的表达，在 As 的发生和发展中发挥作用。

多项研究表明，AGE 处理的内皮细胞，与正常浓度葡萄糖培养的内皮细胞相比，其可溶性凝集素样 ox-LDL 受体 1（soluble lectin like ox-LDL receptor 1，sLOX-1）水平显著上调，并呈现剂量依赖性。而 sLOX-1 的增加可进一步导致细胞摄取 ox-LDL 增加，促进 AGE 诱导的内皮细胞的炎性反应。高糖或 ox-LDL 均可促使内皮细胞内 Ca^{2+} 升高，从而激活 Ca^{2+} 依赖性核酸内切酶，裂解 DNA 促进内皮细胞凋亡。血管内皮损伤后，骨髓源性血管内皮祖细胞（endothelial progenitor cell，EPC）发挥修复功能，修复受损的内皮。但 AGE 促进基底膜的糖基化，降低了 EPC 的黏附、扩散及迁移能力，可减弱 EPC 的修复功能，导致血管内皮的不可逆损伤。AGE 通过 AKT2 上调人脐静脉内皮细胞 EndMT，损伤内皮细胞极化和功能。用高糖培养肾小球内皮细胞（glomerular endothelial cell，GEC），研究者发现过表达的血清应答因子（serum response factor，SRF）能够诱导 EndMT 的关键转录因子 Snail 的表达；相反，降低 SRF 表达时，Snail 的表达受到抑制，从而减少 EndMT 的发生，提示高糖可能通过 Snail 和 Rho 相关蛋白激酶 1（ROCK1）途径促进 EndMT，进而参与 As 的发生和发展。研究发现，高糖能够激活人主动脉内皮细胞（human aortic endothelial cell，HAEC）Snail 的转录活性，通过促进 EndMT 增加成软骨样细胞的形成和钙盐的沉积，提示高糖可能通过诱导血管内皮细胞转化成软骨样细胞，促进 As 斑块后期钙化的发生和发展（图 6-1）。

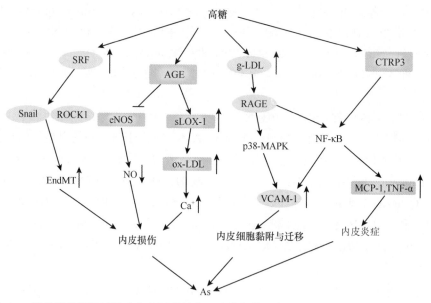

图 6-1　糖代谢异常通过影响内皮间质转化，内皮损伤，内皮细胞黏附、迁移及炎症促进动脉粥样硬化的发生和发展

二、平滑肌细胞

正常动脉壁中膜平滑肌细胞（SMC）处于静止的非增殖状态，主要功能是调节血管张力。高糖诱发的血管损伤导致多种生长调节因子、细胞因子和血管活性物质的表达、激活

紊乱，上调 SMC 增殖信号或下调抑制 SMC 增殖的信号、改变 SMC 基因的表达，致使中膜 SMC 的功能、结构发生改变，从中膜移行穿过内弹力板进入内膜并发生增殖，分泌大量细胞外基质，促进 As 斑块的形成。

AGE 诱导的血管平滑肌细胞（vascular smooth muscle cell，VSMC）增殖是糖尿病患者发生 As 的关键因素之一。研究报道，AGE 激活 ERK1/2 和 p38 MAPK 等信号通路上调 VSMC 的增殖信号。最近的研究表明，VSMC 的增殖还与 AGE 诱导上调的细胞因子和生长因子，如血小板衍生生长因子（platelet derived growth factor，PDGF）和碱性成纤维细胞生长因子（base fibroblast growth factor，bFGF）相关。PDGF 的表达促 SMC 增殖的机制可能为：① 磷脂酰肌醇-3 激酶（PI3K）途径，PI3K 在 PDGF 诱导增殖过程中起重要作用。② Ras 途径，PDGF 与 SMC 上的受体结合后，Ras 蛋白被激活，最终激活细胞外信号调节激酶（ERK）通路，促进 SMC 的有丝分裂。③ 磷脂酶激活途径，PDGF 与 SMC 上的受体结合后，激活细胞内酪氨酸蛋白激酶，进而激活磷脂酶 C，刺激肌醇磷酸产生三磷酸肌醇和二酰甘油。三磷酸肌醇可以诱导 c-myc 基因表达，使胞内 DNA 合成加快，二酰甘油可激活蛋白激酶 C，蛋白激酶可使核蛋白体上丝氨酸残基磷酸化，从而促进 DNA 的合成。此外，SMC 还可自分泌 PDGF 而刺激自身增殖。另外，自噬也参与 AGE 诱导 VSMC 增殖。AGE 与 RAGE 的相互作用激活 ERK1/2 和蛋白激酶 B（protein kinase B，PKB）通路显著增加 VSMC 的自噬，促进糖尿病患者 As 过程中 VSMC 增殖。

研究发现，高糖能通过胰高血糖素样肽 1 受体（glucagon- likepeptide-1 receptor，GLP-1R）激活 PI3K 和 ERK1/2 通路，诱导 VSMC 迁移、增殖与凋亡。NOXs 产生的 ROS 在脉管系统的氧化应激和氧化还原信号中起关键作用。STZ 诱导的糖尿病 Apo E$^{-/-}$ 小鼠体内 α-SMA、钙结合蛋白（calcium binding protein，CBP）表达下调，而 PDGF、骨桥蛋白（osteopontin，OPN）及细胞外基质连接蛋白表达水平增加，进一步敲除 NOX4 基因发现 PDGF、OPN、Ⅰ 型胶原及增殖标志物 Ki67 表达显著上调。在体外培养的 NOX4$^{-/-}$ 平滑肌细胞中发现，激活 PDGF 信号通路可抑制 CBP 和促进细胞外基质结合蛋白的表达，而上调的 NOX1 会增加 OPN 和增殖标志物 Ki67 的表达。同时 NOX1 可通过 PI3K/Akt 通路激活结节硬化症复合体哺乳动物西罗莫司靶向蛋白（tuberous sclerosis complex- mammalian target of rapamycin，TSC-mTOR）信号通路，促进 VSMC 源性泡沫细胞的增殖与迁移。A 型激酶锚定蛋白（A kinase anchoring protein，AKAP）是功能相关而结构不相似的一类蛋白质，大量研究表明，AKAP 在 cAMP-蛋白激酶 A（protein kinase A，PKA）信号转导通路调节细胞功能中起重要的作用。研究发现，高糖可促使 AKAP 与肌膜的 PKA 结合，从而激活 L 型 Ca^{2+} 通道，诱导持续的钙火花（在细胞内由 Ca^{2+} 探针检测到的 Ca^{2+} 通道快速释放 Ca^{2+} 时探针的荧光瞬间产生而又消失的过程被称作钙火花）。同时 AKAP 也可通过由血管紧张素 Ⅱ 激活的蛋白激酶 Cα 亚基（PKCα）诱导钙火花。大量的钙火花导致血管平滑肌细胞细胞外的 Ca^{2+} 浓度升高、进而血管张力增加、活化 T 细胞核因子（nuclear factor of activated T cell，NFAT）进入细胞核内转移，促进基因转录，诱导血管平滑肌细胞增殖、肥大及 As 形成（图 6-2）。

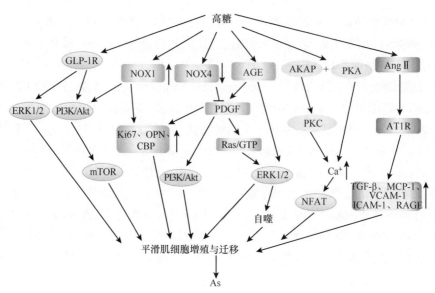

图 6-2 糖代谢异常通过影响平滑肌细胞的迁移与增殖促进动脉粥样硬化的发生和发展

血管紧张素受体（angiotensin receptor，ATR）在 As 发生和发展的病理生理学过程中的作用被广泛研究，而 AT1R 抑制剂，如氯沙坦和奥美沙坦等是临床上用作心血管疾病治疗的药物。1973 年，AT1R 首次被发现在血管平滑肌细胞中表达。高血糖可促进体外培养的小鼠肾小球系膜细胞（RMC）AngⅡ-Notch 信号通路的激活，从而增加下游促纤维化因子，如 TGF-β 和纤维连接蛋白（FN）的分泌。AngⅡ通过活化 AT1R 在 As 的发生和发展和心脏功能障碍中发挥重要作用。大量研究表明，AngⅡ能够通过增加氧化应激及上调 VSMC 中多种信号因子（RAGE、VCAM-1、ICAM-1、MCP-1）的表达促进炎性反应。另外，研究发现上述促炎因子使单核细胞与 VSMC 相互作用，这意味着 VSMC 的功能可能与炎性反应相关。AngⅡ除了促炎效应以外，也能诱导 SMC 的增殖与迁移。但是 VSMC 中 AT1αR 的活化是否为 As 发生和发展的关键因素还有待进一步证实。最新研究显示，敲除小鼠 VSMC 的 AT1αR 对 As 和腹主动脉瘤的发生和发展并无明显的影响。然而，利用 LDLR 敲除小鼠模型，研究者发现特异性敲除内皮细胞 AT1αR 能抑制 AngⅡ诱导的升主动脉瘤的发生。

三、单核/巨噬细胞

As 早期，低密度脂蛋白（LDL）聚集在血管内膜，在黏附分子和趋化因子刺激下，单核细胞穿过受损的内膜，浸润到内皮下。在巨噬细胞集落刺激因子（macrophage colony stimulating factor，M-CSF）及其他分化因子的驱使下，单核细胞分化成巨噬细胞。巨噬细胞能够促进斑块的形成、稀释纤维帽和坏死核心成分，由此导致炎性应答的增加和斑块内 SMC、白细胞等凋亡信号的增强。高糖能够调节单核细胞的浸润、巨噬细胞参与的 As 炎性反应及脂质转运，从而影响 As 的发生发展。

2-脱氧葡萄糖（2-deoxyglucose，2-DG）是葡萄糖的类似物，竞争性抑制己糖激酶的活性，进而调节糖酵解，在肿瘤及相关代谢性疾病中发挥重要作用。在脂多糖（lipopolysaccharide，LPS）刺激的巨噬细胞中，糖酵解受 2-DG 的抑制而降低 IL-1β 的产生，但不会影响 TNF-α 或 IL-6 的表达。同时，2-DG 可能通过促进线粒体的代谢活性，显著降低巨噬细胞中琥珀酸盐的水平。在小鼠 Raw264.7 巨噬细胞系中过表达 GLUT1 会使细胞对葡萄糖的摄取与代谢显著提高，同时也会增加磷酸戊糖途径的中间产物。由于 GLUT1 诱导增加的葡萄糖代谢促进 ROS 的产生及促炎因子的表达，因此 GLUT1 被认为是巨噬细胞炎性反应的关键靶点，采用 2-DG 抑制糖酵解或用抗氧化剂 N-乙酰半胱氨酸处理细胞可以抑制 GLUT1 的促炎效应。葡萄糖-6-磷酸脱氢酶（glucose 6-phosphated hydrogenase，G6PD）是细胞内控制氧化还原电位和磷酸戊糖途径的关键酶，其表达与多种促炎基因呈正相关。过表达 G6PD 能够促进炎症和氧化应激相关基因的表达，而敲低 G6PD 则减少巨噬细胞中这些基因的表达。同时，巨噬细胞 G6PD 能激活 p38 MAPK 和 NF-κB 通路，进而导致氧化应激和促炎反应。

胆固醇逆向转运（RCT）是指肝外组织细胞内的胆固醇通过血液循环转运到肝脏，经肝脏代谢通过胆汁排至肠道，最终排出体外的过程，包括胆固醇的流出、酯化、转运和消除。ABCA-1 在 HDL 的形成与成熟过程中起重要作用，同时也能将胆固醇排出，使之与载脂蛋白 A-Ⅰ（ApoAⅠ）结合，以阻止细胞内胆固醇的聚集和炎症。研究表明，AGE 参与脂质和脂蛋白的代谢和影响 RCT。AGE-白蛋白能够独立于肝 X 受体（LXR）之外，下调 ABCA-1 的表达和降低胆固醇的流出。另外，AGE 通过与 RAGE 相互作用，增加细胞内氧化应激，进而导致 NF-κB 信号通路调节的炎性反应。在 AGE-白蛋白处理经 S100B 和 LPS 诱导的巨噬细胞中发现，AGE-白蛋白能够通过抑制 ApoAⅠ、ABCA-1 的表达和 HDL 的形成，从而抑制 HDL 的抗炎活性和胆固醇的逆向转运（图 6-3）。

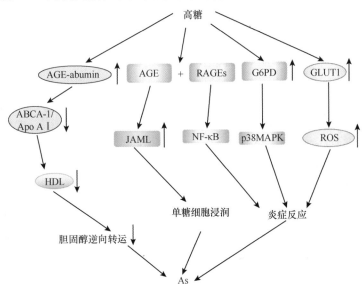

图 6-3　糖代谢异常通过抑制巨噬细胞中胆固醇的逆向转运、促进炎症反应和单核细胞的浸润促进动脉粥样硬化的发生和发展

连接黏附分子（junction adhesion molecule，JAML）是与单核细胞的黏附和迁移有关的关键蛋白。研究发现，单核细胞经 AGE 短期培养后，细胞表面的 JAML 含量增加。但是将单核细胞的 JAML 敲除后，细胞的黏附和迁移能力均下降，这提示 AGE 可能参与 As 早期单核细胞浸润。

四、成纤维细胞

用高糖培养大鼠心肌成纤维细胞，发现 I 型胶原和活化素受体样激酶（activin receptor-like kinase，ALK7）mRNA 和蛋白质的水平均显著上调，同时转化生长因子 β1（transforming growth factor β1，TGF-β1）-Smad2/3 信号转导通路被激活，提示高糖能诱导心肌成纤维细胞表型转化及合成 I 型胶原。高糖可诱导 β-链蛋白、磷酸化糖原合成酶激酶 3β（phosphorylated glycogen synthase kinase 3β，P-GSK-3β）、TGF-β1 的高表达，异常激活 Wnt/β-catenin 信号通路，从而促进成纤维细胞的增殖及 I 型胶原和 III 型胶原的合成与分泌。另外，心肌成纤维细胞中胞内 HMGB1 能够上调 TGF-β1 的表达，促进成纤维细胞的增殖和细胞外基质（ECM）沉积。在动脉粥样硬化斑块的形成与发展中，成纤维细胞的增殖及细胞外基质沉积起重要作用。这提示，高血糖可能通过促进成纤维细胞的转化与增殖及胶原的合成与分泌影响动脉粥样硬化早期斑块的形成。

第六节　糖代谢相关的核受体

核受体（nuclear receptor，NR）是能够被各自相应的配体所激活的一类转录因子超家族，通过内源性或外源性配体激活后，转移入核调控靶基因的转录。近年，随着人们对核受体更加深入的认识，发现它们在糖异生、脂类代谢及胆汁平衡中扮演重要角色。可能是身体各个代谢过程之间相互调节的"桥梁"。

肝 X 受体（LXR）是体内胆固醇代谢的重要调控因子，其配体主要是氧化固醇激活。LXR 存在 2 个亚型 LXRα 和 LXRβ，分别由两个独立的基因编码。LXRα 主要在肝脏、脂肪组织、巨噬细胞、小肠及肾脏中表达，LXRβ 在全身各组织中广泛分布。LXRs 经配体活化后，与视黄醇类受体结合形成异源二聚体，调节靶基因的表达，通过诱导或抑制一系列基因参与胆固醇的吸收、转运、流出及代谢过程，从而调控机体脂质代谢，影响 As 的发生发展。而葡萄糖是一种 LXR 的生理配体，LXR 也是葡萄糖感受器。研究发现，高糖条件下，LXRα 介导的骨髓源性巨噬细胞 ABCA1 表达上调被抑制，胆固醇流出受阻。另外，LXR 抑制剂 T0901317 能够抑制与肝脏的糖合成有关的基因表达，包括磷酸烯醇式丙酮酸酯羧化激酶（PEPCK）、葡萄糖-6-磷酸酶（G-6-Pase）、果糖 1,6-二磷酸酶（fructose-1,6-bisphosphatase，F-1,6-BP）的表达，进而影响肝脏的糖代谢平衡。活化的 LXR 也可上调糖转运蛋白 GLUT4 的表达并促进脂肪组织对葡萄糖摄取和糖脂转化，从而调节机体糖脂代谢平衡。

维 A 酸 X 受体（RXR）是在各种细胞组织、器官广泛表达的一类核受体，包括 α、β 和 γ 三种亚型。RXR 经配体类视黄醇活化后自身二聚化形成同源二聚体，或与其他核受体结合形成异源二聚体，调节靶基因的表达。研究发现，RXRα 激动剂抑制高糖诱导的 NOX/NF-κB 信号通路，下调 HUVEC ICAM-1 及 VCAM-1 的表达，抑制炎性反应。

过氧化物酶体增殖物激活受体（PPAR）是一类核转录因子，分为 α、δ 和 γ 三种亚型，具有多种生物效应，经配体激活的在体内脂质平衡及炎性反应等多个生理过程中发挥重要作用。研究发现，高糖抑制小鼠体内 PPAR-γ 表达，导致脂肪酸氧化降低，脂质蓄积增加，促进 As 的发生和发展。对高脂饲料喂养的小鼠给予 PPAR-δ 激动剂 GW-501516 处理可明显减轻小鼠体重，同样，以 GW-501516 处理高脂饲料喂养的瘦素缺陷 ob/ob 小鼠能减轻肥胖并改善小鼠糖耐量。相反，高脂喂养 PPARδ$^{-/-}$ 小鼠，则表现为肥胖、能量代谢去偶联和血糖升高。

孤儿核受体是指一类非配体依赖或未知配体的核受体。NR4A 孤儿核受体亚家族，如 Nur77（NR4A1）、Nurr1（NR4A2）和 NOR1（NR4A3）是研究较为深入的一类孤儿核受体，其与糖代谢密切相关。高脂饮食喂养的 NR4A1$^{-/-}$ 小鼠的骨骼肌出现胰岛素信号异常和 GLUT4 表达下降，导致胰岛素抵抗现象。而在平滑肌细胞中敲除 NR4A3，调节丙酮酸代谢、脂肪酸氧化相关的基因（PPAR-γ 共激活因子 1α/1β、lipin-1α、丙酮酸激酶脱氢酶磷酸酶 1r/1c 等）表达均显著下调，表明 NR4A3 可能参与机体内的氧化还原代谢过程。除此以外，有试验证明，NR4A3 增强脂肪细胞胰岛素信号，促进葡萄糖摄取和 GLUT4 从细胞内到细胞膜上的转位。并且已有研究发现，NR4A1 能够促进巨噬细胞向树突状细胞的分化，减少炎性因子的表达。因此 NR4A 孤儿核受体亚家族可能影响代谢性疾病如 As 的发生和发展。

Rev-erbα（nuclear receptor subfamily 1, group D member 1，简称 NR1D1，又称 Rev-ErbA-α、THRAL、EAR-1）被认为是一类孤儿核受体。最近发现，在体外培养的肝细胞中，当 Rev-erbs 与血红素结合后活性增加，抑制糖异生过程中关键酶 PEPCK 基因的表达。研究发现，生物钟基因 BLOCK（Rev-erbs 的靶基因）缺失的小鼠食欲过盛，会导致肥胖、高血脂和高血糖等代谢疾病发生。因此，Rev-erbs 可能通过影响 PEPCK 及生物钟基因的表达影响糖脂代谢。

第七节　临床意义与展望

尽管大量的研究结果提示，糖代谢异常与 As 密切相关，然而，目前尚缺乏高血糖对 As 病变产生直接作用的证据。而且糖代谢异常调控 As 的细胞类型和机制尚不明确，在此背景下，临床首先应该意识到，不理想的血糖控制会导致糖尿病微血管并发症（包括眼部并发症和肾脏并发症），对于糖尿病和糖尿病前期所有受试者来说，坚持格列本脲治疗是至关重要的。最佳血糖控制也会改善糖尿病的其他方面，如代谢紊乱和炎症。因此，虽然缺乏血糖调控对糖尿病大血管病变强有力的证据，糖尿病患者血糖控制及其日常维护仍至关重要。在今后的研究中，糖代谢异常对心血管系统功能的调节还有待进一步研究。

升高血糖在其他组织（肝脏、脂肪组织等）起主要作用，可能这些作用对受损部位细胞产生的间接影响比高血糖的直接作用更为重要。也有可能升高血糖主要通过细胞外机制，例如，使蛋白质糖基化和糖氧化（其可作为 RAGE 的配体）等方式发挥作用。与糖尿病相关的心血管疾病是多因素疾病，而糖尿病不仅与高血糖有关，还与非生理性的血糖波动、血脂改变（除胰岛素外激素的变化）有关，并且常伴随有炎症状态。大多数患者中，血脂异常和其他已知的心血管危险因素可能比高血糖有更大影响，高血糖因素在其中起的作用还有待深入探讨。

糖尿病炎症分子水平的增加可能与上调 GLUT1 的表达和参与相关细胞葡萄糖代谢的酶有关。因此，在这些细胞中的葡萄糖摄取升高可能主要是通过增加炎症发挥间接作用，而不是高血糖的直接影响。相关细胞代谢组学的研究，结合表观遗传分析、蛋白质分析、RNA 测序，正在成为研究大型动物和人类实验群体的新方式。这些技术和方法，将使我们对糖代谢异常与 As 相关细胞代谢的关系有更深入的理解。

（尹　凯　陈海南）

参 考 文 献

张晶晶，游咏，尹凯，等. 2015. 内皮-间质转化与心血管疾病的研究进展. 生物化学与生物物理进展，（07）：606-615.

中国心脏调查组，胡大一，潘长玉，等. 2006. 中国住院冠心病患者糖代谢异常研究——中国心脏调查. 中华内分泌代谢杂志，（01）：7-10.

周文娟，吴云翔，易军，等. 2015. 糖化血红蛋白标准化及其检测技术的发展. 生物化学与生物物理进展，（05）：443-456.

Bartnik M, Malmberg K, Hamsten A, et al. 2004. The prevalence of abnormal glucose regulation in patients with coronary artery disease across Europe. The Euro Heart Survey on diabetes and the heart. Eur Heart J, 25（21）：1880-1970.

Bertoni AG, Wong ND, Shea S, et al. 2007. Insulin resistance, metabolic syndrome, and subclinical atherosclerosis: the Multi-Ethnic Study of Atherosclerosis（MESA）. Diabetes Care, 30（11）：2951-2957.

Bornfeldt KE, Tabas I. 2011. Insulin resistance, hyperglycemia, and atherosclerosis. Cell Metab, 14（5）：575-585.

Cleary PA, Orchard TJ, Genuth S, et al. 2006. The effect of intensive glycemic treatment on coronary artery calcification in type 1 diabetic participants of the Diabetes Control and Complications Trial/Epidemiology of Diabetes Interventions and Complications（DCCT/EDIC）Study. Diabetes, 55（12）：3556-3621.

Evrard SM, Lecce L, Michelis KC, et al. 2016. Endothelial to mesenchymal transition is common in atherosclerotic lesions and is associated with plaque instability. Nat Commun, 7：11853.

Hummasti S, Hotamisligil GS. 2010. Endoplasmic reticulum stress and inflammation in obesity and diabetes. Circ Res, 107（5）：579-591.

Huxley R, Barzi F, Woodward M, et al. 2006. Excess risk of fatal coronary heart disease associated with diabetes in men and women: meta-analysis of 37 prospective cohort studies. BMJ, 332（7533）：73-81.

Lind M, Svensson A, Kosiborod M, et al. 2014. Glycemic control and excess mortality in type 1 diabetes. N Engl J Med, 371（21）：1972-2054.

Malik MO, Govan L, Petrie JR, et al. 2015. Ethnicity and risk of cardiovascular disease（CVD）：4.8 year follow-up of patients with type 2 diabetes living in Scotland. Diabetologia, 58（4）：716-741.

Nathan DM, Cleary PA, Backlund JY, et al. 2005. Intensive diabetes treatment and cardiovascular disease in patients with type 1 diabetes. N Engl J Med, 353（25）：2643-2653.

Rateri DL, Moorleghen JJ, Balakrishnan A, et al. 2011. Endothelial cell-specific deficiency of Ang II type 1a receptors attenuates Ang II-induced ascending aortic aneurysms in LDL receptor$^{-/-}$ mice. Circ Res, 108（5）：574-581.

Ryden L, Grant PJ, Anker SD, et al. 2013. ESC Guidelines on diabetes, pre-diabetes, and cardiovascular diseases developed in collaboration with the EASD: the Task Force on diabetes, pre-diabetes, and cardiovascular diseases of the European Society of Cardiology（ESC）and developed in collaboration with the European Association for the Study of Diabetes（EASD）. Eur Heart J,

34（39）：3035-3122.

Shi L，Ji Y，Jiang X，et al. 2015. Liraglutide attenuates high glucose-induced abnormal cell migration, proliferation, and apoptosis of vascular smooth muscle cells by activating the GLP-1 receptor, and inhibiting ERK1/2 and PI3K/Akt signaling pathways. Cardiovasc Diabetol，14：18.

Tannahill GM，Curtis AM，Adamik J，et al. 2013. Succinate is an inflammatory signal that induces IL-1beta through HIF-1alpha. Nature，496（7444）：238-280.

Xu Y，Wang L，He J，et al. 2013. Prevalence and control of diabetes in Chinese adults. JAMA，310（9）：948-1007.

Yang W，Lu J，Weng J，et al. 2010. Prevalence of diabetes among men and women in China. N Engl J Med，362（12）：1090-1191.

Zinman B，Wanner C，Lachin JM，et al. 2015. Empagliflozin, cardiovascular outcomes, and mortality in type 2 diabetes. N Engl J Med，373（22）：2117-2145.

第七章　高　血　压

　　高血压是心血管疾病的重要危险因素。尽管近年来医疗诊断手段和抗高血压治疗方法取得了很大进展，但高血压的发病率和患病率依然居高不下。最新资料显示，中国34~74岁的人群中高血压患病率达27%，患者人数接近1.3亿，每年新增300万以上；到2025年全世界将有超过15亿人口患高血压，并且每年将有超过900万高血压患者死亡。高血压早期可引起微小动脉的结构和功能的异常改变，中晚期可引起大中动脉的结构改变，最终引起动脉（粥样）硬化病变，尤其是并发高血脂或高血糖时动脉粥样硬化病理变化更快、更严重。高血压引起的动脉粥样硬化可引发心脑肾等器官的损伤，严重威胁人类的健康和生命，造成医疗投入的极大浪费。因此，对高血压的发生发展及防治机制探讨刻不容缓。

　　诱发高血压因素包括遗传、环境和生活习惯等，但究竟哪一因素在高血压发生过程中起主要作用尚无定论。由于高血压发病时间长、诱发因素多、个体差异大，加之体内复杂的生理代偿过程，因此，对于高血压形成机制仍然很不明了。然而，尽管高血压的产生涉及因素很多，但无论何种因素其最终结果都是血压升高，而高血压一旦形成，因血压升高所产生的异常生物机械力即成为引起血管重构的主要因素，这是目前仍未能引起普遍关注的重要的致病机制；另一重要临床现象就是血管病变主要发生在动脉而非静脉。高血糖、高血脂引起的血管病变亦是如此。也就是，所有关于血管粥样硬化性疾病的研究，必须关注动脉产生的压力。因而，高血压致病机制的研究需要分为两个主要部分，一是高血压的形成（病因），二是高血压形成后产生的异常生物机械力对血管结构和功能的影响，前一部分已有许多专著论述，而后一部分目前国内外均无相关专著。因此，本文对该领域的最新研究进展进行较详细叙述。

第一节　高血压形成的因素

　　血压系指血液作用于血管壁的单位面积的侧压力，即压强。迄今为止，原发性高血压的病因与致病机制尚未完全阐明。目前认为是在遗传和环境及生活习惯共同作用下，导致正常血压调节机制失代偿，进而引起总外周血管阻力相对或绝对增高，包括以下几个主要因素。

一、血压调节异常

　　血压高低与心排血量及体循环的周围血管阻力相关，公式如下：BP=CO×PR。BP为平均动脉血压，CO为心排血量，PR为总外周阻力。心排血量随体液容量的增加、心率的增快及心肌收缩力的增强而增加。总外周阻力则与阻力小动脉结构、血管壁顺应性（尤其是主动脉）、血管的舒/缩状态变化等有关。

二、精神神经因素

将大鼠放入通风的有机玻璃容器以限制大鼠的运动，可通过激活"下丘脑-脑垂体-肾上腺"轴，诱导急性高血压。这直接证明人在长期精神紧张、压力、焦虑或长期环境噪音、视觉刺激下可患高血压，可能机制为大脑皮质的兴奋、抑制平衡失调，以致交感神经系统活性亢进，导致各种神经递质浓度与活性异常，使得阻力小动脉收缩。若持久慢性激活，则可继发引起血管平滑肌增殖肥大。因此，交感神经活动增强是高血压发病机制中的重要环节。

三、遗传因素

循证医学或原发性高血压有群集于某些家族的倾向，提示其有遗传学基础或伴有遗传生化异常。双亲均有高血压的子女比双亲为正常血压的子女以后发生高血压的比例增高。动物实验也发现，具有遗传性高血压大鼠株常容易诱发高血压，如自发性高血压大鼠，人们常用这类大鼠作为研究高血压的模型。但从致病基因学角度探讨，至今尚未发现有特殊的血压调节基因组合，也未发现有早期检出高血压致病的遗传标志。

四、先天性肾脏发育不全

临床和试验资料均显示，孕妇高血糖、高血压或营养不良等也可使胎儿出现严重营养缺乏和胎儿发育不良，导致早产儿或胎儿体重过轻等，如肾脏发育不全。这类新生儿在后续成年发育过程中由于肾单位的发育不良导致肾脏储备用于急性缓冲的肾单位数不足，更易受到来自遗传和环境因素的影响，造成肾功能不全和肾源性高血压。这一类型的高血压与遗传性高血压发病原因有本质上的差别。

五、高钠摄取诱发的高血压

流行病学和临床观察均显示钠盐摄入量与高血压的发生密切相关，高钠盐饮食可使血压升高，而低钠盐饮食可降低血压。然而，并非所有患者改变钠盐摄入就能影响血压水平。高钠盐摄入导致血压升高常伴有遗传因素参与，高钠盐摄入仅对那些体内有遗传性钠转运缺陷的患者，才有致高血压的作用。高钠引起高血压的机制目前尚不清楚，可能由于钠潴留致使细胞外液容量增加和心排血量增加；而血管平滑肌细胞内钠水平增高可导致细胞内钙离子浓度升高、血管收缩反应增强和外周血管阻力升高，这些均促进血压升高。

六、血管内皮细胞受损

血管内皮细胞构成了血管保护的第一道屏障。它通过生成和释放各种血管活性物质而在血液循环、心血管功能的调节中起重要作用。因此，血管壁结构和功能的异常首先与内皮细胞功能异常直接相关。内皮细胞生成血管舒张及收缩物质，前者包括前列环素、一氧化氮（NO）等，后者包括内皮素（ET-1）等。高血压时，内皮细胞生成NO减少，而ET-1

增加，导致血管平滑肌细胞对舒张因子的反应减弱而对收缩因子反应增强，血管收缩增强，血压升高。此外，内皮细胞的损伤导致血液中的物质如血脂等沉积于内皮下层，诱导外周血液中单核细胞及中膜平滑肌细胞等进入内皮下层，继而吞噬脂质成为泡沫细胞，加速动脉粥样硬化斑块的形成，降低血管顺应性，导致血压升高和高血压形成。

七、高血糖和糖尿病

胰岛素抵抗引起血压升高的原因有两个：一是胰岛素抵抗可导致体内血糖的升高，二是胰岛素抵抗可导致体内胰岛素浓度增加，两者均可通过各自的通路和机制升高血压。临床资料显示，糖尿病患者更易患高血压，而高血压患者也更易发生糖尿病，1型糖尿病患者中的40%、2型糖尿病患者中的70%同时患高血压，远高于同龄非糖尿病人群的高血压发病率。研究表明，高血糖可使得血管壁的结构和功能发生变化，促进血管重构和血压升高。例如，糖尿病模型大鼠随年龄增加，血糖水平增加，同时平均动脉压（MAP）也明显增加。冠状动脉的血流储备下降，血流阻力增加。形态病理分析显示心脏内的小动脉管壁增厚，管壁/管腔之比及血管周围纤维化也明显增加。高血糖引起的糖基化终末产物（AGE）作用在这过程中可能起关键作用。高血糖促使血浆蛋白糖基化增加而改变构型，使之不能通过正常途径降解，导致修饰的AGE在血液中和内皮下组织过度积聚。AGE可引起单核细胞向内皮下迁移增加，并刺激迁入的单核细胞增殖、分泌炎性因子和泡沫化，引起各级动脉血管粥样硬化。AGE积聚还可使内膜下细胞外基质交联增加，使管壁硬化，促进高血压形成。临床已证实，糖尿病患者血浆中丙酮醛及其AGE水平明显增加。丙酮醛是体内糖代谢中间产物，可与多种蛋白质反应，产生有害的不可逆的AGE，引起血管硬化，促进高血压发生发展。此外，自发性高血压大鼠血管及肾组织中AGE含量随年龄明显增加，血压同步升高，而在年龄匹配的正常SD大鼠并未发现此现象。这些结果提示，高血糖AGE对血压的升高及高血压的血压升高对组织中AGE的增加可相互促进，而AGE受体（RAGE）似乎是两者连接的重要支点（李朝红研究小组资料）。另据观察，大多数高血压患者空腹胰岛素水平增高，而糖耐量有不同程度降低，提示有胰岛素抵抗现象。实验动物自发性高血压大鼠也有类似现象。除上述胰岛素抵抗在体内引起血糖升高及AGE沉积在高血压发病机制中的重要意义外，胰岛素抵抗导致胰岛素升高本身与血压升高有密切关系，包括肾小管对钠的重吸收增加、交感神经活动增强、细胞内钠和钙浓度增加及刺激血管壁增生肥厚等。

八、平滑肌细胞膜离子通道转运功能异常

血管平滑肌细胞膜上有许多特异性离子通道、离子泵、载体和酶等，组成细胞膜离子转运系统，维持细胞内外钠、钾、钙及氯离子浓度的动态平衡。遗传性或获得性细胞膜离子转运异常，包括钠泵活性降低、钠-钾离子协同转运缺陷、细胞膜通透性增强、钙泵活性降低等，可导致细胞内钠、钙离子浓度升高，膜电位降低，激活平滑肌细胞兴奋-收缩耦联，使得血管收缩反应性增强及平滑肌细胞增殖、肥大，合成细胞外基质增加，血管阻力增加。

第二节 血压升高产生的异常生物机械力与血管重构

人们已知血流动力学可影响血管结构和功能，但其机制目前所知甚少。人的血管一生均会受到血流动力学的影响，其结构和功能在不断发生适应性改变，即血管重构。高血压诱导机械力异常增加引起的血管重构是一个复杂的生理病理过程，在高血压发病过程呈现出不同的病理特征，在心血管疾病的临床表现中起重要作用。

一、血管壁生物机械力的产生

血液在血管内流动对管壁可产生多种不同的力，但对血管重构有较大影响力的机械力主要有两种：一是由血流产生的与血流方向一致的摩擦力，称之为剪应力，它与血管内皮细胞表面平行，主要对内皮细胞起作用。二是由血压产生的与血管壁垂直向外的扩张力，称为牵张力（stretch stress，SS）。在体内牵张力可通过两个因素估量：周向管壁张力（circumferential wall tension，CWT）和张应力（tensile stress，TS），周向管壁张力由跨壁压力产生。牵张力对血管壁内膜、中膜和外膜的所有细胞都起作用，包括内皮细胞、平滑肌细胞、成纤维细胞和未分化的间充质干细胞等。在人体血管早期发育阶段，血液产生的机械力对心血管的成熟、发育起决定作用，而正常血压机械力对成熟后的血管细胞表型和功能的维持也必不可少，只有高于正常血压产生的异常机械力才能对血管重构造成不利影响（图7-1，见彩图）。

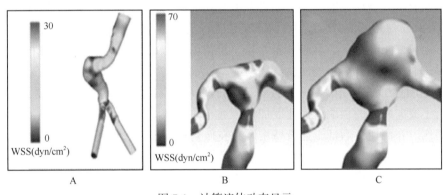

图7-1　计算流体动态显示

A. 早期阶段腹主动脉瘤；B. 脑分叉近端狭窄；C. 已形成的脑动脉瘤。尺度表示壁面剪应力（dyn/cm²）

（图A：Tanweer, et al. 2014；图B和图C：Kono, et al. 2013.）

根据泊肃叶定律和拉普拉斯定律的血流动力学原理，可测得血液通过中空管道流体运动的力学效应。泊肃叶的定律表明：流量等于压差除以黏滞阻力（$Q=\Delta P\pi r^4/8\eta l$），其中$\Delta P$是压力、$r$是腔半径、$\eta$是黏度、$l$是长度。对于血管而言，血液在血管壁上所产生的摩擦力，即剪应力（τ），可以使用泊肃叶的方程（$\tau=4\eta v/\pi r^3$），τ为剪应力，η为血液黏滞度（0.035泊），v为血液的流速（ml/s），r为血管的内半径。在血液黏度η不变的条件下，血流量的增加与剪应力成正比，而血管半径的3次方与剪应力成反比。换句话说血管半径只要出现细小变化就可导致剪应力的显著改变，因此血管半径的缩窄将导致局部的剪应力的增加。

同样，血压对血管壁产生的牵张力适合使用拉普拉斯定律，拉普拉斯公式即 CWT= MBP×（ID/2）；MBP 系指平均动脉压，ID 为血管内径。张应力（TS）是 CWT 除以管壁厚度 h（intima-media thickness, h）（TS=CWT/h= Pr/h）。从公式可以看出，张应力（TS）与血压（P）及血管半径（r）成正比，与血管的壁厚（h）成反比。实际上，上升的血压可诱导血管壁厚度代偿性增加，由此导致的管腔狭窄又可使得血管半径（r）减小，最终达到维持血管壁张应力恒定。因此，血管是一个具有非常复杂功能的器官，可动态地对机械力刺激做出快速的（血管缩/舒）和长期的（血管重构）反应等。

二、高血压生物机械力作用

从血压产生的力的形式及作用可看出，引起血管粥样硬化形成的几种重要血管细胞均受到高血压机械力的作用，剪应力对于内皮细胞及牵张力对于内膜内皮细胞、中膜平滑肌细胞、外膜成纤维细胞和未分化间充质干细胞等结构和功能都有重要调控作用。

（一）剪应力诱导内皮损伤与动脉粥样硬化发生和发展

无论是正常血压还是高血压，剪应力始终是存在的。在血管的不同部位，剪应力大小存在明显差异。一般，在弯曲血管的突向腔内的曲面顶端部位及近心端血管内皮细胞受到高的剪应力作用明显，而相对应的远心端内皮细胞受到低的剪应力作用。由于高的剪应力和低的剪应力对细胞影响结果不同，因而在不同部位出现内皮损伤的情况不同。在高血压发生的不同阶段，剪应力的大小可随之发生改变。例如，瞬时的高血压，尽管有血流速度 v 增加可导致总血量 Q 的增加，但管壁顺应性强，通过扩张血管，增加血管管径 r，根据泊肃叶的方程（$\tau=4\eta v/\pi r^3$），两项相抵，基本维持剪应力在一定范围不变。随着高血压病程向前发展，血压不断升高，诱使血管壁增厚，管壁顺应性下降，通过的血流速度进一步加快，可出现剪应力增加的现象，尤其是在突向腔内的顶端及近心端内皮细胞受此影响明显。相反，由于突向腔内的顶端血流速度加快，远心端出现湍流，同时剪应力低，两者同时触发内皮损伤。在高血压后期，血管壁增厚并在血管局部出现大量粥样斑块。因此，这时血管内剪应力除血管分支处及血管弯曲处血流产生的剪应力不同外，血液在血管内流动时血管局部动脉粥样硬化斑块处也出现斑块近心端和远心端剪应力的大小不同。斑块突出可形成管腔狭窄，在最狭窄处的血流速度加快，管径变小，剪应力大增。而在狭窄部位的近心端，血压升高管腔扩大，血流速度变慢，因此血管内总的剪应力不变；然而，在斑块的近心斜面其剪应力却大增，对内皮的冲刷力增加，容易造成内皮损伤。在斑块的远心端或斑块的下游处，一方面由于狭窄处血液流速快，易造成湍流的出现；另一方面狭窄的下游血流速度明显下降，单位时间内血流量明显减少，因而剪应力也就减少，两者均可引起内皮的损伤。这些推论已经得到许多实验的支持，例如，将大鼠的腹主动脉结扎使之形成一狭窄，缩窄上游近心端血压升高，而远心端下游的血压和血流下降。目前认为，过高或过低的剪应力均可造成内皮细胞损伤，促进动脉粥样硬化形成及血管重构。相关研究进展较快，综述较多，归纳如下。

1. 异常降低的内皮细胞剪应力（ESS）促进动脉粥样硬化发生 可能机制有下述几个

方面。

（1）破坏一氧化氮（NO）依赖的动脉粥样硬化防护作用：NO调控血管张力，具有抗炎、抗细胞凋亡、抗有丝分裂及抗血栓的特性。生理性脉动产生的内皮细胞剪应力可诱导内皮连续产生NO，并在转录水平上调内皮性一氧化氮合酶（eNOS）的基因表达，在转录后水平使eNOS磷酸化并激活。但在血流紊乱的动脉区，低的ESS通过减少eNOS mRNA和蛋白质表达而降低NO的生物利用率，使内皮细胞暴露于局部或系统性致动脉粥样硬化危险因子的作用。

（2）促进低密度脂蛋白胆固醇的摄取、合成和渗透：低的ESS可引起甾醇调节因子结合蛋白（SREBP）的持久激活。SREBP属于内质网结合转录因子成员，可上调内皮细胞编码LDL受体、胆固醇合成酶及脂肪酸合成酶的基因表达。在高脂血症情况下，SREBP可使内皮细胞合成LDL增加，最终促进LDL在内皮下层沉积。活化的SREBP还可诱导内皮细胞表达白细胞介素-8（IL-8），并伴随单核/巨噬细胞积聚到内膜，进而吞噬脂质形成泡沫细胞。

（3）促进氧化应激反应：低的ESS通过增加产生活性氧簇（reactive oxygen species, ROS）的酶及抑制ROS清道夫双重作用加速氧化应激反应。例如，可增加细胞膜上主要的氧化酶如还原型烟酰胺腺嘌呤二核苷酸氧化酶（NADPH）和黄嘌呤氧化酶等的基因表达和转录后活性，引起ROS增加并进入内膜，导致沉积于内膜下的LDL氧化，引起氧化型LDL（ox-LDL）增加。与此同时，低的ESS还下调细胞内ROS清道夫如超锰超氧化物歧化酶及谷胱甘肽等，进一步放大局部的氧化应激。此外，产生的ROS可降解NO和其复合因子（如四氢生物蝶呤），同样也进一步增加ROS产物，如过氧化物或过氧亚硝酸盐（ONOO）。

（4）诱导炎性反应：低ESS通过激活内皮细胞的核因子κB（NF-κB）诱使循环的炎性细胞（单核细胞、淋巴细胞、嗜酸性粒细胞）募集到内膜，吸附到动脉管壁局部，并渗透入血管的内皮下。同时低ESS所致氧化应激可进一步促进NF-κB的激活。NF-κB与NO还可形成负反馈的机制，亦即在低ESS区域eNOS表达减少，NO也减少，也可增加NF-κB的活性。NF-κB的激活促使上皮细胞增加表达血管细胞黏附分子（VCAM）-1、单核细胞趋化蛋白（MCP）-1、肿瘤坏死因子（TNF）、IL-1、干扰素（IFN）-γ等。这些因子可介导内皮细胞表面的循环白细胞滚动、黏附和迁移，尤其是单核细胞迁移入内膜。一旦单核细胞浸润到内皮下，发生结构和功能改变，并分化为巨噬细胞，从而维持炎症、氧化应激和动态的基质重构，促进动脉粥样硬化不断发展。

（5）促进血管平滑肌细胞迁移、分化及增殖：低ESS促进血管平滑肌细胞分化主要是通过上调内皮细胞内基因及蛋白表达，如血小板源性生长因子（PDGF）的A和B亚型、内皮素-1和血管内皮生长因子（VEGF）。低的ESS诱导的ROS及促炎因子的形成也可促进这些生长因子的表达，同时减少内皮细胞纤溶酶原激活物抑制物（PAI）-1的表达。PAI-1是一种血管平滑肌细胞迁移的抑制剂，它减少可诱发收缩性VSMC向合成型VSMC转变，后者可通过区域中断内弹性膜（IEL）从中膜迁移到内膜。继而，合成型VSMC产生胶原与其他细胞外基质（ECM）蛋白质等，一并在脂质核心周围产生一层纤维帽，将血栓形成的脂质材料与循环血小板隔离。纤维帽与脂质核心一起构成所谓早期动脉粥样硬化斑块。

（6）促进血管壁及斑块纤维帽中的ECM降解：血管壁和纤维帽的ECM是由蛋白多糖

和糖胺聚糖及基质内的胶原纤维和弹性纤维组成的复杂混合物。低 ESS 可上调和激活斑块纤维帽细胞（VSMC、成纤维细胞、巨噬细胞等）的基质金属蛋白酶（MMP），特别是 MMP-2 和 MMP-9。在动脉粥样硬化斑块中 MMP 过表达导致纤维帽中的 ECM 快速降解，从而导致斑块破裂。

（7）抑制血管壁和纤维帽中的 ECM 合成：除了明显的 ECM 降解外，低 ESS 还可抑制 ECM 合成。活化 T-淋巴细胞受低 ESS 作用时释放的 IFN-γ（一种促炎性因子）可强有力抑制 VSMC 中 ECM 的合成，并促进 FAS 诱导的 VSMC 凋亡，VSMC 的凋亡也能够通过 FAS 信号通路由低 ESS 产生的氧化应激诱导。相反，TGF-β 和 NO 具有抗炎作用，可促进 ECM 的合成。而低 ESS 可引起内皮细胞中 TGF-β 和 eNOS 基因表达的下调，促进炎性反应。

（8）促进斑块新血管形成及钙化：新生血管形成（血管发生）在动脉粥样硬化斑块发展和斑块破损过程中起关键作用。低 ESS 可诱导内膜增厚并导致缺血、上调 VEGF 和其他血管生成因子（如人血管生成素-2）表达、增加局部炎症、氧化应激及基质降解酶的表达、促进内皮细胞和 VSMC 迁移和增殖等。此外，低 ESS 上调内皮细胞骨形态蛋白（BMP）-4 表达，促进 NADPH 氧化酶表达，导致 ROS 产生、NF-κB 激活、促炎因子表达及后续单核细胞对内皮细胞黏附性的增加等。

（9）增加斑块血栓形成：血栓调节蛋白存在于内皮细胞表面，是一种主要的抗凝血因子，生理条件下的层流可上调其表达。NO 与前列环素是目前被公认具有抗血栓形成的特性。低 ESS 可下调 eNOS、前列环素、血栓调节蛋白和 t-PA 的表达，促进血栓形成。此外，受干扰血流区域的血液滞流也有利于促血凝因素（如血小板）在血管壁累积。

2. 过高的剪应力（HSS）也可诱导动脉粥样硬化发生

（1）HSS 上调 eNOS 表达，诱导 NO 过度分泌：在层流状态，内皮细胞可以低水平合成和释放 NO 以维持血管张力，在 HSS 状态下，内皮合成 NO 更加明显，引起 NO-依赖性血管舒张。然而，在某些局部由于内皮损伤并脱落，以至于新生内膜平滑肌细胞直接与 HSS 接触，诱发 VSMC 诱导型 NOS（iNOS）激活，后者可以合成比 eNOS 更多的 NO。过高的 NO 可以与活性氧簇（ROS）反应启动氧化应激，导致内皮细胞损伤并进一步加剧 VSMC 死亡和丢失，导致动脉瘤的形成或粥样硬化斑块的破裂。

（2）诱导 MMP 合成增加，促进细胞外基质降解：通常情况下，HSS 可诱使收缩型 SMC 转换为合成型 SMC；HSS 亦可上调和激活血管细胞表达 MMP，特别是基质金属蛋白酶 MMP-2 和 MMP-9，主要由于细胞产生过多的 NO 所致，NO 可促进 MMP 表达增加，而 MMP 过表达可导致纤维帽动脉粥样硬化斑块中的 ECM 快速降解，致斑块破裂。

（3）诱导 VSMC 凋亡，加速血管瘤形成及斑块破损：生理情况下，内皮完整，中膜 SMC 不受剪应力作用，只有当内皮损伤脱落、内皮下层暴露，由中膜迁移到内皮下层的 SMC 才会直接暴露于剪应力作用下。内皮缺失导致 SMC 合成过多 NO，致细胞凋亡，使得管壁变薄或者斑块纤维帽丢失及破损。

（4）诱导斑块内新生血管形成，形成易损斑块：HSS 诱导血管细胞合成和释放血管内皮细胞生长因子，促进斑块内的内皮细胞形成斑块内滋养血管，并增加内皮通透性。同时，HSS 诱导高水平的 NO 产生，促进 SMC 凋亡及 MMP 产生，引起微血管周围细胞外基质降解、微血管渗漏、炎性细胞浸润、斑块内出血、脂质沉积，最终导致斑块破裂。

（二）高血压机械牵张力在动脉粥样硬化发生中的作用

血压升高可明显地引起血管壁机械牵张力的增加。体内体外实验研究均发现牵张力的变化能够引起血管壁的结构和功能的改变。周向管壁张力（circumferential wall tension，CWT）和张应力（tensile stress，TS）是影响牵张力大小的主要因素。由拉普拉斯公式：CWT=MBP×（ID/2）=Pr 可以看出随着血压 MBP 的升高，血压的升高所产生的 CWT 也会持续增加。而从拉普拉斯定律（TS=Pr/h）亦可知血压与张应力之间的关系。虽然血压升高的早期也可引起张应力的增加，但张应力的增加可诱使血管壁增厚（h 增加），并出现管腔狭窄（r 减小），故而在实际测定时并不一定能发现有张应力的增加。因此，只有同时测定和分析 CWT 与 TS，才可全面了解高血压机械力对血管重构的作用。

1. 机械牵张力与血管重构

（1）机械牵张力可引起血管平滑肌异常增殖：非层流剪切力可刺激体内血管平滑肌的增殖和迁移，尤其是在内皮裸露损伤后。同样，平滑肌细胞给予机械牵张力刺激也可明显地引起细胞增殖。体内体外研究均显示机械牵张力可引起平滑肌细胞的异常增殖，许多信号通道参与对机械力引起的细胞增殖的介导，如 PDGFR-ras/raf/ERK-AP1 信号通路、p38MAPK 信号通路、GPCRs-PLC-PKC 信号通路等。将静脉移植到动脉，移植静脉受动脉压作用而发生结构与功能的改变。静脉在静脉压作用下可保持完整的结构和功能，而一旦将静脉移植到动脉，在动脉压的作用下则会出现明显的血管结构和功能改变，如炎性反应、血栓的形成、血管内皮损伤、新生内膜形成和增厚、中膜和外膜大量炎性细胞浸润。内膜、中膜和外膜平滑肌细胞增殖，同时伴随大量的细胞外基质形成，这些都与血压突然升高所产生的生物机械力对静脉壁的作用密切相关，冠状动脉旁路移植术后移植静脉狭窄的机制与此有关。此外，将大鼠腹主动脉结扎，使之形成狭窄，狭窄的近心端（狭窄前端）周向管壁张力急剧增加，而血流率、张应力和剪切力正常；远心端（狭窄后端）的血流率、剪切力明显降低，而周向管壁张力和张应力不变。实验研究显示，血压升高或降低均可引起动脉血管重构。经过一段时间（术后第 28 天）后发现，无论近心端，还是远心端，动脉都发生了明显的结构和功能变化，但机制完全不同。与假手术的正常对照组比，在狭窄前端的周向管壁张力增加，内膜增厚，中膜也明显增厚，管壁与管腔比值增加。而狭窄后端中膜结构改变不明显，只有局部内膜出现异常增生。

（2）机械牵张力引起血管平滑肌异常迁移：机械牵张力引起的血管平滑肌细胞迁移参与动脉粥样硬化病变的发生发展。体内实验显示，周向管壁张力增加引起内皮间隙增加，内弹性膜断裂，中膜平滑肌细胞表型改变，并从中膜迁移到内皮下层。同时，血液中单核细胞也附着在内皮细胞上，进而穿过内皮间隙进入内皮下层，SMC 和巨噬细胞在内皮下层大量增殖、合成细胞外基质等，导致内膜增厚。中山大学李朝红课题组的研究资料显示，静脉一旦移植到动脉系统中并在动脉压的作用下，就会立刻出现急性炎性反应和血栓形成，导致内皮损伤、内弹性膜断裂，中膜的 SMC 大量迁移入内膜，与从血液中迁移而入的巨噬细胞一起增殖，合成细胞外基质，使新生内膜快速增厚。许多细胞内信号分子参与介导机械牵张力诱导的细胞迁移，如 PKC、整合素、尿激酶、MMP、桩蛋白、黏着斑激酶以及黏着斑蛋白等。

（3）机械牵张力引起血管平滑肌凋亡：VSMC 凋亡与增殖是血管重构过程中重要的事件，两者的平衡是决定血管重构的关键。机械牵张力不仅可加速引起细胞增殖，也能引起细胞凋亡。β-整合素/p38MAPK 和 JNK/DNA 损伤/p53 信号通路，以及 ras/rac1-p38 MAPK/NF-κB/细胞凋亡信号通路等都参与机械牵张力诱导的 VSMC 凋亡。将 p53 野生型及 p53 基因敲除小鼠静脉分别移植到 p53 野生型小鼠的颈总动脉 4 周，观察新生内膜的形成。结果显示，与正常静脉相比，移植的 p53 野生型小鼠静脉血管内膜增加了 2 倍，而移植的 p53 基因敲除小鼠的静脉内膜与正常组相比无明显差别。细胞凋亡的研究发现，p53 野生型小鼠静脉血管内膜中凋亡细胞数也是正常静脉血管的 2 倍，移植的 p53 基因敲除小鼠静脉内膜中细胞凋亡数与正常组相比无明显差别。研究提示，血压升高可引起血管细胞增殖的同时，也引起细胞凋亡，p53 基因敲除则进一步促进细胞增殖，抑制细胞凋亡。机械牵张力引起血管细胞凋亡是 p53 依赖性的。

（4）机械牵张力引起血管平滑肌分化：VSMC 具有两种表型即收缩型和合成型。然而，两种表型可相互转换，由收缩型向合成型转换称之为去分化。机械牵张力可引起中膜的 VSMC 去分化成为合成型 VSMC，在动脉粥样硬化、静脉移植及血管形成术后血管重构过程中起重要作用。静脉移植后 4 周血管内膜即可见大量平滑肌细胞，这些细胞可从外膜的未分化间充质细胞、骨髓间充质干细胞、中膜内收缩型转变为合成型的平滑肌细胞迁移而来。此外，机械力亦可促进干细胞向内皮细胞、平滑肌细胞分化。

2. 机械力引起细胞膜上跨膜蛋白的非特异性激活 细胞膜上存在大量的跨膜蛋白，包含受体、离子通道、小凹蛋白、离子泵等。根据一般的药理学原则，一个配体可特异性与其相应受体结合。那么，细胞膜上是否存在特异性机械力受体？细胞外机械力刺激信号如何被转入细胞内并引起细胞的病理生理反应？这些一直都是学术界的研究热点，迄今鲜有文献报道。然而，研究发现，细胞膜上许多受体可被机械力直接激活。进而，本课题组在国际上最早提出"机械力可非特异性激活细胞膜上所有跨膜蛋白"学说。后来这一假设被其他实验室进一步证实（图 7-2）。

（1）机械力直接激活血小板源性生长因子-α 受体（PDGFR-α）：PDGFR-α 属于跨膜一次的受体酪氨酸激酶家族成员之一，也是跨膜蛋白之一。当静息培养的平滑肌细胞（VSMC）接受 PDGF 刺激后其自身酪氨酸、丝氨酸发生自动磷酸化，激活 MAPK，导致细胞分化、迁移、增殖或凋亡。而这些静息细胞给予机械力牵拉刺激，同样能够引起 PDGFR-α 活化，MAPK 磷酸化呈现时间和牵拉强度依赖性。实验首次揭示膜上受体可像生长因子一样激活受体。

（2）机械力直接激活血管紧张素 II 受体（ATR）：ATR 激活可导致心肌细胞肥大。ATR 基因敲除小鼠给予动脉缩窄手术造成动脉高压，结果显示与正常假手术组相比，ATR 基因敲除小鼠出现明显心脏左室肥大。体外机械力可直接激活 ATR，引起心肌细胞内 MAPK 激活，最终导致细胞的肥大。ATR 特异性抑制剂可抑制机械力牵拉诱导的心肌细胞的 MAPK 激活及心肌肥大。

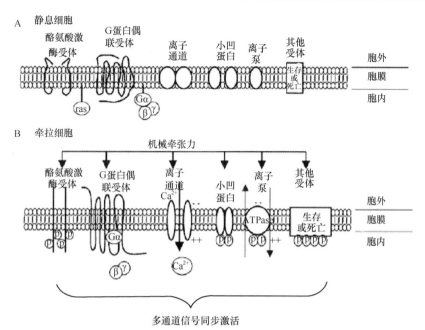

图 7-2 机械力非特异性激活所有细胞膜跨膜蛋白同步启动多信号通路

A. 静息状态细胞；B. 机械力牵拉状态

（Li C, Xu. 2007, 19: 881-891.）

（3）α-肾上腺素能受体（α-AR）的激活：α-AR 激活与细胞的肥大、增殖、分化和迁移等密切相关。最新研究显示，静息培养的 VSMC 给予机械力和（或）去甲肾上腺素刺激，均可引起细胞的 ERK 激活，进而导致细胞增殖增加，联合刺激可引起叠加效应。α-AR 的特异性抑制剂 prazosin 可阻断上述机械力和 NE 单独或联合刺激引起的细胞内 ERK 激活和细胞增殖效应，也能够抑制因动脉压增高而引起的血管壁增厚。

（4）氧化型低密度脂蛋白（ox-LDL）受体 LOX-1 的 ox-LDL 特异性及机械力非特异性激活：LOX-1 可介导 ox-LDL 引起内皮细胞损伤、脂质积聚于内皮下层、诱导血液中单核细胞迁移至内皮下层并转变为巨噬细胞，进而吞噬脂质，形成泡沫细胞；与此同时，中膜的 VSMC 亦可迁移入内皮下层，吞噬脂质成泡沫细胞。然而，LOX-1 也能非特异性介导机械力刺激信号，导致细胞内 ERK 激活及细胞增殖。因此 ox-LDL 及机械力联合作用对细胞内 ERK 激活及细胞增殖可有叠加效应。使用 siRNA-LOX-1 抑制 LOX-1 表达可抑制机械力和 ox-LDL 单独或联合应用引起的细胞 ERK 激活及细胞增殖。他汀类药物则可起到与 siRNA 预处理后同样的细胞生物学作用。

（5）晚期糖基化终末产物受体（RAGE）的 AGE 特异性及机械力非特异性激活：RAGE 可介导 AGE 引起的内皮损伤、平滑肌异常增殖，导致血管壁增厚和动脉粥样硬化。AGE 和机械力均可单独经由 RAGE 介导引起细胞内 ERK 磷酸化。RAGE 还可同时介导 AGE 和机械力联合刺激信号，导致 ERK 的协同激活。过表达 RAGE 可进一步加强上述刺激信号。结果提示 RAGE 既可作为配体 AGE 的特异性受体，亦可作为机械力非特异性受体起作用。本课题组最新的资料显示，机械力与 AGE 单独或联合刺激静息 VSMC，不仅可引起细胞增殖增加，还诱导细胞凋亡增加，联合刺激具有协同促进作用。

第三节 高血压与管壁脂质浸润

高血压及高血压合并高血脂的发病率呈现逐年升高的趋势，且高血压合并高血脂患者的病情往往更为严重，提示高血压和高血脂具有协同效应，可加速血管病变。然而，无论循证医学还是实验研究均显示，高血压、糖尿病、高血脂等引起的血管病变主要在动脉而不是静脉，但静脉一旦移植到动脉则会启动血管重构，包括静脉动脉化和血管粥样硬化等，但如果静脉移植到高血脂或高血糖小鼠或患者的动脉，移植静脉粥样硬化病变速度和严重度更加明显。这些研究结果提示，血压升高产生的机械力可协同或叠加促进脂质沉积及动脉粥样硬化发生发展。

高血压对脂质浸润及协同脂质对血管的影响体现在两个方面：一是高血压机械力对内皮细胞的损伤，包括内皮间隙增大、内皮功能异常等，导致脂质沉积、血中单核细胞迁移到内皮下层增加；二是高血压机械力促进脂质对血管 VSMC 作用信号的放大。前文对机械力引起的内皮损伤进行了阐述，本节主要就高血脂氧化型低密度脂蛋白（ox-LDL）以及高血压机械力单独或联合作用对 VSMC 的影响进行讨论。

高血脂并发高血压与血管重塑

随着我国居民生活水平的提高，膳食结构改变，过多油脂类食物的摄入导致高血脂的发病率逐渐增高。高血脂与动脉粥样硬化的发生有密切关系，是诱发动脉粥样硬化的独立危险因素，而修饰后的低密度脂蛋白（LDL）如 ox-LDL 对血管结构与功能的影响更明显。血浆超速离心可得到 4 种脂蛋白：乳糜微粒（chylomicron，CM），含三酰甘油较多，占 80%～95%，蛋白质占 1%，密度最小；极低密度脂蛋白（VLDL），三酰甘油占 50%～70%，蛋白质占 10%，密度稍大；LDL 含胆固醇和胆固醇酯最多，占 40%～50%；高密度脂蛋白（HDL），蛋白质最多，密度最高，颗粒最小。LDL 在动脉粥样硬化形成中的作用研究得最为深入，与动脉粥样硬化的发生关系最为密切。

（一）LDL 的基本生物学特性

LDL 主要由 4 种成分组成，胆固醇占 40%～50%，蛋白质占 20%～25%，三酰甘油占 10%，磷脂占 20%；其中蛋白质以 Apo B-100 为主，识别 LDL 受体，占 95%。密度为 1.006～1.063g/cm^3。结构上，疏水性较强的三酰甘油和胆固醇酯均位于脂蛋白的内核，而具有极性和非极性基团的载脂蛋白、磷脂和游离胆固醇则以单分子层借其非极性疏水基团与内部疏水链联系，极性基团覆盖于 LDL 表面，呈球形。LDL 的内核主要由胆固醇酯构成。功能上，LDL 由 VLDL 转变而来，是转运肝脏合成的内源性胆固醇的主要形式。肝脏是降解 LDL 的主要器官，50% 的 LDL 在肝脏降解。人体多个器官和组织细胞表面分布有 LDL 受体，能特异性结合 Apo E 或 Apo B-100，又称 Apo BE 受体。LDL 与受体结合后，受体聚集成簇，内吞，与溶酶体结合。在水解酶的作用下，LDL 中的 Apo B-100 水解为氨基酸，其中的胆固醇酯被胆固醇酯酶水解为游离胆固醇和脂酸。游离胆固醇调节细胞胆固醇的代谢：①抑制内质网 HMG CoA 还原酶，抑制细胞自身胆固醇的合成。②在转录水平抑制细胞 LDL

受体蛋白的合成,减少细胞对 LDL 的进一步摄取。③激活内质网脂酰 CoA 胆固醇脂酰转移酶(ACAT)的活性,使游离胆固醇酯化成胆固醇酯,储存于胞质中。最终,游离胆固醇可被细胞膜摄取,参与细胞膜的构成。在肾上腺、卵巢和睾丸的细胞还可利用游离胆固醇合成类固醇激素。除这一主要代谢途径外,LDL 可被修饰,修饰后的 LDL 可被单核–吞噬细胞系统中的巨噬细胞及血管内皮细胞吞噬,这一过程由细胞表面的清道夫受体介导。正常血浆中每天有 45% 的 LDL 被降解,2/3 由 LDL 受体途径降解,其他由清道夫受体介导降解。LDL 在体内的半衰期为 2~4 天。

(二)LDL 的生物学作用

血液中的 LDL 可穿过因高血压机械力而受损的内皮细胞层,进入内皮下间隙。巨噬细胞(macrophage cell,MC)和 VSMC 在此吞噬 LDL,形成泡沫细胞,这些细胞分泌各种炎性因子,促使更多的 VSMC 向损伤部位迁移和增殖,参与粥样斑块的形成。另外,内皮细胞、巨噬细胞和平滑肌细胞均可将 LDL 氧化形成 ox-LDL,ox-LDL 可通过清道夫受体(SR)包括植物凝集素样氧化型低密度脂蛋白受体-1、CD36 等被细胞吞噬,加速泡沫细胞的形成。这一胆固醇内吞的过程,不受细胞内胆固醇增高的负调控,因此 ox-LDL 比 LDL 具有更强的致动脉粥样硬化的作用。而高血脂患者,由于血液循环中 LDL 含量较高,且长时间存在,更容易被氧化形成 ox-LDL,因此高血脂患者体内 ox-LDL 比例明显高于正常人群,这更加速动脉粥样硬化的形成。此外,乙酰化 LDL(ac-LDL)、MPO-LDL、糖基化 LDL(glycated LDL,g-LDL)和轻度氧化的 LDL(minimally modified LDL,mm-LDL)等修饰的 LDL 也具有较强的致动脉粥样硬化作用。

1. LDL 及其修饰产物与 VSMC 的增殖 LDL 具有促 VSMC 增殖作用已经得到公认。对于 LDL 促进 VSMC 增殖的信号通路,目前已经比较清楚。由于在 VSMC 表面有大量 LDL 受体,LDL 对 VSMC 的作用均是通过受体介导。该受体超家族包括:低密度脂蛋白受体(LDL receptor,LDLR)、低密度脂蛋白受体相关蛋白(LDL receptor related protein,LRP)、极低密度脂蛋白受体(VLDL receptor,VLDLR)、载脂蛋白 E 受体 2(Apo ER2)或 LR7/8B、LRP1b 或 LR32、sorLA 或 LR11 等。LDL 与受体结合后可激活细胞内的信号通路促进细胞增殖,可促进 ROS 的生产,激活 ERK1/2。而曲格列酮激活 PPARγ 可以通过上调超氧化物歧化酶(SOD),减少 VSMC 内 ROS 的产生(尤其是 O_2^-,而不是 H_2O_2),抑制 ERK1/2 的激活,从而抑制 LDL 对 VSMCs 的促增殖作用。并且曲格列酮还可通过上调 cyclinD1/CDK4 和 cyclinE/CDK2 复合体,以及下调 p21Cip1 的表达,减弱 LDL 刺激细胞由 G_1 期进入 S 期的作用,从而抑制细胞增殖。LDL 还可与其他信号通路协同作用,通过促进增殖信号的强度和抑制凋亡信号通路达到促 VSMC 增殖的作用。而目前证实 ox-LDL 比 LDL 更能引起 VSMC 增殖。

2. LDL 及其修饰产物与 VSMC 的凋亡 LDL 由于正常存在于人体内,通常需要较大浓度才能对培养的细胞表现出明显的生物学效应,且目前所见的报道,多数认为其对 VSMC 有促增殖作用。相反,LDL 的修饰产物通常只在机体病理状态下存在,具有一定的生物毒性。实验证明,LDL 的修饰产物对 VSMC 的作用多具有双向性,且以毒性作用为主。往往在低浓度时刺激 VSMC 增殖,中高浓度时导致细胞凋亡或死亡。例如,有实验发现,ox-LDL

对 VSMC 有促增殖作用，该作用与 EGRF/PI3/Akt/PKB 通路的激活抑制细胞凋亡有关。也有文献报道，ox-LDL 可促进骨髓间充质干细胞源性 SMC 增殖。另外 ox-LDL 还会激活鞘磷脂/神经酰胺/鞘氨醇-1 通路和 ERK1/2，促进细胞增殖。动脉粥样硬化初期，ox-LDL 低剂量如 5~10μg/ml，刺激 VSMC 增殖。后期，随着 ox-LDL 在斑块中的大量聚集，大量的 ox-LDL 对 VSMC 产生毒性作用，导致细胞凋亡或死亡，最终斑块破裂。基因芯片筛选证明，ox-LDL 可促进与细胞膜转运、细胞间的相互作用、凋亡、癌基因和转录相关基因的表达，抑制蛋白和核酸合成、脂质代谢和体液反应相关基因的表达。

目前对于 ox-LDL 促进 VSMC 凋亡的机制研究较多。ox-LDL 是由多种易被氧化的物质构成的一种异聚体，其中包括醛类、氧化的脂肪酸、脂质过氧化物和氧化类固醇等，以及代谢产物溶血磷脂和鞘脂。根据其氧化程度的不同分为轻度氧化 LDL 和完全氧化 LDL，即 ox-LDL。目前既有 ox-LDL 对 VSMC 作用的研究，也有将 ox-LDL 分解开，专一研究其各个组分对 VSMC 的作用。由于其组分的复杂，造就 ox-LDL 对细胞作用的复杂性。一般认为，ox-LDL 对 VSMC 的作用方式有两种：一是通过 ox-LDL 相应受体（在 VSMC 主要是 LOX-1，也有报道 CD36）被细胞吞噬后，其内的各种氧化物质才能引起细胞一系列信号变化；二是通过其表面所带的氧化基团和细胞毒性成分，直接作用于细胞膜，再通过第二信使如 ROS 或 NO 等，导致细胞凋亡。目前对于 LDL 在 As 中诱导 VSMC 凋亡的机制已有一定的认识。

3. LDL 及其修饰产物与 VSMC 泡沫细胞的形成　　VSMC 吞噬 ox-LDL 形成泡沫细胞是 As 发生的重要步骤。在动物体内多种细胞表面已经发现 10 种以上 ox-LDL 的受体，其中多数为清道夫受体。清道夫受体不会因细胞内胆固醇含量增加的负反馈而表达下调，故而容易导致细胞过量吞噬 ox-LDL。加之 ox-LDL 抑制溶酶体酶，导致 ox-LDL 的降解缓慢，细胞内胆固醇堆积，形成泡沫细胞。而氧化的脂质过量在溶酶体内聚集，也会影响溶酶体的功能，最终引起溶酶体破裂导致细胞自溶或死亡。此外乙酰化 LDL（ac-LDL）也可与清道夫受体结合，但在人体生理状态下生成 ac-LDL 较少，所以在泡沫细胞形成过程中 ox-LDL 起主要作用。

4. 清道夫受体及介导高血脂动脉粥样硬化作用　　清道夫受体是一种跨膜糖蛋白，其功能型为三聚体形式，一般由三个相同的亚基组成。清道夫受体可与多种带负电荷的大分子结合，并迅速转移至细胞内降解，故得名"清道夫受体"。清道夫受体有多种亚型，它们自同一基因编码，经多样性剪接而成（表 7-1）。

表 7-1　清道夫受体

分类	名称	配体	分布细胞	特殊特征
A	SR-A	ac-LDL, ox-LDL	Mph	Two isoforms (SR-A I, SR-A II) Trimeric coiled-cool structure
	MARCO			
B	SR-B I（小鼠）	ox-LDL, HDL	Steroidogenic cells, liver	Cholesterol delivery via
	CLA-1（人 SR-B I）	ox-LDL, FFA, ox-PC	Mph, platelets	selective transport system
	CD36	PS, 凋亡细胞	Heart tissue	

续表

分类	名称	配体	分布细胞	特殊特征
	SR-BⅡ	ac-LDL		
C	SR-C（dorosophila）			
	Cloquemort（insects）			
D	Macrosialin（mouse）	ox-LDL	Mph	Highly glycosilated
	CD68（human）	ox-LDL		
E	LOX-1	ox-LDL	EC，Mph，SMC	C-Type lectin
F	SREC	ac-LDL	EC	Two isoforms（SREC-Ⅰ，SREC-Ⅱ）
Others	CL-P1	ox-LDL	EC	Collectin famiy
	SROX-PS	ox-LDL，PS	Mph（THP-1）	

注：Mph. 巨噬细胞；EC. 内皮细胞；SMC. 平滑肌细胞；ac-LDL. 乙酰化低密度脂蛋白；ox-LDL. 氧化型低密度脂蛋白；PS. 磷脂酰丝氨酸；ox-PC. 氧化型磷脂酰胆碱。

从表中可以看到，多数清道夫受体存在于巨噬细胞和内皮细胞，但 VSMC 表面的清道夫受体只有 LOX-1，在 VSMC 源性泡沫细胞形成过程中起非常重要的作用。最近实验发现，LOX-1 还可介导由骨髓间充质细胞源性的 SMC 内吞 ox-LDL，形成泡沫细胞。VSMC 表面有大量 LDL 受体表达，可与 LDL 结合，介导其内吞，但这些受体均不能与 ox-LDL 结合，原因是 ox-LDL 是被修饰过的 LDL，其空间构象已经发生改变，对于机体具有毒性作用，只有细胞表面的清道夫受体才与之结合。它可与 ox-LDL 特异性结合，介导其内吞。另外 PPARγ 也存在于 VSMC 表面，也可与 ox-LDL 结合。PPAR 分为三个亚类：α、β 和 γ，可以抑制由趋化因子、血管紧张素和创伤引起的血管细胞的增殖。PPARγ 在动脉粥样硬化斑块中的内皮细胞、泡沫细胞、VSMC 均有表达，包括脂肪酸和 ox-LDL 的组分等均是 PPARγ 的配体。小凹蛋白-1 高表达的细胞受 ox-LDL 作用时凋亡增加，且与 Ca^{2+} 通道的开放有关。当用 siRNA 封闭小凹蛋白-1 的表达时，凋亡相应减少。由此可以推测，小凹蛋白-1 可能与 ox-LDL 的内吞和毒性作用有关。无论是通过与受体结合还是通过非特异性的作用，ox-LDL 都会激活 VSMC 的多条信号通路，导致细胞内多种信号分子活性和量的改变，最终导致细胞状态的改变。

5. LOX-1 在高血脂高血压动脉粥样硬化发生中的作用 1997 年日本学者 Swamura 等首先在牛主动脉内皮细胞发现和鉴定了新型 ox-LDL 受体——植物凝集素样氧化型低密度脂蛋白受体-1（lectin-like oxidized low density lipoprotein receptor-1，LOX-1），该受体主要位于内皮细胞膜上，但近几年的研究发现，LOX-1 在血管平滑肌细胞和巨噬细胞表面也有表达，可以影响这些细胞的功能，并且在动脉粥样硬化的发生发展过程中起重要作用。

LOX-1 属于 E 型血凝素家族，是一种Ⅱ型膜蛋白。人 LOX-1 基因属于单拷贝基因，位于 1 号染色体短臂，基因组长约 15kb，含有 5 个内含子和 6 个外显子。LOX-1 蛋白含有 273 个氨基酸，分子量约为 32kDa，含有 4 个结构域：一个短的 N-末端胞质域、跨膜域、茎域和一个长的 C-末端血凝素样结构域。LOX-1 的基因结构表明，它在内含子、外显子及蛋白结构之间存在着紧密的联系。人 LOX-1 的基因是凝集素样自然杀伤细胞受体基因簇中的新成员，与自然杀伤细胞的基因有高度同源性。人 LOX-1 的基因多态性与冠状动脉疾病密切相关。LOX-1 主要表达于血管内皮细胞及血管丰富的组织，在某些条件下也可被诱导表达于单核/巨噬细胞、平滑肌细胞和激活的血小板。LOX-1 在患有高血压、糖尿病和动脉粥样硬化的人和动物模型的血管壁高表达。最近也有研究发现，某些细菌也可黏附于 LOX-1，提示其在细菌感染中起一定的作用。LOX-1 具有配体特异性，即 LOX-1 只能与 ox-LDL 结合而不能与乙酰化的低密度脂蛋白结合。Jono 等报告 LOX-1 除了识别 ox-LDL 外，在内皮细胞还识别糖基化终末产物（AGE）。LOX-1 与激活的血小板结合可增加内皮素-1 从内皮细胞的释放，促进内皮细胞的激活。通过 LOX-1 介导的血小板-内皮细胞的相互作用可诱导内皮细胞的表型变化。此外，LOX-1 能被促炎因子、氧化应激、流体剪切应力、血管紧张素Ⅱ等多种刺激诱导。独特的凝聚素样结构使得 LOX-1 可识别多种带负电荷的物质包括 ox-LDL、损伤或凋亡的细胞及致病微生物等。生理条件下 LOX-1 可与凋亡的细胞或细菌结合，发挥清道夫受体的功能；在病理条件下则通过与 ox-LDL 等多种细胞配体结合使得内皮细胞被激活、促发内皮炎性反应、诱导内皮细胞凋亡，而这些均与 As 的进程密切相关。血管内皮功能失调是动脉粥样硬化的首发和关键步骤，而内皮细胞通过其表面受体 LOX-1 吞噬和降解 ox-LDL 是其功能发生障碍的主要原因。

LOX-1 是广泛存在于体内的一种受体，在内皮细胞、巨噬细胞和 VSMC 上都有表达，是巨噬细胞、平滑肌细胞形成泡沫细胞的主要途径，与高血脂密切相关。但 LOX-1 在高血压 As 发生方面的研究报道不多。LOX-1 属于跨膜蛋白之一，也是高血压产生的机械力非特异性激活的受体之一。基于这一理论推断，本课题组将静息培养的 VSMC 给予机械力和 ox-LDL 单独或联合刺激发现，机械力和 ox-LDL 单独刺激即可激活 VSMC 细胞内 MAPK 成员之一的 ERK，进而导致 VSMC 增殖增加，两者联合刺激具有叠加促进作用。使用 siRNA-LOX-1 抑制 LOX-1 表达可抑制机械力和 ox-LDL 单独和联合引起的细胞 ERK 激活及细胞增殖。他汀类药物则可起到与 siRNA-LOX-1 预处理后同样的细胞生物学作用。这些结果说明，LOX-1 介导 ox-LDL 的特异性和机械力的非特异性激活作用，导致 VSMC 结构与功能的调控。因此，LOX-1 是高血脂合并高血压致 As 发病机制研究的重要切入点和桥梁。

第四节　高血压与血管炎症

免疫系统的过度激活、免疫细胞因子的大量释放，引起血管内皮细胞和平滑肌细胞结构和功能的改变是导致高血压发病的重要环节。高血压一旦形成，高血压及其产生的异常机械力继而引起血管壁细胞自身炎症相关的信号激活及炎性介质释放，包括特异性生长因子、白细胞黏附分子、趋化因子、内皮素-1、热休克蛋白和血管紧张素Ⅱ等进一步加速血管重构和血压升高。药物治疗引起的血压下降与一些循环炎性因子标记物减少存在直接联系，更加证实高血压可能是一种潜在的促炎状态。因此，血管炎症既是诱使动脉粥样硬化发生发展的重要因素之一，也是高血压诱因之一。而高血压一旦形成，高血压产生的机械力将进一步促进血管细胞释放炎性因子，协同原有的因子加速血管粥样硬化病变。有学者认为，血管炎症是联系高血压与 As 的桥梁。

一、免疫系统的激活

免疫系统的激活在高血压的发生和发展中起重要作用,包括固有免疫系统的激活、抗原提呈及T细胞的激活及适应性免疫系统激活均可引发高血压。

1. 固有免疫系统及其激活　固有免疫系统是个体出生即具有的非特异性免疫系统,是机体抵御有害微生物的第一道防线。组成固有免疫系统的细胞主要包括单核/巨噬细胞、自然杀伤细胞及树突状细胞等。该系统的主要效应细胞为上皮细胞(阻止病原生物进入)、专业化的吞噬细胞(中性粒细胞、巨噬细胞)、树突状细胞(抗原提呈)及自然杀伤细胞(NK细胞)。其他成分还包括补体系统及模式识别受体,如 Toll 样受体(TLRs)。此外,活性氧簇或活性氮簇是整个固有免疫系统的基础成分。固有免疫产生效应的主要过程为吞噬、补体蛋白激活、急性期反应物、细胞因子、趋化因子释放等。这些细胞在受刺激活化后既可合成和释放多种细胞因子与趋化因子,也可作为抗原提呈细胞而激活适应性免疫系统。在多种心血管疾病模型,包括自发性高血压大鼠(SHR)模型,以及血管紧张素Ⅱ、盐皮质激素诱导的高血压模型中,均发现固有免疫细胞聚集在肾脏、心脏、血管外膜或管周脂肪中,由于烟酰胺腺嘌呤二核苷酸磷酸(NADPH)氧化酶的激活,产生大量 ROS,促进炎症在高血压靶器官中的进展。这些细胞还产生多种细胞因子如肿瘤坏死因子-α(TNF-α)、白细胞介素-6(IL-6)、γ干扰素和趋化因子及其受体如单核细胞趋化蛋白-1(MCP-1)、CC趋化因子受体等,还可表达黏附分子如连接黏附分子1、细胞间黏附分子等,促进炎症细胞在靶器官中的聚集及活化。这些资料表明高血压存在固有免疫系统的激活,而激活的固有免疫系统可通过炎性反应和炎性细胞活化加重高血压及其靶器官损害。

2. 适应性免疫系统及其激活　适应性免疫系统是具有高度特异性的,并且由两种专门的淋巴细胞(T细胞、B细胞)的活化所介导。适应性免疫系统及其激活包含两方面内容,即抗原提呈及T、B细胞激活并产生效应的过程。有资料显示 $CD4^+$ 在高血压形成中起主要作用,T细胞又分为 $CD4^+$ 和 $CD8^+$ 两类。抗原提呈细胞(巨噬细胞、树突状细胞)携带 MHC Ⅱ并提呈抗原多肽,迁移入周围淋巴样器官,寻找携带能识别抗原多肽受体的 $CD4^+$ 的T细胞,相互识别、相互激活。这些活化的T细胞进一步分化为效应T细胞或调节T细胞,并增生,而后离开次级淋巴器官,迁移到炎症部位,释放更多的细胞因子和趋化因子,进一步促进中枢神经系统、心脏、血管、肾脏的炎性细胞的聚集和活化,产生高血压靶器官损害进而加重高血压的发展。

3. T效应细胞与T调节细胞　T效应细胞包括三种亚型：T辅助细胞(Th)1(产生γ干扰素)、Th2[产生白细胞介素(IL)-4]、Th17(产生 IL-17),这些细胞的成熟受到其他细胞因子的调控。T效应细胞以不同方式共同防御外来病原体入侵。T调节细胞是一类高表达 CD25 的 $CD4^+$ 细胞,在 TGF-β 影响下表达 FoxP3 转录因子从而成为免疫抑制细胞,分泌 IL-10 和 TGF-β。T调节细胞可抑制T细胞的增殖并通过调节免疫反应时间和幅度维持免疫稳态。

二、血管炎症

血管炎症涉及血管炎症细胞及炎症细胞所产生的血管炎症因子。血管炎症细胞系指参与血管炎症过程的所有细胞，包括淋巴细胞、单核细胞/巨噬细胞、肥大细胞、成纤维细胞及平滑肌细胞等。高血压是一个慢性炎症过程，以淋巴细胞和单核细胞系统激活为主要特征。临床研究及实验研究发现高血压患者外周血中的单核细胞存在预激活；而自发性高血压大鼠体内也存在大量淋巴细胞和单核细胞激活。高血压时心肌组织中肥大细胞数量明显增加。因此，炎症细胞的激活与高血压发生发展密切相关。

免疫细胞（淋巴细胞、单核细胞/巨噬细胞等）、非免疫细胞（血管内皮细胞、平滑肌细胞、成纤维细胞等）在炎症过程中可合成和分泌一些具有广泛生物学活性的小分子多肽，调节多种细胞的炎症和免疫应答，这些分子称为血管炎性因子。依据其在炎症过程中的不同作用，可分为促炎性因子和抗炎性因子两类。其中与高血压相关的促炎性因子有 IL-1、IL-6、IL-8、TNF-α、CRP、血清高敏 CRP 及纤溶酶原激活物抑制剂等。炎性因子的存在可进一步促进炎症，促进高血压发生发展。反之，高血压一旦形成，高血压机械力又可进一步刺激炎性细胞释放更多的炎性因子，形成一个促进血管炎性发展的恶性循环，加剧动脉粥样硬化发生发展。

三、高血压病与炎症

1. 血浆中的炎性因子 大量临床资料显示，高血压人群血浆中许多炎性因子的水平明显增加，如 CRP、TNF-α、IL-6、细胞黏附分子等。高血压前期患者比正常血压者血浆中 CPR 的基础水平亦明显升高，并认为系统性低水平炎症更易于发生高血压。

2. 免疫细胞与高血压 正常血压人群的 T 效应细胞和 T 调节细胞处于相对平衡，然而在高血压人群里，这种 T 细胞平衡呈现失衡，出现了自体免疫异常，造成血管组织的慢性损伤，如患高血压肾硬化患者，其肾脏有较多促炎的 $CD4^+$、$CD8^+$ T 细胞的浸润，而抗炎细胞 Treg 细胞数量减少。将血管紧张素 II 分别注入正常鼠和 IL-17 基因敲除鼠，两者在起始升压反应是一致的，但缺乏 IL-17 基因敲除鼠不能经久维持高血压状态。因而认为产生 IL-17 的 T 细胞是维持高血压所必需的。与产生 IL-17 促炎 T 细胞相反，抗炎的 T 辅助细胞 1 和 17（Th1、Th17）等则具有较强的抑制炎性反应的作用。妊娠高血压综合征被认为是系统性和胎盘性炎症引起，输入外源性 IL-10 可使血压降低、内皮素-1 减少、血浆及胎盘中干扰素 γ 降低，从而使妊娠诱发高血压的啮齿类模型动物血压及内皮功能恢复。

3. 新生抗原 已有资料显示新生抗原也可能成为引起高血压的原因之一。新生抗原可能由于氧化应激、蛋白质剪切及细胞内释放内源性分子被修饰而成，它们可刺激先天性免疫系统，并将其传递到免疫系统。热休克蛋白（heat shock protein，HSP）在高血压中成为当之无愧的候选新生抗原。正常情况下这些蛋白质在细胞内表达、担当分子伴侣而指导蛋白质折叠。然而，在应激条件下，它们可刺激先天和后天免疫系统反应，导致 ROS 增加、交感神经过度活跃及血管紧张素 II 异常增加等。

四、高血压机械力对血管细胞炎症信号的影响

在固有免疫和适应性免疫过程中细胞内基因转录反应依赖于许多转录因子的激活，其中一个重要的转录因子是 NF-κB。NF-κB 控制许多与动脉粥样硬化相关基因的转录，如细

胞因子、趋化因子、黏附分子、急性期蛋白、细胞凋亡及增殖调控子相关基因的转录等。NF-κB 是一组转录因子的总称，包括 5 个成员，如 p65（RelA）、c-Rel、RelB、NF-κB1（p50 和它的前体 p105）、NF-κB2（p52 和它的前体 p100）。p65/p50 复合物通常称之为 NF-κB。在静息细胞中 NF-κB 与 IκBα 形成无活性的复合物存在于细胞质中，当细胞受到众多胞外刺激后，首先激活 IKK 复合物，使得 IκBα 磷酸化进而诱导泛素化 IκBα 而被降解，同时游离出 NF-κB 转位入胞核，调控许多与炎症相关的基因表达；另一通路研究较少。但已知机械力主要激活经典通路。

1. 内皮细胞炎症信号的激活　血管内皮细胞是衬附于心血管内表面的单层扁平上皮，其结构和功能受血液成分及血流产生的机械力的双重调控。而内皮细胞既受到剪切力作用，又受到牵张力的影响。高的剪切力（HSS）和低的剪切力（LSS）对细胞内炎症信号的作用不同，机械力以非特异性方式激活细胞膜上全部跨膜蛋白，包括受体、离子通道、离子泵等，诱导细胞内多条信号通路激活。然而，HSS 和 LSS 激活的细胞内信号通路不同，前者启动抑制 NF-κB 激活及转位的通路，后者促进 NF-κB 激活及转位。资料显示，LSS 可上调人视网膜微血管内皮细胞（HRMEC）内许多炎性因子基因表达。HRMEC 暴露到 $1.5dyn/cm^2$ 剪切力，使得细胞内许多细胞黏附相关分子 mRNA 表达明显上调，如细胞黏附分子-1、血管细胞黏附分子-1、E-选择素等；同时，许多细胞因子/趋化因子相关基因表达也明显上调，如 IL-6、IL-8、PDGF-B、单核细胞趋化蛋白-1 等；还有一些促凝血因子基因转录也明显上调，如组织因子及纤溶酶原激活物抑制物-1mRNA 明显增加。这些结果提示，LSS 可通过激活 NF-κB 信号促进血管炎症的发生发展，引起单核细胞吸附到管壁、进而迁移入内皮下层，加速动脉粥样硬化的形成。然而，HSS 激活细胞内 Nrf2 及 KLF2 从而抑制 NF-κB 信号的机制仍未阐明。

2. 平滑肌细胞（VSMC）炎症信号的激活　VSMC 主要受来自于血液流动时产生的机械牵张力的作用。血压升高越明显，机械牵张力越大，机械牵张力可诱导血管平滑肌炎症信号激活并表达炎性因子。有资料显示，机械牵张力刺激可引起血管平滑肌细胞上调表达促炎细胞因子 IL-6，但对其他细胞因子，如 IL-1α、IL-1β、IL-10、IL-12p35、IL-12p40、IL-18、IFN-γ 及巨噬细胞迁移抑制因子无影响。机械牵张力也可使得 IL-6 蛋白表达也出现明显升高，用 NF-κB 的抑制剂预处理静息培养的 VSMC，在抑制由机械力活化的 NF-κB 活性的同时，也可抑制 50% IL-6 蛋白表达的水平。细胞因子的表达和释放，一方面可使得 VSMC 发生表型改变，由收缩型转变为合成型，并发生迁移；另一方面可诱使单核细胞浸润到内皮下，并经历结构和功能改变分化为巨噬细胞，维持炎症、氧化应激和动态的管壁基质重构，促进动脉粥样硬化不断发展。最近实验显示，机械牵张力和晚期糖基化终末产物（AGE）可单独诱导静息 VSMC 细胞 NF-κB 磷酸化增加，进而导致细胞增殖和凋亡同时增加。而抑制 NF-κB 则能够同时抑制细胞增殖和凋亡的增加。由此可知 NF-κB 激活与 VSMC 增殖和凋亡密切相关，在高血压血管重构过程中起重要作用。

第五节　血管活性物质

1977 年 Murad 发现由硝酸盐引起的一氧化氮（NO）释放可引起平滑肌细胞松弛；1980 年，Furchgott 和 Zawadzki 报道乙酰胆碱（ACh）引起分离的血管舒张只有在内皮完整的条件下才发生；1986年Ignarro提出内皮衍生的血管舒张因子实际就是NO。基于这些重要发现，Robert Furchgott、Ferid Murad和Luis Ignarro三位学者荣获1998年的诺贝尔生理学或医学奖。如今，人们对于内皮细胞及其产生的血管活性因子在对于血管张力的调控方面的重要作用有较为全面的认识，它们包括了内皮衍生的血管舒张因子和血管收缩因子。

内皮细胞可整合多种控制因子，如激素和局部因子等。内皮细胞还可释放许多活性物质如NO、前列环素（PGI_2）、环氧花生四烯酸、前列腺素H_2、氧自由基、内皮素等，这些物质直接作用于内皮下的平滑肌细胞，引起血管收缩或舒张。

一、内皮衍生血管舒张因子

1. NO 细胞内NO是由一氧化氮合酶（nitric oxide synthase，NOS）催化L-精氨酸生成的。NOS催化L-精氨酸为N-羟基-L-精氨酸，继而NOS氧化N-羟基-L-精氨酸生成NO。NOS有3种同工酶分别是：①内皮型一氧化氮合酶（endothelial nitric oxide synthase，eNOS）；②神经型一氧化氮合酶（neuronal NOS，nNOS）；③诱导型一氧化氮合酶（inducible NOS，iNOS）。前两种酶催化生成NO的量较少，主要起信号分子的作用；后一种酶iNOS在很多细胞没有表达，iNOS发挥作用需要炎性反应细胞因子的刺激，其催化生成的NO具有细胞毒性或细胞防护功能。eNOS主要在内皮细胞表达，它发挥作用需要钙调蛋白的激活、L-精氨酸及一些辅助因子如四氢生物蝶呤（tetrahydrobiopterin，BH_4）的参与。NO是一种细胞内相对稳定的气体，容易透过细胞膜弥散。NO在细胞内可跟许多其他物质相互作用，在调控细胞的许多生理过程中起重要作用，在心血管系统、神经传递及体内稳态事件中也起重要作用。NO合成功能异常将导致许多疾病的发生发展，如高血压、糖尿病、肿瘤、心肌梗死、动脉粥样硬化、神经退行性变、关节炎及慢性炎症等。依据蛋白质结构不同，NO与之结合的强弱程度不同。它与含Hem结构域蛋白相互作用较弱，但能改变这类蛋白质的活性（抑制或激活），如NO可抑制细胞内许多种酶的活性，包括细胞色素氧化酶、NO合成酶、细胞色素P450、过氧化氢酶和过氧化物酶等。细胞色素氧化酶的功能障碍可导致线粒体氧化磷酸化受到明显抑制。

NO半衰期很短，极易通过生物膜，迅速从内皮细胞扩散到平滑肌细胞，激活可溶性鸟苷酸环化酶（soluble guanylyl cyclase，sGC），从而引起环磷酸鸟苷（cyclic guanosine monophosphate，cGMP）浓度升高。随后cGMP依赖性蛋白激酶被激活，导致肌球蛋白轻链去磷酸化，细胞内游离Ca^{2+}水平降低，收缩蛋白与Ca^{2+}结合减少，平滑肌松弛，导致血管扩张、抑制血小板活性及抑制血管平滑肌细胞增殖等。内源性NO可抑制线粒体呼吸和ATP合成。此外，NO可与细胞色素氧化酶Hem部位结合，直接占据氧结合位点。因而NO可调节线粒体对氧分子的亲和性。NO还可经由抑制甘油醛3-磷酸酯脱氢酶抑制糖酵解，其产物过氧亚硝酸盐可引起脂质或其他物质（如DNA）的过氧化反应，这亦会导致能量代谢的障碍。DNA合成依赖于核糖核苷酸还原酶，该酶含两个亚基，其中一个可与NO结合，因而NO合成增加可导致DNA合成减少。NO还能通过一种cGMP非依赖机制使某些转录因子磷酸化，从而参与基因转录的调节。

2. 前列环素 两者均为舒血管物质。PGI_2的生物学效应与NO密切相关。PGI_2可促使内皮细胞释放 NO，而 NO 反过来增强 PGI$_2$ 的效应。NO 可激活 cGMP 合成、增加对磷酸二酯酶抑制，减少对 cAMP 的降解。cAMP 可延长 PGI$_2$ 对 SMC 的效应。

二、内皮衍生血管收缩因子

1. 前列腺素 除上述能够引起血管舒张的 PGI$_2$ 和 PGE$_2$ 外，还有存在能够引起血管收缩的前列腺素类，如前列腺素 H$_2$。前列腺素 H$_2$ 由内皮细胞合成，是花生四烯酸代谢途径中间产物，是所有前列腺素类（如血栓素 a）的前体。前列腺素 H$_2$ 及血栓素 a 可结合过氧化酶和血栓素受体，引起平滑肌收缩。正常生理条件下，血管收缩因子作用与血管舒张因子作用平衡调节，维持血管正常张力，如果失衡将导致血管结构与功能异常。

2. 活性氧自由基 在血压升高或内皮细胞受到激动剂作用时内皮细胞可产生活性氧自由基。超氧离子可破坏 NO 生成导致血管收缩。

3. 内皮素 内皮素由内皮细胞产生，具有强烈的缩血管作用。凝血酶、IL-1、生长因子等可促进内皮素的合成，而 NO 可抑制内皮细胞合成内皮素。

三、肾素-血管紧张素-醛固酮系统

肾素-血管紧张素-醛固酮系统（renin-angiotensin-aldosterone system，RAAS）参与正常血压的维持，并且与高血压的发生密切相关。慢性高血压产生的机械力对血管、心脏和肾脏等重要器官造成损伤。此外，高血压诱导的氧化应激、慢性炎症等也造成靶器官的严重损伤。

1. RAAS 组成及系统激活 RAAS 是维持血流动力学稳定的重要调节机制。RAAS 主要调控血压、液体容量及钠-钾平衡等。因此，RAAS 组分的任何分子改变均将导致高血压的发生。肾小管内低钠、肾小球入球小动脉低压及交感神经激活等均可刺激肾脏合成和释放肾素原。肾素原进入血液后，在内肽酶作用下，去掉 43 个氨基酸残基而产生有活性的肾素。肾素催化血管紧张素原裂解成血管紧张素Ⅰ（angiotensin Ⅰ，Ang Ⅰ）；Ang Ⅰ 再被血管紧张素转换酶（angiotensin-converting enzyme，ACE）裂解成血管紧张素Ⅱ（angiotensin Ⅱ，Ang Ⅱ）。中性内肽酶类（neutral endopeptidases，EP）裂解 Ang Ⅰ 成血管紧张素-（1~7）[angiotensin-（1~7），Ang-（1~7）]。Ang-（1~7）与 Ang Ⅱ 的作用完全相反，能够对抗 Ang Ⅱ 的缩血管作用。Ang Ⅱ 与 1 型血管紧张素受体（angiotensin type 1 receptor，AT1R）结合产生促增殖及促纤维化作用，它也可与 2 型 Ang Ⅱ 受体（Ang Ⅱ type 2 receptor，AT2R）结合产生与 AT1R 结合完全相反的效应。Ang-（1~7）亦可由血管紧张素Ⅱ经血管紧张素转换酶 2（angiotensin-converting enzyme 2，ACE2）裂解而成，以调节血中 Ang Ⅱ 浓度，促进心脏和血管组织中的血管舒张。

醛固酮是 RAAS 中的另一个重要血管活性物质。由 Ang Ⅱ 与 AT1R 结合后刺激肾上腺皮质细胞合成和分泌。醛固酮作用于远侧肾单位，促进钠的重吸收、水的滞留、钾镁流失，由此调节细胞外间隙容量及血压。醛固酮与盐皮质激素受体（mineralocorticoid receptor，MR）作用后转位至胞核，并与 DNA 相互作用，促进电解质和水平衡调节相关基因的转录。同时，醛固酮还可通过 AT1R、G 蛋白偶联受体、表皮生长因子受体等非基因组通路激活 MAPK/ERK/p38 信号通路，介导血管重构、炎症和纤维化，参与心肾和代谢疾病的发生发展。

2. AngⅡ/醛固酮依赖的高血压终末器官的损伤　在一些临床试验中，盐皮质激素受体拮抗剂（如螺内酯等）可明显提高心力衰竭患者的生存率。ACE 和 AT1R 抑制剂作为一线候选药物可减少左室肥大的风险，亦可起到肾脏保护作用。另外，调节 AngⅡ也可控制高血压患者的血压，并起到防治心血管并发症的作用。

原发性醛固酮增多症（primary aldosteronism，PA）患者中，醛固酮的合成不依赖于 RAAS 调控，在高血压患者中占 6%～10%，血浆醛固酮水平与高血压严重度密切相关。PA 患者具有不同亚型，发生机制不尽相同，但醛固酮水平均有升高，这类患者更易发生心血管并发症，如左室肥大、卒中、非致死性心肌梗死及心房颤动等。高水平血浆醛固酮亦可诱导心、肾、血管的结构与功能变化，如血管炎症增加、心肌纤维化明显、肾硬化及组织重构等。醛固酮/肾素值增加提示高血压患者组织器官受损伤程度增加，且与冠状动脉内膜-中膜增厚程度密切相关。高血压儿童比正常健康儿童血浆醛固酮/肾素值也明显升高。

3. 纤维化、炎症与高血压　与高血压相关联纤维化被定义为组织的过度增生、硬化或组织瘢痕，由细胞外基质的成分如胶原纤维的过度沉积而成，是细胞或组织器官长期暴露于各种刺激，如持续感染、自身免疫反应、过敏反应、化学伤害、放射及组织损伤等的结果。在纤维化过程中，慢性刺激诱导多种细胞因子、趋化因子及蛋白酶的生成，如 IL-13、IL-21、TGF-β1、MCP-1、VEGF、PDGF、过氧化物酶体增生物激活受体、急性期蛋白、半胱氨酸天冬氨酸蛋白酶及 RAAS 组分等。

4. RAAS 与血管系统和心肌损伤　醛固酮水平升高与心肌肥大、心室重构、心律失常、冠状动脉血流减少及心肌纤维化紧密相关。醛固酮通过 MR 依赖的方式刺激 NOX2（gp91phox）和 p22phox 表达；醛固酮还可通过 AT2R 及 MR 相关机制增加 p47phox 表达。P22phox 或 p47phox 基因敲除鼠可减少醛固酮诱导的 NF-κB 及 ROS 的生成。此外，醛固酮可通过激活 MR 诱导纤维化、钙化及炎症损伤等相关基因的表达，导致血管结构与功能的变化，加速高血压形成和发展。

第六节　结语和展望

引起原发性高血压的原因很多，主要有遗传因素、环境因素、生活习惯等。其中许多血管活性物质（因子）参与对血管结构与功能的调控，导致血压升高。一旦血压升高，因血压升高产生的生物机械力继而成为了引起血管结构和功能改变（血管重构）的主要因素。机械力与高血压的原发因素协同作用，引起血管壁的结构和功能改变，最终引起动脉血管（粥样）硬化病变，并导致多种靶器官的损害。高血压并发高血脂、高血糖等导致血管结构与功能的病变更加明显。高血压的治疗，不仅要针对高血压的原发因素，还要阻断高血压所产生的异常生物机械力对血管结构和功能的影响。

（李朝红）

参考文献

白晓彦，王淼，伍会健. 2014. 一氧化氮相关的内皮功能障碍与高血压. 生命的化学，34（6）：744-748.

郭统帅，牟建军. 2014. 免疫系统与高血压发病关系的研究进展. 中华高血压杂志，22（10）：924-927.

李建军. 2007. 炎症可能是高血压致动脉粥样硬化的重要机制. 中国循环杂志，22（2）：157-158.

熊力，王南丽. 2013. 肾素-血管紧张素-醛固酮系统与心血管病的研究进展. 中国循证心血管医学杂志，5（2）：203-204.

钟海兰，卢新政. 2010. 高血压与炎症的研究进展. 心血管病学进展，31（2）：203-204.

Auge N, Garcia V, Maupas-Schwalm F, et al. 2002. Oxidized ldl-induced smooth muscle cell proliferation involves the egf receptor/pi-3 kinase/akt and the sphingolipid signaling pathways. Arterioscler Thromb Vasc Biol, 22：1990-1995.

Chatzizisis YS, Coskun AU, Jonas M, et al. 2007. Role of endothelial shear stress in the natural history of coronary atherosclerosis and vascular remodeling：molecular, cellular, and vascular behavior. J Am Coll Cardiol, 49：2379-2393.

Cominacini L, Rigoni A, Pasini AF, et al. 2001. The binding of oxidized low density lipoprotein (ox-ldl) to ox-ldl receptor-1 reduces the intracellular concentration of nitric oxide in endothelial cells through an increased production of superoxide. J Biol Chem, 276：13750-13755.

de Winther MP, Kanters E, Kraal G, et al. 2005. Nuclear factor kappab signaling in atherogenesis. Arterioscler Thromb Vasc Biol, 25：904-914.

Dumont O, Loufrani L, Henrion D. 2007. Key role of the no-pathway and matrix metalloprotease-9 in high blood flow-induced remodeling of rat resistance arteries. Arterioscler, Thromb Vasc Biol, 27：317-324.

Ferrario CM, Trask AJ, Jessup JA. 2005. Advances in biochemical and functional roles of angiotensin-converting enzyme 2 and angiotensin-(1-7) in regulation of cardiovascular function. Am J Physiol Heart Circ Physiol, 289：H2281-2290.

Guan Z, VanBeusecum JP, Inscho EW. 2015. Endothelin and the renal microcirculation. Semin Nephrol, 35：145-155.

Harrison DG, Guzik TJ, Lob HE, et al. 2011. Inflammation, immunity, and hypertension. Hypertension, 57：132-140.

Hirono Y, Yoshimoto T, Suzuki N, et al. 2007. Angiotensin ii receptor type 1-mediated vascular oxidative stress and proinflammatory gene expression in aldosterone-induced hypertension：the possible role of local renin-angiotensin system. Endocrinology, 148：1688-1696.

Horr S, Nissen S. 2016. Managing hypertension in type 2 diabetes mellitus. Best pract Res Clin Endocrinol Metab, 30：445-454.

Jaffe IZ, Mendelsohn ME. 2005. Angiotensin ii and aldosterone regulate gene transcription via functional mineralocortocoid receptors in human coronary artery smooth muscle cells. Circ Res, 96：643-650.

Luyckx VA, Bertram JF, Brenner BM, et al. 2013. Effect of fetal and child health on kidney development and long-term risk of hypertension and kidney disease. Lancet, 382：273-283.

Madhur MS, Lob HE, McCann LA, et al. 2010. Interleukin 17 promotes angiotensin ii-induced hypertension and vascular dysfunction. Hypertension, 55：500-507.

Min LJ, Mogi M, Iwanami J, et al. 2007. Cross-talk between aldosterone and angiotensin ii in vascular smooth muscle cell senescence. Cardiovasc Res, 76：506-516.

Munoz-Durango N, Fuentes CA, Castillo AE, et al. 2016. Role of the renin-angiotensin-aldosterone system beyond blood pressure regulation：molecular and cellular mechanisms involved in end-organ damage during arterial hypertension. Int J Mol Sci, 17（7）：E797.

Oparil S. 2014. Low sodium intake-cardiovascular health benefit or risk? N Engl J Med, 371：677-679.

Ping S, Liu S, Zhou Y, et al. 2017. Protein disulfide isomerase-mediated apoptosis and proliferation of vascular smooth muscle cells induced by mechanical stress and advanced glycosylation end products result in diabetic mouse vein graft atherosclerosis. Cell Death Dis, 8：e2818.

Pirillo A, Reduzzi A, Ferri N, et al. 2011. Upregulation of lectin-like oxidized low-density lipoprotein receptor-1 (lox-1) by 15-lipoxygenase-modified ldl in endothelial cells. Atherosclerosis, 214：331-337.

Putnam K, Shoemaker R, Yiannikouris F, et al. 2012. The renin-angiotensin system：a target of and contributor to dyslipidemias, altered glucose homeostasis, and hypertension of the metabolic syndrome. Am J Physiol Heart Circ Physiol, 302：H1219-1230.

Segers D, Helderman F, Cheng C, et al. 2007. Gelatinolytic activity in atherosclerotic plaques is highly localized and is associated with both macrophages and smooth muscle cells in vivo. Circulation, 115：609-616.

van Esch JH, Tom B, Dive V, et al. 2005. Selective angiotensin-converting enzyme c-domain inhibition is sufficient to prevent angiotensin i-induced vasoconstriction. Hypertension, 45：120-125.

Wentzel JJ, Kloet J, Andhyiswara I, et al. 2001. Shear-stress and wall-stress regulation of vascular remodeling after balloon angioplasty：effect of matrix metalloproteinase inhibition. Circulation, 104：91-96.

Wynn TA. 2008. Cellular and molecular mechanisms of fibrosis. J Pathol, 214：199-210.

Zou Y, Akazawa H, Qin Y, et al. 2004. Mechanical stress activates angiotensin ii type 1 receptor without the involvement of angiotensin ii. Nat Cell Biol, 6：499-506.

第八章 肥　　胖

脂肪组织是人体必需的组成部分，含有大量脂肪细胞，具有广泛的生理功能。脂肪组织具有产生热量、缓冲保护和支持填充等作用，其功能主要是贮存脂肪并参与能量代谢等。脂肪组织根据结构和功能的不同，分为白色脂肪组织和棕色脂肪组织。除此之外，近年来又发现了一种新的脂肪组织，外观呈米黄色，称为米黄色脂肪组织。棕色脂肪组织主要分布在新生儿的肩胛间区、腋窝、前纵隔、甲状腺周边及颈后部等部位，其功能主要是寒冷条件下产热以维持体温。过去认为随着年龄的增长，人体内的棕色脂肪组织含量会逐渐减少，成年后棕色脂肪组织极少甚至消失。但新近研究表明，成人锁骨上、脊柱旁及颈部血管周围仍有少量棕色脂肪组织存在，约占脂肪总量的1%。白色脂肪组织主要分布在皮下、腹腔、肌肉间等部位。米黄色脂肪组织的特点介于白色脂肪组织和棕色脂肪组织之间，既有产热功能，也能在机体能量供给过剩的情况下储存能量。通常男性比女性的总脂肪量少，成年男性的脂肪组织一般占体重的10%～20%。在脂肪的分布上，男性较女性的皮下脂肪含量少，但内脏脂肪含量却较女性多。学术论文中有时可见"苹果"型、"中心"型、"upper body"等词汇描述男性脂肪分布，而女性脂肪分布则用"梨"型、"周边"型、"lower body"等词汇描述。人体脂肪的含量会随年龄而增长，绝经后女性由于雌激素水平降低，内脏脂肪增多。除性别和年龄外，不同种族的人群脂肪含量也不同。白种人脂肪含量最多，而黑种人脂肪含量较少。目前，肥胖已成为全球性的公共健康问题。肥胖引起的危害包括动脉粥样硬化、冠心病、脑卒中、2型糖尿病、肿瘤等。值得一提的是，脂肪营养不良又称皮下脂肪萎缩、脂肪营养障碍等，其代谢综合征的发病风险同样会增加。由此可见，简单从脂肪组织的数量来评价"肥胖"对心血管疾病的风险性并不科学。脂肪细胞数量增加和体积增大只是肥胖的"形式"，脂肪细胞功能改变才是"实质"。

当各种原因引起体内脂肪堆积过多或分布异常，造成以体重过度增长为主要特征的，并由此产生人体结构和功能一系列变化的病理状态称为肥胖。世界卫生组织认为肥胖是一种慢性代谢性疾病。除肥胖本身对健康的损害以外，与肥胖密切相关的疾病如冠心病、高血压、糖尿病及某些癌症等也会对健康造成损害。全球目前约有10亿人超重，至少3亿人属于肥胖。体重指数是目前国际常用的衡量人体胖瘦程度的指标，适用于大多数人群，但不适用于孕妇、儿童、肌肉发达的运动员等。由于BMI简单易算，目前仍被大多数流行病学研究所采用。BMI计算公式为：体重（kg）/[身高（m）]^2。体重指数存在地区差异，亚太地区正常范围是18.5～22.9kg/m^2，23.0～24.9kg/m^{2}属超重，≥25kg/m^{2}属肥胖；而欧美地区正常范围是18.5～24.9kg/m^2，25.0～29.9kg/m^{2}属超重，≥30kg/m^{2}属肥胖。一般肌肉组织、脂肪组织和骨骼组织的重量是影响体重的主要因素。显然，如果由于肌肉发达或骨骼粗壮引起体重增加不能称为肥胖。值得注意的是，随着年龄的增长肌肉组织相对于脂肪组织减少的更为明显，这时体重指数可能正常甚至较低，但脂肪组织占人体组织的比例已超出正常范围，如果仅根据体重指数判断其胖瘦程度则会造成肥胖程度被低估。流行病学调查发现，躯干和腹部脂肪堆积过多（又称腹型肥胖）的人群更易伴有高脂血症、糖尿病、高血压、高胰岛素血症。一般认为，男性腰臀围比＞1，女性腰臀围比＞0.85 为腹型肥胖。腹型肥胖的人即使体重指数未达到肥胖标准，罹患高血压、糖尿病和冠心病的危险性也会明显增加。然而，最新研究发现当体重指数低于正常范围（＜18.5kg/m²）时，冠心病、脑卒中、呼吸系统疾病及某些肿瘤的发病率同样会上升，呈现体重指数降低、发病率反而升高的趋势。同时新的研究热点也逐渐显现，如"正常体重"肥胖、正常"BMI"肥胖等。

肥胖的发病机制主要有以下几个方面：①神经内分泌异常。长期的精神紧张、心理压力过大，引起内分泌代谢功能紊乱。胰岛素分泌增多，腺垂体功能低下，甲状腺和性腺功能减退，皮质类固醇合成增加。②病毒感染。研究发现，多种病毒可感染脂肪细胞，如犬瘟热病毒（canine distemper virus, CDV）、Rous 相关病毒 7 型（Rous-associated virus type 7, RAV-7）、禽类腺病毒 SMAM-1、Borna 病病毒、人类腺病毒 5 型、人类腺病毒 36 型、人类腺病毒 37 型等均可感染动物和（或）人类脂肪细胞。其中，以人类腺病毒 36 型感染人脂肪细胞最常见，因而提出"感染性肥胖"的新概念。但是，病毒感染引起肥胖的原因并不十分清楚，可能与病毒感染脂肪前体细胞后，在宿主细胞内复制，并将自身 DNA 与宿主细胞 DNA 进行整合，引起脂肪细胞的异常增殖和分化有关。③遗传学缺陷。遗传因素在肥胖发生中的作用受到越来越多的重视。体重指数、皮褶厚度、局部脂肪分布、机体代谢率等均受遗传因素的影响。现已克隆出与人的食欲、体重调节有关的多种基因，这些基因的变异可引起代谢调节功能紊乱，表现为嗜食和肥胖。如肥胖（obese, Ob）基因，其编码的蛋白是一种由 146 个氨基酸组成的蛋白质，这种蛋白质即瘦素。瘦素通过与其受体结合，调节下丘脑的食欲中枢，引起食欲降低，增加能量消耗，减轻体重。当瘦素受体的基因发生突变时，导致受体跨膜区和胞内结构域缺失，受体后信号转导异常，瘦素的作用降低甚至缺失。近年，肥胖的发病机制研究有新的进展：①下丘脑能量平衡调节异常可能是肥胖形成的中枢机制。这些研究将肥胖发病机制的重点指向下丘脑，认为代谢综合征起源于下丘脑调节功能的异常，对机体能量的感知和能量分配的错误导致肥胖的产生。②"不健康脂肪组织"膨胀，有发展为胰岛素抵抗的倾向。与"不健康脂肪组织"相对应的是"健康脂肪组织"，健康脂肪组织增加时伴随新生血管的发生及细胞外基质的适度形成，而不健康脂肪组织膨胀过程中不能有效地募集脂肪前体细胞进入脂肪细胞形成程序，缺乏新生血管形成和细胞外基质的正确构建，造成脂肪细胞缺氧和炎性细胞因子的分泌。③内源性微小 RNA 作为新的代谢通路信号调节分子，参与脂肪细胞增殖分化、结构与功能的调节。

肥胖与动脉粥样硬化的发生发展密切相关，主要体现在其与脂和糖代谢异常、高血压的发生及脂肪的分布变化等方面。

第一节　肥胖与脂代谢异常

高脂血症、低脂血症、低高密度脂蛋白（HDL）血症和高 HDL 血症等均属脂代谢异常。这些代谢异常既可以是原发性的，也可以继发于某些疾病。其中，高脂血症又可分为原发性高脂血症和继发性高脂血症。原发性高脂血症由遗传基因缺陷或突变、饮食习惯、生活方式、环境等多种因素所致，包括家族性高胆固醇血症、Ⅲ型高脂蛋白血症、家族性混合型高脂血症、乳糜微粒血症、家族性高三酰甘油血症等。研究发现，相关基因如 LDL-R、

Apo B、LDLRAP1、PCSK9、LPL、Apo CⅡ、Apo AⅤ、LMF1、GPIHBP1、MTP、ANGPTL4、CETP、Apo AⅠ、LCAT 等的突变与遗传性家族性高脂血症的发生有关。继发性高脂血症的起因是某些基础疾病，如糖尿病、肾脏疾病、甲状腺功能减退症、高尿酸血症、阻塞性肝胆疾病等，或由于某些药物如噻嗪类利尿剂、β 受体阻滞剂等的使用。

通常所指与动脉粥样硬化发生密切相关的高脂血症是血清总胆固醇、低密度脂蛋白胆固醇（LDL-C）、三酰甘油（TG）其中一种或几种水平升高，同时伴有或不伴有高密度脂蛋白胆固醇（HDL-C）水平降低的一种脂代谢异常状态。然而，与肥胖关系更为密切的脂代谢异常有其突出特点，即空腹和餐后血浆三酰甘油水平显著升高，同时伴有小而密的 LDL-C 水平升高和 HDL-C 水平降低。高三酰甘油血症被认为是肥胖脂代谢异常的始动因素，可引起富含三酰甘油脂蛋白的清除障碍，并促使小而密的 LDL-C 大量形成。

一、高三酰甘油血症

三酰甘油既是人体储存能量的重要形式，也是含量最多的脂质。正常人的血浆 TG 水平应低于 2.26mmol/L（200mg/dl）。临床上所测定的 TG 其实是各种血浆脂蛋白所含 TG 的总和，其血浆浓度受遗传和环境等多种因素的影响。临床大部分糖尿病和代谢综合征患者可检出血清 TG 升高。TG 水平 2.26~5.56mmol/L（200~499mg/dl）为轻至中度升高，常反映血浆乳糜微粒（CM）、极低密度脂蛋白（VLDL）及其残粒增多。重度高 TG 血症与胰腺炎的发病有关。

大部分组织细胞均有合成 TG 的能力，也能够分解利用 TG 供给能量。肝脏、脂肪组织和小肠是 TG 合成的主要场所。肝细胞不能存储 TG，合成的 TG 与载脂蛋白、磷脂及胆固醇等组装成 VLDL 分泌入血，供其他组织细胞利用。储存在脂肪组织的 TG，在激素敏感性脂肪酶的作用下，分解成甘油和游离脂肪酸释放入血并运送到其他组织氧化利用。人体不同部位的脂肪组织在功能代谢方面有明显区别。皮下脂肪组织占人体脂肪组织的 80%，当皮下脂肪组织堆积过多时则形成外周型肥胖。目前认为，外周型肥胖并不会增加罹患心血管疾病、2 型糖尿病、代谢综合征的危险性。然而，当过多的脂肪组织在内脏堆积时，则形成腹型肥胖。腹型肥胖与心血管疾病、糖尿病、代谢综合征的发生明显相关。"腹部"脂肪组织具有丰富的毛细血管网且与门静脉直接相连。此外，"腹部"脂肪组织对胰岛素的敏感性也显著低于其他组织。因此，当腹部脂肪组织细胞由于脂质过度堆积导致细胞功能异常时，更易发生胰岛素抵抗，形成高 TG 血症。血浆富含 TG 的脂蛋白水平受多种因素的影响，如过度饮食、胰岛素抵抗、脂蛋白脂酶（LPL）的数量和活性、载脂蛋白 E（Apo E）、载脂蛋白 AV（Apo AV）基因多态性等。研究发现，较 VLDL 的生成速率而言，其清除速率才是决定血浆 TG 水平的主要因素。载脂蛋白 CⅢ（Apo CⅢ）是反映 VLDL 和载脂蛋白 B-100（Apo B-100）水平的重要预测指标。抑制 Apo CⅢ可显著降低血浆 VLDL 和 CM 的水平。即使 LPL 的功能失活，抑制 Apo CⅢ的生成也能够降低血浆富含 TG 的脂蛋白水平。

二、高胆固醇血症

肥胖者和非肥胖者均有可能发生高胆固醇血症。正常人的血浆总胆固醇的水平应低于 5.18mmol/L（200mg/dl）。血浆总胆固醇的水平为 5.18~6.22mmol/L（200~239mg/dl）；大于 6.22mmol/L（240mg/dl）时，临床可诊断为高胆固醇血症。流行病学调查发现，血浆总胆固醇水平≥5.2mmol/L 或低密度脂蛋白胆固醇水平≥2.6mmol/L 是动脉粥样硬化及冠心病的重要危险因素。脂肪细胞储存大量脂质，其中胆固醇及其酯仅为 0.5%。脂肪细胞所含的胆固醇大部分为游离胆固醇，胆固醇酯仅占 6%左右。在细胞各种结构中，细胞膜的胆固醇含量较高（约占膜脂质成分的 50%）。肥胖时，脂肪细胞由于大量脂质堆积，导致细胞体积增大，细胞膜面积也随之增大，因而细胞膜胆固醇浓度相对"降低"，导致胆固醇调节元件结合转录因子 2（sterol regulatory element-binding transcription factor 2，SREBP-2）被"错误"地激活，引起脂肪细胞胆固醇合成增加。SREBP-2 的激活还可引起脂肪细胞分泌血管紧张素原及多种细胞炎性因子如 TNF-α、IL-6 等，加重脂肪细胞应激。脂肪细胞的胆固醇合成量非常低。利用放射性标记乙酸前体追踪脂肪组织的胆固醇合成量，结果发现，脂肪组织的胆固醇合成能力仅为肝脏的 4%左右。然而，脂肪组织却是人体最大的胆固醇"仓库"，这些胆固醇主要是通过脂蛋白受体介导进入细胞的。生理情况下，胆固醇通过 LDL 受体、ox-LDL 清道夫受体和清道夫受体 BⅠ（scavenger receptor BⅠ，SR-BⅠ）等依赖性和非依赖性机制进入脂肪细胞。SR-BⅠ依赖性胆固醇摄取机制主要是在 caveolae 的参与下完成。细胞膜上存在许多微区，这些微区若内陷则形成微囊泡，称为 caveolae。caveolae 参与多种细胞信号转导和物质转运过程。HDL 结合 SR-BⅠ后，SR-BⅠ形成二聚体并建立疏水通道，HDL 表面磷脂膜与脂肪细胞膜外层结合，胆固醇酯通过疏水通道沿浓度梯度转运至 caveolae，并与小凹蛋白-1 蛋白结合，继而内陷至细胞内。胆固醇酯运输到细胞内之后，小凹蛋白-1 及 SR-BⅠ重新回到细胞表面进行下一个转运过程。脂肪细胞的 SR-BⅠ非依赖性胆固醇摄取途径，主要是在胆固醇酯转移蛋白（cholesteryl ester transfer protein，CETP）的参与下，依赖 Apo E 与 LDL 受体结合摄取胆固醇。

高胆固醇血症不仅促使脂肪细胞胆固醇含量升高，而且能够诱导脂肪细胞的分化。细胞实验证实，VLDL、LDL、HDL 均能够诱导脂肪前体细胞的分化，且 LDL 的诱导能力最强。ox-LDL 还可引起脂肪细胞内质网应激相关蛋白如葡萄糖调节蛋白 78（glucose-regulated protein 78，GRP78）、CCAAT 增强子结合蛋白（CCAAT/enhancer binding protein，C/EBP）同源蛋白的水平增加，继而激活未折叠蛋白反应、c-Jun 氨基末端激酶（c-Jun N-terminal kinases，JNK），导致炎性细胞因子、脂肪细胞因子如内脏脂肪素、抵抗素的分泌增加及中性粒细胞、巨噬细胞、T 细胞等在脂肪组织集聚。研究发现，抵抗素可降解肝脏 LDL 受体，引起 LDL 代谢受阻，从而升高血浆 LDL 水平。内脏脂肪素则能够与肝脏胰岛素受体结合，影响受体功能，导致胰岛素抵抗。另外，内脏脂肪素还能够促进 CD14[+]单核细胞分泌 IL-1β、TNF-α、IL-6 等炎性细胞因子。这些炎性因子通过自分泌或旁分泌的方式作用于脂肪细胞及全身多个靶器官，从而引起全身更加广泛的炎性反应。

第二节 肥胖与糖代谢异常

糖是细胞的重要组成成分，为机体提供能源和碳源。正常人的血糖浓度在一定的生理范围（3.89~6.11mmol/L）内波动变化。某些生理情况如情绪激动引起的交感神经过度兴奋或一次性摄入大量糖等也可致暂时性的血糖升高。临床常见的糖代谢异常包括糖尿病等所致的高血糖症以外，还有因胰岛素分泌过多或对抗胰岛素的激素分泌减少、肝功能受损、长期饥饿、某些药物的使用等引起的低血糖症，以及由于与糖代谢有关的酶类先天性异常或缺陷，引起某些单糖不能转化为葡萄糖而导致的相关疾病。近年来，脂肪组织对机体能量代谢平衡特别是对糖代谢的影响有更深入的认识。脂肪组织可在胰岛素的作用下摄取葡萄糖，虽然仅占餐后血糖储存利用量的5%，但动物实验证明，若敲除脂肪组织的GLUT4基因，致其葡萄糖摄取功能受损，将导致机体发生糖耐量异常。脂肪组织还可通过释放游离脂肪酸、脂肪细胞因子（如瘦素、抵抗素、adiponectin等）、炎性细胞因子等间接影响机体的糖代谢平衡。

一、游离脂肪酸与胰岛素抵抗

血浆中游离脂肪酸（free fatty acid，FFA）的浓度反映机体释放和摄取FFA的平衡。血液循环中的FFA：一是供肌细胞利用，二是被肝脏摄取，再合成为三酰甘油，组成极低密度脂蛋白，或氧化为乙酰辅酶A。病理情况下，脂肪组织对胰岛素敏感性降低，三酰甘油脂肪酶活性异常，则会导致脂解作用加速，血浆FFA水平升高。血中FFA水平升高后，超过脂肪组织的储存能力和其他组织对FFA的氧化利用能力，过多的FFA就会以三酰甘油的形式沉积在非脂肪组织如胰岛B细胞、肝脏、骨骼肌、心肌等，造成组织功能损伤，因而有学者提出"脂毒性"概念，以描述高FFA血症对机体的危害。

"脂毒性"对机体的危害主要表现为：①葡萄糖氧化障碍，糖异生增强。脂肪酸的氧化和葡萄糖的氧化之间存在代谢竞争，脂肪酸氧化增加，葡萄糖氧化就会降低，这两条代谢通路的交汇点是乙酰辅酶A。活跃的脂肪酸氧化可产生大量的乙酰辅酶A，乙酰辅酶A变构抑制丙酮酸脱氢酶系，导致三羧酸循环受阻，葡萄糖氧化障碍。FFA抑制外周组织氧化利用葡萄糖的同时，还可刺激肝脏糖异生。血浆FFA增多，磷酸烯醇式丙酮酸羧基酶及果糖-1,6-二磷酸酶表达增加，肝脏糖异生增强。②胰岛B细胞的功能受损。葡萄糖氧化和FFA的β氧化是细胞内供能的主要方式，两者在胰岛B细胞内形成一种相互制约的动态平衡，不仅通过能源物质的体内代谢影响胰岛素的分泌，还可同时调控胰岛素的合成。研究发现，FFA可抑制葡萄糖代谢关键酶——丙酮酸脱氢酶的活性，从而抑制丙酮酸向乙酰辅酶A的转化，导致葡萄糖氧化障碍，胰岛B细胞对葡萄糖刺激的敏感性下降，释放胰岛素功能下降。③脂质异位沉积。脂质代谢调节失常，脂质流向非脂肪细胞沉积，如胰岛B细胞、肝脏、骨骼肌及心肌细胞等，称为脂肪在非脂肪细胞内的异位沉积。脂肪的异位沉积已确认为导致胰岛素抵抗的重要因素。不论是糖尿病患者、糖耐量正常或异常个体，还是肥胖与非肥胖个体，肌细胞的脂质含量均与胰岛素敏感性密切相关。④刺激炎性因子分泌。脂肪组织是体内最大的内分泌器官，能分泌数十种脂肪细胞因子，这些脂肪因子通过自分泌、旁分泌和内分泌途径参与维持机体的众多生理功能，包括组织间信息传递，感知脂肪组织自身能量储备及控制自身体积，调节组织胰岛素敏感性，影响糖脂代谢和能量平衡，调节血管活性、血压、免疫、炎性反应及凝血等功能，从而参与维持内环境稳定。然而，过量的炎性因子如肿瘤坏死因子-α（TNF-α）、白细胞介素-6（IL-6）等可抑制胰岛素受体酪氨酸磷酸化，减弱胰岛素的作用，降低 GLUT4 水平，使葡萄糖转运功能降低。炎症还可导致内皮功能异常而引起胰岛素抵抗。"脂毒性"对胰岛素信号通路的影响主要有：①下调肝脏的胰岛素受体，形成肝胰岛素抵抗；②激活 IKK-β（IκB kinase-β）、JNK（c-Jun NH$_2$-terminal kinase）等多种丝氨酸/苏氨酸激酶，抑制胰岛素受体酪氨酸激酶活性，从而抑制胰岛素受体底物-1 的表达及其活性；③抑制骨骼肌细胞 GLUT4 转位，导致骨骼肌细胞胰岛素抵抗。

二、慢性炎症与胰岛素抵抗

1901 年，Williamson 应用水杨酸钠治疗糖尿病患者，发现炎症、肥胖与糖尿病之间可能存在关联。随着研究的深入，1993 年，Hotamisligil 等发现 TNF-α 水平在肥胖患者血液及肥胖大鼠脂肪组织中均显著升高。随后，这一领域的相关研究使更多的免疫细胞、细胞因子的作用及其机制得到阐明。慢性轻度炎症状态促使肥胖患者发展为胰岛素抵抗这一观点也被学术界广泛接受。相关的实验证据主要集中在以下几个方面：①脂肪组织不仅是能量储存器官，还是重要的内分泌器官。脂肪组织中除脂肪细胞之外，还有内皮细胞、成纤维细胞及多种免疫细胞，如巨噬细胞、自然杀伤性 T 细胞、Th2 细胞、调节性 T 细胞、肥大细胞、细胞毒 T 淋巴细胞（CD8$^+$）、B 淋巴细胞等。过多的脂质蓄积导致脂肪细胞形态和功能逐渐失常。脂肪细胞释放 TNF-α 和 IL-6 等炎性因子，招募大量的巨噬细胞在脂肪组织集聚。巨噬细胞分泌急性期反应蛋白（acute-phase proteins，APC）及多种炎性细胞因子如 TNF-α、IL-6、CRP、巨噬细胞移动抑制因子（macrophage migration inhibition factor，MIF）、纤溶酶原激活物抑制物（PAI-1），黏附因子和内皮细胞活化因子等。同时，单核细胞趋化蛋白-1（monocyte chemotactic protein 1，MCP-1）能够进一步招募更多的巨噬细胞，加重脂肪组织炎性反应，如此反复形成恶性循环。②大量 FFA 由脂肪组织释放入血所导致的全身组织器官糖代谢异常及胰岛素抵抗。FFA 可激活 Toll 样受体 4（toll-like receptor 4，TLR4）炎症信号通路，诱导炎性细胞因子的表达。研究发现，TLR4 的缺失可使高脂饮食诱导的小鼠胰岛素抵抗得到改善，但目前仍缺乏 FFA 可与 TLR4 直接结合的实验证据。③脂肪组织中的巨噬细胞表型由 M2 型向 M1 型转变。正常情况下，巨噬细胞占脂肪组织细胞总数的 5%～10%，这些巨噬细胞具有 M2 型巨噬细胞的特征，分泌多种调节性细胞因子，以旁分泌形式调控脂肪组织对胰岛素的敏感性。不仅如此，M2 型巨噬细胞还可调节局部脂肪组织的炎性反应，并维持脂肪细胞局部微环境的稳定性。研究表明，IL-4/STAT6/PPARγ 信号途径对维持脂肪组织 M2 型巨噬细胞的表型和功能起到重要作用。随着脂肪组织中炎性细胞因子的增多，巨噬细胞表型由 M2 型向 M1 型转变，其细胞功能也由抗炎性向促炎性转变。M1 型巨噬细胞作为炎性因子的重要来源，分泌释放 TNF-α、IL-6、IFN-γ 等炎性因子，引起周围脂肪组织胰岛素信号通路受阻和胰岛素敏感性降低。

④脂肪细胞肥大导致供氧不足，细胞功能障碍进一步加重。体积膨胀的脂肪细胞半径可达 150～200μm，而氧气的扩散距离仅为 100～200μm。研究发现，缺氧的、肥大的脂肪细胞周围有大量巨噬细胞聚集。另外，敲除脂肪组织缺氧诱导因子 1α（hypoxia-inducible factor-1α，HIF-1α）可改善高脂饮食诱导的小鼠胰岛素抵抗及炎性反应。这些结果说明，缺氧所引起的细胞炎性反应参与胰岛素抵抗的发生。⑤炎症信号通路与胰岛素受体后信号通路之间存在交互抑制。炎症信号通路激活后，可使某些激酶如 IκB 激酶（IκB kinase，IKK）、Jun 氨基末端激酶（Jun N-terminal kinase，JNK）、促分裂原活化蛋白激酶（mitogen-activated protein kinase，MAPK）等活化，导致胰岛素受体底物丝氨酸/苏氨酸磷酸化，干扰胰岛素受体底物酪氨酸磷酸化，抑制胰岛素受体与受体底物结合并加速胰岛素受体的降解，同时减弱胰岛素受体底物对 PI3K 的激活作用。

第三节　肥胖与高血压

高血压是一种全球性的常见病、多发病，患病率高达 10% 以上，严重威胁着人类健康。体循环收缩期和（或）舒张期血压持续升高可引起心脏、脑、肾及其他多种组织器官损害。若收缩压≥140mmHg 和（或）舒张压≥90mmHg（一般指非同日的 3 次血压测量值）时，临床上即可考虑为高血压。流行病学调查发现，高血压患者血压值越高，发生脑卒中、冠心病、糖尿病、心力衰竭、肾功能不全等疾病的危险性就越大。如果把血压值控制在正常范围内，则能够显著减少高血压引起的各类并发症，提高生活质量。原发性高血压本身不仅是一种独立的疾病，而且是 2 型糖尿病、冠心病、动脉粥样硬化、心功能不全、肾功能不全等的重要危险因素。高血压按照病因进行分类，可分为原发性高血压和继发性高血压。继发性高血压有明确的病因，如肾实质性高血压、肾血管性高血压、内分泌性高血压等。临床上以原发性高血压更为常见。血压升高的患者有 90% 以上为原发性高血压，通常所说的高血压也指的是原发性高血压。目前认为原发性高血压是在一定的遗传基因背景下、多种环境因素相互作用，导致的血压调节机制失衡，以动脉血压持续升高为特征，可伴有心脏、脑、肾脏、血管等其他器官功能结构改变的一种全身性疾病。肥胖、高脂血症、糖尿病、吸烟等都被认为是原发性高血压重要的危险因素。

目前，高血压与肥胖的病因和发病机制都无明确定论。众多研究表明高血压与肥胖在危险因素、机体病理生理改变及临床治疗等方面均有密切联系。一方面，有的学者认为 BMI 增加与血压升高有关，但血压升高的原因可能仅有 10%～20% 能够从 BMI 增加的角度解释。如肥胖人群中只有 43.6% 的人为高血压患者，"白大衣"高血压占 37.1%，而血压正常者为 19.3%。另一方面，多项流行病学调查证实超重者比正常体重者更易发展成为高血压。2010 年，Falaschetti 等公布针对英国 7589 个青春期前（8.8～11.7 岁，平均年龄 9.9 岁）少年儿童超重和肥胖的调查结果。其中，13% 的男童和 18.8% 女童体重属于超重，5.3% 的男童和 5% 的女童体重属于肥胖。BMI 每增加 $1kg/m^2$ 收缩压上升 1.4mmHg，而 HDL 水平则下降 0.03mmol/L。这项调查结果说明超重和肥胖者发展为高血压的倾向性在青春前期就开始显现。大量的流行病学调查和实验研究发现，肥胖相关高血压发病机制可能与下列因素有关：①高瘦素血症。肥胖者皮下脂肪的瘦素水平是正常体重者的 3 倍，但肌肉交感神经系统活性却未发现明显差异。②肾素-血管紧张素-醛固酮系统的激活。③减压反射敏感性降低。④下丘脑-垂体-肾上腺轴的功能失调。⑤睡眠呼吸暂停综合征引起的缺氧。然而，这些在特定条件下取得的实验结论尚不能完全解释所有临床现象，对相关机制的探索仍在继续。

一、交感神经系统

心血管系统受交感神经和副交感神经共同支配。交感神经对心脏活动具有兴奋作用，可加快心搏频率，加强心搏力量。腹腔脏器、皮肤、四肢、骨骼肌和外生殖器等处的动脉主要受交感神经支配。当交感神经兴奋时，血管收缩，外周阻力加强。当各种原因引起交感神经系统（sympathetic nervous system，SNS）活动亢进，血浆儿茶酚胺水平升高，继而引起阻力小动脉收缩增强，这是高血压发病的重要机制之一。研究发现，多种肥胖动物模型，如高脂饲养的小鼠、新西兰兔、狗等均存在交感神经系统兴奋性增加的现象。除此之外，2008 年 Agapitov 等观察肥胖患者[BMI（35±1）kg/m²，血压（123±1）/（77±1）mmHg]和正常体重者[BMI（22±1）kg/m²，血压（123±2）/（77±2）mmHg]前臂的 α-肾上腺素能受体血管紧张性。经肱动脉灌注 α-肾上腺素能受体激动剂酚妥拉明后，通过微小神经影像图技术发现，肥胖患者的前臂 α-肾上腺素能受体血管紧张性明显高于正常体重者。肥胖患者产生簇状爆发放电次数为（30±3）次/分，而正常体重者为（22±1）次/分。2012 年，Armitage 等发现新西兰兔高脂饮食喂养 1 周后，平均动脉血压、心率和肾交感神经放电分别较对照组增加 6%、11%和 57%，且压力感受性反射也出现功能障碍。在随后的 2 周内，体重和平均动脉血压继续升高，心率和肾交感神经放电仍继续在高水平维持。这些结果说明，肾交感神经活性对于肥胖相关高血压的发病起重要作用。在机制研究方面，研究认为，β₂肾上腺素能受体调节的 WNK4（WNK lysine deficient protein kinase 4）的信号通路与肥胖相关高血压的发病有关。WNK4 是一种丝氨酸/苏氨酸蛋白激酶，可通过抑制 Na^+-Cl^--协同转运蛋白（NCC）降低肾小管远端 Na^+的重吸收。WNK4 活性降低可导致钠水潴留，从而引起血压升高。

二、肾素-血管紧张素-醛固酮系统

肾素-血管紧张素-醛固酮系统（renin-angiotensin-aldosterone system，RAAS）是机体神经/体液调节的重要系统之一。肾素是肾小球旁器（又称球旁复合体）的球旁细胞合成、储存并释放的一种蛋白水解酶。肾素经肾静脉入血后，催化肝脏合成的血管紧张素原成为血管紧张素Ⅰ（AngⅠ）。血管紧张素Ⅰ在肺组织血管内皮细胞产生的血管紧张素转换酶（ACE）作用下形成血管紧张素Ⅱ（AngⅡ）。血管紧张素Ⅱ可与靶器官的血管紧张素Ⅱ受体 1（angiotensin type 1 receptor，AT1R）结合，产生缩血管效应及其他生理效应。新近研究又发现，除上述经典 RAAS 途径外，局部组织特别是心脏、肾脏、脑及血管平滑肌等 AT1R 高表达的组织存在独立的局部 RAAS。

不仅肝脏能够生成血管紧张素原，脂肪组织也是血管紧张素原的重要来源。1998 年，Karlsson 等发现脂肪组织不仅能够生成血管紧张素原，还可在组织蛋白酶和胰酶作用下将其转变成血管紧张素。研究发现正常体重者体内血管紧张素原主要来自于肝脏，而肥胖者的脂肪组织成为血管紧张素原的重要来源。而敲除小鼠脂肪组织血管紧张素原基因，其血压也随之降低。脂肪组织血管紧张素原特异性基因敲除鼠喂饲高脂饮食后，尽管体重和脂肪组织的增加量和对照组比较无统计学差异，甚至血浆中的血管紧张素原水平也未见明显差异，但却能明显改善高脂饮食所引起的血压升高。这些实验数据更能说明，来源于脂肪组织的血管紧张素原在高血压发病中的重要作用。另外，脂肪组织分泌的脂肪细胞因子、炎症细胞因子等可通过激活 AngⅡ 间接引起血压升高，这也是肥胖患者 RAAS 活性增强的另一重要原因。

第四节　内脏脂肪组织

脂肪组织是一类充满脂肪细胞的疏松结缔组织。作为人体重要的能源储备，脂肪组织的重要功能是贮存脂肪。除此之外，不同部位的脂肪组织，还有其相应的生理功能。如皮下脂肪组织具有保暖功能；肾周脂肪组织具有保护功能，可缓冲肾遭受的机械冲击力；分布于骨髓腔的脂肪组织参与骨髓造血和成骨过程；乳腺脂肪组织参与泌乳功能等。对于全身各部位脂肪组织的分布，外科学和病理学都有相关描述，但并没有形成系统性的分类体系。1975 年，Synder 等将脂肪组织分为皮下脂肪组织、器官周围脂肪组织、组织间脂肪组织和骨髓间脂肪组织。随着医学影像学技术的进步，2003 年 Shen 等提出脂肪组织的新分类方法（表 8-1）。该分类方法将全身脂肪组织分为皮下脂肪组织和内部脂肪组织。腹部皮下脂肪组织又可进一步分为浅层皮下脂肪组织和深层皮下脂肪组织，其间由筋膜隔开。这层筋膜在计算机体层摄影或磁共振影像图上清晰可见。内部脂肪组织可进一步分为内脏脂肪组织、非内脏脂肪的内部脂肪组织及其他非内脏脂肪的内部脂肪组织。需要指出的是，该分类系统并未对白色脂肪组织、棕色脂肪组织与皮下脂肪组织及内脏脂肪组织的关系进行分类界定。

表 8-1　脂肪组织建议分类系统

1. 皮下脂肪组织
　1.1 浅层皮下脂肪组织
　1.2 深层皮下脂肪组织
2. 内部脂肪组织
　2.1 内脏脂肪组织
　　2.1.1 胸腔内脂肪组织
　　　2.1.1.1 心包内脂肪组织
　　　2.1.1.2 心包外脂肪组织
　　2.1.2 腹、盆腔内脂肪组织
　　　2.1.2.1 腹膜内脂肪组织（包括大网膜和肠系膜脂肪组织等）
　　　2.1.2.2 腹膜外脂肪组织
　　　　2.1.2.2.1 腹腔内脂肪组织
　　　　　2.1.2.2.1.1 腹膜前脂肪组织
　　　　　2.1.2.2.1.2 腹膜后脂肪组织（包括肾周、肾旁、主动脉周、胰腺周脂肪组织等）
　　　　2.1.2.2.2 盆腔内脂肪组织（包括子宫旁、子宫后、直肠周、直肠后脂肪组织等）

续表

2.2 非内脏脂肪的内部脂肪组织
    2.2.1 肌肉内脂肪组织（肌纤维束之间的脂肪组织）
    2.2.2 肌肉周围脂肪组织
        2.2.2.1 肌肉间脂肪组织
        2.2.2.2 骨旁脂肪组织（如椎旁脂肪组织）
2.3 其他非内脏脂肪组织（包括眼眶内的脂肪组织、病理脂肪组织如脂肪瘤等）

一、内脏脂肪的定义

目前，内脏脂肪的定义并未统一。某些研究测量的内脏脂肪组织既包括腹腔脂肪组织也包括盆腔脂肪组织，而某些研究仅为腹腔脂肪组织。顾名思义，内脏脂肪组织应包括胸腔、腹腔和盆腔内的脂肪组织。一般情况下，内脏脂肪组织总量仅占全身脂肪总量的7%～8%。其中，肠系膜脂肪组织和大网膜脂肪组织共同组成腹膜内脂肪组织，由于这些脂肪组织的静脉血经门静脉回流到肝，因而对糖脂代谢的影响尤为突出，并与冠心病、2型糖尿病、脑卒中等心脑血管疾病关系密切。因此，部分学者把腹膜内脂肪组织作为研究的重点并以此"代表"内脏脂肪组织。

二、内脏脂肪与动脉粥样硬化

在过去的数十年里，大量横断面研究和回顾性研究均发现内脏脂肪的堆积与动脉粥样硬化的发生关系密切。1994年，Nakamura等发现患有冠心病的正常体重男性与年龄、BMI等其他因素相匹配的无冠心病男性比较，内脏脂肪含量明显增多。2009年，Framingham心脏研究报告也提示心血管疾病的患病率与内脏脂肪的数量呈正相关。2007年，研究者发现内脏脂肪数量是男性颈动脉粥样硬化的独立危险因素，但与女性颈动脉粥样硬化无相关性。2010年，研究者发现腰围正常（＜90cm）男性内脏脂肪的数量与冠心病的严重程度呈正相关，且冠状动脉单支病变的患者内脏脂肪数量要显著低于冠状动脉多支病变的患者。另外，2009年和2010年报道针对日本人群和韩国人群冠状动脉钙化与内脏脂肪数量的相关性研究，一致认为冠状动脉钙化病变程度与内脏脂肪数量呈正相关。2010年，针对美国白种人的人群调查报告认为女性冠状动脉钙化病变程度与内脏脂肪数量呈正相关，这种相关性较男性更为明显。2013年，研究者发现多变量模型（包括内脏脂肪数量、BMI等）预测心血管事件的发生率较单变量模型更可靠。值得注意的是，上述研究中"visceral adipose tissue"实际上指的是"intra-abdominal visceral adipose tissue"，因而并未包括胸腔内脂肪组织。

目前，心脏超声、计算机体层扫描及磁共振技术均已应用于胸腔内脂肪组织（或纵隔脂肪组织）数量的分析，并以此为依据评价胸腔内脂肪组织与心血管疾病的相关性。2012年，研究者观察无明显冠心病临床症状但具备1个以上心血管危险因素的190名病例心外膜脂肪厚度，采用冠状动脉造影计算机体层扫描成像评价冠状动脉粥样硬化病变情况，结果发现冠状动脉粥样硬化病变程度与心外膜脂肪厚度密切相关。发生冠状动脉粥样硬化的病例心外膜脂肪厚度为（3.54±1.59）mm，而未发生病变的病例心外膜脂肪厚度仅为

(1.85±1.28)mm，并且心外膜脂肪厚度与冠状动脉狭窄程度、冠状动脉钙化评分呈正相关。2013年，通过对402名病例（平均年龄66岁，其中男性226名）的回顾性分析，研究者发现冠状动脉钙化型斑块患者、部分钙化型斑块患者、非钙化型斑块患者心外膜脂肪厚度均显著增加。2013年，研究者对82例冠心病患者血管内超声虚拟组织学（virtual histology intravascular ultrasound，VH-IVUS）成像结果进行回顾性分析，根据心外膜脂肪厚度大小将患者分为重度组（≥3.5mm）和轻度组（＜3.5mm），并结合已知的多种心血管危险因素进行综合分析。结果发现，心外膜脂肪厚度与斑块总体积、斑块总体积指数、平均斑块负荷、斑块坏死脂核体积指数、薄纤维帽斑块数等指标呈正相关。尽管多项研究均提示心外膜脂肪与冠状动脉粥样硬化病变程度关系密切，但也有一些学者提出不同的观点。2008年，研究者观察128例平均年龄（61±6）岁心绞痛患者，采用心脏计算机体层扫描成像分析心外膜脂肪组织（epicardial adipose tissue，EAT）厚度及冠状动脉钙化评分，以冠状动脉造影时冠状动脉阻塞≥50%评价冠状动脉动脉粥样硬化病变严重程度，并以BMI中位数（27 kg/m^2）对样本进行分层统计。结果发现，EAT与冠状动脉粥样硬化病变严重程度并无相关性，但低BMI且冠状动脉发生多支病变的患者EAT厚度较对照组明显增加，且与动脉钙化严重程度呈正相关。2006年，研究者分析180例患者超声心动图和冠脉造影检查结果。采用超声心动图舒张末期胸骨旁左室长轴、短轴切面分析左室游离壁心外膜脂肪组织数量，通过冠状动脉造影检查结果评估冠状动脉病变严重程度，结果发现心外膜脂肪组织数量与冠状动脉病变严重程度不存在相关性。鉴于部分研究对胸腔内不同类型脂肪组织的界定还较为模糊，2009年研究者指出EAT应是位于心包膜脏层下的脂肪组织。心包是包裹心和出入心的大血管根部的圆锥形纤维浆膜囊，分内外两层，外层为纤维心包，内层为浆膜心包。浆膜心包又分为脏层和壁层。脏层包于心和大血管根部的表面，构成心壁的外膜。心包膜脏层以外的脂肪应归属于心包外脂肪组织（extrapericardial adipose tissue；pericardial adipose tissue，PAT）或心周脂肪组织。另外，部分学者还探讨心外膜脂肪组织区域性分布对冠状动脉粥样硬化的影响。2010年，研究者发现左冠状沟脂肪组织厚度与冠状动脉的病变程度呈显著正相关，认为特定区域的心外膜脂肪组织是冠状动脉粥样硬化独立的危险因素。

三、内脏脂肪与胰岛素抵抗

从20世纪90年代开始，大量流行病学调查不断证实肥胖是胰岛素抵抗、2型糖尿病、冠心病和高血压的独立危险因素。由于内脏脂肪数量远远少于全身皮下脂肪的数量，因而人们一直忽视内脏脂肪在疾病发生中的作用。随着研究的深入，部分学者研究证实内脏脂肪组织与胰岛素抵抗、2型糖尿病及临床心血管病事件呈正相关，因而提出新观点。其中值得一提的是，研究者通过队列研究耗时7年追踪观察30例非糖尿病女性[平均年龄（35.2±5.6）岁]，结果发现体脂总量平均增长值相同时，内脏脂肪组织平均增长值较大的一组研究对象更容易发展为糖耐量受损和胰岛素抵抗；当内脏脂肪平均增长值相同时，即使体脂总量平均增长值并不相同，血糖和胰岛素水平两组也并无差别。该研究结果说明内脏脂肪组织较体脂总量对糖代谢的影响更大。研究者发现糖耐量受损的儿童和青少年（8~18岁），肌肉间和内脏脂肪沉积增加，但腹部皮下脂肪量却降低。该研究结果说明糖耐量降低与腹部皮下脂肪增多无关，而与内脏脂肪组织增多有关。减重是改善肥胖患者胰岛素抵抗的重要途径之一。研究者探讨肥胖者减重后不同部位脂肪数量的减少与胰岛素敏感性的关系，结果发现只有内脏脂肪的数量降低才能改善胰岛素敏感性。然而，有部分学者并不认同这一观点。研究者通过磁共振成像技术检测 39 例男性患者腹部皮下脂肪、腹膜内脂肪、腹膜后脂肪数量，并分析身体不同部位脂肪数量与胰岛素敏感性的关系。结果发现，腹部皮下脂肪量与肥胖相关胰岛素抵抗的关系较腹膜内脂肪、腹膜后脂肪更为密切。腹部皮下脂肪也是胰岛素敏感性的独立危险因子。

还有学者研究几种特殊情形下内脏脂肪与胰岛素抵抗的相关性。①普拉德-威利综合征（Prader-Willi syndrome，又称肌张力减退-智力减退-性腺功能减退与肥胖综合征）。该病属遗传疾病，患者生长发育迟缓，身材矮小，手、足小，智力低下，肌张力低下。婴儿期喂养困难，语言发育差。至儿童期因食欲旺盛、嗜睡导致过度肥胖。2001 年，比较 13 例普拉德-威利综合征女性患者与一般肥胖女性患者体脂总量、脂肪分布的差异，结果发现普拉德-威利综合征患者 BMI、体脂总量、腹部皮下脂肪与体脂总量之比等指标与一般肥胖患者均无明显差异，但普拉德-威利综合征患者内脏脂肪与体脂总量之比（0.067 ± 0.017）接近于正常人，仅为一般肥胖者（0.108 ± 0.021）的 60%。除此之外，血浆胰岛素水平、血浆三酰甘油水平也明显低于一般肥胖者。②吸脂手术去除腹部皮下脂肪。2004 年，研究者发现吸脂手术（2 型糖尿病患者 7 例，非糖尿病对照 8 例）去除腹部皮下脂肪不能改善 2 型糖尿病的胰岛素敏感性，手术前后的血糖、血浆胰岛素水平、血浆脂连蛋白水平等均无明显变化。③Roux-en-Y 胃旁路术，又称 Roux-en-Y 胃肠短路手术。这是一种通过手术缩短食物在肠道的吸收路径以达到减肥目的的手术方法。经过数十年的临床实践，Roux-en-Y 胃旁路术已成为美国手术治疗肥胖症的金标准术式。手术后肥胖症患者不仅体重明显减轻，胰岛素抵抗也得到明显改善。血浆 FFA、瘦素、CRP 水平降低，而血浆脂连蛋白水平升高。通过磁共振成像还发现，在术后最初几个月里至术后 2 年，内脏脂肪和腹部皮下脂肪量均明显降低，以腹部皮下脂肪减少为主。术后 2 年继续观察则发现，内脏脂肪和腹部皮下脂肪量还在继续降低，但却以内脏脂肪减少为主。④抗糖尿病药物——过氧化物酶体增殖物激活受体 γ（PPARγ）激动剂。吡格列酮、罗格列酮、曲格列酮均为 PPARγ 激动剂。目前，PPARγ 激动剂已广泛应用于糖尿病的临床治疗。该药可改善糖尿病患者胰岛素敏感性，降低血浆 FFA 水平，研究发现，PPARγ 激动剂用药后体脂总量增加，但内脏脂肪量无变化或少量降低。因此，为理清肥胖纷繁复杂的病理生理机制，不仅需要关注脂肪组织的"数量"增加，更要关注脂肪组织的"功能"变化。

第五节 皮下脂肪组织

皮下脂肪组织位于真皮和筋膜之间，其功能主要是储存脂肪、保持体温及抵抗外来机械力的损伤。皮下脂肪组织主要由脂肪细胞组成，这些脂肪细胞被纤维性结缔组织分隔成许多脂小叶。纤维束产生于真皮层，穿过皮下脂肪组织固定于筋膜，可加强真皮和深部组织间的连接。一般来讲，面颊、胸部、臀部、大腿、掌趾部的皮下脂肪层较厚，而眼睑、鼻、口唇的皮下脂肪层较薄。皮下脂肪组织的分布和数量受年龄、性别等因素的影响。婴幼儿有连续性皮下脂肪层，厚度均匀，遍布全身。成年男性皮下脂肪组织主要分布在颈后、腰骶部、臀部及覆盖第7颈椎、三角肌、肱三头肌的真皮层以下。成年女性皮下脂肪组织主要分布在胸部、臀部、股骨大转子外侧部及股前等部位。

一、皮下脂肪组织分类

皮下脂肪组织可分为浅层脂肪组织和深层脂肪组织。浅层脂肪组织来源于外胚层，几乎分布于全身各处，腹部、臀部、大腿等部位的浅层脂肪组织较厚，而膝、胫前等部位的浅层脂肪组织较薄。通常情况下，浅层脂肪组织的厚度约为1cm，但肥胖患者可达数厘米。浅层脂肪组织与皮肤紧密相连，并可随之移动。浅层脂肪组织既容易合成、储存，也容易分解，随体重变化而变化。深层脂肪组织来源于中胚层，仅存在于身体的部分区域，与深层的肌肉、筋膜联系紧密，容易合成、储存，但不易分解，其主要功能是储存能量。皮下脂肪的局部蓄积一般发生在深层脂肪组织。女性皮下脂肪蓄积多见于腹部、臀部、腰背部、骨盆股骨大转子等部位，而男性皮下脂肪蓄积则多见于腹部。

二、皮下脂肪组织与胰岛素抵抗

一般认为，2型糖尿病、冠心病、高血压、高脂血症、非酒精性肝脂变等临床常见病多伴有胰岛素抵抗。随着研究的深入，临床某些特殊病例的发现使这一学术观点有了新的发展和认识。2011年，Primeau等报道所谓"代谢正常"型肥胖（metabolically healthy but obese，MHO），这一类型的肥胖患者占肥胖患者总数的10%~40%。除体型肥胖外，其他代谢相关指标如血压、血糖、血脂、胰岛素敏感性、血浆炎性因子等均未出现明显异常。另外，2010年Romero-Corral等报道所谓"体重正常"型肥胖。美国"体重正常"型肥胖人群大约为3000万。虽然这些"肥胖"患者根据现行的肥胖标准（如BMI、腰臀围比等）还不能诊断为肥胖症，但他们的体脂含量已显著高于正常人，并伴有胰岛素抵抗和糖耐量受损，罹患2型糖尿病、高脂血症、动脉粥样硬化的风险性也显著增加。因此，要认识脂肪组织在疾病发生发展中的作用，不仅要关注脂肪组织的数量改变，还要分析身体其他部位潜藏的脂肪组织对疾病产生的影响。

大量流行病学调查采用第4、5腰椎平面计算机断层扫描成像分析测量内脏脂肪的体积，并分析内脏脂肪体积与代谢综合征发生的关系，结果发现内脏脂肪堆积是导致代谢综合征的主要原因。由于内脏脂肪组织（主要是肠系膜脂肪组织和大网膜脂肪组织）脂质代谢旺盛。营养物质摄入过多，超过机体代谢需要时，则会以脂质的形式储存在脂肪细胞。当脂肪细胞的储脂能力不能继续满足脂质贮存的需要时，大量的脂质以游离脂肪酸的形式释放入血液循环，并经门静脉到达肝脏进行代谢。肝脏脂代谢长期高负荷，导致肝功能障碍，出现肝脂变。同时，糖代谢功能受损，肝糖原合成减少、糖异生增强、肝胰岛素抵抗，引起血糖升高。然而，也有学者对此持否认态度。因为血液中的游离脂肪酸仅有约15%来源于内脏脂肪。如果高游离脂肪酸血症是引起胰岛素抵抗的重要机制，那么游离脂肪酸的主要来源就可能是导致胰岛素抵抗的主要原因。1995年，通过磁共振成像测定39名健康中年男性的腹部皮下脂肪组织、腹膜内脂肪组织、腹膜后脂肪组织含量及体脂总量，并通过高胰岛素-正常葡萄糖钳夹实验分析体脂分布与胰岛素敏感性的关系,结果发现腹膜内脂肪组织和腹膜后脂肪组织分别仅占体脂总量的11%和7%左右,而躯干部皮下脂肪可能在肥胖相关的胰岛素抵抗发生过程中起主要作用。1996年,又对31例非胰岛素依赖性糖尿病(noninsulin-dependent diabetes mellitus, NIDDM)男性患者进行类似的观察分析。结果发现,NIDDM男性腹膜内脂肪并未明显增多,躯干部皮下是脂肪组织更易蓄积的部位且与胰岛素抵抗密切相关。随后,1997年通过计算机断层扫描成像检测习惯于久坐的26名男性和28名女性(BMI=19.6~41.0kg/m^2)腹部皮下脂肪、内脏脂肪组织及大腿中部皮下脂肪组织的含量,并根据葡萄糖钳夹实验数据逐步回归分析脂肪分布与胰岛素敏感性的关系,结果发现腹部皮下脂肪与内脏脂肪对胰岛素抵抗产生的影响同等重要。

有学者认为皮下脂肪组织与胰岛素抵抗的关系更为密切。这一观点的主要依据是皮下脂肪约为体脂总量的80%,而腹壁下脂肪组织几乎是内脏脂肪组织的2倍,躯干部皮下脂肪组织甚至是内脏脂肪组织的4~5倍。皮下脂肪组织与内脏脂肪组织的脂代谢活性并无明显区别,因此皮下脂肪组织对糖脂代谢的影响要远远大于内脏脂肪组织。2005年,荷兰阿姆斯特丹生长与健康队列研究通过对年龄36岁人群(175名男性、189名女性)的观察发现,躯干部皮下脂肪含量是动脉硬化的独立危险因素。另外,皮下脂肪组织持续轻度炎症状态参与胰岛素抵抗的发生。2008年,Apovian等通过观察77例肥胖患者(BMI≥30kg/m^2)腹壁下皮下脂肪巨噬细胞浸润程度,分析脂肪组织慢性炎症状态与胰岛素抵抗、血管内皮损伤的关系。结果发现77例肥胖患者有50例腹壁下皮下脂肪组织中可见以冠状结构为特征的巨噬细胞浸润现象,表现为多个巨噬细胞围绕一个脂肪细胞形成"冠状"结构,被巨噬细胞围绕的脂肪细胞呈现较周围其他脂肪细胞体积减小等形态特征。同时,通过胰岛素敏感性与内皮依赖的血管舒张功能测定发现,胰岛素抵抗、内皮功能损伤与皮下脂肪组织巨噬细胞浸润呈正相关。2011年,Le等通过观察36例年龄18~25岁的肥胖患者(BMI≥30kg/m^2),其中包括16例非洲裔美国人(男性7例,女性9例)和20名西班牙裔美国人(男性9例,女性11例),分析种族、皮下脂肪组织炎症、肝脏脂肪含量、内脏脂肪含量与胰岛素敏感性的关系,结果发现皮下脂肪组织巨噬细胞浸润(冠状结构)不具有种族、性别及体脂总量的差异性。然而,皮下脂肪组织巨噬细胞浸润与内脏脂肪含量、肝脂肪含量、血浆TNF-α水平、胰岛素水平、血浆葡萄糖水平等呈正相关。正常情况下,皮下脂肪组织较内脏脂肪组织血管新生能力更强。肥胖发生时,为适应储脂的需要,脂肪组织过度增生,细胞肥大,同时还应有良好的血管新生能力与之相适应。2011年,研究发现,随着BMI的增长,内脏脂肪组织的血管新生能力未见明显改变,但皮下脂肪组织血管新生能力逐渐下降。因此肥胖发展过程中,皮下脂肪组织更易出现缺氧。因此,皮下脂肪组织新生血管能力降低也是加速胰岛素抵抗发生的重要因素。

2013年,Patel等提出皮下脂肪组织的"临界点"学说。这一理论认为当营养物质过剩超过机体代谢所需时,多余的营养物质以脂质的形式贮存至皮下脂肪组织。脂肪组织通过组织增生、细胞肥大等方式不断提高其贮脂能力以满足能量贮存的需要。但脂肪组织的储脂能力不会无限增加,一旦突破"临界点",大量的游离脂肪酸释放进入血液循环,多种炎性细胞因子、脂肪细胞因子等合成增加,引起组织细胞胰岛素信号转导障碍,继而出现糖脂代谢紊乱的各种临床表现。"临界点"受遗传、环境、种族等多种因素的影响,有的个体按照肥胖的判定标准，其体重正常甚至低于正常范围，但其"临界点"很"低"，因而很容易出现糖脂代谢紊乱的临床表现。而有的个体虽然体型肥胖，但其"临界点"却很"高"，因而不易出现糖脂代谢紊乱的临床表现。即使同一个体，其"临界点"也会在环境因素的作用下发生改变。脂肪细胞功能异质性及其调控机制有待进一步研究。

第六节　血管外周脂肪组织

血管外周脂肪组织（perivascular adipose tissue，PVAT）是存在于血管外膜层周边的脂肪组织，主要由脂肪细胞、成纤维细胞、肥大细胞及神经细胞等构成。血管外周脂肪组织起源于间充质细胞。在胚胎发生过程中，卵黄囊壁上中胚层分化出"血岛"，其最内层的成血管细胞群分化成血细胞，外侧的细胞群分化为内皮细胞。研究发现，血管周围的脂肪细胞也在这一时期形成。全身除脑血管外，大至主动脉，小至真皮层微血管周围都存在脂肪组织。血管外周脂肪组织约占体脂总量的3%，数量远低于皮下脂肪组织（占体脂总量82%~97%）和内脏脂肪组织（占体脂总量10%~15%）。血管外周脂肪组织紧贴毗邻的血管外膜。当血管收缩时，可保护血管免受邻近脏器的挤压。同时，血管外周脂肪组织与其他脂肪组织一样有活跃的内分泌功能，通过分泌多种脂肪细胞因子、炎性因子、生长因子等作用于血管，促进或减缓心血管疾病的发生和进展。

一、血管外周脂肪组织对血管功能的影响

分布在机体不同区域的血管外周脂肪组织分属不同的脂肪组织类型。白色脂肪组织细胞较大，直径可达120μm，通常呈圆形或椭圆形，细胞中央是一个较大的脂滴，细胞核及少量胞质位于细胞的一侧呈半月形，线粒体含量少。白色脂肪组织的功能主要是储存脂质；棕色脂肪组织呈棕色或褐色，组织中毛细血管含量丰富。细胞体积较小，直径约60μm，通常呈多角形，胞核位于中央，胞质丰富、内含数量较多的圆形线粒体，细胞内常可见多个脂滴。棕色脂肪组织的功能主要是产热。除此之外，还有一类脂肪组织介于白色和棕色脂肪组织之间，称为米黄色脂肪组织。镜下可见棕色脂肪细胞或细胞团散在分布于白色脂肪组织中。米色脂肪细胞既有储脂功能又有产热功能。研究发现，啮齿类动物肠系膜动脉外周脂肪组织属于白色脂肪组织，胸主动脉外周脂肪组织属于棕色脂肪组织，而腹主动脉外周脂肪组织属于米黄色脂肪组织。血管外周脂肪组织能够像白色脂肪组织一样，分泌多种脂肪细胞因子如adiponectin、瘦素等及多种炎性因子如IL-6、TNF-α等。由于血管外周脂肪组织紧邻血管外膜，甚至有的直接参与形成小血管和微血管的外膜层，脂肪细胞分泌的脂肪细胞因子、炎性因子及某些血管活性物质能够以旁分泌方式作用于构成血管的各种细胞成分，如成纤维细胞、平滑肌细胞、内皮细胞、神经细胞等。除此之外，有些部位血管外周脂肪组织还能像棕色脂肪组织一样，通过产热维持循环血液温度在生理范围内。目前，兔、猪等大型动物血管外周脂肪组织是否也具有上述特点并不十分清楚。

部分学者认为血管外周脂肪组织具有舒张血管效应。1991年，Soltis等采用分离的SD大鼠胸主动脉环灌流模型，观察去除或完整保留血管外周脂肪组织的胸主动脉环对氯化钾、

苯肾上腺素、乙酰胆碱、异丙肾上腺素和硝普钠等血管活性物质的反应性。结果发现保留完整血管外周脂肪组织的胸主动脉环对去甲肾上腺素的反应性明显降低。研究发现，高血压、代谢综合征可引起血管外周脂肪组织的舒血管效应降低或受损，其机制可能是炎症引起的瘦素、抵抗素、TNF-α等细胞因子增加，导致血管外周脂肪组织舒血管效应降低。Rictor是哺乳动物西罗莫司靶蛋白复合体2（mammalian target of rapamycin complex 2，mTORC2）关键组分。2013年，研究者采用脂肪组织特异性敲除Rictor的小鼠建立脂肪组织炎症模型，观察血管外周脂肪组织炎症对血管舒缩功能的影响。结果发现血管外周脂肪组织中IL-6、MIP-1α、TNF-α表达增加，同时伴有血管张力调节能力下降。过去曾认为血管外周脂肪组织可释放某种称之为PVRF的舒张因子，或称血管外膜衍生舒张因子。随后的多项研究发现，PVRF不是某种单一的成分，可能由多种因子如脂联素、硫化氢、一氧化氮、血管紧张素1～7、棕榈酸甲酯、前列环素等构成。PVRF可能通过激活下游K^+通道产生舒血管效应。然而，大量的实验数据均来自于体外实验，人类血管外周脂肪组织是否也具有类似的功能还有待进一步的研究。

除上述观点外，也有部分学者认为血管外周脂肪组织具有缩血管效应。肾素–血管紧张素系统是调节人体血压、水和电解质平衡并维持人体内环境稳定的重要体液系统。2008年，研究者发现3月龄雄性Wistar-Kyoto大鼠主动脉外周脂肪组织中有肾素、血管紧张素原、血管紧张素转化酶、血管紧张素受体1a和血管紧张素受体2等的存在，但血管紧张素受体1a和血管紧张素受体2在主动脉外周脂肪组织的表达水平要明显低于肠系膜脂肪组织。2010年，体外实验发现血管外周脂肪组织来源的血管紧张素2参与电刺激诱发的血管环收缩。2006年，将离体Wistar-Kyoto大鼠肠系膜上动脉环置于电场刺激（electrical field stimulation，EFS）条件下，发现具有完整外周脂肪组织的动脉环对电场刺激的收缩反应性强于已去除外周脂肪组织的动脉环，同时还发现超氧化物歧化酶（SOD）、还原型烟酰胺腺嘌呤二核苷酸磷酸（NADPH）氧化酶抑制剂、环氧合酶（COX）抑制剂可降低电场刺激引起的血管收缩反应。2013年，研究者将雄性肥胖Sprague-Dawley大鼠离体胸主动脉环观察发现，血管外周脂肪组织中存在的趋化素是引起血管收缩反应性增强的主要原因。同年，研究者认为肥胖小鼠血管外周脂肪组织中COX是引起离体胸主动脉环对5-羟色胺和苯肾上腺素反应性增强的主要原因。血管外周脂肪组织中的超氧阴离子、一氧化氮合酶、内皮素受体等均不是影响血管反应性的重要因素。2014年，研究发现血管外周脂肪组织在过氧化物加速血管硬化的过程中起重要作用。这些实验结果说明，不同解剖位置的血管外周脂肪组织，如胸主动脉外周脂肪组织、肠系膜上动脉外周脂肪组织等对毗邻血管的作用不尽相同，而且当机体代谢状态发生变化后如肥胖、胰岛素抵抗等，血管外周脂肪组织功能也会随之变化。

血管外周脂肪组织具有血液温度调节功能。棕色和米黄色脂肪组织非寒战性产热对于新生儿及寒冷环境中体温的维持具有重要作用。解偶联蛋白-1（uncoupling protein 1，UCP1）是棕色和米黄色脂肪组织的重要标志蛋白。研究发现，啮齿类动物和人胸主动脉外周脂肪组织均为UCP1表达阳性的棕色或米黄色脂肪细胞，提示胸主动脉外周脂肪组织可能具有产热功能。早在1952年，Robinson就指出人体循环血液温度呈现梯度变化，离心脏最近的脉管内血液温度最高，而血管外周脂肪组织对维持生理性的血液温度梯度起着重要作用。2012年，研究者通过特异性敲除平滑肌细胞过氧化物酶体增殖物激活受体γ（PPARγ）基因成功建立无血管外周脂肪组织的小鼠。由于血管外周脂肪组织产热功能障碍，该基因敲除小鼠在 16℃环境中血管稳态被打破，血管内皮细胞功能受损。由于平滑肌广泛分布于全身血管、气管、胃、肠等多个器官部位，特异性敲除平滑肌细胞 PPARγ 基因的影响是广泛而复杂的，因此内皮功能障碍可能不仅仅是由于血管外周脂肪组织的缺失，还可能与多个器官的功能改变有关。

与其他脂肪组织的功能类似，血管外周脂肪组织也具有内分泌功能，可分泌多种细胞因子和体液因子。大量研究发现，血管外周脂肪组织能够合成和分泌多种脂肪细胞因子如瘦素、脂联素、抵抗素、内脏脂肪素、肝生长因子等，多种炎性因子如 TNF-α、IL-1、IL-6、IL-8、单核细胞趋化蛋白-1（MCP-1）、活性氧簇（ROS）等，多种激素如前列环素、血管紧张素 1-7 等。因此，血管外周脂肪组织可通过其内分泌功能广泛参与多种生命活动的调节，其生理和病理作用还有待进一步研究。

二、血管外周脂肪组织与动脉粥样硬化

动脉粥样硬化的发病过程缓慢而复杂，病变部位可见内膜脂质聚集、平滑肌细胞迁移增殖、单核/巨噬细胞和中性粒细胞等炎症细胞浸润、胶原纤维和蛋白聚糖等细胞外基质增多。正常情况下，大中型动脉血管壁内膜及中膜内 1/3 的营养和氧气由血管腔内的血液通过弥散方式供给，而外膜及中膜外 2/3 的营养和氧气由外膜的滋养血管供给。在动脉粥样硬化进展过程中，斑块的体积逐渐增大，血管壁逐渐增厚，导致营养和氧气供应不能满足斑块核心部位的需要，引起缺氧诱导因子（HIF）表达增加。HIF 可诱导促血管生成因子如血管内皮生长因子（VEGF）、成纤维细胞生长因子（FGF）等表达增加，以促进斑块新生血管的形成。血管外周脂肪组织毗邻血管，可直接参与或通过分泌多种脂肪细胞因子、炎性因子及体液因子对动脉粥样硬化的发生和发展产生重要影响。

一方面，有学者认为血管外周脂肪组织有促动脉粥样硬化作用。研究发现，炎性反应贯穿动脉粥样硬化发展的全过程。血管平滑肌细胞的增殖、迁移、凋亡，炎症细胞的迁移、浸润并分泌多种细胞因子、炎性因子，能够促进细胞外基质成分合成、降解及重新排列。过去认为炎性反应始于动脉内皮细胞层，是一种由血管"内"向血管"外"的演进过程。然而，随后的研究发现，动脉外膜重构在疾病早期也已开始。动脉外膜成纤维细胞的活化甚至比内膜病变出现的更早。血管外膜成纤维细胞可通过激活、表型分化及腔内迁移等过程参与并促进血管重构。与此同时，与血管外膜紧密联系的血管外周脂肪组织也通过分泌各种活性物质"由外而内"地调节着血管功能，参与动脉粥样硬化病变的进展。2012 年，研究等发现血管外周脂肪组织能够分泌大量的促血管新生因子如肝细胞生长因子、酸性成纤维细胞生长因子、血栓素蛋白-1、MCP-1、胰岛素样生长因子结合蛋白-3 等，这充分说明血管外周脂肪组织对动脉粥样硬化的发生发展具有重要的作用。血管外周脂肪组织与皮下脂肪组织和内脏脂肪组织不同，血管外周脂肪组织已分化的成熟脂肪细胞较少，具有抗炎作用的 adiponectin 表达水平较低，而促炎因子 IL-6、IL-8 和 MCP-1 的表达水平较高。2011 年，研究者将 60mg 分别取自 Apo E$^{-/-}$ 供体小鼠附睾部位的内脏脂肪组织和腹股沟部位的皮下脂肪组织移植入 Apo E$^{-/-}$ 受体小鼠右颈总动脉周围，结果发现，接受内脏脂肪移

植的小鼠颈总动脉粥样硬化病变面积、斑块厚度、血清 MCP-1 水平及内皮依赖性血管舒张功能损伤均明显大于或高于接受皮下脂肪移植的小鼠。这些结果说明，通过手术移植的方式增加动脉外周脂肪组织的数量可促进动脉粥样硬化病变的进展，并且内脏脂肪致动脉粥样硬化作用强于皮下脂肪。另外，将取自于肥胖小鼠的内脏脂肪移植入免疫缺陷型（NMRI-Fox1）裸鼠颈动脉外周，导致受体小鼠颈动脉出现内膜增生等动脉粥样硬化的早期病变，而接受非肥胖小鼠内脏脂肪移植的小鼠则未见明显的内膜增生。这些研究结果提示，动脉外周脂肪组织可能是通过分泌促炎因子和促血管新生作用参与动脉粥样硬化发展。

尽管根据已有的实验数据，大多数学者认为血管外周脂肪组织有促动脉粥样硬化的作用，但仍有学者认为血管外周脂肪组织有抗动脉粥样硬化的作用。由于啮齿类动物局部某些血管外周脂肪组织具有棕色脂肪组织的特征，因而有学者认为血管外周脂肪组织可能通过产热影响血管的生理功能。2012 年，研究发现，低温（16℃）可激活血管外周脂肪组织的产热功能，改善高脂饮食所致的动脉内皮功能损伤，抑制动脉粥样硬化的发展，但 Chang 等同时也发现低温（16℃）并不能减少血管外周脂肪组织炎症因子的表达水平。因此，低温诱导血管外周脂肪组织产生动脉内膜保护作用并非是通过抑制促炎因子分泌来实现的，其机制还有待进一步研究。

（张　弛）

参 考 文 献

Alexopoulos N，Katritsis D，Raggi P. 2014. Visceral adipose tissue as a source of inflammation and promoter of atherosclerosis. Atherosclerosis，233（1）：104-112.

Bouret S，Levin BE，Ozanne SE. 2015. Gene-environment interactions controlling energy and glucose homeostasis and the developmental origins of obesity. Physiol Rev，95（1）：47-82.

Brown NK，Zhou Z，Zhang J，et al. 2014. Perivascular adipose tissue in vascular function and disease：a review of current research and animal models. Arterioscler Thromb Vasc Biol，34（8）：1621-1630.

Global BMI Mortality Collaboration. 2016. Body-mass index and all-cause mortality：individual-participant-data meta-analysis of 239 prospective studies in four continents . Lancet. 388（10046）：776-786.

Gustafson B，Smith U. 2015. Regulation of white adipogenesis and its relation to ectopic fat accumulation and cardiovascular risk . Atherosclerosis，241（1）：27-35.

Klop B，Elte JWF，Cabezas MC. 2013. dyslipidemia in obesity：mechanisms and potential targets. Nutrients，5（4）：1218-1240.

Kotsis V，Nilsson P，Grassi G，et al. 2015. New developments in the pathogenesis of obesity-induced hypertension. J Hypertens，33（8）：1499-1508.

Patel P，Abate N. 2013. Body fat distribution and insulin resistance. Nutrients，5（6）：2019-2027.

Shen W，Wang Z，Punyanita M，et al. 2003. Adipose tissue quantification by imaging methods：a proposed classification. Obes Res，11（1）：5-16.

第九章 吸 烟

第一节 吸烟与神经内分泌异常

吸烟对神经系统和内分泌系统的影响十分明显。吸烟可导致交感神经活性增强，副交感神经活性降低；吸烟还可降低老年冠心病患者心脏自主神经功能的恢复效果；长期吸烟者（大于10年）的视网膜神经纤维层厚度明显薄于不吸烟者，这些结果说明吸烟能够影响神经系统的结构与功能。吸烟者患糖尿病的危险性明显增高，并增加这些患者的死亡率；吸烟对睾丸和卵巢的内分泌功能均有明显的影响，并能降低血清促甲状腺激素水平，这也说明吸烟与机体内分泌系统有紧密联系。吸烟作为动脉粥样硬化的重要危险因素，可通过影响神经内分泌系统发挥其致动脉粥样硬化作用。

一、吸烟通过神经系统影响动脉粥样硬化

自主神经功能紊乱与动脉粥样硬化的发生、发展密切相关，且这种紊乱以交感神经系统的过度激活及副交感神经系统活性减弱为特点。自主神经通过调节血管内皮的功能、血管的结构和功能、机体的炎症状态及血压，从而影响动脉粥样硬化的发生、发展。吸烟恰恰能导致自主神经功能紊乱，其原因可能是吸烟使迷走神经对心脏的保护作用减弱，使心脏交感神经兴奋，副交感神经活性降低，心率变异程度降低，打破了交感、副交感神经的平衡，因此吸烟对动脉粥样硬化的促进作用有可能与其自主神经功能紊乱有关。慢性吸烟增加哮喘豚鼠肺内神经肽A的含量；使用神经肽A或者神经肽B受体拮抗剂处理内侧缰核神经元，尼古丁对神经系统的兴奋作用能够被抑制，说明吸烟有可能通过调控神经肽进而影响动脉粥样硬化。

二、吸烟通过内分泌系统影响动脉粥样硬化

1. 吸烟通过改变甲状腺激素水平影响动脉粥样硬化　冠心病患者血浆游离三碘甲状腺原氨酸呈低水平状态，且随着血管病变加重，游离三碘甲状腺原氨酸下降更明显，检查甲状腺激素水平具有重要临床意义。同时，近年来国内外已有许多有关亚临床甲状腺功能减退（亚临床甲减）与冠心病的研究，认为亚临床甲减是动脉粥样硬化和心肌梗死的独立危险因素。其原因可能是，亚临床甲减常伴有血清中致动脉硬化脂质的改变，如TC、LDL-C增高和HDL-C降低。吸烟能够促甲状腺激素水平显著降低。在整体人群中，非吸烟者血清游离四碘、三碘甲状腺原氨酸水平也显著高于吸烟者，而且吸烟者患甲状腺功能减退症的风险较低。这些结果说明，吸烟可能通过促进甲状腺激素水平以影响动脉粥样硬化的发生。

2. 吸烟通过改变胰岛素水平影响动脉粥样硬化　糖代谢异常是糖尿病性动脉硬化发生和发展的主要原因之一。胰岛素分泌不足和胰岛素抵抗是2型糖尿病的显著病理生理特征。胰岛素及其相关信号通路受损可导致内皮功能紊乱，减少巨噬细胞凋亡，激活免疫系

统而产生致炎作用，进而促进动脉粥样硬化的发生和发展。吸烟会增加罹患 2 型糖尿病的风险，对 25~74 岁的 6725 名男性及 6702 名女性进行分析，显示吸烟与男性 2 型糖尿病关系密切，吸烟指数与风险比（hazard ratio，HR）成正比。与不吸烟者相比，每天吸烟超过 20 支的男性人群，患 2 型糖尿病的风险增加 70%。尼古丁作为烟草中重要的活性成分对 2 型糖尿病的发生和发展起重要作用，长期吸烟引起体内胰岛素浓度降低及胰岛素抵抗，甚至在非肥胖的男性冠心病患者中，胰岛素抵抗的发生风险与吸烟总量呈剂量依赖关系。吸烟导致胰岛 B 细胞凋亡，尼古丁作用于胰岛素受体，激发氧化应激反应并使微循环发生障碍。这些结果说明，吸烟可能通过降低胰岛素水平，促进胰岛素抵抗，最终影响动脉粥样硬化的发生。进一步研究尼古丁与胰岛 B 细胞凋亡及胰岛素抵抗的关系对防治糖尿病具有重要意义。

3. 吸烟通过改变生殖激素水平影响动脉粥样硬化　流行病学调查发现，男性冠心病患者血浆睾酮水平较正常人明显低下，同时，研究发现睾酮和糖尿病、高胰岛素血症、胰岛素抵抗密切相关。吸烟影响男性生殖功能障碍的具体机制仍不十分清楚。有研究表明，烟草烟雾中的尼古丁等有毒物质会损伤垂体和睾丸等组织，影响其分泌功能，促性腺激素分泌异常，导致睾酮的合成减少及血液中雄激素结合蛋白的含量降低，进而导致精子成熟障碍，畸形精子率增高。对男性血清样本的雌二醇进行分析，发现雌二醇有随年龄降低的趋势，说明吸烟对雌二醇的分泌可能具有抑制作用。少量短期吸烟可能会导致睾酮分泌能力的应激性提高；而长期大量吸烟可能会导致睾酮分泌能力下降，活性睾酮水平降低。中年女性心血管疾病的发病比男性低，绝经后，女性发病率逐渐上升，至 60~70 岁与男性相当，提示雌激素可能与冠心病等动脉粥样硬化相关性疾病有关。雌激素在动脉粥样硬化不同阶段具有保护作用，直接效应如改善内皮、平滑肌细胞功能、抑制平滑肌细胞的增殖和迁移等；间接作用如改善脂代谢、血流动力学和凝血纤溶系统等。将原代培养的黄体颗粒细胞暴露于香烟提取物，能明显降低雌激素的分泌，其机制可能与香烟烟雾中的新烟碱和尼古丁能竞争性抑制芳香化酶有关，芳香化酶是雄激素转化为雌激素的必需酶。此外，高浓度的香烟提取物可引起孕激素生成降低。游离尼古丁和尼古丁酒石酸氢盐可降低人类黄体颗粒细胞分泌孕激素。同时，香烟提取物还能下调雌激素受体和孕激素受体，降低雌孕激素的功能。这些结果说明，吸烟可能导致体内生殖激素浓度改变，并影响动脉粥样硬化的发生。

4. 吸烟通过改变儿茶酚胺类激素水平影响动脉粥样硬化　动脉粥样硬化发生与心理社会因素也密切相关。用高脂饮食辅以实验性高血压建立家兔冠状动脉粥样硬化模型，对家兔长期注射去甲肾上腺素能加重冠状动脉粥样硬化，并促进平滑肌细胞增生。肾上腺素可能通过抑制 ATP 结合盒转运体 A1 的表达从而抑制胆固醇的流出，促进巨噬细胞泡沫化。肾上腺素也能促进大鼠动脉粥样硬化斑块进展。吸烟者冠心病患者去甲肾上腺素水平明显高于不吸烟的冠心病患者，且重度吸烟依赖组和吸烟严重组去甲肾上腺素水平升高更加明显。长期重度吸烟的冠心病患者，血浆中的去甲肾上腺素水平长期升高，导致心率加快、血压升高，且还会导致心肌耗氧量增加，心肌细胞缺氧，心脏损害加剧。而且，被动吸烟大鼠动物模型中 β2 肾上腺素受体过度激活，说明吸烟能促进儿茶酚胺类激素的作用。这些结果提示吸烟可能通过改变去甲肾上腺素、肾上腺素等儿茶酚胺的水平间接影响动脉粥样硬化。

综上所述，神经系统和内分泌系统对动脉粥样硬化的影响是多方面、多层次的，而吸烟对神经、内分泌系统又有着明确的作用。这些作用中大部分都是能够促进动脉粥样硬化发生和发展，但也有一些因素呈现出相反的作用，如对甲状腺激素的影响，反而有助于减少动脉粥样硬化的发展。综合吸烟对神经、内分泌系统的整体作用，笔者认为吸烟可促进动脉粥样硬化的发生发展。然而，关于吸烟通过神经系统和内分泌影响动脉粥样硬化的直接证据较少，大部分都是间接证据，其原因可能由于吸烟作用的复杂性，对动脉粥样硬化产生多方面影响。总之，吸烟对动脉粥样硬化的影响，可能一部分是通过神经、内分泌系统实现的。

第二节 吸烟与凝血/纤溶系统异常

人体内存在凝血和纤溶两大系统，二者的平衡是维持血流通畅的重要保障。血管内皮细胞功能障碍可增强凝血功能，减弱纤溶功能，引发血栓形成，导致心肌梗死、肺栓塞等血栓相关疾病的发生。近年研究表明，烟草烟雾的化学成分可影响凝血和纤溶系统，通过激活凝血系统，抑制纤溶系统，破坏二者之间的平衡，促进血栓的形成。

一、吸烟激活凝血系统

凝血系统是指参与血液凝固各种连锁反应的多种物质组成的系统。血液凝固是由凝血因子按一定顺序相继激活而生成凝血酶，使纤维蛋白原变为纤维蛋白的过程。凝血过程可分为凝血酶原酶复合物的形成、凝血酶的激活和纤维蛋白生成三个基本步骤，其中凝血酶原酶复合物可通过内源性凝血途径和外源性凝血途径生成。吸烟是心血管事件的独立危险因素，长期吸烟或被动吸烟明显增加心血管疾病死亡率。研究表明，吸烟可激活凝血系统，导致血液高凝状态，促进血栓的形成。

1. 吸烟激活血小板，促进血小板血栓形成 血小板对于血液凝固有重要促进作用，血小板活化是生理性止血和血栓形成的第一步。血小板不仅可促进纤维蛋白原和凝血酶的产生，还可吸附多种凝血因子如凝血因子Ⅰ、Ⅴ、Ⅺ、Ⅻ等，有利于血液凝固和生理止血。此外，活化的血小板可明显加速凝血过程。吸烟可引起血管内皮产生炎性因子，使血小板黏附于暴露的内皮下组织（如胶原），激活血小板，暴露其表面的糖蛋白受体，促进血小板血栓形成。研究表明，初期吸烟者血小板的数量明显增多，且吸烟时间与血小板活化标志物β-血小板球蛋白（β-thromboglobulin，β-TG）和血小板因子4（platelet factor-4，PF4）的水平呈正相关，此外，非吸烟者血小板活性显著增加，说明被动吸烟也可促进血小板活化。

吸烟通过多种途径激活血小板。吸烟抑制血小板活化因子乙酰水解酶（platelet-activating factor acetylhydrolase，PAF-AH），该酶是血小板活化因子的主要降解酶，它通过中和血小板活化因子降低血小板活性，吸烟可通过抑制 PAF-AH 增加血小板活化因子，激活血小板；吸烟促进血小板膜糖蛋白Ⅱb/Ⅲa（platelet glycoprotein，GPⅡb/Ⅲa）的表达，在致聚剂的作用下，GPⅡb/Ⅲa 分子的纤维蛋白原受体暴露，在 Ca^{2+} 的作用下与纤维蛋白原结合，使血小板聚集，吸烟者血小板的 GPⅡb/Ⅲa 受体较非吸烟者增加，提示吸烟可通过上调血小板膜的 GP Ⅱb/Ⅲa 表达，促进血小板聚集；吸烟者和被动吸烟者可增加血栓烷 A_2（thromboxane A_2，TXA_2），降低前列环素（prostaglandin，PGI_2），花生四烯酸在环加氧酶 1 和环加氧酶 2 作用下可生成 TXA_2 和 PGI_2。TXA_2 可降低血小板内 cAMP 的浓度，促进血小板聚集。PGI_2 与 TXA_2 的作用相反，可促进血小板 cAMP 浓度，抑制血小板聚集。PGI_2 与 TXA_2 在正常情况下保持动态平衡，调节血小板活化和维持凝血功能的稳态。研究表明，吸烟通过增加 TXA_2，促进血小板聚集，降低 PGI_2，减弱其对血小板聚集的抑制作用，使凝血功能失衡。此外，尼古丁可通过促进儿茶酚胺的释放，增加 β-血小板球蛋白，提示吸烟使血小板活化。因此，吸烟通过影响 PAF-AH、GPⅡb/Ⅲa 和 TXA_2 等相关物质，激活血小板，使血小板聚集，促进血液凝固。

2. 吸烟提高纤维蛋白原水平 纤维蛋白原即凝血因子Ⅰ，为血液凝固的基础物质，是凝血酶作用的底物，在凝血过程中发挥重要作用。研究发现，香烟烟雾可使纤维蛋白原水平增高，每天吸烟量与纤维蛋白原水平呈剂量效应关系，而戒烟导致纤维蛋白原迅速减少。吸烟可通过不同机制提高纤维蛋白原水平。吸烟使血管内皮细胞产生炎症因子如 IL-6、IL-1β 和 TNF-α，其中 IL-6 可提高纤维蛋白原的合成率。吸烟可刺激儿茶酚胺的释放，直接增加肝纤维蛋白原的合成。此外，吸烟者的游离脂肪酸可促进肝脏合成纤维蛋白原，使血浆纤维蛋白原浓度升高。

3. 吸烟使血浆组织因子水平升高 组织因子（tissue factor，TF）是外源性凝血途径的起始因子，可结合于凝血因子Ⅶ，激活因子Ⅺ和Ⅹ，激活凝血酶原，促进凝血酶的生成。TF 可表达在动脉粥样硬化斑块中，存在于内皮细胞、平滑肌和巨噬细胞中。吸烟者的血浆 TF 水平明显高于不吸烟者。然而，吸烟所致 TF 升高的机制尚不明确。组织因子途径抑制物（tissue factor pathway inhibitor，TFPI）是一种体内的蛋白酶抑制剂，是目前已知的唯一调节 TF 介导的外源性凝血途径的天然抑制物，可通过调节 TF 而发挥抗凝作用。许多研究发现 TFPI 可延缓动脉粥样硬化的发生和发展。Pan 等发现，Apo E 基因敲除小鼠过表达 TFPI 后，减弱动脉粥样硬化斑块的易损性，其原因可能是增加了动脉粥样硬化斑块纤维帽厚度和胶原蛋白含量。尼古丁在一定范围内呈浓度依赖性抑制 HUVEC 细胞 TFPI-2 的表达，引起内皮细胞凝血功能障碍。这些结果说明，吸烟可通过增加 TF 表达和降低 TFPI 的表达，启动和加速凝血过程，减弱抗凝作用，最终导致血栓形成。

4. 吸烟使女性凝血因子Ⅶ蛋白酶激活，促进凝血过程 FⅦ（coagulationfactor Ⅶ）是一种维生素 K 依赖性凝血因子，由肝脏实质细胞分泌，其活化后可与 TF 和 Ca^{2+} 结合形成复合物，激活因子Ⅹ和Ⅸ，明显增加凝血活性。较非吸烟者比较，Ⅶ激活蛋白酶在口服避孕药的吸烟女性中表达增高，FⅦ活化蛋白酶又可进一步被 17β-雌二醇刺激，激活 FⅦ，促进凝血过程。另外，吸烟者血浆中 FⅩⅢ水平高于不吸烟者，FⅩⅢ被激活后可使纤维蛋白单体相互聚合，形成不溶于水的交联纤维蛋白多聚体凝块。

5. 吸烟使凝血酶生成增加 凝血酶是主要的促凝因子，可促进纤维蛋白原转化成纤维蛋白，并可激活凝血因子，如因子Ⅴ、Ⅷ和Ⅺ，同时还可通过蛋白酶激活受体 1 和蛋白酶激活受体 4 激活血小板。研究发现，吸烟使凝血酶产生增加，将尼古丁加入血小板丰富的非吸烟者血浆中，血小板介导凝血酶生成增加，提示尼古丁可促进血小板依赖性凝血酶的生成。

6. 吸烟激活血管血友病因子和血栓调节蛋白，激活凝血系统 吸烟通过激活内皮细胞产生血管血友病因子（von Willebran factor，vWF）和血栓调节蛋白（thrombomodulin，TM），使 vWF 和 TM 的浓度升高，且 vWF 和 TM 浓度与长期吸烟呈相关性。vWF 是由内皮细胞合成和分泌的一种多聚糖蛋白，是凝血因子Ⅷ（FⅧ因子）和血小板结合胶原纤维的桥梁。当血管内皮受损时，vWF 大量释放入血，与胶原纤维结合，进而激活凝血系统。TM 是由内皮细胞合成的一种多结构域的多糖蛋白，分布在内皮细胞表面，可与凝血酶结合并降低其活性，进而使蛋白 C 快速活化，发挥抗凝作用。当内皮细胞发生损伤时，TM 被大量释放入血，成为可溶性 sTM。内皮细胞的 TM 减少，促凝和抗凝系统失衡，促进血栓形成。

因此，吸烟通过增加血小板激活、促进凝血因子生成和调节凝血相关蛋白等途径，激活凝血系统，使凝血功能亢进，促进血栓形成，最终导致心脑血管栓塞事件的发生。

二、吸烟抑制纤溶系统

1. 纤溶系统是防止血管内血栓形成的防御机制之一 纤溶系统可降解纤维蛋白，溶解血凝块，防止血栓形成。纤溶系统包括纤溶酶原、纤溶酶、纤溶酶原激活物（type plasminogen activator，PA）和抑制物。PA 包括组织型 PA（t-PA）、尿激酶、高分子激肽原和激肽释放酶等；纤溶抑制物包括纤溶酶原激活物抑制物（plasminogenactivator inhibitor，PAI）、α_2-抗纤溶酶（α_2-antiplasmin，α_2-AP）和凝血酶活化纤溶抑制物等。其中 t-PA 和 PAI-1 是纤溶系统的一对重要调节因子，二者的动态平衡对维持血浆纤溶系统的正常功能具有重要作用。t-PA 是丝氨酸蛋白酶，主要来源于血管内皮细胞，可激活血管内纤维蛋白溶解系统。PAI-1 属丝氨酸蛋白酶抑制物家族，是 t-PA 的抑制物质，通过与 t-PA 以 1∶1 比例结合，形成 t-PA/PAI-1 复合物使其失去活性，从而抑制机体纤溶系统。

2. 吸烟使 t-PA/PAI-1 比例失调，引起纤溶障碍 t-PA 和 PAI-1 共同调节纤溶系统的平衡，t-PA 和 PAI-1 含量及活性的变化与冠心病、肺栓塞和脑栓塞等疾病的发生密切相关。研究表明，吸烟可降低纤溶活性。烟草中的 P 物质可降低 t-PA 活性，并减少 t-PA 的释放。肺栓塞患者中吸烟者的血浆 t-PA 较正常人低，而 PAI-1 高。这些结果提示吸烟可降低 t-PA 水平并升高 PAI-1 水平，使 t-PA/PAI-1 比例失调，引起纤溶障碍。PKC 参与机体多种重要的病理生理过程，尼古丁可激活 PKC 途径引起血管内皮细胞 PAI-1 水平升高，导致 t-PA/PAI-1 值下降，进而抑制内皮细胞的纤溶活性。吸烟可诱导内皮细胞的 PAI-1 表达增多，抑制纤溶活性。

3. 吸烟提高 α_2-抗纤溶酶活性，降低纤溶能力 α_2-抗纤溶酶（α_2-AP）主要由肝产生，与纤溶酶结合抑制纤溶酶的活性。香烟烟雾中的 CO 和 NO 通过诱导血红素的羰基化和甲基化状态，提高 α_2-AP 的活性和降低纤溶酶的活性，使纤溶能力下降。

4. 焦油使血栓调节蛋白表达增加，促进抗凝 血栓调节蛋白（TM）是内皮细胞表面具有很强抗凝活性的蛋白，它主要通过与凝血酶高亲和力结合，激活蛋白 C 发挥抗凝作用。这一抗凝过程受 TM 与凝血酶的影响。研究发现，焦油对 HUVEC 表面 TM 蛋白表达的影响与对照组相比，随着焦油浓度的升高，TM 蛋白表达逐渐增加，呈浓度依赖性。然而，尼古丁对 HUVEC 表面 TM 蛋白表达无影响。

总之，吸烟通过损伤血管内皮，激活血小板和凝血系统，抑制纤溶系统，从而诱发血栓的形成，导致栓塞事件的发生，严重危害人类健康。香烟烟雾的多种成分可影响凝血和纤溶系统，使二者失衡，促进血栓的形成，但其影响凝血和纤溶系统的途径也各不相同，更多的研究有待进一步进行，如香烟烟雾除了依赖血小板促进凝血酶合成增多外，是否还可通过其他途径促进凝血酶的合成？吸烟是如何使TF表达增多的？吸烟使孕妇的FXIII水平增高的机制是什么？吸烟是否还影响其他凝血因子的表达？解决这些问题将为全面了解吸烟对凝血和纤溶系统的影响，为吸烟破坏凝血和纤溶平衡的防治提供理论依据，从而减少和降低心肌梗死、脑梗死和肺栓塞等吸烟相关疾病的发病率及死亡风险。

第三节 吸烟与炎症/免疫系统异常

动脉粥样硬化与吸烟所致炎症和免疫系统的异常密切相关。吸烟可通过多种途径诱导炎症的发生，同时，吸烟也可引起人体免疫功能下降，香烟烟雾中大量有害物质能刺激机体的免疫细胞释放炎性因子，并对免疫细胞造成一定的破坏。因此，对吸烟与炎症免疫系统异常的研究，可为许多疾病的发生发展提供新的研究方向，同时也为治疗由吸烟引起的疾病提供新的思路。

一、吸烟对炎症的影响

1. 吸烟引起多个系统炎性反应，进而引发各种疾病 大量基础和临床研究表明，动脉粥样硬化是一种慢性炎症性疾病。炎症反应中涉及多种炎症细胞、炎性因子等。在动脉粥样硬化的各个时期，从脂质条纹期到血栓形成，始终伴有炎症反应的存在。现已证明，多种抗动脉粥样硬化药物具有抗炎作用，抗炎治疗已成为防治动脉粥样硬化的一种新途径。香烟烟雾中有大量有毒物质如尼古丁、焦油、一氧化碳和自由基等，可引起机体多个系统炎性反应，进而引发各种疾病。吸烟可导致外周血白细胞计数增加20%～30%。吸烟能促进多种炎性标记物水平升高，这些标记物包括C反应蛋白（CRP）、白细胞介素-6（IL-6）、肿瘤坏死因子-α（TNF-α）等。吸烟可作用于与动脉粥样硬化发生密切相关的内皮细胞、血管平滑肌细胞和巨噬细胞等。

2. 吸烟引起内皮细胞炎性反应，促进动脉粥样硬化进程 血管内皮细胞功能障碍是引发动脉粥样硬化和血栓的一个重要原因。有研究表明，吸烟介导的氧化应激常损伤血管内皮细胞功能，引起内皮炎症、动脉粥样硬化和血栓形成，从而导致多种心血管疾病的发生。香烟中的有害成分尼古丁，可抑制动脉内皮细胞纤溶活性，诱发血栓形成；尼古丁也可诱导血管细胞黏附分子-1（VCAM-1）及白细胞介素-8（IL-8）等炎性因子的表达，研究发现，香烟提取物能上调小鼠心脏微血管内皮细胞炎性因子分泌，包括环氧合酶-2，诱导型一氧化氮合酶（iNOS）、血小板内皮细胞黏附分子-1（PECAM-1）、前列腺素E_2（PGE_2）和TNF-α。NF-κB是炎性反应中的关键转录因子，可调控炎性因子的表达水平，也能调控如细胞黏附分子、VCAM-1和ICAM-1等黏附分子的表达。吸烟能活化内皮细胞NF-κB，促进一系列炎性因子的表达。这些结果说明，吸烟可引起血管内皮细胞炎性反应，释放炎性因子，促进动脉粥样硬化的发生发展。

3. 吸烟促进血管平滑肌反应,加重动脉粥样硬化的发展 血管平滑肌细胞(VSMC)增殖和凋亡能力的改变与动脉粥样硬化的发生密切相关。VSMC异常增殖对动脉粥样硬化晚期具有一定的保护作用,它可防止纤维帽破裂,促进斑块修复和稳定,而迁移和凋亡在促进动脉粥样硬化斑块形成过程中发挥重要作用。骨桥蛋白、IL-6、单核细胞趋化蛋白-1(MCP-1)和IFN-γ等均可调控VSMC增殖和迁移。尼古丁能通过NF-κB途径促进VSMC骨桥蛋白、IL-6和MCP-1的表达,说明吸烟可能促进VSMC的增殖和迁移。IL-6是慢性炎症的关键分子,与动脉粥样硬化的进展密切相关,在急性心肌梗死、狭窄冠状动脉病变部位的旋切标本中IL-6表达水平增加,动脉粥样硬化脂质条纹、斑块的纤维帽、肩部的巨噬细胞及VSMC均表达IL-6。MCP-1可趋化单核细胞、淋巴细胞和嗜碱性粒细胞,MCP-1与其受体CCR2作用,募集单核细胞等至炎症发作部位。这些结果说明,吸烟可能通过促进血管平滑肌反应,促进动脉粥样硬化的发展。

4. 吸烟诱导炎性因子的表达,促进泡沫细胞的形成 循环单核细胞进入血管内膜转变为巨噬细胞,可吞噬大量氧化型低密度脂蛋白胆固醇,形成泡沫细胞,进一步导致动脉粥样硬化的形成。Lau等发现,在动脉粥样硬化小鼠模型中,经尼古丁处理后动脉壁局部病变明显增加,巨噬细胞NF-κB的表达上调,炎性因子合成和释放增加。在巨噬细胞中,当有氧化低密度脂蛋白(ox-LDL)存在时,尼古丁可通过nAChR-CD36依赖的机制显著提高ox-LDL诱导TNF-α、MCP-1及IL-6等炎性因子的表达。此外,尼古丁还可通过抑制肝X受体的表达,使巨噬细胞胆固醇外流减少,而涉及炎性反应的基因基质金属蛋白酶-9和巨噬细胞炎症蛋白-1α的表达下调,进而促进泡沫细胞的形成。

二、吸烟对免疫系统的影响

1. 免疫系统与动脉粥样硬化关系密切 在人体动脉粥样硬化斑块中包含大量免疫细胞,包括T淋巴细胞、B淋巴细胞、巨噬细胞和树突状细胞等。免疫细胞的募集是诱发动脉粥样硬化斑块的主要因素。在动脉内膜中首先出现的免疫细胞应该是巨噬细胞,随着时间的推移,斑块进展为更为复杂的结构,包含细胞外脂滴、吞噬脂滴的巨噬细胞(巨噬细胞来源的泡沫细胞),以及迁移来的平滑肌细胞和吞噬脂滴的平滑肌细胞(平滑肌细胞来源的泡沫细胞)。斑块中还包含T淋巴细胞、B淋巴细胞、树突状细胞、肥大细胞及少量的自然杀伤细胞。斑块中的T细胞可识别局部抗原,诱发免疫级联反应,进一步加重局部炎性反应及斑块形成。此外,感染免疫、类风湿关节炎、系统性红斑狼疮等疾病均与动脉粥样硬化有密切关系。总之,免疫系统在动脉粥样硬化中起重要作用。

2. 吸烟可影响机体免疫系统 研究发现,与不吸烟组比较,青少年吸烟组和被动吸烟组患者的$CD3^+$、$CD4^+$、IgA和IgG水平明显降低,可见吸烟者和被动吸烟者的细胞免疫和体液免疫均较不吸烟者下降,同时,吸烟者比被动吸烟者细胞免疫和体液免疫也有一定程度下降。同样,在动物实验中也发现,烟草烟雾暴露组$CD3^+$、$CD4^+$T淋巴细胞在3个月时就开始下降。香烟烟雾暴露加重哮喘大鼠Th1/Th2失衡,其上游机制可能与吸烟下调$CD4^+CD25^+$Treg细胞比例有关。长期吸烟可引起免疫抑制,抗原刺激T细胞后,T细胞不能有效活化、增殖和分化，也不能有效辅助 B 细胞进行增殖及产生抗体，从而使体液免疫功能下降。这些结果说明，吸烟可下降机体免疫系统的功能。

3. 吸烟作用于巨噬细胞降低机体免疫系统功能 巨噬细胞除在心血管系统中有重要作用外，其在免疫系统调节中也发挥重要作用。有研究发现，吸烟者肺泡巨噬细胞表面 γ-干扰素（IFN-γ）受体表达量下降，导致 IFN-γ 信号传导阻滞，包括 stat-1 的磷酸化减少和干扰素调节因子-1（interferon regulatory factor-1，IRF-1）感应缺失，使其清除炎症细胞、细菌、凋亡残余体等异物的能力明显下降。尼古丁可能通过抑制巨噬细胞凋亡使肺泡内巨噬细胞增多，并可释放出更多的蛋白酶和趋化因子，募集更多的中性粒细胞，中性粒细胞释放的蛋白酶同样对肺泡壁有破坏作用，而尼古丁抑制巨噬细胞凋亡的具体机制尚不明确，有待进一步研究。此外，在动物实验中发现，尼古丁可诱导小鼠腹腔巨噬细胞氧自由基生成，损伤其蛋白质和脂质并减少其抗氧化状态，从而使小鼠免疫功能下降。以上研究提示吸烟可作用于巨噬细胞导致机体免疫系统功能下降。

4. 吸烟抑制树突状细胞的功能并使免疫系统功能受损 树突状细胞（dendritic cell，DC）是机体功能最强的抗原提呈细胞。DC 可存在于正常动脉壁中，在动脉粥样硬化病变部位 DC 数量增多，并且在不稳定斑块中的数量多于稳定斑块中的细胞，而且，有证据表明，血管树突状细胞是动脉粥样硬化中泡沫细胞的一个新来源，提示树突状细胞在动脉粥样硬化发生和发展过程中起重要作用。而研究发现，香烟提取物可影响 DC 的功能，并进而干扰 DC 介导的免疫反应，香烟烟雾对 DC 功能的抑制作用可能会导致对各种感染的免疫应答反应受损。吸烟诱导产生的氧化应激可以激活细胞外调节蛋白激酶（extracellular regulated protein kinases，ERK）依赖性途径，抑制成熟树突状细胞产生细胞因子，从而抑制 DC 的功能，而香烟对树突状细胞功能的抑制可通过抗氧化剂来减轻。这些研究都说明，吸烟能抑制树突状细胞的功能并影响免疫系统功能。

综上所述，吸烟对炎症免疫系统的影响主要是通过作用于一些炎症细胞和免疫细胞诱发一些疾病的产生，或是香烟中有害物质参与调控细胞内的一些机制通路，导致机体炎症的发生和免疫功能的下降，从而引起一系列疾病的发生与发展。深刻去了解这些由吸烟所引起的疾病的发病机制，有助于临床上一些相关药物的研究，从而摆脱一些由吸烟所致疾病的治疗困境。例如，文中提到的吸烟诱导产生的氧化应激可激活 ERK 依赖性途径，抑制成熟 DC 细胞产生关键细胞因子，从而抑制 DC 的功能，而这种抑制作用可通过一些抗氧化剂减轻。然而大多实验仅仅停留在体外或者动物模型，药物的应用还未进入临床，一些信号通路具体过程还需要深入研究。也许在以后会有更多报道吸烟与炎症和免疫系统异常的相关研究成果，从而为这些由吸烟所引起的疑难杂症带来新的希望。

第四节 吸烟与内皮功能紊乱

动脉粥样硬化的损伤应答学说认为，血管内皮细胞损伤、功能损害是一个始动因素，通过增加内皮通透性、增强白细胞黏附和改变内皮细胞基因产物的表达等引起脂质物质、炎症细胞、凝血物质集聚，血管平滑肌细胞增殖等促进动脉粥样硬化斑块的形成。大量研究表明，吸烟是内皮功能紊乱的独立危险因素，吸烟不但可增加冠脉血栓的风险，还可导致脑卒中和腹主动脉瘤等疾病，而内皮功能紊乱是上述疾病发生的始动因素。控制吸烟对有效防治内皮功能紊乱具有重要意义。

吸烟通过多种途径导致内皮功能紊乱，虽然吸烟引起内皮损伤的精确分子机制仍不清楚，但是越来越多的证据支持吸烟导致内皮功能紊乱的机制与脂代谢异常的增加、氧化应激反应的过激、炎症反应的加重、体内凝血和纤溶系统平衡的破坏、内皮细胞凋亡的诱导和自噬等有关。

一、吸烟与内皮细胞氧化应激

目前文献认为，吸烟导致内皮功能紊乱的关键原因之一是氧化应激的增加，体内活性氧（ROS）的产生和抗氧化物质之间稳态的破坏。氧化应激是指体内氧化与抗氧化作用失衡，倾向于氧化，产生大量氧化中间产物，从而导致组织损伤。目前已在人和动物内皮功能紊乱的模型中证实，吸烟所介导的氧化应激与内皮功能紊乱密切相关。

烟草及其烟雾中含有 5000 多种物质，包括大量的氧自由基和前氧化物质。这些氧化物质可通过解偶合内皮 NO 合酶、增加内皮细胞黄嘌呤氧化酶、线粒体电子传递链和还原型烟酰胺腺嘌呤二磷酸核苷（NADPH）等途径诱导内皮细胞产生内源性 ROS。ROS 可使蛋白质的肽链断裂，从而致其生物功能受损；核酸也易受活性氧攻击，当活性氧作用于去氧核糖，产生诱导有机体突变的物质；作用于嘌呤和嘧啶碱基，则可产生新的自由基，后者又与氧反应形成过氧化自由基，可严重损伤 DNA，引起遗传物质的改变甚至导致细胞死亡。

内皮细胞完整性对于维持血管的正常功能具有重要意义。在动脉粥样硬化形成的初始阶段和进展中，内皮细胞完整性的破坏和功能失调是一个关键性的环节。内皮细胞中存在细胞骨架，维持细胞正常形态和完整性。细胞骨架的破坏必然导致内皮屏障的破坏甚至从基膜脱落。ROS 还可氧化低密度脂蛋白（LDL）转变为氧化 LDL（ox-LDL），ox-LDL 可破坏内皮细胞的骨架结构从而导致血管内皮细胞的屏障功能损害。ox-LDL 损伤细胞骨架的机制还不完全清楚，细胞内钙离子的调节对细胞骨架的装配和分解起重要作用，一般认为，高钙情况下，会使微丝被切成片段。而有报道称 ox-LDL 可使得细胞内钙离子的浓度增高，说明 ox-LDL 破坏细胞骨架的功能可能是通过升高钙离子浓度发挥作用的。紧密连接是维持内皮细胞选择渗透性屏障的重要结构，目前发现的紧密连接蛋白包括胞质分子 ZO-1、ZO-2、ZO-3、eingulin 等和跨膜蛋白连接黏附分子、闭合蛋白和密封蛋白等，这些分子的相互作用可调节紧密连接的屏障功能。研究发现，ox-LDL 也能通过闭合蛋白蛋白表达下调使内皮细胞结构改变介导内皮通透性增加，从而促进内皮下巨噬细胞内的脂质蓄积。

内皮 NO 不仅产生内皮依赖性血管舒张，而且可抑制血小板黏附和聚集、平滑肌增殖，以及减少内皮细胞与白细胞的相互作用，因此，NO 活性下降可能会导致动脉粥样硬化等疾病的发生发展。香烟介导的 ROS 可明显减少内皮 NO 的生物学活性，激活核转录因子 NF-κB，增加炎症因子和黏附分子，损害内皮细胞功能。

二、吸烟与内皮细胞炎性反应

吸烟可导致大量的炎性因子释放增加，如 TNF-α、IL-1、IL-6、CRP、纤维蛋白原、黏附分子如（ICAM-I、VCAM-1 和 MCP-1 等），这些炎性因子增加是内皮功能受损的表现，也会加重内皮功能障碍。TNF-α、IL-6 激活血管内皮细胞，增加黏附分子 ICAM-1、VACAM-1、基质金属蛋白酶 2（MMP2）和 MMP9 的表达，并诱导细胞凋亡。吸烟通过第二信使途径包括蛋白激酶 C（PKC）和 p38MAPK 介导的 NF-κB 和激活蛋白 1（AP-1）激活使内皮细胞表面的 ICAM-1 和 VCAM-1 的表达增强，还可通过 α7-nAChR/β-Arr1/Src/Raf-1-Rb/E2F1 依赖的方式诱导人脐静脉内皮细胞中 E-选择素的表达。这些黏附分子的异常表达导致血管内皮表面黏附性增高，促使循环中的单核细胞黏附于内皮细胞表面并向内膜迁移，加剧炎性反应。然而，另有研究却证明，戒烟可显著降低急性冠脉综合征患者血清炎症标志物高敏 CRP、纤维蛋白原水平和白细胞计数，且被证明与戒烟时间有关，使粥样斑块部位炎症活动减弱，从而有利于斑块的稳定。CRP 是急性炎症反应的敏感性标志，血管壁局部的 CRP 能够直接作用于内皮功能紊乱的炎症反应以及多种心脑血管疾病的并发症。

三、吸烟影响血管新生

斑块内血管新生在动脉粥样硬化的发生发展中可能是一个核心事件并起关键性作用。动脉粥样硬化斑块越厚、动脉管腔狭窄程度越大，新生血管越多；伴有中重度炎症的斑块中更多，在破裂板块内最高，提示血管新生促进动脉粥样硬化的发展及其并发症的发生。

血管内皮生长因子（VEGF）与血管新生关系密切。吸烟促进 VEGF 及血管内皮因子受体（VEGFR）的表达。VEGF 是对血管形成具有特异性的重要生长因子，VEGF 及其受体 VEGFR 在早期斑块表达明显增加，而正常动脉则无 VEGF 表达。VEGF 介导对单核/巨噬细胞的趋化作用，使其在斑块部位进一步聚集，促进炎症病变发展。

对 3754 例患者进行测定，发现吸烟者 VEGF 及 VEGFR 升高，可溶性血管内皮生长因子受体 1（soluble vascular endothelial growth factor receptor 1，sFlt-1）降低，sFlt-1 可以作为血管内皮生长因子受体拮抗剂，阻断血管内皮生长因子诱导的细胞增殖和迁移。进一步研究发现，sFlt-3 也是下降的。可溶性血管内皮生长因子受体为血管内皮生长因子受体拮抗剂，可阻断血管内皮生长因子诱导的细胞增殖，亦显著减少早期血管的炎症和增生及晚期的新生内膜形成。

以上这些结果说明，吸烟可促进血管内皮细胞中 VEGF、VEGFR 升高、sFlt 降低，三者协调加剧吸烟致内皮功能紊乱，促进血管新生。

四、吸烟影响凝血和纤溶系统

吸烟的直接毒性作用损伤血管内皮细胞，导致内皮功能异常，引发凝血和纤溶功能异常。血小板对于血液凝固有重要的促进作用，吸烟可引起血管内皮产生炎性因子，直接损伤血管壁，使血小板黏附于暴露的内皮下组织（如胶原），激活血小板，暴露其表面的糖蛋白受体，不同的血小板通过纤维蛋白原等配体与糖蛋白受体的结合相互连接，发生聚集反应，促进血小板血栓形成。

内皮细胞主要通过控制 t-PA 和 PAI-1 的平衡调控凝血和纤溶活性。吸烟者体内 PAI-1 的水平比不吸烟者更高，体外实验也证明，尼古丁可通过蛋白激酶 C（PKC）和炎性反应激活 PAI-1 基因转录等途径促进人脐静脉内皮细胞（human umbilical vein endothelial cell, HUVEC）PAI-1 释放增加，导致 t-PA/PAI-1 失衡，引起内皮细胞纤溶功能抑制。抽取吸烟者和不吸烟者血清在体外分别与脐静脉内皮细胞孵育12h,吸烟者血清脐静脉内皮细胞 t-PA 和 t-PA／PAI-1 值水平明显降低。

五、吸烟与内皮细胞凋亡

动脉粥样硬化发病过程中的危险因素，如血管紧张素Ⅱ、ox-LDL、ROS、炎性因子等可诱导内皮细胞凋亡，而内皮细胞凋亡又可反过来促进动脉粥样硬化病变的发生和发展，形成恶性循环，增加心血管事件的发生。

吸烟或暴露于烟雾可诱导多种组织细胞发生凋亡，亦可诱导内皮细胞凋亡。研究表明，10%香烟提取物处理 HUVEC 会显著降低抑制细胞凋亡的基因 Bcl-2 的表达，同时激活半胱氨酰天冬氨酸蛋白酶家族（caspase）-3，提高细胞凋亡基因 Bax 的表达。caspase 酶在细胞凋亡的信号转导通路中起关键作用。烟草中的尼古丁可通过增加 Fas 和 Fas 配体表达激活 caspase-3，诱导人脐静脉内皮细胞凋亡。

长期吸烟者的内皮细胞凋亡与其增加氧化应激产生内源性 ROS 密切相关。ROS 可通过引起内皮细胞细胞内 Ca^{2+} 超载、线粒体膜功能障碍，直接触发内皮细胞凋亡，也可通过 PI3K/Akt，有丝分裂原活化蛋白激酶（MAPK）信号通路介导内皮细胞凋亡。

自噬功能异常也可导致细胞损伤甚至死亡，烟草中的尼古丁可引起内皮细胞自噬体与溶酶体融合障碍，使自噬降解异常，导致内皮细胞自噬功能紊乱，促进细胞凋亡。

总之，吸烟与内皮功能紊乱具有强相关性，血管内皮损害导致血管收缩、细胞异常凋亡、自噬功能异常和高凝状态等促进动脉粥样硬化斑块形成。内皮功能紊乱是各种心血管疾病最早期的病理表现，深入了解吸烟致内皮功能紊乱的分子机制，将对寻找恰当的药物靶点和更好的防治动脉粥样硬化发挥重要作用。

第五节 吸烟与脂代谢异常

脂质代谢异常是动脉粥样硬化发展的重要因素。大量研究发现，吸烟能够改变体内的脂质代谢。而且吸烟时间越长，每日吸烟量越大，则出现脂质代谢异常的概率越大。笔者从吸烟对胆固醇、三酰甘油和脂蛋白三个方面阐述吸烟与脂质代谢异常的关系。

一、吸烟对胆固醇代谢的影响

1. 吸烟对胆固醇合成的影响　胆固醇合成步骤包括乙酰 CoA 合成异戊烯焦磷酸、鲨烯合成和鲨烯转换为胆固醇，这些过程受到胆固醇合成相关酶的调节，其中羊毛甾醇 14α-去甲基化酶和角鲨烯合成酶的活性受到肝 X 受体（LXR）的直接抑制，对胆固醇合成起到抑制效果。尼古丁在动脉粥样硬化中的作用与其下调巨噬细胞 LXR 信号途径有关，从而影响泡沫细胞的形成，说明吸烟可能通过下调 LXR 表达，从而减少胆固醇向胆汁酸的转化。

胆固醇调节元件结合蛋白（sterol regulatory element-binding protein，SREBP）调控体内胆固醇、三酰甘油及磷脂等脂质的合成，对维持体内胆固醇和脂肪酸代谢平衡发挥重要作用。SREBP-2 调控胆固醇生物合成途径中 3-羟基-3-甲基戊二酰辅酶 A 合成酶、低密度脂蛋白受体（LDLR）、3-羟基-3-甲基戊二酰辅酶 A 还原酶（3-hydroxy-3-methylglutaryl coenzyme A reductase，HMG-CoAR）、法尼酯二磷酸合成酶和鲨烯合成酶等基因的转录，促进胆固醇的合成和摄取。研究发现，低浓度的氧化修饰高密度脂蛋白（ox-HDL）可增加巨噬细胞中 SREBP-2 的表达，而吸烟可增加体内 ox-HDL 的含量。这些结果说明，吸烟可能促进细胞胆固醇的合成。

2. 吸烟对胆固醇吸收的影响 胆固醇主要通过 LDLR 途径被细胞吸收。ox-LDL 可促进体内 LDLR 的表达，其机制可能与其促进 SREBP-2 表达有关。吸烟升高 ox-HDL 的机制可能与两个方面有关：一方面，吸烟可引起血液黏稠度增加，提高 LDL 的氧化易感性，使 ox-LDL 生成增加；另一方面，香烟气相物中含有烷基、烷氧基自由基及 NO_2 等氧化性气体，可诱发体内活性氧的生成，导致自由基产生过多及机体抗氧化防御作用损伤，使脂质过氧化增多，加之体内超氧化物歧化酶消耗增加，体内抗氧化物的作用损害，使得体内氧化作用增强，ox-LDL 生成增加。这些结果说明，吸烟可能通过氧化作用于 LDL，生成 ox-LDL，进而促进体内 LDLR 的表达和胆固醇的吸收。

3. 吸烟对胆固醇转化的影响 胆固醇在肝内转化为胆汁酸是其代谢的主要去路，胆固醇 7α-羟化酶（cholesterol 7a-hydroxylase，CYP7A1）是胆汁酸生物合成途径的限速酶，它能催化胆固醇转化为胆汁酸。LXR 是胆固醇的传感器，并且与胆固醇转化为胆汁酸代谢过程密切相关。CYP7A1 是 LXR 的靶基因之一，因此影响 LXR 则很可能影响到 CYP7A1 的表达。吸烟能抑制 LXR 的表达，进而减少细胞胆固醇的转化过程。

4. 吸烟对胆固醇逆向转运的影响 当胆固醇在外周组织细胞内过多堆积时，增加的胆固醇负荷通过胆固醇流出到血浆而减轻，再通过胆固醇逆向转运（reverse cholesterol trnasport，RCT）到肝脏。大量证据表明，吸烟可导致 RCT 能力下降，其机制可能与吸烟影响脂质代谢基因、酶合成与活性及氧化应激有关。ATP 结合盒转运体 A1（ATP binding cassette transport proteinA1，ABCA1）是细胞内胆固醇外流的关键蛋白，实验表明，在尼古丁的作用下，人外周单核细胞来源的巨噬细胞 ABCA1 的表达明显下降。卵磷脂胆固醇酰基转移酶（lecithin-cholesterolacyltransferase，LCAT）由肝合成释放入血液，常与 HDL 结合在一起，促进酯化的胆固醇向 HDL 脂质核心移动。研究者将新鲜非吸烟者血浆暴露于吸烟烟雾中发现，相对于对照组，LCAT 活性在暴露 15min 下降 7%，在 1h 下降 44%，6h 下降 22%，说明吸烟明显降低了 LCAT 的活性。这些结果说明，吸烟可抑制体内 RCT，促进动脉粥样硬化的发展。

二、吸烟对三酰甘油代谢的影响

三酰甘油水平增高与动脉粥样硬化性心血管疾病患者的死亡率、心肌梗死率及冠状动脉事件复发率升高显著相关。大量流行病学分析结果显示，三酰甘油代谢紊乱与动脉粥样硬化病变之间关系非常密切，在冠心病的风险评估中具有十分重要的作用。对2008名健康体检者就吸烟与不吸烟分为两组后，比较两组间血脂指标的差异，结果发现，吸烟组三酰甘油水平增高，三酰甘油与高密度脂蛋白胆固醇（HDL-C）的比值也显著升高，且随着吸烟度加重呈现增高趋势，进一步观察还发现，戒烟后三酰甘油显著降低，说明吸烟是脂代谢指标的独立影响因素，戒烟对改善血脂异常有积极意义。

1. 吸烟导致三酰甘油水平增高的机制可能与脂蛋白脂酶有关 脂蛋白脂酶（LPL）是三酰甘油降解为甘油和游离脂肪酸反应的限速酶，与机体的三酰甘油代谢密切相关。LPL在肝脏等实质细胞内进行合成，实验发现，吸烟组大鼠肝脏和肺脏LPL活力明显降低，血清中LPL活力也有所降低，提示长期吸入卷烟烟雾可影响LPL在肝脏和肺脏等实质器官的合成，进而引起血脂水平改变。其可能的原因是卷烟烟雾中的有害物质CO和尼古丁在肺里可被迅速吸收，这些物质进入血循环，继而在肝脏等实质器官中达到很高水平，引起肝脏和肺脏内的氧化应激和炎性反应，导致肝脏、肺组织损伤及功能障碍，直接影响LPL的合成，从而增高血液中TG的水平。

2. 吸烟激活 SREBP-1，并引起肝脏脂质蓄积 胆固醇调节元件结合蛋白-1（sterol regulatoryelement binding protein，SREBP-1）作为脂质合成的关键转录因子，其活化后启动下游靶基因——脂肪酸合成酶（fatty acid synthase，FAS）、乙酰辅酶A羧化酶（acetyl-CoA carboxylase，ACC1）及硬脂酰辅酶A去饱和酶（stearoyl CoA desaturase1，SCD1）等与脂质合成相关的关键酶，促进三酰甘油合成及脂质沉积。研究发现，小鼠吸入二手烟后，可增加肝脏脂质蓄积，细胞内三酰甘油水平升高，其机制可能是吸烟刺激SREBP-1的活性，而SREBP-1活性增高与AMP激活的蛋白激酶活性有关。炎症也能促进SREBP-1的表达升高，如对小鼠皮下注射酪蛋白建立慢性炎症模型，肝脏三酰甘油和游离脂肪酸的含量明显升高。蛋白激酶C同样能促进SREBP-1的表达。吸烟能明确增加体内炎症水平，说明吸烟可能通过炎症促进SREBP-1的表达和活性，并导致体内三酰甘油水平增高。

三、吸烟对脂蛋白的影响

脂质在血液中有赖于蛋白的携带与结合。其与蛋白的结合物即脂蛋白。人体脂蛋白大体可分为以下四类：乳糜微粒、极低密度脂蛋白、低密度脂蛋白（LDL）和高密度脂蛋白（HDL），其中低密度脂蛋白和高密度脂蛋白与动脉粥样硬化的关系极为密切。

1. 吸烟促进氧化型低密度脂蛋白生成，加速动脉粥样硬化 LDL是指一种密度较低的血浆脂蛋白，LDL-C水平是冠状动脉病变程度的独立危险因素。LDL一般情况下是以非氧化的状态存在，但被氧化的LDL现在也比较常见，医学界称之为氧化型低密度脂蛋白（ox-LDL），因ox-LDL更容易诱发动脉粥样硬化的病症，所以，在医学界对ox-LDL的研究占据研究LDL的极大比例。ox-LDL可促进动脉粥样硬化的发生发展，其诱导的毒性反应在动脉粥样硬化发生至血栓形成中贯穿始终。ox-LDL可激活血小板，刺激多种细胞产生氧自由基，加速动脉粥样硬化过程。还可促进基质金属蛋白酶的表达，介导斑块细胞外基质中蛋白成分及靶细胞基膜降解，加速斑块破裂。且循环中ox-LDL浓度与斑块局部ox-LDL浓度也可对冠状动脉粥样硬化斑块稳定性造成影响。吸烟影响血脂代谢，改变LDL的生物特性，增加 ox-LDL 生成。最新研究发现，母亲吸烟，可明显提高胎儿脐带血中 ox-LDL 的浓度。这些结果说明，吸烟可通过促进 ox-LDL 生成增加进而促进动脉粥样硬化发展。

2. 吸烟降低血浆 HDL-C 水平，减弱 HDL 功能，促进动脉粥样硬化　HDL 与动脉粥样硬化关系密切，功能性 HDL 通过胆固醇逆转运、抗氧化、抗炎、改善内皮功能、抑制血栓形成等发挥抗动脉粥样硬化作用。2007 年《中国成人血脂异常防治指南》指出，吸烟可导致 HDL-C 水平降低，众多临床研究也证实这一点。长期吸烟者在急性应激时，HDL 抗氧化性能降低更明显。吸烟可使 HDL 介导的胆固醇转出率水平明显降低，而试验烟雾气体中只能观察到 ApoA I 变性，而胆固醇转出率并未改变，研究提示烟草中的一些物质可导致 HDL 逆胆固醇转运功能损害。以上研究说明，吸烟不仅可以降低血浆 HDL-C 水平，还能减弱 HDL 的功能，进而促进动脉粥样硬化的发生和发展。

总之，吸烟促进体内胆固醇的合成和吸收，减少胆固醇的转化并抑制其逆向转运。吸烟促进血浆三酰甘油水平增高，其机制可能与降低 LPL 和 SREBP 的活性有关。吸烟增加体内 LDL 含量而降低 HDL 的含量与功能。这些结果均说明吸烟很可能通过影响脂质代谢进而促进动脉粥样硬化的发生发展。

（赵国军）

参 考 文 献

毕小云，邓小玲，肖琴，等. 2004. 吸烟对血脂的影响. 重庆医科大学学报，29（1）：80-82.
薄美玉. 2011. 尼古丁对内皮细胞纤溶功能的影响及其与内皮素-I 和白介素-6 的关系. 太原：山西医科大学.
陈灿，刘江华，祖旭宇，等. 2014. 胰岛素信号通路与动脉粥样硬化. 国际病理科学与临床杂志，33（1）：62-66.
董冉，时国朝，周敏. 2014. 吸烟对固有免疫影响的研究进展. 国际免疫学杂志，37（6）：459-465.
李慧颖，潘秀颉，朱茂祥. 2008. 吸烟介导的氧化应激及其对心血管系统和内皮细胞的影响. 军事医学科学院院刊，32（2）：196-198.
李云涛，孟康，蔺洁，等. 2016. 烟草提取物对人脐静脉内皮细胞影响的研究. 心肺血管病杂志，35（4）：322-325.
王一春，刘洵，刘博淼，等. 2015. 吸烟对老年男性冠心病患者自主神经功能康复的影响. 中国康复医学杂志，30（7）：667-671，683.
张博方，陈静，胡琦，等. 2016. 自主神经再平衡与动脉粥样硬化. 医学综述，22（13）：2537-2540.
中国成人血脂异常防治指南制订联合委员会. 2007. 中国成人血脂异常防治指南. 中华心血管病杂志，35（5）：390-419.
Barua RS, Ambrose JA, Saha DC, et al. 2002. Smoking is associated with altered endothelial-derived fibrinolytic and antithrombotic factors: an in vitro demonstration. Circulation, 106（8）：905-908.
Becatti M, Boccalini G, Pini A, et al. 2015. Protection of coronary endothelial cells from cigarette smoke-induced oxidative stress by a new Mn（II）-containing polyamine-polycarboxylate scavenger of superoxide anion. Vascul Pharmacol, 75：19-28.
Csordas A, Bernhard D. 2013. The biology behind the atherothrombotic effects of cigarette smoke. Nat Rev Cardiol, 10（4）：219-230.
Dervisogullari MS, Totan Y, Tenlik A, et al. 2015. Effect of smoking on retina nerve fiber layer and ganglion cell-inner plexiform layer complex. Cutan Ocul Toxicol, 34（4）：282-285.
El-Sherbeeny NA, Nader MA, Attia GM, et al. 2016. Agmatine protects rat liver from nicotine-induced hepatic damage via antioxidative, antiapoptotic, and antifibrotic pathways. Naunyn Schmiedebergs Arch Pharmacol, 389（12）：1341-1351.
Hu XY, Ma YH, Wang C, et al. 2009. Effects of simvastatin on cigarette smoke extract induced tissue-type plasminogen activator and plasminogen activator inhibitor-1 expression in human umbilical vein endothelial cells. Chin Med J（Engl），122（19）：2380-2385.
Jurado-Coronel JC, Avila-Rodriguez M, Capani F, et al. 2016. Targeting the nicotinic acetylcholine receptors（nAChRs）in astrocytes as a potential therapeutic target in parkinson's disease. Curr Pharm Des, 22（10）：1305-1311.
Lee J, Bae EH, Ma SK, et al. 2016. Altered nitric oxide system in cardiovascular and renal diseases. Chonnam Med J, 52（2）：81-90.
Leone A. 2007. Smoking, haemostatic factors, and cardiovascular risk. Curr Pharm Des, 13（16）：1661-1667.

Marom-Haham L, Shulman A. 2016. Cigarette smoking and hormones. Curr Opin Obstet Gynecol, 28(4): 230-235.

Pan J, Ma D, Sun F, et al. 2013. Over-expression of TFPI-2 promotes atherosclerotic plaque stability by inhibiting MMPs in apoE$^{-/-}$ mice. Int J Cardiol, 168(2): 1691-1697.

Ueno H, Pradhan S, Schlessel D, et al. 2006. Nicotine enhances human vascular endothelial cell expression of ICAM-1 and VCAM-1 via protein kinase C, p38 mitogen-activated protein kinase, NF-kappaB, and AP-1. Cardiovasc Toxicol, 6(1): 39-50.

Yuan H, Shyy JY, Martins-Green M. 2009. Second-hand smoke stimulates lipid accumulation in the liver by modulating AMPK and SREBP-1. J Hepatol, 51(3): 535-547.

Zhang G, Xu X, Su W, et al. 2014. Smoking and risk of venous thromboembolism: a systematic review. Southeast Asian J Trop Med Public Health, 45(3): 736-745.

Zhang H, Li X, Qian Z. 2015. Regulation of macrophage cholesterol efflux and liver X receptor alpha activation by nicotine. Int J Clin Exp Med, 8(9): 16374-16378.

第十章　高同型半胱氨酸血症

第一节　同型半胱氨酸的代谢与调节

一、同型半胱氨酸及其生物化学特性

(一) 同型半胱氨酸的研究历史

1931 年，科学家文森特·杜·维格诺德（Vincent du Vigneaud）首次从膀胱结石患者中分离得到同型半胱氨酸（homocystein，Hcy）。1955 年，由于 Vincent du Vigneaud 在含硫氨基酸及其激素等有机硫化合物及其代谢中的研究贡献，尤其是人类首次合成多肽激素，而获得诺贝尔化学奖。1962 年美国科学家 Gerritsen 和 Waisman 在一名 1 岁先天性智力障碍、发生致死性肺栓塞的患儿身上发现同型半胱氨酸尿症，2 年后人们认识到胱硫醚-β-合成酶缺陷引起机体同型半胱氨酸尿症，与正常人相比，这些患者患血栓性疾病的概率更高，后来又陆续发现严重的细胞内维生素 B_{12} 代谢障碍及亚甲基四氢叶酸还原酶缺陷均可引起类似同型半胱氨酸尿症的临床症状。

美国哈佛大学的病理学家 Kimer S. McCully 教授是 Hcy 致病理论的真正奠基人。1969 年，McCully 首次提出 Hcy 可能是脑血管疾病的危险因素。McCully 在翻阅医院病例资料时，发现一由于动脉粥样硬化造成的颈动脉狭窄而死亡的 8 岁男孩尿中含有大量 Hcy，并确定造成该男孩心脑血管疾病的真正原因不是脂质代谢紊乱，深入分析后发现该儿童血液中 Hcy 含量过高是诱发其颈动脉狭窄的主要原因。1976 年，学者 Wicken 通过大范围流行病学调查分析心血管疾病的发病情况后提出 Hcy 是心血管疾病的独立危险因子。令人遗憾的是，McCully 的 Hcy 理论被学术界长期忽视，McCully 本人也因哈佛大学不允许他以该校的名义发表该成果而被迫辞去在麻州总医院和哈佛大学的职务。直至近 30 年后，哈佛公共卫生学院对 8 万人跟踪研究 14 年后证实 McCully 的理论是正确的，尤其是在 1995 年 McCully 阐述 Hcy 理论专著《心脏革命》的出版和第一届 Hcy 国际学术会议的召开，标志 Hcy 理论被医学界正式接受。随着研究的深入，越来越多的证据显示高同型半胱氨酸血症（hyperhomocysteinemia，HHcy）不仅是心脑血管疾病，更是动脉粥样硬化发生和发展的独立危险因素，也与其他多种疾病有关，如认知功能减退、阿尔茨海默病、类风湿关节炎、骨质疏松症等。

(二) 同型半胱氨酸的分子结构

Hcy 的分子式为 $C_3H_7NO_2S$，结构式为 $HSCH_2(NH_2)COOH$，相对分子质量为 121.15。Hcy 可溶于稀无机酸和碱性溶液，易溶于水（0.011g/100ml，25℃），难溶于乙醇，不溶于氯仿和醚。Hcy 为含硫 α-氨基酸之一，遇硝普盐呈紫色，存在于多种蛋白质和谷胱甘肽等物质中，与 Ag^+、Hg^{2+}、Cu^{2+} 等金属离子形成不溶性硫醇盐。即 R-S-M′，R-S-M″-S-R（M′

为 1 价金属离子、M″为 2 价金属离子）。Hcy 与半胱氨酸（cysteine，Cys）的分子结构极为相似，二者的区别仅在于 Hcy 的碳链上多了一个甲基。血浆中 Hcy 主要以还原型和氧化型 Hcy 两种形式存在，主要区别是还原型含硫基和氧化型含二硫基（图 10-1）。

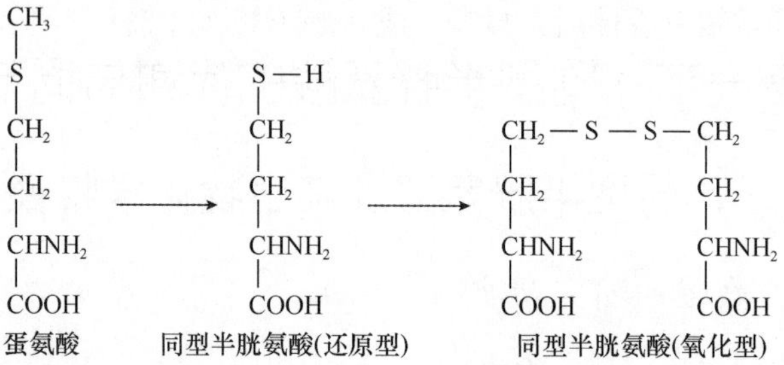

图 10-1　蛋氨酸、同型半胱氨酸（还原型）、同型半胱氨酸（氧化型）分子结构式

（三）同型半胱氨酸的生物化学特性

1. Hcy 的来源　Hcy 本身并不参与蛋白质合成，且食物中仅含有微量 Hcy，包含有 Hcy 的蛋白质会自行降解，所以 Hcy 不参与蛋白质合成。体内 Hcy 的唯一来源是甲硫氨酸在代谢过程中转变生成 Hcy，甲硫氨酸是一种人体必需氨基酸，不能在体内合成只能由食物摄取。富含甲硫氨酸的食物主要包括肉类、蛋类、奶制品、豆制品、小麦和花生等。

2. Hcy 的存在形式　Hcy 主要存在于细胞质中，正常人每天产生 15～20mmol/L，其中超过 90% 的 Hcy 在细胞内代谢分解，约有 10% 的 Hcy 释放到血浆中，并经血液循环在体内分布。

血浆中 Hcy 有 4 种存在形式，70%～90% 的 Hcy 以蛋白结合形式存在；其余 3 种形式为：①两个 Hcy 相互结合形成二聚体（双硫同型半胱氨酸）；② 以二硫键相连的同型半胱氨酸-半胱氨酸；③游离型 Hcy。以上 4 种形式称为总 Hcy（tHcy），通常所说的血浆 Hcy 水平是指血浆中 tHcy 浓度（图 10-2）。

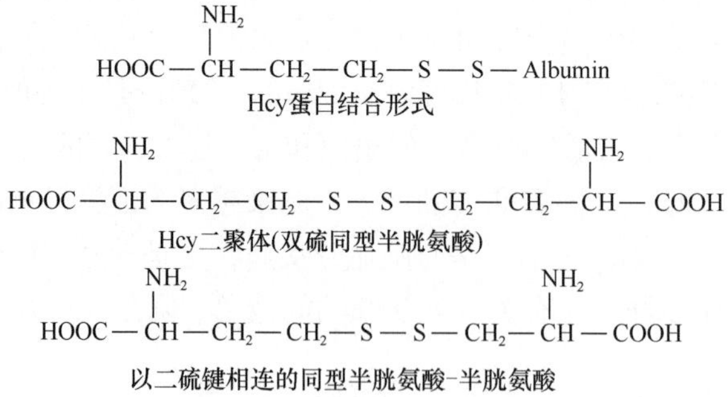

图 10-2　Hcy 的存在形式

tHcy 根据类型可分为还原型 Hcy 及氧化型 Hcy。其中，还原型 Hcy 中游离的硫基活性很高，容易氧化，从而形成二硫化物；氧化型 Hcy 主要以二硫化物或与蛋白质共价结合的形式存在。氧化型 Hcy 是血浆中 Hcy 的主要存在形式，还原型仅占 1% 左右，所以，分析血浆中总 Hcy 含量时，首先需要利用还原剂将氧化型 Hcy 还原为还原型 Hcy，然后测定的

Hcy 浓度即为血浆中总 Hcy 含量。

3. Hcy 生成的关键物质 Hcy 代谢：三磷酸腺苷将从饮食中摄取的蛋氨酸催化形成 S-腺苷蛋氨酸（SAM），SAM 是体内转甲基反应的唯一供体。在甲基转移酶作用下，SAM 将甲基转移给 DNA、蛋白质等甲基受体后，自身生成 S-腺苷同型半胱氨酸（SAH），后者进一步在 S-腺苷同型半胱氨酸水解酶（SAHH）的作用下经水解过程生成为腺苷和 Hcy（图 10-3）。

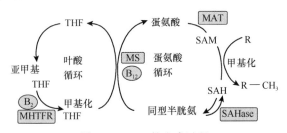

图 10-3 Hcy 的生成过程

（1）S-腺苷-L-蛋氨酸（S-adenosyl-L-methionine，SAM）：也被称做 S-腺苷甲硫氨酸，分子式：$C_{15}H_{22}N_6O_5S$。1951 年，Cantoni 分析 SAM 发现，几乎在所有真核细胞中，SAM 都带有一个活化甲基基团，推测 SAM 是一种转甲基反应的辅酶。大部分的甲基化反应及半数的蛋氨酸代谢在人类肝脏中进行，因此肝脏是产生和利用 SAM 的重要器官。研究发现，SAM 参与体内多种生化反应，目前已知主要包括转甲基、转丙氨基及转硫基等作用，同时 SAM 也是半胱氨酸、牛磺酸和谷胱甘肽（GSH）辅酶 A 等物质的作用底物或前体。研究证实，主要的生物学作用：① SAM 是体内最重要的甲基供体，SAM 为体内甲基转移反应提供甲基；② SAM 能够通过转硫基反应生成高半胱氨酸，并进一步分解代谢成半胱氨酸后再生成 GSH（S-腺苷蛋氨酸）。在哺乳动物体内，蛋氨酸与三磷酸腺苷（ATP）在蛋氨酸腺苷转移酶（MAT）的催化下生成 SAM，而在人体低蛋白摄入的情况下则可通过转甲基途径重新形成蛋氨酸，形成蛋氨酸代谢循环。由甜菜碱作为甲基供体，并在甜菜碱 Hcy 甲基转移酶（BHMT）的作用下 Hcy 重新形成蛋氨酸，该代谢过程仅在肝脏中发生；在其他组织中，可由 5-甲基四氢叶酸作为甲基供体，在蛋氨酸合成酶（MS）的作用下，Hcy 经过再甲基化过程形成蛋氨酸，在此过程中维生素 B_{12} 作为重要的辅助因子发挥极其关键作用。

当体内蛋氨酸过剩或半胱氨酸缺乏时，进入转硫途径，Hcy 在胱硫醚-β-合成酶（CBS）的催化下，与丝氨酸缩合形成胱硫醚，后者在胱硫醚-γ-裂解酶作用下分解为半胱氨酸、α-酮丁酸和 NH_4^+，维生素 B_6 是此过程中的重要辅助因子。另外，有学者发现在真核生物的网状细胞及肝脏中还存在一种 Hcy 转变为蛋氨酸的新途径，即 Hcy 与 tRNA 结合，经过甲基化酶作用转变为蛋氨酸，若机体内缺乏甲基化酶或者活性作用减弱，Hcy 则不与 tRNA 结合，而是经水解作用生成同型半胱氨酸硫内酯。

（2）甘氨酸-N-甲基转移酶（GNMT）：是肝脏中含量最高的甲基转移酶，研究发现，SAM 主要通过 GNMT 发挥其致病作用，作为蛋氨酸代谢的重要催化酶，SAM 在 GNMT 的催化下脱去甲基后变成 SAH，并最终生成谷胱甘肽等一系列重要分子，参与体内多种生物学反应。研究发现，机体 GNMT 缺乏或活性不足时血浆中 SAM 的含量会增高数倍，GNMT

能够提高循环中叶酸的含量,并能够增加叶酸依赖的 SAH 的表达,但相关机制尚不清楚。

(3)维生素:维生素 B_6 是 β-胱硫醚合成酶和 γ-胱硫醚裂解酶的辅酶,体内维生素 B_6 缺乏,会导致这两种酶的合成障碍。维生素 B_{12} 是 N_5-CH_3-FH_4 转甲基酶的辅酶,而 N_5-甲基四氢叶酸是体内甲基的间接供体,两者的缺乏使 N_5-CH_3-FH_4 的甲基无法转移,影响 Hcy 的再甲基化过程而阻止蛋氨酸的再生成,进而造成血浆 Hcy 蓄积引起疾病发生或加速疾病进展。

二、同型半胱氨酸的代谢

(一)同型半胱氨酸代谢途径

Hcy 在体内的代谢途径共有 5 种:转甲基途经,包括以 N_5-甲基四氢叶酸为甲基的供体、以甜菜碱为甲基的供体两条途径;转硫途经;直接释放到细胞外液;重金属离子存在下的自身氧化。

1. Hcy 的转甲基途径 Hcy 可经重新甲基化过程生成蛋氨酸,有两种转甲基途径。分别由 N_5-甲基四氢叶酸和甜菜碱提供甲基。

(1)以 N_5-甲基四氢叶酸为甲基供体:Hcy 在甲硫氨酸合成酶(MS)及其辅酶甲基钴胺素(维生素 B_{12} 的一种形式)的催化下通过再甲基化过程重新生成蛋氨酸,这一过程体内任何组织中均可发生。N_5,N_{10}-甲基四氢叶酸还原酶(MTHFR)催化四氢叶酸经产生 N_5-甲基四氢叶酸。

(2)以甜菜碱为甲基供体:Hcy 在甜菜碱-同型半胱氨酸甲基转移酶(BHMT)的催化下生成二甲基甘氨酸及蛋氨酸,这一途径又被称为甲基化的替代途径,此过程仅在肝脏中进行。

2. Hcy 的转硫途径 Hcy 和丝氨酸在胱硫醚-β-合成酶(CBS)催化下,维生素 B_6 作为辅因子与 Hcy 的硫基发生不可逆结合,生成胱硫醚。胱硫醚-γ-裂解酶(CSE)催化胱硫醚水解生成半胱氨酸、α-酮丁酸及氨,CSE 是一种维生素 B_6 依赖的酶。新生成的半胱氨酸与蛋白质结合,也可转换成水和硫酸排入尿中,这一方式占人体排出甲硫氨酸的 70%,半胱氨酸也可与 Hcy 结合形成二硫化物半胱氨酸-Hcy。

3. Hcy 直接释放到细胞外液 生理情况下,细胞内 Hcy 浓度受到精确调控,过剩的 Hcy 被转运到血浆中参加循环,该过程与血浆 Hcy 浓度密切相关。释放到细胞外的 Hcy 增加主要反映机体 Hcy 的生成和代谢紊乱。有研究表明,蛋氨酸的浓度可影响 Hcy 的释放,蛋氨酸浓度较低时,蛋氨酸合成酶影响细胞 Hcy 的释放;而高蛋氨酸浓度时,细胞释放 Hcy 则受到胱硫醚合成酶的影响。

4. Hcy 在重金属离子存在下的自身氧化 当机体中存在高浓度的金属离子(Fe^{3+} 或 Ca^{2+})时,Hcy 极易发生自身氧化,生成超氧化物、过氧化氢和羟自由基等多种强氧化产物。若氧化物蓄积到一定浓度时,会激活细胞内氧化应激反应而引起疾病发生(图 10-4)。

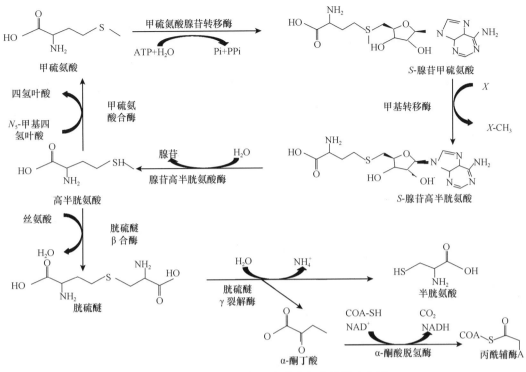

图 10-4 同型半胱氨酸在体内氧化代谢示意图

（二）同型半胱氨酸代谢的调节

1. 转甲基和转硫基途径的相互调节 在体内，Hcy 的转甲基和转硫基途径并不是平行独立的，而是在一定的调节机制下存在相互协调和制约，主要涉及两种机制：一方面，SAM 可抑制 MTHFR 的活性，而对 CBS 有激活作用；CBS 和 MTHFR 分别是 Hcy 转硫基和转甲基过程中的重要催化酶，所以 SAM 可通过改变上述两个酶的活性来调节 Hcy 的转硫和转甲基的代谢途径。另一方面，SAM 在协调两条代谢途径的同时，它本身也受一定机制的调节，尤其是在蛋氨酸代谢途径中，SAM 主要受到代谢循环中涉及的催化酶的活性、产物和底物浓度的调控，SAM 作为体内唯一的甲基供体，调控体内几乎所有的甲基转移反应。

在肌酸的合成过程中，SAM 在甘氨酸 N_5-甲基转移酶（GNMT）的催化作用下，将甲基转给甘氨酸后自身转变成肌酸，而 GNMT 的活性也受 N_5-甲基四氢叶酸的抑制。当机体中 N_5-甲基四氢叶酸浓度下降时则通过抑制 MTHFR 的活性而增加细胞中 SAM 的浓度，从而抑制 Hcy 的再甲基化过程，降低蛋氨酸的合成。N_5-甲基四氢叶酸浓度升高时会促进 GNMT 活性增高，从而下调细胞中 SAM 的浓度。另外，若细胞中 SAM 浓度增加，还可升高 CBS 活性增加转硫基途径，而使得细胞内氧化型物质的含量增加，打破机体的氧化与还原状态平衡从而诱发氧化应激。反之，Hcy 再甲基化反应加强，转硫基反应受到抑制，所以机体可以通过 SAM 浓度的改变来调节 Hcy 的代谢平衡。

2. 同型半胱氨酸到细胞外液的调节 被释放到细胞外液是细胞内 Hcy 代谢的途径之一，该过程主要受到细胞内蛋氨酸浓度的调节，其释放速率亦受 MS 活性和 CBS 活性的影响。蛋氨酸浓度较低时，MS 活性增强而促进细胞内 Hcy 向细胞外释放；若蛋氨酸高浓度时，CBS 活性增加而减少 Hcy 排出。催化该过程的主要因子 CBS、γ-胱硫醚酶和 MS 的辅酶成分分别是维生素 B_6、维生素 B_{12}，而叶酸还原生成四氢叶酸在体内携带一碳单位后生成 N_5-甲基四氢叶酸，故上述因素均参与调控 Hcy 的释放调控。Hcy 再甲基化的甲基供体之一是 N_5-甲基四氢叶酸，它由 N_5, N_{10}-亚甲基四氢叶酸在 MTHFR 催化下生成。体内 N_5, N_{10}-亚甲基四氢叶酸有两个来源：①由丝氨酸与四氢叶酸在丝氨酸甲基转移酶催化下生成，以及甘氨酸与四氢叶酸在甘氨酸裂解酶的作用下生成；②通过氧化还原反应由 N_{10}-甲酰四氢叶酸、N_5 亚氨甲基四氢叶酸和 N_5, N_{10}-次甲基四氢叶酸转变而来。

第二节 高同型半胱氨酸血症致动脉粥样硬化的流行病学

一、高同型半胱氨酸血症

（一）高同型半胱氨酸血症定义

健康成人在空腹状态下，血浆总 Hcy（tHcy）浓度为 5~15μmol/L（表 10-1），而患有遗传或获得性疾病的人群血浆 tHcy 浓度一般持续高于正常含量的上限，即为高同型半胱氨酸血症（HHcy）。根据美国心脏协会（AHA）的推荐和流行病学资料，目前将 HHcy 按血浆 Hcy 升高程度不同分为轻中重三种：轻度 HHcy 的 tHcy 范围为 16~30μmol/L；中度 HHcy 的 tHcy 范围为 31~100μmol/L；tHcy＞100μmol/L 则为重度 HHcy。研究报道显示，轻度、中度 HHcy 可见于 5%~10%的健康成人，以及 20%~40%的心肌梗死、脑卒中或静脉血栓栓塞患者；重度 HHcy 比较少见，主要见于参与叶酸和维生素 B_{12} 代谢的酶遗传缺陷的患者及伴有慢性代谢性疾病的患者。

表 10-1 空腹血浆或血清同型半胱氨酸水平正常值上限

人群	服用叶酸（μmol/L）	未服用叶酸（μmol/L）
儿童（<15 岁）	8	10
成人（15~65 岁）	12	15
老年人（>65 岁）	16	20
孕妇	8	10

近年来，大量临床研究和流行病学调查证实，HHcy 在心脑血管疾病的发生发展中扮演重要角色，是导致心脑血管疾病发生新的、独立的危险因素。自从 McCully 提出 HHcy 可引起动脉粥样硬化性血管疾病的理论后，国内外学者围绕 Hcy 与心脑血管疾病的关系、具体的致病机制和潜在的干预靶点开展大量研究工作，取得丰硕的研究成果，使人们日益认识到 Hcy 的危害性。

（二）影响血浆 tHcy 水平的因素

1. 遗传因素 由于遗传因素导致基因缺陷引起 Hcy 代谢过程的某些关键酶，如

MTHFR、甲基转移酶和 CBS 等的表达异常或活性下降,均可导致 Hcy 代谢障碍而使之蓄积从而产生 HHcy。

(1) cbs 基因变异:CBS 是由四个相同的亚基构成的同源四聚体,存在于胞质中,分子量为 63kDa,是一种磷酸吡哆醛依赖的酶,其活性中心由第 37 位的谷氨酸(Glu)到第 413 位的精氨酸(Arg)构成,该序列高度保守。当 cbs 基因缺乏或者突变时,其活性可能降低或丧失,从而影响 Hcy 血浆浓度。人 cbs 基因定位于 21 号染色体靠近端粒的位置(21q22.3),cbs 基因突变有多种,不同地理和种族间各种突变的频率有差异。携带等位基因 699T 的个体(不论是纯合子或是杂合子个体)蛋氨酸负荷和 Hcy 水平高于 C/C 基因型的个体。99C→T、1080T→C 突变可提高叶酸水平并降低 tHcy 含量,且位于密码子第三位上这两种多态性位点有较强的连锁不平衡,推断它们可能与 CBS 中其他未被发现的突变有关。有学者分析 cbs 基因的 699C→T、1080C→T 多态性和-5697GT 短连续片段(STR)后发现,这两个单核苷酸多态性与 STR 的连锁不平衡率很高,但是其研究证实任何一种多态性都与 Hcy 浓度升高不相关。cbs 基因有一个 68bp 的插入多态性 844ins68,68bp 插入的个体蛋氨酸负荷后 Hcy 水平较低。cb844ins68 可能是血栓性疾病的保护因素。然而,Silate 在对不同基因型和补充叶酸降低 Hcy 研究后认为,cbs844 ins68 并不影响血浆 tHcy 的浓度和饮食补充叶酸后降低 Hcy 的作用。cbs 非编码区 DNA 序列的突变被认为会降低 CBS 的表达而提高血浆 Hcy 的浓度。cbs 基因中有一个 31bp 的 VNTR。第一个 VNTR 从外显子距离 5′末端的第 12 个碱基开始,一直延续到内含子 13 的第 19 个碱基。VNTR 的重复数一般在 15~20 之间。其中 17/17 是最普遍的一个基因型,另外两种基因型 16/17 和 17/18 相对于 17/17 基因型具有显著低的 Hcy 水平,说明 16、18 重复单倍体可能与上调 cbs 基因转录的调节性因素具有连锁不平衡现象。

(2) ms 基因变异:ms 基因定位于染色体 lq43,靠近长臂端粒区。外显子长度为 4kb,位于长开放阅读框架起始部位的 428 和 429 残基,编码长度为 1265 个氨基酸的多肽链,编码蛋白的分子量为 140kDa。分析 ms 基因的初步结构和功能后发现,2727~3547bp 部位可能与 α 螺旋、β 片层结构密切相关,且此部位可能含编码腺苷甲硫氨酸及辅因子(B_{12})的结合位点,突变位置常发生在 ms 基因的 3′端,影响 MS 的催化活性、基因转录或蛋白的稳定性。与 MS 相关的遗传疾病被分为两类:①cb1E,表现为 MS 所必需的还原系统的缺陷;②cb1G,由于 MS 主酶的缺陷,表现为钴胺素与 MS 结合区的基因缺失。在 cb1G 中存在三种基因突变,分别为 A2756G、C2758G 和 BP2640-2642,三种位置的基因突变均可造成 MS 酶的功能缺陷。有研究发现,带有 cb1G 遗传病的 ms 基因突变分别是 3804C→T、468G→A 及 2926 A→2928T,但具体哪一种特定的突变位点与酶的活性更密切,目前尚未明确。

(3) 蛋氨酸合成酶还原酶变异:蛋氨酸合成酶还原酶(methionine synthase reductase,MTRR)的作用是保持 MS 辅酶的活化形式——甲基钴胺素维持在适当的水平,以保障 MS 活性,从而确保 Hcy 再甲基化过程的顺利进行。研究报道,当缺乏 MTRR 时,猪的 MS 无活性,因此 MTRR 对维持 Hcy 在无毒性水平有重要作用。人类的 MTRR 基因位于 5 号染色体短臂(5p15.31),该基因由 15 个外显子、14 个内含子组成。研究显示,具有 MTRR66AA 基因型的个体 tHcy 水平较高,所以,认为 A66G 突变会显著影响血浆 tHcy 的水平,且进一步的研究证实 66AA 基因型提高 tHcy 的作用不需要血浆叶酸、维生素 B_{12} 及维生素 B_6 的参与。

（4）mthfr 变异：MTHFR 是一种黄素依赖酶，由两个相同的 77kDa 亚基组成，N 端为催化区，C 端为调节区，辅酶是黄素腺苷二核苷酸（FAD）。将 N_5, N_{10}-亚甲基四氢叶酸还原成 N_5-甲基四氢叶酸是 MTHFR 的主要作用，N_5-甲基四氢叶酸是 Hcy 再甲基化过程生成蛋氨酸的主要甲基供体。mthfr 基因有 677C→T 和 1298A→C 两种较为常见的突变。研究认为，mthfr 基因突变与血浆 tHcy 浓度升高和心血管疾病有关。也有研究发现，mthfr TT 基因型个体的 Hcy 水平显著高于 mthfr CT 和 mthfr CC 基因型的个体。mthfr 677T 等位基因是 tHcy 水平独立的预测因素；mthfr 1298A→C 对禁食和蛋氨酸负荷后 Hcy 的水平无影响。

（5）胸腺苷合酶变异：胸腺苷合酶（thymidylate synthase，TS）催化脱氧尿苷酸转甲基成为胸苷酸，甲基供体是 N_5, N_{10}-亚甲基四氢叶酸。所以 TS 会与 MTHFR 竞争叶酸，间接参与 Hcy 的代谢。TS 的基因含有 5'端一个 28bp 串联的重复多态性片段。研究报道，新加坡的华人 TS 3/3 基因型与血浆低叶酸（在饮食缺乏叶酸的个体中）和血浆高 Hcy 相关，而且这种多态性与 mthfr C677T 基因突变对血浆和叶酸浓度的影响不相关。

（6）钴胺素转运蛋白变异：钴胺素转运蛋白（TC）是血浆中的一种转运蛋白，是 MS 的辅酶——维生素 B_{12} 在循环系统中的载体，也可以把钴胺素转运到细胞内，所以 TC 功能变化通过影响维生素 B_{12} 的转运而调节 MS 的功能。有研究发现，P259R 突变与血浆 Hcy 浓度有关，259PP 个体 tHcy 浓度低于 259PR 和 259RR 的个体，推断 259PP 个体通过提高维生素 B_{12} 水平来降低血浆 tHcy 的浓度。

（7）谷氨酸羧基肽酶Ⅱ变异：食物中的叶酸以多谷氨酰叶酸的形式存在，被机体摄取后，在多聚谷氨酸羧肽酶（FGCP）的作用下被消化成为单谷氨酰叶酸。FGCP 位于小肠刷状缘细胞上，是 GCPⅡ基因表达的产物。在健康高加索人群中出现了 GCPⅡ的 H475Y 多态性，等位基因 H475Y 突变会影响对食物中叶酸的吸收，导致血中叶酸水平降低而发生 HHcy。1561TT 基因型的空腹和蛋氨酸负荷后血浆 Hcy 水平都较低，而 156l CT 与 1561 CC 基因型个体的 Hcy 水平差异不明显，认为 1561C→T 多态性显著提高了血浆中叶酸水平。有研究学者分析 120 例晚期肾脏疾病病例的还原性叶酸载体（RFC1）80G→A 和 GCPⅡ 1561C→T 多态性后证实，GCPⅡ 1561C→T 可作为叶酸水平的预测因素。

2. 营养因素及饮食习惯 Hcy 代谢过程所需的辅因子叶酸、维生素 B_6 和维生素 B_{12} 都会影响 Hcy 代谢相关酶的活性，从而调控 Hcy 的代谢转化。因此，如这些辅助因子水平发生变化都可以导致 Hcy 的代谢发生紊乱，从而引起 HHcy，研究发现，在 HHcy 患者和血栓栓塞患者中普遍存在 B 族维生素含量不足的现象，这些患者大多存在维生素吸收障碍的现象。此外，大量饮酒等不健康的饮食习惯可引起维生素的肠吸收功能障碍，肝脏摄入减少，经尿液排出的量增加，导致维生素 B_{12}、叶酸和磷酸吡哆醛缺乏，而导致血浆 Hcy 浓度升高，最终引起 HHcy；此外，长期饮酒还可直接损害肝细胞中蛋氨酸合成酶活性下降，从而扰乱蛋氨酸在肝脏中的代谢造成 HHcy。吸烟者由于叶酸含量不足常引起体内叶酸缺乏，吸烟也可影响维生素及叶酸的吸收，从而使 Hcy 浓度升高。甚至被动吸烟的人群血浆 Hcy 水平也显著升高。大量饮用咖啡也可使维生素及叶酸吸收障碍，引起 Hcy 浓度升高。高蛋氨酸饮食可引起蛋氨酸代谢紊乱而生成过多的 Hcy，导致 Hcy 蓄积，有报道认为，高动物蛋白、低植物蛋白饮食可能是 HHcy 的危险因素之一。

3. 年龄与性别 研究发现，Hcy 随年龄增长而升高，这是因为体内维生素 B_6、维生素 B_{12} 停留时间随着年龄增长而下降，呈负相关关系，同时老年人体内 Hcy 代谢相关的酶活性因为年龄增长而降低，也与肾功能减退及激素的改变有关系。男性 Hcy 浓度比女性要高，且 HHcy 的患病率男性也明显高于女性，这可能与雌性激素对蛋氨酸代谢的影响、男性高肌酐浓度及骨骼肌发达有关。对于女性，绝经前和绝经后相比，血浆 Hcy 浓度变化也显著不同，绝经后血浆 Hcy 水平显著升高，这是因为雌激素可通过加速 Hcy 再甲基化过程降低 Hcy 水平，也可能与在绝经前后甜菜碱 Hcy 转换酶、Hcy 甲基转移酶的活性不同有关。

4. 疾病与药物 对于患有慢性疾病如肾衰竭、甲状腺功能减退、糖尿病、严重贫血、严重硬皮病、高血压及恶性肿瘤等患者及长期服用甲氨蝶呤、一氧化氮、抗癫痫药、利尿药、烟酸等药物的患者，其血浆 Hcy 水平显著升高（表 10-2）。Hcy 在肝脏中代谢，但 Hcy 的清除则主要在肾脏中进行，正常人每天产生 15~20mmol 的 Hcy，其中大部分在细胞内分解代谢，只有约 1.5mmol 的 Hcy 释放到血浆中，血浆中约 70% 的 Hcy 经过肾脏的摄取和代谢得以清除。另外，当肾功能受损或肾实质发生破坏时，会引起 Hcy 代谢的相关酶如 β-胱硫醚合成酶、甲基转移酶、MTHFR 等缺乏或活性丧失，而导致 Hcy 代谢通道受阻，引起血中 Hcy 累积。

表 10-2 高同型半胱氨酸血症产生的原因及百分比

产生原因	百分比
不健康的生活方式（不良嗜好、缺乏锻炼等）	轻中度升高 15%
营养（维生素 B_6、维生素 B_{12}、叶酸缺乏症）	轻中度升高 40%
MTHFR、CBS、MS 等关键酶基因的多态性改变（遗传缺陷或基因突变——基因碱基突变或插入缺失）引起的酶缺陷或活性下降导致 Hcy 升高	中度升高 40%
β-胱硫醚合成酶遗传严重缺陷	重度升高 1%~2%

二、高同型半胱氨酸血症的流行病学特性

在佛明翰心脏研究的原始队列人群（年龄 67~96 岁）中，19% 的人 tHcy 水平超过 16.4μmol/L。而在排除高血压、糖尿病、心血管及脑血管疾病患者后，分析年龄跨度为 40~67 岁的 16176 人（男性 7591 人，女性 8585 人）血浆中 tHcy 水平，发现 12 356 名 40~42 岁人群中，血浆 tHcy 的几何均数为 10.0μmol/L，其中男性为 10.8μmol/L，女性为 9.1μmol/L；在 3318 名 65~67 岁人群中，血浆 tHcy 的几何均数为 11.65μmol/L，男性为 12.3μmol/L（1386 人），女性为 11.0μmol/L（1932 人），男性显著高于女性，并随年龄增长而升高。此外，在各年龄组中均发现血浆 tHcy 水平还与吸烟呈显著正相关，尤其与吸烟女性呈现强相关。

通过 NHANES Ⅲ 研究（Third National Health and Nutrition Examination Survey Ⅲ）确定人群 tHcy 水平的参考值，发现年龄在 40~59 岁的人群，男性出现 tHcy>11.4μmol/L 的 HHcy 患病率为 28.6%，而超过 60 岁以上的男性为 43.2%；40~59 岁的女性 HHcy 患病率为 21.1%，超过 60 岁以上的女性为 46.5%。另有研究发现 65 岁以上人群血浆 tHcy 的评价水平为

13.2μmol/L（95%CI12.4～14.0μmol/L；范围 5.0～48.9μmol/L），其中男性为 15.0μmol/L，女性为 12.3μmol/L，按照 NHANES Ⅲ的参考值标准（tHcy≥16.0μmol/L），发现 65 岁以上人群 HHcy 的患病率约为 69.8%，其中男性为 76.2%，女性为 66.4%，可见，HHcy 在高年龄组中更为普遍。有研究学者调查发现，血浆 tHcy 分布存在着城乡差异，农村男性（18.0μmol/L）是城市男性（12.0μmol/L）的 1.5 倍，农村女性（12.9μmol/L）是城市女性（9.6μmol/L）的 1.3 倍。Logistic 回归分析显示，农村人群 HHcy（tHcy≥16μmol/L）患病率是（35.3%）是城市患病率（9.5%）的 3.7 倍。调整城乡构成的差异后，HHcy 患病率为 15.3%，其中轻度 HHcy（16μmol/L≤tHcy≤30μmol/L）为 65.7%（199/303）。一般人群中 HHcy（tHcy≥16μmol/L）的患病率为 17.4%（男性 25.6%；女性 9.6%）；HHcy 的患病率也存在地区差异，其中北方地区为 28%，是南方地区的 4.0 倍，存在显著的北高南低的区域性差异。

三、HHcy 是动脉粥样硬化的独立危险因素

动脉粥样硬化（As）是一种慢性增生性疾病，主要特征是脂代谢紊乱和炎性反应，也是心脑血管疾病发生的病理基础。除吸烟、高血压、高脂血症等 As 的传统危险因素外，近年发现 HHcy 作为其独立危险因素也可导致 As 的发生发展。大量的研究正在逐步揭示 HHcy 与心脑血管疾病，尤其是 As 的发病机制、病程进展、预后等一系列的关系。

由 As 导致的心脑血管疾病是发达国家人口发病与死亡的主要原因，我国也呈现快速增长趋势和发病的日趋年轻化。现已明确 As 的危险因素主要包括高血压、糖尿病、吸烟、肥胖、高脂血症和家族遗传等，但这些只能解释约 2/3 人群的 As 的发病原因，因此，筛选并确定新的危险因素，进一步对其采取相应的干预措施，对于减少 As 发病率、致残率和死亡率及降低日益增高的医疗费用具有重要意义，因此成为目前医疗界研究的热点问题。

近年来的研究证实，HHcy 作为 As 新的、独立的危险因素被广泛接受。McCully 在 1969 年首次发现血和尿中 Hcy 水平升高及类似 As 病变的一个主要原因是由于 β-胱硫醚-γ-合成酶（CBS）缺陷，故有学者提出 HHcy 可能致 As 的假说。28%的冠状动脉粥样硬化患者伴有 Hcy 异常。据统计，普通人群中 5%～7%的人存在轻中度的 HHcy（15～100μmol/L），而他们在今后的生活中在发生冠状动脉粥样硬化和形成血管内血栓中具有较高的危险性，而在 As 患者的早期发病中，血浆 Hcy 增高占 20%～30%。因此，多数学者认为 HHcy 是 As 一个独立的、强的危险因素，仅次于高血压、糖尿病、吸烟、高脂血症、肥胖等传统危险因素。

1984 年 Brattstorm 第一次提出 Hcy 与脑血管病变有关，之后进行的大规模流行病学调查结果证明 HHcy 是脑血管疾病的重要危险因素，有超过一半的脑卒中患者伴发 HHcy。大量数据研究报道，患者血浆中 Hcy 浓度每升高 5μmol/L，发生脑卒中的风险就会提高 59%，缺血性心脏病风险增加 32%；相反，血浆 Hcy 每降低 3μmol/L，脑卒中的发病风险大概降低 24%，而发生缺血性心脏病的风险则可降低 16%，说明血浆 Hcy 水平与心血管疾病危险性具有剂量依赖性关系。在由国家心血管病中心、中华医学会等发布的 2010 年《中国高血压防治指南》中，已经明确提出防治心血管疾病的重要策略是降低血浆 Hcy 水平。

四、Hcy 与动脉粥样硬化性心脑血管疾病关联的流行病学证据

大量回顾性和前瞻性研究均表明，血浆 Hcy 水平升高是心脑血管疾病的独立危险因素。已经有数项 Meta 分析对其进行总结，同时在我国人群也有不同类型的相关研究。

血浆中 Hcy 浓度每下降 35μmol/L，则可使患者缺血性心脏病发病风险减少 11%，而脑卒中发病风险可降低 19%。另一研究结果显示，Hcy 每升高 5μmol/L 脑卒中约增加 59% 风险，而缺血性心脏病的风险则增加 33%。在我国的一项 1823 例脑卒中患者和 1832 例对照研究的结果显示：约有 87% 的 HHcy 人群（≥16μmol/L）发生脑卒中；进一步经 3～5 年的随访证实，在 HHcy 患者中脑卒中复发率和全因死亡率均明显升高。另一项前瞻性研究共观察 2009 例基线无心脑血管疾病和癌症的中国受试者，随访 11.95 年（1994～2007 年）后发现 Hcy＞9.47μmol/L（敏感性 81.1%，特异性 54.3%）的受试者有 2.3 倍的风险发生心脑血管事件，Hcy＞11.84μmol/L（敏感性 49.7%，特异性 84.0%）受试者有 2.4 倍的风险发生死亡。

亚甲基四氢叶酸还原酶（MTHFR）是 Hcy 代谢关键酶之一，主要参与 Hcy 甲基循环中的再甲基化过程，研究发现，该酶 C677T 位点突变导致的耐热性及活性下降是引起人群血浆 Hcy 中度升高的主要因素之一。10%～12% 欧美人群的该酶基因型是 TT，该人群 Hcy 水平较 CC 基因型人群升高约 1.25 倍。在进行 MTHFRC 677T 基因多态性与冠状动脉粥样硬化性心脏病（CHD）关系的 Meta 分析中（包括 26 000 个病例和 31 183 个对照），TT 基因型患者 CHD 发病风险较 CC 基因型患者的风险增加 14%；有学者以 MTHFR C677T 基因多态性为基础、共纳入 111 项指标考察 Hcy 与脑卒中的因果关联进行 Meta 分析发现，TT 基因型人群较 CC 基因型人群的 Hcy 水平显著升高，根据 Wald 等前瞻性研究的结果，Hcy 水平每升高 5μmol/L 发生脑卒中的风险就有 59%，TT 基因型人群实际脑卒中风险增加 26%，预测值和实际值具有一致性，该研究以 Hcy 水平为替代指标，以前瞻性研究的结论作为推论依据，准确预测 TT 基因型人群患脑卒中风险，进一步确证 Hcy 水平升高与脑卒中的因果关联。而在我国汉族人群中，TT 基因型患者脑卒中风险较其他民族人群增加 1.55 倍。

上述不同类型的研究均提示血浆 Hcy 水平与心脑血管疾病相关，且 Hcy 升高水平可准确预测脑卒中风险。我国人群数据证实当 Hcy＞9.5μmol/L 时，心脑血管风险已显著增加，并且 MTHFR TT 基因型人群，我国脑卒中风险率显著高于国外该人群约 1.0 倍，说明该基因多态性存在种族间差异，尤其对中国人群的脑卒中易患性具有更强的修饰作用。随后许多研究相继证实，Hcy 升高可较早引起 As。综合分析 27 份相关研究资料后发现，Hcy 水平和血管危险性之间呈剂量依赖关系，Hcy 每增加 5μmol/L 的致病作用相当于胆固醇含量升高 0.5mmol/L 引起的后果，而血管危险性约增加 1/3。

As 的病理基础是动脉内膜逐渐发生退行性的变化，其中脂肪物质、胆固醇、复合糖类、细胞代谢废物及其他物质在动脉内膜下聚集，动脉中层逐渐减退和钙化，致使动脉管壁增厚、僵硬、失去弹性。HHcy 是引起多种心脑血管疾病的一种独立危险因素，HHcy 对全身血管的危害作用比较明显，包括引起血管内皮的损伤、激活氧化应激和内质网应激、促进炎性反应和诱发血脂代谢紊乱、下调免疫机制等。也有研究表明，学龄期 HHcy 是早发动脉粥样硬化形成的一种危险因素。研究证实，HHcy 还与其他多种疾病具有关联性，包括阿

尔茨海默病、认知障碍、脑卒中、短暂性脑缺血发作、胎儿神经管缺陷、非酒精性肝炎、精神分裂症、骨质疏松症、终末期肾脏疾病及非胰岛素依赖型糖尿病等。

Hcy 除了直接导致脑卒中，还通过形成颈动脉斑块加速脑卒中的发生，因此，积极控制 Hcy 水平，对预防脑卒中和颈动脉粥样斑块形成均具有重要的意义。血浆 Hcy 升高时，可通过促进血小板聚集、低密度脂蛋白的氧化、泡沫细胞的生成及血管内皮平滑肌细胞的增殖，并抑制内皮细胞谷胱甘肽过氧化酶的表达而导致内皮细胞的凋亡而启动 As；Hcy 还可诱导血管局部的炎症细胞释放各种炎性因子，使血管局部功能损伤，进而发展为 As。

第三节 高同型半胱氨酸血症致动脉粥样硬化的机制

近年来，有很多报道 HHcy 致心脑血管病机制的研究，其核心在于 Hcy 引起 As 的发生机制，虽然取得了很大的进展，但涉及的相关分子机制尚不明确。As 的发生是一个复杂的、涉及多种分子机制和病理过程的长期事件，大量临床和基础研究也证实，血管内皮细胞的损伤和再生障碍是 As 发生、发展的始动因素，最严重的表现是动脉粥样硬化斑块破裂并血栓形成。高同型半胱氨酸致 As 的机制主要涉及以下方面。

一、血管内皮细胞损伤

生理状态下，血管内皮细胞（EC）对血管系统的正常功能的调节和维持发挥着重要的作用。它不仅维持血管内膜的完整性，还能够分泌多种血管活性物质，在调节血管的舒缩功能、抵抗血栓形成中有重要作用；同时具有接收、传递信息，参与炎性反应，参与血管生成等功能。Hcy 损伤血管内皮细胞结构和功能的机制复杂，损伤的区域也是 As 发生的区域。

1. Hcy 引起过氧化物和氧自由基生成损伤血管内皮细胞 Hcy 含自由硫基和自由的巯基，它决定氧化还原的特性，Hcy 的分子之间可通过相互氧化形成二硫化合物，也可同其他含自由硫基的氨基酸或蛋白质结合成一个混合的二硫化物。Hcy 可以在一氧化氮（NO）存在的情况下生成过氧化氢（H_2O_2）和超氧阴离子（O_2^-），O_2^- 可与 NO 生成的过氧亚硝酸盐（$ONOO^-$）具有氧化活性更强的自由基。Hcy 减少活性氧的清除方式是通过抑制谷胱甘肽过氧化酶等细胞抗氧化酶或细胞外的超氧化物歧化酶的活性，进而增加细胞内和线粒体内的活性氧含量。Hcy 可通过减弱被其处理后的内皮细胞中血红素加氧酶和谷胱甘肽过氧化酶的表达和活性，抑制内皮细胞的抗氧化能力，破坏内皮细胞中氧化和抗氧化的平衡。活性氧可增加丙二醛（MDA）、异前列烷和脂质共扼烯含量而启动血液循环中的细胞膜及线粒体膜的脂质过氧化反应；在冠心病患者血液中氧化应激相关指标明显加强，且游离 MDA 在不稳定型和稳定型心绞痛患者中有明显差别，长期临床研究证实，游离 MDA 的含量可直接反映体内脂质过氧化物产生的速率和强度，故被认为可作为氧化应激的标志。

Hcy 还可抑制内皮源性 NO 的产生及活性而引起内皮依赖的血管舒张损伤。目前已证实 NO 是机体内主要的内皮衍生舒张因子，在血管舒张、抑制血小板的活化和黏附与聚集，抑制平滑肌细胞的增殖、调节内皮细胞与白细胞的作用等方面发挥重要调节作用。各种理化因素作用于内皮细胞后,可激活细胞内一氧化氮合酶(NOS)将 L-精氨酸转化为 L-肌氨酸的同时释放 NO,并促进 NO 通过弥散作用或附着于亚硝基硫醇运输至血管平滑肌细胞,进一步活化鸟苷酸环化酶,使细胞膜表面的 GTP 转化为 cGMP,而促进细胞内 Ca^{2+} 外流或抑制细胞外 Ca^{2+} 内流以降低细胞内 Ca^{2+} 离子浓度扩张血管。同时,Hcy 上的自由疏基很容易发生自身氧化形成二硫键,同时 Hcy 在金属离子(Fe^{3+}、Ca^{2+})存在下自身氧化产生过氧化氢和其他氧自由基。Hcy 还可通过抑制内皮细胞内抗氧化酶类的表达,如谷胱甘肽过氧化酶、超氧化物歧化酶等,使机体若不能及时清除体内产生的活性氧类物质而导致体内氧化应激的发生,活性氧可与内皮细胞生成的 NO 发生反应使 NO 在体内的有效浓度减低。此外,Hcy 还可通过促进内源性 eNOS 降低非对称性二甲基精氨酸 ADMA 水平,从而抑制 NO 的产生。

2. Hcy 抑制血管内皮细胞的再生和功能 内皮细胞(EC)是一层在血管内表面覆盖的单层扁平细胞,在调节和维持血管系统的正常功能中起重要作用,是由内皮祖细胞(EPC)定向分化而来。研究显示,Hcy 不仅影响 EC 的功能,还影响 EC 的生长和发育。Hcy 干预体外培养的内皮细胞的研究证实,Hcy 具有促进内皮细胞老化和诱导内皮细胞凋亡,抑制内皮细胞增殖的功能,诱导内皮细胞表达和分泌单核细胞趋化蛋白-1(MCP-1)与 IL-8 等。近些年研究表明,内皮祖细胞(EPC)是 EC 的前体细胞,可参与出生后的血管新生和损伤血管的再内皮化过程,从而维持其再生与凋亡的平衡性,对内皮修复、维持血管稳定等生物学功能具有重要作用,以保持血管内膜的完整性。研究表明,伴有血清 Hcy 浓度异常升高的冠心病患者外周血中 EPC 的数量和功能严重降低,有学者进一步研究发现,Hcy 可通过增强内质网应激而损伤 EPC,尤其是来自冠心病患者的血细胞,说明 Hcy 可能通过抑制 EPC 的功能和数量引起 EC 的再生和修复能力下降。

3. Hcy 对血管内皮细胞分泌功能的影响 内皮细胞可分泌多种血管活性物质,这些活性物质包括内皮衍生的松弛因子(EDRF)和前列腺素(PG),也包括内皮素(ET)及组胺等。上述大多数因子对血管张力具有显著的调节功能,同样对凝血和抗凝血功能也具有有效的调节作用。除此之外内皮细胞还可合成和释放多种生物活性物质,如 NO、NOS、内皮素-1(ET-1)等,后面这些活性物质通过调节血管组织型纤溶酶原激活物(t-PA)、尿激酶型纤溶酶原激活物(u-PA)和纤溶酶原激活物抑制剂-1(PAI-1)等进而发挥在凝血和纤溶中的平衡作用。

现已证明,血管内皮细胞是人体中分泌能力很强的细胞,血管内皮细胞还具有多种生理功能,可以合成和释放多种心血管活性因子,这些心血管活性因子通过调节 VEC 影响心血管疾病的发生和发展。在生理状态下,NO 介导血管平滑肌舒张,ET 介导血管收缩,NO/ET 平衡系统维持血管张力,如果 NO/ET 失衡,将会诱发血管痉挛,这可能是动脉粥样硬化性疾病早期病变表现之一。t-PA 和 PAI-1 相互作用调节凝血-纤溶平衡,同时也参与内皮损伤时的止血过程,一旦 t-PA/PAI-1 失衡,将会导致机体纤溶功能紊乱和血小板功能异常,血液呈高凝状态,从而加速动脉粥样硬化性疾病和血栓性疾病的发生发展。综上所述,NO/ET 的抗血管痉挛作用与 t-PA/PAI 的抗高血凝作用形成协同效应,如果两系统失衡,导致血管内皮分泌功能障碍,这可能是动脉粥样硬化性疾病及并发症发生发展的重要原因之一。

血管内皮细胞参与多种激素与血管活性物质的合成和释放,调控着血管的生理生化平衡过程。因此，As 和血管重构的最早表现是血管内皮分泌功能紊乱。基于 NO/ET 和 t-PA/PAI-1 系统协同效应，对血管内皮分泌功能进行评价，选取健康 Waster 大鼠给予 3%蛋氨酸饲料干预 8 周，结果发现高蛋氨酸饮食组大鼠血浆 Hcy 含量是对照组的 2 倍以上，此结果说明大鼠 HHcy 模型可由高蛋氨酸饮食促成，血浆 t-PA 浓度显著下降与此同时 PAI-1 浓度显著升高，表明 t-PA/PAI-1 系统已失衡，提示血管内皮纤溶活性下降，血液呈现高凝状态；总 NOS（T-NOS）活性和 NO 含量显著下降，ET 含量显著升高，最终导致 NO/ET 失衡，从而引起血管痉挛和血管张力调节障碍；而血管舒张功能降低是 As 最早的表现之一。Hcy 能直接促进内皮细胞分泌 ET，表现为 ET 升高和 NO 降低，NO/ET 系统失衡，平衡倾向于 ET，诱发血管痉挛致舒张功能下降。除此之外，Hcy 可直接衍化内皮细胞受体膜联蛋白ò结合位点，阻止其与 t-PA 结合，从而抑制内皮细胞相关的 t-PA 活性，诱发 t-PA/PAI-1 失衡，血液纤溶活性下降。

二、促进血管平滑肌细胞增殖

血管平滑肌细胞（VSMC）迁移和过度增殖是 As 形成过程的中心环节，Hcy 对这一过程有明显的促进作用。Hcy 通过作用于相关受体和基因，促使 VSMC 增殖，引发内皮功能紊乱，增强细胞生长因子的促分裂效应，影响血管平滑肌细胞胶原合成和代谢等。

1. Hcy 作用于相关生长因子和基因促使血管平滑肌细胞增殖 血小板衍生生长因子（PDGF）是一种重要的促有丝分裂因子，分子量为 28~35 kDa，具有促进有丝分裂及致趋化作用，也有刺激特定细胞群分裂增殖的功能。血管内膜增生的主要原因是 VSMC 迁移、过度增殖和细胞外基质大量的合成导致，而 PDGF 则能促进单核细胞的大量黏附、增殖及向内膜下趋化移动，进一步促进内皮细胞、成纤维细胞、VSMC 生长和增殖，在动脉硬化斑块的发生发展中起关键作用。已有实验证明，能刺激 VSMC 分泌 PDGF 的是较高浓度的 Hcy，且分泌程度与 VSMC 增殖程度保持一致，即 Hcy 浓度越高，PDGF 分泌越多，VSMC 增殖越明显。也有研究结果表明，Hcy 可显著增进 PDGF-BB 的促分裂效应，并呈剂量依赖性地提升单核细胞分泌白细胞介素-6 的能力，促进血管平滑肌细胞增殖。此外，Hcy 促进生长因子所介导的诱生型一氧化氮合酶的合成，最终促进血管平滑肌细胞的一氧化氮合成。

细胞周期相关蛋白 P27 是 VSMC 增殖和迁移所必需的。由 432 个氨基酸残基组成的细胞周期蛋白 A 可分别与 CDK1、CDK2 形成复合物，在 S 期和 G_2/M 期起作用，促使 DNA 复制的完成。近年来动脉损伤动物模型的研究证实，细胞周期蛋白 A 是促进动脉损伤后 VSMC 增生的主要因素之一，动脉损伤后的 48h 内，细胞周期蛋白 A 表达水平升高，在 S 早期细胞周期蛋白 A 与 CDK 结合形成复合物，对 VSMC 的 S 期进行调控。在体外培养的 VSMC 中观察到，Hcy 可增高 P27 和细胞周期蛋白 A 的表达，呈现促 VSMC 增殖的状态。

2. Hcy 可影响血管平滑肌细胞的胶原合成与代谢 Hcy 可从多方位、多角度影响血管平滑肌细胞内的胶原合成与代谢。Hcy 可引起血管平滑肌细胞中内源性钙离子释放，随后通过增进组织金属蛋白酶的上调或下调增加血管平滑肌细胞的胶原合成。Hcy 还会影响到血管细胞的生化特性及合成，故而对血管胶原纤维有直接损伤作用。值得一提的是，Hcy 对胶原酶的合成有双向调节作用，在 Hcy 浓度小于 0.01mmol/L 时胶原酶的表达出现增强，而 Hcy 大于 0.1mmol/L 时胶原酶合成被抑制。

近来研究证实，Ⅰ、Ⅱ、Ⅲ和Ⅵ型胶原能够刺激细胞的增殖并促进细胞的游走，后者是 As 的重要病理现象。研究人员发现，大量Ⅰ型胶原在动脉粥样斑块纤维帽中沉积，同时伴随有Ⅲ型胶原显著减少。研究也发现，用 Hcy 孵育血管平滑肌细胞后细胞外胶原分泌明显增多，且胶原分泌量与细胞增殖无关。例如，Ⅰ型胶原分泌量轻度升高，但无显著性差异。细胞的Ⅳ型胶原分泌量随着 Hcy 浓度升高而呈现剂量依赖的增高模式。在体外培养的主动脉血管平滑肌细胞相关研究中发现，基底膜中包含Ⅵ型胶原，而动脉粥样斑块中血管平滑肌细胞周围由厚厚的基底膜包裹。由于Ⅳ型胶原属于黏附蛋白，是细胞外基质的主要组成成分之一，其分子结构中常含有部分天冬氨酸残基的结构序列，如 RGD 三肽序列等，可通过与细胞膜上相应的整合素受体蛋白发生结合，介导细胞与糖蛋白的黏附反应，但是胶原含量的变化及其后续功能尚未完全明确。可能的原因有基底膜结构成分及含量变化调节不同物质的转运过程，包括脂质进出血管平滑肌细胞等。在体外培养细胞过程中观察到，高浓度 Hcy 会减少平滑肌细胞Ⅳ型胶原的分泌，且呈剂量依赖性，而其他胶原变化与之相反。有研究表明，Hcy 在一定程度可能对人工培养的 VSMC 内胶原的积聚有不同作用。其中，Ⅳ型胶原是能够抵抗胃蛋白酶消化作用的一种复合物，最早是在人的血管内膜层中被发现与鉴定，可与二硫化物发生高度结合，也称糖蛋白-150，它包括三种明显的多肽链（A1、A2 和 A3），其中含有胶原样的区域，并且其过碘酸席夫试验结果呈阳性，它以四聚体的形式呈现纤维丝状结构存在。形态学结果显示，Ⅳ型胶原不仅广泛存在动脉平滑肌中膜层和外膜层，而且与纤维连接素共同存在，二者可能共同形成最终的分叉状捷径并抵达基底膜。这类胶原可能在连接细胞外基质和血管平滑肌细胞上起到固定作用。同时，来自Ⅳ型胶原的可溶性片段可刺激 DNA 的合成，这在一定程度上是通过播散或是通过影响 B1 整合素机制来防止细胞发生凋亡。有研究表明，用可溶性Ⅳ型胶原来刺激血清饥饿后的血管平滑肌时可下调其 bax 凋亡前蛋白的表达水平。

Hcy 可影响血管壁细胞外基质的过多生成，尽管其机制尚不明确，但目前能够确认的是，Hcy 可增加胞内钙离子的释放并且伴随着胶原含量的增加，从而呈现放大效应，使用不同抑制剂来显示钙离子信号通路在细胞外基质重构过程中有显著而独特的作用。虽然通过 Hcy 氧化作用而产生的反应氧族被推测为导致胶原积聚的可能原因之一，但此猜想在兔来源的血管平滑肌细胞上并未得到证实。在研究观察中也发现 Hcy 可促进血管平滑肌细胞的增殖，并且能够加重胶原的聚集，其中Ⅰ、Ⅲ和Ⅳ型胶原的分泌增加，而Ⅵ型胶原的分泌却明显减少。有学者研究结果发现，在载脂蛋白 E 基因敲除的小鼠体内，高水平的 Hcy 能够导致粥样斑块内胶原数量增加，而宁夏医科大学姜怡邓课题组的研究结果发现，尽管总体胶原含量增多，但纤维斑块中胶原构成的类型已出现明显改变，斑块的不稳定性增加，容易发生破裂，这最终会加速粥样斑块的发生及发展。也有学者用不同浓度 Hcy 刺激 VSMC 后测定胶原含量，其结果显示，随着 Hcy 浓度升高，细胞Ⅰ和Ⅳ型胶原分泌量呈剂量依赖性增高。虽然Ⅲ型胶原也轻度升高，但并无显著性差异。高浓度的 Hcy 将会使Ⅵ型胶原呈剂量依赖性降低。这些结果提示，较低浓度 Hcy 可使 VSMC 加速增殖，同时，Hcy 还引起细胞分泌的胶原类型及分泌模式的变化，最终推动粥样斑块发生和发展。

三、促进免疫炎性反应

血管壁免疫炎性反应对于 HHcy 致 As 而言是一种主要病理生理反应。Hcy 可引起单核细胞、巨噬细胞、平滑肌细胞、成纤维细胞等分泌促炎因子，从而引发血管壁的免疫炎性反应。目前已有大量研究证实，IL-6、IL-8、黏附分子、单核细胞趋化蛋白-1（MCP-1）、C-反应蛋白（CRP）及肿瘤坏死因子等众多产物参与由 HHcy 导致的血管免疫炎性反应。

有学者认为，As 的发生和发展不单是血管内皮损伤后脂质沉积与修复的简单被动过程，还是慢性炎症的一种表现形式。有研究证实，Hcy 能够上调体外培养的人血管内皮细胞、平滑肌细胞和单核细胞中 MCP-1 的表达。Hcy 还能够激活 NF-κB 进而刺激内皮细胞过表达 IL-8、血管细胞黏附因子-1（VCAM-1）、E-选择素及 MCP-1 等多种细胞因子，而 MCP-1 能促进单核细胞在内皮细胞处的黏附与聚集，这也是脂纹形成早期的重要步骤之一。超氧化物歧化酶（SOD）可以对 Hcy 引起的 NF-κB 活化及 MCP-1 过表达起到一定的逆转作用，证明氧自由基介导 Hcy 诱发的血管炎性反应。有研究表明，Hcy 对脂多糖（LPS）诱导的 B 淋巴细胞增殖具有一定的诱导和增强作用，而且与不伴有 HHcy 的 Apo E 基因敲除小鼠相比，伴有 HHcy 小鼠的 B 淋巴细胞增殖反应更敏感。此外，在结构上含有巯基的其他氨基酸（如半胱氨酸及谷胱甘肽等）也能促进 B 淋巴细胞增殖，这表明引起 B 淋巴细胞增殖的主要活性基团可能是巯基。活性氧清除剂 SOD 和 NF-κB 的抑制剂能够显著降低 Hcy 对 B 淋巴细胞的促增殖效应，表明 Hcy 巯基氧化产生的活性氧和 NF-κB 信号途径均参与到 Hcy 诱导的 B 淋巴细胞增殖当中。

四、诱发内质网应激

内质网（endoplasmic reticulum, ER）作为哺乳动物细胞中的重要细胞器，其膜面积占细胞内膜的 50%，作为细胞内其他膜性细胞器的重要组成来源，在内膜系统中发挥重要作用。ER 对细胞内能量水平、钙离子浓度或氧化状态的异常变化极为敏感。当细胞处于如缺氧、药物毒性等损伤后，内质网腔内的氧化环境遭到破坏，钙代谢失调，内质网功能异常，则会产生突变蛋白质或者不能形成蛋白质二硫键，内质网腔内积聚大量未折叠蛋白或错误折叠的蛋白质伴随钙失衡，将其称为内质网应激（ERs）。

尽管内质网应激早期对机体是有利的，但过度的质网应激常常导致组织损伤和疾病发生。研究证据显示，内质网应激在 As 形成及斑块破裂中发挥重要作用。慢性内质网应激通过改变肝脏脂质代谢和胰岛 B 细胞功能而促进 As 的发生，这种促动脉粥样硬化的作用在肥胖、胰岛素抵抗及糖尿病等情况下更加明显。在 As 中单核巨噬细胞贯穿于损伤发生的始终，是 As 发生的主要细胞类型，主要通过吞噬游离胆固醇发挥作用。这些游离胆固醇积聚后损伤内质网功能而导致 ERs。除了过多胆固醇，As 的其他危险因素如 Hcy 也可引起 ERs 及内皮细胞的未折叠蛋白反应（UPR）而引起 EC 死亡。所以，从内皮细胞功能紊乱开始到由因巨噬细胞凋亡引起粥样硬化斑块破裂结束，ERs 在 As 的两端都发挥重要作用。总之，内皮细胞、巨噬细胞及平滑肌细胞是动脉粥样斑块形成中 3 种重要的细胞，ERs 通过影响以上 3 种细胞的功能而对 As 的形成过程起调控作用。

1. Hcy、ERs 与内皮细胞　研究表明，UPR 信号通路调节 As 疾病中血管炎症和内皮细胞功能紊乱，有学者发现，Hcy 可通过 IRE1-TRAF2-JNK 反应途径引起内皮细胞的损伤或凋亡。目前亦有相关研究表明，钙离子内流导致的 ERs 在内皮细胞凋亡调控中也发挥着重要的作用。另外，As 的发展与内皮细胞产生的致炎因子和趋化因子有关，其导致单核细胞移位并在动脉内皮下聚集，ATF4 和 IRE1 是 ERs 反应信号通路中的 As 斑块中一些炎性因子基因的重要介导物。Hcy 能增加 EC 中生产活性氧，还能提高 NF-κB 活化，促进细胞间黏附分子-1（ICAM-1）的转录和表达，驱动单核细胞黏附至 EC，加速 EC 凋亡。在血浆铜蓝蛋白的作用下，Hcy 结构中的硫醇基可自动氧化而产生氧化应激反应。Hcy 还能作用于内质网影响蛋白质的折叠、加工破坏二硫键，并与蛋白质形成复合物，改变蛋白功能，进一步引起 EC 功能障碍。

2. Hcy、ER 与巨噬细胞　As 斑块进展的一个重要特征是巨噬细胞的凋亡。在 As 发生早期，巨噬细胞的凋亡可减少斑块的细胞成分延缓斑块的进展。巨噬细胞过度凋亡则可促进坏死核心的发展，增加斑块的不稳定性，使得斑块更易破裂导致血栓形成，引起急性血管阻塞。细胞内游离胆固醇的过度积聚是巨噬细胞凋亡的重要诱因，而游离胆固醇积聚导致 ERs 诱导凋亡信号途径如 p38MAPK、CHOP 的激活是引起巨噬细胞凋亡的直接原因。另有研究显示，ERs 反应途径中的 IRE1-JIK/TRAF2-ASK1-JNK 通路也可能介导胆固醇诱导的巨噬细胞凋亡。有学者报道，A 型清除受体（SRA）及 JNK2 参与 ERS 诱导的巨噬细胞凋亡，在体和离体实验均证明 ERs 和 SRA 联合触发巨噬细胞在晚期 As 斑块中的死亡。STAT-1（signal transducer and activator of transcription-1）在 SRA 促进细胞内钙离子浓度激活 ERs 诱导巨噬细胞凋亡的过程中亦起重要作用。Hcy 参与单核/巨噬细胞（泡沫细胞的前体）的迁移，血清 Hcy 水平的升高导致 IL-8 和单核细胞趋化蛋白-1 的生成，从而促进单核细胞的迁移。

3. Hcy、ERs 与平滑肌细胞　ERs 可通过诱导平滑肌细胞的凋亡来减少动脉粥样斑块的稳定性，诱发血栓形成而引起急性冠脉综合征和死亡。研究显示，Hcy 可使平滑肌细胞内的钙离子增加而激活 ERs。也有文献报道 7-酮胆固醇可通过激活 IRE/JNK/AP1 信号通路，引起 Nox4 和 NAD（P）H 氧化酶同族体的表达上调，从而诱发平滑肌细胞的凋亡。

五、促进脂质沉积

Hcy 可促进脂质在动脉壁的沉积、加速泡沫细胞形成、促进动脉粥样斑块钙化。也有学者认为，Hcy 能够促进低密度脂蛋白氧化修饰成氧化型的低密度脂蛋白（ox-LDL），巨噬细胞摄取 ox-LDL 后加速泡沫细胞的形成和在斑块中的聚积，从而促进粥样斑块的形成。同时，ox-LDL 对血管内皮细胞和平滑肌细胞也具有高度的细胞毒性。Hcy 还可影响血管内皮细胞内胆固醇的代谢，促进细胞内胆固醇生成和沉积，进而导致粥样斑块的形成。

HHcy 和高胆固醇血症是动脉硬化性血管疾病发生的重要危险因素。在 HHcy 患者及 Hcy 引起 As 的实验动物模型中均发现血浆中 Hcy 水平和胆固醇含量呈正相关，Hcy 水平的增加进而诱导胆固醇水平增加可能是 Hcy 引起 As 的发病机制之一。

第四节　高同型半胱氨酸血症的防治

HHcy 是心血管疾病的危险因素，可引起广泛而严重的临床后果，而降低血浆 tHcy 水平在延缓 As 的发生和改善预后方面取得肯定作用，因此对 HHcy 的早期预防、诊断和治疗具有重要意义。防治 HHcy 可以从三方面来进行：①抑制同型半胱氨酸的生成；②促进同型半胱氨酸的代谢；③对抗同型半胱氨酸的作用。临床试验已证实补充叶酸、维生素 B_{12} 和维生素 B_6 可以显著降低血浆中 Hcy 水平，是目前最常用、最经济和最有效的治疗 HHcy 的方法。

一、抑制 Hcy 的生成

Hcy 既然是蛋氨酸在体内代谢过程中的中间产物，因此可通过限制食物中蛋氨酸的摄入来减少 Hcy 生成。富含蛋氨酸的食物主要包括奶制品、豆制品和动物蛋白。随着经济条件的改善，居民的饮食结构也发生很大的改变，人们日常摄入蛋氨酸的量也与日俱增。目前世界卫生组织推荐的成人蛋氨酸每日摄入量约为 0.9g，而在发达国家蛋氨酸日均摄入量高达 29g，已经明显超过蛋氨酸在体内的需求量。另外有研究显示，S-腺苷同型半胱氨酸水解酶的抑制剂可通过减少 Hcy 在体内的生成，以降低血浆中 Hcy 水平。

二、促进 Hcy 的代谢

Hcy 的形成最初来自蛋氨酸，通过腺苷转移酶，与 ATP 反应生成 S-腺苷蛋氨酸，再经甲基转移酶作用转移甲基后其本身脱腺苷成为 Hcy。在体内 Hcy 的代谢途径主要有三种：①在维生素 B_6 依赖的 CBS 催化下，Hcy 通过转硫途径转变为半胱氨酸；②以甜菜碱为甲基供体，在甜菜碱-Hcy 甲基转移酶（BHMT）作用下 Hcy 经再甲基化转变成蛋氨酸；③在蛋氨酸合酶（MS）催化作用下，以甲基四氢叶酸为反应底物，促进 Hcy 生成蛋氨酸，在此过程中，MS 的辅酶是维生素 B_{12}，甲基四氢叶酸的形成需要维生素 B_{12} 依赖的亚甲基四氢叶酸还原酶（MTHFR）催化。因此，若体内维生素 B_6、维生素 B_{12}、甜菜碱或叶酸缺乏，以及 Hcy 代谢途径中涉及代谢酶的缺陷或变异都是导致 Hcy 水平升高的主要原因。因甜菜碱对血脂有负面影响，所以临床多不采用其治疗 HHcy，目前已知降低 Hcy 最安全有效的方法是补充叶酸，可合并或不合并使用维生素 B_{12} 或 B_6。

1. 叶酸降低 HHcy 的剂量参考　美国医学研究所推荐每日补充叶酸的最大耐受剂量小于 1mg，在此剂量范围内不会加重因维生素 B_{12} 缺乏所致的神经系统症状。一项针对 2596 名受试者分析不同剂量的叶酸以及合用维生素 B_6 和维生素 B_{12} 对血浆 Hcy 水平的影响的 Meta 分析标化性别后，以治疗前血浆叶酸浓度 12nmol/L 和 tHcy 水平 12μmol/L 为前提结果显示，叶酸每日剂量为 0.2、0.4、0.8、2.0 和 5.0mg 时，患者血浆 Hcy 浓度则分别下降 13%、20%、23%、23%和 25%；若同时加服维生素 B_{12}（400μg/d）可使 Hcy 在上述基础上进一步下降 7%，但是加服维生素 B_6 则对叶酸降低 Hcy 的作用没有显著影响，故研究者认为，每日服用 0.8mg 叶酸对降低 Hcy 的作用最明显，而 0.2mg/d 和 0.4mg/d

叶酸可分别达到最大效果的60%和90%。另外一项随机对照的临床研究也表明,患者每日服用0.2、0.4、0.8和1.0mg剂量的叶酸后,服用0.8 mg/d叶酸对Hcy的降低效果最显著。

2. 增加食物中维生素摄入降低血浆Hcy水平　叶酸和维生素B_6、B_{12}在食物中分布广泛,尤其在绿叶蔬菜中叶酸含量最高,而动物性食物中维生素B_{12}的含量最丰富。机体叶酸、维生素B_6和维生素B_{12}的推荐摄入量分别为400 μg/d、1.2 mg/d和2.0 μg/d。中国学者首次分析了维生素营养状况与血浆Hcy的关系,并认为血浆叶酸与Hcy浓度呈负相关。膳食摄入或组织储存一定量的维生素B_6、叶酸、维生素B_{12}可抑制机体Hcy水平的升高,而当叶酸摄入小于400 μg/d时,则无法阻止血浆Hcy水平的上升。有学者通过对4928名12~19岁的青年人群研究表明,摄入全谷类食物后可升高血清中叶酸水平,同时强化膳食面粉中叶酸能够有效降低血浆Hcy水平。随机双盲给32名男性以水果和蔬菜饮食15周后发现血浆叶酸浓度明显上升,而血浆Hcy浓度则显著下降,血浆叶酸浓度与Hcy水平呈负相关。另外,一些具有抗氧化作用的维生素(如维生素A、维生素C和维生素E)的摄入增多也可下调血浆中Hcy水平,有学者通过对相关文献进行Meta分析后证实,摄入富含蔬菜膳食和水果的人群,机体血清中抗氧化维生素(维生素C/β-胡萝卜素)含量升高的同时可显著降低血浆Hcy水平。也有学者发现,维生素E与血浆Hcy水平呈负相关,并确定维生素E的抗氧化作用保护叶酸的消耗是降低血浆Hcy水平的主要原因。

3. 补充叶酸对心脑血管事件的影响

(1)补充叶酸可显著降低整体人群中脑卒中发生:自1998年起,美国和加拿大相继采取在食品中强制添加叶酸的重大公共卫生举措,追踪国民健康数据显示,强化叶酸后北美地区检测到的血浆叶酸水平从11 nmol/L上升到了23 nmol/L,而国民血浆中平均Hcy水平则下降至8~10μmol/L。

美国疾病控制中心的学者观察美国和加拿大自1998年面粉强制补充叶酸后1999~2002年两国脑卒中死亡率的变化,同时以未进行强制补充叶酸的威尔士和英国的脑卒中死亡率作为对照结果表明:强化补充叶酸后,美国多种族人群的平均血浆叶酸水平上升明显,而血浆Hcy水平则显著下降,其脑卒中致死率自1990~1997年每年下降0.3%升高至每年下降2.9%;同时加拿大人群每年脑卒中致死率从1990~1997年的每年下降1.0%加速至每年下降5.4%;而英国和威尔士未有明显下降。该研究表明,整体人群中补充叶酸降低Hcy可有效降低脑卒中发生,Hcy作为一个可干预的危险因素,其变化值可预测脑卒中的下降,其下降幅度与前瞻性研究观察到的结果一致。

(2)补充叶酸对颈动脉内膜中层厚度(CIMT)影响:研究显示,与心肌梗死比较,CIMT是心脑血管事件危险性的独立预测指标,其与脑卒中的关联性更强。目前该指标不仅被用于评估整体心血管危险的水平,还被用于监测各种干预措施的疗效。

2009年Hodis等发表的一项随机双盲的临床研究,纳入40~89岁受试者506名,随机接受安慰剂或复合B族维生素(叶酸、维生素B_{12}、维生素B_6)治疗3.1年,结果表明,B族维生素组患者的血浆Hcy显著下降,同时在基线Hcy≥9.1μmol/L人群中,B族维生素治疗延缓CIMT进展的疗效显著,而在Hcy<9.1μmol/L组没有观察到明显的效果。有学者纳

入所有已发表的补充叶酸对 CIMT 疗效的随机对照临床报告，并进行 Meta 分析后证实，补充叶酸可显著降低 CIMT 发生和发展，尤其在心血管疾病高危人群或慢性肾病人群疗效更佳，同时 CIMT 的下降与血浆 Hcy 下降程度呈正相关。

（3）补充叶酸对心血管疾病（cardiovascular disease，CVD）复合终点影响：严重肾病患者和终末肾衰（eGFR≤30 ml/min）具有极高的 Hcy 和 CVD 发生率，因而其是研究 Hcy 假设的最佳人群。一项随机对照临床研究的结果表明，在人群中补充叶酸可明显降低 CVD 复合终点事件的 15%（RR=0.85；95% CI 0.76～0.96），尤其在未强化叶酸、叶酸干预周期较长及 Hcy 下降较多人群中疗效更佳，为在该人群补充叶酸降低 CVD 复合终点事件的因果推断中提供时效、量效的证据支持。

（4）补充叶酸对血管功能的影响：叶酸治疗对 NO 的生物利用度有显著效果，其可能是因为改善 As 患者的血管内皮功能。在一项双盲交叉试验中，给予心肌梗死患者高剂量的叶酸（10mg/d）以改善其血管内皮的功能，而不依赖于改变陈旧性心肌梗死患者的血浆 Hcy 水平（包括 tHcy、氧化型的 Hcy 或者还原型的 Hcy），结果验证了之前的结论，即叶酸及其循环代谢产物 5-MTHF 对人类血管具有直接保护作用。事实上，5-MTHF 与四氢生物蝶呤（BH_4）的化学结构类似，有证据表明，降低 BH_4 生物利用度可逆转血管内皮功能障碍。此外，临床研究也显示，5-MTHF 的功能并不依赖于 Hcy 水平的改变，而内皮功能的改善主要取决于 5-MTHF 清除过氧化物的能力，且 5-MTHF 可通过增加血管中 BH_4 的生物利用度，改善 eNOS 二聚体的形成、活动及耦合，从而显著提高 As 患者的血管内皮的功能。提前 7 周给冠脉搭桥术的患者口服叶酸（0.4mg/d 或 0.5mg/d）后证实，叶酸可以改善桥血管的收缩反应（无论是胸廓内动脉还是大隐静脉），其主要原因是叶酸降低血管内过氧化物的生成，从而改善 eNOS 的耦合。

（5）同时降压、补充叶酸降低 Hcy，对降低心脑血管事件具有协同作用：由于心血管危险因素是其发生的基础，因而针对心血管危险因素采取的治疗方案一定会起到事半功倍的效果。HOPE-2 研究纳入患者中多数无脑卒中史，大多数患者服用降压药物，其中＞65% 的患者合并使用 ACEI 类药物，两组 Hcy 在终点时差值为 3.2μmol/L，叶酸则在干预组脑卒中风险明显下降 25%，初步证实，即使在以降压药治疗为基础，再采取降低 Hcy 疗法，患者仍可进一步获益，而单纯降低血压是不充分的；WAFACS 研究证实，ACEI 类药物和补充叶酸可协同降低患者心脑血管事件风险。

上述结果表明高血压患者在使用 ACEI 类降压药的基础上辅用叶酸降低 Hcy，使患者获益更加充分。

4. 补充叶酸对心脑血管疾病治疗的阴性效果及可能原因

（1）叶酸治疗对心血管疾病的阴性效果：近年来，临床治疗冠心病的治疗效果中叶酸的作用受到质疑，检验长期给予叶酸、维生素 B_{12} 及维生素 B_6 治疗以降低心血管风险的大型随机临床试验 NORVIT、VISP 及 VISPHOPE-2，发现了令人失望的结果。

VISP 试验（维生素介导脑卒中的预防）是一个大型随机临床试验，始于 1996 年，在反复发作的脑卒中、心血管事件及死亡中，分析高剂量和低剂量叶酸和维生素摄取对降低 Hcy 治疗的疗效。VISP 试验纳入了 3680 例无脑梗死残疾的患者，随机分为两组：高剂量组（5mg 维生素 B_6、0.4mg 维生素 B_{12} 和 2.5mg 叶酸）、低剂量组（200μg 维生素 B_6、6μg

维生素 B_{12} 和 20μg 叶酸）降低 Hcy 治疗。随访期为两年，发现上述叶酸和维生素摄取没有达到降低血浆 Hcy 的预期效果。这是第一个未能证明应用维生素降 Hcy 治疗疗效的大型临床试验，但其中并未包括安慰剂治疗的对照组。

NORVIT 研究网检验了对于存在近期心肌梗死的 3749 例患者予以叶酸（800μg/d）、维生素 B_6（40mg/d）和维生素 B_{12}（400μg/d）的临床转归，随访 3.5 年后发现：降低血浆 Hcy 水平对于患者的生存率并无明显影响。但是该研究中存在诸多干扰研究结果的因素：首先，NORVIT 试验所记录的事件主要集中在梗死后的第一年，这段时期，他汀类药物不能提供足够的保护作用。此外，在给予降低 Hcy 治疗的同时给予相关药物（如 ACEI 或他汀类药物），可能会掩盖叶酸和维生素降低 Hcy 效果，且这项研究未进行人群中肿瘤风险的统计，这也可能是研究失败的原因之一。

HOPE-2 试验中，对患有糖尿病或血管疾病的 5522 例患者给予叶酸（2.5mg/d）、维生素 B_6（50mg/d）及维生素 B_{12}（1mg/d）以评估其降低心血管风险的效果，随访 5 年后证实，尽管结果显示可明显降低脑卒中的风险，可未能证实可降低心血管的相关风险或心血管病的死亡率。同时该研究并没有分析人群中叶酸的基础水平，而对于非叶酸强化区域人群的意义较低。因此，该项试验也未能证明降低 Hcy 治疗可影响心血管风险。

（2）降 Hcy 治疗无效的原因：HOPE-2 得出的阴性结果的原因可能是 5-MTHF 对于人类血管壁保护作用减弱。根据之前的研究结果：冠心病病人给予 400μg/d 的叶酸治疗对于血管壁具有保护作用，不仅改善内皮的功能，降低内皮的氧化状态，并可改善大血管的弹性，而进一步加大剂量则无明显的额外获益。但是如果给予富含叶酸的饮食或面粉的加强治疗，仍然可以得到额外获益。然而，这种治疗对于那些富含叶酸饮食的区域则不可能达到改善血管功能并同时降低心血管风险的疗效，因为高剂量的叶酸治疗只能增加循环中叶酸的含量，而不能使患者的获益进一步增大。近来有证据显示：在那些缺血和再灌注实验模型中高剂量的叶酸可产生有益的效果。这种心脏保护效果可能取决于高能量磷酸盐的保护、eNOS 的耦合及心肌氧化的改善，从而防止心肌细胞的死亡。因此，降低 Hcy 对于缓解人类心肌细胞的影响具有更深远的意义。

另一个原因可能是 Hcy 的甲基化的循环过程受到影响：Hcy 通过再甲基化生成甲硫氨酸，该循环中 SAH 降低并升高 SAM 水平，细胞内所有再甲基化的反应被这个过程所调节。因此，给予叶酸降低 Hcy 的同时，还加强甲基化旁路的形成：①增加的精氨酸残基甲基化提高 ADMA 水平；②改变细胞中甲基化的能力，进而影响关键基因的表达。通过影响粥样硬化的基因启动子区的超甲基化，上调 As 相关分子的表达；③叶酸作为胸苷合成的一个重要因子，通过促进细胞增生而导致 As 的发生发展。

但以上只是部分解释了临床试验中降低 Hcy 治疗却未发现阳性结果的可能机制。未来，可能需要我们进一步探索降低血浆 Hcy 水平的更有效的治疗方法，将研究中心集中于降低 ADMA 水平或增加 Hcy 的肾脏排泄，探索其潜在的治疗靶点。

5. 维生素 B_6、B_{12} 有学者认为，单独使用维生素 B_6、B_{12} 对降低血浆 Hcy 水平的作用并不明显，而同时应用叶酸时才可明显降低血浆 Hcy 水平。有学者利用高蛋氨酸负荷复制兔的 HHcy 模型，并将其随机分成叶酸（20μg/kg）、维生素 B_6（30mg/kg）、维生素 B_{12}（80mg/kg）和安慰剂对照组，治疗 8 周后发现，叶酸组中血浆 Hcy 浓度显著下降，而维生

素 B_6、维生素 B_{12} 组与对照组的 Hcy 浓度并没有显著性差异。也有学者发现孤独症儿童补充 B 族维生素后,尿中 Hcy 水平也获得类似的研究结果。因此,目前临床中对 HHcy 患者多联合使用维生素 B_6、B_{12} 和叶酸用于治疗因维生素缺乏所致的 HHcy 疾病。也有学者在伴有 HHcy 的妊娠妇女的临床研究中发现,平均动脉压升高、蛋白尿、早产、出生胎儿体重低等现象与 HHcy 密切相关,联合补充叶酸、维生素 B_{12} 和维生素 B_6 可显著降低血浆 Hcy 水平,从而避免出现上述病理现象。2005 年完成的全球第一项大规模具有前瞻性、随机、双盲干预 Hcy 的循证医学研究"挪威维生素研究(NORVIT)"将过去 7 天内发生心脑血管病的 3749 例患者随机分成 4 组:单用维生素 B_6(40mg/d)、叶酸组(0.8mg/d)、两药合用及安慰剂组,随访 3.5 年后研究结果显示,不论是单用维生素 B_6、单用叶酸、还是两药合用,均可使患者血浆 Hcy 水平下降 30% 左右。

B 族维生素主要通过补充 Hcy 代谢过程中所需酶的辅因子而促进其代谢,可显著下降血浆 Hcy 水平,但是利用 B 族维生素治疗 HHcy 仍存在问题,对于因饮食及不良习惯导致的维生素缺乏所致的 HHcy,更适于补充 B 族维生素治疗,但对遗传所致的 HHcy 治疗效果仍存在争议;低剂量维生素本身具有血管内皮保护功能,可能与降低 Hcy 水平无关;而长期大量服用维生素可导致神经变性等严重副作用,且使用维生素治疗 HHcy 能否改善心脑血管疾病预后仍有争议。

6. 甜菜碱 作为甲基供体主要参与 Hcy 的再甲基化途径。有学者将轻度 HHcy 患者随机分成 3 组,分别给予甜菜碱 6g/d、叶酸 800μg/d 和安慰剂 6g/d 治疗 6 周后发现,给予甜菜碱后患者空腹血浆 Hcy 降低了 1.8μmol/L,并在蛋氨酸负荷 6h 后 Hcy 降低了 40%,且使血浆 Hcy 水平 24h 处于较低水平;给予叶酸的患者空腹血浆 Hcy 则降低了 2.7μmol/L,而蛋氨酸负荷后血浆 Hcy 水平无明显变化。Sledzinski 及其同事分别研究 16 位减肥手术后的患者和 10 位体重指数正常的健康人后证实,16 位减肥手术后伴有 HHcy 者的甜菜碱浓度偏低,而分别给两组个体均补充甜菜碱、叶酸和维生素 B_{12} 后发现,补充维生素对患者血浆 Hcy 浓度无明显影响,而补充甜菜碱则可显著下调患者血浆中 Hcy 的浓度,提示减肥手术后若甜菜碱缺乏可能会引起 HHcy。

三、对抗 Hcy 的作用

机体本身具有强大的维持自身稳态的能力,通过调节具有不同生物学效应的物质彼此相互作用以维持机体的动态平衡。蛋氨酸代谢中的多种物质,如 S-腺苷蛋氨酸、Hcy、S-腺苷 Hcy、牛磺酸、谷胱甘肽、金属硫蛋白、硫化氢等,分别具有不同的生物功能,但彼此又通过相互作用共同维持着动态平衡。如 S-腺苷同型半胱氨酸及 S-腺苷蛋氨酸可激活 β-胱硫醚合成酶(CBS),并抑制甲基四氢叶酸还原酶活性,从而促进 Hcy 生成;反之牛磺酸、金属硫蛋白、硫化氢、谷胱甘肽等则通过抑制 Hcy 诱导的内质网应激、氧化应激等机制来对抗 Hcy 的损伤作用。

1. 牛磺酸 牛磺酸是一种广谱的心血管细胞保护剂,属于 Hcy 代谢的终末产物之一,具有维持细胞膜稳定、平衡血管活性物质生成释放、抑制脂质过氧化损伤等多种生物学效应。在高蛋氨酸负荷的大鼠模型上发现,外源性补充牛磺酸虽不能降低血浆 Hcy 水平,但可抑制 Hcy 诱导的内质网应激和氧化应激。El-Hawli 等把 3 个月大小的新西兰雄性白兔随机分成 3 组：正常饮食组，正常饮食且在食料中添加 5%花生油、1%蛋氨酸及 0.5%的胆固醇，正常饮食且在食料中添加 5%花生油、1%蛋氨酸、0.5%胆固醇及 2.5%牛磺酸。喂食 4 周后分别测 3 组的白兔血浆 Hcy、蛋氨酸、牛磺酸等浓度发现：牛磺酸可明显降低血浆蛋氨酸水平，且可抑制 tHcy 水平的升高，因此补充牛磺酸可能抑制 HHcy。

2. 硫化氢 硫化氢作为 Hcy 代谢的终产物，被认为是继一氧化碳和一氧化氮后的又一新的心血管气体保护因子，其具有舒张血管平滑肌、抑制肺血管重塑、抑制血管平滑肌增殖及心肌收缩力、舒张血管等多种保护心血管的生物学效应。硫化氢也可通过抑制 Hcy 诱导的内质网应激及氧化应激作用来拮抗 Hcy 所致的心血管损伤。

四、其他实验性药物

其他治疗 HHcy 的实验性药物包括：阿伐他汀和昔伐他汀等他汀类药物、青霉胺、雌激素、血管活性肽如生长抑素、C-型利钠尿肽、抗氧化剂如 N-乙酰半胱氨酸等。关于这些药物效果虽然均有研究报道，但尚不确切，且缺乏大规模的临床实验支持，且存在如毒副作用、费用过高等问题。

在治疗 HHcy 及改善其诱发的心脑血管疾病发生的风险性方面目前尚没有安全且疗效肯定的药物，而寻找这样一种药物是防止 HHcy 亟待解决的问题。

（姜怡邓）

参 考 文 献

Bhargava S, Bhargava MS, Bhargava EK, et al.2016. Hyperhomocysteinemia, MMPs and cochlear function: a short review. Indian J Clin Biochem, 31 (2): 148-151.

Chernyavskiy I, Veeranki S, Sen U, et al.2016. Atherogenesis: hyperhomocysteinemia interactions with LDL, macrophage function, paraoxonase 1, and exercise. Ann N Y Acad Sci, 1363: 138-154.

Cui X, Navneet S, Wang J, et al.2017. Analysis of MTHFR, CBS, Glutathione, Taurine, and Hydrogen Sulfide Levels in Retinas of hyperhomocysteinemic mice. Invest Ophthalmol Vis Sci, 58 (4): 1954-1963.

Deng J, Lü S, Liu H, et al.2017. Homocysteine activates B cells via regulating PKM2-dependent metabolic reprogramming. J Immunol, 198 (1): 170-183.

Feng J, Lü S, Ding Y, et al.2016. Homocysteine activates T cells by enhancing endoplasmic reticulum-mitochondria coupling and increasing mitochondrial respiration. Protein Cell, 7 (6): 391-402.

Hu H, Wang C, Jin Y, et al.2016. Alpha-lipoic acid defends homocysteine-induced endoplasmic reticulum and oxidative stress in HAECs. Biomed Pharmacother, 80: 63-72.

Hu Y, Liu J, Dong X, et al. 2016.Clinical study of serum homocysteine and non-alcoholic fatty liver disease in euglycemic patients. J Chromatogr B Analyt Technol Biomed Life Sci, 1029-1030: 213-221.

Klobučníková K, Šiarnik P, Siváková M, et al. 2017.Arotid intima-media thickness is not associated with homocysteine and vitamin D levels in obstructive sleep apnea. Scand J Clin Lab Invest, 1-4.

Kondakçı G, Aydın AF, Doğru-Abbasoğlu S, et al. 2017.The effect of N-acetylcysteine supplementation on serum homocysteine levels and hepatic and renal oxidative stress in homocysteine thiolactone-treated rats. Arch Physiol Biochem, 123 (2): 128-133.

Korai M, Kitazato KT, Tada Y, et al.2016. Hyperhomocysteinemia induced by excessive methionine intake promotes rupture of cerebral aneurysms in ovariectomized rats. J Neuroinflammation, 13 (1): 165.

Kumar M, Modi M, Sandhir R. 2017.Hydrogen sulfide attenuates homocysteine-induced cognitive deficits and neurochemical alterations by improving endogenous hydrogen sulfide levels. Biofactors, 43 (3): 434-450.

Liu S, Sun Z, Chu P, et al.2017. EGCG protects against homocysteine-induced human umbilical vein endothelial cells apoptosis by modulating mitochondrial-dependent apoptotic signaling and PI3K/Akt/eNOS signaling pathways. Apoptosis, 22（5）: 672-680.

Ma S, Zhang H, Sun W, et al. 2013. Hyperhomocysteinemia induces cardiac injury by up-regulation of p53-dependent Noxa and Bax expression through the p53 DNA methylation in Apo $E^{-/-}$ mice. Acta Biochim Biophys Sin, 45（5）: 391-400.

Toda N, Okamura T. 2016. Hyperhomocysteinemia impairs regional blood flow: involvements of endothelial and neuronal nitric oxide. Pflugers Arch, 468（9）: 1517-1525.

Wu GH, Kong FZ, Dong XF, et al.2017. Association between hyperhomocysteinemia and stroke with atherosclerosis and small artery occlusion depends on homocysteine metabolism-related vitamin levels in Chinese patients with normal renal function. Metab Brain Di, 32（3）: 859-865.

Xiaoling Y, Li Z, ShuQiang L, et al.2016. Hyperhomocysteinemia in Apo E-/- mice leads to overexpression of enhancer of zeste homolog 2 via miR-92a regulation. PLoS One, 11（12）: e0167744.

Yang N, Yao Z, Miao L, et al.2016. Homocysteine diminishes apolipoprotein A-I function and expression in patients with hypothyroidism: a cross-sectional study. Lipids Health Dis, 15: 123.

Yao L, Wang C, Zhang X et al. 2016.Hyperhomocysteinemia activates the aryl hydrocarbon receptor-CD36 pathway to promote hepatic steatosis in mice. Hepatology, 64（1）: 92-105.

Ye Z, Zhang Q, Li Y, et al.2016. High prevalence of hyperhomocysteinemia and its association with target organ damage in chinese patients with chronic kidney disease. Nutrients, 8（10）: pii.E645.

Zhang N, Chen S, Chen Y, et al.2016. Daytime sleepiness is associated with hyperhomocysteinemia in rural area of China: A cross-sectional study. Eur J Intern Med, 35: 73-77.

第十一章　其他危险因素

第一节　遗传因素

　　动脉粥样硬化（atherosclerosis，As）性心血管疾病已经成为危害人类身心健康的重大疾病之一。除性别、年龄、脂质代谢紊乱、高血压、糖尿病、肥胖、吸烟等传统心脑血管疾病危险因素外，遗传因素在 As 的病理进程中起重要作用。人类基因组测序分析结果表明，人类 99.9% 的基因组序列是相同的，只有不到 0.1% 的差异，而这种微小遗传基因的差异是个体差异包括易患病体质或抗病体质的决定性因素。根据已有的动物实验结果和临床调查资料，目前的主流观点认为 As 是一种遗传因素和环境因素共同作用结果的多基因病。大量的研究表明，心肌梗死家族史与罹患冠状动脉粥样硬化性心脏病（coronary atherosclerotic heart disease，CAHD）的危险度呈正相关。由于不同人群的研究结果未得到重复，基因检查用于临床和人群防治 As 尚未成熟。但基因组学的迅速发展，为临床上 CAHD 等心血管疾病的早期诊断和危险分层的准确性提供了可靠的技术手段，并促进治疗从遗传学向临床个体化精准治疗转化。

一、与动脉粥样硬化性心血管疾病遗传易感性相关的证据

　　遗传危险因素和环境因素可以导致 As，约 50% 的 CAHD 具有遗传易感性，包括已知的基因多态性。值得注意的是，10% 的 CAHD 患者在 50 岁之前就诊断出亚临床 As 病变，促发这种早发 As 病变形成的危险因素是遗传因素而不是环境因素。迄今为止，已经发现 100 余种基因影响人类 As 病变的病理进程。这些遗传基因在环境因素及其他基因的共同作用下发生改变。孪生现象为阐明影响 CAHD 及其危险因素的主要遗传因子提供了可靠的研究模型。国内外就 CAHD 遗传易感性对双胞胎及其父母的调查结果表明，具有明显遗传易感性的危险因子及其遗传度如下：高密度脂蛋白胆固醇水平偏低（45%~75%），低密度脂蛋白胆固醇水平偏高（40%~60%），高三酰甘油水平（40%~80%），纤维蛋白原含量升高（20%~50%），收缩压（50%~70%）和舒张压（50%~65%）偏高，高脂蛋白水平（90%），同型半胱氨酸含量升高（45%），2 型糖尿病（40%~80%），高 C 反应蛋白（40%）。

（一）临床调查资料

　　动脉粥样硬化性心血管疾病在不同人种的发病率存在显著的差异性。不同人群非 CAHD 患者 As 斑块面积尸检的研究资料表明，与德尔斑的斑图人和危地马拉黑种人的冠状动脉 As 病变面积相比较，新奥尔良人及奥斯德和德尔斑的印第安人的 As 病变程度显著加重（面积增加 3~5 倍）。此外，另一多中心的临床调查结果表明，欧洲国家，尤其以芬兰、瑞典和挪威等国家的 CAHD 的发生率很高；而肯尼亚人、因纽特人、中国人及日本人的 As 发病率则相对较低。1970 年的统计结果表明，英国、德国、美国等欧美发达国家每

年死于 CAHD 的患者的死亡率约为日本、中非等国家的 4~5 倍。上述资料表明，在不同的人群，As 的发病率差异甚大。目前，CAHD 的发病率和死亡率的流行病学特点也存在明显的地域性差异。在发达国家，CAHD 的发病率除在有些地区继续上升外，整体呈大幅下降趋势；而发展中国家的发病率和死亡率则逐年攀升。流行病学研究显示，我国的 CAHD 的发生率与死亡率呈逐年上升趋势。我国动脉粥样硬化性心血管疾病危险因素的流行病学调查结果表明，20 世纪 80 年代初到 90 年代末，影响 CAHD 的发病因素如人群的肥胖、高胆固醇血症、高血压等的发病率都呈上升趋势。

（二）家族聚集性研究

As 易感家族中的成员都有脂质代谢异常、高血压、糖尿病和肥胖等危险因素，表明这些风险因素具有遗传特性。直系亲属中有动脉粥样硬化性心血管疾病史的家族，即使在校正了其他传统危险因素后，其家族成员 As 患病率远比同种族、年龄、性别和经济社会地位的对照人群显著性升高。孪生子研究表明（尤其是丹麦的孪生子，其中包括超过 800 对孪生子），同卵孪生子的 CAHD 发病率明显高于异卵孪生子（44%和 14%）。瑞典的一项就 21 004 对孪生子的纵向研究表明，如果双胞胎中的一个死于 CAHD，则第二个孪生子发展为致命 CAHD 的相对危险度在同卵双胞胎为 8.1、异卵双胞胎为 3.8。如果直系亲属 CAHD 发病越早，其家族成员罹患 CAHD 的危险度就越大。家族中直系亲属有 45 岁之前患 CAHD 者，则遗传可能性为 92%~100%，而晚于这个年龄发病，遗传可能性为 15%~30%。这表明年轻时发生 CAHD 反映基因遗传多样性，且后代患 CAHD 的遗传易感性危险度更大。60 岁前发作 CAHD 的家族史是一个敏感的独立的危险因素，即使在控制了传统危险因素后仍易早期出现心肌缺血等症状。美国犹他州 CAHD 心脏疾病的家族史最为常见，约 14%的人群有 CAHD 心脏疾病家族史，其中 72%的 CAHD 患者发生早发性心肌梗死，48%的患者发生急性冠心病事件。此外，该州 11%的人口有脑血管疾病家族史，这部分人群中超过 86%的患者过早发生脑卒中。美国旧金山加利福尼亚大学的心脏病学家 Melvin Chaiilin 等对死于有 As 家族史患者的尸检资料表明，其家族死亡者中 50% 年龄相似的成年人有明显的冠状动脉梗死性疾病。

冠状动脉和主动脉壁的 As 的程度与 CAHD 的亚临床指标如颈动脉内膜中层厚度（CIMT）都可表明遗传因素在心血管疾病中发挥重要作用。研究表明，CIMT 的遗传率约为 38%，冠状动脉钙化的遗传率为 42%，腹主动脉钙化的遗传率为 49%；而双亲患有 CAHD 的患者内膜中层厚度和冠状动脉钙化的发病率显著升高。这些研究结果提示，家族史也是 CAHD 等动脉粥样硬化性心血管疾病的一个独立危险因素。

（三）罕见孟德尔遗传疾病导致早期动脉粥样硬化

在致 As 病变的危险因素中，高胆固醇是关键的致病因素。胆固醇与低密度脂蛋白（LDL）颗粒结合后被单核细胞源性巨噬细胞吞噬，进入细胞后经氧化修饰形成氧化性低密度脂蛋白（ox-LDL），导致泡沫细胞形成。脂质积聚和炎症，以及平滑肌细胞迁移、增殖导致 As 病变形成和血管管腔变窄。斑块破裂诱发血栓形成，阻碍冠状动脉血流从而导致心肌缺血和心肌梗死。在众多与 As 病变相关的基因中，负责脂质，尤其是低密度脂蛋白和高密度脂蛋白（HDL）代谢的基因可能在导致罕见的单基因致 As 病变的遗传因素中占主导地位。虽然这些基因的突变是罕见的（1%），但其突变将导致该个体早患 CAHD 及早发心肌梗死。上述资料进一步证实 As 发病机制的脂质学说，同时也肯定遗传因素在 CAHD 中的重要作用。

脂质代谢基因突变也是 As 病变发生、发展的基本机制之一，并呈现家族史和低龄发病等特征。其中常染色体显性遗传的家族性高胆固醇血症（FH）是最常见且被公认的一种单基因疾病，它可增大 CAHD 和心肌梗死的风险。潜在的遗传效应主要与下面几个不同的基因有关：低密度脂蛋白受体（LDLR）基因，载脂蛋白 B（Apo B）基因，ATP 结合盒转运蛋白 A1（ATP binding cassette transporter A1，ABCA1），Toll 样受体（Toll-like receptor，TLR）与功能获得性 PCSK9 基因（前蛋白转化酶枯草杆菌蛋白酶/溶菌素 9）等。

1. 低密度脂蛋白受体基因 位于 19 号常染色体（19p13.2），每 500 人中有一个以杂合子形式出现，此基因有超过 800 个不同等位基因变异。Goldstein 和 Brown 等发现 LDLR 基因突变可分为缺失、插入、无义突变和错义突变 4 种类型。现在已有数十种 LDLR 基因突变被发现，根据它们对 LDLR 功能的影响可分为五大类型。Ⅰ类突变是最常见的突变类型，为受体阴性突变，占所发现突变总数的一半以上。Ⅰ类突变的特点是突变基因不能编码 LDLR，细胞膜上不存在 LDLR。因而突变的 LDLR 为无效等位基因，也称无受体合成型突变。Ⅱ类突变发生的概率较高，其突变的特点是细胞膜上 LDLR 明显减少，突变基因合成的 LDLR 在细胞内成熟和运输障碍。Ⅲ类突变的特点是尽管 LDLR 突变基因所编码的 LDLR 表达于相应的细胞表面，但这些受体不能与其配体结合。Ⅳ类突变的显著特征是成熟的 LDLR 移位至细胞表面后却不能聚集成簇，故这些 LDLR 虽能结合 LDL，但不能内移，这种突变又称为内移缺陷型突变。该类突变主要发生在 LDLR 基因片段的跨膜区（4 区）和 C 端尾区（5 区）。Ⅴ类突变的主要特征为：细胞表面 LDLR 的表达、受体与其配体 LDL 的结合，以及其后的受体内移均正常；但表现为受体再循环到细胞膜上的功能障碍。随后的研究表明，Ⅴ类突变的 LDLR 与其配体 LDL 结合并移位至细胞质后，因在溶酶体内二者不能被解离而一同被降解。

LDLR 缺陷的严重程度决定了 FH 患者的临床表现。杂合子型 FH 患者的血浆胆固醇含量比正常人高 2~3 倍，并且其高胆固醇血症在儿童时期便可出现。因 FH 杂合子仅表达正常数目一半功能的细胞表面 LDLR，导致血液中 LDL-C 浓度（300~500mg/dl）升高 2 倍及早期 As 病变形成。男性杂合子型 FH 患病人群，他们在 30~40 岁时便会罹患 CAHD；半数以上的男性患者在 60 岁时已表现出明显的 CAHD 临床症状，男性患者在 50 岁以前死于 CAHD 概率约为 23%。虽然女性杂合子 FH 携带者也易罹患 CAHD，但与男性杂合子 FH 携带者相比较，其罹患 CAHD 的年龄约晚 10 年。罕见 FH 纯合子在细胞表面很少或没有表达功能性受体。这些人群中血浆 LDL-C 的水平显著性升高，可能 20 岁之前发作致命性心脏病。由于该基因突变所致 LDLR 的功能异常可能存在一定程度的差异，因而表现为部分杂合子 FH 患者的血浆胆固醇浓度正常或稍高于正常人体。

我国的临床研究资料表明，诊断为杂合子 FH 人群中，多数患者的血浆胆固醇浓度只比相应性别、年龄组正常人的 95% 上限略高。这表明我国人群中杂合子 FH 患者的 LDLR 基因突变特征可能不同于其他的国家与地区，并且容易受环境因素的影响。此外，国内的另一项对纯合子 FH 患者（8 例）和杂合子 FH（15 例）患者血清的载脂蛋白水平变化的研究结果显示，FH 患者血清中 HDL-C 及其载脂蛋白（Apo）A I 含量均显著性下降。值得注意的是，在纯合子型 FH 患者中，其皮肤成纤维细胞上 HDLR 的亲和力及其清除胆固醇的活性都显著升高，但这种变化与 HDL-C 和 Apo A I 含量的降低是否相关尚待阐明。

纯合子 FH 患者体内缺失或几乎没有功能正常的 LDLR，因其从父母各遗传一个功能异常的 LDLR 突变基因；这些纯合子 FH 患者的血浆胆固醇含量比正常人高 5~7 倍。纯合子 FH 人群罹患 As 较早，且多数在少年时便展现典型 CAHD 的临床特征，若不及时有效地得到治疗，这些患者通常过早死亡（30 岁之前）。升主动脉极易发生 As 病变是纯合子 FH 患者的一个主要病理特征，因胆固醇和其他脂质都可浸润主动脉瓣，故这类 FH 患者常伴有主动脉瓣狭窄。纯合子 FH 患者的冠状动脉也出现明显的 As 斑块，冠状动脉 As 病变最严重处常为冠状动脉开口。此外，这类 FH 患者其他动脉也具有 As 病变，如其颈动脉常发生 As 病变并可导致颈动脉狭窄，在颈动脉狭窄部位听诊到血管搏动杂音。综上所述，FH 患者血浆胆固醇浓度乘以患者确诊 FH 后的年数，便可得到患者的 As 危险系数，该系数能更准确地预测患者 As 病变的严重程度。但也有极少数报道纯合子 FH 的后代血浆胆固醇浓度基本正常。

2. 载脂蛋白 B 基因　人类的 Apo B 基因位点在 2p24—p23，血浆中的 Apo B 蛋白有两种亚型，一种为肠道分泌的 Apo B-48 蛋白，另一种为肝脏细胞分泌的 Apo B-100 蛋白，其中 Apo B-100 是血浆中乳糜微粒和 LDL 的主要构成蛋白。Apo B 基因突变可导致两种遗传疾病，家族性低 β 脂蛋白血症（FHBL）和家族性 Apo B-100 缺陷症（FDB）。FHBL 是常染色体显性遗传，其特点是低血浆总胆固醇、低血浆 LDL-C 和低血浆 Apo B。FDB 是常染色体显性遗传疾病，伴有高胆固醇血症和早发 As 病变。Apo B 是高度多态基因，其整个序列存在 80 多个等位基因变异和其他常见的遗传变异。例如，Apo B 信号肽（ins 等位基因）插入或删除（del 等位基因）3 个密码子后表现出长度（24 或 27 氨基酸）可变性。高加索人 Del 等位基因突变的频率约为 30%，该突变与不同种族群体的血浆总胆固醇和 LDL-C 水平改变有关。

3. 载脂蛋白 E（Apo E）基因　Apo E 是脂质运输的关键蛋白，其参与 HDL 的形成，在维持血液胆固醇稳态中起重要作用。Apo E 基因定位在 19 号染色体（19q13.2）。Apo E 有 4 个外显子和 3 个内含子。其基因多态性表现为 3 个主要的等位基因 Apo E 2、Apo E 3 和 Apo E 4，分别编码 E2、E3 与 E4 等 3 种异构体。该基因最常见的突变是第 112 和第 158 位半胱氨酸（Cys）被精氨酸（Arg）的取代，Apo E2 的上述两个位点上都是 Cys（Cys112/Cys158）；Apo E3 的第 112 位点上是 Cys、158 位点上是 Arg；Apo E4 在这两个位点上均为 Arg（Arg112/Arg158）。E2、E3 与 E4 等 3 种异构体与脂蛋白受体亲和力存在显著性差异，其中 E2 与脂蛋白受体亲和力较低，E4 则与脂蛋白受体亲和力较高。近年来新的 Apo E 异构体不断被发现，其异构体总数已有 20 余种。E2、E3 异构体与Ⅲ型高脂蛋白血症密切相关，E4 异构体与 As 的相关性最显著。

动物实验资料证实：Apo E 基因敲除（Apo E$^{-/-}$）小鼠容易发生严重的高胆固醇血症和弥漫性 As 病变；而过表达 Apo E 基因的小鼠 As 病变显著减轻。相关的临床研究显示，E2 等位基因与血液中低的 LDL-C 水平相关，E4 和高水平 LDL-C 相关，而 LDL-C 的升高则促进 As 的形成。由于 E2 等位基因的携带者常与高胆固醇血症密切相关,因而 E2 等位基因在 As 病变中是否起保护作用尚有待进一步研究证实。临床调查资料表明,多数家族性Ⅲ型高脂蛋白血症是 Apo E2 纯合子携带者,极易发生早发性 As 病变。一项 Meta 分析的结果证实,E4 等位基因和 CAHD 的发病率密切相关;与其他 Apo E 基因型相比较,E4 等位基因携带者罹患 CAHD 的危险度约升高 40%,这些患者极易进展为弥漫性 CAHD 并死于 CAHD。其机制可能与 Apo E4 异构体造成的脂蛋白代谢紊乱和血浆总胆固醇、三酰甘油浓度异常升高有关。Hixson 等对 720 例 15~34 岁死者的尸检结果显示,胸主动脉 As 在 E3/4 型最严重,而 E2/3 型 As 病变程度最轻。最近,国内的一项 Meta 分析发现携带 E4 基因型的个体 As 性脑梗死的发生风险显著增加,表明 E4 等位基因极有可能是早发 As 的遗传易感基因。另一项有关 Apo E 基因多态性与人颈动脉粥样硬化(carotid atherosclerosis,CAS)发生及斑块易损相关性的研究发现,E4 等位基因与斑块易损性、颈动脉内膜中层厚度及血清炎症因子有关联,在校正性别、年龄和血脂等危险因素后,E4 仍然是促成 As 斑块易损性的独立危险因素。这提示,Apo E 基因多态性除了通过调节血脂来介导 As 病变外,还可能影响体内慢性炎症状态从而促进 As 病变的发生、发展。

4. ATP 结合盒转运蛋白 1 基因 人类的 ABCA1 基因定位于 9q31,约包含 49 个内含子和 50 个外显子,全长共 149kb。ABCA1 具有 ATP 酶的功能,其通过调节质膜上的脂质包装,从而促进细胞内游离的胆固醇流出到贫脂的 Apo A I,进而介导细胞内胆固醇的逆向转运以降低细胞内的脂质含量。ABCA1 还调控 HDL 形成的限速步骤。Wilcox 等研究证实,ABCA1 不仅介导细胞内胆固醇外流,而且还与 As 病变的病理进程极其相关。迄今为止,已有的研究证实,ABCA1 基因至少存在 50 多种突变体,该基因突变所致的最常见疾病是丹吉尔病与家族性 HDL 缺乏症(FHA),这些患者主要的临床特征为血浆胆固醇水平升高、HDL-C 含量降低和早发性 CAHD。因而,ABCA1 基因突变的研究为揭示 As 的发病新机制及其 ABCA1 功能提供了一条重要途径。ABCA1 基因突变常呈现非随机性分布,有 4 种突变存在于 230~282 氨基酸,有 6 种突变位于 587~635 氨基酸,有 8 种突变位于 909~1099 氨基酸,有 5 种突变存在于 1145~1289 氨基酸,另有 5 种突变存在于 2144~2215 氨基酸。还有 1 种突变位于跨膜区 636~908 氨基酸残基。这些突变导致 ABCA1 与 Apo A I 结合障碍,从而使细胞内脂质流出受阻,约有一半的 ABCA1 基因错义突变与 FHA 有关。ABCA1 跨膜区域的突变将干扰 ABCA1 整合到细胞质膜,以阻止 ABCA1 从内质网和高尔基体中移出,从而导致突变 ABCA1 蛋白质快速降解。还有 1 种突变发生于跨膜区的 636~908 氨基酸残基。上述突变使 ABCA1 与 Apo A I 的结合力降低,继而使细胞内脂质难以流出,约半数的 ABCA1 基因错义突变与 FHA 相关。

在一项探讨 ABCA1 杂合子突变在动脉粥样硬化性心血管疾病中的作用及其机制的临床研究中,研究者通过基因测序和表型分析等方法检测、分析包括 13 种不同 ABCA1 基因突变的 11 个家系。研究发现,上述基因突变的 11 个家系成员中都有 TD 和 FHA 罹患者;与这些家系中不患 TD 和 FHA 的其他成员相比较,ABCA1 杂合子携带者的血浆中的 HDL 水平显著降低,CAHD 的患病率则升高 3 倍多,而上述患者体内的胆固醇逆向转运则显著减少。另一项对 ABCA1 基因错义突变与动脉粥样硬化性心血管疾病相关性的研究结果显示,与正常 ABCA1 基因人群相比较,C1477R、M1091T、P2150L 和 T929L 等 4 种 ABCA1

错义突变个体的平均颈总动脉血管内膜厚度显著增加,并且动脉血管壁厚度增加的速度显著加快,这表明其罹患动脉粥样硬化性心血管病的危险度也相应增加。近来的观点认为,ABCA1 突变增加动脉粥样硬化斑块的易损性不仅与其所致脂质代谢障碍有关,而且还可能与其损害血管的功能密切相关。一氧化氮是一种维持血管内皮稳态的重要气体信号分子,在抑制 As 的早期病变发生和发展中起重要作用。有研究资料证实,ABCA1 基因突变携带者血管 NO 依赖的内皮功能障碍,这提示 ABCA1 可能通过调节血管壁的功能而起抗 As 作用。

大样本的临床研究资料显示,ABCA1 的单核苷酸基因多态性(single nucleotide polymorphism,SNP)与动脉粥样硬化性疾病的易感性密切相关。已有的研究结果表明,E1172D 和 R1587K 与血浆中 HDL 水平降低及患动脉粥样硬化性心血管疾病的危险度增加密切相关;I883M、V825I 及 E1172D 突变与临床重大心脑血管事件发生率升高和 As 病变的严重性相关;其中,C17G 变异显著影响 As 病变的严重性但该基因多态性携带者的血液 HDL 水平无显著变化。而有些 ABCA1 SNP 具有抗 As 作用,如包括 R219K、V771M 和 I883M 等多个 ABCA1 SNP 在 As 病变中起保护作用,K219 和 M883 SNP 抗 As 的作用机制与降低血液中三酰甘油含量和升高 HDL 水平有关;M771 则通过上调血液中 HDL 和 Apo A I 含量在 As 病变中起保护作用。国内的临床研究资料已经证实,ABCA1 R219K 与中国汉族人群 As 性疾病的遗传易感性相关,血清 HDL 可能是其作用靶点。

5. 枯草溶菌素转化酶 9 基因 2003 年发现的枯草溶菌素转化酶 9(proprotein convrtase subtilisin/kexin 9,PCSK9)作为一个调节脂质代谢蛋白,是前蛋白转化酶超家族中的成员之一,其在多种组织如肝、肾、脑及空回肠等器官均有表达。PCSK9 蛋白为分泌型丝氨酸蛋白酶,人类的 PCSK9 基因包含 12 个外显子,全长约 29 kb,位于染色体 1p32.3。PCSK9 是被新发现并确定为继 LDLR 和 Apo B 后又一常染色体显性遗传高胆固醇血症的遗传学靶点。PCSK9 与 LDLR 结合后将 LDLR 内化并送至溶酶体内而被水解,从而导致再循环到肝细胞表面的 LDLR 减少,进而致使肝脏清除血浆 LDL-C 的能力降低。新近的研究表明,PCSK9 主要的突变形式有两种:功能获得型突变和功能缺失型突变,前者促进 LDLR 通过溶酶体途径大量水解,减少肝细胞表面可循环使用的 LDLR 数量,上调 LDL-C 水平导致高胆固醇血症;而后者抑制 LDLR 的降解,具有降低血液中 LDL-C 水平的作用,这两种突变都与 As 的易感性相关。国外的研究资料表明,PCSK9 功能障碍型突变个体的冠状动脉钙化程度及颈动脉内膜中层厚度显著降低,CAHD 的患病率明显减少。Abboud 等的研究结果证实,PCSK9 基因功能获得型突变是动脉粥样硬化性心血管疾病的重要危险因素。PCSK9 基因突变位点 E670G 与冠状动脉粥样硬化的严重程度密切相关。此外,国外有研究发现,PCSK9 基因功能获得型突变的个体动脉粥样硬化性心血管疾病患病率明显升高;PCSK9 的 E670G 基因突变位点与 CAHD 的严重度极其相关。最近一项关于黑色人种、非西班牙裔白色人种、加拿大人和中国汉族人的报告中指出,PCSK9 水平与年龄、血糖、肥胖程度或身体质量指数及血压等呈正相关,而这些因素都是 As 的危险因素。动物实验的资料也证实,PCSK9 基因过表达小鼠 As 的病理进程明显加快;转入功能获得型突变体 PCSK9 的小型猪 As 病变显著加重。李建军等的研究结果进一步表明,PCSK9 与冠状动脉病变严重程度呈正相关,且独立于血脂。此外,PCSK9 基因 SNPs 与血脂水平密切相关,有研究表明,PCSK9 R46L

具有降低 LDL-C 水平的作用。目前，PCSK9 基因在 As 发病的作用及其机制引起学者们的重点关注，PCSK9 的抑制剂有望成为一个除他汀类药物以外更强更好的调脂、抗 As 药物。

6. TLR4 与 As 的易感性 Toll 样受体是模式识别受体家族中的主要成员之一，通过识别多种病原体相关分子模式（pathogen-associated molecular patterns，PAMP），在免疫应答和炎症反应中起关键作用。TLR4 是 TLR 中的成员之一，位于第 9 号染色体，其识别病原体相关的分子模式，通过髓样分化蛋白 MyD88 依赖或非依赖途径激活炎症反应。人体尸检资料表明，在人的 As 斑块 TLR4 高表达，主要分布于巨噬细胞与内皮细胞。小鼠 TLR4 基因敲除实验和人类的 TLR4 基因多态性流行病学调查研究资料都表明，TLR4 的功能影响 As 病变发生、发展及 As 患者的预后。Michelsen 等的研究结果首次证实 TLR 信号通路中的 MyD88 依赖途径在小鼠 As 的病理进程中起至关重要的作用。高脂喂养 MyD88 基因敲除 Apo E$^{-/-}$ 小鼠主动脉 As 病变面积显著减少，斑块内脂质含量减低，趋化因子、黏附分子及促炎症因子等的表达明显下降。此外，该研究还发现 TLR4 基因的缺失与 Apo E$^{-/-}$ 小鼠 As 斑块面积、脂质含量及巨噬细胞的浸润减少显著相关，研究证实，沉默 TLR4 表达显著减少高脂喂养 Apo E$^{-/-}$ 小鼠的 As 病变面积并减轻病变部位的炎症水平。这些资料均说明 TLR4 在 As 的发生和发展中发挥重要作用。

近年来，遗传流行病学研究显示，TLR4 基因存在与 As 病变相关的多个基因位点，多数观点认为，该基因的多态性与动脉粥样硬化性疾病的易感性及严重度密切相关。临床流行病学调查资料已证实，TLR4 Asp299Gly 携带者罹患 As 性疾病的发生率显著降低，这也许与其改善全身性炎症反应有密切联系。上述发现相继被后来的研究结果进一步验证，如 TLR4 Asp299Gly 基因多态性被证实在急性冠脉事件及股动脉和颈动脉的 As 病变中起保护作用，并且显著增加他汀类药物治疗患者的获益。然而，对 TLR4 Asp299Gly 基因多态性在 As 中的作用也有不一致的研究结果，如有研究结果表明，TLR4 Asp299Gly 与 Thr399Ire 基因携带者的男性个体罹患心肌梗死的危险度明显升高。另有研究发现，在家族性高胆固醇血症人群中，TLR4 Asp299Gly 基因多态性并未显著减轻颈动脉的 As 病变，以及降低炎症标志物的水平。SAS 等的研究结果也表明，TLR4 Asp299Gly 基因多态性并未与 CAHD 易感性和严重度有关。Zee 等研究结果也证实，TLR4 Asp299Gly 基因多态性和动脉栓塞性疾病的关联度并不显著。Hallg 等的研究表明，TLR4 Asp299Gly 基因多态性在中国并不常见，因而，在国内研究该基因多态性在动脉粥样硬化性疾病中重要性可能不大。目前有关 TLR4 其他基因多态性在 As 中的作用及其机制研究的报道较少，美国华盛顿 2008 年的一项临床病例对照研究资料表明，rs1927911 和 rs1927914 TLR4 基因多态性与心肌梗死发生率密切相关，其中 rs1927911 的 T 等位基因携带者心肌梗死的发生率显著减低。斑块钙化是降低 As 斑块稳定性、促进破裂及引发急性心脑血管事件的重要原因之一。近来，Hannah 等对数种促炎症因子基因多态性与颈动脉粥样硬化斑块稳定性二者之间关系的研究结果表明，TLR4 rs1927911 多态性与颈动脉粥样硬化斑块钙化密切相关，就目前的研究结果，可以肯定的是，TLR4 基因的多态性与 As 的病理进程有关，但它与动脉粥样硬化性脑卒中是否存有关联，尚需进一步的研究证实。上述各项研究结果的矛盾性可能归因于纳入研究的人群样本量过少及种族差异。所以，需要增大临床样本量研究来明确 TLR4 基因的多态性与动脉粥样硬化性疾病易感性的关系。

二、动脉粥样硬化性心血管病的家系遗传连锁分析

遗传连锁分析是检测分析患病家系某一疾病的表型是否与微卫星序列等遗传标记连锁，并在连锁的基因组区域寻找致病基因的技术。遗传连锁分析法适用于单基因疾病，这类疾病表现为常染色体显性或隐性遗传。遗传连锁分析通常用于筛查肥厚型心肌病等单基因心血管病的候选致病基因；然而该技术在复杂性状多基因疾病的候选基因筛查运用时受到下列诸多因素的限制，如基因组区域内各位点基因间的相互影响与制约可致使某一遗传性状未能显现出来。运用基因遗传连锁分析有望阐明包括动脉粥样硬化性心血管疾病在内的许多疾病的病因和发病机制，但是这些疾病的致病基因发生突变的概率很低，在一般人群中只有1：（500～10 000）。因而，运用连锁分析研究As这种多基因疾病受到一定程度的限制。

通过基因连锁分析CAHD等常见动脉粥样硬化性疾病的遗传学仍处于初级阶段。在一项临床实验中，研究者对7个心肌梗死和亚临床As大家系成员进行基因遗传连锁分析，他们发现人类常染色体1、2、3、13、14、16和X染色体上都存在与动脉粥样硬化性心脑血管病密切相关的连锁基因座，但是上述与As相关的连锁基因座未能被大样本、多人群为中心的临床研究资料所证实。随后的研究中，研究者首先通过高度多态性微卫星标记对多个As家系成员进行全基因组遗传连锁分析，并将与As密切相关的连锁基因座定位于染色体13q12—q13；而后通过SNPs对该区域基因组进行高通量扫描，筛选到ALOX5AP（编码5-脂氧合酶激活蛋白的基因）是与心肌梗死密切相关的候选基因。ALOX5AP基因在单核/巨噬细胞上广泛表达，它通过促进白三烯等促炎症介质的生成与释放，促进As的发生与发展。虽然多个人群调查资料都表明ALOX5AP基因变异与心肌梗死率显著相关，但这个结果还未得到前瞻性队列研究结果证实。一项对CIMT的全基因组连锁扫描分析的结果表明，染色体12与CIMT厚度变化有显著相关性，位于该基因组区域内的清道夫受体B1可能是促As的重要基因之一；然而，该结果也同样没有被前瞻性队列研究结果验证。

总之，全基因组遗传连锁分析为筛选As易感遗传基因提供新的手段，并取得一定的遗传学资料；但使用这种研究方法分析动脉粥样硬化性疾病的致病基因仍然存在一定局限性，因为该方法具有统计效能低，重复性差，以及不能通过微卫星标记定位具体致病基因等缺点，其主要原因如下：第一，多种基因而非单个基因控制这些疾病的遗传倾向，每个基因在遗传表型中都不起决定性作用。在单基因遗传病中，突变在诱导表型改变中至关重要；而多基因遗传病与之相反，如动脉粥样硬化性疾病，任何单一的突变既不是导致表型改变的必要条件，也不是其充分条件。第二，As的发病机制受多种环境和遗传危险因素的影响，其表型取决于多基因与内外环境因素相互作用。由于As的表型受多个基因调控，因而As的表型不同于单基因控制的隐性或显性遗传的表型模式，而这种模式是遗传连锁分析所必需的。第三，每个基因只能解释5%的表型，一个基因做多态性分析需要检测长度约为600 bp的基因片段、500 000个SNP标记，工作量与耗费巨大。第四，需要在大样本独立的人群中进行验证。

三、与动脉粥样硬化相关心脑血管疾病的候选基因关联分析

候选基因关联分析是基于疾病已知的病理生理学机制,通过选取调控生理或致病信号通路的候选基因,比较分析候选基因在病例组和对照组的遗传变异频率异同,以阐明该基因与疾病相关联的遗传变异。遗传连锁分析只能用于单基因疾病遗传危险因子筛查,而候选基因关联分析是筛查多基因、复杂性疾病遗传危险因素的有效手段。

As 候选基因的选择常涉及传统的心血管危险因素,如高血压、肥胖和糖尿病等。目前已经筛选出 100 多个可能与 As 病变及其预后相关的候选基因。其研究中显示,103 个候选基因与 As 或 CAHD 有关,Pare 等对 1400 个来自魁北克地区的受试者验证 103 个筛选出的 As 或 CAHD 有关候选基因与 As 性疾病的相关性。该研究小组共检测了 1536 个 DNA 标记物(SNP),对那些表现出与 As 正相关的候选基因在 806 个独立样本中重新评估其相关性。出乎意料的是,在所验证的 103 个候选基因中,没有一个可以在这些人群中得到重复。在另一项研究中纳入的志愿者包括 811 例急性冠脉综合征患者和 650 名同年龄同性别的正常人,分析了 70 个与 CAHD 有关候选基因的 85 个突变体,以验证这些基因与 CAHD 的相关性。研究的结果表明,其中只有一个突变体(在 β-纤维蛋白原中的 -455 启动子突变体)的重复性具有统计学意义。

在过去的 10~20 年,尽管有许多心肌梗死和 CAHD 的候选基因关联研究,但仅有少数基因多态性与 CAHD 间的相关性被多中心的临床人群调查资料证实。结果难以被重复验证的原因可能包括如下几个方面:①遗传异质性,不同等位基因或基因座突变都可能引发 CAHD。②遗传连锁不平衡模式在不同研究人群有异。譬如某一致病基因的突变体在某一人群中与一个常见的遗传标记 SNP 紧密连锁,生物学上将一条染色体上两个或两个以上与致病基因紧密连锁的多态性位点状态的组合称为染色体单体型。因多态性位点间的紧密连锁,故在遗传过程中,单体型能作为一个遗传因子传给子代。倘若该致病基因的突变体在其他人群中与该遗传标记 SNP 不连锁,这将导致二者的研究结果相矛盾。③样本量不够大导致遗传标记 SNP 过少,因而统计学效力相对不足。在多基因遗传性疾病中,单一遗传危险因子的作用可能极其微小,与疾病的相对危险度为 1.2~2.0,因此,发现致病基因变异需要足够大的样本量。假如相对危险度为 1.3,而少见等位基因频率为 10%,那么所需的样本数(病例数)应在 2000 例以上;④复杂性疾病候选基因的关联研究中,纳入研究的病例对照样本间遗传背景互不相同(人群分层现象),这一因素将升高统计学上的假阳性率。遗传背景的差异将导致基因的频率分布在病例组和对照组不均衡,进而使得假阳性率实验结果增加;⑤表型异质性和环境因素的混杂效应等也是导致结果难以重复的原因。

四、动脉粥样硬化性疾病的全基因组关联分析

这些年来,使用基因连锁分析和候选基因关联研究相继发现多个 CAHD 易感或致病基因,如 LRP6、MEF2A 和 LDLR 等。但家系连锁分析和候选基因关联研究均未能有效地筛查出复杂性疾病的遗传因素。随着人类基因组计划的完成,全基因组关联分析(genomewide association study,GWAS),即在人类全基因组范围内找到变异序列,并从中找出与疾病

密切相关的 SNP，这一新的遗传分析策略已经成为研究 CAHD 等复杂性疾病的重要手段。现在使用的高通量基因芯片平均序列读长 ≥ 650 bp，可覆盖人类基因组的大部分（95%），且成本大大降低。2007 年，Anna Helgadottir 等数个独立的研究中心分别使用 GWAS 技术发现染色体 9p21.3 SNP 与心肌梗死及 CAHD 密切相关。这一研究结果后续在德国、英国、瑞典、美国等欧美人群和中国、日本、韩国等亚洲人群中都得到了重复验证。他们在分析的染色体 9p21.3 SNP 中发现 rs10757274 和 rs1333049 这两个 SNP 表现出极度的连锁不平衡，且与 CAHD 的相关性最高。后来的 Meta 分析进一步证实上述两个 SNP 与欧美人群罹患 CAHD 的危险度呈正相关，前瞻性研究和病例对照研究中二者的相对危险度相一致。与 CAHD 密切相关的染色 9p21.3 SNP 全长为 53 kb，包含 CDKN2A 和 CDKN2B 两个细胞周期蛋白依赖性激酶抑制剂，它们分别编码蛋白 p16INK4a、p15INK4b 和 ARF。上述基因通过对转化生长因子 β 诱导的抑制作用参与 As 的病理进程。在随后的几年，国外的 GWAS 研究还发现其他 CHD 相关位点，这些被筛选到的基因位点相对危险度（1.2～1.6）被候选基因 Meta 分析所得到的统计结果所验证。2012 年国内的一项 GWAS 分析研究中，在我国汉族人群中筛选到 4 个与 CAHD 相关的易感基因位点。至今，通过 GWAS 技术已发现 60 余个 CAHD 易感基因位点。这些易感基因位点主要有以下特点：①已确定的多数易感位点在动脉粥样硬化性疾病中的发病机制有待进一步阐明，只有少数易感位点与高血压或脂质代谢紊乱等 CAHD 传统危险因子具有相关性；②筛选到的上述易感基因变异将导致 CAHD 发病风险增加 6%～92%；③人群中上述 SNP 的等位基因频率为 2%～91%，其平均频率为 47%；④与迟发性 CAHD 患者相比，多数 SNP 变异在早发性 CAHD 患者中的致病性更高。

这些年来，虽然就 GWAS 在揭示 As 发病机制方面的研究已经取得一定的进展，由于 As 是一类遗传与环境等多因素影响的复杂性疾病，目前已经筛选到的基因突变位点或区域不能解释全部的 As 发病机制，只能阐明 2%～15%的动脉粥样硬化性疾病的病因或危险相关表型。鉴于上述原因，有学者们规划了后 GWAS 时代 As 发病机制研究的新策略。该策略是基于高通量的 GWAS 检测分析平台，寻找 As 新的易感基因，并采用多种技术方法对 GWAS 所取得的研究结果进行验证，以期揭示动脉粥样硬化性疾病的发病机制并为 As 这一复杂性疾病的早期诊断、风险预警、精准医疗和临床管理提供科学依据。

五、实验动物的证据

实验动物为遗传因素在 As 发生、发展中的作用提供有力的实验依据，同时也为分析其作用机制提供有用的资料。目前已经建立鼠、猪、兔、猴、鸽子与犬等 As 遗传动物模型，这些动物以同样致 As 的饲料喂养相同时间，其 As 病变面积与严重度都有显著性差异。遗传因素可能通过改变动物的脂质代谢和血管壁的形态功能而影响其 As 的易感性。Wagner 等的研究表明，遗传因素除调控鸽子血浆中的 LDL 水平外，还可通过改变血管壁的大分子碳水化合物或脂蛋白复合因子的含量而影响其 As 的形成。

自 1908 年 Ignatowski 首次报道以高动物蛋白饲料成功诱发家兔主动脉内膜 As 病变以来，人们已先后建立禽类（鸽子、鸡、鹌鹑等）、啮齿类动物（包括小鼠、大鼠、仓鼠、豚鼠等）、家兔、犬、猫、猪及非人类灵长类动物 As 病变模型。此外，日本学者还培育以下与 As 相关的动物模型：LDL 受体缺陷的 WHHL（watananbe hritable hyperlipdemic）家兔模拟人类家族性高胆固醇血症模型；类似人类高三酰甘油血症和合并高脂血症的 STH（St. Thomas' Hospital）家兔；自发 As 的 WC（White Carneau）鸽子，以及具有抗 As 的 SR（Show Racer）鸽子。近 30 年来，人们利用基因工程技术/基因敲除技术建立多种转基因/基因敲除 As 模型，这些模型促进人类对遗传和环境因素的相互作用在 As 病变中影响的认识，有利于对 As 的发病机制和防治措施的研究。其中脂质代谢相关基因的遗传修饰小鼠和转基因兔是对实验性和自发性 As 动物模型的极好补充，为人类研究遗传因素在 As 发生与发展中的作用机制提供可靠的动物模型。例如，小鼠胆固醇酯转移蛋白的过表达和肝脂肪酶在家兔过表达是研究脂质代谢与 As 的重要动物模型。

动脉粥样硬化性疾病是一种严重危害人类健康的重大疾病，如何利用分子遗传学发现疾病相关基因或位点，阐明 As 的发病机制并应用于临床是目前转化医学研究中的热点和重点问题。动脉粥样硬化性心血管疾病是一类严重危害人类身心健康的重大疾病，通过分子遗传学研究的新技术和新方法找到 As 的易感基因，以期揭示这一类疾病的病因、机制及促进 GWAS 在临床中的应用已是现代转化医学领域的研究热点和重点。目前在 As 的遗传学方面的研究，首要目标仍然是确定有助于预告动脉粥样硬化性心血管疾病风险和提高心肌梗死、CAHD 防治及医疗水平的基因，找出它们的特征。我们前期研究的首要任务是筛查出那些可以成为动脉粥样硬化性疾病风险预测，以及能对 CAHD 心肌梗死等心血管疾病进行早期诊断和精准医疗的基因。鉴于以人群为基础的各研究中心所取得的研究结果并不一致，因此，遗传学用于 As 的临床诊断和治疗的道路可谓任重道远。为此，今后的研究重点将围绕以下几个方面展开。①查明不同个体、地区和人群间与动脉粥样硬化性心血管病相关的基因及基因突变的分子生物学机制，以促进遗传学筛查的新范式用于动脉粥样硬化性心血管疾病的预防。例如，As 易感基因的遗传筛查有助于对有心脏病家族史或风险因素的人群进行早期全面预防，男性应该在 20 岁之前，甚至更早进行预防。②阐明行为和环境因素通过何种机制与这些突变基因相互作用进而影响 CAHD。评估影响 CAHD 的环境因素和突变基因的相互作用。③正确评估分析基因–药物的相互作用对 As 治疗的影响。④进一步规范高危人群筛查规划的条件及标准等。鉴于 GWAS 技术的迅猛发展及广泛运用，相信在不久的将来能够用这一基因检测分析方法阐明不同个体、不同家族及不同人群对 As 疾病的易感性差异，进而进行 As 风险评估，并可以此制订相应的临床治疗方案，从而实现动脉粥样硬化性心血管疾病的精准个体化医疗。

第二节 生 活 方 式

随着社会经济的发展和生活方式的转变，当前以 As 为病理基础的心脑血管疾病已经成为威胁人类健康的头号杀手。血脂异常与 As 病变的关系十分密切，是导致动脉粥样硬化性心、脑及周围血管疾病的主要危险因素。As 发病机制除与环境、先天遗传因素等有关外，生活方式在 As 的病理进程中起重要作用。所以防治 As 除有效的药物治疗外，另一个关键是注意生活有规律，按时作息，学会释放压力，控制情绪和精神轻松愉快，养成良好的生活习惯等。生活方式的改变，如增加运动和控制饮食以减轻体重、戒烟、限制饮酒、不熬夜等，不仅有助于心脑血管疾病的预防，甚至可逆转 As。很多学者专家认为，只要采取积极合理的预防和干预措施，90%以上的 As 可以防治。

一、饮食与动脉粥样硬化

饮食习惯对动脉粥样硬化性心血管疾病的病理进程有重大影响，高脂肪、高胆固醇、高糖和高钠盐饮食的人群罹患动脉粥样硬化性心血管疾病的概率将显著升高。食物中的营养成分可通过多种方式影响动脉粥样硬化性疾病的发生。高血脂是引发心血管疾病尤其是 CAHD 的主要危险因素。食物中的饱和脂肪酸和胆固醇导致高胆固醇血症而发挥致 As 的作用。流行病学调查资料表明，高脂肪酸和胆固醇膳食人群血液中胆固醇水平和 CAHD 的患病率显著高于低脂饮食者。哈佛公共卫生学院曾对 26 902 例年龄为 28~45 岁的美国男性受试者进行长达 16 年的随访发现，其中 1527 例发生动脉粥样硬化性心血管事件，在校正其他心血管危险因素后，统计结果显示，不健康的饮食习惯个体患动脉粥样硬化的相对风险度升高 27%。董雪梅等的研究也证实，脂代谢紊乱与动脉粥样硬化性心血管疾病的发生、发展密切相关，血液中的胆固醇、三酰甘油和 LDL-C 水平升高在 CAHD 的发生发展中起重要作用。而食用相对含不饱和脂肪酸成分高的食物可降低血液中胆固醇水平和 CAHD 的发病率。高盐饮食可通过血压升高而促使患动脉粥样硬化性心血管疾病的危险性增加。大量流行病学资料表明，适度饮红酒或者服用抗氧化作用的维生素可通过减少脂蛋白的氧化性修饰而降低患 As 的危险度。由此可见，降低血液中 LDL-C 和总胆固醇水平是有效防治动脉粥样硬化性疾病的重要举措。尽管饮食不是人体内胆固醇的唯一来源，但适当减少高胆固醇食物的摄入是降低高胆固醇血症必需的。因此，美国心脏学会（AHA）认为健康饮食是健康生活方式的重要部分，并为预防 CAHD 推出饮食指南。

二、运动与动脉粥样硬化

As 的发生和发展是多种致病因素共同作用的结果。适当的体力活动在 As 的防治中起到积极、有效的作用，适量的运动可显著降低患 As 的危险度。缺乏运动即静坐的生活模式是 As 的危险因素之一。鉴于血液中脂蛋白的水平与动脉粥样硬化性心血管疾病的发生、发展紧密相关，如果运动方式可调节脂蛋白的代谢，那么动脉粥样硬化性疾病的病理进程同样受到运动方式的影响。因而以往探讨运动与 As 病变关系的研究中，主要集中在运动对脂代谢的调节和对人体抗氧化能力影响等方面的研究。其研究结果表明，一方面运动能使血浆中的 LDL-C、三酰甘油与总胆固醇的含量降低，同时使血浆的 HDL 水平升高，从而减轻高脂诱导的动脉血管壁损伤；另一方面运动还能增强机体的抗氧化应激能力，继而发挥抗 As 的作用。

研究表明，体育运动能有效预防和阻止 As 的发生和发展，这归因于体育锻炼和适度的体力劳动可预防肥胖，改善脂质代谢和心血管系统的功能。体育运动可通过以下几种途径改善人体的脂质代谢：运动时消耗能量大，体重降低；运动可改善脂质代谢，如运动可显著降低血浆中总胆固醇、三酰甘油并升高 HDL 等；运动改变几种体内与脂蛋白代谢有关的酶，如适量运动增加肝脂酶（HL）、肝三酰甘油脂酶（HTGL）和卵磷脂胆固醇酰基转移酶（LCAT）的活性。但是运动对 As 影响的具体机制，以及对脂蛋白各组分影响的报道目前尚少。经常活动且体态合适者 CAHD 的患病率较肥胖者低，或者发生较迟、较轻，特别是心肌梗死和心脏猝死的发生率显著减低。流行病学调查资料表明，即使每天 30min 的有规律的体力活动也能显著减低 CAHD 的发病率。在美国等西方发达国家，肥胖症患者逐年增加，美国科学院医学研究所推荐每天的体力活动时间最少在 60min，以减少患 CAHD 的危险因素、维持心血管系统的最佳健康状态。大量研究表明，有规律的体育锻炼能显著改善机体的脂质代谢。例如，长时间每天坚持 30min 体育锻炼，血液中 LDL-C 水平降低 8%～20%，三酰甘油降低 20%～24%，而 LDL 升高 3%～12%。Kraus 等的研究结果证实，高强度的大运动量较高强度小运动量更能降低 LDL-C 水平，而增加 HDL 的水平。此外，经常的体育锻炼可相对增加迷走神经活性、降低交感神经的紧张性，因而降低血压和减慢心率，从而降低心室纤颤阈值和减少猝死。体育锻炼还能改善血管内皮的功能和维持 As 斑块的稳定性，进而减少急性冠脉综合征的发生率。随着对 NO 的研究不断深入，学者们开始关注 NO 在体育锻炼中的抗动脉硬化作用，认为其效应可能是体育锻炼抗 As 机制之一。

值得指出的是，高龄者由于身体条件限制，锻炼与运动依从性差，其动脉粥样硬化性心血管疾病不但与不健康的日常生活习惯极其相关，而且抑郁、情感孤独、社会压力、精神紧张、社会分离等负性心理社会因素和生活方式也在不同程度上影响老年人 CAHD 患病率与急性冠脉综合征的发生率。国外研究表明，健康、规律的生活方式能使短端粒和冠状动脉硬化的相关性显著降低。国内有研究证实，健康的生活方式和积极的生活事件对老年人 CAHD 的患病率并无明显影响，但消极的生活事件则对其心血管发病率有显著影响。对老年冠心病患者而言，消极的生活事件的影响程度由大到小依次为配偶去世、子女病重或去世、财产重大损失、搬家等。上述因素当中，频繁搬家容易导致老年人精神紧张、焦虑、心情烦躁等，其对老年人精神及心理造成的影响不容忽视，而精神压力过大与高 CAHD 发病率密切相关，可作为其独立危险因素。此外，忙乱和劳累也极易导致 CAHD 的发生。

三、吸烟、饮酒对动脉粥样硬化的影响

流行病学研究已证实，吸烟与被动吸烟是 CAHD 等心血管病发病和死亡的重要原因。有资料表明，吸烟是 As 的独立危险因素，长期大量吸烟与心肌梗死、脑梗死的发生有关。不论男性还是女性，吸烟量与罹患动脉粥样硬化性心血管疾病的危险度呈正相关。国内的一项对 446 例 CAHD 患者冠状动脉病变程度的多元回归分析资料显示，冠状动脉病变的严重度与患者年龄及吸烟量呈正相关。吸烟年龄越小，其罹患 CAHD 的相对危险度就越高。国内的一项就吸烟与颈动脉粥样硬化关系的临床观察资料表明，与非吸烟组相比较，吸烟组人群的 CIMT、多发性 As 斑块、软斑块、混合性斑块都显著性增加，吸烟组人群的脑梗死的发生率也明显升高。戒烟应是预防 CAHD 等心脑血管疾病必不可少的措施。目前，吸烟引发动脉粥样硬化性心血管疾病的确切机制尚未明了，可能与烟草中的多种化学成分导致血管内皮功能损害、黏附分子改变、血脂异常等有关。吸烟时产生的尼古丁和一氧化碳等有害物质对人体的不利影响及其机制如下：①兴奋交感神经，促使血液中的肾上腺素和血管紧张素水平升高，引起血压升高、心率加快和心律失常。②吸烟导致的氧化应激可破

坏血管内皮功能并降低具有抗氧化能力的血浆褪黑激素。研究结果证实，吸烟能使血流介导的内皮依赖性舒张功能明显下降。③烟草中的成分尼古丁可使血小板聚集性增强，血液黏稠度增加，血管内皮增生，促使 As 病变和血栓形成。Matetzky 等的研究结果显示，吸烟导致 As 斑块中组织因子的表达和活性显著升高，这与吸烟者 As 病灶血栓形成密切相关。④吸烟可导致体内的促炎症因子 IL-1β 及黏附分子等的表达增加。⑤吸烟可使脂质代谢紊乱，导致血浆中 LDL-C 相对升高，而 HDL-C 水平降低。虽然有文献报道少量饮酒（特别是红酒）可能降低罹患 CAHD 危险度，但饮酒会导致血压升高。临床研究资料表明，饮酒与高血压患病率之间却呈线性相关，大量饮酒或酗酒可诱发急性心脑血管事件的发生。

四、年龄、性别因素与动脉粥样硬化

年龄和性别属于不可改变的 As 危险因素，As 发生的危险度随着年龄的增长而增加。人体尸检发现，CAHD 的发生率在 9～19 岁为 22%；20～29 岁为 42.9%；40～49 岁为 63.7%；60～69 岁为 87.09%；70 岁以上为 100%，这说明 40 岁以上发生 CAHD 者尤为常见。近年，临床上 As 发病有年轻化趋势。不过，病理解剖和临床资料显示，中国人冠状动脉粥样硬化病变的发生比西方国家晚 15～20 年。我国年轻患者相对较少，但也并不是人一到老年就必然要患 CAHD。病理学专家发现，在 3～4 岁小孩主动脉就发现 As 的脂纹期病变，这反映 As 病变从儿童时期就开始了。在中东战争期间，病理学家对年龄 30 岁以下的 200 多名战死的士兵尸检结果分析表明，其中有 As 病变形成者的百分率高达 90%。这足以证实 As 病变并非是中老年人群才患的疾病，只不过是 As 的各种临床症状在中老年时期开始显现出来而已。我国的一项临床调查资料表明，北京地区超过 35 岁以上的 70 万人中，CAHD 和脑出血的发病率随着年龄的增加而升高，并且每隔 10 岁增高 3 倍，As 病变形成的速度也加快。另一项研究表明，CAHD 在 49 岁以后患病率显著增加，60 岁以上者本病的患病率为 40～49 岁的 2 倍。老化是不可抗拒的，但延缓病变的发生是可能的，预防 As 的措施开始得越早越好。

性别与 As 的相关性不如年龄那样显著，流行病学调查资料表明，健康妇女患 CAHD 的危险度与男性相似。年龄、糖尿病、高血压、吸烟、高脂血症等对男性、女性而言均为主要的 As 危险因素，但其强度因性别、年龄不同而异。例如，糖尿病的危险性女性强于男性；绝经期妇女由于体内的雌激素水平下降，罹患 As 性心血管疾病的危险度显著增加。一般而言，女性在更年期前受卵巢激素保护，很少发生 As 病变和心肌梗死。50 岁以前，女性患 CAHD 的危险度小于男性。这可能与生育期的女性体内雌激素、HDL-C 水平比男性高密切相关，因为雌激素可降低血清中 β-脂蛋白、三酰甘油和胆固醇的水平。中年男性 CAHD 的患病率是女性的 3～4 倍；但这种差异随年龄的增长而逐步缩小，70 岁以上高龄时，二者的 CAHD 患病率相似甚至女性的患病率略高于男性。Vittinghoff 等的研究证实，已患 CAHD 的妇女即使不存在其他心血管疾病的危险因素，其心肌梗死或心脏猝死发生率也显著增加；如果同时存在其他危险因素，则这种危险性可增加 5 倍。这些研究资料提示，女性更年期后，要特别注意动脉粥样硬化性心血管疾病等方面的问题。虽然遗传因素、年龄和性别等原因是 As 的独立危险因素，但并不是最主要的（只占 30%）。

五、睡眠剥夺与动脉粥样硬化

睡眠剥夺（sleep deprivation，SD）是因患者自身原因和（或）环境因素而导致无法满足正常睡眠的一种现象。当前生活节奏的日益加快带来一些不健康的生活方式，越来越多的人处于一种潜在的睡眠剥夺状态。在我国，约45.4%的人存在睡眠障碍；而这种状态，极大地影响人们的身心健康。当今社会，随着社会竞争的日益激烈和生活节奏的日益加快，众多人承受加班熬夜、睡眠不足等不健康的生活方式。这种不健康的睡眠剥夺生活方式对人们的身心健康造成了极大损害。短时期的睡眠减少对机体产生的不良后果并不显著，但较长时间的睡眠剥夺则可作为一种强烈的诱导源对机体产生生理和心理应激事件，长期的睡眠不足将导致机体的学习记忆能力下降、情绪紧张、免疫功能低下、炎症因子水平升高及体内激素与递质平衡紊乱。在睡眠剥夺对机体的上述心理、生理活动所致的各种变化中，大脑功能是最先且受影响最明显的器官。在早先的研究中，学者们主要探讨的是睡眠剥夺对机体的学习记忆、认知功能与免疫功能等方面的影响及其机制。

然而随着研究的逐渐深入，越来越多的基础研究结果和临床观察资料都表明睡眠剥夺损伤机体的心血管系统，是As的危险因素之一。流行病学调查结果表明，长期睡眠减少可导致CAHD发病率升高。每日睡眠时间依次为5、6、7h的人群，罹患CAHD的相对危险度依次为1.82、1.30和1.06。Ayas等的研究表明，睡眠时间太多或不足都可增加临床急性心血管事件的发生率和致死率，并且其可作为一项独立的危险因子。Holmes等以持续一周夜班工作的人群作为研究对象，观察熬夜对心血管自律活动的影响。其研究结果表明，连续夜班工作或熬夜加班可使心血管疾病的发病相对危险度显著增加。此外，睡眠剥夺可使已患心脏病、高血压患者的病情加重；对无CAHD危险因素的志愿者，慢性睡眠剥夺可增加其心率变异指数和升高其血中去甲肾上腺素的水平，这表明慢性睡眠剥夺与心血管事件有密切联系。国外的一项临床调查资料表明，与每周工作时间少于40h的人群相比较，每周工作61h以上的人罹患急性心肌梗死的危险度升高2倍，这表明睡眠不足与急性心肌梗死发生率紧密相关。每天睡眠不足5h和睡眠经常缺乏的人患急性心肌梗死危险性增加2～3倍。日本对98 643名年龄在40～79岁的志愿者进行长达14.3年随访，其研究结果显示，最佳睡眠时间是每天7h，每天睡眠时间不足4h会显著增加罹患动脉粥样硬化性心血管病风险性，每天睡眠时间超过10h发生心脑血管疾病的风险度升高1.5倍。以上资料表明，睡眠剥夺与动脉粥样硬化性心血管疾病的密切相关。

睡眠剥夺增加患动脉粥样硬化性心血管疾病的危险性及病死率的具体机制至今尚未完全阐明，可能与下列机制有关：①睡眠剥夺诱导应激反应，引发自主神经功能紊乱，升高心血管反应性。已有的研究结果表明，睡眠剥夺可显著升高男性健康青年的心血管交感神经反应性，以及降低心脏副交感神经活性，从而导致其血液中的去甲肾上腺素明显升高，进而造成心血管功能损害。②睡眠剥夺可通过多种途径诱发机体的氧化应激，如唐庆娟等的研究结果显示，大鼠72h睡眠剥夺后，其血清中的丙二醛水平显著升高，而还原型谷胱甘肽含量却明显降低。睡眠剥夺诱导自由基在体内大量堆积，引发广泛的心血管损伤效应。③睡眠剥夺诱导机体的抗炎症因子与促炎症因子的表达失衡，升高机体促炎症因子水平，引发血管壁的慢性炎症。Irwin等研究睡眠剥夺与炎症相关细胞因子表达水平的关系，其结果表明，睡眠剥夺不但可影响单核细胞的生物学功能，而且可改变机体免疫应答并升高炎症因子的表达水平，加重动脉粥样硬化性心血管病变的症状。

第三节　精神与心理因素

传统的心血管疾病危险因素如高血压、高血脂、吸烟、肥胖等不能解释全部 As 的发病机制（能解释 40%~50%）；约 40% 没有传统危险因素的 As 患者则与精神、心理因素有关。精神与心理因素刺激机体产生应激激素是通过激活机体下丘脑-腺垂体-肾上腺皮质轴、肾素-血管紧张素系统和交感神经系统来实现的。去甲肾上腺素、肾上腺素、皮质醇等主要应激激素，通过激活巨噬细胞、肥大细胞、内脏脂肪细胞和内皮细胞的 NF-κB 启动免疫/炎症反应；NF-κB 激活后则诱导 TLR 的表达。应激过程中释放的主要应激激素，如皮质醇、肾上腺素与去甲肾上腺素等可通过激活巨噬细胞、内脏脂肪细胞、肥大细胞和内皮细胞的 NF-κB 途径促发免疫/炎症应答，NF-κB 的激活还可诱导 TLRs 的表达。众多的研究资料显示，抑郁、焦虑、A 型行为、社会隔绝与长期生活压力等精神心理因素在 As 等心血管疾病的发生和发展中起重大作用。因此，研究精神与心理社会等危险因素在 As 发生和发展中的作用，对于动脉粥样硬化性心血管疾病的防治和减少其复发有深远意义。

一、抑郁症与动脉粥样硬化

抑郁症是一种难以治愈的心身疾病，且抑郁症患者心血管疾病的发病率和病死率显著增加。一项在调整了患者病史、心血管危险因素及精神药物使用情况的研究表明，抑郁症状与 As 病变面积大小具有显著相关性。颈动脉内膜中层厚度（CIMT）正常为 1mm 以下，如果其厚度超过 1mm，说明有罹患动脉粥样硬化性心血管疾病的危险。临床上诊断动脉硬化程度一般可通过动脉彩超检查内膜中层厚度（IMT）来评价。IMT 是动脉粥样硬化性心血管疾病诊断的一个早期亚临床指标，也是评估颈动脉粥样硬化早期病变的可靠手段；CIMT 与 As 严重程度的相关性已被证实。

抑郁症的严重度与 As 的病理进程密切相关。重度抑郁症表现为以持久自发性情绪低落为主的一系列抑郁症状。主要临床表现为社交能力障碍、不合群、离群、情绪低落、躯体不适、食欲缺乏、丧失愉快感、精力减退与常感到持续性疲乏等特点。流行病调查资料表明，重度抑郁症患者患 CAHD 的危险度显著增加。有两个方面值得注意：抑郁症状（在没有临床诊断为重度抑郁症的患者）也是动脉粥样硬化性心血管疾病的危险因素；且抑郁的严重度预示着将来罹患动脉粥样硬化性疾病的危险度。新近美国的流行病学研究资料进一步证实，抑郁症患者的成年人与正常成年人相比较，前者患 CAHD 的危险度增加 3 倍；且比精神与心理因素正常的成年人患 CAHD 的时间早 7.5 年。此外，抑郁症患者的后代患 As 的危险度也显著增加，主要表现为青少年时期开始血压升高、血管硬化与胰岛素抵抗等。这些资料显示抑郁是 As 主要的精神心理危险因素之一，且抑郁程度与患 CHD 等动脉粥样硬化性心血管疾病的危险度呈正相关。

国内的一项以 65 岁以上老年人为实验对象，通过测定颈总动脉 IMT 厚度评价抑郁症状与老年人颈总动脉粥样硬化程度的关系。在校正年龄、性别、种族、饮酒、血糖、体重指数等影响因素后,多因素分析结果显示抑郁症状与颈总动脉粥样硬化病变程度明显呈正相关。

与传统的心血管危险因素相比,抑郁症对临床 CAHD 患病或重大致死性心血管事件发生的预测具有更显著的相关性。虽然精神心理因素与动脉粥样硬化性心血管疾病密切相关,但其在该类疾病中的时间过程和基本机制至今尚未完全清楚。Seldenrijk 等以 470 例抑郁患者及 179 例健康对照者为研究对象,年龄为 20~66 岁,并将抑郁症患者疾病的特点(亚型、严重程度、持续时间、发病年龄)及用药情况纳入分析。结果表明,抑郁症的发病年龄与颈动脉 IMT(主干:0.01mm,发病年龄每相差 10 年,$P=0.01$;分支:0.02mm,发病年龄每相差 10 年,$P=0.003$)和 As 病变程度显著相关(发病年龄每相差 10 年,$OR=1.35$,95% CI 1.02~1.80),$P=0.04$)。与对照组相比较,迟发性抑郁者(≥40岁)在 As 进展过程中 CIMT 明显增加(0.75mm 和 0.81mm,$P=0.004$),这表明抑郁症状影响 As 的病理进程。

Lee 等在基于人群的 CIMT 与抑郁症相关性的研究中,调查分析抑郁症状与 CIMT 和斑块的关系。其研究对象为 7554 名年龄 45~74 岁、无心血管疾病的韩国人;采用 CES-D 评估其抑郁症状,得分≥16 分者判定为抑郁症状。以颈动脉彩色 B 超检测分析 CIMT 并计算 As 斑块面积。结果显示,在调整传统心血管危险因素后,具抑郁症状的女性 CIMT 比无抑郁症状女性的 CIMT 显著性增加,这表明女性抑郁症状与 CIMT 增厚显著相关。

大量临床与流行病学调查资料都证实,抑郁症与亚临床 As 和急性冠脉综合征显著相关。然而,抑郁在 As 发生、发展的病理进程中的作用及机制研究甚少。Hamer 等研究抑郁症状与平均颈动脉 IMT 的关系,以及探讨抑郁是否通过交感神经、炎症反应等机制促进 As 的病理进程。研究者将 186 名黑种人[年龄(44.0±8.0)岁]和 203 名白种人[年龄(44.8±10.8)岁]纳入观察对象。其抑郁症状程度依照 9 条目患者健康问卷(PHQ-9)进行判定。该研究结果显示,在调整性别、年龄、种族和药物使用情况等影响因素后,与无抑郁症状者平均 CIMT 相比较,严重抑郁症状者的 CIMT 水平显著增加($P=0.038$,95% CI 0.001~0.074)。

目前就精神病理学和亚临床 As 的相关性研究尚未取得一致结论。Seldenrijk 等的一项基于人群基础研究抑郁症与亚临床 As 关联性的实验中,研究对象为经 DSM-Ⅳ 诊断为抑郁、且无临床心血管疾病者 2717 例;非抑郁、焦虑障碍者 2115 例,以及健康对照者 602 名。研究对纳入对象的临床特征包括严重程度、持续时间、发病年龄和用药情况等因素都进行评估。他们对研究对象临床症状的严重程度、发作持续时间、发病年龄及用药情况等因素进行相应的评价分析。以踝肱指数(ABI)作为评价罹患动脉粥样硬化性心血管疾病风险度的指标,低 ABI(≤0.90)和轻度低 ABI(0.90<ABI≤1.11)反映亚临床 As,高 ABI(>1.40)表示动脉僵硬和血管壁钙化。结果表明,与非抑郁、焦虑者相比,抑郁或抑郁与焦虑共病者低 ABI 发生率升高 2~3 倍($OR=2.78$,95% CI 1.05~7.35;$OR=3.14$,95% CI 1.25~7.85;$OR=2.67$,95% CI 1.09~6.51),并且与轻度低或高 ABI 无相关性。该研究结果还表明,抑郁症状严重程度、发病持续时间、发病时的年龄、药物的使用在精神病理学与亚临床 As 之间也无相关性。与健康对照者相比,存在抑郁症状者发生亚临床

As 的危险性明显升高。

此外，抑郁症使动脉粥样硬化性心血管疾病的患者重大心血管事件的发生率明显增加。临床观察资料表明，20%～50%的死于心肌梗死的患者在梗死发生前都伴有抑郁症。抑郁症可使心血管疾病患者在一年之内发生重大心血管事件的危险度增加1倍。对已诊断为心血管疾病患者的10年随访结果证实，与非抑郁症者相比，抑郁症的患者死于重大心血管事件的相对危险度显著增加。对没有心血管病史的个体，抑郁症可预测该个体心血管疾病的患病率。

随着社会生活方式的改变与社会压力的加剧，心血管疾病及抑郁症等已成为危害人类身心健康的主要重大疾病。抑郁症可作为评价缺血性心脏病患者预后的独立危险因素。流行病学研究结果表明，抑郁症可能与外周 As 的发生、发展有关，并且在冠状动脉粥样硬化患者中，抑郁症患者发生高危心血管后果的危险性升高。尽管已有多种机制试图阐明二者的关系，但抑郁与 As 病理生理途径至今仍未完全阐明。除传统心血管危险因素以外，抑郁症患者自身的神经-内分泌系统功能紊乱、慢性炎症和遗传因素等都可对血管内皮和动脉血管壁造成损伤。因此，这些机制可能是促进抑郁和加速 As 及其并发症的关键因素。鉴于此，抑郁症状可视为 As 的独立危险因素之一。

炎症可能是介导抑郁与 As 的桥梁。研究结果表明，只有在合并其他危险因素如由吲哚胺2,3-双加氧酶（IDO）激活而引起机体炎症时，抑郁才与 As 病变相关。Pizzi 等于2001年对年龄为24～39岁的986名芬兰年轻人（男性442名，女性544名）的 IDO 活性（色氨酸和犬尿氨酸比）及其他生物/行为危险因素进行评估分析，以改良的21项贝克抑郁量表评价抑郁症状，并于2001年和2007年分别通过彩色 B 超检测研究对象 CIMT。IDO 活性检测结果显示，女性抑郁症状和 CIMT 的相关性只在高 IDO 活性时才存在（$\beta = 0.21$，$P = 0.009$）。在调整除血脂水平和体重指数之外的心血管传统危险因素后，IDO 活性在抑郁和 CIMT 的调节作用更为显著。这些研究资料表明，炎症可能是抑郁症状与 As 病变的联系桥梁，但其作用机制有待进一步深入阐明。

抑郁症与 As 虽然存在一定的相关性，但二者关系难以通过单一机制得以充分解释。与抑郁有关的自主神经系统（ANS），下丘脑-垂体-肾上腺轴功能失调等在动脉粥样硬化性心血管事件中可能起重要作用。上述因素可能通过引发慢性轻度炎症，诱导血管内皮损伤、血小板活化和聚集等机制促进抑郁症患者 As 的发生、发展。

在研究抑郁症与 As 的关系中，抑郁症状在人体未出现明显的 As 病变之前就能明确诊断。但在 As 的发展进程中，抑郁症在其病变中的作用机制非常复杂，其在动脉粥样硬化性相关疾病中的作用及其机制仍未成共识。所有因素的相互作用及单一因素的重要性还没有得到充分证实。目前虽有研究表明，抑郁症与 As 存在显著相关性，但二者相互作用的早期和长期影响还需前瞻性研究来明确。

二、焦虑症与动脉粥样硬化

As 与焦虑症有显著相关性，CAHD 患者常伴有焦虑症。流行病学调查资料表明，焦虑症可作为 CAHD 的病理进程及预后的独立危险因素，也是动脉粥样硬化性心血管疾病的又一主要危险因素。虽然有众多的研究结果提示焦虑症可能是 CAHD 发病和预后的独立危险因素，但二者相互作用机制目前尚未十分清楚。此外，焦虑症的治疗是否能有效减少动脉粥样硬化性疾病的发病率，以及能否显著改善动脉粥样硬化性疾病患者的预后有待进一步证实。

1. 焦虑症是 CAHD 发展和预后的一个独立危险因素　近年来，我国的 CAHD 发病率和病死率呈逐年上升趋势，已成为威胁我国公民健康的重大疾病之一。与普通人群焦虑症的发病率（4.1%～6.6%）相比，CAHD 患者罹患焦虑症的发病率显著升高（40%～70%），这表明焦虑症与 CAHD 的发生率有显著相关性。Roest 等在一项探讨焦虑与 CAHD 事件发生率关系的 Meta 分析中，共纳入了 49 846 例观察对象，年龄为 38～72 岁，随访时间 11.2 年。分析结果显示，焦虑是 CAHD 发病的独立危险因素，与 CAHD 的病死率尤为相关；其危险比值为 OR=1.26,95% CI 1.15～1.38；病死率的比值为 OR=1.48,95% CI 1.14～1.38。Vural 等一项基于人群有关焦虑与动脉粥样硬化性疾病相关性的研究结果进一步表明，焦虑不但是 CAHD 的独立危险因素，而且焦虑和 CAHD 可相互影响从而促进 CAHD 的病理进程。此外，Watkins 等的研究表明，焦虑是 CAHD 的不良预后独立危险因素。

2. 焦虑影响 As 病理进程的可能机制　虽然多数专家与学者对焦虑是动脉粥样硬化性疾病的独立危险因素已达成共识，但焦虑是通过何种具体机制影响 As 发生与发展的病理进程还有待进一步阐明。焦虑诱导的下丘脑-垂体-肾上腺轴的活性升高可能是其影响 As 病理进程的主要机制之一。过度交感神经系统的激活，升高的肾上腺素等激素通过增加心血管反应性、升高血压、损伤血管内皮等途径促进 As 的病理进程。研究资料表明，焦虑症患者的心率变异性比无焦虑症状者显著升高，并且焦虑患者更易发生室性心律失常，甚至猝死。戚厚兴等的临床观察资料表明，CAHD 患者的焦虑水平与其血液中 ox-LDL 水平呈正相关。Suls 等认为，遗传因素是焦虑症的重要心理和生理基础，机体一旦产生较强的焦虑反应，则会通过环境因素或自我强化而促成焦虑症。Zafar 等发现，焦虑症患者的血小板活性升高，且与其焦虑程度呈正相关。因此，焦虑已成为血小板高活性的独立危险因素之一。Vural 等的研究结果表明，慢性焦虑症患者的冠状动脉 As 病变形成加速，急性冠脉综合征等重大心血管事件的发生率显著升高。此外，血清中 C 反应蛋白含量升高可能是其影响 As 病理进程的又一重要机制。此外，有研究者发现，与正常人体相比，CAHD 重要危险因素之一的 C 反应蛋白含量在焦虑症患者血液中显著增加。

与其他心血管疾病传统危险因素一样，焦虑症也是动脉粥样硬化性疾病的病理进程及其预后的一项独立的危险因子。虽然已有不少学者认为焦虑症可通过多种机制促进 As 病变的病理进程和对 CAHD 患者的预后产生不良影响，但这些科学假说有待循证医学证实。进一步阐明焦虑症在 As 病变中的作用及其机制，对焦虑症患者症状的改善和动脉粥样硬化性心血管疾病的有效防治具有重要意义。

三、A 型行为与动脉粥样硬化

自 1959 年美国学者 Friedman 等提出"具有 A 型行为（type-A behavior, TAB）的人易患冠心病"的假说至今，大量的临床与流行病学调查资料表明：A 型行为总得分较高者、精力充沛及敌对和易怒维度得分较高者,其颈动脉 IMT、颈动脉粥样硬化和冠状动脉粥样硬化患病率及未来急性心血管事件的发生率和死亡率都显著增加。因此,A 型行为被认为是传统心血管危险因素以外的致 As 独立危险因素。A 型行为可能通过如下两个方面机制促进 As 病变的发生、发展:A 型行为者交感神经系统活性升高,引起血压升高、血流加速、动脉痉挛等宏观变化,进而始动与促进 As 的发生、发展;A 型行为者易出现重复性急性应激和慢性应激反应,应激诱导的免疫/炎症机制可能参与促进 As 的病理进程。

(一) A 型行为是 As 的独立危险因素

1959 年 Friedman 和 Rosenman 发起的一项美国西部协作研究中,所纳入的研究对象为 3154 名无冠心病病史人群,对其长达 8.5 年的随访调查资料表明,A 型行为个体罹患 CAHD 的相对危险度是 B 型行为者的 2 倍。比利时-法国协作中心也取得了与之相似的实验结果,即 A 型行为者罹患 CAHD 的相对危险度是 B 型行为的 2.2~2.8 倍。根据当时所获得的资料,1978 年美国心肺和血液研究协会经讨论后一致认为,A 型行为是 CAHD 的独立危险因素。康纳斯-鹿特丹协作研究组对 3365 名志愿者进行 10 年随访后发现,与 B 型行为的 CAHD 患者相比,A 型行为的 CAHD 患者罹患心绞痛及其他致命性心脏病并发症的相对危险度增加 1 倍。冠状动脉造影的结果也证实,A 型行为人群罹患冠状动脉粥样硬化的病变程度显著加重。A 型行为导致 CAHD 危险性增高的主要因素是时间紧迫感、高度竞争性和敌意。国内 1983~1984 年一项采用 Friedman 量表与 Herman 标准进行的个性类型与 CAHD 发生率相关性的研究资料表明,所观察的 3361 名不同职业志愿者中,CAHD 的总发病率为 7.11%(239 例),其中 A 型行为者 CAHD 的发病率为 9.67%;而 B 型行为者的发病率明显降低(3.81%)。杨本付等 Meta 分析的研究结果表明,A 型行为与 CAHD 的发病率有密切联系。此外,杨菊贤等对 CAHD 患者冠状动脉血管造影的结果显示,在所检测的 100 例患者中,83 例 A 型行为者中有 72 例个体冠状动脉狭窄程度超过 50%,其中冠状动脉病变多于 3 支者都为 A 型行为者。Sparagon 等的研究结果与杨菊贤等的相一致,即 CAHD 患者中多数属于 A 型行为者,且 A 型行为特征越明显,其罹患 CAHD 的相对危险度就越高,病变所累及的支数也相应增加,病变的严重度亦随之加重;二者具有显著相关性。

综上所述,虽然多数研究资料表明,A 型行为与动脉粥样硬化性心血管疾病的发病率和病死率有相关性,并且这种关系独立于传统的 As 危险因素的影响。然而也有一些报道并不支持上述结论,他们认为 A 型行为不是 As 的危险因素。1985 年 Cohen 报道对夏威夷 2187 例日裔男性所进行的 A 型行为与致死性 CAHD、非致死性心绞痛和非致死性心肌梗死之间关系的研究资料,研究结果表明,A 型行为与上述心血管疾病没有显著相关性,这一不一致的资料开启了 A 型行为与 CAHD 相关性阴性研究结果分析的序幕。Cohen 等的研究结果也被后续进行的多个临床大规模的前瞻性研究所证实。Dimsdale 等对 189 例 CAHD 男性患者进行 1 年随访调查的资料表明,CAHD 患者的复发率与 B 型行为密切相关。Shekelle 等的"多危险因素干扰试验"研究结果也证实,A 型行为者的 CAHD 患病率和总死亡率与 B 型行为者并无显著差异。该研究中的研究对象在调查研究初期都无 CAHD 患病史,但由于高吸烟率、高血压和高胆固醇血症而使 CAHD 患病率增加。近来,我国也有类似阴性结果的研究报道。

出现以上两种完全相反的实验结果的原因可能与下列因素有关：①研究小组间可能采用的 A 型行为评定量表有异；②A 型个体和 B 型个体在一般人群研究中呈均衡分布，而在上述研究中 A 型个体偏多（60%～75%）、两种行为个体分布不均衡，这暗示"参数偏差"和系统选择对研究中的样本补充可能有一定程度的影响；③A 型行为与 As 相关性极其复杂，如该行为的某些方面与 As 病变密切相关，但该行为中另一些成分则与 As 没有相关性，只有相关的"毒"因子分值占总分的比重较高时，A 型行为才与动脉粥样硬化性疾病具有相关性；④样本数目有限。

（二）A 型行为致 As 病变的作用机制

长期的社会与心理因素应激反应，可高度激活 A 型行为者的下丘脑-腺垂体系统以增加促肾上腺皮质激素的合成与分泌，进而导致垂体-肾上腺皮质轴和交感-肾上腺髓质轴的活性异常增加。应激反应中释放大量的肾上腺素和去甲肾上腺素等应激激素可通过下列机制促进动脉粥样硬化性心血管疾病的发生与发展：致使血流动力学发生紊乱，升高血压，损伤血管内皮，增加血液黏稠度，脂质代谢障碍，促进氧化应激，激活巨噬细胞。研究结果显示，A 型行为的男性罹患动脉粥样硬化性心血管疾病的相对危险度明显增加；易怒或经常充满敌意性格的个体罹患心血管疾病的概率增加尤为显著。易怒、高度敌意感与好斗是 A 型行为男性的共同特征，其基础状态下循环血液中的肾上腺素和胆固醇水平显著升高。因而，与不易产生敌意情绪的男性相比，当 A 型行为的男性在遭受心理应激时，其血液中的糖皮质激素、肾上腺素和胆固醇等的含量显著升高。此外，还有研究表明，行为应激反应同样可使动物或人体内血压和血液中胆固醇水平升高。持续高水平的肾上腺素也可导致高胆固醇血症和 ApoB 含量增加。综上所述，上述资料充分表明，应激反应诱导的交感神经系统活性异常升高能使心血管活动及脂质代谢发生显著变化，这在某些特定性格的人群尤为如此。

四、心理社会应激与动脉粥样硬化

As 的病因学研究虽取得不少进展，但尚未获得根本性的突破，动脉粥样硬化性心血管疾病的传统危险因素并不能充分解释动脉粥样硬化性疾病的多样性。一项多省市的队列人群研究资料表明，约 36.6% 的 CAHD 由血压增高引起；男性中 41% 的 CAHD、25% 的脑卒中由高脂血症引起。高血脂、高血压、吸烟、肥胖等传统的动脉粥样硬化性心血管疾病危险因素，只能阐释 40%～50% 的动脉粥样硬化性心血管疾病患者的病因学机制，这提示 As 的病因学机制除上述传统的危险因素外，还应与其他发病机制密切相关。大量临床观察和人群流行病学调查资料表明，近 40% 的动脉粥样硬化性心血管疾病患者与心理社会应激相关。心理与社会应激源主要包括社会经济状态、缺乏社会资助、工作压力、婚姻冲突等。随着人们工作和生活压力的日趋增加，社会与心理应激在动脉粥样硬化性心血管疾病发生、发展中的作用及其机制日益受到关注，在这一领域已取得不小的研究进展。

（一）心理与社会应激已成为当今社会动脉粥样硬化性疾病的主要危险因素

动物实验与临床流行病学调查资料都证实心理社会因素在动脉粥样硬化性疾病的病理进程中起至关重要的作用，其在心血管疾病中的作用表现在如下两个方面：加速 As 病变的形成和发展；引发重大临床心血管事件的发生。

1. 与心理社会应激相关的 As 动物模型　目前已经建立多种慢性应激 As 动物模型，其中短尾猴与人类的遗传关系最近，是探讨心理与社会应激在动脉粥样硬化性心血管疾病中的作用及其机制的最理想动物模型。该动物模型将有助于充分阐释心理与社会应激是当今人类动脉粥样硬化性疾病的主要且最广泛的危险因素。动物实验资料证实，包括猴群社会的稳定性变化，如猴群中成员的周期性变换、雄性首领的周期性更换等因素在内的多种心理与社会应激源显著促进其 As 病变形成。尸检和超声检查 As 病变程度的结果表明，与群内社会关系较稳定的雄性首领短尾猴相比，社会关系相对不稳定猴群内的居于统治地位的雄性猴罹患动脉粥样硬化性心血管疾病的发病率明显升高。雌性的恒河猴与人类绝经前的妇女一样不易罹患动脉粥样硬化性疾病；然而，与占统治地位的雌性恒河猴相比，处于从属地位的雌性猴与绝经后妇女一样丧失了对 As 病变的"抵抗"作用，其罹患 As 的概率显著增加，这可能与它们体内的雌激素含量降低密切相关。

在心理社会与应激状态下，心血管反应性高的猴群的冠状动脉的 As 病变的严重度显著增加。交感神经兴奋性高的绝经前的恒河猴心脏肥大、冠状动脉和颈总动脉的 As 病变显著增加；给予 β-受体阻断剂则能抑制 As 的发生。应激所致交感神经兴奋性异常升高可显著促进绝经前的恒河猴心脏肥大，以及颈总动脉和冠状动脉的 As 病变发生；而应激诱导的上述心血管效应能被 β-受体阻断剂拮抗。这表明交感神经异常兴奋是应激促进 As 病变的机制之一。心理社会应激诱导的高浓度肾上腺髓质激素可使冠状动脉旋支和颈动脉分叉处动脉的血管内皮损伤，从而损害内皮依赖性的冠状动脉血管舒缩功能。应激诱导的血浆高水平糖皮质激素也是心理社会因素促进动物 As 病理进程的主要机制。动物实验结果表明，Apo E$^{-/-}$小鼠连续给予 12 周慢性心理社会应激原刺激，与对照组相比较，其血浆皮质醇水平升高 10 倍，同时主动脉 As 面积增大 3 倍。上述动物实验资料证实，心理社会应激是动脉粥样硬化性疾病的重要危险因素。

2. 心理社会应激与动脉粥样硬化性疾病　大量的人群流行病学调查结果表明，心肌梗死患者的病情发作的前 6 个月，这些患者几乎都经历过多次的负性生活与心理应激事件，将近 30%的冠心病患者伴有失眠、易怒、充满敌意、好斗、抑郁及焦虑等症状；上述结果也被国内的调查资料所证实。抑郁症患者发生 CAHD 的概率比正常人群增加 2 倍。研究资料显示，20%～50 %因心肌梗死致死的患者，在心肌梗死发生前都有抑郁症。一项对确诊为动脉粥样硬化性心血管疾病患者所进行 10 年的随访研究结果表明，伴有抑郁症的心血管疾病患者，其死于重大心血管事件的相对危险度明显增加。有研究进一步表明，并发抑郁症的心血管疾病患者，在一年内发生重大心血管事件的相对危险度将增加 1 倍。

一项多人种群的 As 与心理社会应激相关性的研究资料显示，动脉粥样硬化性心血管疾病的患病率和死亡率与社会心理因素紧密相关。即使没有动脉粥样硬化性心血管病史的成年人，其体内的促炎症细胞因子 IL-6 及 C 反应蛋白等与社会心理危险因素也有显著相关性。

在一项对芬兰 478 名男性和 572 名女性年轻人群进行的一项心理社会应激与 As 关系的临床调查中发现，工作完成质量要求高、工作时间安排自由度小而劳动报酬少的工作负荷与 As 病变的形成和发展有紧密关系。其主要表现在下列几个方面：①应激反应致使心血管的反应性升高及颈总动脉 IMT 增厚，女性 IMT 与对照组相比约增加 0.15mm；②因工作任务繁重，下班后经常加班完成工作的男性的 IMT 值尤为增高；③与正常人体（无工作压力负荷）相比，长期经受工作压力负荷者罹患动脉粥样硬化性心血管疾病的危险度将增加 3~4 倍。此外，一项对斯德哥尔摩 292 名女性 3 年随访的调查资料也表明，家庭生活和谐或工作如意的女性的冠状动脉管径将增加 0.22mm；与之相反的是，家庭生活压力大或工作不如意的女性，其冠状动脉管径则减小 0.20mm。

社会经济地位低下及婚姻状况等社会因素也是 As 的重要危险因素，多种心理社会应激源的协同作用对 As 的促进作用更大。大量调查资料表明，婚姻失败和长期的工作压力负荷可使男性罹患动脉粥样硬化性心血管疾病的概率增加。婚姻失败的男性与夫妻生活和谐的男性相比，前者患动脉粥样硬化性疾病的相对危险度是 1.37；与对照组相比较，经受不同工作应激源多于 3 种以上的人群罹患动脉粥样硬化性心血管疾病的相对危险度为 1.26。经济收入及社会地位较低的女性的 CAHD 的发病率较高，且 CAHD 的治疗及预后均不良。经济收入和社会地位低下与女性罹患 CAHD 的概率呈正相关，并且这类患者的疗效和预后不佳。另一项就男性社会经济地位与其患动脉粥样硬化性心血管疾病发生率关系的研究资料表明，与社会经济地位较高男性相比，社会经济地位低下的男性罹患 CAHD 事件、心肌梗死与心肌梗死并心绞痛的相对危险度分别为 2.8、2.5 和 2.1。

（二）心理与社会应激促进 As 病变发生发展的作用机制

研究结果表明，心理应激系统在应激促进 As 病变中起重要的介导作用。临床调查资料表明，心理与社会因素等应激源能显著促进 As 易感或高危人群 As 病变的发生、发展。一方面是由于应激反应中升高的主要的应激激素，如肾上腺素、去甲肾上腺素及糖皮质类激素等与促炎症因子共同作用促进急性期蛋白的大量生成与释放。另一方面，应激过程中生成的大量细胞因子与高水平的皮质醇激素等致使血管内皮细胞的损伤，以及增加损伤部位的趋化因子和黏附分子的表达，继而促进单核细胞向损伤的血管壁黏附、浸润。此外，社会与心理应激反应还可引发机体的血流动力学紊乱和血压升高，以及损伤血管内皮细胞和促进血小板的黏附。因此，长期的心理与社会应激通过氧自由基的生成增加、血小板的黏附、脂质的氧化修饰、单核/巨噬细胞激活，以及促成并维持血管壁慢性炎症等机制促进泡沫细胞的形成，从而促进应激状态下的 As 病变的发生与发展。

1. 血流动力学和血压的改变 应激状态下，机体的血流动力学和血压水平将发生重大变化。长期的心理与社会应激反应所致的血流动力学紊乱和血压升高主要与下列机制密切相关：交感-肾上腺髓质轴和肾素-血管紧张素-醛固酮系统的异常激活。前者被激活后促使血液中肾上腺素、去甲肾上腺素水平升高；后者激活将导致肾素、血管紧张素Ⅱ等应激激素大量生成与释放。上述主要应激激素，特别是血管紧张素Ⅱ在应激诱导的血流动力学紊乱和血压升高反应中起重要作用。流行病学调查资料显示，长期处于工作压力负荷的人，其血压水平较正常人显著升高。而 β-受体阻断剂可显著抑制应激状态下 As 病变发生、发展，这提示去甲肾上腺素等主要应激激素在应激诱导的 As 病变中起重要作用。

2. 应激促进血管内皮细胞损伤和血小板的黏附 重复的急性应激和慢性的温和应激除诱导机体血流动力学紊乱和血压升高外，还可引发高脂血症和纤维蛋白原升高，这些因素将促成血管内皮细胞损伤和血小板向血管壁的黏附。此外，应激反应生成的高水平糖皮质激素和细胞因子等进一步增加受损伤血管内皮部位黏附分子的表达水平，进而促进单核细胞向血管受损伤部位的黏附、聚集与迁移。动物实验资料已证实，在慢性心理与社会应激状况下，颈总动脉分叉处和冠状动脉旋支部位的血管内皮最易受到损伤，这些受损伤血管的内皮依赖性的血管舒张功能显著降低，而这一效应能被 β-受体阻断剂抑制。

3. 细胞因子引发机体的炎症应答 重复的急性应激或慢性心理社会应激升高的去甲肾上腺素等激素与其受体结合后将导致急性期蛋白、TNF-α 与 IL-6 等大量的细胞因子生成与释放，这些细胞因子均可促进 NF-κB 的表达及激活，以诱发机体的免疫/炎症反应。在众多的应激源中，尤其是慢性心理应激因素能显著诱导巨噬细胞激活、自由基的生成，以及促进机体的炎症应答和 As 病变的形成。

4. 高脂血症和高同型半胱氨酸血症 动物和人体研究资料表明，反复的急性或慢性温和应激源均可导致机体的脂质代谢障碍，致使血液中的 LDL-C、三酰甘油等含量显著升高，呈现出促 As 病变的血脂特征。慢性社会与心理应激还可诱导机体高同型半胱氨酸血症形成，促进内皮损伤、血管平滑肌细胞的迁移与增殖，使水解蛋白酶的活性升高，以及促使血小板活化和血栓形成。此外，在各种社会和心理应激状态下，机体内的中性脂肪水解成游离脂肪酸的速率显著增加，进而诱发机体的慢性炎症反应。

（三）心理社会应激通过改变机体的免疫应答促进 As 病变的发生与发展

心理神经免疫学是从心理行为与中枢神经系统、免疫应答系统相互影响的新视角来阐明应激反应对人体心身健康的影响及其作用机制。自从美国免疫学家 Janeway 1999 年首次提出固有免疫模式识别理论后，As 病因学中的免疫学机制日益引起专家学者们的关注，在此基础上逐渐形成 As 病变的免疫学说。随后包括 Hanson 在内的著名学者对免疫应答在 As 病理进程中的作用达成共识，他们一致认为在 As 病变的发生、发展过程中，免疫应答贯穿其始终。应激反应过程中产生的各种病原体相关模式分子，如 LPS 与 HSP 等通过识别免疫细胞上的相应受体后启动并维持血管壁的免疫/炎症反应，进而促使 As 发生与发展。已有的研究资料表明，中枢神经系统对机体免疫系统的调节主要通过下列两条途径：一条是神经-内分泌系统，该途径源自下丘脑-腺垂体；另一条则是通过自主神经系统。动物实验结果和临床研究资料都已证实，应激激素对机体免疫系统的功能有重大影响，如心理与社会应激可导致机体血液中白细胞数量和自然杀伤细胞数量显著增加，以及通过单核/巨噬细胞和淋巴细胞分泌相关细胞因子以影响机体的免疫系统功能。根据现有资料可以设想，心理社会应激可能通过启动免疫系统促进 As 病变形成。

1. 应激激素 TLR 启动机体免疫应答参与 As 形成 天然免疫在慢性促 As 的病理进程中起至关重要的作用，应激反应中产生的主要应激激素如糖皮质激素、肾上腺素等都通过 TLR 及 NF-κB 等途径的激活以启动机体的免疫/炎症应答。文献资料表明，遭受慢性应激源刺激机体的巨噬细胞表面的 TLR 表达显著升高，TLR 识别、结合其配体后通过一系列信号转导途径致使巨噬细胞内的 NF-κB 激活，最终促进机体内的黏附因子、促炎症因子的生成和释放增加。此外，心理社会应激反应导致血压升高和血流动力学紊乱等因素也可上调血管易损伤部位 TLR 的表达。因而，在应激反应中表达增加的模式识别受体，尤其是 TLR 与其配体结合后，可通过启动固有免疫信号这一转导途径促进大量炎症因子的生成与释放，放大并维持机体的慢性炎症反应。

有研究表明，遭受应激后，机体血液中的病原体相关分子模式（PAMP）显著增加，主要包括脂多糖（LPS）、ox-LDL、热休克蛋白（HSP）、高迁移率族蛋白 1（high mobility group box-1 protein，HMGB-1）等，这些 PAMP 能被 TLR 等模式识别受体所识别。上述应激反应中生成的分子模式通过激活 TLR 等模式受体识别途径启动固有免疫应答，并进一步促进巨噬细胞等免疫细胞内的 NF-κB 活化，以促成这些被激活的天然免疫细胞生成与释放大量趋化因子、促炎症因子和黏附分子等，进而加速 As 病变形成。笔者所在实验室研究表明，慢性适度温和应激致使 Apo E$^{-/-}$ 小鼠主动脉的 TLR4 表达增加，NF-κB 被激活，细胞因子 IL-1β、TNF-α 及细胞黏附因子 ICAM-1 等的表达显著增加；主动脉窦 As 病变明显加重。而沉默 TLR4 表达后，慢性适度温和应激 Apo E$^{-/-}$ 小鼠体内的炎症水平降低，主动脉窦的 As 病变显著减轻；抑制 NF-κB 的激活也能显著减少应激 Apo E$^{-/-}$ 小鼠的主动脉粥样硬化病变。这表明，TLR4-NF-κB 途径在慢性应激促 As 的病理进程中起重要作用。

2. 应激反应中被激活的固有免疫效应细胞　国外的研究结果证实，主要的应激激素受体，如糖皮质激素、促肾上腺皮质激素，以及肾上腺素和去甲肾上腺素等受体广泛表达于单核/巨噬细胞和淋巴细胞。因而，应激反应中生成的主要应激激素可通过调节固有免疫细胞的上述应激激素受体的表达以促使机体的免疫应答失衡。应激反应所致的高皮质醇血症还可促使机体内的白细胞重新再分布，导致血液循环中的单核细胞和淋巴细胞数量降低，而多形核白细胞的数量显著增加，这表明在应激状态下，从循环血液进入血管壁等部位的白细胞数量增加以增强其对机体的免疫监视功能。在所有参与固有免疫应答的细胞中，肥大细胞是联系中枢神经系统与免疫应答反应的桥梁，在应激促 As 病变形成的慢性炎症应答过程中起关键作用。由于肥大细胞表面表达多种 TLR，因而，慢性心理应激状态下可通过上调并激活该细胞 TLR 以促进大量的细胞因子释放，进而诱发血管壁的慢性炎症反应。研究表明，情绪和孤独应激时所生成的神经活性肽 P 物质等可诱导心脏等部位的肥大细胞脱颗粒、释放活性物质，促进细胞内脂质蓄积和泡沫细胞形成，以及蛋白水解酶的活性增加。笔者的研究结果也证实，遭受慢性温和应激的 Apo E$^{-/-}$ 小鼠，其主动脉窦部位被活化的肥大细胞数量明显增多，且活化的肥大细胞数量与 As 病变面积呈正相关。

3. 应激反应使得血液中源自消化道的 LPS 增加　引起关注的是，LPS 和心理社会应激等因素在调节免疫反应中具有诱导多种细胞因子、炎症因子及发热等相似的生物学作用，这表明 LPS 在应激所致的机体免疫应答的调节中起重要作用。人体和动物实验的研究资料证实，应激反应增加交感神经的兴奋性，促使胃肠道的血管平滑肌强烈收缩、消化道缺血与通透性增加，进而致使消化道内和肝门脉血管中的 LPS 含量显著增加。因而在应激状态下，血液中 LPS 可能主要源自消化道。LPS 是 TLR4 的天然配体之一，应激反应中增多的 LPS 与 TLR4 结合后通过激活固有免疫，诱导各种免疫细胞分泌促炎症细胞因子、趋化因子与黏附分子，从而促进 As 的发生、发展。

4. 应激诱导的急性期反应（APR）及急性期反应蛋白（APP） 众多文献表明，应激过程诱导的 APR 产生大量 APP。应激反应中生成与释放的细胞因子是诱导 APR 的重要因素之一，因为肾上腺素等主要应激激素可显著促进细胞因子所引发的 APR 作用，并直接诱导肝细胞生成 APP（如 HSP70、HSP90 等）。由于 NF-κB 调控众多促炎症因子与 APP 的表达，因而，心理与社会因素等应激因素诱导的 NF-κB 水平增加及活性升高在动脉粥样硬化性心脑血管疾病的病理进程中起至关重要的作用。慢性温和应激和反复的急性应激致使机体 APP 水平持久升高以促成动脉血管壁的慢性炎症，进而促进 As 病变发生和发展。有研究提示，在应激所诱导的急性期反应向慢性炎症应答的转变过程中，IL-4 可能起关键作用，因为它能增加血管内皮细胞生成和释放血管细胞间黏附分子-1(VCAM-1)，而 VCAM-1 能促进血液中的单核/巨噬细胞向血管壁的迁移和浸润。此外，应激还可影响 Th2 细胞的免疫应答。然而，对各种应激所诱导的急性炎症应答通过何种机制演变为机体的慢性炎症反应目前尚不清楚，有待进一步阐明。

动物实验与临床资料都表明，心理应激诱导的免疫反应不仅在动脉粥样硬化性疾病的发生与发展中具有重要作用，而且对 As 斑块破裂所致的临床急性心脑血管事件发生也有重大影响。研究表明，在人和动物易损性 As 斑块肩部都已检测到被激活的巨噬细胞、T 淋巴细胞、肥大细胞和树突状细胞。活化的树突状细胞将通过抗原递呈作用进一步诱导 T 淋巴细胞激活，进而诱发机体的免疫与炎症应答、促进平滑肌细胞凋亡而引发斑块不稳定以损坏斑块的稳定性。

综上所述，心理与社会因素等应激可通过神经-内分泌途径诱导机体的免疫与炎症反应，促进血管壁的单核细胞黏附、浸润与慢性炎症，进而促进 As 的病理进程。尽管有众多的动物实验结果、临床观察和人群调查资料表明，心理社会因素是 As 的重要危险因素且与应激-免疫反应系统的激活密切相关，但这种 As 心理社会应激-免疫应答机制在多大程度能被临床研究与人群观察结果所证实，以及与 As 其他的病因学之间的关系等，均尚待进一步研究。此外，鉴于心理与社会应激领域涉及诸多学科，再加上目前尚缺乏与人体应激反应相一致的理想动物模型，这个领域的研究还需更大的关注和更多的协作配合。令人鼓舞的是，随着生物-心理-社会医学模式研究的逐渐深入，在动脉粥样硬化性心血管疾病的早期预防和临床治疗中加强对易感人群的心理、社会等应激因素的干预，以及通过调节机体的免疫应答的举措已经取得一些相应的防治效果。

（顾洪丰）

参 考 文 献

白雪歌, 穆洪, 曹书华. 2006. 家族性高胆固醇血症和冠心病. 岭南急诊医学杂志, 11（6）: 481-482.
陈忠, 黄峻. 2002. 载脂蛋白 E 与动脉粥样硬化及早发冠心病. 医学综述, 8（4）: 215-216.
董渊, 冉启军, 魏泽红, 等. 2015. ABCA1 基因 R1587K 多态性与冠心病遗传易感性的系统评价. 重庆医科大学学报, 40（10）: 1312-1317.
段朋仓, 刘俊艳. 2014. 颅内外动脉粥样硬化的易感性与相关危险因素. 国际神经病学神经外科学杂志, 41（2）: 152-155.
郭院林, 周敬群. 2011. 精神应激与动脉粥样硬化发生发展的关系. 广东医药, 32（22）: 3006-3008.
刘艳辉, 危当恒. 2013. 动脉粥样硬化的表观遗传学研究进展. 中国动脉硬化杂志, 21（4）: 369-374.
任歆, 李志坚, 王文蕾. 2014. 载脂蛋白 E 基因多态性与颈动脉粥样硬化相关性的研究进展. 中国医药导报, 11（21）: 162-164.

宋相明. 2006. A 型行为与心血管疾病相关研究进展. 中西医结合心脑血管病杂志, 4 (4): 335-337.
苏长海, 付继华. 2006. 应激、炎症和动脉粥样硬化. 医学综述, 12 (11): 662-664.
孙焱, 郝选明, 耿青青, 等. 2014. 有氧运动改善动脉粥样硬化病变的抗炎症机制研究. 北京体育大学学报, 37 (4): 62-66.
谭平, 包维为, 张泽丹. 2013. 生活方式及事件与高龄冠心病相关性研究. 中华保健医学杂志, 15 (3): 254-255.
唐朝克. 2011. 以 ABCA1 为靶点防治动脉粥样硬化. 中国动脉硬化杂志, 19 (11): 879-884.
吴亚希, 杨丽霞. 2016. Toll 样受体 4 与心血管疾病的研究进展. 心血管病学进展, 37 (1): 58-61.
胥雪莲, 何川. 2016. 前蛋白转化酶枯草溶菌素 9 与动脉粥样硬化. 心血管病学进展, 37 (1): 50-53.
阳志勇, 戴晓. 2011. 焦虑症与冠状动脉粥样硬化性心脏病的关系研究进展. 医学综述, 17 (16): 2472-2474.
张伟丽, 惠汝太. 2009. 动脉粥样硬化性心血管病防治的新契机——遗传学和基因组学的研究. 中国分子心脏病学杂志, 9 (1): 49-53.
张玉英, 孙永乐. 2012. 饮酒与冠心病. 临床心血管病杂志, 28 (10): 724-726.
赵春梅. 2008. 冠状动脉粥样硬化性心脏病新危险因素的研究. 医学综述, 14 (1): 98-100.
赵凤丽, 戴海琳, 胡磊. 2005. 卒中和颈动脉粥样硬化的遗传危险因素. 河北医药, 27 (11): 851-853.
赵圆圆, 涂欣. 2013. 动脉粥样硬化遗传学研究进展与应用. 中国医学前沿杂志, 5 (9): 24-26.
周莉, 傅倩, 晰汪龙, 等. 2016. 全基因组关联研究鉴定的血脂相关基因与冠心病的易感性研究. 实用医学杂志, 30 (11): 1719-1722.
Abd El-Aziz TA, Mohamed RH. 2016. LDLR, Apo B and Apo E genes polymorphisms and classical risk factors in premature coronary artery disease. Gene, 2590 (2): 263-269.
Blomhoff S, Holven KB, Brosstad F, et al. 2004. Psychological factors and cardiovascular disease. J Thromb Haemost, 2 (1): 201-203.
Cambien F, Tiret L. 2005. Atherosclerosis: from genetic polymorphisms to system genetics. Cardiovasc Toxicol, 5 (2): 143-152.
Chockalingam P, Vinayagam NS, Chockalingam V, et al. 2016. Remarkable regression of coronary atherosclerosis: An interplay of pharmacotherapeutic and lifestyle factors. Indian Heart J, 68 (2): 188-189.
Cuchel M, Rader DJ. 2003. Genetics of increased HDL cholesterol levels: insights into the relationship between HDL metabolism and atherosclerosis. Arterioscler Thromb Vasc Biol, 23 (10): 1710-1712.
Elderon L, Whooley MA. 2013. Depression and cardiovascular disease. Prog Cardiovasc Dis, 55 (6): 511-523.
Finnell JE, Wood SK. 2016. Neuroinflammation at the interface of depression and cardiovascular disease: evidence from rodent models of social stress. Neurobiol Stress, 4: 1-14.
Golbidi S, Frisbee JC, Laher I. 2015. Chronic stress impacts the cardiovascular system: animal models and clinical outcomes. Am J Physiol Heart Circ Physiol, 308 (12): H1476-1498.
Goldstein BI, Carnethon MR, Matthews KA, et al. 2015. Major depressive disorder and bipolar disorder predispose youth to accelerated atherosclerosis and early cardiovascular disease: a scientific statement from the american heart association. Circulation, 132 (10): 965-986.
Gu HF, Tang CK, Peng K, et al. 2009. Effects of chronic mild stress on the development of atherosclerosis and expression of toll-like receptor 4 signaling pathway in adolescent apolipoprotein E knockout mice. J Biomed Biotechnol, 2009: 613879.
Kaplan JR, Manuck SB, Clarkson TB, et al. 1983. Social stress and atherosclerosis in normocholesterolemic monkeys. Science, 220 (4598): 733-755.
Khera AV, Emdin CA, Drake I, et al. 2016. Genetic risk, adherence to a healthy lifestyle, and coronary disease. N Engl J Med, 375 (24): 2349-2358.
Kim CJ, Park NJ, Choi J, et al. 2016. Designing an internet-based intervention tailored to psychological factors for CVD risk reduction: role of stress and anger. Stud Health Technol Inform, 225: 1001-1002.
Kumari M, Grahame-Clarke C, Shanks N, et al. 2003. Chronic stress accelerates atherosclerosis in the apolipoprotein E deficient mouse. Stress, 6 (4): 297-299.
Li D, Budoff MJ. 2016. Genetics paired with CT angiography in the setting of atherosclerosis. Clin Imaging, 40 (5): 917-925.
Lusis AJ. 2012. Genetics of atherosclerosis. Trends Genet, 28 (6): 267-275.
Montagnana M, Danese E, Lippi G. 2014. Genetic risk factors of atherothrombosis. Pol Arch Med Wewn, 124 (9): 474-482.
Nadruz W Jr, Gonçalves A, Claggett B, et al. 2016. Influence of cigarette smoking on cardiac biomarkers: the Atherosclerosis Risk in Communities (ARIC) Study. Eur J Heart Fail, 18 (6): 629-637.
Nahrendorf M, Swirski FK. 2015. Lifestyle effects on hematopoiesis and atherosclerosis. Circ Res, 116 (5): 884-894.
Pac-Kożuchowska E, Krawiec P. 2013. Cholesterol ester transfer protein (CETP) gene polymorphism and selected parameters of lipid metabolism in children from families with history of cardiovascular system diseases. Med Sci Monit, 19 (6): 818-825.
Rozanski A, Blumenthal JA, Kaplan J. 1999. Impact of psychological factors on the pathogenesis of cardiovascular disease and

implications for therapy. Circulation, 199（16）：2192-2217.

Shively CA, Register TC, Clarkson TB. 2009. Social stress, visceral obesity, and coronary artery atherosclerosis：product of a primate adaptation. Am J Primatol, 71（9）：742-751.

Shively CA1, Musselman DL, Willard SL. 2009. Stress, depression, and coronary artery disease：modeling comorbidity in female primates. Neurosci Biobehav Rev, 33（2）：133-144.

Sparagon B, Friedman M, Breall WS, et al. 2001. Type A behavior and coronary atherosclerosis. Atherosclerosis, 156（1）：145-149.

Tuomisto TT, Binder BR, Ylä-Herttuala S. 2005. Genetics, genomics and proteomics in atherosclerosis research. Ann Med, 37（5）：323-332.

Williams RB Jr. 1987. Psychological factors in coronary artery disease：epidemiologic evidence. Circulation, 76（1 Pt 2）：I117-1123.

Yu E, Rimm E, Qi L, et al. 2016. Diet, lifestyle, biomarkers, genetic factors, and risk of cardiovascular disease in the nurses' health studies. Am J Public Health, 106（9）：1616-1623.

第三篇

动脉粥样硬化的发病学

第十二章 动脉粥样硬化发病的细胞机制

第一节 内皮细胞的作用

血管壁由内膜、中膜和外膜构成,其中内膜层由内皮细胞和内皮下成分组成。内皮细胞呈单层分布在血管壁的管腔侧,作为一道天然屏障将血液与机体其他组织分隔开,参与调节血液与组织间液之间的物质交换。同时,血管内皮细胞还分泌多种细胞因子,参与调节血管的舒缩功能、维持抗凝和促凝的动态平衡、免疫反应等多种生理功能。因此,血管内皮细胞功能异常与动脉粥样硬化(As)、高血压等心血管疾病关系密切,并参与心血管疾病发生、发展的过程。本节着重介绍血管内皮细胞在 As 发病过程中的作用。

一、介导循环单核细胞的黏附

正常的血管内皮细胞可合成带负电基团的蛋白多糖,分布在血管内皮细胞的表面,从而使血管内皮带有负电,与血浆中带有负电荷的蛋白质,尤其是小分子的蛋白质相互排斥,相对血液成分构成一个光滑的非黏附性的天然屏障。然而在环境致病因素、炎症因子、剪切应力、氧化应激及生物机械因素等多种致 As 因子的作用下,内皮细胞合成蛋白多糖减少,而选择素、细胞间黏附分子-1(ICAM-1)及血管细胞黏附分子-1(VCAM-1)的表达增加。研究表明,选择素、ICAM-1 及 VCAM-1 可能是介导单核细胞黏附的始动因子。循环中的单核细胞可能首先借助选择素被松散地锚定在异常的内皮细胞表面,进而在内皮细胞分泌的化学趋化因子,如单核细胞趋化蛋白-1(MCP-1)的作用下,通过与 ICAM-1 或 VCAM-1 相互作用相对牢固地黏附在内皮细胞上,最终可在血小板-内皮细胞黏附分子-1(platelet-endothelial cell adhesion molecule-1,PECAM-1)的作用下穿过内皮细胞层,进入内膜。

1. 选择素家族 选择素家族主要介导白细胞在血管内皮细胞表面的滚动及黏附,介导单核细胞黏附于血管内皮细胞的主要是 P-选择素和 E-选择素。其中,E-选择素只在内皮细胞表达;而 P-选择素分布于内皮细胞胞质和血小板颗粒中,在受到刺激后,可在极短时间内在内皮细胞达到表达高峰。在生理状态下,血管内皮细胞表面不表达选择素。然而,在 As 病变中,在粥样斑块表面覆盖的内皮细胞表达大量的 P-选择素和 E-选择素。这一现象说明,血管内皮细胞可通过表达选择素促进单核细胞与其黏附,参与粥样斑块的形成。

2. 免疫球蛋白超基因家族 单核细胞与血管内皮细胞的紧密黏附是通过免疫球蛋白超基因家族介导的,主要包括 ICAM-1、VCAM-1、PECAM-1 等。ICAM-1 在正常血管内皮细胞表面不表达或低表达,不会导致单核细胞与内皮细胞的黏附;在 ox-LDL 等因素的刺激作用下,血管内皮细胞大量表达 ICAM-1,且在刺激后 6h 达到高峰,并至少持续 72h。κB 增强子、SP-1、AP-1 及 C/EBP 等信号分子参与血管内皮细胞表达 ICAM-1 的调控。血管内皮细胞在受到刺激后,表达 ICAM-1 的同时,也会大量表达 VCAM-1、介导淋巴细胞和单核细胞的黏附。在高脂饮食喂养兔 As 模型中,在血管内皮细胞检测到大量 VCAM-1

的表达。

3. 趋化因子 在 As 的发生和发展过程中，趋化因子的主要作用就是将单核细胞等转移至炎症区或者粥样硬化斑块的形成部位。大量研究表明，在 As 斑块形成的早期就出现趋化因子的大量表达，主要包括 MCP-1 和 IL-8。MCP-1 和 IL-8 均是由血管内皮细胞合成分泌的，并且 NF-κB 信号通路的激活在其中发挥重要作用。有研究表明，NO 所具有的抗 As 的效应部分就是通过抑制血管内皮细胞释放 MCP-1 介导。在 As 病变中，过量表达的 IL-8 可显著引起单核细胞的趋化，是促进单核细胞与血管内皮细胞紧密黏附的重要分子。

二、血管内皮细胞合成释放血管活性因子的功能异常

正常的血管内皮是抵御心血管疾病的基础防线。在生理状态下，血管内皮细胞合成释放多种血管活性物质调节血管舒缩活动。由血管内皮细胞合成释放的血管活性物质包括舒血管因子（如 NO）和缩血管因子（如内皮素、ET-1）。在生理状态下，舒血管因子与缩血管因子维持生物学效应的相对平衡。研究发现，在高胆固醇喂养的 As 模型和离体的 As 患者的冠状动脉，其内皮依赖的舒血管效应显著下降。究其原因，可能是在致 As 因子的作用下，血管内皮细胞合成释放血管活性因子的功能异常。

1. NO 合成异常 大量研究表明，NO 在 As 早期通过抑制单核细胞与内皮细胞的黏附、抑制 LDL 向血管壁内渗透阻止 As 的发生。在晚期则可通过抑制血小板聚集、扩张血管防止 As 恶化。因此，NO 被称为抗 As 分子。在生理状态下，血管系统中发挥抗 As 作用的 NO 主要在内皮型一氧化氮合酶（eNOS）的作用下生成，抑制 eNOS 的活性则会显著降低循环系统中 NO 的产生，促进 As 的发生和发展。在 As 状态或者 ox-LDL 作用下，血管内皮细胞 eNOS 的蛋白表达水平显著下降，从而导致血管系统中 NO 产生明显减少。众多研究也认为，eNOS 的功能异常——eNOS 脱偶联是 As 循环系统中 NO 产生和生物利用率显著下降的主要原因。由于 NO 生成底物 L-精氨酸不足或者 eNOS 的辅因子 BH4 缺乏，造成 eNOS 脱偶联，使其不再产生 NO 而是生成超氧阴离子，一方面导致 NO 的生成减少，另一方面则导致氧化应激的加剧。

相关研究发现，高脂饮食喂养的兔 As 模型，其胸主动脉环对去甲肾上腺素的反应显著减弱，给予 L-精氨酸和硝普钠可明显恢复其对去甲肾上腺素的反应。相反，eNOS 的抑制剂 L-NAME 则加剧胸主动脉环对去甲肾上腺素的异常反应。给 Apo E 缺乏的小鼠喂食 L-NAME，其胸主动脉环内皮依赖性的舒血管反应显著减弱，导致大量粥样斑块的形成。由此可见，L-精氨酸-eNOS-NO 途径障碍在 As 发生和发展过程中发挥重要作用。

2. ET-1 合成异常 ET-1 是由血管内皮细胞合成的，是一种具有强烈血管收缩作用的肽类物质。ET-1 通过与血管平滑肌细胞膜的 ET_A 受体结合，引起血管平滑肌的强烈收缩。ET-1 也可与血管内皮细胞膜的 ET_B 受体结合促进 NO 的释放，稳定内皮细胞的功能。血管内皮细胞依赖的 ET-1 稳定表达对维持血管壁的基础张力至关重要。然而大量研究表明，ET-1 合成增多或活性增强则与高血压、As 等血管内皮功能紊乱相关性疾病密切相关。

在 As 患者的血浆中，ET-1 的水平显著升高，其升高的幅度与 As 斑块的累及范围及严重程度呈正相关。ET-1 通过激活 c-fos、c-myc 等原癌基因的表达，促进血管平滑肌细胞的

增殖迁移，刺激黏附分子的合成，增加血管内皮细胞的通透性，诱导单核细胞趋化。

三、血管内皮细胞抗凝与促凝功能失衡

正常的血管内皮细胞会根据血流及血管的不同状态，发挥抗凝或促凝作用，维持血液在血管中的流动状态。血管内皮细胞促凝作用的发挥是通过合成和释放血小板活化因子、血小板黏附蛋白、血小板反应蛋白等促使血小板聚集和纤溶酶原激活抑制物（PAI）等促进血栓形成的因子来实现的。其抗凝功能则是通过合成蛋白多糖，使细胞表面带有丰富的负电荷，以排斥带相同电荷的血细胞与内皮细胞接触。同时还可合成纤溶酶原激活物（t-PA）、分泌血栓调节蛋白（TM）和蛋白C（PC）、合成释放前列环素（PGI_2）和内皮依赖性舒张因子（EDRF）等来抑制血小板的聚集，防治血栓的形成，发挥抗凝作用。在As进程中，多种致病因素导致血管内皮损伤，使其抗凝与促凝功能失衡，导致血液处于血栓形成前的高凝状态。

1. 异常调节血液凝固　研究表明，被激活的血管内皮细胞其促凝活性增强，高表达多种凝血因子。组织因子（TF）是外源性凝血级联反应中的始动因子，有研究表明，在动脉粥样斑块的核心区域含有大量的TF，提示TF在斑块血栓的形成过程中发挥重要作用。更有研究表明，TF通过诱导血管平滑肌细胞迁移、血管生成、蛋白酶激活受体及炎症反应等在不稳定性As斑块的发生、发展过程中发挥重要作用。在生理状态下，血管内皮细胞并不表达TF。然而在LPS、IL-1β及TNF-α等致As因素的作用下，血管内皮细胞被激活，并合成释放大量TF，促凝活性增强。而TM及组织因子途径抑制物（TFPI）的表达则显著减少，增强外源性凝血途径，促进凝血酶的产生和纤维蛋白的形成。血管内皮细胞除借助TM抑制凝血酶活性外，还会合成释放肝素样分子抑制凝血酶。此外，活化状态的血管内皮细胞大量合成释放凝血因子V、血管性假性血友病因子（vWF）、纤维连接蛋白和凝血酶敏感性蛋白等多种凝血因子，促进凝血级联反应，导致斑块血栓形成。

2. 促进血小板的黏附、聚集　正常血管内皮细胞合成释放大量NO和PGI_2，抑制血小板的黏附和聚集，防止血小板在血管壁沉积。同时血管内皮细胞膜的ADP酶通过水解血浆中的ADP而抑制血小板的聚集。然而，血管内皮细胞也会合成释放vWF及血小板黏附因子促进血小板的黏附。vWF是血小板发生黏附的桥梁分子，在血流高切应力的作用下，血管内皮细胞能够大量合成释放vWF促进血小板的聚集。在血管内皮损伤早期，高切应力可促进内皮细胞分泌NO和PGI_2，对抗vWF引起的血小板的黏附。随着血管内皮损伤程度的加大，血管内皮细胞合成分泌的NO等抗凝因子显著减少，表现出增强的促凝活性，促进As斑块的形成。

3. 抑制纤溶系统活性　血管内皮细胞和纤溶系统存在密切联系。血管内皮细胞可合成除纤溶酶原之外的纤溶系统中的各种成分。大量研究表明，纤溶系统功能低下在As的发生、发展过程中发挥重要作用。As患者的纤溶系统的功能较正常人低下。血管内皮细胞参与纤溶系统功能的正常进行。在生理状态，血管内皮细胞通过合成和分泌组织型纤溶酶原激活物（t-PA）和尿激酶型纤溶酶原激活物（u-PA）活化纤溶酶，从而激活纤溶系统，促进血栓的降解。血管内皮细胞也分泌PAI，通过抑制t-PA抑制纤溶系统的功能。内皮细胞的这

两方面的作用可使纤溶系统和凝血系统达到一种动态的平衡。然而在 LPS、炎症因子及 ox-LDL 等多种致 As 因子的作用下，血管内皮损伤，PAI 分泌大量增加，t-PA 合成显著减少，纤溶系统功能活性受到抑制，促进动脉粥样斑块的形成。纤溶系统功能的抑制促进纤维蛋白在血管壁的沉积，这在提高 As 斑块稳定性方面发挥重要作用。

四、调节血管平滑肌细胞表型的转化

血管平滑肌细胞（VSMC）是一群高分化的细胞，在生理状态下，具有低增殖、低迁移、低分泌的特征，主要执行维持血管正常形态及舒缩血管的功能，VSMC 在生理状态下表现出的这种细胞表型称为收缩型。在 As 等血管疾病中，VSMC 的收缩活性显著下降，表现出高增殖、高迁移、高分泌的特征，这种细胞表型称为合成分泌型。大量研究表明，VSMC 能够在收缩型和合成分泌型之间相互转换，刺激因素不同，VSMC 可表现出不同的细胞表型，在 As 等血管疾病的发生、发展过程中发挥重要作用。血管内皮细胞和 VSMC 作为血管壁的两种主要细胞类型，其间相互作用在调节 VSMC 表型转化的过程中扮演重要角色。

血管内皮细胞对 VSMC 的影响主要通过合成分泌的多种生物活性因子实现。血管内皮细胞通过分泌 ET-1、血管紧张素 Ⅱ、碱性成纤维生长因子及神经肽 Y 等多种生物活性因子增强 VSMC 的增殖和迁移能力，促进 VSMC 由收缩型向合成分泌型转化。相反，血管内皮细胞合成释放的 NO、PGI_2、肝素类蛋白聚糖等活性物质则抑制 VSMC 的增殖。此外，血管内皮细胞在多种致 As 因子的作用下分泌 TF，一方面增强血管内皮的促凝活性；另一方面 TF 和凝血因子Ⅶ所形成的复合物能够促进 VSMC 的表型转化和迁移。给予组织因子途径抑制剂阻止 TF 和凝血因子Ⅶ结合，能够显著抑制 VSMC 的表型转化和迁移。Cucina 等研究发现，在牛血管内皮细胞与牛 VSMC 共培养体系中，内皮细胞通过分泌碱性成纤维生长因子介导血管内皮生成因子促进 VSMC 增殖和迁移。目前有研究显示，TM 能够诱导人 VSMC 呈现静态的收缩型，抑制其迁移。这一研究结果提示，由于多种致 As 因子引起血管内皮细胞损伤，使内皮细胞合成释放的 TM 大量减少，这可能是导致 As 病变中 VSMC 增殖迁移的重要原因。

五、作为抗原提呈细胞参与免疫反应

血管内皮细胞的免疫学功能在 As 等心血管疾病中的作用日益受到重视。血管内皮细胞作为一种抗原提呈细胞主动参与炎症反应。在刺激因素的作用下，活化的血管内皮细胞可合成和表达 MHC Ⅰ类及Ⅱ类分子，为 T 细胞提呈抗原，进而调节 T 细胞的功能。在 As 病变中，血管内皮细胞大量合成 P-选择素，其在 T 细胞的黏附过程中发挥重要作用。在多种致 As 因素的作用下，血管内皮细胞合成释放 ICAM-1、VCAM-1 等黏附分子，这些黏附分子不仅促进血小板的黏附，导致血栓的形成，同时这些黏附分子作为免疫球蛋白超家族成员还促进淋巴细胞和血管内皮细胞的黏附。另外，活化的血管内皮细胞还可刺激 T 细胞高表达 IL-2 等细胞因子的受体，提高其对相应细胞因子的反应性。

第二节 血管平滑肌细胞的作用

关于血管平滑肌细胞在 As 中的作用，过去一直认为其异常增殖会促进斑块的形成，而到了斑块进展期，血管平滑肌细胞则具有保护性作用，如防止斑块破裂。随着技术的更新及研究的深入，目前的研究认为过去的观点可能需要重新认识。现在的观点认为，血管平滑肌细胞的表型转化对 As 的进程具有重要作用，并可能改变疾病的转归。下面将从血管平滑肌细胞的起源、表型转化、迁移、增殖、死亡、衰老与钙化等多维度认识血管平滑肌细胞在 As 发生发展中具有的重要作用。

一、血管平滑肌的来源

血管平滑肌细胞是血管组成中重要的细胞成分。不同的血管所含的平滑肌细胞比例和数量不尽相同。正常情况下，大中型动脉中血管平滑肌细胞主要位于血管的中膜，富含大量弹性纤维。目前发现不同来源的血管平滑肌细胞对 As 的易感性具有较大差异。

1. 血管平滑肌的胚胎起源 谱系追踪研究已证实，血管平滑肌起源于胚胎时期的多能前体细胞，而后者可具有多种发生来源。例如，升主动脉、主动脉弓和肺动脉干及头颈部血管的血管平滑肌起源于神经嵴，而位于第二生心区的前体细胞则向主动脉根部近心端发生。再如，冠状动脉的血管平滑肌来源于心外膜，而降主动脉则主要发源自体节的前体细胞。尽管这些谱系特异性的血管平滑肌种群在表型方面具有很大共性，但是，在发生调控因素（如 myocardin 相关转录因子 B）的构成和成熟细胞对与疾病发生发展相关的介导因子（如转化生长因子 β）的应答之间，不同起源的血管平滑肌具有明显的差异。

目前的证据显示这些不同血管平滑肌谱系之间的差异对血管疾病的发生具有重要影响，其中包括 As。例如，前瞻性临床研究发现，As 病变的进展在 4 个不同的血管区域（包括冠状动脉、主动脉分支、腹腔脏器动脉及腹主动脉终末端），对系统性危险因素具有不完全相同的反应。因此，尽管局部血流动力学和结构因素在斑块发生阶段发挥重要作用，很可能基于胚胎起源的不同，血管平滑肌对系统性危险因素的易感性具有明显差异。尽管由体外培养的血管平滑肌细胞所获得的结果推断体内情况并非完全真实可信，但通过研究不同血管区域的血管平滑肌基本能排除流体和局部血管因素的混杂效应。事实上，后者的研究目前已受到体外多能干细胞来源的体外谱系特异性血管平滑肌细胞的极力支持。因此，As 的易感性或耐受性似乎部分与胚胎起源和发生程序存在一定相关性。而当前研究血管平滑肌起源的挑战和困难，就是通过转录翻译学和表观遗传学机制进一步鉴定不同区域的血管平滑肌的特征，继续探索何种发生信号依然在成熟血管中保存下来，并探讨这些机制怎样调控 As 发生的区域定位。

2. 血管壁或骨髓来源的血管平滑肌 尽管人们此前认为，分化（成熟的收缩状态）的血管平滑肌在 As 阶段会发生表型转化，而严格意义上，能证明该过程的直接证据目前只有通过平滑肌细胞特异性谱系追踪研究才能得到。谱系追踪研究显示，Apo E$^{-/-}$小鼠 As 进展期斑块内超过 80% 的血管平滑肌细胞源性的细胞没能检测到目前广泛使用的平滑肌细胞标志物（如 ACTA2），而超过 30% 血管平滑肌细胞源性的细胞表达多种巨噬细胞的标志物，其中包括 LGALS3/Mac2、CD11b、F4/80 和 CD68。这些研究提示，传统的有关 As 坏死核心富含巨噬细胞的观点可能不完全正确，很可能血管平滑肌和死亡的血管平滑肌在坏死核心中占有很大的构成比例。然而，反之也值得深思，那些在病变范围内表达部分平滑肌细胞标志物的细胞群体，可能也未必就是平滑肌细胞来源。例如，研究显示，Apo E$^{-/-}$小鼠的 As 模型中骨髓造血组织来源的细胞，能在早期而非后期阶段激活多种平滑肌细胞的标志物，其中包括 ACTA2 和 SM22α，但没有 MYH11，尽管这些标志物在培养的骨髓来源细胞中都表达。

即便在相同物种的研究得到完全相悖的结果，推断其中的原因很可能是免疫组织化学的平滑肌细胞特异性标志物对血管平滑肌细胞具有特异性，而巨噬细胞标记物则对骨髓来源细胞存在特异性。但是，目前研究发现，人类进展期冠状动脉病变区域内，约 40%的泡沫细胞同时表达平滑肌细胞标志物 ACTA2 和巨噬细胞标志物 CD68。尽管还不明确这些细胞具体是表达激活的巨噬细胞标志物的血管平滑肌细胞来源，还是表达血管平滑肌细胞标志物的巨噬细胞来源，又或者两者都不是，这些问题都有待今后进一步研究考证。再者，使用表观遗传学标志物的谱系追踪研究表明，人类进展期冠状动脉病变区域内表达 CD68 和 ACTA2 双阳性的细胞，其中 38%也同时具有血管平滑肌细胞特异性的表观遗传学标志 MYH11、H3K4diMe，而后者提示这些细胞是血管平滑肌细胞而不是骨髓来源。这些研究表明，骨髓细胞在 As 斑块进展阶段能获得部分但不是全部的平滑肌细胞标志物，表明其并不能像血管壁中的血管平滑肌那样发挥功能。事实上，有研究发现，对比血管壁来源的血管平滑肌细胞，骨髓源性平滑肌标记物阳性的细胞很可能具有促进 As 形成的作用。

二、表型转化

位于正常动脉中层的血管平滑肌细胞表达各种平滑肌细胞标志物，一般包括血管平滑肌细胞肌球蛋白重链（smooth muscle cell myosin heavy chain，MYH11）、SM22α、ACTA2 及 smoothelin。在培养 As 中的血管平滑肌细胞中上述标志物表达减少，而增殖、迁移及分泌各种细胞外基质（ECM）和细胞因子的能力可获得提高。血管平滑肌细胞在生理或病理情况下会发生表型转化，其重要特征就是逐渐向巨噬细胞的方向分化，经过表型转化的血管平滑肌细胞也能获得巨噬细胞的标志物和特性。现在的观点认为，这种表型转化对于 As 的形成具有相当重要的意义，所产生的血管平滑肌细胞被认为具有多种促 As 作用。然而直接干预以预防该表型转化的研究却鲜有报道。

现在的研究认为，血管平滑肌细胞的表型转化在 As 发生及斑块稳定性方面确实具有至关重要的作用，并且抑制表型转化可能对 As 发展具有保护作用。例如，发现心肌素-血清反应因子调控模式是表型转化的重要组成部分，它能有效整合对血管平滑肌细胞收缩基因具有激活和抑制作用的信号和辅助因子。Apo E$^{-/-}$背景的 Myocardin$^{+/-}$小鼠对比 Myocardin$^{-/-}$小鼠在 As 形成增加的基础上，会出现巨噬细胞或巨噬细胞样细胞的增加。心肌素的缺失会引起各种促炎通路上调并增加巨噬细胞的招募，或导致血管平滑肌细胞表型向巨噬细胞样转化。相反，心肌素功能加强却能抑制炎症通路并限制血管新生内膜的巨噬细胞在体内的累积。

类似的发现还有，早期研究发现干细胞和诱导的多能干细胞因子 Kruppel 样因子 4（Kruppel-like factor 4，KLF4）对于培养的血管平滑肌细胞经血小板源性生长因子 BB、氧化的磷脂或白介素-1β（IL-1β）作用发生表型转化是必要的，而且 KLF4 能沉默平滑肌细胞标志物基因以抑制心肌素依赖的基因激活。而体内血管平滑肌中 KLF4 的缺失也与损伤后表型转化的短暂延迟相关。值得一提的是，KLF4 敲除后未能改变血管平滑肌细胞的总体数量，但能减少血管平滑肌细胞源性巨噬细胞样细胞和间充质干细胞样细胞，这提示 KLF4 可以调控细胞向巨噬细胞表型的转化。血管平滑肌细胞的 KLF4 表达量在 As 中是上调的。因而有观点认为 KLF4 参与了血管平滑肌细胞的分化过程，其机制可能是通过血管重塑加速血管损伤的愈合。然而在类似 As 的心血管增殖性疾病中 KLF4 活性是下降的，这将促使斑块区域异常的血管壁重塑并进一步加剧 As 的发展。此外，KLF4 还参与血管平滑肌细胞介导的细胞外基质基因表达上调。

研究发现，血管平滑肌细胞向巨噬细胞样细胞的表型转化可能是斑块内脂质蓄积所造成的，因为培养的血管平滑肌在胆固醇负荷下能激活多种促炎基因，抑制血管平滑肌细胞标志物基因的表达，激活巨噬细胞标志物的表达并且诱导吞噬能力，而所有这些都依赖于 KLF4。然而，这些血管平滑肌源性的巨噬细胞样细胞与经典的单核细胞、巨噬细胞和树突状细胞又有显著差别，如比激活的腹腔巨噬细胞吞噬能力明显减弱。而吞噬功能（如对凋亡细胞的吞噬能力）在 As 进展期显著减弱，并能直接促使病变处坏死核心的形成。这些研究表明，血管平滑肌细胞源性巨噬细胞样细胞可能因为对脂质、死亡细胞和坏死的细胞碎片的清除能力下降，以及加剧炎症反应从而促进 As 的发生和发展。

值得注意的是，尽管我们现在关注血管平滑肌细胞内调控表型转化的相关信号通路，但血管平滑肌细胞能合成并嵌于细胞外基质中使细胞相互分离，因此彼此间的细胞接触是有限的。传统的观念认为，细胞外基质能抑制血管平滑肌细胞的表型转化，从而使其保持于一种对有丝分裂剂无反应的收缩状态。相反，巨噬细胞或血管平滑肌细胞释放的基质金属蛋白酶（MMP）能使细胞外基质、胶原或弹力纤维解离，这将促使细胞发生表型转化并加速细胞增殖与迁移。然而，细胞外基质对血管平滑肌细胞的确切效应可能比想象得更为复杂。例如，最近的研究显示，在早期斑块形成时层粘连蛋白的沉积可促进 As 的形成，但其也能促进纤维帽的构成从而具有保护效应。同样，尽管现在广泛认为纤维帽中表型转化的血管平滑肌细胞所产生的细胞外基质对斑块稳定至关重要，但尚无研究表明单独敲除血管平滑肌细胞中细胞外基质的相关基因会对血管病变处的病理学改变有怎样的影响。

三、细 胞 迁 移

在血管内膜发现大量平滑肌细胞的存在，是血管中层的血管平滑肌细胞发生迁移最直接且强有力的证据，而此过程对 As 的发生和发展具有重要作用。但是，在人类 As 中量化这种血管平滑肌细胞的迁移能力是很困难的，至少目前的科学水平尚无法实现，其中部分原因是没有特异性的标志物可用，同时也因为人的血管内膜本身也存在一定数量的血管平滑肌。而啮齿类动物则不同，其血管内膜在正常血管中并不存在血管平滑肌，所以内膜中发现的血管平滑肌肯定是特定状态下由血管中膜迁移或管腔中具有侵袭能力的骨髓细胞转化而来的。事实上，20世纪70年代体外研究已证明，血管平滑肌细胞存在通过直接和间接两种方式迁移的现象，直接迁移是发现血管平滑肌细胞本身存在于血管内膜。而间接方式则通过细胞增殖标记实验发现内膜中的血管平滑肌并不具有增殖能力。很显然，在人的血管中，这种直接或间接的准确量化细胞迁移现象是不太现实的。同时尽管现有的证据表明，人血管平滑肌能在体外培养中发现各种迁移现象，但其迁移能力对成熟的As斑块有什么影响，又有多大的影响目前还不明确。此外，在人的血管中细胞迁移能力是否依赖或独立于细胞的增殖目前也还不清楚。

MMP在联系As和血管平滑肌生长方面具有重要作用，尤其是发现MMP-9在促进血管平滑肌细胞迁移方面发挥关键作用。目前已证实的MMP的作用机制是，其可能参与了调控血管平滑肌细胞的行为模式，包括细胞–细胞和细胞–基质的相互作用。神经钙黏素是血管平滑肌细胞中主要的细胞–细胞的黏附分子。研究发现，神经钙黏素能被多种MMP清除（至少包括MMP-7、MMP-9和MMP-12），而这将影响血管平滑肌的多种状态，包括迁移、增殖和凋亡。

最近的研究发现，氧化应激可能调控血管平滑肌细胞分泌的神经钙黏素被MMP的直接分解过程从而促进细胞迁移。类似地，发现TLR2信号通路也能通过Nox1调控MMP介导的血管平滑肌细胞迁移。此外研究还证明，一种TLR2的配体Pam3CSK4能诱导TLR2与Nox1相互作用继而产生活性氧类，而后者反过来可增加MMP-2的活性及后续的血管平滑肌细胞迁移。此外，发现血管平滑肌细胞释放的有关参与单核细胞募集的促炎性分子也可能参与细胞迁移过程。总之，目前的观点越来越倾向于认为，血管平滑肌细胞中的氧化应激可能促进As早期病变的发生和转变，其中细胞迁移可能也参与该过程。

细胞–细胞和细胞–基质的相互作用可进一步引起细胞骨架的改变，而后者对细胞运动具有基础性作用。细胞骨架重置以促进迁移需要多种蛋白复合物的协同配合，从而在细胞迁移的前端产生新的黏附斑和相关的伪足突起，其中就包括Rho GTP酶家族的Rac1。黏附肌动蛋白与细胞骨架界面必须有骨架蛋白才能进一步完成迁移信号的传递，而其中的迁移信号就包括p130CAs。p130CAs的激活或磷酸化能介导血管平滑肌细胞迁移。事实上，早期研究发现，氧化应激与EGFR的协同作用通过MMP依赖的神经钙黏素分解途径也能调控血管平滑肌细胞的迁移，而现在研究表明，该信号通路瀑布式的级联放大能使p130CAs磷酸化，从而进一步提高细胞的迁移能力。此外，p130CAs一旦被磷酸化激活，其可以在迁移细胞的前端与黏着斑激酶形成复合物，进而激活并促发局部MMP依赖的细胞运动。总之目前的研究提示，p130CAs的活化参与血管平滑肌细胞迁移过程，而调控其活性或表达或许能减弱其促迁移效应。

血管平滑肌细胞的增殖与迁移在As病变发展早期具有促进作用，但是，通过有力支持纤维帽能有效覆盖坏死核心，预防其破裂，并防止由此引发的一系列心血管事件，同样具有重要的保护意义。因此，在As不同阶段明确血管平滑肌细胞生长的关键性调控因素具有至关重要的作用，这也将为今后研究设计能干预疾病进程和预后的治疗策略提供有力证据。

四、平滑肌源性泡沫细胞

病变血管的斑块中发现泡沫细胞的形成是 As 形成的重要标志之一。目前的观点认为，泡沫细胞主要来源于巨噬细胞和血管平滑肌细胞，即细胞中大量脂质的蓄积分别形成所谓的"巨噬源性泡沫细胞"和"平滑肌源性泡沫细胞"。在人 As 早期和进展期斑块中，发现平滑肌源性泡沫细胞普遍存在，但在动物模型中观察到的现象与人具有一定的差异。高胆固醇血症的动物斑块内发现泡沫细胞形成很少，并且只限于进展期才有。因此，明确 As 中血管平滑肌源性泡沫细胞的形成机制具有重要意义。

As 易患处的血管内膜存在血管平滑肌源性的细胞外基质，而这些细胞外基质能有效储存血浆中的脂蛋白，进而增加这些脂蛋白被进一步修饰的可能性。此外发生表型转化的血管平滑肌细胞会募集多种特异性表面受体，如 SRA-Ⅰ、SRA-Ⅱ、CD36、氧化脂蛋白受体 1（LOX-1）及低密度脂蛋白受体相关蛋白（LRP1），而这些受体也都能调控修饰的脂蛋白内吞。同时，三磷酸腺苷结合盒转运体 A1（ATP-binding cassette transporter A1，ABCA1）和脂蛋白 AⅠ（Apo AⅠ）在内膜血管平滑肌细胞中表达下调，而 ABCA1 和 Apo AⅠ在胆固醇逆向转运过程中，介导胆固醇从胞内流出形成新生的高密度脂蛋白（nascent HDL）。值得注意的是，位于血管中膜的血管平滑肌细胞并无上述缺陷，这表明在 As 病变早期细胞中胆固醇流入增加、流出减少将有助于血管平滑肌细胞形成泡沫细胞。再者，发现糖尿病患者患 As 相关的并发症风险大大增加与血糖异常增高有关。由于脂质的摄取与流出失衡，高血糖水平可诱导血管平滑肌细胞发生泡沫化。

目前已证实在血管内膜中血管平滑肌细胞具有一定的可塑性，其对长时间暴露的修饰脂蛋白的反应具有很大差异。研究发现，一旦胆固醇负荷加重，血管平滑肌细胞会向巨噬细胞样转化，包括表达大量巨噬细胞特异性基因。而体外实验进一步表明，胆固醇负荷的溶酶体会从巨噬源性泡沫细胞转导至血管平滑肌细胞，进而诱导平滑肌源性泡沫细胞的形成。而斑块中血管平滑肌源性泡沫细胞一旦形成将产生一系列下游效应。例如，胆固醇的不断积累会诱导脂质负荷的血管平滑肌细胞死亡，促发邻近的血管平滑肌细胞向内膜迁移和增殖。而通过单核细胞趋化蛋白-1（MCP-1）介导的从循环血液中招募来的单核细胞释放促炎性因子诱导血管平滑肌细胞凋亡或死亡，也会加剧炎症反应。此外，趋化因子 C-C motif 的配体 19（CCL19）能直接调控血管平滑肌细胞的表型、生长及产生的 MMP。更值得一提的是，血管平滑肌细胞的持续凋亡能促进钙化。而上述讨论的病理生理过程现在认为都能促使内膜病理性增厚，并加速早期 As 的形成。

由于病理性细胞清除受损，血管平滑肌源性泡沫细胞的形成及后续的凋亡（详细介绍见本节细胞死亡部分）都会进一步加剧 As 的发展。简而言之，尤其在高脂血症的情况下，凋亡的血管平滑肌细胞（包括平滑肌源性泡沫细胞和表型转化的平滑肌细胞）被吞噬的能力下降，导致继发性坏死，进而引发促炎性因子的释放，包括来自死亡细胞和周围存活的血管平滑肌细胞的 MCP-1、IL-1α 和 IL-1β。其中 IL-1β 可诱导血管平滑肌细胞生长、表型转化及 MMP 的合成，并促进内膜的增厚。这些研究也将丰富了我们对 As 的见解和认识，同时也提示，通过标靶 IL-1β 抑制 As 的发生和发展或许是不错的策略之一。事实上，一项名为 CANTOS 的随机安慰对照研究目前已进入临床Ⅲ期试验，该试验的目的就是评估抗人

IL-1β 单克隆抗体在稳定但具有高风险的心血管病患者中的抗炎和抗 As 作用。然而值得注意的是，尽管该抗体在人体内具有抗炎效应，但很有可能阻断进展期 As 斑块中血管平滑肌细胞的 IL-1β 信号后，从而对纤维帽的稳定性产生不利的影响，如血管平滑肌细胞生长减少及表型特异性基质的重塑等。

五、细 胞 增 殖

动物实验发现，在 As 早期阶段及血管损伤时发现，细胞血管平滑肌细胞增殖能力提高，并且对比年轻动物，衰老的啮齿动物中的血管平滑肌细胞也观察到细胞增殖能力提高。而不论是衰老的血管还是 As 进展期斑块，发现人的血管平滑肌细胞增殖反而减少。这一现象也与体外实验观察到的结果一致。斑块中血管平滑肌细胞体外培养时，处于 S 期的细胞比例减低，而 G_1 期反而增加。尽管细胞生长抑制部分与分裂素（如胰岛素样生长因子 1）的应答减少有关，目前还是认为其主要是因为细胞周期调节因子的表达改变，尤其是参与 G_1 向 S 期过渡转化过程的部分。因此在正常发生复制性衰老和人斑块血管平滑肌细胞中，发现细胞周期蛋白依赖激酶抑制剂 p16INK4a 和 p21 表达增加，而磷酸化的视网膜母细胞瘤蛋白（retinoblastoma，Rb）、周期蛋白 D 和周期蛋白 E 的表达降低。总之，目前所观察到的现象表明，血管平滑肌细胞增殖能力的进一步提高并且不被抑制可改善 As 斑块的稳定性。同样地，若通过某种干预手段在排除其可能的不良反应后，As 斑块中的血管平滑肌细胞增殖得以恢复，那么我们有理由相信提高平滑肌细胞增殖能力对疾病的转归具有保护作用。

六、细 胞 死 亡

凋亡是细胞的一种自然程序性死亡方式，在病理生理情况下普遍存在。目前多项研究已证实在 As 斑块中存在细胞凋亡。进一步发现，在病变发展早期凋亡水平较低，而随着病变继续发展，坏死核心及纤维帽的形成逐渐出现凋亡增加。而奇怪的是，尽管血管壁中所有细胞都会发生凋亡，但发生频率最多的是两类细胞——巨噬细胞和血管平滑肌细胞。斑块破裂主要发生于斑块的肩部，并且发现该区域具有血管平滑肌细胞减少而巨噬细胞增加的特征。提示可能是巨噬细胞通过死亡受体与死亡配体作用途径诱导血管平滑肌细胞发生凋亡，而该过程对于斑块破裂及后续引发的心血管事件具有至关重要的作用。此外，也发现对比稳定的斑块病变，具有症状的斑块中血管平滑肌细胞发生凋亡的水平更高。

尽管血管性疾病中观察到了细胞凋亡，但这种凋亡频率并不可简单地理解为绝对的细胞死亡率，因为还不知道血管中细胞死亡过程到底会持续多长时间，也不了解该过程有多少相关的阳性标志物。例如，吞噬作用的延迟可能导致被检测的细胞凋亡增加，而如果凋亡小体被吞噬后存活的细胞可能会有相应的阳性标志。虽然我们无法得知准确的凋亡率，但可以明确的是，As 中血管平滑肌细胞发生凋亡会引发诸多不利后果，并促发多种易损斑块的特征包括促进纤维帽变薄，扩大坏死核心及巨噬细胞渗入纤维帽中等。更为重要的是，仅血管平滑肌细胞的丢失这一个改变就能促发所有继发性反应，表明血管平滑肌细胞发生凋亡在疾病进程中是一项重要且早期的事件。

As 中也发现血管平滑肌细胞的凋亡与炎症相关,但在血管衰老、基质降解及血管重塑时,发生炎症反应明显较少。目前的观点认为,上述现象可能的解释是凋亡细胞的清除效率及死亡细胞和周围存活的血管平滑肌细胞所释放的细胞因子引起的。死亡细胞会释放 IL-1,而细胞凋亡和坏死时释放的分别是 IL-1β 和 IL-1α。继凋亡之后发生的坏死则同时释放 IL-1β 和 IL-1α。凋亡细胞一般在大约 48h 内会被清除,然而高脂血症时吞噬过程可能会延迟,其原因可能部分是血管平滑肌细胞发生表型转化时引发后续的炎症反应,导致诱导的吞噬能力减弱。此外,最近的研究发现,与心血管疾病患病率高度相关的基因座——人类 9 号染色体短臂 2 区 1 带(9p21)与周期蛋白依赖性激酶抑制剂 2B 和钙网蛋白的表达减少密切相关,而后者是激活吞噬细胞上吞噬受体所必需的配体。周期蛋白依赖性激酶抑制剂 2B 缺陷的凋亡小体具有抗吞噬能力,不能被邻近的巨噬细胞有效吞噬。这些研究表明,周期蛋白依赖性激酶抑制剂 2B 的缺失引发的胞葬能力受损会增加脂质负荷的坏死核心的面积和复杂性,从而加剧 As 的发展。

现在的研究表明,骨髓源性细胞可能迁移至 As 斑块或新生内膜中并表达平滑肌细胞标志物。然而骨髓源性平滑肌细胞在 As 斑块中并不像血管壁来源的血管平滑肌细胞那么常见,其凋亡时能减少 As 并减少斑块炎症反应。值得一提的是,骨髓源性平滑肌细胞的促 As 作用也依赖于细胞因子的释放,包括趋化因子配体 16(CXCL16)、IL-6 及 MHP-1,但这些细胞凋亡时能减弱斑块炎症反应。很显然,细胞凋亡诱导炎症反应与否取决于细胞来源:血管壁来源的细胞在 As 病变中发生凋亡时能促进炎症反应,而骨髓源性的平滑肌细胞通常情况下具有促炎性表型,但其发生凋亡时可减少炎症反应。

七、细 胞 衰 老

细胞衰老指的是不可逆的丧失细胞分裂能力,一般分为两种形式的细胞衰老:复制性衰老和应激诱导下的提前衰老。复制性衰老的发生会伴随细胞寿命结束,增殖能力完全耗竭,是细胞老化的特征之一,与染色体末端的端粒缩短相关。与此相反,应激诱导下的提前衰老则由外加的刺激所促发(包括氧化剂和射线),而这些刺激能提前激活细胞内衰老信号的瀑布式反应。同时,尽管应激诱导下的提前衰老具有许多与复制性衰老相同的形态学和分子特征,但前者通常不会出现端粒酶缩短。

除了细胞周期调控蛋白的表达改变外,衰老的细胞会出现特异性标志物,包括衰老相关的 β 半乳糖苷酶,该酶在人的大多数细胞发生衰老时被观察到。与年轻和健康人群相比,观察到衰老的血管和 As 病变中衰老相关的 β 半乳糖苷酶表达增加的细胞,同时也表达与血管平滑肌细胞、内皮细胞和单核巨噬细胞相关的标志物,表明 As 与细胞提前衰老存在相关性。尤其是含有溶酶体数量较大的细胞,如巨噬细胞源性泡沫细胞,发现衰老相关的 β 半乳糖苷酶的数量和活性并不完全反映的就是细胞衰老。

相比正常血管,在 As 斑块中的血管平滑肌细胞发现有缩短的端粒。缩短的端粒及发现血管平滑肌细胞中端粒酶水平下降和活性降低都具有重要的功能,因为端粒酶表达异常能显著增加斑块和正常的血管内皮细胞的寿命。然而,上述效应或许也不完全依赖于端粒的长度,因为发现这些细胞中端粒会不断缩短,而细胞复制时也会伴有端粒缩短的现象。再者，尽管端粒长度主要反映的是此前细胞的复制情况，耐受 As 的动脉区域（如乳腺动脉末端或升主动脉）具有比易发病变处的血管平滑肌细胞更长的端粒。这种不依赖于年龄的端粒长度差异表明，端粒调控中先天性基因或发生变异的基因很可能对 As 形成的位置特异性具有决定作用。

人斑块中或斑块来源的血管平滑肌细胞也存在衰老现象，而且易感性增加。这样斑块破裂后损伤修复能力也将削弱。对比啮齿动物年轻的血管平滑肌细胞，衰老的主动脉中 IL-6 的水平增加，并且观察到衰老的血管平滑肌细胞分泌的 IL-6 也会升高。事实上，老化的细胞能分泌分泌性蛋白是一种很普遍的现象，称为衰老相关分泌现象。此外，也观察到衰老的血管平滑肌细胞中趋化因子（如 MCP-1）、黏附分子（如 ICAM-1）及先天免疫受体（如 TLR4）表达增加，进而产生促炎性微环境，进一步促进炎症细胞的迁移。事实上，实验性体外诱导的血管平滑肌细胞衰老不仅观察到其加剧 As 斑块恶化，同时也发现逐渐出现不稳定斑块的特征。很显然，关于细胞衰老与 As 的关系，还需要进一步的深入研究。

八、钙　　化

As 病变过程中通常都能观察到血管钙化现象。钙化的血管壁会减低其血管弹性，同时也能改变受累血管壁的血流动力学。而磷酸钙积累所诱导的血管壁弹性降低可引起收缩性高血压，进而导致左室肥厚、氧化应激增加、心脏舒张功能异常及瓣膜关闭不全等病理变化。

发生促炎性表型转化的血管平滑肌细胞可能明显导致促动脉粥样硬化性钙化，即所谓的钙化的血管细胞（calcified vascular cell，CVC）。As 后期的重要特征就是出现异常的钙化。这个过程涉及的相关机制与正常骨质的生物矿化十分相似。研究人员解剖人死后的动脉粥样硬化性主动脉发现，表达大量生物矿化的标志物，如骨桥蛋白、骨形成蛋白 2（bone morphogenetic protein-2，BMP-2）、骨粘连蛋白、I 型胶原、骨钙蛋白和 S100A9，而钙化抑制蛋白表达下降，包括骨保护素，胎球蛋白 A 及基质 Gla 蛋白（matrix Gla protein，MGP）。事实上，复制性衰老机制会诱导病变的血管平滑肌细胞向钙化的血管细胞转变，因为细胞衰老时会丢失表达平滑肌收缩蛋白的能力同时伴有细胞凋亡增加。

谷氨酰胺转氨酶 2（transglutaminase 2，TG2）是一种参与血管重塑和血管损伤修复的酶，其通过促使细胞外基质蛋白间谷氨酸的相互交联，从而稳定细胞外基质并促进 osteopontin 等信号分子连接至基质蛋白。而研究发现血管平滑肌细胞钙化会伴有 TG2 的激活。osteopontin 依赖性信号诱导 TG2 激活从而促进血管平滑肌细胞发生矿化，该过程与钙化基因的上调有关，包括 RUNX-2、Pit-1、肌节同源盒蛋白（muscle segment homeobox protein 2，MSX-2）、组织非特异性碱性磷酸酶（tissue-non-specific alkaline phosphatase，TNAP）和软骨特异性蛋白多糖核心蛋白（cartilage-specific proteoglycan core protein，CSPCP）。

肌节同源盒蛋白（muscle segment homeobox protein 2，MSX-2）是钙化抑制基因的转录抑制子，这些钙化抑制基因（包括 osteopontin, osteoprogerin 和 MGP）主要表达在正常血管平滑肌细胞中，防止异常的钙化。MSX-2 也能激活锌指结构转录因子的表达，该因子是一类参与成骨细胞终末分化的转录因子。TNAP 负责产生无机磷酸盐，而构成主要的钙化分子羟基磷灰石必须存在无机磷酸盐，但正常情况下动脉的这种平滑肌并不表达 TNAP。血管平滑肌细胞中诱导了 TNAP 则意味着细胞向钙化性平滑肌细胞改变，并且这种改变是不可逆的。因为 TNAP 能使无机磷酸盐水解，而后者则是生物矿化的关键性抑制因子。PHOSPHO1 是另一种溶解性磷酸酶，它是基质小泡（matrix vesicle，MV）的重要组成部分，PHOSPHO1 能通过作用于卵磷脂和胆碱磷脂产生无机磷酸盐，所以也参与血管平滑肌细胞钙化过程。

钙化的血管平滑肌细胞产生的基质小泡对血管壁钙化具有促进作用，因为其颗粒中就含有诱导羟磷灰石结晶所必需的全部组分，包括 TNAP、PHOSPHO1、核苷酸焦磷酸酶、腺苷三磷酸酶、Pit-1 和 Ca^{2+} 连接分子（如卵磷脂和 annexon 1）。电镜分析也证实，在人动脉内膜中的血管平滑肌细胞发现了基质小泡结构。从生物化学的观点来看，钙化的血管平滑肌细胞由于所摄入的 Ca^{2+} 和磷酸增多，通过基质小泡的膜结构一旦形成上述结晶体会立即释放至胞外。而这些初始暴露于富含 Ca^{2+} 和磷酸的胞外基质的结晶体，将进一步加剧钙化，因为这些结晶可作为新的羟磷灰石结晶沉积时的核心组分。

As 斑块的钙化会随年龄的增长不断增加，这与斑块扩大关系密切，而不与损伤性直接相关。通常情况下，斑块发生钙化，也并不与斑块能否引起症状相关，恰恰相反，其代表的是斑块的稳定性。因此，斑块钙化可分为两种形式：斑点（或叫微小型钙化）和密集（或叫巨大型钙化）。目前认为，前者微小型钙化代表的才是 As 中的"犯罪"斑块，因为这类斑块不稳定，极易演变破裂。换言之，斑块钙化的模式能为斑块危险性预测提供更有用的信息，而非仅仅考虑钙化的总体数量。而在人类发现微小型斑块是 As 形成早期的重要标志，这可能与内膜病理学增厚有关。此外，早期研究发现，血管平滑肌细胞的慢性凋亡也能促进 As 斑块发生钙化。

前面已提到过血管平滑肌源性泡沫细胞的形成能诱导凋亡，而目前认为泡沫细胞的形成也与血管平滑肌细胞钙化存在相关性。例如，研究发现血管平滑肌细胞中活化的 T 细胞核因子（NFAT）信号通路具有生骨作用，其部分是通过上调 Runt 相关转录因子 2（Runt-related transcription factor 2，RUNX2）实现的，而目前认为 RUNX2 具有促进血管平滑肌细胞特异性血管钙化的作用。有趣的是，RUNX2 能被糖原合酶激酶 3β（GSK3β）抑制激活，而 GSK3β 目前认为对血管平滑肌细胞成骨分化和矿化作用具有抑制作用。进一步发现，Wnt 信号通路的家族成员能同时调控 NFAT 和 GSK3β，而且已证实，Wnt5α 对血管平滑肌细胞的钙化具有促进作用。MMP 通过清除血管平滑肌细胞中 cadherin 调控 Wnt/β-catenin 信号，而多种 MMP 成员目前都参与 As 斑块的钙化过程。因此，有理由相信，MMP 很可能通过 cadherin 介导的 Wnt/β-catenin 信号诱导血管平滑肌细胞钙化并促使斑块进一步恶化。

九、总　　结

尽管前面提到了血管平滑肌细胞从不同角度对 As 发生发展都具有重要作用，并且有的影响目前还存在争议，包括细胞起源、表型转化、迁移、增殖与凋亡等，但需要注意的是，上述过程是同时发生的，对 As 的影响也可能是相互抵消或彼此累加的。例如，血管平滑肌细胞向巨噬细胞的表型转化，细胞的死亡与衰老都能促进炎症反应、单核细胞的招募及后续有丝分裂原的分泌。而细胞的增殖最终也将走向衰老，因为细胞死亡或清除缺陷，以及衰老的血管平滑肌细胞不能及时清除也有可能促进细胞死亡。因 As 斑块的结构复杂，也印证细胞内外环境的复杂性，而这些过程彼此可能也都是相互补充和竞争的关系。很显然，目前的观点认为，As 的形成与发展，绝非病变的促进因素增加而抑制因素减少这么简单，其包括基因变异、种族差异、环境改变及多种细胞学机制的参与。

近年来 As 的细胞学机制越来越受到研究人员的关注与重视，取得了许多重大进展，同时也丰富了我们对这类疾病多维度的认识。例如，此前一直认为血管平滑肌细胞表型转化后异常的细胞增殖能促进 As 形成，尽管也认识到血管平滑肌细胞对进展期斑块病变具有保护作用，包括防止纤维帽破裂及促进斑块的损伤修复。而目前随着科学的进步及技术的革新，谱系追踪的研究思路正逐渐改变传统观念。血管平滑肌细胞表达平滑肌细胞表面标志物，巨噬细胞表达对应的巨噬细胞标志物。很可能病变处的血管平滑肌细胞和巨噬细胞在此前的研究中对细胞的鉴定并不完全正确。因为血管平滑肌细胞标志物阳性的细胞可能来源于其他细胞类型（如巨噬细胞），而此前病变处大多数被认为血管平滑肌源性的细胞也确实会表达相应的平滑肌性标志物，甚至可能表达巨噬细胞标志物。可以推测，斑块中巨噬细胞标志物阳性的细胞可能并非巨噬细胞本身或骨髓来源。而同时表达平滑肌源性和巨噬细胞源性标志物的泡沫细胞来源于血管壁中的平滑肌还是骨髓中的巨噬细胞，同样不得而知。

随着细胞学研究进一步深入，相关机制会更明确甚至得到与前人完全相反的结论。例如，研究发现，通过外泌体和微泡的作用，细胞内的蛋白和 mRNA 在不同细胞间能彼此交换，如此细胞表达另一个细胞中相应的标志物也就不是不可能。这也许能解释为什么斑块中某些细胞会同时表达两种细胞类型的标志物。总之，血管平滑肌细胞对 As 具有多种效应。在斑块稳定性方面，其通过稳固纤维帽具有重要的保护重要。而血管平滑肌细胞表型转化、生长或转化为泡沫细胞可能促进 As 恶化，同时也通过协同钙化导致斑块进一步发展。对 As 中细胞学机制还需更深入的研究，同时也需要深入思考并重新评估血管平滑肌细胞在疾病演变过程中的作用。

第三节　单核/巨噬细胞

目前认为，As 不仅是一种脂质代谢紊乱引起的代谢性疾病，而且还是一种慢性血管炎症性疾病，是单核细胞和巨噬细胞对入侵动脉壁的"病原性"脂蛋白发生的炎症反应。单核/巨噬细胞在 As 形成及晚期斑块破裂中均发挥重要作用。

单核细胞和巨噬细胞来源于骨髓，骨髓系祖细胞分化为成熟单核细胞进入外周血。成熟单核细胞在外周血停留时间很短，很快进入各种组织分化为巨噬细胞，如肝脏库普弗细胞、脾脏巨噬细胞、神经系统小胶质细胞、肺泡巨噬细胞、骨骼破骨细胞、皮肤朗格汉斯细胞等都属于巨噬细胞。循环中的单核细胞与血管内皮细胞一般不发生相互作用。然而，当血管内皮细胞损伤或受到炎症刺激时，就会表达多种黏附分子，并释放趋化因子，使循环中的单核细胞以受体介导的方式与内皮细胞发生黏附，进而迁移到血管内膜下，分化为巨噬细胞。生理状态下，动脉组织中巨噬细胞比例很低，As 形成过程中，动脉组织中巨噬细胞明显增多。

目前发现的介导单核-内皮细胞相互作用的分子主要包括以下四大类。

（1）选择素：包括 L-选择素、E-选择素和 P-选择素，L-选择素由单核细胞表达，E-选择素和 P-选择素由激活的血管内皮细胞表达。L-选择素主要介导多形核中性粒细胞和淋巴细胞与内皮细胞的黏附，参与淋巴细胞亚群归巢到外周淋巴器官特定部位。在 As 中 E-选择素在单核细胞黏附到内皮细胞中起重要作用。P-选择素主要介导白细胞与内皮细胞的起始黏附。在选择素的作用下，循环中的单核细胞从血流中心向边缘偏移，在激活的内皮表面滚动，与之形成不稳定的黏附。

（2）整合素：主要是 β1 和 β2 整合素，由单核细胞表达。

（3）免疫球蛋白超家族黏附分子：主要包括血管细胞黏附分子-1（VCAM-1）和细胞间黏附分子 1（ICAM-1），由内皮细胞表达。VCAM-1 在单核细胞招募黏附和迁移进入内皮下起重要作用。ICAM-1 亦参与单核细胞的黏附与渗出，在完整无损的内皮细胞，ICAM-1 表达量很少，IL-1 和 IFN-α 可以诱导内皮 ICAM-1 的表达上调。整合素可与免疫球蛋白超家族黏附分子相结合，使单核细胞更持久地黏附于内皮表面。

（4）激活的内皮细胞或单核细胞可表达多种细胞因子来影响单核细胞的募集，介导大量单核细胞迁移浸润于内膜，包括单核细胞趋化因子 1（MCP-1）、巨噬细胞集落刺激因子（M-CSF）、粒细胞/巨噬细胞集落刺激因子（GM-CSF）、巨噬细胞炎症蛋白-1（MIP-1）、IL-1、TNF-α 等。

一、巨噬细胞的形成

巨噬细胞通过细胞表面 LDLR 摄取 LDL 的过程受到细胞内胆固醇浓度的负反馈调节，因而，细胞外 LDL 水平增加并不引起细胞内胆固醇蓄积。但是，当 LDL 氧化修饰形成 ox-LDL 后，其受体识别位点发生了改变，即不能由 LDLR 识别，产生了 ox-LDL 自身受体结合位点，被巨噬细胞的清道夫受体（SR）或其他 ox-LDL 受体识别和摄取，且不受细胞内胆固醇浓度的负反馈调节。因此，LDL 的氧化是泡沫细胞形成的前提。体外实验表明，巨噬细胞、内皮细胞和平滑肌细胞都参与 LDL 的氧化。虽然目前 LDL 氧化的具体机制不甚明确，但在动脉壁损伤处发现脂加氧酶（lipoxygenase，LOS）、髓过氧化物酶（myeloperoxidase，MPO）、诱生型一氧化氮合酶（inducible nitric oxide synthase，iNOS）和烟酰胺腺苷二磷酸（NADPH）氧化酶的表达增加，并通过体外实验进一步断定这些酶与 LDL 氧化有关。巨噬细胞表达 MPO、iNOS 和 NADPH 氧化酶，并在酶的作用下产生活性氧，抑制炎症，发挥其天然免疫作用。虽然巨噬细胞不是 LDL 氧化所必须，但在 As 病灶区巨噬细胞密集，可加剧 LDL 的氧化。

巨噬细胞经 SR 吞噬 ox-LDL 后被转运到溶酶体，脂蛋白中胆固醇酯被水解成游离胆固醇和脂肪酸，过剩的游离胆固醇在酰基辅酶 A：胆固醇酰基转移酶（acyl-CoA：cholesterolacyltransferase，ACAT）的作用下被重新酯化，形成泡沫细胞。参与 As 发生的 SR 主要包括 SR-A、CD36 及 LOX-1 等。

1. SR-A 根据 LDL 中所含氨基酸种类的不同主要分为 SA-Ⅰ和 SA-Ⅱ，均是三聚体跨膜糖蛋白。许多研究表明 SR-A 在巨噬细胞摄入修饰 LDL 特别是乙酰化 LDL 中发挥主要作用。ox-LDL、M-CSF、佛波醇酯、IL-1、IL-4 和巨噬细胞病毒等都可诱导 SR-A mRNA 表达上调。而 N-乙酰半胱氨酸、转化生长因子 β1 则通过下调 SR-A mRNA 致乙酰化 LDL 结合减少。

2. CD36 是 SR-B 家族成员之一，是巨噬细胞表面识别和内吞 ox-LDL 的主要受体，CD36 缺失能显著降低巨噬细胞吞噬 ox-LDL 的能力，以及增加动脉损伤程度。研究发现，ox-LDL 与 CD36 结合后被内吞加工，进而激活过氧化物酶体增殖物激活受体-γ（PPARγ），激活的 PPARγ 与 9-顺式维甲酸受体形成二聚体，作为脂代谢有关的转录调节因子或 CD36 受体启动因子诱导 CD36 mRNA 表达，促进单核细胞分化和摄取 ox-LDL。

3. LOX-1 是外源性凝集素样 ox-LDL 受体，为 E 类 SR，是细胞膜上 ox-LDL 特异性受体，能介导内皮细胞识别、摄取 ox-LDL，诱导各种血管炎性反应，造成内皮功能障碍，其本身也可作为内皮黏附分子，促进 ox-LDL 和细胞聚集于血管壁，加速脂质沉积，加剧粥样斑块的不稳定性。LOX-1 非内皮细胞所特有，在人源和鼠源巨噬细胞上都有表达，且 LOX-1 的上调受 TNF-α 表达的影响。在 As 中，LOX-1 与 ox-LDL 结合后活化细胞内信号转导，包括丝裂原活化蛋白激酶（MAPK）等，使一些生长因子和转录因子如 MCP-1 和 NF-κB mRNA 表达增强，一些黏附分子和炎性分子也表达增加，引起单核细胞等向内皮下聚集、吞噬大量 ox-LDL、形成泡沫细胞。

二、巨噬细胞凋亡与动脉粥样硬化

（一）巨噬细胞凋亡在 As 不同病变阶段的作用及机制

巨噬细胞凋亡贯穿于 As 整个过程，但在 As 不同阶段作用不同。在 As 早期，巨噬细胞凋亡被吞噬后可减少 As 病变中细胞成分，减少 As 面积。在 As 进展过程中，粥样坏死中心的形成与泡沫细胞的聚集、凋亡密切相关。研究表明，斑块脂质中心有巨噬细胞抗体 CD68 的表达，说明坏死物中有巨噬细胞的残片，间接支持粥样坏死中心是在泡沫细胞聚集凋亡的基础上形成的。而且，斑块中的脂质越多，其纤维帽中的巨噬细胞及 T 淋巴细胞也越多，说明粥样坏死可能在单核细胞向内膜迁入过程中起一定促进作用。而在 As 晚期，巨噬细胞的凋亡促进了斑块破裂与血栓形成，其机制可能与以下改变有关：①许多因素可损伤吞噬细胞清除凋亡巨噬细胞的功能，导致这些细胞继发性坏死和促炎反应。例如，晚期 As 斑块的氧化分子抑制了吞噬细胞对凋亡细胞的摄取。如果凋亡细胞继发坏死，就会通过释放细胞内的蛋白酶和其他有害物质造成组织损伤，并加速凝血和血栓形成，尤其是直接激发吞噬细胞的致炎效应，抑制其抗炎效应。在树突状 T 细胞出现时，这些吞噬细胞摄取坏死细胞后会因激活 T 细胞进一步促进炎症反应。最终，吞噬能力的下降可能加剧单核细胞的募集，降低尚有功能的吞噬细胞的存活率，并干扰内皮的修复。②巨噬细胞能够使得纤维帽易于破裂。纤维帽的完整性及其对破裂的抵抗力主要靠细胞外基质维持，最主要的是基质中的胶原纤维，由平滑肌细胞合成。然而，巨噬细胞合成的基质金属蛋白酶（MMP）则降解胶原纤维。研究证明，斑块中的巨噬细胞高表达 MMP。③在 As 病变区，巨噬细

易于诱发血栓形成。正常动脉只有外膜能表达组织因子，然而，在粥样斑块病变区组织因子却大量表达。研究认为，病变区组织因子主要由巨噬细胞合成，随着病变的进展，组织因子的量逐渐增加。因此，斑块破裂后斑块内的巨噬细胞直接接触血液循环，可引起血小板黏附，导致血栓形成。

（二）ox-LDL 与游离胆固醇在巨噬细胞凋亡中的作用

ox-LDL 是 As 重要的危险因素，在巨噬细胞和平滑肌细胞转变为泡沫细胞，以及调节细胞增殖、凋亡中起重要的作用。斑块中 ox-LDL 可诱发凋亡相关基因表达紊乱，通过促使 Bcl-2 家族促凋亡和抗凋亡基因的平衡点向细胞凋亡方向倾斜，从而导致凋亡失衡。另外，它可通过抑制 NF-κB 的活性干扰抗凋亡基因 A20 的表达，也可通过 ox-LDL 受体调节 Bax/Bcl-2 比例诱导细胞凋亡。从一定意义上讲，在低浓度 ox-LDL 诱导下，巨噬细胞源性泡沫细胞的演变实质上是一个细胞凋亡的过程，而坏死可能是在凋亡之后才发生。研究表明，ox-LDL 也可通过内质网应激途径诱导巨噬细胞凋亡。

巨噬细胞摄取 ox-LDL 的过程不受细胞的反馈性抑制，当摄入过量的 ox-LDL 后，细胞内积聚大量游离胆固醇造成细胞毒性作用，通过激活 FASL 的表达，导致细胞凋亡。另有报道认为，巨噬细胞中游离胆固醇增多可诱发超氧负离子水平升高，使氧化应激增加，触发炎症反应。也有研究显示，细胞内锌减少是巨噬细胞源性泡沫细胞凋亡的早期标志，而跨膜钙梯差的异常在 As 中十分重要，在巨噬细胞泡沫化及其最终凋亡的过程中，跨膜钙梯差的变化可直接通过影响 SR 的转运调节巨噬细胞的脂质代谢，造成更多的游离胆固醇蓄积，从而加速细胞泡沫化，构成粥样斑块的核心。跨膜钙梯差变化也可通过促进凋亡通路启动，导致巨噬细胞源性泡沫细胞的死亡。

三、巨噬细胞亚型与动脉粥样硬化

（一）巨噬细胞亚型

根据激活方式和免疫功能，巨噬细胞可分化成经典活化型或促炎型（M1 型）和替代活化型或抗炎型（M2 型）两类。M1 型巨噬细胞高表达 IL-12 和 IL-23，低表达 IL-10，分泌 TNF-α、IL-1β 和 IL-6 等炎性细胞因子，参与抗原递呈，表达 iNOS 和 ROS，促进 NO 等 ROS 合成，参与炎症反应及病菌清除。M2 型巨噬细胞 IL-12 和 IL-23 表达量低，但抑炎因子 IL-10、IL-1、中和受体、TGF-β、SR、甘露糖受体、半乳糖受体及精氨酸酶（arginase，Arg I）表达量高，抑制炎症反应，促进血管新生、组织重塑和修复。在炎症过程中，M1 型和 M2 型巨噬细胞动态调节天然免疫应答，参与各种炎症反应。炎症早期，多种介质能够诱导 M1 型巨噬细胞比例升高，有利于病原微生物的清除。随着炎症进展，M2 型巨噬细胞逐渐增多，占据主导地位，抑制炎症反应，促进损伤修复。

（二）巨噬细胞亚型与 As 斑块稳定性

体内研究发现，As 斑块组织中存在 M1 和 M2 两型巨噬细胞，二者的转化影响 As 的病理进程。外周血中 ox-LDL 可诱导 M-CSF、GM-CSF 表达，并通过 PI3K 和 NF-κB 信号转导通路促进巨噬细胞增殖和成熟。已有研究发现，在斑块进展期存在 M2 型巨噬细胞向 M1 型巨噬细胞转化的现象。而采用转基因方法使小鼠血脂代谢加速，发现在 As 斑块消退过程中存在 M1 向 M2 型巨噬细胞转化的现象。

巨噬细胞的不同极化类型与斑块组织的稳定性可能亦有关联，如在不稳定斑块组织中主要以 M1 型巨噬细胞为主，而在稳定斑块组织中，M2 型巨噬细胞比例增加。M1 型巨噬细胞分泌的细胞因子具有促 As 的作用，通过基因敲除、转基因等技术在动物模型中发现 IL-6、MCP-1、TNF-α 等均能增加局部炎症反应，促进 As 进展。相反，M2 型巨噬细胞分泌的细胞因子具有抗 As（如 IL-10），促进斑块纤维组织形成的作用（如 TGF-β），从而抑制斑块的进展并影响斑块的稳定。此外，M1、M2 型巨噬细胞对脂质的吞噬功能亦有差别。Chinetti-Gbaguidi 等研究发现，在人 As 斑块组织中，M2 型巨噬细胞可通过调节 PPARγ 信号通路发挥更强的吞噬作用，但却减少泡沫细胞的形成，因此推测 M2 型巨噬细胞在 As 形成过程中发挥有益的作用。然而，另有研究显示，M2 型巨噬细胞可增加细胞表面 SR-A 和 CD36 的表达，而这些受体可促进泡沫细胞的形成和 As 的进展。由此可见，M2 型巨噬细胞对 As 病理进展的影响尚存在争议，需进一步研究。

（三）巨噬细胞分化的调控

M1 和 M2 型巨噬细胞通过不同信号通路影响下游相关炎症因子的水平，进而发挥促炎和抗炎的作用，影响 As 进程。在此过程中，核受体 PPARγ、STAT 蛋白家族与巨噬细胞的分化密切相关。研究显示：M2 表面标志物的表达与 PPARγ 呈正相关，PPARγ 的活化可促使单核细胞向 M2 型巨噬细胞分化。另一方面，由 IFN-γ 刺激诱导的 M1 型巨噬细胞，主要与单核/巨噬细胞表面的 IFN-γ 受体结合，通过 JAK1/2-STAT1/2 信号通路诱导分化。GM-CSF 通过与受体 CSF2Rα 结合，激活 JAK2-STAT5-IRF5 诱导 M1 型巨噬细胞分化。IL-4 和 IL-13 介导的 M2 型巨噬细胞极化在体外和体内实验中均被证实，STAT6 在此过程中发挥核心作用。

综上所述，血液中的单核细胞与损伤的血管内皮表面黏附分子结合，在趋化因子作用下，迁入内膜并分化为巨噬细胞，进而经特异受体介导的胞吞作用蓄积脂质，转变成泡沫细胞，形成 As 早期病变，即脂纹。此时的巨噬细胞不仅形态上变为泡沫细胞，而且新增许多功能，如合成组织因子及一系列介导免疫反应与信息传递的细胞因子，还可分泌基质蛋白酶，使纤维帽弱化，对斑块破裂和血栓形成有重要影响。

第四节 血管外膜成纤维细胞的作用

血管外膜主要包括外弹力层，滋养血管、神经末梢及含有成纤维细胞和组织巨噬细胞的周围疏松结缔组织。某些部分有特殊的感受器如颈动脉体，支配血管收缩的交感及副交感神经纤维从外膜进入血管，滋养血管也从外膜进入为外膜层提供养料。长期以来人们一直认为，血管外膜仅起营养中膜和血管支持作用，血管病变起于内膜，同时有中膜参与，而外膜是血管病变中的"旁观者"，疾病起始顺序为"由内向外"。但越来越多的证据表明，血管外膜不仅仅是血管壁的一层支持结构，而是可通过和血管壁其他成分复杂的交互效应来发挥作用。血管外膜通过分泌活性因子，参与细胞表型转化、增殖、凋亡、迁移、内膜增生及胶原合成分泌，从而在血管生长、功能调节、维持血管稳态，以及血管重构、钙化和纤维化等过程中发挥重要作用，在高血压、As、血管再狭窄等血管重构性疾病中，血管外膜是血管病变的起始部位，是疾病发生和进展的"积极参与者"，甚至有可能血管疾病发生顺序是"由外向内"的。虽然还有许多争议，但可以肯定的是，血管外膜参与血管病变过程。

血管外膜的细胞构成成分比较复杂，成纤维细胞作为最主要的细胞成分，与其他细胞，如肥大细胞、巨噬细胞和神经节细胞及诸多细胞外基质成分等共同构成了血管外膜。血管外膜成纤维细胞在 As 发病过程中发挥怎样的作用已有一些文献报告，综合介绍如下。

一、外膜成纤维细胞转化为肌成纤维细胞表型

成纤维细胞是血管外膜的主要细胞成分，在多种因素如血小板来源的生长因子（PDGF）、血管紧张素Ⅱ、炎症细胞释放的 TNF-α、结缔组织生长因子（CTGF）、GM-CSF 及转化生长因子 β（TGF-β）等的作用下可被激活，被激活的成纤维细胞发生表型转化，转变成肌成纤维细胞。其中 TGF-β1 是能直接诱导成纤维细胞向肌成纤维细胞进行表型转化的诱导因子，其能诱导成纤维细胞表达 α-SM actin 和Ⅰ型胶原这两种肌成纤维细胞的主要表型标志物。肌成纤维细胞具有成纤维细胞和平滑肌细胞的双重功能特性，能分泌大量的细胞外基质和许多生物活性物质，如纤维连接蛋白及Ⅰ型、Ⅲ型和Ⅴ型胶原纤维等。多数研究认为在血管损伤后，主要是中膜的平滑肌细胞进行增殖，导致中膜增厚，并迁移形成新生内膜。但已经有越来越多的证据显示，血管损伤后，最先产生变化的就是外膜的成纤维细胞。成纤维细胞转化为肌成纤维细胞，后者分泌基质蛋白、细胞因子等。其中有研究认为，肌成纤维细胞进行大量增殖，并且迁移到新生内膜中，可能促进平滑肌细胞和内皮细胞的增殖。在大鼠的颈动脉球囊拉伤模型中，BrdU 掺入实验证实最先进行增殖的不是中膜的平滑肌细胞，而是外膜的成纤维细胞。此外，肌成纤维细胞可以通过分泌多种细胞因子、生长因子、炎症调节因子，如 ROS、NO 等来调节中膜平滑肌细胞和内膜的内皮细胞的增殖。当去除大动脉外膜后，会导致中膜和内膜的异常增生。Siow 等采用表达 B2 半乳糖苷酶的腺病毒载体在大鼠颈动脉内皮拉伤模型上标记外膜成纤维细胞，发现动脉损伤后外膜成纤维细胞由外膜迁移到内膜，这直接证明外膜成纤维细胞参与 As 的发生和发展。这些都提示外膜成纤维细胞在 As 中可能起到重要的作用，值得更多的研究从合适的动物模型入手进行深入探讨。

二、外膜成纤维细胞释放 ROS

目前公认血管稳态的维持与血管壁产生的活性氧类（ROS）和活性氮类（RNS）密切相关。氧自由基的产生和消除失衡或外源性氧化物质摄入过量，导致 ROS 和 RNS 在体内或细胞内过量蓄积，出现细胞损伤，即氧化应激。氧化应激细胞内或者组织内 ROS 的不平衡导致细胞内防御的减少，从而参与 As 的发展。已有研究显示，外膜的成纤维细胞在生理和病理状态下都有很强的产生 ROS 的能力，参与氧化应激过程。

在血管壁结构中，ROS 的主要来源是 NADPH 氧化酶，后者通过减少氧分子的一个电子来产生 O_2^-。因为成纤维细胞的增殖大部分是 O_2^- 依赖性的，所以它可以通过自分泌作用使其进行大量增殖，而且还能诱导成纤维细胞转化为肌成纤维细胞。同时它也可通过旁分泌对邻近的中膜甚至内膜起作用。有文献报道，外膜成纤维细胞来源的 ROS 在细胞增殖和内膜新生中起重要作用。例如，在血管紧张素 II 诱导的中膜增厚中，外膜来源的 ROS 特异性抑制剂可引起横穿血管壁的 ROS 减弱，从而导致中膜增厚程度减轻。

动脉外膜的过氧化物能直接或者间接通过其自身产生或者歧化酶作用产生 H_2O_2，影响信号通路中目标物的选择。其中 O_2^- 是一个细胞内的信号因子，能够激活参与收缩和细胞生长的重要激酶和磷酸化酶，并可能在细胞内或者更加精确的定位信号转导中发挥重要作用。但由于其半衰期和扩散半径都极其短，因此 O_2^- 不可能是给中层传递信号的旁分泌因子。而相对的，H_2O_2 在最外层没有一个不成对的电子，因此它不是一个自由基，较稳定，能更少地和其他组织自由基相互作用。而且 H_2O_2 是细胞渗透性的。于是推测由 O_2^- 歧化成的 H_2O_2 更有可能是一个横穿血管壁引起旁分泌效应的 ROS 候补者。越来越多的研究认为，外膜来源的 H_2O_2 使下游 Rho 激酶、MAPK 和一些转录因子激活，引起中膜平滑肌细胞增生。

动脉外膜成纤维细胞产生 ROS 的重要性还体现在它和 NO 的关系上。文献已证实，O_2^- 是一个重要的 NO 清除者。它能干扰 NO 依赖的血管舒张，并参与内皮依赖的血管收缩。当血管受损时，外膜成纤维细胞产生大量的 O_2^-，失活 NO，从而抑制成纤维细胞的转化和增殖，并影响内皮的功能。显然动脉外膜成纤维细胞的这些作用有待更多的实验报告证实。

三、外膜成纤维细胞分泌细胞因子

外膜成纤维细胞能大量分泌多种细胞因子，包括生长因子、趋化因子、黏附分子，其他炎症因子等。其分泌的因子可能具有三种作用：①启动或增加细胞的移动性；②介导细胞增殖；③诱导细胞分化，甚至能够驱动细胞凋亡。这些因子可能有两种发挥作用的方式，即以自分泌形式对肌成纤维细胞起作用，和以旁分泌的形式对其他邻近的细胞在组织修复中起作用。

（一）炎症因子

以往长期的观点认为，血管的炎症反应起源于血管的内膜侧，即受损伤的血管内膜内皮细胞（EC）或损伤后暴露于血流侧的血管中膜平滑肌细胞（VSMC），以及聚集在损伤部位的血小板表达黏附分子，使血流中的炎性细胞如单核/巨噬细胞黏附于血管腔面，然后这些血管局部的血管平滑肌细胞、内皮细胞和单核/巨噬细胞表达分泌趋化因子，使黏附的炎性细胞迁移进入血管壁再发生炎症反应。而新的观点认为血管的炎症反应可能起源于血管外膜侧，然后向血管壁内部发展，即血管外膜侧起源的血管炎症反应假说，支持该假说的证据是，在动物的 As 模型和血管损伤后再狭窄模型的早期，发现血管外膜侧炎性细胞的大量聚集，外膜侧炎性细胞的聚集要早于内膜侧。但血管炎症反应起源于血管外膜侧的机制还不清楚。

作为外膜炎症过程中最重要的细胞，成纤维细胞通过活化，向肌成纤维细胞转化，结果分泌和迁移能力增加，所表达的细胞因子之间发生对话影响，出现趋化因子和黏附分子的表达上调，呈级联放大效应，从而进一步刺激炎症因子的表达，最终影响 As 的发生和进展。在猪糖尿病模型中，冠状动脉外膜 IL-6、TNF-α、MCP-1、VCAM-1 表达增加。晚期糖基化终末产物 AGEs 可上调大鼠胸主动脉外膜成纤维细胞上 IL-6、VCAM-1、MCP-1 表达。尾加压素 II 刺激大鼠血管外膜成纤维细胞骨桥蛋白、TGF-β、IL-6、MCP-1、白三烯 C4 的分泌增加。而在大鼠的主动脉移植血管病模型中，同种异体移植物组与对照组相比，血管外膜在新生内膜出现前就表达 TGF-β1、MMP-7、MCP-1、TNF-α 和 IL-1β 等炎症因子，并且随时间延长炎症因子的表达显著增加，从而加重动脉内膜粥样硬化。

（二）趋化因子

成纤维细胞是重要的早期趋化因子的合成细胞。当它被组织损伤时释放的物质如 VCAM-1、ICAM-1，有感染性的微生物或者一些其他的环境因子，就会合成趋化因子。在 As 早期阶段，成纤维细胞就开始合成 MCP-1，后者能招募单核细胞、嗜碱性粒细胞、T 淋巴细胞和自然杀伤细胞。与此同时，内皮细胞和平滑肌细胞 MCP-1 的合成量并没有增加。外膜成纤维细胞分泌的趋化因子通过瞬间升高粒细胞和单核细胞上整合素活性来增加这些细胞黏附到内皮细胞的数量，并提供一个趋化性的浓度引导白细胞迁移到炎症部位，同时还具有激活粒细胞和单核细胞的效应功能，从而招募单核/巨噬细胞至血管炎性部位或斑块部位加速 As 和血管再狭窄等病理过程。

（三）TGF-β

哺乳动物的 TGF-β 有三种高度同源的亚型（TGF-β1、TGF-β2、TGF-β3）。无论在体或离体，TGF-β1 都能诱导成纤维细胞表达 a-平滑肌肌动蛋白和 I 型胶原这两种肌成纤维细胞的主要表型标志物。TGF-β2 也能诱导肌成纤维细胞的形成，TGF-β3 在离体时能诱导成纤维细胞进行表型转化，然而在在体条件时，TGF-β3 是肌成纤维细胞表型转化的负调控者。因此认为，在离体条件下，TGF-β 三种亚型的作用相似。而在在体条件时，因为细胞外基质成分、其空间结构等微环境的不同，其三种亚型在诱导肌成纤维细胞表达 a-平滑肌肌动蛋白起到互补作用。此外，TGF-β1 还能诱导带有额外结构域 A 的纤维结合蛋白 mRNA 表达增加，作为细胞膜和其他细胞基质分子的结合位点，额外结构域 A 对 TGF-β 诱导成纤维细胞的表型转化是必需的。

TGF-β1 能直接诱导成纤维细胞向肌成纤维细胞进行表型转化，TGF-β1 在血管损伤修复中也起重要作用，可影响新生内膜的形成。TGF-β1 的中和抗体能减弱 TGF-β1 对平滑肌细胞增殖和迁移的影响，减少新生内膜的生成。在正常情况下，TGF-β1 本身在外膜的表达量是很低的。而在血管损伤早期，TGF-β1 在外膜的分泌量就开始增加，随着损伤时间的延长，被激活的成纤维细胞表达 TGF-β 增多，而与此相对的中膜 TGF-β1 的表达量并没有明显增加。

TGF-β1 的激活过程可能是由脱颗粒的巨噬细胞和激活的血小板启动，也有可能是由早期损伤时的血小板释放的血小板生长因子诱导。当 TGF-β1 的表达增加后，它可通过 Smad

信号级联通路影响成纤维细胞的增殖、迁移，以及细胞外基质的合成。同样，TGF-β1 也能激活不依赖 Smad 的 MAPK 信号通路。该通路也对成纤维细胞的表型转化和 As 中血管重建有一定作用。此外，在成纤维细胞的表型转化过程中，TGF-β1 还能诱导钾离子通道的表达，当阻断由 TGF-β1 介导的钾离子通道表达后，肌成纤维细胞的迁移会显著减少。这说明 TGF-β1 诱导的成纤维细胞的表型转化和迁移也有可能通过钾离子通道起作用。TGF-β1 还能调节成纤维细胞对其他因子的分泌作用。VEGF 是参与血管新生的研究最为广泛的一种分泌因子，是一个对内皮细胞高特异性的促有丝分裂素，以严格的剂量依赖方式刺激生理和病理条件下的血管新生。已有报道证实，在正常情况下，外膜成纤维细胞会表达少量的 VEGF。当 TGF-β1 的表达量增加时，会刺激成纤维细胞 VEGF 的表达量增加，从而影响血管新生及重建过程，从而对 As 产生影响。

四、外膜成纤维细胞和血管活性肽

血管成纤维细胞可释放多种血管活性多肽，主要包括舒血管活性肽和缩血管活性肽两种。它们具有相对分子质量小，分布广泛，调节灵活和种类繁多等特点。它们以内分泌/自分泌的方式，通过靶细胞表面的 G 蛋白偶联受体，在血管局部发挥生物学作用，对循环系统功能进行调节，以维持心血管稳态。

脂肪细胞因子是近年来关注比较多的血管活性肽，它们具有脂肪组织特异性，其种类包括瘦素、脂连蛋白、内脏脂肪组织来源的丝氨酸蛋白酶抑制剂和铁调素等。其中脂连蛋白是体内的一种重要的负性调控因子，血管外膜成纤维细胞中可表达和分泌脂连蛋白，它通过磷酸腺苷活化的蛋白激酶（AMPK）、MAPK、过氧化物酶体增殖物激活受体（PPAR）等信号通路来抑制 As 过程中的炎症反应、泡沫细胞的形成、血管平滑肌的增殖和迁移，促进内皮细胞产生和释放 NO、促进脂肪酸氧化、改善胰岛 B 细胞功能、促进葡萄糖摄取并抑制糖异生等多种机制参与调控高血压、CAHD 和糖尿病等疾病，在血管稳态的维持中发挥重要作用。

缩血管活性肽如血管紧张素 II 有促 As 作用，而舒血管活性肽如肾上腺髓质素（ADM）则有抗 As 作用，两者对 As 的发生、发展有重要作用，两者虽在血管外膜大量表达，但是否由血管成纤维细胞分泌有待进一步研究。

五、外膜成纤维细胞和气体小分子

气体小分子可作为信号分子，在血管稳态和重构中发挥作用。它们可在酶催化下内源性产生，不依赖于相应的质膜受体自由通过细胞膜，不受体内代谢途径的调控。在生理浓度下有特定的功能，其细胞学效应可依赖或不依赖第二信使介导，有特定的细胞和分子作用靶点，具有连续产生、传播迅速、快速弥散等特点。

目前体内已知的气体信号分子包括 NO、一氧化碳（CO）、硫化氢（H_2S）、二氧化硫（SO_2）等。其中 NO 在血管外膜中的作用机制认识比较深入。研究发现，血管外膜成纤维细胞存在独立的一氧化氮合酶（NOS）/NO 系统，具有独立的 L-Arg/iNOS/NO 通路，是血管壁 NO 的重要来源之一，参与血管功能的调节，在自发性高血压大鼠中，醛固酮受体拮抗剂可通过 iNOS/NO 通路发挥抗 As 作用。此外，外膜产生的 NO 可降低血管平滑肌细胞对缩血管物质（如去甲肾上腺素）的反应性，引起血管舒张，提示外膜生成的 NO 有血管内皮源舒张因子（EDRF）样作用，对血管的舒缩功能具有重要调节作用。CO、H_2S、SO_2 也在外膜介导的血管稳态和重构中起到重要作用，外膜成纤维细胞是否同样具有与其他气体信号分子相关的通路值得更进一步的研究。

六、外膜成纤维细胞分泌基质金属蛋白酶

外膜成纤维细胞产生基质金属蛋白酶（MMP），MMP 因为其降解的底物不同而被分类。例如，MMP-1 消化 I、III 型胶原；MMP-2 降解变性的 I、II、III 型胶原和正常的 IV 型胶原；MMP-3 降解层粘连蛋白、纤维结合素、葡聚糖蛋白、I 型胶原、V 型胶原和酪蛋白。MMP 反过来也能被金属蛋白酶组织抑制剂（TIMP）调节。正常情况下，外膜表达 MMP-2 和 MMP-9，但不表达 TIMP-1 和 TIMP-2。MMP-2 和 MMP-9 能增加 TGF-β 的活性。反过来，TGF-β 和 PDGF-BB 也能改变平滑肌细胞和成纤维细胞中 MMP 和 TIMP 的表达。当使用 TGF-β 和 PDGF-BB 的拮抗剂时，会导致外膜 MMP-2 活性降低，同时增加 TIMP-1、TIMP-2 的表达，导致胶原沉积减少。在 As 和血管再狭窄的发展中，已证实 tPA 和 uPA 的活性与平滑肌细胞迁移到内膜中的数量呈正相关，说明外膜成纤维细胞介导的细胞外基质蛋白的水解与 As 和血管再狭窄的关系。在小鼠的静脉移植模型中，在外膜用腺病毒表达 TIMP-2，不但抑制 MMP 的活性，同时显著减少移植后新生内膜的增生，因此直接调节外膜 MMP/TIMP 的活性可能成为一种新型的血管疾病的治疗方法。

第五节 淋巴细胞的作用

一、背 景

过去一直认为免疫细胞在 As 中只起到很小的作用，直到 1986 年 Hansson 等报道，发现 As 斑块中有淋巴细胞的存在，人们才广泛认识到免疫细胞在 As 中具有重要作用。

自 1985 年，有关淋巴细胞的观点一直存在争议，一些有关淋巴细胞亚型在 As 中发挥的作用及相关机制至今无从知晓。很多截然相反的结果至少部分是因为 As 研究中所使用的小鼠模型、饮食结构及喂养的时间长短存在差异所致。尽管仍存在诸多争议，关于免疫细胞在小鼠 As 形成过程中作用的研究仍取得显著进展，如研究发现 $CD4^+T$ 淋巴细胞能加速 As 的进展。激活的 $CD4^+T$ 细胞可基于其表型差异加以分类，其中在 As 的研究领域下主要的 $CD4^+$ 效应 T 细胞是 Th1、Th2 和 Th17 细胞。Th1 细胞是一种能产生 IFN-γ 的 $CD4^+$ 效应 T 细胞，其在 As 斑块中含量丰富，具有促 As 作用。相反，在 As 斑块中很少发现 Th2 细胞，其在疾病进展中的作用仍未阐明。Th17 细胞可产生 IL-17A 和 IL-17F，并且发现在 As 病变处有这些细胞因子。然而 IL-17 在 As 中作用依然存在争论，该细胞因子在 As 过程中具有促炎和抗炎的双面作用。相反，$CD4^+Foxp3^+T$ 调节细胞是一类抑制 T 细胞的亚型，现已证实其在小鼠中具有抗 As 作用，并且在多个研究中已得到证实。

在 As 领域有关 CD8 细胞的研究较少，尽管近期一个研究发现，CD8 细胞的一个亚型 $CD8^+CD25^+$ 细胞可能具有抗 As 的作用，但目前的研究还是认为 CD8 细胞可能具有致 As 的作用。此外，目前对 As 中类似固有细胞亚型，如自然杀伤（NK）细胞、γδ 细胞和自然杀伤 T 细胞发挥的作用了解很少。本节旨在概括 T 和 B 淋巴细胞以及固有淋巴细胞亚型的研究进展，以及它们在 As 和相关血管疾病中的作用。

二、T 淋巴细胞

正如前面所提到的，T 淋巴细胞亚型在 As 中发挥不同的作用。Buono 等发现 As 模型小鼠在高胆固醇饮食期间，具有抗 As 作用的 Treg 细胞的数量明显减少，并且认为这是一个可逆的过程，当小鼠血浆胆固醇水平正常时，Treg 的数量能得以恢复。其有关机制可能不止一个，但这些研究者发现高胆固醇饮食喂养能诱导 Treg 向主动脉迁移。而更早期的研究显示，淋巴细胞的胆固醇含量能影响其增殖。2009 年 Wilhelm 等报道，缺乏载脂蛋白 AⅠ和功能型高密度脂蛋白（HDL）的小鼠能加剧 As，并能增强胆固醇相关 CD4 T 淋巴细胞的增殖与活化。Bensinger 等研究发现，淋巴细胞的甾醇含量能促进其增殖，并且主要由 ATP 结合盒转运体 G1（ABCG1）对其进行调控。是否 Treg 细胞中胆固醇含量能直接影响其增殖或功能变化目前还不清楚，而 HDL 在此过程中可能起到的作用需要进一步的研究。Treg 在其他血管疾病中可能也具有保护作用。最近研究显示，Treg 能预防腹主动脉瘤。用血管紧张素Ⅱ诱导小鼠动脉瘤模型后，使用 CD25 抗体能选择性减少 Treg、提高小鼠动脉瘤易感性并加速主动脉破裂。进一步研究表明，IL-10 在血管紧张素Ⅱ诱导的动脉瘤模型中具有重要的保护作用。在探讨 2 型糖尿病或肥胖等 As 危险因素与淋巴细胞功能方面，最近研究表明，T 细胞在肥胖人群的脂肪组织中的分布存在差异。例如，Mclauglin 等发现，在超重和肥胖人群中，其脏器和皮下的脂肪都含有较高数量的 CD4 和 CD8 T 细胞。进一步表明，Th2 在这两种脂肪组织中的分布与胰岛素抵抗的减少有关。因此肥胖患者的脂肪组织中可能含有刺激调控 T 细胞数目及其活性的细胞因子或抗原。趋化因子 CXCR3 可能是一个增加 T 细胞招募至脂肪组织的调控体。在肥胖小鼠模型中，CXCR3 的表达在血管周围的脂肪组织中明显上调。CXCR3 缺陷型小鼠的脂肪组织中仅有很少数量的 T 细胞，而且显示其促炎性细胞因子也明显减少。第二个促进 T 细胞渗透并积累在脂肪中的调控体是 CD11a，它是一个 β2 整联蛋白。Jing 等研究显示 CD11a 在肥胖小鼠的 CD8 细胞中表达上调，而且 CD11a 缺陷型小鼠的 CD8 T 细胞在体内不能迁移到脂肪组织。这个研究很有价值，因为它阐述了整联蛋白在促使淋巴细胞回募至脂肪组织的过程中所发挥的一个全新作用，这对于阐明 2 型糖尿病和肥胖等 As 危险因素中的免疫反应非常重要。

尽管我们已广泛认识到淋巴细胞能显著影响 As 病变的发展，但对其涉及的具体机制，或骨髓细胞和动脉壁中淋巴细胞发生的相互联系了解甚少。近年几项研究报道了影响 As 进展的全新细胞因子和其他新的 T 细胞调控体，如 Th2 淋巴细胞产生的一种抗炎因子 IL-19。给予人工合成的 IL-19 干预后，低密度脂蛋白受体敲除（Ldlr）$^{-/-}$ 小鼠的主动脉不易形成 As 斑块，并且伴有 $CD4^+$ 淋巴细胞向 Th2 表型发生分化，同时出现 IFN-γ、IL-1β 的表达降低，以及 GATA3、Foxp3 转录因子的表达升高，这提示 IL-19 通过作用于 T 淋巴细胞极性，明显抑制 As。另一个全新的因子 T 淋巴细胞免疫球蛋白和黏蛋白结构域-3（Tim-3）则是免疫反应中的负反馈调控因子。近期一项报道称，小鼠经抗 Tim-3 抗体处理后能降解 Tim-3 并加速病变的发展，而这个过程会伴有激活的 CD4[+]效应 T 细胞数量增加及 Treg 细胞数目的减少。在人体有关 Th2 极性的研究提示，Th2 细胞在血液中的数量与患心肌梗死的风险呈负相关，这表明 Th2 可能确实具有抗 As 的作用。

巨噬细胞和树突状细胞（DC）存在 T 细胞抗原，并能分泌参与 T 细胞表型转化的细胞因子。有文章中提到，氧化低密度脂蛋白（ox-LDL）而非 LDL，能刺激 DC 活化，进而诱导 T 淋巴细胞增殖与活化，并且这些 DC 能使 CD4 细胞向 Th1 或 Th17 分化，其中部分原因可能是热休克蛋白的作用。有趣的是，ox-LDL 刺激的 DC 经抗聚凝剂 annexin A5 处理后能使 DC 产生 IL-10 和转化生长因子-β（TGF-β），而后两者在体内可以促进天然 T 淋巴细胞向 Treg 细胞分化。另一篇文章探究的是骨髓细胞中 TLR9 信号如何预防小鼠 As 的形成。尽管现在还不清楚有关 Tlr9[-/-]Apo E[-/-]小鼠 As 斑块形成增加的准确机制，有资料显示 TLR9 信号通路可能具有抗 As 的作用：即 TLR9 信号缺少时，As 病变处有 DC 的沉积，而这将会招募并活化 CD4[+] T 细胞。有关上述提到的 Tim-3，研究人员也发现，TLR9 缺陷型小鼠的 As 病变处 Tim-3 会增高，这也支持上面提到的 Tim-3 具有致 As 作用。

总之，研究显示 Treg 在包括动脉瘤在内的其他血管疾病中具有保护作用，这也支持 Treg 对血管疾病起保护作用的观点。2 型糖尿病或肥胖症的小鼠和人的研究表明，脂肪组织中骨髓细胞含量增加，并且 CD4 和 CD8 淋巴细胞能被招募至脂肪组织中，这使得脂肪组织成为研究免疫调控的热点领域。我们在理解了脂肪组织中淋巴细胞的功能后，可能有助于预防与肥胖和 2 型糖尿病相关的并发症的发生。最后，针对骨髓细胞/淋巴细胞在动脉壁中的相互联系，目前不断出现关于淋巴细胞如何影响 As 形成的新机制，因此我们有望看到针对心血管疾病的新治疗手段。

三、固有淋巴细胞

根据 2005 年 Reardon 等对其他不常见淋巴细胞的分类，包括 γδ 淋巴细胞、NKT 细胞和 NK 细胞。这些细胞只占淋巴细胞数目的小部分，但对疾病的预防具有不可忽视的重要作用。

NK 细胞一直被认为在体内或体外是具有靶向裂解细胞功能的固有淋巴细胞，如应对外界毒性时，NK 细胞可释放出多种炎症因子及趋化因子，用以保护机体。人体内 NK 细胞大体分为两种：超过 95%并存在于外周体液中的 NK 细胞，其表型为 $CD56^{dim}CD16^+$；另一种则是 $CD56^{bright}CD16^{neg}$，主要存在于外周组织中。研究显示，$CD56^{dim}CD16^+$NK 细胞具有强大的溶解细胞活性，而 $CD56^{bright}CD16^{neg}$ 则主要负责炎症因子的产生。在应对杀死病毒或其他病原体所致的早期免疫反应中，尽管 NK 细胞是不具有 T 细胞受体及相应功能的固有淋巴细胞，但是可能在 As 中具有重要作用。如在 As 中，某些趋化因子可影响 NK 细胞的募集，如单核细胞趋化蛋白-1（MCP-1）、趋化因子（CX3CL1）均在 As 斑块中大量存在，同时还能诱导 NK 细胞的迁移及其活化，进而导致炎症因子及 IFN-γ 的大量分泌。此外，IL-12、IL-15、IL-18 及 IFN-α 被认为是可通过调控 NK 细胞的活化而产生促 As 作用。老年人外周疾病的研究表明：持续下降的 NK 细胞毒性与循环外周 NK 细胞数目增加呈正相关。相反，在患有不稳定型心绞痛的患者中同样存在 NK 细胞裂解能力的下降，这可能与 NK 细胞表型的动态改变有一定的联系，但是具体的机制仍不明了。Selathurai 等的研究显示，用抗 Asialo-GM1 抗体消除 Apo $E^{-/-}$ 小鼠中的 NK 细胞能减少 As 的形成。而最近研究也支持这一观点,该研究显示，表达有 CD94 的 NK 细胞亚型与斑块破裂风险增加有关。Kossmann 等也发现小鼠中 NK 细胞参与血管紧张素 II 介导的血管功能异常。

NKT 细胞具有识别自身和外来脂质抗原的功能，并能表达恒定的 T 细胞受体，而这种抗原存在 CD1d。NKT 细胞具有识别表达 CD1d 的脂质抗原的独特能力，表明其在 As 中发挥重要作用，而后者是一种脂质来源疾病。包括 Li 等的一项研究在内，大多数研究认为 NKT 细胞具有致 As 作用。而 Bondarenko 等近期发表的一篇有关 As 中 NKT 细胞作用的综述非常值得阅读。另外，最新的研究也发现，在缺乏 NKT 细胞的 Jα-18 缺陷型小鼠模型发现，肝脏组织中 NKT 细胞的缺失与脂肪组织中脂解增加、脂肪细胞数量降低及形态变小有关，这提示肝脏中的 NKT 细胞具有功能并能影响脂肪组织的脂质代谢。然而同样是缺乏 NKT 细胞的 CD1d 缺陷小鼠，其肥胖率更高，这又提示 NKT 细胞可能具有预防代谢紊乱的功能。

γδ 淋巴细胞拥有 γδ T 受体，在炎症反应期间皮肤和组织中含量丰富。许多 γδ 淋巴细胞不需要抗原刺激，在主要组织相容复合物存在的前提下出现，应答包括磷酸化的核酸在内的抗原及许多非特异性识别肽。在 As 的研究背景中，当 Apo $E^{-/-}$ 小鼠喂以西方饮食 15 周后，发现在小鼠动脉 γδ 细胞产生的 IL-17 显著升高了约 3 倍。然而在研究 $γδ^{-/-}$ Apo $E^{-/-}$ 双敲除小鼠早期 As 形成时的 T 细胞效应时发现 γδ 细胞并不能影响小鼠体内 As 的形成，表明其至少在早期 As 形成时所起的作用不大。近期研究提出新的机制，即骨髓细胞能影响 As 中 T 细胞的活性。

血管疾病领域对这些不常见淋巴细胞的研究越来越多，说明小部分淋巴细胞亚型在调控血管免疫方面发挥重要作用。

四、B 淋巴细胞

目前有关淋巴细胞在 As 中发挥作用的研究中，B 淋巴细胞的研究比 T 淋巴细胞要少，但很显然过去几年是 B 细胞的研究时代。B1 和 B2 细胞属于 B 细胞的两大家族，早期研究认为 B2 细胞具有动脉保护作用。最近一项 Apo $E^{-/-}$ 小鼠模型中对主动脉残余 B 细胞的研究也证实其具有保护作用。但是 B2 细胞也显示具有促进 As 形成的作用，因此 B 细胞在 As 中起的作用目前依然存在争议。

多数研究认为 B1 因其能产生 IgM 抗体而具有动脉保护作用，其可能的机制是 IgM 的分泌可保护动脉血管壁，以及抑制坏死中心区域的形成。最近研究显示，缺乏 Id3 的小鼠只含有少量的 B1-6 细胞，其血浆自然抗体 E06 也降低，而后者能识别氧化的磷脂头部胆碱磷酸基团。研究发现 B1-a 细胞增殖受 IL-5 的 Id3 介导调控，而属于另一种固有淋巴细胞的自然辅助细胞就能产生 IL-15。现在发现人类 $CD19^+$ 细胞亚型与脑卒中的危险性相关。Malmodiet 及其同事的研究显示，血浆 $CD19^+CD86^+$ B 细胞与发展中的脑卒中高度相关，而

CD19$^+$CD40$^+$B 细胞与脑卒中的风险呈负相关。Karper 等发现 As 中 TLR4 信号通路与 B 细胞数目及其激活存在关联。总之，这些研究表明，B 细胞及 B 细胞亚型在 As 发展中发挥关键性的作用，包括转录因子和受体层面，而后者包括 Toll 样受体在内，可能是 As 的重要介导物。在脾切除术后，研究者发现小鼠体内 As 硬化斑块增加并伴随 B 淋巴细胞急剧减少，然而适应性转移 B 淋巴细胞可防治小鼠疾病进展。新近在 As 发展中定义 B 淋巴细胞表型，不仅可分泌 IL-10、TGF-β，还能影响 Treg 细胞的生长。如在 Apo E$^{-/-}$敲除的 As 模型上发现，来源于淋巴结的 B 淋巴细胞适应性转移可缓解血管内炎症反应及疾病进展，而这其中部分缘由可能是 IL-10 的增加。而在 As 晚期阶段，B 淋巴细胞来源的 IL-10 并非疾病调控的关键点。但值得一提的是，多项研究表明，调控 B 淋巴细胞确实能抑制自身免疫疾病。因此，未来更多的研究应该从 As 及心血管恶性事件的角度入手，探讨 B 淋巴细胞在其中扮演的角色，以解决目前存在的关于促炎性表型的 B 淋巴细胞的相关争议。例如，通过使用 CD20 抗体或者敲除 B 淋巴细胞活化受体，致使体内 B2 淋巴细胞缺失，这可以抑制高胆固醇血症的小鼠体内 As 的进程。不仅如此，利用 CD20 抗体作用于 B2 淋巴细胞，还可削弱抗体对 ox-LDL 的反应及 T 细胞的活化。然而滤泡辅助 T 细胞–生发中心 B 淋巴细胞组合体系的过度活化，有利于加速 As 的进展。就目前研究进展而言，特异性 ox-LDL 可促进具有抗 As 及促 As 功能的 B 淋巴细胞动员，这种现象已经在人或动物模型上得到证实。因此，未来应该更多地探讨 B 淋巴细胞主动或被动免疫反应与 LDL 及其他促 As 的相关因子的联系。

五、总　　结

众多强有力的证据显示，淋巴细胞在 As 的发生、发展中扮演重要角色。例如，As 所致的慢性血管炎症，机体免疫系统中多种不同的细胞不仅直接发挥其本身应有的功能，还能形成非常复杂的网状联系，用以保护机体及降低损伤。多种动物模型的建立也表明淋巴细胞与心血管疾病存在非常紧密的联系。遗憾的是将上述研究结果及可能的推论转化为新型有效的临床治疗靶点依然挑战巨大。因此，未来应更多探讨药物代谢动力学在 As 中对淋巴细胞的作用，更准确地说，是在 As 各个时期拓宽免疫调节相关药物的治疗靶点。疫苗接种可能会成为一种有效率的免疫调控的方式，这是由于它不但可高选择、特异性地结合疾病相关的抗原，而且不会对机体的主动防御机制产生不良影响。因此，有选择性地合成 As 相关的疫苗接种至特定的动物模型上，观察淋巴细胞表型及功能的改变是否影响动物预后，由此得到更多证据深入了解免疫调控药物靶向干预、淋巴细胞、As 三者间的联系。

第六节　中性粒细胞的作用

粒细胞最早由德国免疫学家 Ehrlich 于 1900 年发现。按照染色特性的不同，粒细胞又分为中性粒细胞、嗜酸粒细胞和嗜碱粒细胞 3 种细胞谱系，它们均属于发育终末细胞。血液内的粒细胞因其胞质内含有颗粒而得名，是外周血白细胞的主要成分。粒细胞由于细胞核具有多形性，亦称作多形核白细胞。习惯上多形核白细胞一般多指中性粒细胞。

一、中性粒细胞的发生

一个健康成人的骨髓每天产生 $1.6×10^9$ 个/千克体重以上的中性粒细胞,成熟的中性粒细胞储存于骨髓中,约有 $2.5×10^{12}$ 个,依机体需要而不断释放入血,但半衰期只有几个小时。血管内的中性粒细胞约有一半随血液循环,常规白细胞计数反映的是该部分细胞;另一半中性粒细胞则附着在血管壁上翻滚前进。中性粒细胞穿过血管内皮细胞进入组织行使功能或死亡,在组织内可存活 4～5 天。急性炎症疾病患者体内的中性粒细胞寿命明显缩短,组织内中性粒细胞的募集显著增加。组织内粒细胞(主要是中性粒细胞)的数量是循环血库粒细胞的 20 倍。体内衰老的中性粒细胞发生凋亡后主要被巨噬细胞吞噬清除。

二、中性粒细胞的结构

成年人血液中中性粒细胞的数量占白细胞总数的 55%～70%。中性粒细胞内含许多弥散分布的细小的浅红或紫色的特有颗粒,颗粒中含有髓过氧化物酶、酸性磷酸酶、吞噬酶、溶菌酶等。中性粒细胞的形态学特征比较典型,尤其是胞核的形态更具特征性。不同生理状态下,细胞的形态有所不同,常代表不同的功能状态。

正常人中性粒细胞形态较为规则,多呈圆形,周边伪足少见。核分叶,异染色质浓集在核周边,中央为常染色质。胞质中充满大小形态不一的不同电子密度颗粒。细胞大部分为圆形,直径 10～13μm。核呈分叶状,少者分 2 叶,多者可达 5 叶以上,各核以膜或细丝相连,其间难见染色质。

中性粒细胞质膜的结构模型是液态镶嵌模型,除膜上的某些特异性受体外,与其他细胞的质膜无明显不同。中性粒细胞质膜是受体所在部位,也是信号转导的发源地。中性粒细胞表面不是光滑平整的,有很多突起、微绒毛及伪足,细胞表面的这种形态特点与细胞骨架等胞质内的组分有关。中性粒细胞质膜上的受体与配体相结合后,集中在相当狭窄的范围内,外源凝集素或抗体可在细胞局部形成细胞极帽。细胞极帽由细胞骨架与细胞表面受体相互作用而成。受体-配体复合物在吞噬作用过程中也可再分布于伪足内。配体-受体的运动直接或间接地在肌动蛋白微丝与受体的相互作用下发生。质膜的流动性是其结构的基本特征,合适的流动性是完成细胞功能的前提。中性粒细胞质膜的流动性与其功能密切相关。中性粒细胞质膜流动性异常时,可导致中性粒细胞吞噬、趋化性等功能障碍。

三、中性粒细胞的生物学特性

中性粒细胞是宿主抵抗感染的主要防御细胞,具有趋化、吞噬、产生及释放氧自由基作用等生物学特性。在执行其生理功能过程中涉及细胞生物学、免疫学、生理学、病理生理学等学科的诸多方面,影响因素多种多样。中性粒细胞是炎症初期在损伤部位出现的主要白细胞。中性粒细胞功能的启动依赖于中性粒细胞膜受体及其特异性结合位点。细胞膜由脂质双分子层和膜蛋白镶嵌而成,在正常生理条件下,膜呈液晶态,膜内物质正常地流动以保持其生理生化功能正常进行。膜流动性是指细胞膜像液体那样可以流动的一种物理量,膜中脂质和蛋白质分子处于不停息的运动状态,合适的膜流动性是维持细胞功能正常的必要前提,膜流动性改变将影响其功能,如膜上酶的活性、膜的转运功能、膜受体的功能表达等都会受到影响。从分子水平阐明中性粒细胞在生理、病理状态下游出的机制,对了解疾病发病机制和研究新的治疗措施很重要。

中性粒细胞从血液循环进入组织是免疫监视和宿主抵御致病物质的关键步骤,也是急慢性炎症的重要因素。黏附作用是中性粒细胞的重要生物学特性之一。中性粒细胞的黏附作用包括细胞-细胞、细胞-细胞外基质的黏附作用。

中性粒细胞与内皮细胞的黏附主要源于这两种细胞的质膜表面有多种黏附蛋白的表达,即一些刺激因素如内毒素、化学介质及多种细胞因子通过诱导这两种细胞尤其是血管内皮细胞质膜表面黏附分子的表达,从而加强中性粒细胞与内皮细胞的黏附作用,达到致炎及调控炎性过程的作用。在这类刺激因素中,以内毒素、TNF 及 IL-1 为典型代表。血管内皮细胞至少表达 5 种与黏附有关的黏附分子,包括 ELAM-1、ICAM-1、ICAM-2、VCAM-1、GMP-140。其中与中性粒细胞-血管内皮细胞黏附有直接关系的为 ELAM-1、ICAM-1 及 GMP-140,GMP-140 静息时储存于血管内皮细胞中的 Weibel-Palade 小体,激活时释放转移至质膜表面,从而导致血管内皮细胞黏附力在数分钟内迅速升高,这种表达是不稳定的。因此,血管内皮细胞黏附力增高的主要分子基础是 ELAM-1 和 ICAM-1,其过程可分为三个阶段。①中性粒细胞在内皮细胞表面滚动:又称束缚、限定,由选凝素与其相应的配体结合介导,使中性粒细胞流动速度减慢并处于适当的位置,有利于下一步黏附反应。②触发阶段:由多种不同来源的趋化因子介导,作用于中性粒细胞表面的受体后,引起中性粒细胞质膜上整合素活化且表达增多,从而触发下一步的紧密黏附。③紧密黏附:中性粒细胞表面的整合素经活化后,与内皮细胞的整合素受体牢固结合。同时,与整合素胞质部分相连的细胞骨架将发生变化。

四、中性粒细胞与炎症

当机体受到损伤时,淋巴细胞等免疫细胞产生多种细胞因子和其他活性因子,动员和激活中性粒细胞参与清除损伤细胞,在这一过程中中性粒细胞产生大量的蛋白水解酶和 ROS。中性粒细胞释放的有损伤作用的蛋白水解酶主要是中性蛋白酶。机体产生 ROS 的途径有若干条,但中性粒细胞活化后产生的 ROS,无论是数量或重要性均处于主导地位;相比之下,中性粒细胞引起的氧化性损伤更为普遍。因此,炎症是一个中性粒细胞等吞噬细胞杀死病菌和清除坏死组织时,过量的 ROS 引起的细胞损伤的局部反应。造成细胞损伤的主要原因,是第一防御反应中产生的 ROS 引起的细胞氧化性损伤。

中性粒细胞对内皮细胞的黏附,是急性炎症早期反应的必需过程。黏附作用发生于毛细血管后微静脉近组织损伤处。聚集的中性粒细胞数量及其附着于内皮表面的持续时间,随炎症刺激物的特性而变化。中性粒细胞激活将造成形态学的极性化,以及使其定向迁移出血管至微生物侵入或损伤区域。首先影响内皮细胞-中性粒细胞相互作用的分子是中性粒细胞表达的黏附分子。

中性粒细胞、内皮细胞间的相互作用对于维持血管稳态及免疫炎性反应十分关键,变化后的中性粒细胞及血管内皮细胞局部释放的细胞因子，均参与炎症反应调节过程，且与调节中性粒细胞与血管内皮细胞的基因有关。中性粒细胞来源的细胞因子主要有3种。

（1）TNF-α：可由中性粒细胞产生，反过来又可直接激活中性粒细胞，引起组织损伤，尽管其效应较弱，但却是直接的。TNF-α是导致局部和全身性组织脏器损伤的重要启动因子。TNF-α是多种细胞分泌IL-6的强诱导物，在内毒素刺激下，TNF-α的释放明显要早于IL-6。TNF-α可激活PLA_2，释放毒性氧产物，使细胞溶解、死亡或坏死，最终导致组织出血和坏死。

（2）IL-1：是中性粒细胞产生的众多细胞因子之一，是诸多急性应激和损伤如创伤、全身性炎性反应等的重要介质。IL-1是强促炎细胞因子，可激活血管内皮细胞和中性粒细胞，增强黏附分子的高表达，促进其他细胞因子（如IL-6、IL-8、GH-CSF、TNF-α等）释放，与TNF-α一起，引起多种全身性反应。IL-1通过增加细胞表面黏附分子的表达，促进中性粒细胞移行于血管外，引起内皮细胞产生纤维蛋白溶解酶原活化抑制因子，并增加内皮细胞表面凝血酶原活性。

（3）IL-8：中性粒细胞还能产生IL-8，IL-8是一个有效的中性粒细胞激活和对中性粒细胞、淋巴细胞和嗜碱粒细胞具有强烈作用的趋化因子。这些细胞只有在激活状态下，才有IL-8的高表达和大量释放。尽管单个中性粒细胞产生的IL-8较单核细胞少，但在体内，中性粒细胞仍是IL-8的重要来源，因为在血液和炎症部位中，中性粒细胞数量远多于单核细胞。IL-8还能促进中性粒细胞与血管内皮细胞的黏附，且作用持久，能与其他因子发挥共同致炎效应。

五、中性粒细胞与缺血-再灌注损伤

缺血-再灌注损伤（ischemic reperfusion injury，IRI）可引发器官炎性反应与组织损伤。IRI模型也是研究不同器官与组织炎症反应时病理生理学的理想模型。IRI时导致的细胞损伤包括：细胞处于低能状态，细胞内Na^+、Ca^{2+}超载，细胞结构不完整及膜破裂等。中性粒细胞在IRI中扮演重要角色。

中性粒细胞表面分子家族，即CD11b/CD18复合物和淋巴细胞导向受体糖蛋白，它们参与中性粒细胞与内皮细胞黏附的过程。生理情况下，中性粒细胞处于非激活状态，仅表达低水平的黏附分子，产生向内皮细胞的自发黏附力。由于内皮细胞具有内分泌功能，通过分泌NO及前列环素，使中性粒细胞很少与内皮细胞发生作用。在病理情况下，中性粒细胞的这种黏附于内皮细胞的特性，可通过多种因素得到加强。中性粒细胞与内皮细胞黏附，进而激活中性粒细胞，释放OFR和蛋白水解酶类，是IRI的主要因素；而组织局部黏附分子表达上调是中性粒细胞黏附、激活的基础。在五大类黏附分子中，血管内皮细胞的ICAM-1及其在中性粒细胞的配体CD11b/CD18，是介导中性粒细胞与内皮细胞黏附、激活的主要黏附分子。在缺血的多种器官、组织中（如骨骼肌、心肌、肠黏膜等处），均有中性粒细胞聚集。缺血-再灌注引起效应组织的损伤机制：主要由于再灌注期间，中性粒细胞产生ROS和H_2O_2。它们能直接破坏组织的结构和质膜，使膜脂质过氧化。中性粒细胞内的MPO系统，可将H_2O_2转变为氧化力强100倍的OCL^-，OCL^-又可进一步与低分子量的胺形成毒性极强的氯胺。氯胺是一种脂溶性物质，而且寿命较长，主要破坏细胞，造成脂质膜的过氧化。此外，中性粒细胞释放的颗粒酶，尤其是弹性蛋白酶等中性蛋白酶可直接降解、破坏组织。中性粒细胞经再灌注进入到效应组织后被激活，是由多种原因造成的。自缺血损伤组织部位释放的某些物质激活中性粒细胞，是可能原因之一；黄嘌呤氧化酶产生的超氧化物，也可能具有诱导其他部位中性粒细胞聚集到效应部位的能力。因而缺血可能是一种因中性粒细胞激活而聚集引起的毛细血管堵塞现象。中性粒细胞还参与心肌梗死后对心肌功能的损伤作用。

中性粒细胞黏附到血管内皮细胞，可能是血管对缺血或其他炎症进程反应的最早变化之一。缺氧条件下，损伤的内皮细胞对中性粒细胞的黏附性增加，尤其是在损伤部位，而且在正常温度下，缺血与内皮细胞的细胞损伤有密切联系。缺血 10～60min，内皮细胞即发生肿胀，120min 时，所有内皮细胞发生变性。黏附在内皮细胞的中性粒细胞，在此时很易被激活，通过 ROS 和蛋白水解酶直接伤害内皮细胞，并在此聚集，造成末梢血管的无复流现象。在缺血-再灌注的组织中，中性粒细胞与血小板发生聚集而堵塞毛细血管。当用无白细胞的血液再灌注时，即可防止毛细血管的堵塞和无复流现象。激活的中性粒细胞释放 LTs 和 PAF 等物质，引起血管收缩和血管通透性增加。PAF 是一种炎症进程中的"急促剂"。PAF 是很强的趋化因子，能刺激中性粒细胞黏附分子 CD18 的表达，从而又增强中性粒细胞对内皮细胞的黏附作用，而且还促使内皮细胞内的钙浓度增高，从而损伤冠状动脉内皮细胞的骨架。对豚鼠离体心的研究表明，PAF 还直接影响心血管，引起左心室收缩和冠状动脉流量降低。此外，中性粒细胞产生的 ROS，能氧化 LDL，当这些被破坏的脂蛋白被巨噬细胞摄取后，成为泡沫细胞，是逐步演化为 As 的原因之一。

总之，中性粒细胞参与的缺血-再灌注损伤的机制，与以下几个方面的因素有关：①中性粒细胞的机械性损害作用，中性粒细胞的平均直径是 7μm，激活的中性粒细胞变形能力差，细胞表面黏附分子增多，中性粒细胞聚集并且黏附于内皮细胞，导致内皮细胞破损、水肿和功能障碍，毛细血管腔被堵塞，引起局部缺血区的无复流现象；大量的无复流可引起整个灌注区的无复流。②内皮细胞损伤后功能障碍，中性粒细胞在缺血-再灌注区聚集和激活后，可通过释放 OFR 等，加重内皮细胞功能障碍，是再灌注损伤的一个重要现象。③化学性损害，过量炎性细胞因子的表达，可使内皮细胞对活性中性粒细胞产生细胞毒作用的敏感性增加。缺血及再灌注时，激活的中性粒细胞的活动能力和趋化能力明显增强，中性粒细胞大量聚集并浸入缺血区，释放 LTB_4 和弹性蛋白酶等活性因子。LTB_4 对中性粒细胞具有很高的趋化作用。弹性蛋白酶是一种很重要的蛋白分解酶，有显著的损伤组织细胞的作用；损伤的细胞又可释放蛋白水解酶，将无活性的补体裂解为有活性的片段 C3a 和 C5a；活化的 C3a 和 C5a 进一步加剧中心粒细胞的激活和趋化，损伤组织，并通过释放其他细胞毒性因子，直接产生损伤作用。④氧耗量增加及 OFR 的产生，激活的中性粒细胞在再灌注时，发生呼吸爆发，使氧耗量增加，产生并释放大量的 O_2^-、蛋白水解酶、白细胞毒素和其他血管收缩性因子。O_2^- 在酸性环境中，可变成对组织破坏无选择性的羟自由基，破坏组织、细胞的细微结构，导致质膜离子通透性的改变，钙超载，细胞内氧化磷酸化代谢障碍，最后可导致细胞死亡。多条途径的共同作用，导致中性粒细胞激活、内皮细胞的间隙增大，毛细血管通透性增加，中性粒细胞游走、跨过血管壁进入间质，造成多个脏器的水肿及广泛的间质细胞损伤,最终诱导 MODS。

第七节 肥大细胞的作用

　　近年来动脉粥样硬化性心脑血管事件的发生日益增多,其预防及治疗引起人们的广泛关注与重视。肥大细胞（mast cell,MC）是一种参与炎症免疫应答反应的炎症细胞,最近的研究表明,MC 与冠状动脉粥样硬化的发生、发展密切相关,MC 可产生多种炎症介质,包括组胺、前列腺素、胃促胰酶、类胰蛋白酶和各种化学因子及细胞因子。它们能诱导血管炎症、内皮功能失调、泡沫细胞形成、细胞外基质降解、微血管新生,以及内皮、平滑肌细胞凋亡,对斑块的形成及斑块稳定性起重要作用。

　　多数文献认为,MC 起源于骨髓多能干细胞,但 MC 的分化并不完全在造血组织内进行,前体 MC 离开造血器官进入胸腺后可诱导分化成黏膜肥大细胞（mucosal mast cell,MMC）,而进入腹腔后诱导分化成结缔组织肥大细胞（connective tissue mast cell,CTMC）。习惯上,依据 MC 颗粒内含有蛋白酶的不同分为两种类型,即 T 肥大细胞（含类胰蛋白酶,认为是免疫相关细胞,主要分布在呼吸道及肠黏膜层 T 淋巴细胞周围）和 TC 肥大细胞（在其颗粒内含有类胰蛋白酶和胃促胰酶,主要分布于结缔组织,如皮肤、结膜、滑膜处）。MC 胞质内的异染颗粒含有组胺、5-羟色胺等化学介质和神经肽、细胞因子等神经调质及过氧化物酶等多种酶类。成熟的 MC 通过释放颗粒内的储存物（亦称为肥大细胞的脱颗粒）对相邻的细胞或组织引起不同的效应。MC 的功能过去一般多认为其在免疫超敏反应方面起作用,近年来的研究迅速发展,认为 MC 与 As 及斑块失稳定有密切关系。

一、肥大细胞在动脉粥样硬化斑块中数量增加

　　在正常情况下,健康人的主动脉中 MC 通常出现在靠近动脉外膜的血管滋养管,也有在管腔内皮（在内皮下内膜）。而脂肪条纹大多数出现在动脉外膜层和管腔内皮中。因此,在 As 形成早期阶段,循环的肥大细胞祖细胞很可能从管腔内皮端向动脉内膜和发生粥样硬化的病灶处迁移,而外膜微血管滋养管的肥大细胞祖细胞向动脉外膜层迁移。在 As 形成晚期阶段,增厚并且缺氧的 As 病灶包含起源于血管滋养管的新生血管,这其中的成熟 MC 可能就是来源于从动脉外膜微循环迁移到斑块内的肥大细胞祖细胞。研究表明,胸主动脉和腹主动脉和冠状动脉中的 MC 的数目在脂肪条纹、斑块和纤维斑块的动脉比正常节段要高出几倍。MC 的数量与人的颈动脉内膜斑块内血管密度有直接联系。总的来说,生物标志物的研究和组织学调查清楚地表明,从早期到晚期的病变中,在动脉壁沉积的 MC 的数目与 As 程度具有相关性。在 As 斑块中,MC 数量与斑块中纤维化、As 改变呈正相关,而且 MC 数量增多同时会伴随巨噬细胞、中性粒细胞增多和微血管分布密度、斑块破裂出血频率的升高。血浆内 MC 数目高的患者明显比低的患者更容易发生心血管事件。多变量分析显示,MC 数量增多在心血管不利事件中是一个独立危险因素。

二、肥大细胞活化

(一) 肥大细胞活化的激活物

随着 MC 在 As 和其他血管疾病中数量的增加，MC 活化被认为是疾病进展的病理机制之一。MC 活化发生在活化配体与细胞表面特异性受体结合后，肥大祖细胞被激活，并释放多种促炎介质到微环境中。这些活化配体通常是来自血液循环或是在动脉壁的炎症细胞中产生。目前研究发现的潜在 MC 活化物有免疫复合物（补体成分 3a，C3a；补体成分 5a，C5a）、细菌脂多糖（LPS）、物质 P、载脂蛋白和载脂蛋白成分[ox-LDL；免疫复合物含有氧化低密度脂蛋白和 IgG（ox-LDL-IgG IC）]等。

(二) 肥大细胞活化后分泌物促进 As 发展

1. 促炎因子释放　早期 As 发生在血管内膜 MC 与相邻的内皮层，这使它们可在 2 个基本途径下影响血管内皮功能。首先，除了释放组胺，活化的 MC 还释放白三烯，这是强有力的血管活性炎症介质。相比增加血管通透性的组胺，血管床释放的白三烯的血管通透力可高达 1000 倍，从而加速循环 LDL 在动脉内膜的进入。其次，MC 释放的蛋白酶和促炎细胞因子激活内皮细胞，随后促使循环系统单核细胞和其他炎症细胞向动脉壁迁移。因此，两个 As 形成的关键早期步骤——形成进入内皮的 LDL 颗粒和巨噬细胞的前体——可能是由于促炎剂的释放而加速激活内皮下肥大细胞。

2. 促进细胞凋亡　血管内皮细胞（EC）受损多被认为是 As 的始动因素，研究发现内皮细胞损伤是斑块失稳定致急性冠脉综合征（ACS）的一个可能重要原因，MC 通过其分泌的糜蛋白酶和肿瘤坏死因子-α（TNF-α）诱导内皮细胞、巨噬细胞、血管平滑肌细胞等细胞凋亡从而破坏动脉血管内皮的完整性，并且增加斑块的易损性。虽然增加巨噬细胞凋亡可能抑制病变早期发展，但由于细胞凋亡或其他形式死亡的巨噬细胞可通过沉积的细胞碎片和多余的胆固醇核心坏死的形式扩展，巨噬细胞的凋亡和晚期斑块的不稳定性有关。内皮细胞凋亡是有害的，因为凋亡的内皮细胞诱导血液凝固，从而诱导血栓形成。此外，血管平滑肌细胞凋亡后，由于细胞及细胞基质的降解减少，会使纤维帽厚度降低，由此促进斑块的不稳定性。

3. 蛋白酶释放　胃促胰酶和胰蛋白酶都是由 MC 释放，两者在正常和 As 的人主动脉内膜肥大细胞群中均存在。而在尸检研究中表明，主动脉中胃促胰酶和胰蛋白酶的水平与疾病具有相关性。胃促胰酶和胰蛋白酶不仅诱导多种斑块细胞的凋亡，也可直接或间接降解细胞外基质分子，从而降低斑块的完整性和（或）稳定性。胃促胰酶可作为一种血管紧张素转化酶加快斑块形成。此外，胃促胰酶作为一个化学诱导物可趋化白细胞，尤其是单核细胞和中性粒细胞，而实验发现，糜蛋白酶抑制剂可使血管周围中性粒细胞水平降低并且能减少斑块内出血及斑块的大小。类胰蛋白酶可促进斑块内新生血管密度增加，并且通过降解 As 斑块内细胞外基质，使其同时具有促血管生成的作用和促微血管渗漏特性，这些特性使类胰蛋白酶成为斑块失稳定因素之一。总之，MC 通过同时释放促血管生成因子和诱导微血管渗漏的因子挽救缺氧的斑块，然而这些因子同时也会通过激活斑块内血栓而使斑块失稳定带来损伤。

4. 组胺释放 作为最重要的肥大细胞颗粒中的成分之一，组胺也被认为能够影响 As 病变的稳定性。研究发现，稳定型冠心病和急性冠脉综合征患者血浆中组胺水平升高，并与炎症标志物的水平直接相关。在心血管疾病中，组胺会引起平滑肌细胞的增殖和平滑肌细胞诱导的促金属蛋白酶 1 表达升高。这些结果表明，在冠状动脉疾病患者中，组胺是一种亚临床炎症的标志物，可作为本病的生物标志物。在活体内，MC 可通过组胺 H1 受体诱导血管渗漏，但是与 H2 和 H3 受体无关，因此 H1 受体可能在不稳定 As 斑块中增强出血现象发生。

5. 白细胞聚集 MC 通过聚集侵入性白细胞使斑块不稳定，不仅是因为加强内皮细胞黏附分子的表达，还有释放趋化因子。肥大细胞源性 IL-8 可使中性粒细胞向 As 斑块迁移，反过来促进斑块的发展和不稳定性。近年来中性粒细胞受到广泛关注，因为在人类和小鼠 As 斑块中都有其存在。而中性粒细胞向 As 斑块的趋向运动，可能是加强斑块炎症和不稳定性的另一条途径。

三、肥大细胞介导泡沫细胞形成

MC 脱颗粒，释放的颗粒有组胺和类胰蛋白酶、糜蛋白酶，都绑定到肝素蛋白多糖基质上。在细胞外液中，组胺是扩散开的，通过内皮细胞间的间隙，在局部增强血管内皮细胞对血浆 LDL 颗粒和 HDL 颗粒（只有前 β-HDL 亚群）的通透性（成为"泄漏的"内皮），从而促进他们进入内皮下间隙。这些涌入的 LDL 颗粒与肝素颗粒结合后被糜蛋白酶颗粒水解。水解后的 LDL 颗粒变得不稳定并在颗粒表面融合成更大的 LDL 源性脂滴。伴随着其负载的脂滴，LDL 颗粒由巨噬细胞吞噬最终形成泡沫细胞。一些内皮下前体 β-HDL 颗粒被糜蛋白酶和胰蛋白酶水解后失去其与泡沫细胞膜表面的介导胆固醇外排的转运蛋白 ABCA1 互动的能力。因此，肥大细胞依赖性地促进胆固醇摄取和抑制其外排的作用可促进内膜泡沫细胞形成，从而参与脂纹斑块形成。

综上所述，斑块中的 MC 能促进 LDL 的聚集，同时干扰胆固醇经高密度脂蛋白流出，从而促进泡沫细胞形成；MC 还通过抑制平滑肌细胞增殖或促进其凋亡而减少胞外基质合成，同时激活基质金属蛋白酶（MMP）加快胞外基质的降解；活化的 MC 诱导内皮细胞凋亡，破坏动脉血管内皮完整性；MC 还能促进新血管的生成从而影响斑块稳定性。在前人的研究基础上更进一步充分证实 MC 在 As 进展过程的作用，更重要的是 MC 参与 As 失稳定、斑块破裂出血这一致急性心脑血管事件中的重要环节。因此，在 As 病变中，肥大细胞发挥极重要的作用，对于稳定肥大细胞、抑制肥大细胞活化和靶向治疗肥大细胞源性生物活性物质的药物研发，将是未来 As 疾病治疗的新方向。

第八节 干细胞/祖细胞的作用

引起 As 的一些危险因素，如高龄、高血压、高血脂、吸烟及糖尿病等均能不同程度损伤血管内皮细胞，因此，内皮细胞功能紊乱是 As 发生的始动环节。一般小面积的血管内皮细胞损伤后，可由邻近的成熟血管内皮细胞增殖并对其进行修复；在血液流变学发生改变的动脉分叉处等 As 易感区和心导管介入治疗时，细胞缺氧、缺血，容易使血管内皮细胞大面积死亡，而成熟内皮细胞是终末分化细胞，增殖能力有限，一般 50 代以内会出现老化现象，因此这些成熟内皮细胞并不能修复大面积的血管内皮损伤，造成血管内皮修复功能紊乱。一旦血管内皮完整性受到破坏，随后将发生如脂质浸润、黏附分子生成增加、单核和巨噬细胞黏附于内皮、形成 As 早期病变——泡沫细胞，同时来自中膜的平滑肌细胞迁移入内膜并增生参与 As 病变的形成，最终晚期斑块破裂，发生急性冠脉综合征。因此靶向修复血管内皮，纠正内皮细胞修复功能紊乱，可有效抑制 As 早期的形成和发展。最近研究发现，在血液、血管壁和一部分组织中存在的干细胞/祖细胞也参与血管内皮修复、平滑肌细胞增生和泡沫细胞形成等一系列 As 的病理反应，影响机体微环境。同时这些干细胞/祖细胞的分化与功能也受体内微环境影响，从而使干细胞/祖细胞与 As 的微环境组成一个相互影响和相互协调的反映网络。这些研究进展使我们对传统的 As 发病机制的观点有所改观。本节将围绕干细胞/祖细胞在 As 发病中的作用及其治疗的最新进展进行阐述。

一、内皮祖细胞与动脉粥样硬化

1963 年，Jordan 小组首次报道在外周血中可能存在内皮细胞。1997 年，Asahara 等用包被 CD34 或血管内皮生长因子受体 2（vascular endothelial growth factor receptor，VEGFR-2），也称激酶插入域受体（KDR）或 FLK-1 抗体的免疫磁珠从外周血中分离出 $CD34^+$和 $FLK-1^+$的细胞，这些细胞在体外能分化为内皮样细胞，在体内能参与成体动物的血管形成，具有内皮前体细胞的特征，故称为内皮祖细胞（endothelial progenitor cell，EPC）。

内皮祖细胞，即血管内皮细胞的前体细胞，起源于胚外中胚层卵黄囊血岛，推测血岛内的造血干细胞和内皮祖细胞的前体为成血-血管干细胞。目前已从不同组织中分离干/祖细胞，并诱导分化为内皮祖细胞，如成血管细胞、非造血间质干/祖细胞和组织固有干/祖细胞等，可见内皮祖细胞其实是一个具有异质性的混合细胞群体，尽管诸多研究证明内皮祖细胞能有效地刺激血管生成和血管修复，但由于内皮祖细胞缺乏一致性明确的定义，从而限制了内皮祖细胞从基础研究到临床实践的转化。

目前，内皮祖细胞的分离培养方法主要有以下两种：第一种为单个核细胞黏附培养和克隆形成实验；第二种方法为免疫磁珠法分离内皮祖细胞。内皮祖细胞能吸附乙酰化低密度脂蛋白并同时结合凝集素，该细胞能同时表达 CD34、VEGFR2 和 CD133，随着分化，内皮祖细胞失去造血干细胞标志 CD133 的表达，开始表达内皮特异性标志 CD31（血小板内皮细胞黏附子）、血管内皮钙连蛋白和 von Willebrand 因子等。这些鉴定内皮祖细胞的表面标志在造血祖细胞、免疫细胞及成熟内皮细胞等细胞亚群中均有不同程度的表达，因此缺乏特异性。此外，表达这些标志基因的细胞不一定有增殖潜能，可能不是真正的内皮祖细胞。根据内皮祖细胞具有不同的增殖潜能，可将其分为 2 种不同的表型：早期内皮祖细胞和晚期内皮祖细胞。早期内皮祖细胞来自 $CD14^+$单个核细胞，增殖能力弱，具有内皮祖细胞的特征，如表达内皮一氧化氮合酶（eNOS），可参与单层内皮的形成，但不具有血管形成性；晚期内皮祖细胞由早期内皮祖细胞继续培养分化而来，增殖能力强，体外能大量培养，对体内血管新生具有关键性作用，体外在不需要脐静脉内皮细胞的情况下能单独成血管。尽管早期内皮祖细胞增殖能力弱，但其分泌的细胞因子比晚期内皮祖细胞多，从而刺激晚期内皮祖细胞和组织固有成熟内皮细胞的增殖。另外还发现，内皮祖细胞可通过旁分泌的方式释放血管原因子，从而对确保组织固有细胞存活及增强血管形成和组织修复具有重要作用。

血管内皮损伤修复动态平衡的紊乱是早期 As 形成过程中重要的病理生理变化。血管内膜受损，来源于骨髓、血管外膜和脂肪等组织的内皮祖细胞能够归巢到内皮损伤处，分化产生新的内皮细胞，维持内皮损伤与修复的动态平衡，从而维持内膜完整性。研究发现，许多心血管疾病的危险因素，如肥胖、高龄、高血糖、高脂血症及低运动量等，都可降低内皮祖细胞数量并损伤其功能；大量临床研究证实：CAHD 患者循环内皮祖细胞数量明显低于非 CAHD 人群，并且 CAHD 的发生及其病变程度可能与循环 EPCs 数量呈负相关。Vasa 等研究发现，CAHD 患者循环血中的内皮祖细胞的数量和功能与危险因子的数目呈负相关，CAHD 患者循环血中的内皮祖细胞的数量下降近 40%，且其增殖和迁移能力均受损。Werner 等发现，内皮祖细胞数量增加与动脉疾病危险性降低有关。在 CAHD 患者中，内皮祖细胞数量可以预测内皮功能障碍。Hill 等报道内皮祖细胞数量与 CAHD Framingham 危险因素积分呈负线性相关，而且不稳定型心绞痛患者外周循环血及心脏局部的内皮祖细胞数量明显减少，内皮祖细胞的功能也明显受损。可见在 As 患者中，内皮祖细胞数量的减少及功能损伤可能导致 As 疾病患者受损动脉内膜自身修复能力降低，新生血管减少，从而进一步加速疾病进程。因此，提高内皮祖细胞的数量和功能是未来推动内皮祖细胞治疗 As 的发展方向。

内皮祖细胞可介导血管内膜修复，减慢 As 的进程。将内皮祖细胞移植入小鼠和兔后肢缺血部位，能显著提高受损部位新生血管的形成，增加缺血部位血流量，并使缺血组织恢复增强。在诱导内皮损伤模型中，动员循环内皮祖细胞，可使裸露内皮细胞修复，降低中膜平滑肌细胞活性和促进新内膜的形成。过表达 eNOS 的自体内皮祖细胞移植到颈动脉损伤小鼠，可迅速修复血管内膜，增加一氧化氮（NO）生物利用率能明显增加重组内皮的血管保护功能并抑制新内膜增生。骨髓分离的祖细胞可分化为内皮祖细胞，通过静脉注射可修复内皮损伤。然而据报道，外周血中大多数内皮祖细胞并非来源于骨髓。大量实验表明，除骨髓外，许多器官组织祖细胞可分化为内皮祖细胞并释放入血液中，从而形成血液内皮祖细胞循环池，包括：肝、脾、肠、脂肪组织、血管外膜及其血管内外膜间的祖细胞。Hu 等在 2003 年以骨髓被 Tie2-LacZ 标记的小鼠为受体模型研究发现，手术 4 周移植物表面存在 β-Gal 活性，但 70%再生内皮细胞并非来源于骨髓。可见骨髓来源的内皮祖细胞对 As 后期移植物的内皮再生贡献极少。许多细胞治疗的临床试验已经证明，自体内皮祖细胞移植治疗外周及冠状动脉硬化性疾病是可行的。TOPCARE-AMI 试验发现，自体移植骨髓细胞或内皮祖细胞的急性心肌梗死患者，移植 1 年后，左室射血分数提高，其收缩末期容量减少。慢性缺血性心脏病患者经过骨髓细胞移植，与对照组比较，其左室射血分数显著提高。CD34 抗体包被支架临床试验发现，内皮细胞支架植入 1h 可附着在支架上，48h 后，一层呈铺路石样内皮细胞覆盖支架，而裸支架则无明显变化。28 天后，新生内膜增生在抗体包被支架置入处明显多于裸支架置入组。HEALING 临床试验检验 EPCs 捕捉支架（CD34[+] 抗体包被支架）的安全性及疗效发现，支架置入成功率达 100%，术后 30 天内没有主要心脑血管事件发生，术后 9 个月主要心脑血管事件的发生率为 6.3%。该临床研究证实抗体包被支架是防治支架内再狭窄的一个安全有效的治疗方法。

虽然内皮受损后增加循环内皮祖细胞的数量与内皮内膜修复增加及内膜新生下降有直接关系，但是内皮祖细胞的数量增加也有不利的一面。内皮祖细胞在斑块内血管新生、肿瘤内血管新生和糖尿病眼底病变中发挥相似作用，这与内皮祖细胞的内皮保护功能形成明显的矛盾。Silvestre 等将骨髓分离的单个核细胞注入 Apo E$^{-/-}$ 小鼠体内，随后诱导其后肢缺血，这些单个核细胞不仅促进缺氧组织血管再生，而且易促使 As 斑块形成，并使斑块面积扩大。George 等研究发现，内皮祖细胞处理的小鼠已发生 As 并降低斑块的稳定性，可能由于这些细胞具有促炎作用。总之过度动员祖细胞可导致血管管腔再狭窄，但是内皮祖细胞数量的缺少使内皮化的过程受损。

虽然无论在动物还是临床试验，内皮祖细胞均可作为治疗 As 的种子细胞，在实际大规模使用内皮祖细胞治疗前，仍存在一些问题需要解决。例如，如何从骨髓或外周血中分离培养足够数量的内皮祖细胞，且在培养过程中，如何预防内皮祖细胞因表型改变引起的衰老死亡。同时，受患者固有疾病的影响，如 CAHD、糖尿病等，其循环中内皮祖细胞的数量和功能均有所下降，这就限制自体内皮祖细胞移植治疗的应用。因此，如何改变体内微环境来动员组织或骨髓的内皮祖细胞和提高内皮祖细胞的功能是目前亟待解决的问题。

二、平滑肌祖细胞与动脉粥样硬化

动脉中膜主要由平滑肌细胞构成。在病理状况下，动脉中膜的平滑肌由收缩型转变为合成型，可移入内膜增生并产生结缔组织，使内膜增厚，是 As 发生的重要病理过程；最近研究发现，血管损伤后内膜增生的平滑肌细胞除来源于血管中膜去分化后迁移外，还可来源于外周血或骨髓，但是各种来源的平滑肌祖细胞在新生内膜形成中的作用大小至今仍未达成共识。

平滑肌祖细胞（smooth muscle progenitor cell，SMPC）是血管平滑肌细胞的前体细胞，2001 年，Orlic 等将 Lin-c-kit+ 的骨髓干细胞直接注射到大鼠梗死边缘的心肌组织中，发现有血管平滑肌细胞生成，证实骨髓中存在平滑肌祖细胞。2002 年，David 等用血小板源性生长因子诱导外周血单个核细胞生成血管平滑肌细胞，从而证明外周血中也存在平滑肌祖细胞。2004 年，Hu 等利用平滑肌特异启动子 SM22-LacZ 转基因小鼠，证实在主动脉外膜中存在大量干细胞，分离干细胞在体外诱导分化可分化为平滑肌细胞，在体内也可分化为平滑肌细胞从而参与 As 形成。可见，迁入到内膜参与 As 发生发展的平滑肌可能有以下机制：①循环血中的平滑肌祖细胞黏附到血管壁上，分化为成熟平滑肌细胞参与 As 的发生发展；②内皮祖细胞修复受损内皮，同时由于微环境诱导可分化为平滑肌细胞，如 CD34$^+$ 可分化为平滑肌细胞；③外膜和中膜的平滑肌祖细胞迁移入内膜，分化为成熟平滑肌细胞参与 As 的发生发展；④中膜的分泌型平滑肌细胞迁移入内膜，参与 As 的发生发展。

平滑肌祖细胞与内皮祖细胞通常一起被统称为血管祖细胞，目前，未能找到平滑肌祖细胞的特异性分子标志基因，多数研究平滑肌祖细胞所使用的细胞标志是干细胞或者内皮祖细胞等细胞表面抗原，Torsney 在 As 斑块中检测到的平滑肌祖细胞的表型为 CD34、Sca-I、c-kit 和 VEGFR2 阳性，不表达 CD133。

一般认为，平滑肌祖细胞与成熟平滑肌细胞不同在于，平滑肌祖细胞为 CD34、干细胞因子受体（c-kit）等干细胞标志阳性，骨髓来源的 α-平滑肌肌动蛋白阳性细胞不表达成熟平滑肌细胞的标志基因钙调蛋白。Deb 等报道平滑肌祖细胞高表达 β1 整合素，中度表达 α1 整合素，低水平表达 αvβ3、αvβ5、β2、α2β1 或 α4β1 整合素。

研究发现，移植性 As 模型中新生内膜平滑肌细胞 11% 来源于骨髓，高胆固醇血症诱导 As 模型新生内膜平滑肌细胞 40% 来源于骨髓。异种基因小鼠骨髓移植后诱导 As 发现，粥样斑块中骨髓供体来源 α-平滑肌肌动蛋白（α-SMA）阳性细胞为（42.5±8.3）% 或（58.2±8.6）%，并发现供体来源的平滑肌细胞样细胞为合成型；对骨髓移植带有 Lac-Z 或 GFP 小鼠进行心脏移植后发现，移植心脏内新生内膜多带有 Lac-Z 或 GFP，且部分新生细胞表达 α-SMA，说明骨髓来源的细胞参与移植相关 As 内膜的增生。同样不同损伤模型其修复机制也有所不同，比较血管内膜金属弹片拉伤、血管外膜套管和颈总动脉结扎三种不同损伤的修复情况，发现血管内膜金属弹片拉伤后新生内膜和中膜中骨髓来源的细胞较多，而其他两种损伤修复的血管新生内膜中骨髓来源细胞较少。可见骨髓、外周血及其他器官来源的平滑肌祖细胞不同程度参与各种原因引起的 As 的发生和发展。目前许多学者通过寻找抑制平滑肌祖细胞增殖、局部归巢和黏附途径的方式，减少 As 新内膜的增生。但 Zoll 等研究发现，平滑肌祖细胞通过修饰斑块组成成分朝更稳定的形态发展从而降低 As 的发展。每周向 Apo $E^{-/-}$RAG2$^{-/-}$ 小鼠注射人的平滑肌祖细胞，发现平滑肌祖细胞能使斑块面积减少 42%，且能增加胶原和平滑肌细胞的含量，降低巨噬细胞的含量，从而使斑块更稳定。可见在 As 早期，血管壁内膜受损时，血管壁、外周血及其骨髓来源的平滑肌祖细胞靶向归巢并黏附于受损血管内膜，不同来源的平滑肌祖细胞在受损血管内膜的分化和扩增对血管内膜的修复和 As 斑块的形成均有一定的促进作用，而且在不同的实验模型中，不同来源的平滑肌祖细胞对血管内膜的修复和 As 斑块形成的作用大小不尽相同。在 As 晚期，Zoll 等研究发现，平滑肌祖细胞可使 As 斑块组成成分朝更稳定的状态发展。

三、间充质干细胞与动脉粥样硬化

间充质干细胞（MSC）来源于中胚层，广泛存在于骨髓、脂肪组织、脐带血、全身结缔组织和器官间质中，能分化产生包括骨细胞、软骨细胞、脂肪细胞及心肌样细胞等多能性成体干细胞。间充质干细胞缺少造血干细胞表面标志 CD34 和 CD133，表达黏附分子如 CD44、CD54、CD106 等，整合素家族成员 CD29、CIM9a、CD49b 等，生长因子和细胞因子受体如白介素 1 受体（IL-lR）、IL-3R、γ-干扰素受体等如 CD90、CD105 和 CD73，基质和间质细胞标志如 CD105、CD73、CD166 等。目前认为，CD90、CD105、CD73 和 CD44 可作为间充质干细胞特异性的表面标志物。目前，体外分离骨髓间充质干细胞的培养方法主要有 4 种，分别为密度梯度离心法、流式细胞仪分选法、贴壁培养法和免疫磁珠分选法，其中由于贴壁培养法省时省力，因此应用较多。

间充质干细胞作为治疗血管损伤诱导的 As 的种子细胞，具有以下几个优点：①间充质干细胞是广泛存在于如骨髓、外周血和脂肪组织等成体组织中的一种成体干细胞，不存在伦理学争议；②间充质干细胞在体外易于分离培养，能够得到治疗所需要的细胞数目；③间充质干细胞可通过静脉输入，在组织中具有定位特异分化的能力，具有血管向内皮细胞和平滑肌细胞分化的潜能；④细胞移植最大的副作用免疫排斥反应可导致多个器官损害，严重影响移植的效果和预后。间充质干细胞具有不表达 MHCⅡ，并且低表达免疫共刺激因子 CD86、CD40 的低免疫原性，因此能够逃避受体免疫系统的监视，使其在相同种属间移植不容易引起免疫排斥反应；⑤间充质干细胞具有免疫抑制和抗炎的作用。As 发生和发展过程中，多种致 As 的物质可能促进树突状细胞的成熟、迁移和黏附，成熟的树突状细胞能进一步激活 T 细胞和递呈脂质抗原，从而扩大免疫反应。在体内血管树突状细胞也可吞噬脂质转变为泡沫细胞，直接参与 As 的组成。间充质干细胞可抑制树突状细胞迁移与成熟，使树突状细胞保持在不成熟或成熟异常的状态，从而抑制树突状细胞参与 As 的发生和发展；间充质干细胞可下调淋巴细胞 IFN-γ、IL-2、TNF-α 等促炎因子的分泌，从而抑制 T 淋巴细胞的增殖。

Friedenstein 等首先证实，间充质干细胞在骨髓中存在，随后其多分化潜能及其低免疫原性越来越受到研究者的关注。Pittenger 等将人骨髓细胞进行克隆形成实验，流式细胞仪检测证明，这些克隆具有与间充质干细胞相同的表面分子标志，并且能向骨、脂肪、软骨分化。Gojo 等利用 5-氮杂胞苷将间充质干细胞注入成年鼠的心脏中，发现间充质干细胞具有可向心肌细胞、内皮细胞和平滑肌细胞分化的潜能。体外应用血管内皮细胞生长因子（VEGF）50μg/L 和 2%胎牛血清的 DMEM 培养基对骨髓间充质干细胞进行诱导分化，一周后检测间充质干细胞表达内皮细胞特有标志，如血管内皮细胞生长因子受体 2（KDR）血管内皮细胞生长因子受体 1（FLT-1）及血管细胞黏附分子等。骨髓来源的间充质干细胞不仅在体外能诱导分化为血管内皮细胞，还能在一定诱导条件下诱导分化为平滑肌细胞，20%胎牛血清培养人骨髓间充质干细胞时检测到平滑肌细胞表面标志，如 α 平滑肌动蛋白、肌球蛋白轻链激酶及平滑肌钙结合蛋白，二甲基亚砜可抑制这一效应。Silva 等发现将骨髓间充质干细胞移植入心肌不仅可分化为内皮细胞，也可分化为平滑肌细胞。在修复损伤的血管内膜中，间充质干细胞生成正常血管组织的同时，还可导致内膜增生。可见，间充质干细胞在 As 进程中发挥双重作用：既可分化为内皮细胞参与血管壁受损内膜修复；也可分化为平滑肌细胞促进 As 的发生发展。因此，血管损伤部位的微环境，对间充质干细胞的分化方向发挥关键作用。微环境中细胞、细胞外基质和细胞因子的相互作用，构成复杂的调控网络，对间充质干细胞诱导分化为血管平滑肌细胞还是内皮细胞起到关键作用。

另外，间充质干细胞对 As 引起的缺血性心脏病的治疗具有一定效果。实验发现，在特殊的培养条件下，以及在动物正常或受损的心肌组织中，间充质干细胞都能分化为心肌样细胞。此外有研究表明，注射到梗死心肌处的间充质干细胞能增加局部血管密度、防止瘢痕扩大、促进局部室壁运动，预防心室重塑。Hatzistergos 等实验证明，给发生心肌梗死的猪注射同种异体骨髓源间充质干细胞可刺激 c-kit$^+$CSCs 的增殖和分化。尚有临床试验也证明移植间充质干细胞安全可行，并且能够提高左心室功能。其中，PROMETHEUS 研究是为了评估心肌梗死后冠状动脉旁路移植术（coronary artery bypass grafting，CABG）和间充质干细胞联合治疗的安全性和有效性,而 POSEIDON 研究则比较了自体和异体间充质干细胞移植对慢性缺血性心肌病患者治疗的安全性和疗效。尽管有前期动物实验和临床应用试验结果支持间充质干细胞移植的有效性,但针对间充质干细胞是否能横向分化为心肌细胞仍然存有争议。

四、造血干细胞与动脉粥样硬化

造血干细胞和内皮祖细胞均来源于共同的中胚层前体细胞——成血血管干管细胞。造血干细胞是一类有多向分化潜能细胞,具有自我更新、增殖、分化的能力。Bertran 等发现斑马鱼胚胎中最先形成的造血干细胞直接产生于背主动脉腹侧血管内皮,而通过定向诱导 $CD34^+$ 造血干细胞可分化为内皮祖细胞。由此可见造血干细胞和内皮祖细胞在不同环境条件下可进行相互转分化,而二者在外周血中的数量和功能对 As 的发生和发展具有不同的作用。

造血干细胞具有向血液和免疫系统的各种细胞多向分化发育的能力。可分化为各种类型血细胞和免疫细胞,如红细胞、粒细胞、单核细胞、淋巴细胞和血小板等。研究显示,造血干细胞的扩增与白细胞增多有关,而白细胞尤其是单核细胞的增多能促进 As 斑块的发展。高胆固醇血症可促进造血干细胞的动员和增殖,并分化为白细胞迁移到动脉,诱导 As 斑块的发生发展。由此提示,抑制造血干细胞这条促炎分化通路可抑制 As 的发生和发展。

Tolani 等动物实验显示 HDL 水平与外周血造血干细胞、单核细胞和中性粒细胞的数目呈负相关。人群试验中 HDL 水平较低的家族性高胆固醇血症儿童单核细胞数目较多。由此可知,高胆固醇血症及 HDL 水平的降低都可促进造血干细胞的增殖及分化。体外 LDL 可直接促进造血干细胞的增殖及分化,HDL 抑制 LDL 的上述作用。

胆固醇含量的稳定有助于维持造血干细胞处于静止期,细胞内胆固醇外排缺陷的小鼠表现出造血干细胞增殖的现象。提示胆固醇外排减少可能是促进造血干细胞增殖的一个因素。ABCA1、ABCG1 均在造血干细胞中高度表达,并在促进胆固醇外排中起关键作用。$Abca^{-/-}Abcg^{-/-}$ 小鼠出现显著的肝星状细胞增殖、白细胞增多和巨噬细胞在多器官渗透的现象。肝 X 受体(LXR)能增强 ABCA1、ABCG1 的表达,高脂高胆固醇饮食 Apo $E^{-/-}$ 小鼠同时获得重组 HDL 和 LXR 时,可抑制造血干细胞的增殖及分化。在体外 LDL 可促进造血干细胞的增殖及向粒、单核细胞的方向分化。但当加入重组 HDLp-ERK 抑制剂后抑制 LDL 诱导的造血干细胞的增殖及分化。Apo $E^{-/-}$ 小鼠外周血造血干细胞、单核、中性粒细胞的数目增加;ERK1/2、STAT5 被激活,重组 HDL 可抑制 Apo $E^{-/-}$ 小鼠 ERK1/2、STAT5 的激活,降低造血干细胞膜脂筏含量及 IL-3/GM-CSF 受体 β 亚基的表达。由此推断,HDL 部分通过抑制 ERK1/2、STAT5 的激活来抑制造血干细胞的增殖及其向粒、单核细胞的方向分化,从而抑制 As 发生发展。Gao 等研究发现,与野生型小鼠相比,清道夫受体 B I 敲除鼠(scavenger receptor B I knockout mice,SR-B I $^{-/-}$)造血干细胞数目显著增加。高脂饮食进一步促进 SR-B I $^{-/-}$ 小鼠造血干细胞的增殖、分化及 ROS 的表达。ROS 含量增多可激活造血干细胞亚群,促进造血干细胞的增殖及分化为白细胞。

在机体不同生理过程和病理状态下,由于体内微环境的改变,体内干/祖细胞的数量和功能会随之发生改变。而关于体内微环境调控上述干细胞(内皮祖细胞、平滑肌祖细胞、间充质干细胞和造血干细胞的动员)数量和功能的机制,以及如何利用该机制来调控上述干细胞,从而进一步调控 As 的发生发展,是目前急待解决的关键问题。

(秦树存　王炳香　司艳红　杨娜娜　于　杨　宋国华　郭守东　廖思聪　王竞悟)

参 考 文 献

段超, 陈鑫, 邱志兵. 2010.血管外膜成纤维细胞与血管再狭窄.心脏杂志, 22(2): 285-288.
李军, 丁文惠, 唐朝枢. 2016. 血管外膜与血管稳态和重构. 中国循环杂志, 31(1): 101-103.
刘子懿, 孔炜.2010.血管外膜在动脉粥样硬化中的作用.生理科学进展, 41(3): 177-182.
朱妙章, 唐朝枢, 袁文俊, 等. 2004. 心血管生理学基础与临床. 北京: 高等教育出版社, 160-169.
Akhavanpoor M, Wangler S, Gleissner CA, et al. 2014. Adventitial inflammation and its interaction with intimal atherosclerotic lesions. Front Physiol, 5: 296.
Alexander MR, Owens GK. 2012. Epigenetic control of smooth muscle cell differentiation and phenotypic switching in vascular development and disease. Annu Rev Physiol, 74: 13-40.
Allahverdian S, Chehroudi AC, McManus BM, et al. 2014. Contribution of intimal smooth muscle cells to cholesterol accumulation and macrophage-like cells in human atherosclerosis. Circulation, 129: 1551-1559.
Allahverdian S, Pannu PS, Francis GA. 2012. Contribution of monocyte-derived macrophages and smooth muscle cells to arterial foam cell formation. Cardiovasc Res, 95: 165-172.
Andersson J, Libby P, Hansson GK.2010. Adaptive immunity and atherosclerosis. Clin Immunol, 134: 33-46.
Armstrong AJ, Gebre AK, Parks JS, et al.2010. ATP-binding cAssette transporter G1 negatively regulates thymocyte and peripheral lymphocyte proliferation. J Immunol, 184: 173-183.
Asahara T, Murohara T, Sullivan A, et al. 1997, Isolation of putative progenitor endothelial cells for angiogenesis. Science, 275(5302): 964-967.
Atkinson JB, Harlan CW, Harlan GC, et al. 1994.The Association of mAst cells and atherosclerosis: a morphologic study of early atherosclerotic lesions in young people. Hum Pathol, 25: 154-159.
Badimon L, Vilahur G. 2014. Thrombosis formation on atherosclerotic lesions and plaque rupture.J Intern Med, 276: 618-632.
Bass HM, Beard RS Jr, Cha BJ, et al. 2016. Thrombomodulin induces a quiescent phenotype and inhibits migration in vascular smooth muscle cells in vitro. Ann Vasc Surg, 30: 149-156.
Bennett MR, Sinha S, Owens GK. 2016. Vascular smooth muscle cells in atherosclerosis. Circ Res, 118: 692-702.
Bensinger SJ, Bradley MN, Joseph SB, et al. 2008. LXR signaling couples sterol metabolism to proliferation in the acquired immuneresponse. Cell, 134: 97-111.
Bertrand JY, Chi NC, Santoso B, et al. 2010, Haematopoietic stem cells derive directly from aortic endothelium during development. Nature, 46(7285): 108-111.
Bot I, Jager SC, Zernecke A, et al.2007. Perivascular mast cells promote atherogenesis and induce plaque destabilization in apolipoprotein E-deficient mice. Circulation, 115: 2516-2525.
Cheung C, Bernardo AS, Trotter MW, et al. 2012. Generation of human vascular smooth muscle subtypes provides insight into embryological origin-dependent disease susceptibility. Nat Biotechnol, 30: 165-173.
Choi HY, Rahmani M, Wong BW, et al. 2009. ATP-binding cAssette transporter A1 expression and apolipoprotein A-I binding are impaired in intima-type arterial smooth muscle cells. Circulation, 119: 3223-3231.
Collins RG, Velji R, Guevara NV, et al. 2000. P-selectin or intercellular adhesion molecule(icam)-1 deficiency substantially protects against atherosclerosis in apolipoprotein e-deficient mice. J Exp Med, 191: 189-194.
Csanyi G, Taylor WR, Pagano PJ. 2009. Nox and inflammation in the vascular adventitia. Free radical biology & medicine, 47: 1254-1266.
Cuchel M, Rader DJ. 2006. Macrophage reverse cholesterol transport: key to the regression of atherosclerosis? Circulation, 113: 2548-2555.
Cucina A, Borrelli V, Randone B, et al. 2003. Vascular endothelial growth factor increases the migration and proliferation of smooth

muscle cells through the mediation of growth factors reléAsed by endothelial cells. J Surg Res, 109（1）：16-23.

Daiber A, Steven S, Weber A, et al. 2016. Targeting vascular（endothelial）dysfunction. Br J Pharmacol, 174（12）：1591-1619.

Demetz G, Seitz I, Stein A, et al. 2010. Tissue Factor-Factor VIIa complex induces cytokine expression in coronary artery smooth muscle cells. Atherosclerosis, 212：466-471.

Duffy BK, Gurm HS, Rajagopal V, et al. 2006. Usefulness of an elevated neutrophil to lymphocyte ratio in predicting long-term mortality after percutaneous coronary intervention. Am J Cardiol, 97：993-996.

Durand E, Scoazec A, Lafont A, et al. 2004. In vivo induction of endothelialapoptosis leads to vessel thrombosis and endothelial denudation：a clue to the understanding of the mechanisms of thrombotic plaque erosion.Circulation, 109：2503.

Emeson EE, Shen ML, Bell CG, 1996.Qureshi A. Inhibition of atherosclerosisin CD4 T-cell-ablated and nude（nu/nu）C57BL/6 hyperlipidemic mice. Am J Pathol, 149：675-685.

Feng Y, van Eck M, Van Craeyveld E, et al. 2009. Critical role of scavenger receptor-BI–expressing bone marrow–derived endothelial progenitor cells in the atenation of allograft vAsculopathy afterhuman apoA-I transfer. Blood, 113（3）：755-764.

Fischer EC, Santana DB, Zocalo Y, et al. 2010.Effects of removing the adventitia on the mechanical properties of ovine femoral arteries in vivo and in vitro. Circ J, 74：1014-1022.

Furchgott RF, Zawadzki JV. 1980. The obligatory role of endothelial cells in the relaxation of arterial smooth muscle by acetylcholine. Nature, 288（5789）：373-376.

Galli SJ, Tsai M. 2012.IgE and mast cells in allergic diseAse. Nat. Med, 18：693-704.

Gan Q, Yoshida T, Li J, et al.2007.Smooth muscle cells and myofibroblasts use distinct transcriptional mechanisms for smooth muscle-actin expression. Circ Res, 101：883-892.

Gao M, Zhao D, Schouteden S, et al. 2014. Regulation of high-density lipoprotein on hematopoietic stem/progenitor cells in atherosclerosis requires scavenger receptor type BI expression. Arterioscler Thromb VAsc Biol, 34（9）：1900-1999.

Gillum RF, Mussolino ME, Madans JH. 2005. Counts of neutrophils, lymphocytes, and monocytes, cause-specific mortality and coronary heart disease：the NHANES-I epidemiologic follow-up study. Ann Epidemiol, 15：266-271.

Gomez D, Shankman L S, Nguyen A T, et al. 2013. Detection of histone modifications at specific gene loci in single cells in histological sections. Nat Methods, 10：171-177.

Gregg EW, Gu Q, Cheng YJ, et al. 2007. Mortality trendsin men and women with diabetes, 1971 to 2000. Ann Intern Med, 147：149-155.

Gu K, Cowie CC, Harris MI. 1999. Diabetes and decline in heart diseAse mortality in US adults. JAMA, 281：1291-1297.

Hanna M, Heikkila, Soili La¨tti, et al.2008.Activated mast cells induce endothelial cell apoptosis by a combined action of chymase and tumor necrosis factor-α. Arterioscler Thromb Vasc Biol, 28：309.

Herrmann J, Samee S, Chade A, et al.2005.Differential effect of experimental hypertension and hypercholesterolemia on adventitial remodeling. Arterioscler Thromb Vasc Biol, 25：447-453.

Horne BD, Anderson JL, John JM, et al. 2005. Which white blood cell subtypes predict increased cardiovascular risk? J Am Coll Cardiol, 45：1638-1643.

Huang G, Zhao JL, Du H, et al. 2010. Coronary score adds prognostic information for patients with acute coronary syndrome. Circ J, 74：490-495.

Kaartinen M, Penttila A, Kovanen PT.1994. Mast cells of two types differing in neutral protease composition in the human aortic intima.Demonstration of tryptAse- and tryptAse/chymAse-containing mAst cells in normal intimas, fatty streaks, and the shoulder region of atheromas. Arterioscler Thromb, 14：966-972.

Kawaguchi H, Mori T, Kawano T, et al. 1996. Band neutrophil count and the presence and severity of coronary atherosclerosis. Am Heart J, 132（1 Pt 1）：9-12.

Kaya H, Ertas F, Soydinc MS. 2014. Association between neutrophil to lymphocyte ratio and severity of coronary artery disease. Clin Appl Thromb Hemost, 20：221.

Kirton JP, Xu Q. 2010. Endothelial precursors in vAscular repair. Microv Asc Res, 79（3）：193-199.

Kovanen PT, Manttari M, Palosuo T, et al.1998. Prediction of myocardial infarction in dyslipidemic men by elevated levels of immunoglobulin classes A, E, and G, but not M. Arch Intern Med, 158：1434-1439 .

Kunder CA, St John AL, Abraham SN. 2011.Mast cell modulation of the vAscular and lymphatic endothelium. Blood, 118：5383-5393.

Kwon SM, Lee JH, Lee SH, et al. 2014. Cross talk with hematopoietic cells regulates the endothelial progenitor cell differentiation of CD34 positive cells. PLoS One, 9（8）：e106310

Kyaw T, Winship A, Tay C, et al. 2013. Cytotoxic and proinflammatory CD8+ T lymphocytes promote development of vulnerable atherosclerotic plaques inapoE-defcient mice. Circulation, 127：1028-1039.

Lappalainen J, Lindstedt KA, Oksjoki R, et al.2011. OxLDL-IgG immune complexes induce expression and secretion of proatherogenic cytokines by cultured human mast cells. Atherosclerosis, 214: 357-363.

Latti S, Leskinen M, Shiota N, et al. 2003. Mast cell-mediated apoptosis of endothelial cells in vitro: a paracrine mechanism involving TNF-alpha-mediated down-regulation of bcl-2 expression. Cell Physiol, 195: 130.

Li J, Ley K.2015. Lymphocyte migration into atherosclerotic plaque. Arterioscler Thromb Vasc Biol, 35: 40-49.

Libby P, Bornfeldt KE, Tall AR. 2016. Atherosclerosis: successes, surprises, and future challenges. Circ Res, 118: 531-534.

Littlewood TD, Bennett MR, 2003. Apoptotic cell death in atherosclerosis. Curr Opin Lipidol, 14: 469-475.

Liu J, Ormsby A, Oja-Tebbe N, et al.2004.Gene transfer of NAD(P)H oxidAse inhibitor to the vAscular adventitia attenuates medial smooth muscle hypertrophy. Circ Res, 95: 587-594.

Maganto-García E, Tarrio ML, Grabie N, et al. 2011. Dynamic changes in regulatory T cells are linked to levels of diet-inducedhypercholesterolemia. Circulation, 124: 185-195.

Majesky MW. 2007. Developmental basis of vascular smooth muscle diversity. Arterioscler Thromb Vasc Biol, 27: 1248-1258.

Matthews C, Gorenne I, Scott S, et al. 2006. Vascular smooth muscle cells undergo telomere-bAsed senescence in human atherosclerosis: effects of telomerAse and oxidative stress. Circ Res, 99: 156-164.

McCarty OJ, Conley RB, Shentu W, et al. 2010. Molecular imaging of activated von willebrand factor to detect high-risk atherosclerotic phenotype. JACC Cardiovasc Imaging, 3: 947-955.

Methia N, Andre P, Denis CV, et al. 2001. Localized reduction of atherosclerosis in von willebrand factor-deficient mice. Blood, 98: 1424-1428.

Moore KJ, Tabas I. 2011. Macrophages in the pathogenesis of atherosclerosis. Cell, 145: 341-355.

Murphy AJ, Akhtari M, Tolani S, et al. 2011. Apo E regulates hematopoietic stem cell proliferation, monocytosis, and monocyte accumulation in atherosclerotic lesions in mice. Clin Invest, 121(10): 4138-4149.

Nozik-Grayck E, Stenmark KR.2007. Role of reactive oxygen species in chronic hypoxia-induced pulmonary hypertension and vAscular remodeling. Adv Exp Med Biol, 618: 101-112.

Papa A, Emdin M, Passino C, et al. 2008. Predictive value of elevated neutrophil-lymphocyte lymphocyte ratio on cardiac mortality in patients with stable coronary artery disease. Clin Chim Acta, 395: 27-31.

Ribatti D, Levi-Schaffer F, Kovanen PT. 2008. Inflammatory angiogenesis in atherogenesis—a double-edged sword. Ann Med, 40: 606-621.

Ridker PM, Howard CP, Walter V, et al. 2012. Effects of interleukin-1beta inhibition with canakinumab on hemoglobin A1c, lipids, C-reactive protein, interleukin-6, and fibrinogen: a phAse IIb randomized, placebo-controlled trial. Circulation, 126: 2739-2748.

Ross R. 1999. Atherosclerosis: an inflammatory disease. N Engl J Med, 340: 115-126.

Salmon M, Gomez D, Greene E, et al. 2012. Cooperative binding of KLF4, pELK-1, and HDAC2 to a G/C repressor element in the SM22alpha promoter mediates transcriptional silencing during SMC phenotypic switching in vivo. Circ Res, 111: 685-696.

Schiller M, Dennier S, Anderegg U, et al. 2010. Increased cAMP levels modulate transforming growth factor(TGF-beta)/SMAD-induced expression of extracellular matrix components and other key fibroblAst effector functions. J Biol Chem, 285: 409-421.

Seijkens T, Hoeksema MA, Beckers L, et al. 2014. Hypercholesterolemia-induced priming of hematopoietic stem and progenitor cells aggravates atherosclerosis. FASEB J, 28(5): 2202-2213

Shankman L S, Gomez D, Cherepanova O A, et al. 2015. KLF4-dependent phenotypic modulation of smooth muscle cells has a key role in atherosclerotic plaque pathogenesis. Nat Med, 21: 628-637.

Shi Y, Pieniek M, Fard A, et al. 1996. Adventitial remodeling after coronary arterial injury.Circulation, 93: 340-348.

Shim CY, Liu YN, Atkinson T, et al.2015. Molecular imaging of platelet-endothelial interactions and endothelial von willebrand factor in early and mid-stage atherosclerosis. Circ Cardiovasc Imaging, 8(7): e002765.

Shita M, Okada M, Hara M, et al.2005. Mast cell tryptAse in mast cell granules enhances MCP-1 and interleukin-8 production in human endothelial cells. Arterioscler.Thromb.Vasc. Biol, 25: 1858-1863.

Siow RC, Mallawaarachchi CM, Weissberg PL. 2003. Migration of adventitial myofibroblAsts following vascular balloon injury: insights from in vivo gene transfer to rat carotid arteries. Cardiovasc Res, 59(1): 212-221.

Soehnlein O. 2012. Multiple roles for neutrophils in atherosclerosis. Circ Res, 110: 875-888.

Spiel AO, Gilbert JC, Jilma B. 2008. Von willebrand factor in cardiovascular disease: focus on acute coronary syndromes. Circulation, 117: 1449-1459.

Stemme S, Faber B, Holm J, et al.1995. Tlymphocytes from human atherosclerotic plaques recognize oxidized lowdensity lipoprotein. Proc Natl Acad Sci U S A, 92: 3893-3897.

Stenmark KR, Yeager ME. 2013. The adventitia: essential regulator of vascular wall structure and function. Annu Rev Physiol, 75: 23-47.

Stojkovic S, Kaun C, Basilio J, et al. 2016. Tissue factor is induced by interleukin-33 in human endothelial cells: a new link between coagulation and inflammation. Sci Rep, 6: 25171.

Stratton IM, Adler AI, Neil HA, et al. 2000. Association of glycaemia with macrovascular and microvAscular complications of type 2 diabetes (UKPDS35): prospective observational study. BMJ, 321: 405-412.

Tabas I. 2005. Consequences and therapeutic implications of macrophage apoptosis in atherosclerosis: the importance of lesion stage and phagocytic efficiency. Arterioscler Thromb Vasc Biol, 25: 2255-2264.

Tabas I. 2010. Macrophage death and defective inflammation resolution in atherosclerosis. Nat Rev Immunol, 10: 36-46.

Tabima DM, Frizzell S, Gladwin MT. 2012.Reactive oxygen and nitrogen species in pulmonary hypertension. Free radical biology & medicine, 52: 1970-1986.

Tamhane UU, Aneja S, Montgomery D, et al. 2008. Association between admission neutrophil to lymphocyte ratio and outcomes in patients with acute coronary syndrome. Am J Cardiol, 102: 653-657.

Tie G, Messina KE, Yan J, et al. 2014. Hypercholesterolemia induces oxidant stress that accelerates the ageing of hematopoietic stem cells. J Am Heart Assoc, 3 (1): e000241.

Tiwari RL, Singh V, Barthwal MK. 2008. Macrophages: an elusive yet emerging therapeutic target of atherosclerosis. Med Res Rev, 28: 483-544.

Tsimikas S, Berqmark C, Beyer RW, et al. 2003. Temporal increases in plAsma markers of oxidized low-density lipoprotein strongly reflect the presence of acute coronary syndromes. J Am Coll Cardiol, 41: 360-370.

Tso C, Martinic G, Fan WH, et al. 2006. High-density lipoproteins enhance progenitor-mediated endothelium repair in mice. Arterioscler Thromb VAsc Biol, 26 (5): 1144-1149.

Tsukano H, Gotoh T, Endo M, et al. 2010. The endoplasmic reticulum stress-C/EBP homologous protein pathway-mediated apoptosis in macrophages contributes to the instability of atherosclerotic plaques. Arterioscler Thromb Vasc Biol, 30: 1925-1932.

Varga-Szabo D, Pleines I, Nieswandt B. 2008. Cell adhesion mechanisms in platelets. Arterioscler Thromb Vasc Biol, 28: 403-412.

Wang J, Uryga A K, Reinhold J, et al. 2015. Vascular smooth muscle cell senescence promotes atherosclerosis and features of plaque vulnerability. Circulation, 132: 1909-1919.

Wilcox JN, Smith KM, Schwartz SM, et al.1989. Localization of tissue factor in the normal vessel wall and in the atherosclerotic plaque. Proc Natl Acad Sci USA, 86: 2839-2843.

Wilhelm AJ, Zabalawi M, Grayson JM, et al.2009. Apolipoprotein A-I and its role in lymphocyte cholesterol homeostAsis and autoimmunity. Arterioscler Thromb Vasc Biol, 29: 843-849.

Willems S, Vink A, Bot I, et al. 2013.MAst cells in human carotid atherosclerotic plaques are associated with intraplaquemicrovessel density and the occurrence of future cardiovascular events. Eur Heart J, 34: 3699-3706.

Winkler IG, Sims NA, Pettit AR, et al. 2010. Bone marrow macrophages maintain hematopoietic stem cell (HSC) niches and their depletion mobilizes HSCs. Blood, 116 (23): 4815-4828.

Xie WB, Li Z, Shi N, et al. 2013. Smad2 and myocardin-related transcription factor B cooperatively regulate vascular smooth muscle differentiation from neural crest cells. Circ Res, 113: e76-86.

Xu JY, Lee YK, Wang Y, et al. 2014, Therapeutic application of endothelial progenitor cells for treatment of cardiovAscular diseases. Curr Stem Cell Res Ther, 9 (5): 401-414.

Yao S, Sang H, Song G, et al. 2012. Quercetin protects macrophages from oxidized low-density lipoprotein-induced apoptosis by inhibiting the endoplasmic reticulum stress-C/EBP homologous protein pathway. Exp Biol Med, 237: 822-831.

Yao S, Zong C, Zhang Y, et al. 2013. Activating transcription factor 6 mediates oxidized LDL-induced cholesterol 18 accumulation and apoptosis in macrophages by up-regulating CHOP expression. J Atheroscler Thromb, 20: 94-107.

Yu H, Stoneman V, Clarke M, et al. 2011. Bone marrow-derived smooth muscle-like cells are infrequent in advanced primary atherosclerotic plaques but promote atherosclerosis. Arterioscler Thromb Vasc Biol, 31: 1291-1299.

Yu X, Wang Y, Zhao W, et al. 2014. Toll-like receptor 7 promotes the apoptosis of THP-1-derived macrophages through the CHOP-dependent pathway. Int J Mol Med, 34: 886-893.

Yvan-Charvet L, Pagler T, Gautier EL, et al. 2010. ATP binding cAssette transporters and HDL suppress hematopoietic stem cell proliferation. Science, 328 (25): 1689-1693.

Yvan-Charvet L, Wang N, Tall AR. 2010. Role of HDL, ABCA1, and ABCG1 transporters in cholesterol efflux and immune responses. Arterioscler Thromb VAsc Biol, 30 (2): 139-143.

Zhang J, Alcaide P, Liu L, et al.2011. Regulation of endothelial cell adhesion molecule expression by mast cells, macrophages, and neutrophils.PLoS One, 6: e14525.

Zhou J, Cheng M, Liao YH, et al. 2013. RosuvAstatin enhances angiogenesis via eNOS-dependent mobilization of endothelial progenitor cells. PLoS One, 8 (5): e63126.

Zhou J, Dimayuga PC, Zhao X, et al. 2014. CD8 (+) CD25 (+) T cells reduce atherosclerosis in apoE (-/-) mice. BiochemBiophys Res Commun, 443: 864-870.

Zhou X, Nicoletti A, Elhage R, et al.2000. Transfer of CD4 (+) T cellsaggravates atherosclerosis in immunodefcient apolipoprotein E knockoutmice. Circulation, 102: 2919-2922.

Zhou X, Robertson AK, Hjerpe C, et al.2006. Adoptive transfer ofCD4+ T cells reactive to modifed low-density lipoprotein aggravatesatherosclerosis. Arterioscler Thromb VAsc Biol, 26: 864-870.

第十三章　动脉粥样硬化发病的生物化学机制

第一节　肾素-血管紧张素-醛固酮系统

动脉粥样硬化（As）是多种因素参与的复杂过程。目前公认 As 的主要危险因素有年龄、吸烟、饮酒、高血压、高血糖、高血脂、血液黏滞度升高等，这些因素导致机体内皮功能紊乱、单核细胞黏附及迁移、脂质氧化、泡沫细胞聚集、脂纹形成、粥样斑块破裂、血栓形成等，最终引发一系列心脑血管临床事件的发生。越来越多的证据显示，肾素-血管紧张素-醛固酮系统（RAAS）在 As 的病变过程中发挥重要作用，本节特就两者间关系，以及 RAAS 拮抗剂/抑制剂对 As 的影响进行阐述。

一、肾素-血管紧张素-醛固酮系统在动脉粥样硬化斑块中的表达

RAAS 是进化过程中高度保守的内分泌网络，其合成与分泌的一系列激素、肽类、酶类及其受体，具有调节血压、维持血容量、平衡电解质、调控心血管发育和重构等重要的生物学效应。RAAS 的组成体系包括：血管紧张素原（angiotensinogen，AGT）、肾素、醛固酮、血管紧张素酶、血管紧张素Ⅰ（AngⅠ）转换酶及 AngⅠ、Ⅱ、Ⅲ等一系列激素及相应的酶。血管紧张素转化酶（ACE）作为 RAAS 的主要生物效应肽，可催化 AngⅠ转化为 AngⅡ刺激心肌细胞、血管平滑肌细胞增生，促使 As 的发生发展。应用形态学、酶学、分子生物学等技术已证实：人 As 斑块及其巨噬细胞、血管平滑肌细胞、内皮细胞和成纤维细胞中都存在 ACE 活性的增加，以及 AngⅡ和 AT1 受体水平的升高，而且 AT1 受体表达量与 As 的严重程度和动脉内膜的厚度关系密切。As 与 RAAS 相关的证据如下。

（一）RAAS 活化的遗传因素

ACE 基因多态性与动脉粥样硬化性心血管疾病的发生概率、易感性及严重性密切相关。ACE 易感基因多态性的 SNP 位点有 A5466C、A3829C、A240T、T1237C、G2215A、G2350A、I/D 等。目前研究的焦点为 ACE I/D 基因多态性。这是以 ACE 基因第 16 内含子 287bp 处出现（I）或缺失（D）为特征的一类变异。D 等位基因与 ACE 活性增加有关。在大多数人群，DD 基因型与血浆 ACE 活性相关度比 DI 基因型高 20 倍左右，比 Ⅱ 基因型高 40 倍左右。对遗传学相似人群进行的研究显示，DD 基因型能增加心血管事件发生风险的 2～3 倍。例如，台湾一项对急性心肌梗死 111 例患者进行的研究中，AT1R DD 基因型相关的心肌梗死相对风险是 4（95% CI 1.44～12.85，P=0.009）。类似的，在意大利的一项研究中，DD 基因型在冠心病患者人群中的出现频率高于健康人群（分别为 44%和 31%），DD 基因型相关的心肌梗死相对风险是 2.39（95% CI 1.25～4.58，P=0.008）；在其他亚洲人群，相对风险是 1.88（95% CI 1.43～2.48，P<0.001）。在大规模病例对照研究中，DD 基因型与冠状动脉疾病风险具有强烈的关联，尤其是在没有其他危险因素的个体。

(二)血浆肾素活性

肾素是 RAS 上游的一种高特异性的蛋白水解酶,可使 AGT 转化为 Ang I。肾素是细胞内合成的前肾素,去掉信号肽后成为肾素原,其中一部分肾素原直接释放到血液,另一部分在细胞内去掉若干氨基酸后变成单链活性肾素。人体通过两种途径分泌肾素,一种是在神经内分泌激素的作用下,以可调节的形式从专一细胞的成熟分泌颗粒中释放;另一种是以肾素原的方式释放,然后通过外周组织摄取、激活从而参与局部 Ang II 的生成。血浆肾素活性升高诱导 RAS 激活及促进细胞外基质降解,参与 As 的发生、发展和斑块不稳定。例如,在一项研究中,对 1717 例轻中度高血压患者检测血浆肾素水平,然后进行降压治疗。在随后的 8 年降压治疗期间,样本中共有 27 例患者发生心肌梗死。在进行年龄、性别和种族校正后,具有血浆高肾素活性的患者心肌梗死发生率是 14.7/1000(人·年),而肾素水平正常人为 5.6/1000(人·年),血浆肾素活性低的为 2.8/1000 人·年。类似的,具有血浆高肾素活性的患者全病因死亡率要显著高于那些血浆肾素活性正常或者低的患者[分别为 9.3/1000(人·年)、5.3/1000(人·年)和 3.9/1000(人·年)]。多变量分析研究表明,升高的血浆肾素活性是心肌梗死的一个强大而独立的危险因素。

(三) RAS 抑制剂具有抗缺血效应

研究表明,ACE2-Ang(1~7)-MAS 轴是 RAAS 的一个新的分支:该作用轴是 ACE-Ang-II-AT1 的反向调节轴,能拮抗 Ang II 的影响,且 ACE2-Ang(1~7)-MAS 受体通路有舒张血管、抑制心肌细胞的增殖、心肌梗死后的心肌重塑、改善心脏功能、抗炎抗凝和抗心律失常的作用。此外研究还发现:大规模临床预后试验一致显示,ACE 抑制剂(ACE inhibitor,ACEI)及 Ang II 受体阻滞剂通过抑制 RAS 活性而减少心肌梗死的发生率及预防冠状动脉支架内再狭窄并减少心血管事件发生,还可显著降低心血管事件的复发率。这些发现提示 ACEI 具有抗缺血效应,并可能与 As 斑块的稳定性及 ACE2-Ang(1~7)-MAS 受体通路有关。

ACE 即缓激肽酶 II,其活性的变化与缓激肽释放酶-激肽系统的功能亦有密切联系。在大鼠的急性心肌梗死模型中,缓激肽 β1 促进新生血管形成,增加梗死区血流量从而改善心脏功能;心肌梗死后转染携带缓激肽 β1 基因的内皮祖细胞,可保护心肌缺血再灌注损伤并促进心肌新生血管形成,可能与缓激肽 β1/AKT/GSK-3β 和血管内皮生长因子信号通路的激活有关。有研究表明,心肌缺血后移植体外扩增的内皮细胞或者通过药物刺激 $CD34^+$ 细胞能够改善心脏功能。$CD34^+$ 细胞表面有丰富的 β2 受体,在 As 或心肌缺血时聚集于内皮损伤处,通过缓激肽与细胞表面的 β2 受体相互作用,产生内皮修复作用。动物实验和人体研究均证明,血管内皮祖细胞在缺血组织、器官中能够诱导血管生成。研究还发现,缓激肽 β1 参与血管扩张改善心肌缺血再灌注损伤,与增加循环中的内皮祖细胞数目和促进它的分化、迁移及小管形成有关,这可能通过 β2 受体/AKT 信号通路介导有关。

(四) RAS 存在于 As 斑块中

研究资料显示，在 As 斑块中 Ang Ⅱ 2 型（AT2）受体及 ACE 的 mRNA 及蛋白质表达增加；Ang Ⅱ 能促进血管壁的炎症反应，从而促进 As 的发生与发展。例如，应用原位杂交和免疫组织化学染色等技术手段对 24 例严重动脉阻塞患者行动脉内膜切除术并取其标本检测 ACE mRNA 和蛋白水平。结果表明，ACE 位于内膜，病变越严重，ACE 表达也越多；临近的中膜平滑肌则基本没有 ACE。在比较轻微的病变，ACE 出现于巨噬细胞聚集区和内皮血管腔侧。冠状动脉不稳定斑块的 ACE 活性与巨噬细胞源性泡沫细胞和淋巴细胞密切相关。

(五) RAS 介导的 Apelin/ACE2 信号通路促进 As

研究表明 RAS 的异常激活及其介导的炎症、氧化应激及内皮功能紊乱参与 As 的发病。Ang Ⅱ 是 RAS 的关键效应分子，其生物学效应主要由 Ang Ⅱ 1 型（AT1）受体介导。Ang Ⅱ 可直接促进血管炎症和氧化应激反应，促进血管内皮细胞及平滑肌细胞的迁移、增殖，最终导致 As。ACE2 是人类 ACE 的第一个同源酶，在体内具有重要的抗炎症、抗氧化及抗动脉粥样硬化等功效。Apelin 是 G 蛋白偶联受体 APJ 的内源性配体，广泛表达于心、肾、肝、脂肪及血管组织，其表达和活性异常参与 As、高血压及冠心病发病。在心血管系统中，Apelin/APJ 主要分布于血管平滑肌细胞、内皮细胞和心肌细胞，参与血压稳态、血管形成、细胞增殖及炎症免疫的调控。Apelin 与 Ang Ⅱ 均为 ACE2 的催化底物，且两者的序列具有一定的同源性。通常情况下，APJ 和 AT1 受体共同表达于多种心血管组织，Apelin-13 可促进 APJ 和 AT1 受体形成异质二聚体，由此降低 Ang Ⅱ 与 AT1 受体的亲和力；而 Ang Ⅱ/AT1 受体信号并不会抑制 Apelin/APJ 轴的活性。此外，Apelin/APJ 激活后能够上调 ACE2 的表达并增强其活性；研究还发现，Apelin 基因缺失小鼠体内的 ACE2 表达水平明显下降，提示 RAS 与 Apelin/APJ 存在交互作用。

ACE2/Apelin 信号可通过改善内皮功能和抑制炎症反应，发挥其抗 As 的作用。血管炎症在 As 的起始和发展过程中均起关键作用。研究发现，ACE2 过表达可抑制 Apo E 基因敲除小鼠 As 斑块的发生，同时还可显著抑制人血管内皮细胞中 Ang Ⅱ 诱导的氧化应激和单核细胞黏附，改善内皮功能，提示 ACE2 具有一定的抗炎和抗 As 效应。ACE2 基因缺失可上调血管细胞中 IL-1、IL-6 及 TNF-α 等炎症因子和细胞黏附分子的表达，同时提高血管对炎症反应的敏感性，伴有血管粥样斑块数量的明显增加。ACE2 过表达可有效降低人单核细胞中的炎症反应，促进人脐动脉内皮细胞的迁移，抑制单核细胞黏附和 MCP-1 的表达及粥样斑块的发展。AT1 受体拮抗剂（ARB）可抑制 APOEKO 小鼠体内血管炎症因子及转录因子核因子-κB（NF-κB）的表达，同时下调粥样斑块的数量。另外，ARB 治疗在降低自发性高血压大鼠（SHR）血压的同时，能上调血管组织中 ACE2 的表达，提示 ARB 可通过提升 ACE2 发挥其血管保护作用。ACE2 过表达可降低粥样斑块中的 ACE、Ang Ⅱ、MCP-1 水平及巨噬细胞聚集，同时增加血管粥样斑块的稳定性。Ang（1～7）或 Mas 激动剂 AVE0991 干预后，大鼠内皮功能显著改善，伴有 NO 的释放增加。采用 Mas 受体拮抗剂 A779 阻断内源性 Ang（1～7）后，斑块组织中促炎症因子及基质金属蛋白酶（MMP）的表达均明显升高。由此可见，ACE2 不仅阻滞 As 的起始和发展，还增加成熟斑块的稳定性，降低 As 并发症的发生率。Apelin 可抑制 APOEKO 小鼠体内的 AngⅡ/AT1 活性，延缓 As 的发生。APJ 基因缺失可提高血管对 AngⅡ的敏感性，并且 APJ 和 AT1 受体双敲除小鼠的血压明显高于 AT1 受体单敲除者，进一步证明 APJ 可拮抗 AngⅡ的升压效应。Apelin 下调 APOEKO 小鼠体内血管 MCP-1 与 IL-6 等炎症因子表达，抑制腹主动脉粥样硬化及动脉瘤的形成。Apelin 还可诱导血管内皮细胞内皮源性一氧化氮合酶（eNOS）磷酸化及 NO 的合成，促进血管舒张，下调血压水平。

二、肾素-血管紧张素系统对动脉粥样硬化发生及发展的影响

AngⅡ通过激活 AT1 受体，促进血管收缩、血管内皮细胞损伤、平滑肌细胞增殖与迁移、血小板活化与凝聚，进而增加促炎因子的合成、MMPs 的表达与活性及细胞外基质的降解，导致 As 斑块的形成及稳定性下降。致死性心血管事件如急性心肌梗死、急性脑血管意外或心源性猝死都是 As 进展的致命性终点事件，同时也是病理性血管重塑发生和发展的结果。近来的研究表明，斑块形态学及弹性力学特征与其不稳定性及破裂的趋势密切相关。具体机制如下：一方面，As 是一个稳定期和不稳定期交替的非线性过程。这一过程取决于斑块的易损性，炎症是致斑块不稳定的重要因素，易损性斑块的形成是一种与异常增强的炎症活动有关的自损现象，其相关因子如 MMPs 表达活性的增强促使薄纤维帽、脂质核心形成，降低斑块稳定性并向不稳定斑块转变；此外，血流及局部血管收缩剂 AngⅡ所产生的血流低切应力也参与对斑块稳定性的调控。作为 As 病变的特点及起点，炎症细胞的快速聚集与局部组织趋化因子的释放需要趋化因子、细胞因子和黏附分子的协同。在此炎症反应过程中，由低切应力和（或）低密度脂蛋白-胆固醇（LDL-C）启动的不同级别炎症和免疫应答，可促进包括先天性免疫受体在内的各种级联效应。RAS，尤其是效应肽 AngⅡ在上述病理过程中发挥重要的调节作用。AngⅡ与其 AT1 受体结合诱导钙离子依赖的血管收缩，进而引起全身和局部血压的显著变化。另外，活化的 AT1 受体通过多途径信号通路促进血管增殖及内皮功能紊乱，并独立影响动脉粥样硬化性心脑血管事件的发生发展。

（一）肾素-血管紧张素系统对血管内皮细胞的影响

1. RAS 诱导活性氧类（ROS）的产生 ROS 形式多样，有自氧化过程形成的单电子态如超氧阴离子，也有双电子还原状态如过氧化氢、三电子态、如羟自由基，亦有初级激发态如单线态氧等；正常生物体在新陈代谢过程中，不断生成 ROS，与此同时，对抗 ROS 的机制也孕育而生，它们相互作用，维持机体氧化与抗氧化的一个相对平衡状态，但超过机体抗氧化防御屏障的过量 ROS 会产生多种病理学效应，称为氧化应激。

RAS 活化介导血管氧化应激损伤诱导血管壁 ROS 大量聚集及释放，而且 AT1 受体与血管细胞 NADH/NADPH 氧化酶的活化相偶联，该氧化酶体系是内皮细胞、血管平滑肌细胞和外膜成纤维细胞 ROS 的主要来源。在调控 NADPH 氧化酶活性和蛋白表达的因素中，AngⅡ是最强的因素之一。在动脉血管内皮细胞及血管平滑肌细胞，AngⅡ通过介导小 GTPase rac1 快速向细胞膜转位促进 NADPH 氧化酶激活并相继产生 O_2^-。同时，AngⅡ还

通过增强 rac1、p22phox 和 NOX-1 等基因表达产生长期效应。此外，内皮型一氧化氮合酶（eNOS）在某些病理状况下也可产生大量 ROS。

过量 ROS 亦即氧化应激状态可诱导 DNA 的氧化修饰、脂质氧化、蛋白修饰和氧化还原敏感基因的激活。例如，氧化还原敏感基因激活可促进血管细胞黏附分子-1（VCAM-1）、细胞间黏附分子-1（ICAM-1）和单核细胞趋化蛋白-1（MCP-1）等促炎因子的释放，进而作用于内皮-单核细胞黏附，在 As 的发生和发展中发挥关键作用；同时，氧化应激介导 MMPs 的活化。MMPs 在细胞生长迁徙及降解细胞外基质过程中发挥关键作用，在血管和心肌重塑过程中也具有至关重要地位，参与动脉粥样斑块去稳定性作用，并通过降解粥样斑块纤维帽促进斑块破裂。

RAS 活化诱发 ROS 含量升高的另外一个重要后果是血管 NO 的生物利用度被削弱，从而导致血管内皮的生物学功能发生异常，发生血管的舒张功能受损（即内皮功能紊乱的典型表现）。大量研究表明，AngⅡ与 AT1 受体的结合引起的氧化应激削弱内皮舒张功能并导致内皮功能紊乱。ROS 可直接激活 NF-κB 的转录并促进胞质内抑制因子 IκB 激酶（IKK）的降解。NF-κB 活化后促进血管内皮细胞分泌 VCAM-1、ICAM-1 等黏附分子的合成与释放从而导致血管单核-内皮细胞黏附及血管炎症的发生。也有研究发现，AT1 受体拮抗剂或 ACEI 通过抑制 AT1 受体活化纠正内皮功能的稳态。NO 的丢失和过氧亚硝基阴离子的形成在实质上促进 As 各阶段的发生和发展。动脉粥样硬化性疾病的早期阶段与单核-内皮细胞黏附的增加密切相关。此外，RAS 活化诱导 ROS 增加可使 EKR1/2（丝裂原活化蛋白激酶家族中一个亚成员）去磷酸化。ERK1/2 在调节细胞存活方面起到重要作用，ERK1/2 失活可导致抗凋亡蛋白野生型 Bcl-2 发生降解，进而促进内皮细胞凋亡的发生和 As 的发展。

2. RAS 破坏血管内皮细胞的纤溶平衡 纤溶系统是防止血管内血栓形成的内源性防御机制之一。对血管内血栓的形成起重要调节作用。血管系统中的纤溶酶原激活物主要为组织型纤溶酶原激活物（t-PA）。而主要来源于内皮细胞的 PAI-1 是 t-PA 的主要生理性抑制物，PAI-1 和 t-PA 共同调节纤溶系统的平衡，二者的失衡可致 As 及其临床终点事件的产生。体内外的研究均显示，AngⅡ增加主动脉内皮细胞 PAI-1 的 mRNA、蛋白表达增加，活性增强，且这种效应与加入 AngⅡ的时间和剂量呈正相关，但不影响 t-PA 活性，因此 AngⅡ可使 t-PA 和 PAI-1 的平衡失衡，降低内皮细胞的抗纤溶功能，增加血栓形成的概率。除对内皮纤溶功能的损伤，AngⅡ还可使血管内皮产生内源性血小板抑制剂 NO 减少，间接促进血小板的活化。不过 AngⅡ并不能直接抑制 NOS 的活性，而是迅速灭活游离的 NO 分子从而达到损伤纤溶凝血平衡的目的。

（二）肾素-血管紧张素系统对致炎因子的影响

1. AngⅡ与影响细胞黏附、趋化的各种致炎因子的关系 目前研究认为，组织损伤后 AngⅡ与 AT1 受体结合后，通过能够调节多种炎症与免疫基因表达的重要转录因子 NF-κB 激活血管内皮细胞，表达黏附分子，介导单核细胞-内皮细胞黏附。AngⅡ还可通过激活 ROS 族、还原型辅酶Ⅱ促进炎症的各级反应。AngⅡ还可诱导多种炎性因子和炎性介质的表达，免疫学研究发现，血管内皮细胞、斑块内巨噬细胞、平滑肌细胞均可在 AngⅡ刺激下表达黏附分子，提示其参与 As 发生和发展过程。6 月龄 Apo E 基因敲除鼠用 AngⅡ

干预后，AngⅡ通过下调过氧化酶增殖物激活型受体并激活 NF-κB 途径来促进 ICAM-1 等黏附分子的表达，使血管炎症加重，促使 As 形成加速，并且诱发腹主动脉瘤的形成；大量研究表明，AngⅡ拮抗剂坎地沙坦可显著减少黏附分子的释放，阻断单核-内皮细胞黏附，从而阻滞 As 形成的关键始动性环节。另外，MCP-1 作为一种特异性单核细胞趋化因子，通过与单核细胞表面受体-2（CCR2）结合使血液中的单核细胞迁入血管内膜下，并活化为巨噬细胞，摄取已进入内膜并发生修饰的脂蛋白，形成单核细胞源性泡沫细胞，在 As 的早期起重要作用。同时，在 As 发生后期，MCP-1 对促进斑块的不稳定也起到重要作用。用人类 MCP-1 基因的缺失突变体转染骨骼肌细胞，可限制 AngⅡ诱导斑块不稳定性的进展，并抑制致炎基因表达，说明 MCP-1 是 AngⅡ促进斑块组成改变、稳定性变化的重要炎症介质。

在机制研究方面，目前倾向于认为 AngⅡ是通过血管紧张素的两种受体 AT1 和 AT2 介导，使抑制因子 κBα（inhibitor-κBα，I-κBα）磷酸化，激活 NF-κB 介导的促炎症因子、黏附分子的表达，进一步介导炎症、内皮功能失调、自分泌生长因子的释放增加及 LDL 氧化的胞内信号通路。其中 AT1 受体是主要途径，如 AngⅡ刺激大鼠胸主动脉平滑肌细胞并通过特定 AT1 受体信号通路使 MCP-1 表达显著增加，而 AT2 受体仅有轻微作用。用敲除 AT1 受体基因的小鼠研究发现，AngⅡ仍然可使主动脉内皮细胞和平滑肌细胞中的 NF-κB 激活，因此，经 AT2 受体的潜在信号通路途径，AngⅡ发挥其病理作用的机制不容忽视。ACEI 依那普利和 ARBSC-51316 可减少梗阻肾分泌 MCP-1 和 VCAM-1，但 SC-51316 的效应弱于依那普利，也说明 AngⅡ尚有 AT2 受体途径发挥作用，其中的机制有待进一步研究。另外，体外培养的人血管内皮细胞、血管平滑肌细胞，在 AngⅡ刺激下可使 IL-6、VCAM 等因子的表达量和分泌量增加。这些研究说明，AngⅡ对炎症因子的促进作用具有多效性。而且 MCP-1 还可诱导体外培养的人血管平滑肌细胞表达 IL-6。依据 Allan Brasier 等提出的 AngⅡ、IL-6、CRP 和血管紧张素原之间的反馈环理论，可以假设在 Ang-Ⅱ与炎症因子及炎症标志物之间存在一种网状联系，即 AngⅡ与炎症因子、炎症因子与炎症因子、炎症因子与炎症标志物相互交联，构成错综复杂的网络，一经促发后就会产生级联放大效应，进一步促进其发展，这种假说尚待更多的研究进一步证实。

2.AngⅡ与影响斑块不稳定的各种致炎因子的关系 导致斑块不稳定性因素的主要致炎因子包括 IL-1、IL-6、IL-18、TNF-α、IFN-γ、MMP 等。IL 主要由单核/巨噬细胞、内皮细胞、平滑肌细胞等产生。AngⅡ可刺激人外周血单核细胞产生和分泌 IL-1β。在平滑肌细胞，IL-6 的分泌与 IL-1 和血小板衍生生长因子（PDGF）的刺激相关。IL-6 是一种多效性细胞因子，当其与受体结合后，激活的下游信号具有促进细胞增殖、细胞分化、增强免疫反应及促进血细胞生成等多重作用，是炎性反应中最重要的 IL 成分。TNF-α 是由多种细胞如激活的单核/巨噬细胞产生的一类具有广泛影响的促炎症性细胞因子，其主要作用是刺激可诱导黏附因子的表达并参与炎性反应的级联效应。TNF-α 还可使 MMP-2 和 MMP-9 活性上调并使细胞外胶原成分有效降解，使得 As 斑块向不稳定方向转变。因此 AngⅡ通过刺激 IL-1 和 IL-6 产生，间接诱导活化 TNF-α、IFN-γ、MMP-2、MMP-9，进而促进胶原蛋白和弹力蛋白的降解，削弱斑块纤维帽并影响其稳定性。

（三）肾素-血管紧张素系统对细胞增殖/凋亡的影响

1. AngⅡ对细胞迁移和增殖的影响　在 As 形成和演变过程中，沉积的脂质及斑块局部产生的细胞因子和生长因子刺激血管平滑肌细胞增殖，并从血管中膜向内膜下迁移，使血管内膜增厚，导致粥样斑块的形成与管腔狭窄。AngⅡ诱导血管平滑肌细胞的迁移和增殖有充分的证据，AngⅡ通过 AT1 受体的活化引起细胞生长；它与包括酪氨酸激酶磷酸化、MAPK 活化、JAK/STAT 系统的刺激及原癌基因的诱导等在内的生长因子共享促有丝分裂的信号通路。然而，AngⅡ诱导血管平滑肌细胞肥大和增生是否发挥关键性作用目前还在争议中。就这一点来说，AngⅡ对参与细胞周期因子的影响还不能完全理解。不过，ROS 通过 MAPK 活化介导 AngⅡ的促有丝分裂效应目前已被广为接受。

近来研究显示，AngⅡ和 ROS 自由基是通过显性负螺旋-环-螺旋蛋白 Id3 施加有丝分裂效应的。通过转染反义 Id3 入血管平滑肌细胞，可完全废除 AngⅡ和 ROS 诱导的细胞增殖。AngⅡ-ROS 与正义 Id3 下调细胞周期激酶抑制子 $p21^{WAF/Cip1}$、$p27^{kip1}$ 和 p53 蛋白过表达。反义 Id3 的过表达可取消 AngⅡ对 $p21^{WAF/Cip1}$、$p27^{kip1}$ 和 p53 表达的影响。这些发现揭示一个新的 AngⅡ依赖的生长调控通路。

另有研究显示，AngⅡ可在短时间内迅速上调血管平滑肌细胞内 AT1 受体的表达，促进平滑肌细胞发生跨膜迁移并使细胞内肌动蛋白组装为整齐的应力纤维网；AT1 受体拮抗剂可明显抑制平滑肌细胞内应力纤维的形成，并呈浓度依赖性抑制 AngⅡ介导的平滑肌细胞迁移；AT2 受体拮抗剂对血管平滑肌细胞应力纤维形成和跨膜迁移细胞数均无显著影响，而且同时阻断 AT1 受体和 AT2 受体后血管平滑肌细胞的跨膜迁移量及应力纤维形成情况与单独阻断 AT1 受体时无显著差异。提示 AngⅡ可能是通过 AT1 受体介导调节血管平滑肌细胞内肌动蛋白微丝的动态组装，进而改变其跨膜迁移能力。

2. AngⅡ对细胞凋亡的影响　As 组织中存在凋亡，凋亡细胞涉及内皮细胞、平滑肌细胞及单核巨噬细胞。凋亡的意义与 As 斑块所处的分期、细胞所在的部位及细胞的类型有关。内皮细胞凋亡可引起内皮通透性和内皮依赖性舒张功能的改变，为血浆脂蛋白和炎细胞的浸润奠定病理基础。平滑肌细胞凋亡可造成斑块不稳定，因为纤维帽的大部分间质纤维是由平滑肌细胞合成的；巨噬细胞凋亡后，如果凋亡小体能够及时清除，则对稳定斑块有利，如不能及时清除，则易导致斑块内血栓形成，造成斑块不稳定。有关 AngⅡ在 As 凋亡中的作用已引起重视。根据细胞试验和动物试验结果，AngⅡ可呈浓度依赖性的方式促进内皮细胞和平滑肌细胞的凋亡，AT1 受体和 AT2 受体的活化参与 AngⅡ介导的血管壁细胞的凋亡。同时应用 AT1 受体阻断剂及 AT2 受体阻断剂处理细胞，可完全阻止凋亡的发生。经由 AT1 受体活化诱导的凋亡引发 ROS 释放，进而激活细胞凋亡的下游级联反应。此外，蛋白激酶 C 和 p53 也可能参与 AngⅡ引发的细胞程序性死亡。另有研究显示 AngⅡ可能是通过减少内皮舒张因子 NO 的合成，激活 caspase 依赖通路诱导凋亡，然而，其具体机制仍有待进一步阐明。

（四）肾素-血管紧张素系统对血管新生的影响

研究发现，缺血发生时 AngⅡ经由 AT1 受体活化引起血管新生。AT1 受体敲除小鼠后肢缺血后血管形成、毛细血管密度和缺血相关的炎症减轻。在血管平滑肌细胞和成纤维细胞 AngⅡ可诱导血管新生即早基因 CYP61 的表达，而 AT1 受体的选择性阻断剂可抑制 CYP61 的表达。在正常小鼠和人的动脉组织中，CYP61 表达较少，但在 ApoE 缺乏的小鼠 As 模型的主动脉组织和冠心病患者动脉斑块组织新生内膜中 CYP61 均表达增加，表明 AngⅡ可诱导血管细胞和组织生成生成 CYP61。作为一种促血管新生因子，CYP61 可调节微血管的生成和细胞增殖，参与 As 内膜增厚、斑块形成等过程。将 AngⅡ注射入小鼠体内，发现 AngⅡ可通过与 AT1 受体作用，调节血管内皮生长因子、eNOS 生成增加诱导血管新生。研究还发现，血管紧张素转换酶即缓激肽酶Ⅱ可促进血管生成因子（AGF）的生成，促进血管新生，改善心肌缺血的情况。其中血管内皮生长因子（VEGF）则是促进血管生成过程中重要作用的因子。VEGF 是一种可促进有效血管形成和诱导血管通透性的内皮细胞的特异性丝裂原。因此 AngⅡ通过促进血管新生在 As 形成中发挥重要作用。

（五）肾素-血管紧张素系统对脂质代谢的影响

1. 促进 LDL 氧化修饰 ACE 可将无活性的 AngⅠ转换为有活性的 AngⅡ。将缺失 ACE 基因小鼠与缺失载脂蛋白 E 基因（E^0）小鼠基因杂交后，与 E^0 小鼠相比，杂合子基因缺失小鼠（$ACE^{+/-}/E^0$）血浆 LDL 抗氧化修饰能力增强，As 损害面积减少 43%。而纯合子基因缺失（$ACE^{-/-}/E^0$）小鼠与小鼠相比，损害面积显著减少达 86%。由于敲除 ACE 基因可以对抗血浆 LDL 的氧化修饰，抑制 As 发展，提示 ACE 在促进 LDL 的氧化修饰及形成中有重要作用。

2. AngⅡ增强 LDL 的氧化修饰 AngⅡ是 RAS 的主要效应因子。它可通过作用于 AT1 受体和 AT2 受体，产生 RAS 大部分的生物学效应。一系列研究表明 AngⅡ对 LDL 的氧化修饰有重要影响。对 25 例无吸烟史、无糖尿病及高脂血症的高血压患者血浆 LDL 的研究发现，和正常血压者相比，高血压患者血浆在 Cu^{2+} 诱导下有更高的脂质过氧化倾向。而这些患者在服用抑制药卡托普利后，LDL 被 Cu^{2+} 氧化修饰的程度下降 30%～40%。提示脂质过氧化倾向的增高可能和高血压病理状态下，血管壁受到的张力刺激增大，以至 AngⅡ生成异常增多有关。进一步的研究表明，同样是高血压患者，血浆 AngⅡ活性高者心肌梗死的发生率要比正常或低活性者增加 5 倍。这些临床研究都支持 AngⅡ在 LDL 氧化修饰及 As 发展中的作用。另外，AngⅡ也可通过作用于 AT1 受体，增加 12-LO 和 15-LO 活性。LO 活性增强不仅使氧自由基结合 LDL 的亲和力增强，增加轻微氧化的 LDL 产生，还可促进 LDL 对巨噬细胞趋化性增强，使巨噬细胞更容易结合并氧化修饰 LDL。

体外实验证实，AngⅡ不仅可促进巨噬细胞介导的氧化修饰，其本身也可呈剂量依赖性地结合并修饰 LDL。另外，对人血浆成分分析表明，与 LDL 结合的 AngⅡ占血浆 AngⅡ总浓度的 5%～10%。可见无论在体内还是在体外，AngⅡ都可结合 LDL。虽然 AngⅡ-LDL 与天然 LDL 相比，组成成分及大小都无变化，但是，AngⅡ-LDL 却不能被 LDL 受体识别，只能被清道夫受体识别，以至巨噬细胞摄取 AngⅡ-LDL 的速度加快 60%～75%，促进细胞内脂质堆积，泡沫细胞形成，启动 As 的发生。

3. 促进氧化低密度脂蛋白（ox-LDL）的摄取 AngⅡ促进巨噬细胞摄取 ox-LDL，LDL 被氧化修饰后其受体识别位点发生改变，产生 ox-LDL 自身受体结合位点，通过相应机制被血管细胞吞噬形成荷脂或泡沫细胞。其中 AngⅡ介导如下三种 ox-LDL 的摄取通路：①AngⅡ-AT1R-IL-6-CD36-ox-LDL 通路，即 AngⅡ与 AT1 受体结合，诱导 IL-6 合成与释放，继而 IL-6 促进巨噬细胞清道夫受体 CD36 的表达上调，增加的 CD36 可正反馈的方式摄取 ox-LDL，使巨噬细胞最终演变为泡沫细胞。例如，AngⅡ持续腹腔注射 2 周后，小鼠腹腔巨噬细胞表面的清道夫受体 CD36 mRNA 和蛋白表达增加，对 ox-LDL 的亲和力增加，ox-LDL 被巨噬细胞的摄取量也加大，且摄取量增加与 AngⅡ剂量正相关。②AngⅡ-蛋白多糖-ox-LDL 通路，即 AngⅡ通过刺激巨噬细胞和硫酸软骨素等蛋白多糖结合增加而使巨噬细胞对 ox-LDL 的摄取增加，加剧泡沫细胞的形成和 As 的发展。例如，向小鼠腹腔注射 AngⅡ后，ox-LDL 的摄取量增加 60%，巨噬细胞表面蛋白多糖量也增加 60%。在体外，AngⅡ同 J-774A.1 巨噬细胞预孵育后，巨噬细胞表面的蛋白多糖增加 55.1%～59%，尤其是硫酸软骨素蛋白多糖。③AngⅡ-AT1R-LO-LOX-1-ox-LDL 通路，即 AngⅡ-AT1R 结合上调 12-LO 和 15-LO 表达，LO 表达的上调一方面可加速 LDL 的氧化修饰，另一方面可促进血凝样氧化低密度脂蛋白受体（LOX-1）的表达，上调的 LOX-1 也可进一步加速血管平滑肌细胞、巨噬细胞对 ox-LDL 的摄取，使其转化为泡沫细胞。

4. 促进尿酸的分泌　血清尿酸是人体内嘌呤代谢产生的一种最终产物，当体内嘌呤代谢异常导致尿酸形成过多或者不能很好地排出体外时，可导致血清尿酸含量升高，高尿酸血症可作为一种预测动脉粥样硬化严重程度的危险因子。近年来的研究表明，尿酸可经一系列反应产生自由基、介导多种氧化前体、促进脂蛋白氧化从而损伤血管内皮；还可通过使化学和细胞因子的表达增加、使血管壁 CRP 的表达及肾素-血管紧张素-醛固酮系统活性增加等多种机制引起 As 和高血压的发生。研究还发现，尿酸水平的升高与肾内的 RAS 激活相关，尿酸可促进血管平滑肌细胞中 AngⅡ的释放。

三、抑制肾素-血管紧张素系统对动脉粥样硬化发生及发展的影响

（一）通过抑制肾素-血管紧张素系统抗动脉粥样硬化的实验证据

目前抑制 RAS 的研究主要集中在 ACEI 和 AT1 受体拮抗剂两类药物上。AT1 受体拮抗剂或 ACE 抑制剂对 As 发展与演化的影响在动物模型已进行大量试验。

1. AT1 受体拮抗剂干预猕猴 As 模型的实验　雄性猕猴饲喂致 As 饮食 12 周后，根据血浆胆固醇浓度随机分组：用渗透压微泵技术给予 AT1 受体拮抗剂洛沙坦 180mg/d，治疗 6 周，治疗结束 2 周后，杀死动物取主动脉和其他血管行组织学和免疫组织化学技术检测。结果血压、总胆固醇浓度和血浆脂蛋白分布在治疗组和对照组都无显著差异。不过，无论在全血还是在分离的单核细胞，AT1 受体拮抗剂都显著降低单核细胞 CD11b 表达，亦即单核细胞活化和黏附能力都被降低。另外 AT1 受体拮抗剂也显著增加 LDL 体外氧化的延滞时间，亦即减少 LDL 的摄取和氧化。而且，主动脉、冠状动脉左前降支、冠状动脉左回旋支和冠状动脉右支的脂纹形成都被减少 50% 左右，这为 AT1 受体拮抗剂阻止猕猴动物模型 As 的发展提供直接证据。

2. ACEI 对遗传性高脂血症 Watanabe 兔的干预　遗传性高脂血症 Watanabe 兔在 3～12 个月龄时给予 ACE 抑制剂群多普利 0.25mg/（kg·48h）。相比于对照组，在群多普利治

疗组，主动脉 As 的发展显著减少。治疗组与对照组主动脉内膜总表面积 As 受累比值分别为 35%和 56%，其中升主动脉 82%和 95%、降主动脉 22%和 54%、腹主动脉 24%和 39%。相对于对照组，群多普利处理组动物升主动脉弓胆固醇含量显著降低，As 斑块中的泡沫细胞更少而结缔组织却更多，即群多普利抑制 As 的发展，促进斑块的稳定。

3. 甄别血压问题的实验 分别用 2mg/（kg·d）坎地沙坦、10mg/（kg·d）阿替洛尔和赋形剂处理 Watanabe 兔 6 个月；赋形剂组为对照组。每月检测一次血压。结果显示，相较于对照组，坎地沙坦和阿替洛尔对血压都不产生显著影响。与阿替洛尔和对照组比较，坎地沙坦处理组主动脉粥样硬化病变显著降低。在胸主动脉，As 斑块覆盖率为 18%，而阿替洛尔为 49%，对照组为 34%。另外，坎地沙坦处理也显著降低胸主动脉胆固醇含量。因此，坎地沙坦抑制 As 发展效应不依赖血压的变化。

4. 除动物实验外，大规模的临床试验亦在深入地进行

（1）ACEI 用于急性心肌梗死的治疗：美国及欧洲等国家和地区已完成的 3 个大规模临床实验（CON SENSUSII 用依那普利、ISIS-TV 用卡托普利、GISSI-3 用赖诺普利）共包括约 4 万例急性心肌梗死患者，均在发病后 24h 内给药，用药 4 周以上，可使病死率下降，但用药过程中低血压发生率显著高于对照组。

（2）心肌梗死后患者的临床试验：缬沙坦在急性心肌梗死中的试验（VAL IANT）共纳入了 14 703 例有症状的心肌梗死、发病 12h 到 10 天同时合并有症状的心力衰竭或左心室功能异常的患者。进行平均 2 年的随访，其主要终点为所有原因的死亡率，次要终点为心血管死亡、心肌梗死复发和因心力衰竭而住院的复合终点。结果发现，在改善心肌梗死患者生存率方面，缬沙坦的疗效与目前的一线药物 ACEI 相当。

（3）心脏转归预防评估（Heart Outcomes Prevention Evaluation，HOPE）研究：将 9297 例心血管病高危个体随机分为雷米普利组（10mg/d，$n=4645$）和安慰剂组（$n=4652$），随访期 5 年。结果观察到患者长期应用 ACEI 药物雷米普利可使心脑血管事件（心肌梗死、卒中、心源性死亡）发生率减少 22%~37%，并使血管重建、心绞痛恶化、心力衰竭，新诊断的糖尿病、糖尿病并发症发生率降低。与安慰剂相比，雷米普利明显减轻颈动脉内膜中层厚度，具有抗 As 作用，这一作用呈剂量相关性，每日 10 mg 组的作用显著大于每日 2.5 mg 组。而且，雷米普利降低心肌梗死和脑卒中发生率的幅度大大超过该药使血压下降所预期的获益程度，换言之，雷米普利对动脉粥样硬化性心脑血管的影响不依赖于血压的变化。

（二）通过抑制肾素-血管紧张素系统抗动脉粥样硬化的机制

ACE 使 Ang I 裂解为有生物活性的 Ang II。ACEI 通过抑制循环和组织 ACE 而发挥抗 Ang II 产生的效应。AT1 受体拮抗剂通过阻断 Ang II 的生物学活性发挥拮抗 RAS 效应。而且 ACEI 与 AT1 受体拮抗剂均能增加体内 Ang I～IV 的水平。两者抑制甚或逆转 As 形成与发展的机制总结如下：

1. 恢复和维持血管内皮功能 血管内皮受损、内皮功能减退是 As 的最重要始动因素。高胆固醇血症时，活化的 RAS 产生大量 Ang II，后者与 AT1 受体结合，激活 NADH/ANDPH 氧化酶系统，产生大量的氧自由基，损伤内皮细胞。损伤的血管发生结构和功能的变化。

RAS 受抑后，血浆 NO 含量增加，AT1 受体表达上调，NADH/NADPH 氧化酶活性和氧自由基含量降低，血管内皮对乙酰胆碱引起的舒张反应得以改善，最终使得血管内皮的功能得到恢复与维持。另外，AT1 受体拮抗剂和 AT2 受体拮抗剂联合应用，通过拮抗中枢或外周的 ACE-AngⅡ-AT1 受体轴，可完全阻断内皮细胞的凋亡，改善内皮细胞依赖性血管舒张功能，并阻断凋亡细胞诱发的炎症反应，影响 As 进程。

2. 抑制 AngⅡ诱导的细胞增殖与迁移及血小板的活化　AngⅡ是一种强烈的促有丝分裂剂，通过 AT1 受体激活 G 蛋白和蛋白激酶 C，启动 DNA 合成和细胞增殖。对 ACE 的抑制和 AT1 受体的拮抗可有效减少 AngⅡ含量及其通过 AT1 受体所发挥的各种生物学效应。另外抑制 ACE 还可使循环中缓激肽水平升高，刺激内皮细胞舒张因子 EDRF 合成，抑制平滑肌细胞的增殖，中断 As 进程。而且对 RAS 的抑制还可有效遏制 AngⅡ介导的原癌基因 c-fos、c-myc 等的表达和多种细胞生长因子的合成与释放，从而抑制血管平滑肌细胞的增殖与迁移，减少泡沫细胞的数目，延缓 As 的发生发展。

血管损伤后引起的血小板活化，以及活化的血小板产生的黏附和聚集反应，是血栓形成及动脉粥样硬化形成的关键步骤。活化 aⅡbβ3 是血小板聚集和黏附的先决条件，talinl 的 F3 区可与 β3 胞质尾的近膜端的 NPXY 序列结合，是首个被证实能够活化 aⅡbβ3 的蛋白，talinl 活化 aⅡbβ3 后通过两条信号转导途径实现血小板的活化，进而促进血小板的黏附和聚集。研究发现，AngⅡ能够显著上调 HUVEC 表达 talinl，Ang（1~7）对 AngⅡ诱导 HUVECs 表达 talinl 可产生抑制作用，并呈现出明显的时间依赖性和剂量依赖性。因此，靶向沉默 Talinl 可作为防治 As 及血栓疾病的有效靶点，也将成为今后研究的热点。

3. 下调致炎因子，减轻炎症反应　血管内皮受损后黏附分子的合成与释放增加，促进包括单核细胞、淋巴细胞在内的多种炎细胞与内皮的黏附，使得内皮下间隙病灶内炎症反应增加。ACEI 或 AT1 受体拮抗剂的应用可通过下调核转录因子 NF-κB 的活性而阻断炎症因子如 IL-6、VCAM-1、MCP-1、IFN、TNF、MMP 等的合成与释放，进而减少病灶内炎细胞的浸润，减缓炎症的发展，促进斑块的稳定，减少相关临床心血管事件的发生概率。

4. 改善脂质代谢，抑制 LDL 修饰　抑制 AngⅡ效应的拮抗可改善富胆固醇脂蛋白的脂质代谢，尤其是对 LDL 的修饰与摄取。比较典型的如缬沙坦和氯沙坦可抑制巨噬细胞脂加氧酶活性和小鼠血浆 LDL 的脂质过氧化，下调巨噬细胞 ox-LDL 受体 LOX-1 和 CD36 的表达，减少细胞内胆固醇的蓄积和泡沫细胞的形成，进而延缓或逆转 As 的进程。

5. 拮抗纤溶抑制，抵抗剪切力损伤　纤溶系统活性的降低促进了 As 早期病变的发展。应用 AT1 受体拮抗剂可完全抑制 AngⅡ对 PAI-1 的诱导作用，并可剂量依赖性地抑制 TXA_2 释放，减少凝血酶或 ADP 诱导的血小板聚集，从而降低内皮细胞损伤，抑制 As 的发生。

四、结　语

动脉粥样硬化性疾病的发展是遗传因素与环境因素综合作用的结果。尽管危险因素和 As 的流行病学相关性已经确立，但最终导致 As 发生的危险因素启动的分子事件还不甚清晰。不过，总览目前的资料分析可知，高危因素与 As 心脑血管病发生发展间可能存在一个

"开关",这个开关就是 AngⅡ-AT1 受体的活化。目前,RAS 的其他局部组分如 ACE 和 AngⅡ活性的增加是否是伴随的,或者 AT1 受体过表达是否足以诱发血管病变的形成还不清楚。

AT1 受体拮抗剂或者 ACEI 可逆转氧化应激和内皮功能紊乱,防止心血管事件的发生。ACEI 延缓 As 和心力衰竭的演变。在罹患冠心病的高危人群患者中,ACEI 改善内皮功能降低心血管病的死亡率。最近的研究显示,高血压和 As 个体 AT1 受体拮抗剂改善内皮功能,提示 ACEI 类药物可使血管功能受益。不过,还需要大样本临床试验来验证 AT1 受体拮抗剂关于降低 As 发病率和死亡率的效应。

总而言之,RAS 活化是 As 疾病发展和演变的一个重要过程。因此,抑制 RAS 活化应该是 As 靶向治疗的关键措施之一。

(陈临溪 赵 红)

第二节 胆固醇转运系统

一、概 述

胆固醇又称为胆甾醇,广泛存在于动物体内,具有由一个 4 个碳环组成的刚性疏水结构域和一个亲水极性的羟基组成的环戊烷多氢菲基本结构。这种独特的结构使胆固醇具有一系列重要的生理功能,包括参与细胞膜的组成及作为维生素 D、胆汁酸和类固醇类激素合成的前体物质。然而,胆固醇对人体是一把"双刃剑",胆固醇缺乏会影响生长发育,但过多的胆固醇蓄积则可引起细胞毒性和脂质代谢紊乱,进而引起动脉粥样硬化(As)及相关心脑血管疾病的发生和发展。为了维持胆固醇的动态平衡,以及抑制由胆固醇产生的细胞毒性,机体进化出了一套胆固醇转运系统,这是一个复杂的、多步骤的过程,主要包括小肠对胆固醇的吸收、胆固醇在巨噬细胞内运输、胆固醇逆向转运(RCT)三个阶段。机体通过这个系统对胆固醇代谢进行严密而精准的调控,其失调是 As 发生的关键原因。本章主要介绍胆固醇转运系统的基本过程及其在 As 中的作用。

二、胆固醇的小肠吸收

人体获取胆固醇的途径包括自身合成和小肠吸收,以小肠吸收为主。肠道中的胆固醇主要来源于食物、肝脏分泌的胆汁及脱落的小肠上皮细胞。小肠中的多种消化酶将食物中的三酰甘油和磷脂逐渐分解消化,最终释放出可供吸收的游离胆固醇(FC)。肝细胞膜上富集三磷酸腺苷结合盒转运体 G5/G8(ABCG5/G8),这种异二聚体能将肝细胞内的 FC 外排至胆汁中,因此,胆汁也含有大量的 FC。小肠对胆固醇的吸收主要发生于中上段,这是一个复杂的、由多个步骤组成的连续的分解、转运及重新酯化的过程,其中由尼曼-皮克 C1 样蛋白 1(Niemann-Pick C1 like 1,NPC1L1)介导的肠道中 FC 进入小肠上皮细胞是胆固醇吸收的限速步骤。

Altmann 等于 2004 年通过生物信息学分析发现,NPC1L1 是一种定位于小肠上皮细胞刷状缘膜上的13次跨膜蛋白,由1332个氨基酸组成,与尼曼-皮克C型蛋白1(Niemann-Pick type C1，NPC1）有50%的氨基酸序列同源性，其N端位于细胞膜外侧，并朝向肠腔，C端位于细胞膜内侧，而3~7跨膜区段构成了甾醇感受结构域（sterol sensing domain，SSD）。NPC1L1表达具有种属特异性，在啮齿类动物中，以空肠和回肠段表达水平最高，且主要定位于上皮细胞面向肠腔的质膜上，这与其介导胆固醇吸收的功能一致；而在人或其他灵长动物体内，NPC1L1在肠道及肝脏中高表达，也在朝向胆汁的胆小管膜上表达，负责重吸收肝脏分泌到胆汁中的胆固醇，以防止ABCG5/G8将过多的胆固醇外排入胆汁中。

大量研究证实，NPC1L1通过囊泡内吞机制介导小肠胆固醇吸收。NPC1L1包含2个功能结构域，其中C端含有一个特异性的内吞信号序列（YVNXXF，其中X指代任何的氨基酸），该信号序列在胆固醇水平低时和质膜结合，导致内吞无法启动；相反，当细胞膜上的胆固醇浓度升高时，它的NH2结构域可与胆固醇特异性结合。同时，质膜上的脂筏组成蛋白（浮舰蛋白-1和浮舰蛋白-2）与NPC1L1结合，从而在细胞质膜上形成一个富含胆固醇的膜微结构域。局部的高胆固醇环境作为刺激信号，可引起NPC1L1蛋白质构象发生变化，使C端的YVNXXF内吞信号序列与质膜解离，引起YVNXXF内吞信号序列暴露，细胞质内的接头蛋白Numb识别该序列并与其结合，Numb进一步募集网格蛋白/衔接蛋白-2（adaptin-2，AP2）复合物，这些蛋白装配形成内吞复合体，以囊泡内吞的方式吸收胆固醇。然后，这些富含胆固醇的囊泡沿微丝转运至内吞循环体（endocytic recycling compartment，ERC）。在细胞内缺乏胆固醇的情况下，内吞进入ERC的NPC1L1可与胆固醇分离，激活的细胞分裂周期蛋白（cell division cycle 42，Cdc42）通过调控N-WASP、Arp2/3、Rab11a/Rab11-FIP2/MyosinVb等膜泡运输相关蛋白将NPC1L1蛋白沿微丝重新转运至质膜，继续参与胆固醇的吸收。研究发现，每内吞一次，一分子NPC1L1可携带约50个胆固醇分子进入细胞，表明NPC1L1转运胆固醇的高效性。

转运至小肠上皮细胞的胆固醇大多被重新酯化，参与体内的代谢过程。由于FC分子具有高度疏水特性，当细胞内FC浓度过高时可形成结晶，并对细胞产生毒性作用，因此，小肠绒毛上皮细胞吸收进来的大部分FC被重新酯化成胆固醇酯（CE）。这一过程是由酰基辅酶A——胆固醇酰基转移酶（ACAT）完成的，它是目前已知的唯一一个催化细胞内FC与长链脂肪酸连接形成CE的酶。ACAT蛋白定位于内质网膜上，分为ACAT1和ACAT2两种亚型，其中ACAT1存在于人体内的所有细胞和组织，主要作用是将胆固醇酯化后以脂滴的形式储存在细胞质中，用于维持细胞内的胆固醇、脂肪酸等脂质代谢平衡；而ACAT2特异性地表达于小肠绒毛上皮细胞和肝细胞，在胆固醇吸收和脂蛋白装配中发挥重要作用。在小肠绒毛上皮细胞中，ACAT2合成的CE进一步与三酰甘油、磷脂及一小部分FC、载脂蛋白B-48（Apo B-48）、载脂蛋白AⅠ/Ⅳ（Apo AⅠ/Ⅳ）等一起装配形成乳糜微粒，经由基底膜分泌进入淋巴系统，参与体内代谢。

三、巨噬细胞胆固醇的摄取、酯化和流出

巨噬细胞内胆固醇的代谢是一个十分复杂的过程，包括胆固醇的摄取、酯化、水解、流出四个阶段，每个阶段都受到严密的调控以维持巨噬细胞内脂质的稳态。胆固醇摄取主要由CD36和A类清道夫受体（SR-A）介导。作为一种糖蛋白，CD36位于细胞膜上，其

氨基酸序列与 B 类 I 型清道夫受体（SR-B I）有 30% 的同源性，表达于单核/巨噬细胞、脂肪细胞、树突状细胞、内皮细胞等多种细胞类型。研究发现，CD36 是最主要的 ox-LDL 受体，负责 50%~60% 的巨噬细胞对 ox-LDL 摄取。SR-A 在巨噬细胞、血管平滑肌细胞和内皮细胞均有表达，以网格蛋白依赖途径内吞 ox-LDL 或 ac-LDL。除了 CD36 与 SR-A 外，凝集素样氧化低密度脂蛋白受体-1（LOX-1）也能介导少量的 ox-LDL 内吞。研究发现，真菌环氧二烯(mycoepoxydiene, MED)通过降低 LOX-1 表达水平减少巨噬细胞对 ox-LDL 的摄取，进而抑制泡沫细胞形成。

当 ox-LDL 或 ac-LDL 经 CD36 和 SR-A 等介导进入巨噬细胞后，还需进一步酯化形成脂滴才可在细胞内蓄积。修饰的 LDL 首先在晚期内体（late endosome, LE）内由酸性脂肪酶水解形成 FC，一部分 FC 被运输至质膜，进而排出细胞外，其他 FC 则被运输到内质网，由 ACAT-1 进行催化。FC 酯化生成 CE，并以脂滴的形式储存在细胞内。近年研究表明，miR-9 通过与 ACAT-1 mRNA 的 3′端非翻译区（3′untranslated region，3′UTR）结合，使 ACAT-1 表达下调，进而抑制巨噬细胞内 FC 酯化和脂质蓄积。本实验室也发现，miR-27a/b 靶向沉默 ACAT-1 抑制巨噬细胞转化为泡沫细胞。另一方面，肺炎衣原体的促 As 作用与其上调 ACAT-1 表达有关。

巨噬细胞内储存的 CE 必需经中性胆固醇酯水解酶（neutral cholesterol ester hydrolase，nCEH）分解为 FC 后，才能排出细胞外。参与巨噬细胞内胆固醇流出的分子主要为三磷酸腺苷结合盒转运体 A1（ABCA1）和 G1（ABCG1）。ABCA1 是一种由 2261 个氨基酸组成的跨膜蛋白，负责将细胞内的 FC 转运到贫脂的 Apo A I，进而形成新生的高密度脂蛋白（HDL）颗粒。ABCG1 则以同源二聚体的形式介导细胞内的 FC 向 HDL 外排。值得注意的是，ABCA1 与 ABCG1 可协同促进细胞胆固醇流出，ABCA1 介导的 FC 向 Apo A I 外排使 Apo A I 转化为新生 HDL 颗粒，而新生 HDL 颗粒是 ABCG1 介导的胆固醇流出的接受体。同时敲除小鼠 ABCA1 与 ABCG1 可导致巨噬细胞内胆固醇大量蓄积，造成泡沫细胞的大量生成及 As 发生发展。

四、RCT 途径

机体排出胆固醇的途径称为 RCT，1973 年由 Glomset 等首次提出，传统的 RCT 途径指肝外组织细胞内的胆固醇通过血液循环转运到肝脏，在肝脏转化为胆汁酸并排出体外的过程。但近年研究发现，除传统的 RCT 途径外，机体还存在着由血液直接经肠道分泌和排出胆固醇的通路，命名为经肠道直接分泌（transintestinal cholesterol efflux，TICE）途径。本部分主要介绍两种 RCT 途径的基本过程和相互关系。

（一）传统的 RCT 途径

HDL 是胆固醇从细胞移出后不可或缺的接收体。肝脏和小肠分泌贫脂的 Apo A I，在外周组织 Apo A I 接受 ABCA1 转运出来的 FC，形成新生的圆盘状 HDL，即前 β-HDL。然后，血浆卵磷脂胆固醇酰基转移酶（lecithin: cholesterol acyltransferase，LCAT）将 HDL 表面卵磷脂中的酰基转移至 FC，生成溶血卵磷脂和 CE，疏水性的 CE 逐渐迁移到 HDL 核心聚积。随着 CE 不断增多，前 β-HDL 体积不断增大，密度不断减轻，最终转变为成熟的球形 HDL3 颗粒。HDL3 再接受 ABCG1 与 SR-BⅠ转运出的 FC，进而形成 HDL2（α-HDL）。在血液中，HDL 中部分 CE 可以与 LDL、极低密度脂蛋白（VLDL）或乳糜微粒上的三酰甘油或磷脂进行交换，前者由胆固醇酯转运蛋白（cholesterol ester transfer protein，CETP）介导完成，后者依赖于磷脂转运蛋白（phospholipids transfer protein，PLTP）。PLTP 具有多种生理作用，除主动转运磷脂外，还能促进中等大小的 α-HDL 相互融合，形成大的 HDL，并释放贫脂的 Apo AⅠ，进一步促进细胞内胆固醇的排出。

胆固醇经 HDL、LDL、VLDL 运输到达肝脏后，肝细胞主要通过低密度脂蛋白受体（LDLR）、SR-BⅠ摄取与 HDL、LDL、VLDL 结合的胆固醇。LDLR 是一个由 839 个氨基酸组成的单链糖蛋白，包含 5 个部分：N 端配体结合结构域、EGF-前体同源结构域、O-连接糖结构域、跨膜结构域和胞质结构域，各结构域有其独特功能，其中跨膜结构域由 22 个氨基酸组成，可锚定 LDLR 于细胞膜。LDLR 的作用是介导整个 LDL 颗粒被细胞内吞，可分为 3 个阶段：首先，LDLR 的 N 端配体结合结构域与 LDL 中的主要蛋白成分 Apo B-100 结合，形成 LDL/LDLR 复合物，并聚集于深陷的有被小窝中，有被小窝随后脱离质膜形成有被小泡，并进入细胞；其次，有被小泡的外被降解后，形成无被小泡，并与胞内体迅速融合，导致 LDL 与 LDLR 分离，LDLR 返回质膜，进行下一次循环再利用，而 LDL 被转运至溶酶体；最后，溶酶体内的水解酶将 LDL 中的蛋白质成分降解，释放的 CE 被中性胆固醇酯水解酶（neutral cholesterol ester hydrolase，nCEH）分解为 FC 和脂肪酸，FC 从溶酶体进入胞质，用于细胞膜的装配或进入其他代谢途径。血浆中约 70% 的 LDL-C 通过这种方式被肝细胞摄取，因此，这是体内清除胆固醇的最主要方式，对于降低血浆总胆固醇浓度及维持胆固醇的体内平衡起关键性作用。

SR-BⅠ蛋白由 509 个氨基酸组成，有两个胞质结构域、两个跨膜结构域和一个半胱氨酸丰富的单链胞外结构域（胞质域和跨膜域固定于胞膜，半胱氨酸丰富的单链胞外域伸向胞外），呈马蹄形。SR-BⅠ是一种在进化过程中高度保守的蛋白，在多种哺乳动物的组织和细胞中均有表达，如脑、肾、小肠、心脏、胎盘、巨噬细胞、内皮细胞、平滑肌细胞及上皮细胞，但主要分布于与胆固醇代谢密切相关的肝脏和类固醇激素生成组织（如肾上腺、卵巢、睾丸）。与 LDLR 介导的 LDL-C 内吞作用不同，SR-BⅠ是第一个被确定的 HDL 受体，与 HDL 具有很强的亲和力，可以选择性地摄取 HDL-CE，即 SR-BⅠ与 HDL 结合后，HDL 疏水核心的 CE 被交给浆膜，而不伴有 HDL 完整颗粒的摄取和降解。这一过程分为两步：第一步为 SR-BⅠ的胞外结构域与 HDL 结合；第二步是 CE 扩散入细胞质膜。SR-BⅠ将 HDL-CE 运输到其膜定位区域，并在此通过细胞特殊型 nCEH 把 HDL-CE 代谢成 FC。这两个步骤相互独立，仅有 HDL 与 SR-BⅠ的高亲和力不足以将胆固醇有效转运至细胞，因为 SR-BⅠ突变虽能促进 SR-BⅠ与 HDL 结合，却无脂质转移。研究发现，Apo AⅠ中的两性 α 螺旋结构负责 HDL 与 SR-BⅠ的结合，SR-BⅠ介导肝细胞对 HDL-CE 选择性摄取的最佳状态需要同时有 Apo AⅠ的存在及合适定位。也就是说，HDL 中的 Apo AⅠ需要占据合适的位置以便形成"生产型复合物"，即一种介于 HDL 和 SR-BⅠ之间并能导致有效胆固醇摄取的复合物。近年研究表明，SR-BⅠ也能介导细胞对 LDL-CE 的选择性摄取，但其效率远低于 HDL-CE。尽管 SR-BⅠ转基因小鼠的血浆 VLDL-C 水平降低，但腺病毒感染造成

SR-BⅠ过度表达后,这种肝脏 SR-BⅠ的一过性增高并不影响血浆 VLDL-C 水平。因此,SR-BⅠ介导的 LDL-CE 选择性摄取在体内 LDL-C 代谢中仅占很小比例。

进入肝脏的胆固醇大部分转变成胆盐,经肝胆管流入胆汁,再排入肠腔,在肠道细菌的作用下,初级胆盐转变成次级胆盐,即石胆酸或脱氧胆酸。约95%的胆盐进入肝肠循环,重新利用,剩余的胆盐则以胆汁酸的形式随粪便排出体外。进入肝脏的一小部分胆固醇不需要转变成胆盐,可直接排入胆汁中,这一过程由 ABCG5/G8 异二聚体介导完成。ABCG5 和 ABCG8 基因定位于 2 号染色体 2p21,均含有 13 个外显子和 12 个内含子,虽然二者相距很近,起始密码子仅相距 374bp,但转录方向却相反。ABCG5 和 ABCG8 蛋白特异性地表达于肝脏及肠组织,当两者共同表达形成异二聚体时,移位至细胞膜的顶端膜区,介导胆固醇及谷固醇直接跨膜转移至胆汁和肠道中。ABCG5/G8 介导胆固醇分泌的机制尚不明确,有研究推测 ABCG5 和 ABCG8 可能形成胆固醇流出的通道,在 ATP 的作用下,这种异二聚体发生构象改变,将一个胆固醇分子从胞质翻转至胞膜外侧,以利于其释放进入管腔。

(二)TICE 途径

在传统的 RCT 途径中,HDL 起关键作用,它把肝外组织和巨噬细胞内的胆固醇转运至肝脏,因此,血浆 HDL-C 水平能够精确地反映胆汁胆固醇的分泌和粪便胆固醇的排出情况。然而,在小鼠血浆 HDL-C 水平极低的情况下,其胆汁和粪便中的胆固醇含量却保持在正常水平。此外,虽然肝细胞磷脂转运体 ABCB4 缺陷小鼠的胆汁中磷脂和胆固醇分泌明显减少,但不影响粪便中胆固醇的含量;利用肝 X 受体(LXR)激动剂处理这种小鼠后,尽管未改变胆汁胆固醇分泌,但可明显增加粪便胆固醇的排出。Brown 等利用反义寡核苷酸技术剔除小鼠肝脏中 ACAT2 基因后,发现 ACAT2 沉默虽然可减少肝细胞 CE 含量和含 Apo B 的 VLDL/LDL 分泌,而血浆 HDL-C 水平却保持不变。进一步研究表明,剔除小鼠肝脏 ACAT2 基因并不影响胆汁胆固醇排泄,但肠道中性甾醇排泄增加。NPC1L1 存在于小肠上皮细胞刷状缘膜,是肠道吸收胆固醇的关键转运蛋白,同时也作为新型降脂药物依泽替米贝的作用靶点。在过表达 NPC1L1 的小鼠肝细胞中发现,胆汁中胆固醇分泌尽管减少了约 90%,但 NPC1L1 过表达并不影响粪便中胆固醇含量和整体 RCT 效率。利用外科结扎手术阻断胆汁进入小肠,在粪便中仍发现大量的胆固醇。此外,在晚期胰头癌患者中,由于胰头增大而使胆道完全阻塞,虽然此时胆汁不能排入肠腔,但在肠腔中仍然发现较多的胆固醇。这些现象均提示,传统的 RCT 途径不是粪便中胆固醇的唯一来源,机体还能直接经肠道分泌胆固醇,即 TICE 途径。这条途径于 2007 年由 van der 等用小肠灌流的方法证实。他们首先结扎小鼠胆管,胆汁通过胆囊套管引流出来,然后经尾静脉注入 10 μCi 的 ^{14}C-胆固醇,30min 后处死小鼠,分离小肠,进行离体灌流,在灌流液中发现大量的 ^{14}C-胆固醇。

尽管目前对传统的 RCT 途径研究比较深入,但是对 TICE 途径的研究还处于早期阶段,有许多尚未阐明的问题,特别是参与其中的转运体。已有研究证实,富含 Apo E 的 HDL 能增加 TICE 效率,提示 HDL 可能参与 TICE。但最近的研究表明,将放射性标记的 HDL 分别静脉注入野生型小鼠、ABCA1 和 SR-BⅠ双敲小鼠,进行腔肠灌洗,收集灌洗液,检测放射性标记的胆固醇,但并未检测到放射性标记的胆固醇存在,这些结果表明,肠上皮细胞可能并不摄取血液中的 HDL-C,HDL 似乎与 TICE 无关。敲除小鼠的 HDL 受体 SR-BI,发现 TICE 不仅未减少,反而有一定量的增加;但在小肠特异性过表达 SR-BⅠ的小鼠中,TICE 没有改变,这些结果提示,SR-BⅠ在 TICE 中的作用不明显。肝脏微粒体三酰甘油转运蛋白(microsomal triglyceride transfer protein,MTP)与 VLDL 的生成和酯化过程密切相关。研究发现,敲除 MTP 基因可减少 50%的 TICE,提示 MTP 可能是 TICE 过程中胆固醇的重要转运体。

肠上皮细胞因其具有基底膜和顶端膜,而属于一种极性细胞。这些独特的结构赋予肠上皮细胞一系列重要的功能,肠上皮细胞利用其基底膜摄取胆固醇,胆固醇进入细胞后,通过顶端膜分泌入肠腔中。如前所述,ABCG5/G8 位于肠上皮细胞的顶端膜,具有重要的胆固醇转运作用,这种异二聚体可能通过介导胆固醇从肠上皮细胞的顶端膜分泌入肠腔而参与 TICE。利用同位素示踪法进行研究,发现野生型小鼠经 TICE 途径分泌的胆固醇占粪便胆固醇总含量的 25%,而 ABCA5 敲除小鼠通过上述途径分泌的胆固醇仅占粪便胆固醇占含量的 15%。另有研究发现,小肠特异性的 LXR 激动剂 GW6340 能上调肠上皮细胞 ABCG5 和 ABCG8 表达,进而增加 TICE,但在 ABCG5 和 ABCG8 敲除或者低表达的情况下,TICE 仍然存在,表明除了 ABCG5 和 ABCG8 外,肠上皮细胞顶端膜上还存在其他参与 TICE 的胆固醇转运体。小肠是合成的 Apo AⅠ的重要组织,其合成的大部分 Apo AⅠ经小肠微绒毛进入肠腔中,小部分 Apo AⅠ则直接进入到肠上皮细胞乳糜微粒,并通过其基底面进入血液循环。免疫荧光结果显示,肠上皮细胞顶端膜处的 Apo AⅠ并没有从细胞表面释放出来,却聚集在小肠刷状缘,这些在小肠刷状缘处聚积的 Apo AⅠ可介导胆固醇流出到肠腔中,提示 Apo AⅠ除在传统的 RCT 途径中发挥重要作用外,也参与 TICE 途径。同时,乳糜微粒中的 Apo AⅠ可通过肠上皮细胞基底膜进入血液循环中,这表明 Apo AⅠ像 NPC1L1 一样,也能促进小肠中胆固醇的吸收。NPC1 和 NPC2 是细胞内胆固醇转运的重要蛋白,研究发现,敲除小鼠的 NPC1 或 NPC2 基因后,肠上皮细胞内有大量胆固醇蓄积,粪便中胆固醇含量明显减少,提示这两种蛋白也能促进 TICE 发生。Rab9 和溶酶体内在膜蛋白 2(lysosomal integral membrane protein 2,LIMP2)是两种与胆固醇转运密切相关的因子,其中 Rab9 转运晚期内体中的胆固醇至反面高尔基体,Limp2 通过与 β-葡萄糖脑苷脂酶结合促进囊泡中的胆固醇转移,并且小鼠 Limp2 与人 Scarb2(胆固醇稳态的调节基因之一)是直系同源基因。GW610742 是过氧化物酶体增殖物激活受体 δ(PPARδ)的激动剂。用 GW610742 处理 FVB 小鼠后,发现经 TICE 途径排出的胆固醇明显增加,但不影响胆汁胆固醇的分泌;而且 GW610742 显著下调 NPC1L1 表达,上调 Rab9 和 LIMP2 表达,但不影响 ABCG5、ABCG8 和 SR-BⅠ表达,提示 PPARδ 对 TICE 的促进作用可能是通过上调 Rab9、LIMP2 表达来实现的。

(三)传统 RCT 与 TICE 途径的关系

传统的 RCT 和 TICE 途径是机体排出胆固醇的两条主要通路,这两条途径并不是相互独立的,它们之间存在相互作用,共同维持体内胆固醇平衡。小肠灌流实验发现,人类粪便中的胆固醇 56%来源于传统的 RCT 途径,44%来源于 TICE 途径;在小鼠中,经 TICE

途径排出的胆固醇占总胆固醇排出量的20%~33%。值得注意的是，TICE途径对药物很敏感，研究发现，当用LXR激动剂处理C57BL/6小鼠后，TICE途径所占比例从33%迅速升高至63%。因此，传统的RCT途径虽然负责哺乳动物体内大部分胆固醇清除，但在传统的RCT途径受到抑制的情况下，TICE途径可充分发挥代偿作用，这对防止脂质代谢紊乱的发生具有十分重要的意义。

血浆中HDL是传统RCT途径的主要参与者，而含Apo B的VLDL与TICE途径密切相关。血浆HDL促进胆固醇从外周组织及巨噬细胞中流出，这些流出的胆固醇可作为TICE途径中胆固醇的来源，而且HDL与LDL可互相交换脂质，因此，通过HDL和VLDL的作用，使两种途径相互交叉，相互影响。此外，在胆汁转移的犬和小鼠中研究发现，尽管此时胆汁不能排泄入肠腔，但粪便中胆固醇的含量却增加2~7倍，提示传统的RCT途径可影响TICE，但具体机制需要进一步研究。肝脏是胆汁酸盐和磷脂分泌的主要部位，胆汁酸盐和磷脂分泌后形成混合微胶粒，这些混合微胶粒进入肠腔后，可作为胆固醇的接受体，因而能促进TICE。利用小肠分段灌洗技术，检测灌洗液中胆汁酸盐、磷脂和胆固醇水平，发现小肠近端部位磷脂和胆汁酸盐含量多，经小肠分泌的胆固醇的量相应增多；小肠远端部位胆汁酸盐和磷脂含量少，经小肠分泌的胆固醇的量也相应减少，这些结果表明TICE可影响传统的RCT途径。

五、胆固醇转运系统异常与动脉粥样硬化

NPC1L1是介导小肠胆固醇吸收的关键效应分子。研究表明，NPC1L1基因启动子区-762T>C多态性与上海地区汉族人群的冠心病发病相关。在NPC1L1基因敲除的小鼠中发现，NPC1L1基因敲除可抑制70%的胆固醇吸收，进而减少高胆固醇血症的发生，但不影响三酰甘油、磷脂等脂质的吸收。依泽替米贝是一种小分子化合物，能特异性抑制NPC1L1介导的胆固醇吸收。在临床上，依泽替米贝抑制胆固醇吸收的作用与他汀类药物抑制胆固醇合成的机制互补，在降低血浆LDL-C水平和总胆固醇水平的同时，升高血浆HDL-C水平，这为高胆固醇血症和As的防治提供了一种新的有效选择。

巨噬细胞转变为泡沫细胞是As的早期事件，它与胆固醇的摄取过多和流出减少密切相关。许多分子通过调控CD36、SR-A、ABCA1和ABCG1的表达来调节巨噬细胞对胆固醇的摄取、流出，进而影响泡沫细胞形成和As发生发展。例如，可溶性白细胞分化抗原40配体与白细胞分化抗原结合后，使CD36和SR-A的表达上调，导致大量的泡沫细胞形成。动物实验显示，ABCA1或ABCG1敲除小鼠表现出胆固醇流出能力降低及泡沫细胞形成等特征，而ABCA1或ABCG1过表达则显著增加RCT，进而减少主动脉斑块面积。

LDLR和SR-BⅠ在肝细胞摄取胆固醇过程中发挥关键作用。当肝细胞表面的LDLR出现功能缺陷时，肝脏对血浆胆固醇的摄取明显减少，形成高胆固醇血症和As。与野生型小鼠比较，SR-BⅠ缺失小鼠的血浆总胆固醇水平明显升高，经胆汁分泌的胆固醇则减少。相反，SR-BⅠ过表达小鼠血浆中几乎测不到HDL-C，并且粪便中胆固醇含量明显增加。这些结果提示，上调肝细胞LDLR和SR-BⅠ表达可能是促进RCT、防治As的重要策略。

ABCG5或ABCG8发生突变均可导致一种罕见的常染色体隐性疾病，称为谷固醇血症，

患者主要表现为胆固醇和植物固醇的堆积，并出现早期冠状动脉硬化。全基因组关联分析显示，几种 ABCG8 单核苷酸多态性，如 rs4245791 与 rs41360247，与植物固醇循环水平增加及心血管疾病风险密切相关。ABCG5 和 ABCG8 双敲小鼠胆固醇及植物固醇向胆汁的排泄显著减少。另一方面，Ldlr$^{-/-}$ 小鼠过表达 ABCG5/G8 后，饮食引起的高胆固醇血症得到明显缓解，主动脉斑块面积变小。笔者所在课题组也报道，普罗布考通过上调肝脏和小肠中 ABCG5、ABCG8 表达，降低高胆固醇血症兔血浆三酰甘油、总胆固醇及 LDL-C 水平，进而缓解 As 病变和抑制肝脏脂质蓄积。

六、小结与展望

胆固醇是生命体不可或缺的脂质小分子，在许多生命过程中发挥重要作用。机体通过胆固醇转运系统调节体内胆固醇的动态平衡，这个转运系统异常与 As 的发生、发展密切相关。虽然我们对胆固醇转运系统的研究已取得显著进展，但仍存在一些亟待解决的问题，如筛选相关的肠道转移蛋白或受体，并确定在 TICE 途径中起关键作用的因子；筛选此过程中有效的药物作用靶点；建立人类和动物模型中定量测定 TICE 效率的实验方法；明确两种 RCT 途径的相互关系及共同的参与者等。对以上问题的深入研究与探讨，有望为动脉粥样硬化性心脑血管疾病的防治提供新靶点和新策略。

（于小华　唐朝克）

第三节　脂蛋白与三酰甘油

一、脂蛋白致动脉粥样硬化的发病机制

许多临床流行病学资料和实验研究均证实，血浆中低密度脂蛋白（LDL）水平升高是冠心病的主要危险因素之一，LDL 参与动脉粥样硬化的发生和发展过程。研究表明，天然 LDL（native LDL，n-LDL）并不在巨噬细胞中聚积，n-LDL 必须先被某些因素修饰后才能被巨噬细胞大量吞噬，从而使巨噬细胞衍变为泡沫细胞。

目前，有关动脉粥样硬化（As）的发病机制已有许多学说，动脉粥样硬化脂质浸润学说是其中重要学说之一。研究表明，动脉内皮下脂质颗粒的蓄积与修饰是动脉粥样硬化重要的起始步骤之一。其中，LDL 氧化修饰的发现及其研究进展已为动脉粥样硬化的发病机制研究提供了非常重要的依据，为动脉粥样硬化的防治提供了新的研究思路和途径。

（一）LDL 氧化修饰

体外研究可通过不同的方法（如生物的、化学的、物理的方法等）观察 LDL 氧化修饰的过程和影响因素，以及 LDL 氧化修饰后的理化、生物学性质的改变。

1. 体外培养的血管内皮细胞对 LDL 的氧化修饰　体外实验表明，动脉壁中的内皮细胞、平滑肌细胞和巨噬细胞都可以氧化修饰 LDL。有研究表明，将 LDL（1mg/ml，蛋白质含量）和兔主动脉弓内皮细胞共同孵育 24h 后，氧化 LDL（ox-LDL）被小鼠腹腔巨噬细胞

摄取的速度较 n-LDL 加快 3~4 倍；并发现 LDL 与内皮细胞共同孵育的培养基中含有巴比妥酸反应物质（thiobarbituric acid reactive substance，TBARS），推测内皮细胞启动了 LDL 内部的脂质过氧化反应，从而使 LDL 转化为一种可以被巨噬细胞清道夫受体（SR）识别的 ox-LDL。

培养液中所含 Cu^{2+}、Fe^{2+} 等金属离子和（或）细胞分泌的过氧化物和脂质过氧化物均可作用于 n-LDL，使其处于一种预激状态，使 LDL 中脂质过氧化物含量无明显改变，而抗氧化物质（如维生素 E 等）的含量则明显减少。随后，LDL 的脂质过氧化物含量显著升高，自由基数目增多，脂肪酸中双链被打开，脂肪酸分解。LDL 中脂肪分解可产生多种反应性中间产物，如醛、酮等，其中丙二醛主要存在于水相中，而其他中间产物则大多位于 LDL 颗粒内。脂肪酸分解产物可与邻近的载脂蛋白 B（Apo B）及磷脂相结合，因而改变 LDL 的特性，使其不能被 LDL 受体所识别。

有关细胞对 LDL 氧化修饰的机制尚不十分清楚，目前认为包括两种反应，即金属离子依赖性和金属离子非依赖性反应。其可能的途径有：①LDL 与细胞接触的过程中直接被氧化；②细胞内的脂质首先发生氧化，然后被转移到 LDL 上，引发链式反应，广泛氧化 LDL 上的脂质；③细胞生成离子或因子释放到介质中，引发 LDL 发生脂质氧化。

目前认为细胞生成和释放的离子或因子有下列 5 种。

（1）超氧阴离子：为氧分子一个电子的还原形式（O_2^-），有证据表明，当有过渡金属离子如铁和铜离子共存，培养细胞使 LDL 氧化修饰时，培养液中存在大量的超氧离子。应用超氧离子清除剂（超氧化物酶、金属离子络合剂、脂溶性自由基清除剂），均可抑制动脉平滑肌细胞对 LDL 的氧化修饰。也有研究表明平滑肌细胞、内皮细胞和成纤维细胞使 LDL 氧化修饰的速率与其产生的 O_2^- 的速率相平行。当有金属离子存在时，激活的单核细胞衍生性巨噬细胞亦可通过 O_2^- 介导机制使 LDL 进行氧化修饰。

（2）巯基（—SH）：为含硫化合物，以两种形式即还原型和氧化型存在并相互转化。当有金属离子存在时，而金属离子被巯基还原形成还原型金属离子，而巯基自身被氧化，形成巯自由基（—S）和（H—），后两者均可促使脂质过氧化。有研究证实，巯基是由左旋胱氨酸产生的并参与鼠腹腔巨噬细胞和兔内皮细胞使 LDL 氧化修饰的过程，而巯基是这一过程中的一个重要中间产物。

无论是 O_2^- 或是巯基使脂蛋白氧化修饰都需要有过渡金属离子存在。过渡金属离子 Cu^{2+}、Fe^{2+} 是脂蛋白氧化修饰的前氧化剂，在脂蛋白溶液中只要存在微量的 Cu^{2+} 和 Fe^{2+} 即可诱导脂蛋白的氧化修饰。这是因为在脂蛋白中存在微量脂质过氧化物受到 Cu^{2+}、Fe^{2+} 催化能生成脂过氧基和脂氧基。这些脂自由基作为引发剂，能引发脂质过氧化物的链式反应。虽然在动脉粥样硬化的晚期病变组织中存在游离 Fe^{2+} 和 Cu^{2+}，但尚无证据表明在动脉粥样硬化的早期阶段动脉壁内存在足量的 Fe^{2+} 和 Cu^{2+}。然而，O_2^- 可使铁蛋白释放游离铁，所以 O_2^- 在动脉壁的微环境中起双重作用。

（3）脂质氧化酶：有研究表明，脂肪氧化酶（LOX）是一种含非血红素铁的蛋白质。LOX 可使多不饱和脂肪酸转化为脂质过氧物，这是引起 LDL 氧化修饰的又一潜在机制。有实验证实，豆类中 LOX（与磷脂酶 A_2 一起）能在体外使 LDL 进行氧化修饰；脂质氧化酶抑制剂可阻止 LDL 的氧化修饰；最近的研究表明在动脉壁内皮细胞上有 15-脂质氧化酶表达。但是，要阻止 LDL 氧化修饰所需要的脂质氧化酶抑制剂的浓度远高于抑制细胞内脂质氧化酶活性的浓度，而 LOX 抑制剂均为非特异性抗氧化剂。况且，LOX 是细胞内酶，因此，不易与 LDL 共存。有人认为，可能是由脂质氧化酶产生的脂质过氧化物从细胞释放后，转移至 LDL，而使后者被氧化修饰。但是，LOX 介导的细胞途径使 LDL 氧化修饰的确切机制仍不清楚。

（4）髓过氧化物酶：是一种血红素蛋白质，由吞噬细胞分泌，催化过氧化氢与氯形成亚盐酸。在体外，亚盐酸可使脂质氧化，继而使 LDL 氧化修饰。髓过氧化物酶的另一底物是酪氨酸，后者存在于血浆中和动脉壁的细胞间质中。当有酪氨酸和 H_2O_2 存在时，髓过氧化物酶可催化产生酪自由基。而酪自由基可使 LDL 氧化修饰。采用免疫细胞化学方法和测定酶活性的方法证实人体动脉内膜损伤时存在髓过氧化物酶的参与，提示髓过氧化物酶可能介导体内 LDL 氧化修饰过程。

（5）过氧化硝基和一氧化氮（NO）：LDL 氧化修饰的另一个机制与过氧化硝基有关。一氧化氮与超氧阴离子相互作用产生过氧化硝基。在无细胞参与的情况下，过氧化硝基通过改变 LDL 的化学和生物特性，而使其被氧化修饰。但是，最近的研究证实，巨噬细胞同时产生的 O_2^- 和 NO 相互作用的结果是抑制而不是促进 LDL 氧化修饰。新的研究提示，NO 是一个内源性抗动脉粥样硬化分子，这可能与其在体内能抑制 LDL 氧化修饰的理论相一致。

2. 磷酸盐缓冲液中 LDL 的氧化修饰　在无细胞的磷酸缓冲液中添加氧化剂前体，如铜离子、铁蛋白+半胱氨酸等都能使 LDL 转变为 ox-LDL。经十二烷基磺酸钠–聚丙烯胺电泳后发现原来单一的 500kDa 的 Apo B 转变成为低分子量多肽混合物，并有 TBARS 的增加和激发光为 360nm 时 430nm 处的荧光峰，这一荧光发色基团的出现与载脂蛋白的分解有关，但其化学构成尚未确定，可能是由于脂质过氧化的醛类产物如 4-羟基烯醛和蛋白质的氨基酸结合生成的。

（二）巨噬细胞对 ox-LDL 的摄取

Apo B 的赖氨酸、精氨酸及组氨酸残基构成的正电荷区域能够被特异的 LDLR 识别。当 LDL 的赖氨酸残基被化学修饰后，会导致 LDL 负电荷的增加，此时 LDLR 的识别能力就会降低甚至丧失。但是，被修饰后的 LDL 可被巨噬细胞的清道夫受体识别，正常细胞游离胆固醇的含量可决定 LDLR 摄取 n-LDL 的速率，两者呈负反馈调节。清道夫受体摄取 ox-LDL 却不受细胞内胆固醇的调控，其结果是细胞内大量脂质聚集，形成泡沫细胞。

巨噬细胞对氧化修饰 LDL 的摄取速率受 LDL 氧化程度的影响，LDL 充分氧化修饰后巨噬细胞被吞噬的速率明显增加。但是，这一过程可被过量非标记的乙酰化 LDL 抑制 60% 以上，并可被多聚次黄嘌呤核苷酸及岩藻多糖抑制 75%～80%，这些结果表明巨噬细胞对 LDL 的降解至少有一半以上通过清道夫受体途径。

（三）氧化修饰 LDL 在体内存在的依据

肝、脾及骨髓窦的内皮细胞能够迅速消除动物体内高度氧化的 LDL，因此，血浆中只含有较低水平的脂过氧化物和 TBARS。尽管早就发现动脉粥样硬化斑块中的 LDL 发生氧化改变，但直到 20 世纪 90 年代才发现粥样硬化的动脉壁中的确存在氧化修饰 LDL。应用免疫细胞学方法进行分析发现，氧化修饰 LDL 抗原决定簇多存在于动脉粥样硬化的损害部位，而该部位同时发现有大量的清道夫受体 mRNA，但未检出 LDL 受体 mRNA。从动脉粥样硬化部位提取出的 LDL 经聚丙烯胺凝胶电泳和 Western 印迹法显示与丙二醛-LDL 特异抗体有交叉反应。用碳酸盐缓冲液匀浆抽提法从遗传性高脂血症的 Watanabe 兔的主动脉壁中提取的 LDL 与体外氧化修饰 LDL 在性质上有类似之处：电泳迁移率较正常 LDL 升高；Apo B 的分解增加，LDL 颗粒中胆固醇与蛋白质比率升高；在激发波长 360nm，发射波长 430nm 时荧光数值升高。此类 LDL 与氧化修饰 LDL 特异抗原有免疫反应，并且都可通过清道夫受体途径被巨噬细胞摄取。抗人氧化修饰 LDL 单克隆抗体能与 Watanabe 兔动脉粥样硬化病灶反应，但不能和正常兔的动脉组织发生反应。在人体的血浆中也能检测到抗 ox-LDL 抗体，这种抗体绝大多数为 IgG，以 IgG1 和 IgG3 为主。

自人体内动脉粥样硬化病灶中抽提取得到 LDL，其密度较同一患者的血浆中 LDL 的密度高，而正常人的动脉内膜中的 LDL 密度却没有变化。同样，从人的动脉粥样硬化病灶处获得的 LDL，其电泳速率增快，总胆固醇与蛋白质比例也有增加，其中的 Apo B 及其碎片也能够和 MDA-LDL 及 4-羟基烯醛反应。

总之，已有许多实验研究支持动物和人体内存在氧化修饰 LDL，其中最有力的例子是使用一种抗氧化剂——丙丁酚可抑制体内 LDL 的氧化，并能延缓 Watanabe 兔发生动脉粥样硬化。

尽管血浆抗氧化能力很强，但血浆中 LDL 仍有可能被轻微氧化，即形成轻微氧化的 LDL（minimally modified LDL，mm-LDL），当 mm-LDL 进入血管壁后，便迅速被诱导发生完全氧化修饰，如糖尿病鼠中的 LDL 表现为脂质过氧化物含量增高并具有细胞毒性。也有研究发现，吸烟者的 LDL 要比正常人 LDL 更易被氧化修饰。如果临床上能建立一种监测 mm-LDL 的方法，则对动脉粥样硬化的预防可能具有重要意义。

（四）影响 LDL 氧化修饰的因素

1. LDL 内部因素 LDL 脂肪酸的含量尤其是多不饱和脂肪酸的含量是决定 LDL 被氧化程度的最重要内部因素。LDL 分子中若多不饱和脂肪酸含量高，则其被氧化修饰程度升高；反之则降低。其次，LDL 所含抗氧化物质也是影响其被氧化修饰的因素之一。抗氧化物质包括维生素 E、β-胡萝卜素及辅酶 Q_{10} 等。实验表明，维生素 E 可抑制细胞或 Cu^{2+} 对 LDL 的氧化修饰。临床研究表明，维生素 E 水平与冠心病患病率呈负相关。在食物中有一种植物成分黄酮，可抑制 LDL 中抗氧化物质维生素 E 的消耗，从而抑制 LDL 被氧化修饰。另有研究表明，LDL 内磷脂酶 A_2 活性的不同决定 LDL 氧化修饰的敏感性。除上述因素外，还有一些其他因素如 LDL 颗粒大小、Apo B 及不饱和脂肪酸在颗粒中的位置也影响 LDL 氧化修饰。

2. LDL 外部因素 首先为内皮细胞、平滑肌细胞或巨噬细胞所分泌的反应性氧化物，如过氧化离子及细胞中 15-脂质氧化酶活性。其次，存在于内皮下层的游离金属离子也可影响 LDL 氧化修饰。最后，HDL 对 LDL 氧化修饰也有一定的影响。Parthasarathy 等体外实验中发现，HDL 可部分抑制细胞或 Cu^{2+} 对 LDL 的氧化修饰；此外，凡可延长 LDL 在动脉壁中滞留时间的因素都可促使 LDL 氧化修饰。

抑制体内对 LDL 氧化修饰应从两方面着手：①减少外界促氧化修饰的因素。例如，在食物中适当减少多不饱和脂肪酸摄入量，而增加单不饱和脂肪酸量的摄入；多摄入富含维生素 E 或 β-胡萝卜素的食物。②保护 LDL 本身的抗氧化能力。Fisher 等发现 21-氨基固醇可抑制单核细胞自由基生成，并且可清除脂质过氧化基团，抑制 LDL 氧化修饰；而且该药无糖皮质激素、盐皮质激素的副作用，故在临床上可能有应用前景。Brengnot 等发现两种吩噻嗪类药物——盐酸氯丙嗪（CPZ）和盐酸三氟拉嗪（TFP）可抑制细胞或重金属离子对 LDL 的氧化修饰，此外，动物试验表明抗氧化剂丙丁酚可有效抑制 LDL 氧化修饰。

（五）氧化 LDL 致动脉粥样硬化机制

当循环血液中 LDL 进入血管内皮下层后，由于此时该处细胞数相对较少，故细胞氧化修饰 LDL 能力及程度也较弱，此时产生的 LDL 经轻微氧化修饰便可成为 mm-LDL。mm-LDL 可促使单核细胞分泌单核细胞趋化蛋白-1（MCP-1）。有人发现，mm-LDL 作用于人或兔主动脉内皮细胞可使细胞内集落刺激因子（CSF）mRNA 含量增高；将 mm-LDL 注入鼠体内可使其血清 M-CSF 活性升高 7~26 倍。由此可见，动脉粥样硬化早期 mm-LDL 所起的作用类似于炎症介导作用，可使血中单核细胞诱导分化为巨噬细胞，并聚集到内皮下。

存在于内皮下的 ox-LDL 对血中单核细胞有趋化作用，可能是 LDL 氧化过程中产生的溶血卵磷脂所起的作用。血中进入内皮下的单核细胞，分化为巨噬细胞，其氧化修饰能力增强，另外巨噬细胞又可摄取 ox-LDL 而成为泡沫细胞。产生的大量 ox-LDL 又可趋化更多的单核细胞进入内皮下层，形成恶性循环。ox-LDL 还可使巨噬细胞滞留于动脉壁中，影响其迁移。

ox-LDL 对各种培养细胞都有细胞毒性作用，这可能是由于 LDL 中氧化固醇的作用。ox-LDL 的细胞毒性选择性作用于细胞 S 期。血管内皮受损可激活血小板分泌蛋白样因子（CD147），与清道夫受体作用后促进细胞对 ox-LDL 的摄取。血小板激活后更进一步促进细胞对 LDL 的氧化修饰并可直接促进细胞内胆固醇酯的聚集。

体内自发氧化的 LDL 都可产生免疫源性，主要由于 LDL 修饰过程中不饱和脂肪酸含量减少，Apo B 与醛类分解产物共价结合。Palinski 等用自源性氧化修饰 LDL 免疫动物使之产生针对氧化 LDL 抗原决定簇的抗体。在人和兔血清中也发现有抗 ox-LDL 抗体。血管壁中 ox-LDL 与特异性抗体结合，形成抗原抗体复合物，激活补体系统产生免疫应答，促进淋巴细胞趋化及对内皮细胞的黏附。另外，巨噬细胞吞噬形成抗原抗体复合物的 ox-LDL 之后，胞内酶系统对其降解减少，加速泡沫细胞形成。

ox-LDL 还可刺激单核细胞或动脉内皮细胞表达和分泌组织因子，提高单核/巨噬细胞促凝血活性，对动脉粥样硬化病变中血管舒缩性能也有影响。研究发现，冠状动脉发生粥样硬化对内皮细胞依赖性舒张因子的敏感性降低，可能是由于 ox-LDL 中溶血卵磷脂使内皮细胞血管舒张抑制受体改变或是直接作用于平滑肌细胞本身。ox-LDL 还可抑制内皮细胞表达产生血小板衍生生长因子，抑制鼠腹腔巨噬细胞 TNF mRNA 的生成。ox-LDL 使血管平滑肌细胞内 Ca^{2+} 浓度升高，影响血管平滑肌细胞生理功能。

ox-LDL 影响血管壁张力也可能是通过内皮素起作用。已知内皮素是一种很强的收缩血管的活性物质，有人认为 ox-LDL 能促进内皮素的释放。体外实验表明，氧化修饰程度不同的 LDL 对内皮素的产生和释放影响不同。深度氧化的 LDL 抑制人肺血管内皮细胞分泌内皮素，而乙酰化 LDL 可能使内皮素分泌增加，天然的 LDL 和轻度氧化的 LDL 则对内皮素的分泌无影响。

（六）脂蛋白氧化与冠心病的临床研究

有鉴于脂蛋白氧化在动脉粥样硬化的发病过程中起重要作用，故在临床上已开始使用抗氧化剂作为抗动脉粥样硬化的一种辅助治疗措施。

现已知患有心血管疾病的患者体内循环中 LDL 在体外的抗氧化能力下降，而补充抗氧化物质如 β-胡萝卜素、维生素 E 和维生素 C 则可改善其抗氧化能力。

Sampler 等和 Rimm 等分别报道有关抗氧化剂与心血管疾病的前瞻性研究结果，发现无论在男性还是在女性中，维生素 E 摄入量达 100mg/d 者与维生素 E 摄入量小于 3mg/d 者比较，前者患冠心病的概率可减少约 40%。对 2002 例经冠脉造影证实的冠心病患者进行随机双盲安慰剂对照研究，治疗组给予 400～800mg/d 维生素 E，追踪观察 3 年，结果发现治疗组主要的心血管事件（冠心病死亡和非致死性心肌梗死）发生的危险性减少 47%，非致死性心肌梗死发生的危险性减少 77%。

有调查发现，食物中抗氧化剂摄入量低的人群，抗氧化剂摄入量与心血管疾病患病率有一定的关系；而在食物中抗氧化剂摄入量高的人群，则不存在这种关系。因此，Cery 等提高饮食中抗氧化剂摄入量的最低标准：β-胡萝卜素 30 mg，维生素 E 50 mg，维生素 C 500 mg。

在英国进行的人群调查发现，新鲜水果和绿色菠菜的消耗量与脑血管病的死亡率呈负相关；而通过计算所知的维生素 C 摄入量与冠心病的死亡率呈负相关。在苏格兰地区，冠心病死亡率较高，而当地大多数人并不吃新鲜水果和蔬菜。美国的调查资料表明，从 1964 年到 1978 年，心血管疾病的死亡率明显下降，与全民水果和蔬菜的消耗量增加明显相关。但是，有人对 16 个欧洲人群进行调查，结果发现在苏格兰、芬兰和意大利的男性中，维生素 C 和维生素 E 水平与冠心病死亡率并无一致关系；但将所有被调查的人群的资料综合进行分析时，则发现血浆中维生素 E 水平与冠心病死亡率呈负相关。同时也观察到维生素 C 对冠心病具有保护作用，而 β-胡萝卜素和硒则无保护作用。

此外，在苏格兰地区进行的病例对照研究亦提示，血浆维生素 C、维生素 E 和 β-胡萝卜素水平与心绞痛发作呈负相关。按受试者血浆中血浆维生素 C、维生素 E 和 β-胡萝卜素各自浓度分成四组，发现血浆浓度最低组者患心绞痛的相对危险性是最高组者的 2.68 倍。

（七）脂蛋白氧化修饰理论的争议

虽然脂蛋白氧化理论已得到许多实验研究结果支持，但也存在一些不同观点。丙丁酚是一种有效的抗氧化剂，在动物实验中已证实丙丁酚具有抗动脉粥样硬化的作用。然而，在高胆固醇血症患者中进行的临床研究结果却未能显示该药有消退动脉粥样斑块的作用。

Steinbrecher 等研究 LDL 氧化修饰程度与培养的巨噬细胞摄取 LDL 的关系，发现从动脉粥样硬化斑块病损部位摄取的 LDL 仅有轻度被氧化的征象，远低于经巨噬细胞的清道夫受体摄取的氧化程度。同时还发现，即使是从正常血管内膜摄取的 LDL（无氧化修饰）也可刺激巨噬细胞中胆固醇酯化。所以，这些学者们认为是由于巨噬细胞对含 LDL 聚集物的病理性吞噬，而不是对血中 ox-LDL 的摄取。

已有研究表明，小颗粒 LDL 由于易被氧化修饰，因而更具有致动脉粥样硬化的作用。有人研究了混合型高脂血症患者的 LDL，观察到这类患者的 LDL 致动脉粥样硬化的作用较正常血脂个体的 LDL 强 3 倍，进一步研究证实，混合型高脂血症患者的 LDL 颗粒明显较正常血脂者小。另一方面，研究者发现小颗粒 LDL 抗氧化能力降低与其中所含维生素 E 和多不饱和脂肪酸的含量并没有明显的相关性，因而认为是 LDL 的结构构象改变而不是其化学成分的变化决定 LDL 的抗氧化能力。

Terrow 等发现，从冠心病患者中获取的 LDL 与从健康者体内获取的 LDL 相比，可使人主动脉内膜下层细胞内胆固醇聚积增加 3 倍。同时还发现，冠心病患者的 LDL 中所含唾液酸明显低于健康者的 LDL。并观察到 LDL 刺激细胞内脂质聚积的能力与其所含唾液酸量呈显著负相关。更有趣的是，研究证实 LDL 颗粒大小与其所含唾液酸量有一定的相关性。而这种唾液酸含量低的 LDL 易被巨噬细胞摄取。

虽然已有实验研究表明，维生素 E 具有明显的抗 LDL 氧化作用，并可防止实验动物发生动脉粥样硬化，但有人观察到，给胆固醇饲喂的兔补充大量维生素 E，会使内皮依赖性血管扩张功能受损，刺激血管内膜增生。而补充低剂量维生素 E 则可改善内皮依赖的血管扩张功能，对细胞增殖无影响。然而，不论是在体内还是体外，上述两种剂量的维生素 E 均可保护 LDL 颗粒免受由铜离子介导的氧化修饰。该研究结果提示，维生素 E 虽可减少 ox-LDL 形成，但可损害内皮的松弛功能。所以，有关维生素 E 是否真正具有抗动脉粥样硬化的作用，尚需进一步研究。

基于上述研究结果，有研究者认为 LDL 引起动脉粥样硬化并不与其被氧化修饰有关。当脂蛋白的颗粒大小发生改变及其碳水化合物成分变化后，即可被动脉壁相关细胞摄取。从冠心病患者体内获取的 LDL 因所含唾液酸量减少，这种颗粒更容易"暴露"，因而易被氧化修饰。换而言之，脂蛋白易被氧化与其致动脉粥样硬化性是相互伴随的，而不是引起动脉粥样硬化的原因。在这种情况下，抗氧化剂虽能增强脂蛋白的抗氧化耐受能力，但并不降低其致动脉粥样硬化的能力。

丙丁酚和维生素 E 虽然常被视为抗氧化剂，但两者也同时对细胞具有其他作用。例如，丙丁酚和维生素 E 均具有抑制蛋白激酶 C（为细胞激活早期一种重要的酶）的作用，蛋白激酶 C 可促使单核细胞分泌 IL-1。而 IL-1 与平滑肌细胞增殖和单核细胞分裂有关，在动脉粥样硬化损伤部位，IL-1 含量明显增加。此外，维生素 E 还具有其他的细胞作用，如降低血小板活性、维持内皮细胞完整性、调节前列环素的释放等，而这些作用都被认为具有抗动脉粥样硬化作用。这就是说，丙丁酚和维生素 E 虽有抗动脉粥样硬化的作用，但可能不是通过其抗氧化的作用实现的。

总之，脂蛋白氧化理论是目前解释血浆脂蛋白与动脉粥样硬化相关的最有影响的假说，但要完全了解两者的确切关系，尚需更进一步的研究。

二、三酰甘油致动脉粥样硬化的发病机制

(一) 高三酰甘油血症是冠状动脉疾病的危险因素

Ausitn 对已发表的 17 篇前瞻性研究文献中所记录的关于三酰甘油与心血管疾病相互关系的数据资料,采用半定量分析技术再次分析研究,其中对 46 413 例男性平均随访 8.4 年,共发生 245 次心血管意外;对 10 864 例女性平均随访 11.4 年,共发生 439 次心血管意外。资料表明三酰甘油每上升 1mmol/L,心血管疾病的相对危险率男性上升 1.07~1.98,平均为 1.76;女性上升 1.69~2.05,平均为 1.76,这些结果表明,血清三酰甘油浓度升高是心血管疾病的重要危险因素。

(二) 富含三酰甘油脂蛋白致动脉粥样硬化作用

1. 脂蛋白残粒代谢的影响 脂蛋白残粒是脂蛋白脂酶水解乳糜微粒 (CM) 和极低密度脂蛋白 (VLDL) 后形成的富含胆固醇、胆固醇酯和 Apo E 的较小颗粒。它由 CM 和 VLDL 代谢产生。代谢的结果是使这些脂蛋白体积变小并富含胆固醇,而这些胆固醇是 VLDL 和中间密度脂蛋白 (IDL) 的组成成分。VLDL 产生的残粒中包括较小的 VLDL、IDL 和 β-VLDL。在 VLDL 向脂蛋白残粒代谢的过程中,多种成分被修饰,其体积变小,如 Apo 成分发生改变、Apo C 丢失、Apo E 增加。在较少数的情况下,Apo E 的一级结构发生异常,导致残粒的代谢和清除受损,进而使残骸中的胆固醇脂和 Apo E 的含量大大增加,从而形成 β-VLDL。CM 形成残骸的过程与此类似,并进一步由肝脏转换。但 VLDL 的残粒有两种变化,大约一半残粒在肝脏转换,其余的则转变为低密度脂蛋白 (LDL)。

动物实验证实,富含三酰甘油的脂蛋白残粒具有潜在的致动脉粥样硬化作用。将脂蛋白注入兔的动脉内发现注入的小脂蛋白越多,进入其动脉组织中的脂蛋白越多。这种脂蛋白粒子的大小为 75nm,类似于 VLDL 的大小。如以高胆固醇饲料喂养兔可导致血清中富含胆固醇的残骸浓度升高,并较快地产生动脉粥样硬化作用。含有 Apo E 的粒子亦可促进鼠的动脉粥样硬化。这些残骸中的 VLDL 残粒同人体中的 β-VLDL 有相似特征。

在人的动脉斑块中已分离出含有 Apo B 的富含三酰甘油的脂蛋白。已证实,富含三酰甘油的脂蛋白的溶解产物对内皮细胞有毒性作用,在动脉受损处的脂蛋白残粒是富含三酰甘油的脂蛋白溶解后形成的。此外,富含三酰甘油的脂蛋白可能与动脉壁内的巨噬细胞受体相结合,并转移到细胞内部从而使这些细胞内含有较多的三酰甘油及胆固醇。这种摄入作用可导致巨噬细胞成为含胆固醇的泡沫细胞,并导致动脉粥样硬化。

2. 脂质三联症的形成 富含三酰甘油脂蛋白的致动脉粥样硬化作用还表现在对其他脂蛋白成分的影响。三酰甘油的升高可使 LDL 和 HDL 的代谢发生改变。富含三酰甘油的脂蛋白中的三酰甘油与 LDL 和 HDL 的胆固醇交换,这一过程由胆固醇酯转移蛋白催化,导致 LDL 和 HDL 中的胆固醇酯丢失及体积变小。此外,高三酰甘油血症可引起肝三酰甘油酶活性升高。此酶可独立作用于 LDL 和 HDL,使其体积变小。这一变化使得 LDL 和 HDL 中的小而密脂蛋白的组分升高。小 LDL 比正常大小的 LDL 更具有致动脉粥样硬化作用,小 LDL 粒子可增加冠状动脉疾病的危险性,但其原因目前仍不明确。小 HDL 粒子

被认为与 HDL 胆固醇浓度降低并存。因此,三酰甘油浓度升高已导致的小 LDL 粒子和 HDL 胆固醇水平下降促进了富含三酰甘油脂蛋白的致动脉粥样硬化作用。高三酰甘油血症、小 LDL 水平升高和 HDL 胆固醇水平降低称为脂质三联症,或者称为动脉粥样硬化脂蛋白表型。

3. 高三酰甘油血症与血液高凝状态 高三酰甘油血症致动脉粥样硬化的另一途径是诱导血液高凝状态。在高三酰甘油血症患者中,可观察到多种凝血异常。这些异常包括血小板聚集性升高,纤维蛋白原水平升高,凝血酶原激活因子抑制剂升高,Ⅵ因子升高,Ⅹ因子凝结活性升高。研究显示,高三酰甘油血症患者血浆纤维蛋白溶酶原激活物抑制剂(PAI-1)水平明显升高,纤溶活性下降,冠心病患病的危险性增加。Northwick Park Heart Study 试验表明,血浆 PAI-1 活性增加是年轻人冠心病强烈的危险因子。富含三酰甘油的脂蛋白(TRL)能影响凝血因子Ⅶ的数量和活性。餐后高三酰甘油血症者凝血因子Ⅶ可被活化。TRL 的游离脂肪酸带有大量阴电荷,可活化凝血因子Ⅶ和Ⅻ。同样在 Northwich Park Heart Study 中,Ⅶ因子是中年人冠心病发病的独立危险因子。流行病学调查还发现,三酰甘油水平与凝血因子Ⅺ和纤维蛋白原呈显著正相关。因此,高三酰甘油血症血液处于高凝状态,而高凝状态的存在使高三酰甘油血症患者发展成为冠状动脉疾病的危险性大大增加。

4. 高三酰甘油血症与代谢综合征 高三酰甘油血症患者常同时有高血压和胰岛素抵抗。胰岛素抵抗是指遗传、肥胖、某些疾病等因素导致胰岛素促进葡萄糖吸收、利用率下降。该类患者常较早地形成冠状动脉疾病。通常将脂质三联症、血液高凝状态、高血压、胰岛素抵抗称为代谢综合征。已证实,高三酰甘油血症患者常合并有代谢综合征中的其他异常,代谢综合征多发生于老年人,男性多于女性。多种因素可促进代谢综合征的发生,如缺乏锻炼、肥胖、摄入过多碳水化合物及基因缺陷等,胰岛素抵抗可能是代谢综合征的基础。由于胰岛素抵抗,胰岛素可促进脂肪组织释放游离脂肪酸,使血清游离脂肪酸水平升高。进入肝脏的游离脂肪酸增多,继发性引起肝脏合成 VLDL 和肝脂酶增加。胰岛素抵抗还使脂蛋白脂肪酶活性减弱,VLDL 颗粒分解减慢。另一方面,高三酰甘油血症又会加速胰岛素抵抗形成:肝脏脂质含量增加,增加糖原异生,导致肝内葡萄糖合成过度增加;骨骼肌细胞的脂质负荷过重会导致胰岛素敏感性减弱;胰腺 B 细胞三酰甘油含量增加,则在相应血糖水平上这些细胞分泌的胰岛素增多。高三酰甘油血症与胰岛素抵抗的因果关系尚不清楚,但已有前瞻性研究支持胰岛素抵抗先于高三酰甘油血症出现的学说。

(郭东铭　袁中华)

第四节　前列腺素及其衍生物

一、前列腺素的结构和命名

前列腺素(prostaglandin,PG)是一组具有生物活性的脂类化合物,最早发现其存在于精液中,当时认为这一物质是由前列腺释放因而得名,现在已知机体多种组织细胞中均含有前列腺素。前列腺素种类繁多,其基本结构包括二十个碳原子和一个五碳环,为二十碳多不饱和脂肪酸的衍生物。按结构，前列腺素分为 A、B、C、D、E、F、G、H 和 I 等类型，英文字母表示其碳环的结构，其后的数字表示碳氢化合物双键的数量，例如 PGE_2。前列腺素的衍生物包括前列环素（prostacyclin，PGI）和血栓烷素（thromboxane，TX）。

二、前列腺素的合成和代谢

前列腺素及其衍生物由三种脂肪酸前体物质，8，11，14-二十碳三烯酸、5，8，11，14-二十碳四烯酸（花生四烯酸）和 5，8，11，14，17-二十碳五烯酸合成，经过环氧合酶（cyclooxygenase，COX）及各种前列腺素终末合成酶催化分别生成 1-、2-、3-系前列腺素。植物油中含有高浓度的 n-6 多不饱和脂肪酸，主要是 γ-亚麻酸。亚麻酸经过 Δ6 位去不饱和、链加长（增加两个碳原子）反应生成二高-γ-亚麻酸，即 1-系前列腺素的前体。由于 Δ6 去不饱和酶的活性限制，只有一少部分亚麻酸可以被转化。3-系前列腺素的前体物质 5，8，11，14，17-二十碳五烯酸如二十碳五烯酸（eicosapentaenoic acid，EPA）主要来自食物，是鱼油的重要成分。此外鱼油中含有的二十碳六烯酸（docosahexaenoic acid，DHA），也可以与 EPA 相互转化。2-系前列腺素含量丰富，占人体内前列腺素绝大多数。2-系前列腺素是花生四烯酸在 COX 等作用下生成的，即首先生成 PGG_2 和 PGH_2，二者不稳定，PGH_2 再经由不同的前列腺素合成酶催化生成 PGE_2、PGD_2、$PGF_{2\alpha}$、PGI_2 和 TXA_2（图 13-1）。其中，花生四烯酸是体内合成前列腺素类化合物非常重要的前体，因此花生四烯酸在机体可少量合成，但主要依赖食物摄取而获得。机体内花生四烯酸主要以磷脂的形式存在于细胞膜内表面。多种刺激因子、激素、血氧张力过低或组织损伤都可激活磷脂酶 A_2（phospholipase A_2，PLA_2），使花生四烯酸从膜磷脂中游离出来。游离的花生四烯酸可与乙酰辅酶 A 结合成乙酰辅酶 A 酯，再结合到膜磷脂中（再脂化），也可经一系列酶的作用形成上百种生物活性物质（详见本章第五节）。此外，机体内还存在一类前列腺素样的化合物，称为异前列腺素，主要是由花生四烯酸经过非环氧化酶催化、氧自由基分解途径产生。

COX 又称为前列腺素内氧化酶还原酶，具有环氧合酶和过氧化物酶功能，是花生四烯酸代谢的限速酶。传统观念认为，COX 有两个亚型，即 COX-1 和 COX-2。COX-1 在机体内呈组成性表达，维持基

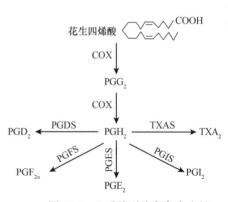

图 13-1　2-系前列腺素合成途径

本的生理功能。COX-2 为诱导性表达，在组织损伤、炎症等病生理情况下表达增强。临床上广泛使用的非甾体抗炎药主要通过抑制 COX 的活性减少前列腺素的合成，从而发挥抗炎、解热、镇痛的功效。此外，有报道提出存在第三种环氧合酶即 COX-3，其来源于 COX-1 基因，但在 COX-1 基因表达的过程中发生转录后修饰，导致蛋白质的结构和功能发生改变，是 COX-1 的变异体。前列腺素合成酶种类繁多，其分布具有组织、细胞特异性，因而不同细胞合成的前列腺素种类不同，如前列腺素 E_2 合成酶（prostaglandin E_2 synthase，PGEs）

合成 PGE_2，前列腺素 I_2 合成酶合成 PGI_2，TXA_2 合成酶合成 TXA_2。

前列腺素及其衍生物发挥生物学功能主要是通过与其特定的受体结合而实现的。前列腺素受体有膜结合型受体和核受体两种，其膜受体属于 G 蛋白偶联受体家族，具有典型的 7 次跨膜结构。目前确定在人类有 9 种前列腺素膜受体，每种受体激活不同的 G 蛋白偶联信号转导通路。PGE_2 受体（E-prostanoid receptor，EP）有 4 种亚型，即 EP1、EP2、EP3 和 EP4，它们介导的生物学功能各不相同。EP2 和 EP4 与活化性 G 蛋白（Gs）偶联，激活腺苷酸环化酶，增加细胞内 cAMP 水平，导致平滑肌松弛和血小板凝聚功能抑制；EP1 与 Gq 蛋白偶联，引起细胞内钙离子浓度增加，导致平滑肌收缩；EP3 则与抑制性 G 蛋白（Gi）偶联，降低细胞内 cAMP 水平，促进平滑肌收缩。PGD_2 受体（D-prostanoid receptor，DP）有两种亚型，即 DP1 和 DP2。PGI_2、$PGF_{2\alpha}$ 和 TXA_2 受体则分别只有一种，分别为 IP（I-prostanoid receptor）、FP（F-prostanoid receptor）和 TP。前列腺素系统的复杂性除了其包括为数众多的生物活性物质外，还因为前列腺素与其受体结合的多样性，即一种受体可以与多种前列腺素结合，不同前列腺素受体可以形成异源二聚体而发挥不同的作用。例如，TP 除了其主要的内源性配体 TXA_2 之外，还可以被 PGH_2、PGI_2 等结合；在自发性高血压脑卒中大鼠，通常介导血管舒张作用的 PGI_2 可以通过活化 TP 而引起血管收缩。

三、前列腺素及其衍生物与动脉粥样硬化

心血管系统中主要的前列腺素包括 PGI_2 和 TXA_2，二者与动脉粥样硬化（As）的关系最重要，研究也最多；此外 PGE_2、$PGF_{2\alpha}$ 和 PGD_2 等也参与动脉粥样硬化的发生和发展。下面将分别介绍。

（一）PGI_2 和 TXA_2

1. PGI_2 基础情况下血管中血液层流的机械剪切力刺激内皮细胞，在 COX-2 和 PGI_2 合成酶催化下合成并释放 PGI_2。PGI_2 的受体 IP 在机体呈广泛性表达，而在心血管系统主要表达在血管平滑肌细胞和血小板。IP 介导的 PGI_2 功能包括诱导血管舒张、抑制白细胞黏附、抑制血管平滑肌细胞增殖和抗血小板聚集等。大量研究表明，IP 敲除小鼠表现为容易形成血栓、内膜增生和血管再狭窄，动脉粥样硬化发生和发展明显加快，冠状动脉缺血再灌注损伤加重等。而给予一种 PGI_2 的同源物——贝前列素，或者转染 PGI_2 合成酶 PGIS 可抑制血管损伤后的内膜新生。以上结果揭示 PGI_2 具有拮抗动脉粥样硬化损伤的作用，此功能主要由 IP 介导。此外有报道表明 PGI_2 可作用于核受体 PPARα/δ 调节血管活性，然而其调节作用及机制还未完全阐明。

2. TXA_2 在血小板中主要由 COX-1 和 TXA_2 合成酶生成，具有促进血小板聚集、血管收缩、血管平滑肌细胞增殖、黏附分子和趋化因子表达、白细胞对内皮细胞的黏附等作用。TP 有两个亚型，TPα 表达在血小板和血管平滑肌细胞，TPβ 表达在内皮和血管平滑肌细胞。Katugampola 等报道在缺血性心肌病患者的冠状动脉和动脉粥样硬化的血管中 TP 的表达水平显著增加。内皮细胞的 TP 活化后可增加细胞间黏附分子-1（ICAM-1）的表达，

进而可能促进动脉粥样硬化的进程。

3. PGI_2 和 TXA_2 在生理状态下，循环血中 PGI_2 和 TXA_2 水平的动态平衡是心血管稳态维持的关键调控因素，如 TXA_2 持续作用，将诱导产生多种炎症因子、引发血小板聚集、加速血管损伤，从而促进动脉粥样硬化的发生和发展。PGI_2 和 TXA_2 在动脉粥样硬化发生发展中相互拮抗的作用主要源于在 Apo E 敲除小鼠动脉粥样硬化模型的研究。与单独敲除 Apo E 的小鼠相比，同时敲除 IP 表现为动脉粥样硬化斑块形成加速，而同时敲除 TP 则呈现出动脉粥样硬化发生发展显著延缓。利用 Ldlr 基因敲除的动脉粥样硬化小鼠的实验也发现，同时敲除 IP 导致动脉粥样硬化形成的速度明显加快。因此，在动脉粥样硬化的疾病过程中，PGI_2 与 TXA_2 相互拮抗，二者均是潜在的治疗和药物研发靶点。

（二）PGE_2

PGE_2 广泛表达于各种组织和细胞，生理状态下含量很低。当细胞受到各种刺激时 PGE_2 合成并发挥重要的调节功能，包括发热、炎症反应、疼痛、糖脂代谢、生殖功能和细胞生长及分化等生理及病理过程。由于 PGE_2 合成酶及其受体的复杂性，关于 PGE_2 与动脉粥样硬化的关系尚未完全阐明。例如，利用 Apo E 敲除小鼠研究动脉粥样硬化的实验结果表明，动脉壁产生的 PGE_2 可通过 EP3 引起血小板聚集，促进动脉粥样硬化形成。然而在人动脉粥样硬化斑块中的研究发现，PGE_2 水平很低，使用 EP3 拮抗剂并不能影响斑块诱导的血小板聚集。这些不一致的结果可能与不同种系间 PGE_2 的合成部位及其受体的作用不同有关。

关于 PGE_2 合成相关的酶 COX 与动脉粥样硬化的关系也未有定论。已有报道 COX-1 在正常动脉和粥样硬化损伤部位均有表达，COX-2 则只表达于动脉粥样硬化斑块组织中。动脉粥样硬化患者血管壁和血液中，COX-2 和膜结合型 PGE_2 合酶 1（membrane-associated prostaglandinE$_2$ synthase1，mPGES1）表达水平增加。研究发现，小鼠敲除 mPGES1 基因后动脉粥样硬化形成延缓；同样，单核细胞特异性 COX-2 和 mPGES1 敲除小鼠，动脉粥样硬化损伤显著减轻，上述作用可能是因为 PGE_2 合成受到抑制后 PGI_2 合成增多的结果。然而，也有研究发现 COX-2 特异性抑制剂或者基因敲除会加重动脉粥样硬化的病变程度。

PGE_2 受体与动脉粥样硬化关系的研究情况如下：①EP1 和 EP3 与动脉粥样硬化的直接关系研究较少，有报道表明 COX-2、mPGES1 及 4 种 EP 受体在动脉粥样硬化斑块中均有表达，且主要表达在巨噬细胞，肩区表达高于纤维帽区，提示其与动脉粥样硬化增加的炎症状态相关。此外，与健康人比较，在动脉粥样硬化患者外周血单核细胞中 EP3 蛋白表达明显增加。另外，PGE_2 或者 EP3 受体选择性的激动剂可促进血小板聚集，而在 EP3 敲除或使用 EP3 抑制剂后这一作用消失。②有证据显示 EP2 介导氧化磷脂在动脉粥样硬化损伤部位的聚集及单核细胞黏附。在人动脉粥样硬化斑块中，PGE_2 或者 EP2 受体选择性激动剂 ONO-AE1-259 均能通过活化 EP2 发挥抑制血小板聚集的作用。以上结果表明 EP2 在动脉粥样硬化病变中的作用仍需进一步明确。③EP4 与动脉粥样硬化的关系更为复杂。一些研究表明 EP4 介导 PGE_2 的抗炎作用，其机制主要通过抑制巨噬细胞中 NF-κB 介导的趋化因子产生。相反，一部分数据支持在动脉粥样硬化时 EP4 可加重炎症反应，并增加斑块的不稳定性,其机制可能与诱导 MMP 的表达有关。对上述 EP4 相反作用的一种解释是,抗炎和致炎作用可能是 EP4 在动脉粥样硬化发生早期和晚期呈现的不同调节功能,早期 EP4 抑制循环中单核/巨噬细胞释放趋化因子,而晚期则增加斑块中巨噬细胞合成 MMP。

正因为 PGE_2 合成调节的多样性,以及其 4 种受体在血管组织及循环细胞中表达分布的不同,从而导致 PGE_2 在动脉粥样硬化发生和发展的不同阶段显示其作用的复杂性。因此明确 PGE_2 4 种受体在不同细胞和不同疾病进程中的作用,将有助于研发特异性针对某一细胞类型和受体的药物,未来可能在动脉粥样硬化治疗中取得更加良好的效果。

(三) $PGF_{2\alpha}$

$PGF_{2\alpha}$ 在机体内广泛表达,其中高水平表达于女性生殖系统,与其受体 FP 的表达分布一致。$PGF_{2\alpha}$ 的半衰期不足 1min,因此体内主要的存在形式是其代谢产物 15-酮基-二氢前列腺素 $F_{2\alpha}$。大量研究显示,$PGF_{2\alpha}$ 在女性正常生殖功能如分娩、子宫收缩等的调节中发挥重要作用。此外,$PGF_{2\alpha}$ 在肾脏水和电解质重吸收、肾素分泌、血压和心血管功能调节中的作用也有相关研究。在动脉粥样硬化的研究中发现,与高脂喂养的 $Ldlr^{-/-}$ 小鼠动脉粥样硬化模型相比,联合 FP 敲除后动脉粥样硬化斑块形成显著延缓,损伤面积明显减少,然而具体的机制还未完全阐明。此外,有一些间接的证据也支持 $PGF_{2\alpha}$/FP 参与动脉粥样硬化的损伤,如 15-酮基-二氢前列腺素 $F_{2\alpha}$ 在吸烟、高脂血症、高血压、糖尿病、肥胖等人群中含量升高,而这些都是心血管事件的风险因素;在老年男性人群的调查中发现,血浆 $PGF_{2\alpha}$ 水平与颈总动脉内膜中层厚度呈正相关,提示 $PGF_{2\alpha}$ 水平与动脉粥样硬化病变程度密切相关。

(四) PGD_2

PGD_2 在多种组织和细胞广泛分布,其生理学功能包括调节睡眠和生殖功能、抑制血小板聚集、影响血管舒张和支气管收缩等。PGD_2 的终末合成酶包括脂质运载蛋白型 PGD 合成酶(Lipid carrier type PGD synthase,LPGDS)和造血型 PGD 合成酶(hematopoietic PGD synthase,HPGDS)。LPGDS 主要表达在中枢神经系统和雄性生殖系统;HPGDS 则表达在胎盘、脑、肺等组织。研究发现,LPGDS 在人的冠状动脉粥样硬化斑块及血浆中均有表达,然而关于血中 LPGDS 水平是否可作为冠状动脉粥样硬化的判断指标还未有定论。在 LPGDS 基因敲除小鼠的实验中证实,高脂饮食处理后该基因的缺失导致更严重的胰岛素抵抗,并且出现主动脉增厚、脂质沉积等动脉粥样硬化的早期病变,提示 LPGDS 及其产物 PGD_2 在动脉粥样硬化病变中可能起到保护作用。PGD_2 在体内十分不稳定,进一步被代谢为 PGJ_2、$\Delta 12$-PGJ_2 和 15 脱氧-PGJ_2。后者可减轻高脂饮食诱导 Apo E 敲除小鼠的动脉粥样硬化损伤,降低单核细胞趋化蛋白-1(MCP-1)、TNF-α、MMP-9 的表达。由于 15-脱氧-PGJ_2 为核受体 PPARγ 的天然配体,因此该作用不能排除是 PPARγ 的效应。关于 PGD_2 受体 DP1 与动脉粥样硬化的研究目前尚无定论,有实验证明,与高脂饮食喂养 Ldlr 敲除小鼠诱发的动脉粥样硬化损伤相比,DP1 敲除可减轻雌性小鼠的血管病变。然而,DP1 拮抗剂 L-655 不能有效治疗 Apo E 敲除小鼠的动脉粥样硬化病变。所以,关于 PGD_2 与动脉粥样硬化的研究尽管有部分令人欣喜的发现，但仍需大量的后续研究支持其作为动脉粥样硬化治疗靶点的推测。

（五）其他

除了以上几种体内含量较高的前列腺素及其衍生物以外，也有报道表明其他前列腺素与动脉粥样硬化发生和发展的关系，如 PGE_1 具有抑制血小板聚集和舒张血管等功能。Takai 等的研究发现，合成 PGE_1 的前体物质亚麻酸可减轻 Apo E 敲除小鼠的动脉粥样硬化损伤，细胞实验表明亚麻酸能抑制血管平滑肌细胞增殖，并且该作用依赖于 PGE_1 的产生。此外，异构前列腺素 $F_{2\alpha}Ⅲ$（isoprostane F2 alpha-Ⅲ，iPF2α-Ⅲ）在心血管疾病患者中含量增加，并且存在于动脉粥样硬化损伤组织中；在动脉粥样硬化模型（Apo E$^{-/-}$ 和 Ldlr$^{-/-}$）小鼠中，它能通过结合 TP 直接促进损伤形成。

综上所述，前列腺素及其受体系统在维持心血管稳态中发挥重要调节作用；前列腺素合成调节及其受体介导信号通路的异常将破坏心血管稳态，增加心血管事件的发生。对前列腺素的深入研究将可能为包括动脉粥样硬化在内的重大心血管疾病机制的阐明及有效治疗方法的研发起到重要的推动作用。

第五节　花生四烯酸及其衍生物

一、花生四烯酸简介

花生四烯酸（arachidonic acid，AA）是 5，8，11，14-二十碳四烯酸的简称，属于 n-6 系列的人体必需多不饱和脂肪酸，简记为 20∶4（n-6）。它是生物体内分布最广泛，而且具有重要生物功能的一种多不饱和脂肪酸，是很多生物活性物质合成的前体。在细胞内，AA 主要以磷脂化形式存在于细胞膜内表面，当细胞受到某种刺激（炎症、氧化低密度脂蛋白、高血压、糖尿病、高半胱氨酸等）时，在磷脂酶 A_2（PLA_2）的作用下被分解成游离形式释放到细胞液中，进而在一系列代谢酶的作用下形成大量的具有较强生物活性的代谢物。目前知道至少有三类酶参与 AA 的代谢，包括环氧酶（cyclooxygenase，COX）、脂氧酶（lipoxygenase，LOX）和细胞色素 P450（cytochrome P450，CYP），可形成近百种具有不同生物活性的二十碳衍生物。其中，COX 和 LOX 是双氧化酶，可将 AA 代谢成前列腺素（prostaglandin，PG）、白三烯（leukotriene，LT）、脂氧素（lipoxin，LX）、羟基二十碳四烯酸（hydroxyeicosatetraenoic acid，HETE）等二十碳衍生物；CYP 是单氧化酶，主要包括表氧化酶、ω-羟化酶和丙烯氧化酶，前者将 AA 分解成多种表氧二十碳三烯酸（epoxyeicosatrienoic acid，EET），后两者将 AA 分解成 20-HETE 等小分子活性物质（图 13-2）。

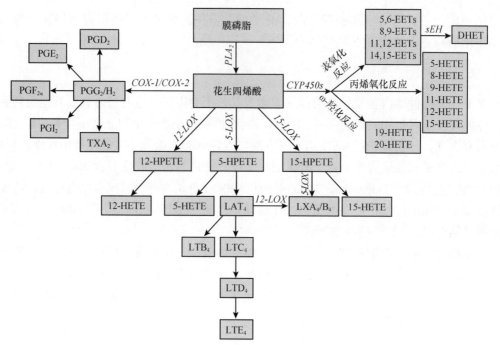

图 13-2 花生四烯酸的三大代谢途径

二、花生四烯酸的代谢

（一）环氧酶途径

如前所述，AA 环氧酶代谢是机体产生前列腺素（prostaglandin，PG）的主要途径。环氧酶（cyclooxygenase，COX）是合成 PG 过程中的重要限速酶；该酶有 2 种亚型，COX-1 和 COX-2。COX-1 是一种持续表达的组成型酶，在血小板、内皮细胞、胃肠道等几乎所有器官、组织、细胞中都能检测到，参与胃肠细胞、血小板及肾脏功能的生理性调节。COX-2 属于诱导型酶，在生理状态下一般不表达或水平表达，通常在受到生长因子、细胞因子的刺激下才会表达。AA 在 COX 的作用下代谢生成前列腺素 G_2（PGG_2）和前列腺素 H_2（PGH_2），并以此为底物生成其他种类的前列腺素产物，包括前列腺素 E_2（PGE_2）、前列环素（PGI_2）和血栓素 A_2（TXA_2）等（详见本章第四节）。

（二）脂氧酶途径

AA 经过脂氧酶代谢，主要产生白三烯（leukotriene，LT）、羟基二十碳四烯酸（hydroxyeicosatetraenoic acid，HETE）等二十碳衍生物。参与 AA 代谢的脂氧酶（lipoxygenase，LOX）主要包括：5-LOX，12-LOX，15-LOX 等。细胞在炎症等刺激因素作用下被激活，细胞膜磷脂被水解并释放 AA，先结合到 5-脂氧酶激活蛋白（five lipoxygenase activating protein，FLAP），再递呈到核膜上的 5-脂氧酶（5-lipoxygenase，5-LOX），催化 AA 形成 5-羟过氧化二十碳四烯酸（5-HPETE），5-HPETE 随即被代谢成 5-羟二十碳四烯酸（5-HETE）或转化成为不稳定的中间产物白三烯 A4（LTA4）。LTA4 可被 LTA4 水解酶水解为白三烯 B4（LTB4）；或在白三烯 C4 合成酶作用下形成白三烯 C4（LTC4）。LTC4 被主动转运出细胞后，在 α-谷氨酰转肽酶的作用下转化为白三烯 D4（LTD4），LTD4 再进一步代谢为白三烯 E4（LTE4），LTE4 则以原型或代谢成中间体从尿中排出。因为 LTC4 和它的代谢产物 LTD4、LTE4 都含有半胱氨酸，故又统称为半胱氨酰白三烯（cystdnyl leukotrienes，CysLT）。在生物活性方面，白三烯通过与特异性受体结合发挥生物学作用。目前已发现两种类型的白三烯受体：通过 LTB4 激活的 BLT 受体和通过 CysLT 激活的 CysLT 受体。其中，BLT 受体分为 BLT1 和 BLT2 受体，BLT1 受体主要表达于白细胞，与 LTB4 具有高亲和力，对炎性细胞具有强烈的趋化作用。BLT2 受体与 LTB4 结合能力较弱，几乎表达于机体各个组织部分。CysLT 受体包括 CysLT1 受体和 CysLT2 受体。CysLT1 受体主要表达于外周血细胞，如嗜酸性粒细胞、单核细胞、嗜碱性粒细胞、肥大细胞，而 CysLT2 受体主要表达于血管内皮细胞及大脑某些区域，在外周血细胞中表达则很少。不同细胞表面特异性受体与相应白三烯结合后，发挥不同的生物学效应。

除了 5-LOX，AA 还可经其他脂氧酶通路代谢生成多种 HETEs。比如，经 12-LOX 代谢生成 12-羟过氧二十碳四烯酸（12-HPETE），后转为 12-羟二十碳四烯酸（12-HETE），这条代谢途径在血小板中最为活跃。此外，作为 15-LOX 的底物，AA 可被代谢成 15-羟二十碳四烯酸（15-HPETE），后转为 15-羟二十碳四烯酸（15-HETE）等代谢产物。近年来，12/15-LOX 代谢通路在心脑血管疾病中的作用引起广泛关注，其代谢产物 12-HETE 和 15-HETE 与肺动脉高压、动脉粥样硬化及缺血性脑卒中等的发生密切相关。

脂氧素（lipoxin，LX）是 AA 脂氧酶代谢途径产生的另外一类脂质小分子，是不同 LOX 顺序催化 AA 的产物，根据其分子构象的不同可将其分为 4 种：LXA4、LXB4、15-epi-LXA4 和 15-epi-LXB4。LX 主要通过三种途径合成：①AA 经 5-LOX 催化生成 LTA4，然后在 12-LOX 催化下合成 LXA4 和 LXB4。②AA 在 15-LOX 催化下产生中间产物 15-HPETE 和 15-HETE，再经 5-LOX 和水解酶的作用下生成 LXA4 和 LXB4。③第三种途径由阿司匹林诱发合成，当细胞中的 COX-2 被阿司匹林乙酰化后，COX-2 的环氧酶活性被抑制但却具备 15-LOX 功能，即可催化 LXs 的合成，经该途径合成的 LXs 15 位羟基为 R 构象，即 15-epi-LXA4 和 15-epi-LXB4，又称为阿司匹林诱生的脂氧素（aspirin-triggered lipoxin，ATL）。目前已发现的参与介导 LXs 生物学效应的受体包括脂氧素受体（ALX）、半胱氨酸白三烯受体（CysLT1）和芳香烃受体（AhR）三种。其中 ALX 高表达于多种白细胞和上皮细胞表面，是研究最多的一种。研究证明 LX 具有强大的抗炎作用，被称为炎症反应的"刹车信号"，广泛参与多种病理生理过程，如物质转运、炎症反应、免疫反应、细胞凋亡、基因调控、血管再生等。LX 在动脉粥样硬化中的直接作用目前还没有明确研究，值得关注。

（三）细胞色素 P450 途径

AA 的第三条代谢途径，即细胞色素 P450 酶（CYP）途径。AA 经此途径的代谢主要有三种方式：①表氧化反应，经表氧化酶 CYP2J 和 CYP2C 家族代谢产生表氧二十碳三烯酸（epoxyeicosatrienoic acid，EET），包括 5,6-EET、8,9-EET、11,12-EET 以及 14,15-EET，其中 11,12-EET 和 14,15-EET 为主要代谢产物。EET 被认为是继一氧化氮（NO）和前列环素（PGI_2）后在血管平滑肌舒张反应过程中发现的内皮释放的一种重要血管舒张因子，由于早期研究发现它通过激活钙离子敏感的钾通道，使平滑肌细胞处于超极化状态而扩张血管，因此称其为内皮依赖性超极化因子。EET 在机体中主要经可溶性表氧化物水解酶（soluble epoxide hydrolase，sEH）的作用而被快速代谢转变成相应的双羟二十碳三烯酸（dihydroxyeicosatrienoic acid，DHET），使 EET 丧失其生物活性。EET 在心血管系统功能调节中发挥重要作用，其作用受体目前还不是很明确，一种可能是通过激活核受体 PPAR 发挥其功能作用。②ω-羟化反应，经 CYPω-羟化酶代谢为羟基二十碳四烯酸 16-、17-、18-、19-、20-HETE。其中由 CYP4A 和 CYP4F 家族催化生成的 20-HETE 是 AA 经 ω-羟化最主要的代谢产物，近十余年才被逐渐研究并发现。随着研究的不断深入，逐渐证实 20-HETE 在调节血管收缩、冠脉血流量、心肌收缩力、心肌细胞凋亡、炎症反应等过程中发挥重要作用，在心血管系统的生理和病理生理过程中发挥重要作用。③丙烯氧化反应，生成 5-、8-、9-、11-、12-、15-HETE 等，由此途径代谢产生的多数产物也可经脂氧酶途径产生。

三、花生四烯酸及其衍生物与动脉粥样硬化

花生四烯酸及其代谢产物在人体的生理稳态以及许多重大疾病的病理生理过程中有非常重要的调节作用。已有研究证实，其多个代谢产物与动脉粥样硬化的发生密切相关。有关其 COX 途径代谢产物前列腺素在动脉粥样硬化中的作用在本章第四节中已经做了详细介绍，本节将重点阐述 AA 的 LOX 途径及 CYP 途径主要代谢产物在动脉粥样硬化发生和发展中的作用。

（一）LOX 代谢产物与动脉粥样硬化

1. 白三烯与动脉粥样硬化　白三烯（LT）在动脉粥样斑块组织，尤其是复杂的晚期斑块处含量异常丰富。LT 主要通过促进单核细胞向内皮细胞黏附、加速单核细胞向巨噬细胞与泡沫细胞转化、增强血管平滑肌细胞增殖和迁移、降解细胞外基质、激活淋巴细胞以及刺激冠状动脉的收缩等多种途径，参与动脉粥样硬化的发生与发展。

（1）白三烯 B4（LTB4）与动脉粥样硬化：血管内皮受到炎症和脂质等因素损伤后，单核细胞黏附到血管内皮细胞，启动动脉粥样硬化炎症反应。研究表明，LTB4 能显著增强细胞间黏附分子-1（ICAM-1）和血管细胞黏附分子-1（VCAM-1）与单核/巨噬细胞膜表面配体 β1 和 β2 整合素的亲和力，促使单核细胞发生黏附和贴壁，启动内皮炎性反应。此外，LTB4 可显著上调单核细胞趋化蛋白-1（MCP-1）的表达，以促进单核细胞向内皮细胞下迁移游走，最后分化形成巨噬细胞。LTB4 还可上调巨噬细胞表面氧化低密度脂蛋白受体 CD36 的表达，从而促使巨噬细胞吞噬胆固醇脂质并向泡沫细胞转化，使斑块内脂质堆积，张力增加，促进不稳定斑块的形成和进展。给高脂饮食的小鼠使用 LTB4 拮抗剂后发现单核细胞内脂质聚集减少，巨噬细胞浸润减轻，动脉粥样硬化炎症反应明显减弱；机制研究表明，LTB4 主要是通过作用于其两个受体 BLT1 和 BLT2，上调趋化基因的表达，介导白细胞趋化，增加白细胞黏附，进而加速血管损伤反应，促进动脉粥样硬化发生和发展。

（2）半胱氨酰白三烯（CysLT）与动脉粥样硬化：CysLT，包括 LTC4、LTD4、LTE4，具有强烈炎症介导作用，参与动脉粥样硬化的慢性炎症反应。人动脉粥样硬化好发部位如

主动脉、颈动脉和冠状动脉中均可检测到 LTC4 合成酶和 CysLT 受体的表达。病理组织分析发现，LTC4 主要集中分布在平滑肌细胞聚集、内膜增厚以及粥样斑块形成的部位。CysLT 可以通过结合 CysLT1 受体促进人 MCP-1 和单核/巨噬细胞炎症蛋白（MIP-lα）及其受体的表达。动物实验表明，CysLT1 拮抗剂孟鲁司特可以减轻机体氧化应激反应、减少血管内皮损伤，进而延缓小鼠动脉粥样斑块的形成。此外，CysLT 在血管平滑肌的增殖和迁移中起重要作用，LTD4 和 LTE4 能刺激平滑肌收缩并改变血管通透性，LTC4 和 LTD4 亦可显著加强冠状动脉对刺激的收缩反应。Allen 等对心脏移植时取下的患者心外膜冠状动脉进行研究发现，LTC4 和 LTD4 能够明显诱导动脉粥样硬化患者的冠状动脉收缩，而对非动脉粥样硬化患者的冠状动脉则没有作用。

（3）5-LOX、FLAP 与动脉粥样硬化：5-LOX 是白三烯生物合成的限速酶。通过定位候选基因的研究方法，5-LOX 被确定为与小鼠动脉粥样硬化易感性有关的重要基因。免疫组织化学研究发现，5-LOX 在 Apo E 基因敲除（Apo E$^{-/-}$）和 LDL 受体基因敲除（Ldlr$^{-/-}$）小鼠的动脉粥样硬化斑块中大量表达，而 5-LOX 基因敲除小鼠的骨髓移植到 Ldlr$^{-/-}$小鼠后，斑块明显减少。Cipollone 等对 60 位颈动脉内膜剥离术患者的不稳定性动脉粥样斑块进行研究，结果显示有症状患者较无症状患者 5-LOX 蛋白及 LTB4 表达增加，并且伴随基质金属蛋白酶 2（MMP-2）和 MMP-9 表达升高，提示 5-LOX 可能通过产生 LTB4、继而促进 MMP 表达，最终导致斑块破裂。此外，5-LOX 抑制剂能够减少动脉粥样硬化模型损伤血管的内/中膜比例，减轻巨噬细胞浸润，降低病变血管的核转录因子 NF-κB 活性及 MCP-1 的基因表达。

尽管 5-LOX 是白三烯合成的关键酶，但 5-LOX 的激活必须依靠 FLAP（five lipoxygenase activating protein）的存在。FLAP 是一种含 161 个氨基酸的膜结合蛋白，能与细胞膜磷脂释放出来的 AA 特异性结合，将 AA 传递给 5-LOX，并激活 5-LOX。FLAP 对于维持 5-LOX 的活性、调控白三烯的生成非常重要。动物实验结果表明，FLAP 抑制剂能够通过减少病变血管巨噬细胞含量、T 细胞数量，减轻病灶体积，抑制动脉粥样硬化斑块的形成。FLAP 基因敲除小鼠也显示动脉粥样硬化斑块形成显著减轻。大量研究表明，人 FLAP 的基因多态性也跟动脉粥样硬化的发生密切相关。因此，FLAP 抑制剂可能会在动脉粥样硬化的治疗中起重要作用。

综上，白三烯是动脉粥样硬化发生、发展过程中一种重要的促炎因子，5-LOX 及 FLAP 在白三烯致动脉粥样硬化的过程中起重要作用，抗白三烯药物的研究将为动脉粥样硬化的治疗提供一个新的途径。

2. 12/15-LOX 代谢与动脉粥样硬化 动物实验研究表明，AA 的 12/15-LOX 代谢对动脉粥样硬化的形成具有双向作用。部分研究提示，12/15-LOX 可以增加氧化低密度脂蛋白含量、招募单核细胞聚集到血管壁，促进平滑肌细胞增殖和迁移，或增加促炎细胞因子的产生，促进动脉粥样硬化的发生和发展；但也有研究显示，12/15-LOX 可以通过抑制氧化应激、减少单核细胞趋化，或促进抗炎表型的巨噬细胞生成，进而起到延缓动脉粥样硬化的作用。此外，不同物种中，12/15-LOX 的增加对动脉粥样硬化的影响不同。如在家兔中，过表达 12/15-LOX 可以延缓动脉粥样斑块的生成；而在小鼠，巨噬细胞 12/15-LOX 过表达减轻动脉粥样斑块，内皮细胞过表达 15-LOX 则可增加动脉粥样硬化的发生率，提示 AA

的 12/15-LOX 代谢在动脉粥样硬化中的复杂作用。这一复杂作用可能与 12/15-LOX 下游代谢产物的复杂性有关，除炎症性脂质小分子 12-HETE 和 15-HETE 外，被称为炎症反应"刹车信号"的脂氧素也是 12/15-LOX 下游的一个主要代谢产物，其在动脉粥样硬化中可能起到与 12-HETE、15-HETE 相反的作用。

（二）CYP 代谢产物与动脉粥样硬化

AA 的 CYP 代谢途径对动脉粥样硬化及心血管功能的调节主要集中在对其下游小分子 EET 和 20-HETE 的研究。

1. EET 和 sEH 与动脉粥样硬化　EET 被称为内皮依赖性超极化因子，大量研究表明 CYP 表氧化酶-EET 系统在维护心血管系统稳态中具有重要作用；增加体内 EET 的含量具有明显的心血管系统保护作用，主要体现在以下几个方面：①舒张血管平滑肌，降低血压；②改善冠脉微循环，调节心肌细胞收缩力；③促进新生血管生成；④抑制平滑肌细胞的增殖和迁移；⑤抑制血小板聚集，促进纤溶作用，减少血栓生成；⑥抑制内皮细胞黏附分子表达，减少单核/巨噬细胞黏附，减轻血管炎症反应。EET 还可作为第二信使调节肾钠/钾 ATP 酶，激活钙活化的钾通道，经 Ras 蛋白与膜受体相偶联产生扩血管和降压作用。CYP2C 和 CYP2J 是催化 AA 生成 EET 的主要合成酶，研究表明过表达 CYP2C 或 CYP2J，可缓解动脉粥样硬化的发生，因此 EET 被认为是一种内源性防治动脉粥样硬化、高血压等血管病变的保护因子。

EET 被 sEH 水解为 DHET 后失去其生物学作用，因此 sEH 可通过调节 EET 进而影响机体心血管疾病的发生和发展。编码 sEH 的基因是 EPHX2，在动脉粥样硬化相关流行病学研究中发现 EPHX2 的遗传变异，可能是某些人群先天性心脏病临床事件发生的重要危险因素。在自发性高血压大鼠、血管紧张素Ⅱ诱导的高血压动物模型中应用 sEH 抑制剂，均可降低血压。近年来 sEH 抑制剂对冠状动脉粥样硬化影响的研究引起人们的普遍关注。大量研究显示在动脉粥样硬化动物模型中 sEH 抑制剂可降低斑块的大小。比如，Ulu 等研究发现在 ApoE 基因敲除小鼠 sEH 抑制剂可将主动脉动脉粥样硬化斑块大小减小 50%以上，同时伴有 EET/DHET 明显升高。进一步的研究发现，应用 sEH 抑制剂不仅使位于颈动脉和主动脉弓的动脉粥样硬化斑块明显减轻，而且还可使腹主动脉瘤形成的发生率和腹主动脉的直径显著下降。以上研究都证明 sEH 在动脉粥样硬化发展中扮演一个重要的角色，抑制 sEH 可能是一个有前景的临床干预手段。

2. 20-HETE 与动脉粥样硬化　20-HETE 作为 CYP 途径的一个重要代谢产物，主要在血管平滑肌细胞、中性粒细胞、外周血及骨髓中的髓样细胞中产生。20-HETE 是一种强烈的缩血管活性物质，它可通过多种机制调节机体不同生理及病理过程。例如，20-HETE 在体循环通过不同途径引起血管收缩，升高血压；在脑组织可引起病变脑血管平滑肌肌源性收缩，诱发脑血管痉挛，减少脑血流量，亦可引发蛛网膜下腔出血；在心脏引起冠脉收缩，加重心肌缺血损伤；在肺组织主要通过增加 NO 的释放舒张肺血管；在肾脏收缩肾血管，降低肾小球滤过率。研究还发现，抑制 20-HETE 的合成或活性可显著改善血管内皮功能，阻断 AngⅡ诱导的小动脉收缩，提示 20-HETE 与高血压、动脉粥样硬化等心血管疾病发生和发展的密切相关性。但也有研究认为 20-HETE 与动脉粥样硬化的发生可能并没有直接相关性，因此 20-HETE 在动脉粥样硬化的具体作用及其机制还有待进一步探索。

综上所述，AA 的 LOX 途径和 CYP 途径的代谢产物通过各种机制在动脉粥样硬化的发生发展中发挥重要效应；编码参与 LOX 代谢和 CYP 代谢的关键酶（合成酶和水解酶）及受体基因，及其代谢通路中的下游小分子 LT、LX、EET 及各种 HETE 都有望成为治疗动脉粥样硬化的新靶点。

（陈丽红　管又飞）

第六节　内源性免疫受体

内源性免疫受体参与动脉粥样硬化（As）的发生和发展，As 形成和发展过程中，外源性病原微生物感染和机体某些内源性刺激因子，触发机体的固有免疫系统，诱导非感染性炎症反应。内源性免疫受体介导的炎症反应，在 As 发生中的作用日益受到关注。内源性免疫受体家族中两个主要成员是 Toll 样受体（TLR）和核苷酸结合寡聚结构域样受体[nucleotide-binding oligomerization domain（NOD）-like receptor，NLR]，也是目前在 As 领域中研究得最为广泛的两个内源性免疫受体。

一、Toll 样受体与动脉粥样硬化

（一）Toll 样受体

Toll 样受体（TLR）首先是在果蝇胚胎发育的研究中发现的，在人和小鼠细胞亦发现 TLR 的表达。TLR 介导天然免疫的跨膜信号传递，属于模式识别受体（PRR），是联系天然免疫与获得性免疫的桥梁。

Toll 样受体家族成员众多。迄今为止，在动物中已经发现了至少 15 种 TLR。TLR 组织分布广泛，巨噬细胞、单核细胞、T 淋巴细胞、B 淋巴细胞、多形核细胞及 NK 细胞中都有表达。

哺乳动物的 TLR 同属于 I 型跨膜蛋白。TLR 的结构主要有 3 个功能区组成：胞内区、跨膜区和胞外区。胞内区又称为 TIR 结构域（Toll/IL-IR domain，TIR），大约含 200 个氨基酸，是 TLR 信号传递的关键结构。跨膜区富含半胱氨酸，胞外区则是富含亮氨酸重复序列（leucine-rich repeat，LRR），包含 550~980 个氨基酸，介导病原微生物或其产物的特异性识别。

每个 TLR 都具有特定的配体，负责识别来自细胞外的病原微生物及内源性配体。不同的 TLR 在细胞中的位置也不完全相同，TLR1、2、4、5 和 6 位于细胞膜表面，其余的 TLR 分布在核内和溶酶体膜上，比较特殊的是 TLR4，它可以发生从细胞膜向核内的转位。

（二）TLR 与动脉粥样硬化

近年来 TLR 在 As 中的作用机制成为新的研究热点。研究表明，TLR 信号通路的激

活具有促进 As 发生发展的作用。与健康的血管相比，人类粥样硬化的动脉中 TLR1、TLR2 和 TLR4 表达增加，特别在内皮细胞和巨噬细胞中的表达显著上调。在 Apo $E^{-/-}$ 小鼠中全身敲除 MyD88 基因后，能显著抑制巨噬细胞的聚集和动脉粥样斑块的形成。阻断 TLR2 和 MyD88 后显著抑制 NF-κB 的活化，抑制炎症因子如 MCP-1、IL-6 和 IL-8 的生成，基质金属蛋白酶（MMP）-1、-2、-3 和 -9 的产生。在 As 动物模型中 TLR2 和 TLR4 基因敲除后，能显著抑制脂质沉积、炎性细胞的募集和活化，进而抑制斑块形成，减少斑块面积。上述研究提示，TLR 与 As 的发生发展有密切关系。

1. TLR2 在 As 中的作用　TLR2 与 TLR4 的信号转导通路基本相似，但 TLR2 能够与 TLR1、TLR6 形成异二聚体，可结合不同的配体，包括细菌来源的外源性配体和宿主来源的内源性配体，如细菌脂蛋白、革兰氏阳性菌脂膜酸、酵母、多糖和肽聚糖等。

TLR2 介导牙龈卟啉单胞菌（*P. gingivalis*）感染后 As 形成过程中的炎症反应过程，包括巨噬细胞的聚集及炎症因子的释放。TLR2 基因缺陷可以逆转 *P. gingivalis* 诱发的动脉损伤反应。进一步研究提示，Tlr2/Apo E 双基因缺陷鼠在 *P. gingivalis* 感染后，血清中的炎症因子水平显著降低，As 的程度明显减轻。在高脂饮食喂食的 $Ldlr^{-/-}$ 小鼠，进一步给予 TLR1/2 或 TLR2/6 的激动剂后，则显著促进 As 的形成。

2. TLR3 在 As 中的作用　TLR3 属于 TLR/IL-1 受体超家族的 I 型跨膜蛋白，由胞外区、侧翼区、跨膜区和胞质尾区 4 部分组成。TLR3 识别病毒来源的双链 RNA，激活干扰素调节因子及 NF-κB，介导炎症介质的释放。

研究发现，TLR3 与 As 早期病变（内皮受损和泡沫化细胞形成）密切相关。在 As 的平滑肌细胞中，TLR3 的表达显著上调，诱导炎性细胞因子和趋化因子的表达增加，进而促进 As 的发生与发展。但也有与此矛盾的研究发现，TLR3 在 As 进程早期具有保护效应。在 As 发生的初期阶段，TLR3 受体激活可使血管中膜和内膜免受炎性细胞因子及氧化应激的损伤，保护血管壁的完整性。此外，Tlr3 基因敲除小鼠在早期阶段 As 的形成加速，TLR3 在高胆固醇动脉损伤引起的 As 体内模型中也起保护性作用。因此，TLR3 在 As 的发生和发展中不仅具有有害作用，同时也具有保护作用，其确切的机制仍有待进一步研究。

3. TLR4 在 As 中的作用　TLR 4 广泛分布于血管内皮细胞、心肌细胞、单核/巨噬细胞和树突状细胞外等。TLR4 识别配体较多，既可识别外源入侵的病原体，如呼吸道合胞病毒融合蛋白、衣原体等，又可针对内源性的自身成分，如热休克蛋白、纤维蛋白原、纤溶酶等。配体与 TLR4 结合后，激活下游信号转导途径，最终激活 NF-κB 和 c-Jun。正常情况下，NF-κB 与 IκB 相结合而处于无活性状态。但活化的 NF-κB 则可促进黏附分子（ICAM-1、VCAM-1 和 E-选择素）的表达，诱导炎症反应，促进 As 的发生和发展。脂多糖（LPS）也是用 TLR4 的特异性配体之一，研究提示 LPS 刺激体外培养的人巨噬细胞后，能显著促进 MMP-9 及基质金属蛋白酶 9 前体（prosoma MMP-9，pro-MMP-9）的分泌，而 MMP-9 又是参与 As 斑块破裂的重要因素，因此 MMP-9 是 TLR4 参与 As 发展的重要分子机制。

4. TLR6 在 As 中的作用　TLR6 的具体作用机制仍不清楚。TLR6 能够与 TLR4 形成异源二聚体，参与 ox-LDL 诱导的炎症反应，促进 As 的发生，并且这一效应受到清道夫受体 CD36 的调控。

5. TLR7 在 As 中的作用　TLR7 的结构与其他 TLR 家族成员相似。TLR7 除了可通过 MyD88 信号依赖型通路调节病毒诱导的相关免疫反应外，也可调节巨噬细胞的自噬，从而介导动脉粥样硬化的进展。但 TLR7 在 As 中的作用及机制仍有待深入研究。

6. TLR9 在 As 中的作用　TLR9 主要识别细菌和病毒 DNA 中的 CpG 基序，活化信号通路，诱导产生强烈的 Th1 优势免疫应答，调节 IFN-α、IL 等细胞因子的分泌，参与感染和过敏性疾病、肿瘤、自身免疫病的发病。Hirata 等研究进一步发现，对于野生型小鼠，血管损伤后抗 HMGB1 抗体会显著降低新生内膜的形成，而 HMGB1 则加速新生内膜增生。在 TLR9 缺失的小鼠中，HMGB1 不会加速病变发展。骨髓移植实验也证实，骨髓源性的 TLR9 在新生内膜形成方面发挥重要作用。这些证据表明，在血管损伤条件下，HMGB1 作为内源性介质，通过激活 TLR9 信号转导通路，介导炎症反应和病变形成的发生，阻断 HMGB1 和 TLR9，可以为动脉粥样硬化的治疗提供新的思路（表 13-1）。

表 13-1　Toll 样受体对动脉粥样硬化的影响及其作用机制

TLR	下游信号通路	对动脉粥样硬化的影响	作用机制
TLR1	MyD88/TIRAP（Mal）	Ldlr$^{-/-}$Tlr1$^{-/-}$小鼠与 Ldlr$^{-/-}$小鼠比较，动脉粥样硬化病变未见显著性差异	未知
TLR2	MyD88/TIRAP（Mal）	与 Ldlr$^{-/-}$小鼠比较，Ldlr$^{-/-}$Tlr2$^{-/-}$小鼠的动脉粥样硬化病变降低 55%	巨噬细胞浸润增加，脂质堆积，细胞凋亡，平滑肌细胞减少
		与高脂肪喂养和细菌感染的 Apo E$^{+/-}$Tlr2$^{-/-}$小鼠相比，Apo E$^{+/-}$Tlr2$^{-/-}$小鼠的动脉粥样硬化降低	NF-κB 的活化和炎性细胞因子、MMP 的产生
TLR3	TRIF	与 Apo E$^{-/-}$小鼠相比，Apo E$^{-/-}$Tlr3$^{-/-}$小鼠的动脉粥样硬化增加 40%	防止血管损伤
		与 Ldlr$^{-/-}$小鼠比较，Ldlr$^{-/-}$Tlr3$^{-/-}$小鼠的动脉粥样硬化增加	外源性 TLR3 的激活诱导内皮功能障碍和促炎细胞因子的产生
		粒细胞特异性 TLR3 缺失的 Ldlr$^{-/-}$小鼠的动脉粥样硬化降低	
TLR4	MyD88/TIRAP（Mal）或 TRIF/TRAM	与 Apo E$^{-/-}$小鼠相比，Apo E$^{-/-}$Tlr4$^{-/-}$小鼠的动脉粥样硬化降低	促进巨噬细胞浸润增加
			Apo E$^{-/-}$Tlr4$^{-/-}$小鼠中促炎细胞因子的产生降低
TLR5	MyD88	未知	未知
TLR6	MyD88/TIRAP（Mal）	与 Ldlr$^{-/-}$小鼠比较，Ldlr$^{-/-}$Tlr6$^{-/-}$小鼠的动脉粥样硬化无影响	未知
		在 MALP2 刺激后，与 Ldlr$^{-/-}$小鼠比较，Ldlr$^{-/-}$Tlr6$^{-/-}$小鼠的动脉粥样硬化降低	
TLR7	MyD88	与 Apo E$^{-/-}$小鼠相比，Apo E$^{-/-}$Tlr7$^{-/-}$小鼠的动脉粥样硬化增加	坏死核心的形成，脂质沉积，巨噬细胞浸润和促炎细胞因子的生产增加
TLR8	MyD88	未知	未知
TLR9	MyD88	未知	未知

二、核苷酸结合寡聚结构域样受体与动脉粥样硬化

(一)核苷酸结合寡聚结构域样受体

核苷酸结合寡聚结构域(NOD)样受体(NLR)是类似于 Toll 样受体(TLR)的内源性免疫受体。Toll 样受体是跨膜受体,NLR 是细胞质受体,在先天免疫中起至关重要的作用,基于其 N 端结构域,NLR 被分为四种亚型:NLRA、NLRB、NLRC 和 NLRP。NLR 也可以分为四大类:功能性组件,信号转导,转录激活,细胞自噬。

目前所知人类 NLR 家族大概包含 23 个成员,结构具有一定的相似性,分别含有 3 个特征性结构,N 端的 CARD 或 PYD 结构域,C 端的富含亮氨酸的重复结构域(leucine-rich repeat domain,LRR),以及位于中心的 NACHT 结构域(central nucleotide binding and oligomerisation domain),C 端 LRR 负责感受识别配体,而 CARD 或 PYD 结构域则负责连接下游的效应分子。NLR 分为两大类,一类包含 NOD1、NOD2 等胞质受体,介导 MAPK 和 NF-κB 信号通路。另一类包括 NLRP1 和 NLRP3 等胞内受体,介导炎症体复合物的组装,激活 caspase-1、IL-1β、IL-18 等炎性因子。NOD1、NOD2 与 NLRP3 是目前研究较为深入的 NLR 家族成员。

NOD1 是普遍存在的,而 NOD2 仅限于单核细胞、树状突细胞和肠上皮细胞。NOD1 能识别革兰氏阴性菌细胞壁成分黏肽即肽聚糖(peptidoglycan,PGN)的降解产物二氨基庚二酸(diaminopimelic acid,DAP)。NOD2 识别来自革兰氏阴性菌和革兰氏阳性菌 PGN 降解产物胞壁酰二肽(muramyldipeptid,MDP)。NOD1 和 NOD2 都能激活 NF-κB 信号通路,参与炎症反应和宿主免疫反应。但目前均未发现 NOD1 和 NOD2 的内源性配体。

NLRP3 也是备受关注的一种 NLR,与 NOD1、NOD2 不同,NLRP3 识别的配体更多的是内源性的,如细胞坏死成分、细胞外基质成分、透明质酸、二聚糖、尿酸盐结晶、胆固醇结晶等。这些内源性的配体 NLRP3 与炎症小体的 LRR 结构域结合后,促进 NLRP3 的活化,并依次使得蛋白质结构打开,PYD 结构暴露,再通过 PYD-PYD 相互作用与其接头蛋白 ASC 结合,由 ASC 的 CARD 结构域招募 Pro-半胱氨酸蛋白酶-1,形成炎症小体,并对半胱氨酸蛋白酶-1 进行自身激活,活化后的半胱氨酸蛋白酶-1 对 Pro-IL-1 等底物进行切割,促进 IL-1β 和 IL-18 的成熟及分泌。

(二)NLRs 与动脉粥样硬化

1. NOD1 在 As 中的作用 NOD1 在大多数细胞上均有表达。NOD1 和配体结合后主要激活下游两条信号通路:NF-κB 信号通路和 MAPK 途径。NOD1 信号通路激活后,导致 ILs(IL-6、IL-8)、趋化因子(CXCL1)、巨噬细胞炎症蛋白 2、CCL2、CCL5、抗菌多肽的产生、正常 T 细胞的表达及中性粒细胞在病变部位的募集,促进炎症反应。目前,NOD1 与 As 的关系研究仍非常有限。研究表明,NOD1 受体在 As 中的表达增加,且 NOD1 表达与平滑肌细胞和巨噬细胞的存在有相关性。缓慢给予外源性选择性 NOD1 配体可诱发冠状动脉炎和加速动 As 的发展。在 Apo E$^{-/-}$小鼠中,Apo E 和 Nod1 双敲除可减轻 As 早期病变并延迟 As 进展,这表明在 Apo E$^{-/-}$小鼠,NOD1 的激活可加速 As 的发生发展。在巨噬细胞

中，NOD1/RIP2 信号通路激活后能使细胞培养上清液中炎症因子 MIF 和 MCP-1 的表达增加，导致巨噬细胞的炎性活化及其表型变化，这可能也是 NOD1 参与 As 形成和发展过程的机制。

2. NOD2 在 As 中的作用 NOD2 是最具代表性的 NODs 蛋白家族成员。NOD2 主要存在于单核细胞、T、B 淋巴细胞、巨噬细胞及上皮细胞。NOD2 与 TLR4 有相似功能：一方面激活 NF-κB 经典信号通路，活化 caspase-1 以促进 IL-1β 和 IL-18 的成熟及分泌。而 IL-1β 和 IL-18 均可增加内皮细胞表面白细胞黏附分子的表达，从而对单核细胞进行趋化，使单核细胞黏附于血管内皮，募集中性粒细胞和淋巴细胞进入内皮下间隙，促进平滑肌细胞增生，在 As 的发生和发展中发挥重要作用。另一方面，NOD2 也启动特异性信号，导致促炎症因子 TNF-α、IL-6、IL-8、IL-10 的分泌。这些细胞因子诱导和启动先天免疫细胞的招募，包括中性粒细胞和单核细胞。

研究表明，NOD2 的 mRNA 和蛋白表达的水平在 As 斑块中显著上调。在巨噬细胞中 NOD2 的活化可激活 P38MAPK 和 IL-1β，诱导环氧酶和前列腺素 E_2（PGE_2）信号通路的激活促进 As 的发生发展。外源性给予 NOD2 配体可促进 As 斑块中 PGE_2 的表达，提示 NOD2 能诱导 PGE_2 参与 As 的发生和发展。但矛盾的报道亦提示，Apo E 和 Nod2 双敲除的小鼠血清总胆固醇水平和血清炎性细胞因子水平升高，Apo E 和 Nod2 双敲除后进一步促进 As 的发展。牙龈卟啉单胞菌感染可促进 As 的发生和发展，这种促进作用在 Apo E 和 Nod2 双敲除的小鼠更显著。这些结果反而提示，NOD2 具有抗炎和抗 As 的作用。据此，NOD2 在动脉粥样硬化中的作用及分子机制仍需进一步的研究和探索。

3. NLRP3 在 As 中的作用 炎症小体是一种多聚蛋白复合物，至今所发现的炎性体主要分 4 种：NLRP1 炎性体、NLRP3 炎性体、AIM2 炎性体及 IPAF 炎性体。NLRP3 炎症小体是其中的一种，也是 NALP 蛋白家族中的一个典型代表，主要表达于中性粒细胞、巨噬细胞。NLRP3 主要分布于胞质及胞膜中，可参与多种宿主免疫和炎性反应。研究表明，NLRP3 炎症体参与 As。NLRP3 炎症小体激活的重要分子机制是：胞外 ATP 刺激 P2X7 嘌呤受体，诱导选择性钾通道的快速开放，导致钾外流，且活化 NLRP3 炎症小体激活半胱氨酸蛋白酶-1，活化后的半胱氨酸蛋白酶-1 将对 pro-IL-1β 等底物进行切割，以促进 IL-1β 和 IL-18 的成熟及分泌。IL-1β 和 IL-18 是重要的炎症因子，其中 IL-18 在 As 的发生、发展及粥样斑块破裂的过程中发挥重要作用。IL-18 与 IL-18R 结合还可进一步促进 IL-6、IL-8、多种 MMP 和 ICAM-1 的分泌增加，进而促进 As 的发生。

三、小结与展望

TLR 参与病原体的宿主防御反应，阻断 TLR 可能导致感染的风险增加，因此深入阐明不同 TLR 亚型在 AS 中的作用机制，以及靶向干预 TLR 治疗 As 是未来的研究方向。与此同时，关于 NOD1、NOD2 与 NLRP3 在 As 形成中作用也是当下 As 研究的热点，深入探讨 NLR 的作用亦为 As 的防治研究提供新策略。

（李兰芳）

第七节　基质金属蛋白酶

基质金属蛋白酶（matrix metalloproteinase，MMP）是一类活性依赖于 Zn^{2+} 和 Ca^{2+} 的蛋白水解酶，可以降解细胞外基质（ECM）。它们在机体组织（如神经系统的发育和再生）生长发育中细胞外基质逆转与重塑和疾病发生发展过程中发挥重要作用。MMP 的表达和活性在不同的细胞受到多种因素如细胞因子、生长因子及激素的调控。MMP 以酶原的形式由多种细胞（如单核细胞、巨噬细胞、中性粒细胞、内皮细胞和血管平滑肌细胞等）分泌，随后被其他蛋白酶或非蛋白酶类化学物质激活。所有 MMP 都受到天然抑制剂——金属蛋白酶组织抑制剂（TIMP）抑制，两者的失衡将导致多种疾病发生，如肿瘤浸润与转移、动脉粥样硬化（As）血管新生内膜的形成等。

一、MMPs 的分类

MMP 在 1962 年第一次被 Cross 和 Lapiere 发现，目前已发现有 20 多种 MMP。MMP 是能够降解不同细胞外基质成分的酶，但它们的功能不局限于基质降解。根据 MMP 作用底物、分子结构可分为 6 组：胶原酶（MMP-1、MMP-8、MMP-13 和 MMP-18）、明胶酶（MMP-2、MMP-9）、间质溶解素（MMP-3、MMP-10、MMP-11 和 MMP-17）、基质溶解素（MMP-7、MMP-26）、膜型基质金属蛋白酶（MT-MMP）（MMP-14、MMP-15、MMP-16、MMP-17、MMP-24 和 MMP-25）及其他 MMPs。其分类、作用靶点及其抑制剂见表 13-2。

表 13-2　MMPs 分类作用靶点及抑制剂

MMP 分类	酶	目标底物	抑制物
胶原酶			
MMP-1	胶原酶-1	胶原（Ⅰ～Ⅲ、Ⅶ、Ⅷ和Ⅹ）、明胶、聚蛋白多糖、L-选择素、白介素（IL）-1β、蛋白聚糖、巢蛋白、卵固蛋白、MMP-2、MMP-9	巴马司他（batimastat，BB-94）、BB-1101、MMI270B、CMT-3、多四环素、FN-439、伊洛马司他、马马司他、二甲胺四环素
MMP-8	胶原酶-2	胶原（Ⅰ～Ⅲ、Ⅶ、Ⅷ和Ⅹ）、明胶、聚蛋白多糖、纤连蛋白	TIMP-1、BB-94、BB-1101、MMI270B、CMT-3、多四环素、FN-439、伊洛马司他、马马司他
MMP-13	胶原酶-3	胶原（Ⅰ～Ⅳ、Ⅸ、Ⅹ、ⅩⅣ）、明胶、纤溶酶原、聚蛋白多糖基底膜聚糖、纤连蛋白、骨粘连蛋白、MMP-9	BB-1101、CMT-3、MMI270B、多四环素
MMP-18	胶原酶-4	Ⅰ型胶原	
明胶酶			
MMP-2	明胶酶-A	gelatin、胶原Ⅳ～Ⅵ、Ⅹ、弹性蛋白、纤连蛋白	TIMP-4、BB-94、BB-1101、MMI270B、多四环素、伊洛马司他、马马司他、二甲胺四环素
MMP-9	明胶酶-B	胶原（Ⅳ、Ⅴ、Ⅶ、Ⅹ和ⅩⅣ）、胶原、弹性蛋白、聚蛋白多糖、弹性蛋白、纤连蛋白、骨粘连蛋白、纤溶酶原、MBP、IL-1β	TIMP-1、BB-94、BB-1101、MMI270B、FN-439、伊洛马司他、马马司他、二甲胺四环素（米诺四环素）

续表

MMP 分类	酶	目标底物	抑制物
间质溶解素			
MMP-3	间质溶解素-1	胶原（Ⅲ～Ⅴ、Ⅸ）、明胶、聚蛋白多糖、基底膜聚糖、核心蛋白聚糖、层连蛋白、弹性蛋白、酪蛋白、骨粘连蛋白、巢蛋白、卵固蛋白、纤溶酶原、MBP、IL-1β、MMP-2/TIMP-2、MMP-7、MMP-8、MMP-9、MMP-13	BB-94、BB-1101、MMI270B、多四环素、FN-439、伊洛马司他、BB-2516、二甲胺四环素
MMP-10	间质溶解素-2	胶原（Ⅲ～Ⅴ）、明胶、酪蛋白、聚蛋白多糖、弹性蛋白、MMP-1、MMP-8	
MMP-11	间质溶解素-3	未知（酪蛋白）	
MMP-17	homology tostromelysin-2（51.6%）		
基质溶解素			
MMP-7	基质溶解素（PUMP）	胶原（Ⅳ、Ⅹ）、明胶、聚蛋白多糖、核心蛋白聚糖、纤连蛋白、层连蛋白、弹性蛋白、酪蛋白、转铁蛋白 纤溶酶原、β4-整合素、MMP-1、MMP-2、MMP-9、MMP-9/TIMP-1	BB-94、BB-1101、多四环素、BB-2516、二甲胺四环素
MMP-26	基质溶解素-2	胶原Ⅳ、纤连蛋白、纤维蛋白原、明胶、α(1)-蛋白酶抑制剂	
膜型基质金属蛋白酶			
MMP-14	Ⅰ-型膜基质金属蛋白酶	胶原（Ⅰ～Ⅲ）、明胶、酪蛋白、纤连蛋白、层连蛋白、玻连蛋白、巢蛋白、蛋白多糖、MMP-2、MMP-13	TIMP-1、TIMP-2、BB-1101、伊洛马司他、马马司他
MMP-15	Ⅱ型膜基质金属蛋白酶	纤连蛋白、巢蛋白、层粘连蛋白、聚蛋白多糖、基底膜聚糖、MMP-2	
MMP-16	Ⅲ-型膜基质金属蛋白酶	胶原-Ⅲ、明胶、酪蛋白、纤连蛋白、MMP-2	
MMP-17	Ⅳ-型膜基质金属蛋白酶		TIMP-1、TIMP-2
MMP-24	Ⅴ-型膜基质金属蛋白酶	纤连蛋白	
MMP-25	MT6-MMP	前明胶酶 A	
其他酶类			
MMP-12	巨噬细胞金属弹性蛋白酶	胶原、弹性蛋白、明胶、酪蛋白、纤连蛋白、层粘连蛋白、玻连蛋白、巢蛋白、纤维蛋白原、纤维蛋白、纤溶酶原	BB-1101
MMP-19	RAS Ⅰ	Ⅰ-型胶原	
MMP-20	釉质溶解素	牙釉蛋白、agrecan	
MMP-21	Ⅰ号染色体上的 MMP		

续表

MMP 分类	酶	目标底物	抑制物
MMP-22	I 号染色体上的 MMP		
MMP-23	来源于人卵巢 cDNA		
MMP-28	Epilysin		
MMP-29	未命名的		

注：RASI. 淀粉酶／枯草杆菌蛋白酶抑制剂；CMT. 化学修饰四环素；MMI. 基质金属蛋白酶抑制剂；TIMP. 金属蛋白酶组织抑制剂。

二、MMP 的分子结构域及生物学特征

MMP 的氨基酸序列主要包括前肽、信号肽和催化区 3 个重要结构，其中前肽包含 77～87 个氨基酸，当酶原激活时，此部位被水解后，MMP 才能发挥相应的酶活性。信号肽包含 17～29 个氨基酸，可将新合成的酶分泌到细胞外间隙。催化区有一个保守序列：HEXGHXXHSXM，存在 3 个催化性锌离子的组氨酸配基（H 代表）。除了 MMP-7 外，大多 MMP 存在 C 端血红素结合蛋白样结构。MMP 家族的每个成员发挥活性都依赖于催化性锌离子，此区域通过与锌离子相连，保证其活性的发挥，还可保证锌离子的精确定位。膜型基质金属蛋白酶（MT-MMP）由于能固定在细胞膜上，除了上述几部分外，还含有能够将此酶固定于细胞膜上的跨膜区。

除了上述共同特征外，各种 MMP 还有其各自的特点，如成员中最大的是 MMP-9，它有 7 个结构域，从 N 端开始，依次为信号肽段、前肽、催化结构域、纤维连接蛋白样结构、α2V 胶原样结构、铰链区域和血红素结合蛋白样结构。结构最简单的 MMP 是 MMP-7，只有信号结构域、前肽和催化结构域。MT-MMP 还有一个跨膜结构域。催化结构域含有保守的 Zn^{2+} 结合位点，该部位氨基酸序列为 HEXGHXXGXXH。Zn^{2+} 作为一个活化部位与三个组氨酸残基捆绑。谷氨酸残基在 Zn^{2+} 结合位点作为催化基团和质子转移子在蛋白质水解过程中负责锌和水分子的结合。这种锌活化部位的维持依赖于蛋氨酸形成的甲基循环。催化区域也包含 Ga^{2+} 结合域，Ga^{2+} 作用可能与维持酶的稳定性有关。除 MMP-7 以外，MMP 还有其他特征，就是其 C 端的血红素结合蛋白样结构和玻连蛋白样结构，这个区域与酶结合的底物特异性有关。

三、MMP 的作用底物

细胞外基质（ECM）包括基底膜和间隙间质，主要是由胶原、糖蛋白和蛋白多糖等物质组成。ECM 主要功能是维持细胞组织形态，也是细胞间相互作用的重要场所。MMP 能够降解不同的 ECM。胶原酶（MMP-1、MMP-8、MMP-13 和 MMP-18）在裂解纤维胶原方面发挥重要作用。它们首先裂解胶原的三螺旋结构，然后水解肽键，将胶原 I 型、II 型和 III 型裂解为 1/4 和 3/4 片段。胶原酶的血色素结合区域对裂解纤维胶原至关重要，并且其催化位点有裂解非胶原区域。明胶酶包括明胶酶 A（MMP-2）和明胶酶 B（MMP-9），

可裂解变性的胶原和Ⅳ型胶原。MMP-2 能够裂解基底膜的主要成分纤连蛋白和层粘连蛋白。MMP-9 也能裂解某些基底膜糖蛋白，如内功素。间质溶解素（MMP-3、MMP-10 和 MMP-11）与胶原酶有相同的结构域，但不裂解间质胶原。MMP-3 和 MMP-10 在结构和底物特异性方面是相似的，而 MMP-11 与之相似性不大。MMP-3 和 MMP-10 裂解许多 ECM 分子，包括蛋白多糖、明胶、纤连蛋白、层粘连蛋白、弹性蛋白Ⅳ和Ⅸ型胶原，并参与 MMP 前体的激活，但 MMP-11 在细胞内被弗林蛋白酶（furin，成对碱性氨基酸蛋白酶）激活，并以激活酶的形式被细胞分泌出来，但成熟的 MMP-11（3 型间质溶解素）并不能降解任何主要的细胞外基质成分，目前所知的 MMP-11 底物主要是 α_1-蛋白酶抑制剂、丝氨酸蛋白酶抑制剂、α_2-抗血纤维蛋白溶酶和胰岛素样生长因子结合蛋白-1。膜型基质金属蛋白酶（MT-MMP）包括 4 个跨膜的 MMPs，前肽的 C 端有一个弗林蛋白酶样前体蛋白转换酶识别位点，并在细胞内被激活，激活的酶在细胞表面表达。MT-MMP-14、MT-MMP-15、MT-MMP-16 等除可以直接降解Ⅰ、Ⅱ、Ⅲ型胶原外，还可激活 MMP-2 酶原，同时主要分布在细胞的表面，提示其在细胞迁移中可能发挥重要作用。然而，许多底物在 MMP 中是重叠的，裂解位点像间隙胶原酶一样都与 Gly-Ile/Leu 结合，并且所有的 MMP 降解明胶和纤维连接蛋白的速率也相似。

四、MMP 的激活

MMP 相同的特征包括信号结构域、前肽、催化域和 C 端血红素结合蛋白样结构（除了 MMP-7）。作为蛋白酶，其主要以潜在活性的酶原形式分泌，然后转化成为成熟酶原，成熟酶原活化过程需要蛋白酶如胰蛋白酶、胞质素或化学试剂十二烷基硫酸钠（sodium dodecyl sulfate，SDS）切掉一个或几个前肽变成活化形式。其他重金属如金复合物或有机汞，氧化物如氰化钠（sodium thiocyanate，NaSCN）、二硫化物如氧化谷胱甘肽，以及巯基烷化剂如 N-乙基马来酰亚胺也可以激活 MMP 酶原。这种潜在的酶原存在一个高度保守的非配对的半胱氨酸残基序列，这个序列与锌活性部位结合阻断酶的激活作用。半胱氨酸残基和巯基与锌离子（Zn^+）共同组成酶的活性位点。膜活性剂 SDS 能使半胱氨酸残基和锌的化学键断裂，使 MMP 成为活性形式。此外，这个环形的半胱氨酸残基对激活的蛋白酶起诱饵的作用。一些蛋白酶的环形保护残基链断裂，使酶的活化部位暴露，从而进入活性部位水解半胱氨酸残基和锌之间的化学键，使 MMP 活化。此外，MMP 之间也可相互激活，所有的 MT-MMP 都能激活 MMP-2 前体；MT1-MMP 和 MT3-MMP 激活 MMP-2；MMP-7 也能激活 MMP-1、MMP-2、MMP-3 和 MMP-9。MMP-3 能激活 MMP-1、MMP-8、MMP-9 和 MMP-13。MMP-10 可激活 MMP-8。激活的 MMP 可以分解一种或几种 ECM 成分，活性的稳定主要靠中性 pH 和 Ca^{2+} 的维持。激活的 MMP 能被组织中 TIMP 抑制。蛋白酶的活化能被 1，10-邻二氮杂菲（邻菲罗啉）和螯合剂所阻断。

五、MMP 的调节

MMP 的调节主要在三个水平，包括基因表达调控、酶原前体的合成和分泌、酶原的激活和 TIMP。除 MMP-2 外，大多数 MMP 以基因转录水平调控为主。另外，MMP 在转录水平的调控也受炎性因子、激素和生长因子等多种因素的影响，如 IL-8 能直接或间接促进 MMP-9 的分泌和表达；IL-1α 和 PDGF 联合作用促进平滑肌细胞分泌 MMP-3，MMP-3 的表达还受转录因子 AP-1 的调节。越来越多证据表明，颈动脉内膜剥脱术取出的不稳定斑块中 IL-6 与 MMP-2、MMP-9 含量呈正相关；胞外 MMP 诱导剂可在平滑肌细胞、内皮细胞、单核细胞等多种细胞中诱导 MMP 产生，包括 MMP-1、MMP-2、MMP-3、MMP-9、MT1-MMP 和 MT2-MMP。虽然目前很多动物和细胞实验都证实炎性因子和生长因子等能调节 MMP 的分泌，但其中的信号转导通路尚未完全明确。有研究报道，LPS 刺激单核/巨噬细胞分泌 IL-1β、IL-8、TNF-α 等多种炎症因子，通过 NF-κB 磷酸化降低 MMP 表达。而蛋白激酶 C 信号传导通路参与 As 的形成，其激活可能是 MMP 表达的上游机制。有研究发现 AngⅡ 通过 NADPH 途径活化 MMP-2。还有研究表明，抑制 Rho 激酶通路可下调 MMP-2 和 MMP-9 的表达。关于酶原激活方面的调节，除了蛋白酶和细胞表面活性剂可以激活 MMP 外，被激活的 MMP 可以激活其他成员（互相激活），协同表达（参见本章第四节）。最近研究报道提示 MMP 的激活还受细胞外多种蛋白的异构调节如低密度脂蛋白相关蛋白 1（LRP-1）。

另一方面，MMP 的活性受其天然特异性抑制物——TIMP 的调节。TIMP 与 MMP 由同种细胞分泌，是 MMP 生理性活性抑制物，TIMP 主要通过两种方式抑制 MMP 激活：一是在酶原活化阶段，TIMP 与前体 MMP 形成复合物，阻碍 MMP 的自我激活；二是在活化阶段，TIMP 与活化的 MMP 形成 1∶1 复合物，抑制其活性。现已发现 4 种 TIMP：TIMP-1、TIMP-2、TIMP-3 和 TIMP-4。TIMP-1 为 TIMP-9 特异性抑制剂，TIMP-2 为 MMP-2 特异性内源性抑制物，TIMP-2 还可抑制 MMP-8 的活性。

六、MMP 在动脉粥样硬化中的作用

动脉粥样硬化（As）是一种与自身免疫相关的慢性炎症性疾病。它的主要特点是在动脉血管壁上形成含有脂质成分的斑块，并附着纤维帽结构。斑块一旦破裂将导致心肌梗死、脑卒中、周围性血管病变等疾病。在 As 病变过程中，MMP 通过降解细胞外基质（ECM）促进内皮下脂质沉积、ECM 与单核细胞的迁移，并通过降解纤维帽的基质成分，影响斑块稳定性促进 As 的发生和发展。大量研究表明，血管损伤处多种 MMP 水平发生变化，如 MMP-1、MMP-2、MMP-3、MMP-7、MMP-8、MMP-9、MMP-11、MMP-13、MMP-14，但与 As 密切相关的主要是胶原酶和明胶酶。

（一）MMP 与 As 斑块的形成

在 As 斑块的形成过程中，单核细胞、巨噬细胞和血管平滑肌细胞分泌的 MMP 发挥关键作用。MMP 降解 ECM，使内皮细胞受损，通透性增加，为脂蛋白和炎症细胞侵入内膜提供有利条件。MMP 还能通过降解 ECM 使血管平滑肌细胞从动脉血管中层迁移到内膜部位，并进行增殖和产生胞外蛋白，该胞外蛋白是 As 斑块的主要组分。

研究表明，中青年脑梗死患者，无症状颈动脉硬化患者组血清 MMP-9 水平明显高于正常对照组。另有研究证实，MMP-8 一方面通过降解 ECM，使平滑肌细胞迁移内膜和斑

块中并大量增殖，促进纤维帽的形成。另一方面，MMP-8 通过剪切胶原蛋白等，最终导致包括 cyclin D1 在内的与平滑肌细胞增殖和迁移相关的多种基因的转录和表达上调，促进 As 斑块的发展。

（二）MMP 与 As 斑块破裂

As 斑块是否容易破裂主要取决于纤维帽的厚度、脂质核心的大小、炎症细胞的数目等。斑块一旦破裂，就会导致急性冠脉综合征。胶原和 ECM 是维持斑块稳定性的主要结构，研究表明，纤维帽越厚，斑块的圆周应力越小，斑块就越稳定。MMP 分解 ECM，一方面使纤维帽变薄，使稳定斑块向不稳定斑块发展。另一方面，使炎症细胞特别是巨噬细胞进入斑块内，导致斑块的脆性增加。急性冠脉综合征患者的尸检提示，冠状动脉斑块中存在泡沫细胞、巨噬细胞、淋巴细胞和肥大细胞，其中斑块的纤维帽中巨噬细胞侵入越多，斑块就越脆弱，75%破裂斑块的纤维帽内有巨噬细胞的侵入。活化的炎性细胞激活斑块中的巨噬细胞产生 MMP，MMP 连同妊娠相关血浆蛋白 A 可降解 ECM 进而破坏纤维帽。并且进入纤维帽里的一部分巨噬细胞转变为泡沫细胞，其中一些泡沫细胞凋亡产生细胞碎片并释放脂质，形成脂质核心。脂质核心大于整个斑块面积的 30%，就有发生破裂和血栓形成的危险。MMP 还能促进平滑肌细胞释放 TNF-α，诱导平滑肌细胞凋亡，使斑块变薄。研究表明，在不稳定斑块的易破裂部分，MMP-2、MMP-7、MMP-11、MMP-12、MMP-13、MMP-14、MMP-16 的表达量升高。也有研究发现，急性冠脉综合征患者血清 MMP-12 浓度明显升高，其水平与冠状动脉内粥样硬化斑块的稳定性密切相关；冠心病患者术前 1 天血清 MMP-2、MMP-9 表达水平与急性冠脉综合征病情的严重程度有关；缺血性脑血管病患者颈动脉斑块稳定程度与血清 MMP-8 浓度水平存在显著正相关。这些研究均表明，MMP 血清和斑块组织中的浓度与 As 斑块的稳定性和破裂有关。

（三）MMP 的基因多态性与动脉粥样硬化

MMP 基因多态性与冠状动脉粥样硬化斑块的进展密切相关。对 MMP-1、MMP-2、MMP-3 和 MMP-9 基因启动子部位序列的研究发现，MMP-3 启动子区域 5A/6A 基因多态性与冠状动脉粥样硬化斑块的进展显著相关，可能是冠状动脉粥样硬化斑块的进展标志；MMP-2 基因 735C→T 多态性可能与中国汉族人群急性冠脉综合征有关，MMP-2 基因 CC 基因型和 C 等位基因可能是急性冠脉综合征遗传易感性的基因标记之一；MMP-7–181A/G 多态性可能与存在易损斑块的大动脉粥样硬化性脑梗死亚组的发病风险相关；有研究结果认为，MMP-9 基因启动子区–1562C/T 基因多态性与动脉粥样硬化性疾病具有相关性，但也不能否定不同人种的基因差异导致研究结果不同。多数学者认为，MMP-3 和 MMP-9 基因的遗传改变是冠心病易发的一个标志物。

七、结 语

目前认为，MMP 在动物的进化过程中至关重要，MMP 不仅与其他信号网络共同调节着器官形态学的发生、免疫和炎症过程、组织的再生和疾病发生发展，而且也影响着人类的寿命。本章节着重阐述 MMP 家族在 As 发生和发展中的重要作用,多种 MMP 已成为 As 的炎症标志物。目前有实验发现 HMG-CoA 还原酶抑制剂、他汀类药物、PPARγ 受体激动药吡格列酮、Ca^{2+} 络合剂四环素类及一些中药能抑制 MMP、抗 As。深入研究 MMP 的生物学功能并谨慎评价其在疾病发生和发展中的作用,将有利于发现更多以 MMP 为靶点的药物,为 As 和其他疾病的治疗开辟新途径。

(秦旭平)

第八节 凝血与动脉粥样硬化

凝血和动脉粥样硬化(As)关系密切。凝血系统相关基因缺失小鼠和动脉粥样硬化小鼠模型杂交的研究表明,高凝状态会加剧动脉粥样硬化,而低凝状态会降低动脉粥样硬化。然而,人类凝血和动脉粥样硬化的关系并未明确。人类动脉粥样硬化病变中含有各种凝血因子。其中凝血酶除了在局部生产纤维蛋白,还可通过其受体 PAR,对细胞信号过程发挥非常重要的作用。血管内皮细胞 PAR 的激活可触发许多动脉粥样硬化相关细胞信号过程,包括炎症、血管生成和细胞增殖。通过分析凝血因子的基因缺陷和凝血循环标志物的活性水平,已证明高凝状态与动脉粥样硬化相关的缺血性脑血管病有很高的相关性。凝血敏感标记物和高分辨率成像技术是研究高凝状态与动脉粥样硬化病理生理因果关系所必需的。凝血系统选择性抑制剂可通过减弱炎症反应而抑制动脉粥样硬化的发生和发展。

一、概 述

动脉粥样硬化是一种慢性炎症性疾病,其特征为内皮功能障碍、局部炎症、白细胞跨膜迁移、单核细胞与动脉血管壁结合,进而转入内皮下,分化为巨噬细胞。巨噬细胞内氧化的脂蛋白形成泡沫细胞,导致有丝分裂和趋化因子的分泌,促进血管平滑肌细胞的增殖、迁移,并形成纤维帽,最终导致成熟的脂纹形成。脂纹的进一步发展将导致动脉粥样硬化斑块的形成,包括由泡沫细胞和细胞外脂质组成的核心区,其外围为平滑肌细胞和胶原丰富的基质。当动脉粥样硬化斑块破裂,胶原和组织因子暴露,并通过激活血小板和凝血级联反应,触发动脉粥样硬化血栓形成。有关血小板抑制剂对动脉粥样硬化血栓形成疾病(包括心肌梗死)的抑制作用有许多研究。

二、凝血因子

凝血系统是一个受到精确调控的平衡系统。正常情况下,血液以流动状态存在于脉管系统中,凝血因子也可以快速形成凝块以封堵伤口。凝血功能受损时,会出现出血或血栓症状。根据凝血因子的主要特征分为 7 类。

(一)维生素 K 依赖的酶原(凝血酶原、凝血因子Ⅶ、Ⅸ、Ⅹ和蛋白 C)

维生素 K 依赖的凝血因子酶原是一类水解活化后表现出酶活性的丝氨酸蛋白酶前体。

因子Ⅶ、Ⅸ和Ⅹ的活化都有各自的辅因子。组织因子（TF）是活化因子Ⅶ的辅因子；活化的因子Ⅷ（Ⅷa）是活化因子Ⅸ的辅因子；活化的因子Ⅴ（Va）是活化因子Ⅹ的辅因子。这些因子和辅因子在细胞膜表面形成活化的复合物。凝血酶执行凝血功能不需要辅因子。然而，当它一旦和辅因子血栓调节蛋白（TM）相互作用时，它的功能就从凝血（产生纤维蛋白原）变成了抗凝（生成活化的蛋白C，即APC）。尽管每一种蛋白没有辅因子也能表现出一定的活性，但是辅因子的存在可使活性大大增强。辅因子通过两种机制增强活性：①辅因子有底物和酶原的结合位点，可以使两者接近；②辅因子和蛋白酶相互作用导致结构改变，增强酶原活性。

（二）可溶性辅因子（蛋白S、因子Ⅴ、因子Ⅷ和血管性血友病因子）

蛋白S是APC灭活因子Va和因子Ⅷa的辅因子。与因子Ⅴ和因子Ⅷ不同，蛋白S不具备水解活性。因子Ⅴ包括如下结构域：A1-A2-B-A3-C1-C2。人类血液循环中的因子Ⅴ有20%储存在血小板的α颗粒，是由血浆中摄入的。而小鼠的血小板中的因子Ⅴ来源于骨髓巨核细胞，在血小板释放前被包装在血小板的α颗粒内。

因子Ⅷ蛋白的结构域由A1-A2-B-A3-C1-C2构成，与因子Ⅴ相似。因子Ⅷ的B结构域对于稳定性和活化并没有很重要的作用。B区缺失的因子Ⅷ已成功应用于典型血友病患者的治疗。凝血因子Ⅷ在肝脏中合成，但并非在肝细胞中合成。肝内皮细胞是合成因子Ⅷ的主要场所。血友病A患者（因子Ⅷ缺乏）的肝移植效果可支持此结论。在人和犬类中，血友病A可通过肝移植被治愈。但对血友病犬模型进行的脾脏移植并未获得明显的疗效。用分离得到的肝细胞对血友病A小鼠模型进行移植不能纠正其血友病A，而用富含肝内皮细胞的细胞成分则可纠正。凝血因子Ⅷ以不同的B结构域剪切的异聚体形式分泌入血浆，以非共价键与血管性血友病因子（VWF）结合成复合物的形式在血液中循环。当因子Ⅷ与VWF结合时，其正常半衰期为8～12h。当缺乏VWF时，因子Ⅷ的半衰期明显降低，这就是为什么VWF缺乏患者因子Ⅷ水平降低。

（三）接触因子（因子Ⅺ、因子Ⅻ、高分子质量激肽原和激肽释放酶原）

因子Ⅺ与非酶性辅因子高分子质量激肽原（HK）结合成复合物循环于血液中。在以细胞为基础的凝血机制中，因子Ⅺ起类似"助推器"的作用，增强血小板表面凝血酶的生成。人类因子Ⅺ缺乏会导致出血倾向，但不像血友病A或B那么严重。说明因子Ⅺ在生理性止血中发挥重要作用。

因子Ⅻ、HK和激肽释放酶原（PK）对凝血的接触相激活有重要作用，临床检测方法为活化部分凝血酶原时间（APTT）。即让血浆与玻璃、白陶土、硅藻土、鞣花酸等提供负电荷的异物表面接触，表面激活使因子Ⅻ活化为Ⅻa，Ⅻa激活因子Ⅺ，Ⅺa激活因子Ⅸ。尽管因子Ⅻ、HK和PK对正常的APTT值的产生很重要，但它们并不是生理性止血所必需的。

（四）细胞相关辅因子

活化的因子Ⅶ（Ⅶa）/组织因子（TF）复合物被认为是生理凝血的重要启动剂。TF广泛表达于血管周围的外皮细胞、表皮、间质和神经胶质细胞。正常情况下，单核细胞无TF

活性，但当其暴露于血管介质及胶原时也能表达 TF。一般认为，血管破损后，血液与血管外 TF 接触，血液中的因子Ⅶ与血管外的 TF 结合就会诱发凝血。然而事实是，血管周围的 TF 在血管未受损时已与Ⅶa 发生结合。血管损伤促使细胞外Ⅶa 与 TF 形成的复合物与血小板结合，同时诱发血小板表面大量凝血酶生成。TF 除了作为凝血因子的辅因子，在细胞信号通路中也起重要作用。这种信号通路发生于Ⅶa 与 TF 结合后的蛋白水解活化，以及Ⅶa/TF/Ⅹa 复合物的形成。这条细胞信号通路在创伤愈合、炎症及血管新生过程中细胞的迁移起重要作用。

血栓调节蛋白（TM）是凝血酶的细胞辅因子。凝血酶可在无辅因子的情况下激活多种底物，包括纤维蛋白原、因子Ⅴ和因子Ⅷ及 PAR。但当凝血酶与其辅因子 TM 结合后，可定位在内皮细胞表面并诱导自身的蛋白构象发生改变，从而可使其对蛋白 C 的激活作用提高 1000～2000 倍。凝血酶与 TM 结合后将不会激活血小板，也不会裂解纤维蛋白原、激活因子Ⅴ和因子Ⅷ。因此，TM 可将凝血酶的促凝活性改变成抗凝活性。TM 亦可提高凝血酶对凝血酶活化的纤溶抑制物的活化能力。

（五）纤维蛋白原

纤维蛋白原可转换为纤维蛋白，形成一种网状结构，将初始形成的血小板栓子变成稳固的止血栓。在纤维蛋白聚集过程中，其他血浆蛋白也结合到网状结构的表面。这些包括纤维蛋白降解系统中的蛋白和多种黏附蛋白如纤维连接蛋白、凝血酶敏感蛋白和 vWF。这些表面蛋白影响纤维蛋白的产生、交联和降解。纤维蛋白（原）也有特异的整合素结合位点，该位点是与血小板结合所必需的。凝血酶既启动纤维蛋白原的聚集，也激活因子ⅩⅢ，因子ⅩⅢ通过交联稳固纤维蛋白多聚体。活化的因子ⅩⅢ也交联其他蛋白质到纤维蛋白网上，如纤溶酶原激活物-1、玻连蛋白、纤维蛋白连接蛋白和抗纤溶酶-α_2。

纤维蛋白网一旦形成，就能被纤溶系统降解。纤溶酶通过裂解纤维蛋白和纤维蛋白原中特定的精氨酸和赖氨酸键，产生一系列的可溶性降解产物。纤溶酶消化纤维蛋白原，最先裂解 Aα 的极性附属物和 Bβ1～42 片段，产生片段 X（250kDa），片段 X 仍然可形成一个凝块，但生成速度很慢。纤溶酶进一步从片段 X 中释放 D 片段（100kDa），同时片段 X 转变成片段 Y（150kDa），片段 Y 被进一步裂解成片段 D 和片段 E（50kDa）。单克隆抗体识别纤维蛋白 D-二聚体片段有助于鉴别纤维蛋白原降解产物中的纤维蛋白降解产物。虽然大 X 片段仍能聚集成一个微弱的凝块，但更小的 Y 片段和 D 片段可抑制正常纤维蛋白单体的聚集。

（六）凝血因子ⅩⅢ和凝血酶活化的纤溶抑制物

除了存在于血浆，因子ⅩⅢ也存在于血小板、单核细胞及单核细胞源性的巨噬细胞中。血浆中的因子ⅩⅢ是一个由 2 个 A 链和 2 个 B 链构成（A2B2）的异四倍体；而在血小板和其他细胞中，因子ⅩⅢ则缺少 B 结构域，仅以 A2 二聚体的形式存在。

血浆因子ⅩⅢ与它的底物纤维蛋白原结合后在血液中循环。血浆中因子ⅩⅢ被激活的关键步骤是凝血酶裂解 A 链中的精氨酸 37-谷氨酸 38 的肽键，释放一段分子量为 4500Da 的活化肽，并进一步导致 A、B 亚单位的分离，暴露出游离 A 亚单位上的活化位点。在血小板中，因子Ⅷ的激活通过一个非蛋白酶解途径：血小板活化过程中胞质内的 Ca^{2+} 浓度增加，在没有 B 亚基存在的情况下，酶原本身即可作为一个活化的构象。血浆中因子ⅧIa 的主要生理功能是使纤维蛋白的 α 和 γ 链交联稳定纤维蛋白栓子。在没有因子Ⅷ存在时，血块可以形成，但其强度不足以起到止血作用。ⅧIa 还有其他的蛋白底物，包括凝血和纤溶系统的其他成分，以及多种粘连和收缩蛋白。ⅧIa 还可通过使纤维蛋白与抗纤溶酶-$α_2$ 交联保护纤维蛋白不被纤溶酶溶解。血浆中的因子Ⅷ还参与创伤愈合和损伤修复，而且对维持妊娠是必需的。

TAFI 是一种锌离子结合金属蛋白酶的酶原前体。TAFI 的激活依靠纤溶酶或凝血酶的裂解，当凝血酶和 TM 结合时，对 TAFI 的激活速度可被放大 1000 倍。这两个酶作用于 Arg-92，产生一个分子量为 37kDa 的活化蛋白（TAFIa）并释放出一个大片段的活性肽。TAFIa 可催化去除纤维蛋白或纤维蛋白降解产物 C 端的精氨酸和赖氨酸残基，这些残基对纤溶酶原结合和活化十分重要。TAFIa 对这些残基位点的去除可使纤溶酶的催化形式减少，从而降低血凝块的溶解。

（七）血浆凝血蛋白酶抑制物

组织因子途径抑制物（TFPI）是独特的凝血蛋白酶抑制物。其作用主要体现在以下两方面：①TFPI 可抑制Ⅹa 和Ⅶa/TF 复合物；②TFPI 须同时结合Ⅹa 才能抑制Ⅶa/TF 复合物。血浆 TFPI 的主要合成部位是血管内皮细胞。大部分循环中的 TFPI 都与脂蛋白相结合。另一部分 TFPI 在内皮细胞与硫酸乙酰肝素结合。应用肝素可释放内皮细胞结合的 TFPI，使其血浆浓度成倍上升。

抗凝血酶（AT）属于丝氨酸蛋白酶抑制物家族的成员之一。这些相关抑制物又称靶蛋白酶的"自杀性"底物：这些底物能够暴露相应的表面结构（活性部位反应环），并且作用于靶蛋白酶。靶蛋白酶切割 AT 反应性位点环上的一个氨基酸序列，两者形成一个 1：1 的共价复合物，最终阻断靶蛋白酶的活性位点。AT 是重要的生理性凝血酶抑制物，其缺乏可显著增加血栓风险。AT 主要抑制凝血酶、Ⅹa、Ⅸa。肝素可加速 AT 的抗凝活性。AT 对Ⅶa 无抑制作用，但在肝素或细胞表面糖胺聚糖存在的情况下，Ⅶa/TF 复合物可被 AT 抑制。蛋白酶-丝氨酸蛋白酶抑制剂复合物在循环中通过受体介导的细胞吞噬作用在肝脏被清除。

蛋白 Z 依赖蛋白酶抑制剂（ZPI）是分子量为 72kDa 的丝氨酸蛋白酶抑制剂（系统命名法中的 SERPINA10），对Ⅺa 和Ⅹa 起抑制作用。蛋白 Z 及其依赖性蛋白酶抑制因子在凝血系统中的生理作用尚不明确。在小鼠模型中，蛋白 Z 的缺乏不会导致血栓的形成。

三、凝血途径

（一）凝血模型

凝血过程是一个凝血因子激活另一个凝血因子，最终导致凝血酶的大量生成。每个凝血因子以酶原的形式存在，并可转化为有活性的酶。随后对早期凝血的瀑布模型进行修正，发现一些促凝物质是辅因子，并不具有酶活性。此外，凝血过程被分为外源性途径和内源性途径。外源凝血途径包括Ⅶa 和组织因子，后者相对于循环血液被认为是外源的。内源性途径中的凝血因子均被认为是在血管内的。两种凝血途径均可活化因子Ⅹ，Ⅹa可与辅因子Ⅴa结合，使凝血酶原转化为凝血酶。然而，内源与外源凝血途径均不能完全独立执行止血功能，凝血因子间具有一定的内在联系，只有这样才能解释体内止血过程。

几个研究小组的重要发现对凝血模型有进一步的认识。其中一个主要的发现就是Ⅶa/TF复合物不仅可激活因子Ⅹ，也可激活因子Ⅸ；另一发现就是凝血酶可直接激活因子Ⅺ，因此认为体内止血主要是源于损伤处Ⅶa/TF复合物的形成。体内凝血途径是受到严格调控的，其一就是将凝血反应局限于细胞表面。另外，血浆抑制物对凝血过程的每一个环节都有调控，如TFPI对Ⅶa/TF/Ⅹa复合物的抑制、蛋白C和蛋白S对Ⅴa、Ⅷa的灭活及AT对凝血酶和其他凝血蛋白酶的抑制。

（二）以细胞为基础的凝血模式

止血的目的是产生纤维蛋白栓以封闭血管壁的损伤及破口处。当含有TF的细胞暴露于受损处的血液时，凝血即被触发。TF可通过其跨膜结构域锚定于细胞上，作为血浆因子Ⅶ的受体。因子Ⅶ与TF一旦结合，可快速转化为Ⅶa。TF在血管周围及上皮细胞表达，被认为是形成"止血封套"的所在地。形成的Ⅶa/TF复合物催化2个重要反应：①因子Ⅹ活化为Ⅹa；②因子Ⅸ活化为Ⅸa。含TF的细胞上的Ⅹa和Ⅸa在凝血过程中具有非常独特的功能。当血管受损，血小板随血流到达受损处，并与血管外的成分结合形成初期止血血栓，被部分激活。血小板在接近Ⅶa/TF复合物的局部汇集。

含TF的细胞上形成的Ⅹa可与活化血小板释放的辅因子Ⅴa相互作用，形成凝血酶原酶复合物，该复合物足以在TF细胞附近产生少量的凝血酶。尽管这一数量的凝血酶并不足以凝结纤维蛋白原，但已足够启动凝血系统，随后引起凝血酶大量的生成。细胞模型试验表明，即使在缺乏血小板的情况下，TF细胞暴露于血浆中的促凝物质，也会有少量的凝血酶形成。产生于TF细胞上的少量凝血酶有如下作用：①活化血小板；②激活因子Ⅴ；③活化因子Ⅷ并使因子Ⅷ从vWF上分离；④活化因子Ⅺ。Ⅶa/TF激活Ⅹa的活性，严格限制在TF负载细胞上，脱离细胞表面的Ⅹa可被TFPI或AT迅速抑制。

另有许多报道表明，TF以与微粒相结合的方式或以选择性剪接的形式存在，后者不与膜发生结合。微粒为一种膜状小囊泡，能从很多种细胞上脱落，在细胞炎症及凋亡的情况下尤其如此。据报道，微粒的存在与多种炎症及血栓前状态相关，如动脉粥样硬化性血管疾病、炎症感染及肿瘤。对选择性剪接状态的TF的研究现在较少，对于其能否有效促进Ⅹa及凝血酶的产生尚不明确。

有数据表明在血流中的血栓在形成和发展过程中可聚集大量TF。该TF聚集方式与伤口处的TF聚集方式大不相同，后者的TF只存在于损伤组织处血栓凝块的周围。目前认为正常个体中，血液中的TF处于低水平，而在某些疾病状态下，TF水平则升高；血液中的TF在常规止血中不起主要作用，而在某些病理情况下则促进血栓形成。

（三）活化血小板的作用

血小板可黏附和聚集在TF暴露处，从而将凝血反应局限于损伤部位。血小板的定位与活化受到vWF、凝血酶、血小板受体及血管壁成分如胶原的介导。血小板一旦活化，位于膜双层内面的磷脂酰丝氨酸（PS）翻转至外侧，使Ⅴa和Ⅷa快速定位于血小板膜表面。Ⅶa/TF复合物促成的Ⅸa可结合到活化血小板表面，促成"因子Ⅹ酶"形成，使因子Ⅹ活化成Ⅹa。Ⅹa与Ⅴa结合产生大量的凝血酶，足以凝固纤维蛋白原，从而形成止血栓子。凝血酶激活因子ⅩⅢ，使纤维蛋白交联形成稳固且不可穿透的止血血栓。凝血酶亦激活TAFI，从而使纤维蛋白凝块更加稳固。另外，凝血酶可直接激活因子Ⅺ。当因子Ⅺ和凝血酶与血小板表面结合时，这一反应得以增强。随后，与血小板结合的Ⅺa可使更多的因子Ⅸ活化成Ⅸa。因此，因子Ⅺ的活化似乎能增强血小板因子Ⅹ酶的活性，并以"助推"机制促进凝血酶的生成。

（四）内皮细胞的作用

一旦纤维蛋白/血小板凝块在损伤部位形成，凝血过程必然被终止以避免邻近血管正常区域发生血栓栓塞。若凝血机制未得以控制，即便是适度的促凝刺激也可导致整个血管分支产生凝块。

内皮细胞的主要作用是限制损伤部位的凝血反应，阻止血栓扩展至完整的内皮细胞。内皮细胞有2个主要的抗凝-抗血栓活性。凝血酶的生成激活PC、PS及TM系统。在凝血过程中产生的一些凝血酶可自行消散或在受损部位的下游被清除。在完整的内皮细胞处，凝血酶与内皮细胞表面的TM结合。凝血酶/TM复合物与内皮细胞蛋白C受体（EPCR）结合，激活PC，使PC与辅因子PS结合，灭活附近内皮细胞表面的Ⅴa及Ⅷa，防止血管中过多凝血酶的生成。内皮细胞也有其他抗凝特性。蛋白酶抑制物AT及TFPI可与内皮细胞表面的硫酸肝素结合，从而灭活完整内皮细胞附近的蛋白酶。糖基磷脂酰肌醇（GPI）锚定的TFPI-β在控制血管内凝血酶生成的过程中也起到作用。内皮细胞也可通过释放前列环素（PGI_2）和一氧化氮抑制血小板的活化，通过膜外ADP酶（CD39）降解ADP。

（五）血浆蛋白酶抑制物的作用

循环中的蛋白酶抑制物的重要作用是通过直接抑制逃逸至液相的蛋白酶，将凝血反应局限于特异的细胞表面。血浆蛋白酶抑制物的主要成员不仅可将血栓局限于特定部位，而且其在凝血过程中也起到阈值效应的作用。因此，在抑制物存在时，凝血反应只在促凝因子产生超过抑制物时发生。假若刺激不够强烈，则该凝血反应体系将回到基线，而不是继续进行凝血反应。在病理条件下，促发凝血的因素可能足够强，足以抑制凝血调节机制，从而引起弥散性血管内凝血或血栓形成。

（六）纤溶作用

止血血栓形成后，必须有条件能使这些血栓最终在伤口修复后被清除。血栓溶解由纤溶系统完成。此外，在血管内非正常形成的微血栓也可通过纤溶降解。纤溶系统对体内血液经常保持液体状态与维持血管畅通起重要作用。纤溶系统包括：纤维蛋白溶解酶（简称纤溶酶）、纤溶酶激活物（组织型纤维蛋白酶激活物t-PA、尿激酶u-PA）与抑制物（α_2纤溶酶抑制剂，α_2-PI；纤溶酶激活物抑制剂，PAI-1和PAI-2；凝血酶激活的纤维蛋白溶解抑制剂，TAFI）3个组成部分。纤维蛋白溶解的基本过程可分为两个阶段：纤溶酶原的激活与纤维蛋白的降解。

四、凝血通路与动脉粥样硬化的关系

（一）动脉粥样硬化病变中的凝血成分

凝血与动脉粥样硬化关系的第一个证据就是在动脉粥样硬化病变中含有纤维蛋白原。在4岁男孩增厚的动脉内膜检测到少量的纤维蛋白原，提示血管壁纤维蛋白原的积累可能是动脉粥样硬化的早期事件。人们也发现动脉粥样硬化病变内含有凝血的生理触发因子，如组织因子。动脉粥样硬化斑块内，组织因子mRNA和蛋白位于巨噬细胞、泡沫细胞和相邻的胆固醇丰富区及坏死核心。接下来的研究表明，凝血因子Ⅶ蛋白和mRNA与组织因子共同位于动脉粥样硬化的巨噬细胞、平滑肌细胞，而凝血因子Ⅹ位于细胞外基质和富含胆固醇的区域。抗凝蛋白血栓调节蛋白也是由内皮和泡沫细胞附近的内膜平滑肌细胞表达的。此外，几乎所有的凝血蛋白，包括因子Ⅻ、因子Ⅺ、因子Ⅸ和凝血酶原，均被发现存在于动脉粥样硬化病变内巨噬细胞和（或）平滑肌细胞附近。组织因子，因子Ⅶ和因子Ⅹ的定位指向病变的动脉血管壁内的活性凝血系统。事实上，病理学家证实纤维蛋白及其降解产物（D-二聚体）存在于粥样硬化病变的进展期，提示动脉血管壁凝血活性。有人可能会认为，这些凝血终末产物可能是源于凝血以外的酶活性，更精确的说是炎症驱动的酶、或者是从血管壁吸收或迁移来的酶活性。然而，施瓦兹等的研究表明，在颈动脉非硬化区，纤维蛋白没有与组织因子共定位，这表明血管壁的纤维蛋白不是局部凝血产生的。

（二）凝血介导的细胞效应

动脉粥样硬化病变的局部凝血活性和纤维蛋白的生成可能是损伤反应的结果，其中纤维蛋白的形成是愈合动脉粥样硬化造成的损伤所需要的。纤维蛋白形成可能在刺激局部血管形成和炎症反应中起保护作用，是修复动脉血管壁损伤所需要的。但是纤维蛋白及其降解产物的准确作用仍不确定，甚至是矛盾的。例如，纤维蛋白刺激平滑肌细胞增殖，而其降解产物抑制这个过程。此外，纤维蛋白降解产物可能对内皮细胞的功能是有害的，可增加通透性，促进内皮细胞迁移。纤维蛋白降解产物也可增强单核细胞的趋化作用，并在体外诱导单核细胞产生IL-6。然而，生成的凝血蛋白酶在形成纤维蛋白之前可能通过与细胞表面PAR的相互作用而影响细胞功能。Coughlin鉴定了PAR，介导凝血酶及其他凝血因子与细胞信号的直接联系，可能影响动脉粥样硬化的发生。事实上，参与动脉粥样硬化的多种细胞，包括内皮细胞、单核/巨噬细胞、成纤维细胞、平滑肌细胞，其表面均表达PAR；大量的实验工作支持PAR调节细胞过程。凝血酶是凝血因子中最重要的酶，调节凝血与抗凝的平衡。此外，凝血酶可通过激活PAR-1、PAR-3和PAR-4调节多种细胞过程。凝血酶的生成可由组织因子/Ⅶa生理驱动，也可通过激活因子Ⅻ启动，影响动脉血管疾病。有功能的因子Ⅻ存在于动脉粥样硬化斑块。

（三）动物研究

凝血通路的酶类在动脉粥样硬化发生和发展中的作用得到实验动物研究的证实。虽然这些实验都集中在血栓形成和动脉粥样硬化缺陷方面的研究，但某些具有高凝状态的动物模型表现出动脉粥样硬化负荷增加，包括 FV Leiden 突变、杂合子蛋白 C 缺陷、血栓调节蛋白 Pro/Pro 突变（$TM^{Pro/Pro}$）、杂合的组织因子途径抑制物（TFPI）缺乏症、肝素辅酶 Ⅱ 缺陷。将这些具有促凝表型的小鼠与载脂蛋白 E（Apo E）基因敲除小鼠杂交，并通过免疫组化分析动脉粥样硬化的进展，发现高凝状态加速动脉粥样硬化的发生与发展。Eitzman 等最初发现 FV Leiden 突变与动脉粥样硬化相关，这一发现被进一步证实，即易发生血栓的小鼠斑块稳定性增强。而 $TM^{Pro/Pro}$ 突变导致蛋白 C 激活减少，也与动脉粥样硬化相关。两者均是由于凝血酶生成增加而导致高凝表型。然而，FV Leiden 突变通过抵抗活化蛋白 C（APC）而增强凝血酶生成，而 $TM^{Pro/Pro}$ 突变小鼠只是降低 APC 水平，这意味着前者具有更强的增加凝血酶生成与影响动脉粥样硬化的可能。动脉"袖口"模型表明杂合 APC 缺乏的小鼠与野生型小鼠相比表现为明显的炎症、细胞增殖、细胞迁移、纤维蛋白升高和组织坏死。此外，TFPI 的杂合缺失促进粥样硬化，肝素辅因子 Ⅱ 缺乏促进动脉粥样硬化发生和新生内膜形成。选择动脉粥样硬化小鼠模型的种类研究凝血对动脉粥样硬化影响非常重要，以纤维蛋白原或因子Ⅷ缺乏小鼠为例，虽然 Apo $E^{-/-}$ 背景的因子Ⅷ严重缺乏减少动脉粥样硬化的病变，但 $Ldlr^{-/-}$ 背景的因子Ⅷ严重缺乏却无表型。再者，无纤维蛋白原的 Apo $E^{-/-}$ 小鼠不影响动脉粥样硬化，缺乏纤维蛋白原的载脂蛋白（a）转基因小鼠可降低 Apo A 在血管壁的积累和脂纹的产生，而纤维蛋白原缺乏的低密度脂蛋白胆固醇驱动背景的小鼠可导致更严重的斑块形成。

（四）高凝状态

虽然针对动脉粥样硬化背景的小鼠研究表明动脉粥样硬化损伤与高凝具有关联性，但两者并未发现明显而直接的临床相关性。有关止血的遗传变异与动脉粥样硬化血栓或心血管并发症（心肌梗死，缺血脑卒中或外周动脉疾病）已有大量的临床研究。常见的导致血栓形成倾向的基因缺陷有凝血酶原基因 G20210A 突变，FV Leiden 突变，蛋白 C、蛋白 S、抗凝血酶（AT）缺陷，导致凝血酶生成增加。总之，这些导致高凝状态的遗传缺陷与心血管疾病有中度相关性，主要是在年轻患者（45 岁以前），或发病年龄在 55 岁之前（无常规风险因素），或血管重建术后早期闭塞。成像技术也是研究遗传性高凝状态与临床动脉粥样硬化的方法。非侵入性成像技术，如超声检查的颈动脉内膜中层厚度（CIMT）分析、计算机断层扫描（CT）冠状动脉钙化，以及高分辨率磁共振成像（MRI）评价斑块的大小和组成，可提供动脉粥样硬化斑块的特征和发展的数据。然而，与免疫组化的细胞分析相比，成像技术不能做到动脉粥样硬化病变的详细形态学分析。例如，CIMT 的测量是对狭窄程度的评价及斑块形态的粗略分析。CIMT 异常已被验证为全身动脉粥样硬化性疾病的标志，与动脉粥样硬化危险因素数呈线性相关。此外，CT 技术对冠状动脉钙化的评估为冠状动脉疾病提供一个有价值的指标。多项研究表明，CIMT 与冠状动脉钙化是强有力的和独立的预测心血管事件的指标，包括心肌梗死和猝死。虽然在一般情况下，利用目前这一代的成像技术尚不能提供凝血在动脉粥样硬化的发展和进展作用的数据，然而，多年来成像技术的巨大进步（MRI 和多探头 CT 血管造影），可观察和定性动脉粥样硬化斑块，包括斑块组成和斑块内出血的存在。因此，这些先进技术的应用可能更适合揭示凝血状态的变化对斑块形态的机械效应。

（五）低凝状态

对于低凝状态，传统上认为血友病（因子Ⅷ或因子Ⅸ不足）防止心血管疾病的发生和发展；然而，这一假说受到质疑。总的来说，血友病患者由于出血、肝脏疾病，或病毒感染，其死亡率增加2~3倍，尤其是在20世纪的最后二十年。然而，由于凝血因子浓缩物的使用，患者寿命增加，接近一般人群的寿命。如果单纯看缺血性心脏疾病导致的心血管死亡率，则低凝状态具有保护作用，如一些研究表明低凝状态降低缺血性心脏病死亡率，但Biere Rafi的回归分析结果表明血友病患者心血管疾病的死亡率并无显著降低。使用内膜中层厚度（IMT）或其他成像技术对血友病患者动脉粥样硬化的临床研究结果也是不一致的。颈动脉和股动脉IMT的血友病患者和对照组的比较研究的差异可能是由于冠状动脉、颈动脉和股动脉的动脉粥样硬化的进展不一致所致。总之，血友病低凝状态对缺血性心脏病的死亡率的保护作用仍有争议。一个可能的解释是重度血友病患者的凝血蛋白治疗，可能掩盖了凝血因子缺乏的影响。

（六）凝血活性标记物

用于评估凝血活性的几个标记物，已被用于动脉粥样硬化患者。凝血酶原活化形成凝血酶伴随着裂解产物片段1+2（F1+2）的释放，随后产生的凝血酶通过与抗凝血酶（AT）形成复合物（TAT）而失活。纤溶作用导致纤维蛋白降解为降解产物如D-二聚体。与F1+2和TAT水平一样，D-二聚体经常被用于评估凝血酶生成。在一般情况下，这些标记物的血浆水平升高与动脉粥样硬化的程度相关，并在一些研究中用于预测心血管事件。

用D-二聚体作为动脉粥样硬化疾病标记的临床研究表明，纤维蛋白降解产物与严重的动脉粥样硬化和血管并发症发生的风险增加有关。最引人注目的发现是D-二聚体水平与外周血管疾病的关联，更确切地说，D-二聚体水平升高是动脉血栓形成的临床相关终点的独立预测因素。此外，van der Bom等表明，D-二聚体和外周血管疾病的严重程度的关联，在高水平的F1+2和TAT复合物组更明显。Paramo等发现无明显动脉粥样硬化病变的成人，F1+2和颈动脉IMT具有独立相关性，提示凝血酶生成和动脉粥样硬化的关系。例如，在心绞痛患者，造影确定的冠状动脉粥样硬化的存在和F1+2和TAT复合物的水平升高有关。与此一致，既往心肌梗死和首次缺血性脑卒中患者的动脉粥样硬化病变与F1+2呈正相关。在卒中患者中，那些大的斑块和高F1+2有较高卒中复发和死亡的风险。利用冠状动脉计算机断层血管造影表明，TAT血浆水平升高与冠状动脉粥样硬化斑块存在和严重程度独立相关，也与血管钙化的程度相关。

此外，新的凝血标记物水平，如因子Ⅸa和Ⅺa抑制复合物，被发现与心肌梗死相关，冠状动脉疾病和缺血性脑血管事件的患者有循环Ⅺa，但还不确定这些激活的凝血标记物的来源。在健康的灵长类动物进行的一项研究表明，输入重组Ⅶa激活凝血通路，是依赖于TF的，因为TF抗体可明显减弱促凝血作用，表明大动物循环TF活性是非常接近人类。血源性TF可在血液流动的任何地方，而生理条件下内皮细胞不表达TF。理论上，TF可能来源于循环炎性细胞微粒。通过观察急性脑血管缺血事件和冠状动脉疾病的患者血浆中凝血的生理触发机制，支持循环TF存在的设想。是否凝血循环标志物完全是外源途径提供还不清楚。当然，Ⅸa 和 Ⅺa 可能来源于凝血酶活化因子Ⅺ的正反馈。然而，心血管疾病患者也发现高Ⅻa 水平，并在动脉粥样硬化病变中也发现因子Ⅻ。

五、结　语

总之，止血过程是整个机体对损伤反应的一部分。虽然机体反应的各个部分看似完全独立，但实际上凝血、纤溶、炎症、免疫反应及损伤修复在整个损伤反应中均相互关联。凝血蛋白酶可以影响动脉血管内多个分子和细胞反应。血液和动脉粥样硬化病变中的凝血活性的增加，均可提供血液样本中的凝血生物标记物。在小鼠已证明凝血参与动脉粥样硬化形成，但目前尚不清楚是否患者凝血相关的生物标记物的变化与动脉粥样硬化性疾病有因果关系，或者是否动脉粥样硬化引起的动脉血管壁变化导致凝血相关的生物标记物的变化。为了深入了解高凝或低凝与动脉粥样硬化的关系，必须开发敏感的凝血蛋白酶抑制剂和科学的高分辨率斑块造影技术检测方法。

（朱　力　戚嘉乾）

第九节　气体信号分子

长期以来，一氧化氮（NO）和一氧化碳（CO）被认为是大气重要污染物。直到 20 世纪 80 年代，研究人员逐渐发现机体可以产生内源性 NO 和 CO，而且这些无机小分子在复杂的生命活动中发挥着重要的调节作用，这些发现开创了"气体信号分子"这一崭新的科学领域，同时也开启了"废气不废"这一新的研究思路。近年来，随着研究者对内源性硫化氢（H_2S）气体的深入研究，发现内源性 H_2S 参与机体稳态的调节，在心血管、呼吸、消化、神经、内分泌、泌尿、血液系统及免疫系统中都具有广泛的生物学效应，是继 NO 和 CO 之后发现的第三种气体信号分子。此外，氢气（H_2）在医学领域的研究也广泛开展起来并取得快速进展。这些气体信号分子与动脉粥样硬化（As）的发生发展有着密切的关系。

一、一　氧　化　氮

一氧化氮是最早发现的体内气体信号分子，由 NO 合酶（NOS）蛋白家族催化，以 L-精氨酸为底物产生。在人类及其他生物体中 NOS 有三种同工酶，内皮型 NOS（endothelial NOS，eNOS）与神经元型 NOS（neuronal NOS，nNOS）称为结构型 NOS（constitutive NOS，cNOS），第三种为诱导型 NOS（inducible NOS，iNOS）。eNOS 主要表达于血管内皮细胞，nNOS 主要表达于中枢和血管周围神经中，而 iNOS 主要表达于血管平滑肌细胞、巨噬细胞及中性粒细胞等。动物实验研究发现，iNOS 表现出促 As 作用，而 eNOS 与 nNOS 表现出抗 As 作用。iNOS、eNOS 与 nNOS 均以精氨酸为底物，生成 NO 和瓜氨酸。这三种 NOS 都具有 N 端氧合酶区、钙调蛋白结合区和 C 端还原酶区，其中 C 端还原酶区具有辅酶因子结合位点，这些辅酶因子结合位点的存在决定了 NOS 的酶活性。NO 在体内主要被代谢成

NO_2^- 和 NO_3^-，少量通过呼吸作用排出体外。

（一）eNOS 源性 NO 与 As

人和动物血管内皮细胞内含有丰富的 eNOS，血液中 30% 的 NO 由 eNOS 催化生成。研究发现，与野生型小鼠相比，Apo E/eNOS 双基因敲除小鼠、Apo E 基因敲除小鼠的 As 斑块面积分别增加了 93.6% 和 59.2%，前者病变面积增加更为显著。在胆固醇诱导的兔血管功能障碍中，NO 的生物利用度明显降低，而转入 eNOS 基因可改善兔主动脉的舒张，使血管功能障碍得到部分缓解。长期予以大鼠注射一氧化氮合酶抑制剂（L-NAME）抑制血管内皮细胞合成 NO，可诱导血管炎症反应，导致单核细胞趋化因子 1（MCP-1）升高，促进 As 的发生。在 Apo E 基因敲除小鼠中，L-NAME 注射可抑制 NO 介导的内皮依赖性反应，也引起小鼠主动脉 As 斑块面积增加。而 eNOS 基因治疗可减少高胆固醇喂养诱导的兔颈动脉黏附分子表达和炎性细胞浸润，减少兔颈动脉 As 病变。这些研究结果表明，体内 eNOS 源性 NO 减少可促进动物 As 的发生发展。

内皮源性 NO 发挥抗 As 作用的途径包括：调节血管张力，抗血栓形成，抑制黏附分子在内皮细胞中黏附和聚集，抑制 ox-LDL 生成，抑制平滑肌细胞的迁移和增殖等（图 13-3）。

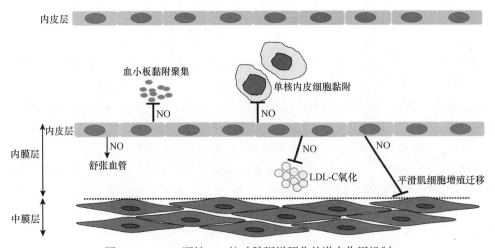

图 13-3 eNOS 源性 NO 抗动脉粥样硬化的潜在作用机制

内皮源性 NO 是强大的血管舒张因子，能够部分抵消肾素-血管紧张素、交感神经和其他缩血管系统的收缩血管作用。舒张因子和收缩因子功能的平衡维持正常的血管张力。对于健康人，这种舒张力对血流调节发挥重要作用，一旦血管张力异常血流剪切应力就会改变，继而损伤内皮细胞，使其发生动脉粥样硬化的概率增加。研究报道内皮细胞主要通过 NO/cGMP 信号途径扩张血管，也可以旁分泌的形式与收缩因子内皮素（ET）、血管紧张素（Ang）Ⅱ 进行互相调节。

NO 具有强大的抗血栓功能。其一方面能够抑制血小板的激活和聚集；另一方面能够抑制纤溶酶原激活抑制物 1（PAI-1）和组织因子（TF）等促血栓因子的作用。PAI-1 水平的增高在 As 等心血管疾病中是重要的危险因素。缓激肽（bradykinine，BK）可诱导大鼠主动脉内皮细胞中 PAI-1 和 TF 的 mRNA 表达增加，L-NAME 处理能够增强这一作用，而

L-精氨酸处理则减弱这种效应。NO-cGMP 信号途径是 NO 抗血栓形成的主要途径。

NO 呈剂量和时间依赖性地抑制 ox-LDL 引起的内皮细胞与单核细胞的黏附作用，这一作用通过抑制黏附分子 VCAM-1 和 ICAM-1 的表达实现。

NO 能够抑制 LDL 的氧化修饰从而阻止 ox-LDL 的生成及其对内皮细胞的破坏，作用机制是 NO 直接灭活氧自由基，从而阻滞羟自由基的形成，使细胞内抗氧化物谷胱甘肽的水平增加。

eNOS 源性 NO 及外源性 NO 供体药均能抑制血管平滑肌细胞的增殖、蛋白合成及细胞外基质和胶原蛋白的产生。eNOS 生成的 NO 可通过 cGMP 途径激活 cGMP 依赖的蛋白激酶 G，从而抑制平滑肌细胞的有丝分裂和增殖；鸟苷酸脱羧酶通过调节多胺引起血管平滑肌细胞增殖，NO 通过非 cGMP 依赖途径亚硝基化半胱氨酸残基活性中心，造成鸟甘酸脱羧酶的活性丧失，从而抑制血管平滑肌细胞增殖；NO 能特异性地阻断由 ET1、Ang Ⅱ 引起的血管平滑肌增生和 Ⅰ 型胶原蛋白的合成。

（二）nNOS 源性 NO 与 As

nNOS 是神经系统中合成 NO 的主要酶。nNOS 源性 NO 能够调控突触的信号转导，参与调节神经再生及学习、记忆等功能。nNOS 源性 NO 还参与血压的中枢调节，抑制下丘脑和髓质 nNOS 活性会导致系统性高血压。外周神经系统中表达 nNOS 神经元能支配很多组织的平滑肌，这些神经元生成的 NO 被视为一种特殊的神经递质，其在效应细胞中能够激活 NO 敏感的可溶性鸟苷酸环化酶（soluble guanylatecyclase, sGC），刺激第二信使 cGMP 的产生，降低平滑肌的紧张度，发挥舒张血管作用。nNOS 除在神经元表达外，在平滑肌细胞和巨噬细胞也有少量表达，由 nNOS 催化产生的 NO 可抑制平滑肌细胞的过度增殖。

1997 年，Wilcox 研究发现 As 斑块进展与 nNOS mRNA 表达有关。随后，有学者发现高脂血症兔模型转染 nNOS 基因后，As 斑块面积缩小，斑块中脂质蓄积减少，同时兔颈动脉 As 斑块中的黏附分子表达和黏附细胞数目明显降低。而在 nNOS 敲除小鼠颈动脉结扎模型中，小鼠血管内膜增生明显，As 病变面积增大。与 Apo E 基因单敲小鼠相比较，nNOS 和 Apo E 双基因敲除小鼠的 As 斑块面积增加 66%，As 病变更为严重。

（三）iNOS 源性 NO 与 As

不同类型 NOS 催化合成的 NO 会产生不同的病理生理作用，构成型 NOS 产生小量的 NO（皮摩尔级），参与信号传递，产生生理效应，而细胞因子或内毒素刺激细胞释放的大量的 NO（纳摩尔级），则主要是由 iNOS 合成的。尽管 NO 可维持血管舒张和血管通透性，但是过多的 NO 也可与过氧化物一起导致过氧化，形成过氧亚硝基阴离子，直接引起细胞毒性作用，从而导致组织损伤。此外，iNOS 生成的 NO 能靶向干预细胞的 DNA 合成，从而导致 DNA 链断裂和破碎。

iNOS 在 As 病变中的巨噬细胞、内皮细胞和平滑肌细胞中都有表达。在炎症介质的刺激下，上述细胞中的 iNOS 表达增多，导致大量 NO 迅速生成、蓄积而产生细胞毒性。研究发现，予以 iNOS 和 Apo E 双基因敲除小鼠与 Apo E 基因单敲小鼠高脂喂养 6 个月后，双基因敲除小鼠 As 斑块面积比 Apo E 基因单敲小鼠减少 40%，而且双基因敲除小鼠血浆中脂过氧化物水平也明显降低。

二、一 氧 化 碳

体内绝大部分CO来源于血红素,并受血红素加氧酶(hemeoxygenase,HO)的调控。血红素加氧酶存在三种形式:血红素加氧酶1(HO-1)是诱导型酶,有一个热休克调节元件,低氧、重金属、炎症细胞因子、内毒素、激素、应激、血红素、氧化剂等均可诱导其表达;血红素加氧酶2(HO-2)主要分布于脑内,在血管平滑肌和内皮细胞中也有表达;与HO-1、HO-2相比,血红素加氧酶3(HO-3)催化活性很低,有关它的生物学功能尚未被证实。生理条件下,人体每小时生成的CO量约20μmol,主要通过呼吸作用排出体外。

在人及ApoE$^{-/-}$小鼠As病变中的平滑肌细胞、内皮细胞及泡沫细胞均有HO-1的表达。研究发现,高胆固醇饮食诱导的As家兔模型中主动脉HO-1活性降低,CO生成量明显减少,而予以家兔外源性血红素-L-赖氨酸盐则恢复主动脉CO生成量,减少As斑块面积。同样,在Ldlr$^{-/-}$小鼠及ApoE$^{-/-}$小鼠中,抑制HO-1活性或敲除HO-1后As病变加重,而使HO-1过表达可缓解As病变。这些结果表明,HO-1/CO系统受损与As的发生发展密切相关。目前研究表明,HO-1/CO系统拮抗As的机制主要包括抗炎、抗氧化、抑制血管平滑肌细胞增殖及舒张血管等(图13-4)。

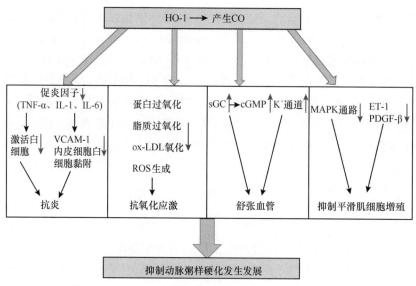

图13-4 HO-1/CO体系拮抗动脉粥样硬化的作用机制

(一)抗炎

研究发现HO-1基因敲除小鼠机体呈现慢性炎症状态,如外周血白细胞计数增高、肝血管壁炎症细胞浸润、单核细胞黏附至血管壁等。从HO-1基因敲除小鼠分离的腹腔巨噬细胞分泌的促炎因子MCP-1、IL-6明显增加。在LPS诱导的动物和细胞炎症模型中,上调HO-1表达或者予以注射CO可减少促炎因子TNF-α、IL-1、MIP-1β的表达,增加抗炎因子IL-10的表达。此外,HO-1代谢产物胆红素和胆绿素能够抑制E-选择素、VCAM-1、ICAM-1

及 MCP-1 的表达分泌，改善内皮细胞功能的紊乱，抑制单核细胞的趋化，减少白细胞的激活，以及与内皮细胞的黏附。

（二）抗氧化应激

研究表明，HO-1 基因敲除小鼠肝脏脂质过氧化增加，其腹腔巨噬细胞 ROS 的水平增高。HO-1 的作用底物血红素具有促氧化作用，可促进 LDL 的氧化，对血管壁细胞造成毒性。在细胞的氧化损伤中，HO-1 表达上调可促进血红素的降解，生成具有抗氧化作用的胆红素和胆绿素，诱导产生具有保护效应的铁蛋白对抗氧化损伤。同时，HO-1 生成的 CO 还可抑制细胞色素促进脂肪酸氧化作用，拮抗氧化应激引起的细胞凋亡。

（三）舒张血管

CO 能够产生内皮源性的血管舒张作用。在大鼠主动脉、尾动脉、肺动脉、冠状动脉，以及犬的冠状动脉、颈动脉、股动脉等研究中发现，CO 可调节血管平滑肌细胞舒缩状态。其通过变构和激活 sGC，升高胞质中的 cGMP 水平，从而舒张血管。此外，作为 CO 分子靶点之一的平滑肌细胞膜上高电导性钙离子依赖钾通道（K^+），CO 通过作用于该通道 α 亚单位的组氨酸残基，从而激活通道，增加其开放概率，以及对胞内钙离子浓度的敏感性，胞膜超极化导致血管平滑肌舒张。有报道，阻断 cGMP 通路或者钙离子依赖钾通道会部分抑制血管舒张，而同时阻断两条途径会导致 CO 诱导的血管舒张反应完全被抑制。

（四）抑制血管平滑肌细胞增殖

内皮源性的 CO 可弥散至邻近的平滑肌细胞，平滑肌细胞本身也能以自分泌的方式释放 CO，后者通过变构和激活 sGC，使 cGMP 升高，从而抑制平滑肌细胞增殖。在兔颈总动脉球囊拉伤模型中，实验之前 2h 或者实验以后 24h 内给予 250ppm 的 CO 处理，能够明显减轻内膜增生，这一作用是 CO 通过 cGMP 激活 p38 MAPK 通路，增加内膜损伤处的微囊蛋白-1，从而抑制平滑肌细胞增殖实现的。另有报道，兔颈总动脉球囊拉伤模型中，以 875μmol/L 的 CO 溶液灌流 3min 以后，能够减少 G_1 期蛋白 cyclin A 和 cyclin E，减少平滑肌细胞增生，减轻内膜增生。此外，释放的 CO 也可通过旁分泌作用抑制内皮细胞中内皮素-1（ET-1）及血小板源性生长因子-β（PDGF-β）等促增殖物质的表达，进而抑制平滑肌细胞自身的增殖及迁移。

三、硫 化 氢

Goodwin 等 1989 年在鼠、牛及人的大脑中发现相对高浓度的 H_2S 的存在，揭示了内源性 H_2S 可能的生物学功能。Abe 等 1996 年发现 H_2S 作为一种神经调质而发挥重要作用，这促使 H_2S 成为近二十年内生物医学领域研究的"明星"分子。随着对 H_2S 的研究不断深入，发现在哺乳动物、鱼类乃至无脊椎动物体内都可生成内源性 H_2S 气体。目前逐步对 H_2S 的内源性生成体系、生物学效应及其机制有较深入细致的了解。内源性 H_2S 主要由酶促反应生成，目前发现 H_2S 合成酶包括三种：胱硫醚-β-合成酶（cystathionine-β-synthase，CBS）、胱硫醚-γ-裂解酶（cystathionine-γ-lyase，CSE）和 3-巯基丙酮酸转硫酶（3-mercaptopyruvate sulfurtransferase，3-MST）。在三种内源性 H_2S 合成酶中，CBS 和 CSE 都是 5-磷酸吡哆醛（pyridoxal-5，-phosphate，PLP）依赖性酶，3-MST 是非 5-磷酸吡哆醛依赖性酶。它们催化内源性 H_2S 合成的作用底物及合成途径各不相同。人体内源性 H_2S 主要通过生成硫酸盐或硫代硫酸盐而最终排出体外。

H_2S 的生理浓度因不同的器官而不同，从 1nmol/g 组织到 100 nmol/g 组织，血中 H_2S 浓度为 10~300μmol/L。在 pH 7.4 的生理性水溶液中，1/3 的 H_2S 以气体分子存在，2/3 被解离为 H^+ 和 HS^-。H_2S 在细胞线粒体中能被迅速氧化成硫代硫酸根（$S_2O_3^{2-}$），并被转化成亚硫酸根（SO_3^{2-}）和更稳定的硫酸根（SO_4^{2-}）。H_2S 的生理学作用到底是基于 H_2S 本身还是其衍生物（如 HS^-）目前尚不明确。

硫化氢在人体内产生生物学效应通常依赖于它的作用底物。在信号转导途径中，硫化氢的作用底物主要是一些分子靶点，包括转录因子、信号转导子及转录激活子、离子通道、激酶、核转录因子（NF-κB）等。近期研究表明，H_2S 还可通过 *S*-巯基化蛋白实现信号转导，*S*-巯基化是 H_2S 作用于蛋白质的半胱氨酸巯基（-SH）而生成-SSH 的过程。最近发现 NF-κB p65 的半胱氨酸 38 位点的游离硫醇基团被 S-巯基化修饰，这可能是 H_2S 抑制 ox-LDL 引起的巨噬细胞炎症的关键机制。

作为气体信号分子家族中的一员，内源性 H_2S 在心血管系统主要由 CSE 催化产生。越来越多的研究表明，CSE/H_2S 通路在多种心血管疾病，包括 As 中发挥重要的病理生理学作用，是疾病病理进程中的重要调节因素。

健康人体内血浆 H_2S 水平与 LDL/HDL 比值呈负相关，升高血浆 H_2S 可增加血浆 HDL，拮抗 As。人体血浆 H_2S 含量在疾病状态下会发生变化。研究发现，非洲和美洲 2 型糖尿病患者体内血浆 H_2S 含量明显低于正常人。动物实验研究也发现了类似现象。在小鼠球囊拉伤实验中 CSE 的表达和 H_2S 含量都有降低。Apo $E^{-/-}$ 小鼠与正常对照组小鼠比较，主动脉血浆 H_2S 水平明显降低，斑块增大，而外源性补充 H_2S 则使小鼠斑块面积缩小。这些研究说明 CSE 功能失调、内源性 H_2S 水平降低都与 As 的形成和发展密切相关。H_2S 已成为 As 机制研究和干预的新靶点。

H_2S 拮抗 As 的作用包括保护内皮细胞、抗炎、抗氧化应激、抑制血管平滑肌细胞迁移和增殖、抑制泡沫细胞形成等（图 13-5）。

（一）内皮保护作用

正常动脉壁内表面覆盖有单层的血管内皮细胞，后者具有多种重要的功能：血液与组织间的重要屏障；合成和分泌多种血管活性物质以调节血管平滑肌舒缩功能；抗血栓，维持血液的流动性；分泌多种细胞因子，调节血管壁多种细胞的增殖和游走，影响血小板、白细胞的黏附。内皮损伤和功能紊乱是 As 斑块发生发展的重要机制。内皮功能障碍会导致黏附分子、促炎因子和促凝血因子的表达增加，血浆同型半胱氨酸水平升高，氧化应激加强，LDL 氧化增强，血管压力调节紊乱，是高血压、糖尿病、动脉粥样硬化、肾衰竭、心力衰竭及神经退行性病变等多种疾病的重要发病机制。

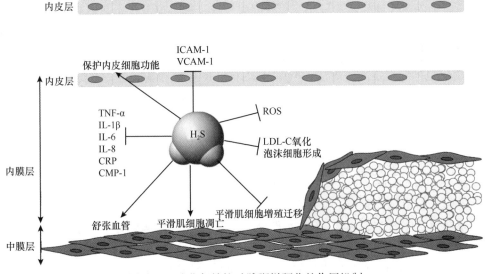

图 13-5 硫化氢拮抗动脉粥样硬化的作用机制

1. 对内皮完整性的保护作用 主动脉超微结构发现，与对照组相比，Apo E$^{-/-}$组小鼠血管内皮细胞膨胀，大量肿胀的线粒体和内质网存在于胞质中，有些甚至有内皮细胞脱落的现象。内皮下组织增厚，可见大量的细胞碎片和聚集的脂滴，也可见大量平滑肌细胞迁移至此。与 Apo E$^{-/-}$组相比，Apo E$^{-/-}$+NaHS 组的以上现象有所缓解，而 Apo E$^{-/-}$+PPG 组病变更加严重。

2. 对血管张力的调节作用 内皮细胞通过分泌内皮源性血管舒张因子（endothelium-derived relaxing factor，EDRF）和内皮源性血管收缩因子（endothelium-derived contracting factor，EDCF）调节血管平滑肌的张力。EDRF 和 EDCF 间若保持平衡则可维持正常血管张力，若失去平衡则发生内皮功能障碍，导致心血管疾病。其中 EDRF 包括内皮源性超极化因子（endothelium-derived hyperpolarizing factor，EDHF）。NO、CO、H_2O_2、C 型利钠肽和前列环素（prostacyclin，PGI_2）等都属于 EDHF。经过证实，H_2S 也属于 EDHF，能够通过 EDHF 途径引起平滑肌细胞的超极化，舒张血管。

3. 拮抗高血糖所致内皮损伤 糖尿病最基本的病理生理学改变是高血糖，在促进糖尿病血管并发症（尤其是 As）的发生和发展中起关键作用。血管内皮细胞在高糖诱导下 H_2S 的产量降低，如果过表达 CSE 可升高 H_2S 水平，而抑制 CSE 表达则加剧 H_2S 的降低。H_2S 的降低可导致内皮细胞中线粒体氧化应激反应增加，从而破坏线粒体内的氧化呼吸链反应，造成内皮细胞受损。NaHS 处理后，高糖诱导的 HUVECs 细胞中 ICAM-1 的 mRNA 和蛋白表达的升高会受到抑制，具有缓解内皮细胞损伤、保护内皮细胞的作用。

（二）抗炎作用

人们对于 As 发病机制的理解和认识正在经历一场深刻的变革——As 不仅仅是血管局部的脂质蓄积，更是一种慢性炎症反应。内皮细胞在各种致炎因素的刺激下，分泌促炎因子，使单核细胞黏附聚集于血管内膜面，尤其是在有发生动脉粥样斑块倾向的部位。这些促炎因子可诱导单核细胞向内皮下迁移，进而分化为巨噬细胞，吞噬大量脂质，形成泡沫细胞，后者加剧斑块处的炎症反应。与此同时，促炎因子促进巨噬细胞分泌基质金属蛋白酶（MMP），使平滑肌细胞迁移增殖加强，增加斑块破裂的机会。

单核/巨噬细胞能产生内源性 H_2S，其功能也受到 H_2S 的调节。

1. 硫化氢抑制炎症因子表达 炎症因子对 As 的形成和发展至关重要，是 As 不同阶段的危险性评估、诊断指针和新的干预靶点。在众多炎症因子中，研究较多的是 TNF-α、IL-1β、IL-6、IL-8 和 CRP 等。

Thomas 等在 1997 年发现，人 As 斑块内的 TNF-α 水平明显升高。Apo $E^{-/-}$ 组小鼠主动脉 H_2S 含量降低，TNF-α 表达明显增高，主动脉窦处斑块面积增大。GYY4137（一种硫化氢缓释剂）处理的 Apo $E^{-/-}$ 小鼠组血浆 H_2S 浓度明显升高，炎症因子 TNF-α 水平明显降低，主动脉窦斑块面积显著缩小。

糖尿病患者体内 MCP-1 和 IL-8 水平显著升高。2 型糖尿病患者与同年龄段的健康人比较，血浆 H_2S 水平明显降低。用链唑霉素诱导的小鼠糖尿病模型中，血浆 H_2S 水平也明显降低，细胞内 MCP-1 和 IL-8 水平明显升高，而给予外源性 H_2S 明显降低 MCP-1 和 IL-8 的表达。

CRP 是一种与全身和局部炎症有关的急性时相蛋白质，是心血管疾病的独立危险因素，已经成为 As 发生和发展中的重要炎症标志物。CRP 能够增加 Apo $E^{-/-}$ 小鼠 As 斑块面积，这一作用是通过增加内皮细胞对 LDL 的跨膜转运作用致使 LDL 在血管内膜层蓄积。类风湿关节炎伴随全身炎症反应，血清 CRP 浓度增高，在 As 进展中起到非常重要的作用。类风湿关节炎可导致脂质异常、氧化应激增加、内皮功能障碍、动脉僵硬度增加、胰岛素抵抗加重等促进粥样斑块进展的病理变化。在 LPS 诱导的小鼠体内 CRP 水平明显升高，而 GYY4137 能够逆转 CRP 水平的升高。

2. 硫化氢抑制黏附分子表达 ox-LDL 处理能够使 ICAM-1 的表达显著增加，从而使单核/巨噬细胞与内皮细胞黏附增加。给予半胱氨酸（H_2S 生成的前体）后 ICAM-1 的表达则明显降低，单核/巨噬细胞与内皮细胞黏附减少。给予 PAG（CSE 抑制剂）的效应与半胱氨酸的作用相反。这一作用是通过调控 JNK/NF-κB 信号通路实现的，H_2S 可降低 NF-κB 的活性，抑制 NF-κB 的核转位。

在非甾体抗炎药（NSAIDs）诱导小鼠胃肠道发生炎症反应模型中，由于 CSE 表达及活性下降，导致胃肠道 H_2S 水平降低，黏附分子 ICAM-1 表达明显升高，小鼠胃黏膜损伤面积增大，炎症细胞黏附反应增强。NaHS 处理组胃肠道 CSE 表达和活性明显上升，H_2S 的产量明显增加，ICAM-1 表达明显减少，小鼠胃黏膜损伤面积缩小，炎症细胞与内皮细胞黏附反应减轻。

TNF-α 诱导内皮细胞损伤实验发现，ICAM-1、VCAM-1 表达显著增加，U937 细胞与内皮细胞的黏附结合增加。外源性 NaHS 处理以后，ICAM-1、VCAM-1 的表达明显降低，NaHS 处理能够保护内皮细胞功能。

3. 硫化氢抑制趋化因子表达 As 斑块不稳定性及破裂与趋化因子及其受体的作用密切相关。

MCP-1 是 As 形成和发展过程中重要的趋化因子，是一种对单核细胞具有趋化作用的蛋白，能诱导单核细胞迁移到血管内皮下。在用高同型半胱氨酸诱导的人羊膜上皮细胞

(HAEC)损伤的实验中，MCP-1 表达显著增高，炎症反应明显增强，这一系列因素促进 HAECs 损伤。

THP-1 巨噬细胞在利用 ox-LDL 诱导产生炎症反应的过程中，细胞生成的 H_2S 含量明显下降，炎症因子 MCP-1 表达明显上升。NaHS 处理以后，细胞生成的 H_2S 增加，MCP-1 水平显著下降。这一效应机制为 H_2S 通过抑制 NF-κB P65 磷酸化，抑制其核转位，从而减轻 ox-LDL 诱导的 THP-1 细胞的炎症反应。

有报道，将小鼠腹腔巨噬细胞 RAW264.7 首先用 NaHS 预孵育，然后用 IFN-γ 或者 LPS 诱导，观察细胞内趋化因子（CCL2、CCL5 和 CX3CL1）及趋化因子受体（CCR2、CCR5 和 CX3CR1）变化。研究发现，NaHS 呈浓度依赖性抑制 IFN-γ 或者 LPS 诱导的 CX3CR1 和 CX3CL1 的表达，同时也浓度依赖性抑制 CX3CR1 介导的巨噬细胞趋化作用。过表达 CSE 以后，CX3CR1 和 CX3CL1 的表达，以及 CX3CR1 介导的巨噬细胞趋化作用均受到明显的抑制。该抑制作用是 H_2S 通过调节 PPARγ 和 NF-κB 通路来实现的。

在 Apo E$^{-/-}$ 小鼠动物模型中，血浆 H_2S 浓度随着饲养时间延长而下降，CCR2 和 CX3CR1 的变化则相反，且二者变化具有相关性。H_2S 能够抑制 Apo E$^{-/-}$ 小鼠 CCR2 和 CX3CR1 的升高，这一抑制作用亦通过调节 PPARγ 和 NF-κB 通路来实现。研究发现冠心病患者的血浆 H_2S 水平明显低于正常人，而 hs-CRP 和 CX3CL1 明显高于正常人。这说明冠心病患者内源性 H_2S 生成系统受到抑制导致炎症反应比正常人活跃。

（三）抗氧化应激作用

病理生理条件下产生的大量活性氧类（ROS）在疾病（如 As、糖尿病、高血压、呼吸窘迫综合征和内膜增生等）发生和发展中有十分重要的作用。氧化应激学说是 As 斑块形成学说中的重要组成部分。机体处于氧化应激状态时，ROS 大量生成，并可氧化大量的核酸、蛋白质及脂质，引起细胞凋亡或坏死，导致机体可逆或不可逆的损伤。H_2S 能够使机体内抗氧化酶含量增加，通过增加谷氨酰半胱氨酸合成酶的活性，以及上调胱氨酸增加 GSH 水平，降低 ROS 蓄积，减轻氧化应激对机体的损害。

利用高盐诱导肾脏损伤的 SD 大鼠模型中，检测到 SD 大鼠血压上升，肾脏功能损伤，尿蛋白增加，肌酐清除率下降，肾脏组织中 H_2S 含量明显下降。NaHS 处理后能够明显增加肾脏组织 GSH 水平，增加 CAT、SOD 活性，显著降低 MDA、H_2O_2 的含量。H_2S 保护肾脏功能的这一作用是通过 Keap1/Nrf2/ARE 途径生成抗氧化物 CAT、SOD 完成。

（四）对平滑肌细胞功能的调节作用

生理状态下，血管平滑肌细胞的增殖分化活性非常低，主要表现为收缩舒张反应。在病理状态下，如血管受损的情况下，平滑肌细胞从分化型（收缩表型）转变成去分化型（合成分泌表型）增加。平滑肌细胞增殖和迁移是 As 的特征性病理变化。各种损伤因素会导致平滑肌细胞增殖（从静止期转变为增殖期）、迁移（从中膜层进入内膜层），吞噬大量脂质变成泡沫细胞，聚集在斑块内。

H_2S 通过抑制平滑肌细胞的增殖、迁移，促进平滑肌细胞凋亡，减轻血管钙化，从而减轻 As。有报道在 Cse$^{-/-}$ 小鼠血管壁发现，合成分泌型平滑肌细胞标志物平滑肌肌球蛋白重链（SM-MHC）、钙调理蛋白和平滑肌 α 肌动蛋白增加。用不同浓度的 NaHS 孵育大鼠胸主动脉平滑肌细胞，检测[^{3}H]TdR（反应平滑肌细胞增殖活性的一个指标），发现 NaHS 呈浓度依赖性降低[^{3}H]TdR 的活性，MAPK 信号通路的活性也呈浓度依赖性降低。

在人主动脉平滑肌细胞（HASMC）中过表达 CSE，导致细胞内 H_2S 产量增多，细胞增殖减少，凋亡增加。H_2S 还可通过激活 ERK 和 p21Cip/WAK-1 抑制血管平滑肌细胞增殖。

在人大动脉平滑肌细胞中过表达 CSE 会增加血管平滑肌细胞的凋亡，H_2S 通过激活 MAPK/ERK1/2 信号通路诱导血管平滑肌细胞凋亡为可能的机制。

（五）调节脂质代谢

血脂异常是 As 形成的主要危险因素之一。低密度脂蛋白胆固醇（LDL-C）在血液中的水平升高时，过量的 LDL 被 ROS 等自由基氧化修饰形成 ox-LDL；巨噬细胞表面的清道夫受体吞噬大量的 ox-LDL，导致细胞内脂质蓄积，逐渐形成泡沫细胞。由于该途径负反馈调节缺失，会导致大量泡沫细胞过度堆积，形成脂纹或脂质斑块，最终导致 As。

研究发现 2～3 周龄的 Cbs$^{-/-}$ 小鼠出现脂质代谢异常，LDL-C 显著增加，HDL-C 减少。H_2S 能促进人肝癌细胞（HepG2）中 LDLR 的表达；而高脂饮食喂养的 Ldlr$^{-/-}$ 小鼠，实验中外源性给予 NaHS 后血脂紊乱没有得到改善。以上结果说明 H_2S 能够上调肝脏组织 LDLR 的表达，从而降低 LDL 水平，对高脂血症发挥调节作用。在 ox-LDL 诱导巨噬细胞转变成泡沫细胞的过程中，H_2S 可发挥抑制作用。ox-LDL 处理的巨噬细胞出现脂质蓄积，用 NaHS 处理，脂质蓄积减轻，且清道夫受体水平降低；用 NaHS 抑制剂 PPG 处理会进一步加重脂质的蓄积。结果提示，H_2S 可能通过 KATP/ERK1/2 途径抑制巨噬细胞摄取 ox-LDL，从而实现其调节巨噬细胞荷脂。

四、三种气体信号分子在动脉粥样硬化发生和发展中的交叉对话

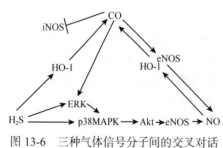

图 13-6　三种气体信号分子间的交叉对话

近年来，NO、CO 和 H_2S 这三种气体信号分子与 As 之间的关系越来越多地受到关注。他们之间的两两对话——气体信号分子间的相互影响和相互调节作用（图 13-6）尤为突出，为进一步阐明气体信号分子在 As 中的作用机制提供了极为重要的理论依据。

（一）CO 和 H_2S 的对话

生理情况下，HO-1/CO 通路与 CSE/H_2S 通路间的关系是相互竞争抑制。一方面，内源性 CO 抑制剂 ZnPP 能显著提升 CSE 的表达和 H_2S 水平，另一方面，在主动脉平滑肌细胞（ASMC）中，使用 H_2S 抑制剂 PPG 能提高 CO 水平。据此有人推测，CO 可能是 CBS 的抑制剂。在脑血管中，HO-2/CO 能够抑制 CBS/H_2S 通路及 H_2S 的产生，在血管内皮细胞中也有同样的现象。

在病理情况下，这两种气体信号分子的特性却有完全不一样的表现。在内毒素休克导致的急性肺损伤（acute lung injury，ALI）模型中，提高 H_2S 水平可导致 HO-1/CO 信号通

路的活性增加。给予外源性 H_2S 能降低肺动脉压，同时上调 HO-1 蛋白及 mRNA 的表达与 CO 的生成，减缓缺氧性肺动脉高压的病理进程；PPG 处理后加重缺氧性肺动脉高压的病理过程。用 LPS 诱导的 RAW264.7 巨噬细胞中，H_2S 通过上调 HO-1/CO 通路，抑制 iNOS 的生成，减轻 iNOS 对内皮细胞的损害，并抑制炎性反应的发生；当使用 HO 抑制剂后，CO 产生下调，减弱 H_2S 对 iNOS 的抑制作用。在 As 进程中，CO 与 H_2S 在抗损伤时主要起协同作用，而 H_2S 在抗损伤时能够进行内源性补偿。但是 CO 与 H_2S 相互之间具体的调控机制仍不清楚，需要进一步的研究。

（二）NO 和 H_2S 的对话

生理浓度的 H_2S 能促进 NO 生成。使用外源性低浓度 Na_2S（150μmol/L）处理牛主动脉内皮细胞能刺激 NO 的生成，推测其机制可能是 H_2S 激活了 eNOS 的上游通路。进一步在内皮细胞中的研究发现，H_2S 是通过一系列磷酸化作用激活 eNOS。H_2S 促进 p38 MAPK 磷酸化，随即激活下游 Akt/eNOS 信号通路，从而使 NO 的生成增加。当 p38 MAPK 被抑制后，H_2S 诱导的 Akt 磷酸化也会受到抑制，没有增加 NO 的生成量。与此同时，H_2S 也能呈时间依赖性导致 ERK 磷酸化，后者能通过激活 p38 MAPK 来增加 NO 的产生，但使用 ERK 抑制剂时并不会影响 H_2S 诱导的 NO 的生成。一种新型的特异性荧光分子探针 FA-Ome 的使用可通过使 eNOS 丝氨酸 1177 位点磷酸化从而激活 AMPK/Akt 信号通路，提高 NO 产量，同时通过提高蛋白质巯基亚硝基化以提高 NO 的生物利用率。令人感兴趣的是，高浓度的 H_2S 表现出完全相反的特性，300～3000μmol/L 的 NaHS 处理小鼠及大鼠主动脉，能明显抑制 eNOS 的活性及表达，从而抑制 NO 的产生。

H_2S 与 NO 在血管内皮细胞的激活、增殖、迁移，以及新的血管和血管网的形成过程中既相互影响又相互独立。他们在促进血管新生，刺激内皮细胞的增殖或迁移的过程中既能独立又相互协同作用。在促血管生成过程中，NO 可能为关键因素，NO 抑制剂并不能完全抑制 H_2S 的促血管生成作用。在 $eNOS^{-/-}$ 小鼠中，H_2S 处理后能使缺血后肢的血流再通达到 75%，使用 eNOS 抑制剂 L-NAME 后 H_2S 仍能发挥作用，但在使用 NO 清除剂后失效。H_2S 通过增加 HIF-1α 与 VEGF 的表达和活性促进血管重建，同时可促进 NOS 的表达和提高 NO 的生物利用率。与此类似，NO 诱导的血管再生同样需要 H_2S 的产生。使用 shRNA 完全沉默 CSE 后，完全抑制血管生成，即使加入 NO 供体也无法解除这种抑制作用。在氧化应激中 CSE/H_2S 对组织细胞的保护作用也依赖于 eNOS/NO 这一通路。

H_2S 对血管的舒张作用同样需要 eNOS/NO 参与。在用 L-NAME 诱导的高血压大鼠模型中，外源性给予 H_2S 可上调 NO 的表达和 NO 的生物利用率，改善 eNOS 功能失调，这一作用是通过 K_{ATP} 通道实现。研究还发现用 30μmol/L NaHS 处理主动脉环 15 min 后，NO 对血管舒张的调节作用更强。CSE 的增加亦可逆转因 NO 产生较少而导致的高血压。另有研究表明，野生型小鼠与 $eNOS^{-/-}$ 小鼠比较，前者胸主动脉对 NaHS 的反应更敏感。在肥胖小鼠模型中，H_2S 能够介导瘦素诱导的血管舒张，能使肥胖小鼠的 NO 缺陷得到一定程度的代偿。H_2S 还可提高 eNOS 水平促进 NO 的产生，减轻振荡剪切应力下导致的单核细胞对内皮细胞的黏附作用，降低 ICAM-1 的表达，这一作用通过磷酸化 Akt 实现。

实际上，两种气体信号分子药物供体的特异性可能对实验过程及结果有影响，从而影

响人们对 H_2S 与 NO 两者相互影响的探索。但总体上，在 As 的病理进程中，两者相互代偿并起协同作用。

（三）CO 和 NO 的对话

生理情况下，NO 和 CO 对血管内皮细胞具有类似的生理功能，都是通过 cGMP 起作用，但由于 NO 对 cGMP 亲和力是 CO 的 50 倍，远远强于 CO，所以 NO 对血管内皮细胞的作用更重要。它们也都可通过 Ca^{2+} 通道参与血管舒张调节。在 As 血管组织中，cNOS 的活性和 NO 水平显著降低，而 HO-1 的表达和活性及 CO 的产生增加，这说明 HO-1/CO 信号通路能够代偿 cNOS/NO 的不足，甚至可能与 cNOS/NO 具有相同的作用。

NO 能被 CO 诱导，CO 抑制 As 可通过抑制 iNOS 同时促进 eNOS 的生成而实现。HO-1/CO 可抑制 iNOS 的生成，并通过这一途径抑制巨噬细胞炎性反应。在兔主动脉粥样硬化中发现，使用 HO-1 抑制剂锌原卟啉Ⅸ（Znpp-Ⅸ）后发现，相对于对照组，iNOS 水平显著上升，As 斑块面积明显增大。这说明，HO-1/CO 通过抑制 iNOS 的活性从而减轻 As 损伤。在血管平滑肌细胞和血管内皮细胞中，研究发现增加 NO 水平能诱导 HO-1 的表达，从而提高 CO 的水平，证实 CO 可作为 NO 非依赖性的血管舒张因子。但是，单独使用 CO 供体会减弱 NO 供体的血管舒张作用。这种矛盾的实验结果可能与实验时使用的供体和用量有关系。

随着对 NO、CO、H_2S 研究的不断深入，三种气体信号分子在 As 发生和发展过程中两两或三者间的相互影响、相互调节引起越来越多的关注。在 As 中，因不同供体、不同用量和不同状态，气体信号分子的交叉对话甚至呈现出完全相反的效应。深入了解气体信号分子间的关系，以及对 As 影响和作用的有效剂量或浓度，有助于抗 As 药物的开发和配合使用，可望对 As 的防治带来新的思路和策略。

五、氢　气

早在 1975 年，*Science* 报道连续吸入 8 个大气压的 H_2 14 天能够治疗小鼠鳞状细胞癌。2001 年有研究发现连续吸入 8 个大气压的 H_2 能够治疗肝吸虫引起的小鼠慢性肝炎，证明 H_2 具有抗炎、抗氧化应激作用，人们对 H_2 生物学效应的研究陆续开展起来。在临床研究中，饱和 H_2 生理盐水可抑制脑、心、肝、肾、肺等多器官的缺血再灌注损伤，对神经退行性疾病（如帕金森病）也有一定的治疗作用。在 2 型糖尿病、代谢综合征、血液透析、急性脑干梗死等疾病中运用 H_2 治疗也有一定的缓解作用。研究发现，H_2 具有选择性清除羟自由基和过氧亚硝酸阴离子从而产生抗氧化应激及抗细胞凋亡作用。H_2 发挥抗氧化作用具有以下优点：还原性不太强，不影响信号类 ROS；分子质量低，可自由扩散到机体任何部位；内源性物质，组织相容性好；分解释放快。目前已有很多研究正在探索 H_2 是否具有抑制或者缓解 As 的作用，期待获得良好的研究结果，并能应用于临床，为动脉粥样硬化性心脑血管疾病的防治做出贡献。

（彭　娟　姜志胜）

第十节 炎症细胞因子

动脉粥样硬化（As）发病机制复杂，包括中膜平滑肌细胞增殖、脂质浸润、内皮损伤等多个学说。进一步研究提示炎症亦参与 As 的病理过程，炎症细胞和炎症介质参与了粥样硬化斑块形成到斑块破裂，以致血栓形成的各个阶段。炎症细胞因子在 As 的发生和发展过程中发挥重要作用，本节重点讨论炎症细胞因子在 As 中的作用机制。

一、As 是一种慢性炎症性疾病

研究表明，病原微生物感染、脂质浸润等因素刺激血管内皮细胞受损后，诱发血管内皮局部发生炎症反应，大量黏附分子表达进而促进单核细胞和 T 细胞的黏附、迁移和积聚。同时产生和分泌大量的炎症因子如 TNF 和 IL 等，促使单核细胞转化为巨噬细胞，摄取氧化低密度脂蛋白（ox-LDL），又进一步促进炎症因子的分泌。这些炎症因子作用于内皮细胞、平滑肌细胞、单核/巨噬细胞、血小板，并影响其功能，共同参与 As 的发生和发展过程。

二、炎症细胞因子与 As

在 As 发展过程中，大量的炎症细胞因子参与其中。研究表明，很多炎症因子能促进 As 的发生和发展，但也有一些炎症因子发挥抗炎和抗动脉硬化作用。促 As 的炎症细胞因子包括 TNF-α、IL-1 和 IL-6 等。TNF-α、IL-1 和 IL-6 通过促进细胞因子、黏附分子表达，血管平滑肌细胞和内皮细胞的迁移和黏附，诱导有丝分裂的发生，几乎影响所有参与 As 的细胞。TNF-α$^{-/-}$基因敲除后能抑制内皮细胞黏附和炎症标志物的表达，进而抑制动脉粥样化形成。而抗动脉粥样化细胞因子，则对动脉粥样化斑块的形成发挥保护作用，如转录生长因子 β（TGF-β）、IL-10 和 IL-35 等。其中 IL-10 能抑制 TNF-α 的生成，抑制内皮细胞中细胞间黏附分子-1（ICAM-1）表达，进而发挥抗 As 的作用（图 13-7，表 13-3）。

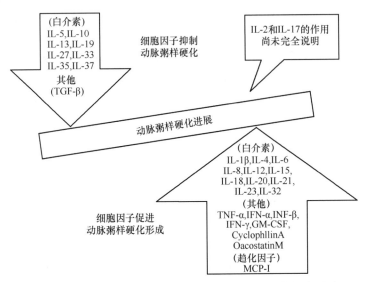

图 13-7 促动脉粥样硬化和抗动脉粥样硬化的炎症细胞因子

表 13-3　炎症细胞因子对动脉粥样硬化形成的作用

细胞因子	受体	模型	饮食	结果
IL-1α	IL-1r	IL-1α$^{-/-}$	AD	抑制动脉粥样硬化
		IL-1α$^{-/-}$，诱导	CC	NS 新生内膜
		IL-1α$^{-/-}$，Apo E$^{-/-}$	CC	抑制动脉粥样硬化
		IL-1α$^{+/-}$，Apo E$^{-/-}$	CC	抑制动脉粥样硬化
		IL-1α/β$^{-/-}$，Ldlr$^{-/-}$	AD	抑制动脉粥样硬化
		Apo E$^{-/-}$，IL-1α 疫苗（IL-1α-C-Qβ）	AD	抑制动脉粥样硬化
		IL-1α$^{-/-}$，Ldlr$^{-/-}$	AD	抑制动脉粥样硬化
IL-1β	IL-1r（1/2）	IL-1β$^{-/-}$	AD	NS
		IL-1β$^{-/-}$，诱导	CC	新生内膜抑制
		IL-1β$^{-/-}$，Apo E$^{-/-}$	CC	抑制动脉粥样硬化
		IL-1β$^{-/-}$，Ldlr$^{-/-}$	AD	NS
		Apo E$^{-/-}$，anti-IL-1β（XMA052MG1K）	AD	抑制动脉粥样硬化
	IL-1r1	IL-1r1$^{-/-}$，诱导	CC	新生内膜抑制
		IL-1r1$^{-/-}$，Apo E$^{-/-}$	AD/CC	抑制动脉粥样硬化
		IL-1r1$^{-/-}$，Apo E+/−	AD	抑制动脉粥样硬化
		IL-1r1$^{-/-}$，Apo E+/−，诱导	AD/CC	抑制动脉粥样硬化
IL-1Ra	IL-1r	IL-1Ra$^{-/-}$	AD	NS
		IL-1Ra$^{-/-}$，诱导	CC	新生内膜促进
		IL-1Ra 处理，诱导	CC	新生内膜抑制
		IL-1Ra$^{-/-}$，Apo E$^{-/-}$	CC	促进动脉粥样硬化
		IL-1Ra$^{+/-}$，Apo E$^{-/-}$	CC	促进动脉粥样硬化
		IL-1RaTg，Ldlr$^{-/-}$	AD	抑制动脉粥样硬化
		IL-1RaTg（ic/s），Apo E$^{-/-}$	AD	抑制动脉粥样硬化
		Apo E$^{-/-}$，rhIL-1Ra	AD	抑制动脉粥样硬化
IL-2	IL-2r	Apo E$^{-/-}$，IL-2/anti-IL-2 mAb	AD	抑制动脉粥样硬化
	CD25	Apo E$^{-/-}$，rIL-2	AD	促进动脉粥样硬化
		Apo E$^{-/-}$，anti-mIL-2	AD	抑制动脉粥样硬化
IL-4	IL-4r	IL-4$^{-/-}$，Ldlr$^{-/-}$	AD	抑制动脉粥样硬化
		IL-4$^{-/-}$，诱导	AD	抑制动脉粥样硬化
		IL-4$^{-/-}$，Apo E$^{-/-}$	CC	抑制动脉粥样硬化
		IL-4$^{-/-}$，Apo E$^{-/-}$，诱导	CC	NS
		WT，IL-4 处理	AD	抑制动脉粥样硬化
		Apo E$^{-/-}$，rIL-4	AD/CC	NS
IL-5	IL-5r	IL-5$^{-/-}$，Ldlr$^{-/-}$	AD	促进动脉粥样硬化
IL-6	IL-6r（gp130）	IL-6$^{-/-}$	AD	促进动脉粥样硬化
		IL-6$^{-/-}$，Apo E$^{-/-}$	AD	促进动脉粥样硬化
		IL-6$^{-/-}$，Apo E$^{-/-}$，诱导	AD/CC	促进动脉粥样硬化

续表

细胞因子	受体	模型	饮食	结果
		IL-6$^{-/-}$，Ldlr$^{-/-}$	AD/CC	促进动脉粥样硬化
		IL-6$^{-/-}$，Apo E$^{-/-}$	CC	促进动脉粥样硬化
		Apo E$^{-/-}$，IL-6 腺病毒，诱导	AD	大小 NS，斑块稳定性降低
		Apo E$^{-/-}$，rIL-6	CC	抑制动脉粥样硬化
		Apo E$^{-/-}$，rIL-6	AD/CC	促进动脉粥样硬化
IL-10	IL-10r	IL-10$^{-/-}$	AD	促进动脉粥样硬化
		IL-10$^{-/-}$，Ldlr$^{-/-}$	AD	促进动脉粥样硬化
		IL-10$^{-/-}$，Apo E$^{-/-}$	CC	促进动脉粥样硬化
		Apo E$^{-/-}$，mIL-10lv	AD	抑制动脉粥样硬化
		mIL-10Tg	AD	抑制动脉粥样硬化
		IL-10Tg，Ldlr$^{-/-}$	AD	抑制动脉粥样硬化
		AAV2-hIL-10，Ldlr$^{-/-}$	AD	抑制动脉粥样硬化
IL-12	IL-12r（β1/β2）	IL-12$^{-/-}$，Apo E$^{-/-}$	CC	抑制动脉粥样硬化
		Apo E$^{-/-}$，rIL-12	CC	促进动脉粥样硬化
IL-13	IL-13r	Ldlr$^{-/-}$，预先存在病变，IL-13 处理		大小 NS，稳定性亚型
		IL-13$^{-/-}$，Ldlr$^{-/-}$	AD	促进动脉粥样硬化
IL-17（A-F）	IL-17r（A-F）	IL-17a$^{-/-}$	AD	抑制动脉粥样硬化
		IL-17a$^{-/-}$，Ldlr$^{-/-}$	AD	抑制动脉粥样硬化
		IL-17a$^{-/-}$，Ldlr$^{-/-}$，肾切除	AD	抑制动脉粥样硬化
		IL-17a$^{-/-}$，Apo E$^{-/-}$	AD	抑制动脉粥样硬化
		ldlr$^{-/-}$，rIL-17a	AD	抑制动脉粥样硬化
		Apo E$^{-/-}$，rIL-17a	AD	抑制动脉粥样硬化
		Apo E$^{-/-}$，rIL-17a，（IL-17a$^{-/-}$）	AD	促进动脉粥样硬化
		IL-17r$^{-/-}$，Ldlr$^{-/-}$	AD	抑制动脉粥样硬化
		IL-17ra$^{-/-}$，Apo E$^{-/-}$	AD	抑制动脉粥样硬化
			CC	NS
IL-18	IL-18r	IL-18$^{-/-}$，Apo E$^{-/-}$	CC	抑制动脉粥样硬化
			AD	促进动脉粥样硬化
		Apo E$^{-/-}$，rIL-18	CC	促进动脉粥样硬化
		Apo E$^{-/-}$，pcDNA3-Mil18bp	CC	抑制动脉粥样硬化
		SCID/Apo E$^{-/-}$，rIL-18	CC	促进动脉粥样硬化
		SHL，pCAGGS-IL-18	AD	促进动脉粥样硬化
			CC	NS
TNF	TNFr，(p55/p75)	TNF$^{-/-}$	AD	抑制动脉粥样硬化
		TNF$^{-/-}$，Apo E$^{-/-}$	AD/CC	抑制动脉粥样硬化
		TNF$^{-/-}$，Apo E*3-leiden	AD	抑制成熟斑块，大小 NS
		Apo E$^{-/-}$，TNFbp	AD	NS

续表

细胞因子	受体	模型	饮食	结果
		p55$^{-/-}$	AD	促进动脉粥样硬化
		p75$^{-/-}$	AD	NS
		p55$^{-/-}$，Ldlr$^{-/-}$	AD	抑制动脉粥样硬化
		p55$^{-/-}$颈动脉移植，Apo E$^{-/-}$	CC	抑制动脉粥样硬化
IFN-γ	IFNGR	IFNγ$^{-/-}$，Ldlr$^{-/-}$	AD	抑制动脉粥样硬化
		IFNγ$^{-/-}$，Apo E$^{-/-}$	AD	抑制动脉粥样硬化
		Apo E$^{-/-}$，sIFNγr 质粒	AD/CC	抑制动脉粥样硬化
		IFNγ$^{-/-}$，Apo E$^{-/-}$，Ang Ⅱ诱导	CC	抑制动脉粥样硬化
		IFNγr$^{-/-}$，Apo E$^{-/-}$	AD	抑制动脉粥样硬化
		Apo E$^{-/-}$，rIFNγ	CC	促进动脉粥样硬化
IFN-β	IFNAR	Ldlr$^{-/-}$，rIFNβ	AD	促进动脉粥样硬化
		Apo E$^{-/-}$，IFNβ 处理	CC	NS
		Apo E$^{-/-}$，rIFNβ，collar	AD	促进动脉粥样硬化
			CC	NS
		Apo E$^{-/-}$，IFNβ，Ang Ⅱ（$^{+/-}$ collar）	CC	抑制动脉粥样硬化
		Ldlr$^{-/-}$，IFNAR1$^{-/-}$ 髓 BMT	AD	抑制动脉粥样硬化
		IFNAR$^{-/-}$，Apo E$^{-/-}$	AD	抑制动脉粥样硬化
TGF-β（1-3）	TGF-βR（1-3）	AdrTGFβ	CC	新生内膜促进
		AAV/TGFβ1ACT，Ldlr$^{-/-}$	AD	抑制动脉粥样硬化
		Apo E$^{-/-}$，TGFβ1 overexpr（心脏/巨噬细胞）	AD	抑制动脉粥样硬化
		Apo E$^{-/-}$，B6-TgAlb/TGFβ	CC	促进动脉粥样硬化
		Apo E$^{-/-}$，anti-hTGFβ1，2，3	CC	促进动脉粥样硬化
		Ldlr$^{-/-}$，anti-TGFβ，诱导	AD	抑制动脉粥样硬化
		Ldlr$^{-/-}$，anti-TGFβ	AD	NS
		TGFβRII：Fc，Apo E$^{-/-}$	CC	促进动脉粥样硬化
IL-27	IL-27r（IL-27ra+gp130）	IL-27$^{-/-}$（Ebi3），Ldlr$^{-/-}$	AD	促进动脉粥样硬化
		IL-27ra$^{-/-}$，Ldlr$^{-/-}$	AD	促进动脉粥样硬化
		Ldlr$^{-/-}$，rIL-27（IL-27$^{-/-}$）	AD	抑制动脉粥样硬化
IL-19	IL-20r1/2	Ldlr$^{-/-}$ or Apo E$^{-/-}$，rIL-19	AD	抑制动脉粥样硬化
IL-33	IL-33r	Apo E$^{-/-}$，rIL-33	AD	抑制动脉粥样硬化
		Apo E$^{-/-}$，sST2	AD	促进动脉粥样硬化

注：AD. 高脂饮食；CC. 对照组；NS. 斑块面积无显著影响诱导=非饮食诱导的动脉粥样硬化。

根据是否能促进或抑制动脉粥样硬化的形成，将炎症细胞因子分为两大类：促 As 和抗 As 的炎症细胞因子。另有一些细胞因子如 IL-2 和 IL-17 对 As 形成的确切作用尚未阐明。

（一）C 反应蛋白

C 反应蛋白（CRP）是一种炎症急性期的反应蛋白，直接参与 As 的病理生理过程。CRP

参与 As 的分子机制：①经典途径，激活补体系统，促进炎症，进而促进动脉粥样斑块的形成。②结合单核细胞上的受体，促进单核细胞的吞噬作用及炎症因子的释放。③刺激单核细胞合成组织因子，以及与 T、B 淋巴细胞和 NK 细胞直接相互作用诱导血栓前状态。CRP 还可抑制纤维蛋白溶解，促使血栓形成。④促进内皮细胞、血管平滑肌细胞和单核细胞表达黏附分子及趋化因子，促使血小板黏附于内皮细胞，导致内皮细胞功能失调。⑤直接促炎作用，诱导炎症因子的表达和释放，如 IL-6、IL-1、TNF-α 等。⑥降低内皮一氧化氮合酶的表达和生物活性，降低血管舒张功能。⑦参与凋亡过程，CRP 能促进血管平滑肌细胞的凋亡。⑧组织中沉积的 CRP 可与 LDL 结合，从而增强补体系统的激活，这与 As 的进展是相关的，尤其在 As 的早期阶段。研究表明，减轻体重、合理的膳食、戒烟都有助于降低血清 CRP 水平。他汀类、贝特类、烟酸类、阿司匹林、氯吡格雷等药物亦有降低 CRP 水平的作用。

（二）白介素

白细胞介素 1（IL-1）是白介素家族的成员之一，在急性炎症反应中发挥作用。IL-1α 能促进 As 的发生和发展。脂肪酸，特别是油酸，可诱导 IL-1α 的产生和分泌。而 IL-1α 缺陷的巨噬细胞则可分泌低水平的 IL-1 和较高水平的 IL-10。粥样硬化病变中的胆固醇结晶促进 NLRP3 炎症小体的形成，促进 IL-1 和 IL-18 的大量生成，诱导炎症并促进 As 的形成。与之相反，在 Ldlr 基因敲除小鼠中，NLRP3 炎症小体的形成受阻，进而抑制 IL-1 和 IL-18 的生成，减轻 As 的病变过程。

白细胞介素 2（IL-2）是 T 细胞生长、增殖和分化为效应 T 细胞必需的，参与调控 T 细胞的成熟。血清中 IL-2 的水平与颈动脉内膜中层厚度密切相关，与 As 的病变亦相关。用 IL-2 处理 ApoE$^{-/-}$ 小鼠后，IL-2 能增加斑块面积，加重 As 的形成，而用 IL-2 抗体处理的小鼠，As 病变区变小。但关于 IL-2 亦有一些矛盾的报道，其在 As 的作用仍有待进一步研究。

白细胞介素 5（IL-5）由 Th2 细胞及肥大细胞分泌。IL-5 在 B 细胞增殖和分化，免疫球蛋白的类别转换，IgM 和 IgA 抗体的产生和分泌等方面发挥重要作用。此外，IL-5 诱导嗜酸粒细胞的产生，并驱动过敏反应。在实验研究中，接受 IL-5$^{-/-}$ 小鼠骨髓的 Ldlr$^{-/-}$ 小鼠可增加 As。

白细胞介素 6（IL-6）和它的受体 gp130，同时表现出促炎症和抗炎症的功能。IL-6 由多种细胞分泌，包括 T 细胞、单核细胞和巨噬细胞，还包括内皮细胞、B 细胞、脂肪细胞、成纤维细胞、平滑肌细胞和肝细胞。IL-6 能诱导细胞迁移和增殖、基质金属蛋白酶的产生、B 细胞分化，并降低调节性 T 细胞的形成。在 As 中，IL-6 能激活炎症细胞，促进平滑肌细胞迁移和增殖，促进 As。但亦有矛盾的报道，如敲除 IL-6 基因后能促进和加重 As，或用重组 IL-6 可改善 As。这些相互矛盾的结果提示 IL-6 在 As 中可能存在双重作用。

白细胞介素 10（IL-10）由巨噬细胞和调节性 T 细胞产生，是研究最深入的细胞因子之一。IL-10 能抑制抗原的呈现，阻碍细胞因子的分泌及 MHC Ⅱ 的表达，IL-10 也能够抑制趋化因子的分泌和趋化因子受体表达。基因敲除和过表达的相关研究揭示，IL-10 在 As 中发挥保护作用。

白细胞介素 12（IL-12）由活化的单核细胞、巨噬细胞、中性粒细胞和树突状细胞分泌，由35kDa的轻链和40 kDa的重链组成的细胞因子,是先天性免疫和适应性免疫反应的桥梁。动物研究结果提示,IL-12发挥促炎和促As的作用。

白细胞介素13（IL-13）主要由Th2T细胞产生。IL-13抑制炎症反应,减少斑块面积和黏附分子的表达,并促进M1巨噬细胞向M2巨噬细胞的转变。IL-13基因敲除后促进小鼠As,提示IL-13对As有保护作用。

白细胞介素33（IL-33）是IL-1家族中最近发现的细胞因子,在内皮细胞、成纤维细胞、巨噬细胞中均有表达。用IL-33处理ApoE$^{-/-}$小鼠后显著降低As病变的程度。此外,IL-33增加Th2相关细胞因子的水平,如IL-4、IL-5、IL-6和IL-13,以及减少IFN-γ水平。这表明IL-33具有As保护作用。

（三）肿瘤坏死因子-α

肿瘤坏死因子-α（TNF-α）主要由单核细胞和巨噬细胞产生。TNF-α具有广泛的生物学活性,其在As、代谢紊乱和炎症中发挥重要作用。循环血液中TNF-α的水平与颈动脉内膜厚度、三酰甘油及As等危险因素呈正相关。TNF-α促进VLDL过量生成、降低HDL水平并诱导胰岛素抵抗,诱导脂类和糖类代谢异常。TNF-α抑制一氧化氮合酶的生成、诱导血管内皮细胞的凋亡及刺激内皮细胞分泌黏附分子,导致内皮细胞功能障碍,促进血栓形成。TNF-α能刺激炎症因子生成,发挥直接的促炎作用,加速As的形成和发展。TNF-α参与内皮细胞损伤、单核细胞内膜下迁移和促凝性质的改变,此外,TNF-α能促进间质性胶原酶和MMPs的表达,减少大分子基质间质性胶原的合成,同时增加细胞外基质降解,降低斑块的稳定性。

（四）干扰素

γ干扰素（IFN-γ）在免疫应答中发挥重要作用,并通过粥样硬化斑块中的许多细胞分泌,包括Th1细胞、单核细胞、巨噬细胞和NKT细胞,调控促炎及抗炎因子的分泌。在As中,IFN-γ促进单核细胞浸润并分化成巨噬细胞,形成泡沫细胞,通过适应性免疫系统诱导Th1驱动的响应。动物研究证实,IFN-γ在As病变过程中发挥促炎症作用。IFN-β是Ⅰ型干扰素家族的成员之一,在炎症反应中起重要作用。IFN-β能诱导巨噬细胞的趋化作用和白细胞的黏附。在As的实验动物研究中,IFN-β的作用尚不清楚,还需进一步的研究来明确IFN-β的作用及机制。

（五）转化生长因子-β

转化生长因子（TGF-β）通过多种细胞产生,包括巨噬细胞和调节性T细胞。它在许多生理过程中起到重要作用,如胚胎发育和增殖,细胞的分化、迁移、黏附和凋亡。TGF-β还涉及许多疾病,包括自身免疫病、癌症和心血管疾病。在As中,TGF-β被认为发挥抗炎作用,然而也存在一些矛盾的报道。

（六）单核细胞趋化蛋白-1

单核细胞趋化蛋白-1（MCP-1）是一种对单核细胞起趋化作用的蛋白,能诱导单核细胞迁移到血管内皮下，在 As 形成和发展过程中发挥重要作用。在 As 病变区域，MCP-1 的表达显著增加。MCP-1 能介导单核细胞聚集到血管损伤部位，诱导单核细胞进入内皮，进而分化成巨噬细胞，启动并促进 As 的进程。MCP-1 还可促进平滑肌细胞增殖，诱导组织因子表达，促进局部血栓形成。在动物模型中，MCP-1 缺乏的小鼠 As 病变显著减轻。在高脂血症可促进 MCP-1 表达，进而促进黏附分子和炎症因子的合成，加速 As 的发展。他汀类药物可降低 MCP-1 水平，提示干预和降低 MCP-1 可抑制 As 病变。

（七）白细胞表面分化抗原及其配体

白细胞表面分化抗原配体（CD40L）是一种前炎症因子和前血栓因子，白细胞表面分化抗原及其配体 CD40L 相互作用，是一对互补跨膜糖蛋白，在血管内皮细胞、血管平滑肌细胞、免疫细胞和血小板中均有表达。CD40/CD40L 参与免疫及炎症反应的信号转导，亦是非常重要的炎症标志物，参与 As 的发生和发展。在内皮细胞、平滑肌细胞和巨噬细胞中，CD40L 作用于受体，诱导产生并释放大量的炎症细胞因子。在血管内皮细胞中，CD40L 促进黏附分子的表达，进而促进单核细胞向内皮细胞的黏附。CD40L 还具有激活 caspase-1 的作用，进而触发凋亡。CD40L 诱导内皮细胞、平滑肌细胞、巨噬细胞表达金属蛋白酶-1，进而促进 As。

（八）黏附因子

在 As 的发生发展过程中，黏附因子发挥重要作用，主要包括选择素和免疫球蛋白超家族。

1. 选择素 选择素家族主要有 3 个成员：内皮细胞选择素、血小板选择素和白细胞选择素（L-选择素）。E-选择素在活化的内皮细胞表达，是内皮细胞受损的标志。P-选择素则主要参与白细胞与血管壁黏附的第一阶段，即可逆性黏附阶段，导致白细胞流动性减慢，形成滚动，进而促进黏附。

2. 免疫球蛋白超家族 成员众多，主要包括血管细胞黏附分子-1（VCAM-1）、细胞间黏附分子（ICAM）及血小板内皮细胞黏附分子-1（PECAM-1）。在正常情况下，机体具有多种机制抑制白细胞与内膜的黏附。但在损伤的情况下，内皮细胞被激活，表达大量黏附分子，这些黏附分子能促进白细胞及血小板与内皮细胞的黏附。在 As 发生的整个进程中，ICAM 在其中发挥极其重要的作用。病变早期，ICAM 促使单核细胞向血管内皮黏附、迁移。在 As 的进展期，促进已迁移入病灶的单核细胞移动、T 淋巴细胞激活，并增加其他细胞间的相互作用。随着病情进展，ICAM 能介导并促进更多的细胞进入斑块，促进斑块面积的增大，加重 As 的发生和发展。

（九）趋化因子

趋化因子是趋化细胞因子家族的成员之一，许多趋化因子与它们各自受体结合。CCL2 也称为巨噬细胞趋化蛋白-1（MCP-1），主要由单核细胞、巨噬细胞、内皮细胞和平滑肌细胞产生。CCL2 和 CCR2 在 As 斑块中的表达显著上调，抑制 CCL2 或 CCR2 能对抗 As。CCL5 也称为 RANTES，在粥样硬化斑块中高表达，抑制 CCL5-CCR5 的相互作用可显著抑制小鼠的 As。其他的趋化因子亦显示出促进 As 的功能和作用，包括巨噬细胞迁移抑制因子（MIF）、CX3CL1、CXCR3 和 CXCL4 等。

（十）脂连蛋白

脂连蛋白（APN）是由脂肪细胞分泌的生物活性蛋白质，在糖类和脂质代谢过程中发挥重要作用，同炎症、胰岛素抵抗、血压、LDL 及三酰甘油的水平呈负相关。APN 可增加胰岛素敏感性、促进脂肪酸氧化及葡萄糖转化；也可改善内皮功能、抑制脂质沉积及平滑肌细胞增殖；并可降低黏附分子表达、抑制 TNF-α 的生成和释放、减少巨噬细胞对胆固醇的摄取，并抑制巨噬细胞转化为泡沫细胞。因此，APN 具有抑制炎症、抗 As 和糖尿病的作用。由于 APN 的保护作用，其有望成为一种新的抗 As 的药物。

（十一）脂蛋白相关磷脂酶 A2

脂蛋白相关磷脂酶 A2（Lipoprotein-associated phospholipase A_2，Lp-PLA_2）由巨噬细胞及淋巴细胞合成和分泌，在循环中 Lp-PLA_2 与脂蛋白颗粒结合，其中 2/3 与 LDL 结合，1/3 与 HDL 及 VLDL 结合。Lp-PLA_2 能水解、氧化卵磷脂，生成溶血卵磷脂和游离的氧化脂肪酸，从而刺激炎症因子和黏附因子的产生，促进单核细胞由管腔向内膜聚集，诱导巨噬细胞的形成，促进 As 的形成与发展。在 As 斑块附近的血液中 Lp-PLA_2 水平明显升高，而斑块不存在时，Lp-PLA_2 水平则明显降低，并且 Lp-PLA_2 在坏死中心、巨噬细胞及凋亡的巨噬细胞、易损斑块和破裂斑块中表达增高，而在脂质含量低、损害轻的病变中，其水平则很低。这些研究提示，Lp-PLA_2 是 As 的危险标志物，能预测 As 的风险及评价斑块的稳定性，对 As 的预防和治疗具有潜在的临床价值。

（十二）巨噬细胞移动抑制因子

巨噬细胞移动抑制因子（MIF）主要由巨噬细胞、T 细胞和平滑肌细胞分泌，在急慢性炎性疾病中具有多重作用。在 As 形成过程中，ox-LDL 诱导 MIF 表达增加。有研究表明，MIF 的表达水平与动脉内膜的厚度、动脉脂质的沉积及 As 的严重度呈正相关，MIF 促动脉硬化的作用亦同其增加巨噬细胞和 T 细胞的聚集有关。基因敲除 MIF 可减轻动脉内膜增厚、抑制平滑肌细胞增殖及脂质沉积，发挥抗 As 作用。

（十三）基质金属蛋白酶

基质金属蛋白酶（MMP）是一种锌离子依赖性的内肽酶组成的酶家族，是代表斑块细胞外基质降解的指标。根据它们结构和底物特异性将 MMP 分为四类：间质胶原酶、明胶酶、间质溶素和膜型基质金属蛋白。MMP 参与 As 的发生和发展过程中的基质重建过程。人 As 斑块的内皮细胞、平滑肌细胞与巨噬细胞均表达 MMP，MMP 还是一类与斑块不稳定及破裂关系密切相关的蛋白水解酶类。

As 的发生和发展过程十分复杂，如前所述，大量的炎症细胞因子参与 As 形成和进展。其中有很多炎症细胞因子能促进炎症和 As 的发生和发展，但也有一些炎症细胞因子发挥抗炎和抗动脉硬化作用，因此使得炎症细胞因子与 As 的关系变得更为复杂。在治疗 As 的过程中，应对与动脉硬化显著相关的炎症因子进行干预治疗以减轻炎症反应，同时提高体内具有抗炎症和抗 As 的细胞因子水平。总之，炎症细胞因子具有十分复杂和广泛的生物学效应，仍有待进一步的深入研究和阐明。深入研究炎症细胞因子在炎症反应和免疫应答中各自所起的作用，全面考虑炎症细胞因子及各种致病因素的相互作用，有助于进一步阐明 As 的发病机制，也可为防治 As 提供新思路、新方法和新靶点。

（李兰芳）

第十一节 脂 肪 因 子

肥胖是动脉粥样硬化（As）重要的危险因素，但是肥胖导致 As 的机制目前尚不清楚。既往认为脂肪组织是储存过剩能量的器官，近年的研究发现，脂肪组织是高度活跃的内分泌器官，分泌许多脂肪细胞因子和蛋白质因子，发挥局部（自分泌、旁分泌）和远处（内分泌）的作用。多种脂肪因子如脂肪细胞分泌的瘦蛋白（leptin, LP）、抗胰岛素蛋白、脂连蛋白、chemerin、网膜素、vaspin 及内脂素（visfatin）等通过调控脂肪代谢、能量稳态及胰岛素敏感性等显著影响与肥胖相关的代谢性疾病。除糖脂代谢的效应外，近年的研究发现，有些脂肪因子由于影响血管壁的内皮细胞（EC）、血管平滑肌细胞（VSMC）和巨噬细胞的功能而调节 As 的发生和发展。发现和认识新的调节 As 的脂肪因子对于预防和治疗心血管疾病提供新的机遇和有效的途径。

一、瘦 蛋 白

（一）瘦蛋白合成与分泌

瘦蛋白是脂肪细胞的 ob 基因表达分泌的蛋白质激素，又称瘦素，在摄食和能量稳态的调控中起重要作用。1994 年 Friedman 领导的实验室成员 Zhang 等首次克隆出了小鼠的肥胖相关基因（ob 基因）及人类的同源序列。该基因产物是一种脂肪激素，因其具有降低体内脂肪沉积的作用，故称为瘦蛋白。人类肥胖相关基因位于染色体 7q31.3，表达产物是一条由 167 个氨基酸残基组成的多肽链，其中包括 2 个内含子、3 个外显子和 N 端含有 21 个氨基酸残基的信号肽。当翻译完成后，被分泌出来时信号肽段被切去。因此，人类血液循环中的瘦蛋白含有 146 个氨基酸残基，分子量为 16kDa。瘦蛋白分子内部可形成二硫键，使其成球形。肥胖相关基因在种属间具有高度的保守性，大鼠与小鼠间同源性高达 96%，而人与大鼠、小鼠三者间同源性达 83%。

瘦蛋白主要由白色脂肪组织合成、分泌。此外，骨骼肌、胃黏膜、胎盘、胎儿的软骨、骨骼及心脏等部位均可产生和分泌瘦蛋白。正常体重者血清瘦蛋白浓度约为 7.5 μg/L，女性高于男性，年轻人高于老年人，肥胖者高于正常体重者。人的瘦蛋白受体（leptin receptor, Lep-R）基因长 70 kb，由 20 条外显子和 19 条内含子组成，第 3 号与第 4 号外显子中含编码信号序列，18 号外显子编码跨膜结构，19 号和 20 号外显子编码膜内结构区。Lep-R 属 I 类细胞因子受体家族，目前发现至少有 5 种异形体：a、b、c、d、e。这 5 种异形体中 Lep-R

为可溶性受体，存在于血液循环中，作为转运蛋白；其余4种异形体均为单次跨膜受体，可结合循环血中瘦蛋白，并调节游离瘦蛋白水平，介导瘦蛋白多数生物学效应。瘦蛋白与其受体结合后主要通过Janus激酶-信号转导及转录激活因子（JAK-STAT）、丝裂原激活蛋白激酶（MAPK）、胰岛素受体底物（IRS）3条途径产生生物学效应。其中JAK-STAT途径是最主要的途径，且STAT3在其中发挥主要作用。此外，也有研究报道，瘦蛋白可激活P38 MAPK；自身磷酸化的JAK可激活IRS/磷脂酰肌醇-3-激酶（PI3K）途径。

（二）瘦蛋白生物学作用及其与As的关系

1. 瘦蛋白的生物学作用 瘦蛋白的主要功能是减少脂肪沉积；抑制食欲，减少外界能量的摄入；动员体内储存能量的转化和释放，增加能量消耗；直接作用于脂肪细胞，抑制脂肪合成。此外，瘦蛋白可抑制胰岛B细胞生物合成和分泌胰岛素、调节糖代谢，而胰岛素又能刺激脂肪组织分泌瘦蛋白。此外，瘦蛋白还有促进细胞增殖、抑制凋亡、增加炎症因子释放等作用。

2. 瘦蛋白与As

（1）促进血管内皮损伤：血管内皮细胞受损被认为是As的始动环节，在As的形成和发展中具有重要作用。瘦蛋白降低一氧化氮、增加内皮素-1的生成和活性，激活血管内皮细胞蛋白激酶A促进脂肪酸氧化，增加氧自由基生成，促进血管内皮细胞和血管平滑肌细胞增生，促进泡沫细胞形成和炎症因子产生，诱导内皮细胞凋亡。

（2）促进氧化应激反应：氧化应激是多种心血管疾病发病的共同因素和发病环节。活性氧类包含氧自由基如超氧自由基和羟自由基，也包括一些含氧的非自由基衍生物。过多活性氧类超出细胞内的抗氧化能力，可引起氧化应激反应，导致机体的损伤。瘦蛋白可激活血管内皮细胞的蛋白激酶A，增加脂肪酸氧化，促进炎症刺激损伤，加速As。瘦蛋白通过增加血管平滑肌细胞的氧化应激促进血管钙化；通过增加细胞内活性氧类的产生，促进血管平滑肌细胞增殖、迁移、肥大，从而促进As的发生和发展。

（3）血脂代谢紊乱：是导致As的常见因素之一，大量文献报道，血脂异常与血清瘦蛋白水平升高明显相关。大量文献报道瘦蛋白与总胆固醇、三酰甘油、LDL、脂蛋白（a）、Apo B有显著的正相关，而与HDL有明显的负相关。瘦蛋白可与巨噬细胞表面的长型OB-Rb受体结合，通过增强PI3K活性和刺激JAK/STAT酪氨酸磷酸化，增强激素敏感性脂肪酶的活性，使胆固醇降解减少。上述病理过程均有助于泡沫细胞的形成，加速As的发生发展。

（4）血小板聚集及血栓形成：近年的研究发现，瘦蛋白在调节血小板功能和血栓形成中亦具有重要作用。瘦蛋白与血小板结合后能增强二磷酸腺苷（ADP）诱导的血小板聚集、黏附、活化，从而增加动脉和静脉血栓的形成。瘦蛋白能增加细胞表面组织因子和细胞黏附分子的表达，促进凝血。因此，瘦蛋白可能是重要的促凝血因子。血浆中瘦蛋白水平增高可能是促进血小板聚集导致As发病的一个重要因素。

（5）促进炎症反应：炎性反应被认为是As发病的关键因素和环节之一。在ob/ob和db/db小鼠，巨噬细胞源性的促炎症的细胞因子如TNF-α、IL-6和IL-12等的生成减少，但外源性瘦蛋白可上调ob/ob小鼠巨噬细胞炎性因子的产生。表明瘦蛋白具有调节炎性反应的作用。研究还显示，瘦蛋白和CRP具有显著的相关性，而CRP是一种被广泛认可的

As 危险因子。

（6）糖尿病：目前关于瘦蛋白在糖尿病发生和发展中的作用尚不清楚。研究报道，糖尿病患者血浆瘦蛋白水平显著升高，且有糖尿病并发症的患者瘦蛋白水平升高更显著。中老年人群 2 型糖尿病患者血清瘦蛋白水平无论男女均明显高于正常人群。高瘦蛋白血症与 2 型糖尿病患者的冠状动脉粥样硬化密切相关，而此相关性独立于胰岛素抵抗。

二、脂连蛋白

（一）脂连蛋白的合成与分泌及生物学效应

1. 脂连蛋白的合成与分泌 脂连蛋白是由脂肪细胞分泌的肽类激素，又称脂联素。在人和小鼠血浆中多以三聚体、六聚体等高分子质量形式，以及一些小的蛋白水解片段存在。脂连蛋白可降低血糖、增强肝脏和骨骼肌对胰岛素的敏感性从而改善糖尿病。Jansson 等发现，血浆中低水平脂连蛋白与人体早期 As 的发生显著相关。人脂连蛋白的 cDNA 来自于人脂肪细胞 cDNA 文库，编码基因位于染色体 3q27，长约 16kb，由 3 个外显子和 2 个内含子组成。人、鼠及猪等哺乳动物的脂连蛋白基因同源性较高，达 80% 以上，均由 3 个外显子和 2 个内含子构成。表达产物是一条由 244 个氨基酸残基组成的前体蛋白（约 30 kDa），分泌过程中剪切掉 14 个氨基酸残基形成成熟蛋白质分子。脂连蛋白在结构上属于补体 C1q 家族成员，与胶原 X、Ⅷ同源，一级结构 N 端的胶原结构域，C 端球形结构域。激活的单核细胞和（或）中性粒细胞分泌一种白细胞弹性蛋白酶，可将脂连蛋白球形片段裂解出来，该片段由 C 端 137 个氨基酸残基组成，与脂连蛋白生物学功能密切相关。脂连蛋白可以全长或球形片段的形式存在，但血浆中多数以全长片段存在。全长脂连蛋白在血液中通过其胶原结构域形成低分子质量（三聚体）、中分子质量（六聚体）及高分子质量（十二至三十六聚体）3 种主要聚合物形态，不同的组成形式在不同组织发挥不同作用。与许多激素的作用机制一样，脂连蛋白也通过靶细胞受体发挥作用。脂连蛋白受体分为 2 型：脂连蛋白受体 1（adiponectin receptor 1，AdipoR1）和脂连蛋白受体 2（AdipoR2）。AdipoR1 基因定位于染色体 1p36.13—q41，广泛分布于多种组织和器官，主要表达于骨骼肌，主要与球形脂连蛋白结合；AdipoR2 基因定位于染色体 12p13.31，主要表达于肝脏，主要与全长脂连蛋白结合。两种受体的氨基酸序列同源性达 66.7%，均为包含 7 个跨膜区域的蛋白质，但与其他 G 蛋白偶联受体不同的是其 N 端位于膜内，C 端位于膜外。两种受体均可形成同源或异源多聚体。脂连蛋白受体在饥饿时表达增加，进食后恢复。2 型糖尿病、肥胖时，脂连蛋白受体表达减少，造成脂连蛋白抵抗。此外，胰岛素、高脂等因素抑制脂连蛋白受体表达，而生长激素上调 AdipoR2 表达；2004 年 Hug 等报道，T-钙黏素可作为受体与球形或全长脂连蛋白的六聚体或多聚体结合。

2. 脂连蛋白的生物学效应 脂连蛋白与其受体结合后可通过 AMP 激活的蛋白激酶（AMPK）、SIRT、过氧化物酶体增殖物激活受体γ（PPARγ）、过氧化物酶体增殖物激活受体γ辅助活化因子 1（peroxisome proliferators-activated receptor-γ coactivator-1，PGC-1）、PPARα、固醇应答元件结合蛋白（sterol-regulatory element binding protein，SREBP）等通路发挥生物学效应。脂连蛋白具有调节体内能量平衡、糖脂代谢、抗炎症、抗 As 和抗纤维化等多种作用。正常人血浆中脂连蛋白浓度为 3~30 μg/ml，而胰岛素抵抗、2 型糖尿病、代谢综合征、高血压及 As 等疾病的患者血中脂连蛋白水平明显减低。尽管尚不能确定其因果关系，但可以肯定脂连蛋白在这些疾病进程中发挥重要作用。Yamauchi 等联合给予小鼠脂连蛋白及瘦蛋白治疗，发现胰岛素抵抗情况明显改善。因此，他们认为脂连蛋白与瘦蛋白是机体内 2 种主要改善胰岛素敏感性的激素。上述作用由 AdipoR1 和 AdipoR2 介导，可能与腺苷酸活化蛋白激酶[adenosine 5'-monophosphate（AMP）-activated protein kinase，AMPK]及 PPARα 途径有关。因为这两种信号通路激活后可引起葡萄糖转运体（glucose transporter，GLUT）向细胞膜转位，促进葡萄糖的摄取；磷酸果糖激酶磷酸化，加强糖酵解；脂酰辅酶 A 羧基酶磷酸化，使脂肪酸氧化增加；促进 PI3K 的磷酸化，促进胰岛素信号转导。

（二）脂连蛋白与动脉粥样硬化

1. 脂连蛋白与内皮细胞 内皮细胞损伤是 As 发生的始动环节。人主动脉内皮细胞经脂连蛋白处理后，发现其能抑制 TNF-α 诱导的单核细胞黏附，并以剂量依赖性方式抑制 TNF-α 诱导的 VCAM-1、E-选择素及 ICAM-1 在人主动脉内皮细胞表面的表达，减轻这些炎症因子对内皮细胞的损害；脂连蛋白还可激活一氧化氮合酶产生一氧化氮（NO）使血管扩张，延缓动脉硬化的发生。

2. 脂连蛋白与单核/巨噬细胞 巨噬细胞主要通过分泌炎性细胞因子、吞噬、抗原呈递作用在炎症早期发挥重要作用。目前的研究认为，脂连蛋白是炎症免疫反应的重要负性调节因子。脂连蛋白可抑制单核细胞向巨噬细胞的转化，抑制前体巨噬细胞的生长；同时，脂连蛋白还抑制成熟巨噬细胞的功能。在培养的巨噬细胞中加入脂连蛋白可显著抑制其吞噬活性。脂连蛋白能抑制脂类的聚集及巨噬细胞表面 A 类清道夫受体的表达，从而抑制巨噬细胞向泡沫细胞的转化。

3. 脂连蛋白与血管平滑肌细胞的增殖 血管平滑肌细胞增殖是 As 形成的重要环节。血浆中缺少脂连蛋白的小鼠血管损伤后新生内膜明显增厚，血管平滑肌增生更加明显，而补充脂连蛋白后可显著降低受损血管新生内膜的厚度。脂连蛋白能够特异性地与血小板源性生长因子结合，从而显著抑制血管平滑肌细胞的增殖与迁移。

4. 胰岛素抵抗及糖尿病 2 型糖尿病患者存在胰岛素抵抗并可继发高胰岛素血症，高胰岛素血症可促进 As 的形成。脂连蛋白是一种胰岛素增敏性激素，血浆中脂连蛋白的浓度与机体的胰岛素敏感性密切相关。在 2 型糖尿病恒河猴动物模型上研究发现，该动物模型在肥胖但糖代谢正常阶段，血浆脂连蛋白水平即开始下降，脂连蛋白水平的下降先于胰岛素敏感性降低，发生 2 型糖尿病以后血浆脂连蛋白水平将进一步下降。生理剂量的脂连蛋白能促进小鼠肝及脂肪细胞脂肪酸的燃烧及能量消耗，改善肝及周围组织的胰岛素抵抗。此外，脂连蛋白对不同遗传背景的正常小鼠均有降低血糖的作用。给予肥胖但不伴糖尿病的小鼠脂连蛋白也同样可以降低血糖，且血糖降低的持续时间更长。脂连蛋白还可抑制糖异生，减少内源性葡萄糖产生。

5. 脂连蛋白与脂代谢 脂肪与脂蛋白代谢异常是发生 As 的重要因素。临床研究发现，脂连蛋白与三酰甘油、VLDL、HDL 独立相关。脂连蛋白基因敲除小鼠骨骼肌细胞、肝细胞内脂肪酸转运蛋白-1 mRNA 水平降低，游离脂肪酸清除延迟。在骨骼肌及肝脏，脂连蛋白可激活 AMPK，同时也可使乙酰辅酶 A 羧化酶磷酸化，促进脂肪酸氧化，从而降低细胞内脂质含量，改善脂代谢，发挥抗 As 的作用。

三、抗胰岛素蛋白

（一）抗胰岛素蛋白的生物学特征及效应

抗胰岛素蛋白（resistin, foundin inflammatory zone 3, FIZZ3）是 2001 年由 Steppan 等在研究治疗糖尿病药物噻唑烷二酮（TZD）的作用机制时发现的一种与胰岛素抵抗密切相关的多肽类激素。抗胰岛素蛋白属于富含半胱氨酸的分泌蛋白家族，属于抵抗素样分子（resistin-like molecules，RELM），又称 FIZZ 家族成员。其基因位于人体 19 号染色体上，循环中的抗胰岛素蛋白主要以三聚体和六聚体存在，在生物体中起主要生物学效应的是低聚体形式的抗胰岛素蛋白。抗胰岛素蛋白的表达具有种属和组织特异性。啮齿类动物抗胰岛素蛋白主要在白色脂肪组织表达，而人类抵抗素则主要在外周血单核细胞中表达，并在向巨噬细胞分化时表达增加。抗胰岛素蛋白是脂肪细胞分化成熟的反馈调节因子，与胰岛素抵抗（insulin resistance, IR）及糖尿病的发生密切相关。糖尿病患者体内抗胰岛素蛋白水平显著升高；db/db 小鼠血浆抗胰岛素蛋白水平上调；对由饮食诱导的肥胖、IR、高血糖小鼠使用抗胰岛素蛋白抗体中和治疗后，显著降低血糖浓度和提高胰岛素敏感性。多种因素对抗胰岛素蛋白具有调节作用：除葡萄糖、胰岛素及 PPARγ 外，炎症相关细胞因子如 CRP、IL-6、TNF-α、LPS 也与抗胰岛素蛋白的表达水平相关。

（二）抗胰岛素蛋白与动脉粥样硬化

1. 抗胰岛素蛋白可导致内皮细胞损伤 内皮细胞损伤是 As 发生、发展和始动环节的关键因素之一。研究显示抗胰岛素蛋白可导致内皮细胞功能失调且在 As 发生前对于内皮细胞有激活作用。抗胰岛素蛋白可增加大隐静脉内皮细胞（human saphenous vein endothelial cells，HSVEC）内皮素-1 的生成和释放；还可增加 HSVEC 和小鼠大动脉内皮细胞 VCAM-1 与单核细胞趋化蛋白-1（MCP-1）的表达分泌，促进白细胞的趋化。近年研究发现，与内皮炎症反应密切相关。抗胰岛素蛋白能够增加内皮细胞纤溶酶原激活物抑制物-1（PAI-1）的表达和分泌；上调人大动脉内皮细胞黏附因子与炎症的标志分子 Pentraxin-3 的表达，这种调节作用有可能是通过 NF-κB 的激活而实现。另外，As 斑块中巨噬细胞分泌的抗胰岛素蛋白可增加内皮细胞 PAI-1 与 ET-1 的分泌。抗胰岛素蛋白可剂量依赖性地诱发内皮细胞的增殖和迁移。

2. 抗胰岛素蛋白能够促进巨噬细胞形成泡沫细胞 巨噬细胞摄取脂质尤其是 ox-LDL 而形成泡沫细胞是 As 斑块形成的重要步骤。外周血单核细胞（peripheral blood mononuclear cell，PMBC）/巨噬细胞是抗胰岛素蛋白的重要来源，人抗胰岛素蛋白可促进巨噬细胞脂质沉积，ox-LDL 能够促进抗胰岛素蛋白的表达，抗胰岛素蛋白的高表达可进而促进巨噬细胞表面摄取脂质的清道夫受体-A（SR-A）和 CD36 的表达及其脂质沉积，最终促进巨噬细胞成为泡沫细胞。

3. 抗胰岛素蛋白能够激活血管平滑肌细胞的增殖和迁移　血管平滑肌细胞增殖在 As 发病不同时期，其作用不一样：在 As 发生早期，血管平滑肌细胞的迁移和增殖促进泡沫细胞的形成，导致 As 斑块的形成，在 As 后期，血管平滑肌细胞的增殖可加固斑块，阻止其破溃的作用。

4. 抗胰岛素蛋白与炎症反应　人抵抗素主要产生于 PMBC/巨噬细胞，在炎症反应局部，抗胰岛素蛋白水平增加；在关节炎症中抗胰岛素蛋白有积聚，且随炎症反应的加重而增高。研究认为，炎症因子对抗胰岛素蛋白浓度起重要的调节作用，并认为抗胰岛素蛋白是促 As 发生的炎症因子的标志物。例如，炎症因子 TNF-α、IL-6、IL-1β 或 LPS 均可上调 PMBC 抗胰岛素蛋白的表达。抗胰岛素蛋白自身也具有致炎因子的性质。给大鼠的健康关节囊注射抗胰岛素蛋白可诱导发生关节炎；抑制 PPAR-γ 信号通路的激活则可抑制抗胰岛素蛋白的正反馈性上调。抗胰岛素蛋白可能通过 NF-κB 通路的激活促进炎症反应过程。

5. 抗胰岛素蛋白与脂质代谢紊乱　流行病学研究显示，血浆 HDL 水平在 As 患者是显著下降的；研究显示，1 型和 2 型糖尿患者体内高水平的抗胰岛素蛋白与低水平的 HDL 具有相关性。具有 As 的 Apo $E^{-/-}$ 小鼠的大动脉组织及血浆的抗胰岛素蛋白水平显著提高，提示脂质代谢紊乱时存在抗胰岛素蛋白表达的上调；抗胰岛素蛋白可能通过促进脂质代谢紊乱推动 As 的进程。在培养的人和鼠类的脂肪细胞中，抗胰岛素蛋白可刺激脂肪的分解及脂肪酸的再利用。过表达抗胰岛素蛋白基因的 C57BL/6 小鼠体内抗胰岛素蛋白水平升高，血浆胰岛素水平升高；破坏胰岛素的降血糖功能；总胆固醇与三酰甘油水平显著升高；HDL 的水平有显著的降低，VLDL 与 LDL 的水平都增高；与脂代谢相关的受体表达也受到抑制；小鼠表现出血脂紊乱的症状。

四、其他脂肪因子

（一）内脂素

内脂素是一种新发现的由内脏脂肪组织分泌的脂肪因子，具有广泛的生物学功能，与多种临床疾病密切相关。研究表明，它不仅具有类胰岛素样降糖、促进脂肪组织分化与合成作用，且与糖脂代谢及肥胖密切相关。最新研究发现内脂素与 As 发生和发展过程相关。

1. 内脂素的来源、表达及分泌　内脂素又称前 B 细胞克隆增强因子（pre-B-cell colony enhancing factor，PBEF）/烟酰胺磷酸核糖转移酶（nicotinamide phosphoribosyl transferase，NAMPT）。最早从有活性的外周淋巴细胞中分离出来，与 B 细胞成熟有关。2005 年 Fukuhara 等发现了一个在内脏脂肪组织特异性高表达的 mRNA，其 cDNA 片段与 PBEF 基因 5′端非编码区序列相同，他们将该 mRNA 翻译产物命名为内脂素。visfatin 基因位于染色体 7q22.1—q31.33，长 37.4 kb，包含 11 个外显子和 10 个内含子，由 491 个氨基酸组成，分子量为 52 kDa。内脂素除在内脏脂肪表达外，尚可在骨髓基质细胞、活化的淋巴细胞、巨噬细胞、肝脏、脾脏、子宫、胸腺、胰腺、大脑、肌肉组织及胎膜表达，而且在急性肺损伤动物模型的支气管肺泡灌洗液和脓毒症患者的中性粒细胞中亦有表达。研究证实，内脂素的分泌受 LPS 及 IL-1、B 细胞等多种因素的影响。

2. 内脂素与 As　临床研究发现血浆内脂素水平与糖尿病及慢性肾功能衰竭患者血管

内皮舒张功能呈显著负相关。在内皮细胞中的内脂素可通过激活 NF-κB 途径刺激炎性因子如 ICAM-1 和 VCAM-1 的表达，诱导白细胞主动黏附内皮细胞。在培养的静脉内皮细胞和动脉内皮细胞中内脂素的表达明显增高，内脂素通过激活 p38 丝裂原活化蛋白激酶（p38MAPK），PI3K/Akt、ERK1/2 信号通路促进人脐静脉内皮细胞分泌 MCP-1 和 IL-6，并呈剂量和时间依赖性，而 MCP-1 和 IL-6、ICAM-1 和 VCAM-1 均是重要的炎症因子，参与细胞识别、黏附及信号转导，促进炎症细胞移动及定位，并激活单核细胞穿过内皮最终转化为泡沫细胞。内脂素通过下调 ATP 结合盒转运蛋白表达，减少细胞内游离胆固醇流出，从而增加细胞内胆固醇酯聚集，促进泡沫细胞的形成，而参与粥样斑块的形成。冠心病患者的 As 斑块的泡沫细胞和巨噬细胞中均有内脂素的高表达；急性心肌梗死患者破裂斑块局部有内脂素表达。在培养的人脐静脉内皮细胞，内脂素明显上调血管内皮细胞生长因子及基质金属蛋白酶-2（MMP-2）和 MMP-9 的基因表达和蛋白产生，且下调基质金属蛋白酶组织抑制因子的表达。提示内脂素在 As 和降低斑块稳定性方面可能起极其重要的作用，尤其在急性冠脉综合征的发生、发展中发挥关键作用。

（二）vaspin

1. vaspin 的来源 内脏脂肪组织来源的特异性丝氨酸蛋白酶抑制物（visceral adipose tissue-derived serine protease inhibitor，vaspin），是近年来在肥胖的 2 型糖尿病大鼠模型中首次发现的在内脏脂肪组织特异表达的一种新的脂肪因子。在大鼠、小鼠和人类中，vaspin 分别由 392、394 和 395 个氨基酸组成，作为丝氨酸蛋白酶抑制剂家族成员，vaspin 具有天然丝氨酸蛋白酶抑制剂的典型核心结构域特点，具有 3 个 β 折叠、9 个 α 螺旋和 1 个暴露的可变反应中心环。除白色脂肪组织外，肝、肌肉、心脏、胃、胰腺、皮肤、下丘脑、胎盘和精液等中也有 vaspin 表达。

2. vaspin 与 As vaspin 对致炎脂肪因子如抗胰岛素蛋白、瘦蛋白及 TNF-α 具有很好的抗炎特性。血清 vaspin 浓度与体重指数、空腹血糖和糖化血红蛋白呈正相关，肥胖和糖代谢异常影响血清 vaspin 水平。皮下脂肪组织 vaspin 表达降低伴有内脏脂肪组织增加和肥胖。近年的研究还报道有颈动脉狭窄的患者低血清 vaspin 浓度与 As 的发生和发展密切相关。到目前为止，vaspin 对血管细胞的直接作用尚不清楚。vaspin 能激活 PI3K/AKT 信号通路保护人内皮细胞，拮抗游离脂肪酸诱导的细胞凋亡。在离体培养的血管平滑肌细胞，vaspin 可阻断 TNF-α 诱导的活性氧类（ROS）生成，以及由此诱导的 NF-κB/PKCq 介导的 ICAM-1 表达和单核细胞黏附。vaspin 可增加一氧化氮合酶和 NO 的水平，从而促进血管舒张，改善高血压和 As。vaspin 亦可通过抑制内质网应激诱导的巨噬细胞凋亡抑制 Apo E$^{-/-}$ 小鼠 As 斑块的进展从而抑制 As。

（三）chemerin

chemerin 是 Goralski 等在 2007 年新确认的具有趋化作用的脂肪因子，可以调节脂肪细胞的生成和代谢，在脂肪细胞生成、代谢和炎症中起重要作用。尽管 chemerin 是一种分泌蛋白，且在免疫功能调节中具有重要作用，近年的研究显示，chemerin 在肥胖和慢性炎症中起重要调节作用。Sell 等报道，chemerin 激活 NF-κB 信号通路并损害葡萄糖的摄取，而且，TNF-α 处理的 3T3-L1 脂肪细胞分泌的 chemerin 水平增加，提示肥胖时炎症因子可上调 chemerin 分泌。因此，脂肪细胞来源的 chemerin 可能与肥胖相关的炎症性疾病如 As 的发病相关。Becker 等报道，在低密度脂蛋白受体基因敲除小鼠 chemerin 可能影响 As 早期斑块的进展。Hart 等报道，chemerin 可快速刺激巨噬细胞到细胞外基质蛋白、纤连蛋白及黏附分子如 VCAM-1，提示 chemerin 可能促进动脉硬化的发生和发展。chemerin 水平的升高与脂质代谢也密切相关，可增加心血管疾病的危险性。有研究结果显示，chemerin 和循环中的三酰甘油、LDL 水平和血压呈正相关，与 HDL 水平呈负相关。

　　脂肪细胞因子不仅与 As 相关，还可作为冠心病严重程度和疾病预后的标志物。在调节 As 的发生和发展过程中，众多机体的内源性脂肪因子或独立或相互发挥重要作用，但其参与 As 发生、发展的机制及相互调控作用目前尚不清楚。越来越多的证据显示，脂肪细胞功能障碍是 2 型糖尿病和肥胖患者心血管疾病发病的关键因素。因此，针对脂肪组织功能的干预可能对减缓或预防心血管疾病的进展具有重要作用。

（齐永芬）

参 考 文 献

陈文强，张运.2016.动脉粥样硬化易损斑块的动物模型和检测技术.中国动脉硬化杂志，(7)：649-656.

冯惊涛，易光辉.2007. SR-BI：一种抗动脉粥样硬化的物质.中国心血管病研究杂志，5(4)：309-312.

郭旭，华川，李伟中，等.2012.脂蛋白相关磷脂酶 A2、缺血修饰蛋白在动脉粥样硬化性脑梗死的应用价值.临床军医杂志，40(10)：1102-1104.

姜津，唐朝克.2011.影响胆固醇在肠道吸收的相关蛋白.中南医学科学杂志，39(5)：582-585.

金红芳，杜军保，唐朝枢.2010."废气不废"：气体信号分子硫化氢的研究进展.生理学报，(06)：495-504.

李美玲，郑小燕，刘玲，等.2011.残粒脂蛋白经脂肪细胞发挥致动脉粥样硬化作用.中国动脉硬化杂志，19(1)：72-75.

龙璐，王钟，陈贞，等.2013.急性缺血性脑卒中患者血浆 Lp-PLA2 水平与颈动脉硬化斑块稳定性及神经功能缺损程度的关系.检验医学，28(10)：885-889.

路倩，陈五军，尹凯，等.2012.动脉粥样硬化中胆固醇外流的研究进展.生物化学与生物物理进展，39(4)：319-326.

马小峰.2011.苦瓜蛋白抗动脉粥样硬化作用与其抑制炎性因子生成有关.衡阳：南华大学.

谭艳美，孟磊，汪江波，等，2016.巨噬细胞极化与动脉粥样硬化.中国动脉硬化杂志，(2)：207-212.

唐朝克.2011.以 ABCA1 为靶点防治动脉粥样硬化.中国动脉硬化杂志，19(11)：879-884.

王甲林，唐艳艳，吴洁，等.2013.胆汁途径与非胆汁途径胆固醇逆向转运新进展.生理科学进展，44(2)：105-110.

王莉莉，王虹艳，曲鹏.2012.模式识别受体在动脉粥样硬化中的作用及相互关系.中国动脉硬化杂志，20(10)：951-955.

王莉莉.2013.NLRP3 炎症小体及其下游炎症因子在动脉粥样硬化炎症反应中的作用.大连：大连医科大学.

王丽娟，宋保亮.2014.小肠胆固醇吸收的研究进展.生命的化学，34(3)：318-328.

王强.2011.血浆五聚素 3 与冠心病及冠脉病变严重程度的相关性研究.苏州：苏州大学.

吴二喜，王凤飞，Norman McKIE.1999.基质金属蛋白酶.生命科学研究，3(3)：175-194.

张安邦，高杰，李令根，等.2014.相关炎症因子与动脉粥样硬化的关系.中国中西医结合外科杂志，20(5)：563-566.

赵京山，温进坤，韩梅.2011.MMP-2 基因启动子区-735C→T 多态性与冠状动脉粥样硬化的相关性研究.中国病理生理杂志，27(11)：2136-2139.

赵水平.2006.临床血脂学.北京：人民卫生出版社.

Aiello RJ, Bourassa PA, Lindsey S, et al.2002. Leukotriene b4 receptor antagonism reduces monocytic foam cells in mice. Arterioscler Thromb Vasc Biol. 22：443-449.

Allen S, Dashwood M, Morrison K, et al. 1998. Differential leukotriene constrictor responses in human atherosclerotic coronary arteries. Circulation. 97：2406-2413.

Al-Suhaimi EA, Shehzad A. 2013. Leptin, resistin and visfatin: the missing link between endocrine metabolic disorders and immunity. Eur J Med Res, 18：12.

Amar S, Engelke M. 2015. Periodontal innate immune mechanisms relevant to atherosclerosis. Molecular oral microbiology, 30（3）: 171-185.

Andrade-Oliveira V, Câmara NO, Moraes-Vieira PM. 2015. Adipokines as drug targets in diabetes and underlying disturbances. J Diabetes Res, 2015: 681612.

Anfossi G, Russo I, Doronzo G, et al. 2010. Adipocytokines in atherothrombosis: focus on platelets and vascular smooth muscle cells. Mediators Inflamm, 2010: 174341.

Apte SS, Parks WC. 2015. Metalloproteinases: A parade of functions in matrix biology and an outlook for the future. Matrix Biol, 44-46: 1-6.

Back M, Bu DX, Branstrom R, et al. 2005. Leukotriene b4 signaling through nf-kappab-dependent blt1 receptors on vascular smooth muscle cells in atherosclerosis and intimal hyperplasia. Proc Natl Acad Sci U S A. 102: 17501-17506.

Back M, Sultan A, Ovchinnikova O, et al. 2007. 5-lipoxygenase-activating protein: A potential link between innate and adaptive immunity in atherosclerosis and adipose tissue inflammation. Circ Res. 100: 946-949.

Back M. 2009. Leukotriene signaling in atherosclerosis and ischemia. Cardiovasc Drugs Ther. 23: 41-48.

Belo VA, Guimarães DA, Castro MM. 2015. Matrix Metalloproteinase 2 as a potential mediator of vascular smooth muscle cell migration and chronic vascular remodeling in hypertension. J Vasc Res, 52（4）: 221-231.

Bonomini M, Pandolfi A. 2016. Chemerin in renal dysfunction and cardiovascular disease.Vascul Pharmacol, 77: 28-34.

Bot I, Daissormont IT, Zernecke A, et al. 2014. CXCR4 blockade induces atherosclerosis by affecting neutrophil function. J Mol Cell Cardiol, 74: 44-52.

Buckley ML, Ramji DP. 2015. The influence of dysfunctional signaling and lipid homeostasis in mediating the inflammatory responses during atherosclerosis.BiochimBiophysActa, 1852: 1498-1510.

Capra V, Back M, Barbieri SS, et al. 2013. Eicosanoids and their drugs in cardiovascular diseases: Focus on atherosclerosis and stroke. Medicinal research reviews. 33: 364-438.

Cavusoglu E, Marmur JD, Kassotis JT, et al. 2016. Usefulness of plasma Matrix Metalloproteinase-3 levels to predict myocardial infarction in men with and without acute coronary syndrome. Am J Cardiol, 117（6）: 881-886.

Chen CH, Lu J, Chen SH, et al. 2012.Effects of electronegative VLDL on endothelium damage in metabolic syndrome. Diabetes Care, 35（3）: 648-653.

Chen L, Yang G, Monslow J, et al. 2004. Myeloid cell microsomal prostaglandin E synthase-1 fosters atherogenesis in mice. Proceedings of the National Academy of Sciences of the United States of America, 111: 6828-6833.

Cheng Y, Austin SC, Rocca B, et al. 2002. Role of prostacyclin in the cardiovascular response to thromboxane A2. Science,296: 539-541.

Chinetti-Gbaguidi G, Colin S, Staels B. 2015. Macrophage subsets in atherosclerosis. Nature reviews Cardiology, 12: 10-17.

Cipollone F, Mezzetti A, Fazia ML, et al. 2005. Association between 5-lipoxygenase expression and plaque instability in humans. Arteriosclerosis, thrombosis, and vascular biology. 25: 1665-1670.

Davi G, Patrono C. 2007. Platelet activation and atherothrombosis. N Engl J Med, 357（24）: 2482-2494.

Davie EW, Ratnoff OD. 1964. Waterfall Sequence for Intrinsic Blood Clotting. Science, 145（3638）: 1310-1302.

Fasshauer M, Blüher M. 2015. Adipokines in health and disease.Trends Pharmacol Sci, 36（7）: 461-470.

Garten A, Schuster S, Penke M, et al. 2015. Physiological and pathophysiological roles of NAMPT and NAD metabolism.Nat Rev Endocrinol, 11（9）: 535-546.

Giesen PL, Rauch U, Bohrmann B, et al. 1999. Blood-borne tissue factor: another view of thrombosis. Proc Natl Acad Sci U S A, 96（5）: 2311-2315.

Gross J, Lapiere CM. 1962. Collagenolytic activity in amphibian tissues: a tissue culture assay. Proc Natl Acad Sci USA, 48: 1014-1022.

Hansson GK. 2005. Inflammation, atherosclerosis, and coronary artery disease. N Engl J Med, 352（16）: 1685-1695.

Hao CM, Breyer MD. 2008. Physiological regulation of prostaglandins in the kidney. Annual review of physiology, 70: 357-377.

Harats D, Shaish A, George J, et al. 2000. Overexpression of 15-lipoxygenase in vascular endothelium accelerates early atherosclerosis in ldl receptor-deficient mice. Arterioscler Thromb Vasc Biol. 20: 2100-2105.

Hosbond SE, Diederichsen AC, Pedersen L, et al. 2014. Lipocalin-type prostaglandin D synthase is not a biomarker of atherosclerotic manifestations. Scandinavian journal of clinical and laboratory investigation, 74: 219-227.

Hosseini M, Ehrhardt N, Weissglas-Volkov D, et al. 2012 .Transgenic expression and genetic variation of Lmf1 affect LPL activity in mice and humans.Arterioscler Thromb Vasc Biol, 32（5）: 1204-1210.

Ichiyama T, Hasegawa M, Ueno Y, et al. 2005. Cysteinyl leukotrienes induce monocyte chemoattractant protein 1 in human monocytes/macrophages. Clin Exp Allergy. 35: 1214-1219.

Jain SK, Manna P, Micinski D, et al. 2013. In African American type 2 diabetic patients, is vitamin D deficiency associated with lower blood levels of hydrogen sulfide and cyclic adenosine monophosphate, and elevated oxidative stress? Antioxid Redox Signal, 18（10）：1154-1158.

Jamaluddin MS, Weakley SM, Yao Q, et al. 2012. Resistin: functional roles and therapeutic considerations for cardiovascular disease. Br J Pharmacol, 165（3）：622-632.

Jaoude J, Koh Y. 2016. Matrix metalloproteinases in exercise and obesity. Vasc Health Risk Manag, 14；12：287-295.

Jinno Y, Nakakuki M, Kawano H, et al. 2011.Eicosapentaenoic acid administration attenuates the pro-inflammatory properties of VLDL by decreasing its susceptibility to lipoprotein lipase in macrophages. Atherosclerosis, 219（2）：566-572.

Kashiwagi M, Imanishi T, Ozaki Y, et al. 2012. Differential expression of Toll-like receptor 4 and human monocyte subsets in acute myocardial infarction. Atherosclerosis, 221（1）：249-253.

Kim YK, Shin JS, Nahm MH. 2016. NOD-Like Receptors in Infection, Immunity, and Diseases. Yonsei Med J, 57（1）：5-14.

Kuhlencordt PJ, Hötten S, Schödel J, et al. 2006. Atheroprotective effects of neuronal nitric oxide synthase in apolipoprotein e knockout mice. Arterioscler Thromb Vasc Biol, 26（7）：1539-1544.

Li R, Mouillesseaux KP, Montoya D, et al. 2006. Identification of prostaglandin E2 receptor subtype 2 as a receptor activated by OxPAPC. Circulation research, 98：642-650.

Lin Y, Zhuang J, Li H, et al. 2016. Vaspin attenuates the progression of atherosclerosis by inhibiting ER stress-induced macrophage apoptosis in apoE-/- mice. Mol Med Rep, 13（2）：1509-1516.

Loeffen R, Spronk HM, ten Cate H. 2012. The impact of blood coagulability on atherosclerosis and cardiovascular disease. J Thromb Haemost, 10（7）：1207-1216.

Lohmussaar E, Gschwendtner A, Mueller JC, et al. 2005. Alox5ap gene and the pde4d gene in a central european population of stroke patients. Stroke, 36：731-736.

Lundberg AM, Ketelhuth DF, Johansson ME, et al. 2013. Toll-like receptor 3 and 4 signalling through the TRIF and TRAM adaptors in haematopoietic cells promotes atherosclerosis. Cardiovascular research, 99（2）：364-373.

Ma H, Hara A, Xiao CY, et al. 2001. Increased bleeding tendency and decreased susceptibility to thromboembolism in mice lacking the prostaglandin E receptor subtype EP（3）. Circulation, 104：1176-1180.

Mani S, Untereiner A, Wu L, et al. 2014. Hydrogen sulfide and the pathogenesis of atherosclerosis. Antioxid Redox Signal, 20（5）：805-817.

Mazurek T, Opolski G. 2015. Pericoronary adipose tissue: a novel therapeutic target in obesity-related coronary atherosclerosis. J Am Coll Nutr, 34（3）：244-254.

Mehrabian M, Allayee H, Wong J, et al.2002. Identification of 5-lipoxygenase as a major gene contributing to atherosclerosis susceptibility in mice. Circ Res, 91：120-126.

Morishita T, Tsutsui M, Shimokawa H, et al. 2002. Vasculoprotective roles of neuronal nitric oxide synthase.FASEB J, 16（14）：1994-1996.

Motta V, Soares F, Sun T, et al. 2015. NOD-like receptors: versatile cytosolic sentinels. Physiological reviews, 95（1）：149-178.

Mozes G, Kullo IJ, Mohacsi TG, et al. 1998. Ex vivo gene transfer of endothelial NO synthase to atherosclerotic rabbit aortic rings improves relaxations to acetylcholine. Atherosclerosis, 141（2）：265-271.

Mueller CF, Wassmann K, Widder JD, et al. 2008. Multidrug resistance protein-1 affects oxidative stress, endothelial dysfunction, and atherogenesis via leukotriene c4 export. Circulation, 117：2912-2918.

Nakamura K, Fuster JJ, Walsh K. 2014. Adipokines: a link between obesity and cardiovascular disease.J Cardiol, 63（4）：250-259.

Narasimha A, Watanabe J, Lin JA, et al. 2007. A novel anti-atherogenic role for COX-2-potential mechanism for the cardiovascular side effects of COX-2 inhibitors. Prostaglandins Other Lipid Mediators, 84：24-33.

Ntaios G, Gatselis NK, Makaritsis K, et al. 2013. Adipokines as mediators of endothelial function and atherosclerosis. Atherosclerosis, 227（2）：216-221.

Pirillo A, Catapano AL, Norata GD. 2016. Niemann-Pick C1-Like 1(NPC1L1)inhibition and cardiovascular diseases. Curr Med Chem, 23（10）：983-999.

Polykratis A, van Loo G, Xanthoulea S, et al. 2012. Conditional targeting of tumor necrosis factor receptor-associated factor 6 reveals opposing functions of Toll-like receptor signaling in endothelial and myeloid cells in a mouse model of atherosclerosis. Circulation, 126（14）：1739-1751.

Qian H, Neplioueva V, Shetty GA, et al. 1999. NO synthase gene therapy rapidly reduces adhesion molecule expression and inXammatory cell inWltration in carotid arteries of cholesterol-fed rabbits. Circulation, 99（23）：2979-2982.

Ramji DP, Davies TS. 2015. Cytokines in atherosclerosis: key players in all stages of disease and promising therapeutic targets.

Cytokine & growth factor reviews, 26: 673-685.

Rashid S, Kastelein JJ. 2013. PCSK9 and resistin at the crossroads of the atherogenic dyslipidemia. Expert Rev Cardiovasc Ther, 11 (11): 1567-1577.

Ricciotti E, FitzGerald GA. 2011. Prostaglandins and inflammation. Arteriosclerosis, thrombosis, and vascular biology, 31: 986-1000.

Richards MR, Black AS, Bonnet DJ, et al. 2013. The LPS2 mutation in TRIF is atheroprotective in hyperlipidemic low density lipoprotein receptor knockout mice. Innate immunity, 19 (1): 20-29.

Romacho T, Sánchez-Ferrer CF, Peiró C. 2013. Visfatin/Nampt: an adipokine with cardiovascular impact. Mediators Inflamm, 2013: 946427.

Rouy D, Duverger N, Lin SD, et al.1998.Apolipoprotein (a) yeast artificial chromosome transgenic rabbits. Lipoprotein (a) assembly with human and rabbit apolipoprotein B. J Biol Chem, 273 (2): 1247-1251.

Schober LJ, Khandoga AL, Dwivedi S, et al. 2011. The role of PGE (2) in human atherosclerotic plaque on platelet EP (3) and EP (4) receptor activation and platelet function in whole blood. J Thromb Thrombolysis, 32: 158-166.

Seno T, Hamaguchi M, Ashihara E, et al.2011. 15-Deoxy-Delta (1)(2), (1)(4) prostaglandin J (2) reduces the formation of atherosclerotic lesions in apolipoprotein E knockout mice. PloS one, 6: e25541.

Seo KW, Lee SJ, Kim CE, et al. 2010. Participation of 5-lipoxygenase-derived ltb(4)in 4-hydroxynonenal-enhanced mmp-2 production in vascular smooth muscle cells. Atherosclerosis, 208: 56-61.

Shibata R, Murohara T, Ouchi N. 2012. Protective role of adiponectin in cardiovascular disease. Curr Med Chem, 19(32): 5459-5466.

Song WL, Stubbe J, Ricciotti E, et al. 2012. Niacin and biosynthesis of PGD(2)by platelet COX-1 in mice and humans. J Clini Invest, 122: 1459-1468.

Spanbroek R, Grabner R, Lotzer K, et al. 2003. Expanding expression of the 5-lipoxygenase pathway within the arterial wall during human atherogenesis. Proc Nat Acad Sci U S A, 100: 1238-1243.

Speer T, Rohrer L, Blyszczuk P, et al. 2013. Abnormal high-density lipoprotein induces endothelial dysfunction via activation of Toll-like receptor-2. Immunity, 38 (4): 754-768.

Strack AM, Carballo-Jane E, Wang SP, et al. 2013. Nicotinic acid and DP1 blockade: studies in mouse models of atherosclerosis. Journal of lipid research, 54: 177-188.

Subbarao K, Jala VR, Mathis S, et al. 2004. Role of leukotriene b4 receptors in the development of atherosclerosis: Potential mechanisms. Arterioscler Thromb Vasc Biol, 24: 369-375.

Takayama K, Sukhova GK, Chin MT, et al. 2006. A novel prostaglandin E receptor 4-associated protein participates in antiinflammatory signaling. Circulation research, 98: 499-504.

Tang G, Yang G, Jiang B, et al. 2013. H (2) S is an endothelium-derived hyperpolarizing factor. Antioxid Redox Signal, 19 (14): 1634-1646.

Temel RE, Brown JM. 2015. A new model of reverse cholesterol transport: enTICEing strategies to stimulate intestinal cholesterol excretion. Trends Pharmacol Sci, 36 (7): 440-451.

Tousoulis D, Oikonomou E, Economou EK, et al. 2016. Inflammatory cytokines in atherosclerosis: current therapeutic approaches. European heart journal, 37: 1723-1732.

Tsai MC, Chen L, Zhou J, et al. 2009. Shear stress induces synthetic-to-contractile phenotypic modulation in smooth muscle cells via peroxisome proliferator-activated receptor alpha/delta activations by prostacyclin released by sheared endothelial cells. Circulation research, 105: 471-480.

Uzonyi B, Lotzer K, Jahn S, et al. 2006. Cysteinyl leukotriene 2 receptor and protease-activated receptor 1 activate strongly correlated early genes in human endothelial cells. Proc Natl Acad Sci U S A, 103: 6326-6331.

van der Velde AE, Vrins CL, van den Oever K, et al. 2007. Direct intestinal cholesterol secretion contributes significantly to total fecal neutral sterol excretion in mice. Gastroenterology, 133 (3): 967-975.

von Scheidt M, Zhao Y, Kurt Z, et al, 2017. Applications and limitations of mouse models for understanding human atherosclerosis. Cell Metab,25 (2): 248-261.

Wang LJ, Lee TS, Lee FY, et al. 1998. Expression of Heme oxygenase-1 in atherosclerotic lesions. Am J Pathol, 152: 711-720.

Wang M, Kim SH, Monticone RE, et al. 2015. Matrix metalloproteinases promote arterial remodeling in aging, hypertension, and atherosclerosis. Hypertension, 65 (4): 698-703.

Wilcox JN, Subramanian RR, Sundell CL, et al. 1997. Expression of multiple isoforms of nitric oxide synthase in normal and atherosclerotic vessels. Arterioscler Thromb Vasc Bio, 17 (11): 2479-2488.

Wittwer J, Hersberger M. 2007. The two faces of the 15-lipoxygenase in atherosclerosis. Prostaglandins Leukot Essent Fatty Acids, 77: 67-77.

Wohlin M, Helmersson J, Sundstrom J, et al. 2007.Both cyclooxygenase- and cytokine-mediated inflammation are associated with carotid intima-media thickness. Cytokine, 38: 130-136.

Yamamoto K, Murphy G, Troeberg L. 2015. Extracellular regulation of metalloproteinases. Matrix Biol, 44-46: 255-263.

Yamauchi T, Kadowaki T. 2013. Adiponectin receptor as a key player in healthy longevity and obesity-related diseases. Cell Metab, 17 (2): 185-196.

Yu XH, Qian K, Jiang N, et al. 2014. ABCG5/ABCG8 in cholesterol excretion and atherosclerosis. Clin Chim Acta, 428: 82-88.

Yu Z, Crichton I, Tang SY, et al. 2012. Disruption of the 5-lipoxygenase pathway attenuates atherogenesis consequent to cox-2 deletion in mice. Proc Natl Acad Sci U S A, 109: 6727-6732.

Zhao L, Moos MP, Grabner R, et al. 2004. The 5-lipoxygenase pathway promotes pathogenesis of hyperlipidemia-dependent aortic aneurysm. Nat Med, 10: 966-973.

第十四章　动脉粥样硬化发病的分子生物学机制

第一节　遗传与易感因子

目前在全球范围内，由动脉粥样硬化（As）引发的心脑血管疾病始终处于疾病死亡谱的前列。As 是冠状动脉疾病（CAD）、脑卒中、动脉瘤及外周动脉疾病的共同病理学基础。As 的发病过程十分复杂，一般认为是由多个遗传和环境因素相互作用所致。遗传易感性是引起 As 发生的重要因素之一，发现 As 致病或易感基因、研究其功能及在疾病发生中的作用，是揭示 As 发病机制、特定病理生理过程的关键。

近年来，分子生物学的发展使动脉粥样硬化性疾病易感因子的识别成为可能，现已发现脂质代谢、炎症反应、氧化应激、免疫损伤等危险因素有关的基因是极其重要的 As 易感因子。随着全基因组关联分析工作的开展，大量的遗传基因位点已被确认与心肌梗死、冠状动脉粥样硬化、血栓性疾病及动脉粥样硬化性疾病的发生和发展密切相关，对 As 分子遗传机制的理解正在不断积累。但 As 遗传机制的详细阐释亦处于起步阶段，还需要进一步的探索与研究。As 相关遗传因素的确证有利于冠状动脉粥样硬化性心脏病的风险评估，为预防和治疗疾病提供更好的措施。

一、脂质代谢

脂质代谢相关基因的多态性通过不同的作用机制和协同作用共同影响人体心血管系统的脂质代谢，它们的突变会导致血浆脂质代谢紊乱。脂质代谢紊乱是冠心病（coronary heart disease，CHD）主要的、独立的危险因素，对 As 的发生及发展有很大影响。

目前关于冠心病脂蛋白基因多态性的研究多集中在比较单个等位基因频率在患病群体和健康对照之间的差异是否有显著性，观察各种基因型个体在各项血脂水平上的变化情况，以及这些基因型个体相对应的冠心病病变程度等方面。冠心病作为多基因、多因素共同影响和作用的疾病，单一基因变异的影响可能被其他因素，如其他基因的作用、个体的生活习惯、传统的危险因素掩盖。

由于 As 病因的复杂性，以及不同种族、不同个体的研究结果存在差异，多数研究的样本数量还很有限。同时，已知脂蛋白的相关基因多态性的作用机制尚不完全明确，因此，对冠心病病因学的研究要从组织器官水平、蛋白水平和基因分子水平等多层面进行，并结合生物信息学手段和适当的数学分析模型，进行全面综合分析。

（一）载脂蛋白 A I

载脂蛋白 A I（Apo A I）主要存在于高密度脂蛋白（HDL）中，是 HDL 中的主要载脂蛋白。Apo A I 受单一基因控制，编码基因位于 11 号染色体长臂，存在多个限制性酶切位点，其 5′端启动子（-75bp）和第 1 内含子（+83bp）核苷酸突变产生两个 *Msp*I 多态性位点，可影响血清 HDL-C 和 Apo A I 水平。

*Msp*I 位点多态性是由启动子–75bp 鸟嘌呤 G 被腺嘌呤 A 置换，第一内含子+83bp 胞嘧啶（C）被胸腺嘧啶（T）或+84bp 鸟嘌呤（G）被腺嘌呤（A）取代导致。以上单核苷酸突变产生 *Msp*I 识别位点的等位基因多态性。

（二）载脂蛋白 AV

载脂蛋白 A-V（Apolipoprotein A-V，Apo A V）基因位于染色体 11q23 的载脂蛋白基因簇的近端，含有 4 个外显子和 3 个内含子，编码 366 个氨基酸。该蛋白属于载脂蛋白 A1、A4、E 家族，主要在肝脏表达。该基因编码的蛋白是载脂蛋白和血浆三酰甘油（TG）水平的重要决定因素，是冠状动脉疾病的主要危险因素。它是几种脂蛋白组分包括极低密度脂蛋白（VLDL）、HDL、乳糜微粒（CM）的一个组成部分。据研究证实，Apo A V 与低密度脂蛋白受体（LDLR）基因家族受体相互作用影响脂蛋白代谢。结合脂蛋白水平的相关性，Apo A V 基因也包含 27 个单核苷酸的多态性，与冠状动脉疾病的风险增加有关。低密度脂蛋白胆固醇（LDL-C）的 Apo A I /C Ⅲ/A Ⅳ/A V 位点也与 TG 和 2 个隐含基因有关，Apo C Ⅲ 和 Apo A V，被证实是 TG 水平和冠心病相关的变异因子。这些研究皆有助于确定 TG 脂蛋白类在冠心病中扮演的角色。

Apo A V 的基因敲除小鼠血浆 TG 水平是正常小鼠的 4 倍，提示 Apo A V 可能与 TG 代谢密切相关。多项研究结果显示，在绝大多数人群中 Apo A V-1131T>C 和 56C>G 多态性的改变都会极大地影响人血浆 TG 水平。在血脂正常的白色人种中发现，Apo A V 基因的 1259T→C、476G→A、–1131T→C 多态性与 TG 和 VLDL 密切相关。对欧洲人群的研究表明，禁食后–1131T C 个体 TG 水平比 T T 个体高出 11%。在患病子代中，Apo A V C G 个体比 C C 个体 TG 水平高出 21%。且二者作用可相互叠加，同时具有–1131T C 和 56C G 的个体比野生型要高出 23%。C 位点多态性在亚洲人群中少于欧洲人群，携带有 C 基因型的亚洲女性 TG 水平比携带 T 基因型女性个体高 36%。在对其他脂蛋白的影响中，Apo A V Hae Ⅲ CC 基因型与汉族人群中冠心病患者的 HDL-C 水平密切相关。

（三）载脂蛋白 B

载脂蛋白 B（Apo B）是 LDL 和 VLDL 中的主要载脂蛋白，有 Apo B-100 和 Apo B-48 两种亚型。Apo B-48 在小肠中产生，仅见于 CM，是 Apo B-100 的 N 端部分。Apo B-100 主要在肝脏合成，能与 LDLR 结合，LDLR 与 Apo B 的脂蛋白组装、分泌和降解有关，也是冠心病的主要危险因素之一。编码 Apo B 的基因位于 2 号染色体短臂，全长 43kb，含有 28 个内含子和 29 个外显子，其核苷酸变异有 75 个位点，导致的氨基酸变异有 54 处。目前研究较多的是 *Xba*I、*Eco*RI 及 5′端信号肽编码区 Ins Del 的多态性。

1. *Xba*I 多态性 是由于 Apo B 基因 cDNA 第 7673 位核苷酸 C→T 突变，产生了一个 *Xba*I 切点，即 X⁺等位基因，它与脂质代谢紊乱密切相关。X⁺X⁺基因型的 LDL 与其受体结合力及经受体介导的清除率均低于具有 X⁻X⁻基因型的个体。而冠心病组中具有 X⁺X⁻基因型的 HDL-C 水平明显低于 X⁻X⁻基因型患者。具有高脂血症的高加索冠心病患者服用他汀类药物 16 周后，在高血脂女性患者中载脂蛋白 B 的 X⁻X⁻基因型、*Xba*I 基因多态性与总胆固醇（TC）和 LDL-C 水平增高呈显著相关。具有冠心病家族史的健康人的基因型发现 ε4、X^+ 和 3' 端可变数目串联重复序列等位基因的个体显著高于对照组，而且相应的 TC、LDL-C 和 Apo B-100 水平也明显高于对照组，它们是汉族人群中冠心病发病的重要遗传标记。但是，目前关于 Apo B 基因多态性影响血脂水平的机制并不明了。

2. EcoRI 多态性　EcoRI 限制性酶切多态性是由于 Apo B 第 29 外显子 4154 位密码子 GAA→AAA 发生突变，编码的氨基酸由谷氨酸变为赖氨酸，使得原有的 EcoRI 切点消失，产生 E-等位基因。有研究报道，具有突变的 E-基因型者极低密度脂蛋白胆固醇（VLDL-C）和 TG 水平都升高，与冠心病密切相关。Apo B 的基因多态性对于中国人冠心病发病可能无重要意义。因此，该基因多态性对血脂水平和冠心病的影响可能存在种族差异。

3. 5'端信号肽编码区 Ins、Del 多态性　Apo B 基因中 81bp 前导序列编码的 27 个氨基酸的信号肽与内质网的跨膜转运有关。人类的信号肽由 2 种等位基因编码：一种为编码 27 个氨基酸残基的肽链，为插入型等位基因（Ins），另一种为 24 个氨基酸组成的肽链，其中第 14～16 位缺失，为缺失型等位基因（Del）。对巴西女性冠心病伴高脂血症患者研究结果显示，Ins、Del 多态性与用他汀类药物治疗后的效果相关，II 基因型降血脂的程度在同样服药条件下比 ID/DD 基因型要明显。

（四）载脂蛋白 CⅢ

载脂蛋白 CⅢ（apolipoprotein C-Ⅲ，Apo CⅢ）的编码基因为 APOC3，全长约 3409bp，位于染色体 11q23.1—q23.2，位于 AⅠ/CⅢ/AⅣ 基因簇内，含 4 个外显子和 3 个内含子。Apo CⅢ 是由 79 个氨基酸残基构成的 8.8kDa 的糖蛋白，主要在肝合成，小肠可合成少量。该蛋白主要由肝分泌，存在于各种脂蛋白中。Apo CⅢ 具有抑制脂蛋白脂酶和肝脂酶活性的功能，干扰 Apo E 介导的富含 TG 的脂蛋白与肝脂酶的结合，影响脂质代谢的平衡，容易导致高三酰甘油血症。大量关联研究显示，APOC3 基因 SstⅠ 酶切位点多态性与高三酰甘油血症有关，因此也可能与高三酰甘油血症引起的其他心血管疾病有一定关联。

国内外有较多的文献报道，Apo CⅢ 3175、CⅢ 3206 酶切位点与冠心病的相关性，但少见该位点多态性与高脂血症的相关性研究。Apo CⅢ 3175、CⅢ 3206 位点均是位于 Apo CⅢ 基因上游调控区胰岛素应答原件（insulin response element，IRE）中的一个位点，该位点突变常常使得餐后血糖、胰岛素、TG 和 Apo CⅢ 升高。故常作为高脂血症及冠心病的候选基因。大多数对 Apo CⅢ 基因多态性的研究均表明，Apo CⅢ 基因多态性位点与血浆 TG 的关系非常密切。目前对 Apo CⅢ 在内源性 TG 升高中发挥的作用并不清楚。Apo CⅢ 3175 位核苷酸 G→C 突变和 Apo CⅢ 3206 位核苷酸 C→T 突变可能与 TG 升高相关。部分研究表明，Apo CⅢ 的基因多态性影响血脂代谢，Apo CⅢ 3206 多态性位点与血浆 TG 的关系非常密切。

（五）载脂蛋白 E

载脂蛋白 E（Apo E）是一种富含精氨酸的碱性蛋白，是血浆的重要载脂蛋白之一，主要存在于乳糜微粒和 VLDL 中，是 LDLR、VLDLR 和 LDL 受体相关蛋白（LDL receptor related protein，LRP）等的配体。它主要由肝脏合成和代谢，在血浆脂蛋白代谢、组织修复、抑制血小板聚集、免疫调节和抑制细胞增殖及老年性痴呆的病理生理过程中均有重要作用。

Apo E 基因多态性是影响血浆胆固醇浓度的重要遗传因素之一。

编码 Apo E 的基因位于染色体 19q13.2，由 3595 个核苷酸组成，含有 4 个外显子和 3 个内含子，具有多态性，6 种表现型（E2/2、E2/3、E3/3、E3/4、E4/4 和 E2/4）分别由 3 种等位基因（ε2、ε3 和 ε4）编码。Apo E 的双性 α 螺旋结构，是其结合和转运脂质的结构基础，Apo E 异构体的突变通常发生在 2 个独立的稳定性不同的结构域中段（112~158 氨基酸残基），这些突变大部分都会导致各种高脂血症和其他疾病。Apo ε3 亚型可能是野生型，Apo ε2 和 Apo ε4 在冠心病病理过程中发挥重要作用。Apo E 基因多态性与颈动脉内膜中层厚度相关性的研究最为普遍，Meta 分析显示 Apo ε4 与增加内膜中层厚度相关。

在 Apo E 基因多态性对人群血脂水平的影响研究中，普遍认为 ε4 是导致血脂增加的危险因素。在越南人群中，ε4 减少 HDL-C，增加 LDL-C。国内研究也发现高脂血症患者中 ε4 等位基因频率显著高于对照组。Apo E 基因多态性可能与 HDL 部分亚类含量变化相关，Ⅳ型高脂血症 Apo E ε2 等位基因与血清 HDL 亚类的成熟代谢有关，其中 ε2 携带者的大颗粒比例上升，小颗粒比例减少。而在 Apo E ε4 与冠心病发病关系的研究中，结论各有不同，存在争议。在对 4685 例心肌梗死患者和 3460 例对照的研究中发现，携带有 ε23、ε33 和 ε34 的个体其发生心肌梗死的概率逐渐升高。具有 Apo E34 表现型的北美印第安青年人群中（＜45 岁）发生心肌梗死的比率增高，而且这一表现型也明显影响 LDL-C 和 HDL-C 的水平，易于导致早期动脉硬化。国内研究报道，冠心病患者中的 Apo E 等位基因频率，携带有 ε3 和 ε4 并同时携带有 LDLR（+）的人群在嗜好烟酒等生活习惯的诱因下具有更易发冠心病的风险，研究还发现 Apo E 与 Apo CⅠ存在显著的连锁不平衡，ε4 及 H2 等位基因携带者经常吸烟和多量饮酒能显著增加冠心病的危险性。有国内研究结果显示，Apo E 的 ε4 等位基因与冠心病相关，ε4 为冠心病的危险因子，携带有 ε4 和 Apo E 第一内含子增强子 GG 基因型的个体在冠心病患者中多于对照组。但也有相反的结论，如亦有 Apo E 基因多态性分布与冠心病及冠心病严重程度无明显相关性的研究报道。在高加索人群中，624 例 30~50 岁健康对照和 640 例小于 50 岁的冠心病患者中，ε4 的表现型也无明显差异，但 ε2 具有明显的保护作用，同时 Apo E 基因与脊髓灰质炎病毒受体相关蛋白 2 的 Sau96I（AG）具有连锁不平衡效应。上述从单因素角度出发的研究所得出的结论存在较大差异甚至完全相反，这表明冠心病与 Apo E 基因多态性的关联性研究需要考虑多个基因的协同作用并需要扩大样本量进行分析，单个基因的作用可被其他因素掩盖。

研究人员从 1996~2004 年发表的有关冠心病与 Apo E 发病关系的 48 篇相关研究的数据中，利用经典的随机效应数学模型对影响冠心病发病的种族、性别、Apo E 表现型、血清脂蛋白水平和其他冠心病的易感因素进行分层分析，结果认为以上不同的结论是由于研究方法、种族、性别或者基因和基因的相互作用而导致的不同结果，但 Apo E 的 ε4 等位基因依然是冠心病的易感因子，能使冠心病发病风险增高 42%。

（六）载脂蛋白（a）

脂蛋白（a）[lipoprotein（a），Lp（a）]是附在载脂蛋白（a）[apolipoprotein（a），Apo（a）]上的 LDL 颗粒，是一种与纤溶酶原具有极强同源性的糖蛋白。血浆 Lp（a）的水平多由基因决定，Lp（a）提高心血管疾病的风险。Lp（a）基因的多变性导致的包含多种环状结构的高度多态性蛋白是影响血浆 Lp（a）水平的一个主要因素。然而，一些血浆 Lp（a）的变化归因于 Lp（a）基因水平的环状结构独立片段的拷贝数量变异。对 Lp（a）无效等位基因（rs41272114）的研究发现，这种单核苷酸多态性导致剪接时过早截断，产生的载脂蛋白不能共价结合蛋白，从而形成成熟的 Lp（a）颗粒。无效等位基因携带者被发现可显著降低 Lp（a）水平，重要的是，它们一样可以减少冠心病的风险。

大量流行病学调查显示血浆高水平的 Lp（a）与冠心病相关，是冠心病发病的独立危险因素。但关于 Lp（a）的基因多态性研究的报道并不多见，更多集中在关于 Lp（a）表型多态性的研究，一项对 127 例冠心病患者和 92 例对照的研究结果显示，低分子量单体的 Apo（a）是预测心肌梗死的指标。Apo（a）的大小多态性在冠心病组和正常组间的差异具有显著性。研究人员发现，在汉族人群中 Apo（a）的（TTTTA）n 五核苷酸多态性，也称为 PNR（pentanucleotide（TTTTA）n repeat）多态性与冠心病的发病具有相关性。也有否定观点认为，Apo（a）表型多态性都不能作为 Apo（a）水平和冠心病发病风险的预测指标。关于 Lp（a）多态性现象与冠心病发病的关系有待进一步研究确定。

（七）脂蛋白脂酶

脂蛋白脂酶（lipoprotein lipase，LPL）位于人类 8 号染色体 p22 区，可催化乳糜微粒和 VLDL 中的 TG 分解，是冠心病的独立危险因素。TG 水平升高与增加冠心病风险的因果关系并不完全明确。在 LPL 基因的获得性突变中，S447X 有降低 TG 和减少心血管疾病风险的保护作用，它不仅可降低 TG 水平，也可降低心血管疾病的风险。常见的遗传变异严重影响 TG 水平与冠心病患病率，即使在调整后，对其他脂质性状也具有影响。

已发现 LPL 的基因突变种类达到 100 多种，突变位点已由结构基因扩展到调节基因。在这些突变中，Asp9→Asn、Asn291→Ser、Gly188 →Glu 和 Ser447→stop 这几种突变分布比较广泛，前三者通常与血浆高 TG、低 HDL-C 及早发性冠状动脉疾病呈正相关，只有 Ser447→stop 是一种保护性因素，该突变导致缩短的 LPL 与受体亲和力增加，有延缓早发性冠状动脉疾病发展的作用。研究表明，在我国人群中 LPL 基因外显子 9 突变种类单一，Ser447→stop 是一高频率的多态性位点，stop447 等位基因可能有轻微的降低血浆 TG 的作用，其研究还表明 LPL 的 Pro207→Leu 变异可造成家族性高脂血症。

还有部分研究是关于内含子 *Pvu*Ⅱ 和 *Hin*dⅢ位点的。LPL *Pvu*Ⅱ 和 *Hin*dⅢ 的 RFLP 基因型根据酶切位点的存在与否可分为（− −）、（− +）、（+ +）三种，按单倍体分为 H^+P^-、H^+P^+、H^-P^-、H^-P^+ 4 种基因型。LPL 基因这两个位点的变异可通过连锁不平衡影响 LPL 编码基因或附近的调控基因的表达，间接影响 LPL 活性。国内研究发现，早发冠心病患者 LPL 的 P^+ 基因频率高于正常人。也有报道称女性患者的 H^- 频率低于正常人，提示 *Hin*dⅢ基因多态性可能在女性人群中与冠心病有关联。

（八）胆固醇酯转移蛋白

胆固醇酯转移蛋白（cholesteryl ester transfer protein，CETP）是人体内唯一能介导血浆脂蛋白间中性脂质（TC 和 TG）交换和转运的载脂蛋白，它可影响 HDL 和 LDL 颗粒大小的分布，其活性和水平变化直接影响血浆中各种脂蛋白的浓度、脂质组成和功能，与冠心病的发生、发展密切相关。

人类 CETP 基因定位于 16q21，长度为 25 kb，含有 16 个外显子和 15 个内含子。欧美白色人种 CETP 基因 *Taq*IB 位点多态性与血浆 HDL-C、TG、LDL-C 水平变异有关，基因型 B1B1、B2B2 的血浆 TG、LDL-C 水平依次降低，而 HDL-C 水平依次升高。日本人群和中国人群的研究也得到相同结果，提示 *Taq*IB 位点多态性种族差异不大。但综合分析患病人群的 *Taq*IB 位点多态性后发现该多态性可能会影响 CETP 浓度，但受如吸烟、饮酒等个人因素影响。目前对于心血管病脂蛋白基因多态性的研究多集中在比较单个等位基因频率在患病群体和健康对照之间的差异是否有显著性，观察各种基因型个体在各项血脂水平的变化情况，以及这些基因型个体相对应的冠心病病变程度等方面。

（九）血管生成素样蛋白

血管生成素样蛋白（angiopoietin-like protein，ANGPTL）通过关键结构基序分泌特征蛋白，有一些在 TG 代谢中起重要作用。ANGPTL3 和 ANGPTL4 是血管生成素样蛋白家族中被广泛熟知的两位成员，人类遗传数据证实其存在支持调控富含 TG 的脂蛋白的代谢作用。ANGPTL3 可逆抑制 LPL，而 ANGPTL4 不可逆抑制 LPL。ANGPTL3 或 ANGPTL4 过表达导致小鼠体内 TG 升高，反之，缺失 ANGPTL3 或 ANGPTL4 则导致小鼠体内 TG 水平降低。可见 ANGPTL3 和 ANGPTL4 的常见位点变异与 TG 水平有关，非同义功能缺失变异的两种蛋白质都与 TG 水平降低有关。

二、炎症因子

血管炎症反应是机体对血管壁损伤产生反应的结果，刺激血管壁内皮下组织细胞，引起血栓形成和免疫应答病理生理过程，冠状动脉粥样硬化使冠状动脉血管内膜的各种功能发生障碍，如血管内膜屏障通透性增加、内膜组织暴露、血管收缩能力降低、内膜的完整性受到破坏。As 的病理变化具有炎症的基本特征，存在变质、渗出和增生。内皮受损后 LDL 渗入并积聚于内皮下腔（高胆固醇血症时更甚），被血管壁细胞的脂氧合酶及活性氧（各种氧自由基）氧化为氧化低密度脂蛋白（ox-LDL）。ox-LDL 分子中的某些脂类，如溶血磷脂、氧化固醇、血小板活化因子样磷脂等作为信号分子，与细胞的受体结合后可激活基因表达，生成许多促进炎症的细胞因子。内皮细胞表达许多黏附分子使血流中的单核细胞、T 淋巴细胞黏附于受损内皮区表面，MCP-1 使单核细胞迁移入内皮下。T 淋巴细胞也有其相应的趋化诱导因子。单核细胞在巨噬细胞集落刺激因子作用下分化成巨噬细胞。单核/巨噬细胞及 T 淋巴细胞是主要炎症细胞，此阶段是急性炎症阶段。各种危险因素损伤血管内皮，上调产生单核细胞集落刺激因子（monocyte-colony stimulating factor，MCSF）和 MCP-1，趋化募集并增殖单核/巨噬细胞。同时分泌的各种细胞黏附分子促使血小板、粒细胞、单核细胞等黏附于血管内皮，释放多种生物活性因子，触发炎症反应，促成 As 病变的发生和发展。As 病变发生和发展过程中，从脂质条纹到纤维斑块和粥样斑块，始终都有各种炎症细胞和大量炎症介质的参与。

在 As 的早期就会出现血管内皮功能障碍，主要表现在正常的抗凝、抗氧化和抗细胞黏附作用减弱。血管内皮细胞在炎症时高表达黏附分子，与血流中白细胞表面黏附分子相互作用，介导白细胞穿越血管壁，参与内皮损伤形成粥样斑块。细胞黏附分子存在于细胞表面和细胞外基质中，是介导细胞间或细胞与基质间相互接触或结合的多种糖蛋白，包括六大类：钙依赖黏附素族、整合素族、选择素类、免疫球蛋白超基因家族、透明质酸受体类、其他细胞黏附分子等。通过对心血管疾病的研究，大量文献报道 ApoE 基因参与调节 C-反应蛋白（CRP）的浓度。CRP 直接参与炎症与 As 等心血管疾病，在感染和组织损伤时其血浆浓度快速、急剧升高。CRP 能诱导内皮细胞表达 VCAM-1、ICAM-1 和 E 选择素。ApoE 基因型与 CRP 明显相关，与 ε44 纯合子、ε33、ε22 纯合子相比，表达 ε23 和 ε24 杂合子的个体具有更高的 CRP。至少含有一个 ε2 等位基因转运子，以及 ε33 纯合子比含有 ε34 或者 ε44 等位基因的个体有明显更高的血浆 CRP 浓度。

ADAMTS7 是 ADAMTS 家族成员，是能分泌锌金属蛋白酶的特征性蛋白，含至少一个凝血酶敏感蛋白主要成分的 I 型重复。ADAMTS 蛋白酶的家族有关的人类疾病还包括血栓性血小板减少性紫癜、Weill-Marchesani 综合征和 As。ADAMTS7$^{-/-}$ 赋予炎症应答信号，导致血管平滑肌细胞迁移特异性损失，证明 ADAMTS7$^{-/-}$ 也降低机械性血管应答损伤。ADAMTS7 基因表达时诱导实验小鼠血管中的应激反应，在损伤模型及 As 实验中皆发现 TNF-α 诱导 ADAMTS7 在血管平滑肌细胞上的表达，以及 ADAMTS7$^{-/-}$ 小鼠显示减少 TNF-α 诱导的血管平滑肌细胞迁移。这些数据表明，ADAMTS7 调节血管平滑肌细胞表型与迁移过程中的炎症反应和机械损伤，缺乏 ADAMTS7 明显减少高脂血症小鼠 As 病变。常见等位基因涉及冠心病风险较低也与减少 ADAMTS7 表达有关。与啮齿类动物的研究结果一致，以此支持人类 ADAMTS7 导致 As。

可溶性 CD14 是糖基磷脂酰肌醇膜糖蛋白在中性粒细胞、单核细胞、巨噬细胞上的表达。它参与细胞内炎症信号通路的激活，与许多促炎配体的结合。作为许多细胞的表面受体，CD14 可裂解生成可溶性形式（sCD14）。而这种分裂诱导的炎症刺激，导致 sCD14 水平在急性或慢性炎症调节下升高。因此，sCD14 是 As 血栓形成疾病的一个潜在的生物标志物。在衡量心血管健康研究中，基线水平（CHS）涉及约 5000 名大于 65 岁的受试者。欧洲种族且是女性的 sCD14 的血浆平均水平比较高，而且与吸烟、高血压、糖尿病，炎症标志物（CRP、IL-6 和纤维蛋白原）呈正相关。

白细胞介素基因 IL-1、IL-6 家族基因突变与内皮细胞表面抗凝血/抗血栓形成相关。IL-6 是一种促进 B 细胞分化、促进肝细胞产生急性期蛋白的多效性细胞因子，与动脉粥样硬化性疾病密切相关，同时也是脑梗死炎症反应的关键因子之一。大量的关于冠心病的研究提出，IL-6-174G/C 启动子的多态性与冠状动脉粥样变有关。在 IL-6 基因启动子区的 –174G/C 通过调节 IL-6 基因表达介导炎症的损伤，参与微小 As 所致的腔隙性脑梗死。IL-6 基因有症状性颈动脉粥样硬化性疾病的保护基因位点 IL-6rs1180243。IL-6 参与 As 的机制还包括促进巨噬细胞的激活和浸润；促进巨噬细胞 LDL 受体的表达，加强巨噬细胞对 LDL 的摄入，促进泡沫细胞的形成；还可以刺激基质降解酶的合成；促进巨噬细胞分泌 MCP-1，并上调黏附分子和其他细胞因子的表达。

IL-12B 属于炎症因子之一，是分子量为 70kDa 的糖蛋白，其表达的强弱与机体免疫力相关，参与心血管疾病的发生和发展过程。IL-12B 基因位于染色体 5q31—q33，调控活化的巨噬细胞和 B 细胞分泌 IL-12B 的一条重肽链 p40 的产生。IL-12B 抗炎症作用机制主要包括：通过 NKT 细胞、$CD4^+T$ 细胞和 NK 细胞等效应细胞起细胞毒作用；通过 TNF 介导间接清除结核杆菌的作用；作用于 NK 细胞，产生内源性 IFN-γ；通过直接调理先天免疫介导的吞噬细胞功能或活化补体系统起间接调理作用。在中国汉族人群中，IL-12B 基因 4 个位点酶切分型与国外报道一致，但各位点多态性的变异度均高于国外人群。而 IL-12B 基因 SNP 位点的等位基因关联性分析 rs13726393、rs14050306、rs15677380 等位基因与早发冠心病相关联。IL-12B 基因 SNP 位点的单体型与早发冠心病有关联。

编码基因 CDKN2A 和 CDKN2B，细胞周期蛋白依赖性激酶抑制剂与 CDK4、CDK6 均参与细胞周期调控。CDKN2B 基因敲除小鼠产生腹主动脉瘤（abdominal aortic aneurysm，AAA），研究结果进一步显示，CDKN2B 缺失小鼠的 As 伴随瘤块的增加且有大量坏死核心，受损和凋亡的小体同时被巨噬细胞吞噬，形成大量泡沫细胞，并加剧炎症反应。目前的这些发现提示，CDKN2B 作为潜在因素影响心血管疾病的发生发展，也是调控平滑肌细胞凋亡的一个重要介质。

MMP 是一组可降解细胞外基质中分子成分的蛋白酶家族，而 MMP 启动子区域的一系列变导可改变 MMPs 的转录活性，从而影响冠心病的易感性。近年的研究显示，As 斑块的破裂促进血栓形成，从而导致冠心病的发生。As 斑块的炎症可引起斑块不稳定从而加速斑块破裂。As 斑块中的炎症介质可抑制平滑肌生长及胶原形成，并增加 MMP 的活性，结果引起胶原成分的减少，并削弱斑块的结构，从而导致纤维帽破裂。MMP 可降解细胞外基质蛋白而且与 As 病变相关的重构及结缔组织的破坏有关联。As 斑块结构的突然变化，如纤维帽的破裂及斑块内出血，引起缺血性心脏事件的发生。MMP 在上述这些过程中发挥重要作用。有关多态性方面也有许多遗传流行病学研究。

遗传流行病学的研究结果发现，携带 MMP-3 基因中转录活性较低的等位基因个体的冠状动脉粥样硬化性狭窄进展较快，而携带 MMP-3 基因中转录活性较高的等位基因的个体中，发生斑块破裂的风险增加。有关 MMP-3 多态性，大多数功能分析和遗传流行病学研究都集中在 MMP-3 和 MMP-9 多态性，它们均在启动子区域。由于 MMP-9 启动子序列变异会导致 MMP-9 的表达水平的不同，继而在 As 发生和病变进展中影响对结缔组织的降解，因此其启动子序列的变异被认为是冠心病的易患候选基因。

国内研究报道，MMP-3 基因编码区 Glu45Lys 非同义多态位点与冠心病显著相关。即携带有 Lys45（A）等位基因者发生冠心病的风险较非携带 Lys45（A）者升高。但 MMP-3 基因启动子区域–1612 5A/6A 及–376 C/G 多态性与冠心病的患病风险无显著相关性。结果还发现 MMP-9 基因编码区 R279Q 非同义多态位点与冠心病亦显著相关。携带 R279Q 等位基因者发生冠心病的危险较非携带 R279Q 等位基因者降低 13%。但 MMP-9 基因启动子区域–1562 C/T 多态性与冠心病的患病风险亦无显著相关性。经调整年龄、性别、BMI、高血压、糖尿病等传统危险因素后，MMP-3 6A-C-Lys（–1612 6A、–376 C、45Lys）单体型在冠心病病例组中的频率明显高于对照组。MMP-9 C-G 及 T-R 单体型在冠心病病例组及对照组中频率均无显著差异。

三、氧化应激

当机体受到各种有害刺激时，体内氧化和抗氧化作用失衡，导致产生大量活性氧类（ROS），ROS 可通过氧化作用引起细胞死亡和组织损害。近年来，氧化应激（oxidative stress，OS）对心血管疾病的作用及其机制日益受到人们的广泛关注，大量研究表明，氧化应激在 As、高血压、心室颤动、心肌缺血-再灌注损伤、心肌病等心血管疾病的发生、发展过程中起重要作用。ROS 在控制内皮功能、血管张力等方面都扮演重要角色，并在炎症、肥大、增殖、凋亡、迁移、纤维化、血管生成中发挥病理生理作用。

氧化应激是指机体在遭受各种有害刺激时，体内高活性分子活性自由基（free radical，FR）产生过多，氧化系统和抗氧化系统失衡，大量 FR 不断聚积，从而导致组织损伤，引发各种疾病。OS 的标志物包括活性氧类（ROS），如超氧阴离子（O_2^-）、羟自由基（·OH）和过氧化氢（H_2O_2）等，以及活性氮类（RNS），如一氧化氮（NO）、二氧化氮（NO_2）和过氧化亚硝酸盐（$ONOO^-$）等。细胞内的 ROS 有多种来源，许多细胞内的酶促化学反应途径均生成 ROS。除线粒体呼吸链外，内皮细胞一氧化氮合酶（eNOS）、黄嘌呤氧化酶、细胞色素 P450 氧化酶、NADPH 氧化酶、脂氧合酶和环氧化酶催化的反应均伴有 ROS 的产生。

在亚细胞水平，ROS 影响高血压的发展涉及氧化还原敏感的信号通路，超氧阴离子和过氧化氢作为第二信使。ROS 刺激有丝分裂原激活蛋白激酶（MAPK）、酪氨酸激酶、Rho 激酶和转录因子（NF-κB、AP-1、HIF-1），使蛋白酪氨酸磷酸酶（protein tyrosine phosphatase，PTP）失活，增加细胞内游离 Ca^{2+} 浓度，以及促炎症基因的表达和激活。在血管水平，这些细胞内信号的改变导致内皮功能障碍，血管舒张性降低，增加血管收缩，增加血管重构，引起外周血管阻力增加和血压升高。在下丘脑和室周器官，由 NADPH 氧化酶产生 ROS，部分通过交感神经流出，这涉及高血压的中央控制。在肾脏，氧化还原敏感途径的活化与肾小球损害、蛋白尿、水钠潴留及肾单位的损害相关，这些在高血压的发生、发展过程中都很重要。氧化应激在高血压和相关的靶器官损害的病理生理机制中起到一定的作用。肥胖基因（ob 基因）的表达物瘦素蛋白可引起内皮细胞增殖、内皮功能紊乱等，从而引起 OS，促进血小板聚集和血管平滑肌细胞迁移及增殖，参与 As 的形成。

胎球蛋白 A 是一种在血液中含量丰富的糖蛋白，在人体中主要由肝和脂肪组织合成和分泌。胎球蛋白 A 在人体血清中含量丰富，随着年龄的增长，胎球蛋白 A 浓度逐渐下降，在成人血液中浓度为 300~1000mg/L。近年来，胎球蛋白 A 与血管性疾病的关系逐渐引起关注。对 602 例透析患者进行的研究发现，血清低浓度胎球蛋白 A 会增加心血管疾病的死亡率。对 3810 例大于 65 岁的非肥胖老年人的观察发现，血清中胎球蛋白 A 增加可降低心血管疾病发生率。这些研究结果说明，胎球蛋白 A 在血管性疾病的发生和发展中起保护作用。这可能是因为胎球蛋白 A 可与血液中多余的钙、磷等矿化离子形成直径 50~300nm 的胶体球，通过清道夫受体被单核-吞噬细胞系统识别并清除，从而抑制血管钙化。编码胎球蛋白 A 的基因位于人类 3 号染色（3q27）上，已有 30 多个位点被证实具有多态性，其中包括 rs4917 和 rs4918。已有研究表明，rs4917、rs4918 突变与胎球蛋白 A 血清浓度明显相关，野生纯合子人群胎球蛋白 A 浓度最高，突变杂合子浓度次之；而突变纯合子基因型人群中胎球蛋白 A 浓度最少。因此，rs4917 和 rs4918 位点突变可能通过改变胎球蛋白 A 浓度影响心脑血管疾病的易感性。

早期的动物实验研究已经表明，As 的形成及发病率升高与高胆固醇血症有关。在 As 的发展进程中，LDL 的氧化修饰可导致脂质过氧化（lipid peroxide，LPO）的发生，研究发现抗氧化剂——普罗布考显著性地缩小 WHHL 兔（其高胆固醇血症是由于单基因缺陷导致的 LDL 受体缺乏所引起）的 As 损害范围。其他的研究表明，ox-LDL 对细胞包括内皮细胞有损害作用，而内皮细胞能修饰由血浆转运至动脉壁的 LDL。ox-LDL 对单核细胞有趋化性，并能诱导巨噬细胞和内皮细胞合成 MCP-1。ox-LDL 在形成过程中还生成溶血磷脂酰胆碱，该产物是人类单核细胞的有效化学趋化剂。ox-LDL 依其氧化状态不同，能被巨噬细胞摄取，或被清道夫受体及其他受体摄取。免疫组化研究证明，ox-LDL 存在于人和高血脂动物的 As 病灶的巨噬细胞内。

四、免疫损伤

近年来，随着对 As 研究的深入，越来越多的实验证据显示出 As 的特征，As 慢性炎症的发生、发展有先天性和获得性免疫反应的参与。在 As 进展的各个时期，斑块处发现淋巴细胞浸润，淋巴细胞和巨噬细胞是重要的免疫细胞，参与获得性免疫应答。而巨噬细胞是参与 As 斑块形成的主要细胞之一。

许多研究表明，As 形成过程和某些免疫损伤有关。在发生移植排斥反应心脏的 As 病变周缘，含有大量的由单核细胞转变而来的巨噬细胞、T 淋巴细胞及大量的平滑肌细胞增生，就此证实了该论点。正如早期所知的，一般 As 病灶中也富有 T 淋巴细胞，但这与由单核细胞转变而成的巨噬细胞有关。同时，研究对人体 As 的脂质条纹期、中期和进展期病变也进行了研究观察。对发生移植排斥反应心脏的研究表明，As 病变中存在 HLA-DR$^+$ 的内皮细胞及高度表达的 HLA-DR。HLA-DR 是 MHC Ⅱ 类分子，含有 2 个分子量分别为 36kDa 和 27kDa 的亚基（α 亚基和 β 亚基）。HLA-DR 表达于 B 淋巴细胞、单核细胞、巨噬细胞、活化 T 淋巴细胞、活化 NK 淋巴细胞和人祖细胞。它也表达于胸腺上皮细胞、脾和淋巴结的 B 淋巴细胞依赖区及 B 淋巴细胞淋巴瘤。HLA-DR 与 CD1a 共同表达于表皮朗格汉斯细胞。在 As 病变的正常内皮或内皮基底膜，HLA-DR$^+$ 的内皮细胞相对稀少，而在这种 HLA-DR$^+$ 内皮细胞的外周有 CD4$^+$ 和 CD8$^+$ T 淋巴细胞环绕，以及大量的 HLA-DR$^+$ 的巨噬细胞。这些现象和一系列体外研究表明，内皮细胞和 CD4$^+$ T 细胞相互作用刺激 T 细胞增殖和分泌更多的 IL-2，导致持续的免疫反应。在人 As 斑块处 CD4$^+$ 和 CD8$^+$ 细胞均有不同发现，CD4$^+$ 数量上明显多于 CD8$^+$。As 斑块内的 T 细胞附近，发现有表达 MHC Ⅱ 的巨噬细胞和 DC，表明存在 T 细胞和抗原提呈细胞的免疫相互作用。

五、其　　他

（一）同型半胱氨酸相关基因

血浆同型半胱氨酸（homocysteine，Hcy）水平升高是脑大动脉粥样硬化性病变独立且强烈的危险因子，与高血压、高龄及 HDL 降低等危险因子并存时，发生脑大动脉粥样硬化性病变的风险性增加。对脑卒中及短暂性脑缺血发作（transient ischemic attack，TIA）患者的研究表明，Hcy 与大动脉粥样硬化呈线性相关。当伴有 ox-LDL 增高时，高 Hcy 是一个增加 As 的危险因素。但 Hcy 参与 As 的确切机制目前尚不清楚，同型半胱氨酸相关的基因是否通过调节 As 成为缺血性脑卒中的易感基因尚存在争议。其中研究较多的有亚甲基四氢叶酸还原酶（methylenetetrahydrofolate reductase，MTHFR）基因。

MTHFR 是体内 Hcy 代谢的关键酶。MTHFR 基因多态性与 Hcy 水平相关，人体内 Hcy 升高是由于部分 MTHFR 基因多肽位点错义突变导致 MTHFR 活性和稳定性下降，引起血浆 Hcy 代谢障碍。报道较多的突变点有两个：677C>T，其次是 1298A>C。对我国河南汉族人群缺血性脑血管病患者进行对照研究，缺血性脑血管病例组 MTHFR 基因 C677T 突变的 T 等位基因突变频率为 61.9%，病例组 C677T 多态基因型频率 CC、CT、TT 型分别为 16.6%、43.0%、40.4%，提出在河南汉族人群中 C677T 突变与缺血性脑血管病的发生显著相关，可能是预测缺血性脑血管病的危险因子。

（二）颈动脉内膜中层厚度相关基因

基于临床病例研究表明，在尚未检出 As 斑块之前，B 超检测已经发现内膜中层厚度（IMT）的改变。颈动脉内膜中层厚度（CIMT）是反映颈动脉粥样硬化早期改变的一个指标。Matthew 等对南亚人群、中国人、欧洲白种人的多种族高密度的与 IMT 相关性的研究表明，与 CIMT 间最强的联系存在于组蛋白脱乙酰酶 4（histone deacetylase 4，HDAC4）基因的 SNP（rs3791398）上，其他有较强关系的单核苷酸序列被观察到在促尿钠排泄的缩氨酸受体——鸟甘酸环化酶 A rs10082235 上。Kiechl 等学者提出常染色体 10q11.21 的 rs501120 多态性，TT 基因型个体与低 SDF-1α（能促使 $CXCR4^+$BM 细胞聚集参与缺血组织新生血管形成）水平有关，比起 C/T 或者 C/C 基因型 IMT 增厚更明显，5 年随访显示其发展至 As 的遗传易感性增加。

（三）缝隙连接蛋白 37 基因

缝隙连接蛋白（connexin，Cx）是构成细胞间缝隙连接通道基本结构和功能的一类膜蛋白，可非选择性通过小分子如 cAMP、Ca^{2+}、三磷酸肌醇（inositol 1，4，5-triphosphate，IP3）及核苷的磷酸化产物。Cx37 是其中之一，有研究显示，它通过下调血小板活性限制血栓形成。Cx37 基因部分的等位基因被证实与缺血性脑卒中相关，Leu 等通过 10 年随访提出 Cx37 基因 C1019T 等位基因 T 多态性明显影响 IMT，携带 1019TT 基因型的研究对象比携带 1019CT、1019CC 基因型的研究对象 CIMT 明显增加。随访对象中，80 人（占研究对象的 2.4%）发展至缺血性脑卒中，遂提出 C1019T 的 T 等位基因多态性是缺血性脑卒中的独立预测因子。

（彭小珊　易光辉）

第二节　非编码 RNA

近年来，随着功能基因组学的飞速发展，非编码转录产物的功能研究引起科学界极大的重视。全基因组测序结果显示,人类基因组中约有93%的DNA序列转录生成RNA,然而在这些转录的DNA序列中仅有2%的DNA序列最终编码生成蛋白质。其中不作为翻译蛋白模板的RNA分子即为非编码RNA(non-coding RNA,ncRNA)。在非编码RNA中,有小部分是组成性表达,称为管家ncRNA,这些RNA分子直接或间接参与编码基因的表达,是蛋白质生物合成必需的元素。大部分非编码RNA则是在一定条件下诱导表达,其功能为调节蛋白质编码基因的表达,因而也被称为调节性非编码RNA。调节性非编码RNA分子种类繁多,如微小RNA(micro-RNA,miRNA)、长链非编码RNA(long non-coding RNA,lncRNA)、内源性小干扰RNA(endogenous small interfering RNA,endo-siRNA)和piRNA等,这些调节性非编码RNA的共同作用使基因表达过程更加严谨有序。本节主要介绍miRNA和lncRNA这两种非编码RNA在动脉粥样硬化(As)中的调控作用及机制。

一、微 小 RNA

微小RNA是一类物种间保守的内源性表达的,长度约为22个核苷酸的非编码RNA。1993年首次在秀丽新小杆线虫中发现lin-4,2000年在线虫中发现let-7。到目前为止,在人类基因组中发现的miRNA有1500多个,广泛存在于线虫、果蝇、植物和包括人在内的真核生物中。编码miRNA的基因主要位于内含子中,也有部分存在于基因间DNA序列中,形成成熟的miRNA后发挥调控转录作用。

(一)miRNA的生物合成

miRNA主要定位于基因组的基因编码区或者基因内含子区域,在基因中可以单独存在,也可以以miRNA基因簇的形式存在。在细胞核中,miRNA基因通过RNA聚合酶Ⅱ(RNA polymerase Ⅱ,POL-Ⅱ)转录生成一个具有5′端的帽子、3′端polyA尾结构特征的长链RNA转录产物,即pri-miRNA(primary microRNA)。pri-miRNA经过两次酶的剪切才能产生成熟的miRNA;第一次剪切在细胞核内,pri-miRNA经内切核酸酶RNaseⅢ型蛋白*Dorsha*酶剪切产生一个大小为60~70个核苷酸的miRNA的前体分子(precursor miRNA,pre-miRNA)。随后,pre-miRNA在Ran-GTP依赖性核浆转运子exportin5的作用下,从核内转移至细胞质中进行第二次剪切。在细胞质中,pre-miRNA被*Dicer*酶剪切形成一个不完全配对的双链RNA,即成熟的miRNA及其二聚体。由于双链中成熟的miRNA链5′RNA末端的低稳定性,miRNA链易被核糖体识别并装配整合进入RNA诱导复合体(RNA-induced silencing complex,RISC)形成miRISC。此复合物通过miRNA特异性地识别特定的mRNA的3′非翻译区(untranslated region,UTR)并与之不完全互补配对结合,在转录后水平直接降解靶mRNA或抑制蛋白质翻译,起到基因沉默的作用。miRNA和目的基因相互作用的具体方式与两者配对程度有关。当miRNA与目的基因配对不完全时,miRNA就以抑制目的基因表达的方式发生作用;当miRNA与目的基因某段序列配对完全时,就可能引起目的基因在互补区断裂而导致基因沉默。

miRNA除来自非编码基因外,还有小部分miRNA是来自内含子RNA或由不再具有蛋白质编码能力的外显子加工而来。两者最主要的差异在于内含子miRNA需要先将

pre-miRNA 加工为单链核苷酸，最终才能形成成熟的 miRNA，但其具体机制有待于进一步研究。

（二）miRNA 的生物特征

（1）miRNA 表达具有严格的保守性和组织特异性。保守性表现在从低等的线虫到人类，miRNA 的种子序列具有高度保守性；组织特异性如 miR-171 仅在拟南芥的花序中表达，而在其他组织中不表达。

（2）miRNA 表达具有时序性。例如，miR-21 和 miR-28 在果蝇幼虫阶段前不表达，在其后发育过程中均表达。

（3）miRNA 广泛存在于真核生物中，其本身不具有开放阅读框架（open reading frame，ORF）。

（4）成熟的 miRNA 5'端有一磷酸基团，3'端为羟基，这一特点使它能与大多数寡聚核苷酸功能 RNA 的降解片段相区别。

（5）miRNA 定位于能潜在编码其前体发夹结构的蛋白质非编码区域。

以上特征提示，miRNA 可能参与深远复杂的基因表达调控，并保持基因表达过程井然有序。miRNA 作为分子生物学研究的热门领域，已经被证实广泛参与多种疾病的发生、发展及预后。近来，miRNA 与 As 发病机制的关系成为研究热点之一。

（三）miRNA 的作用机制

目前认为，miRNA 基因沉默机制为：成熟的 miRNA 与相应蛋白形成沉默复合体后，通过碱基互补配对原则与特定靶基因的 miRNA 的 3'UTR 结合，起到抑制 mRNA 翻译或直接降解其特定 mRNA 的作用。伴随着人们对 miRNA 研究的不断深入，近几年也发现 miRNA 的 3'UTR 外的作用靶位，如 5'UTR、启动子区，甚至是 mRNA 的编码区。miRNA 的作用靶点可以是多个，以确保 miRNA 的基因沉默功能的有效性。mRNA 的编码区受到 miRNA 调控的同时，蛋白质的翻译过程也受到 miRNA 的作用。miRNA 浓度在较低水平下，能够通过作用多个靶点，使其依然保持正常的生理功能。

以上机制都是基于 miRNA 转录后水平的调控，但近期有报道表明，miRNA 有可能在复制和转录水平参与调控。这一重大发现不仅丰富 miRNA 研究体系理论，也为进一步探索 miRNA 的作用机制开辟新的领域。

（四）miRNA 和动脉粥样硬化

miRNA 作为一类非编码的小分子 RNA，目前已证实在调节 As 病变进程相关的血管壁炎性反应、免疫细胞分化和胆固醇代谢等方面均发挥重要作用。下文以 miR-33、miR-27、miR-155 为例，阐述 miRNA 对 As 发生发展的调控作用。

1. miR-33 人类 miR-33 分为 2 个亚型：miR-33a 和 miR-33b，分别由 SREBP2 和 SREBP1 内含子编码，而小鼠体内仅有 miR-33a 这一种亚型。大量的文献表明，miR-33a 通过调节细胞内胆固醇含量来维持胆固醇的动态平衡。miR-33 与胆固醇的流出、三酰甘油合成、HDL-C 的生物合成、脂肪酸 β 氧化等密切相关。

(1) miR-33a 与胆固醇流出：ABCA1 是一种整合膜蛋白，促进磷脂和游离胆固醇流出至细胞膜表面贫脂的载脂蛋白 A-Ⅰ（ApoAⅠ），在胆固醇逆向转运（reverse cholesterol transport，RCT）过程中发挥重要作用。生物信息学结果显示，miR-33a 与 ABCA1 3′UTR 有 3 个高度保守结合位点。任何一个结合位点进行突变都能上调 ABCA1 表达，细胞内胆固醇流出增加，说明 miR-33a 可沉默 ABCA1 表达。细胞内 miR-33a 能够靶向结合 ABCA1，降低 ABCA1 的表达，抑制胆固醇流出，导致胆固醇在细胞内的聚集；而用反义寡核苷酸干扰 miR-33a 后则会出现相反的结果。

另一方面，C 型 1 类尼曼–皮克蛋白（Niemann-Pick C1protein，NPC1）也能作为 miR-33a 的靶标基因。NPC1 是晚期胞内体/溶酶体中一个含有固醇感受区域的跨膜糖蛋白，研究表明，NPC1 也能促进胆固醇流出，与 ABCA1 的功能协调。NPC1 作为 miR-33a 的靶基因，当细胞内胆固醇低于基线水平时，miR-33a 抑制 NPC1 表达。NPC1 的水平降低促使内质网内固醇减少，并且释放 SREBP-2，促进内源性胆固醇合成和胞外摄取；另一方面抑制 LXR 天然配体 27-羟化胆甾醇的生成，胆固醇流出减少，维持细胞内胆固醇的动态平衡。

同时，miR-33a 对胆固醇的合成也有调控作用。羟甲基戊二酰辅酶 A 还原酶（HMG-CoA reductase，HMGCR）是胆固醇合成途径的限速酶，它的活性在多个水平受其合成的小分子代谢物的调控。生物信息学显示 HMGCR 与 miR-33a 也存在结合位点。有研究表明，miR-33a 与 HMGCR 表达水平呈正相关，miR-33a 可能激活 HMGCR，其具体机制有待进一步探讨。

(2) miR-33 与三酰甘油合成：高三酰甘油血症是 As 的独立危险因素，三酰甘油水平对 As 的发生和发展有极其关键的作用。研究表明，miR-33 可调控三酰甘油合成作用，其主要机制是沉默磷酸腺苷激活的蛋白激酶（AMP-activated protein kinase，AMPK）的表达。AMPK 即 AMP 依赖的蛋白激酶，是生物能量代谢调节的关键分子，能够促进脂肪酸 β-氧化和酮体的生成。同时，AMPK 能够抑制 SREBP-1c 的表达，抑制脂肪酸和三酰甘油的合成。提示 miR-33 可能通过 AMPK 促进脂肪酸和三酰甘油的合成，以及抑制脂肪酸 β-氧化和酮的生成。然而生物信息学显示，AMPK 的 3′UTR 与 miR-33 并无靶向结合基础，推测 miR-33 可能靶向沉默受体相互作用蛋白 140（receptor-interacting protein 140，RIP140）。RIP140 是一种转录抑制因子，可以通过与多种核受体结合负向调节靶基因的转录。在沉默 RIP140 后，三酰甘油合成、三羧酸循环、脂肪酸氧化等代谢过程失调，进一步说明 miR-33 可能通过 RIP140 影响多种代谢途径相关基因的表达，进而调控相关代谢过程的发生发展。

(3) miR-33 与高密度脂蛋白胆固醇（HDL-C）的生物合成：HDL-C 是指高密度脂蛋白分子所携的胆固醇，是逆向转运的内源性胆固醇酯，将其运入肝脏，再清除出血液。HDL-C 可减少患冠心病的危险。因此，如何升高 HDL-C 已成为研究热点。通过 Framingham 心脏研究表明，循环中的 HDL-C 每增加 1%，患冠心病危险可能减少 2%。miR-33 对血浆 HDL-C 水平的调控具有重要意义，miR-33 能够影响 ABCA1 的表达，ABCA1 除参与细胞内胆固醇的流出，还参与肝脏 HDL-C 的形成。研究发现，miR-33 通过抑制 ABCA1 的表达，降低血浆 HDL 水平；拮抗内源性 miR-33 后，血浆 HDL 水平明显升高，减轻 As 的发生和发展。

miR-33 除可调节胆固醇的平衡和 HDL-C 的生物合成外，还可直接影响脂肪酸氧化相关蛋白的表达。miR-33 减少参与脂肪酸氧化基因的表达，如通过调控 SIRT6 表达量来影响 SRDBP 的靶基因，进而影响脂肪酸的氧化效率。

miR-33 通过影响细胞脂质代谢，在 As 的发生和发展中起到重要作用。基于这一点，研究者可通过抑制 miR-33 的表达，促进胆固醇 RCT 效率和增加循环 HDL-C 水平，以抗 miR-33 作为治疗靶点，开启新型治疗 As 和心血管疾病的有效方式。

2. miR-27 是首次在人类宫颈癌 HeLa 细胞中克隆得到的一种 miRNA，可分为 miR-27a 和 miR-27b，根据 miRNA 数据库，miR-27a 属于基因间 miRNA，定位于 19p13.3；miR-27b 属于内含子型 miRNA，定位于 9q22.32。两者都高度保守且只有一个碱基序列不同，共有的靶基因很多，因此，两种亚型功能相似但又不完全相同。研究发现，miR-27a/b 能够影响糖脂代谢、脂肪细胞分化、血管生成、脂质代谢和斑块形成等；miR-27a/b 高表达于肝细胞、脂肪细胞、内皮细胞、巨噬细胞等多种细胞和血管丰富的组织（如主动脉），增加患 As 的风险，是参与调控 As 的主要危险因素；同时，miR-27a/b 还可作为闭塞性动脉硬化的临床标志物。深入探讨 miR-27 在 As 中的作用和病理生理机制，对于 As 的诊断、治疗和防治具有重要意义。

（1）miR-27 与血管生成：血管生成是指在生理或病理状态下，毛细血管或毛细血管后静脉通过出芽增殖方式形成新的血管。病理状态下，如肿瘤组织中的血管生成会加速肿瘤的生长与扩散。研究表明，血管生成能加速动脉粥样斑块的形成。miRNA-27a/b 在高血管化的组织或细胞中存在高表达，如肺、心脏、内皮细胞。在 Drosha 和 Dicer siRNA 的作用下，miR-27b 水平明显降低。有趣的是，额外沉默 Dicer 的表达能够减少体内血管生成，然而 Drosha 缺失并没有产生类似的效果。因此，Dicer 敲除在体内外血管新生过程存在更加深远的作用。计算机预测的结果表明，miRNA-27b 可能调节内皮血管生成抑制剂-血小板反应蛋白-1（TSP-1）的表达。有意思的是，在动物的 As 斑块中，TSP-1 表达增加。而在敲除载脂蛋白 E（Apo E）小鼠模型中，TSP-1 的缺失促进 As 斑块的形成。抑制 Drosha 和 Dicer 水平能够增加 TSP-1 表达。另外，假设 TSP-1 是血管生成抑制剂，在 Drosha 和 Dicer 下调后，TSP-1 可能损伤血管生成。重要的是，在预期的靶点基因中，在 TSP-1 mRNA 的 3'UTR 中都含有大量的 miRNA-27a/b 结合位点，表明 miR-27 能够通过减少 TSP-1 基因表达的 mRNA 和蛋白水平，从而促进 As 的发生和发展。

血管内皮生长因子（VEGF）是血管生成中最关键的因子。它主要在内皮细胞、血管平滑肌细胞，以及 As 斑块微环境中的巨噬细胞中表达。研究表明，在 Apo $E^{-/-}$ 小鼠中，VEGF 与 mRNA 的抑制作用密切相关。miR-27 缺失能够干扰 MAPK、VEGFR2 信号通路，进而抑制 As 发生。沉默内皮细胞中的 miR-27 能够损害基底膜基质的血管形成，抑制脉管细胞出芽生成，提示 miR-27 在血管生成中有重要作用。这些研究都表明 miR-27 通过调控血管新生过程，在血管的发育及损伤修复中发挥重要作用。

（2）miR-27 和脂肪细胞分化：外周脂肪组织的功能紊乱直接引起邻近动脉的炎症反应，这就说明外周脂肪组织能够参与 As 的发生、动脉硬化血栓形成、As 斑块破裂。miR-27 可作为脂肪细胞生成的负调控因子，在脂肪形成之前，通过转染 miR-27 前体过表达 miR-27 抑制脂肪细胞分化。从机制上看，miR-27 抑制 PPARγ 和 C/EBP 的产生，PPARγ 和 C/EBP 参与脂肪主要成分的生成。另外，在 3T3-L1 前体脂肪细胞中，miR-27 过表达抑制 PPARγ 表达及脂肪细胞分化。PPARγ 的 3'UTR 可能包含 miR-27 的结合位点，特异的结合 miR-27a。该家族中其他成员如 miR-27b，在脂肪细胞分化过程中也是减少的。

miR-27b 通过结合 PPARy 的 3′UTR，以降低脂肪细胞中的 PPARy 蛋白水平。有趣的是，成熟的脂肪组织中的基质血管成分 miR-27a 表达更为丰富，表明 miR-27a 在促进通过血管周围脂肪组织肥大引起的 As 过程中有重要作用。miR-27 家族可作为抑制脂肪蓄积和细胞扩散的抗脂肪生成作用靶点。基于此，miR-27 分子模拟物极有可能被用于调控前脂肪细胞的扩散和分化。

（3）miR-27 和胆固醇流出：生物学信息显示 ABCA1 是 miR-27a/b 的靶基因。ABCA1 对增加细胞内的胆固醇流出、对减少细胞内的胆固醇蓄积具有重要意义。ABCA1 以 ATP 为能源将细胞内游离胆固醇和磷脂转运到细胞膜表面的 ApoAⅠ，能显著减少细胞内的胆固醇蓄积。miR-27a/b 通过调控 ABCA1，进而调控其受体 ApoAⅠ介导的胆固醇流出。此外，miR-27a/b 还调控 HDL 介导的胆固醇流出，HDL 是 ABCG1 和 SR-BI 介导细胞内胆固醇流出至细胞外的重要接受体，提示 miR-27a/b 抑制 ABCG1 和 SR-BI 的表达，但生物信息学显示，ABCG1 和 SR-BI 并不是 miR-27 的靶基因，提示 miR-27 可能通过其他信号通路如 PPARa、PPARr 和 RXRa 影响 ABCG1 和 SR-BI 表达，但其具体机制仍需进行深入研究。

（4）miR-27 和 As 斑块形成：在 As 发生发展过程中，miR-27 可能参与 As 斑块的形成过程。研究表明，miR-27 能够影响 MMP 蛋白家族的表达，而后者在维持血管结构和功能的完整性上发挥重要作用。例如，MMP-13 的缺失能加速 As 斑块中胶原纤维的沉积，进而导致胶原纤维的排列紊乱，促进斑块形成。由此可以推断，miR-27 可能是通过调控 MMP-13 表达直接导致 As 斑块形成的。

3. miR-155 是位于人类 21 号染色体 BIC 基因的第三个外显子上的一种 miRNA，此基因不含开放阅读框，参与细胞的分化、增殖、凋亡，以及多种生物组织的发育调节过程。成熟的 miR-155 表达于 T 细胞、B 细胞、内皮细胞等多种细胞。在炎症因子的刺激诱导下，miR-155 能在单核细胞和巨噬细胞上高表达，且 miR-155 可通过调节不同靶基因抑制巨噬细胞炎症反应及脂质摄取，而 As 被认为是一种与脂质代谢有关的炎症性疾病。因此，miR-155 的表达水平与 As 病变密切相关。

MAPK 炎症信号通路是至今为止研究最广泛最公认的炎症信号通路，主要是通过调控大量的前炎症因子的分泌来影响 As 的炎症病理过程。研究发现，miR-155 能调控 MAPKs 信号通路中的两个信号分子，即 P38 和 JNK 的表达，从而引起下游级联放大效应，进而影响到炎症病理过程。MAP3K10 是 MAPK 信号通路中的一个激酶，通过调节 INK 信号通路，改变下游大量蛋白磷酸化。而生物信息学结果显示，miR-155 作用于 MAP3K10 的 3′UTR 段从而抑制其表达。大量研究结果表明，miR-155 的表达能明显减少 As 模型小鼠模型体内不同部位的炎症因子分泌，减轻炎症反应，并在一定程度上减少巨噬细胞的聚集作用，拮抗 As。有趣的是，miR-155 在 As 模型小鼠和在炎症应激环境下的冠心病患者中均明显升高，而升高的 miR-155 在体内外又对炎症反应起抑制作用，其机制在于 miR-155 作用于其靶基因 MAP3K10 调控 MAPK 炎症信号通路，影响其下游基因的表达。因而 miR-155 在 As 中起到负调控作用，这也许是机体保护免疫平衡的负反馈机制，miR-155 有望成为 As 炎症病理机制的新靶点分子。

二、长链非编码 RNA

长链非编码 RNA（lncRNA）是长度大于 200 个核苷酸的非编码 RNA，结构上类似 mRNA，但在序列上不存在开放阅读框。目前研究表明，lncRNA 主要是从表观遗传学、转录水平及转录后水平等多个层次调控基因的表达，参与机体的生长发育、细胞凋亡、增殖、分化等过程，并与许多疾病的发生有密切关系。相对于蛋白编码序列及 miRNA，lncRNA 的研究还在起步阶段，尤其是在 As 发生发展方面还有待进一步阐明。

（一）lncRNA 的生物学特点

lncRNA 种类异常丰富，其数量已超过蛋白编码基因。许多已知的 lncRNAs 由 RNA pol Ⅱ 转录并经可变剪切形成，通常被多聚腺苷酸化，但某些 lncRNA 如反义 asOct4、BC200 等例外，这些 lncRNA 具有功能却并没有被多聚腺苷酸化。lncRNA 广泛存在于基因间、内含子及蛋白质编码基因的反义链中，其基因的转录水平明显低于蛋白质编码基因；有些 lncRNA 与蛋白质编码基因或非编码基因相重叠；有些 lncRNA 仅在特定的组织中被优先转录。根据其所处的位置分为 6 类：正义、反义、基因内、双向、基因间 lncRNA 和环状 RNA。lncRNA 存在于细胞核或细胞质中，多层面调控基因表达水平，可作为 miRNA 的前体。但与 miRNA 相比，lncRNA 序列更长，信息含量更为丰富，空间结构更为复杂，多机制地调节基因表达；lncRNA 作用范围也更加广泛，在染色质水平、表达水平和翻译水平均可发挥调控作用。lncRNA 的两端存在核仁小 RNA（small nucleolar RNA，snoRNA），其作用旨在引导核糖体 RNA（rRNA）或其他 RNA 的化学修饰（如甲基化）作用。RNA 聚合酶 Ⅱ、Ⅳ 和 Ⅴ 均可分别独立介导 lncRNA 生成，对这些酶活性的调控均可调节 lncRNA 的表达活性，进而调节细胞的生命活动。

lncRNA 具有两大特性：①其编码重复序列较少，一旦终止转录，lncRNA 会迅速发生降解。②lncRNA 结合位点较为单一。lncRNA 只存在一个内含子，转录活性较弱，并且在进化上保守性较差。

（二）lncRNA 的功能

lncRNA 是具有功能的转录本，而不是所谓的"转录噪声"。其功能并不单单取决于其分子大小、有无 poly（A）尾巴、剪切、转录方向甚至链特异性，lnRNA 在基因组中与靶基因的相对位置等结构信息也是影响其功能的一个不可忽视的重要因素。

lncRNA 按照功能机制的不同可分为：

（1）信号分子：通过 lncRNA 连接转录因子定位于靶标，调节基因的时空转录。
（2）引导分子：通过顺式和反式作用引导染色质修饰酶定位于相应位点。
（3）骨架分子：lncRNA 诱导多个蛋白质组成核糖核蛋白复合体影响组蛋白的修饰。
（4）诱饵分子：置换转录因子及其他转录复合物使其与染色质分离，从而介导周围的基因沉默。

lncRNA 可通过表观遗传修饰改变染色体构象，如 Xist、Air 和 Kcn1pt1 等。它们通过顺式作用沉默位于染色体内的多个基因，也包括空间上相距很远的基因。Xist 的染色体失活作用，Air 通过顺式作用覆盖在父源 Slc22a3 基因上，以及 Kcn1pt1 的 RNA 原位杂交信号与 DNA 原位杂交信号，这些都表明 lncRNA 与染色质有相互作用，其中被沉默的基因与 lncRNA 信号的作用关系密切。总之，lncRNA 的调控机制较为丰富，既能直接与染色质结合并募集作用因子发挥作用，又可通过募集染色质修饰抑制因子参与等位基因的特异性沉默，还能通过组蛋白修饰达到基因沉默的目的。

另外，lncRNA 参与基因印迹、细胞周期调控、染色体重塑、剪接调控、mRNA 降解等多种细胞生理过程。

（三）lncRNA 和 As

lncRNA 是参与心血管疾病发生、发展的重要调控因子，与冠心病密切相关。下面以 lncRNA ANRIL（antisense noncoding RNA in the INK4 locus）和 lincRNA-21 及 lncRNA AK054758 为例，探讨 lncRNA 对 As 的影响。

1. lncRNA ANRIL lncRNA ANRIL 是 INK4 基因座上的位于染色体 9p21 区域的一种 lncRNA，来自于 INK/ARF 位点，并且在 ANRIL 的 3'端存在 8 个核苷酸多态性（SNP）位点。ANRIL 是肿瘤抑制因子 SDKN2B（编码 p15 蛋白）的反义链。ANRIL 通过 RNA 聚合酶 Ⅱ 转录处理成多个转录本表型。ANRIL 转录本能在平滑肌细胞、免疫细胞、内皮细胞等多种细胞中检测到，并发现它在外周血单核细胞及 As 斑块中高表达，表明其转录调节作用与 As 病变显著相关。

研究表明，ANRIL 的表达增加与 As 的严重程度呈明显正相关。ANRIL 染色体区域的一个 SNP 位点突变（rs10757278）能够减少 STAT1 与增强子的结合，能够降低 ANRIL 的表达量。STAT1 为 γ-干扰素信号通路上的重要分子，调节内皮细胞功能，在 As 的发生发展中发挥作用。另一方面，ANRIL 可作为 PCG 复合物的骨架与 PRC1、PRC2 相连接，并且通过表观顺氏作用抑制 $p16^{INK4a}/p15^{INK4b}$ 的表达，发挥"脚手架"样功能。这就能够阻止血管平滑肌细胞由 G_1 期进入 S 期，进而抑制 As 的发生发展。故推测 ANRIL 或许可成为 As 一种新的诊断标志物。

2. lncRNA-p21 是由美国科学家 2010 年通过 p53 基因敲除细胞模型 lncRNA 高通量筛选，首次克隆出的一种与 p53 表达关系最为密切的 lncRNA。可见，lncRNA-p21 可通过介导 p53 活性发挥作用。p53 是调节细胞多种生物学行为的关键分子，在修复损伤的 DNA、细胞凋亡、增殖等调控等方面发挥重要作用，被冠以"基因卫士"称号。作为一个重要的转录因子，p53 可通过对多种下游靶基因的调控从而实现对细胞增殖、凋亡等生物学行为的调节。在小鼠体内敲除 lncRNA-p21 可直接与 MDM2 蛋白物理结合，并由此抑制 p53 与 MDM2 的结合，增加 p53 与 p300 的结合，从而增强 p53 的乙酰化水平，反馈性提高 p53 的转录活性。lncRNA-P21 的 1-778nt 区域可直接结合于核内不均一核糖核蛋白（heterogeousnuclear ribonucleoprotein, hnRNP）成员 hnRNP-K，进而作为 p53 的辅助因子调控下游基因的转录。同时，lncRNA-p21 通过调节 p53 的乙酰化水平实现对 p53 转录活性的调控。lncRNA-p21 可在外源性 p53 过表达和内源性 p53 激活介导的细胞增殖凋亡调控中发挥作用。而 As 发生和发展与巨噬细胞的功能改变及血管平滑肌细胞的增殖密切相关，从某种程度上是一种增殖性疾病。p53 的失活可显著加速 As 发生和发展。lncRNA-p21 通过影响 p53

的转录活性，对 As 的发生和发展起一定抑制作用。

lncRNA-p21 亦可与 HuR 蛋白直接结合，同时可与下游靶基因的 mRNA 结合以调控转录。lncRNA-21 通过与这些 RNA-蛋白质及 RNA-RNA 的相互作用，间接调节下游相关基因的表达，进而对细胞增殖、凋亡等生理学过程的调控。在细胞水平沉默 lncRNA-p21 表达可诱导动脉平滑肌细胞的增殖并抑制其凋亡。在体内实验中，lncRNA-p21 表达则可强烈刺激损伤动脉血管的内膜新生。可见，lncRNA-21 可从多个方面影响 As 的发生和发展。

3. lncRNA AK054758 生物信息学分析显示，lncRNA AK054758 位于 OSM 基因的上游，可能影响下游 OSM 的表达。OSM 受体广泛分布于多种肿瘤细胞、内皮细胞和上皮细胞，主要由巨噬细胞分泌，且已被证明参与心血管疾病的病理生理过程，尤其是参与 As 进程。一方面，OSM 促使内皮细胞产生单核细胞趋化蛋白-1（MCP-1），可趋化单核细胞；另一方面，OSM 促进血管平滑肌细胞分泌 IL-6、COX-2、MMP-9、MMP-2、PAI-1，进一步促使平滑肌细胞增殖。说明 OSM 可能会参与 As 病变的进展、基质的重塑和钙化。

lncRNA 的一个主要作用机制是调控其临近蛋白因子的表达。lncRNA AK054758 与 OSM 基因序列互补，lncRNA AK054758 位于 OSM 基因的 5'端。OSM 作为 lncRNA AK054758 的靶基因，lncRNA AK054758 能够下调 OSM 因子的表达。lncRNA AK054758 不仅参与炎症反应，还能调控炎症反应。lncRNA AK054758 能够降低 IL-6 和 MCP-1 等炎症因子的表达，影响 As 炎症反应，进而起到抗 As 的作用。

三、非编码 RNA 与 As

近年来，非编码 RNA 的研究使我们对基因表达的定义有了全新的认识，并且逐渐丰富分子生物学和遗传学的经典理论"中心法则"。随着人类基因组中越来越多的非编码 RNA 被发现和鉴定，生物大分子的数目得以扩充，使我们有机会重新审视生命活动特征规律，为相应疾病的预防与治疗提供新的研究方向。其中，miRNA 和 lncRNA 及其他非编码 RNA 在 As 中的作用及其机制受到越来越多的重视。它们通过多靶点、多机制调节基因表达的各个方面，直接或间接参与 As 病变的发生发展过程。非编码 RNA 通过调节多个靶基因，影响 As 相关因子的表达，调控细胞内多种信号通路的转导，参与胆固醇流出、三酰甘油合成、炎症反应等多种与 As 发生发展的相关过程。由此可见，非编码 RNA 的调控在 As 的发生和发展中起到至关重要的作用。

不可否认，目前非编码 RNA 在心血管领域的研究还处于起步阶段，非编码 RNA 的调控作用还存在较多亟待解决的问题，如现有的研究基础大多仅限于非编码 RNA 对 mRNA 的靶向调控作用，而对其自身表达调控及非编码 RNA 之间相互作用研究等较少；现有的研究非编码 RNA 功能的技术手段较为有限，非编码 RNA 的鉴定和扩增不能达到预期的效果，以至于非编码 RNA 的成药性和给药方式尚需进一步实验研究；并且，以非编码 RNA 作为 As 的治疗靶点仍存在靶向性不准和组织特异性不强等问题。总之，非编码 RNA 在 As 发病机制中作用的深入研究，有助于为心血管疾病的诊断、治疗、判断预后提供新的研究思路。客观地说，目前我们对非编码 RNA 调控 As 机制的认识有限，其与 As 其他调控机制的相互作用关系有待进一步阐明。但我们相信，随着对非编码 RNA

认识的逐渐深入与技术手段的日益完善，必将对抗 As 的认识有进一步了解。在此基础上，将会有越来越多针对非编码 RNA 的抗 As 药物逐步被开发与利用，它必将对人类健康事业及生命科学研究产生深远的影响。

（吕运成）

第三节 DNA 甲基化

一、DNA 甲基化修饰

DNA 甲基化修饰包括甲基化和去甲基化修饰，是最早发现的表观遗传学修饰方式，是动态可逆的生物学过程。DNA 甲基化修饰影响染色质结构、DNA 的构象、DNA 的稳定性及 DNA 与蛋白质相互作用方式，调节相关基因表达。通常而言，DNA 甲基化抑制基因转录活性，去甲基化则诱导基因活化和表达。

1. DNA 甲基化　DNA 甲基化是在 DNA 甲基转移酶（DNA methyltransferase，DNMT）的作用下，以 S 腺苷甲硫氨酸（S-adenosyl methionine，SAM）为甲基供体，将甲基转移到特定碱基上的生物学过程。研究表明，DNA 甲基化可以发生在腺嘌呤 N-6、鸟嘌呤 N-7、胞嘧啶 C-5 等位点。在哺乳动物中，DNA 甲基化主要发生在 5′侧翼区 CpG 岛（CpG/GpC >0.6 且 GC 含量>60%的核苷酸序列）胞嘧啶 C5 位点上。在 DNA 甲基化过程中，DNMT 识别并结合 DNA，引起 DNA 构象改变，从而将靶核苷酸暴露于双螺旋之外，将 SAM 的甲基转移至胞嘧啶 C5，形成 5-甲基胞嘧啶。DNA 甲基化导致 DNA 构象改变，从而影响蛋白质与 DNA 相互作用，当甲基化水平达到一定程度时，DNA 将从 B 型向 Z 型转变。由于 Z-DNA 结构致密，螺旋加深，因而许多蛋白质因子作用的序列隐藏于 DNA 大沟而不利于转录起始，导致基因失活。另外，序列特异性甲基化结合蛋白（methyl-CpG- binding domain/Methyl-CpG Binding Protein，MBD/MeCP）可与启动子区的甲基化 CpG 岛结合，阻止转录因子与启动子作用，从而阻碍基因转录过程，抑制基因活性。

真核生物中 3 类 DNMTs 介导 DNA 甲基化过程，分别为 DNMT1、DNMT2、DNMT3a 和 DNMT3b。其中 DNMT1 是从真核生物克隆出来的第一个 DNA 甲基转移酶，定位于人染色体 19p13.2，分子量为 183 kDa。DNMT1 包含 3 个结构域，即 C 端催化结构域、N 端蛋白识别靶区域、其他未知区域；C 端催化结构域可与 SAM 相结合，N 端蛋白识别靶区域可与锌离子、复制叉作用位点等多个结合位点。DNMT1 可以将 DNA 甲基化信息传递给子代细胞，起到维持甲基转移酶的作用。DNMT2 位于人染色体的 10p15.1，虽然与其他的 DNMTs 结构高度相似，但只有微弱的甲基转移酶活性。DNMT3 包括 DNMT3a 和 DNMT3b 2 种，DNMT3a 位于人染色体的 2p23.3，DNMT3b 位于人染色体 20q11.2，都含有 PWWP（proline tryptophan tryptophan proline）结构域、半胱氨酸富集的锌结合区域及 C 端的催化活性区域。DNMT3a 和 DNMT3b 为从头甲基转移酶，对去甲基化的 CpG 位点重新甲基化，即参与 DNA 的从头甲基化。DNMT3L 为 DNMTs 相关蛋白，本身不具有 DNA 甲基化的功能，通过与 DNMT3a 和 DNMT3b 的 C 端结合，上调 DNMT3a 和 DNMT3b 的活性，正向调节 DNMT3a 和 DNMT3b 的从头甲基化能力。

研究表明，DNMTs 通过以下机制识别并结合于 DNA 甲基化位点：①DNMTs 通过某些特异区域直接识别并结合；②DNMTs 通过作用于转录抑制因子或其他因子从而间接识别并结合；③通过 RNAi 系统介导从头甲基化。

2. DNA 去甲基化   DNA 去甲基化有两种途径。①被动途径：细胞可通过抑制 DNMT1 表达或催化活性以阻断 DNA 甲基化，从而在细胞分裂过程中稀释/降低基因组中甲基化胞嘧啶的密度，实现被动去甲基化。该机制是小鼠胚胎发育过程中原生殖细胞去除基因组亲本 DNA 甲基化的关键机制。②主动途径（也称之为不依赖于 DNA 复制的去甲基化）：通过去甲基化酶作用，移除甲基基团。DNA 羟甲基化酶 TET（ten-eleven translocation）蛋白家族在亚铁离子（Fe^{2+}）与 α-酮戊二酸（α-Ketoglutaric acid，α-KG）存在的条件下可以把 5-甲基胞嘧啶（5mC）氧化为 5-羟甲基胞嘧啶（5-hydroxymethylcytosine，5hmC），然后进一步转变为 5-甲酰胞嘧啶（5-formylcytosine，5fC）和 5-羧基胞嘧啶（5-carboxylcytosine，5caC），继而激活核苷酸切除途径，介导 DNA 的主动去甲基化过程。

TET 家族包括 3 个成员，分别为 TET1、TET2 及 TET3。TET 蛋白 C 端含有一个催化结构域，该结构域由富含半胱氨酸的结构域（cysteine-rich domain，CD）与结合 α-KG 和 Fe^{2+} 的双链 β 螺旋结构（double-stranded b-helix，DSBH）构成。TET1 还包括 3 个核定位信号（nuclear localization signals，NLS），而 TET2 和 TET3 都无 NLS 区。此外，TET1 还含有一个保守的 CXXC 结构域，该 CXXC 结构域能够与非甲基化的 CpG DNA 结合从而调节 DNA 甲基化。

近来研究表明，过表达 TET2 促进血管平滑肌细胞由合成型向收缩型转变，抑制 TET2 的表达或者降低细胞内 5hmC 含量则诱导血管平滑肌细胞从收缩型向合成型转变，并上调小鼠对血管损伤的反应性，这表明 TET2/5hmC 途径在血管平滑肌细胞表型转变及动脉粥样硬化发生和发展过程中起重要作用。

二、DNA 甲基化异常与动脉粥样硬化

早在 1999 年，Newman 等认为，DNA 甲基化异常与 As 发生和发展密切相关。Newman 等发现同型半胱氨酸抑制 SAM 合成，导致血管基因组处于低甲基化，从而导致基因表达异常，诱导/驱动 As 发生和发展。与此结果相一致的是，亚甲基四氢叶酸还原酶基因（编码生成 SAM 的一个特异性的酶）敲除导致血管基因组低甲基化，并且该模型表现出 As 早期病变样的血管壁脂质蓄积。进一步的研究表明，在 As 的发生和发展过程中，基因组 DNA 甲基化水平发生明显改变，并且早于 As 病理形态改变。但值得注意的是，早期的研究认为，As 形成过程中斑块和外周血单核细胞的整体基因组处于低甲基化状态；但近年的研究却陆续发现，冠心病患者病变组织和外周血细胞的整体基因组处于高甲基化状态。有学者认为在斑块组织中，血管内皮细胞及巨噬细胞表现为 DNA 高甲基化，而平滑肌细胞表现为 DNA 的低甲基化，因此 As 斑块中 DNA 整体甲基化情况与其病变的发展阶段及其细胞组成相关，但总体表现为 DNA 甲基化异常。

三、动脉粥样硬化危险因素与 DAN 甲基化

(一)剪切应力与 DNA 甲基化修饰

研究表明,As 病变好发于剪切应力异常区域,表现为 As 发生部位的局灶性。血管内皮细胞直接与血液接触,血管内皮细胞功能障碍是 As 发生和发展的始动环节。近来研究表明,剪切应力通过调节血管内皮细胞 DNA 甲基化修饰从而影响血管内皮形态、结构、功能。基因转录组学分析表明,在紊流剪切应力条件下 DNMT1 转录水平明显增加。后续研究进一步证实 DNMT1 在紊流剪切应力下表达水平,并且发生明显的核转位,从而上调小鼠冠状动脉血管内皮细胞 DNA 整体甲基化水平明显增加。DNMTs 抑制剂 5-Aza 及 DNMT1 siRNA 明显抑制低剪切应力诱导的单核细胞与血管内皮细胞的黏附。

转录因子 Krüppel 样因子 4(Krüppel-like factor 4,KLF4)含有 3 个锌指结构,参与不同的细胞信号网络,调控靶基因的转录活化或抑制,与细胞的增殖分化以及多能干细胞的生成密切相关,具有癌基因和抑癌基因、促炎和抗炎等双重调节功能。内皮一氧化氮合酶 3(endothelial NO synthase 3,NOS3),单核细胞趋化蛋白-1(MCP-1)及血栓素(thrombomodulin,THBD)为 KLF4 的下游靶向基因。Jiang 等发现当血管内皮细胞暴露于紊流剪切应力环境下 24h,DNMT3a 表达上调并且被招募到 KLF4 启动子,导致 KLF4 启动子高甲基化。染色体免疫共沉淀(chromatin immunoprecipitation,Chip)实验表明,紊流剪切应力环境下,结合到 KLF4 启动子区域的 DNMT3a 是层流剪切应力环境下的 11 倍。DNMTs 抑制剂 5-Aza 及 RG108 明显抑制紊流剪切应力诱导的 KLF4 启动子甲基化。

笔者的研究表明,DNA 去甲基化酶 TET2 在 As 病变中表达下调,并且其表达水平与病变程度呈负相关;低剪切应力(5dyne/cm^2)通过下调 TET2 的表达,从而上调血管内皮细胞内皮素 1(ET-1)的表达并抑制内皮型一氧化氮合酶(eNOS)的表达,诱导血管内皮细胞功能障碍,过表达 TET2 逆转该生物学过程;这些结果表明 TET2 介导的 DNA 去甲基化修饰在剪切应力诱导的血管内皮细胞功能调节及 As 的发生、发展过程中可能起非常重要的作用。

(二)高同型半胱氨酸与 DNA 甲基化

高同型半胱氨酸血症(hyperhomocysteinemia,HHcy)为 As 的独立危险因素之一。HHcy 的 Apo E$^{-/-}$小鼠 As 斑块基因组低甲基化,提示 HHcy 与 As 斑块内基因组的低甲基化密切相关。研究表明 HHcy 上调 S-腺苷同型半胱氨酸(S-adenosylho-mocysteine,SAH)水平。DNMTs 对 SAH 亲和力比 SAM 高,导致 SAH 竞争性地结合 DNMT 活性中心,抑制 DNMT 的活性,从而影响基因组及特定基因的甲基化水平。对正常饮食及蛋氨酸饮食诱导的 HHcy Wistar 大鼠研究发现,HHcy 组大鼠主动脉内皮细胞部分脱落、内弹力膜排列紊乱并断裂、血管平滑肌细胞排列紊乱,主动脉 Bcl-2 基因启动子区 CpG 岛甲基化水平明显降低,mRNA 表达量增加。

血小板衍生生长因子(PDGF)A、C、D 通过自分泌或旁分泌的方式与 PDGF 受体特异性结合促进单核细胞、血管平滑肌细胞增殖与迁移,上调低密度脂蛋白受体(LDLR)表达,促进血管平滑肌细胞胆固醇合成、细胞外基质沉积;同时促进巨噬细胞、血管平滑肌

细胞向泡沫细胞转变，从而诱导、促进 As 的发生和发展。研究发现，HHcy 抑制 DNMT-1 的表达及活性，从而降低血管内皮细胞 PDGF 基因启动子的甲基化水平，促进转录因子 SP-1 与 PDGF 基因启动子的结合有关，从而上调 DPGF-A、C、D 的表达。

碱性成纤维细胞生长因子（FGF2）在细胞分裂过程中与抑制凋亡密切相关。同型半胱氨酸诱导 FGF2 启动子的甲基化修饰，呈时间和剂量依赖性上调 FGF2 启动子甲基化水平，抑制内皮细胞 FGF2 表达；甲基化抑制剂可抑制同型半胱氨酸对 FGF2 启动子的甲基化，减弱同型半胱氨酸对 FGF2 表达的抑制作用。这些结果表明，同型半胱氨酸通过上调 FGF2 基因甲基化，降低 FGF2 表达，从而损伤血管内皮细胞。

此外，研究表明 HHcy 诱导 ER-α、ACAT1、ABCA1 等基因启动子异常高甲基化，从而促进 As 的发生和发展。

（三）2 型糖尿病与 DNA 甲基化

血管病变是糖尿病主要的并发症，而 As 是 2 型糖尿病重要的并发症和致死原因，这些并发症极有可能是 2 型糖尿病中表观遗传修饰改变所致。Ling 等发现，过氧化物酶体增殖物激活受体 γ 辅助活化因子 1α（peroxisome proliferator-activated receptor γ coactivetor-1α，PGC-1α）与胰岛素抵抗及胰岛素分泌异常密切相关。PGC-1α 是过氧化物酶体增殖物激活受体 γ（PPARγ）的转录辅因子，通过与不同转录因子结合，调节线粒体能量代谢及糖脂代谢。糖尿病胰岛 B 细胞 PGC-1α 基因启动子表现为高甲基化水平，PGC-1α 表达减少，抑制胆固醇 7α-羟化酶（CYP7A1）的表达及胆汁酸的合成。

2 型糖尿病中胰岛素基因启动子表现为 DNA 高甲基化，CpG-234 和 63 位点高甲基化与胰岛素 mRNA 表达呈负相关，而与糖化血红蛋白（glycosylated hemoglobin，HbAlc）水平呈正相关。HbAlc 是人体血液红细胞中的血红蛋白与血糖结合的产物，高水平的 HbAlc 使红细胞黏度增高，流动性变小，变形能力降低，氧自由基产生增多，引起内膜细胞功能障碍；同时脂质代谢障碍进一步促使血脂和血黏度增高，促进脂质沉着于动脉壁。

（四）高血压与 DNA 甲基化

高血压是 As 的独立危险因素，其发病机制包括交感神经活动亢进、肾素-血管紧张素-醛固酮系统（RAAS）激活、肾脏水钠潴留等。研究表明，血管紧张素转换酶（ACE）、11β-羟基类固醇脱氢酶 2（11 beta 2 hydroxysteroids dehydrogenase，11β-HSD2）等基因甲基化与高血压相关。

人类及小鼠的 ACE-1 基因 5'端靠近启动子区存在大量的 CpG 岛，ACE-1 基因高甲基化抑制 ACE 转录，抑制 ACE 表达。小鼠单次注射 5-氮胞苷（DNMT 抑制剂），肝及肾脏中 ACE 均表达上调，同时血压明显增加，表明 ACE 基因甲基化异常与高血压密切相关。

四、相关基因异常甲基化与动脉粥样硬化

（一）ER 基因

雌激素受体（ER）属于类固醇受体超家族。ER 包含雌激素核受体（ER-α、ER-β，简

称核受体）与膜型雌激素受体（membrane estrogen receptor，mER，简称膜受体）两大类。核受体在细胞核内通过调节特异性靶基因转录介导雌激素的基因型效应；膜受体包括经典核受体的膜性成分，以及属于 G 蛋白偶联受体家族的 G 蛋白偶联雌激素受体（G protein-coupled estrogen receptor 1，GPER1/GPR30）、Gaq-ER 和 ER-X，它们通过第二信使系统间接进行转录调控，介导非基因型效应。

Kortelainen 等发现，绝经前女性 As 患者雌激素含量明显低于同年龄段健康女性，表明 ER 表达下调与 As 形成有明显相关性。研究表明，雌激素与其受体结合，上调一氧化氮合酶表达，升高细胞内 NO 水平，从而改善血管内皮细胞功能、抑制血小板聚集及白细胞黏附，并且抑制血管平滑肌细胞增殖，延缓 As 发生和发展。

临床研究发现，As 斑块中 ER-α 的甲基化程度明显高于周围动脉，ER-α 启动子区域高度甲基化。甲基化限制性标记基因组扫描（restriction landmark genomic scanning for methylation，RLGS-M）结果发现合成型平滑肌细胞 ER-α 基因的甲基化水平明显高于收缩型，表明 ER-α 基因甲基化参与调控血管平滑肌细胞表型转变。此外，HHcy 的促 As 作用与其诱导 ER-α 基因启动子的高甲基化，抑制 ER-α 表达，从而促进血管平滑肌细胞的表型转变以及增殖相关。

（二）ABCA1 基因

三磷酸腺苷结合盒转运蛋白 A1（ATP-binding cassette transporter A1，ABCA1）主要存在于脂质分泌的膜区域，介导细胞内胆固醇流出，并且抑制巨噬细胞炎症反应，抑制或延缓 As 的形成和发展。研究发现，动脉粥样硬化性疾病患者外周血中 ABCA1 基因呈高甲基化，且其表达水平明显降低，其 DNA 甲基化水平与血清中总胆固醇水平呈正相关。对家族性高胆固醇血症（FH）患者的研究表明，FH 患者外周血白细胞 ABCA1 基因启动子甲基化水平明显高于无早发心血管疾病者，并且甲基化程度与血浆高密度脂蛋白（HDL）颗粒大小呈负相关。细胞学实验发现，不同浓度同型半胱氨酸（Hcy）处理单核细胞源性泡沫细胞，Hcy 浓度依赖性地降低 ABCA1 的表达并浓度依赖性地促进细胞内胆固醇蓄积。对其机制的研究表明，Hcy 上调 DNMTs 活性特别是 DNMT1 的表达和活性，导致 ABCA1 基因启动子高甲基化，从而抑制胆固醇的流出和胆固醇的逆向转运。

近来唐朝克等研究发现，组蛋白甲基转移酶 zeste 同源序列 2 增强子（histone methyltransferase enhancer of zeste homolog 2，EZH2）催化组蛋白 H3 的第 27 位氨基酸发生三甲基化（H3K27Me3），并参与 DNA 甲基转移酶 1（DNMT1）的募集，从而上调 ABCA1 的甲基化，沉默 ABCA1 基因表达。

（三）MMPs 基因

基质金属蛋白酶（MMP）为 Zn^{2+}/Ca^{2+} 依赖的蛋白水解酶，其主要的生物学功能是参与细胞外基质代谢。按发现的顺序已命名至 MMP-28，根据 MMP 作用底物、分子结构特点，MMP 可分为胶原酶、明胶酶、基质降解素、基质溶解素、膜型金属蛋白酶（membrane-type MMP，MT-MMPs）及其他 MMP 六大类。胶原酶类包括 MMP-1、MMP-8 和 MMP-13，主要作用于Ⅰ、Ⅱ、Ⅲ型胶原；明胶酶包括 MMP-2 和 MMP-9，主要作用于Ⅳ型胶原和明胶；

基质分解素包括 MMP-3、MMP-7、MMP-10、MMP-11、MMP-12，主要作用于蛋白多糖、层粘连蛋白、纤维连接蛋白和Ⅳ型胶原；基质溶解素包括基质溶解因子 1（MMP-7）和基质溶解因子 2（MMP-26）；MT-MMPs 包括 MMP-14、MMP-15、MMP-16 和 MMP-17；其余的 MMP 归于其他 MMP。人类中已发现 23 种 MMP，主要由巨噬细胞、中性粒细胞、平滑肌细胞、内皮细胞等产生。MMPs 与 As 病变的形成及斑块的稳定性密切相关。研究发现，MMP-3、9 及 13 启动子区存在 CpG 位点，提示 MMP-3、9 及 13 的表达受 DNA 甲基化的调控。进一步研究表明氧化低密度脂蛋白（ox-LDL）上调 miRNA-29b 表达，靶向抑制 DNMT3b，下调 MMP-2/MMP-9 基因的甲基化，上调 MMP-2/MMP-9 表达，促进血管平滑肌细胞迁移。因此，DNA 甲基化调控可能是 MMP 表达调控的重要机制之一，并参与对 As 发生发展过程的调控。

（四）p53 基因

p53 基因是人体抑癌基因，该基因编码产物为分子量 53kDa 的蛋白质，故命名为 p53。p53 蛋白通过诱导 p21 转录，抑制细胞周期调节蛋白的活性，对 G_1 和 G_2/M 期校正点监测，阻止细胞分裂；还通过对 Bax/Bcl2、Fas/Apol、IGF-BP3 等蛋白的调控，促进细胞凋亡。此外，对维持基因组稳定、抑制肿瘤血管生成及抑制 As 发生、发展过程中起重要作用。$p53^{-/-}$ Apo $E^{-/-}$ 小鼠中 As 病变的区域范围更广、体积更大、As 病变区域内细胞增殖能力明显增高。移植 $p53^{+/+}$ 的骨髓，明显抑制 $p53^{-/-}$ Apo $E^{-/-}$ 小鼠 As 病变的形成和发展。对颈静脉移植的 As 小鼠模型研究表明，p53 基因缺失的小鼠比野生型小鼠静脉移植体新生内膜的厚度和细胞密度均明显增加。Cao 等研究发现，Hcy 抑制 miR-125b 的表达，从而上调其下游靶基因 DNMT3b 的表达，p53 DNA 甲基化水平明显增加，促进血管平滑肌细胞的增殖。

（五）单羧酸转运蛋白

单羧酸转运蛋白（monocarboxylate transporter，MCT）为细胞膜上跨膜转运蛋白，参与酮体、乳酸、丙酮酸等代谢产物及能量物质的转运。MCT 的减少使乳酸转运受抑制，细胞内酸化，导致细胞损伤。研究表明，MCT3 抑制血管平滑肌细胞增殖，As 病变进程与 MCT3 第二外显子 CpG 岛的甲基化水平呈正相关。进一步研究证实合成型血管平滑肌细胞中 MCT3 表达水平降低，乳酸转运受损；5-氮杂-2'-脱氧胞苷上调 MCT3 的表达，恢复乳酸的转运。

五、问题与展望

从 DNA 甲基化角度认识 As，为深入了解 As 的分子病理机制提供新的视角。并且 DNA 甲基化的改变早于病理形态学的改变，相比于影像学的诊断，能更早发现，及早干预和治疗。DNA 甲基化修饰是动态的、可逆的生物学过程，这将为 As 的有效防治提供新的策略和靶点。目前对于 DNA 甲基化修饰和 As 的研究大部分来自体外研究或者动物模型，临床数据缺乏，许多问题亟待深入探讨：As 病变过程中 DNA 甲基化修饰具体如何影响 As 进程？

As 进程中的甲基化修饰能否遗传？致 As 的危险因素如何通过影响 DNA 的甲基化修饰进而影响 As 进程？在雌激素替代疗法中，表观遗传调控结合激素治疗能否成为有效防治 As 的新途径？

随着 DNA 甲基化在相关疾病中研究的深入，针对 DNA 甲基化的治疗策略在肿瘤、自身免疫病等领域取得明显进展，第一个 DNMTs 抑制药物为 5-氮杂胞苷及其类似物 5-Aza-CdR，已经被美国 FDA 批准用于白血病前骨髓增生异常综合征的治疗。5-aza-CdR 是胞嘧啶的类似物，在 DNA 复制过程中可掺入到 DNA 链中，一方面它可降低 DNA 接收甲基的能力。另一方面可抑制 DNMT 活性，降低 DNA 甲基化水平。体外和体内试验均表明，5-aza-CdR 具有降低超甲基化的抑癌基因甲基化水平从而抑制肿瘤的能力。临床表明，应用 5-aza-CdR 可提高部分Ⅳ期小细胞肺癌患者生存率，但该药也存在不可忽视的毒副作用（如特异性不强，不能针对某一特定抑癌基因进行靶向治疗；高剂量的 5-aza-CdR 可能诱发肿瘤的转移），因此其在临床的应用受到很大限制。动物实验表明，5-aza 能抑制 As 的发生、发展，但其安全性、疗效及其详细的作用机制尚有待进一步探讨。

（危当恒）

第四节 组蛋白乙酰化和去乙酰化

组蛋白修饰是表观遗传调控机制之一，组蛋白修饰异常与动脉粥样硬化（As）发病密切相关。组蛋白乙酰化是研究最广泛的组蛋白修饰形式。DNA 缠绕于由各两分子的组蛋白 H2A、H2B、H3、H4 组成的八聚体上构成核小体，这一结构阻碍基因转录，组蛋白乙酰化可减少组蛋白携带的正电荷量，降低其与带负电荷 DNA 链的亲和性，进而促进基因转录；而组蛋白去乙酰化则增加 DNA 与组蛋白间的吸引力，导致染色质凝集，抑制基因转录。组蛋白乙酰化修饰受组蛋白乙酰转移酶（histone acetyl transferase，HAT）和组蛋白去乙酰化酶（histone deacetylase，HDAC）共同调控，这两种酶通过对组蛋白进行可逆修饰，以调节组蛋白乙酰化水平，从而调控基因转录。

一、乙酰化/去乙酰化酶

组蛋白乙酰化修饰方式与染色质结构和基因转录调控紧密相关。在常染色质，即松散、转录活跃区，组蛋白处于高度乙酰化的状态，而在异染色质，即紧凑的、非转录激活区，组蛋白乙酰化程度相对较低。特异性高度动态变化的组蛋白乙酰化修饰由 HATs 与 HDACs 共同调控。

乙酰辅酶 A（CoA）作为乙酰基团的供体，在 HATs 的催化作用下将其转移到组蛋白赖氨酸侧链的 ε 氨基上而发挥乙酰化修饰作用。这一修饰方式能够中和赖氨酸携带的正电荷，减弱组蛋白 N 端与 DNA 磷酸骨架的相互作用，促使染色质处于相对疏松状态。染色质疏松有利于多种效应蛋白的接近，如 RNA 聚合酶、转录因子和其他效应蛋白，从而促进基因转录、参与生命过程的调控。

HDAC 通过影响组蛋白赖氨酸残基的去乙酰化作用，使染色质形成较为紧密的结构，抑制基因的转录。同时一些 HDAC 能够和许多调节蛋白发生相互作用，从而形成共抑制复合物，负性调控基因表达、影响细胞周期和细胞分化等生理过程。

（一）组蛋白乙酰转移酶

1. HAT 分类 HATs 分为两类：A 类 HAT 主要位于细胞核，B 类 HAT 主要位于细胞质。A 类 HAT 包括五个家族：①GCN5 相关乙酰转移酶（GCN5-related acetyltransferases，GNAT）家族，包括通用控制蛋白 5（general control nonderepressible，GCN5）、p300/CBP 相关因子（p300/CBP associated factor，PCAF）和延伸复合物蛋白 3（elongator complex protein 3，ELP3）；②p300/CBP 家族，包括 p300 和 CBP；③MYST 家族，包括 MYST1、MYST2、MYST3、MYST4 和 TIP60；④基础 TF 家族：包括转录因子ⅢC（transcription factor ⅢC，TFⅢC）和 TAF1；⑤核受体辅因子（NRCF）家族，包括类固醇受体共激活蛋白（steroid receptor coactivator，SRC）和 ACTR/NCOA3。B 类 HAT 包括 HAT1、HAT2、Rtt109、HatB3.1 和 HAT4 等。HAT 蛋白具有不同的 HAT 区和底物特异性，但其共同特征为通过与多种蛋白组成复合物来调节核小体组蛋白乙酰化水平。其底物特异性依赖于这些多亚基 HAT 复合物。

2. HAT 的结构和功能 HAT 亚类都有一个用于乙酰辅酶 A（acetyl-CoA，acCoA）辅助因子结合的保守核心区域，而侧链的 C 端缠绕着核心区域有利于组蛋白底物结合。

酵母 HAT1（yHAT1）通过由三个 β 片层和与之平行的一个长螺旋组成的结构绑定到 acCoA 辅因子。结合 acCoA 辅因子的保守核心区域一侧是 β-α 环片段，另一侧是富含 α 螺旋的结构，共同形成组蛋白底物结合的中心结构域催化反应发生。

研究表明，GCN5 晶体结构多种多样，其中 GCN5/CoA 结构和 PCAF/CoA 结构已经被证实。GCN5/CoA/组蛋白 H3 复合物的中心区域与 yHAT1 结构高度保守，能够与类似的 acCoA 辅因子相互作用，但其核心区域侧链的 N 端和 C 端在结构上有所差异。核心区域的裂口比 yHAT1 更深，能够更多地容纳与氨基羧基侧链残基接触结合的组蛋白 H3 缩氨酸。

p300/CBP 是与多种转录因子相互作用的一种转录辅激活因子，其与转录因子相互作用后能够使转录因子募集到基因的启动子区，促进形成转录起始复合物，促进基因转录。p300/CBP 包含：①布罗莫结构域，约由 110 个氨基酸残基构成，形成的布罗莫结构域能够与乙酰化的赖氨酸残基发生特异结合，促进组蛋白 C 端与 p300/CBP 相互结合，参与染色质结构的重排。研究表明，在组蛋白乙酰化修饰和体外染色质转录激活过程中，p300/CBP 的布罗莫结构域是必需的；②3 个富含半胱氨酸/组氨酸的区域（CH），主要形成锌指结构。③KIX 区，转录因子 CREB 结合区。④ADA2 同源区，与酵母转录辅激活子 Ada2p 非常相似。此外，p300/CBP 的 N 端和 C 端都具备转录激活的作用。p300/CBP 本身还具有乙酰转移酶的活性，不仅可以使 4 种核心组蛋白发生乙酰化修饰，还能够使多种转录因子发生乙酰化修饰。

MYST 家族的结构与 HAT1 和 GCN5/PCAF 结构高度保守，但氨基羧基侧链存在差异。MYST 家族成员在结构上都包含 1 个 MYST 结构域，一般 MYST 结构域包括 HAT 功能域、C2HC 锌指结构和 acCoA 结合位点。HATs 的功能结构域短且保守，是酶活性催化区域，主要负责结合 acCoA 和底物。同时，MYST 家族部分成员还包括染色质结构域，PHD 锌指，核受体相互作用区域，富含丝氨酸、丝氨酸/甲硫氨酸和天冬氨酸/谷氨酸区域及其他的特殊结构等。

Rtt109结构包含由中央7束β片层和周围的9个α螺旋组成的暴露细长球状结构域。大体上，结构域的中心区域在结构上高度保守，能够与辅助因子相互作用。

（二）组蛋白去乙酰化酶

1. HDAC 的分类 HDAC 是锌离子依赖型氨基水解酶类，目前已经发现有 18 种 HDAC 存在于人体内，可大致分为 4 类。第Ⅰ类是HDAC1~3和8，其与酵母 Rpd3 蛋白序列具有较高的同源性，主要位于细胞核，其中 HDAC3 也可存在于细胞质之中。第Ⅰ类HDAC 主要参与调节细胞增殖与存活。第Ⅱ类 HDAC 包括 HDAC4~7、9 和 10，其与酵母 Hda1（histone deacetylase-1）蛋白序列具有较高的同源性，能够在细胞核和细胞质中穿梭以响应细胞信号应答，具有细胞和组织特异性，参与细胞分化。第Ⅱ类 HDAC 可进一步分成Ⅱa和Ⅱb两类，其中Ⅱa包括HDAC4、5、7和9，Ⅱb包括HDAC6和10。第Ⅲ类 HDAC 是与酵母 Sir2（silent information regulator 2）蛋白同源的 Sirtuin 蛋白家族，属于 NAD^+ 依赖型，包括 SIRT1~7，被认为参与单核细胞凋亡。第Ⅳ类 HDAC 只包括 HDAC11，并且它的序列同源性介于 Rpd3 与 Hda1 之间，主要分布在细胞核。对这四类进行进一步划分，Ⅰ、Ⅱ、Ⅳ类 HDAC 又可归类为 Rpd3/Had1 去乙酰化酶家族。它们都包含有同源性较高的催化结构域，其催化活性依赖于锌离子的参与，催化结构域外的序列和结构则相对比较多变。第Ⅲ类 HDAC 不同于其他三类 HDAC，属于 NAD^+ 依赖型 Sir2 超蛋白家族。它们也结合锌离子，其去乙酰化酶活性需要锌离子参与，但锌离子不直接参与去乙酰化反应。

2. HDAC 的结构和功能

（1）第Ⅰ类 HDAC：包括HDAC1~3和8，其催化结构域位于蛋白质N端，40%~70%的序列与酵母 Rpd3 催化结构域高度保守。除催化结构域外，HDAC1~3还具有C端延伸区域，可发生磷酸化修饰从而增强其去乙酰化酶的活性，影响共抑制复合物形成。HDAC1 和 HDAC2 只位于细胞核内，而 HDAC3 由于其具有 NLS（nuclear localization signal）和 NES（nuclear export-signal）两个区域，因此在细胞核和细胞质中都存在。HDAC1~3通过和其他蛋白发生相互作用后形成多亚基的共抑制复合体，只有这样其才能具有较强的去乙酰化酶活性。其中 HDAC1 和 HDAC2 相互结合形成如 Sin3A 复合体、NuRD（nucleosome remodeling deacetylase）复合体和 CoREST（corepressor of RE1-silencing transcription factor）复合体等多个共抑制复合体的催化核心；而 HDAC3 则参与 SMRT/NCoR（silencing mediator of retinoic acid and thyroid hormone receptors/nuclear receptor corepressor）共抑制复合体的形成。共抑制复合体通过激活 HDAC1~3 的去乙酰化酶活性，而后通过与其他调节蛋白发生相互作用介导特定位点基因的转录沉默。和 HDAC1~3 不同的是，HDAC8 除催化核心结构域之外并没有C端延伸区域，而且 HDAC8 单独具有底物选择性和组蛋白去乙酰化酶活性，因此可以相对独立地行使功能。HDAC8 通过催化结构域N端的第39位丝氨酸磷酸化修饰来调节去乙酰化酶活性，蛋白激酶A能够催化该位点发生磷酸化，从而抑制 HDAC8 的去乙酰化酶活性，使得组蛋白 H3 和 H4 处于高乙酰化状态。

第 I 类 HDAC 包含一个约 400 个氨基酸残基组成的保守催化结构域，结构域的核心部分由 8 条 β 折叠束组成的 β 折叠片构成，而在催化结构域核心部分周围环绕 13 个以上的 α 螺旋结构，在 β 折叠片 C 端延伸出 loops 组成一个狭长通道。通道部位的疏水残基是底物的结合位点，底物乙酰化后进入催化口袋，与位于其中的锌离子发生相互作用。其中锌离子通过和其周围的组氨酸、天冬氨酸残基侧链及水分子作用，参与去乙酰化酶催化过程。除锌离子结合位点和底物结合位点之外，HDAC 催化结构域还包括 2 个金属离子结合位点，可结合钾离子或钠离子。金属离子的结合有利于酶整体结构的稳定，1 号结合位点结合的金属离子可帮助 HDAC 与锌离子的结合，并对去乙酰化酶作用产生一定影响。

（2）第 II 类 HDAC：是出芽酵母 Hda1 蛋白的同源物，包括 a、b 两个亚型。a 型包括 HDAC4、HDAC5、HDAC7 和 HDAC9，而 b 型包括 HDAC6 和 HDAC10。两个亚型都包括一个催化核心结构域，其位于蛋白 C 端，此外，a 型 HDAC 还具有独特保守的氨基延伸区域，此区域包含多个结合位点，如肌原转录因子 2（myogenic transcription factor 2，MEF2）结合位点和 2~3 个丝氨酸磷酸化位点。由于 a 型 HDAC 包含 N 端的 NLS 区域和 C 端的 NES 区域，因此它们可以在细胞核和细胞质间穿梭。研究显示，a 型 HDACs 单独存在时并不具有去乙酰化酶活性。研究发现，HDAC4、HDAC5 和 HDAC7 通过 SMRT/NCoR 共抑制复合体与 HDAC3 发生相互作用激活去乙酰化酶活性。因此认为，a 型 HDAC N 端的结合位点能够与转录因子等多种调节因子相互结合，而 C 端催化结构域将 SMRT/NCoR-HDAC3 复合物定位到特定位点，从而起到调控去乙酰化酶活性的作用。b 型 HDACs 与 a 型 HDAC 具有同源的催化结构域，同时还存在较多的不同之处。主要存在于细胞质的 HDAC6 N 端有 2 个独立串联的催化结构域，均具有去乙酰化酶活性，C 端具有能够与游离的泛素及泛素化修饰的蛋白结合的锌指结构域。HDAC10 N 端也存在保守的催化结构域，C 端与 N 端序列虽然具有一定的相似性，但缺乏去乙酰化酶活性。HDAC10 富集在细胞质中，其 C 端亮氨酸富集结构域与其细胞质内的定位有关。同时研究表明，HDAC10 在细胞核中也存在，能够催化组蛋白去乙酰化，抑制底物转录。此外，与 a 型类似，HDAC10 也可与 HDAC3 发生作用，但 HDAC10 单独存在就具有去乙酰化酶活性，这与 a 型 HDACs 有差异。

整体结构上，a 型 HDACs 的催化结构域与第 I 类 HDACs 大致相同，都是由 α/β 结构域组成，底物结合通道和催化活性位点由几段 loops 形成，活性位点处可结合 1 个锌离子，此外，也具有 2 个钾或钠离子结合位点。但是也存在一些差异，其中 a 型 HDACs 的催化中心外侧还具有一个 α1-α2 螺旋的 loop 和一个 β 发夹结构所组成的柔性构象的额外锌离子结合元件。这个结构是 a 型 HDAC 所特有。该结构能够在底物结合通道口处形成一个特殊的疏水口袋，其功能可能是与酶活性调节、底物识别和与其他蛋白相互作用有关；另外在靠近第一个锌离子结合位点处的催化活性中心，b 型 HDAC 和第 I 类 HDAC 具有保守的酪氨酸残基，并且其侧链羟基能够与氧化中间物相互作用从而稳定催化过渡状态，但在 a 型 HDAC 中是保守的组氨酸残基，使其侧链远离催化活性位点，从而不能有效地参与去乙酰化修饰过程。

（3）第 III 类 HADC：是 Sirtuin 蛋白家族。与锌离子依赖型 HDAC 不同，它们属于 NAD^+ 依赖型的去乙酰化酶，能够催化组蛋白底物和非组蛋白底物发生去乙酰化修饰。Sirtuin 蛋白在不同物种中高度保守，其中人体主要有 7 种，包括 SIRT1~7。人源性的 Sirtuin 蛋白都包含一个高度保守的催化核心结构域，约由 275 个氨基酸残基组成。此外。有些 Sirtuin 蛋白还具有特殊的氨基和羧基延伸区，其功能主要是参与细胞定位、调节酶活性、与蛋白相互作用及调节蛋白寡聚状态等。人源性 Sirtuin 蛋白具有不同的细胞定位和底物特异性：其中 SIRT1、6 和 7 主要位于细胞核，与染色质稳定及基因转录有关；SIRT2 主要位于细胞质中，但在有丝分裂期富集于细胞核，主要催化胞质蛋白发生去乙酰化修饰；SIRT3、4 和 5 主要位于线粒体，参与线粒体能量代谢通路的调节。在第Ⅲ类 HADC 中，SIRT1、2 和 3 的去乙酰化酶活性较强，SIRT4、5、6 和 7 则只有很弱的去乙酰化酶活性。

人源性 Sirtuin 蛋白 SIRT1～3、5 和 6 催化活性区高度保守，因此它们整体结构基本一致。这些 Sirtuin 蛋白的催化结构域呈椭圆形，由大小两个亚结构域组成：大结构域包含一个由 β 片层和两侧的 α 螺旋组成的典型 Rossmann-fold 结构域，提供能够容纳和结合 NAD^+ 的口袋；小结构域具有一个保守锌离子结合元件和相对可变性较高的一个 α 螺旋区。4 个 loops 区域起到连接大小结构域的作用，能够形成底物结合口袋和催化活性中心，其在 Sirtuin 家族中高度保守。其中辅助因子结合 loop 提供部分 NAD^+ 结合位点，对催化反应起重要作用。除催化结构域外，某些 Sirtuin 蛋白，如 Sir2、HST1 和 SIRT1，具有额外的 N 端和（或）C 端调节区域。Sir2 蛋白由 5 个 α 螺旋组成其氨基结构域，位于催化结构域的外侧。Sir2 蛋白氨基结构域和 Sir4 蛋白结合，通过调节 Sir2 催化结构域和氨基结构域的相对空间位置，从而上调 Sir2 的去乙酰化酶活性。SIRT1 能够与白藜芦醇和底物 p53 小肽组成三元复合物，SIRT1 由 3 个 α 螺旋组成氨基结构域，位于催化结构域底物结合口袋外侧，而白藜芦醇和底物 p53 小肽则夹在氨基结构域和催化结构域之间。比较 Sir2-Sir4 和 SIRT1 的结构，可发现 SIRT1 和 Sir2 均通过一个柔性的 loop 连接其氨基结构域与催化结构域，受到其他蛋白质或小分子调节，通过变构效应调节其去乙酰化酶活性。Sir2 和 SIRT1 同时还具有一个 C 端的调节结构域（CTR），结合在催化结构域底部的 CTR 呈 β 发夹结构，其对酶的催化活性十分重要。

（4）第Ⅳ类 HDAC：只包含 HDAC11 一个成员，它和第Ⅰ和Ⅱ类 HDAC 的同源性较低，是目前发现最短的 HDAC 蛋白，只有一个核心的催化结构域，单独存在就具有去乙酰化酶活性。HDAC11 主要存在于细胞核中，在细胞质中也存在。HDAC11 主要在肾脏、心脏、脑部、骨骼肌、睾丸等组织细胞中高表达，具有组织特异性。研究表明 HDAC11 不和 HDAC 复合体发生相互作用，但体内可以和 HDAC6 形成复合物。HDAC11 可与运动神经元存活（survival of motor neurons，SMN）复合物的多个成员结合，参与 mRNA 剪接。但是对于 HDAC11 的结构、功能和作用机制的研究较少，需进一步探究。

二、组蛋白乙酰化/去乙酰化与动脉粥样硬化

动脉粥样硬化（As）是复杂的病理过程，涉及多种血管壁细胞及炎症细胞参与。内皮细胞功能障碍改变血管壁的渗透性，导致炎性细胞浸润、平滑肌细胞迁移和增殖、脂质蓄积，最终发展为 As。组蛋白乙酰化修饰异常能够影响基因表达改变，导致细胞表型和功能的改变，在 As 进展中发挥重要作用。

（一）组蛋白乙酰化/去乙酰化与血管内皮细胞

在维持血管正常功能中血管内皮细胞发挥重要作用，其中 As 发生的始动因素是内皮功能障碍。ox-LDL、LDL 等 As 的危险因素通过调节基因核心组蛋白的修饰方式影响基因表

达水平,从而诱导内皮功能发生障碍。ox-LDL 促进 MRTF-A(一种内皮细胞转录因子)募集到细胞间黏附分子 1(ICAM-1)的启动子区域,促进 ICAM-1 启动子区域组蛋白 H3 和 H4 乙酰化,进而促进 ICAM-1 转录。衔接蛋白 p66shc 基因敲除或表达下调,可改善受损内皮依赖性血管舒张功能。LDL 通过促进 p66Shc 启动子核心组蛋白 H3 乙酰化,上调 p66Shc 基因表达,诱导内皮功能障碍。一氧化氮(NO)是一种内源性血管舒张因子,内皮功能障碍的重要表现之一即 NO 合成与释放减少。而 NO 的产生主要由内皮型一氧化氮合成酶(eNOS)催化。ox-LDL 和低氧环境降低 eNOS 启动子区组蛋白 H3 和 H4 的乙酰化水平,抑制 eNOS 转录,导致 NO 产生减少。缩血管物质内皮素-1(ET-1)分泌增加伴随 NO 释放减少,而 TNF-α 和 IFN-γ 通过促进内皮细胞基因核心组蛋白 H4 发生乙酰化修饰,从而促进 ET-1 表达,促进 As 发生和发展。

研究显示,精氨酸酶 2(arginase2,Arg2)是 As 的重要靶点,其通过增加 eNOS 依赖的 ROS 产生和降低 NO 产生导致内皮功能紊乱,HDAC2 能够增加 Arg2 的去乙酰化水平,减少 Arg2 表达,增加内皮 NO 产生,改善内皮功能;同时研究证实,HDAC2 在人类 As 斑块中表达减少,说明 HDAC2 具有抗 As 作用。剪切应力减少 HDAC5 磷酸化水平,从而下调 HDAC5 活性,上调 KLF2 表达,促进抗 As 因子 eNOS 表达。SIRT1 通过介导 eNOS 的产生来抑制内皮细胞凋亡,从而可改善内皮细胞功能,抗 As。SIRT1 的抑制剂和干扰 RNA(siRNA)能够显著下调 eNOS 的表达。SIRT1 可通过促进 eNOS 的去乙酰化,上调 NO 产生量和生物学活性,从而改善内皮依赖性的血管舒张。同时研究表明,内皮细胞衰老是导致血管功能异常和 As 进展的重要原因。过表达 SIRT1 可逆转衰老人脐静脉内皮细胞(human umbilical vein endothelial cells,HUVEC)和老龄化小鼠主动脉纤溶酶原激活物抑制剂 1(plasminogen activator inhibitor-1,PAI-1)的表达增加,降低与衰老相关的 β-半乳糖苷酶的活性,进而改善内皮细胞功能,减轻 As 病变。HDAC3 通过诱导 eNOS 去乙酰化从而减少阿司匹林诱导的内皮 NO 产生。内皮细胞凝集素样氧化 LDL 受体(LOX-1)介导 ox-LDL 摄取,研究发现,使用 siRNA 干扰 LOX-1 表达可下调细胞内的乙酰化水平。进一步研究显示,ox-LDL 通过抑制内皮细胞 HDAC1 和 HDAC2 的表达,增加乙酰化修饰水平,促进炎症相关因子表达,促进 As 发展。

(二)组蛋白乙酰化/去乙酰化与血管平滑肌细胞

血管平滑肌细胞(VSMC)是血管壁的主要组成成分,在 As 斑块与血管损伤中 SMC 表型发生改变。血清反应因子(serum response factor,SRF)是平滑肌细胞特异性表达的基因转录激活的重要调节物,近期研究表明,SRF 绑定受到染色质结构的影响。VSMC 特异基因启动子区组蛋白 H3 和 H4 的乙酰化修饰,促进 CArG-box 与其结合,上调 VSMC 特异性基因表达;As 病变过程中,VSMC 特异性基因启动子区域组蛋白发生去乙酰化修饰,使得基因表达下调。细胞和动物实验表明,SRF 绑定与组蛋白转录后修饰有关,如 H3 组蛋白的 9 号赖氨酸残基乙酰化及 H4 组蛋白乙酰化。H4 组蛋白乙酰化和 SRF 绑定 DNA 序列 CArG 盒的缺失抑制 SMC 分化。VSMC 增殖和迁移异常是 As 的主要病理生理特征。在 VSMC 异常增殖和迁移中,组蛋白乙酰化修饰发挥重要作用。组蛋白乙酰化酶 PCAF 通过乙酰化修饰肿瘤抑制因子 p53,从而使得 p21waf1 启动子区域 p53 反应增强子元件活化,抑制 SMC 增殖。

血小板源生长因子（platelet derived growth factor，PDGF）通过增加肿瘤坏死因子相关凋亡诱导配体（TNF-related apoptosis-inducing ligand，TRAIL）启动子区募集组蛋白乙酰化酶 p300，增加其 H3 组蛋白乙酰化修饰水平，上调 TRAIL 表达，从而促进 SMC 迁移。

在 VSMC 中，HDAC 抑制剂络酸盐通过调节组蛋白 H3 的乙酰化水平，影响细胞 G_1 期蛋白表达，抑制 VSMC 增殖。分裂素诱导 HDAC1~3 的表达，而 HDAC 抑制剂能够防止分裂素诱导的 VSMC 增殖。在血管损伤小鼠模型中证实，HDAC 抑制剂可减少内膜形成和周期蛋白 D1 的表达，抑制 SMC 增殖，发挥抗 As 作用。干扰素 β 通过募集 HDAC1，促进组蛋白去乙酰化，抑制 MMP-9 表达，从而减少细胞外基质降解，有利于 As 斑块稳定。HDAC2 与视黄酸受体（retinoic acid receptor，RAR）和 KLF5 一同调节生长阻遏基因 p21 表达，影响 SMC 增殖。HDAC3 缺失通过上调相关基因的乙酰化水平刺激 VSMC 胶原产生，从而稳定斑块。研究表明，HDAC4 与 VSMC 增殖迁移密切相关。循环机械应力通过上调 HDAC7，下调 HDAC3 和 HADC4 影响 VSMC 迁移。1-棕榈酰-2-（5-氧戊酰基）-sn-甘油-3-磷酰胆碱（POVPC）通过诱导 KLF4 表达，募集 HDAC2、HDAC5 与 SMC 分化标志基因启动子相互作用，催化相关基因组蛋白发生去乙酰化作用，抑制相关基因表达，从而抑制 VSMC 增殖分化，减缓 As。

研究表明，SIRT1 在心血管疾病（CVD）中发挥保护性作用。在人 VSMC 中，内源性 SIRT1 随年龄增加而降低，SIRT1 蛋白缺失直接引起衰老细胞蓄积和细胞功能缺陷，包括应激反应受损和细胞迁移、增殖能力降低。研究表明，在 VSMC 中过表达 SIRT1 能够减轻小鼠 AngⅡ诱导的高血压、血管重构等病理学改变；SIRT1 表达增加还可通过抑制 VSMC 增殖和迁移延缓新生内膜形成。研究人员推测，SIRT1 可能通过抑制诱导细胞凋亡的死亡因子 Fas 配体（FasL）影响内膜形成。抑制血管壁新生血管形成与早期 As 高胆固醇血症诱导的新内膜形成相关。低氧是新血管形成的最有效的刺激之一。缺氧诱导因子 1（HIF-1）是含有 HIF-1α 和 HIF-1β 亚基的异二聚体转录因子，介导缺氧适应性反应。低氧条件下，SIRT1 介导 HIF-1α 去乙酰化使 HIF-1α 失活，抑制缺氧诱导的血管发生。

VSMC 响应 As 影响因素对动脉壁功能和结构变化起主导作用。VSMC 表型转化的典型表现是从分化表型和收缩表型向去分化状态转化。通过检测收缩蛋白表达、收缩形态和胶原含量，证实白藜芦醇通过 SIRT1 和 AMP 活化蛋白激酶（AMPK）作用，促进 VSMC 分化。此外，SIRT1 在 VSMC 中的抗 As 作用包括抑制 AngⅡ诱导的细胞肥大，降低 DNA 损伤、细胞凋亡和细胞衰老，延缓钙化、维持胶原合成和减少基质金属蛋白酶产生。

（三）组蛋白乙酰化/去乙酰化与巨噬细胞

巨噬细胞吞噬脂质形成泡沫细胞，形成早期脂质条纹，是 As 形成中的重要过程。巨噬细胞由清道夫受体 SR-A、CD36 和 LOX-1 等介导吞噬 ox-LDL。SIRT1 通过抑制 LOX-1 表达，降低巨噬细胞摄取 ox-LDL。活化巨噬细胞通过分泌 MMPs 使 As 斑块的纤维帽变薄，使得斑块破裂诱发心脑血管事件。SIRT1 激活剂白藜芦醇通过抑制巨噬细胞脂质蓄积发挥抗 As 作用。黄连素通过激活 AMPK-SIRT1-PPARγ 信号通路抑制 ox-LDL 诱导的泡沫细胞形成和脂质蓄积。姜黄通过激活 AMPK-SIRT1-LXRα 通路上调 ABCA1 蛋白表达促进胆固醇流出。SIRT1 通过阻断 NF-κB 通路抑制巨噬细胞激活；通过促进 ABCA1 介导的胆固醇流出减少泡沫细胞形成；下调脂氧合酶-1（Lox-1）的表达，降低 ox-LDL 摄取，从而减少巨噬细胞泡沫化。

β干扰素（IFN-β）通过HDAC1作用于MMP-9基因启动子，抑制MMP-9启动子组蛋白H3乙酰化，抑制MMP-9表达。HDAC抑制剂TSA能够增加巨噬细胞中GM-CSF和IL-8的水平。HDAC3促进M1型巨噬细胞激活、减弱M2型巨噬细胞，HDAC3缺失使得巨噬细胞表现为M2型活性；HDAC3缺失不能激活炎症基因表达，HDAC3缺失通过上调前列腺素氧化环氧合酶（Cox-1）减少IFN-β分泌。HDAC3缺失通过上调PPARγ和LXR促进脂质代谢。巨噬细胞源性HDAC9缺失通过上调启动子组蛋白H3和H4的乙酰化水平增加ABCA1与ABCG1表达，促进胆固醇流出。HDAC9缺失通过染色质重塑上调PPARγ通路促进巨噬细胞向M2型极化，减少M1型炎症因子表达。同样地，在LDLR基因敲除小鼠中，HDAC9缺失使得巨噬细胞向M2型巨噬细胞极化。

（四）组蛋白乙酰化与炎症

炎症是动脉粥样硬化发生和发展过程中的重要影响因素。多种炎症因子的表达受到促炎转录因子如NF-κB调节。NF-κB在炎症反应的放大与延续和慢性炎症分子基础形成中起作用。HATs和HADCs参与调节NF-κB活性。

在正常细胞中，NF-κB与其抑制蛋白IκB在细胞质中结合，屏蔽核易位信号，抑制NF-κB进入细胞核。使用多种NF-κB诱导物质如活性氧类（ROS）和脂质过氧化产物处理细胞，IκB磷酸化并通过泛素化途径降解，释放的NF-κB亚基易位到细胞核，通过与NF-κB元件具有高亲和力的启动子绑定，激活靶基因表达。这个过程被HATs激活，被HDACs抑制。白介素1β（IL-1β）和肿瘤坏死因子-α（TNF-α）促进NF-κB p65亚基与CBP结合，诱导组蛋白乙酰化，增加NF-κB介导的炎症因子如粒细胞巨噬细胞集落刺激因子（granulocyte macrophage-colony stimulating factor，GM-CSF）和IL-8表达。PCAF激活NF-κB相关基因的转录，参与心血管疾病的发生。精脒/精胺N1乙酰转移酶2（spermidine/spermine N1-acetyltransferase 2，SSAT2）与CBP和PCAF共同作用增加TNF-α诱导的NF-κB激活。研究表明，PCAF能够增强p65介导的TNF-α启动子活性和高糖引起的TNF-α和COX-2启动子的结合，并伴随着启动子组蛋白H3和H4赖氨酸残基的乙酰化，影响As发展。曲古抑菌素A（trichostatin，TSA）抑制HDAC表达，增加IL-8基因表达，而HDAC1和HDAC2抑制NF-κB依赖的基因表达。研究显示，GM-CSF在As进程中发挥重要作用。在高脂血症动物中，GM-CSF能够防止As发生和发展。炎症信号诱导的组蛋白H4高度乙酰化与GM-CSF表达增加相关。HATs中KAT3A和KAT3B激活炎症因子IL-5、IL-8和IL-4表达，促进炎症反应。HDAC9缺失减少炎症基因表达。SIRT1主要通过促进Rel A/p65去乙酰化，抑制其与NF-κB启动子结合，从而干扰NF-κB信号转导减少氧自由基产生，从而发挥抗炎作用。此外，SIRT1通过抑制促炎因子如TNF-α、IL-6、MCP-1和VCAM-1表达发挥抗As作用。

三、小　结

表观遗传学修饰被认为是防治心血管疾病的一种重要的基因调节方式。其中组蛋白乙酰化/去乙酰化修饰是其中重要的一种，通过HAT和HDAC两类酶共同调节。大量细胞及动物实验证实，HAT和HDAC激活是直接或间接在转录水平调控血管疾病相关基因表达的关键因素。这些染色质修饰异常在整体上对疾病相关基因转录及其产物在细胞外基质形成，炎症和增殖过程中的功能产生深远影响。因此，深入了解乙酰化/去乙酰化在心血管疾病如 As 疾病中的作用及其调节机制，将有益于 As 的有效防治。

HAT 和 HDAC 活性抑制剂药物在临床上被证实对癌症和神经系统疾病治疗的应用是可行的。靶向多种 HAT 或 HDAC 非特异性抑制剂可对基因表达产生广泛的影响。因此，证实 HAT 和 HDAC 在心血管疾病相关基因的转录调控中的作用，并开发靶向 HAT 和 HDAC 特异性抑制剂十分重要。许多 HDAC 抑制剂在患者中具有良好耐受性，而且这些表观修饰将克服药物的一部分副作用。最近几项研究表明，HDAC 抑制剂有益于血管疾病进程。CYP7A1 基因转录编码胆固醇 7α-羟化酶，参与肝内胆固醇转化成胆汁酸，并受到胆汁酸的反馈调节。研究结果表明，胆汁酸介导的基因抑制是通过增加 HDAC7 在细胞核内的浓度，促进 CYP7A1 启动子上反应复合物的装配来实现。Ldlr 基因敲除小鼠使用 HDACs 抑制剂 TSA 和丙戊酸处理，能够升高 Cyp7a1 基因 mRNA 水平并显著降低总胆固醇和 LDL-C。体外实验表明 TSA 通过激活巨噬细胞抑制 SMC 增生和 TNF-α 产生，发挥抗 As 作用。他汀类药物可抑制 HDACs 活性。洛伐他汀通过使 HDAC1/2 和 CBP 解偶联导致 p21 基因启动子位置组蛋白 H3 乙酰化，诱导 p21 表达。研究表明，在缺血-再灌注小鼠模型中，局部缺血诱导心脏 HDAC 活性增加，导致组蛋白 H3 和 H4 去乙酰化。缺血前 1h 到再灌注后 45min，HDAC 抑制剂 TSA 和 scriptaid 能够逆转局部缺血诱导的 HDAC 活性增加，使心肌梗死面积减少 50%左右。此外，小鼠心肌细胞缺氧导致组蛋白 H3 和 H4 乙酰化程度降低，TSA 可阻断这个过程。HDAC 抑制剂可减少心肌梗死面积，表明这些化合物在心血管疾病和 As 治疗中具有潜在的应用价值。

（龚　朵　唐朝克）

第五节　泛　素　化

在 20 世纪 70 年代，发现了一种分子量为 8.5 kDa 的由 76 个氨基酸残基编码的热稳定多肽，最初从牛胸腺中分离得到，具有诱导胸腺 T 细胞和骨髓源性 B 细胞分化的能力，后来发现这种多肽广泛存在于各种细胞，是 ATP 依赖的蛋白水解体系的必要分子，故命名为泛素。随后的研究发现，泛素化蛋白在多酶催化的蛋白酶复合体降解，因而合称为泛素-蛋白酶体。泛素-蛋白酶体在动脉粥样硬化（As）发病中发挥重要作用，参与炎症、斑块稳定、血脂代谢及选择性自噬等过程。

一、泛素-蛋白酶体结构与功能

蛋白质代谢对维持细胞正常功能至关重要，涉及蛋白质的合成与降解的动态平衡。真核细胞有三种不同的蛋白质降解体系，分别是：①线粒体蛋白酶，主要降解线粒体绝大部分蛋白质；②溶酶体，降解膜蛋白及内吞蛋白质为主；③泛素-蛋白酶体，降解绝大部分的长寿命与短寿命的正常或异常的细胞内蛋白质。事实上，80%～90%的细胞内蛋白质都是经过泛素-蛋白酶体途径降解，对维持细胞的生物学功能发挥重要作用。泛素-蛋白酶体途径降解蛋白质主要包括两个过程。

1. 第一个过程是蛋白质的泛素化　主要由 E1 泛素激活酶（ubiquitin activating enzyme,

E1)、E2泛素结合酶（ubiquitin conjugating enzyme，E2）及E3泛素连接酶（ubiquitin protein ligase，E3）级联催化，E1泛素激活酶利用ATP催化泛素C端甘氨酸羧基与E1的半胱氨酸巯基脱水缩合形成高能硫酯键，激活的泛素在E2泛素结合酶的催化下转移给E2，E3与E2泛素相互作用并将激活的泛素转移给靶蛋白质的εN端一个赖氨酸残基，形成一个接受体，连续的泛素化过程后在靶蛋白质形成多聚泛素化链。E3泛素连接酶根据结构域不同分为HECT（homologous to E6AP C terminus）和RING（real interest new gene）两大类，其中HECT结构域的E3泛素连接酶催化经典的Lys48泛素化形成多聚泛素化链，介导靶蛋白质的降解；而RING结构域E3泛素连接酶则催化在Lys63形成多聚泛素化链，主要是修饰蛋白质的活性、参与DNA修复及调节心肌肥厚等；还有一种由RING结构域的E3催化在Lys6和Lys27形成靶蛋白质的单泛素化，主要参与蛋白质转运、信号转导、酶的激活及溶酶体转运等，影响DNA修复、核输出及组蛋白的调节。在心脏组织，单泛素化参与了EGF、结合素、凋亡（caspases 3和caspases 7）及钙调蛋白信号通路的调节。去泛素化酶与泛素化过程相反，不仅可使泛素重新利用，还在重塑多聚泛素化链中发挥重要作用（图14-1）。

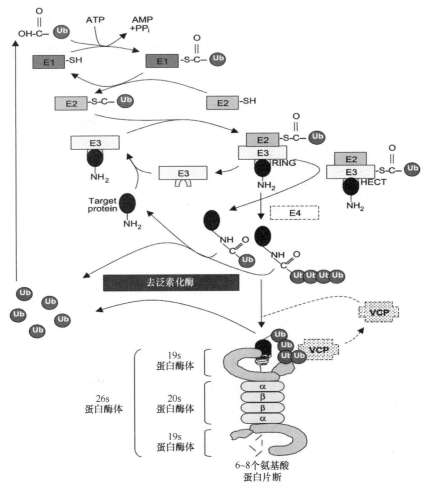

图14-1　泛素-蛋白酶体的泛素化靶蛋白及其降解

E1. 泛素激活酶；E2. 泛素结合酶；E3. 泛素连接酶；RING. real interest new gene；HECT. homologous to E6AP C terminus；VCP. 含缬氨酸蛋白（Herrmann J，et al. 2004.）

2. 第二个过程是蛋白酶体降解泛素化蛋白质 蛋白酶体是由 20S（700 kDa）为核心形成 4 个七聚环的多酶催化复合体，2 个相同的 β 环位于圆柱形核心的中央，两侧分布相同的 α 环，6 个具有 N 端催化活性的苏氨酸分布在不同的 β 环上。蛋白酶水解肽 C 端的疏水性、碱性和酸性氨基酸残基键。α 环控制催化室的开口和底物的进入，β 环则修饰催化活性。20S 蛋白酶体亚基具有翻译后修饰特性，如磷酸化、乙酰化、羟化、糖化及谷胱甘肽加合等作用。20S 催化颗粒的两侧是 19S 或 11S 的调节亚基，由 20S 与 19S 亚基组成的就是 26S 的蛋白酶体，识别并降解泛素化蛋白。19S 通过催化介导识别多聚泛素化底物、去泛素化、去折叠及转位。蛋白酶复合体定位于胞质和细胞核，但正常时也会出现在血浆和细胞外液，恶性肿瘤血浆蛋白酶体浓度增高，可作为诊断的分子标志。细胞内还有 20% 左右的蛋白质不依赖于泛素化在蛋白酶体降解，目前其作用机制还不清楚。有研究证据表明，衰老及退行性疾病产生的氧化修饰蛋白质因蛋白表面疏水性基团增多而凝聚，促进与催化 20S 蛋白酶体亚基相互作用引起蛋白水解，但作用机制不明。

二、泛素–蛋白酶体的调节作用

1. 泛素–蛋白酶体的调节作用主要体现在 E3 泛素连接酶水平 除了对细胞功能的微调作用外，泛素–蛋白酶体自身也受高度特异性调节，鉴于 E3 泛素连接酶级联催化泛素 C 端甘氨酸与靶蛋白或之前已缀合泛素的 N 端的赖氨酸形成异肽键，使泛素化的蛋白可被某一体系识别，为此，对泛素–蛋白酶体的调控主要体现在对 E3 泛素连接酶水平的调节。

2. N 端法则是泛素–蛋白酶体最重要的识别方式 泛素–蛋白酶体的识别方式中最重要的一种是 N 端氨基酸的去稳定性，包括游离的碱基、大量疏水性或者不带电荷基团，可以是自身带有的不稳定性基团如 N 端游离的赖氨酸或精氨酸；也可以是产生的一个不稳定基团如天冬氨酸、谷氨酸和半胱氨酸，或两个稳定的基团如天冬酰胺和甘氨酸，此识别系统因涉及细胞内蛋白质的半衰期，被称为 N 端法则。

3. 靶蛋白的磷酸化和羟化是泛素–蛋白酶体另一重要底物识别方式 靶蛋白在磷酸化和羟化后经泛素化介导降解，包括核转录因子抑制剂 IκB 和缺氧诱导因子-1α（hypoxiainducible factor 1 alpha，HIF-1α）。IκB 激酶复合体的 Lys63 多聚泛素化可增加磷酸化 IκB 激酶（IKK）的活性。

4. 泛素体系受其他方式的调节 此外，泛素体系的活性还受糖皮质激素、甲状腺素、细胞因子、癌细胞表达蛋白–蛋白水解诱导因子的调节，不仅刺激底物包括 IκB 家族蛋白的修饰，还进一步修饰泛素–蛋白酶体中酶的催化作用。蛋白激酶 C 和酪氨酸激酶通路不仅修饰泛素–蛋白酶体的底物，而且还介导 E1 和 E2 磷酸化，使其活性成倍增高。

三、泛素–蛋白酶在动脉粥样硬化形成中的作用

（一）动脉粥样硬化早期蛋白酶体活性正常，但疏水性蛋白质的凝集抵抗蛋白酶体降解

动脉粥样硬化（As）早期以炎症、增生为主，因高血脂、高血压、吸烟、糖尿病及衰

老等损伤刺激使内源性的氧化应激程度加深，引起 DNA、蛋白质、脂质的氧化修饰，改变了血管壁的结构与功能。

1. 内皮细胞合成的一氧化氮合酶（eNOS）产生超氧化物，加速 As 进程 内皮细胞合成的 eNOS 与质膜内陷的小凹蛋白-1 相互作用，保持在无活性状态，过量的 Ca^{2+}/钙调蛋白和 Akt 诱导的 eNOS 磷酸化可解除小凹蛋白-1 引起的抑制构象，从而活化 eNOS，磷蛋白磷酸酶 2A 可通过去磷酸化逆转这一效应。

eNOS 为同源二聚体，辅因子四氢生物蝶呤（BH4）通过稳定 eNOS 二聚体维持 eNOS 系统的完整性。在心血管危险因素的作用下，BH4 处于还原状态，eNOS 催化产生超氧化物，而不是 NO，称为 eNOS 解偶联。超氧化物与 NO 发生反应，产生过氧亚硝酸盐，进一步降低 NO 和 BH4 水平。有趣的是，现已证明在高糖刺激下通过 UPS 降解 5'-鸟苷三磷酸环化水解酶 I（guanosine 5'-triphosphate cyclohydrolase I，GTPCH），从而导致 BH4 缺乏和内皮细胞中 eNOS 的解偶联。

蛋白酶体抑制剂可逆转 GTPCH 和 BH4 的减少并恢复内皮功能。NO 引起的血管舒张作用与 SMC 通过可溶性的鸟苷酸环化酶（soluble guanlyl cyclase，sGC）产生 cGMP 增多有关。sGC 受泛素连接酶 CHIP（C terminus of Hsc70-interacting protein）的调节，CHIP 使 sGC 泛素化降解，衰减大鼠主动脉 NO 引起的血管舒张作用。无论是源于内皮细胞低水平的 eNOS 还是促炎作用高水平的可诱导型 iNOS 均通过泛素–蛋白酶体降解。正常情况下血管内皮细胞持续产生 NO 以对抗 NF-κB 引起的促 As 炎症与增生过程，NO 的生物利用度减少促进反应活性氧的增高，加剧 As 进程。

2. 氧化修饰蛋白质超过蛋白酶体的水解能力，抵抗蛋白酶体的降解 过氧化氢和（或）缺氧复氧作用下 IκB 降解缺失，NF-κB 被激活；As 斑块内脂质过氧化产物 4-羟基-2-壬烯醛（HNE）可直接激活 NF-κB；这些研究表明，氧化应激和 HNE 的作用使泛素–蛋白酶体作用受损。

Toll 样受体 4（TLR4）促进血管炎症疾病，如血管内膜增生和 As。TLR4 通过 E3 泛素连接酶肿瘤坏死因子受体相关因子 6（tumor necrosis factor receptor-associated factor 6，TRAF6）触发 NF-κB 信号通路。去泛素化酶如特异性泛素蛋白酶 20（ubiquitin-specific protease 20，USP20）通过逆转 TRAF6 自泛素化阻滞 TRAF6 的活性，与多功能衔接蛋白 β-arrestin 2 关联。TLR4 可促进 β-arrestin 2 泛素化，促进炎症反应，而 USP20 可逆转 β-arrestin 2 泛素化，抑制炎症反应，减缓 As 进程。

高胆固醇喂养 12 周猪的冠状动脉出现泛素化复合物的堆积，而 20S 蛋白酶体活性未受损，表明在 As 早期尽管氧化应激增高，但泛素–蛋白酶体的活性仍属正常，可能是这些疏水性蛋白质聚集体，如氧化修饰蛋白质，尽管其是泛素化理想的识别底物，但超过了蛋白酶体的水解能力，抵抗蛋白酶体的降解。

3. 氧化应激降低蛋白酶体活性，影响 As 进程 当氧化应激处于低水平时，Keap-1（kelch like ECH associated protein 1）作为 Cul3 依赖的 E3 泛素连接酶的受体，使 Nrf2（transcription factor nuclear erythroid 2-related factor 2）泛素化及降解。当循环血液氧化应激水平增高时，Keap-1 自身泛素化降解，使 Nrf2 稳定结合于抗氧化反应原件（anti-oxidant response element，ARE），表达改善氧化应激的蛋白如 NQO1、HO-1、SOD-1 和 GCLC。

值得一提的是，Nrf2 也导致蛋白酶体亚基上调，细胞抵抗错误折叠蛋白毒性的能力增加。还值得注意是，在低剂量的 Nrf2 时，蛋白酶体抑制剂可屏蔽、拮抗氧化损伤，但在较高剂量下效果可能相反；反之，氧化应激及其产物在低水平时，可增加蛋白酶体活性，但在高水平却降低蛋白酶体活性。

氧化应激增加也刺激另一个重要的转录因子即氧平衡调节器的激活：缺氧诱导因子 1α（hypoxia-inducible factor-1α，HIF-1α）。HIF-1α 常氧条件下经过羟基化，被泛素连接酶 VHL（von-Hippel-Lindau）识别、泛素化，并介导其在蛋白酶体降解。缺氧条件下，通过抑制羟化反应中止 HIF-1α 的降解，并使其结合于低氧反应原件，增强转录活性，使靶基因 VEGF 转录，影响 As 早期及晚期斑块的进展。

（二）As 进展期泛素–蛋白酶体活性在细胞存活/凋亡方面的作用

1. As 进展期的标志是增殖细胞聚积于 As 初期受损区　泛素–蛋白酶体系统在内膜增厚区强阳性。体外实验显示，泛素–蛋白酶体促使平滑肌细胞（SMC）从收缩型向代谢增殖型转换，新生内膜区泛素化增多反映了 SMC 肌原纤维蛋白的分解，表明越来越多的 SMC 转换成代谢增殖型。

泛素连接酶 CHIP 通过泛素化蛋白酶体降解特异性底物调节 SMC 的分化与增殖。CHIP 靶向心肌素（一种关键的共转录因子）时，SMC 分化减少；而 CHIP 靶向另一蛋白 FOXO1（fork head box O1）（即 SMC 分化抑制剂）时，FOXO1 抑制作用减弱，促进 SMC 增殖。动脉硬化冠状动脉基底膜区显示，泛素与 α-SMC actin 共定位；而蛋白酶体抑制剂（可抑制 NF-κB 活性的敏感性）剂量依赖性抑制 SMC 增殖，并诱导凋亡，可能与 p53、p21 水平增高有关。

Skp2（S-phase kinase-associated protein-2）是 p27 的 E3 泛素连接酶，通过结合 p21 可抑制 CDK（cyclin-dependent kinases）的活性，从而阻断细胞的增殖。球囊损伤的颈动脉局部使用蛋白酶体抑制剂可上调 p21 水平，减少 S 期细胞数目，减弱新生内膜的形成。在啮齿类动物实验中发现，蛋白酶体抑制剂 MG-132 处理内皮剥脱颈动脉，减少 75% 的新生内膜形成，这与受损区巨噬细胞浸润和 SMC 增殖的减少及诱导细胞凋亡增多有关。

2. 泛素–蛋白酶体还参与泡沫细胞的形成　低密度脂蛋白多聚体（aggregated LDL，agLDL）诱导人单核细胞泛素结合酶 E2-25K 表达，提示 agLDL 刺激泛素–蛋白酶体途径并促进凋亡蛋白的降解。ox-LDL 也可能有相同的效应。这一效应导致细胞毒性分子堆积，伴随 p53 半衰期延长，NF-κB 减少，并诱导细胞程序性死亡。尸检标本免疫组化显示，在脂核区泛素/泛素结合体与巨噬细胞共定位，并且表达水平增高，TUNEL 阳性凋亡细胞增多。CD36 受蛋白激酶 Cα（protein kinase C α，PKCα）的调节，PKCα 泛素化后活性降低，促进 CD36 表达，使细胞内胆固醇堆积增多、泡沫化，促进 As 进程。脂酰辅酶 A 酰基转移酶 1（acyl-coenzyme A：cholesterol acyltransferase-1，ACAT-1）催化细胞内游离的胆固醇酯化，以降低细胞毒性，ACAT-1 的水平受 UPS 调节。游离胆固醇抑制 ABCA1 和 ABCG1 泛素化和降解，促进胆固醇流出。

（三）泛素蛋白酶体影响 As 斑块的稳定性

薄的纤维帽和大的脂质核心是 As 斑块不稳定的特征，其中脂质核心区炎性细胞浸润、血管细胞的凋亡、胶原合成减少、胶原蛋白降解增多。

1. T 细胞被确定为 As 炎症特征细胞，促进 As 斑块破裂及并发症的发生 T 细胞主要分布在斑块肩区，刺激巨噬细胞分泌基质降解酶。T 细胞的活化需要通过 CD28 共刺激的泛素-蛋白酶体的参与，这一现象可以解释 As 斑块中 T 细胞高水平的泛素免疫反应，与早期报道的难治不稳定心绞痛和急性心肌梗死患者 As 斑块内 T 细胞表达 IL-2 受体相一致。活化的 T 细胞释放 IFN-γ 抑制 As 的斑块区细胞外基质蛋白合成，并诱发平滑肌细胞凋亡。

2. 斑块内泛素蛋白酶功能受损继而促进细胞凋亡 泛素结合酶 9（ubiquitin-conjugating enzyme No. 9，Ubc 9）也被称为泛素结合 Fas 相关蛋白（UBC-FAP），参与 Fas 介导的凋亡途径。因泛素样小泛素调节剂系统（ubiquitin-like small ubiquitin modifier，SUMO）与泛素体系竞争靶蛋白的赖氨酸残基，继而抑制泛素蛋白酶体途径降解蛋白质，Ubc 9 更倾向于通过 SUMO 减弱 Fas 信号。目前认为泛素蛋白酶功能受损导致不稳定斑块内的凋亡。临床研究表明，p53 在人 As 斑块内堆积增多；利用腺病毒载体过表达 Apo E$^{-/-}$ 小鼠 As 斑块纤维帽中 SMC 的 p53，斑块脆性增加。进一步过表达 p53 导致斑块帽区细胞凋亡增高，细胞外基质明显减少；此外，梗死性动脉斑块的帽和肩区泛素免疫反应显著增高。这些实验结果表明，泛素蛋白酶体功能障碍将升高斑块内 p53 水平，诱导 SMC 凋亡，导致斑块不稳定。

四、泛素-蛋白酶在胆固醇代谢中的作用

国内外流行病学研究表明，血浆 LDL-C 和（或）三酰甘油水平升高所致的血脂异常，尤其血浆高 LDL-C 是致动脉粥样硬化性心血管疾病（atherosclerotic cardiovascular disease，ASCVD）主要的独立危险因素之一，ASCVD 的高发病率、高致残率和高致死率使之成为人类健康的"头号杀手"。2014 年美国国家脂质协会推荐把降低血浆 non-HDL-C（non-high-density lipoprotein cholesterol）和 LDL-C 作为血脂异常治疗的主要目标，泛素-蛋白酶体通过影响血脂代谢调节 As 进程。

（一）泛素-蛋白酶体途径影响细胞胆固醇合成

3-羟-3-甲基戊二酸单酰辅酶 A 还原酶（3-hydroxy-3-methylglutaryl-coenzyme A reductase，HMGCR）是肝脏胆固醇合成的关键酶，临床使用他汀类药物竞争性抑制 HMGCR 可显著降低血浆 LDL-C 的水平，并减少动脉粥样硬化性心血管疾病的患病风险。

当内质网胆固醇含量低于 5%时，泛素连接酶 gp78 与胰岛素诱导基因蛋白（insulin-induced gene productions，INSIG）连接，并泛素化修饰 INSIG 的 Lys156 和 Lys158，在蛋白酶体降解。从异源三聚体解离的 INSIG 充分暴露固醇调节元件结合蛋白（SREBP）裂解激活蛋白（SREBP cleavage-activating protein，SCAP）的 MELADL 六肽分选信号区，转运 SCAP-SREBP 从内质网到高尔基体，SCAP 继而活化 S1P，使其裂解 SREBP 的内质网膜内区域，S2P 裂解 SREBPs 的跨膜部分，使 SREBP 最终释放出有转录活性的 Nuclear SREBP（nSREBP）。nSREBP 与固醇调节元件（sterol regulatory element-1，SRE-1）结合，促进靶基

因 LDLR 和 HMG 辅酶 A 还原酶的 mRNA 表达,使胆固醇摄取增多,并增加胆固醇的合成。有研究证实,胆固醇刺激调节 HMGCR 的作用与泛素化及 26S 蛋白酶体活性有关。

(二) E3 泛素连接酶 IDOL 影响血浆 LDL-C 的清除

近年来证实 LDLR 的调节作用与一种 RING 结构域 E3 泛素连接酶–诱导 LDLR 降解蛋白 (inducible degrader of the LDLR, IDOL) 介导的 LDLR 泛素化在溶酶体降解有关,IDOL 又名肌球蛋白调节轻链相互作用蛋白 (myosin regulatory light chain interacting protein, MYLIP),在转录水平受 LXR 的调节,维持细胞内胆固醇内稳态。

LDLR 以网格蛋白依赖的方式通过内吞途径恒定循环于细胞膜及胞内舱之间,且这一过程与 LDLR 泛素化无关。而 IDOL 则以内吞作用辅助蛋白依赖的方式加速 LDLR 泛素化经溶酶体降解,重塑 LDLR 的膜内吞循环。并发现 FERM 结构域无义突变 Arg266X 仅出现在低 LDL-C 人群。IDOL 反义寡核苷酸 (oligonucleotides, ASOs) 处理灵长目类动物食蟹猴,结果发现肝脏 IDOL 的 mRNA 表达显著降低,并伴随血浆总胆固醇及 LDL-C 降低。为探究 IDOL 对血浆胆固醇及 As 的形成的影响,以及是否具有组织特异性,在 C57Bl/6J 小鼠构建肝特异性白蛋白启动子优势激活 IDOL 的表达 (liver-specific albumin promoter, L-sIDOL) 的载体,结果发现 L-sIDOL 降低小鼠 LDLR 蛋白表达,升高血浆 LDL-C 水平,并加速 As 进程。以上研究结果表明,IDOL 调节 LDLR 在细胞内的分布呈种属及组织特异性,在灵长目类肝组织的调节较为显著,然而这一差异到底是 IDOL 水平还是活性的改变引起仍待深入研究。

(三) E3 泛素连接酶 MARCH6 影响细胞胆固醇合成和血浆 LDL-C 的清除

MARCH6 (membrane-associated RING finger 6) 又名 TEB4,是一种 E3 泛素连接酶,调节胆固醇合成过程中鲨烯单加氧酶的泛素化降解过程。

Zelcer 等研究发现,蛋白合成抑制剂放线菌酮有或无的情况下,加入胆固醇 β 环糊精后鲨烯单加氧酶 (squalene monooxygenase, SM) 的含量降低,然而通过 siRNA 干扰 MARCH6 后却特异性显著增高 SM 的表达,提示 MARCH6 可能与细胞内 SM 的蛋白含量降低有关。通过 Co-IP 发现 MARCH6 与 SM 存在相互作用,表明 MARCH6 特异性泛素化 SM 并介导其经蛋白酶体途径降解。为研究 MARCH6 和 IDOL 是否一起承担 LDLR 信号通路和胆固醇摄取的调节,通过 CRISPR/Cas9 敲低 IDOL,构建 KO-IDOL 模型细胞,siRNA-MARCH6 处理细胞后无论是对照正常组还是 KO-IDOL 组鲨烯环氧酶 (squalene epoxidase, SQLE) 蛋白表达均升高,而 LDLR 蛋白含量则在对照组降低,但在 KO-IDOL 组 LDLR 表达则增高,提示 IDOL 并没有涉及 SQLE 的降解,但 MARCH6 以 IDOL 依赖的方式升高 LDLR 的丰度,促进 LDL 的摄取。

(四) USP2-69 与 IDOL 共同调节 LDLR 泛素化,其后在溶酶体降解

去泛素蛋白酶 (deubiquitylases, DUBs) 最大的一类便是特异性泛素蛋白酶 (ubiquitin-specific protease, USP)。泛素化是一可逆的过程,如果经 DUB 的去泛素化作用降低 LDLR 泛素化,那么将增强 LDLR 在细胞膜表面的分布,促进 LDL 的摄取。

为研究 DUB 是否通过去泛素化拮抗 IDOL 对 LDLR 的泛素化作用，通过酵母双杂交研究 DUB 与 IDOL 或者 LDLR 介导 LDLR 内化、分选及泛素化作用的胞内部分的相互作用，结果显示，DUB 与 LDLR 胞内结构域无相互作用，然而 USP2-69 却与 IDOL 存在相互作用；并进一步通过酵母双杂交结果显示，IDOL 的 FERM 的 F3 亚结构域与 PTB 是与 USP2-69 相互作用的重要部分。比较有趣的是，与 USP2-69 相互作用的 IDOL 的 RING 结构域包含一个突变 C387A（这一位点对 IDOL 促进 LDLR 降解及 IDOL 自身泛素化都很关键），提示这两个作用与 IDOL 与 USP2-69 的相互作用无关；因为 RING 对于 E2 与 IDOL 的相互作用至关重要，同时表明 USP2-69 与 E2 泛素结合酶无相互作用。研究表明，USP2-69 的催化结构域 C276A 突变点没有影响两者的相互作用，提示与 IDOL 相互作用不依赖 USP2-69 的催化结构域。USP2-45 与 USP2-69 拥有相同的 C 端，但组织分布不同，其 N 端也不同。USP2-45 与 IDOL 也存在相互作用，表明与 IDOL 的相互作用在 USP2 的 C 端。以上研究结果提示，USP2 可能与 IDOL 共同调节 LDLR 泛素化，随后经溶酶体降解。

（五）COP9 信号复合体通过调节 ABCA1 泛素化影响胆固醇的逆向转运

ABCA1 与 ABCG1 协同作用介导外周细胞游离胆固醇和磷脂流出到 Apo A1，形成 HDL，与 ASCVD 患病风险呈负相关。COP9 信号复合体（COP9 signal osome complex，CSN）具有激酶活性，是磷酸化调节剂，参与调节信号转导。CSN 可使 IκBα、p105 及 c-Jun 磷酸化。同时 CSN 在多种蛋白如 IκBα 的泛素化与去泛素过程中发挥重要作用。

泛素样蛋白 Nedd8（neural precursor cell expressed，developmentally down-regulated 8）与靶蛋白结合依赖自身系统的 E1 和 E2 酶的作用，Nedd8 通过自身 C 端的甘氨酸与底物的赖氨酸间形成肽键，引起底物构象的改变进而影响靶蛋白的功能，还可招募 Nedd8 互作蛋白的相互作用。Nedd8 黏附于滞蛋白刺激 E2 泛素结合酶与滞蛋白依赖的 E3 泛素连接酶作用，CSN 有 8 个亚基，其中 CSN5 和 CSN6 激活从滞蛋白解离的泛素样蛋白 Nedd8 的活性中心。有研究表明，CSN 调节 ABCA1 泛素化并介导其降解，细胞内高胆固醇水平时，细胞表面 ABCA1（cell surface-resident ABCA1，csABCA1）与 LXRβ 解离后易于通过胞内分选复合体转运，经泛素化后在溶酶体降解，抑制外周细胞胆固醇流出，促进 As 进程。

五、泛素-蛋白酶在自噬中的作用

源自氧化应激、突变及外部应激如热休克导致蛋白质的错误折叠，影响蛋白质的结构和功能。细胞通过恒定诱导热休克家族分子伴侣辅助蛋白质重新折叠，对抗以上所述的应激。热休克蛋白结合暴露在外的错误折叠的蛋白质疏水性氨基酸残基，辅助重新折叠。当不能重新折叠时，错误折叠的蛋白质将进入蛋白酶体降解。

（一）错误折叠靶蛋白质不能重新折叠时启动自噬性降解

现有大量的研究结果证实，E3 泛素连接酶与热休克蛋白相互作用，当热休克蛋白与 E3 泛素连接酶复合体不能折叠蛋白质时，则促进泛素识别底物，靶向错误折叠的蛋白质进入蛋白酶体降解。错误折叠的蛋白质不能被分子伴侣重新折叠或蛋白酶体降解时，形成错误折叠蛋白聚合物包涵体，启动自噬性降解，可阻滞泛素化错误折叠蛋白质的聚积。

（二）通过识别错误折叠蛋白质的受体进行选择性自噬

细胞内识别泛素化错误折叠聚积体的受体有 p62、NBR1（autophagy cargo receptor）和组蛋白脱乙酰酶 6（histone deacetylase 6，HDAC6），识别泛素共价结合的错误折叠蛋白聚集体进入自噬降解，称为选择性自噬。多功能泛素受体 p62 C 端包含一个锌指结构域和结合泛素的 UBA 结构域，UBA 结构域可赋予 p62 结合 Lys48 或 Lys63 多聚泛素化链，与 Lys63 多聚泛素化链结合程度更高。

自噬缺陷 Atg7$^{-/-}$ 小鼠显示出 p62 在泛素阳性区堆积。NBR1 也是通过其 UBA 结构域结合泛素，尤其是与 Lys63 多聚泛素化链结合。自噬抑制后，NBR1 介导泛素化交联的错误折叠蛋白质形成聚集体和包涵体，并依赖 p62 和 NBR1 募集泛素化产物到溶酶体；NBR1 还通过与本身相关联的卷曲螺旋结构域清除泛素化错误折叠的蛋白质，或与低聚 p62 相互作用泛素化错误折叠的蛋白质；此外，p62 有或无的情况下，NBR1 都可直接与自噬体特异性 ATG8/LC3/GABARP（GABA type A receptor-associated protein）结合，介导泛素化的蛋白质经自噬降解。

HDAC6 也可识别泛素化错误折叠蛋白质，使它们形成聚积体隔离于细胞内经自噬途径降解，当 siRNA 抑制 HDAC 后，可显著抑制聚积体的形成，而这个过程可被含泛素结合区域 HDAC6 逆转，HDAC6 也倾向于结合 Lys63 多聚泛素化链结合。

自噬关键蛋白 ATG5 缺陷巨噬细胞小鼠的 As 斑块形成显著增强。当脂质处理巨噬细胞后引起 p62 显著增多，p62 与不溶性多聚泛素化蛋白聚积体共定位于细胞内包容物。ATG5 缺失的巨噬细胞内显示 p62 在胞质泛素阳性包涵体内大量聚积。来自小鼠 As 的大动脉和人的动脉内膜切除术样本均显示 p62 与多聚泛素化蛋白共定位于斑块的巨噬细胞。荷脂的 p62$^{-/-}$ 巨噬细胞也促进 IL-1β 的分泌和巨噬细胞的凋亡，提示依赖于 p62 泛素结合结构域介导 NLRP3（NLR family pyrin domain containing 3）的清除，p62 缺陷的小鼠形成更多的 As 斑块，当 Atg5$^{-/-}$ 时更加重斑块形成的负荷，表明当蛋白质聚集体清除被破坏的情况下，细胞毒性泛素化蛋白质被 p62 隔离可以抗 As 形成。

（张彩平）

第六节　蛋白激酶磷酸化

蛋白激酶（protein kinase，PK）和蛋白磷酸酶催化蛋白质磷酸化与去磷酸化（即可逆的蛋白质磷酸化，图 14-2）是生物体内普遍存在的信号转导调节方式，蛋白质磷酸化作用可作为一个分子开关在代谢、信号转导和细胞分裂等方面控制蛋白质的活性。这一过程几乎涉及机体所有的生理及病理过程，是多种信号转导途径中的重要环节。例如，细胞的生长、分化、增殖，细胞代谢、基因表达，甚至癌变等过程；同时这一过程在

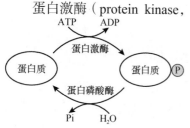

图 14-2　可逆的蛋白质磷酸化反应

动脉粥样硬化的发生、发展中亦发挥重要作用，参与内皮细胞损伤、平滑肌细胞增殖、炎症、斑块形成、血脂代谢及选择性自噬等过程。

一、蛋白激酶的概念和种类

（一）蛋白激酶的概念

蛋白激酶是能催化蛋白质发生磷酸化修饰的酶。随着分子生物学研究技术手段的不断发展，人们对蛋白激酶的认识也不断深入。目前认为蛋白激酶是胞内信使依赖的、在蛋白质磷酸化过程中起中介和放大作用并帮助完成信号传递过程的酶。蛋白激酶通常以 ATP 或 GTP 作为磷酸基团的供体，并将磷酸基团转移到特定底物蛋白，其中底物蛋白质分子中的丝氨酸（Ser）、苏氨酸（Thr）残基的羟基，酪氨酸（Tyr）残基的酚羟基、赖氨酸（Lys）残基的 ε-氨基、组氨酸（His）残基的咪唑基和精氨酸（Arg）残基的胍基均可作为磷酸基团的受体。

（二）蛋白激酶的种类

蛋白激酶是细胞信号通路中起化学修饰作用的重要成员，在细胞内分布广泛，遍及胞液、胞核、线粒体及微粒体等部位，按照结构和功能分为多个家族。真核细胞中已发现 500 多种蛋白激酶，它们能催化多种功能蛋白如酶、受体、调节蛋白、核内蛋白、运输蛋白等，使其磷酸化和去磷酸化，导致构象变化，从而改变功能蛋白的活性和性质，进而调控细胞各阶段的生命活动。

Hanks 等根据蛋白激酶功能域氨基酸序列对真核细胞中的蛋白激酶进行进化分析，将蛋白激酶超家族归为以下几类：①AGC 组，包括环核苷酸依赖家族（PKA 和 PKG 家族）、蛋白激酶 C 家族、β-肾上腺素受体激酶（βARK）家族、核糖体 S6 激酶家族（RSK，也称 S6K）和其他相关激酶；②CaMK 组，包括 Ca^{2+}/钙调素调节的蛋白激酶家族、Snfl/AMPK 家族和其他相关蛋白激酶；③CMGC 组，包括细胞周期因子依赖蛋白激酶（cdk）家族、ErK（MAP）蛋白激酶家族、糖原合成酶 3 激酶（GSK3）家族、酪蛋白激酶 II 家族、Clk 家族和其他相关激酶；④酪氨酸蛋白激酶组；⑤其他蛋白激酶。

目前使用最多的分类方式是按照蛋白激酶底物蛋白被磷酸化的氨基酸残基种类分成五类，即蛋白质的羟基被磷酸化的丝氨酸/苏氨酸蛋白激酶；蛋白质的酚羟基作为磷受体的酪氨酸蛋白激酶；蛋白质的组氨酸、精氨酸或赖氨酸的碱性基团被磷酸化的组氨酸蛋白激酶；蛋白质的色氨酸残基作为磷酸基团受体的色氨酸蛋白激酶；蛋白质的酰基作为磷酸基团受体的天冬氨酰基/谷氨酰基蛋白激酶。其中丝氨酸/苏氨酸蛋白激酶是最主要的一类蛋白激酶。

丝氨酸/苏氨酸蛋白激酶又可分为以下几类：①蛋白激酶 A（PKA）也称为 cAMP 依赖性蛋白激酶，该酶位于胞质中，通过 cAMP 激活后，催化亚基即可发挥作用，参与调节代谢、离子通道及其他信号转导途径，并且可进入细胞核内调控基因表达。②蛋白激酶 C（PKC）也称 Ca^{2+} 和磷脂依赖的蛋白激酶，受 Ca^{2+}、二酰甘油（DAG）和磷脂酰丝氨酸（PS）激活。根据其活化是否需要 Ca^{2+}、DAG 和 PS 分为 11 种亚型。PKC 底物十分广泛，包括参与信号转导的底物,如表皮生长因子受体、胰岛素受体、T 细胞受体(TCR)、Ras、GTP 酶活化蛋白等;参与代谢调控的底物,如膜上的通道和泵;调节基因表达的底物,如转录因子、翻译因子、S6K、Raf 激酶等。PKC 广泛存在于各组织细胞的胞质中,在胞质内通过 Ca^{2+} 依赖形式移位至细胞膜上,这个过程叫做转位。PKC 活化的标志就是 PKC 转位。③钙/钙调素依赖性蛋白激酶(CaMK),包括肌球蛋白轻链激酶(myosin light chain kinase,MLCK)、磷酸化酶激酶、CaMKⅡ等。④CMGC 组蛋白激酶,包括脯氨酸依赖性激酶(proline dependent kinase,PDK)、酪蛋白激酶Ⅱ(casein kinase Ⅱ,CKⅡ)家族。PDK 包括细胞周期素依赖性蛋白激酶(cyclin dependent kinase,CDK)家族,丝裂原活化蛋白激酶(mitogen-activated protein kinase,MAPK)家族,糖原合成酶激酶 3(glycogen synthetase kinase 3,GSK3),CDK 样激酶(CDK-like kinase,CLK)家族。⑤蛋白激酶 G,也称为 cGMP 依赖性蛋白激酶(cGMP-dependent protein kinase,PKG),在脑及平滑肌中的含量比较丰富,是一类将 cGMP 作为变构剂的激酶。⑥G 蛋白偶联受体激酶,包括肾上腺素受体蛋白激酶、ARK 相关激酶及视紫红质激酶等。⑦核糖体 S6 蛋白激酶,包括 S6KⅠ和 S6KⅡ,能磷酸化核糖体 S6 蛋白。⑧整合素连接激酶(intergrin-linked kinase,ILK),该酶的活性依赖 PI3K,直接磷酸化 PKB/Akt。⑨DNA 依赖性蛋白激酶(DNA-depen-dent protein kinase,DNA-PK),可使多种核蛋白磷酸化,如 DNA 拓扑异构酶、RNA 聚合酶Ⅱ、核受体和转录因子等。DNA-PK 还可发生自主磷酸化,并且是依赖于 DNA 和 ATP 而使其催化亚基和 Ku 蛋白发生磷酸化。

二、蛋白激酶结构与活性调节

(一)蛋白激酶的结构

通过蛋白激酶氨基酸序列分析发现,蛋白激酶均含有催化结构域、调节结构域和其他功能结构域的共同结构。其中催化结构域包括 12 个高度保守的功能亚区,由 250~300 个氨基酸残基构成。不同类型的蛋白激酶主要是Ⅵ、Ⅷ、Ⅸ亚域存在差异,如第Ⅵ区 Ser/Thr 蛋白激酶的保守序列为:Asp-Leu-Lys-Pro-Glu-Asn,而酪氨酸蛋白激酶的保守序列则为:Asp-Leu-Arg-Ala-Asn 或 Asp-Leu-Ala-Ala-Arg-Asn。真核生物蛋白激酶催化结构域折叠形成催化核心,该催化核心有三方面功能:①结合 ATP 或 GTP(磷酸供体);②结合蛋白质或肽(底物);③ATP 或者 GTP 的 γ-磷酸基团被催化后转移至受体苏氨酸、丝氨酸或者酪氨酸的羟基上。调节结构域主要参与调节酶的活性,作用有靶向性,且与酶的亚细胞定位关系密切。

蛋白激酶能选择性地磷酸化底物蛋白中丝氨酸、苏氨酸残基,从而使特定部位的氨基酸残基磷酸化,该选择性主要取决于蛋白激酶识别的保守序列,而且蛋白激酶对靶位点的识别取决于其附近的蛋白质一级结构。一种蛋白质可能有多个磷酸化位点,不同位点发生磷酸化,使蛋白质具有不同的结构,从而表现出多样化的功能。此外,有些蛋白质的磷酸化通常是由多个激酶的协同作用所致。

(二)蛋白激酶活性调节

1. 磷酸化调节   蛋白激酶间可通过相互磷酸化调节激酶的活性。例如,微管结合蛋白-2

激酶的酪氨酸残基磷酸化,能够激活 MAPK 激酶;胰岛素(INS)受体激酶与 Ca^{2+}/CaM 激酶的相互磷酸化,能够改变 INS 受体激酶与 Ca^{2+}/CaM 激酶的活性和性质,这是调节激酶活性的一种重要方式。

研究发现,几乎所有蛋白激酶都可通过分子内机制发生自身磷酸化。其中细胞信号通路的级联放大效应与蛋白激酶的相互磷酸化和自身磷酸化密切相关。

2. 调节剂调节 很多物质都可调节蛋白激酶活性,如 cAMP 水平可调控 PKA 活性,Ca^{2+}、磷脂可激活 PKC,Ca^{2+} 和 CaM 能激活 Ca^{2+}/CaM 激酶。此外,有些金属离子对激活蛋白激酶也十分重要,如 Mg^{2+} 参与激活组蛋白激酶等。同时,细胞内还存在对蛋白激酶特异的抑制剂,如 3-脱氧腺苷、氯化高铁血红素等。

三、蛋白激酶磷酸化在动脉粥样硬化形成中的作用

动脉粥样硬化(As)是由多因素引发的病变,它的形成和发展与脂质代谢紊乱、内皮细胞损伤、平滑肌细胞异常增殖、炎症反应、细胞因子改变、氧化应激、血流剪切应力异常、癌基因异常表达等因素有关,也与环境因素如吸烟、病毒感染、生活方式等关系密切,尽管发病学说众多,但其发病机制至今尚未阐明。多年的机制研究表明,Ser/Thr 蛋白激酶磷酸化作用参与各种因素引发的 As 的发生与发展。

(一)血管内皮细胞损伤与蛋白激酶磷酸化

Ross 的 As 的损伤反应学说表明,As 病变的始动环节是由各类危险因素导致的动脉内膜的破坏。内皮细胞在多种因素的反复刺激下会受到损伤,导致结构和功能发生变化,促使血液中的脂质进入内膜下发生沉积,进而中膜平滑肌细胞迁移至内膜且大量增殖。同时,大量血小板在内皮损伤处出现黏附、聚集,被暴露的胶原激活后,分泌多种细胞黏附分子、生长因子及生物活性物质,从而引发一系列复杂的连锁反应和恶性循环,促进 As 发生。

MAPKs 信号通路广泛存在于多种生物体内,是一个能够介导一系列细胞反应的重要信号转导系统,通过把胞外刺激信息传导至细胞核内,调节相应基因转录及表达,进而影响细胞的多种功能。胞外信号调节激酶 5(extracellular-regulated kinase 5,ERK5)作为 MAPKs 家族的重要组成部分,具有调节细胞增殖、分化、迁移、凋亡、衰老等多种功能,参与传导炎症、氧化应激、低氧、缺血、剪切应力等刺激信号,与 As 的发生、发展关系密切。体内外实验显示,ERK5 对内皮细胞的存活、生理功能和维持血管完整性有重要意义。ERK5 由 N 端蛋白激酶区和 C 端转录激活区两部分组成,ERK5 信号通路也与传统的 MAPK 信号通路一样,执行三级酶促级联反应,即各种刺激因素→MAPKKK(MEKK2/3)→MAPKK(MEK5)→MAPK(ERK5),ERK5 可通过上游激酶 MEK5 双磷酸化 Thr218 和 Tyr220 激活,活化的 ERK5 转录激活区还可完成自身磷酸化,通过磷酸化其 C 端的 Thr28、Ser421、Ser433、Thr733、Ser496 和 Ser731,使自身的转录活性提高,从而保证其直接调控基因的转录,产生应答。

血管内皮细胞对各种化学和机械刺激有十分重要的自我平衡能力,它能调控一系列血

管生物学过程，通过分泌舒血管物质及抗炎因子形成第一道抗 As 的防线。血流剪切力是作用于血管内皮细胞上的摩擦力，对生理条件下的内皮稳定十分关键，血流对内皮功能的影响有层流及湍流两种方式，层流能抑制氧化应激和血管壁的炎症反应，还能抑制血管内皮细胞凋亡，具有抗 As 作用；而湍流则促进氧化应激及血管壁的炎症反应，促进内皮细胞的凋亡，导致内皮细胞的功能障碍，促进 As 的发展。层流状态下，ERK5 能够上调 Nrf2 依赖的基因表达，并且通过 Nrf2 拮抗氧化应激产生的细胞毒性，即 ERK5/Nrf2 信号通路在内皮细胞抗炎和抗凋亡机制中有重要作用。ERK5 还可通过 KLF2 抑制 p21 激活激酶-1 的表达，从而减弱内皮细胞的迁移，表明 ERK5/KLF2/PAK1 信号轴存在。在湍流状态下，血流剪切力刺激激活 PKC，通过 PKC 与 ERK5 相互作用而降低 KLF2/eNOS 的稳定性，促进内皮细胞炎症，导致内皮细胞功能障碍，促进 As 斑块形成。最近研究报道 ERK5-S496 能被 p90 核糖体 S6 激酶（ribosomal S6 kinase，RSK）直接磷酸化，降低 ERK5 转录活性，促使内皮细胞发生炎症反应，加剧血管障碍。而且进一步证实，湍流可能是通过 p90RSK/ERK5 组件促进 As，因为内皮细胞只在湍流状态下呈时间依赖性地增加 p90RSK 的磷酸化和表达，诱发炎症并使内皮细胞凋亡。

腺苷酸活化蛋白激酶（AMP activated protein kinase，AMPK）是代谢物感应蛋白激酶家族的成员，属于丝氨酸/苏氨酸蛋白激酶。AMPK 在血管内皮细胞中高表达，参与维持内皮细胞的内稳态。当内皮细胞受到氧化损伤、促炎细胞因子等刺激时，激活的 AMPK 在 Ser89 位点磷酸化转录共激活因子 p300，从而抑制细胞间黏附分子-1 和血管细胞黏附分子-1 的表达，抑制单核细胞黏附，减弱内皮细胞的炎症反应，AMPK 抑制单核细胞对血管内皮的黏附是药物干预 As 的潜在目标。AMPK 能调节 1 型和 2 型糖尿病中脂质代谢紊乱，AMPK 能直接磷酸化固醇调节元件结合蛋白（SREBP-1c 和-2），AMPK 在 Ser372 位点磷酸化 SREBP-1c，对于抑制 SREBP-1c 应答多酚和二甲双胍的蛋白水解加工和转录活性是必需的。AMPK 刺激 Ser372 磷酸化，抑制 SREBP-1c 切割和核易位，并且抑制暴露于高葡萄糖环境中肝细胞中的 SREBP-1c 靶基因表达，导致脂肪生成和脂质积累减少。SREBP 的 AMPK 依赖性磷酸化可为胰岛素抵抗、血脂异常和 As 提供新的治疗策略。研究表明，瘦素通过 AMPK 和蛋白激酶 B/Akt 的机制活化内皮 eNOS，磷酸化 eNOS Ser1177，增加其活性，从而诱导内皮依赖性血管舒张。

FOXO（fork head box O）转录因子是血管生长的一个重要调节器，尤其对维持内皮细胞的正常功能起重要作用，FOXO1 能够减缓内皮细胞的代谢和细胞分裂，在正常的生理状态下，FOXO1 能够防止细胞分裂出现失控，保护血管发挥正常功能。在血管内皮细胞中存在 FOXO1、FOXO3a 和 FOXO4 三种功能重叠的亚型，研究发现，在小鼠内皮中缺失 FOXO1，能诱导内皮细胞快速增殖和迁移；相反，高表达 FOXO1 能抑制内皮增殖。内皮中 FOXO1 和 FOXO3a 抑制内皮 eNOS 的转录，并促进诱导型 NOS(iNOS)在氧化应激反应中的表达，导致产生过氧亚硝酸盐和内皮功能障碍，认为 FOXOs 表达增加介导内皮功能障碍，促进 As。在敲除 FOXO1、FOXO3a 和 FOXO4 基因的 Apo E$^{-/-}$ 小鼠内皮细胞中发现，FOXO 敲除后增加了内皮细胞的活性和一氧化氮的可用性，并且抑制炎症，抑制趋化因子和超氧化物生成，显示出抗 As 效应，而且其抗炎效应与 NF-κB 活性降低、ICAM-1 和 VCAM-1 表达减少有关。FOXO 是 Akt（亦称蛋白激酶 B）的底物，Akt 磷酸化 FOXO1，抑制其核转位而阻止其转录激活作用。同时，FOXO 作为胰岛素信号转导的介质，能加速胰岛素受体缺乏小鼠的 As 过程，使小鼠内皮细胞中超氧化物的产生增加；在胰岛素抵抗状态下，胰岛素受体底物蛋白 IRS1 和 IRS2 的表达降低，与 FOXO 的依赖性效应一致。敲除 FOXO 后表现出的 As 保护作用与内皮细胞中胰岛素依赖性 Akt 磷酸化的显著减少有关。因此，通过药物靶向作用转录因子 FOXO，或者通过调节 PI3K-Akt-FOXO 信号通路可作为预防和治疗 As 的潜在目标。

（二）血管平滑肌细胞增殖与蛋白激酶磷酸化

血管平滑肌细胞（VSMC）是负责维持血管张力的主要成分，VSMC 过度增殖和迁移在 As 形成中起关键作用。研究发现，VSMC 在血管壁新生内膜中异常积聚，过度和不受控制的 VSMCs 增殖是 As、高血压和血管成形术后再狭窄等几种血管疾病的突出特征，在这些疾病中，血管重塑与 VSMC 异常反应性相关，并最终促进细胞迁移至内膜并增殖。

大量流行病学研究表明，胰岛素（insulin，INS）抵抗，以及与 2 型糖尿病相关的高胰岛素血症是导致高血压和 As 病变发展的主要原因之一。INS 可抑制正常 VSMC 在血管中的收缩、迁移和生长，但在 INS 抵抗状态下会促进 As 和再狭窄。VSMC 和内皮细胞一样，也有 INS 受体，当 INS 结合 INS 受体，导致 INS 受体 β 亚基的酪氨酸磷酸化，可以激活 INS 信号的两个主要分支：介导 INS 代谢作用的磷脂酰肌醇 3 激酶（PI3K）/蛋白激酶 B（Akt）依赖性途径，和介导 INS 的非代谢有丝分裂和生长作用的 MAPK-激酶依赖性途径，即 IRS-1 和 IRS-2 可激活 PI3K/Akt 或 Ras-Raf-MEK-ERK1/2-c-fos 级联反应（图 14-3）。在

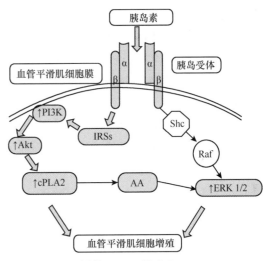

图 14-3　INS 刺激 VSMC 增殖中 PI3K/Akt/cPLA2/ERK1/2 信号通路的协同作用

（Isenović ER，et al. 2009.）

PI3K/Akt 依赖性途径中，INS 受体 β 亚基的酪氨酸磷酸化可使 INS 受体底物（IRSs）上的酪氨酸残基磷酸化，同时伴随 PI3K 和 Akt 的活化，Akt 也是一种丝氨酸/苏氨酸激酶，其 N 端区域含有与 cAMP 依赖性蛋白激酶和 PKC 密切相关的催化结构域。Akt 的激酶活性可通过受体酪氨酸激酶[如血小板衍生生长因子（PDGF），表皮生长因子（EGF）和 INS 受体]作用的生长因子刺激，并且这些生长因子对 Akt 的激活是通过 PI3K 介导的，PI3K/Akt 的信号通路也涉及 PI3K 的细胞应答。细胞外信号调节激酶（extracellular regulated protein kinase 1/2，ERK 1/2）是丝裂原激活蛋白激酶（MAPK）家族的成员，ERK1/2 信号传导途径是由 MAPK 激酶激酶（MAPKKK）、MAPK 激酶（MAPKK）、MAPK 三种酶组成的丝氨酸/苏氨酸激酶级联，MAPK 的激活是细胞内磷酸化级联反应的最终步骤，引发特定的细胞生理或病理反应。MAPK 通路的上游激活物包括 Ras/Raf 家族的小 GTP 酶，下游

效应物包括转录因子和其他激酶。研究发现，INS 诱导胞质型磷脂酶 A2（cytosolic phospholipase A2, cPLA2）的激活，该酶在 VSMC 中也有较强的促进细胞增殖作用。cPLA2 N 端有 Ca^{2+} 依赖性脂质结合域或 C2 结构域，以及含有活性位点残基 Ser228 和 Ser549 的催化结构域，其活化受到 Ca^{2+} 浓度和磷酸化的调控。进一步研究发现，INS 刺激 VSMCs 生长涉及 PI3K/Akt 依赖激活 cPLA2 和释放花生四烯酸、激活 ERK1/2 和进一步放大 cPLA2 活性，即 INS 信号转导途径处在高度复杂的调控网络中，包括多重反馈回路，既存在主要信号分支之间的作用，也有来自异源受体信号通路间的作用。在 INS 抵抗状态下，INS 促进 VSMC 的增殖与调节 PI3K/Akt/cPLA2/ERK1/2 通路有关，所以 2 型糖尿病患者高胰岛素血症在 As 中有潜在作用，此通路也可能成为抗 VSMC 增殖效应的新靶点。

在 As 的早期阶段，氧化磷脂和生长因子等促 As 因素可影响 VSMC 去分化，去分化的 VSMC 通过增殖和迁移到斑块中，从而增加 As 斑块面积。因此，抑制血管平滑肌细胞的增殖成为治疗 As 的关键环节。细胞缝隙连接通道的基本结构及功能蛋白是缝隙连接蛋白（connexin, Cx），大量研究表明 Cx43 在 VSMC 增殖和 As 的发展中起关键的调节作用，Cx43 表达水平的变化与 VSMC 增殖潜力、As 形成、As 斑块发展和再狭窄有关。目前已广泛认同 MAPKs 对缝隙连接蛋白表达的调控，而且促进 VSMC 增殖的常见因素也是激活 MAPK 途径。Johnstone 等的研究表明，Cx43 能特异性地与细胞周期蛋白 E 相互作用，该作用依赖 MAPK 磷酸化；MAPK 磷酸化 Cx43 一方面可以促进 VSMC 对生长因子的反应，使 VSMC 增殖；MAPK 磷酸化 Cx43 还可调节内膜形成，并造成后续的血管损伤。Cx43 的 N 端 241~382 是其主要磷酸化区，此区间的丝氨酸、苏氨酸和酪氨酸残基磷酸化的程度决定缝隙连接通道的通透性及功能，Cx43 C 端的部分丝氨酸及苏氨酸残基磷酸化后，也可调控 Cx43 在细胞膜上的组装、降解和缝隙连接通道介导的缝隙连接通信。

此外，p38 激活后可抑制 Cx43 的表达，从而影响缝隙连接的形成及功能；肿瘤坏死因子-α（TNF-α）下调 Cx43 的表达及影响缝隙连接的功能，通常也通过 JNK 信号途径发挥作用。糖基化白蛋白作用于大动脉血管内皮细胞，使 Cx43 表达下降及抑制缝隙连接通讯的功能，并使 ERK1/2 活化；而 MEK 抑制剂 PD98059 可使 Cx43 的表达升高，加强缝隙连接的通讯功能。缝隙连接形成的跨膜通道是邻近细胞提供直接的物质信息的交换途径，而 As 又是一系列复杂的病理过程，包括分泌细胞因子、趋化因子、生长因子，促进单核细胞、巨噬细胞、内皮细胞、平滑肌细胞等细胞的迁移，这些过程均需要细胞间通讯功能的参与，因此，通过蛋白激酶磷酸化调节 Cx43 的表达与功能可能是一个治疗 As 的靶点。

（三）炎症反应与蛋白激酶磷酸化

As 的病理变化具有炎症的基本特征，Ross 教授在 As 炎症学说中指出，高血压、高同型半胱氨酸血症、自身免疫、感染、高盐、高胆固醇血症等各种危险因素均为致炎因素，长时间反复作用于血管壁，通过炎性介质的分泌、炎性细胞的活化，触发启动炎症反应，促进 As 病变的形成和发展，在此过程中，平滑肌细胞、单核/巨噬细胞、内皮细胞、淋巴细胞等会分泌出大量的细胞因子、黏附分子及炎症介质。

西罗莫司靶蛋白（mammalian target of rapamycin, mTOR）是磷脂酰肌醇 3 激酶蛋白激酶家族的一员，在哺乳动物体内存在 mTORC1 和 mTORC2 两种复合物，是一种非典型的丝氨酸/苏氨酸蛋白激酶，作为细胞内外信号网络中的关键调控因子，能够在多种因素的活化下调节细胞生长、增殖、迁移、自噬、凋亡等生物学过程。mTOR 信号通路有两条（图 14-4），一条是 PI3K/Akt/mTORC1 信号通路，与细胞生长、增殖有密切联系，主要参与调控细胞分裂、基因转录和翻译；结节性硬化复合体（TSC1 和 TSC2）是 mTORC1 上游的负性调控因子，

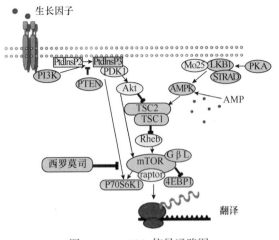

图 14-4　mTOR 信号通路图

(Martin DE, et al. 2005.)

Akt 可通过 TSC1-TSC2 间接激活它的下游分子，形成 Akt/TSC1-TSC2/mTORC1 信号通路。另一条是 LKB1/AMPK/TSC/mTORC1 信号通路，肝激酶 B1 蛋白可磷酸化 AMPK 相关激酶家族蛋白，并抑制其活性。活化的 AMPK 正向调节 TSC，负向调节 mTORC1。AMPK 可感受能量的变化，并通过 AMPK/TSC/mTORC1 信号通路传递信号给下游的 mTOR，参与调控能量平衡及代谢。上游调节因子激活 mTORC1 后可磷酸化下游蛋白，包括真核启动因子 4E 结合蛋白 1（4E-BP）和 S6K，促进细胞增殖。

mTOR 信号通路能够有效调控 As 的发生和发展，参与血管内皮细胞、VSMC 与巨噬细胞的生长、增殖及凋亡，炎症反应等生物学环节。mTOR 信号通路在 As 不同阶段发挥不同功能，在早期，它的激活能够抑制 As 的发生。在正常情况下，mTOR 接受来自胰岛素、生长因子和炎症反应的信号，并传递给下游的 S6K1 和 4EBP1 等基因靶点，参与调节细胞生长、细胞增殖及维持代谢稳态的功能。而在中晚期却有促进 As 发展的作用。

研究证实，当内皮细胞在氧化应激、肾素–血管紧张素系统、ox-LDL、同型半胱氨酸等在诸多因素的作用下，可导致内皮细胞功能紊乱。为使内皮结构完整，mTOR 信号通路被激活，参与调控内皮功能并对抗内皮损伤。血管内皮生长因子（VEGF）的表达受 mTOR 的调控，西罗莫司可抑制 VEGF 的表达，从而抑制血管内皮细胞的迁移效应，西罗莫司能通过降低 mTOR 及 S6K 的活性，进而减弱内皮细胞的增殖和迁移，而依帕司他通过 PI3K/Akt/mTORC1/S6K 信号通路的激活促进内皮细胞的迁移。在血管内皮细胞中，ox-LDL 引起 mTORC1 活性下降，促进 As 的发展。mTORC1 的激动剂 3BDO 能够抑制 ox-LDL 导致的 mTORC1 活性下降，从而减弱 ox-LDL 导致的血管内皮细胞自噬损伤和凋亡，增加斑块的稳定性，阻止 As 的发展。

但随着危险因素的反复、持续刺激，尤其是在炎症状态下，mTOR 信号激活后，大量细胞进入 G_1-S 期增殖，巨噬细胞及 VSMCs 增加，并迁移至血管内膜。氧化脂蛋白颗粒被内膜中的巨噬细胞吞噬，使脂质沉积，形成泡沫细胞；巨噬细胞被激活后，还可进一步释放 M-CSF、IFN-γ、趋化因子、促凝血组织因子、金属蛋白酶等炎症因子和炎症介质，促进自身和 VSMCs 的迁移和活化。同时，内膜中的 VSMCs 促进新生血管内膜生成，而大量的

新生血管内膜生成是 As 及血管再狭窄的关键病理生理机制。相反，p53 基因激活可抑制 mTOR 通路，引起细胞自噬增加、细胞周期停滞。即 mTOR 信号激活可以促进巨噬细胞及 VSMCs 的增殖和迁移，促进 As 的发生和发展。

mTOR 信号激活后，对炎症反应亦有促进作用。研究表明，西罗莫司能够下调炎症细胞因子 IL-6、IL-8、TNF-α 和单核细胞趋化蛋白-1 的表达。同时，mTOR 激活后可导致单核/巨噬细胞、血管固有细胞等分泌出很多炎症因子，影响淋巴细胞的免疫应答，促进 As 发展。低密度脂蛋白受体（LDLR）在炎症因子影响下表达下调，负反馈机制破坏后，增加细胞内胆固醇的摄入。西罗莫司可逆转炎症诱导的 LDLR 表达失调，也可逆转炎症因子作用下 ABCA1 调控的细胞胆固醇外流减少，表明 mTOR 信号激活后影响炎症导致的 LDLR 负反馈途径和 ABCA1 介导的细胞胆固醇外流途径。PI3K/Akt/mTOR 途径的激活可促进 LDLR 介导的细胞内胆固醇的摄入，此作用的完成依靠增加有活性的 SREBP 的生成；相反，沉默 SREBP 基因可抑制 Akt 介导的脂肪生成和细胞生长，即 PI3K/Akt/mTOR 信号激活与 SREBP-SCAP-LDLR 途径激活密切相关，两者在 As 进展中存在一定的协同作用。

西罗莫司能抑制 ox-LDL 在内皮细胞中的积累，一方面与西罗莫司增加其在自噬-溶酶体途径的活性作用有关，也与抑制凝集素样氧化低密度脂蛋白受体-1（LOX-1）有关。西罗莫司抑制 ox-LDL 诱导的 mTOR 磷酸化激活，并随后抑制 NF-κB 激活、抑制 p70S6K 和 IκBα 的磷酸化，抑制 LOX-1，即通过 mTOR/NF-κB/LOX-1 途径，导致内皮细胞中 ox-LDL 摄取减少。

因此，针对 mTOR 在 As 发生、发展中的不同作用靶点，研制、开发新的药物调控 mTOR 信号通路，对 As 的防治及减少心血管疾病的发病率意义深远。Kurdi 等认为，mTORC1 抑制剂可通过降低趋化因子水平、单核细胞黏附和迁移、单核/巨噬细胞增殖、内皮功能障碍、泡沫细胞形成、巨噬细胞炎症反应、缺氧诱导因子 1α（HIF-1α）产生、斑块血管生成等八个方面来抑制 As 的发生和发展（图 14-5）。

（四）高盐摄入与蛋白激酶磷酸化

As 的发病过程十分复杂，确切病因尚未完全明确。其中高盐摄入就被称为致 As 的潜在危险因素。越来越多的临床证据表明，摄入高盐是独立于高血压的导致心血管事件发生的危险因素。高盐促进 As 的发生，但分子机制仍不清楚。研究发现，高盐条件下可导致 p38 MAPK 的磷酸化，p38 是 MAPK 家族调节炎症反应的重要成员，生理性应激、渗透性应激、脂多糖及紫外线照射等刺激可激活 p38。TNF、缺血再灌注、IL-1、脂多糖和血小板激活因子等炎症刺激，可激活内源性免疫细胞如单核细胞、内皮细胞及中性粒细胞内的 p38。p38 通路的关键酶包括 MAPKK 类的 MKK3、MKK6，MAPKKK 类的 TAK、ASK、MLK。TAK 结合蛋白（TAB）可激活 TAK，促进炎症细胞因子如 IL（IL-1、IL-8）、TNF-α 的产生、参与 TGF-β 的信号转导。TAK 也能激活 MKK4，从而激活 p38。p38 活化后发生核转位，并能够磷酸化激活多种蛋白激酶及转录因子。

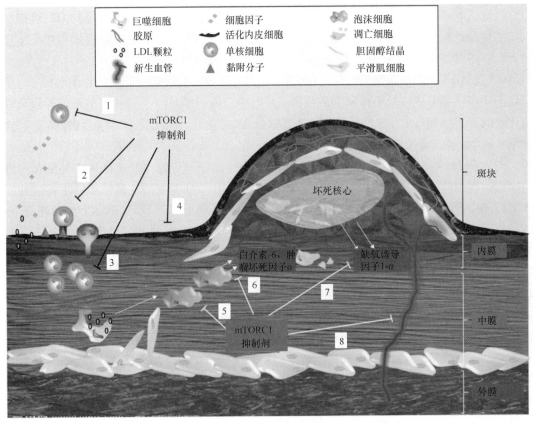

图 14-5 动脉粥样硬化中 mTORC1 的抑制

(Kurdi A, et al. 2016.)

用高渗氯化钠处理人外周血单核细胞、人 THP-1 巨噬细胞后，均能诱导细胞因子 IL-8 产生。进一步研究发现，高盐诱导细胞因子的产生可能是通过激活转录因子 NF-κB 和 RoS 产生增加，使细胞因子产生增加，导致 p38 MAPK 的磷酸化增加。同时高渗透压增加细胞应激面积，激活 c-jun N 端激酶（c-jun N-terminal kinase，JNK），JNK 亦属于 MAPK 家族。不同的刺激因素激活不同的 MAPK 通路，作用于不同的底物，协同促进 As 的发生和发展。

（五）斑块稳定性与蛋白激酶磷酸化

在 ox-LDL 等作用下，单核细胞聚集、黏附和迁移至内膜下空隙，在 M-CSF 及其他分化因子的驱动下，单核细胞分化为具有不同功能的 M1 和 M2 型巨噬细胞。巨噬细胞作为斑块内主要的细胞构成成分，一方面分泌 TNF-α、IL-1 等炎性细胞因子，从而诱导内皮黏附分子、蛋白酶及其他调节分子的产生，加速血栓的形成、增大斑块的面积，加剧斑块的不稳定性，在此过程中巨噬细胞 Toll 样受体与 CD36 共同激活 NF-κB 信号通路，诱导和促进 As 的发生和发展。另一方面，巨噬细胞可分泌 IL-10、TGF-β 等抗炎因子，抑制斑块处基质金属蛋白酶（MMP）的活性或下调内皮细胞致炎黏附分子的表达，使 As 斑块的稳定性增强，起保护作用。在此过程中，MAPKs 通路家族中 p38MAPK、JNK 及 ERK1/2 等途径介导巨噬细胞对斑块形成，以及对斑块稳定性的调节。

巨噬细胞的自噬作用也影响着 As 的进程。自噬是一种在进化中高度保守的由细胞精细调控的生命进程，在调节脂质代谢性疾病，如肥胖和动脉硬化中都至关重要。自噬小体膜的形成、扩张都依赖于Ⅲ型磷酸肌醇-3-激酶的脂质激酶信号复合体的组装和涉及泛素样蛋白 Atg5 及 Atg8 的两条系统的调控。Ⅲ型 PI3K 通过其激酶活性调节脂质斑块的形成，脂质斑块进一步招募形成自噬小体所需的蛋白质。其中，磷脂酰肌醇-3-磷酸盐的形成导致自噬前体膜的不对称和弯曲。选择性抑制 PI3K/Akt/mTOR 信号通路可促进巨噬细胞自噬，进而抑制 As 的进展，增强斑块稳定性。

p21 活化激酶 1（p21-activated kinase 1，PAK1）属于进化保守的丝氨酸/苏氨酸蛋白激酶家族，在细胞形成、运动和增殖等调节中起重要作用。研究发现，激活 PAK1 可能在胆固醇运输中发挥作用，因为其介导清道夫受体 B1 的启动子活性下调。PAK1 的活性受 As 的刺激因素影响，并参与调节血管通透性；PAK1 介导内皮细胞中炎症的激活。Singh 等研究发现，Apo E$^{-/-}$ 小鼠主动脉巨噬细胞中的 PAK1 水平及活性增加。在 Apo E$^{-/-}$ 小鼠中，PAK1 基因敲除后小鼠中循环 IL-6、MCP-1、CD36 显著降低，黏附分子表达减少，主动脉根部巨噬细胞含量减少。与 Apo E$^{-/-}$ 小鼠相比，Apo E$^{-/-}$/PAK1$^{-/-}$ 小鼠的巨噬细胞和平滑肌细胞对 ox-LDL 摄取减少，ABCA1 介导的胆固醇流出增加。人 As 病变中亦检测到 PAK1 磷酸化，说明 PAK1 在 As 的发生和发展过程中可能起重要作用。

As 是具有多样性病因和发病机制复杂的病理变化，蛋白激酶磷酸化作用调节 As 的发生发展过程也是多方位、多角度、多层次的，其作用涉及内皮细胞和巨噬细胞的功能出现障碍、平滑肌细胞的增殖、炎症反应等，而且由于各信号通路之间存在交互作用及级联放大效应，使得蛋白激酶磷酸化作用与 As 的关系就显得极为复杂。因此，深入探讨蛋白激酶磷酸化作用在 As 的发生和发展过程中的变化规律，将有助于深入揭示 As 发病的分子机制，同时也为靶向治疗 As 提供新的思路和方法。

（龙石银）

第七节　自噬与凋亡

细胞死亡是细胞生命活动不可逆停止及结束现象，是机体新陈代谢中极为重要的生物学过程。细胞死亡与存活的平衡是维持组织形态、结构、功能所必需的，细胞死亡异常与多种疾病的病理过程密切相关。研究表明，细胞死亡与动脉粥样硬化（As）病变进程密切相关，并且是调控斑块稳定性的重要因素之一。As 斑块纤维帽的强度与平滑肌细胞（SMC）的数目，以及它们合成胶原的结构与特性相关，所以 SMC 的死亡可能导致斑块的不稳定甚至破裂。而巨噬细胞诱导 SMC 死亡并通过产生基质金属蛋白酶（MMP）降解胶原纤维，巨噬细胞的死亡则有利于斑块的稳定。

按照 Clarke 形态学分类，细胞死亡分为 3 种类型：Ⅰ型，凋亡；Ⅱ型，自噬；Ⅲ型，坏死。凋亡在形态学表现为细胞皱缩，染色质凝聚，核小体 DNA 降解，细胞通过出芽的方式形成凋亡小体，溶酶体胱天蛋白酶家族的含半胱氨酸的天冬氨酸蛋白水解酶的活化在该生物学过程中起非常重要的作用，晚期 As 病变及不稳定斑块中存在大量的细胞凋亡。坏死多为细胞受到强烈理化或者生物因素作用引起细胞无序变化的死亡过程,在形态学表现为胞质肿胀、胞膜破裂、细胞器破坏,但很少涉及核变化。坏死是被动、不可控的过程;而凋亡是主动、受到精确调控的过程,是一种程序性细胞死亡(program cell death,PCD)方式。凋亡和坏死这两种细胞死亡方式最显著的区别为细胞膜完整性的差异:坏死细胞的细胞膜肿胀、破裂,染料可自由进入细胞;凋亡细胞细胞膜完整、萎缩,染料不能进入细胞内。对人颈动脉斑块的透射电镜分析表明,许多退化的细胞具有典型的坏死性死亡的超微结构。

研究发现,有些细胞死亡没有明显染色质固缩、caspase 的激活、DNA 片段化和细胞肿胀等凋亡和坏死的特点,但胞质中出现大量包裹细胞内胞质和细胞器的双层膜囊结构,称为自噬。自噬引起的细胞死亡是一种新的细胞程序性死亡,为 II 型细胞死亡,称为自噬样细胞死亡(autophagic cell death,ACD)。新的研究表明,自噬和凋亡往往是由同样的刺激因素引起的,有着相似的效应和监管机制,存在交互作用。

一、自噬的定义和分子机制

(一)自噬定义

比利时科学家 Christian de Duve 在 20 世纪 50 年代通过电镜观察到自噬体结构,并在 1963 年溶酶体国际会议首先提出自噬的概念。1962 年 Ashford 和 Porten 首先用电子显微镜在人体肝细胞中观察到自噬现象。日本科学家 Yoshinori Ohsumi 因发现和阐明自噬的调节机制获得 2016 年生理学或医学诺贝尔奖。自噬在古希腊语中是"自(auto)食(phagy)",意思是"自己吃自己"。自噬是进化上保守的生物学过程,降解受损、变性的蛋白质和核酸等生物大分子及衰老和失去功能的细胞器,为细胞的修复、重建和再生提供原料,实现细胞内物质的再循环和再利用。因此,自噬也被认为是一种防御和应激调控机制,是一种细胞的生存机制,是对内外持续性刺激的非损伤性应答反应,具有维持细胞结构和代谢平衡的功能。自噬障碍往往导致蛋白聚集和不正常细胞器的积累,对细胞产生毒性。

自噬根据发生的生物学过程分为:巨自噬、微小自噬和伴侣分子介导的自噬(chaperone-mediated autophagy,CMA)3 大类,通常自噬指的是第一类,即巨自噬。大多数细胞在正常条件下即有基础水平的自噬,基础水平的自噬是维持细胞稳态所必需的。细胞外(如营养缺乏、缺氧、某些激素或化学品处理)和细胞内(如内质网应激)的应激均可激活自噬。但过度自噬将引起细胞质和细胞器的破坏(如线粒体和内质网的破坏),导致细胞功能受损,最终导致自噬性细胞死亡。有学者认为自噬性细胞死亡是修复失败的结果,而不是细胞消耗自己的自杀行为。

(二)自噬的分子机制

对自噬的研究已经超过 40 年,但是自噬过程的分子机制依然还不清楚。近十年,通过酵母系统获得 30 多个自噬相关基因(autophagy associated gene,Atg)。在营养充足的条件下,生长因子激活 I 型磷脂酰肌醇-3-激酶(phosphatidylinositol-3 kinase,PI3K),经由 Akt/PKB 信号途径激活哺乳动物西罗莫司靶蛋白(mammalian target of rapamycin,mTOR)。活化的

mTOR 抑制丝氨酸/苏氨酸激酶 ATG1（在酵母中命名为 Atg1，其哺乳动物同源蛋白命名为 ULK1，是诱导自噬的关键分子），从而抑制自噬过程。营养物质不足或 mTOR 抑制剂处理，mTOR 的激活被抑制，ATG1/ULK1 形成 ATG1 蛋白激酶自噬调节复合体，诱导自噬的形成和发展。自噬体的形成依赖以下两个途径：①含Ⅲ型 PI3K 脂质激酶信号复合体，可介导杯状双层膜（也称为自噬膜或者隔离膜）的形成；②泛素样偶联途径，可刺激双层膜的扩张。泛素样偶联途径包括 ATG12 和 ATG8 两条途径：ATG12 由 E1 泛素激活酶 ATG7 活化，转运至 E2 泛素结合酶 Atg10，与泛素样蛋白 Atg5 形成 ATG12-Atg5 复合体，最后与 Atg16L 连接形成一个共轭复合体，介导自噬前体膜的延伸。ATG8 也称为微管相关蛋白轻链 3（light chain 3，LC3），最初合成的是 proLC3，但随即通过 Atg4 裂解以产生活性胞质形式的 LC3-Ⅰ；随后通过 ATG7 和 E2 酶的催化，ATG3 与 LC3-Ⅰ与磷脂酰乙醇胺相互作用，产生 LC3-Ⅱ，脂化反应导致 LC3 的构象变化是自噬体形成的关键。自噬体形成后，ATG12-Atg5-Atg16L 复合体从自噬体解离，小 GTP 结合蛋白 RAB7 和溶酶体相关膜蛋白（lysosome associated membrane proteins，LAMP）LAMP1 和 LAMP2 介导自噬体与溶酶体融合。

二、自噬的检测

随着研究的深入，已有大量的方法对细胞、组织的自噬进行观察和检测，通常建议结合电子显微镜、免疫学及分子生物学技术验证。

1. 透射电子显微镜检测自噬　自噬泡的形成是自噬最重要的形态特征，电子显微镜检测形态学超微结构被认为是检测自噬体的金标准。在透射电镜下可见吞噬泡、自噬小体及自噬溶酶体。透射电镜下吞噬泡的特征为新月状或杯状，双层或多层膜。自噬小体的特征为双层或多层膜的液泡状结构，内含线粒体、内质网和核糖体等胞质组分。自噬溶酶体的特征为单层膜，胞质成分已降解。但值得注意的是，电子显微镜观察有其本身的缺陷，难以将溶酶体、包涵体或其他膜性结构与自噬体区分开。如果线粒体肿胀或含有沉淀，可能被误解为自噬；此外，脂滴及空泡，有时也可能被误认为是自噬泡。

2. 免疫学及分子生物学技术检测自噬　由于电镜耗时长，不利于监测自噬形成并难以区分其他的膜性结构，人们利用 LC3 在自噬形成过程中 LC3-Ⅰ向 LC3-Ⅱ转变并发生聚集的现象，采用 GFP-LC3 融合蛋白来示踪自噬形成。无自噬发生时，GFP-LC3 融合蛋白弥散分布在胞质中；当自噬形成时，GFP-LC3 融合蛋白转位至自噬体膜，在荧光显微镜下观察到明亮的绿色荧光亮点，一个绿色荧光亮点相当于一个自噬体。值得注意的是，绿色荧光亮点增多并不一定代表自噬活性增强，也有可能是自噬溶酶体降解途径受阻，需要进一步验证。

为示踪 LC3 及自噬流的变化，目前常采用 mRFP-GFP-LC3 双荧光自噬指示体系。在该体系中，mRFP 是稳定的荧光基团，不受酸性环境的影响，GFP 是酸敏感型 GFP 蛋白。自噬小体与溶酶体融合后，形成自噬溶酶体，pH 下降，GFP 淬灭。GFP 的减弱可反映自噬溶酶体进程的顺利程度，GFP 越少，则自噬小体和溶酶体融合顺利；GFP 越多，表明自噬小体和溶酶体融合被抑制，自噬溶酶体进程受阻。由于 mRFP 一直稳定表达，因而可通过 GFP 与 mRFP 的亮点比例评价自噬流进程。

此外，可通过免疫组化、免疫荧光或免疫印迹技术检测 LC3-Ⅱ的含量，以及 Beclin 1、

p62 等基因的表达水平，反应组织/细胞自噬水平的改变。

3. 单丹磺酰尸胺（monodansylcadaverine，MDC）染色 MDC 是一种荧光染料，为嗜酸性染色剂，通常用于检测自噬体的形成，但由于所有酸性液泡都被染色，故属于非特异性染色。

三、自噬与动脉粥样硬化

（一）自噬在动脉粥样硬化中的保护作用

自噬被认为是一种生存机制，而非死亡途径。自噬可能通过抑制氧化应激，从而降低对细胞内容物的破坏，促进受损细胞的恢复，并抑制细胞的凋亡。然而，急性或持续的氧化应激导致细胞内溶酶体膜破坏，ROS 增加，这时溶酶体成分的改变阻滞受损自噬泡的融合，并导致大量水解酶释放，进一步增强细胞的损伤，启动凋亡途径介导受损细胞程序性死亡。

d'Uscio 等发现淀粉样蛋白前体（amyloid precursor protein，APP）降解产生的 β 淀粉样蛋白（Aβ）导致自噬体和溶酶体的融合受损，自噬障碍，从而抑制 NO 的产生及氧化应激增加，导致内皮细胞损伤和炎症反应，诱导 As 的形成和发展。Singh 等发现自噬通过溶酶体脂酶降解细胞内脂滴，再通过 ATP 结合盒转运蛋白 A1（ABCA1）途径促进细胞内胆固醇逆转运。饮食限制的 Apo $E^{-/-}$ 小鼠细胞自噬增加，As 病变明显减轻，ATG5 基因敲除小鼠 As 病变明显增加。致 As 的独立危险因素氧化低密度脂蛋白（ox-LDL）浓度依赖性地诱导血管内皮细胞的自噬和凋亡，当自噬抑制后血管内皮细胞凋亡增加。

对他汀类和 7-酮基胆固醇的研究表明，他汀类药物剂量依赖性诱导 SMC 凋亡，但他汀类药物通过自噬保护患者免受心肌梗死。近来的研究发现，低浓度的他汀类药物并不诱导 SMC 死亡，而是衰减 7-酮基胆固醇诱导的自噬。进一步的研究证实，氟伐他汀未能提高 7-酮基胆固醇处理的 SMC caspase 活性，表明自噬的激活干扰他汀类药物诱导的凋亡途径，但其抑制机制尚不清楚。有学者认为自噬途径抑制结构和功能受损线粒体中的凋亡蛋白进入细胞质，如细胞色素 c 和凋亡诱导因子的释放，从而抑制凋亡。

载脂蛋白 B（Apo B）是血浆脂蛋白的重要组分，主要通过以下途径代谢：内质网相关的降解（ER-associated degradation，ERAD）、内质网后分泌前蛋白水解（post-ER presecretory proteolysis，PERPP），以及经由新生 Apo B 的颗粒与低密度脂蛋白受体（LDLR）及肝素硫酸蛋白多糖相互作用后再摄取。在肝摄取多不饱和脂肪酸，以及进食后的高水平胰岛素作用下，刺激 PERPP，促进脂质过氧化物损害和 Apo B 聚集，聚集的 Apo B 经由自噬体途径进入溶酶体降解。这也是富含多不饱和脂肪酸饮食降低血浆 VLDL 和 LDL 水平，抑制 As 进展的机制之一。

（二）自噬在动脉粥样硬化中的不利作用

研究发现，自噬导致 As 斑块内与氧化脂质相关的蜡样不溶性复合物形成，在 As 过程中可能起不利的作用。由线粒体等细胞器产生的过氧化氢（hydrogen peroxide，H_2O_2）渗透入次级溶酶体的内腔，二价铁、过氧化氢和羟自由基相互作用，诱导脂质过氧化，最终导致分子间交联，产生蜡样不溶性复合物。Lee 等研究发现，巨噬细胞源性泡沫细胞或晚期斑块 SMC 的细胞外或细胞内存在大量铁及蜡样不溶性复合物的沉积。对人晚期 As 斑块的研究表明，斑块中存在大量含有溶酶体酶的蜡样复合物，而溶酶体酶不能降解蜡样脂质，从而导致自噬障碍及细胞凋亡。自噬障碍导致受损的线粒体进一步积累，ROS 产生增加，进一步促进蜡样脂质的形成。持续的自噬溶酶体降解，以及溶酶体膜的过氧化随后可能会导致溶酶体破裂，尤其是严重的氧化应激条件下溶酶体酶将释放出来并攻击蛋白质和线粒体，释放细胞色素 c，诱发凋亡。

相比基础水平自噬，过度自噬可能引起 SMC 自噬性死亡，导致胶原蛋白合成减少和纤维帽变薄，斑块不稳定。此外，血管内皮细胞的自噬性死亡可诱导血栓形成并引发急性临床事件。

四、动脉粥样硬化危险因素与自噬

（一）氧化脂类与自噬

大量的 LDL 进入内皮下，发生氧化修饰或被酶修饰，形成氧化型脂质，经降解产生多种生物活性物质，包括脂质氢过氧化物和过氧化脂质衍生醛如丙二醛、4-羟基壬烯酸（4-hydroxynonenal，4-HNE）或 1-棕榈酰-2-酮戊酸磷脂酰胆碱（1-palmitoyl-2-oxovaleroyl phosphatidylcholine，POVPC）。4-HNE 可诱导 SMC 中蛋白质的修饰，4-HNE 修饰的蛋白对细胞有害，它不仅破坏蛋白质的功能，还导致具有细胞毒性的非活性状态蛋白质或交联蛋白质的累积。研究表明 4-HNE 抑制蛋白酶活性，且蛋白酶不能降解 4-HNE 修饰的蛋白质。新近研究表明，4-HNE 刺激 LC3 形成自噬体特异性 LC3-Ⅱ，自噬抑制剂 3-甲基腺嘌呤（3MA）抑制溶酶体–自噬途径，从而引起 4-HNE 修饰的蛋白质在细胞内大量堆积；此外，自噬激动剂西罗莫司促进 4-HNE 修饰蛋白质的移除，该作用也可被自噬抑制剂胰岛素所抑制，进一步表明 4-HNE 修饰的蛋白质可能通过自噬途径被降解。超微结构分析证实，4-HNE 处理的细胞显示广泛的空泡、胞饮体、月牙形的吞噬泡和多层囊泡等。目前对于 4-HNE 及 4-HNE 修饰蛋白质引发细胞自噬的机制仍不清楚，推测可能与 ROS 的产生及氧化损伤诱导有关。

与 4-HNE 类似，ox-LDL 可促进自噬。与天然 LDL 作用相比，ox-LDL 作用于 EA.hy926 内皮细胞，自噬明显增强。此外，7-酮基胆固醇（脂蛋白中主要氧固醇之一），不仅引起氧化损伤、4-HNE 修饰及蛋白质泛素化，并且上调 SMC 中 LC3-Ⅱ水平。斑块内 SMC 源性泡沫细胞或者修饰 LDL 处理的 SMC 死亡相关蛋白（death-associated protein，DAP）激酶表达上调。有学者认为 DAP 激酶促进斑块内 SMC 凋亡，抑制细胞自噬；但有学者认为对自噬和凋亡都有促进作用，其具体作用尚不清楚。

（二）内质网应激与自噬

内质网（endoplasmic reticulum，ER）是真核细胞内精细的膜系统，连接核膜、高尔基体及细胞膜，参与分泌蛋白、膜蛋白、酶蛋白的加工和折叠，以及 Ca^{2+} 的储存，是细胞内重要的膜性细胞器。内质网对应激敏感，高糖、缺氧、药物、紫外线、ATP 耗竭和血流剪切力等因素影响其对蛋白质的加工、折叠，从而引起 ER 内稳态失衡，称为内质网应激

(endoplasmic reticulum stress, ERS)。ERS 激活未折叠蛋白反应（unfolded protein response, UPR）、内质网超负荷反应（endoplasmic reticulum-overload response, EOR）和固醇调节级联反应，引发细胞内一系列的下游事件。

As 的各个时期均存在 ERS，长期 ERS 为促 As 的重要因素。研究表明，ERS 通过内在的线粒体途径及外在的死亡受体（death receptor, DR）途径调控细胞凋亡。短暂的 ERS 抑制 DR5 介导的细胞凋亡，持续的应激则导致 DR5 向促凋亡倾斜，最终诱导细胞凋亡。

ERS 诱导的自噬水解胞内脂肪滴（噬脂），介导胆固醇向 ApoAⅠ转运，促进细胞内胆固醇的代谢和外流，从而抑制或减轻泡沫细胞的形成。细胞内游离胆固醇的积累将诱导巨噬细胞凋亡，引发 UPR。在 As 病变中，巨噬细胞 ERS 和 UPR 活化显著增加。UPR 上调的靶蛋白 GRP78 及 ER 的分子伴侣 BiP 是哺乳动物细胞中的自噬组分，敲除 GRP78 及 BiP 基因将导致 ER 肿胀并抑制自噬。

（三）炎症与自噬

As 病变过程中有大量炎症细胞及炎症介质参与，有学者认为 As 是血管壁长期慢性炎症发展的结果，该过程由免疫反应引起，参与的细胞主要有中性粒细胞及巨噬细胞。在斑块形成的早期阶段 T 淋巴细胞与单核细胞释放促炎细胞因子，如 IFN-γ、IL-2、TNF-α。TNF-α 通过 AKT/PKB 和 c-jun 信号通路，上调斑块内 SMC 自噬相关基因 LC3 和 Beclin-1 的表达，并导致 SMC 自噬性死亡。此外，IFN-γ 通过免疫相关的 GTPase Irgm1（也称为 LRG-47）诱导巨噬细胞及其他非免疫细胞自噬。而 Th2 型细胞因子 IL-4 和 IL-13 刺激Ⅰ型 PI3K 激活 mTOR，抑制自噬。As 的主要促炎免疫应答是 Th1 型，晚期斑块炎症细胞是促自噬的重要来源。

除细胞因子，巨噬细胞源性泡沫细胞诱导型一氧化氮合酶（iNOS）的过度表达，NO 形成过氧亚硝酸盐，过氧亚硝酸盐通过氧化应激途径氧化和（或）损坏各种生物分子（包括多不饱和脂肪酸、巯基及 DNA 分子）。在该过程中自噬被反馈性地激活以去除受损的生物分子，从而降低细胞毒性及组织损伤。

（四）缺氧、代谢应激与自噬

As 斑块处血管管壁增厚，超出氧气的有效扩散距离，导致斑块内局部缺氧。此外，由于斑块内大量巨噬细胞和泡沫细胞等炎症细胞积聚，氧气消耗进一步增加，加剧血管壁及斑块内缺氧。低氧及缺氧诱导的细胞死亡是晚期 As 斑块重要的病理学特征。在能量缺乏或者缺血缺氧的情况下，通过自噬提供能量的中间产物并且降解受损的细胞器以维持细胞的正常生理活动，适当的自噬保护缺血缺氧环境下的细胞。但目前对于低氧应激、缺氧诱导细胞自噬、凋亡和坏死的确切机制尚不清楚。

之前的研究表明代谢应激（缺氧与营养剥夺结合）诱导的细胞器、蛋白质及 DNA 损伤可强效刺激细胞凋亡。但新近的证据表明，自噬不仅作为备用装置在饥饿期间产生 ATP，还通过对蛋白质和细胞器的质量控制维持体内代谢平衡，从而减轻代谢应激，防止细胞发生严重损伤。在晚期 As 斑块中，SMC 被基底层包围，处于代谢应激状态，自噬被反馈性地激活，延缓 SMC 凋亡，对斑块的稳定性起重要调节作用。

五、诱导巨噬细胞自噬性死亡：动脉粥样硬化防治新的方向

由于巨噬细胞在 As 斑块不稳定方面发挥核心作用，选择性诱导巨噬细胞死亡以稳定斑块受到越来越多的关注。自噬是细胞消化自己的死亡方式，自噬过程中细胞质含量逐渐减小，将炎症反应的活化、基质降解蛋白酶的释放、自噬后碎片的沉积效应降至最低，因此，诱导巨噬细胞自噬性死亡已成为 As 防治新的方向。

（一）通过 mTOR 依赖的途径选择性诱导斑块内巨噬细胞的自噬性死亡

大量的药物和信号分子均能调节自噬的启动和进展。其中 mTOR 是一种丝氨酸/苏氨酸激酶，属于进化保守的磷酸肌醇激酶相关激酶家族，抑制营养变化如氨基酸（主要是亮氨酸）、生长因子、胰岛素及促细胞分裂剂诱导的自噬。例如，Atg13 去磷酸化抑制 mTOR 途径，增加其与 ATG1 的亲和力，形成 ATG1-Atg13 的复合物，诱导自噬体的形成。西罗莫司或其类似物除作为器官移植的免疫抑制剂（通过阻断活化 T 细胞的增殖），以及气囊血管成形术和支架植入后预防再狭窄的治疗剂（通过阻断 SMC 增殖和迁移）外，近来的研究表明西罗莫司可通过阻断 mTOR，激活和（或）上调 Atg 蛋白的表达，诱发自噬。研究证实，基于支架递送的西罗莫司衍生物依维莫司诱导高胆固醇喂养的兔 As 斑块中的巨噬细胞自噬性细胞死亡，降低斑块中巨噬细胞含量，但 SMC 的数量并没有明显的改变。进一步的研究发现，依维莫司通过去磷酸化 mTOR 下游的靶蛋白 p70 S6 激酶，抑制巨噬细胞及 SMC 的蛋白质从头合成，随后大量的长寿命蛋白质发生降解，LC3-Ⅰ转变为 LC-3Ⅱ，巨噬细胞的细胞质空泡化，但 SMC 没有发生细胞质空泡化。局部使用蛋白质合成抑制剂放线菌酮也能诱导高胆固醇喂养的兔 As 斑块内巨噬细胞的程序性死亡，但是凋亡而非自噬；究其原因，As 斑块内巨噬细胞比 SMC 代谢活性高，对蛋白质合成抑制剂更敏感。此外，西罗莫司能抑制 SMC 内蛋白质翻译过程，上调平滑肌细胞的 α 肌动蛋白、钙结合蛋白和肌球蛋白重链，诱导血管 SMC 向分化的和静止的收缩型转变，从而使 SMC 对介导细胞死亡的蛋白质翻译过程的抑制作用相对不敏感。因此，翻译抑制而非细胞死亡蛋白质的差异表达可能是驱动巨噬细胞选择性死亡的主要触发因素。需要注意的是，依维莫司在低浓度（0.1～1nmoL/L）处理后，西罗莫司下游靶标 p70 S6 激酶去磷酸化，尤其是 Thr389 的去磷酸化是西罗莫司诱导 p70 S6 激酶失活的主要位点，而诱导巨噬细胞死亡则发生在相对较高的依维莫司处理浓度（>3μmoL/L）。此外，mTOR-小干扰 RNA 的研究表明，沉默 mTOR 基因导致选择性诱导巨噬细胞的细胞死亡，也可能是 mTOR 介导的其他途径而非 p70 S6 激酶的去磷酸化。

（二）通过 mTOR 非依赖途径选择性诱导斑块巨噬细胞自噬性死亡

除 mTOR 抑制剂外，非 mTOR 抑制剂依赖性化合物亦可作为理想的候选药物。例如，咪唑喹啉化合物咪喹莫特结合 Toll 样受体 7（TLR7）后诱导自噬。TLR7 仅表达于免疫细胞，从而咪喹莫特能够特异性地诱导巨噬细胞自噬性死亡，SMC 却不能被诱导。TLR7 信号通路可能通过激活丝裂原激活蛋白激酶如 C-Jun、JNK、p38 及细胞外信号调节激酶 ERK，JNK 反过来可通过调节 Bcl-2-Beclin1 相互作用和 Beclin1 活性激活自噬。有研究表明，I

型干扰素（IFN-α 和 IFN-β）和 NF-κB 也可激活 TLR7 介导的信号通路，进而选择性激活巨噬细胞自噬，但Ⅰ型干扰素和 NF-κB 与巨噬细胞自噬间依然存在大量争议，因为 IFN-α/β 不能诱导 RAW264.7 巨噬细胞自噬，而 NF-κB 的激活更可能抑制甚至消除自噬。

1，4，5-三磷酸肌醇受体（1，4，5-trisphosphate rinositol receptor，IP3R1）特异性拮抗剂 Xestospongin B 可显著刺激自噬。Xestospongin B 诱导的自噬需要自噬蛋白 Beclin 1、Atg5、Atg10、Atg12 和 hVps34 的作用，但诱导的自噬可被 Bcl-2 或 Bcl-XL 与 IP3R 相互作用而抑制。除了 Xestospongin B，自噬还可被肌醇单磷酸酶的抑制剂锂诱导，锂导致自由肌醇消耗和 IP3 水平的降低，选择性诱导巨噬细胞死亡。

（三）通过调节胆固醇水平选择性耗竭斑块内巨噬细胞

降低血脂水平是减少斑块内巨噬细胞最有效的方法。但到目前为止，仍不清楚斑块内巨噬细胞的减少是因为巨噬细胞的积蓄或增殖下降，还是细胞死亡的增加；或者是两者共同作用的结果。最近有研究发现，高胆固醇饮食兔在膳食降脂后斑块内的巨噬细胞的减少并不是由于巨噬细胞的凋亡所致，主要是由于单核细胞募集减少导致随后巨噬细胞蓄积降低。有学者认为，单核细胞源性巨噬细胞从斑块中移除可能在 As 病变逆转过程中也起非常重要的作用。但是，这些机制均无法完全解释降脂导致 As 斑块内巨噬细胞的减少。新近的研究表明，胆固醇耗竭可诱导自噬，其机制与富含胆固醇的脂筏相关。在自噬调控体系中，基础水平 Akt 的活性，以及生长因子诱导 Akt 的活性被认为依赖于脂筏的完整性。因此，胆固醇耗竭导致脂筏破坏及 Akt 活性下调，抑制 mTOR，从而上调自噬。

植物甾醇或者植物甾醇与胆固醇形成胶束，从而减少肠道对胆固醇的吸收，降低血浆胆固醇水平。因此，植物甾醇或者植物甾醇常被用作食物补充剂。正常情况下，血浆及 As 斑块内植物甾醇的水平很低，但在谷固醇血症患者，血浆植物甾醇水平非常高，从而导致早发性及严重的冠状动脉粥样硬化性疾病。此外，游离植物甾醇可在斑块内特别是在巨噬细胞内大量聚积，从而诱导非依赖于胱天蛋白酶的坏死及自噬。

六、展　　望

尽管大量的研究表明，自噬涉及多种病理生理过程，如神经变性、癌症、心肌病及 As，然而自噬的作用及其具体调节机制尚不清楚，尤其自噬对 As 发生和发展的影响有待进一步研究。目前需要从以下几方面开展工作：首先需要更加特异性的标记蛋白以明确斑块内发生自噬的细胞类型，以及自噬与病变的相关性；基础水平的自噬在细胞稳态调节中起重要作用，而过度自噬将导致细胞自噬性死亡，自噬在 As 过程中究竟扮演着何种角色：有害或保护？自噬与 As 病变的发展阶段有何关系？长时间的自噬激活会不会对细胞产生不良后果？自噬是否对斑块中的其他细胞死亡途径有显著影响？与其他细胞类型相比，衰老的 SMC 能否诱导自噬？自噬缺陷型小鼠（如条件敲除 Atg5）将有助于回答这些问题，并且可能更清楚揭示自噬在 As 中的作用，这将是基础研究的重要方向。此外，触发自噬的保护作用，而不激活不必要的死亡途径将是基础研究及临床医生面临的共同挑战。

（危当恒）

参 考 文 献

曹端方，杨娜. 2015. 组蛋白去乙酰化酶的结构及应用. 生物化学与生物物理进展，42（11）：978-993.
陈晨，陆志强. 2012. 家族性高胆固醇血症（FH）致病基因的研究进展. 复旦学报（医学版），39（2）：207-211.
陈五军，尹凯，赵国军，等. 2011. microRNAs—脂质代谢调控新机制. 生物化学与生物物理进展，38（9）：781-790.
高磊，何国平. 2007 冠状动脉粥样硬化性心脏病的遗传易感性（英文）. 中国组织工程研究与临床康复，11（30）：6116-6120.
关啸，王春梅，王绿娅. 2014. 家族性高胆固醇血症临床诊治的新进展. 中国动脉硬化杂志，22（5）：525-528.
郭阳，郭津津，潘丽丽，等. 2003. 载脂蛋白 E 基因多态性与青年动脉粥样硬化性脑梗死的关系（英文）. 中国临床康复，7（13）：1884-1885，2009.
蒋华新，王书奎. 2009. 高胆固醇血症相关的基因多态性研究进展. 医学研究生学报，22（5）：548-551.
金吉春，金星林. 2013. microRNA 的概述及其研究. 医学研究生学报，26（10）：1109-1112.
赖鑫，张毕奎，贾素洁. 2015. 组蛋白修饰参与动脉粥样硬化发生与发展的研究现状. 中国临床药理学杂志，（08）：673-676.
林娟玉，黄翔，韩爱东. 2009. p300/CBP 及其相关因子 PCAF 与转录调控. 中国生物化学与分子生物学报，（10）：877-882.
刘艳辉. 2013. ox-LDL 对 THP-1 巨噬细胞自噬的影响及其作用机制的初步研究. 衡阳：南华大学.
欧阳涛，宋剑南. 2006. 与冠心病相关的脂蛋白基因多态性研究进展. 中国动脉硬化杂志，14（4）：355-358.
潘晨亮，彭瑜，张钲. 2014. 脂蛋白相关磷脂酶 A2 与冠心病的相关性研究进展. 中国动脉硬化杂志，22（1）：90-94.
钱晖. 2012. 长链非编码 RNAs 及其在临床诊断中的应用. 临床检验杂志，30（10）：826-830.
谭剑凯，谭小进，王佐. 2014. DNA 甲基化与动脉粥样硬化. 中国生物化学与分子生物学报，30（2）：132-136.
田磊，曹嘉添，王长谦. 2014. 长链非编码 RNA 与冠状动脉粥样硬化性心脏病. 国际心血管病杂志，4（14）：230-232.
王蓓，林玲. 2016. 家族性高胆固醇血症临床表型及其与基因型关系. 中国实用内科杂志，36（6）：508-511.
王丽，赵翠萍. 2012. DNA 甲基化及其与动脉粥样硬化的关系. 国际心血管病杂志，39（2）：79-82.
王绿娅，顾云，郭秀枝，等. 1998. 中国人动脉粥样硬化性脑梗死与载脂蛋白 B 基因多态性关联的研究. 血栓与止血学杂志，5（2）：62-66.
王禹. 1995. 脂蛋白代谢紊乱机制的基因水平研究进展. 国外医学（生理、病理科学与临床分册），15（1）：65-67.
夏靖，冯冰虹. 2010. 组蛋白去乙酰化酶（HDACs）的研究进展. 广东药学院学报，26（5）：546-551.
徐敏，孙建辉. 2008. 脂蛋白相关磷脂酶 A2 基因多态性与冠心病相关性研究进展. 中国心血管病研究，6（11）：860-862.
鄢梦竹，李书国. 2014. microRNA-33 在动脉粥样硬化中的研究进展. 医学综述，20（15）：2699-2701.
张雄信，徐力辛，张怀勤，等. 2008. 载脂蛋白 B 基因多态性与冠心病的关联研究. 浙江医学，30（10）：1046-1048.
张雄信，徐力辛. 2006. 脂质代谢相关基因多态性与冠心病. 中国分子心脏病学杂志，6（6）：350-354.
钟理，杨春燕，吴佳海. 2014. 组蛋白去乙酰化酶（HDACs）及其调控的研究进展. 中国农学通报，30（21）：1-8.
Ambros V. 2004. The functions of animal microRNAs. Nature，431（7006）：350-355.
Bilen O，Pokharel Y，Ballantyne CM. 2015. Genetic testing in hyperlipidemia. Cardiology Clinics，33（2）：267-275.
Chen WJ，Yin K，Zhao GJ，et al. 2016. The magic and mystery of microRNA-27 in atherosclerosis. Atherosclerosis，222（2）：314-323.
Chen ZJ. 2012. Ubiquitination in signaling to and activation of IKK. Immunol Rev，246（1）：95-106.
Chiou KR，Charng MJ. 2016. Genetic diagnosis of familial hypercholesterolemia in Han Chinese. J Clinl Lipidol，10（3）：490-496.
De Meyer GR，Grootaert MO，Michiels CF，et al. 2015. Autophagy in vascular disease. Circ Res，116（3）：468-479.
Dinarello CA. 2009. Hyperosmolar sodium chloride，p38 mitogen activated protein and cytokine-mediated inflammation. Semin Dial，22（3）：256-259.
Ding L，Biswas S，Morton RE，et al. 2012. Akt3 deficiency in macrophages promotes foam cell formation and atherosclerosis in mice. Cell Metab，15（6）：861-872.
Dong XY，Tang SQ，Chen JD. 2012. Dual functions of Insig proteins in cholesterol homeostasis. Lipids Health Dis，11：173.
Dunn J，Qiu H，Kim S，et al. 2014. Flow-dependent epigenetic DNA methylation regulates endothelial gene expression and atherosclerosis. J Clin Invest，124：3187-3199.
Dunn J，Simmons R，Thabet S，et al. 2015. The role of epigenetics in the endothelial cell shear stress response and atherosclerosis. Int J Biochem Cell Biol，67：167-176.
Dunn J，Thabet S，Jo H. 2015. Flow-dependent epigenetic DNA methylation in endothelial gene expression and atherosclerosis. Arterioscler Thromb Vasc Biol，35（7）：1562-1569.
Feinberg M W，Moore K J. 2016. MicroRNA regulation of atherosclerosis. Circulation Research，118（4）：703-720.
Gao Y，Peng J，Ren Z，et al. 2016. Functional regulatory roles of microRNAs in atherosclerosis. Clinica Chimica Acta，460：164-171.
Gatica D，Chiong M，Lavandero S，et al. 2015. Molecular mechanisms of autophagy in the cardiovascular system. Circ Res，116（3）：456-467.

Gomez D, Swiatlowska P, Owens GK. 2015. Epigenetic control of smooth muscle cell identity and lineage memory. Arterioscler Thromb Vasc Biol, 35（12）: 2508-2516.

Grimaldi V, Vietri MT, Schiano C, et al. 2015. Epigenetic reprogramming in atherosclerosis. Curr Atheroscler Rep, 17（2）: 476.

Grootaert MO, da Costa Martins PA, Bitsch N, et al. 2015. Defective autophagy in vascular smooth muscle cells accelerates senescence and promotes neointima formation and atherogenesis. Autophagy, 11（11）: 2014-2032.

Hai Z, Zuo W. 2016. Aberrant DNA methylation in the pathogenesis of atherosclerosis. Clin Chim Acta, 456: 69-74.

Hanks SK, Hunter T. 1995. Protein kinases 6. The eukaryotic protein kinase superfamily: kinase（catalytic）domain structure and classification. FASEB J, 9（8）: 576-596.

Henderson R, O'Kane M, McGilligan V, et al. 2016. The genetics and screening of familial hypercholesterolaemia. J Biomedic Sci, 23: 39.

Heo KS, Le NT, Cushman HJ, et al. 2015. Disturbed flow-activated p90RSK kinase accelerates atherosclerosis by inhibiting SENP2 function. J Clin Invest, 125（3）: 1299-1310.

Herrmann J, Ciechanover A, Lerman LO, et al. 2004. The ubiquitin-proteasome system in cardiovascular diseases-a hypothesis extended. Cardiovasc Res, 61（1）: 11-21.

Herrmann J, Lerman LO, Lerman A. 2010. On to the road to degradation: atherosclerosis and the proteasome. Cardiovasc Res, 85（2）: 291-302.

Isenović ER, Kedees MH, Tepavcević S, et al. 2009. Role of PI3K/AKT, cPLA2 and ERK1/2 signaling pathways in insulin regulation of vascular smooth muscle cells proliferation. Cardiovasc Hematol Disord Drug Targets, 9（3）: 172-180.

Jiang YZ, Jiménez JM, Ou K, et al. 2014. Hemodynamic disturbed flow induces differential DNA methylation of endothelial Kruppel-Like Factor 4 promoter in vitro and in vivo. Circ Res, 115: 32-43.

Kim GH, Ryan JJ, Archer SL. 2013. The role of redox signaling in epigenetics and cardiovascular disease. Antioxid Redox Signal, 18（15）: 1920-1936.

Komaravolu RK, Adam C, Moonen JR, et al. 2015. Erk5 inhibits endothelial migration via KLF2-dependent down-regulation of PAK1. Cardiovasc Res, 105（1）: 86-95.

Kurdi A, De Meyer GR, Martinet W. 2016. Potential therapeutic effects of mTOR inhibition in therosclerosis. Br J Clin Pharmacol, 82（5）: 1267-1279.

Kurdi A, Wim Martinet. 2016. Potential therapeutic effects of mTOR inhibition in atherosclerosis. Br J Clin Pharmacol, 82（5）: 1267-1279.

Le NT, Heo KS, Takei Y, et al. 2013. A crucial role for p90RSK-mediated reduction of ERK5 transcriptional activity in endothelial dysfunction and atherosclerosis. Circulation, 127（4）: 486-499.

Leng S, Iwanowycz S, Saaoud F, et al. 2016. Ursolic acid enhances macrophage autophagy and attenuates atherogenesis. J Lipid Res, 57（6）: 1006-1016.

Li G, Peng J, Liu Y, et al. 2015. Oxidized low-density lipoprotein inhibits THP-1-derived macrophage autophagy via TET2 down-regulation. Lipids, 50（2）: 177-183.

Li GH, Lin XL, Zhang H, et al. 2015. Ox-Lp（a）transiently induces HUVEC autophagy via an ROS-dependent PAPR-1-LKB1-AMPK-mTOR pathway. Atherosclerosis, 243（1）: 223-235.

Li X, Yang Q, Wang Z, et al. 2014. Shear stress in atherosclerotic plaque determination. DNA Cell Biol, 33（12）: 830-838.

Lu X. 2017. The role of exosomes and exosome-derived microRNAs in atherosclerosis. Curr Pharm Des.

Luo Y, Lu S, Zhou P, et al. 2016. Autophagy: an exposing therapeutic target in atherosclerosis. J Cardiovasc Pharmacol, 67（3）: 266-274.

Lv YC, Tang YY, Zhang P, et al. 2016. Histone methyltransferase enhancer of zeste homolog 2-mediated ABCA1 promoter DNA methylation contributes to the progression of atherosclerosis. PLoS One, 11（6）: e0157265.

Magné J, Gustafsson P, Jin H, et al. 2015. ATG16L1 expression in carotid atherosclerotic plaques is associated with plaque vulnerability. Arterioscler Thromb Vasc Biol, 35（5）: 1226-1235.

Martin DE, Hall MN. 2005. The expanding TOR signaling network. Curr Opin Cell Biol, 17（2）: 158-166.

Michiels CF, Kurdi A, Timmermans JP, et al. 2016. Spermidine reduces lipid accumulation and necrotic core formation in atherosclerotic plaques via induction of autophagy. Atherosclerosis, 251: 319-327.

Mizuno T, Hayashi H, Kusuhara H. 2015. Cellular cholesterol accumulation facilitates ubiquitination and lysosomal degradation of cell surface-resident ABCA1. Arterioscler Thromb Vasc Biol, 35（6）: 1347-1356.

Motterle A, Pu X, Wood H, et al. 2016. Functional analyses of coronary artery disease associated variation on chromosome 9p21 in vascular smooth muscle cells. Hum Mol Genet, 21（18）: 4021-4029.

Musunuru K, Kathiresan S. 2016. Surprises from genetic analyses of lipid risk factors for atherosclerosis. Circulation Research, 118(4): 579-585.

Ouimet M, Franklin V, Mak E, et al. 2011. Autophagy regulates cholesterol efflux from macrophage foam cells via lysosomal acid lipase. Cell Metab, 13(6): 655-667.

Pandey D, Sikka G, Bergman Y, et al. 2014. Transcriptional regulation of endothelial arginase 2 by histone deacetylase 2. Arterioscler Thromb Vasc Biol, 34(7): 1556-1566.

Peng J, Yang Q, Li AF, et al. 2016. Tet methylcytosine dioxygenase 2 inhibits atherosclerosis via upregulation of autophagy in Apo $E^{-/-}$ mice. Oncotarget, 7(47): 76423-76436.

Peng N, Meng N, Wang S, et al. An activator of mTOR inhibits oxLDL-induced autophagy and apoptosis in vascular endothelial cells and restricts atherosclerosis in apolipoprotein $E^{-/-}$ mice. Sci Rep, 4: 5519.

Peters T, Schroen B. 2014. Missing links in cardiology: long non-coding RNAs enter the arena. Pflugers Arch, 466(6): 1177-1187.

Ponting CP, Oliver PL, Reik W. 2009. Evolution and functions of long noncoding RNAs. Cell, 136(4): 629-641.

Rader DJ. 2015. Human genetics of atherothrombotic disease and its risk factors. Arteriosclerosis Thrombosis and Vascular Biology, 35(4): 741-747.

Reyes-Turcu FE, Ventii KH, Wilkinson KD. 2009. Regulation and cellular roles of ubiquitin-specific deubiquitinating enzymes. Annu Rev Biochem, 78: 363-397.

Schiano C, Vietri MT, Grimaldi V, et al. 2015. Epigenetic-related therapeutic challenges in cardiovascular disease. Trends Pharmacol Sci, 36(4): 226-235.

Schober A, Weber C. 2016. Mechanisms of microRNAs in atherosclerosis. Annu Rev Pathol, 11: 583-616.

Singh NK, Kotla S, Dyukova E, et al. 2015. Disruption of p21-activated kinase 1 gene diminishes atherosclerosis in apolipoprotein E-deficient mice. Nat Commun, 6: 7450.

Sjouke B, Hovingh GK, Kastelein JJP, et al. 2015. Homozygous autosomal dominant hypercholesterolaemia. Current Opinion in Lipidology, 26(3): 200-209.

Stöger JL, Gijbels MJ, van der Velden S, et al. 2012. Distribution of macrophage polarization markers in human atherosclerosis. Atherosclerosis, 225(2): 461-468.

Sun Y, Liu WZ, Liu T, et al. 2015. Signaling pathway of MAPK/ERK in cell proliferation, differentiation, migration, senescence and apoptosis. J Recept Signal Transduct Res, 35(6): 600-604.

Tai S, Hu XQ, Peng DQ, et al. 2016. The roles of autophagy in vascular smooth muscle cells. Int J Cardiol, 211: 1-6.

Wang ZY, Qin W, Yi F. 2015. Targeting histone deacetylases: perspectives for epigenetic-based therapy in cardio-cerebrovascular disease. J Geriatr Cardiol, 12(2): 153-164.

Wilhelm K, Happel K, Eelen G, et al. 2016. FOXO1 couples metabolic activity and growth state in the vascular endothelium. Nature, 529(7585): 216-220.

Winham SJ, de Andrade M, Miller VM. 2015. Genetics of cardiovascular disease: importance of sex and ethnicity. Atherosclerosis, 241(1): 219-228.

Xu SS, Alam S, Margariti A. 2014. Epigenetics in vascular disease - therapeutic potential of new agents. Curr Vasc Pharmaco, 12(1): 77-86.

Yang Q, Li X, Li R, et al. 2016. Low shear stress inhibited endothelial cell autophagy through TET2 downregulation. Ann Biomed Eng, 44(7): 2218-2227.

Yao F, Lv YC, Zhang M, et al. 2015. Apelin-13 impedes foam cell formation by activating Class III PI3K/Beclin-1-mediated autophagic pathway. Biochem Biophys Res Commun, 466(4): 637-643.

Yasunaga J, Lin FC, Lu X, et al. 2011. Ubiquitin-specific peptidase 20 targets TRAF6 and human T cell leukemia virus type 1 tax to negatively regulate NF-kappaB signaling. J Virol, 85(13): 6212-6219.

Zelcer N, Hong C, Boyadjian R, et al. 2009. LXR regulates cholesterol uptake through Idol-dependent ubiquitination of the LDL receptor. Science, 325(5936): 100-104.

Zelcer N, Sharpe LJ, Loregger A, et al. 2014. The E3 ubiquitin ligase MARCH6 degrades squalene monooxygenase and affects 3-hydroxy-3-methyl-glutaryl coenzyme A reductase and the cholesterol synthesis pathway. Mol Cell Biol, 34(7): 1262-1270.

Zheng XX, Zhou T, Wang XA, et al. 2015. Histone deacetylases and atherosclerosis. Atherosclerosis, 240(2): 355-366.

第十五章 动脉粥样硬化发病的其他机制

第一节 炎症与免疫

动脉粥样硬化（As）病变的形成是多因素参与的慢性炎症过程，多种致病因素均可诱导血管壁局部炎性级联反应发生，导致临床表现的差异。与其他急性或慢性感染性疾病一样，在 As 的发生和发展过程中，免疫反应发挥重要作用，免疫反应涉及 As 发展的各个环节。

一、动脉粥样硬化与炎症反应

（一）炎症反应在动脉粥样硬化中的作用

1999 年，Ross 等提出了 As 的"损伤反应"学说，此后，越来越多的研究结果提示，As 实质是血管壁受损后发生的一种炎症过程。炎症反应贯穿于 As 发生和发展的整个过程。在 As 起始阶段，血液中的白细胞（主要是淋巴细胞和单核细胞）向血管内皮损伤处迁移和黏附，进而穿过内皮，在内皮下积聚。在此阶段中，选择素（如 P 选择素和 E 选择素）、细胞间黏附分子（ICAM）及血管细胞黏附分子（VCAM）通过下列机制参与白细胞的积聚过程并发挥重要作用：选择素介导白细胞在内皮表面滚动；ICAM 和 VCAM 介导白细胞向内皮细胞迁移、黏附和穿越内皮的行为。正常的血管内膜能阻止白细胞的黏附，而当各种致 As 危险因素，如胰岛素抵抗、高血压、高胆固醇血症、肥胖及吸烟等持续作用，造成内皮损伤，触发 P-选择素、VCAM-1 等血管内皮表达黏附分子，可介导循环中的淋巴细胞和单核细胞的黏附并向内皮浸润。As 多发生在血管分叉处，由于该处血管内皮受到紊流血流切应力作用，导致局部一氧化氮（NO）等内皮保护因子的产生减少，而 VCAM-1 的产生增多。白细胞一旦在皮下积聚，其与内皮细胞产生的炎症因子将使血管局部的炎症反应长期存在。其间，单核细胞趋化蛋白-1（MCP-1）可刺激单核细胞驱化并形成巨噬细胞，巨噬细胞摄取大量的氧化低密度脂蛋白（ox-LDL）形成泡沫细胞。泡沫细胞可因过量吞入脂质而发生破裂，或在炎症因子作用下凋亡，在细胞外形成脂质池使病灶进一步恶化。此外，巨噬细胞和受损的内皮细胞还会释放白细胞介素-6（IL-6）、IL-8 和 MCP-1 等因子。而 T 细胞趋化因子可直接趋化、激活淋巴细胞，分泌细胞因子如 γ-干扰素（IFN-γ）、肿瘤坏死因子-α（TNF-α），这些细胞因子又可刺激巨噬细胞、血管内皮细胞和血管平滑肌细胞，从而进一步诱发炎症反应的级联放大。

在 As 进展期，血管壁局部主要表现为增生性炎症。随着炎症的不断进展，活化的白细胞、血管内皮细胞和血管平滑肌细胞还可释放成纤维细胞生长调节因子，促使血管平滑肌细胞表型改变、由中膜穿过内弹力板层迁移至动脉内膜下并大量增殖，表达大量的细胞因子和黏附分子，进而参与炎症反应，并促进 As 病变处的细胞外基质形成。

在 As 后期，炎症过程也参与斑块破裂和血栓形成。平滑肌细胞可产生间质胶原以维持斑块的稳定，而激活的巨噬细胞可产生多种基质金属蛋白酶（MMP），后者可有效降解间质胶原蛋白和其他细胞外基质蛋白，使斑块易于破裂；同时，斑块中由活化T细胞分泌的IFN-γ能抑制血管平滑肌细胞分泌胶原，导致斑块纤维帽的厚度变薄而易于破裂。斑块内的炎性细胞可分泌血管生长因子，促使斑块内微血管形成。巨噬细胞产生的组织因子是主要的促凝血因子，可触发血栓形成。炎症介质通过斑块中的巨噬细胞调节组织因子的表达，表明炎症和血栓形成存在内在联系。

（二）与动脉粥样硬化有关的炎症反应信号通路

炎症反应参与多种危险因素的致As作用，而介导炎症反应的信号通路主要包括促进、抑制及双向调控As进展三方面的炎性信号通路。

1. 促进As的炎症反应信号通路

（1）丝裂原活化蛋白激酶（mitogen activated protein kinase，MAPK）/NF-κB信号通路：MAPK是细胞内的一类丝氨酸/苏氨酸蛋白激酶，MAPK信号通路是由一系列的蛋白激酶及其磷酸化作用构成的级联反应，是转导细胞外信号到细胞内引起细胞反应的一类重要信号系统，MAPK信号通路的激活参与As炎症反应的调节。有研究证实，特异性敲除小鼠MAPK通路的信号分子，可明显减轻As的病变程度。ERK1/2抑制剂（如PD98059）和p38MAPK抑制剂（如SB203580）可减轻球囊损伤后大鼠颈动脉新生内膜的形成，JNK的抑制剂（如SP600125）对As的形成也有抑制作用。

NF-κB是调控转录多种炎性因子的共同通路，是血管内皮细胞损伤进展过程中炎性反应的关键环节。当NF-κB诱导激酶被激活后，可激活IκB激酶，IκB激酶进一步致使κB抑制蛋白分子磷酸化降解，进而解离释放NF-κB，其移位至细胞核内与靶基因相结合，从而促使血管内皮细胞过度表达ICAM-1、TNF-α等黏附因子、炎症因子，加重血管内皮细胞的炎性损伤。在人和动物As斑块处均发现活化的NF-κB，而抑制NF-κB可抑制小鼠As病变形成。一般而言，作为致炎物质的配体首先激活相应受体，依次激活MAPK分子，随后导致转录因子NF-κB活化，从而调节炎性细胞因子的表达。有研究发现，MAPK被激活后，可通过磷酸化或促细胞因子（如TNF-α、ICAM-1）而活化NF-κB。同样，NF-κB被激活后，也可通过其促炎细胞因子产物反过来激活MAPK。因此，MAPK与NF-κB可形成相互激活的网络，进而调控多种炎症介质的基因表达，促进As发展。

（2）ox-LDL/植物血凝素样氧化低密度脂蛋白受体1（lectin-like oxidized LDL receptor，LOX-1）信号通路：ox-LDL是促进As斑块发生的主要脂质成分，LOX-1是介导ox-LDL结合的特异性受体，不仅使ox-LDL的内皮毒性作用得以放大，本身还可作为内皮黏附分子，促进ox-LDL和各类免疫细胞聚集于血管壁，加剧血管内皮的炎症反应。并且，ox-LDL与其特异性受体LOX-1结合后，MAPK与NF-κB均可被激活。

（3）Toll样受体TLR信号通路：TLR是一种介导天然免疫的跨膜信号转导受体家族，是一类重要的模式识别受体。TLR是链接免疫反应、慢性炎症和脂质代谢紊乱之间的桥梁，激活Toll样受体4（TLR4）可引起慢性炎症反应，促进As形成。致炎物质作为配体，可激活相应受体，进而通过Toll样受体活化NF-κB，调节炎性细胞因子的合成和释放。例如，血管紧张素Ⅱ可通过AT1-ERK1/2-TLR4-IP-10-PKC-NF-κB信号通路诱导血管平滑肌细胞表达 TNF-α 和 MMP-9，C 反应蛋白（CRP）可通过 AT1-p38MAPK-TLR4-PKCα 信号通路刺激血管内皮生长因子（VEGF）和诱导型一氧化氮合酶（iNOS）的表达。

（4）Notch 信号通路：是一个高度保守的信号通路，由 Notch 受体、配体、细胞内效应分子、调节分子及其他的效应物组成，广泛参与调控机体胚胎发育、肿瘤发生及免疫系统功能等。近年的研究发现，巨噬细胞的 Notch 途径对 As 的发展起重要作用。Notch 信号与巨噬细胞激活是相互促进的：巨噬细胞激活，通过释放炎症介质激活 Notch 信号通路，使 Notch 受体、配体表达增多；反过来，Notch 通路的激活促进巨噬细胞合成分泌更多的炎性因子，如基质金属蛋白酶等，加重炎性反应。Notch 信号与巨噬细胞的相互作用被认为是由 TLR 介导的。有研究发现，脂多糖等 TLR 激动剂激活 NF-κB 信号通路，上调巨噬细胞 Notch1 的表达，这说明 NF-κB 通路是 TLR 与 Notch 的共同通路。

2. 抑制 As 的炎症反应信号通路

（1）微小 RNA（microRNA，miRNA）信号通路：miRNA 是一类广泛存在于动植物体内的非编码单链小分子 RNA，由 21~26 个碱基组成，通过与特异性靶结合，从而在转录后水平抑制基因表达，并广泛参与细胞分化、生长发育、增殖与凋亡等各种过程。近年的研究发现，多种 miRNA 与 As 高度相关，其中 miR-126 在人类心脏、血管内皮系统中高度表达，参与调控血管内皮细胞的炎性反应和凋亡等过程，在冠心病的发生、发展及预测、诊断方面起极为重要的作用。VCAM-1 是促进 As 早期斑块形成的一个关键因子，并受 miR-126 的调控。miR-126 能够抑制 TNF-α 诱导的 VCAM-1 表达；上调 miR-126 的表达，对于抑制血管内皮细胞的炎性反应，延缓 As 具有重要意义。此外，某些 miRNA 的高表达与 As 斑块的形成、炎症反应及斑块稳定性密切相关。巨噬细胞源性脂蛋白脂酶促进 As 斑块的形成，而在巨噬细胞中转染 miR-467b 类似物后，巨噬细胞源性脂蛋白脂酶诱导的脂质沉积和 IL-6、TNF-α 等炎性因子的分泌显著降低，这说明 miR-467b 能在一定程度上抑制 As 斑块的形成。MMP-9 在 As 斑块内的激活将导致胶原蛋白的消耗，使纤维帽变薄，并最终促使斑块破裂。研究发现，转染了 miR-133a 和 miR-145 的人脐静脉内皮细胞中，MMP-9 的表达降低，提示上调 miR-133a 和 miR-145 的表达，可有效稳定斑块，延缓 As 进展。

（2）基质细胞衍生因子 1（stromal cell-derived factor-1，SDF-1）与其受体趋化因子受体 4（C-X-C chemokine receptor type 4，CXCR4）及环磷酸腺苷蛋白激酶信号通路：趋化因子被认为是 As 主要的监管机构之一，在 As 的炎症反应和愈合过程中发挥至关重要的作用。研究表明，SDF-1 属于趋化因子蛋白家族，主要由活化的单核细胞、成纤维细胞和巨噬细胞产生，在血管内皮和心肌细胞均有表达，可激活和趋化中性粒细胞、T 细胞和 B 细胞，在炎症过程中调节白细胞的迁移，参与 As 的发生和发展。SDF-1 和 SDF-1 的特异性受体 CXCR4 结合形成的生物轴，是细胞信号通路激活的重要环节，其主要通过抑制炎性反应和稳定斑块、促进血管内皮细胞的损伤修复等作用参与对 As 斑块的稳定与消退。环磷酸腺苷（cyclic adenosine monophosphate，cAMP）是生物体内最重要的第二信使之一，通过激活蛋白激酶调节心血管、神经、免疫等多个系统的功能。研究证实，提高内皮细胞 cAMP 的含量能够明显减缓血管内皮细胞的功能障碍。高浓度的 SDF-1 可通过 cAMP/蛋白激酶途径抑制 IL-8 和 MCP-1 的表达。IL-8 和 MCP-1 能募集循环中的白细胞至 As

斑块，是造成斑块不稳定的重要炎症介质。而 SDF-1 可抑制不稳定型心绞痛患者外周血单核细胞中 IL-8 和 MCP-1 的产生，并阻止循环血液中的白细胞迁移至粥样斑块，从而发挥稳定斑块的作用。

3. 双向调控 As 的炎症反应信号通路 为酪氨酸激酶/信号传导转录激活因子（Janus kinase/signal transduction and activator of transcription，JAK/STAT）-细胞因子信号转导抑制子（suppressors of cytokine signaling，SOCS）信号通路。JAK/STAT 信号通路是多种细胞因子和生长因子在细胞内传递信号的共同途径，参与机体免疫反应、血管细胞迁移增殖和凋亡等多种生物学活动。JAK/STAT 家族有 4 个激酶（JAK1~3、TYK2）和 7 个 STATs（1、2、3、4、5a、5b 和 6）。大多数 IL、M-CSF 和 IFN 等细胞因子与其特异性受体结合后，可诱导受体二聚体形成并招募 JAK 家族成员发生交互磷酸化，进而为胞质内的 STAT 锚定提供位点。随后，STAT 发生二聚体化并转移到细胞核中，进而结合基因组内的特异序列，激活基因转录和蛋白表达。在人和动物 As 斑块内及炎症刺激的血管细胞中均发现有 JAK/STAT 信号分子。细胞中的 JAK/STAT 蛋白激活后可进一步导致 IL-6 和 VCMA-1 等炎症介质表达增加；而抑制 JAK/STAT 信号可显著减少 TNF-α 诱导的 VCMA-1 表达，减少单核细胞向血管内皮细胞黏附。血管内皮细胞或炎性细胞中 STATs 的缺乏能抑制小鼠 As 斑块形成，局部应用 JAK2 抑制剂（如 AG490）也能减轻血管新生内膜的形成。此外，有研究证实，JAK/STAT 信号通路激活后，也可促进 SOCS 的表达。SOCS 可负性调节 JAK/STAT 信号通路，减少炎性因子的表达和释放，是一条内源性的抗炎、抗凋亡途径。SOCS3 缺陷小鼠中，脂多糖可通过增强和延长 JAK/STAT 信号通路的激活，使巨噬细胞向促炎症表型分化，从而上调巨噬细胞内 IL-6 等促炎细胞因子的表达，促进 As 的形成；而诱导或模拟 SOCS 则可阻断 JAK/STAT 信号通路，进而抑制 As 的形成。由此可见，JAK/STAT 信号通路及其负调控因子 SOCS 在 As 炎性反应的发生和发展中起双向调控作用。

（三）炎症标志物与动脉粥样硬化

CRP、IL-6、可溶性黏附分子、分泌型磷脂酶 A2（secretory phospholipase A2，sPLA2）和脂蛋白相关磷脂酶 A2（lipoprotein-associated phospholipase A2，Lp-PLA2）、TNF-α 等参与 As 的炎症反应调节，并且可作为炎症标志物，其临床检测对急性冠脉综合征等动脉粥样硬化性疾病的诊断、治疗及预后的判断具有一定的价值。

1. CRP 是炎症反应急性期的非特异性标志物，是目前研究最广泛的炎性标志物，主要由肝脏在 IL-6 的刺激下合成，少部分由 As 斑块内平滑肌细胞和巨噬细胞生成。其主要作用是激活补体系统并介导吞噬作用，参与血管炎症反应和 As 进展。有研究显示，血清 CRP 水平升高的无症状性 As 患者心血管事件发生率增加 58%。因此，CRP 与其他已知的传统危险因素共同成为无症状性 As 患者启动调脂治疗的指标。外周血 CRP 检测方法具有稳定性高、可重复性高和敏感性高的特点，与普通检测方法相比，超敏 C 反应蛋白（hypersensitive C-reactive protein，hs-CRP）能够更敏感地检出血液样本中的微量 CRP 水平。

2. IL-6 作为一种促炎细胞因子，常表达于 As 斑块的巨噬细胞中，在 As 的形成机制中扮演重要角色。近年来的研究证实，IL-6 可激活巨噬细胞分泌趋化蛋白，促使单核细胞进入血管内皮参与 As 斑块的形成；而且，IL-6 还可刺激血管平滑肌细胞迁移、增殖及细胞外基质降解酶的合成，侵蚀斑块内纤维成分，致使斑块易损破裂。此外，As 斑块破裂部位 IL-6 表达水平显著升高，故认为通过观察外周血 IL-6 的变化，可预测急性血管事件的发生。所以，IL-6 可能成为诊断 As 易损斑块的潜在标志物。同时，血循环中的 IL-6 水平与 CRP 的水平呈正相关，所以循环中的 IL-6 水平与 CRP 的水平一样，也反映卒中和心血管事件的预后。

3. 可溶性黏附分子 在 As 病变区有多种黏附分子表达，如 P-选择素、E-选择素、ICAM-1、VCAM-1、PECAM-1 及纤维粘连素。由黏附分子介导的白细胞聚集和内膜新生血管的活化均参与 As 的形成。尽管在发生 As 的血管内皮细胞中上述黏附分子的水平明显升高，但临床上很难直接测定内皮细胞的这些黏附分子。然而，内皮细胞表面黏附分子的细胞外部分能被酶催化分解，形成血浆中的可溶性黏附分子，并且两者水平的变化一致。因此提出检测血浆中的可溶性黏附分子水平可作为判断 As 病变的指标。

4. sPLA2 和 Lp-PLA2 可以催化甘油水解为溶血磷脂酸和游离脂肪酸，与 As 密切相关。其中，sPLA2 能够通过血管蛋白聚糖促进脂蛋白沉积而诱导炎症反应和促进 As 病变进展，加速血小板激活和 LDL-C 氧化，且 sPLA2 的表达变化与无症状性 As 患者预后呈负相关。Lp-PLA2 属于钙依赖磷脂酶 A2 超家族成员，主要由巨噬细胞、单核细胞、T 细胞和肥大细胞等生成，循环血液中 Lp-PLA2 有 70%～80% 由 LDL 携带。Lp-PLA2 在 As 斑块中呈高表达，直接参与 As 进展和斑块破裂，通过分泌溶血磷脂酰胆碱和将非酯化脂肪酸氧化为 ox-LDL-C，激活巨噬细胞和血管平滑肌细胞，导致血管内皮功能障碍而加速 As 进展。多项研究表明，血浆 Lp-PLA2 水平与缺血性心脑血管病存在相关性，高水平的 Lp-PLA2 可使无症状性 As 患者心血管病风险增加 1.15～2 倍，且独立于其他传统心血管病危险因素。然而，抑制 sPLA2 或 Lp-PLA2 表达的大样本临床试验均未得到临床获益的阳性结果。因此，sPLA2 和 Lp-PLA2 作为炎性标志物对 As 患者预后的临床价值尚不明确。

5. TNF-α TNF-α 是一种分子量为 17kDa 的多肽，主要由活化的单核/巨噬细胞产生。TNF-α 作为炎性因子参与多种慢性炎症反应过程，通过 CD40/CD40L 受体与 T 淋巴细胞或 B 淋巴细胞相结合，还通过肿瘤坏死因子受体相关因子（tumor necrosis factor receptor-associated factor，TRAF）等途径介导炎症反应。TNF-α 致 As 的作用包括上调血管细胞黏附分子、募集巨噬细胞、增加微血管通透性，以及调节一氧化氮合成致血管内皮功能障碍。动物实验显示，TNF-α 受体基因敲除大鼠的 As 斑块体积缩小 40%，且 ICAM-1、VCAM-1 和 MCP-1 等炎性因子表达水平降低。临床研究显示，As 患者斑块内 TNF-α 表达水平升高，且与 As 程度相关。目前，针对 TNF-α 表达上调的治疗仅应用于某些慢性炎症如类风湿关节炎或炎症性肠病，尚未应用于其他疾病。

6. 其他炎症标志物 除上述炎症标志物外，尚还有一些其他的标志物也与 As 之间有关联，如血清淀粉样蛋白、纤维蛋白原、血浆蛋白原激活体抑制物、脂连蛋白、IL-1β、IL-17、IL-18、MMP-9、内皮糖蛋白、脂氧合酶等。这些标志物在一些研究报道中均提示与 As 斑块形成有关，且其中一些生物标志物的产生或激活可明显降低 As 斑块的稳定性，从而在心脑血管疾病的发生中均起到一定作用，但其具体机制仍不十分清楚。

二、免疫应答与动脉粥样硬化的形成

越来越多的证据表明，As 是一种免疫/炎症性病变，免疫/炎症应答贯穿 As 发生和发展的各个阶段。大量研究证明，单核/巨噬细胞、淋巴细胞、树突状细胞、肥大细胞和中性粒细胞均参与血管壁的免疫反应，在 As 的病理进程中都起到一定作用。近年来，As 免疫学也越来越受到学术界的重视。

（一）与动脉粥样硬化病变相关抗原

As 患者体内存在内源性的蛋白（如 ox-LDL、热休克蛋白、$β_2$-糖蛋白 I、凋亡或死亡的细胞）和外源性的蛋白（如细菌和病毒），这些抗原可刺激机体产生相应抗体，引起抗原抗体反应，参与 As 的形成。

1. ox-LDL 许多证据显示，ox-LDL 是 As 病理进程中的重要抗原物质。健康人群和 As 患者的血清均可检测到 ox-LDL 抗体，并有证据表明 As 斑块内也有 ox-LDL 抗体表达。因为 ox-LDL 自身抗体可出现在活体内，故认为它们可参与免疫复合物的形成。有研究表明，ox-LDL 可引起内皮舒张功能减弱，收缩增强，并可通过增加细胞内 ROS 的产生，激活 NF-κB，进而诱导血管平滑肌细胞、单核/巨噬细胞和人内皮细胞的凋亡。ox-LDL 可在血管壁内与其自身抗体形成免疫复合物，在动脉壁内的巨噬细胞通过清道夫受体及非特异吞噬等多种途径摄取此复合物，从而增加脂质在动脉内膜的积聚。有研究显示，ox-LDL 可通过激活 MAPK，从而直接诱导人外周血单核细胞合成和分泌大量致炎细胞因子。这是 ox-LDL 启动和促进 As 病变血管局部免疫病理损伤的一种可能机制。此外，ox-LDL 的代谢产物溶血磷脂酰胆碱也具有免疫原性，与 ox-LDL 共同参与对内皮细胞的损伤并促使内皮细胞释放黏附分子，产生免疫/炎症反应。

2. 热休克蛋白（heat shock protein，HSP） 发挥分子伴侣的功能，同时也具有免疫原性，可与多种抗原肽相互作用，从而诱导有效的抗原特异性免疫反应。内皮细胞产生的应激蛋白即 HSP，可通过一些血管内皮黏附分子（VCAM-1）结合 T 淋巴细胞，诱导 T 淋巴细胞增殖和分化。HSP 还能与其抗体发生反应形成免疫复合物，在此反应过程中诱导机体分泌一些细胞因子如 IL-1、TNF、IFN-γ 及血小板源性生长因子（PDGF）等，并吸引巨噬细胞、单核细胞、平滑肌细胞进入内膜，进而促进 As 斑块的形成。此外，HSP 还可被模式识别受体 TLR4 识别，这提示 HSP 也可能通过天然免疫在 As 的发生和发展中起关键作用。

3. $β_2$-糖蛋白 I 是一种含 326 个氨基酸的血浆蛋白，主要在肝脏合成；一般以游离形式存在于血浆，少量与脂质结合。多种炎症性疾病，包括 As、红斑狼疮等，患者血浆中都能检测到抗 $β_2$-糖蛋白 I 抗体，人 As 斑块内也检测到 $β_2$-糖蛋白 I。有研究显示，用人 $β_2$-糖蛋白 I 免疫 $LDLR^{-/-}$鼠，抗 $β_2$-糖蛋白 I 抗体显著增高，血管内皮下有较多 $CD4^+$ T 细胞浸润，As 斑块形成明显加快；用 $β_2$-糖蛋白 I 免疫 Apo $E^{-/-}$鼠也同样显示斑块形成速度加快，抗 $β_2$-糖蛋白 I 抗体水平增高。此外，用 $β_2$-糖蛋白 I 免疫普通小鼠，再将其淋巴结和脾脏处的淋巴细胞注入 $LDLR^{-/-}$小鼠的腹腔，结果发现 $LDLR^{-/-}$小鼠早期 As 斑块增加，这说明 $β_2$-糖蛋白 I 可通过淋巴细胞在 As 的形成中发挥作用。显然，$β_2$-糖蛋白 I 是 As 发展过程中的一种重要免疫原，不过它对 As 发挥作用的具体机制还需要进一步研究。

4. 病原微生物抗原 有研究认为，As 的形成与病毒（如单纯疱疹病毒、巨细胞病毒、EB 病毒、巨细胞病毒、HIV 病毒等）及细菌如幽门螺旋杆菌（Hp）等，以及肺炎衣原体等的感染有关，因而有人认为 As 是一种感染性疾病。现在认为单一的病原体感染在 As 中的作用可能很小，而多重感染并存则是影响心血管疾病的重要因素。感染可通过免疫系统发挥作用，如诱导细胞因子的分泌增加，促进单核细胞黏附和内皮损伤，使内皮功能失调；也可通过机体免疫系统对外源性病原体产生抗体，从而影响 As 的发展。

（二）动脉粥样硬化与免疫反应

目前认为，As 部位的免疫反应包括先天性免疫和后天性免疫（即获得性免疫）。两者互相联系，在 As 的发生和发展中均具有重要作用。

1. As 与先天性免疫反应 先天性免疫反应迅速但非特异，巨噬细胞和树突状细胞是其重要组成部分。先天性免疫反应是一种通过巨噬细胞和树突状细胞上的模式识别受体识别病原体相关分子的免疫方式。模式识别受体种类多样，而在 As 病变形成中发挥重要作用的是清道夫受体和 Toll 样受体。先于 As 形成的动脉血管壁炎症应答是由血管壁细胞间 LDL 蓄积所致。血管壁蓄积的 LDL 经过修饰产生 LDL 修饰物，进而诱导促炎基因的表达，募集包括单核细胞在内的各种免疫细胞向病灶区迁移、活化。迁移至血管壁的单核细胞分化为巨噬细胞并表达大量清道夫受体。清道夫受体通过内吞途径清除修饰性脂蛋白、凋亡细胞和微生物。在这一清除过程中，巨噬细胞不仅起到降解异物的作用，还可将 LDL 颗粒的抗原决定簇等抗原信息通过主要组织相容性复合体呈递给 T 淋巴细胞，进而激活免疫系统。此外，巨噬细胞还表达 Toll 样受体，Toll 样受体识别和结合 ox-LDL、脂多糖、HSP 等内源性配体，可启动复杂的细胞内相关信号转导途径，活化 NF-κB，促进炎性反应，调节后续获得性免疫应答。研究发现，敲除小鼠相关 Toll 样受体基因，阻断 Toll 样受体介导的获得性免疫信号可对动脉产生保护效应。由此证实，Toll 样受体在 As 病变发生和发展过程中的重要地位。

2. As 与后天性免疫反应 后天性免疫反应，即获得性免疫反应，缓慢但特异，具有高度特异性和亲合力的抗原分子可特异识别 T 细胞受体（T-cell receptor，TCR）和 B 细胞受体（B-cell receptor，BCR）。树突状细胞和巨噬细胞可活化 T 淋巴细胞，大多数抗原如没有 $CD4^+$ T 细胞帮助，不能活化 B 淋巴细胞。$CD4^+$ T 细胞有 2 个主要亚类：Th1 细胞和 Th2 细胞，Th1 细胞可分泌 IFN-γ、TNF-α 和 IL-2，促进细胞调节的免疫反应；Th2 细胞可分泌 IL-4、IL-5、IL-10，促进 B 淋巴细胞产生抗体。研究表明，As 斑块表达的 T 淋巴细胞主要是 Th1 细胞。Th1 细胞分泌的 IFN-γ 是主要的炎症前因子和致 As 前因子，它可抑制平滑肌细胞增殖、促进胶原降解、活化巨噬细胞，从而促进斑块破裂。而 Th2 细胞拮抗 Th1 细胞的致 As 作用，如 IL-10 抑制 IL-12 和 IFN-γ 的分泌，具有保护作用，和 Th1 细胞共同影响斑块的进程及稳定性。同时，还有研究显示，脾切除引发 B 淋巴细胞减少时，Apo $E^{-/-}$ 小鼠 As 病变显著加重；而注射来自 As 动物的脾脏 B 淋巴细胞后，As 病变可得到逆转；LDL-$R^{-/-}$ 嵌合小鼠的 B 淋巴细胞数低于正常的 1%，而主动脉 As 病变增加 30%~40%；分离脾脏来源的 T 淋巴细胞和 B 淋巴细胞分别进行实验，则结果显示 B 淋巴细胞具有抗 As

效应。

三、展　望

As 的炎症机制和免疫机制错综复杂，多种炎症细胞、炎症介质、抗原、抗体等许多因素涉及其中，这些因素形成复杂网络调节 As 的病理进程。目前，众多的潜在防治 As 的靶点不断被发现。随着认识的不断深入和新技术的发展，我们期待找到更有效的动脉粥样硬化性疾病诊断与防治的新策略。

（郭　芳）

第二节　氧化应激

动脉粥样硬化（As）严重威胁人类生命健康，其发病机制目前尚未完全阐明。尽管有关 As 发病的各种学说众多，其中氧化应激在 As 发生和发展中发挥越来越重要的作用。1983年 Steinberg 提出 As 的氧化学说，认为氧化应激过程中产生的活性氧类（ROS）和氧化型低密度脂蛋白（ox-LDL）是 As 病变发生的关键环节。氧化学说认为活性氧及相关氧化产物是导致内皮损伤和炎症因子分泌的主要原因之一。氧化应激过程中产生大量的自由基和过氧化氢，除可直接损伤内皮细胞、引起坏死或凋亡外，还增加中性粒细胞及单核细胞对内皮细胞的黏附，增强血小板聚集的敏感性，引发或加重 As。动物实验亦证明氧化应激参与 As 的发病过程。研究发现，新西兰大白兔高胆固醇喂养后，其血管内皮细胞尼克酰胺腺嘌呤二核苷酸（nicotinamide vadenine dinucleotide phosphate，NADPH）氧化酶活性明显升高，给予超氧化物歧化酶（superoxide dismutases，SOD）或丙丁酚抗氧化治疗可逆转上述变化。

一、概　念

氧化应激是指机体在遭受各种有害刺激时，体内或细胞内 ROS 的产生与清除之间失衡，即 ROS 的生成速率大于清除速率而在体内蓄积，并引起一系列生物反应的过程，最终导致组织的损伤。ROS 主要包含超氧阴离子（O_2^-）、羟自由基（·OH）、过氧化氢（H_2O_2）和一氧化氮等。正常情况下，ROS 由机体正常代谢产生，能杀死有害微生物调节免疫力，是机体防御不可缺的。近年来研究发现，小剂量 ROS 可作为细胞内第二信使发挥作用，对于维持机体组织细胞的正常功能起到重要作用。当机体处于氧化应激状态时，体内组织细胞 ROS 增加，超过机体的清除能力，导致 ROS 蓄积。由于 ROS 在很短时间内就可以与其他物质反应，而且一般以连锁反应的方式进行。因此一旦机体内 ROS 的生成与清除间的动态平衡被打破，ROS 会快速增多累积，造成的氧化损伤也会逐步扩大。氧自由基的强氧化作用，可直接或间接地对细胞及生物大分子产生各种毒性作用，对核酸、蛋白质及脂质均可产生损伤，导致机体可逆或不可逆的损伤，甚至引起细胞凋亡或坏死。

各种氧化物前体可直接刺激血管细胞产生 ROS，ROS 本身及其修饰的靶分子均可通过激活细胞内信号，上调致炎基因的表达。As 主要危险因素如高脂血症、高血压、糖尿病、高同型半胱氨酸血症、吸烟和老龄化等均可通过细胞内氧化应激信号促进局部炎症反应、诱导血管细胞基因表达的改变、影响信号转导途径等参与 As 的发生发展过程。

1. 高脂血症　血液中很少检测到 ox-LDL，但在 As 的血管壁却存在大量的 ox-LDL。LDL 氧化修饰成 ox-LDL 后，导致内皮细胞中 gp91 吞噬细胞氧化酶（gp91 phagocytes oxidase，gp91phox）表达增加，而使 NADPH 氧化酶活性增强，促进 O_2^- 的生成。高脂血症时，大量的 LDL 在内膜下聚积，被超氧化物修饰成 ox-LDL，导致泡沫细胞的形成和内皮细胞功能障碍。动物实验证实，高胆固醇血症时内皮依赖的血管舒张功能减退与 NADPH 氧化酶依赖的超氧化物形成密切相关。羟甲基戊二酰辅酶 A 还原酶抑制剂（hydroxy methylglutaryl coenzyme A reductase inhibitor，HMG-CoA-RI）降脂治疗能够降低冠心病患者体内主动脉 gp91phox 的表达。对培养的内皮细胞进行 HMG-CoA-RI 干预后，p22phox 和 p47phox 的表达明显降低。这些针对 NADPH 氧化酶的抗氧化作用和 HMG-CoA-RI 的治疗能够显著改善冠心病患者内皮依赖的血管舒张功能。

2. 高血压　高血压作为冠心病的危险因素之一，整体和组织器官中血管紧张素Ⅱ（AngⅡ）水平升高可导致肾素-血管紧张素系统（RAS）的激活。动物模型研究表明，AngⅡ诱导血管超氧化物的形成可增加 As 的潜在风险。同时，AngⅡ可诱导人内皮细胞 NADPH 氧化酶亚基 gp91phox、p22phox、p67phox 和 p47phox 的表达，但 AngⅡ却不能诱导 gp91phox 敲除小鼠 NADPH 氧化酶活性。NADPH 氧化酶依赖的超氧化物形成还能够通过 $ONOO^-$ 的形成降低 NO 的生物活性，这进一步证实 AngⅡ潜在的致 As 能力。

3. 糖尿病　由于高血糖对血管极具破坏力，尤其对中小动脉（弹性动脉和肌性动脉），因此高血糖可能对肾动脉、脑动脉和眼底动脉病变具有促进作用，从而引起糖尿病肾病、脑血管病及眼底血管硬化甚至认知功能障碍。

高血糖可通过多种机制诱导氧化应激：①葡萄糖自氧化，葡萄糖自身氧化作用增加，生成烯二醇和二羟基化合物的同时产生大量 ROS。②蛋白质的非酶促糖基化，在非酶促条件下，长期高血糖使各种蛋白质发生糖基化，许多长寿蛋白质如胶原蛋白随着糖化时间延长而形成糖基化终末产物（AGE），AGE 通过与其受体（receptor for advanced glycation end product，RAGE）结合，促进 ROS 形成。另外，葡萄糖还能够直接与 LDL 的磷脂和载脂蛋白 B（ApoB）的赖氨酸结合形成 AGE，更容易促进脂质过氧化。③多元醇通路活性增高，高血糖状态下醛糖还原酶活性增强，葡萄糖的多元醇代谢途径活化，可降低 $NADPH/NADP^+$ 的比例，而增加 $NADH/NAD^+$ 的比例，消耗还原型谷胱甘肽（L-glutathione，GSH），从而诱导 ROS 合成。④蛋白激酶 C（PKC）活化，高血糖使二酯酰甘油生成增加，激活 PKC，进而活化细胞 NADH 氧化酶，诱导 ROS 生成及随后的脂质过氧化；反过来，ROS 也活化 PKC，从而使 ROS 的产生进一步增加。⑤抗氧化系统清除能力减弱，高血糖可致抗氧化酶糖基化，超氧化物歧化酶（SOD）、过氧化氢酶（CAT）和谷胱甘肽过氧化物酶（GSH-Px）等抗氧化酶活性降低，糖代谢紊乱使维生素 C、维生素 E 和 GSH 等抗氧化剂水平下降，体内抗氧化系统遭到破坏，削弱机体清除自由基的能力。

由此可见，糖尿病的发生和发展过程中自由基产生增多和抗氧化能力减弱两者并存，从而发生氧化应激。Corkey 等研究发现，葡萄糖刺激细胞内 ROS 产生，适量的 ROS 能促进胰岛素分泌，但过量的 ROS 则能引起强烈的氧化应激反应，进而下调胰岛素基因的表达并直接破坏 β 细胞，最终导致糖尿病及其并发症的发生。高糖也能够诱导主动脉平滑肌细胞（SMC）的分化，然后生成更多的超氧自由基。

4. 高同型半胱氨酸血症 高同型半胱氨酸血症是冠心病的独立危险因素。当血浆中同型半胱氨酸（Hcy）浓度轻中度升高时，Hcy 可以自身氧化生成 Hcy 混合型二硫化物、同型胱氨酸和 Hcy 硫内酯，同时产生一系列 ROS（超氧化物阴离子、过氧化氢、羟自由基等）使内皮源性 NO 氧化失活。正常情况下，血管内皮细胞通过释放 NO 与血浆中 Hcy 发生反应，反应产物能抑制 Hcy 自身氧化并保护血管内皮细胞。Dayal 等发现，高蛋氨酸饲料可损害脑动脉血管对乙酰胆碱（acetylcholine，ACH）的舒张反应，但该作用可被超氧阴离子清除剂钛试剂所拮抗。Hcy 也可影响十二烷类代谢及黄嘌呤氧化酶系统，使细胞内氧自由基主要是超氧化物阴离子产生增多。Hcy 抑制细胞内抗氧化酶，特别是谷胱甘肽过氧化物酶的表达，使机体不能及时清除体内产生的 ROS，增强脂质过氧化物和过氧化氢的细胞损伤效应。Hcy 浓度较高时，其产生的过氧化物超出细胞的清除能力，破坏细胞的防御性保护反应，从而促进脂质在内膜下沉积，诱导 As 斑块形成。因此，高 Hcy 产生的氧化应激引起细胞损伤可能在 As 早期病变中起重要作用。

二、氧化应激中氧化剂的来源

血管壁中的氧化剂主要来源于内皮细胞、平滑肌细胞和巨噬细胞。组织中丰富的氧分子通过酶和非酶两种方式转化为超氧阴离子（O_2^-），O_2^- 在 SOD 的作用下转变为过氧化氢（H_2O_2）；通过非酶催化转化为 H_2O_2 和单线态（$^1O_2$）。H_2O_2 与 Fe^{2+} 相互作用，产生一个具有不成对电子的羟基自由基（·OH）。O_2^-、H_2O_2、$^1O_2$ 和·OH 统称为 ROS。由于 ROS 结构中均含有不成对的电子，又称为氧自由基。这种不成对的电子由于形成共价键配对的需要，极易夺取其他物质中的一个电子，使其自身稳定，因此有很强的氧化性，结果又产生新的自由基。机体中 ROS 主要来自以下三个途径：NADPH（NADH/NADPH）氧化酶、黄嘌呤氧化酶（xanthine oxidases，XO）、线粒体途径。

1. NADPH 氧化酶途径 结合在细胞膜上的 NADPH 氧化酶是 O_2^- 的主要来源，血管壁和吞噬细胞中均含有丰富的 NADPH 氧化酶，其作用相同但酶结构不同。吞噬细胞内的 NADPH 氧化酶包含有结合在细胞膜上的催化亚单位 gp91phox 和 p22phox，以及 p47phox、p67phox 和 G-蛋白 rac1 或 rac2 等细胞溶质成分。内皮细胞和外膜的成纤维细胞表达吞噬细胞氧化酶的所有成分；VSMC 中的 NADPH 氧化酶含有 gp91phox 的同系物 Nox1 和 Nox4。VSMCs 和吞噬细胞中 NADPH 氧化酶最大的不同是后者不含有 p67phox。在生理状态下血管中的氧化酶在有关激活物的作用下，持续被激活并发挥作用；细胞中的 NADPH 氧化酶的激活都与其亚单位的磷酸化和 p47phox 易位有关。

NADPH 氧化酶在 As 的发展进程中发挥重要作用。在血管紧张素 II、凝血酶、血小板生长因子（PDGF）和 TNF-α 等刺激下，血管内皮细胞内的 NADPH 氧化酶和 O_2^- 水平均明显升高。同时，抗 As 的层流剪切应力可下调 NADPH 氧化酶的活性；而致 As 的震荡剪切应力可增加 NADPH 氧化酶的活性。高胆固醇血症家兔内皮功能异常与 NADH 氧化酶依

赖的 O_2^- 产生过多有关。在 p47phox$^{-/-}$ 小鼠，主动脉中 O_2^- 水平较低，而且在高胆固醇血症 p47phox$^{-/-}$Apo E$^{-/-}$ 小鼠，主动脉 As 斑块的形成也明显减少。在 As 患者冠状动脉中 ROS 和 ox-LDL 水平与 NADPH 氧化酶亚单位 p22phox 活性呈正相关。

2. XO 途径 XO 主要存在于血浆和内皮细胞中，但不存在于 VSMCs 中。XO 通过对黄嘌呤和次黄嘌呤的氧化作用产生 O_2^- 和尿酸。高胆固醇血症家兔易发生 As，其机制可能与 XO 诱发的氧化应激有关。高胆固醇血症患者使用 XO 抑制剂别嘌呤二醇可起到血管扩张剂的作用。同时有研究证实：①电子自旋共振的研究显示，冠状动脉病变中 NADPH 氧化酶和 XO 均被激活；②冠心病患者冠状动脉中内皮细胞 XO 水平与病变的严重程度呈正相关；③有高胆固醇血症家族史的无症状患者，早期即出现血管 XO 的活性增高。

3. 线粒体途径 线粒体通过氧化磷酸化合成 ATP 为细胞提供能量，其电子传递过程是从 NADH 或 FADH$_2$（来自三羧酸循环）经过位于线粒体内膜的复杂电子传递体传给分子氧。这些电子传递体包括：复合体 I（NADH-辅酶 Q10 氧化还原酶）、复合体 II（琥珀酸盐-辅酶 Q10 氧化还原酶）、复合体 III（泛醇-细胞色素 C 还原酶）和复合体 IV（细胞色素 C 氧化酶）。超过98%的电子传递体或传递链的电子传递过程与 ATP 的生成同时发生，只有1%~2%转变为 O_2^- 并被 SOD 清除。但是在某些病理情况下，线粒体的氧化磷酸化功能障碍，可导致 O_2^- 生成增多。

三、氧化应激生物标志物

氧化应激的生物标志物大体分为两类：一类为被 ROS 破坏的生物分子，如氧化的 DNA、脂质、蛋白质、糖类等，临床上用来检测 As 的生物标志物有：8-羟脱氧鸟苷（8-hydroxy-2 deoxyguanosine，8-OHdG）、异构前列腺素（isoprostane，iso-PGs）、丙二醛（MDA）、脂质过氧化物（硫代巴比妥酸）、羧甲基赖氨酸、糖氧化物（戊糖素）及蛋白质氧化物（硝基酪氨酸）；另一类为抗氧化的酶和分子，包括超氧化物歧化酶、谷氨酰胺过氧化物酶、过氧化氢酶、血红素加氧酶、硫氧还蛋白和对氧磷酶（paraoxonase，PON）。另外，其他一些特殊物质，如不对称的二甲基精氨酸（asymmetricdimethylarginine，ADMA）和 ox-LDL 等也能反映氧化应激水平。这些标志物可对动脉粥样硬化性血管疾病进行风险评估、诊断和治疗具有一定的指导意义。

1. 异构前列腺素 前身为花生四烯酸，与机体氧化应激反应产生的自由基有关。其中 8-异前列腺素 F2a（8-iso-PGF2a）是 iso-PGs 主要的稳定成分，具有收缩血管，以及促进血小板黏附和聚集等生物学活性，常作为评价体内氧化应激的金标准，以及作为反映脂质过氧化程度特异度和敏感度的可靠性指标，在心血管相关疾病的发生发展中具有重要作用。8-iso-PGF2a 可直接消耗 NO 或改变一氧化氮合酶（NOS）的活性，从而削弱 NO 的保护性生物学效应，导致内皮损伤加重，促进 As 病变。在冠心病患者中，由于 As、管腔变窄，心肌出现缺血-再灌注，氧自由基产生增加及脂质发生过氧化作用，均可引起血浆 8-iso-PGF2a 水平升高。Basarici 等发现，冠心病患者尿中 8-iso-PGF2a 的水平高于健康对照组，且其水平随冠心病严重程度的增加而增加。研究表明，8-iso-PGF2a 作为心肌组织缺血诱发血管壁发生氧化应激性损伤的标志物，可较全面地反映冠心病患者的临床危险程度和器质性病变的程度。临床中将 8-iso-PGF2a 作为血清学指标观察冠心病患者的病情,有利于发现高危患者并及早进行干预。

2. 对氧磷酶（PON）　PON 基因家族有 PON1、PON2 和 PON3 三个成员,彼此相邻,定位于人类 7 号染色体长臂和小鼠 6 号染色体。其中 PON1 的抗 As 作用最重要,当血清中 PON1 的活性降低时,巨噬细胞中氧化应激的水平升高,高密度脂蛋白（HDL）抗氧化的能力减弱;反之,当 PON1 的活性升高时,巨噬细胞中氧化应激水平降低,可抑制低密度脂蛋白（LDL）氧化,保持卵磷脂胆固醇酰基转移酶（lecithin cholesterol acyl transferase,LCAT）的活性,从而抑制泡沫细胞及粥样斑块形成。近年许多学者提出,PON1 是预测冠心病的理想指标,PON 活性及浓度的降低,可作为冠心病发病的独立危险因素。总之,PON 能水解氧化脂质及 ox-LDL,保护 HDL 和 LDL 免受氧化修饰,以及抑制巨噬细胞源性泡沫细胞的形成,因而有抗 As 作用。

3. 不对称二甲基精氨酸（ADMA）　NO 被称为内源性抗 As 因子,具有抑制血小板聚集和单核细胞黏附,抑制平滑肌细胞增殖等生理效应。ADMA 是 NOS 的内源性抑制剂,它能够通过影响 NO 的合成和生理效应导致 ROS 生成过多,进而引起内皮功能损伤。研究表明,在心血管疾病出现之前,血浆中 ADMA 的水平已升高。2006 年 Kielstein 等进行双盲对照试验研究发现,ADMA 是血管紧张度的重要调节因子,其浓度升高所致的内皮功能不全将增加 As 事件的发生。而且 ADMA 也被认为是冠心病的一个独立危险因素。

4. γ-谷氨酰转移酶（γ glutamyl transferase,GGT）　是一种糖蛋白,由大小两个亚基组成,重链由 351 个氨基酸残基组成,轻链由 189 个氨基酸残基组成。GGT 可分解体内谷胱甘肽（GSH）为半胱胺酰甘氨酸和谷氨酰残基,前者是铁的强还原剂,在还原铁离子的过程中,可产生大量超氧化离子和过氧化氢参与 LDL 的氧化。研究表明,血清 GGT 的水平与心血管病重要危险因素（如体重指数、胆固醇、三酰甘油、收缩压、舒张压及血糖）呈正相关,即随着 GGT 水平的升高,心血管疾病患者的生存率逐渐降低。Grundy 等认为,GGT 的水平是代谢综合征和心血管疾病风险的一个更好的生物标志物。上述研究均显示,GGT 的水平与冠状动脉粥样硬化有关,可能成为预测心血管疾病的一种新的氧化应激生物标志物。

四、氧化应激对脂质、蛋白质、DNA 及转录因子的影响

（一）氧化应激对脂质的损伤

流行病学研究表明 LDL 是 As 的一个重要危险因素,但天然 LDL 与巨噬细胞孵育并不能使巨噬细胞成为泡沫细胞,因为通过低密度脂蛋白受体（LDLR）进入细胞的 LDL 水解后产生的游离胆固醇可介导负反馈调节机制,下调细胞内胆固醇。而 LDL 被氧化修饰后有明显的致病作用,循环中的 LDL 进入血管内皮下,经历了从轻微氧化修饰到广泛氧化修饰的演变过程。同时也分别触发一系列 As 的病理生理变化,如损伤内皮细胞;趋化单核细胞至内皮下间隙,促进平滑肌细胞增殖,参与泡沫细胞形成;诱导大量炎症因子的生成,加速 As 过程。许多实验已证实动物和人体内确实存在 ox-LDL,应用免疫细胞化学方法分析表明,在 As 病变部位存在 ox-LDL 的抗原决定簇,而正常动脉壁中并不存在;抗人 ox-LDL

单克隆抗体能与先天性 LDLR 缺陷的兔 As 病灶反应;抗氧化剂丙丁酚能抑制 LDL 的氧化,可延缓兔 As 的发生。ROS 水平升高可直接使 LDL 氧化成 ox-LDL,ox-LDL 可通过促进巨噬细胞过度摄取脂类,并最终导致粥样斑块形成,斑块一旦破裂会引发恶性心脑血管事件。ox-LDL 主要通过以下几种机制引起内皮细胞的损伤和功能障碍,促进 As 的发展(图 15-1):①ox-LDL 可进一步促进血液循环中 LDL 进入内皮下,对单核细胞和 T 淋巴细胞具有趋化作用,同时又能抑制巨噬细胞的活性,使之滞留于动脉壁内,从而正反馈加强局部血管壁的炎症反应。②ox-LDL 不能被 LDL 受体识别,但单核/巨噬细胞却可通过胞膜上的清道夫受体和 Fc 受体以无反馈限制的方式大量摄入 ox-LDL,最终导致泡沫细胞形成。③ox-LDL 还可通过降低 NO 的生成而减弱内皮依赖性舒张反应。④ox-LDL 可通过增加细胞内 ROS 的产生,进而激活 AP-1(activation protein-1)和 NF-κB 等转录因子诱发细胞凋亡。AP-1 和 NF-κB 的表达又能进一步促进血管细胞黏附分子-1(VCAM-1)、细胞内黏附分子 1（ICAM-1）及单核细胞化学趋化蛋白 1（MCP-1）等促炎因子的表达;促炎因子具有 T 细胞的化学趋化性,能诱导 T 细胞和巨噬细胞在 As 损伤处聚集,从而进一步促进病变的发展。⑤体外实验显示,ox-LDL 还能通过刺激平滑肌细胞内神经鞘磷脂酶活性,以及促进 SMCs 释放成纤维细胞生成因子等促进 SMCs 和巨噬细胞增殖,而 SMCs 增殖是形成 As 的重要环节之一。

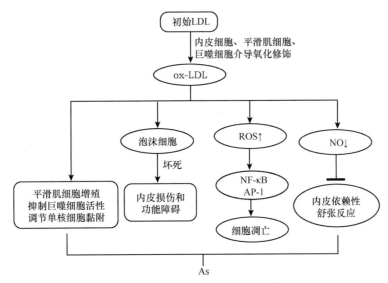

图 15-1　氧化低密度脂蛋白致 As 的机制

LDL. 低密度脂蛋白；ox-LDL. 氧化低密度脂蛋白；ROS. 活性氧；NF-κB. 核因子-κB；AP-1. 活性蛋白 1；NO. 一氧化氮

植物凝集素样氧化型低密度脂蛋白受体（LOX-1）是 ox-LDL 的受体,首次在巨噬细胞表面被发现,后来在内皮细胞中也发现存在该受体。LOX-1 作为清道夫受体可结合和吞噬衰老的红细胞和凋亡细胞,在 As、高血压、糖尿病患者的血管内皮细胞中均存在高表达。LOX-1 不能结合天然的 LDL 和乙酰 LDL,它可通过特异性结合 ox-LDL,诱导产生黏附分子。同时它还可能与 SB-A1 和 CD36 协同作用促进 As 的发展。

ox-LDL 可浓度依赖性地上调内皮细胞中 LOX-1 的表达从而激活细胞凋亡信号,最终导致细胞凋亡。此外，ox-LDL 还可通过 LOX-1 引起 MCP-1 的上调和丝裂原激活的蛋白酶（MAPK）的活化，诱导内皮细胞损伤，介导单核细胞对内皮细胞的黏附。ox-LDL 与 As 斑块的不稳定因素——基质金属蛋白酶（MMP）有明显相关性，其原因可能为 ox-LDL 刺激基底膜及纤维帽细胞分泌 MMP。而且 ox-LDL 中的胆固醇氧化产物（cholesterol oxidative product，COP）可导致血管内皮细胞、平滑肌细胞、单核/巨噬细胞损伤，引起血小板聚集促进血栓形成。

氧化应激不仅干预脂类正常代谢，还会使构成生物膜的脂质过氧化，使膜的流动性发生改变、膜受体与离子通道的脂质微环境遭到破坏。例如，Ca^{2+} 通道功能障碍，可引起钙超载并抑制呼吸链上的电子传递。同时，线粒体膜亦可发生脂质过氧化，影响 ATP 的生成与转运。细胞能量代谢受到氧化应激的干预，可引起细胞形态功能的改变，如果 ROS 局部生成过多，则导致细胞能量代谢紊乱，细胞膜质子泵功能停滞，甚至导致细胞凋亡或坏死，从而引起局部炎性反应、细胞聚集等。

（二）氧化应激对蛋白质的影响

氧化应激可使很多蛋白质氧化，从而导致结构及功能缺陷。ROS 与蛋白质发生反应，生成终末氧化蛋白质产物（advanced oxidative protein products，AOPP），并通过氧化机制将蛋白质转换成羰基衍生物，羰基衍生物也可作为蛋白质氧化的标志。在冠状动脉疾病患者中，蛋白质氧化标志物水平显著高于健康对照组，Gensini 评分系统表明病情分值与蛋白质氧化标志物相关，多元回归分析表明蛋白质氧化标志物与冠状动脉疾病呈正相关。

晚期糖基化终末产物（AGE）的形成与氧化过程密切相关，是糖化和氧化过程的共同产物即糖化氧化产物（glycoxidation product，GOP），故该反应又被称为蛋白质的糖化氧化修饰。AGE 包含多种成分如糖苷啶和羧甲基赖氨酸等。研究表明，AGE 促进慢性肾衰竭患者 As 的发生，血管壁 As 病变部位可见 AGE 的沉积，AGE 通过直接修饰 LDL 加速 As 斑块形成，也可在其受体或其他结合蛋白的介导下通过间接效应引起组织、细胞损伤，导致 As 的发生。

（三）氧化应激对 DNA 的影响

自由基主要通过损伤线粒体 DNA 攻击氧化磷酸化系统，导致 ATP 生成减少，影响细胞活动和生理功能等。线粒体 DNA 非常微小，没有组蛋白的保护且对损伤的修复能力弱，故氧化应激很容易损伤线粒体 DNA。损伤的机制包括线粒体 DNA 与产 ROS 的线粒体内膜接触、具有保护作用的组蛋白样物质缺乏，以及 DNA 修复能力降低等。线粒体 DNA 损伤后最终导致线粒体 mtRNA 转录减少，致其功能丧失。在人和 Apo $E^{-/-}$ 小鼠的主动脉，线粒体 DNA 损伤的程度与 As 的严重程度呈正相关。缺乏 SOD2 的 Apo $E^{-/-}$ 小鼠，线粒体 DNA 损伤的程度较重，主动脉分支 As 进展的速度也明显加快。因此，病理状态下线粒体产生的 ROS 可能与 As 关系密切。

研究表明：运动疲劳可诱发小鼠心肌细胞的氧化损伤和 DNA 损伤，运动性氧化应激是导致心肌细胞 DNA 损伤的机制之一，运动疲劳导致心肌细胞 DNA 损伤的机制可能是大强度运动引起 ATP 消耗增加，产生大量 ROS，从而攻击细胞膜的多不饱和脂肪酸，启动脂质过氧化反应，形成脂质自由基、烷氧型自由基、过氧自由基及其他终产物，这些产物最终作用于嘌呤和嘧啶类碱基，破坏核酸并造成 DNA 链断裂和损伤。

（四）活性氧对转录因子活性的调节作用

特异的 DNA 结合蛋白——转录因子是氧化还原敏感信号通路调节炎症基因表达的最终靶点。理论上，氧化还原作用通过两条途径调节转录因子活性，一是细胞内 ROS 直接氧化修饰转录因子；二是通过磷酸化/去磷酸化修饰的级联反应调节转录因子活性。NF-κB 和 AP-1 是受细胞氧化还原状态影响的主要转录因子。它们通过调控多种基因的表达，参与细胞的炎症反应、组织损伤/修复和生长调控。过氧化物体增殖物激活受体（peroxisome proliferators activated receptor，PPAR）由核激素受体超家族的转录因子组成，参与配体依赖的转录因子活性的调节，在脂类和葡萄糖代谢中起关键作用。最近的报道表明，血管细胞中的 PPAR 可被氧化修饰的脂肪酸选择性激活，说明 PPAR 是血管中氧化还原敏感转录因子，并参与 As 及血管再狭窄发生发展的炎症反应过程。

五、氧化应激对血管的生物学效应

细胞内外产生的 ROS 及其对特异信号通路的激活作用，以及对氧化还原敏感基因的诱导作用可共同影响心血管组织的生理反应。在血管损伤中，ROS 的重要性在于其产生是由受损血管表达增加的细胞因子整体调控，虽然维持正常的血管功能需要一定低水平的 ROS，但过多的 ROS 或 ROS 的清除受损，可导致内皮依赖性血管收缩功能受损，血管平滑肌细胞凋亡、增殖和迁移，基质降解，单核细胞黏附，血小板聚集和炎症基因的诱导表达等。

（一）血管内皮细胞功能紊乱

内皮细胞功能紊乱是多种血管疾病的起始步骤，如高血压、As、糖尿病。内皮功能受损可导致多种后果，如内皮依赖的血管扩张、内皮细胞凋亡、单核细胞黏附聚集异常等，其中最重要的是内皮依赖的血管舒张性降低。NO 是最强烈的内源性血管舒张剂，它抑制 SMCs 的增殖和迁移、白细胞黏附、血小板聚集。内皮细胞功能紊乱与 NO 和 O_2^- 的动态失衡密切相关。氧化应激时，由于 NOS 表达减少或活性降低、生成底物或辅因子减少及 ROS 降解 NO 等均可导致 NO 生物活性下降甚至丧失，导致内皮依赖的血管舒张功能异常，给予抗氧化剂后其功能能够得到改善。有研究者发现喂饲胆固醇饲料的家兔主动脉 O_2^- 增加，经聚乙烯乙二醇-SOD 处理后可逆转内皮依赖性舒张功能受损。

ROS 过多也可打破内皮细胞的增殖与凋亡的平衡，既可能导致过度的血管新生，也可能导致内皮细胞的丢失。现研究证明，氧化应激可能通过活化核转录因子 NF-κB，促进线粒体介导内皮细胞的凋亡。

单核细胞黏附于血管内皮是 As 病变的起始事件，黏附分子在其中发挥关键作用。参与此过程的重要黏附分子有 VCAM-1、ICAM-1 和 MCP-1 等。有实验研究表明，H_2O_2 可诱导 ICAM-1 表达，而抗氧化剂对此效应有抑制作用。

(二) VSMCs 的增殖和迁移

在人和动物 As 损伤处,可发现 SMC 的增殖,且 SMC 的增殖是 As 最主要的特征之一。体外实验证明,ox-LDL 能够促进 SMC 的增殖,维生素 E 能够抑制 ox-LDL 对 SMC 的刺激作用。ox-LDL 可通过多种不同的机制刺激 SMC 的增殖,lysoPC 是 ox-LDL 的组成成分,lysoPC 通过促进纤维细胞生长因子(fibroblast growth factor,FGF)的释放刺激 SMC 增殖。而且 ox-LDL 也能刺激磷脂酶 D,产生磷脂酸和溶血磷脂酸,进而促进细胞增殖。氧化应激过程中产生的 H_2O_2 介导的促细胞增殖效应是通过对一些特定信号通路的活性调节实现的。

正常情况下,动脉壁中层的 VSMC 处于分化状态,呈收缩表型,没有增殖和迁移的能力。在 ROS 作用下,VSMC 可由分化状态转变为去分化状态,表型从收缩型转变为合成型,并从中膜迁移至内膜进行大量增殖。ROS 介导 VSMC 迁移的重要机制是调节细胞外基质的降解,基质的降解伴随 MMP 分泌。实验证实,MMP 出现于血管受损部位,且使用 MMP 抑制剂可阻断血管损伤后的 VSMCs 迁移。研究发现,MMP-2 或 MMP-9 遗传缺失能够减少 VSMC 的迁移,并且它们的活性均可被 VSMC、内皮细胞和巨噬细胞产生的 ROS 调节。研究表明,ROS 不仅调节 MMP 的活性,还可诱导 MMP 的表达。

(三) 单核细胞的迁移和分化

早期阶段,LDL 在内皮下被活性氧轻度氧化形成 mm-LDL,mm-LDL 与 ox-LDL(氧化程度严重的 LDL)成分不同,其氧化程度较轻,只是形成大量不饱和脂肪酸自由基和过氧化脂质,尚未分解产生大量活跃的反应性醛类物质,不至于引起载脂蛋白 B-100(Apo B-100)与 LDLR 结合活性改变,因此仍受 LDLR 介导的负反馈调节。然而,在 mm-LDL 胆固醇脂和磷脂中不饱和酰基链被氧化成具有强大生物活性的 H_2O_2、异前列腺素、断链醛类后,可诱导 MCP-1、单核细胞集落刺激因子(M-CSF)等表达,进而导致单核细胞黏附于内皮细胞并迁移到内膜下分化为巨噬细胞。ox-LDL 在脂质过氧化的链式反应中大量生成的醛、酮等高反应性的氧代谢中间物与 Apo B-100 中的赖氨酸残基结合,使其 LDLR 结合位点丧失,不能经 LDLR 途径进行负反馈性代谢,反而激活巨噬细胞、VSMC 表面的 CD36、清道夫受体-A(SRA)等受体,使这些细胞对 ox-LDL 大量摄取,且不存在负反馈调节机制,致使 ox-LDL 和胆固醇酯在细胞内大量蓄积,成为泡沫细胞和脂质斑块,促进 As 的发生发展。

(四) 血管炎性相关基因的表达与改变

As 的发生过程中不同氧化物前体可直接刺激血管内皮细胞或 SMCs,上调 As 相关基因的表达,促进单核细胞黏附及炎性分子的表达和释放,加重局部炎症反应。有实验研究表明,H_2O_2 可诱导 ICAM-1 表达增加,而抗氧化剂对此有抑制作用。单核细胞黏附于血管内皮是 As 的起始事件,黏附分子在其中发挥关键作用,首先发现对氧化应激反应敏感的是血管内皮细胞中的 VCAM-1,VCAM-1 是单核细胞和淋巴细胞特异性的黏附分子,它能诱导单核细胞进入 As 损伤处,促进 As 的进展。氧化应激还可诱导 MCP-1 表达,MCP-1 能够诱导 T 细胞的化学趋化性,诱导 T 细胞和巨噬细胞在 As 损伤处聚集,促进 As 的进展。氧化应激促进血管基因表达改变的分子和细胞机制还不清楚,目前认为大量的促炎或促氧化物直接刺激血管细胞产生 ROS，同时改变细胞内的氧化还原状态，细胞内氧化还原状态的改变能够促进 AP-1 和 NF-κB 的表达，AP-1 和 NF-κB 的表达能够促进与炎症和细胞增殖有关的大量炎性基因产物如黏附分子和其他基因的表达。这些基因产物可促进单核细胞释放更多的促炎信号。因此，这一正反馈能增强局部炎性反应，从而促进 As 的发生和发展。

六、抗氧化治疗与 As

随着 As 氧化应激机制研究的深入，抗氧化治疗已在临床上应用。但是 As 的发病机制复杂，氧化应激可能只是其中一个中间发病环节，因此抗氧化治疗必须与调脂、抗血栓等多种干预措施同时进行才能取得一定效果。目前应用于临床的抗氧化剂主要有天然抗氧化剂和人工合成抗氧化剂，天然抗氧化剂有维生素 E、维生素 C、β-胡萝卜素、微量元素硒等。

维生素 E 分布于细胞质膜、线粒体膜及内质网膜等特异部位，通过清除氧自由基或干扰过氧化物链反应来阻止氧化反应，保护脂质膜免受自由基攻击。动物实验及流行病学研究证明，维生素 E 具有较强的抗氧化、抗 As 作用。有人分别以高胆固醇喂养的新西兰兔和高脂血症犬为模型，发现维生素 E 具有保护内皮免遭损伤的作用，另有报道，维生素 E 与辅酶 Q，以及维生素 E 与油酸盐混合使用更能增强抗 As 效果。但临床研究发现，55 岁以上的患者服用维生素 E 和维生素 C 对颈动脉增厚无影响，而 β-胡萝卜素却对其有明显改善。又有研究证明，随着年龄的增长，LDL 对氧化的易感性反而下降。这些结果令人费解，目前还未得到合理的解释。最近有人发现冠心病患者血浆中 γ-生育酚和 α-胡萝卜素水平显著低于正常，提示可根据血浆中 γ-生育酚及 α-胡萝卜素水平预测冠心病的发生。

维生素 C 也是机体内一种重要的还原剂，它是参与胶原合成的脯氨酸羟化酶和赖氨酸羟化酶的辅助因子，其抗氧化作用主要体现在可与 O_2^-、HO·甚至 OH^- 迅速反应，生成半脱氢抗坏血酸。有文献报道，生理浓度的维生素 C（40μmol/L），24h 内可完全抑制 LDL 的氧化修饰，Heitzer 等研究发现，超过 30 年吸烟史者，其血浆中 ox-LDL 及血脂的抗体水平升高而维生素 C 含量下降，口服维生素 C 能明显改善长期吸烟者的动脉内皮损伤病变。

β-胡萝卜素资源丰富，毒副作用小，被认为是很有前途的抗氧化剂。动物实验证明 β-胡萝卜素具有清除自由基、提高动物体内谷胱甘肽过氧化物酶（GSH-Px）活性，保护细胞内 DNA 和蛋白质免受自由基损伤的作用。还有资料表明，β-胡萝卜素可明显对抗阿霉素引起的心肌 MDA 水平升高，清除由阿霉素诱导产生的半醌自由基，减轻大鼠的心肌损害。临床研究发现，服用 β-胡萝卜素对颈增厚的动脉壁有明显的改善，同时还能有效地抑制内皮细胞介导的 LDL 氧化。

硒作为人体必需的微量元素，除本身具有直接清除自由基作用外，还是 GSH-Px 的重要组成成分，硒通过增加 GSH-Px 活性，促进脂质过氧化物分解而起抗氧化作用。在低硒情况下，冠状动脉的反应性增加，各种神经与体液因素极易引起冠状动脉的兴奋收缩而产生功能不全。最近研究表明，硒和维生素 E 与 As 形成密切相关，有人用硒和维生素 E 混合饲料喂养高脂血症家兔，结果发现，可防止高脂饮食诱发兔的 As 病变，并提出二者联合应用比单独使用效果好，有协同效应。

许多研究都表明，合成型抗氧化剂对 As 的发展有阻滞作用。丙丁酚是该类药物的典型代表，它是 20 世纪 70 年代发现的降血脂药，因为发现它在降低 LDL 中的胆固醇的同时，也能降低 HDL 中的胆固醇，故受到冷落。后来有人发现它能阻滞 As 病变的发展，并证明这一作用与降血脂无关。大量动物实验研究证明，丙丁酚具有抗氧化、抗 As 作用，但也有不同的研究报道，Kleinveld 等给 6 月龄的老龄 WHHL 兔喂小剂量（0.025%wt/wt）的丙丁酚，结果没有发现它的抗 As 作用，这与 Carew 等的早期研究（用的是 2 月龄的年轻 WHHL 兔，剂量 0.025%wt/wt）结果相悖，已经证实 8 月龄的 WHHL 兔喂养 1%wt/wt 的丙丁酚同样具有消退 As 作用，这提示丙丁酚的作用是与剂量和年龄密切相关的。由于丙丁酚毒副作用较大，故采用小剂量治疗 As 患者，发现它具有显著抗 As 作用。但对于不同部位的 As，丙丁酚的效果不一样。1995 年 Andersen 等采用低胆固醇饮食和丙丁酚治疗冠心病患者，疗程一年，使患者的病情明显得到改善，并且证明丙丁酚的作用是降低 LDL 对氧化的易感性；而另外也有课题组对 303 例高脂血症患者进行随机双盲对照实验，结果发现丙丁酚虽然保护 LDL 免遭氧化，却对股骨动脉 As 病灶无影响，提示股骨动脉 As 与 LDL 氧化无关。有人进一步采用恒河猴高脂血症动物实验模型研究发现，丙丁酚能使胸主动脉的 As 病灶损伤的面积减小，而对股动脉及其他部位 As 病灶无效。因此，对丙丁酚的作用机制、临床用量、作用靶点及副作用都需要进一步研究。

综上所述，氧化应激学说是 As 发病机制的重要组成部分，对阐明 As 发生和发展机制具有重要意义。近年来，利用抗氧化剂抑制 LDL 的氧化来防治 As 的研究，为 As 的防治带来新的曙光。但临床试验的矛盾结果及各种抗氧化剂的特异性、剂量和安全性等问题还需进一步探讨。

（屈顺林）

参 考 文 献

陈文娜，李曦明. 2004. 动脉粥样硬化发生的免疫学机制. 免疫学杂志，20（3）：109-111.
李震霄，邹洪梅，孟晓萍. 2009. 氧化应激促进动脉粥样硬化机制研究进展. 中国动脉硬化杂志，17（8）：702-705.
刘俊田. 2015. 动脉粥样硬化发病的炎症机制的研究进展. 西安交通大学学报（医学版），36（2）：141-150.
刘冉，郝洪军，刘琳琳，等. 2016. 动脉粥样硬化斑块易损性炎性标志物及其临床意义. 中国现代神经疾病杂志，16（9）：566-572.
宋磊，钱之玉，陈真，等. 2013. 动脉粥样硬化与炎症的关系及相关治疗药物. 药学进展，37（2）：49-57.
王中群，杨永宗，严金川. 2013. 免疫应答与动脉粥样硬化. 中华老年心脑血管病杂志，15（11）：1216-1217.
颜东，吕树铮. 2004. 动脉粥样硬化与免疫反应. 中国动脉硬化杂志，12（2）：138，146.
杨丽珍，张国刚. 2013. 氧化应激与动脉粥样硬化. 医学与哲学，34（5B）：54-56.
杨永宗. 2009. 动脉粥样硬化性心血管病基础与临床. 2 版. 北京：科学出版社，91-110.
赵依帆，潘思京，高真真，等. 2014. 动脉粥样硬化的炎症信号通路研究进展. 中华老年心脑血管病杂志，16（12）：1332-1334.
周浩，杨永宗. 2007. 动脉粥样硬化免疫机制的研究进展. 南华大学学报 医学版，35（5）：784-788.
Brown DI, Griendling KK. 2015. Regulation of signal transduction by reactive oxygen species in the cardiovascular system. Circ Res, 116（3）：531-549.
Brunt KR, Fenrich KK, Kiani G, et al. 2006, Protection of human vascular smooth muscle cells from H_2O_2-induced apoptosis through functional code-pendence between HO-1 and AKT. Arterioscler Thromb Vasc Biol, 26（9）：2027-2034.
Campbell DJ. 2004. Dual role of oxidized LDL on the NF-kappaB signaling pathway. Free Radic Research, 38：541-551.
Descamps-Latscha B, Witko-Sarsat V, Nguyen-Khoa T, et al. 2005. Advanced oxidation protein products as risk factors for atherosclerotic cardiovascular events in nondiabetic predialysis patients. Am J Kidney Dis, 45（1）：39-47.
Grundy SM. 2007. Gamma-glutamyl transferase: another biomarker for metabolic syndrome and cardiovascular risk. Arterioscler Thromb Vasc Biol, 27（1）：4-7.

Li H, Horke S, Förstermann U. 2014. Vascular oxidative stress, nitric oxide and atherosclerosis. Atherosclerosis, 237(1): 208-219.

Lin SJ, Shyue SK, Liu PL, et al. 2004. Adenovirusmediated overexpression of catalase attenuates oxLDL-induced apoptosis in human aortic endothelial cell s via AP-1 and C-JunN-terminal kinase/extra cellular signal-regulated kinase mitogen-activated protein kinase pathways. J Mol Cell Cardiol, 36(1): 129-139.

Lubrano V, Balzan S. 2014. LOX-1 and ROS, inseparable factors in the process of endothelial damage. Free Radic Res, 48(8): 841-848.

Madamanchi NR, Runge MS. 2013. Redox signaling in cardiovascular health and disease. Free Radic Biol Med, 61: 473-501.

Manea A. 2010. NADPH oxidase-derived reactive oxygen species: involvement in vascular physiology and pathology. Cell and Tissue Research, 342(3): 325-339.

Murase T, Kume N, Kataoka H, et al. 2000. Identification of soluble forms of lectin -like oxidized LDL receptor -1. Arterioscler Thromb Vasc Biol, 20: 715-720.

Poss R. 1999. Atherosclerosis-an inflammatory disease. N Engl J Med, 340: 115-126.

Soeki T, Sata M. 2016. Inflammatory biomarkers and atherosclerosis. Int Heart J, 57(2): 134-139.

Sorescu GP, Song H, Tressel SL, et al. 2004. Bone morphogenic protein 4 produced in endothelial cells by oscillatory shear stress induces monocyte ad-h esion by stimulatin greactive oxygen species production from a nox1-based NADPH oxidase. Circ Res, 95(8): 773-779.

Witztum JL, Lichtman AH. 2014. Lichtman the influence of innate and adaptive immune responses on atherosclerosis. Annu Rev Pathol, 9: 73-102.

Xia Z, Liu M, Wu Y, et al. 2006. N-acetylcysteine attenuates TNF-alpha-induced human vascular endothelial cell apoptosis and restorese NOS expression. Eu r J Pharmacol, 550(1-3): 134-142.

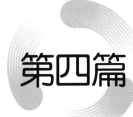

第四篇

动脉粥样硬化的实验研究方法

第十六章 动脉粥样硬化研究的形态学方法与技术

第一节 血管组织标本研究的病理学方法与技术

一、主动脉组织苏丹Ⅳ染色

苏丹Ⅳ是弱酸性染料，也是很好的染脂肪染料，在动脉粥样硬化（As）研究中主要用于检测主动脉内膜面粥样硬化病变。

1. 原理 苏丹Ⅳ是红色β-萘酚二偶氮染料，具有与苏丹Ⅲ相同的碱性结构，外加两个甲基。因为具备这样的结构，使它变成一种更深、更强的染料。作为一种生物学染料，苏丹Ⅳ主要用来染脂类和细胞及组织中的脂肪性物质。这种染料在氯仿中的溶解度是1mg/ml，水中的溶解度是0.7mg/ml，易溶于苯、甲醇、丙酮等，微溶于乙醇。异丙醇和乙醇均能够用来配制苏丹Ⅳ。

2. 试剂配制 将0.1g苏丹Ⅳ溶解于50ml 70%乙醇和50ml丙酮的混合液中。将溶液加热至100℃ 5min，并不停地搅拌，趁热用玻璃棉过滤，待冷却后再过滤一次，所得滤液即为饱和浓度。临用时需再过滤。这种方法配制的溶液能够保存几天，之后则需新鲜配制。

3. 染色步骤

（1）剥离动脉周围结缔和脂肪组织，将主动脉纵向剖开。

（2）置于4%多聚甲醛固定5~10min，蒸馏水洗涤5~10min。

（3）吸干标本表面水分，苏丹Ⅳ染色15~30min。

（4）80%乙醇溶液分化1min。

（5）蒸馏水洗涤约10min。

（6）主动脉平铺于玻璃盘上并照相。

（7）脂质条纹的面积与动脉内膜的总面积用图像处理分析软件如Image J和Image-Pro Plus来计算，最后用脂纹和内膜总面积的百分比评估病变的严重程度。

4. 注意事项

（1）剥离动脉时应将周围的血管分支剪干净，便于后期内膜剪开后铺平。

（2）脂肪染色时标本不宜采用含有乙醇的固定液，因为其会将脂质溶解。

（3）在染色过程中必须防止染料发生沉淀，注意染色时加盖，避免溶液挥发时产生沉淀。

（4）苏丹染料容易褪色，应密闭保存。

5. 染色结果 染色结果见图16-1（见彩图）。

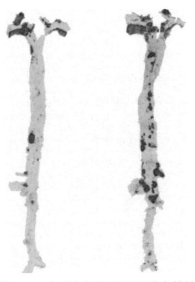

图16-1 主动脉内膜面苏丹Ⅳ染色结果

二、主动脉组织油红 O 染色

油红 O 染色液主要由油红 O 异丙醇饱和液组成,利用染料易于和脂质结合并使之着色的特点评估脂质的含量。在动脉粥样硬化研究中亦可用于检测主动脉内膜面粥样硬化病变,还可用于检测主动脉根部粥样硬化病变处的脂质蓄积情况。

1. 原理 油红 O 又叫做溶剂红 27,苏丹红 5B,或者 C.I. 26125,分子式是 $C_{26}H_{24}N_4O$,是一种脂溶性偶氮化合物染料。易于和冷冻切片的中性三酰甘油和脂质结合,也能和石蜡切片中的某些脂蛋白结合。

2. 试剂配制

(1)油红 O 储存液(0.5%):油红 O 粉末 0.5g,溶于 100ml 的 100%异丙醇中,在混旋器上震荡 10min 充分混匀。

(2)油红 O 工作液:6ml 储存液加 4ml 蒸馏水,混匀,过滤,现用现配。

3. 主动脉内膜面染色步骤

(1)剥离动脉周围结缔和脂肪组织,将主动脉纵向剖开。

(2)油红 O 工作液染色 30min。

(3)80%乙醇(或 80%异丙醇)分化 30s。

(4)PBS 洗涤约 5min。

(5)主动脉平铺于玻璃盘上并照相。

(6)脂质条纹的面积与动脉内膜的总面积用图像处理分析软件如 Image J 和 Image-Pro Plus 计算,最后用脂纹和内膜总面积的百分比评估病变的程度。

4. 主动脉根部组织冷冻切片染色步骤

(1)小鼠主动脉根部-30℃下滴加包埋剂包埋,用冷冻切片机制备 8~15μm 冰冻切片,保存在-20℃冰箱中。

(2)从-20℃冰箱冰冻切片,室温 25℃左右干燥 15~20min。

(3)将干燥好的切片置于 100%异丙醇,孵育 2~5min,避免带入水稀释油红 O 染液。

(4)油红 O 染色 10~30min(根据染色结果和要求调整时间)。

(5)80%异丙醇分化 30s。

(6)蒸馏水冲洗 2~3 次,每次 1min。

(7)苏木素染核 10~60 s(根据染色结果和要求调整时间)。

(8)蒸馏水冲洗 3 次,每次 1min。

(9)1%盐酸乙醇分色数秒。

(10)蒸馏水冲洗 2 次,每次 1min。

(11)水性封片剂(如甘油明胶)封片。

5. 注意事项

(1)脂肪容易溶解在有机溶剂里,所以组织表面通常不能用乙醇、甲醇等有机溶剂固定,然后做成石蜡切片再染色,通常是制作成冷冻切片染色。

(2)含脂组织的冷冻切片不能切得太薄,以免造成掉片或引起脂肪的流失。

(3)注意配好的油红 O 工作液要在 2h 内使用,不能放置时间过长,油红 O 工作液过滤后使用，否则染色后杂质很多。

（4）要用异丙醇同化切片，不要带入水油红O稀释染色液。

（5）苏木素复染的目的是使细胞核着蓝色，这样使细胞形态更加清晰。但复染时间不宜过长，冲洗水流也不可太大，以免掉片。

（6）封片时不可用油溶性封片剂（如中性树胶）封片，只可用水性封片剂如甘油明胶封片，否则会影响脂类染色效果。

（7）封片时片子不宜太干，否则易起气泡，封片速度要快，防止凝固，发现有气泡时不宜压盖玻片驱赶，这会使脂滴移位。

（8）因为用的是水性封片剂封片，所以油红O染色的结果不能长期保存，必须染色结束后及时观察、照相、记录。

（9）如果没有染上阳性的染色，需考虑其他的可能性，是不是没有脂滴，而只是空泡，或者染色液失效等。

6. 染色结果

（1）主动脉内膜面油红O染色图片（图16-2，见彩图）。

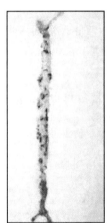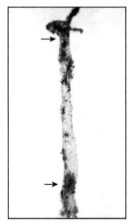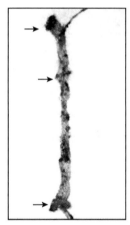

图 16-2　主动脉内膜面油红O染色

（Lv YC, et al. 2016.）

（2）主动脉根部油红O染色（图16-3，见彩图）。

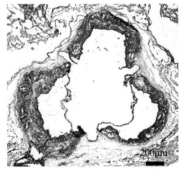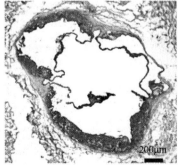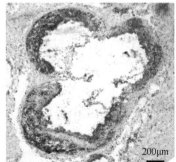

图 16-3　主动脉根部油红O染色

（Peng N, et al. 2016.）

三、主动脉组织冷冻切片 Filipin 荧光染色

Filipin 是某些化学化合物的混合体，在 1955 年，由化学家从以前未知的放射菌类链霉菌属 filipinensis 的菌丝和培养滤液分离出来。第一次是在由菲律宾群岛收集的土壤样本中被发现的，因此取名 Filipin。Filipin 和胆固醇的相互作用能够改变它的吸收光谱，使其在荧光显微镜下可见，因此被广泛用于分子探针检测生物细胞膜固醇的定位。Filipin 荧光染色主要适用于冷冻切片组织游离胆固醇分布的检测。

1. 原理 胆固醇是一类称为固醇类或聚类异戊二烯或三萜皂苷元的多环化合物。胆固醇以游离和脂化结合两种形式广泛存在于所有动物组织中，主要以非脂化即游离形式存在于细胞膜中。Filipin 总共含有四种从 *S. filipinensis* 培养液中分离出来的同分异构多烯大环内酯类，Filipin-Ⅲ是 Filipin 中最主要的同分异构体，Filipin-Ⅲ能与游离胆固醇特异性地结合，可在紫外光激发下发出蓝色荧光。

2. 试剂配制

（1）Filipin 荧光染色储存液：Filipin 粉末溶于 DMSO，终浓度为 25mg/ml，–20℃避光保存。

（2）Filipin 荧光染色工作液（10ml）：20μl Filipin 荧光染色储存液加入 1ml FBS 和 9ml PBS，Filipin 终浓度为 0.05mg/ml，工作液最好在 2～3 周内使用。

3. 主动脉根部组织冷冻切片染色步骤

（1）小鼠主动脉根部–30℃下滴加包埋剂包埋，用冷冻切片机制备 10～15μm 冷冻切片，保存在–20℃冰箱中。

（2）取出预先制作好的冷冻切片，常温干燥 15～20min。

（3）PBS 洗 3 次。

（4）Filipin 荧光染色工作液染色 30min，室温避光。

（5）PBS 洗 3 次。

（6）90%甘油（*V/V*, glycerol in PBS）封片。

（7）荧光显微镜下观察，紫外光激发，激发波长同 Hoechst 染色。

4. 注意事项

（1）在样品表面加试剂溶液时，铺满样品表面同时避免气泡产生。

（2）样品染色完成后，即刻进行荧光显微镜观察。

（3）荧光容易受到光漂白，建议使用抗淬灭剂。

5. GENMED 冷冻切片总游离胆固醇 Filipin 荧光染色试剂盒 GENMED 冷冻切片总游离胆固醇 Filipin 荧光染色试剂盒中包括 GENMED 清理液（Reagent A）、GENMED 固着液（Reagent B）、GENMED 抗干扰液（Reagent C）、GENMED 染色液（Reagent D）等，操作步骤如下：

（1）取出待测冷冻切片。

（2）加 Reagent A 至切片上。

（3）将切片上的 Reagent A 移去。

（4）将（2）和（3）实验步骤重复两次。

（5）加 Reagent B 至切片上。
（6）室温下孵育 30min。
（7）移去切片上的 Reagent B。
（8）加 Reagent A，清洗样品表面。
（9）将切片上的 Reagent A 移去。
（10）将（8）和（9）实验步骤重复两次。
（11）加 Reagent C 至切片上。
（12）室温下孵育 10min。
（13）将切片上的 Reagent C 移去。
（14）加 Reagent D 至切片上。
（15）室温下孵育 30min，避免光照。
（16）将切片上的 Reagent D 移去。
（17）加 Reagent A，清洗样品表面。
（18）将切片上的 Reagent A 移去。
（19）将（17）和（18）实验步骤重复两次。
（20）即刻放上盖玻片或封片。
（21）采用 340nm 激发波长，430nm 散发波长，在荧光显微镜下观察可见游离胆固醇呈现蓝色荧光。

6. 染色结果　染色结果见图 16-4（见彩图）。

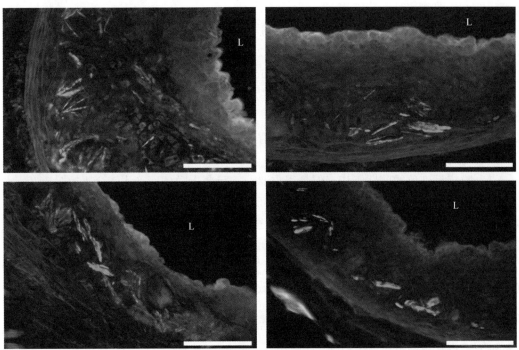

图 16-4　Apo E$^{-/-}$小鼠主动脉粥样硬化病变组织冰冻切片
Filipin（蓝色）荧光染色
（Cuerrier CM，et al. 2013.）

四、血管组织苏木精–伊红染色

苏木精–伊红染色即"H&E 染色"（hematoxylin and eosin stain，H&E stain），是组织学最常用的染色方法之一。在 As 研究中可用此染色方法观察主动脉形态和结构的变化。

1. 原理 苏木精使细胞核、透明角质颗粒和钙化物质染成蓝色。染完细胞核后，用水溶性或者乙醇溶性的伊红 Y 复染，这种染料能使嗜酸性的各种结构呈红色、粉红色或橘黄色。

2. 试剂配制

（1）Harris 苏木精染液：分别将 2g 苏木精溶解于 20ml 无水乙醇，将 20g 硫酸铝钾加入 200ml 蒸馏水加热溶解；随后，将这两种液体混合后加热至 100℃；离火后，迅速将 0.5g 氧化汞加入混合液中，并用玻璃棒不断搅拌直至染液变为紫红色，注意此时宜采用较大容器，因为搅拌时会产生大量气泡，容易使液体溢出；染液变为紫红色后，立即用冷水将其冷却至室温，再加入 8ml 冰醋酸并混匀，过滤后使用。

（2）伊红染液：将 0.5g 伊红 Y 溶解于 100ml 的 95%乙醇，制成 0.5%水溶性伊红染液。

（3）盐酸乙醇分化液：将 99.5ml 的 75%乙醇与 0.5ml 的 36%~38%盐酸混合。

3. 染色步骤

（1）烤箱温度 60℃烤片：1h，以防脱片。

（2）切片脱蜡：二甲苯Ⅰ，5min→二甲苯Ⅱ，5min→二甲苯Ⅲ，5min→无水乙醇Ⅰ，5min→无水乙醇Ⅱ，5min→95%乙醇Ⅰ，5min→90%乙醇，5min→80%乙醇，5min→75%乙醇，5min→蒸馏水洗，5min。

（3）染色：苏木精染液，5min→蒸馏水洗，1min→0.5%盐酸乙醇分化，5s→蒸馏水洗，2min→0.2%氨水返蓝，约 5min→蒸馏水洗，2×1min→0.5%伊红染色，5min。

（4）脱水、透明、封固：80%乙醇，3min→90%乙醇，3min→95%乙醇，3min→无水乙醇Ⅰ，5min→无水乙醇Ⅱ，5min→二甲苯Ⅰ，5min→二甲苯Ⅱ，5min→二甲苯Ⅲ，5min→中性树胶封固。

注：若是冷冻切片，则从–70℃冰箱中取出后晾干，直接从步骤（3）开始。

4. 注意事项

（1）脱蜡是染色的前期工作，但是很重要，一定要干净彻底，不然会不容易着色。

（2）染色时间要灵活掌握，因为染色时间与染液的配制时间及使用频率有关。新鲜配制且使用较少的染色液，染色时间宜短，反之则应该延长。伊红染色的时间和程度，当以能够和苏木素的蓝色形成鲜明的对比为宜。

（3）伊红染液是酸性的，但是 pH 不能低于细胞核染色体的等电点即不能低于 3.3，否则细胞核也容易被伊红染上色，呈红色，导致细胞核与细胞质染色不能分开，所以伊红染色液的 pH 宜在 3.6~4.7。

（4）分化不能过，要镜下观察，当看到切片由深蓝色变成红色或粉红色时，应当及时将切片放入自来水中终止。

（5）中性树胶封片时，动作要轻柔缓慢，不要产生气泡。

（6）脱蜡用的二甲苯和乙醇要经常过滤和更换，而且要适当控干，再进入下一个溶剂。

（7）苏木素和伊红染色用过一段时间后，会产生杂质或者沉淀，要过滤，避免黏附于组织上，影响染色效果。另外，隔段时间，这些染色液就需要更换新鲜配制。

5. 染色结果 染色结果见图16-5（见彩图）。

五、血管组织 Masson 染色

Masson 三色染色是主要用来显示结缔组织中纤维的经典方法，可通过不同的颜色鉴别胶原纤维和肌纤维。在 As 研究中可用此种染色方法观察 As 斑块的结构成分。

1. 原理 不同组织和细胞成分的空隙大小是不同的。空隙小，组织结构致密，渗透性低，小分子染料容易穿透；空隙宽，组织结构疏松，渗透性高，大分子染料容易穿透。因此，根据各个组织不同的渗透性能，利用两种或三种分子大小不一的阴离子染料混合一起或先后作用完成染色，就能将不同组织成分通过不同颜色区分开来。

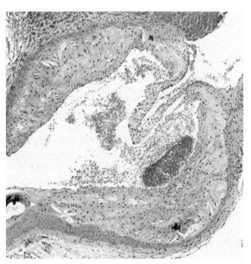

图 16-5　Apo $E^{-/-}$ 小鼠主动脉粥样硬化病变组织苏木精–伊红染色

（Smith DD, et al. 2012.）

常用胶原纤维染色的几种阴离子染料的分子量由小到大分别是：

苦味酸（黄色），分子量 229.11；

橙黄 G（橙黄色），分子量 452；

丽春红（红色），分子量 480.42；

酸性品红（红色），分子量 585.53；

苯胺蓝（蓝色），分子量 737.72；

亮绿（绿色），分子量 792.72；

甲基蓝（蓝色），分子量 799。

2. 试剂配制

（1）Weigert 铁苏木素染色液：苏木素染色液：三氯化铁溶液=1∶1。

（2）Masson 复合染色液：酸性品红 1g，丽春红 2g，橘黄 G 2g，0.25%醋酸 300ml。

（3）苯胺蓝染色液：苯胺蓝 2g，0.2%冰醋酸 100ml。

（4）亮绿染色液：亮绿 SF 0.1g，0.2%醋酸 100ml。

3. 染色步骤

（1）Weigert 铁苏木素染液 5～10min。

（2）自来水稍洗，1%盐酸分化。

（3）自来水冲洗数分钟。

（4）Masson 复合染色液 5～10min。

（5）蒸馏水稍冲洗。

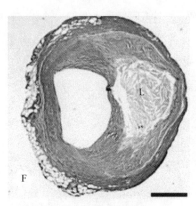

图 16-6 人动脉粥样硬化斑块
Masson 染色
L. 脂质富含区域
（Tearney GJ，et al. 2006.）

（6）1%磷钼酸液处理约 5min。

（7）直接用亮绿染色液（或苯胺蓝液）复染 5min。

（8）1%冰醋酸水洗 1min。

（9）95%乙醇脱水。

（10）无水乙醇脱水，二甲苯透明，中性树胶封固。

4. 注意事项

（1）Weigert 铁苏木素染色液临用时配制，不宜长久保存。

（2）Masson 复合染色液，经 1%磷钼酸处理分化时需要使用显微镜，见肌纤维呈红色，胶原纤维呈淡红色即可。

（3）亮绿和苯胺蓝染料可以二选一。

5. 染色结果 酸性品红和丽春红染肌纤维，呈红色；而苯胺蓝或亮绿染胶原纤维，呈蓝色或绿色（图 16-6，见彩图）。

六、血管组织 Van Gieson（VG）染色法

VG 染色主要用于结缔组织染色；用于区分肌肉与纤维；显示组织器官的损坏、修复及硬化情况；也可用于鉴别肿瘤组织中的原纤维与平滑肌纤维；用于显示胶原纤维。此种染色方法亦可用于观察 As 斑块的结构成分。

1. 原理 其原理同本节 Masson 染色，也是利用 2～3 种不同分子大小阴离子染料混合或先后作用而完成染色，以鉴别不同组织成分。

2. 试剂配制

Ⅰ. Weigert 苏木素

A 液：苏木素 1g，无水酒精 100ml。

B 液：30%三氯化铁 4ml，蒸馏水 95ml，盐酸 1ml。

Ⅱ. Van Gieson 液

C 液：酸性品红 1g，蒸馏水 100ml。

D 液：苦味酸饱和水溶液。

3. 染色步骤

（1）切片脱蜡至水。

（2）用 Weigert 苏木素染 20min。

（3）蒸馏水洗，必要时可分化。

（4）蒸馏水冲洗 10min。

（5）Van Gieson 染液 1min。

（6）用 95%乙醇快速分化。

（7）无水乙醇脱水，二甲苯透明，封固。

4. 注意事项

（1）Weigert 苏木素临用前取 A 液和 B 液等比例混合，几个小时内用完，最长不得超

过1天。

（2）分化用的乙醇，应使用95%以上的乙醇，低浓度的乙醇褪色能力强，容易将着染的红色脱去。

（3）Van Gieson液取C液1ml，加入D液9ml，即可使用。

5. 染色结果 胶原纤维呈鲜红色，肌纤维、胞质、红细胞均呈黄色（图16-7，见彩图）。

七、血管组织天狼星红染色法

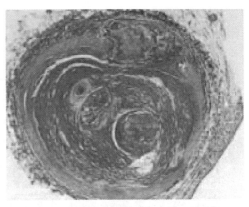

图16-7 人动脉粥样硬化斑块VG染色
（Irena T，et al. 2011.）

胶原纤维可分为不同类型，人血管壁中主要存在Ⅰ、Ⅲ、Ⅳ、Ⅴ等类型，各型胶原纤维含量及比例的变化与As病变的进程密切相关，对动脉粥样硬化斑块中不同类型的胶原纤维进行区分和定量，可以评估As斑块病变的性质。天狼星红染色法是观察As斑块中各型胶原纤维的经典染色方法。

1. 原理 胶原纤维有正常的单轴双折射光的属性，其胶原分子中富含碱性基团。天狼星红与其衬染液都是强酸性染料，易与胶原分子中的碱性基团结合，吸附牢固，可增强双折射现象，提高分辨率。组织切片经天狼星红染色后，偏振光显微镜下观察可见不同类型的胶原显示不同的干涉色和不同强度的双折光。

2. 试剂配制

（1）0.1%天狼星红-饱和苦味酸液：将0.1g天狼星红加入100ml苦味酸饱和水溶液。

（2）0.5%冰乙酸：量取冰乙酸5ml，加入1L双蒸水中。

3. 染色步骤

（1）组织在甲醛溶液中固定24~48h，再脱水、透明、浸蜡、包埋。

（2）石蜡切片厚度为6~7μm，二甲苯、乙醇脱蜡至水。

（3）Harris苏木素液淡染细胞核。

（4）蒸馏水冲洗3次。

（5）天狼星红-饱和苦味酸液60min；

（6）0.5%冰乙酸溶液冲洗两次。

（7）甩掉或者擦干液体。

（8）无水乙醇脱水三次。

（9）用树胶封片。

4. 注意事项

（1）组织切片的厚度以6~7μm为宜，以便在偏振光镜下能够清晰显示。

（2）天狼星红染色液的溶剂为苦味酸饱和溶液。

（3）为保持色彩鲜艳，应在染色后及时观察并照相。

5. 染色结果

（1）普通光镜观察：胶原纤维呈红色，细胞核根据染色时间可呈深蓝色或者灰棕色，其他成分呈黄色（图 16-8，见彩图）。

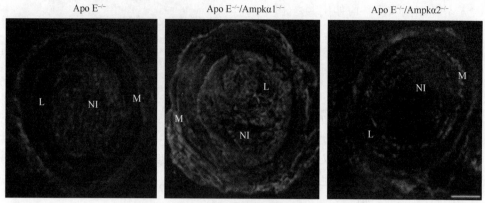

图 16-8　小鼠颈动脉粥样硬化斑块天狼星红染色
L. 管腔；NI. 新生内膜；M. 中膜
（Dai X，et al. 2016.）

（2）偏振光显微镜下观察。

Ⅰ型胶原纤维：粗纤维呈红色或黄色，排列紧密，具强双折光性，呈现为黄色或红色纤维。

Ⅱ型胶原纤维：弱双折光性，呈现为多种色彩的疏松网状。

Ⅲ型胶原纤维：弱双折光性，呈现为绿色细纤维。

Ⅳ型胶原纤维：弱双折光性（基膜成分），呈现为淡黄色。

八、血管组织 Von Kossa 硝酸银法染色

Von Kossa 硝酸银法染色是检测组织、细胞样本中钙沉积情况的经典方法之一。此方法可用来检测血管壁钙化情况。

1. 原理　钙在人体内以离子钙、结合钙两种形式存在，离子钙即血钙主要存在于循环的血液中；结合钙是指钙和碳酸、磷酸、蛋白结合而沉积在组织内。除骨骼和牙齿外，正常时钙渗透在所有组织和细胞中，一般不以固体状态出现在组织内。但在某些情况下，钙析出成固体并沉着于组织内，则为病理性钙盐沉着。沉着的钙盐主要是磷酸钙，其次为碳酸钙。Von Kossa 硝酸银法是针对钙盐的一种染色方法，其原理是金属置换法，不溶性钙盐在硝酸银溶液作用下，钙被银置换，银盐在光的作用下被还原为黑色金属银。

2. 试剂配制

（1）1%硝酸银水溶液：硝酸银 1g，蒸馏水加至 100ml。

（2）5%硫代硫酸钠水溶液：硫代硫酸钠 5g，蒸馏水加至 100ml。

（3）0.1%核固红：核固红 0.1g，硫酸铝 5g，蒸馏水加至 100ml。先将硫酸铝溶于蒸馏水中，再加入核固红，缓慢加热促进溶解，冷却备用。

3. 染色步骤

（1）血管组织切片脱蜡至水。

（2）加入 1%硝酸银溶液 1ml，日光下照射 15～30min 或者置于 60W 的白炽灯下 60min，直至钙变成黑色。

（3）去离子水洗三次。

（4）加入 5%硫代硫酸钠溶液 5min，洗去未反应的钙。
（5）去离子水洗。
（6）0.1%核固红染 5min。
（7）95%乙醇和无水乙醇逐级各脱水 1 次。
（8）天然树脂胶封片，使用光镜观察。

4. 注意事项

（1）钙盐组织固定以中性甲醛溶液（10%甲醛溶液）为宜，为避免固定液酸化而致钙盐溶解，组织固定 4~6h 后即进行脱水、包埋。

（2）硝酸银溶液作用时间取决于阳光照射时光的强度和时间。强光下一般作用 15min，紫外灯下一般作用 10min，普通光线下需适当延长作用时间。

（3）肉眼可见黑色即可终止染色，避免样品染色过度。

5. 染色结果 在光镜下，钙化血管可见到大量黑色颗粒，为钙盐沉积区域，正常血管未见黑色区域，细胞核呈红色，细胞质呈粉色（图 16-9，见彩图）。

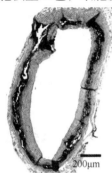 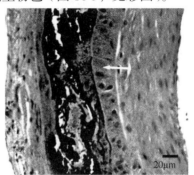

图 16-9 大鼠主动脉 Von Kossa 硝酸银法染色
（Persy V，et al. 2006.）

九、血管组织的免疫组化法

免疫组织化学技术是应用抗原与抗体能够特异性结合的原理，通过化学反应使标记抗体的显色剂显色，从而对组织细胞内的抗原表达进行分析。此方法可用来对 As 病变中的相关蛋白进行定位、定性和定量分析，从而进一步评估 As 病变情况。

1. 原理 免疫组织化学技术是应用抗原与抗体高度特异性结合和化学显色的原理。组织切片或细胞标本中的抗原先和特异性一抗结合，然后再用标记辣根过氧化物酶（HRP）的二抗与一抗进行反应，将抗原信号放大。抗体与抗原结合后形成的免疫复合物是无色的，还需通过化学显色的方法（如常用的 DAB 显色，DAB 全称为 3，3N-Diaminobenzidine Tetrahydrochloride，是 HRP 的底物，在 HRP 的催化下，DAB 会产生棕黄色颗粒沉淀）将抗原抗体反应部位显示出来，以便镜下观察。

2. 实验试剂

（1）二甲苯，100%、95%、80%、70%乙醇，蒸馏水，苏木精，PBS。

（2）10mmol/L 枸橼酸钠缓冲液：将 2.94g 枸橼酸钠加入到 1L 的蒸馏水中，pH 调至 6.0。

（3）3% H_2O_2：将 10ml 30% H_2O_2 加入到 90ml 蒸馏水中。

（4）封闭液：5～10%马血清或山羊血清溶于 PBS。

（5）ABC 试剂：ABC 复合物（avidin：biotinylated enzyme complex）为亲和素–生物素–过氧化物酶复合物，一般分为试剂 A（avidin DH）、溶液试剂 B（生物素化的酶）。

（6）DAB 显色剂。

3. 实验步骤（免疫组化 ABC 法）

（1）石蜡切片常规脱蜡至水，冷冻切片则直接置于室温晾干。

（2）蒸馏水洗 3min 3 次。

（3）热修复抗原。将切片浸入 0.01mol/L 枸橼酸盐缓冲液（pH6.0），微波炉加热 2min 至沸腾即可。

（4）PBS 洗 3min 3 次。

（5）滴加 10%FBS 封闭液，室温 20min，甩去多余液体，不洗。

（6）滴加一抗，37℃ 1h 或 4℃过夜。

（7）PBS 洗涤 3min 3 次。

（8）滴加生物素标记二抗 IgG，37℃ 20min。

（9）PBS 洗涤 3min 3 次。

（10）室温下，3%H_2O_2 孵育切片组织 25min，以灭活内源性过氧化物酶。

（11）加入 ABC kit，室温孵育 30～60min。

（12）PBS 洗涤 15min 2 次。

（13）DAB 显色：使用 DAB 显色试剂盒。取 1ml 蒸馏水，加试剂盒中 A、B 试剂各 1 滴，混匀后加至切片，室温显色，显微镜下控制反应时间，一般在 1～10min。

（14）蒸馏水洗涤。

（15）苏木素复染 5min，1%盐酸水溶液分化数秒，流水冲洗 1h 以上。梯度酒精脱水，二甲苯透明，中性树胶封片，光学显微镜观察。

4. 注意事项

（1）石蜡切片和冷冻切片的比较：石蜡切片可保持组织细胞的形态结构，室温下即可保存；冷冻切片能够较好地保存组织的抗原免疫活性，但需要存放于–80℃，冷冻切片厚度一般比石蜡切片厚，镜下观察有时组织细胞的形态结构欠清晰。

（2）一抗的选择：单克隆抗体特异性强，亲和力相对小，检测抗原灵敏度相对低；多克隆抗体特异性稍弱，而亲和力强，灵敏度高，但易出现非特异性染色，非特异性染色可通过封闭等方式避免；要注意选择一抗的应用范围，有的一抗只适用于冷冻切片，而不能用于石蜡切片，或者有的一抗只适用于 Western blotting，不适用于免疫组化；每种一抗都有相应的种属检测范围，存在种属差异，需根据实验对象的种属选择相应的抗体；根据一抗的种属来源选择相应的二抗。

（3）封闭血清的选择：封闭血清一般选用与一抗来源不一致，但是和二抗同一来源的，可以选用马、羊、小牛血清或 BSA 等，血清中动物自身的抗体，预先能和组织中有交叉反应的位点发生结合，减少非特异性的结合，从而避免非特异性染色。

（4）抗体孵育条件：抗体孵育条件主要指抗体孵育浓度、孵育时间及温度等。一抗可选择4℃孵育过夜，或室温孵育60～90min，或37℃孵育60min，其中4℃孵育过夜最为常用。二抗一般选择室温或37℃孵育30～60min。抗体浓度需参照抗体说明书，建议浓度通过预实验摸索。

（5）DAB显色时间：DAB显色时必须在显微镜下观察，出现阳性结果即终止显色。

（6）降低组织非特异性染色：降低抗体浓度，适当减少一抗、二抗孵育时间；选择单克隆一抗；适当延长血清封闭时间，减少非特异性组分与抗体结合；降低DAB浓度及孵育时间；一抗、二抗孵育之后的PBS浸洗要充分；整个过程要防止干片。

（7）苏木素复染时间：DAB显色完成后，需用苏木素复染显示细胞核，复染的时间与染液新旧、温度等有关。若染色深则分化时间稍长，染色浅则再置于苏木素中染色即可。

（8）PBS清洗：一定要充分，才能尽可能洗去非特异性结合的物质。可将切片浸入装有PBS的容器放置于摇床上洗涤，摇床速度要适当，以免速度过快导致组织脱片。

（9）组织脱片的原因：切片厚度不均匀，烤片时间短、温度不够，抗原修复高温时间过长，清洗过猛等都容易导致组织脱片。为防止组织脱片，组织切片都应使用多聚赖氨酸处理载玻片。

（10）对照组的设置：每次的免疫组化实验都必须设置阳性和阴性对照，以帮助对染色结果等判读。

5. 染色结果 染色结果见图16-10（见彩图）。

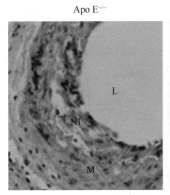
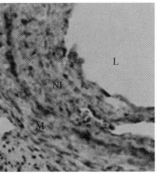
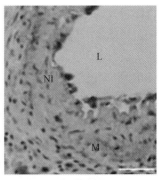

图16-10 小鼠颈动脉粥样硬化病变处Cleaved Caspase 3蛋白免疫组化染色

L. 管腔；NI. 新生内膜；M. 中膜

（Dai X, et al. 2016.）

十、血管组织的免疫荧光法

免疫荧光（immuno fluorescence，IF）又称荧光抗体技术，它是在免疫学、生物化学和显微镜技术的基础上建立起来的一项技术。免疫荧光法具有特异性强、敏感性高的优点。此方法与免疫组化相似，可用来对As病变中的相关蛋白进行定位、定性和定量分析，从而进一步评估As病变情况。

1. 原理 免疫荧光技术的原理与免疫组织化学技术相似，都是应用抗原与抗体高度特异性结合的原理。免疫荧光根据抗原抗体反应的原理，将荧光色素标记在已知的抗原或抗体上，然后，利用这种荧光抗体（或抗原）作为探针检查组织（细胞）内的相应抗原（或抗体）。其中，将标记的特异性荧光抗体，直接加在抗原标本上称为直接法；如检查未知抗原，先用已知未标记的特异抗体（第一抗体）与抗原标本进行反应，再用荧光标记的抗体（第二抗体）与抗原标本反应，使之形成抗原—抗体—抗体复合物，称为间接法。最后，在荧光显微镜下观察组织（细胞）上的特异性荧光，从而确定抗原或抗体的性质和定位，或者利用定量技术（如流式细胞仪）测定含量。

2. 实验试剂

（1）二甲苯，100%、95%、80%、70%乙醇，蒸馏水，苏木精，PBS。

（2）10mmol/L 枸橼酸钠缓冲液：将 2.94g 枸橼酸钠加入到 1L 的蒸馏水中，pH 调至 6.0。

（3）3% H_2O_2：将 10ml 30% H_2O_2 加入到 90ml 蒸馏水中。

（4）封闭液：5%～10%马血清或山羊血清溶于 PBS。

3. 实验步骤（间接法）

（1）石蜡切片常规脱蜡，然后接第（3）步。

（2）冷冻切片直接置于室温晾干，中性甲醛固定 10min，PBS 清洗两次，至第（6）步。

（3）室温下，3%H_2O_2 孵育切片组织 25min，以灭活内源性过氧化物酶。

（4）PBS 水洗 3min 3 次。

（5）热修复抗原：将切片浸入 0.01mol/L 枸橼酸盐缓冲液（pH 6.0），微波炉加热 2min 至沸腾即可。

（6）PBS 水洗 3min 3 次。

（7）滴加 10%FBS 封闭液，室温 20min，甩去多余液体，不洗。

（8）滴加一抗，37℃ 1h 或 4℃过夜。

（9）PBS 水洗涤 3min 3 次。

（10）滴加荧光标记的二抗 IgG，37℃ 30min，从此步骤开始都要注意避光。

（11）PBS 洗涤 3min 3 次。

（12）用 DAPI 或者 Hoechst 染细胞核 5min。

（13）PBS 洗涤 3min 3 次。

（14）稍微甩干玻片上的水分，40%甘油（*V/V*, glycerol in PBS）封片。

（15）荧光显微镜观察，进行统计。

4. 注意事项

（1）抗体的选择：使用商业化的抗体，一定要仔细阅读抗体的说明书，确认该抗体是否能用来做免疫荧光检测。荧光标记二抗要根据一抗的种属来源进行选择，一抗的种属来源最好不要与待检测的标本相同。

（2）封闭血清的选择：封闭血清一般与一抗来源不一致，但是和二抗同一来源，可选用马、羊、小牛血清或 BSA 等。

（3）抗体孵育条件：抗体孵育条件主要指抗体孵育浓度、孵育时间及温度等。一抗可选择 4℃孵育过夜，或室温孵育 60～90min，或 37℃孵育 60min，其中 4℃孵育过夜最为常用。二抗一般选择室温或 37℃孵育 30～60min。抗体浓度需参照抗体说明书建议，浓度通过预实验摸索。

（4）降低组织非特异性染色：降低抗体浓度，适当减少一抗、二抗孵育时间；选择单克隆一抗；适当延长血清封闭时间，减少非特异性组分与抗体结合；一抗、二抗孵育之后的 PBS 浸洗要充分；整个过程要防止干片。

（5）PBS 清洗：一定要充分，才能尽可能洗去非特异性结合的物质。可将切片浸入装有 PBS 的容器，放置于摇床上洗涤，摇床速度要适当，以免速度过快导致组织脱片。

（6）避光：加入荧光标记二抗之后的所有操作均要求避光。

（7）封片、荧光观察：常规采用 40% 甘油封片，可在其中添加抗荧光淬灭剂，增强封片效果。荧光色素和蛋白质分子的稳定性都是相对的，封片后应立即在荧光显微镜下立即观察，由于抗荧光淬灭剂的出现，荧光标记的标本可以在 4℃ 或 –20℃ 下保存一定的时间。

（8）对照组的设置：每次的免疫组化实验都必须设置阳性和阴性对照，阴性对照可了解背景荧光和非特异性染色，可排除假阳性；阳性对照可帮助对阳性染色结果进行判读。

（9）常用的荧光素：异硫氰酸荧光素（fluorescein isothiocyanate, FITC），呈现黄绿色荧光；花青类（cyanine，如 Cy3、Cy5），呈现红色荧光；四乙基罗丹明（tetraethyl rhodamine B200, RB200）、四甲基异硫氰酸罗丹明（tetramethyl rhodamine isothioeyanate, TRITC）、德克萨斯红（Texas red），呈现橙红色荧光。

5. 实验结果 实验结果见图 16-11（见彩图）。

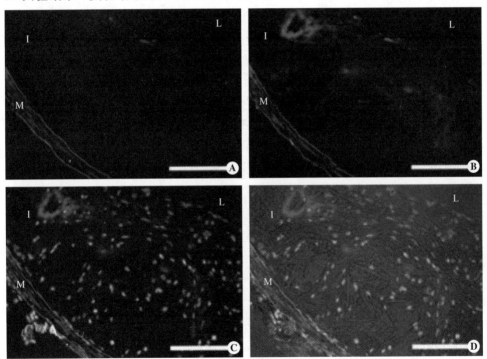

图 16-11　Apo E$^{-/-}$ 小鼠主动脉粥样硬化病变组织荧光染色

A. α-SMA；B. α-SMA+Cleaved Caspase3；C. α-SMA+Cleaved Caspase 3+Hoechst；D. 三色融合

Cleaved Caspase 3（红色），α-SMA（绿色），Hoechst（蓝色）

L. 管腔；I. 内膜；M. 中膜

（Cuerrier CM，et al. 2013.）

第二节 细胞研究的病理学方法与技术

一、细胞油红 O 染色

细胞油红 O 染色同主动脉油红 O 染色一样,可用于检测细胞荷脂情况。其原理和试剂配制及注意事项同本章第一节主动脉组织油红 O 染色法。

1. 染色步骤

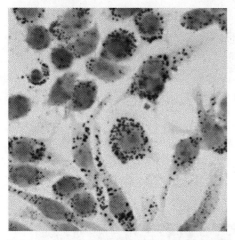

图 16-12　J774.1 巨噬细胞荷脂后油红 O 染色
（Niera J, et al. 2004.）

（1）将细胞种在爬片上,密度根据实验需要确定。
（2）PBS 清洗两次。
（3）用 10%多聚甲醛固定 10min。
（4）PBS 清洗两次。
（5）油红 O 工作液染色 15～30min（在 60℃烤箱中染色 10～15min,效果较佳）。
（6）80%乙醇分化 30s。
（7）蒸馏水洗涤约 5min。
（8）稍微甩干玻片上的水分,70%甘油（v/v, glycerol in PBS）封片。
（9）光学显微镜下观察细胞荷脂情况,拍照并统计。

2. 染色结果　染色结果见图 16-12（见彩图）。

二、细胞 Filipin 染色

细胞 Filipin 荧光染色原理与组织 Filipin 荧光染色一样,是一种旨在通过荧光染料 Filipin 特异性与胆固醇结合,形成复合体,并产生蓝色荧光现象的技术方法,用以检测细胞内游离胆固醇。其原理、试剂配制与注意事项见本章第一节主动脉组织冷冻切片 Filipin 荧光染色。

1. 染色步骤
（1）将细胞种在铺片上,密度根据实验需要确定。
（2）PBS 清洗细胞铺片两次。
（3）用 10%多聚甲醛固定 10min。
（4）PBS 清洗两次。
（5）Filipin 染色 30min,室温避光。
（6）PBS 洗 3 次。
（7）稍微甩干玻片上的水分,70%甘油（V/V, glycerol in PBS）封片。
（8）荧光显微镜下观察,紫外光激发,激发波长同 Hoechst 染色。

2. 染色结果 染色结果见图 16-13（见彩图）。

三、细胞的免疫荧光法

细胞免疫荧光法与血管组织免疫荧光法原理一致，是将已知抗体标上荧光素，以此作为探针检查细胞内的相应抗原，在荧光显微镜下观察，从而确定细胞中的抗原定位或进行定量。其原理、试剂配制与注意事项见本章第一节血管组织的免疫荧光法。

1. 实验步骤

（1）将细胞种在铺片上，细胞密度根据实验需要确定。

（2）PBS 清洗细胞铺片两次。

（3）用 10%多聚甲醛固定 10min。

（4）PBS 清洗两次。

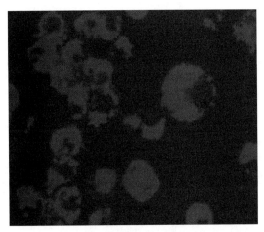

图 16-13　J774.1 巨噬细胞 Filipin（蓝色）染色
（Zhou H，et al. 2005.）

（5）滴加 10%FBS 封闭液，室温 20min，甩去多余液体，不洗。

（6）滴加一抗，37℃ 1h 或 4℃过夜。

（7）PBS 洗涤 3min 3 次。

（8）滴加荧光标记的二抗 IgG，37℃ 30min，从此步骤开始都要注意避光。

（9）PBS 洗涤 3min 3 次。

（10）用 DAPI 或者 Hoechst 染细胞核 5min。

（11）PBS 洗涤。

（12）稍微甩干玻片上的水分，40% 甘油（V/V，glycerol in PBS）封片。

（13）荧光显微镜观察，进行统计。

2. 实验结果 实验结果见图 16-14（见彩图）。

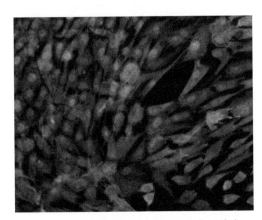

图 16-14　人膀胱平滑肌细胞免疫荧光染色
α-SMA-actin（绿色），DAPI（蓝色）
（Sun Y，et al. 2016.）

（代小艳　唐志晗）

参 考 文 献

Andres V，Dorado B. 2015. Methods in Mouse Atherosclerosis. New York：Springer.

Cuerrier CM，Chen YX，Tremblay D，et al. 2013. Chronic over-expression of heat shock protein 27 attenuates atherogenesis and enhances plaque remodeling：a combined histological and mechanical assessment of aortic lesions. PLoS One，8（2）：e55867.

Dai X，Ding Y，Liu Z，et al. 2016. Phosphorylation of CHOP（C/EBP Homologous Protein）by the AMP-activated protein kinase alpha 1 in macrophages promotes CHOP degradation and reduces injury-induced neointimal disruption in vivo. Circ Res，119（10）：1089-1100.

Drew A F. 2001. Atherosclerosis：Experimental Methods and Protocols. State of New Jersey：Humana Press.

Nieva J，Wentworth P Jr. 2004. The antibody-catalyzed water oxidation pathway-a new chemical arm to immune defense? Trends

Biochem Sci, 29（5）：274-278.

Persy V, Postnov A, Neven E, et al. 2006. High-resolution X-ray microtomography is a sensitive method to detect vascular calcification in living rats with chronic renal failure. Arterioscler Thromb Vasc Biol, 26（9）：2110-2116.

Smith DD, Tan X, Raveendran VV, et al. 2012. Mast cell deficiency attenuates progression of atherosclerosis and hepatic steatosis in apolipoprotein E-null mice. Am J Physiol Heart Circ Physiol, 302（12）：H2612-2621.

Sun Y, Luo DY, Zhu YC, et al. 2016. MiR 3180-5p promotes proliferation in human bladder smooth muscle cell by targeting PODN under hydrodynamic pressure. Sci Rep, 6：33042.

Tanasković Irena, Lačković Vesna, Gluvić Z, et al. 2011. The influence of extracellular matrix composition on the pathogenesis of coronary atherosclerosis. Archives of Biological Sciences, 63（2）：333-343.

Tearney GJ, Jang IK, Bouma BE. 2006. Optical coherence tomography for imaging the vulnerable plaque. J Biomed Opt, 11（2）：021002.

Zhou H, Pandak WM Jr, Lyall V, et al. 2005. HIV protease inhibitors activate the unfolded protein response in macrophages: implication for atherosclerosis and cardiovascular disease. Mol Pharmacol, 68（3）：690-700.

第十七章　动脉粥样硬化研究的功能学方法与技术

第一节　动脉内皮舒张功能实验

一、概　　述

血管内皮功能紊乱是动脉粥样硬化（As）的一个早期病理改变，以一氧化氮（NO）为代表的内皮源性血管舒张因子合成与释放，以及内皮型一氧化氮合酶（eNOS）表达发生异常或失衡是内皮细胞功能障碍的早期表现，继而出现血管环反应性改变和血管内径改变，故研究血管内皮细胞功能及代谢的变化对研究 As 的发生和发展有重要意义。

二、实　验　方　法

（一）细胞内蛋白激酶 B、磷酸化的蛋白激酶 B、eNos 及 P-eNOS 的水平测定

1. 实验原理　从动脉组织中提取总蛋白，测定蛋白在 562nm 波长下的吸光值，根据标准曲线计算出蛋白浓度，将总蛋白经过聚丙烯酰胺凝胶电泳（polyacrylamide gel electrophoresis，PAGE）分离的蛋白激酶 B（protein kinase B，PKB/Akt）、磷酸化的蛋白激酶 B（phosphorylated-Akt，P-Akt）、P-eNOS 及 eNos 蛋白质样品，转移到固相载体（如硝酸纤维素薄膜）上，固相载体以非共价键形式吸附蛋白质，且能保持电泳分离的多肽类型及其生物学活性不变。以固相载体上的蛋白质或多肽作为抗原，与对应的抗体起免疫反应，再与酶或同位素标记的第二抗体起反应，经过底物显色或放射自显影以检测电泳分离的特异性目的基因表达的蛋白成分。

2. 实验材料　动脉血管组织、碾钵、裂解液、离心机、酶标仪、SDS-PAGE 电泳仪、转膜仪、摇床、Western Blot 显影仪。

3. 实验步骤

（1）组织裂解及总蛋白提取：胸主动脉组织约 50mg 经液氮研磨，加入 1ml 组织蛋白裂解液，充分匀浆后 3000r/min 离心 15min，收集上清，12 000r/min 离心 15min，再收集上清为总蛋白，进行蛋白定量后待用。

（2）SDS-PAGE 凝胶电泳：安装玻璃板，用 1% 的琼脂糖胶封闭两块玻璃板的底部和两侧。配制 8% 的分离胶 5ml，按照配方依次加入各组分，快速充分混匀。待胶充分聚合后将去离子水倒掉，用滤纸吸干残余水分。配制 5% 的浓缩胶 3ml，快速充分混匀灌胶。灌好胶后立即在其中插入一片干净的齿梳，注意齿梳平行入胶以免产生气泡。待浓缩胶凝固后将凝胶放入电泳槽内。在内外槽中加入电泳缓冲液，小心拔出梳子，边加水边拔，以免产生气泡，用双蒸水冲洗胶孔 2 遍除去残胶。将已准备好的样品与等量的上样缓冲液混合，置水浴箱中 100℃水浴 5min，使蛋白变性，用加样器点样于 SDS-PAGE 胶，同时点样蛋白标志。连接电泳仪，接通电源，调节电压为 80V，待溴酚蓝前沿离开浓缩胶进入分离胶后调

整电压为120V，继续电泳，直至溴酚蓝跑出分离胶后结束电泳。

（3）转膜：根据凝胶大小裁剪聚偏氟乙烯（polyvinylidene fluoride，PVDF）膜，用去离子水浸湿后与六张滤纸一同浸泡于转移缓冲液中。按顺序安装凝胶转移系统：阴极板、海绵垫、三张滤纸、凝胶、PVDF膜、三张滤纸、海绵垫、阳极板，避免各层间产生气泡。将安装好的凝胶系统置于电泳槽内，注意膜正胶负，倒入转膜液，接通电源。eNOS、P-eNOS先以200mA转膜40min，再以300mA转膜80min；Akt、P-Akt以200mA转膜110min。

（4）抗体孵育及显色：将滤膜放入杂交袋中，用含有5%脱脂奶粉的PBS封闭2h。弃去封闭液，立即加入用封闭液稀释的一抗（抗eNOS、P-eNOS、Akt、P-Akt抗体），4℃过夜。一抗孵育结束后，室温复温1h。剪开塑料袋，用TBST放置在摇床上，洗膜2次，每次10min。将膜转入新的杂交袋中，用含5%脱脂奶粉的TBST稀释羊抗兔的二抗（与各一抗对应），37℃孵育1h。弃去二抗，TBST充分洗涤PVDF膜5~6次，每次5min。每张膜滴加适量的ECL底物液，待荧光带明显后，用滤纸吸去多余的底物液，覆上保鲜膜，用X线胶片曝光后依次放入显影液显影、定影液定影。

（5）选用合适的软件（如Image lab等）分析胶片灰度值。

4. 注意事项

（1）转移缓冲液洗涤凝胶和硝酸纤维素膜，将硝酸纤维素膜铺在凝胶上，用玻璃棒在凝胶上来回滚动，去除所有气泡。

（2）在凝胶/滤膜外再包一张3mm滤纸（预先用转移缓冲液浸湿），将凝胶夹在中间，保持湿润和没有气泡。

（3）将此滤纸/凝胶/薄膜滤纸按照厂家建议方法放入电泳装置中，凝胶面向阴极。

（4）将上述装置放入缓冲液槽中，并灌满转移缓冲液以淹没凝胶。

（二）血管环反应性检测

1. 实验原理　细胞膜上存在两类钙通道：一为电压依赖型通道（voltage dependent channel，VDC），该通道受膜电位控制具有电压依赖性。当细胞膜去极化（如用高K^+液）到一定水平时，VDC开放钙离子经此内流；另一种为受体控制型通道（receptor operated channel，ROC），该通道与膜上特异性受体相偶联，并能够被膜上受体激活。特异性受体激动剂去甲肾上腺素（NE）与受体结合而使ROC开放，不仅使细胞外钙内流，还能使细胞内的储存钙释放，引起血管收缩，再以氯化乙酰胆碱（ACh）和硝普钠（sodium nitroprusside，SNP）分别舒张血管，用BL-420S生物信号采集系统记录张力改变。

2. 实验材料　小鼠、戊巴比妥钠液、注射器、显微镜、显微剪、显微镊、挂钩、浴槽、BL-420S生物信号采集系统。

3. 实验步骤

（1）主动脉环的制备：小鼠腹腔注射60mg/kg戊巴比妥钠麻醉，腹部除毛备皮、1%活力碘表面消毒后，眼科剪开腹，暴露腹腔脏器，用棉签将脏器拨至左侧后，显露后腔静脉（相当于人的下腔静脉），经后腔静脉放血处死并迅速剪除腹腔脏器后，在体视显微镜下用显微剪和显微镊迅速移除主动脉血管鞘及周围结缔组织，在根部剪断所有分支后，剪下主动脉并浸泡在Krebs液中，用显微剪将其剪成若干段血管环。每只小鼠各取3段长约4mm

的主动脉血管环。

（2）离体血管环反应性测定：将上述血管环悬于挂钩，连接到 JH-2 张力换能器，以 BL-420S 生物信号采集系统记录张力改变。将血管环置于含 Krebs 液的 HV-4 离体恒温器官灌流系统的浴槽中，通入混有 5%CO_2 的 O_2，调节氧流量大小，保证通气产生的气泡不影响血管环的张力大小。给予血管环 0.59g 的张力负荷，37℃平衡 30min 后开始正式实验。血管环张力平衡后，用注射器向浴槽内加入终浓度为 10^{-6}mmol/L 的去甲肾上腺素溶液（Krebs 液配制）预刺激主动脉环，引起收缩，待其收缩张力达到平台后，依次加入终浓度分别为 10^{-9}mmol/L、10^{-8}mmol/L、10^{-7}mmol/L、10^{-6}mmol/L、10^{-5}mmol/L、10^{-4}mmol/L 的 ACh 诱导血管内皮依赖性舒张反应（每次换液前均以 Krebs 液灌洗 2 次），同步记录每一浓度下主动脉环张力的变化，分别取 3 个血管环的平均张力，各浓度的内皮依赖性舒张反应=[（最大张力-各浓度点的张力）/（最大张力-基础值）]×100%。然后用 37℃的 Krebs 液灌洗血管环 2 次，重新平衡至基础张力后，改用浓度分别为 10^{-9}mmol/L、10^{-8}mmol/L、10^{-7}mmol/L、10^{-6}mmol/L、10^{-5}mmol/L、10^{-4}mmol/L 的非内皮依赖性血管舒张剂 SNP 刺激血管环，测定非内皮依赖性血管舒张功能。以 SNP 引起收缩的松弛率表示不同累积浓度时 SNP 的舒张效应。

（3）计算舒张度：舒张度=（血管环张力$_{SNP诱发}$-血管环张力$_{加入ACh后}$）/ SNP 诱发的血管环张力×100%。

（三）血管内径试验

1. 实验原理 血管舒张有两种形式，一种为内皮依赖性的血管舒张，是指内皮细胞在药物（如乙酰胆碱）或生理性刺激（如反应性充血）的作用下释放内皮衍生舒张因子（如 NO），从而引起血管舒张，它依赖于结构完整和功能正常的血管内皮；另一种为非内皮依赖性血管舒张，指硝普钠、硝酸甘油等药物不依赖于血管内皮直接释放出一氧化氮引起的血管舒张。反应性充血就是用外压阻断肱动脉远端血流后，由于局部切应力的变化刺激血管舒张，称血流介导的血管舒张。本试验所采用的是反应性充血的生理刺激，因此观察到的动脉管径变化反映血管的内皮依赖性舒张功能状况。

2. 实验材料 硝酸甘油、IMAGE POINT 多普勒超声诊断系统、18MHz 线阵探头、心电图仪。

3. 实验步骤

（1）采用 IMAGE POINT 彩色多普勒超声诊断系统和 18MHz 线阵探头，探查深度 3cm，同步记录心电图，测定受试者的肱动脉内径和血流量变化。受试者取仰卧位，右上肢外展 15°，掌心向上，于右臂上 2～15cm 处探测肱动脉的纵切面，获得清晰的图像后固定探头不变，分别于休息时、反应充血后、再休息及舌下含服硝酸甘油后测量肱动脉舒张末期内径，每次分别测三个心动周期，取其平均值。基础值（D_0）于受试者侧卧 10min 后测得。

（2）将血压计袖带缚于前臂，充气加压至 300mmHg，持续 4min 后放气，于 60～90s 内测量肱动脉内径（D_1）。

（3）受试者再休息 10min，待血管内径恢复至试验前状态后，舌下含服硝酸甘油

0.5mg，4min 后按（2）步骤测肱动脉内径（D_2）。

（4）以相对于静息时基础内径的百分率表示肱动脉内径变化，以充血后肱动脉内径变化代表血流介导的内皮依赖性舒张功能，以 FMD（flow-mediated dilatation）表示，含服硝酸甘油后肱动脉内径的变化代表非内皮依赖性舒张功能，以 EID（endothelium independent dilatation）表示。

（5）计算 FMD 及 EID 值。

$$FMD = (D_1 - D_0) / D_0 \times 100\%,\ EID = (D_2 - D_0) / D_0 \times 100\%。$$

第二节　细胞内胆固醇逆转运能力检测

一、概　　述

胆固醇在巨噬细胞中过量聚集形成泡沫细胞，这是 As 斑块的主要细胞成分及特征性的病理改变。胆固醇逆向转运（RCT）是将外周组织（包括 As 斑块）中过多的胆固醇转运至肝脏，转变生成胆汁酸经胆汁排入肠道，进而随粪便排出体外的过程。因此，胆固醇逆向转运可减少胆固醇在血管壁的沉积并抑制 As 斑块的形成。胆固醇逆向转运是一个复杂的动态平衡过程。胆固醇逆向转运主要包括胆固醇的流出、酯化及清除等环节，其中任一环节的变化均可影响胆固醇逆向转运的效率。

胆固醇流出是巨噬细胞胆固醇逆向转运的第一步，也是其限速步骤。胆固醇流出依赖于胆固醇转运体腺苷三磷酸结合盒转运体 A1（ABCA1）和腺苷三磷酸结合盒转运体 G1（ABCG1），ABCA1 参与逆向转运胆固醇及高密度脂蛋白（HDL）生成的起始步骤。ABCG1 则负责促进胆固醇流出到成熟 HDL 颗粒上。过氧化酶体增殖物活化受体–肝 X 受体（PPARγ-LXR）通路可调控 ABCA1、ABCG1 的表达，因此，该通路在巨噬细胞胆固醇流出中具有重要作用。清道夫受体 B1（SR-B1）是 HDL 的受体，能够介导 HDL 对胆固醇酯（CE）的选择性吸收。小凹蛋白-1（CAV-1）是维持小凹结构的骨架蛋白，具有结合、运载胆固醇的功能并促进细胞内游离胆固醇的流出，对维持正常细胞胆固醇的稳态起重要调节作用。脂肪细胞内胆固醇可能通过上述转运体介导流出，升高血浆高密度脂蛋白-胆固醇（HDL-C）以参与机体胆固醇逆向转运过程。

HDL 在由前 $β_1$-HDL→前 $β_2$-HDL→前 $β_3$-HDL→HDL_3→HDL_2 递变的代谢过程中，不断接受周围细胞移出的游离胆固醇，并在 HDL 分子内酯化成 CE 后，经血液循环转运，分配至乳糜微粒（CM）残粒、VLDL 及 LDL 等脂蛋白，最后可被肝脏摄取清除。在此过程中，卵磷脂胆固醇脂酰基转移酶（LCAT）催化胆固醇的酯化过程。

LDL、CM 残粒及 VLDL 与肝细胞膜 LDL 受体结合后，形成吞噬小体，再与溶酶体融合，其 CE 被水解为游离胆固醇。游离胆固醇可用于合成新的脂蛋白参与循环、作为细胞膜的补充成分，或转变为胆汁酸经胆道排入肠腔。腺苷三磷酸结合盒转运体 G5（ABCG5）和腺苷三磷酸结合盒转运体 G8（ABCG8）参与胆固醇的肝肠排泄，在巨噬细胞胆固醇逆转运中也起重要作用。

二、实 验 原 理

小鼠巨噬细胞 RAW264.7 与终浓度为 50μg/ml 的乙酰化低密度脂蛋白（acetylated low-density lipoprotein，Ac-LDL）及 1 μCi/ml 的 ^{3}H-胆固醇共同孵育 24h，使巨噬细胞荷脂和标记，将上述巨噬细胞悬液（细胞数达 5.0×10^6）经腹腔注射到小鼠体内，笼养 48h 后取血清、肝脏、胆汁和粪便。射线计数仪检测血清、肝脏、胆汁和粪便中 ^{3}H-胆固醇的放射活性并计算其占腹腔注射总量的百分比。采用反转录聚合酶链反应（RT-PCR）、Western blot 法分别检测肝脏中 ABCA1、ABCG1、SRB1、PPAR、LXR、CAV-1、LCAT，肝脏和小肠中 ABCG5、ABCG8 的 mRNA 和蛋白表达水平。

三、实 验 材 料

1. 实验用品的处理及试剂的配制

（1）塑料制品：于焦磷酸二磷脂（DEPC）水中完全浸泡 24h，取出烤干，置消毒盒 121℃高压蒸汽消毒 30min，再次烤干。

（2）玻璃器皿：清洗剂浸泡洗净，晾干，泡酸过夜，取出后蒸馏水冲洗干净，180℃干烤 8h。

（3）无 RNA 酶灭菌水：将配制好的 1%DEPC 水经 121℃高压蒸汽灭菌 20min，4℃保存。

（4）75%乙醇：用灭菌 DEPC 处理水配制 75%的乙醇，4℃保存。

2. 主要试剂和材料及主要仪器 DMEM 培养基、胎牛血清、培养瓶与培养板、磷酸盐缓冲液（PBS）、胰蛋白酶、牛血清白蛋白（bovine serum albumin，BSA）、Ac-LDL、HDL、^{3}H-胆固醇、DEPC 水、DNA 标志、ABCG5 抗体、ABCG8 抗体、β-Actin 抗体、R1PA 裂解液、SDS-PAGE 凝胶配制试剂盒、PVDF 蛋白转印膜、显影液和定影液、倒置荧光显微镜、光学显微镜、二氧化碳培养箱、电子天平、超低温冰箱、低温离心机、超净工作台、高压蒸汽灭菌锅、紫外分光光度仪、酶标仪、脱色摇床、电热恒温干燥箱、磁力搅拌器、PCR 仪、电泳仪、转膜仪、凝胶成像分析系统、液体闪烁计数器。

四、实 验 方 法

1. 制备细胞干预液

（1）取所需的 Ac-LDL 和 ^{3}H-胆固醇于离心管中，置于 37℃的培养箱中孵育 30min。

（2）加入所需量的 DMEM 培养基，混匀后使 Ac-LDL 的终浓度为 50μg/ml，^{3}H-胆固醇的终浓度为 5 μCi/ml。

2. 制备同位素标记及荷脂的细胞悬液

（1）将制备好的干预液加至 90%融合的小鼠巨噬细胞中，再置于含 5% CO_2 的 37℃培养箱中培养 48h，使巨噬细胞同位素标记及荷脂。

（2）吸弃细胞培养上清液于容器内，按放射性物品特殊处置。

（3）巨噬细胞用预冷的 DMEM 培养基洗涤 2 次，加入 0.25%的胰酶消化，1000r/min

离心 5min。

（4）将巨噬细胞悬浮于不含胎牛血清的 DMEM 培养基中，调整细胞密度为 1×10^7 个/毫升。

3. 测定巨噬细胞的放射活性

（1）吸取巨噬细胞悬液 100μl，放置于 EP 管中。

（2）12 000g 离心 5min，离心后吸取细胞上清液，用液闪计数仪检测 ^{3}H-胆固醇的放射活性。

（3）用 0.1mol/L 的氢氧化钠 100μl 裂解细胞，加入 5ml 闪烁液，用液闪计数仪测定巨噬细胞中 ^{3}H-胆固醇的放射活性。

（4）计算出细胞内和上清液中 ^{3}H-胆固醇放射活性的比例，细胞内所占比例应>95%。

4. 腹腔注射同位素标记细胞 8 周龄小鼠腹腔注射同位素标记的巨噬细胞悬液，每只小鼠注射细胞悬液总的放射活性为 6.5×10^6 CPM（每分钟计数）。小鼠单独笼养 48h 后，用 1%戊巴比妥 0.1ml 腹腔注射麻醉，收集小鼠血清、肝脏、胆汁和粪便用于检测其 ^{3}H-胆固醇的放射活性。

5. 检测血清中 ^{3}H-胆固醇的放射活性 小鼠经腹腔麻醉后进行眼球取血，收集于 EP 管中，冰上静置 30min，1200r/min 离心 5min，收集血清。分别取 20μl 血清加入 2ml 闪烁液，充分振荡，直接进行液闪计数，计算血清总的放射活性及占腹腔注射细胞悬液总的放射活性的百分比。

6. 胆汁中 ^{3}H-胆固醇的放射活性 小鼠经腹腔麻醉后，分离胆囊，加入 2ml 闪烁液与胆汁充分混匀，直接进行液闪计数，计算胆汁总的放射活性及占腹腔注射细胞悬液总的放射活性的百分比。

7. 粪便脂质提取及放射活性测定

（1）收集小鼠单独笼养 48h 内所有粪便，用镊子拣取至 EP 管中，将粪便称重后转移至研钵中研磨粪便。

（2）加入 50%的乙醇溶解粪便使其浓度为 0.114g/ml（理想的粪便浓度为 1.6g/14ml 溶剂），充分混匀。

（3）取 300μl 混匀液至液闪瓶中，加入 10ml 的闪烁液，振荡混匀过夜。

（4）第二天再次振荡液闪瓶，并进行液闪计数。

（5）计算粪便中总的放射活性及占腹腔注射总量的百分比。

8. 肝脏脂质抽提及放射活性测定

（1）小鼠处死后，取肝脏组织，冰盐水洗去血迹，滤纸吸干，精确称重，-20℃保存。

（2）准确称取 10mg 冰冻肝组织放入玻璃匀浆器中匀浆。

（3）加入 200μl 正己烷/异丙醇（3:2）混合液，提取肝脏组织中的脂质，充分混匀 10min，离心收集上清液。

（4）再重复第 3 步抽提 2 遍，上清液真空干燥。

（5）将干燥脂质溶于 2ml 闪烁液中，充分振摇混匀进行液闪计数。

（6）计算肝脏总的放射活性及占腹腔注射细胞悬液总的放射活性的百分比。

9. 巨噬细胞胆固醇流出效率的检测

（1）将小鼠巨噬细胞 RAW264.7 接种于 24 孔细胞培养板中，加入含 10%胎牛血清的 DMEM 培养基，调整细胞密度为 $1×10^5$ 个/毫升，放于 37℃培养箱中培育。

（2）当巨噬细胞 90%融合时，用含 Ac-LDL（50μg/ml）、^{3}H-胆固醇（1μCi/ml）和 0.2%BSA 的 DMEM 培养基共同孵育巨噬细胞 24h，给巨噬细胞荷脂和标记。

（3）弃去细胞培养上清液，用 PBS 液洗涤细胞 2 次，再用含 0.2%BSA 的 DMEM 培养基平衡小鼠巨噬细胞 24h。

（4）8h 后收集细胞培养上清液并离心，液体闪烁计数器测定细胞培养上清液中 ^{3}H-胆固醇的放射活性。

（5）用 PBS 液洗涤细胞 1 次，0.1mol/L 的氢氧化钠 1ml 裂解细胞，加入闪烁液，液体闪烁计数器测定巨噬细胞中 ^{3}H-胆固醇的放射活性。

（6）计算胆固醇流出的效率。

胆固醇流出率=细胞培养上清液 CPM 值/（细胞培养上清液 CPM 值+巨噬细胞中 CPM 值）×100%

第三节　动脉粥样硬化中细胞自噬水平检测

一、概　　述

近有研究表明，自噬是通过溶酶体系统降解长效蛋白质和破损细胞器的过程，在环境压力下被激活，血管平滑肌细胞、巨噬细胞和血管内皮细胞与促 As 的因素作用时表现出自噬的特征，同时在 As 的斑块中发现自噬的存在。当细胞面临营养或生长因子剥夺或较高的生物合成需求时，自噬水平迅速升高；在发育时的结构重构或面临氧化压力、感染、蛋白质聚集物积累而需清除受损的胞质成分时，自噬水平也会升高。营养状态、激素、温度、氧浓度和细胞密度均可影响自噬的调控。当威胁进一步发展，细胞可发生自噬性死亡，自噬性死亡又被称为 II 型程序性死亡。

二、实　验　方　法

（一）透射电子显微镜检测

1. 实验原理　由于自噬体属于亚细胞结构，普通光镜下看不到，因此，直接观察自噬体需在透射电镜下。自噬体形成的特征为：新月状或杯状，双层或多层膜，有包绕胞质成分的趋势。自噬体的特征为：双层或多层膜的液泡状结构，内含胞质成分，如线粒体、内质网、核糖体等。自噬溶酶体的特征为：单层膜，胞质成分已降解。

2. 实验材料　1.5ml EP 管，细胞培养板，PBS，4%多聚甲醛固定液。

3. 实验步骤　射电子显微镜检查是检测自噬形态学的金标准，通过透射电子显微镜可观察细胞中双层膜囊泡结构自噬体的形成。

（1）将细胞培养在 12 孔板中。

（2）用细胞刮将贴壁的细胞轻轻刮下，以移液枪吹打使细胞悬浮，移至预冷的 1.5ml 的离心管中，以 1000r/min 离心 10min，弃上清。以 PBS 反复离心漂洗 3 次后，弃 PBS 上清，加入 1ml 预冷的 4%多聚甲醛固定液，以移液枪吹打将细胞重悬，使每个细胞都能得到充分固定，置于 4℃冰箱固定 4h 以上。

（3）将样品送至电镜室进一步处理。

（4）使用透射电子显微镜观察并拍照记录。

（二）细胞免疫荧光检测

1. 实验原理 免疫荧光细胞化学是根据抗原抗体反应的原理，先将已知的抗原或者抗体标记荧光素制成荧光标记物，再用这种荧光抗体或者抗原作为分子探针检查细胞或组织内的相应抗原或者抗体。在细胞或组织中形成的抗原抗体复合物上含有荧光素，利用荧光显微镜观察标本，荧光素受激发光的照射而发出明亮的黄绿或橘红色荧光，可看见荧光所在的细胞或者组织，从而确定抗原或者抗体的定位，以及利用定量技术测定含量。

2. 实验材料 细胞培养板，PBS，载玻片，4%多聚甲醛，Triton-100，5%山羊血清，DAPI 荧光染料，甘油封固液，载玻片，盖玻片。

3. 实验步骤

（1）爬片：将细胞以（0.5～1）×10^5 个/毫升的密度接种在 24 孔板中无菌的玻片上。

（2）固定：以 PBS 浸泡细胞清洗 3 次，然后在每孔中加入 4%多聚甲醛或者 PBS 约 200μl 以浸泡爬有细胞的玻片，室温下固定 10min。

（3）清洗：在 24 孔板中将固定好的细胞玻片浸泡在 PBS 中，于脱色摇床上摇动 5min，重复 2 次。

（4）透膜及封闭：以 PBS 将 Triton-100 稀释到 0.1%，加入到培养孔中浸泡玻片 5min 以增加抗体对细胞膜的可渗透性。随后用 5%山羊血清封闭 30min，PBS 快速清洗 1 次。

（5）孵育一抗：将相应抗体按 1∶200 用 PBS 稀释后，每孔加入 200μl 以没过整个玻片，室温下在脱色摇床上缓慢摇动孵育 1h。

（6）孵育二抗：按照第三步清洗后，加入 200μl 以 PBS 稀释到 1∶200 的结合山羊抗兔 IgG 二抗到细胞上，室温下置于避光盒内，放置在脱色摇床上缓慢孵育 30min。

（7）染核：按照第三步清洗后，加入 200μl 以 PBS 稀释到 0.1%的 DAPI 对细胞核进行染色 2min，然后再次按照第三步清洗。

（8）封片：将玻片上多余的液体吸去，迅速将少量甘油封固剂加到载玻片上，将有细胞的一面朝向载玻片盖上玻片。

（9）镜检：使用激光共聚焦显微镜观察、成像。在激光共聚焦显微镜下，细胞核呈蓝色，LC3 荧光小点呈红色。

（三）蛋白免疫印迹检测

1. 实验原理 利用 Western blot 检测 LC3-Ⅱ/Ⅰ比值的变化以评价自噬水平。自噬形成时，胞质型 LC3（LC3-Ⅰ）会酶解掉一小段多肽，转变为自噬体膜型（LC3-Ⅱ），因此，检测 LC3-Ⅱ/Ⅰ比值的大小可估计自噬水平的高低。

2. 实验材料 蛋白 Marker，PVDF 膜，蛋白酶抑制剂 PMSF，考马斯亮蓝，脱脂牛奶，Tween 20，PBS，甲醇，甘氨酸，溴酚蓝，双蒸水，Tris-HCl，10%过硫酸铵，丙烯酰胺。

3. 实验步骤

（1）蛋白样品的制备

1）移除培养液，以 PBS 清洗 3 次，弃去 PBS，每孔加入 200μl 1×SDS-PAGE 缓冲液，摇匀置于冰上裂解 5min。

2）细胞裂解后，用干净的细胞刮将贴壁的细胞碎片刮下，移入 1.5ml 离心管中。

3）将装有样品的离心管置于沸水中 5min，取出再置于冰上处理 5min。

（2）SDS-PAGE

1）取结晶的玻璃板对齐后夹紧，垂直于架上准备灌胶。

2）按照目标蛋白的分子质量按需配制 15%的分离胶，加入玻璃板中，以异丙醇封闭液面。

3）待分离胶凝固后弃去异丙醇，加入适量的 4%浓缩胶直至灌满两层玻璃板的空隙。插入对应厚度的梳子，待浓缩胶凝固。

4）将玻璃板放入电泳槽，取出梳子，每孔加入 15~20μl 的蛋白样品，随后加入 500ml 电泳液。

5）以 80V 电压开始电泳，至蛋白样品泡过浓缩胶后改为 120V 电压，至溴酚蓝刚刚跑出分离胶即可终止电泳。

（3）转膜

1）撬开玻璃板取胶，弃去浓缩胶，按照预染蛋白 Ladder 显示的分子量截取所需的分离胶部分，置于浸泡在转膜液中的滤纸上。

2）将预先浸泡在转膜液中的硝酸纤维素膜置于胶上，盖上滤纸。合起夹子放入转膜槽中。

3）在转膜槽中加入 1000ml 转膜液，以 200mA 电流转膜 2h。转膜过程中以冰浴降温。

4）转膜完成后将膜置于 5%脱脂牛奶中，在室温下于脱色摇床上封闭 2h。

（4）免疫反应

1）封闭完成后，弃去脱脂牛奶。相应的一抗按照适当比例用 5%脱脂牛奶稀释成 5ml，将膜放入其中。置于 4℃冰箱过夜。

2）以 TBST 在脱色摇床上震荡清洗 20min，重复 2 次。

3）同上述方法将二抗按照相应比例用 5%脱脂牛奶稀释后与膜接触，室温下孵育 2h。

4）重复上述清洗步骤。

5）红外扫描及灰度分析，将处理好的膜置于红外激光扫描成像系统上进行成像，并使用成像系统软件进行定量分析。

（四）mRFP-GFP-LC3 双荧光自噬指示体系检测

1. 实验原理 用于标记及追踪 LC3 及自噬流的变化。其中 GFP 是酸敏感型 GFP 蛋白，而 mRFP 是稳定的荧光表达基团，不受外界影响。由于自噬小体进入第二阶段后，与溶酶体进行融合，形成自噬溶酶体。自噬溶酶体因为溶酶体内部的酸性环境，可导致 pH 下降，GFP 淬灭，因此，GFP 的减弱可指示自噬溶酶体形成的顺利程度，GFP 越少，则从自噬小体到自噬溶酶体阶段流通得越顺畅。反之，自噬小体和溶酶体融合被抑制，自噬溶酶体进程受阻。mRFP 一直稳定表达，因而可以通过 GFP 与 mRFP 的亮点比例来评价自噬流进程。

2. 实验材料 细胞培养板，mRFP-GFP-LC3 双荧光病毒，激光共聚焦显微镜。

3. 实验步骤

（1）细胞实验

1）细胞准备：腺病毒感染细胞前，应确保目的细胞状态良好、无支原体污染。腺病毒感染时细胞汇合率在 40%～60% 为宜。按实验需要将细胞铺板，37℃培养过夜。

2）从冰上取出腺病毒并在冰上缓慢融化，待完全溶化后开始病毒感染实验。

3）目的细胞的感染：吸取原有的培养基，加入 1/2 体积的新鲜培养基，并往新鲜培养基里加入终浓度 5～8μg/ml 的聚凝胺，再根据选定的 MOI 值换算出对应的原液体积，并按体积将病毒原液加入细胞中，摇匀。

（2）动物实验

1）原位给药：一般采用原点注射方案给药，避开系统性给药对于免疫系统的刺激，这是腺病毒常见的一种给药方式，常按原位 3～5 个点给药，每个点的给药体积严格控制，为 10～20μl。

2）系统性给药：主要是尾静脉注射给药，对肝脏的基因转导有一定的效果；另外，Ad5 型腺病毒系统性给药对于体内巨噬细胞也有一定的侵染和基因转导效果。具体的注射量需要实验摸索，注射体积不要超过 200μl，最好控制在 100μl 以下，注射剂量过多，可发生充血性心力衰竭。

第四节　动脉粥样硬化中细胞凋亡的检测

一、概　　述

细胞凋亡是机体细胞在正常生理或病理状态下发生的一种自发的程序化死亡过程。由于细胞缩小而丧失与周围细胞的接触，染色质固缩在核膜附近，细胞骨架崩解，核膜消失，DNA 断裂成片段，细胞膜起泡，最终细胞解体为许多由细胞膜包裹的凋亡小体，并被周围的健康细胞或吞噬细胞吞噬。细胞凋亡参与 As 的发生和发展过程。血管内皮细胞凋亡是 As 发生的一个始动因素，内皮细胞可选择性地抑制血液或血浆成分进入血管壁发挥屏障作用，内皮细胞发生凋亡可使血管通透性增强，血浆中的大分子物质包括血浆脂蛋白易沉积于血管壁，从而使血管内皮局部的抗凝、纤溶及防止血脂沉积的屏障作用减弱，而且凋亡的内皮细胞释放出白细胞介素-21（IL-21），激活相邻内皮细胞，使其表达、释放黏附分子及促炎症细胞因子，导致进一步的损伤。血管平滑肌细胞（VSMC）的凋亡是影响 As 斑块稳定性的重要因素，在 As 晚期，由于 VSMC 凋亡，致使粥样斑块的纤维帽区和交界区 VSMC 数目减少、细胞外基质分泌减少及破坏崩解增加，使斑块不稳定、易于破裂且可诱发动脉瘤形成、血栓形成及栓塞等并发症发生。As 病变早期的泡沫细胞多数来源于血液中的单核细胞，进入内皮下转变为巨噬细胞。其成簇分布于粥样病灶内皮下、富含脂质的病灶中心和纤维帽的肩部。巨噬细胞源性泡沫细胞的凋亡主要发生在病变的脂质核心处，较 VSMC 更易发生凋亡，特别是在脂质核内和脂质核周围。巨噬细胞凋亡可导致细胞外脂质核的发生和扩大，对斑块破裂及血栓形成有重要影响。

二、实 验 方 法

（一）7-AAD/Annexin V 双染色法

1. 实验原理 在正常细胞中，磷脂酰丝氨酸（phosphatidylserine，PS）只分布在细胞膜脂质双层的内侧，而在细胞凋亡早期，细胞膜中的 PS 由脂膜内侧翻向外侧。Annexin V 是一种分子量为 35~36kDa 的 Ca^{2+} 依赖性磷脂结合蛋白，与磷脂酰丝氨酸有高度亲和力，故可通过细胞外侧暴露的磷脂酰丝氨酸与凋亡早期细胞的胞膜结合。因此 Annexin V 被作为检测细胞早期凋亡的灵敏指标之一。将 Annexin V 进行荧光素 APC 标记，以标记了的 Annexin V 作为荧光探针，利用荧光显微镜或流式细胞仪可检测细胞凋亡的发生。7-氨基放线菌素（7-aminoactinomycin D，7-AAD）是一种核酸染料，它不能通过正常质膜，随着细胞凋亡、细胞死亡过程的发生，质膜对 7-AAD 的通透性逐渐增加，结合细胞凋亡中 DNA 的有控降解，在合适波长激发光的激发下可发出明亮的红色荧光，通过 7-AAD 标记 DNA 的强弱，将细胞分为三群：7-AAD 荧光强为死亡细胞，7-AAD 荧光弱为凋亡细胞，7-AAD 荧光阴性为正常活力细胞。7-AAD 和 PI 有着相似的荧光特性，但其发射波谱较 PI 窄，对其他检测通道的干扰更小，在多色荧光分析中是 PI 的最佳替代品，可与 AnnexinV-APC 联合使用。

2. 实验材料 离心管、流式细胞仪专用管、无 EDTA 胰酶、PBS 缓冲液、结合缓冲液、AnnexinV 染料、7-AAD 染料、离心机、流式细胞仪。

3. 实验步骤

（1）用不含 EDTA 胰酶消化贴壁细胞，2000r/min 离心 5min 离心收集（悬浮细胞直接离心收集）。

（2）弃上清，以 PBS 重悬，洗涤细胞，2000r/min 离心 5min。

（3）重复步骤（2），弃上清。

（4）加入 500μl 结合缓冲液重悬细胞，转移至流式细胞仪专用管中。

（5）加入 5μl AnnexinV-APC 染料，混匀后加入 5μl 7-AAD 染料并混匀。

（6）室温下避光反应 5~15min，于 1h 内送至流式细胞仪检测。

4. 注意事项

（1）细胞数应不少于 1×10^5 个。

（2）染料均应避光保存及使用。

（3）细胞固定后可能会导致荧光淬灭，故建议不固定细胞。

（二）Caspase-3 分光光度法

1. 实验原理 含半胱氨酸的天冬氨酸蛋白水解酶（cysteinyl aspartate specific proteinase，Caspase）家族在介导细胞凋亡的过程中起非常重要的作用，其中 Caspase-3 为关键的执行分子，与 DNA 断裂，染色质凝聚和凋亡小体形成有关。Caspase-3 在正常情况下以酶原的形式存在于胞质中，没有活性，但在细胞发生凋亡阶段，它被激活，活化的 Caspase-3 由两个大亚基和两个小亚基组成，裂解相应的胞质胞核底物，最终导致细胞凋亡。Caspase-3 分光光度法检测，就是将 Caspase-3 序列特异性的多肽偶联至发色基团，当该底物被 Caspase-3 剪切后，发色基团即游离出来，可通过酶标仪或分光光度计（405nm 或 400nm）测定其吸光值，观察 Caspase-3 的活化程度。

2. 实验材料 PBS 缓冲液、细胞裂解缓冲液、1.5ml EP 管、低温高速离心机、酶标仪、分光光度计、微量移液器。

3. 实验步骤

（1）用适当方法诱导细胞凋亡，同时设立阴性对照组，收集细胞。

（2）用 PBS 洗涤细胞两次，2000r/min 离心 5min，收集（3~5）×10^6 个细胞，尽量去除 PBS 上清。

（3）在收集的沉淀细胞中加入 150~200μl 冰冷的裂解缓冲液，吹打混匀。

（4）放置在冰上裂解 20~60min，期间涡旋震荡 3~4 次，每次 10s，或冻融 2~3 次。

（5）4℃，10 000r/min 离心 1min。

（6）小心吸取上清，转移至新的管中，放置在冰上备用。

（7）取少量上清测定蛋白浓度。

（8）吸取 50μl 含有 100~200μg 蛋白的细胞裂解上清，如果体积不足 50μl，用裂解缓冲液补足至总体积 50μl。

（9）加入 50μl 的酶促反应缓冲液。

（10）加入 5μl Caspase-3 底物并于 37℃ 避光孵育 4h，用酶标仪或者分光光度计在 405nm 或 400nm 测定其吸光度，通过计算诱导剂 OD 值/阴性对照 OD 值来确定诱导凋亡组 Caspase-3 活化程度。

4. 注意事项

（1）以细胞裂解缓冲液和酶促反应缓冲液作为空白对照（50μl 裂解缓冲液+50μl 反应缓冲液）。

（2）Caspase-3 底物需避光保存。

（3）细胞数目需要达到（3~5）×10^6 个/毫升，以便满足测定所需要的蛋白量。

（三）TUNEL 法

1. 实验原理 细胞凋亡发生时，内源性核酸酶激活，使 DNA 双链断裂或一条链，出现缺口并产生一系列 DNA 的 3'-OH 末端，其可在脱氧核糖核苷酸末端转移酶（terminal deoxynucleotidyl transferase，TdT）的作用下，将脱氧核糖核苷酸和荧光素、过氧化物酶、碱性磷酸化酶或生物素形成的衍生物标记到 DNA 的 3'-OH 末端，从而可进行凋亡细胞的检测，这类方法一般称为脱氧核糖核苷酸末端转移酶介导的缺口末端标记法（TUNEL 法）。以下以过氧化物酶标记的 TUNEL 测定法为例。

脱氧核糖核苷酸衍生物地高辛在 TdT 酶的作用下，可以掺入到凋亡细胞双链或单链 DNA 的 3'-OH 末端，与 dATP 形成异多聚体，并可与连接了报告酶（过氧化物酶或碱性磷酸酶）的抗地高辛抗体结合。在适合底物存在下，过氧化物酶可产生很强的颜色反应，特异准确地定位出正在凋亡的细胞，因而可在普通光学显微镜下进行观察。

2. 实验材料 PBS 缓冲液、蛋白酶 K（200μg/ml，pH7.4）、含 2%H_2O_2 的 PBS 缓冲液（pH7.4）、TdT 酶缓冲液（3.63gTrizma 碱溶于 1L 双蒸水，调 pH 至 7.2 后再加入 29.96g 二甲砷酸钠和 0.238g 氯化钴）、TdT 酶反应液（32μl TdT 酶+76μl TdT 酶缓冲液，混匀后置于冰上备用）、洗涤与终止反应缓冲液（17.4g 氯化钠+8.82g 枸橼酸钠，溶于 1L 双蒸水）、0.05%DAB 溶液、0.5%甲基绿（pH4.0）、正丁醇、过氧化物酶标记的抗地高辛抗体、1.5ml EP 管、低温高速离心机、酶标仪、分光光度计、微量移液器。

3. 实验样品

（1）石蜡包埋的组织切片：将组织切片置于染色缸中，用二甲苯洗两次，每次 5min。用无水乙醇洗两次，每次 3min。用 95%和 75%乙醇各洗 1 次，每次 3min。用 PBS 洗 5min，加入蛋白酶 K 溶液（20μg/ml），于室温水解 15min，去除组织蛋白，蒸馏水洗 4 次，每次 2min，备用。

（2）冷冻组织切片：将冷冻组织切片置于 10%中性甲醛中，于室温固定 10min 后，去除多余液体。用 PBS 洗两次，每次 5min。置乙醇：乙酸（2：1）的溶液中，于–20℃处理 5min，去除多余液体，PBS 洗两次，每次 5min，备用。

（3）细胞样品：将约 5×10^7 个/毫升细胞于 4%中性甲醛室温中固定 10min。在载玻片上滴加 50～100μl 细胞悬液并使之干燥，PBS 洗两次，每次 5min，备用。

4. 实验步骤

（1）于染色缸中加入含 2%H_2O_2 的 PBS，室温反应 5min。用 PBS 洗两次，每次 5min。

（2）用滤纸小心吸去载玻片上组织周围的多余液体，立即在切片上加 2 滴 TdT 酶缓冲液，置室温 1～5min。

（3）用滤纸小心吸去切片周围的多余液体，立即在切片上滴加 54μl TdT 酶反应液，置湿盒中，于 37℃反应 1h。

（4）将切片置于染色缸中，加入已预热到 37℃的洗涤与终止反应缓冲液，37℃保温 30min，每 10min 将载玻片轻轻提起和放下一次，使液体轻微搅动。

（5）PBS 洗 3 次，每次 5min 后，直接在切片上滴加两滴过氧化物酶标记的抗地高辛抗体，于湿盒中室温反应 30min。

（6）PBS 洗 4 次，每次 5min。

（7）直接滴加新鲜配制的 0.05%DAB 溶液，室温显色 3～6min。

（8）蒸馏水洗 4 次，前 3 次每次 1min，最后 1 次 5min。

（9）于室温用甲基绿进行复染 10min。用蒸馏水洗 3 次，前两次将载玻片提起放下 10 次，最后 1 次静置 30s。按同样方法再用 100%正丁醇洗 3 次。

（10）用二甲苯脱水 3 次，每次 2min，封片、干燥后，在光学显微镜下观察并记录结果。

5. 注意事项 必须设立阳性和阴性对照。阳性对照的切片可使用 DNaseI 部分降解的标本，阳性细胞对照可选用经地塞米松（1μmol/L）处理 3～4h 的大、小鼠胸腺细胞或人外周血淋巴细胞。阴性对照在上述步骤（3）中不加 TdT 酶。

（四）形态学观察

1. 光学显微镜观察 凋亡细胞的主要特征为核染色质致密深染，形成致密质块，有时可碎裂。在 HE 染色的组织切片中细胞体积缩小，胞质致密、嗜酸性染色增强，并可形成凋亡小体。在组织中凋亡细胞常以分散单个形式存在，凋亡细胞与周围细胞分离，不引起炎症反应。该法简便易行，但在细胞密集的组织中对于改变不典型的细胞判断较困难，常缺乏较为特征的指标，具有较强的主观性，重复性差。该法可用于凋亡现象的初步观察，作为分析指标之一。

检测方法：细胞涂片或组织石蜡切片做 HE 染色或吉姆萨染色，在高倍物镜下观察凋亡细胞的形态改变，结合显微测量工具可作凋亡细胞计数。

2. 相差显微镜观察 用于观察培养中的凋亡细胞，通过相差显微镜可动态观察细胞凋亡的变化过程，尤其是观察细胞表面和外形的变化，如胞体变圆、收缩、出泡，部分细胞被拉长，出现钉状突起，持续数小时后细胞膜破裂，细胞溶解。该法缺点为不能用于病理组织。

检测方法：收集细胞（$2×10^5$ 个/毫升），置于多孔培养板，加入凋亡诱导剂，在带有自动摄像装置的相差显微镜下观察凋亡细胞的动态改变，根据需要设定时间间隔进行拍摄，持续 24h。

3. 电子显微镜观察 在透射或扫描电镜下，凋亡细胞的典型形态改变如胞质的固缩，染色质浓缩成半月形或帽状附于核膜，细胞核的碎裂和凋亡小体形成等可得到最佳体现。该法为凋亡细胞判定提供最可靠的依据。在观察体外培养的凋亡细胞时，常可见到各阶段的改变，有时典型的凋亡小体较少见，多见的是凋亡初期的胞体收缩和后期凋亡小体（或整个凋亡细胞）被吞噬及降解的现象。一些不典型改变易被忽略，在观察时需特别注意。该法的缺点是样品制作过程较复杂，且仪器、设备的费用昂贵，较难广泛大量开展。由于样品范围局限，在凋亡细胞数较少时需进行大量观察才能观察到典型的凋亡改变。

检测方法：透射电镜样本经戊二醛和锇酸双重固定，丙酮脱水，环氧树脂包埋，超薄切片，醋酸铀橼酸电子双重染色后于透射电镜观察；扫描电镜样本经戊二醛和锇酸双重固定，乙醇逐级脱水，CO_2 临界点干燥，真空喷金后于扫描电镜下观察。

（五）其他方法

目前市面上已有多种商品化的凋亡检测试剂盒，可根据需要自行选择，其原理主要包括：

1. DNA Ladder 检测法 细胞核染色质 DNA 断裂是细胞凋亡的标志性特征。在细胞发生凋亡时，核酸内切酶被激活，选择性降解染色质 DNA，形成 50~300kb 的大片段，并进而在核小体连接处断裂，形成 180~200bp 或其整数倍的 DNA 片段，这些 DNA 片段可从细胞中提取出来，通过琼脂糖凝胶电泳，溴乙锭染色呈现为梯状条带（DNA Ladder），并据此判断细胞凋亡产生。

使用此法时需注意，在凋亡早期取样，可能无 DNA Ladder 条带显示；而在凋亡末期取样则产生与细胞坏死相似的 DNA 弥散条带，因此取样时间需要根据不同种类的细胞和诱导剂而摸索确定。

2. 线粒体膜电位检测法　大量研究表明线粒体与细胞凋亡密切相关，其中线粒体跨膜电位的破坏，被认为是细胞凋亡级联反应过程中最早发生的事件之一，它发生在细胞和凋亡特征（染色质浓缩，DNA 断裂）出现之前，一旦线粒体跨膜电位崩溃，则细胞凋亡不可逆转。JC-1（分子式：$C_{25}H_{27}Cl_4IN_4$）是一种阳离子脂质荧光染料，可作为检测线粒体跨膜电位的指示剂。JC-1 有单体和多聚体两种存在形式，在低浓度时以单体的形式存在，高浓度时以多聚体形式存在，两者的发射光谱不同，但均可在流式细胞仪绿色通道检测出绿色荧光。JC-1 可透过正常细胞膜以单体形式聚集在胞内，正常健康细胞线粒体的膜电位具有极性，JC-1 依赖于线粒体跨膜电位的极性被迅速摄入线粒体内，并因浓度升高而在线粒体内形成多聚体，多聚体发射红色荧光，可被流式细胞仪的红色通道检测到。而在细胞发生细胞凋亡时，线粒体跨膜电位被去极化，JC-1 从线粒体内释放，红光强度减弱，以单体的形式存在于胞质内而发出绿色荧光。故可根据这一特征检测线粒体膜电位的变化。

该法需注意 JC-1 避光保存，其在水中的溶解度很小，可以通过离心（10 000r/min，1min）去除不溶颗粒，吸取上清使用从而去除干扰。

第五节　动脉粥样硬化中血管形成实验

一、概　　述

近几年的研究发现，动脉粥样硬化斑块内常出现病理性新生血管，在斑块内的新生血管周围有大量炎性细胞的渗出及黏附分子的表达，提示新生血管既可能是炎性细胞渗入病灶的通路，又可能刺激新生血管的生成，由此激发正反馈机制。它们可能促进粥样硬化病变的发展，致使斑块稳定性下降，甚至诱发斑块内出血和斑块破裂及其他并发症的发生。血管生成是指在原有的毛细血管和（或）微静脉基础上通过血管内皮细胞的迁移和增殖，从已存在的血管处以芽生或非芽生（套叠）形式形成新的、以毛细血管为主的血管系统过程是许多促进或抑制血管生成的分子参与调节的一个平衡过程。

二、实　验　方　法

（一）体外实验

1. 小管形成实验

（1）实验材料：人脐静脉内皮细胞（human umbilical vein endothelial cell，HUVEC）、高糖培养基（DMEM）、Calcein AM 免疫荧光试剂、胰酶、Matrigel 基质胶、超净台、血管生成载玻片、孵箱。

（2）实验步骤

1）实验前一天将 Matrigel 基质胶置于冰盒中，放入 4℃冰箱，使胶能过夜缓慢融化。（注意：同样要准备一些 4℃预冷的枪头用于吸取基质胶。）

2）开始实验前，将基质胶始终放在冰盒中。

3）打开灭菌包装，取出血管生成载玻片。

4）每孔中加入 10μl 基质胶，注意枪头要垂直于内孔的正上方加入基质胶，防止流经上孔而留下残留胶。

5）盖上血管生成载玻片的盖子。

6）准备一个 10cm 的培养皿，放入浸过水的纸巾，制成一个湿盒。

7）将血管生成载玻片放入培养皿中，盖上培养皿盖。

8）将整个培养皿放入培养箱中，静置 30min 左右，等待胶凝结。

9）等待同时准备细胞悬液，细胞密度为 $2×10^5$ 个/毫升，充分混匀细胞悬液。

10）将胶已经凝固的血管生成载玻片从湿盒中取出。

11）每孔加入 50μl 的细胞悬液，注意保持枪头垂直在上孔的上方，不要接触下孔的凝胶，可以使用排枪。

12）同样用格子纸查看是不是加了足够量的液体，如果没有，加入无细胞的培养基，使上孔液体正好加满。

13）盖上盖，静置一段时间后所有细胞都会下沉于 Matrigel 基质胶表面。

14）按照细胞的生长速度定时采集图像，并且对其成管长度、覆盖面积、成环数、结点数进行测量和记录，并且对其进行统计分析。

15）根据需要，可以对成管结果进行免疫荧光染色。

16）小心地移除上孔内培养基。

17）加入 50μl 用无血清培养基稀释的 Calcein AM 免疫荧光试剂（12.5μl Calcein AM，1μg/μl），使其终浓度为 6.25μg/ml（1∶160）。

18）在室温下避光孵育 30min。

19）使用 PBS 清洗三次，PBS 要缓缓加入上孔，以免冲击掉细胞。

20）使用 485nm/529nm 进行免疫荧光成像。

（3）注意事项：如何判断是否加入了合适体积的基质胶：垂直透过每个孔观察下面的格子纸，如果格子被缩小了，说明胶没加满，格子被放大说明胶加多了，格子没发生变形，则是刚刚加满下孔的状态。

2. 鼠大动脉环形成实验

（1）实验材料：8～12 周龄小鼠、胎牛血清、DMEM 培养基、双抗、异硫氰酸荧光素标记的单叶豆凝集素 1（BS1 lectin FITC）、Ⅱ型胶原酶（2g/L，PBS 配制，pH7.4）、鼠尾Ⅰ型胶原（用无血清培养基稀释至 1g/L，pH7.4）、200g/L NaOH、4%甲醛、杜氏 PBS（8g NaCl+0.2g KCl+1.15g Na_2HPO_4+0.2g KH_2PO_4+0.1g $CaCl_2$+0.1g $MgCl_2$，溶于 1L 双蒸水）、PBLEC（每升杜氏 PBS+0.1ml 1mol/L $MnCl_2$ 和 1%Tween20）、二氧化碳培养箱、超净工作台。

（2）实验步骤

1）颈椎脱臼法处死小鼠，体式显微镜下钝性分离小鼠胸主动脉，使用显微剪和眼科镊小心剔除血管周围多余脂肪、组织及微血管小分支，注意避免过于牵拉损伤主动脉。将分离的主动脉转移至预冷的无血清培养基中，使用 1ml 无菌注射器缓缓冲洗去除血管内多余血液，整个过程中应保持主动脉湿润。

2）剪取胸主动脉，将其置于预先复温的Ⅱ型胶原酶（2g/L）中，放入 37℃培养箱消化 6~7min 至血管外膜疏松，然后用眼科镊轻轻夹住外膜，以类似"脱袖套"方式，反方向轻柔拉扯去除外膜。

3）尽可能将血管均匀地剪成约 0.5mm 长的动脉环，取出动脉环放入无血清培养基中，在 37℃、5%二氧化碳培养箱中饥饿培养过夜。

4）用预冷的无血清培养基稀释胶原至终浓度为 1g/L，使用 NaOH（20g/L）调整 pH 至 7.2~7.4。鼠尾胶原以约 80 微升/孔包被预冷的 96 孔板，将动脉环包埋入液态基质胶。96 孔板在室温平衡 10min 后放入 37℃培养箱，孵育 30min，待胶原凝固后加含 10%胎牛血清的 DMEM，100 微升/孔覆盖胶原表面，隔天换液。

5）在倒置显微镜下观察动脉环生长状态，新生微血管的数量和分支，其他非内皮细胞的生长状态。

6）吸出 96 孔板中的培养基，杜氏 PBS 洗 3 遍，4%聚甲醛固定 30min，吸出固定液，杜氏 PBS 加 0.25% Triton X-100 室温孵育 30min，5% BSA 37℃封闭 1h，用 PBLEC 稀释一抗（内皮细胞标记 BS1 lectin FITC）至终浓度为 0.1g/L，一抗 4℃孵育过夜，杜氏 PBS 加 0.1% TritonX-100 洗 2 遍，DAPI 染核 8min，杜氏 PBS 加 Triton X-100 洗 2 遍，双蒸水清洗，荧光倒置显微镜拍照。

（3）注意事项：细胞水平和组织水平血管形成比较：与细胞水平模型及体内新生血管模型相比，离体主动脉环模型具有取材广泛、可重复性高、对经济有效且与体内血管新生过程类似等优点。

（二）体内实验

1. 角膜微囊实验 正常角膜本身无血管，可避免其他模型中原有血管的干扰，因此诱导角膜血管生成反应更能真实地反映血管生成过程。早期实验采用兔眼角膜，将体重为 2~3kg 的健康新西兰白兔麻醉后，在角膜边缘处用虹膜刀植入载体，3~4 天后血管从边缘出芽，7~10 天内新生毛细血管进入载体，通过计数载体内新生毛细血管数和生长率可评价药物对血管新生的效果。但实验过程中易诱发非特异性炎症反应，难与肿瘤微血管生成因子刺激的血管生成相区别，并且模型中微血管生成呈环状排列，分布无规律，造成定量困难。后来用组织相容性好且较少引起炎症反应的高分子材料制成多聚缓释载体，在载体中加入微血管生成因子后再植入角膜微囊。改进后的模型较少引起炎症反应，但成本较高。此后方法进一步改进，采用鼠眼角膜进行实验，成本大大降低，效能基本相同，但大鼠的眼球小，给实验操作带来一定难度。

2. 基质胶栓实验 基质胶是从 Engle-berth Holm Swarm 肉瘤中提取的，主要由基膜蛋白构成。4℃时基质胶是液态，将碱性成纤维细胞生成因子（basic fibroblast growth factor，bFGF）与胶混匀后注射到小鼠皮下，胶在体温状态下形成胶栓，内皮细胞等迁移入胶栓内形成血管样结构。1~3 周后取出胶栓及包围在周边的肉芽组织，再定量胶栓内血管。过去定量血管生成常采用计算血管数的方法，但基质胶栓中血管分布不规则导致计数困难。也有采用测定新生血管血液中血红素含量来定量血管生成，但无法区分新生血管、血窦及大血管中的血液，结果定量也不准确。近来有报道通过注射荧光素标记的高分子量葡聚糖来定量新生血管。该模型也可应用于组织再生实验。所有组织似乎都包含有促进或抑制血管生成的因子，而胶栓中除新生血管外本身没有组织，这其实也是一个缺点。另外，每次注射相同体积的胶液却难以得到相同体积的胶栓，导致基质胶栓模型结果差异较大。虽然该模型存在以上缺点，现仍被广泛用于促进或抑制血管生成药物筛选。

3. 海绵–基质胶实验 结合海绵置入实验和基质胶栓实验建立海绵–基质胶模型。方法是将 0.5ml 的 Matrigel 基质胶注射到小鼠皮下，待胶凝固后麻醉小鼠，轻轻刮掉注射胶液处的毛发，在皮肤上开一小口，再在胶栓上开一小口后置入含有供试药物的无菌聚乙烯海绵、瘤块或其他组织，再用镊子将海绵移至胶栓的中央，实验结束后取出胶栓并定量新生血管数。模型改进后血管能定向生长，灵敏度比基质胶栓实验更高，不足之处在于实验耗时更长。

第六节　动脉粥样硬化中细胞组织氧化应激反应检测

一、概　　述

氧化应激（OS）是指机体在遭受各种有害刺激时体内高活性分子如活性氧类（ROS）和活性氮类（RNS）产生过多，氧化程度超出氧化物的清除速度，氧化系统和抗氧化系统失衡从而导致组织损伤。在氧化应激过程中，构成细胞组织的各种物质如脂质、糖类、蛋白质、脱氧核糖核酸（DNA）等大分子物质，都会发生各种程度的氧化反应，引起变性、交联、断裂等氧化损伤，进而导致细胞结构和功能的破坏，以及机体组织的损伤和器官病变。在 As 中氧化应激存在于从脂纹病变到斑块形成、破裂的整个发展过程，并通过不同机制介导血管内皮细胞、平滑肌细胞功能障碍及损伤，诱导单核/巨噬细胞聚集于内膜并最终形成泡沫细胞，促进局部炎症反应及细胞增殖。另外，血管壁内过多生成的 ROS 能使血管内皮下间隙的低密度脂蛋白（LDL）氧化修饰生成氧化低密度脂蛋白（ox-LDL），而 ox-LDL 则是 As 病理过程中最重要的早期事件之一。因此，氧化应激在 As 的发生和发展中起重要作用。氧化应激具有应激反应的两重性：损伤与抗损伤，即在氧化应激反应引起机体损伤的同时，机体通过抗氧化防御系统（主要为抗氧化酶与非酶性抗氧化物两大类）以对抗氧化性损伤。

二、实　验　方　法

（一）丙二醛含量检测

As 脂质过氧化过程中，氧自由基与脂肪酸发生链式反应，产生脂质过氧化代谢的毒性终产物丙二醛（MDA），使组织细胞受损。MDA 具有促有丝分裂作用，可刺激血管平滑肌细胞增殖，能引起蛋白质、核酸等大分子物质的交联聚合，其含量直接反映体内脂质过氧化的速率和强度，并可间接反映机体细胞及组织的损伤程度。

1. 实验原理　MDA 在酸性和高温条件下，可以与硫代巴比妥酸（TBA）反应生成红棕色的三甲双酮（3，5，5-三甲基噁唑-2，4-二酮），在 532nm 处有最大吸收峰，可根据所测吸光度计算出血清中 MDA 含量。

2. 实验材料　1%硫代巴比妥酸、30%三氯醋酸（trichloroacetic acid，TCA）、正丁醇、

四乙氧基丙烷（10pmol/L，4℃保存）、HCl（0.1mol/L）、双蒸水、玻璃试管、离心机、恒温水浴锅、紫外分光光度计。

3. 实验样品

（1）血清（浆）样品：可直接用于检测。

（2）组织样品：先用生理盐水于冰浴中将不同来源的组织制成 5%或 10%组织匀浆后再进行检测，同时测定匀浆中的蛋白浓度。

（3）细胞样品：细胞密度至少达到 1×10^5 个/毫升后方可用于检测，离心收集细胞，用细胞裂解液于冰浴中裂解细胞（可加入适量 PBS），制成细胞匀浆后待测，同时测定匀浆中的蛋白浓度。

4. 实验步骤

（1）取 3 支洁净的试管，分别标注为标准管、测定管及空白管。

（2）在标准管中加入 0.6ml 四乙氧基丙烷与 1.4ml 双蒸水，在测定管中加入 0.6ml 待测样品及 1.4ml 双蒸水，在空白管中加入 2ml 双蒸水，充分混匀各管中液体。

（3）在三管中各加入 1ml TCA，充分混匀后室温静置 20min，以沉淀蛋白质。

（4）在三管中各加入 2ml HCl 及 1ml TBA，充分混匀后置于沸水浴中溶解 30min，取出冷却至室温。

（5）在三管中各加入 4ml 正丁醇，强力震荡 1min，3000r/min 离心 10min。

（6）缓慢吸取各管上清，用紫外分光光度计测定 532nm 处吸光度值，重复三次取平均值。

（7）计算结果

待测血清（浆）中 MDA 含量（pmol/L）= $\dfrac{测定管吸光度-空白管吸光度}{标准管吸光度-空白管吸光度}\times$ 标准管浓度（10pmol/L）× 待测样品稀释倍数

待测组织/细胞样品中 MDA 含量（pmol/gprot）= $\dfrac{测定管吸光度-空白管吸光度}{标准管吸光度-空白管吸光度}\times$ 标准管浓度（10pmol/L）÷ 样品蛋白浓度

5. 注意事项

（1）由于 MDA 属于微量检测物，故所用试管必须洗涮干净以避免对结果造成影响。

（2）离心沉淀时要充分，否则会影响吸光度，造成结果不稳定，必要时可适当延长离心时间使沉淀完全。

（3）比色时应注意避免将沉淀倒入比色杯中，最好用移液器小心吸入比色杯。

（4）若待测样品为明显高脂血清可用生理盐水适当稀释后再进行检测，最后计算含量时应乘以相应稀释倍数。

（5）目前市面上已有较成熟的血清 MDA 检测试剂盒，可根据需要自行选择使用。

（二）超氧化物歧化酶活性检测

超氧化物歧化酶（SOD）是体内天然存在的重要的抗氧化酶，也是体内唯一将超氧阴离子（O_2^-）转化为过氧化氢（H_2O_2）的抗氧化酶，它通过与自由基反应生成稳定的基团来清除机体代谢中不断产生的 ROS，保护机体组织免受 ROS 损伤。SOD 可减弱氧自由基对血管内膜的损伤作用，抑制 As 的发生发展，其活性可间接反映机体抗氧化损伤和清除氧自由基的能力。SOD 的检测方法有多种，以下主要选取常用且经典的氮蓝四唑（nitro-blue tetrazolium，NBT）显色法进行详细描述并对其他方法加以综合比较。

1. 氮蓝四唑显色法（NBT 法）

（1）实验原理：核黄素与氧在光照条件下产生的 O_2^- 可将 NBT 还原为蓝紫色的甲臜，后者在 560nm 处有强吸收。而 SOD 可清除 O_2^-，从而抑制甲臜形成，故反应体系中蓝色越深，说明 SOD 活性越低，反之则酶活性越高。据此通过比色分析就可计算出 SOD 活性水平。

（2）实验材料：0.12mmol/L 核黄素溶液（4℃避光保存）、0.3mmol/L NBT（4℃避光保存）、50mmol/L 磷酸盐缓冲液（PBS）、0.1mol/L 乙二胺四乙酸二钠（EDTA-Na_2）、SOD 标准品、光照箱、台式离心机、紫外分光光度计。

（3）实验样品

1）血清（浆）样品：用抗凝管收集血液，4℃离心收集上清后作为待测样品。

2）组织样品：先用生理盐水于冰浴中将不同来源的组织制成 5%或 10%组织匀浆，再将匀浆液于 4℃离心，取上清作为待测样品。同时测定上清中的蛋白浓度。

3）细胞样品：收集细胞（密度最好达到 1×10^5 个/毫升），用细胞裂解液于冰浴中裂解细胞（可加入适量 PBS），将匀浆液于 4℃离心，取上清作为待测样品。同时测定上清中的蛋白浓度。

（4）实验步骤

1）取两支洁净试管，分别标记为空白管和样品管。

2）按表 17-1 分别配制空白管和样品管的反应体系。

表 17-1　NBT 法空白管与样品管反应体系配制表

试剂	样品管	空白管
待测样品	0.5ml	——
50mmol/L PBS	1ml	1.5ml
0.1mol/L EDTA-Na_2	0.5ml	0.5ml
0.3mmol/L NBT	0.5ml	0.5ml
0.12mmol/L Riboflavin	0.5ml	0.5ml

3）充分混匀各管中的反应物，置于 25℃光照箱中光照 20min。

4）终止光照，用紫外分光光度计分别测定 560nm 处各管吸光度值，重复三次取平均值。

5）计算 NBT 还原抑制率。

$$\text{NBT 还原抑制率}（\%）=\frac{\text{空白管吸光度}-\text{样品管吸光度}}{\text{空白管吸光度}}\times100\%$$

6）取出 SOD 标准品，按表 17-2 配制梯度反应体系（至少 5 个梯度）。

表 17-2　SOD 标准品梯度反应体系配制表

试剂	空白管	标准管 1	标准管 2	标准管 3	标准管 4	标准管 5
待测样品	—	梯度 1	梯度 2	梯度 3	梯度 4	梯度 5
50mmol/L PBS	1.5ml	补足至总体积为 3ml	补足至总体积为 3ml	补足至总体积为 3ml	补足至总体积为 3ml	补足至总体积为 3ml
0.1mol/L EDTA-Na_2	0.5ml	0.5ml	0.5ml	0.5ml	0.5ml	0.5ml
0.3mmol/L NBT	0.5ml	0.5ml	0.5ml	0.5ml	0.5ml	0.5ml
0.12mmol/L Riboflavin	0.5ml	0.5ml	0.5ml	0.5ml	0.5ml	0.5ml

7）以 SOD 活力为横坐标（可根据所购 SOD 标准品给出的酶比活性，单位为 U/mg，计算出 SOD 活力），NBT 还原抑制率（%）为纵坐标，绘制标准工作曲线，曲线如图 17-1 所示。

SOD 活力单位的定义：在上述反应体系中当抑制率为 50% 时，定义反应体系中 SOD 活力为一个酶活力单位（unit，U）。

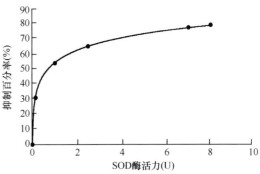

图 17-1　NBT 法标准工作曲线绘制

8）一般当抑制率在 30%～60% 范围内时，曲线的线性关系较好，可直接用以下公式计算样品中的 SOD 活性（如超出此范围则调整样品和缓冲液的用量）。

$$血清 SOD 活性（U/ml）= \frac{NBT 还原抑制率 \times 稀释倍数}{50\%}$$

$$组织或细胞 SOD 活性（U/mgprot）= \frac{NBT 还原抑制率 \times 稀释倍数}{50\% \times 样品量（ml）\times 样品蛋白浓度（mg/ml）}$$

（5）注意事项

1）对 SOD 活力单位的定义方式有多种，不同的活力单位需根据其定义的不同进行适当换算，本实验所用的为一般的定义方式。

2）绘制标准工作曲线时一般至少设置 5 个样品梯度（如 0.1ml、0.2ml、0.4ml、0.8ml、1.6ml），可根据需要自行设置。

3）对 SOD 酶活力与 NBT 还原抑制率进行线性拟合的过程中发现，两者经倒数转换后一般有极好的线性关系，相关系数达到或超过 0.99，如图 17-2 所示。

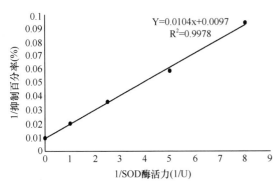

图 17-2　经线性拟合后的 NBT 法标准工作曲线

故可据此直接用操作步骤中的公式计算样品的 SOD 活性，而不必判断原标准工作曲线的线性关系。但在实际实验中，不同的样品、不同的检测条件或操作问题可使获得曲线的线性关系与上图有明显差别。

4）目前市面上已有多种 SOD 检测试剂盒，可根据需要自行选择使用。

2. 不同 SOD 测定方法　方法比较见表 17-3。

表 17-3　不同 SOD 测定方法之间的比较

检测方法	原理	优缺点
氮蓝四唑显色法（NBT 法）	核黄素与氧在光照条件下产生 O_2^-，可将 NBT 还原为蓝紫色的甲䏡，其在 560nm 处有最大吸收峰，SOD 存在时，NBT 还原反应受到抑制，可根据吸光度抑制率计算 SOD 活性	最常用的经典方法，简便经济，建立的标准工作曲线线性关系较好，结果计算方便、准确。但由于 NBT 法产生的甲䏡水溶性稍差，故会对结果的精确度略有影响
黄嘌呤氧化酶-细胞色素 C 法（Mcvod 法）	有氧条件下，黄嘌呤氧化酶催化黄嘌呤生成 O_2^-，将氧化型细胞色素 C 还原为还原型细胞色素 C，其在 550nm 处有最大吸收峰，SOD 存在时，细胞色素 C 还原受抑制，可根据吸光度抑制率计算 SOD 活性	最早建立的 SOD 活性测定方法。该法简单快速，但由于细胞色素 C 氧化活性高，故易受样品中的还原剂干扰，对于 SOD 的检测灵敏度较低，不太适合大批量样品的检测
邻苯三酚法	碱性条件下，邻苯三酚发生自氧化反应产生红橘酚，其在 325nm 处有最大吸收峰，SOD 存在时，自氧化反应受到抑制，可根据吸光度抑制率计算 SOD 活性	该法所用的试剂及仪器比较普通，测试方便快捷，灵敏度高，也是应用较多的一种测试方法，但该法对温度、pH、邻苯三酚浓度、SOD 待测样品存放时间等诸因素比较敏感，测定时须严格控制
化学发光法	有氧条件下，黄嘌呤氧化酶催化黄嘌呤或次黄嘌呤生成尿酸和 O_2^-，O_2^- 进一步与化学发光剂鲁米诺反应，使发光剂受到激发成为激发态，当其返回基态时向外发光。SOD 能抑制发光剂化学发光，可根据光抑制率计算 SOD 活性	该法的时间响应快、分析精确度高、灵敏度高、专一性强、样品用量少。但该法需要高灵敏度的精密发光测量仪器，因而其使用推广受到限制
WST-8 法	WST-8 是一种水溶性四唑盐，其可以和黄嘌呤氧化酶催化黄嘌呤产生的 O_2^- 反应产生水溶性的甲䏡染料，其在 450nm 处有最大吸收峰，SOD 存在时该反应受抑制，可根据吸光度抑制率计算 SOD 活性	该法为商品化的试剂盒所用检测方法，较为先进，反应过程稳定，灵敏度较高，产生的甲䏡染料相比 NBT 法水溶性更强，可相对提高结果的精确度，但该法需有一定经费支持

（三）8-异前列腺素 $F_{2\alpha}$ 浓度检测

8-异前列腺素 $F_{2\alpha}$（8-iso-prostaglandin $F_{2\alpha}$，8-iso-PGF$_{2\alpha}$）是细胞膜上脂质化的花生四烯酸受氧自由基攻击后裂解而形成的前列腺素衍生物，具有收缩血管及促进血小板黏附和聚集等生物学活性，可直接消耗 NO 或改变 NO 合酶的活性，从而削弱 NO 的保护性生物学效应的发挥，导致内皮损伤加重，促进 As 病变形成。8-iso-PGF$_{2\alpha}$ 在体液和组织中的含量极其稳定，常作为评价体内氧化应激水平的金标准，以其为反映脂质过氧化程度的特异、敏感、可靠的指标。

1. 实验原理　双抗体夹心 ELISA 法：将特异性抗体结合到固相载体上形成固相抗体，然后和待检样品中的相应抗原结合形成免疫复合物，洗涤后加入酶标抗体，形成酶标抗体-抗原-固相抗体复合物，加底物显色，颜色深浅与样品含量呈正相关，再用酶标仪测定 OD 值，计算样品浓度。

2. 实验材料　抗 8-iso-PGF2α 抗体（-20℃保存）、HRP 标记的抗 8-iso-PGF2α 抗体（-20℃保存）、标准品（阳性对照）、包被液（1.59g Na_2CO_3，2.93g $NaHCO_3$ 溶于 1L 双蒸水）、PBST（PBS+0.1%Tween20）、TMB 底物显色液（4℃避光保存）、2mol/L 浓硫酸、脱脂奶粉、酶标板、恒温培养箱、酶标仪。

3. 实验样品

（1）血清（浆）样品：用抗凝管收集血液，离心收集上清后作为待测样品。

（2）组织样品：先用生理盐水将不同来源的组织制成 5%或 10%组织匀浆，再将匀浆液离心取上清后作为待测样品。

（3）细胞样品：收集细胞（密度最好达到 1×10^5 个/毫升），离心取上清作为待测样品。

4. 实验步骤

（1）用包被液包被抗 8-iso-PGF$_{2\alpha}$ 抗体于酶标板中，100 纳克/孔，4℃过夜。

（2）弃去酶标板中液体，用 5%脱脂奶粉加满每孔，37℃封闭 2h。

（3）弃去封闭液拍干，加入待测样本与标准品，标准品（阳性对照）设置浓度梯度，另外设置阴性对照，50 微升/孔，37℃孵育 2h。

（4）弃去酶标板中液体，用 PBST 洗涤 5 次，每次 2min，拍干。

（5）加入 HRP 标记的抗 8-iso-PGF$_{2\alpha}$ 抗体，50 微升/孔，37℃孵育 2h。

（6）弃去酶标板中液体，用 PBST 洗涤 5 次，每次 2min，拍干。

（7）加入 TMB 底物显色液，50 微升/孔，避光显色。

（8）显色后加入 2mol/L 浓硫酸终止显色反应，50 微升/孔。

（9）于酶标仪读取各孔 OD$_{450}$ 值。

（10）以标准品（阳性对照）浓度为横坐标，OD$_{450}$ 值为纵坐标，绘制标准曲线。根据样品的 OD$_{450}$ 值由标准曲线查出相应的浓度（g/L），或用标准品浓度与 OD 值计算出标准曲线的直线回归方程式，将样品的 OD$_{450}$ 值代入方程式，计算出样品浓度（g/L）。

5. 注意事项

（1）包被抗 8-iso-PGF2α 抗体时需覆盖满各孔，加样时可将枪头尽可能插入孔中，加样后也可轻轻敲击酶标板边缘使各孔盖满。

（2）封闭完的酶标板可于−20℃保存待用。

（3）每次洗涤都应认真洗净，避免导致结果非特异。

（4）显色时应注意严格避光，可根据阴性对照的显色情况选择终止时机（当阴性对照有显色趋势时立即终止）。

（5）可根据需要适当稀释样品，最后计算时应乘以稀释倍数。

（6）目前市面上有 8-iso-PGF$_{2\alpha}$ 的 ELISA 检测试剂盒，可在一定程度上节省检测时间，提高检测效率，可根据需要自行选择使用。

第七节　动脉粥样硬化中细胞活化功能检测

一、概　　述

在动脉粥样硬化（As）中，各种细胞因子分泌、内毒素刺激、氧化修饰的低密度脂蛋白吞噬及血流动力学改变等 As 危险因素均可诱导巨噬细胞活化后功能活跃，导致巨噬细胞聚集、黏附、趋化浸润穿过动脉内皮细胞间隙进入内膜下，分泌各种炎性细胞因子，进一步加速炎症反应，同时吞噬胆固醇等脂质，形成泡沫细胞。巨噬细胞表面有多种受体分子表达，能够与相应的配体结合，分别表现出不同的生物学效应。其中，Toll 样受体 4（TLR4）和 Toll 样受体 2（TLR2）等可提供巨噬细胞活化的信号。活化的巨噬细胞具有极强的分泌功能，能够合成和分泌多种生物活性物质，参与固有及获得性免疫应答和免疫调节，主要包括：①分泌细胞因子类，包括肿瘤坏死因子-α（TNF-α），白细胞介素（IL）家族如 IL-1、IL-6、IL-8、IL-10、IL-12，干扰素（IFN）如 IFN-α、IFN-β，集落刺激因子（CSF）等；②合成蛋白酶类，如精氨酸酶、髓过氧化物酶、酸性磷酸酶、一氧化氮合酶、溶菌酶等；③产生补体（complement，C）成分，如 C1~C9；④合成生物活性酯类及其他等。

二、实 验 方 法

（一）细胞因子检测（以 TNF-α 为例）

1. 实验原理 ELISA 法：将抗原或抗体结合到某种固相载体表面，并保持其免疫活性。然后使抗原或抗体与某种酶连接成酶标抗原或抗体，这种酶标抗原或抗体既保留其免疫活性，又保留酶的活性。在测定时，把受检标本和酶标抗原或抗体按不同的步骤与固相载体表面的抗原或抗体起反应。用洗涤的方法使固相载体上形成的抗原抗体复合物与其他物质分开，最后结合在固相载体上的酶量与标本中受检物质的量成一定的比例。加入酶反应的底物后，底物被酶催化变为有色产物，产物的量与标本中受检物质的量直接相关，故可根据颜色反应的深浅进行定性或定量分析。由于酶的催化效率很高，故可极大地放大反应效果，从而使测定方法达到很高的敏感度。

2. 实验材料 ELISA 试剂盒、RPMI-1640 培养基、CO_2 孵育箱、蒸汽压力灭菌器、超净工作台、台式离心机、光学显微镜、酶标检测仪。

3. 实验步骤

（1）将巨噬细胞接种于 12 孔细胞培养板，细胞数为 $1.5×10^6$ 个/孔。

（2）加入刺激物，用含 2.5%胎牛血清的 RPMI 1640 培养液培养。

（3）37℃、5% CO_2 饱和湿度细胞培养箱内培养 12h，回收各孔细胞培养上清，加入离心管中，10 000r/min 离心 1min，再次回收上清用于检测 TNF-α。

（4）取包被了抗 TNF-α 单克隆抗体的 96 孔酶标版，加入 100 微升/孔的巨噬细胞培养上清或标准 TNF-α，室温孵育 2h，洗板 5 次。

（5）加入 100 微升/孔的检测抗体，继续室温孵育 1h，洗板 5 次。

（6）加入 100 微升/孔的辣根过氧化物酶标记的亲和素（avidin-HRP），室温孵育 30min，洗板 7 次。

（7）加入 100 微升/孔的 TMB 底物显色液，室温孵育 15min。加入 15 微升/孔的终止液，终止反应。

（8）测定 450nm 处吸光度值，绘制标准曲线，根据标准曲线计算样本中 TNF-α 浓度。

4. 注意事项 其他细胞因子的检测方法与上述检测方法类似，均为 ELISA 法，可根据检测因子的不同包被对应的抗体。

（二）细胞表面受体检测

1. 实验原理 流式细胞技术：流式细胞仪是以激光为光源，集流体力学、电子物理技术、光电测量技术、计算机技术、细胞荧光化学技术和单克隆抗体技术等为一体的新型高科技仪器。应用流式细胞仪对于处在快速直线流动状态中的生物颗粒进行快速的、多参数的定量分析和分选的技术称为流式细胞术，它是在单细胞的水平上，对于这些生物颗粒进行多参数、快速定量分析和分选的技术，已成为现代医学研究最先进的分析技术之一。当激光光束与细胞正交时，一般会产生两种荧光信号，一种是细胞自身在激光照射下发出微弱的荧光信号，称为细胞自发荧光；另一种是标记细胞内的特异荧光素受激发得到的荧光信号，通过对这类荧光信号的检测和定量分析能了解所研究细胞的数量和生物颗粒的情况。因此，可使用荧光素标记的特异性抗体对巨噬细胞表面受体分子进行标记，通过流式细胞术检测表达相应受体的巨噬细胞数目。

2. 实验材料 异硫氰酸荧光素（fluorescein isothiocyanate，FITC）标记的抗TLR2抗体、藻红蛋白（P-phycoerythrin，PE）标记的抗TLR4抗体、RPMI-1640培养基、PBS溶液、台盼蓝溶液、CO_2孵育箱、蒸汽压力灭菌器、超净工作台、台式离心机、光学显微镜、流式细胞仪。

3. 实验步骤

（1）将巨噬细胞接种于12孔细胞培养板，细胞数为$1.5×10^6$个/孔。

（2）加入刺激物，用含2.5%胎牛血清的RPMI 1640培养液培养。

（3）37℃，5% CO_2细胞培养箱内培养12h，弃上清液，板孔中加入冰冷的PBS，用细胞刮刀收集细胞，0.04%台盼蓝计数，每孔取$1×10^6$个细胞。

（4）用PBS洗细胞2次，1500r/min，4℃离心5min，弃上清。

（5）100μl PBS重悬细胞。各组细胞样本中分别加入FITC标记的抗TLR2单克隆抗体和PE标记的抗TLR4单克隆抗体。

（6）4℃避光孵育30min后，冰冷PBS洗细胞2次，1500r/min，离心5min，弃上清。

（7）用300μl PBS重悬细胞，流式细胞仪对样本进行检测。

（三）巨噬细胞培养液一氧化氮浓度检测（Griess法）

1. 实验原理 诱导型一氧化氮合酶（iNOS）以L-精氨酸为底物，利用氧生成NO和L-胍氨酸，利用NO的氧化应激自由基协助巨噬细胞在免疫系统中对抗病原体。NO在体内或水溶液中极易氧化成NO_2，在酸性条件下，NO与重氮盐磺胺发生重氮反应，并生成重氮化合物，后者进一步与萘基乙烯基二胺发生耦合反应，该反应生成的产物浓度与NO浓度具有线性关系，在540nm处有最大吸收峰。

2. 实验材料 亚硝酸钠标准品溶液、1%磺胺溶液、RPMI-1640培养基、0.1%盐酸萘乙二胺（*N*-1-naphthyl ethylenediamine dihydrochloride，NED）水溶液、CO_2孵育箱、蒸汽压力灭菌器、超净工作台、台式离心机、光学显微镜、酶标检测仪。

3. 实验步骤

（1）收集巨噬细胞培养上清，方法参照细胞因子检测。

（2）用培养液对亚硝酸钠标准品溶液进行连续倍比稀释，稀释浓度如下（表17-4）：

表 17-4 亚硝酸钠标准品倍比稀释表

孔号	原液	1	2	3	4	5	6	7	8
浓度（μmol/L）	10^5	100	50	25	12.5	6.25	3.125	1.56	0

（3）取 50μl 稀释好的各浓度标准品或待测样品，加入 96 孔酶标板。

（4）向各孔中加入 50μl 1%磺胺溶液，混匀，室温避光孵育 5～10min。

（5）向各孔中加入 50μl 0.1% NED 溶液，混匀，室温避光孵育 5～10min。

（6）490nm 处测定吸光度值，绘制标准曲线，根据标准曲线计算样品中 NO 浓度。

（四）精氨酸酶活性检测

1. 实验原理　血管平滑肌细胞位于血管壁的中层，在生理状态下这些细胞表现出一种分化状态来维持血管的结构及其紧张度。然而，在某些条件下（如 As 形成），血管平滑肌细胞表现为去分化状态，并能够合成、分泌一些炎性因子，从而促进血管的病变过程。精氨酸酶Ⅰ（ArginaseⅠ，ArgⅠ）能够促进平滑肌细胞的增殖。由于细胞内无法检测到 ArgⅡ的表达，因此精氨酸酶活性即代表 ArgⅠ活性。

2. 实验材料　Triton X-100、$MnCl_2$、RPMI-1640 培养基、PBS 溶液、Tris-HCl、精氨酸、96%浓硫酸溶液、85%磷酸溶液、9% α-异亚硝基苯丙酮溶液、二氧化碳孵育箱、蒸汽压力灭菌器、超净工作台、台式离心机、光学显微镜、酶标检测仪、制冰机。

3. 实验步骤

（1）将收集到的细胞置于冰上，用 0.1%Triton X-100 进行裂解。

（2）30min 后加入含有 5mmol/L $MnCl_2$ 的 25mmol/L Tris-HCl（pH7.4）。

（3）56℃加热 10min，加入 0.5mol/L 精氨酸（pH9.7）后 37℃孵育 60min。

（4）反应终止时，以 1∶3∶7 的体积比加入总量 400μl 的 96%H_2SO_4、85%H_3PO_4 与双蒸水混合物。

（5）加入 25μl 9% α-异亚硝基苯丙酮溶液，100℃加热 45min。

（6）在 540nm 处测定吸光度值以检测尿素浓度，所得数值均为减掉空白对照值（1U 的精氨酸酶活性代表每分钟催化生成 1μmol 尿素的酶量）。

第八节　动脉粥样硬化中细胞增殖能力检测

一、概　　述

细胞增殖是生命体的重要特征之一，是指细胞在周期调控因子的作用下通过 DNA 复制、RNA 转录和蛋白质合成等反应进行的分裂过程，其中核 DNA 含量的复制倍增是整个过程的重要特征。细胞主要以分裂的方式进行增殖，其中单细胞生物通过细胞分裂的方式产生新的个体，而多细胞生物则以细胞分裂的方式产生新生细胞，用以补充体内衰老或死亡的细胞。细胞增殖检测技术广泛应用于分子生物学、遗传学、肿瘤生物学、免疫学、药理和药代动力学等研究领域，其作为一种实验技术方法，不仅在研究细胞的基本生物学特征中非常重要，而且是分析细胞状态、研究遗传性状和评估应激反应的一种基本方法。

细胞增殖检测一般是检测分裂中的细胞数量或细胞群体发生的变化，检测细胞增殖的方法主要分为四类：代谢活性检测、DNA 合成检测、细胞增殖相关抗原检测和 ATP 浓度检测。目前常用的有水溶性四唑盐比色法（CCK-8 法）、四甲基偶氮唑盐法（MTT 法）、5-溴-2'-脱氧尿嘧啶核苷掺入法（BrdU 法）、^{3}H-胸腺嘧啶核苷掺入法（^{3}H-TdR 法）等。选何种细胞增殖检测方法，主要取决于所研究的细胞类型和研究方案。

二、实验方法

（一）四唑盐检测细胞代谢活性

检测细胞群体的代谢活性可反映细胞增殖的情况。在细胞增殖过程中乳酸脱氢酶的活性会增加，能够与四唑盐发生反应并形成橘黄色的甲䐶染料，通过酶标仪读取含染料培养基的吸光度值，可衡量细胞的代谢活性，检测细胞增殖情况。

1. 四甲基偶氮唑盐法

（1）实验原理：四甲基偶氮唑盐（MTT）是一种粉末状化学试剂，化学名为 3-（4,5-二甲基噻唑-2）-2,5-二苯基溴化四氮唑蓝，商品名为噻唑蓝，外观淡黄色。MTT 是一种接受氢离子的染料，可作用于活细胞线粒体中的呼吸链，活细胞线粒体中的琥珀酸脱氢酶能使外源性 MTT 还原为不溶于水的蓝紫色结晶甲䐶并沉积在细胞中。死细胞因琥珀酸脱氢酶消失，所以不能将 MTT 还原。还原生成的甲䐶结晶可用二甲基亚砜（DMSO）溶解，溶液颜色的深浅与所含的甲䐶量成正比。再用酶标仪测定 OD_{490} 值，可间接反映出活细胞数量。在一定细胞数范围内，MTT 结晶形成的数量与细胞数成正比。根据测得的吸光度值，来判断活细胞数量，OD 值越大，细胞活性越强。MTT 法可检测细胞存活和生长情况，也可用于评价药物产生的细胞毒作用。

（2）实验材料：MTT 溶液（-20℃避光储存）、分析纯级 DMSO、胰蛋白酶、细胞培养基、PBS 缓冲液、血细胞计数板、96 孔培养板、CO_2 细胞培养箱、微孔板振荡器、酶标仪、低速离心机。

（3）实验步骤

1）用 0.25%胰蛋白酶消化对数期生长的培养细胞，用含血清的培养液配成单个细胞悬液，调整细胞悬液浓度，在 96 孔板中配制 100μl 的细胞悬液（通常细胞增殖实验每孔加入 2000 个细胞，具体每孔所用的细胞数目需根据细胞的大小、细胞增殖速度的快慢等因素决定）。按照实验需要，在 37℃、5% CO_2 的条件下预培养 24h。

2）向培养板加入 1～10μl 不同浓度的待测药物刺激，每组设 3 个复孔。

3）将培养板放在培养箱孵育适当的时间（如 6h、12h、24h 或 48h）。

4）每孔加入 10μl MTT 溶液（5mg/ml），继续培养 4h。若药物能与 MTT 反应，可先离心后弃去培养液，小心用 PBS 冲洗 2～3 遍，再加入含 MTT 的等体积培养液。

5）显色：如果是贴壁细胞，小心地吸去孔内培养液，每孔加入 DMSO 液 150μl，室温下平板置微孔板振荡器上振荡 10min，使结晶充分溶解。如果是悬浮生长的细胞，1000r/min 离心 5min，然后弃去孔内上清再加入 DMSO 液（150 微升/孔）。

6）比色：酶标仪检测各孔 OD_{490} 值，记录结果，以时间为横坐标，吸光值为纵坐标绘制细胞生长曲线。

（4）注意事项

1）由于使用 96 孔板进行检测，如果细胞培养时间较长，一定要注意蒸发的问题。一方面，由于 96 孔板周围一圈最容易蒸发，可以采取弃用周围一圈的办法，改加 PBS、水或培养液；另一方面，可以把 96 孔板置于靠近培养箱内水源的地方，以缓解蒸发。

2）细胞接种浓度预选。一般情况下，96 孔培养板孔内，当细胞贴壁长满时贴壁细胞约有 $1×10^5$ 个/毫升，但不同细胞贴壁生长后所占面积差异很大。因此进行 MTT 实验时，应先测试细胞贴壁率、倍增时间，以及在不同接种细胞数条件下的生长曲线，然后确定实验中每孔的接种细胞数和培养时间，这样保证终止培养时不致细胞过满，使 MTT 结晶形成量与细胞数呈良好的线性关系。

3）加入的药物浓度和体积要依据实验目的进行设定。

4）设空白对照孔。实验中设不加细胞只加培养液的空白对照孔，其他操作与实验组一致。

5）MTT 最好现用现配，用避光袋或锡箔纸包住避光以免分解，当 MTT 变成灰绿色时不能再用。

6）MTT 法的局限性：产生的甲臜不溶于水，无法直接测定吸光度，需要被溶解之后才能检测，增加工作量。而且 MTT 溶液具有致癌性，因此在操作过程中要格外小心。

7）MTT 结晶物形成的量与细胞数成正比，增殖生长旺盛的细胞将还原更多的 MTT，并具有较高的光吸收值；反之，则光吸收度越低。

2. 水溶性四唑盐比色法

（1）实验原理：CCK-8（cell counting kit 8）是含有 WST-8[化学名：2-（2-甲氧基-4-硝苯基）-3-（4-硝苯基）-5（2,4-二磺基苯）-2H-四唑单钠盐]，用于细胞增殖检测的一类检测试剂盒。CCK-8 法的作用原理类似于 MTT 法，在电子耦合试剂作用下被细胞线粒体中的一些脱氢酶还原为具有高度水溶性的橙黄色甲臜。细胞增殖越快，生成的甲臜越多，颜色就越深。用酶标仪测定 OD_{450} 值，可间接反映活细胞数量。CCK-8 法已被广泛用于一些生物活性因子的活性检测、大规模的抗肿瘤药物筛选和细胞增殖实验检测等。

（2）实验材料：CCK-8 试剂、胰蛋白酶、细胞培养基、PBS 缓冲液、血细胞计数板、96 孔培养板、CO_2 细胞培养箱、酶标仪。

（3）实验步骤

1）用 0.25% 胰蛋白酶消化对数期培养细胞，用含血清的培养液配成单个细胞悬液，调整细胞悬液浓度，在 96 孔板中配制 100μl 的细胞悬液（通常细胞增殖实验每孔加入 2000 个细胞。具体每孔所用的细胞数目，需根据细胞的大小、细胞增殖速度的快慢等因素决定）。按照实验需要，在 37℃、5% CO_2 的条件下预培养 24h。

2）向培养板加入 1～10μl 不同浓度的待测药物。每组设 3 个复孔。

3）将培养板放在培养箱孵育适当的时间（如 6、12、24 或 48h）。

4）每孔加入 10μl CCK-8 溶液（注意不要在孔中生成气泡，否则会影响后续 OD 值读数）。在细胞培养箱内继续孵育 1～4h。

5）用酶标仪测定 OD_{450} 值。

6）计算结果：以各孔 OD_{450} 值减去空白对照孔的 OD_{450} 值为最终 OD 值。

（4）注意事项

1）培养时间根据细胞种类的不同和每孔中细胞数量的多少而异。对于悬浮细胞，在加入 CCK-8 培养 1~4h 后，可先从培养箱中取出，目测染色程度或用酶标仪测定决定。若显色困难，可将培养板放回培养箱中继续培养数小时后再确定。对于贴壁细胞，CCK-8 的培养时间一般为 1~4h，但在培养 30min 左右取出肉眼观察显色程度（根据细胞种类而定，需要摸索条件），CCK-8 的最佳反应时间以具体显色的最佳时间为准。

2）加 CCK-8 试剂时，建议斜贴着培养板壁加，不要插到培养基液面下，否则容易产生气泡，干扰 OD 值读数。

3）CCK-8 试剂中的 WST-8 会与还原剂反应生成甲臜，如果实验中有还原剂，应先检查背景 OD 值，即在不含细胞的培养基中加入药物，然后加入 CCK-8 试剂在一定时间内检测，和不含药物但加入 CCK-8 试剂的培养基进行比较，如果 OD 值明显偏高，则说明有反应。

4）如果 OD 值太低，可适当增加细胞数量或延长加入 CCK-8 试剂后的染色时间。

5）设空白对照孔。实验中设不加细胞只加培养液和 CCK-8 溶液的孔作为空白对照孔，如果所使用的药物可能干扰检测，需设置不加细胞只加培养液、药物和 CCK-8 溶液的孔作为空白对照孔。

6）CCK-8 法是目前最常用的细胞增殖检测方法，与其他四唑盐法相比，具有多种优点（表 17-5）。

表 17-5 检测细胞增殖不同方法间的比较

	MTT 法	XTT 法	WST-1 法	CCK8 法
甲臜产物水溶性	差	好	好	好
检测灵敏度	高	很高	很高	高
检测时间	较长	较短	较短	最短
细胞毒性	高（细胞形态完全消失）	很低（细胞形态不变）	很低（细胞形态不变）	很低（细胞形态不变）
试剂稳定性	一般	较差	一般	很好
批量检测	可以	非常合适	非常合适	非常合适
便捷度	一般	便捷	便捷	非常便捷

（二）DNA 合成检测

DNA 合成检测是目前检测细胞增殖最准确可靠的方式。传统方法是采用 ^{3}H-TdR 法，但该法耗时长，而且使用放射性物质对人体会造成一定程度的伤害。BrdU 掺入法和 EdU 掺入法不具有放射性，检测灵敏度高，是实验室常用细胞增殖检测方法。

1. ^{3}H-TdR 掺入法

（1）实验原理：胸腺嘧啶核苷（thymidine，TdR）是 DNA 合成的前体物，处于 S 期的细胞不断地摄取 TdR 用以合成 DNA。^{3}H-TdR 掺入法是将被放射性标记的 ^{3}H-TdR 掺入 DNA 合成期的细胞，掺入量的多少，可客观反映细胞复制 DNA 量，从而间接了解细胞增殖情况。用液体闪烁计数仪检测出 ^{3}H 放射活性即可反映 DNA 含量。1981 年世界卫生组织建议，测定有丝分裂原对淋巴细胞的增殖反应，最好采用放射性同位素标记的胸腺嘧啶核苷掺入法。

（2）实验材料：新鲜肝素抗凝血、营养液（由 RPMI-1640 培养基及 10%小牛血清混合而成）、植物血凝素（phytohaemagglutinin，PHA）、^{3}H-TdR（生理盐水稀释为 20μci/mg，4℃保存）、闪烁液[2, 5-二苯基噁唑（PPO）4.0g，1, 4-双（5-苯基-2-噁唑基）苯（POPOP）0.4g，二甲苯加至 1L]、玻璃纤维滤纸、液体闪烁计数仪、5%三氯醋酸、无水乙醇、负压抽滤装置。

（3）实验步骤

1）取新鲜肝素抗凝血 0.1ml，加入 1.9ml 含 200μg PHA（pH8.0，1mg/ml）的营养液中，每份标本重复三管。同时设立每份样品的对照管，即加入不含 PHA 的 1.9ml 营养液。

2）盖上橡皮盖，置 37℃培育，每日轻轻振摇两次。

3）56h 后取出，每管加入 1μci ^{3}H-TdR，继续培育至 72h。

4）负压抽滤，收集细胞于滤纸片上，收获时用 5ml 双蒸水溶解红细胞，5%三氯醋酸 3ml 固定蛋白，无水乙醇 3ml 脱水脱色。

5）取出滤纸片置 80℃，30min 烘干，冷却，放入装有 5ml 闪烁液的闪烁瓶内，用液体闪烁计数仪测定每管样品的 cpm 数（为每管标本 1min 测定的脉冲数）。

6）结果计算：

$$样品 cpm = 平均实验管 cpm - 平均对照管 cpm$$
$$刺激指数（SI）= 平均实验管 cpm/平均对照管 cpm$$

（4）注意事项

1）由于绝大多数样品的对照（即不加 PHA 培养后的检测结果），其 cpm 与本底比较接近，不同样品间的少许差别也不易确定其意义，因此依据刺激指数来表示转化水平（刺激指数一般在 100 左右），不如直接用 cpm 的绝对值表示更明确可靠。但实验动物特别是小鼠的淋巴细胞转化实验结果，通常用刺激指数来表示。在正常动物不同个体之间，不论是加 PHA 培养管或不加 PHA 培养的对照管，cpm 差别较大，有时可达 10 倍左右。因此实验时必须设置相同数量的对照培养管，测定后计算刺激指数，才能比较正确地反映机体的免疫应答水平。

2）^{3}H-TdR 具有放射性，因此在应用上受到很大的限制，另外，放射性自显影技术的工作量繁重而且耗费时间（检测有时持续数月），不适用于需要快速完成的实验。

2. BrdU 掺入法

（1）实验原理：BrdU，即 5-溴-2'-脱氧尿嘧啶核苷，是胸腺嘧啶核苷类似物，可通过竞争替代胸腺嘧啶核苷掺入到 DNA 合成（S 期）。活体注射或细胞培养时加入 BrdU，而后利用抗 BrdU 抗体和抗体连接酶或荧光素作为指示系统，当处于旺盛分裂的细胞掺入 BrdU 后，即可检测出含有 BrdU 的细胞，并以此判断合成细胞的数目。同时结合其他细胞标记物进行双重染色，可判断出增殖细胞的种类，增殖速度等，对研究细胞动力学有重要意义。BrdU 掺入定位准确，阳性结果表达 S 期细胞新合成 DNA 的水平，而且受细胞内外环境影响小，标记不会丢失。本法适用于细胞和组织切片的细胞增殖检测。

（2）实验材料：细胞爬片样品、细胞培养基、PBS 缓冲液、BrdU 溶液、4%多聚甲醛、破膜液、DAPI 染液、1mol/L HCl、3% BSA 封闭液、抗 BrdU 抗体、抗荧光淬灭封片剂、盖玻片、6 孔板、CO_2 培养箱、荧光显微镜。

（3）实验步骤（以细胞爬片样品 BrdU 免疫荧光为例）

1）将盖玻片用洗洁剂清洗干净，泡在 75%的乙醇中静置 10min。然后在酒精灯上将乙醇烧干，将烧干的盖玻片放在 6 孔板中，待冷却后将细胞悬液[$(1\sim2)\times10^4$ 个细胞]滴加在盖玻片上。

2）5h 后轻轻补加 1ml 培养基，置 37℃ 5% CO_2 培养箱中培养，过一夜。

3）待细胞贴在玻片上良好生长后每孔避光加入 1ml 含有 BrdU 的培养基，具体浓度见注意事项，于培养箱中孵育 40min 后即可。

4）将上述处理好的细胞爬片用 PBS 洗 3 次，加含 4%的多聚甲醛溶液处理 30min。用 PBS 洗 3 次，每次 5min。

5）滴加破膜液处理 10min，PBS 洗 3 次，每次 5min。

6）滴加 DAPI 染液，染色 5min，然后用 PBS 洗 3 次，每次 5min。

7）滴加 4%多聚甲醛溶液处理 10min，然后用 PBS 洗 3 次，每次 5min。

8）滴加 1mol/L HCl，37℃处理 30min，然后用 PBS 稍洗。

9）滴加 DAPI 染液，染色 5min，然后用 PBS 洗 3 次，每次 5min。

10）滴加 4%多聚甲醛溶液处理 10min，然后用 PBS 洗 3 次，每次 5min。滴加 3%BSA 封闭液处理 30min 后，将爬片稍甩干。

11）用 3%BSA 封闭液稀释抗 BrdU 抗体，配制成一抗工作液，现用现配。

12）滴加稀释好的一抗工作液，4℃孵育过夜。

13）爬片平衡至室温后冲洗掉一抗工作液，PBS 洗 3 次，每次 5min。

14）滴加用 PBS 稀释的荧光二抗，室温避光孵育 1h。

15）在避光环境下，冲洗掉二抗，PBS 洗 3 次，每次 5min。

16）滴加抗荧光淬灭封片剂封片，即刻在荧光显微镜下观察。

17）判断结果，在荧光显微镜下观察结果。（如图 17-3，见彩图。a：标记 BrdU，显示红光；b：标记 DAPI，显示蓝光；c：双重染色显示，粉色表示 BrdU 与 DAPI 均呈阳性染色处。）

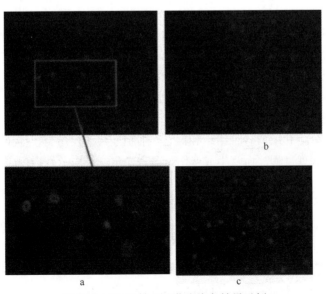

图 17-3　BrdU 掺入法荧光染色结果示例

（4）注意事项

1）BrdU 配制方法：10mg 溶于 10ml 双蒸水，4℃下避光保存。

2）BrdU 会对机体造成不可逆损伤，使用时要做好防护措施，避免吸入 BrdU 粉尘。

3）BrdU 的浓度和处理时间与细胞种类有关。肿瘤细胞需要的浓度和时间都比较低，成纤维细胞或上皮细胞等增殖较慢的细胞需要提高浓度并延长作用时间，浓度范围为 20～100μmol/L，作用时间为 40min～4h，可根据细胞种类进行调整。

4）BrdU 法的缺点，就是需要变性 DNA 后才能与抗体结合，但这会破坏 DNA 双链结构，导致染色弥散，准确性降低。目前已有 EdU 法正逐步取代 BrdU 法，其原理是乙炔基与一种小分子荧光叠氮化合物探针反应形成稳定的三唑环，基于这一反应可高效快速地检测细胞增殖，并可优先检测处于 S 期细胞的比例。目前已有商品化的 EdU 细胞增殖检测试剂盒可供选用。EdU 法与 BrdU 法的具体区别见表 17-6。

表 17-6　EdU 法与 BrdU 法的区别比较

	BrdU 法	EdU 法
检测分子	大	很小
检测方式	免疫反应	化学反应
影响其他标记	是	否
DNA 变性	需要	不需要
实验时间	过夜	2.5h
检测灵敏度	一般	灵敏

第九节　动脉粥样硬化中细胞迁移能力检测

一、概　　述

细胞迁移也称为细胞爬行、细胞移动或细胞运动，是指细胞在接收到迁移信号或感受到某些物质的梯度后而产生的移动。表现为细胞头部伪足的延伸、新的黏附建立、细胞体尾部收缩在时空上的交替过程。这是多细胞生物的发展和维持的一个核心过程。在胚胎发育过程中组织的形成和体内稳态维持起重要作用。在原始肠胚中迁移特别活跃，所有的细胞迁移形成三层，包括内胚层、外胚层和中胚层，最终形成胚胎。胚胎发育过程中，不同胚层中细胞迁移到目标位置并分化和形成各种组织和器官。细胞迁移不仅参与机体正常生长发育的生理过程，也参与多种病理过程。血管生成、伤口愈合、免疫反应、炎症反应、As、癌症转移等过程都涉及细胞迁移。了解细胞在生理或不同病理状况下迁移能力，对于判断机体生理状况和诊断疾病及了解疾病发生和发展机制具有重要作用。细胞如何迁移有两个主要理论：细胞骨架模型和膜体流动模型，这两个基本过程均有助于细胞的延伸。真核细胞的迁移通常更复杂，可包括不同迁移机制的组合，涉及由细胞骨架驱动的细胞形态的剧烈变化。两个非常独特的迁移方案是爬行运动（最常用的研究）和皱缩的动力。细胞迁移类型（图 17-4）：①细胞分级横向爬行运动；②细胞变形移行；③两者皆有复杂移行。

二、实 验 方 法

细胞的两种不同迁移模式有不同检测方法，大体分两种：细胞划痕实验检测细胞横向迁移能力，transwell 迁移试验检测细胞皱缩变形能力即纵向迁移能力。随着新的标记技术发展，使可视化检测细胞迁移成为可能。液体芯片模型检测细胞迁移能力的开发，为细胞迁移检测方法注入新鲜动力。

（一）划痕实验

1. 原理　细胞划痕实验是一种操作简单、经济实惠的研究细胞横向移动能力的体外试验方法。这种方法的原理是，当细胞生长融合成单层状态时，在融合的单层细胞上人为制造一个空白的无细胞地带，称为"划痕"。然后对这个无细胞地带边缘的细胞进行观察，划痕边缘的细胞会进行迁移活动，并且最终覆盖整个无细胞的区域使"划痕"愈合。划痕实验在一定程度上模拟体内细胞迁移的过程，是研究细胞横向移动能力最简单的体外试验方法。

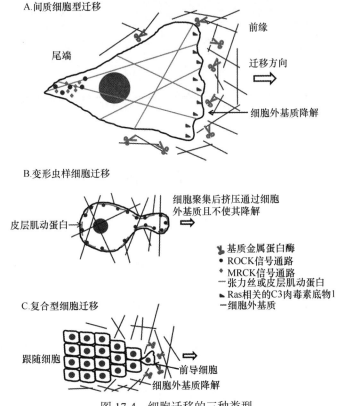

图 17-4　细胞迁移的三种类型
A. 间质细胞型迁移，降解细胞基质；B. 变形虫样细胞迁移，出泡样迁移，无降解基质过程；C. 复合型细胞迁移
（Huber F，et al. 2013.）

2. 实验材料　细胞样品、无血清培养基、PBS 缓冲液、6 孔板、直尺、微量移液器、CO_2 培养箱。

3. 实验步骤

（1）所有能灭菌的器械都要灭菌，直尺和记号笔在操作前用紫外线照射30min（超净台内）。

（2）先用记号笔在6孔板背后，用直尺作参照，均匀地划横线，每隔0.5~1cm一条，横穿过孔，每孔至少穿过5条线。

（3）在孔中加入约$5×10^5$个细胞，具体数量因细胞不同而不同，掌握为过夜能铺满。

（4）第二天枪头参照直尺，尽量垂直于背后的横线划痕，枪头要垂直，不能倾斜。

（5）用PBS洗细胞3次，去除划下的细胞，加入无血清培养基。

（6）放入37℃、5% CO_2培养箱培养。按0、6h、12h、24h取样，拍照（时间点取决于实验需要）。

（7）用Image J软件分析结果（随着时间推移，划痕逐渐被迁移的细胞覆盖，见图17-5）。

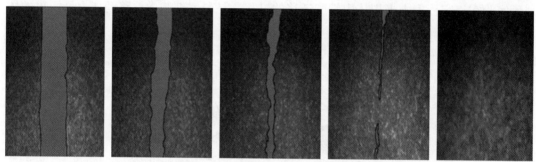

图17-5 划痕实验中的细胞迁移示例

4. 注意事项

（1）实验时应注意细胞生长状况，选择适当的细胞接种浓度。对不同的细胞要观察其贴壁率等，确定实验时细胞的接种数量和培养时间，保证培养终止时密度适当。

（2）在用PBS缓冲液冲洗时，注意贴壁慢慢加入，以免冲散单层贴壁细胞，影响实验拍照结果。

（3）在药物的筛选过程中，其对细胞迁移能力的影响也是重要的一方面。实验设计过程中需要选择适当的阳性对照组和阴性对照组。

（4）手动划痕，不能保证每次划痕的一致；有时候在划细胞的同时会刮坏一片细胞，对划痕边缘的细胞造成机械损伤。

（5）如果培养皿底部还有包被蛋白，枪头划过，很可能伤害到包被，进而影响到细胞迁移，结果便很难判断是哪个因素起决定性作用。

（6）定时测量划痕的宽度，计算划痕宽度随时间推移的变化；在选取划痕测量点时，应尽量避免主观误差。

（7）目前在传统划痕实验的基础上，已有改良版的划痕实验法面世，其通过加入一种划痕试验专用的伤口愈合实验培养插件，避免了刮坏细胞，也不会造成划痕边缘的细胞有机械损伤或伤害到培养皿底部的包被蛋白，通过计算细胞覆盖面积得出细胞迁移结果，避免人为选取测量点，使数据客观。1天内就能得到测量结果，实验分析更快更准确。但该实验耗材相比传统法更加昂贵，不适合大范围推广，故可根据需要自行选用。

（二）细胞迁移实验（Transwell-Migration）

1. 实验原理 Transwell 是一种膜滤器，也可认为是一种有通透性的支架，其关键部分是杯子底层的一张有通透性的膜，而杯子其余部分的材料与普通的孔板一样。这层膜带有微孔，孔径大小为 $0.1\sim12.0\mu m$，细胞迁移常用 $8.0\mu m$ 或 $12.0\mu m$ 膜，根据不同需要可用不同材料，一般常用的是聚碳酸酯膜。将 Transwell 小室放入培养板中，小室内称上室，培养板内称下室，上室内盛装上层培养液，下室加入胎牛血清或某些特定的趋化因子，细胞会向营养成分高的下室跑，计数小室下层的细胞量可反映细胞的纵向迁移能力。

2. 实验材料 MCF-7 乳腺癌细胞系、Transwell 小室、24 孔细胞培养板、RPMI-1640 细胞培养基、10%胎牛血清、胰酶溶液、0.1%结晶紫染液、甲醇（或者 4%多聚甲醛）、灭菌镊子。

3. 实验步骤

（1）取细胞悬液 $100\mu l$ 加入 Transwell 小室（不同公司的、不同大小的 Transwell 小室对细胞悬液量有不同要求，请参考说明书）。

（2）24 孔板下室一般加入 $500\mu l$ 含 FBS 或趋化因子的培养基（不同的培养板加的量有不同要求，具体请参考说明书）。需要特别注意的是，下层培养液和小室间常会有气泡产生，一旦产生气泡，下层培养液的趋化作用就减弱甚至消失，在种板的时候要特别留心，一旦出现气泡，要将小室提起，去除气泡，再将小室放进培养板。

（3）培养细胞：常规培养 $12\sim48h$（主要依癌细胞侵袭能力而定）。时间点的选择除了要考虑细胞侵袭力外，处理因素对细胞数目的影响也不可忽视。

（4）用棉签擦去上室内的细胞，PBS 洗 3 次。

（5）甲醇（或 4%多聚甲醛）浸泡固定 20min。

（6）0.1%结晶紫染液染色 20min。

（7）小室倒扣风干，每个小室都拍摄 16 个视野进行计数，中心一小圈 8 个视野，外圈 8 个视野。使用图像处理软件（如 Photoshop 等）的计数工具计数细胞个数。

第十节　动脉粥样硬化中细胞黏附能力检测

一、概　　述

血液中单核细胞与内皮细胞黏附，继而迁移到内皮下转变为组织巨噬细胞，是 As 早期病变形成的重要环节，因此，内皮细胞黏附功能检测在研究 As 病理形成过程中发挥重要作用。除了采用 qRT-PCR、Western Blot 等技术检测 ICAM-1、VCAM-1 等黏附分子的表达外，我们通常采用荧光标记单核细胞的方法研究其与内皮细胞之间的黏附作用。

二、实　验　方　法

（一）荧光探针 BCECF AM 检测内皮细胞与单核细胞黏附作用

1. 实验原理 荧光探针 BCECF AM（pH 荧光探针 3'-O-乙酰基-2', 7'-二（羧乙基）-4 或

5-羧基以光素，二乙酰甲酯）是一种可穿透细胞膜的荧光染料。BCECF AM 没有荧光，进入细胞后可被细胞内的酯酶剪切形成 BCECF，从而被滞留在细胞内。BCECF 在适当的 pH 下可被激发形成绿色荧光。最大激发波长和发射波长因 pH 的不同而有所不同，最大激发波长大致为 503nm，最大发射波长大致为 520nm，实际检测时使用的激发波长为 480nm，发射波长为 530nm。

2. 实验材料　THP-1 单核细胞系、人脐静脉内皮细胞（HUVEC）、荧光分光光度计、微量加样器、倒置光学显微镜、荧光显微镜、高速离心机。

3. 实验步骤

（1）悬浮生长的 THP-1 细胞培养液中加入 BCECF AM 荧光探针，终浓度为 10μmol/L，避光孵育 30min。

（2）移出细胞到离心管中，1300r/min 离心 3min，弃上清，反复洗 3 次后，加入 PBS，调整细胞浓度为 $1×10^6$ 个/毫升。

（3）将装载了荧光探针 BCECF AM 的 THP-1 细胞加入至 HUVEC 细胞培养液中，37℃ 共孵育 30min，吸出上清及未黏附的细胞，PBS 轻柔洗两次后，荧光显微镜下拍照。

（4）加入细胞裂解液裂解细胞，吸取裂解液用荧光分光光度计检测荧光强度。

（二）荧光染料 CFSE 检测内皮细胞与单核细胞黏附作用

1. 实验原理　荧光染料 CFSE（羟基荧光素二醋酸盐琥珀酰亚胺脂）是一种可对活细胞进行标记的新型染料，可用于标记活细胞。CFSE 能够轻易穿透细胞膜，在活细胞内与胞内蛋白共价结合，水解后释放出绿色荧光。

2. 实验材料　THP-1 单核细胞、HUVEC 细胞、0.1% BSA 溶液、CFSE 荧光染料（-20℃避光保存）、微量加样器、高速离心机、荧光显微镜、倒置光学显微镜。

3. 实验步骤

（1）提前用无菌 PBS 配制好 0.1%BSA，并过滤处理。

（2）提前一晚进行 HUVEC 细胞铺板，以 24 孔板为例，每孔细胞数为 $5×10^4$ 个/升。

（3）将 THP-1 细胞 1300r/min 离心 3min，弃上清后用 PBS 洗涤 2 次，避光情况下加入 1ml PBS 重悬，然后加入 0.1%BSA 1ml 和 2μl CFSE 荧光染料，37℃ 孵育 10min。

（4）加入预冷的等体积（2ml）的含 20%胎牛血清的 1640 培养基，混合后放置于冰上（或 4℃）孵育 10min。

（5）终止染色后，1300r/min 离心 3min，PBS 洗涤 2 次后，加入含有 10%胎牛血清的 DMEM 培养基进行 THP-1 细胞重悬。

（6）吸出提前一天铺好的 HUVEC 细胞板，弃去原有的培养基，加入上述配制完成的 THP-1 细胞悬液 500μl，避光于细胞培养箱中孵育 4~5h。

（7）弃去培养基，PBS 洗涤 2 次后，于荧光显微镜下进行拍照。

（三）细胞与基质的黏附实验

1. 实验原理　除细胞与细胞黏附外，细胞黏附实验还包括细胞与基质的黏附（图17-6）。细胞外基质是构成造血微环境的重要组成部分，而纤连蛋白（fibronectin, Fn）则是细胞外基质的主要成分之一。骨髓中造血干/祖细胞多发现在富含 Fn 的区域。Fn 可将造血细胞和多种造血生长因子固定在局部微环境中，也可为造血细胞提供增殖和分化的信号，更接近人体微环境。

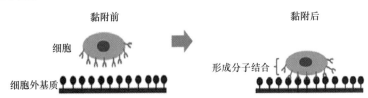

图 17-6　细胞与基质的黏附机制图

细胞外基质中小分子与单核细胞胞膜受体结合，单核细胞黏附于细胞外基质，从游离状态变为定植状态（Kim J, et al. 2012.）

2. 实验材料　纤连蛋白，1%BSA 溶液，PBS 缓冲液，96 孔板，倒置显微镜，酶标仪。

3. 实验步骤

（1）用 10 μg/ml 的 FN 预铺 96 孔板，70 微升/孔，4℃过夜后，PBS 洗 3 遍，再用 1% BSA 于 37℃封闭 1 h，PBS 洗 3 遍。

（2）待测细胞培养至对数生长期，消化细胞，用无血清培养基悬浮细胞，用血细胞计数板计数，调整浓度为 5×10^5 个/毫升，分别接种于预铺 FN 的 96 孔板中，每孔 5000 个细胞，每组设 3 个复孔，37℃孵育 1h 后，PBS 洗去未黏附的细胞。

（3）黏附能力检测

方法 a：3.5%戊二醛于 4℃固定细胞 0.5h，PBS 洗 3 遍，0.1%的结晶紫染色，室温静止 0.5h，PBS 洗 3 遍，每孔加入 10%乙酸 100μl，5～10min 后用酶标仪于 595 nm 检测吸光度值，用以表示黏附细胞的多少。

方法 b：按照每孔加入 100 μl 甲醇固定 15 min，每孔加入 100 μl 吉姆萨染液染色 15 min，PBS 洗去染液倒置显微镜下随机取 5 个随机视野计数黏附细胞数量，拍照，统计结果。

（胡炎伟）

参考文献

翁嘉懿，严金川，陈瑶，等. 2016. 小鼠主动脉环血管新生实验模型的优化. 江苏大学学报（医学版），26（3）：227-230.
吴家明，陆茵，郜明，等. 2008. 血管生成实验模型研究进展. 中国药理学通报，24（1）：11-4.
Aplin AC, Nicosia RF. 2015. The rat aortic ring model of angiogenesis. Methods in Enzymology，443：119-136.
Basarici I, Altekin RE, Demir I, et al. 2008. Urinary 8-isoprostane levels can indicate the presence, severity and extent of angiographic eoronary artery disease. Acta Cardiol，63（4）：415-422.
Bligh EG, Dyer WJ. 1959. A rapid method of total lipid extraction and purification. Can J Biochem Physiol，37：911-917.
Cuzian AA, Greisler HP. 2007. In vitro models of angiogenesis. World J Surg，31（4）：654-663.
Erling Falk, Masataka Nakano, Jacob Fog Bentzon, et al. 2013. Update on acute coronary syndromes: the pathologists' view. European Heart Journal，34：719-728.
Huber F, Schnauss J, Ronicke S, et al. 2013. Emergent complexity of the cytoskeleton: from single filaments to tissue. Adv Phys，62（1）：1-112.
Kim J, Kim DH, Lim KT, et al. 2012. Charged nanomatrices as efficient platforms for modulating cell adhesion and shape. Tissue engineering Part C, Methods，18（12）：913-923.

Kolodgie FD, Gold HK, Burke AP, et al. 2003. Intraplaque hemorrhage and progression of coronary atheroma. N Engl J Med, 349 (24): 2316-2325.

Mak M, Spill F, Kamm RD, et al. 2016. Single-cell migration in complex microenvironments: mechanics and signaling dynamics. J Biomech Eng, 138 (2): 021004.

McGillicuddy FC, de la Llera Moya M, Hinkle CC, et al. 2009. Inflammation impairs reverse cholesterol transport in vivo. Circμlation, 119: 1135-1145.

Poitz DM, Ende G, Stutz B, et al. 2015. EphrinB2/EphA4-mediated activation of endothelial cells increases monocyte adhesion. Molecular immunology, 68 (2): 648-656.

Ridley AJ, Schwartz MA, Burridge K, et al. 2003. Cell migration: integrating signals from front to back. Science, 302 (5651): 1704-1709.

Tsukahara H. 2007. Biomarkers for oxidative stress: clinical application in pediatric medicine. Curr Med Chem, 14 (3): 339-351.

第十八章　动脉粥样硬化研究的生物化学与分子生物学方法与技术

第一节　基因组 DNA 提取

一、实 验 原 理

蛋白酶 K 和 SDS 使细胞膜破裂，细胞中的蛋白质降解及变性，释放基因组 DNA。经苯酚/氯仿/异戊醇抽提去除剩余蛋白，乙醇沉淀基因组 DNA 并干燥回收，最终将沉淀悬浮在缓冲液中。或者采用市售 DNA 回收柱，直接回收 DNA。

二、实验仪器与耗材

1. **耗材**　1.5ml EP 管，1ml、200μl、20μl Tips；PE 手套；烧杯，尖吸管，量筒。
2. **仪器**　低温高速离心机。

三、主 要 试 剂

消化液：100mmol/L NaCl；10mmol/L Tris-HCl，pH 8；25mmol/L EDTA，pH 8；0.5% SDS，室温储存。每次实验时新鲜添加 0.1mg/ml 蛋白酶 K。

四、操 作 步 骤

（1）从组织开始

1）组织切除后迅速冻存在液氮中。若是取肝组织，需切除含有高浓度降解酶的胆囊。

2）研磨组织（200mg～1g）。

3）每 100mg 研磨后的组织加入 1.2ml 消化液，确保没有团块。

（2）从细胞开始

1）收集细胞。4℃，500g，离心 5min，去上清。

2）在 1ml 预冷 PBS 中悬浮细胞。500g，4℃，离心 5min，去上清。重复此步骤。

3）在 1 体积的消化液中重悬细胞。当细胞数 $<3\times10^7$ 个细胞，用 0.3ml 消化液；当细胞数量较多时，每 10^8 细胞用 1ml 消化液。

（3）将样品在 50℃孵育 12～18h。

（4）加入等量的苯酚/氯仿/异戊醇，轻柔颠倒混匀 10～15s，4℃，1700g 离心 15min。

（5）将水相（上层）转入到新的 EP 管，加入 1/2 体积的 7.5mol/L 醋酸铵和 2 体积的无水乙醇。离心 2min，收集沉淀。

（6）用70%乙醇冲洗沉淀，并在空气中干燥沉淀。

（7）将沉淀溶解在1mg/ml的TE缓冲液中。可轻轻晃动EP管，或在65℃孵育数小时，以方便溶解。测$OD_{260/280}$浓度，4℃存储。

五、注 意 事 项

（1）为减少内源性核酸酶的活性，迅速分离和冷冻组织；细胞需在冰冷条件下清洗。

（2）组织需均匀分散，不要有大块。

（3）使用蛋白酶K充分消化组织或细胞中的蛋白质，并在提取完后将蛋白酶K灭活。

（4）因为DNA的一级结构是分子生物学研究的基础，所以应尽量保证DNA的完整性。

（5）尽量去除多余杂质，如蛋白、脂类、多糖、有机溶剂等的污染，以确保下游实验的顺利进行。

第二节 琼脂糖凝胶电泳

一、实 验 原 理

电泳是用于分离和纯化DNA/RNA片段的最常用技术。当制备好一块"胶"，即一块包含电解质的多孔支持介质并把它置于静电场中时，DNA/RNA分子将向阳极移动，这是因为DNA/RNA分子沿其双螺旋骨架两侧带有富含负电荷的磷酸根残基。当DNA/RNA长度增加时，来自凝胶的阻力就会增加，不同长度的DNA/RNA片段就会出现不同的迁移率。因而就可根据DNA/RNA分子的大小而使其分离。琼脂糖凝胶电泳分离的DNA/RNA长度为200bp至近50kb。

二、主 要 试 剂

1. 50×Tris-乙酸（TAE） 242g Tris碱，57.7ml冰乙酸，100ml 0.5mol/L EDTA（pH8.0）加水到1L。

2. 10×Tris-磷酸（TPE） 108g Tris碱，15.5ml 85%磷酸，40ml 0.5mol/L EDTA（PH8.0）加水到1L。

3. 5×Tris-硼酸（TBE） 54g Tris碱，27.5g硼酸，20ml 0.5 mol/L EDTA（pH8.0）加水到1L。

4. 染色溶液 溴化乙锭（10mg/ml存储液，避光保存；使用终浓度0.5μg/mL）；SYBR Gold染色液（市售为10 000×存储液，工作液染色时需避光。该染料非常灵敏，可检测20pg双链DNA，100pg单链DNA及300pg的RNA。其激发波长为495nm及300nm，发射波长为537nm。避光染色30min）；SYBR Green I染色液[市售为10 000×存储液，工作液（建议使用TE稀释或电泳液稀释）染色时需使用塑料容器并避光，可检测60pg双链DNA。其激发波长为497nm，在284～312nm可见其他激发峰，发射波长为520nm]。

5. 6×上样缓冲液 30mmol/L EDTA，0.25%溴酚蓝，0.25%二甲苯青FF，36%甘油。4℃

存储。

6. 琼脂糖　标准琼脂糖（背景低，无核酸酶，可产生适量电渗，最常用）；低熔点琼脂糖（溶解温度低于DNA解链温度，易于核酸细菌转化）

三、操作步骤

（1）选择和制备合适的琼脂糖凝胶（表18-1）。在溶解后的琼脂糖降温到60℃左右时加入溴化乙锭使其终浓度为0.5μg/ml（若采用其他染色液则不必），倒入制胶槽中制备凝胶，并插入相应齿梳。冷却后轻轻移除齿梳。

表18-1　琼脂糖凝胶浓度与DNA/RNA分子浓度的对应关系

凝胶中的琼脂糖含量（%，W/V）	DNA/RNA 分子的分离范围（kb）
0.3	5~60
0.6	1~20
0.7	0.8~10
0.9	0.5~7
1.2	0.4~6
1.5	0.2~3
2	0.1~2

（2）将凝胶（带托架）置入水平电泳槽，有齿梳端靠近负极。倒入电泳液（1×TAE、0.5×TBE或1×TPE），液平面需没过凝胶约1mm。

（3）可剪大小合适的封口膜，平铺到桌面。取适量质粒、PCR产物等DNA样品（100~200ng），顺序点到封口膜上，加电泳液稀释至10μl，再加入6×上样缓冲液2μl。移液器混合样品后小心加入上样孔内。

（4）关闭电泳槽盖，接好电极插头。DNA应向阳极泳动（红色电极）。给予1~5V/cm（电泳槽正负极之间的距离）电泳。一般溴酚蓝电泳到胶的1/2或2/3时即可停止电泳。取下凝胶，用紫外灯观察或带紫外投射滤光片CCD的凝胶成像仪采集图片。

第三节　DNA甲基化检测

DNA甲基化是把甲基基团加入到DNA分子中的过程，它改变DNA片段的活性但不改变碱基序列。基因启动子的DNA甲基化，通常会抑制基因转录。研究发现，DNA甲基化是机体正常发育的一种生理过程，但是，在某些疾病时，也会出现基因DNA甲基化的情况。

一般而言，胞嘧啶和腺嘌呤都可以被甲基化，胞嘧啶的甲基化在真核生物和原核生物中普遍存在。但是，甲基化的胞嘧啶并不影响C：G配对，且PCR时胞嘧啶的甲基化基团会丢失，这就使得检测DNA甲基化比检测碱基序列更为困难。随着技术的进步，现在主要有以下几种方法检测基因的甲基化：质谱、亚硫酸氢钠法、甲基化敏感的限制性核酸内切酶法、化学测序法为基础的甲基化分析、单核苷酸鉴定法、甲基接收力检测法、通过MCB

分离甲基化的 CpG 岛、基因表达阵列法等（表 18-2）。在这些方法中比较常用是亚硫酸氢钠法。

亚硫酸氢钠法是把非甲基化的胞嘧啶转化为尿嘧啶，后者在 PCR 扩增的过程中将尿嘧啶转化为胸腺嘧啶，但是，甲基化的胞嘧啶不会被转化，这样 DNA 片段甲基化的差异就转化为有碱基序列的差异。这种差异可进一步用 DNA 测序技术，限制性核酸内切酶切割技术，或者特定基因的 PCR 扩增（MS-PCR）技术识别进行检测。

表 18-2 常用 DNA 甲基化检测法

甲基化依赖的处理方法	检测方法	检测类型	注释说明	消耗和时间
亚硫酸氢盐转化	直接焦磷酸测序	检测多个位点	中度复杂，高通量单个碱基分析	贵，速度快
	靶捕获后新一代测序	检测多个位点		贵，耗时
	减少冗余后新一代测序	全基因组	全基因组搜索；高频微点单个碱基分析	贵，耗时
	全基因组新一代测序	全基因组	全基因组测序；单个碱基分析	贵
	甲基化特异 PCR	检测多个位点	半定量	花费不多，速度快
亲和富集	定量 PCR	检测特异位点		花费不多，速度快
	新一代测序	全基因组		贵
甲基化敏感的酶切	芯片	多个位点或全基因组	易受人为杂交影响	贵，耗时
	新一代测序	全基因组		贵，耗时

一、亚硫酸氢盐转化 DNA

亚硫酸氢盐转化 DNA 是评估 DNA 甲基化非常重要的步骤，目前已有商业化试剂盒，推荐使用，如 Life technologies（MethylCode）、QIAGEN（EpiTect）、Millipore（CpGenome Fast，CpGenome Universal）、Sigma-Aldrich（Imprint DNA Mod. Kit）等。

二、甲基化特异性聚合酶链反应检测特定基因的 DNA 甲基化

1. 实验原理 检测特殊基因区域 DNA 的甲基化。分离基因组 DNA 后进行亚硫酸氢盐转化，分别扩增甲基化 DNA 和非甲基化 DNA，然后可采用琼脂糖凝胶电泳分析或进行定量 PCR（基于定量 PCR 技术的 Methylight 检测法）分析。

2. 试剂 琼脂糖凝胶（3%，含溴化乙锭）、亚硫酸氢盐转化试剂盒、dNTP（10mmol/L）、凝胶缓冲液（TBE）、基因特异性的 TaqMan 探针、基因组 DNA、5′带荧光染料（6FAM）、3′带淬灭染料（TAMRA）的寡核苷酸探针、PCR 缓冲液、引物、Taq 聚合酶（5U/μl）、TaqMan 探针缓冲液、商业化试剂盒（如 QIAGEN-EpiTect、Millipore-CpGenome 及 CpG WIZ MSP）。

3. 仪器 PCR 仪、定量 PCR 仪。

4. 操作

（1）应用琼脂糖凝胶电泳对甲基化特异性 PCR 产物进行检测。

1）设置两个 PCR 反应，一个用于扩增非甲基化的 DNA，另一个用于检测甲基化 DNA。25μl 反应体系（表 18-3）应包括：

表 18-3　25μl 反应体系[1]

PCR 缓冲液（10×）	2.5μl
dNTP（10 mmol/L）	0.5μl
正向引物（10 pmol）	0.5μl
反向引物（10 pmol）	0.5μl
亚硫酸氢盐转化的 DNA	2.5μl
Taq 聚合酶（5U/μl）	0.5μl
H_2O	18μl

2）将反应管置于 PCR 仪中进行 DNA 扩增，最佳扩增条件通过试验摸索。

3）PCR 产物进行琼脂糖凝胶电泳（3%），紫外灯观察或凝胶成像仪获取图像。

（2）通过 MethyLight 进行甲基化的定量检测。

亚硫酸氢盐转化后的 DNA 产物可通过位点特异性的 PCR 引物进行荧光定量 PCR 反应，从而定量检测 DNA 甲基化情况。该方法被命名为 MethyLight 技术，其灵敏度能够达到在 10 000 倍过量未甲基化的 DNA 样本中检测到甲基化的 DNA 存在。

用侧翼带有寡核苷酸探针的位点特异性 PCR 引物扩增亚硫酸氢盐转化后的基因组 DNA。5′带荧光报告染料（6FAM）、3′带淬灭染料（TAMRA）。25μl 反应体系（表 18-4）应包括：

表 18-4　25μl 反应体系[2]

每个引物	600nmol/L
探针	200nmol/L
dATP、dCTP、dGTP	200μmol/L
dUTP	400μmol/L
$MgCl_2$	3.5mmol/L
TaqMan 探针缓冲液	
亚硫酸盐转化的 DNA	

三、甲基化胞嘧啶免疫共沉淀 DNA 甲基化检测

1. 实验原理　DNA 甲基化通常发生在 CpG 核苷酸序列的胞嘧啶 5′端（5mC）。甲基化的 DNA 可募集具有 5mC 结合活性的蛋白质。利用此类蛋白或抗 5mC 特异性抗体，通过免疫沉淀或特殊磁珠可收集甲基化的 DNA，然后建库并高通量测序、甲基化芯片或进行特殊基因区的 PCR，以分析 DNA 的甲基化。目前已有很多商品化的试剂盒（如 Epigentek-EpiQuik、Diagenode-MeDIP、Zymo Research-Methylated DNA IP kit、Active Motif-Methy-Collector Ultra、RiboMed-MethyMagnet、Life Tchnologies-MethylMinor）。

2. 主要试剂　基因组 DNA 提取试剂盒、M-280 IgG Dynal 磁珠（Life Technology）、甲基化胞嘧啶抗体（Methyl-C 抗体）、特异性 TaqMan 探针及引物、IP 缓冲液（10×，1.4mol/L

NaCl，0.5%的 Triton X-100）。

3. 仪器 收集 Dynal 磁珠的磁铁架，实时定量 PCR 仪。

4. 操作

（1）提取基因组 DNA（见本章第一节）。以 5′-氮杂-2′-脱氧胞苷处理细胞的 DNA，即甲基化 DNA 和未处理的 DNA 以适当比例混合，作为阳性对照。

（2）基因组 DNA（200μl）约 100μg，在细胞超声仪中进行片段化，通常设置为幅度 40%～50%，0.7s 开始，1.3s 关闭，总时长 5～30 min。具体时间需要提前摸索，不同细胞来源的 DNA 或不同的超声设备时间差别较大。

（3）取 200ng 超声后 DNA 进行琼脂糖电泳，观察 DNA 是否被超声成 300～500bp 的片段。

（4）每个样品取 2μg 超声后的 DNA 片段，加无核酸酶的水至 450μl，煮沸 10min。

（5）迅速将样品放置到冰上冷却，加入 50μl 10×IP 缓冲液，混匀后加入 10μg 甲基化胞嘧啶抗体（Methyl-C 抗体）。

（6）将含抗体的 DNA 样品在 4℃孵育过夜。

（7）相对于每份样品取 50μl M-280 IgG Dynal 磁珠，用含 1%BSA 的 PBS 洗涤 3 次，IP 缓冲液洗涤 1 次，置于磁铁架上，吸去上清。

（8）将洗好的磁珠中加入步骤（5）中的 DNA 抗体混合物，室温孵育 2h 或者 4℃孵育过夜。

（9）将磁珠置于磁铁架上，移除上清。

（10）IP 缓冲液 500μl 洗 3 次。

（11）加入蛋白酶 K 消化液 500μl，50℃孵育 2h。

（12）酚：氯仿提取 DNA。

（13）使用 0.5mol/L NaCl 及 2 倍体积无水乙醇沉淀 DNA。

（14）进行定量 PCR 分析或送测序公司进行测序。

第四节　Southern blotting 实验原理及方法

一、实验原理

Southern blotting 是一种用于检测 DNA 样本中特定 DNA 序列的方法。它通过琼脂糖凝胶电泳分离 DNA 片段，将 DNA 转移到硝酸纤维膜或尼龙膜，并与检测探针通过碱基互补配对原则杂交，最后用显影的方式进行检测。Southern blotting 技术对了解基因序列、突变状况，及 DNA 含量均适用。

二、主要试剂

1. 高效地高辛标记及检测试剂盒（罗氏）

2. 储存液

（1）马来酸缓冲液（pH7.5）：0.1mol/L 马来酸，0.15mol/L NaCl，用 NaOH 调 pH 至 7.5。

（2）20×柠檬酸钠缓冲液（SSC，pH7.0）：17.53% NaCl，8.82%枸橼酸钠，用 HCl 调 pH 至 7.0。

（3）检测缓冲液（pH9.5）：0.1mol/L Tris-HCl，0.1mol/L NaCl，HCl 调 pH 至 9.5。

（4）变性缓冲液：1.5mol/L NaCl，0.5mol/L NaOH。

（5）中和缓冲液（pH7.4）：0.5mol/L Tris-HCl，3mol/L NaCl，HCl 调 pH 至 7.4。

3. 临用前配制

（1）2×SSC 0.1% SDS。

（2）0.5×SSC 0.1% SDS。

（3）洗涤缓冲液（pH7.5）：99.7%马来酸缓冲液，0.3% Tween-20。

（4）1×封闭缓冲液（现配）：90%马来酸缓冲液，10%封闭缓冲液（10×）。

（5）抗体稀释液（在 2~8℃放置 12h）：取试剂盒中碱性磷酸酶偶联的抗地高辛抗体（vial4），10 000 r/min，离心 5min。取 1μl + 5ml 1×封闭缓冲液（1:5000）。

（6）显色液（现配）：NBT/BCIP（vial5）：检测缓冲液=1:50。

（7）TE 缓冲液（pH8.0）：10mmol/L Tris-HCl，1mmol/L EDTA 用浓盐酸调节 pH 到 8.0。

三、操 作 步 骤

1. 探针制作 质粒 PCR，大小 200+和 400+（条带单一）→ PCR 产物纯化回收。

探针模板的纯度及含量直接影响标记探针的纯度和效率，探针量 200~500ng 时，标记的探针浓度适宜。

一般探针越长，杂交信号越强。但是，要尽量保证探针序列里没有酶切基因组所用的那种酶。0.2~1 kb 比较合适，但信号可能会偏弱。所以酶切基因组的量要大一点，X 线胶片曝光时间要长一点。如果探针太短，对于小麦这样基因组很大的物种，用地高辛和生物素做探针很难检测到，除非用同位素。探针与 G/C 含量没关系，将杂交温度定为 42℃，估计 G/C 含量。

在 Southern blotting 杂交中，探针的特异性比长度更应该加以考虑，特别是当探针需要用来从诸如整个基因组这样庞杂的体系中杂交出需要的片段的时候，一定要去 BLAST 以确保其特异性。探针可根据测序结果（选择同源性高的），设计在保守区，非编码区不用考虑。

2. DIG-DNA 标记（DIG-11-dUTP）

（1）1μg 模板 DNA（10ng~3μg）加双蒸水至 16μl，混匀。

（2）煮沸 10min，彻底变性（非常重要！），立即放冰上 10min。

（3）加入 DIG-High Prime（vial1）（用前混匀）4μl，混匀。

（4）放入 37℃恒温金属浴 1~20h（时间越长，产出越高）。

（5）加入 2μl EDTA（0.2mol/L，pH8.0）或者 65℃，10min 终止反应。

3. 探针效率检测（如果探针浓度太高则背景比较高，太低则不容易检测到信号）

（1）按表 18-5 加样。

表 18-5

试管	DNA（μl）	组别	DNA 稀释液（vial3）（μl）	稀释比	浓度
1	1	对照 DNA 1ng/μl（vial2）	1		0.5ng/μl
2	1	1	49		0.01 ng/μl
3	1	2	9		1pg/μl
4	1	3	9		0.1pg/μl
5	1	（标记好的探针）	9	1∶10	
6	1	5	9	1∶100	
7	1	6	9	1∶1000	

（2）从 1~7 管每管取 1μl 点在尼龙膜上。

（3）紫外交联或 120℃，30min 烘烤（与膜共价结合）。

（4）膜放入平皿上，加 20ml 马来酸缓冲液室温下震荡 2min。

（5）换 10ml 封闭液（1×）室温下震荡 30min 或更长时间。

（6）换 10ml 抗体缓冲液震荡 30min 或更长时间。

（7）10ml 洗涤缓冲液洗膜，15min 2 次。

（8）10ml 检测缓冲液平衡，2~5min（平衡）。

（9）将膜置于 2ml 新配的显色液中，避光显色数分钟至半小时，勿震荡。

（10）停止显色。用双蒸水洗膜 5min。

4. DNA 转膜和固定

（1）基因组 DNA 提取、纯化，见本章第一节。其中一管 DNA 溶于水，另一管 DNA 溶于 TE 缓冲液。

（2）DNA 酶切，37℃ 12~16h（6h 也可以）。

（3）65℃、10min 终止酶切反应。

（4）琼脂糖凝胶电泳（根据检测片段大小确定电泳的时间和电压）。

（5）凝胶成像仪中成像拍照，注意在胶的旁边放好尺子，以定位 Marker。

（6）用水洗（尽量洗去胶中的 EB）后，胶放置平皿上，加变性缓冲液震荡 45min。

（7）双蒸水洗，加中和缓冲液震荡 45min。

（8）双蒸水洗，加 20×SSC 震荡 30min。

5. 转膜（准备尼龙膜，滤纸）

（1）尼龙膜用双蒸水浸润，之后加 20×SSC 浸泡 30min。用 20×SSC 将滤纸浸湿。

（2）在真空转移泵上铺好滤纸，盖密封膜，在膜的四角做好标记。

（3）盖密封膜，排除气泡。连接真空泵，开负压几秒钟，使膜与转膜仪的底板贴紧。

（4）将胶置于密封膜上，排除气泡，开负压。

（5）加 20×SSC（可回收）盖住胶面，开仪器，15mbar 转 3h（可增多时间）。

（6）结束转膜，铅笔标出泳道及胶上下。

（7）紫外交联（带滤纸）（无需其他溶液清洗）。

（8）双蒸水洗，空气干燥，2~8℃保存。清洗转膜设备，因高盐环境会腐蚀仪器。

6. 预杂交 在杂交过程之前，必须先进行一个预杂交步骤，此步骤能将膜上 DNA 非特异性结合位点封闭，以保证探针与 DNA 分子的特异性结合。

（1）把 DIG Easy Hyb（vial7）（如果是新打开的试剂盒应遵照说明先将颗粒溶解）放在灭菌的塑料瓶中，在水浴中预热至杂交温度。

1）杂交温度：$T_{杂交}=T_m-(20\sim25)$；$T_m=49.82+0.41(\%G+C)-(600/l)$ [l = 杂交的碱基对长度]

2）严格计算杂交温度，确切的杂交温度可允许靶基因和探针有最多的 18% 的碱基不匹配，从而减少探针的非特异结合。

（2）将表面带有目的 DNA 的尼龙膜放入 50ml 离心管，加入预热好的（37~42℃）5ml DIG Easy Hyb（10ml/100cm^2）于 42℃杂交炉半小时至过夜（一般过夜）。膜可自由晃动，不能有气泡。

7. 杂交

（1）将标记的 DNA 探针（25ng/ml）置沸水浴 10min，迅速置冰上冷却 10min，使 DNA 变性，由双链变单链。

（2）将变性的 DNA 探针加入预热的 DIG Easy Hyb（比例根据检测的探针效率定），混匀，注意不要有气泡，气泡容易产生背景。

（3）弃掉预杂交液，加入探针杂交混合液（3.5ml/100cm^2），杂交炉杂交 6~8h。不能直接滴到尼龙膜上（如将探针加杂交液均匀滴到保鲜膜上，用镊子夹住一角，来回蘸几次）。

（4）停止杂交，回收探针。探针杂交混合液可在-25~-15℃储存，再次使用前于 68℃变性 10min 即可。可重复使用 3~4 次。

（5）洗膜：2×SSC 0.1%SDS，室温下震荡 5min 2 次。

（6）0.5×SSC 或 0.1%SDS，65℃~68℃下震荡 20min 2 次。

注：对人类基因组 DNA，用 0.5×SSC，65℃。

探针＞150bp，且高 G/C 含量，68℃。

探针较短 100bp 或更短，温度需降低。

8. 检测 以下（1）~（5）步均需室温，震荡，并确保膜保持湿润。

（1）洗涤缓冲液 1~5min。

（2）封闭缓冲液 30min。

（3）抗体溶液孵育 30min。

（4）洗涤缓冲液 15min 2 次。

（5）检测缓冲液 2~5min。

（6）将膜置于 2ml 新配的显色液中，避光显色数分钟至 16h，不震荡。显色前片子上不要有太多液体。

（7）停止显色。用双蒸水洗膜 5min。

四、注意事项

（1）根据经验，DNA 片段大于 5kb 的电泳，电场强度为 5V/cm 时，可获得最佳分辨率；

DNA 片段小于 1kb 的电泳，电场强度为 10V/cm 时，可获得最佳分辨率。

（2）电泳后的凝胶放置不应超过 24h，以免 DNA 条带扩散。

（3）操作时，不能用手直接接触杂交膜，以免造成背景升高

（4）预杂交时封闭要完全，以免背景升高。

（5）不能使用已发生沉淀的 SDS，以免造成背景升高。

（6）如果目的 DNA 片段长度大于 15kb，则转印前应进行脱嘌呤处理，以产生较小的 DNA 片段，促进转印。

（7）印迹转移时，滤纸和杂交膜应完全湿润，并且凝胶与滤纸及凝胶与杂交膜之间不能有气泡，以免影响转印效果。

（8）以紫外交联进行固定时，照射剂量过大或过小都不合适，剂量过大（湿膜＞$1.5J/cm^2$）将导致胸腺嘧啶与膜之间形成过多的共价键而影响杂交；剂量过小将使交联不牢固。

（9）不马上杂交的膜应放 4℃保存。

（10）双链探针杂交前要变性。

（11）杂交洗膜过程中不可使膜干燥。

第五节　染色体免疫共沉淀

一、实验原理

转录因子是调节基因表达的重要调节元件。当转录因子激活时，可结合到基因启动子区特异的结合域。利用抗体免疫沉淀蛋白的同时，也可沉淀与其结合的 DNA 片段。染色体免疫共沉淀（chromatin immunoprecipitation，ChIP）的原理是应用特异性抗体进行免疫沉淀蛋白的同时可沉淀出与之结合的 DNA，抽提 DNA 后，利用 qRT-PCR、PCR 或高通量测序，可确定该转录因子结合 DNA 的序列或者判断其与靶基因启动子区结合的活性。

二、试　　剂

（1）多聚甲醛（1%）PBS 溶液：1g 多聚甲醛溶于 100ml PBS 溶液中，NaOH 调节 pH 到 7.5。

（2）甘氨酸 2.5mol/L：18.76g 甘氨酸加分子生物学等级去离子水到 100ml，加热到 65℃促进溶解。存储到室温可使用 1 个月。

（3）RIPA 裂解液：100mmol/L Tris-HCl（pH 8.0），1mmol/L EDTA（pH 8.0），140mmol/L NaCl，1% Triton X-100，0.1% SDS，0.1%脱氧胆酸钠。配制好后存储于 4℃。

（4）RT 洗脱液：10mmol/L Tris-HCl（pH 8.0），5mmol/L EDTA（pH 8.0），300mmol/L NaCl，0.5% SDS。

（5）结合/封闭溶液：含 0.5% BSA，0.5% Tween20 的 PBS（无钙镁离子）。

（6）5%脱氧胆酸钠（配制好后存储于 4℃）。

（7）LiCl 洗液：10mmol/L Tris-HCl（pH 8.0），1mmol/L EDTA（pH 8.0），250mmol/L LiCl，0.5% NP-40，0.5% 脱氧胆酸钠。

三、仪　　器

（1）PCR 仪。
（2）实时定量 PCR 仪。
（3）水平电泳设备。
（4）磁铁架。

四、操　　作

（1）PBS 洗涤细胞三次。
（2）1% 多聚甲醛室温固定 10min。
（3）加入甘氨酸，终浓度为 0.15mol/L，水平摇床震荡 5min。
（4）刮下细胞并收集，4℃，250g 离心 5min。
（5）预冷的 PBS 洗涤 3 次，转移到 1.5ml Eppendorf 管，4℃，850g 离心 5min，弃上清。
（6）加入 RIPA 裂解液 1ml，冰上孵育 10min。
（7）超声仪破碎细胞：40%～50% 幅度，0.7S on，1.3S off，总时间为 5～10min（所用细胞不同，超声条件不同，可自行摸索）。
（8）准备磁珠。
（9）75μl protein A 磁珠/管，PBS 洗涤 3 次。
（10）加入 300～500μl 结合/封闭溶液，室温 15～30 min，磁铁上弃除上清。
（11）加入 75μl 结合/封闭溶液，轻摇混匀。
（12）加入 3～10μg 抗体，再加入 300μl 结合/封闭溶液，混合孵育，4℃过夜。
（13）于磁铁上吸出液体，可加入 300μl 结合/封闭溶液洗涤 1 次，以降低非特异结合。
（14）超声完的细胞裂解液中取出 30μl 冻存作为 Input 参照。
（15）将细胞裂解液加入备好的磁珠管中，4℃孵育过夜，最好放置于旋转混合仪上，3～10r/min。
（16）于磁铁上吸出上清，加入预冷的 180μl RIPA 裂解液洗涤细胞 2 次。
（17）加入 180μl LiCl 洗液洗涤磁珠两次。
（18）RT 洗脱液洗脱 DNA，用加样器反复吹打。
（19）加入 RNaseA 2μl，37℃孵育 30min，再加入蛋白酶 K 2.5μl，消化 1～2h。
（20）转移上清到 DNA 回收柱，或者使用酚/氯仿抽提。
（21）取适量 DNA 进行 qRT-PCR 或 PCR 检测特异启动子区序列，或者建库进行高通量测序。

第六节 RNA 的制备及鉴定

一、实验原理

提取 RNA 首先要破碎细胞，使核蛋白释放到溶液中并与蛋白质分离，然后用提取液将 RNA 溶出，反复抽提去除蛋白质并保证 RNA 的完整性。

RNA 分离提取的方法很多，包括热酚法、盐酸胍法、硫氰酸胍法及酸性异硫氰酸胍/酚/氯仿一步抽提法、Trizol 法等。其中 Trizol 法分离提取的 RNA 产率高、纯度好、不易降解，是目前实验室中最常用的 RNA 提取方法。

关于 RNA 质量鉴定一般有两个方面，一是纯度，二是完整性。RNA 的纯度可检测吸光度，当 A_{260}/A_{280} 值在 2.0 左右时，RNA 的纯度比较好。RNA 的完整性主要通过 RNA 电泳分析，完整性较好的 RNA 在 18S 和 28S 区域会出现比值适宜的条带。

二、实验仪器与耗材

（1）仪器：离心机，紫外可见分光光度计，高压消毒锅，恒温干燥箱，DEPC 水处理的烧杯、量筒、各种 EP 管及塑料吸头。

（2）耗材：Trizol 试剂，氯仿，异丙醇，无 RNase 水，75%乙醇。

三、操作步骤

（1）取材

1）培养的细胞：收集细胞于 EP 管中，PBS 清洗两遍。向管中细胞沉淀中加入 1ml trizol，重悬细胞，常温下静置 5min。

2）动物组织：取组织 30～100mg 置于 1ml trizol 中，用匀浆器充分匀浆。常温静置 5min。

（2）向每管中加入三氯甲烷 200μl，剧烈震荡 15s。常温下静置 2～3min 后，4℃，10 000g 离心 15min。

（3）取上清转移至另一干净 EP 管中，加入等体积（约 600μl）异丙醇，混匀，常温静置 10min 后，4℃，10 000g，离心 10min。

（4）此时可见管底白色沉淀。弃上清，加入 1ml 预冷的 75%酒精清洗沉淀。4℃，7500g 离心 5min，弃掉上清。

（5）再次加入 1ml 预冷的 75%酒精清洗沉淀。4℃，7500g 离心 5min，弃掉上清。

（6）空气中干燥后，加入适量无核酸酶的去离子水，反复吹打混匀。待 RNA 沉淀完全溶解后于-80℃保存。

四、注意事项

（1）由于 RNA 酶能迅速降解 RNA，且耐热、耐酸、耐碱，不需要辅助因子，用蛋白质变性剂只能使其暂时失活，变性剂去除后，其活性又可恢复。因此，RNA 提取的一个关键问题就是如何抑制或去除环境中 RNA 酶。操作者在整个实验中必须戴消毒手套和口罩。所有的玻璃、陶瓷和铁器均在 180℃烘烤 6 h 以上。所有的塑料器皿用 0.1%的 DEPC 水于 37℃浸泡过夜，然后湿热灭菌，于 80℃烘干备用。配制溶液所需的水也要用 DEPC 处理过的水，而配制 Tris 相关缓冲液时 Tris 会与 DEPC 发生反应，应避免用 DEPC 处理。

（2）实验过程中应保证细胞充分匀浆及 RNA 充分沉淀和溶解，以获得较高的 RNA 产率。

（3）整个实验过程在低温下操作，操作时确保无 RNase 的污染，以保证提取的 RNA 的完整性。

（4）吸取上清一定不要吸到中间层的蛋白。

（5）RNA 干燥时，不要真空离心干燥。干燥过度的 RNA 不易溶解。用 DEPC 水溶解 RNA，不要用太多的体积，以保证 RNA 的浓度。

（6）提取完后，电泳观察结果，如果上面的两条带都比较清楚的话，说明 RNA 提取的质量好。

第七节　反转录-聚合酶链反应技术

一、实验原理

聚合酶链反应（polymerase chain reaction，PCR）是一种能将单个拷贝的 DNA 片段放大多个数量级倍，产生数百万个拷贝序列的技术。PCR 技术是现在生命科学研究中常见的技术，广泛应用于分子克隆、测序、基因功能分析、基因的诊断和遗传监测等。

PCR 技术依赖于与靶基因互补的上、下游引物，通过变性、退火、延伸这三个反应步骤进行多个热循环反应。在变性时，双螺旋 DNA 的两条链被分开；退火、延伸时，温度降低，被分开的这两个 DNA 链成为模板，在 DNA 聚合酶和引物的存在下选择性地扩增目标 DNA。通过多个循环，扩增出一定数量的目的 DNA。

RT-PCR 即反转录 PCR，是将 RNA 的反转录（RT）和 cDNA 的 PCR 相结合的技术。它先将 RNA 反转录成 cDNA，然后以 cDNA 为模板，通过 PCR 技术扩增，所以，此法是另一种形式的 PCR。RT-PCR 可以半定量检测基因的表达，用于疾病的诊断及分子克隆。

二、实验仪器与耗材

（1）仪器：PCR 仪，离心机，电泳槽，电泳仪，紫外检测仪等。

（2）试剂与耗材：ddH_2O，上下游引物，RT 试剂盒，PCR 管及塑料吸头。

三、结果检测

（1）常用的方法是基于电泳的半定量检测和基于荧光信号的定量检测。

（2）半定量是指同时扩增内参（如 actin、GAPDH）和目的基因，在一定的循环数下，在扩增终点检测 PCR 产物的量，对照内参，相对定量目的基因的表达量。

(3) 定量检测目前主要通过荧光实时定量 PCR 来实施。实时定量 PCR 可以实时检测目的基因的表达量变化,在其产量指数增长期就可绝对或相对定量目的基因的丰度,避免循环过多造成的产物非指数增长引起的定量误差,此方法灵敏准确,是目前首选的检测方法。

四、操 作 步 骤

1. 反转录

(1) 精确定量 RNA。

(2) 根据浓度,取 1~2μg RNA 作为模板:目前试剂公司有多种 cDNA 第一链试剂盒出售,其原理基本相同。现以 Thermo 公司提供的 RevertAid First Strand cDNA Synthesis 试剂盒为例。

1) 在 PCR 管中加入 0.1ng~5μg 的总 RNA,1μl Oligo(dT)引物或随机引物,补充适量的 H_2O 使总体积达 12μl。

2) 65℃ 5min 后,立即放入冰浴,然后加入以下试剂:①5×缓冲溶液,4μl;②RiboLock RNA 酶抑制剂(20U/μl),1μl;③10mmol/LdNTP 混合物,1μl;④RevertAid M-MuLV 逆转录酶(200U/μl),1μl。轻轻混匀,离心。

3) 42℃孵育 60min 后,于 70℃加热 15min 以终止反应。-20℃保存备用。

2. PCR 检测目的基因

(1) 设计基因特异性引物和内参引物:引物设计原则为①引物设计必须具有特异性,应在没有同源序列的区域内设计。②引物长度一般为 15~30 个碱基。③G+C 含量为 40%~60%。④引物尽量不形成二级结构,引物之间尽量不形成二聚体。⑤碱基要随机分布,引物自身不能有连续 5 个以上的相同碱基。⑥引物 5′ 端可添加修饰位点或者酶切位点,但是 3′ 端必须与基因序列严格互补。⑦引物 3′ 端尽量不要用 A。⑧引物设计要跨内含子或隔内含子。⑨注意 mRNA 有不同的同源异构体,不同的引物可能针对不同的同源异构体进行扩增。

(2) 同时扩增特异性基因和内参

1) 取 PCR 管,依次加入 cDNA、上游引物、下游引物、dNTP、PCR 缓冲溶液和 Taq 酶,加入适量的 ddH_2O,混匀。

2) 设定 PCR 程序,扩增循环数最好不超过 40。

(3) 琼脂糖凝胶电泳,并用凝胶成像仪检测条带。若需对条带进行半定量分析,可扫描电泳条带,进行灰度分析。

五、注 意 事 项

(1) 由于 RNA 只有单链、不稳定,自然界的 RNA 酶无处不在,所以导致 RNA 比 DNA 容易降解。在 RNA 提取过程中,尽量使用 DEPC 处理过的或者不含 RNA 酶的试剂、耗材,以防止 RNA 降解,保存其完整性。

(2) 防止 RNA 样品中的 DNA 污染。一般有两种方法:①在 RNA 提取时,用 DNA 酶处理；②将 PCR 的引物设计在不同的外显子区域。

（3）在 PCR 或者 RT-PCR 过程中，加入对照。阴性对照：加入除模板外的其他 PCR 成分。内参：避免起始模板量不同、加样误差、孔间温度差引起的误差。

（4）半定量 PCR 时，特别要注意循环数的选择，不能让产物的扩增进入平台期。

第八节　实时定量聚合酶链反应

一、实 验 原 理

实时定量聚合酶链反应（quantitative real time PCR，qRT-PCR）已经成为检测 mRNA 表达的金标准。通常采用 SYBR Green 荧光染料或 TaqMan 探针法。首先，提取 RNA 进行反转录成 cDNA，SYBR Green 荧光染料法的原理是 PCR 扩增过程中，单链的模板不能结合荧光染料，所以没有荧光，而随着扩增产物越来越多，双链 DNA 产物结合染料并发出荧光，可被检测到。根据检测到荧光的阈值的 PCR 循环数（Ct 值）即可定量分析 mRNA 表达量。此方法的优点是，对于 DNA 没有选择性，简单、灵敏、易于掌握，可用于检测任意 RNA 和 DNA，但因此也带来特异性不是很高、有无非特异扩增不能区分、对于引物选择和模板质量要求较高等缺点。TaqMan 探针法原理：TaqMan 探针在 5′端标记荧光基团，而 3′端则标记荧光淬灭基团，当基因没有扩增时，不能检测到荧光。由于 *Taq* 酶具有 5′到 3′外切核酸酶活性，当 PCR 扩增时，可水解掉 5′端荧光探针而产生荧光，随着扩增产物增加，荧光强度增加，从而可特异性示踪 mRNA 的表达。该方法对选择序列扩增特异性高，重复性好，但相对比较昂贵。

二、试　　剂

（1）引物设计：设计的引物应该特异性较高、敏感性好、无二聚体、扩增效率高。除可直接使用文献报道的引物外，更多可借助一些引物设计资源辅助设计：如 PrimerBank（http：//pga.mgh.harvard.edu/primerbank/index.html）、Real Time PCR Primer Sets（http：//www.realtimeprimers.org/）；如果在数据库中没有找到合适的，也可借助一些商业化软件进行辅助设计，如 Beacon Designer（http：//www.premierbiosoft.com）；也可由一些专门的公司辅助设计如 Sigma-Genosys（http：//www.designmyprobe.com）。http：//www.biosearchtech.com/products/probe_design.asp 是一个免费的引物设计网站，通常每个扩增反应设计 4～6 条引物，设计成功后自动转到 NCBI 进行 Blast，并进行 ePCR，以便于确定后续 PCR 的条件。引物通常为 15～25 碱基，G/C 含量为 50%左右最佳，3′端最好为一个或多个 G/C，这样可增加扩增效率。PCR 产物不易太长，75～200 个碱基。如果目标区富含 A/T，则建议引物采用锁核酸（locked nucleoid acid，LNA）合成，可增加 T_m 值，便于扩增。

（2）探针设计：Taqman 探针的 T_m 值应该在引物 T_m 值的 10℃以内，即 68～70℃。探针的 5′端尽量靠近 3′端引物且与之不要重合。探针长度不超过 30 个碱基，G/C 含量为 50%左右。如果 A/T 含量高，也建议使用 LNA。由于 G 可促进荧光淬灭，故在探针 5′端不要使用 G。

（3）商业化 RNA 提取试剂盒：如 RNeasy microkit（Qiagen 公司），或 Trizol（Life

technology 公司）。

（4）无核酸酶（DNA 酶及 RNA 酶）的水（ddH$_2$O）。

（5）反转录试剂盒：推荐 Thermo Fisher、Takara 公司。

（6）SYRBGreenI qPCR mix：推荐 Thermo Fisher、Qiagen、Promega、Takara、Merck 等公司。

（7）Taqman Probe qPCR mix：推荐 Thermo Fisher、Qiagen、Promega、Takara、Merck 等公司。

（8）异丙醇。

（9）无水乙醇。

（10）qRT-PCR 耗材：如 8 或 12 联排管及对应管盖、PCR 板（Thermo Fisher）。

三、仪　　器

1. 实时定量 PCR 仪　ABI、Bio-Rad、Eppendorf、Stratagene、TaKaRa、Agilent 公司产品。

2. RNA 定量设备　紫外分光光度计、Nanodrop-2000 等。

四、操　　作

1. 提取组织或细胞 RNA　参照本章第 6 节方法或按照商业化试剂盒说明书提取。

2. RNA 定量分析　取 1μl RNA 于 Nanodrop-2000 加样槽中，分析其 A260/A280 比值（1.8～2 为质量较好）及 RNA 浓度。然后可取 100ng 左右 RNA 快速进行琼脂糖电泳，观察 18S、28S 及 5S rRNA，如果 18S、28S 条带较亮，而 5S 几乎看不到，则表明 RNA 无显著降解，可用于下一步操作。也可使用更先进的 Agilent 2100 Bioanalyzer 或者 BioRad Experion 进行分析。

3. 反转录　取 500ng～1μgRNA，按照商业化反转录试剂盒进行反转录。每个样品可多反转录几管，冻存于-80℃备用。

4. 验证 mRNA 完整性

（1）标准模板：准备 5 个 10 倍倍比稀释的酵母 tRNA（100ng/μl），使其靶基因扩增范围接近 10～10^5 个拷贝。或者也可选用 6 个 5 倍倍比稀释的通用 RNA 模板[Stratagene cat. no. 750500（人），7410100（小鼠），740200（大鼠）]。实验过程中需做平行管。

（2）验证 mRNA 完整性体系（表 18-6）。

表 18-6　验证 mRNA 完整性体系

试剂	终浓度	加样量
2×qRT-PCR mix	1×	12.5 μl
GAPDH 引物（5′、Center 及 3′）10μmol/L 共 6 条	250nmol/L	3.6 μl
1:10 稀释的 cDNA 模板		5 μl
1 mmol/L ROX（内参染料）	30nmol/L 或 300nmol/L	1 μl
ddH$_2$O		2.9 μl

（3）加入 5µl 标准曲线模板，并做平行管。

（4）加入 1∶10 稀释 RT-cDNA 模板，并做平行管。注意用枪头反复吹打混匀，避免产生气泡。

（5）以下述条件执行 qRT-PCR 反应（表 18-7）。

表 18-7　执行 qRT-PCR 反应条件

1 个循环	激活	95℃ 10 min
45 个循环	变性	95℃ 30 s
	退火	56℃ 30 s
	延伸	62℃ 30 s

（6）分析基线及扩增阈值，以 Log 模板浓度为横坐标，C_t 值对应的模板量做纵坐标建立标准曲线。根据标准曲线计算 GAPDH 的 5′中心及 3′引物扩增的 C_t 值，计算出拷贝量。计算各段比例，如计算的 5′拷贝量为 $1.46×10^7$，3′拷贝量为 $1.78×10^7$，那么 3′/5′比例为 1.22，表明 mRNA 完整性较好；若 5′拷贝量为 $1.18×10^5$，3′拷贝量为 $1.78×10^7$，则 3′/5′比例为 151，提示 mRNA 降解。一般标准，3′/5′比例＜5 则认为 mRNA 质量比较高，可进行特异基因的扩增。通过与标准曲线比对，如果样品模板落在标准模板范围内，则说明样品稀释度适合下一步 PCR。样品 C_t 值落在标准模板曲线外，说明样本稀释度不合适，不能进行下一步扩增。

5. 检测是否存在 RNA 抑制子

（1）按表 18-8 组分顺序加入 qRT-PCR 混合物，所有 RNA 样品需做平行管。注意，ROX 作为内参染料可加，也可不加。

（2）RNA 抑制子检测 qRT-PCRmix。

表 18-8　加入 qRT-PCR 混合物组分顺序

	存储浓度	加样体积 25µl 体系
ddH$_2$O	（假设加入 RNA 模板的量为 3µl）	2.425µl
qRT-PCR mix	2×	12.5µl
MgCl$_2$ 25mmol/L	3mmol/L	3µl
参考染料 ROX	0.03µmol/L	0.375µl
SPUD-A 扩增子	20pmol/µl	2µl
SPUD-A 探针	5pmol/µl	0.5µl
SPUD-引物	前后引物各 10pmol/µl	1.2µl

（3）取 3µl RNA 模板，做平行管，加入 22µl 上述混合物到每个 RNA 管中。

（4）执行 qRT-PCR（表 18-9）。

表 18-9　执行 qRT-PCR 反应条件

1 个循环	激活	95℃ 10 min
40 个循环	变性	95℃ 30 s
	退火/延伸	62℃ 60 s

（5）分析 C_t 值，以不加 RNA 模板含 SPUD-A 扩增子的体系为对照进行比较。

（6）使用同样的阈值分析对照组和样本组，如果含有 RNA 抑制剂，则样本 C_t 值远远高于对照组。使用平行管统计对照组 C_t 值的变异系数，如果样本组的 C_t 值落在变异系数的可接受范围内，说明 RNA 样本中不含 RNA 抑制剂。

6. PCR 优化

（1）PCR 优化包含引物浓度和模板浓度的优化。目标模板可以选择人工合成的 DNA 单链、线性化质粒、PCR 产物或者 cDNA。如果选择人工合成的 DNA 或线性化质粒作为目标模板，可稀释模板浓度到 10^8 个拷贝/微升。然后以 5～10 倍稀释存储的模板用于优化。如果是总 RNA 反转录的 cDNA 模板，0.5～1μl 足以检测到低丰富的 mRNA。

（2）使用引物（100～200 nmol/L）扩增模板，通过扩增的 C_t 值在 20～30，从而确定模板使用的浓度。如果扩增 C_t 值超出此范围，则建议以 10 倍倍比稀释模板，每稀释 10 倍，C_t 值应下降 3.3，这样选择合适的模板浓度。

（3）按照表 18-10 稀释引物。

表 18-10　引物浓度优化表格

存储的引物（F/R）	0.5μmol/L	1μmol/L	2μmol/L	3μmol/L
0.5μmol/L	50/50nmol/L	100/50nmol/L	200/50nmol/L	300/50nmol/L
1μmol/L	50/100nmol/L	100/100nmol/L	200/100nmol/L	300/100nmol/L
2μmol/L	50/200nmol/L	100/200nmol/L	200/200nmol/L	300/200nmol/L
3μmol/L	50/300nmol/L	100/300nmol/L	200/300nmol/L	300/300nmol/L

注：qRT-PCR 反应中 Forward 引物浓度/Revers 引物浓度为 nmol/L。

（4）加 2.5μl 不同浓度的引物到 PCR 管中，并做平行管。再加入以下 qRT-PCR 混合物（表 18-11）。混合好后进行 PCR。

表 18-11　qRT-PCR 混合物

	浓度	加样体积（25μl 总体系）
ddH₂O		2.125
SYBR Green I mix（qPCR）	2×	12.5
ROX	0.03 μmol/L（根据仪器需要选择）	0.375
10^4～10^5 拷贝的模板或 5μl 1∶10 稀释的 cDNA		

（5）按照以下条件进行 qRT-PCR（表 18-12）。

表 18-12　进行 qRT-PCR 的条件

1 个循环	激活	95℃　10 min
40 个循环	变性	95℃　30 s
	退火	60℃　30 s
	延伸	72℃　30 s
1 个循环	溶解曲线	55~95℃

注：溶解曲线循环可依据仪器进行，大多数仪器无需单独扩增。

（6）进行分析，符合以下标准：没有引物二聚体、扩增的 C_t 值相对比较低（以便于扩增靶基因时的效率较高）、扩增结束时荧光值最高（提示扩增的拷贝数最多）、无模板的对照组无扩增信号。

7. 进行样本的 qRT-PCR

（1）根据优化的模板浓度和引物浓度建立 PCR 反应（表 18-13）。

表 18-13　优化的模板浓度和引物浓度

		SYBR Green I 方法	Taqman 探针法
SYBR Green I mix	2×	12.5 μl	
Taqman mix	2×		12.5 μl
ROX	根据实际情况	1 μl	1 μl
cDNA	根据优化浓度	2~4 μl	2~4 μl
引物	根据优化浓度	各 1 μl	
Taqman 探针	200 nmol/L		1 μl
H_2O		补齐到 25 μl	补齐到 25μl

（2）按照表 18-14 条件进行 qRT-PCR。

表 18-14　qRT-PCR 反应条件

1 个循环	激活	95℃　10 min
40 个循环	变性	95℃　30 s
	退火	60℃　30 s
	延伸	72℃　30 s

8. 注意事项

（1）溶解曲线分析：如图 18-1 就是比较好的溶解曲线，每个基因为单峰。但图 18-2 的溶解曲线通常说明引物设计的问题。A 峰为 RNA 扩增，而且 a 点处无其他杂峰，提示没有引物二聚体。10 倍稀释的模板 B、C 峰，出现了 b、c 的第二峰。而没有模板只有水的扩增也出现的 d 峰。

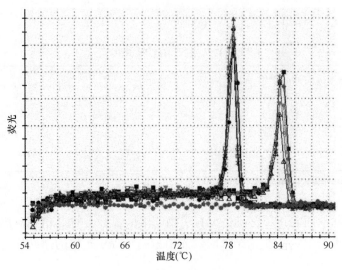

图 18-1　某实验样本的溶解曲线

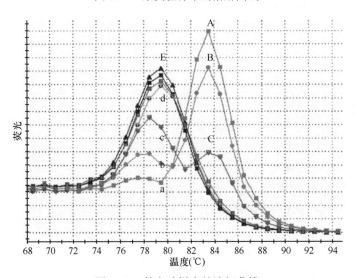

图 18-2　某实验样本的溶解曲线

（2）扩增曲线观察：图 18-3 中 A 图为 SYBR Green I 方法扩增曲线，基本情况良好，但无模板组也出现了扩增，这种情况下可适当提高阈值进行校正，这也是这一方法的缺点。B 图为同一引物和模板浓度应用 Taqman 探针法进行扩增曲线，可观察到扩增良好，且无模板加入没有任何扩增。

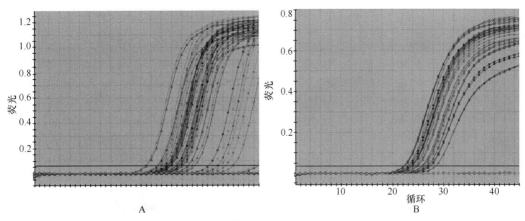

图 18-3 某实验样本的扩展曲线
A. SYBR Green I 方法扩增的曲线；B. Taqman 探针法进行扩增曲线
（Nolan T，et al. 2006.）

第九节 RNA 干扰实验

一、实 验 原 理

RNA 干扰是一种短片段 RNA 分子通过碱基互补结合靶向 mRNA 分子来特异性抑制或激活此基因表达及活性的生物学过程。miRNA 和 siRNA 这两种小核糖核酸分子参与这个过程。许多真核生物都存在 RNA 干扰现象。Dicer 酶能将长的双链 RNA（dsRNA）分子酶切成长约 20bp 的双链核苷酸片段（siRNA），随后，每个 siRNA 解螺旋成两条单链 RNAs（ssRNAs）。其中一条单链降解，另一条单链结合 RISC 复合体，导致大多数基因转录后沉默。目前有三种方法可获得 siRNA，即化学合成、体外转录和利用 siRNA 表达载体。

二、实验仪器与耗材

耗材：PCR 管，1.5ml EP 管，1ml、200μl、20μl Tips，PE 手套。

三、主 要 试 剂

（1）退火缓冲液：100mmol/L 醋酸钾，30mmol/L HEPES-氢氧化钾，pH 7.4，2mmol/L 乙酸镁。
（2）合成的长链寡核苷酸正向序列和反向序列。
（3）T4 PNK（polynucleotide kinase）。
（4）ATP（Promega 公司生产）。
（5）限制性内切酶。
（6）去磷酸酶 CIP（Promega 公司生产）。
（7）LB、LA 培养基。
（8）小提质粒试剂盒（Qiagen 公司生产）。

（9）琼脂糖凝胶电泳相关试剂。

（10）Lipofectamine 2000。

（11）Western blotting 相关试剂。

四、操作步骤

以 pSUPER-RNAi 为例，首先用真核 siRNA 表达载体 pSUPER 构建 AIB1 蛋白的 RNAi 质粒，特异沉默该蛋白的表达，并用 Western blotting 检测 RNAi 的沉默效果。

（1）制备长度为 64bp 的双链核苷酸插入片段：将合成的 oligos 溶于水中，制备成浓度为 3g/L 的液体。从正向片段和反向片段中各取出 1μl，加入 48μl 退火缓冲液，95℃孵育 4min，70℃孵育 10min，然后将 oligos 慢慢冷却到 4℃。样品可以保存在 -20℃。

（2）取出 2μl 冷却的 oligos，加入 1μl T4 PNK 缓冲液、1μl 10mmol/L ATP（final is 1mmol/L）、1μl T_4 PNK 和 5μl H_2O，37℃孵育 30min 后，70℃孵育 10min 以灭活 PNK。

（3）线性载体的制备：酶切 pSUPER 载体，用胶回收试剂盒回收线性好的载体。

（4）连接反应：从步骤（1）中取出 2μl，步骤（2）中取出 1μl，加入 1μl 连接酶缓冲液、5μl H_2O、1μl 连接酶 ligase，室温 1h。

（5）转化大肠杆菌。

（6）小提质粒并酶切鉴定。

（7）重组质粒的大量制备和纯化：将阳性克隆进行测序鉴定后，将转化了重组质粒的细菌大量扩增，并大量提取该质粒 DNA，纯化 DNA 使其 $A_{260/280}$ 比值达 1.8 以上。紫外分光光度计下定量后，将提取的质粒 DNA 用去离子水分别稀释到 1μg/μl，保存于 -20℃，以备后续转染肿瘤细胞之用。

（8）RNAi 沉默靶基因效果的检测：将大量提取的 pSUPER-RNAi 质粒转染细胞。同时共转染 β-gal 表达质粒，因为真核细胞本身不表达 β-gal，转染该质粒后，如果质粒进入细胞，则该细胞表达 β-gal，因此可用以监测转染效率。

五、注意事项

1. 有效的 siRNA 靶点的设计 设计合成特异的、有效的 siRNA 分子是实验的关键所在，利用相关的网站和软件可提高 siRNA 的有效性和特异性。siRNA 与靶基因 mRNA 的匹配度非常严格，不能有一个碱基的错配。设计时，siRNA 的 GC 含量在 30%～50% 比较合适；且需要进行同源性分析，避免与其他基因产生交叉反应。

2. 转染的控制 转染用的细胞状态，细胞的汇合度，质粒的纯度，转染试剂的选择，以及质粒和转染试剂的相互比例都将影响最后的转染效果，因此上述因素都应优化，以达到最佳效果。

3. 对照的选择 RNAi 需设立诸多对照，从而确保实验的严谨性和有效性。

（1）基础对照经典的 RNAi 需同时检测到 mRNA 和蛋白水平的改变，如果蛋白水平降低而 mRNA 水平无变化，则可能是由于 miRNA 导致的翻译相关的抑制。

（2）定量对照应摸索 siRNA 使用的浓度，尽可能降低其浓度，从而减少脱靶的发生。

(3) 功能对照需进行补救的实验，从而保证 RNAi 效果的真实性。

(4) 多种对照使用两个或两个以上的 siRNA。

第十节 荧光原位杂交技术

一、实验原理

荧光原位杂交（fluorescence in situ hybridization，FISH）技术是一种重要的非放射性原位杂交技术。它的基本原理（图 18-4）是将核酸探针的某一种核苷酸直接标记上荧光素，当探针与目的 DNA 碱基互补配对时，通过变性、退火、复性三个步骤，探针即可与靶基因形成杂交体。洗涤后，在荧光显微镜下观察，从而对待测 DNA 进行定性、定量或相对定位分析。

荧光原位杂交优点：①相对于放射性探针，荧光探针更安全；②荧光探针稳定，储存方便；③荧光探针特异性好，定位准确，灵敏度高；④可将多种探针标记不同颜色的荧光，实现同一个位子同时多种序列的检测；荧光原位杂交的缺点是不能达到100%杂交，特别是在应用较短的 cDNA 探针时效率明显下降。

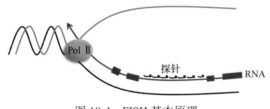

图 18-4 FISH 基本原理

（Soler M，et al. 2017.）

二、实验仪器与耗材

1. 仪器 荧光图像分析系统，PCR 仪，37℃培养箱，湿盒，恒温水浴箱，离心机，通风橱，染色缸。

2. 耗材 1.5ml EP 管，1ml、200μl、20μl Tips，载玻片，盖玻片，封片胶，PE 手套，烧杯，尖吸管，量筒。

三、主 要 试 剂

1. 20×SSC 称取 175.3g NaCl，88.2 枸盐酸钠，溶于 1L 去离子水，加 NaOH 调 pH 至 7.0~7.2。

2. 杂交液 1ml 20×SSC，0.5ml 20mg/ml 无核酶 BSA，1.5ml 灭菌 H_2O，2ml 50%（W/V）甘油，存储于4℃可保存6周。

3. 乙醇 80%、95%、100%乙醇。

4. DAPI（6-二脒基-2-苯基吲哚）**存储液 1000×** 将 1mg DAPI（终浓度 0.3mmol/L）溶解于 10ml 去离子水（可适当加几滴甲醇助溶）。避光保存于−20℃。

四、操 作 步 骤

1. 制备探针
（1）探针做切口。

（2）1μg 探针加 10 μg 鱼精蛋白 DNA 加 1～5 μg cot-1 DNA（可以不加）。

（3）70%乙醇洗 2 次，空气干燥。

（4）10 μl 去离子甲酰胺重悬，37℃。

（5）75℃变性 7min。

（6）10 μl 2×变性反应液。

（7）冰上 30 min。

2. 细胞标本的制备
（1）新鲜 PBS 冲洗细胞。

（2）用过滤除菌的 4%多聚甲醛固定细胞，室温下固定 10min。

（3）PBS 洗 2 次，5 分钟/次。

（4）透膜液：加含 0.5%Triton-100 的 PBS，在冰上孵育 5～7min。

3. 杂交
（1）70%乙醇洗 2 次，5 分钟/次（也可保存于 70%乙醇，−20℃，待用）。

（2）脱水：依次放入 80%、95%、100%乙醇，各 3min。

（3）空气干燥。

（4）预冷 2×SSC 洗 3 次。

（5）将玻片细胞面朝下，放于探针上。

（6）杂交：37～42℃过夜（避光、湿润环境，含 50%甲酰胺 2×SSC）。

4. 洗脱
（1）用镊子小心移除玻片，含 50%甲酰胺的 2×SSC 洗 3 次，5 分钟/次，42℃。

（2）2×SSC 洗 3 次，5 分钟/次，42℃。

5. 链亲和素结合
（1）封闭：含 0.1%Tween20、5% BSA 的 4×SSC 缓冲液在室温下封面 30 min。

（2）孵育：用 Alexo488 荧光标记的链亲和素室温下孵育 60 min，避光且保持湿润。

6. DAPI 染色
（1）洗涤玻片：含 0.1% Triton X-100 的 4×SSC 洗 10min，2 次；然后用 4×SSC 洗 10min，避光，室温。

（2）DAPI 染色：使用 PBS 稀释 DAPI 存储液，加到玻片上，避光孵育 10min，室温。

7. 激光共聚焦显微镜采集图像

第十一节　蛋白质免疫印迹分析

一、实 验 原 理

蛋白质免疫印迹分析又称 Western blotting，是用于蛋白质分析的常规技术。在电场的作用下，电泳分离蛋白，并从凝胶转移至一种固相支持物，然后以某种抗体作为探针，利用抗原抗体的特异性反应，从蛋白混合物中检测出目标蛋白，从而定量或定性的确定正常或实验条件下细胞或组织中目标蛋白的表达情况。这一技术将蛋白质凝胶电泳分辨率高与固相免疫测定特异性强的特点结合起来，是一种重要的蛋白质分析测试手段。

二、实验仪器与耗材

1. 仪器　离心机，水浴锅，垂直板电泳槽，电泳仪，转移电泳仪，脱色摇床，封口机，荧光图像分析系统。

2. 耗材　1.5ml EP 管，1ml、200μl、20μl 塑料吸头，滤纸，硝酸纤维素膜，PE 手套，杂交袋，烧杯，尖吸管，量筒。

三、主 要 试 剂

（1）10% 过硫酸铵。

（2）10% SDS 溶液。

（3）1.5mol/L Tris-HCl（pH 8.8）分离胶：181.71g Tris-HCl，HCl 调 pH8.8，ddH$_2$O 定容至 1000ml。

（4）1mol/L Tris-HCl（pH 6.8）浓缩胶：121.14g Tris-HCl，调 pH6.8，ddH$_2$O 定容至 1000ml。

（5）2×SDS 凝胶加样缓冲液：1ml 1.0 mol/L Tris-HCl（pH 6.8），2ml 甘油，0.2g SDS，1ml β-巯基乙醇，0.01g 溴酚蓝，ddH$_2$O 定容至 10ml。

（6）Tris-甘氨酸电泳缓冲液：5mmol/L Tris 碱，50mmol/L 甘氨酸，0.02% SDS。

（7）电转移缓冲液：2.5mmol/L Tris base，25mmol/L 甘氨酸，临用前加入 20%甲醇。

（8）5×TBS（pH6.8）：12.1g Tris-base，146.65g NaCl，ddH$_2$O 定容至 1000ml。

（9）洗涤缓冲液（1×TBST）：1×TBS 加入 0.1%（V/V）Tween 20。

四、操 作 步 骤

1. 收集样品

（1）培养的细胞：贴壁和悬浮细胞收集方式不同，细胞裂解液种类各异，推荐含 SDS 的凝胶加样缓冲液裂解，煮沸即可。

（2）动物组织：与细胞不同，组织块由于体积较大，须预先经破碎匀浆处理。

2. 样品定量　样品电泳前需测定蛋白浓度，以便保证上样量一致，有利于后续定量或半定量分析。常用的蛋白质浓度测定方法有好多种，如 Bradford 法、BCA 法、Lowry 法。

每种方法灵敏度不同，且不同的方法会受不同干扰物质的影响，实验者可根据样品制备方法（裂解液成分、去垢剂和还原剂种类等）自行选择。

3. 制胶 根据目标蛋白的分子量选择合适浓度的凝胶，以达到最优的分离效果和分辨率（表18-15）。

表18-15 SDS聚丙烯酰胺凝胶的有效分离范围

丙烯酰胺浓度（%）	线性分离范围（kDa）
15	12～43
10	16～68
7.5	36～94
5.0	57～212

4. 电泳 每孔加入处理好的蛋白样品。浓缩胶电压为80V，当样品进入分离胶后，调节电压至120V。观察溴酚蓝至合适位子后，断开电源，取出凝胶。

5. 电转（湿式）

（1）切胶，做好标记（上下、左右）。

（2）剪切膜及滤纸。取大小与胶相等的膜1张，滤纸6张。

（3）硝酸纤维素膜用灭菌水浸泡2min，转移缓冲液浸泡3min（转移缓冲液预冷），滤纸用转移缓冲液润湿。

（4）叠放顺序：从负极到正极分别是海绵垫—滤纸—胶—膜—滤纸—海绵垫。

（5）恒电流300mA，转移2～3h，置冰箱中。

（6）预染Marker可指示转移情况（117 kDa，89 kDa，49 kDa，34 kDa，25 kDa，19 kDa）。

注意：①滤纸、硝酸纤维素膜不要大于凝胶，防短路；②不要用手直接接触滤纸及膜（皮肤上的油脂会阻止蛋白质由凝胶向膜转移）；③各层之间不要有气泡；阴、阳极不要连错。

6. 封闭

（1）配200ml封闭液（含5%脱脂奶粉）：10g脱脂奶粉，200ml TBS-T。

（2）膜置于平皿中，加入适量封闭液，室温，轻摇1～2h。

7. 封一抗

（1）滤膜放入一杂交袋中，三面封口。

（2）按$0.1ml/cm^2$膜面积加入封闭液稀释的一抗，封好杂交袋，4℃，轻摇过夜。

8. 洗膜 以封闭液洗膜3次，室温，10分钟/次。

9. 封二抗 将滤膜放入杂交袋，按$0.1ml/cm^2$膜面积加入封闭液稀释的二抗，封好杂交袋，室温，轻摇1h。

10. 化学发光检测

（1）取出滤膜，TBST漂洗3次，5分钟/次。

（2）取化学发光试剂A液和B液等量混合。

（3）将混合好的发光液加在有蛋白条带的滤膜面上，充分反应约1min。

（4）荧光图像分析系统检测。

五、注意事项

（1）对于 Western blotting 实验而言，样品处理是关键步骤之一，获得的蛋白样品必须均质、可溶，并解离成单个多肽亚基，且尽量减少相互间的聚集，使其最终仅依赖本身的分子质量大小进行分离。

（2）注意一定要将玻璃板洗净，最后用 ddH_2O 冲洗，将与胶接触的一面向下倾斜置于干净的纸巾晾干。

（3）制胶时灌入 2/3 的分离胶后应立即封胶，胶浓度＜10%时可用 0.1%的 SDS 封，浓度＞10%时用水饱和的异丁醇或异戊醇，也可以用 0.1%的 SDS。封胶后切记，勿动。待胶凝后将封胶液倒掉，如用醇封胶需用大量清水及 ddH_2O 冲洗干净。

（4）电转操作时要仔细辨别正负极，确保凝胶中的蛋白质转至硝酸纤维素膜上。

（5）Western blot 的封闭过程要充分。

第十二节　免疫共沉淀

一、应用范围

免疫共沉淀（coimmunoprecipitation，CoIP）是研究蛋白质-蛋白质相互作用的常用技术，通常用于测定两种已知蛋白质能否在细胞内结合产生相互作用，以及用于确定与某种特定蛋白质具有相互作用的未知蛋白质。该法的优点是蛋白质处于天然状态，蛋白质的相互作用可在天然状态下进行，可分离得到天然状态下相互作用的蛋白质复合体。

二、实验原理

免疫沉淀的原理是利用特异抗体与待检样品中相应的特异抗原结合形成抗原抗体免疫复合物。该免疫复合物中的抗体分子可吸附于固化了特异蛋白的支持物上（特异蛋白具有吸附抗体的能力），相应的抗原分子也同时被吸附。免疫复合物被吸附到支持物上的过程即为沉淀。没有被沉淀的蛋白质随缓冲液的流洗而被除去。

免疫共沉淀的原理与免疫沉淀基本相似。不同之处在于：在免疫共沉淀中，与靶抗原一起被沉淀的还有与靶抗原相互作用的蛋白质，即随着抗体被吸附于固化了特异蛋白的支持物上，相应的抗原及其相互作用的蛋白质也同时被沉淀。最后，采用相互作用蛋白质的特异抗体经 Western blot 检测，以证实二者存在相互作用。

三、实验仪器与耗材

1. 仪器　冷冻离心机，垂直混合器，水浴锅，垂直板电泳槽，电泳仪，转移电泳仪，脱色摇床，封口机，荧光图像分析系统。

2. 耗材　1.5ml EP 管，1ml、200μl、20μl Tips，滤纸，硝酸纤维素膜，PE 手套，杂交袋，烧杯，尖吸管，量筒。

四、主 要 试 剂

（1）PBS。

（2）RIPA 裂解液：50mmol/L Tris-HCl（pH7.4），1% NP-40，0.25%脱氧胆酸钠，150mmol/L NaCl，1mmol/L EDTA，1mmol/L PMSF（用前加入），1mmol/L Na_3VO_4（用前加入），1mmol/L NaF（用前加入），1×蛋白酶抑制剂 cocktail（用前加入）。

（3）30%丙烯酰胺：29.2g 丙烯酰胺，0.8g N，N'-亚甲双丙烯酰胺，加蒸馏水至 100ml，滤纸过滤，避光保存。

（4）Tris-甘氨酸电泳缓冲液：25mmol/L Tris 碱（pH 8.3），250mmol/L 甘氨酸，0.1% SDS。

（5）转膜缓冲液：39mmol/L 甘氨酸，48mmol/L Tris 碱，0.037% SDS，20%甲醇。

（6）TBS：50mmol/L Tris HCl（pH 7.5），150mmol/L NaCl。

（7）封闭液：5% 脱脂奶粉，溶于 TBS-T 中。

（8）TBS-T：以 TBS 配制 0.1% Tween-20。

（9）SDS 凝胶加样缓冲液（2×）：100mmol/L Tris-HCl（pH 6.8），200mmol/L DTT（用时加入），4% SDS，0.2%溴酚蓝，20%甘油。

（10）1mol/L DTT。

（11）蛋白印迹化学发光试剂盒。

五、操 作 步 骤

1. 提取动物组织蛋白

（1）提取动物组织，PBS 漂洗，在 5 倍体积冰预冷的 RIPA 缓冲液中充分匀浆，约 5 min。

（2）4℃，12 000r/min，离心 30 min。

（3）取上清，检测蛋白质浓度（BCA 定量），−20℃保存备用。

2. 免疫共沉淀 2 份/大组。

（1）protein A beads 的预洗：取 50μl 珠子，加 PBS 洗 2 次，3000r/min，3 分钟/次；再用 PBS 调整为 50%混悬液（珠子占总体积的 50%）。

（2）500 μg 组织蛋白（体积调整为 500～750μl），加 0.5～5μg 抗体，4℃，轻摇 7～8 h。

（3）加入 50 μl 预洗的 protein A 磁珠，4℃，轻摇 2h。

（4）12 000r/min 离心 5 s，吸弃上清。

（5）加 1ml RIPA（含蛋白酶抑制剂）漂洗珠子，轻摇 3 min；3000r/min 离心 3min，吸弃上清；重复洗 3 次。

（6）加等体积 2×上样缓冲液，轻柔混匀，煮沸 5min。

（7）12 000r/min 离心 10min；取上清，可冻存于−20℃备用。

（8）进行 Western blottting 实验。

六、注意事项

（1）提取蛋白质及免疫沉淀步骤均在低温进行（4℃）。
（2）免疫沉淀的漂洗过程要充分。
（3）电转操作时要仔细辨别正负极，确保凝胶中的蛋白质转至硝酸纤维素膜上。
（4）Western blot 的封闭过程要充分。

第十三节 ChIRP 技术

一、实验原理

长链非编码 RNA（lncRNA）是长达 200 个核苷酸以上的转录本，它不能编码任何蛋白质，但是具有组织特异性和发育阶段表达的特异性。lncRNA 根据所在细胞中的定位，可以分为细胞质 lncRNA 和细胞核 lncRNA。2011 年，由斯坦福大学的 Howard 教授开发的 ChIRP（chromatin isolation by RNA purification）技术，可在全基因组范围内鉴定与 RNA 互作的染色质或蛋白质。

其基本原理是将生物素化的寡核苷酸添加到不同的染色质或蛋白质样本中，使它们发生杂交，然后通过链霉亲和素磁珠，将 lncRNA 结构域连同它的互作搭档一起纯化出来。通过对这些纯化产物的分析（WB、RT-PCR、qPCR 或测序），就可以鉴定 RNA-蛋白、RNA-染色质的互作（图 18-5）。

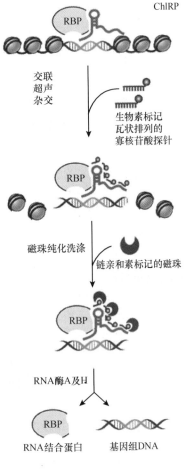

图 18-5 CHIRP 的基本原理
（Quinn JJ, et al. 2014.）

二、实验仪器与耗材

1. 仪器 垂直混合器，PCR 仪，离心机，垂直电泳槽，水平电泳槽，电泳仪，紫外检测仪，EP 管，PCR 管，塑料吸头，脱色摇床，封口机，荧光图像分析系统。

2. 试剂 ddH₂O，上下游引物，RT 试剂盒，1.5ml EP 管，1ml、200μl、20μl Tips，滤纸，硝酸纤维素膜，PE 手套，杂交袋，烧杯，尖吸管，量筒。

三、主要试剂

1. NP40 裂解液配方 20mmol/L PH 7.4 Tris，1mol/L NaCl，1mmol/L EDTA，1% NP40。
2. 洗涤或结合溶液 10mmol/L Tris-HCl（pH 7.5），1mmol/L EDTA，2mol/L NaCl。

应进行 DEPC 处理。

3. 核酸洗脱液　10mmol/L EDTA pH 8.0，95%去离子甲酰胺。

四、操作步骤

（1）PBS 洗细胞两遍，4%甲醛交联 5～10 min。

（2）PBS 洗两遍，最后一次时留适量 PBS 使细胞保持湿润。

（3）紫外交联 2min（400mJ/cm^2）。

（4）PBS 洗两遍，最后一次时留适量 PBS，将细胞刮下，收集到 1.5ml 离心管中。

（5）4℃，1500r/min 离心 5min，弃上清。

（6）加适量 NP40 裂解液（1 个 10cm 圆皿加入 1000μl 裂解液），冰上裂解 5min。

（7）4℃，12 000r/min 离心 5min，取上清，沉淀可弃掉（此时留一部分上清可作为上样对照）。

（8）取适量上清加入探针[探针的量根据磁珠的结合能力确定，biotin 标记组（混合好后加入）]，94℃ 1min，缓慢降至室温。

（9）入已用含 0.05mg/ml poly dIdC，5% BSA，1mmol/L DTT 的 PBS 预处理 1 h 的链亲和素磁珠 50～100 μl。

（10）RT 30 min 后，4℃过夜。

（11）如检测相互作用蛋白：用含 0.1% Tween 20 的 PBS 洗 3～5 遍。生理盐水洗磁珠一次。加入 1×蛋白上样缓冲液 50 μl，100℃ 5min 蛋白变性后，用磁力架将磁珠与液体成分分离开。取上清进行聚丙烯酰胺电泳，银染后质谱分析，或者转膜进行蛋白免疫印迹检测。

（12）如检测相互作用 RNA：用 2×SSC 洗磁珠 3 次，核酸洗脱液于 65℃ 2min，加入 DNA 酶消化 10min，37℃，洗脱液过 RNA 回收柱（QIAGEN），反转录后行实时定量 PCR 分析或建库测序。

（13）如检测相互作用 DNA：用 2×SSC 洗磁珠 3 次，核酸洗脱液于 65℃ 2min，加入 RNA 酶消化 10min，37℃，酚氯仿抽提提取 DNA，或使用 DNA 回收柱（QIAGEN），用于建库测序。

五、注意事项

（1）Biotin 标记的探针数目不用太多，5～10 条即可，但覆盖区域宜广。

（2）紫外交联时勿使细胞干掉。

（3）所有溶液及操作应非常小心，避免 RNA 降解。

（4）由于一些非编码 RNA 在细胞内表达较低，可采用过表达 RNA 的细胞进行其分子的相互作用，提高成功率。

（5）甲酰胺有神经毒性，操作时应戴手套。

（6）由于 RNA 结合蛋白、核酸皆比较疏散，所以操作时应轻柔。如果非标记探针也拉下较多分子，提示探针浓度过高或洗涤不够，可降低探针浓度和洗涤次数。

第十四节 荧光素酶分析实验

一、实验原理

萤火虫荧光素酶是分子生物学和生物化学最常用的报告分子之一,它是一个62kDa、具有单体活性的蛋白质,其活性不需要其他处理过程,且灵敏度高,与标准的^{14}C氯霉素乙酰转移酶(CAT)法相比,其敏感性可提高1000倍以上,无本底,操作简单。通常,把待研究启动子构建于荧光素酶上游,通过体外测量荧光素酶的表达活性,可反映出启动子的转录活性。

二、实验仪器与耗材

1. 仪器 荧光素酶测定仪。

2. 耗材 荧光素酶活性测定试剂盒,质粒纯化试剂盒,1.5ml EP管,1ml、200μl、20μl Tips,PE手套。

三、实验方法

1. 质粒的制备 采用热休克法将质粒转化JM109菌株,随后进行质粒的扩增、提取并纯化,测定浓度。

2. 准备细胞 将细胞接种至12孔板或6孔板。当细胞长至60%的融合度时,做细胞转染。

3. 测定荧光素酶活性 48h后,测定各质粒转染组对基因启动子的激活情况(即该启动子驱动的萤火虫荧光素酶报告基因的表达强度),海肾荧光素酶Renilla(RL)表达强度作为内参照,以校正各组转染效率的差异。

(1)细胞提取物的制备:吸去细胞培养基后,用1×PBS洗一遍。在每个孔内加入适量1×Passive Lysis缓冲液,室温15min后,涡旋15 s,使细胞充分裂解。然后12 000r/min,室温离心15 s,将上清转移至新管。

(2)荧光素酶活性的测定:用荧光素酶测定仪测定上清中萤火虫荧光素酶活性和海肾荧光素酶活性,后者作为内参。

(3)数据处理:

荧光素酶活性=Σ萤火虫荧光素酶活性/海肾荧光素酶活性。
相对荧光素酶活性=实验组荧光素酶活性/对照组荧光素酶活性

四、注意事项

(1)报告基因检测受多种因素影响,所以,一般需要做3个或以上复孔,最好同时做另一个报告基因(如海肾荧光素酶)作为内参。

(2)萤火虫荧光素酶报告基因载体建议选择PGL-3或PGL-4载体或自己构建相应的载体,海肾荧光素酶建议选取phRL-TK或Pgl-4载体或自己构建相应的载体。

(3)一般,萤火虫荧光素酶检测发光值会大于海肾荧光素酶发光值。

第十五节 实验室常用试剂配制

一、常用储存液与溶液

1. 1mol/L Tris-HCl（pH7.4，pH7.6，pH8.0）

（1）称取 121.1g Tris，加入约 800ml 的去离子水，充分搅拌溶解。

（2）根据所需的 pH 加入不同体积的浓 HCl 后，将溶液定容至 1L（表 18-16），室温保存。

表 18-16 Tris-HCl 配制表

pH	浓 HCl
7.4	约 70ml
7.6	约 60ml
8.0	约 42ml

2. 1.5mol/L Tris-HCl（pH8.8）

（1）称量 181.7 g Tris，加入约 800ml 的去离子水，充分搅拌溶解。

（2）用浓盐酸调节 pH 至 8.8 后，将溶液定容至 1 L。

室温保存。

3. PBS 缓冲液

（1）称取 8g NaCl，0.2g KCl，1.42g Na_2HPO_4，0.27g KH_2PO_4 后，加入约 800ml 去离子水。

（2）用浓盐酸将溶液 pH 调节至 7.4，定容至 1 L，室温保存。

4. 10mg/ml 牛血清蛋白（BSA） 加 100mg 的牛血清蛋白于适量去离子水中，轻轻摇动，直至完全溶解。加去离子水定容到 10ml，不要涡旋混合。分装储存于 -20℃。

5. 1mol/L 二硫苏糖醇（DTT） 取 100mg 的二硫苏糖醇至 1.5ml 离心管，加 0.65ml 去离子水。储存于 -20℃。

6. 1mol/L 氯化钾（KCl） 溶解 7.46g 氯化钾于适量的去离子水中，加水定容到 100ml。

7. 3mol/L 乙酸钠 溶解 4.08g 的三水乙酸钠于适量去离子水中，用冰乙酸调溶液的 pH 至 5.2，最后用去离子水定容到 10ml。

8. 20%（W/V）葡萄糖 取 20 g 葡萄糖溶于适量去离子水后，将溶液定容至 100ml，4℃ 保存。

9. 0.5mol/L EDTA（pH 8.0） 称取 186.1g $Na_2EDTA·2H_2O$ 溶于水中，将 pH 调至 8.0 后，定容至 1L。

10. 1mol/L HEPES 将 11.9g HEPES 溶于约适量去离子水中，用 NaOH 调 pH（6.8～8.2），然后用水定容至 50ml。

11. 1mol/L HCl 加 8.6ml 浓盐酸至 91.4ml 水中。

12. 25mg/ml IPGT（异丙基硫代-β-D-半乳糖苷） 溶解 250mg IPGT 于 10ml 去离子水中分装，储存于 -20℃。

13. 100mmol/L PMSF（苯甲基磺酰氟） 溶解 174mg PMSF 于 10ml 异丙醇中。避光，分装，储存于-20℃。

14. 20mg/ml 蛋白酶 K（proteinase K） 将 200mg 蛋白酶 K 加入到适量去离子水中，轻轻摇动，直至蛋白酶 K 完全溶解，加水定容到 10ml。分装，储存于-20℃。

15. 5mol/L 氯化钠（NaCl） 29.2g 氯化钠溶解于足量的去离子水中，定容至 100ml。

16. 10mol/L 氢氧化钠（NaOH） 40g 氢氧化钠颗粒溶解于适量去离子水中，完全溶解后定容至 100ml。

17. 10%SDS（十二烷基硫酸钠） 称取 10g SDS 溶解于适量去离子水中，定容至 100ml。

18. DEPC（焦碳酸二乙酯）处理水 加 DEPC 于去离子水中，使 DEPC 的终浓度为 0.1%。在 37℃温浴至少 12h。高压灭菌，以使残余的 DEPC 失活。特别注意：不可用 DEPC 处理 Tris 缓冲液。

19. 苯酚/氯仿/异戊醇（25∶24∶1） 将 Tris-HCl 平衡苯酚与氯仿/异戊醇按 25∶24∶1 的比例混合均匀后，移入棕色玻璃瓶中 4℃保存。

二、常用电泳缓冲液、染料和凝胶加样液

1. 琼脂糖凝胶电泳缓冲液 5×Tris-硼酸（TBE）缓冲液：54g Tris 碱，27.5g 硼酸，20ml 的 0.5 mol/L EDTA（pH 8.0）溶于 1L 去离子水。

2. 染料

（1）1%溴酚蓝：1g 溴酚蓝溶于 100ml 去离子水中，涡旋混合直到完全溶解。

（2）1%二甲苯青 FF：溶解 1g 二甲苯青 FF 于 100ml 去离子水中，涡旋至完全溶解。

（3）10mg/ml 的溴化乙锭（ethidium bromide, EB）：将 1g 溴化乙锭溶于 100ml 去离子水 4℃贮存。溴化乙锭有毒。

（4）4%台盼蓝液母液：称取 4g 台盼蓝，溶于 100ml 去离子水中，用滤纸过滤，4℃保存。

3. 6×凝胶上样液 见表 18-17。

表 18-17 6×甘油凝胶上样液（4℃储存）

成分及终浓度	配制 10ml 溶液各成分用量
0.15%溴酚蓝	1.5ml 1%溴酚蓝
0.15%二甲苯青 FF	1.5ml 1%二甲苯青 FF
5mmol/L EDTA	100μl 0.5mol/L EDTA（pH8.0）
50%甘油	3ml
水	3.9ml

三、常用培养基

1. LB 培养基 10g 蛋白胨，5g 酵母提取物，10g 氯化钠，40μl 5mol/L NaOH，溶于 1L 去离子水中。

2. 琼脂平板 在 LB 培养基的基础上添加琼脂粉 12g/L。若需要抗性，则加入对应抗

性的抗生素。

四、常用抗生素

1. 氨苄青霉素（100mg/ml） 溶解 1g 氨苄青霉素钠盐于 10ml 去离子水中。分装成小份于 -20℃储存。常以 50~100μg/ml 终浓度添加于生长培养基。

2. 卡那霉素（10mg/ml） 溶解 100mg 卡那霉素于 10ml 去离子水中。分装成小份于 -20℃储存。常以 10~50μg/ml 的终浓度添加于生长培养基。

3. 氯霉素（25mg/ml） 溶解 250mg 氯霉素于 10ml 无水乙醇中。分装成小份于 -20℃储存。常以 12.5~25μg/ml 的终浓度添加于生长培养基。

4. 链霉素（50mg/ml） 溶解 0.5g 链霉素硫酸盐于 10ml 无水乙醇中。分装成小份于 -20℃储存。常以 10~50μg/ml 的终浓度添加于生长培养基。

（耿 彬 金 翎）

参 考 文 献

M.R.格林，J.萨姆布鲁克. 2017. 分子克隆实验指南. 贺福初，译. 北京：科学出版社.

Edwards JR，O'Donnell AH，Rollins RA，et al. 2010.Chromatin and sequence features that define the fine and gross structure of genomic methylation patterns. Genome Res，20（7）：972-980.

Feng J，Liu T，Qin B，et al. 2012. Identifying ChIP-seq enrichment using MACS. Nat Protoc，7（9）：1728-1740.

Herman JG，Graff JR，Myohanen S，et al. 1996. Methylation-specific PCR：a novel assay for methylation status of CpG island. Proc Natl Acad Sci，93（18）：9821-9826.

Nelson JD，Denisenko O，Bomsztyk K. 2006. Protocol for the fast chromatin immunoprecipitation （ChIP） method. Nat Protoc，1（1）：179-185.

Nolan T，Hands RE，Bustin SA. 2006. Quantification of mRNA using real-time RT-PCR.Nat Protoc，1（3）：1559-1582.

Quinn JJ，Ilik IA，Qu K，et al. 2014.Revealing long noncoding RNA architecture and functions using domain-specific chromatin isolation by RNA purification. Nat Biotechnol，32（9）：933-940.

Soler M，Boque-Sastre R，Guil S. 2017. RNA-FISH to study regulatory RNA at the site of transcription. Methods Mol Biol，1543：221-229.

第十九章 动脉粥样硬化研究模型的制备

第一节 泡沫细胞模型

动脉粥样硬化（As）是发生在动脉壁上的慢性炎症，其主要病理特征是大中动脉的内膜和中膜出现脂质沉积和坏死的粥样物质，并伴随平滑肌细胞和泡沫细胞的形成。动脉壁的构成比较简单，以中动脉为例，分为以内皮细胞构成的内膜、以平滑肌细胞为主构成的中膜和以弹性纤维为主构成的外膜。在 As 病变发生时，与斑块形成关系最密切的细胞是内皮细胞、平滑肌细胞和巨噬细胞源性的泡沫细胞。因此，体外实验所用的细胞模型大多数以平滑肌和巨噬细胞为基础，以促炎性因子如肿瘤坏死因子（TNF-α）、半胱氨酸、脂多糖等，氧化应激产物如氧化低密度脂蛋白（ox-LDL）和过氧化氢（H_2O_2）等作为诱导，使细胞处于病理状态并诱导成泡沫细胞，在此基础上验证各类干预因素对细胞的作用。这些细胞都有相应的细胞株可购买，也可通过原代培养获得。

一、巨噬细胞源性的泡沫细胞模型

1. 造模机制 As 病变中的巨噬细胞是循环中的单核细胞通过血管内皮进入到内膜下层和中膜分化形成的，巨噬细胞吞噬氧化修饰的脂质并产生大量炎症因子，此时称为巨噬细胞源性的泡沫细胞（图 19-1）。通常获得巨噬细胞以后，直接给予类似 As 环境的刺激，如 ox-LDL、TNF-α 等刺激因子。使巨噬细胞处于病理状态，再根据研究需要在刺激前或刺激后给予药物干预。

2. 造模方法 巨噬细胞的来源可通过原代培养和购买细胞株获得，原代巨噬细胞可在大鼠、小鼠、家兔等小型动物中经过外源性刺激获得。C57BL/6J 小鼠腹腔注射 1.0ml 的 3% 巯基乙醇酸钠刺激 3 天后，无菌环境下腹腔灌洗，将获得的细胞离心、洗涤，用培养液重悬细胞，加入培养板中 4h，使巨噬细胞贴壁，加入新鲜培养基培养即可。由于巨噬细胞属于终末细胞，不能传代，可将贴壁的巨噬细胞饥饿 24h 后，使用 ox-LDL 干预 48h，形成巨噬细胞源性的泡沫细胞。

3. 模型鉴定 镜下观察，巨噬细胞贴壁时偏圆形，或者类似鹅卵石形状，并有伪足伸出，铺开呈三角形或多角形。也可使用抗 CD11B 或 CD14 抗体，免疫染色对巨噬细胞进行鉴定。经过 ox-LDL 干预后的巨噬细胞通常会吞噬脂蛋白，成为泡沫细胞样的巨噬细胞，在油红 O 染色中细胞内有红色脂滴（图 19-1，见彩图）。

4. 注意事项 ①利用巨噬细胞的这种特点，在 ox-LDL 刺激造模成功后，可通过油红 O 染色检测巨噬细胞的吞噬能力；或者使用荧光标记的 DiI-LDL 的孵育巨噬细胞，在荧光显微镜下观察细胞荧光强度检测细胞的摄脂能力。②经过刺激的巨噬细胞通常处于高炎症状态，会产生大量炎症因子并分泌到上清液中。因此，也可通过检测炎症因子反映干预因素对巨噬细胞的影响。在这些炎症因子中，基质金属蛋白酶（MMP）在斑块稳定中发挥

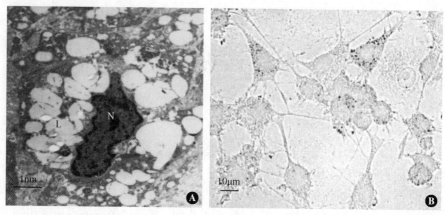

图 19-1 巨噬源性的泡沫细胞

A. 家兔动脉粥样硬化病变中的巨噬细胞源性泡沫细胞的透射电镜图（L：脂滴；N：细胞核）；B. 巨噬细胞经 ox-LDL 干预后油红 O 染色胞内可见脂滴。（Yu Q, et al. 2012；Wang R, et al. 2016.）

重要的作用，可使用 Western blotting 和凝胶酶谱法对巨噬细胞 MMP 的表达、活性进行检测，从而反映巨噬细胞炎症状态。③巨噬细胞按照其表现和分泌的细胞因子可分为两种极化类型，即经典活化的 M1 型和选择性活化的 M2 型巨噬细胞。M1 型巨噬细胞通过分泌促炎性细胞因子和趋化因子，并专职提呈抗原，参与正向免疫应答，发挥免疫监视的功能；M2 型巨噬细胞抗原提呈能力较弱，但是通过分泌抑制性细胞因子 IL-10 和 TGF-α 等下调免疫应答，具有抑制炎症的作用。因此，对 M1 和 M2 表型的标志物的检测也是评估干预因素对细胞模型影响的重要方法。

二、平滑肌细胞源性的泡沫细胞模型

1. 造模机制 平滑肌细胞构成动脉的中膜，在 As 病变中，平滑肌细胞在炎症的刺激下也会向内膜增殖和迁徙，分泌胶原纤维构成斑块的纤维帽。因此，平滑肌细胞的数量和功能常影响 As 斑块的稳定性。在促 As 环境下，病变中的平滑肌细胞也会通过清道夫受体吞噬经修饰的脂蛋白形成平滑肌细胞源性的泡沫细胞，分泌 MMP 等炎症因子，加重病变的炎症反应。平滑肌细胞有细胞系可购买，本节主要介绍原代平滑肌细胞的培养和造模技术。

2. 造模方法 将小鼠处死并分离主动脉，在新鲜培养液中剪开主动脉，轻度刮擦血管内壁破坏内皮后去除血管外膜，将中膜剪成 2～4mm² 的小块均匀散布在细胞培养瓶上壁，加入 2ml 的培养液，4h 后等组织块贴壁后缓慢翻转培养瓶，使培养液覆盖组织。24～48h 后镜下检查培养瓶，平滑肌细胞会从组织块中长出并覆盖周围瓶壁，覆盖 70%～80% 视野即可传代。使用 ox-LDL 干预 48h，形成平滑肌细胞源性的泡沫细胞。

3. 模型鉴定 平滑肌细胞在镜下呈长梭型，细胞平行或放射状排列，可通过抗 α-actin 抗体免疫染色鉴定平滑肌细胞。经过 ox-LDL 干预后的平滑肌细胞可形成泡沫细胞。

4. 注意事项 一般在平滑肌细胞传至 3～7 代的时候进行实验，超过 10 代的平滑肌细胞容易老化，功能也会受到影响。①由于平滑肌细胞在 As 斑块中能够从动脉中膜向内膜迁徙，并能够在斑块中增殖。因此，可通过划痕实验和小室侵袭实验检测平滑肌的迁徙和侵袭能力。②平滑肌细胞在迁徙的过程中常常分泌 MMPs 破坏细胞周围基质，所以也可向巨噬细胞一样检测平滑肌细胞分泌的 MMPs。③平滑肌细胞在病理因素刺激下，也可吞噬周围氧化修饰的脂蛋白，形成平滑肌样的泡沫细胞，因此也可通过油红 O 染色和 DiI-LDL 孵育检测平滑肌细胞的摄脂能力。④平滑肌细胞也能分泌一些炎症因子，可通过检测炎症因子的表达反映平滑肌细胞的炎症状态。

第二节 家兔动物模型

1908 年俄国病理学家首次使用牛奶、肉粉和鸡蛋诱导家兔产生 As，家兔作为 As 模型已经使用近百年。家兔由于脂蛋白特征和人类似，血浆脂蛋白以 LDL 为主，对胆固醇比较敏感，在食物中添加胆固醇很容易诱导出 As。正因为家兔的这些特点，使得其广泛运用于 As 的研究，并极大地促进人类对该 As 的认识。通过使用家兔模型进行研究，人类首次认识到血中胆固醇是形成 As 的首要因素。由于巨噬细胞及 T 细胞在家兔 As 病变中的发现，也将免疫学引入 As 研究。此外，日本远藤章教授也利用家兔模型血浆富于 LDL 的特点，完成对他汀药效的验证。回顾这些经典的研究，可见人类在 As 研究历史上所取得的很多重要发现都和家兔模型的应用密不可分。

一、食物诱导型家兔动脉粥样硬化模型

家兔的脂蛋白比大、小鼠更接近人类，主要以 LDL 为主，并且家兔和人血中胆固醇主要都是靠体内合成产生。由于家兔脂蛋白的这些特点，在家兔饲料中添加少量胆固醇即可造成家兔主动脉产生与人类很接近的 As 病变。而啮齿类动物（如小鼠、大鼠）对胆固醇几乎不反应。因而，家兔是饲料诱导研究 As 的理想动物模型。

1. 造模机制 动物机体脂质代谢紊乱，血脂升高，容易引起血管内皮损伤，导致血管内皮功能紊乱、通透性增高，最终导致血管壁的脂质浸润、形成 As。因此，通过对促 As 饲料敏感的动物给予高脂、高胆固醇饲料，诱导高脂或高胆固醇血症，进而使主动脉及冠状动脉等其他动脉形成粥样硬化病变。在高脂、高胆固醇饲料中加入少量胆酸盐，可增加胆固醇的吸收；加入甲状腺抑制药物如甲基硫氧嘧啶、丙基硫氧嘧啶，可进一步加速 As 病变的形成。

2. 造模方法 选用 4 月龄左右雄性日本大耳白家兔或新西兰家兔，给予含 0.3%胆固醇饲料（建议饲料中胆固醇含量小于 0.6%）饲喂家兔，可使家兔血浆胆固醇迅速升高，6 周后家兔主动脉弓可出现明显 As 斑块。随着饲喂时间延长，可诱导家兔胸主动脉、腹主动脉、冠状动脉出现粥样硬化斑块。

3. 模型鉴定 高脂饲料中胆固醇达到 0.2%～2.0%，家兔血浆中的胆固醇浓度会在短期内急剧升高，会出现与人家族性高胆固醇血症类似的高胆固醇血症，从而引起 As 在相应动脉的发生。随着饲料中胆固醇含量增加及喂养时间延长，家兔动脉壁的斑块逐渐增大。但是，饲料中胆固醇含量越高毒性也越大。一般而言，用 0.3%胆固醇饲料饲喂家兔，2 周后家兔血浆胆固醇水平可达到 400～500mg/dl，脂质开始在内皮下沉积，单核/巨噬细胞开始浸润血管壁，并在吞噬脂质后形成细胞内脂滴；4～8 周时，家兔血浆胆固醇水平上升到 800～1200mg/dl，主动脉局部出现脂纹，巨噬细胞吞噬脂质转化为泡沫细胞；12～16 周时，

脂纹变成包含平滑肌浸润、脂质沉积和纤维帽形成的复杂的纤维斑块,部分平滑肌细胞可转化为平滑肌细胞源性的泡沫细胞,病变中以胶原为主的细胞外基质合成增加,胆固醇可在死亡的细胞中析出结晶(图19-2,见彩图)。28周以后,家兔主动脉可逐渐形成粥样斑块并呈现复合性病变;冠状动脉出现明显病变。

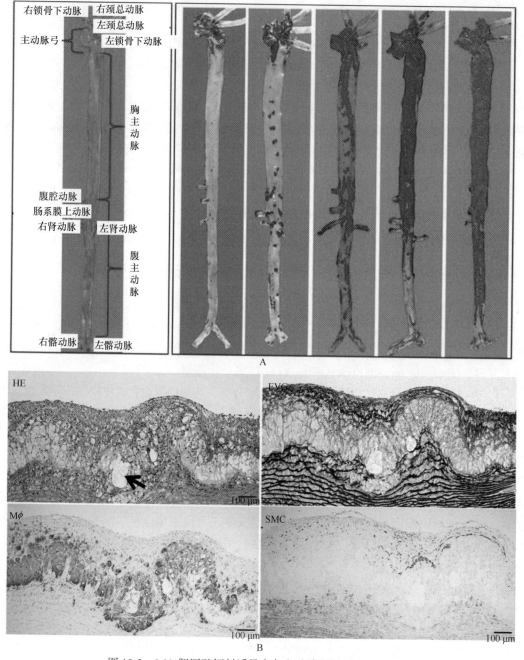

图 19-2　0.3%胆固醇饲料诱导家兔主动脉粥样硬化病变情况

A. 家兔主动脉大体病变的苏丹Ⅳ染色;B. 家兔主动脉弓镜下病变 HE 染色、EVG 染色、巨噬细胞(Mϕ)和平滑肌细胞(SMC)免疫染色

(Fan J, et al. 2015.)

4. 注意事项 家兔体型适中，脂蛋白组成和脂蛋白代谢特点与人相似，如血浆 LDL 含量高，肝脏能合成 Apo B-100，不能合成 Apo B-48，血浆中富含 CETP，高胆固醇饲料容易诱发 As 病变。所以，家兔是饲料诱导 As 常见的动物模型。然而，家兔 As 的特征与人类还是有些差别，如发病部位、病理损害等与人类不一样，家兔易发于主动脉弓和胸主动脉，而人类易发于腹主动脉；家兔不易发生并发症，而且病理损伤更接近于黄瘤病；另外，家兔属于草食性动物，对食物的利用和代谢也与人类存在差异。

二、血管内皮损伤型家兔动脉粥样硬化模型

根据不同的外力，血管内皮损伤法可分为机械损伤法、物理或化学损伤法。前者主要是用球囊导管、钢丝套圈或金属丝等损伤血管内皮，而后者则是用化学药品、电刺激、空气干燥或放射线等损伤血管内皮。其中，以球囊损伤法最为常用。

1. 造模机制 血管内皮损伤是 As 发生的始动环节，通过外力损伤血管内皮细胞，使血管内皮通透性、黏附性、血液凝固改变，造成动脉内膜损伤或功能障碍，再辅助性饲喂高脂、高胆固醇饲料，可诱导 As 病变形成。

2. 造模方法 高胆固醇饲料干预家兔 2 周以上，再经股动脉插入球囊并损伤家兔腹主动脉，造成家兔动脉内皮损伤，之后继续给予高胆固醇饲料饲喂 6 周，可成功诱导 As 发生。此外，将家兔主动脉暴露在 ^{192}Ir γ 辐射，并给予高胆固醇饲料，2 周可发现被辐射动脉内膜有局灶性巨噬细胞内皮下黏附及内皮损伤，6 周时可观察到血管内明显 As 斑块形成。用电流刺激家兔颈动脉，同时给予 0.2%高胆固醇饲料 28 天，也可诱导动脉斑块形成。

3. 模型鉴定 动脉可见 As 病变，可使用油红 O 染色鉴定。

4. 注意事项 与单纯的高脂饲料诱导法相比，球囊损伤法模型模拟介入治疗对血管的损伤和再狭窄过程，应用于血管重构的研究。但是，此法对于动物具有创伤性，造价也较高，其病变性质更接近于血管损伤所致的病变，由于球囊损伤的不一致性降低了该模型的适用范围。

三、自发性动脉粥样硬化家兔模型

日本渡边兔（Watanabe heritable hyperlipidemic，WHHL）和圣·托马斯兔（St. Thomas's hospital strain，STHS）由于能够自发形成 As，使得这两种动物模型的运用较为广泛。其中，WHHL 家兔的低密度脂蛋白受体（LDLR）突变导致该型家兔自发内源性高胆固醇血症，是研究高胆固醇血症、As 常用的自发 As 动物模型。STHS 兔是一种遗传性脂代谢紊乱的新西兰兔，应用较少。

1. 造模机制和方法 WHHL 家兔是单基因隐性突变造成 LDLR 缺陷，普通饲料就可出现高胆固醇血症和动脉粥样硬化，其临床特征和病理变化与人家族性高胆固醇血症非常相似。WHHL 家兔在日本神户大学大学院医学研究科附属实验动物设施保种、繁育。

2. 模型鉴定 WHHL 家兔的血清胆固醇浓度极高，通常是普通日本大耳白兔的 8~14 倍。正常饲料下，WHHL 家兔可用于研究脂蛋白功能、高胆固醇血症和 As。1992 年，具有冠状动脉粥样硬化倾向的 WHHL 家兔培育成功，其 LDL-C 水平高且具有典型的与人相似的冠状动脉粥样硬化斑块（图 19-3，见彩图）。但是，该品种 WHHL 家兔自发性心肌梗

死的发生率很低。随后,通过将有冠状动脉粥样硬化倾向的 WHHL 家兔进行连续选择育种成功培育出有心肌梗死倾向的 WHHL 家兔,该种家兔能够产生和人类很相似的冠状动脉狭窄,该模型为研究心肌梗死提供了有利的工具。

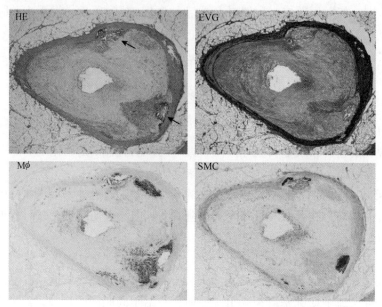

图 19-3 WHHL 家兔冠状动脉粥样硬化病变

箭头指示为钙化点(Fan J, et al. 2015.)

3. 注意事项 尽管 WHHL 家兔可形成 As 晚期病变和类似于人的复杂病变,但该模型属于单一基因缺陷,品种相对较少,这种家兔很难获得。

第三节 大鼠动物模型

大鼠作为常用的模型动物,被广泛运用于各类疾病的研究。在体型上,大鼠比小鼠更便于实验操作,饲养要求也不高,在很多研究中有自身优点。然而,作为 As 研究的动物模型,大、小鼠都因为脂蛋白谱等特点,很难单纯通过在食物中添加胆固醇诱导 As 形成。如表 19-1 所示,大鼠具有高血浆 HDL、无 CETP 表达、50% 的胆固醇由肝脏合成等特点,这些因素使大鼠对促 As 饲料较为抵抗。因此,短时间在大鼠体内造成明确的 As 病变,还需要在促 As 饲料以外给予药物或机械刺激等其他手段。

表 19-1 常用实验动物脂代谢和代谢性心血管病特点的比较

	小鼠和大鼠	家兔	猪	地鼠	人
脂蛋白组成	HDL 为主	LDL 为主	LDL 为主	LDL 为主	LDL 为主
Cetp 基因	无	有	无	有	有
Apo B-100 编辑	小肠/肝	肠	肠	肠	肠
Apo B-48	CM/ VLDL	CM	CM	CM	CM
合成胆固醇	肝脏、肝外各 50%	肝脏较低	外周组织 80%	外周组织 70%	外周组织 90%

续表

	小鼠和大鼠	家兔	猪	地鼠	人
Ldlr 基因	与人类相似度低	与人类相似度较低	与人类同源性高	序列及结构与人类高度相似	—
LDLR 途径清除率	低	较高	类似人类	73%，速率 700 μg/h	高
肝 LDLR	高	低	低	低	低
对高脂食物	不敏感	不敏感	敏感	敏感	敏感
动脉粥样硬化	抵抗	易感	易感	易感	易感
糖尿病	饲料及化学药物诱导，基因修饰模型	STZ、Alloxan 诱导模型	无模型	饲料诱导、STZ 诱导	生活习惯相关，遗传相关
高胆固醇血症	基因修饰模型	饲料诱导	饲料诱导	饲料诱导	多因素，饲料是其中之一
高三酰甘油血症	ApoC3 转基因、LPL 敲除、GPIHBP1 敲除小鼠	转基因模型	饲料诱导、基因修饰模型	饲料诱导	多因素，饲料是其中之一

注：HDL. 高密度脂蛋白；LDL. 低密度脂蛋白；CM. 乳糜微粒；VLDL. 极低密度脂蛋白；STZ. 链脲佐菌素；Alloxan. 四氧嘧啶。

一、食物诱导的大鼠模型

1. 造模的机制 含胆酸和硫脲嘧啶的高脂、高胆固醇饲料诱导大鼠产生高脂血症及 As。此外，给大鼠饲喂高胆固醇饲料，同时给予大量维生素 D_2 能使血浆胆固醇水平升高，可使主动脉和冠状动脉出现粥样斑块。

2. 造模方法 可在饲料中添加 3%~5%的胆固醇、0.5%胆酸钠、0.2%丙基硫氧嘧啶、10%猪油，并配合尾静脉或腹腔注射维生素 D_2。高脂、高胆固醇饲料干预大鼠时间至少在 3 个月以上。

3. 模型鉴定 主动脉可见 As 病变，可使用油红 O 染色鉴定。

4. 注意事项 血浆中不含 CETP，血浆胆固醇水平较低。由于大鼠对饲料中的胆固醇不敏感，单纯高胆固醇饲料不易升高大鼠血浆胆固醇，很难诱导 As 病变。即使长期给予高胆固醇饲料，大鼠形成的粥样硬化病变性质也不稳定，这就限制大鼠在 As 疾病研究中的应用。

二、内皮损伤的大鼠模型

1. 造模的机制 球囊损伤血管内皮后，使得血浆中的单核细胞、脂质等更加容易进入到动脉壁中，形成 As 病变。因此，通常在使用球囊损伤血管后，给予动物高脂、高胆固醇饲料喂养诱导损伤血管 As 形成。

2. 造模方法 将充满生理盐水的塑料球囊导管自颈外动脉进入胸主动脉，向外拉至颈外动脉再进入胸主动脉，反复 3 次，再喂以高脂、高胆固醇饲料（配方同上）8 周后，可出现明显 As 病变。

3. 模型鉴定 主动脉可见 As 病变，可使用油红 O 染色鉴定。

4. 注意事项 大鼠球囊内皮损伤模型比单纯食物诱导的大鼠模型更容易形成 As，适用于模型模拟介入治疗对血管的损伤和再狭窄研究。但是这种模型对实验操作技术要求高，成本相对较高，而且这类模型的 As 病变性质与自然形成的病变有较大差异。

第四节　小型猪动物模型

　　在常用的动物模型中，猪的器官大小和人最为接近，在仿生学和器官移植中猪都有很重要的运用价值。在心血管病的研究中，家猪模型有很多优点，如和人类有相似的脂蛋白谱、相似的食谱、相似的消化系统等，家猪和人一样能够在普通饲料中自然形成 As 病变，并且在高脂和高胆固醇饲料中加重。然而，家猪作为 As 模型在运用中最大的问题就是体型太大，不仅不便于实验操作，也加重饲养和实验成本。因此，为便于研究，家猪模型的小型化一直是研究的趋势。国外大多数小型猪是由杂交培育而成，其天然的小型猪品系较少，但其商品化、产业化的程度较高。国际上应用较为广泛的小型猪品系主要是尤卡坦（Yucatan）小型猪、哥廷根（Gttingen）小型猪、汉福德（Hanford）小型猪、辛克莱（Sinclair）小型猪等。日本富士 Micra 公司开发的迷你猪（MMPig），3 月龄仅 5kg。经过我国科研人员的不断努力，我国的小型猪品系也有长足发展，主要品系包括五指山小型猪、贵州小型猪和中国农大小型猪。其中，1982 年贵阳中医学院的甘世祥以小型化为目的对小香猪进行定向选育，经过封闭群及近交选育，已培育成高度纯合的独立群体，群体相似系数已高达 0.933。该品系体型小，6 月龄母猪体重为 12～16kg，公猪 11～15kg，12 月龄不超过 25kg。

一、食物诱导的小型猪动脉粥样硬化模型

　　1. 造模机制　家猪是血脂类型以 LDL 为主的动物，体内合成胆固醇外周组织占 80%，因此家猪对高脂和高胆固醇食物较为敏感，容易在动脉形成 As 病变。

　　2. 造模方法　正常饲料喂养小型猪 4～6 年，腹主动脉能自然形成动脉粥样硬化病变。选用 3～6 月龄小型猪。采用 As 饲料，即胆固醇 1.5%～2%，牛油 10%，花生油 6%，胆盐 0.5%～1%，基础料 82%～83%。通常按体重 3% 饲喂小型猪。小型猪使用的促 As 形成饲料配方相对较多，添加胆固醇的范围从 1%～4%，并且可添加蛋黄粉、胆盐促进病变形成，诱导时间也在 4～18 个月。

　　3. 模型鉴定　猪的生理和解剖与人类有一定相似性。随着年龄的增长，可自发形成轻微 As，通常以高胆固醇饲料加速 As 的发生。高脂、高胆固醇饲料诱发 As 病变主要发生于腹主动脉，这点与小鼠和家兔不同。高脂、高胆固醇饲料饲喂 4～12 个月，主动脉脂纹病变进展主要表现为内膜隆起高度、病变范围、血管壁厚度逐渐增加。主动脉纤维斑块病变进展表现为斑块范围的扩大、隆起高度增加。猪 As 脂纹期短暂，很快发展为较厚的纤维斑块。8 个月左右出现脂质核，12 个月左右出现钙化灶和胆固醇结晶，伴有中膜平滑肌变性、坏死和增生等病变。可通过苏丹Ⅳ和油红 O 进行染色，鉴定 As 病变性质。

　　4. 注意事项　相比较家兔模型，小型猪造模时间较长，并且 As 病变位置多发生在腹主动脉。病理学检测显示病变中有泡沫细胞、平滑肌细胞和细胞外基质，与人类较为相似。也有报道显示，食物诱导 18 个月的小型猪可产生类似于人类的冠状动脉粥样硬化。随着诱

导时间的延长，小型猪也可产生更多的复杂病变，是研究 As 复杂病变的优秀工具。然而，小型猪单纯用食物诱导需要时间过长，相对饲养成本较高，并且不同品系小型猪对 As 饲料敏感程度不太一致。其次，虽然小型猪已体型小型化，其实验操作仍然没有其他小型动物模型便捷。

二、颈动脉损伤小型猪动脉粥样硬化模型

1. 造模机制 通过手术分离小型猪颈动脉并结扎的方法，造成颈动脉狭窄损伤，再在饲料中添加高脂、高胆固醇，短期内可诱导小型猪产生局部的颈动脉粥样硬化。

2. 造模方法 选取 20～30kg 的小型猪，麻醉并分离颈总动脉约 5cm，使用缝合线将颈总动脉固定在一个垫片上，随后抽走垫片造成动脉约 80% 的狭窄。在手术进行前 14 天即给予高脂和高胆固醇饲料，术后持续给予 6 个月。

3. 模型的特点和运用 这种模型能够在短期内产生类似于人类的复杂病变，除模拟稳定的 As 病变，还能模拟包括坏死、钙化和斑块出血等特点的晚期病变。可通过苏丹Ⅳ和油红 O 进行染色，鉴定 As 病变性质。

4. 注意事项 相比较球囊损伤造模，这种动脉结扎方式能更好地保持内皮的完整性，适用于以内皮功能为主的研究。这种模型也有一定的局限性，该模型需要一定外科操作技术和实验条件，增加造模成本。该模型病变主要是由结扎造成的动脉狭窄引起，与自然条件下产生的 As 病变和继发的动脉狭窄还有一定区别。

三、内皮损伤的小型猪冠脉粥样硬化模型

1. 造模方法 使用体重 15～30kg 小型猪，高脂饲料喂养半个月后，开始进行冠状动脉内皮损伤术。对小型猪进行麻醉、气管插管，分离右颈总动脉。将指引导管连接 Y 形管及高压注射器。通过血管造影的引导，可从动脉鞘管将指引导管插至主动脉的根部，最终进入左冠状动脉开口处。排气后，在造影指引下，将导丝推送入 Y 形管和指引导管，缓慢推至冠状动脉的前降支远端。将球囊迅速连接至抽好造影剂的压力泵上，抽负压后通过导丝将球囊送至前降支的中段，反复充气 3 次，通过损伤冠状动脉的内皮，使扩张前后的血管内径比为 1.3∶1。再次进行冠状动脉造影后拉出球囊、导丝和导管。再予以高脂饲料喂养 3 个月。

2. 注意事项 单纯高脂食物诱导的动物模型很难产生冠状动脉的 As，几乎不能形成与人类相似的复杂性病变。通过球囊在冠状动脉中造成损伤，结合高脂饲料的诱导，能够在短期内造成冠状动脉粥样硬化，甚至出现钙化、坏死和出血等特点的复杂性病变。本模型的局限性在于需要较高的外科学实验技术，需要在超声或 X 线机的引导下插管。由于操作复杂，常会造成动物严重心律失常和死亡，因此这类模型运用并不是很广泛。

第五节 基因工程动物模型

基因修饰动物模型的 As 病理过程与人类极其相似，因此其在人类 As 研究中发挥非常重要的作用。

一、基因敲除小鼠动脉粥样硬化模型

1. 造模机制 应用胚胎操作技术和 DNA 同源重组原理，定向将靶基因片段用基因缺失片段替代，从而制备基因敲除小鼠。最近，新的基因敲除技术不断开发应用，如锌指酶、TALEN 和 CRISPR/Cas9 技术。载脂蛋白 E（Apo E）是清除乳糜微粒和极低密度脂蛋白（VLDL）受体的配体，而 LDLR 是一种细胞膜表面的糖蛋白。Apo E 和 LDLR 在胆固醇和三酰甘油转运过程中起重要作用。而 As 的发生和发展与脂质代谢关系最为密切。因此，Apo E 和 LDLR 基因的敲除能够诱导动脉粥样硬化的产生。

2. 造模方法 正常饮食条件下，Apo $E^{-/-}$ 小鼠 8 周时血浆胆固醇水平为 300～500mg/dl，比野生型小鼠高 5 倍，可自发产生 As，病理过程呈渐进性发展，与人类病变过程相似，包括早期的脂质条纹。高脂（0.15%胆固醇，21%脂肪）饮食条件下，Apo $E^{-/-}$ 小鼠血浆胆固醇水平可上升到 1000mg/dl 左右，加速 As 进程，长期诱导甚至可形成含纤维帽的复合病变，并出现斑块破裂，形成血栓。和 Apo $E^{-/-}$ 小鼠相比，正常饮食下，$Ldlr^{-/-}$ 小鼠血浆胆固醇约为 200mg/dl，通过高脂饮食诱导，$Ldlr^{-/-}$ 小鼠血浆胆固醇能迅速上升至 1000mg/dl 左右，其 As 病变与 Apo $E^{-/-}$ 小鼠相似。另外，Apo E 和 Ldlr 双基因敲除（Apo $E^{-/-}$/$Ldlr^{-/-}$）小鼠的 Apo B-100 和 Apo B-48 显著升高，呈严重的高脂血症，As 病变较 Apo $E^{-/-}$ 小鼠明显。

3. 模型鉴定 Apo E 或 Ldlr 基因敲除小鼠 As 病变特点是以主动脉流出道最早出现，渐进发展到主动脉弓部及头臂干分支，而且头臂干部位是后期斑块不稳定易发部位。后期严重的病变才会累及腹主动脉。因此，主动脉流出道冷冻切片和主动脉油红 O 染色分析是评价 As 严重程度的公认标准。

4. 注意事项 Apo $E^{-/-}$ 小鼠或 $Ldlr^{-/-}$ 小鼠是研究 As 最常用、最经典的两个模型。目前，Apo $E^{-/-}$ 或 $Ldlr^{-/-}$ 小鼠已经成为大多数 As 研究的工具小鼠。将其他转基因或基因敲除小鼠与 Apo $E^{-/-}$ 或 $Ldlr^{-/-}$ 小鼠进行杂交，或通过骨髓移植方法，将基因修饰小鼠的骨髓移植到放射性同位素照射的 Apo $E^{-/-}$ 或 $Ldlr^{-/-}$ 小鼠，观察巨噬细胞中某个基因对 As 的影响。以观察其他遗传或环境因素对 As 的影响。

高脂高胆固醇饮食或年龄的增加均可诱导 Apo $E^{-/-}$ 小鼠 As 的发生。但该模型的缺点是其胆固醇主要存在于 VLDL，而人类是 LDL。而且，Apo $E^{-/-}$ 小鼠 As 病变的个体差异较大，因此实验所需动物数量较大。与 Apo $E^{-/-}$ 小鼠相比，$Ldlr^{-/-}$ 小鼠的 As 病变较轻，但 $Ldlr^{-/-}$ 小鼠血浆胆固醇主要存在于 LDL，其脂蛋白分布更接近人类。更重要的是，$Ldlr^{-/-}$ 小鼠可经高脂饮食同步诱导 As，病变个体差异小，可控性好，故实验所需动物数量较少。因而，近年 As 研究更倾向于使用 $Ldlr^{-/-}$ 小鼠模型。Apo $E^{-/-}$/$Ldlr^{-/-}$ 小鼠中的胆固醇脂蛋白代谢的配体和受体均发生缺陷，其 As 病变更严重，但由于实验设计涉及更多因素，故应用较少。

二、转基因家兔动脉粥样硬化模型

1. 造模机制和方法 显微注射法是目前制作转基因家兔最常用的方法。制作转基因家兔时，将构建好的外源基因直接注射到受精卵的雄原核中，然后将携带外源基因的受精卵移植到同品系假孕受体雌兔的输卵管中，就可获得新生转基因仔兔。家兔是继转基因小鼠之后发展起来的、体型相对较大的动物模型。随着基因操作技术的发展，转基因家兔为研究脂蛋白和 As 易感性相关基因的作用提供独特的工具。迄今为止，已成功培育出表达人肝脂酶（hepatic lipase，HL）、卵磷脂胆固醇脂酰基转移酶（LCAT）、Apo AⅠ、Apo AⅡ、Apo B-100、Apo E、C 反应蛋白（CRP）、脂蛋白脂酶（LPL）和 MMP-12 等一系列转基因家兔模型，并广泛应用于 As 的研究。含 0.3%胆固醇饲料（建议饲料中胆固醇水平小于 0.6%）即可诱导转基因家兔的 As 斑块。

2. 模型鉴定 利用 PCR 技术或 Northern blot 技术进行转基因家兔模型鉴定。

3. 注意事项 与啮齿类动物相比，家兔在系统发育和进化上更接近人类。目前，转基因家兔已广泛应用于脂质代谢和 As 方面的研究。另外，随着基因敲除技术的快速发展，基因敲除家兔模型也将在未来 As 研究中发挥重要作用。

第六节　高脂血症的动物模型

高脂血症是指血中总胆固醇和（或）三酰甘油过高。选择合适的动物模型是研究高脂血症的关键。合适的高脂血症模型的动物应具备以下特点：①总胆固醇合成量中由肝脏合成的量越小越好；②增加饮食中胆固醇含量不会引起胆汁酸合成增加、不扩充胆固醇代谢池、不抑制 LDLR 活性、不完全抑制肝胆固醇的合成；③高脂饮食可诱导高三酰甘油血症。根据动物模型的制备方法，高脂血症动物模型可分为自发性模型、诱发性模型和基因修饰模型三大类。高脂血症的类型主要强调高胆固醇血症模型和高三酰甘油血症模型。

一、自发性高脂血症模型

1. 造模的机制和方法 单纯自发性高三酰甘油血症动物模型还未建立。而自发性高胆固醇血症模型则已经建立多个遗传背景一致的、表型稳定遗传的品系，包括多种动物模型。

（1）家兔模型：WHHL 家兔是一个 LDLR 缺陷的模型，其表现出的病理变化与人类家族性高胆固醇血症相似。正常饮食 7 个月后可形成高胆固醇血症模型。STHS 兔 Apo B 异常增多导致 LDL 和 VLDL 增加，与家族混合性高脂血症和高 Apo B 脂蛋白血症相似。高脂饮食 6 周可发生 As。JW/HLR 家兔是一种原发性高脂血症品系，高脂血症伴随终生。随着年龄的增长（35 周龄以后），可发生 As。

（2）大鼠模型：高胆固醇饮食饲喂 E_xH_C 大鼠时，血中 VLDL 和 LDL 胆固醇显著升高，而且与雄性相比，雌性更严重。高脂饮食 4 周后可形成 As 模型。但三酰甘油水平不变。SHC 大鼠诱导的高脂血症与人类由肾病引起的高脂血症相似。其特点为，在 10 周以前血清胆固醇持续升高，10 周后 LDL 升高更加明显。ALR 和 NAR 大鼠是自发性高脂血症伴随动脉硬化症大鼠，可用于高脂血症和早期 As 的研究。其特点为乳幼大鼠（25 天）在高脂肪母乳下，其血清总胆固醇约高于成年大鼠的 2～3 倍。断乳后 6 周高脂饮食可形成 As。这可能与其甲状腺功能还不健全有关。

（3）小鼠模型：NJS 小鼠也是一种自发性高胆固醇血症模型，血清胆固醇水平升高 2～3 倍，普通饮食 8 个月便可形成高胆固醇血症模型。ddY 小鼠是一种餐后高三酰甘油血症模型，其餐后 LPL 活性较弱，三酰甘油水平显著升高，且清除很慢。

2. 注意事项 自发性高脂血症动物模型的症状稳定，并可遗传，与人类高脂血症的形成机制较相似。然而，由于来源困难，成本相对较高、抗病能力差、不易饲养等原因，限制了其广泛应用。

二、诱发性高脂血症动物模型

1. 造模机制　长期喂饲高脂饮食，增加胆固醇和三酰甘油的摄入量，导致总胆固醇和三酰甘油脂蛋白水平增高，是高脂血症模型的造模机制。

2. 造模方法

（1）地鼠高脂血症模型：地鼠是一类特殊的啮齿类动物，其脂代谢特征接近人类。地鼠对饮食的反应性和人类极其相似，对高脂饮食非常敏感，胆固醇吸收快，三酰甘油水平可快速升高。高脂饲料（胆固醇2%，脂肪15%）喂饲地鼠，4周后血浆胆固醇可达到1000mg/dl，三酰甘油可达到1000mg/dl。如果单喂饲高脂肪饲料（脂肪15%），4周后血浆三酰甘油可达到600mg/dl，而胆固醇无明显上升。

（2）家兔高脂血症动物模型：家兔是最早用于高脂血症模型的动物，由于是草食性动物，外源性胆固醇吸收率较高，但胆固醇毒性耐受力差，一般给予胆固醇量不宜过高（0.3%），添加脂肪用植物油（大豆油3%）。诱导时间为16周。血浆胆固醇可达800～1000mg/dl，三酰甘油可达100mg/dl左右。

3. 注意事项　高脂血症模型中，家兔和地鼠应用均比较广泛，技术方法成熟，价廉易养，遗传背景明确，实用性强。综合比较两种动物，地鼠是这一类模型的最佳实验对象。

三、基因修饰高脂血症动物模型

目前报道的具有高脂血症表型的基因修饰动物模型包括小鼠、家兔，以高胆固醇血症模型为主，应用也较广，而高三酰甘油血症模型较少。

造模的机制和方法：高脂血症已经是被广泛认知的疾病之一，由于脂质在血浆中以脂蛋白的形式存在，因此高脂血症实际上是某种高脂蛋白血症。脂质的代谢也是以脂蛋白的形式为主，特别是脂蛋白对脂质转运所起的作用，在代谢中扮演重要角色。乳糜微粒、VLDL、LDL、HDL，以及乳糜微粒残体（CM remnants）和极低密度脂蛋白残体（VLDL remnants），有着复杂的转化、转运过程，许多重要的酶、受体和载脂蛋白等都参与其中。胆固醇含量较高的脂蛋白主要是LDL和HDL。三酰甘油含量较高的脂蛋白主要是乳糜微粒和VLDL。CETP将胆固醇酯（CE）从HDL转运到LDL、VLDL、IDL，而这些脂蛋白中的三酰甘油则向HDL转运。LCAT则使游离胆固醇酯化，促进胆固醇向HDL的转运。与脂蛋白代谢相关的基因，包括酶、载脂蛋白、转运蛋白等，过表达或缺陷就会表现高脂血症。现在大多数动物模型，都是以清除障碍为特征的高脂血症模型，其中机制涉及脂蛋白摄取清除的脂蛋白受体及配体、脂质水解的酶，以及激活剂和抑制剂。例如，LDL途径相关的载脂蛋白Apo B-100、Apo E，LDLr和抑制剂PCSK9，LDL吸收相关的NPC1L1；HDL途径相关的载脂蛋白Apo AⅠ、Apo AⅡ，受体SR-B1、SR-A、ABCA1，脂质转运相关的CETP、LCAT等；三酰甘油途径相关的水解酶LPL及其辅助蛋白GPIHBP1；载脂蛋白Apo CⅢ、Apo AⅤ、Apo AⅣ、Apo CⅡ等。

1. 高胆固醇血症模型 高胆固醇血症的基因修饰模型是脂代谢疾病模式动物中应用最广泛的模型,为胆固醇代谢机制、As 发病机制、降胆固醇药物研发等方面的研究做出巨大贡献,主要包括小鼠和家兔动物模型。

(1) Apo E$^{-/-}$ 小鼠和 Ldlr$^{-/-}$ 小鼠:胆固醇通过 LDLR 介导途径被肝脏等摄取的代谢过程称为 LDLR 途径。不论是 LDLR 缺陷,还是作为配体的 Apo E 缺陷,均可导致高胆固醇血症。Apo E$^{-/-}$ 小鼠血浆胆固醇水平上升 3~5 倍,达到 300~500mg/dl,血浆脂蛋白 VLDL 和 LDL 组分显著升高,HDL 降低。与 Apo E$^{-/-}$ 小鼠相比,Ldlr$^{-/-}$ 小鼠血浆胆固醇水平只升高两倍,集中于 LDL 组分。当给予高脂饮食,Ldlr$^{-/-}$ 小鼠血浆胆固醇能迅速上升,通过高脂饮食配方的调整,可以人为地调整血浆胆固醇水平升高 5~10 倍。

(2) Apo B-100 转基因小鼠:人 Apo B-100 转基因小鼠 LDL 水平显著升高,血浆总胆固醇水平升高 2 倍,三酰甘油水平也稍有升高。LDL 三酰甘油比例增高非常显著是该模型的特点。

(3) PCSK9 转基因小鼠:PCSK9 调控 LDLR 翻译后水平降解,抑制 LDLR 重复利用,当过表达 PCSK9 时,LDLR 表达下降,表现和 LDLR 敲除类似的表型,该模型实际上相当于 Ldlr$^{-/-}$ 小鼠。

(4) Apo B 转基因兔:过表达人 Apo B-100 转基因兔,不表达 Apo B-48,血浆中胆固醇和三酰甘油的含量为对照组的 2~3 倍,HDL 胆固醇则显著降低。增高的胆固醇和三酰甘油主要为 LDL 组分。

2. 高三酰甘油血症模型

(1) Apo CⅢ 转基因模型:Apo CⅢ 的主要生理功能是抑制 LPL 活性和肝脏脂蛋白受体摄取 CM 残粒和 VLDL 残体。Apo CⅢ 转基因模型是已经报道的为数不多的高三酰甘油血症模型之一。Apo CⅢ 转基因小鼠血浆三酰甘油水平随不同的建模者而不同,有的为 300~500mg/dl,有的高达 1000mg/dl 以上,胆固醇水平随三酰甘油水平小幅增高。该模型氧化应激水平升高是较突出的特征,其对 As 易感性增高。另外,Apo CⅢ 转基因动物的血浆脂蛋白均为 VLDL 组分增多,HDL 降低。

(2) Apo CⅡ 转基因小鼠:Apo CⅡ 的作用是激活 LPL 活性,然而 Apo CⅡ 转基因小鼠却有高三酰甘油血症的表型。过表达人 Apo CⅡ 基因后,禁食的小鼠血浆三酰甘油水平升高 4 倍,餐后三酰甘油水平升高 7 倍。但是目前还没有该模型应用的报道,也没有敲除小鼠应用的报道。Apo CⅠ 转基因小鼠也被报道有严重高三酰甘油血症。

(3) Lpl$^{-/-}$ 小鼠:LPL 是血浆三酰甘油降解的限速酶,该基因敲除导致新生小鼠死亡,原因可能和低血糖及肺功能不全有关。该模型为严重的乳糜微粒血症,血浆呈牛奶样外观。在此模型上首次从实验角度证实三酰甘油和 As 的关系。这个模型增加急性胰腺炎易感性和诱发自发性胰腺炎。

(4) Gpihbp1$^{-/-}$ 小鼠:GPIHBP1 是内皮细胞分泌的蛋白,它锚定在内皮细胞上,链接 LPL 和乳糜微粒,为 LPL 降解乳糜微粒中的三酰甘油提供一个桥梁作用。Gpihbp1$^{-/-}$ 小鼠表现类似 Lpl$^{-/-}$ 小鼠的表型,有严重乳糜微粒血症。与 Lpl$^{-/-}$ 不同的是,该基因敲除不具有致死性,血浆三酰甘油水平在 8 周前不能达到 1000mg/dl。

(5) Apo AⅤ$^{-/-}$ 小鼠:Apo AⅤ 参与三酰甘油的清除,在人类流行病学调查中已经明确,Apo AⅤ$^{-/-}$ 小鼠呈高三酰甘油血症,血浆三酰甘油水平升高 4 倍左右,但其清除三酰甘油的机制还不清楚。

3. 注意事项　目前，基因修饰小鼠在高脂血症研究中的应用非常广泛，Apo E$^{-/-}$和 Ldlr$^{-/-}$小鼠几乎成为研究高脂血症等心血管相关代谢疾病的工具小鼠，是基因修饰动物模型中使用最多的模型。但由于小鼠的脂代谢和人类差异大，故在研究中局限性很大。随着基因修饰技术的发展，已经报道了多种脂代谢模式动物，由于它们在脂代谢方面和人类更加接近，所以在机制研究和新药开发方面，比小鼠更有应用价值。

第七节　其他动物模型

As 动物模型除最常用的小鼠和家兔外，还有一些其他具有一定特色的动物模型，如鹌鹑和豚鼠等。

一、鹌鹑动脉粥样硬化模型

1. 造模机制　鹌鹑是能自发形成 As 斑块的易感动物之一。

2. 造模方法　给予朝鲜种鹌鹑（雄性，4～5 周龄，100～120g）饲喂高胆固醇饲料（含胆固醇 1%，花生油 6%，猪油 14%）11 周，6 周后，血中总胆固醇、LDL-C、三酰甘油、HDL-C 水平增加，出现动脉粥样斑块，至 11 周末，大体病理学检查显示，动脉血管表面粗糙，斑块易见，部分呈融合状，管壁变厚。组织学显示，斑块内泡沫细胞集聚，偶见泡沫细胞碎片，胆固醇结晶，钙盐沉积，中膜萎缩，内皮细胞出现肿胀，并可见细胞周围胶原纤维增生及中膜平滑肌细胞增生。

3. 注意事项　鹌鹑因其 As 斑块与人类病变早期相似，体型小、取材、给药及饲养方便使其成为研究 As 机制和治疗较理想的模型。

二、豚　鼠　模　型

1. 造模机制　与人类相似，豚鼠对胆固醇饮食相当敏感，含少量胆固醇（至少 0.04%）的饮食即可诱导高胆固醇血症，且血脂升高以 LDL-C 为主。另外，模型肝脏内游离型胆固醇比酯化型胆固醇水平明显增加，且胆固醇代谢率适中。

2. 造模方法　给予 Hartley 豚鼠（雄性，7～8 周龄，230～250g）饲喂高脂饲料（胆固醇 0.5%，猪油 10%）10 周后，大体病理学显示，主动脉可见明显 As 斑块。组织学显示，斑块内大量巨噬细胞和血管平滑肌细胞来源的泡沫细胞积聚，内膜明显增厚。另外，血清总胆固醇和 LDL-C 水平升高，且 LDL-C/HDL-C 值处于较高水平。

3. 注意事项　豚鼠造模时间短、重复性好，取材方便，且与人的早期 As 病理学特征相似，是较好的早期 As 的研究模型。

第八节　易损斑块模型

As 斑块破裂引起的局部血栓形成是导致心肌梗死、脑梗死、外周血管疾病等心血管疾病的主要病理学基础。具有血栓形成倾向的"罪犯斑块"是斑块破裂的主要基础，该斑块定义为易损斑块（vulnerable plaque，VP）。易损斑块的主要特征：薄纤维帽、斑块内炎症活跃及蛋白酶水平较高。理想的易损斑块模型能够在一定的时间内诱导斑块破裂及血栓形成。常用的易损斑块模型包括家兔和 Apo $E^{-/-}$ 小鼠。

一、家兔易损斑块模型

家兔是斑块破裂、血栓形成研究常用的动物模型。球囊损伤结合高脂饲料诱导并利用相关分子生物学技术可诱导易损斑块家兔模型。

1. 造模机制 血管内皮损伤是 As 发生的始动环节，通过外力损伤血管内皮细胞，使血管内皮通透性、黏附性、血液凝固改变，造成动脉内膜损伤或功能障碍，再辅助性饲喂高脂、高胆固醇饮食，可诱导 As 形成。

2. 造模方法 3%戊巴比妥钠（30mg/kg）麻醉，将球囊导管（内径 3.5mm、长度 15mm）从右股动脉，送入腹主动脉（深度约 20cm），充盈球囊（压力 810kPa）后回拉至髂动脉，重复 3 次以损伤内膜。

方法一：球囊损伤术破坏腹主动脉内膜，结合高胆固醇饲料（1%胆固醇，每天 120～140 克/只）诱导家兔 8 周。药物触发：给予家兔腹膜下注射中国斑点蝰蛇毒（0.15mg/kg）30min 后，注射组胺（0.02mg/kg），两次药物触发时间为处死动物前 24h 和 48h。8 周后，家兔血中总胆固醇、三酰甘油、LDL 显著增高。大体病理学显示，主动脉出现浅黄色斑块，呈散在或融合状态，腹主动脉病变最明显。触发后斑块破裂、血栓形成率大约为 56%。

方法二：球囊损伤术破坏腹主动脉内膜，结合高胆固醇饲料（1%胆固醇，每天 120～140 克/只）诱导家兔 10 周。3%戊巴比妥钠（30mg/kg）麻醉后，手术打开腹腔，暴露腹主动脉。在右肾动脉与髂总动脉间血管段寻找最大斑块处管腔，注入野生型 p53 基因的重组型腺病毒载体（体积为 10μl，滴度为 $1.5×10^{10}$pfu/ml）。注意在注射病毒前结扎转染部位上下两端的血管 10min 后恢复血供，缝合腹腔，给予抗生素。10 周后药物触发：予家兔腹膜下注射中国斑点蝰蛇毒（0.15mg/kg）后 30min，注射组胺（0.02mg/kg），两次药物触发时间为处死动物前 24h 和 48h。血脂检测显示，总胆固醇、三酰甘油、LDL 明显增高。组织病理学结果显示，病毒注射部位斑块纤维帽变薄，血管平滑肌细胞含量减少，可见斑块破裂处及血栓内大量炎症细胞浸润，另外，血栓内含大量血小板、纤维蛋白原及红细胞。触发后斑块破裂、血栓形成率大约为 86%。

注：蝰蛇毒是一种内源性促凝剂，通过激活凝血因子 V 和 X，促血栓形成。组胺通过转化为去甲肾上腺素，收缩血管造成斑块破裂。斑块内的血管平滑肌细胞对野生型 p53 基因非常敏感。含 p53 基因的病毒感染斑块，可促进血管平滑肌细胞的凋亡而导致纤维帽变薄。

3. 注意事项 应用野生型 p53 的促凋亡作用构建的不稳定斑块的家兔模型，创伤小，转染病毒量易于控制，转染效率及靶向性较高，可为 As 的基础和临床研究打下坚实的实验基础。但是以外源性给药的方式所诱导的易损斑块及斑块破裂与人类血管内的自发性易损斑块破裂的病理生理学过程仍存在一定差距。

二、Apo E$^{-/-}$小鼠易损斑块模型

1. 造模机制 颈动脉血管外周行缩窄术后，能够引起血流动力学的改变，导致波动的低流体切应力，进而促进 As 斑块的产生。

2. 造模方法

方法一：雌性 Apo E$^{-/-}$小鼠（10～12 周龄）颈动脉血管外周行缩窄性套管术诱导颈动脉斑块。3 周后，去除套管并通过颈外动脉向管腔内注入 10μl 野生型 p53 基因的重组型腺病毒载体（Ad5-CMV.p53）（滴度为 $1.5×10^{10}$pfu/ml），悬架置于原位 10min，临时结扎近端颈总动脉和颈内动脉，随后结扎颈外动脉，最后缝合伤口。p53 基因促进纤维帽的平滑肌细胞凋亡，使纤维帽变薄。慢病毒转染 14 天后，给予小鼠苯肾上腺素（8g/kg，iv）触发斑块破裂，斑块破裂率可达 40% 左右。

方法二：雌性 Apo E$^{-/-}$小鼠（10～12 周龄）颈动脉血管外周行缩窄性套管术诱导颈动脉斑块。5 周后，去除套管并通过颈外动脉向颈管腔内注入 200μl 野生型 IL-18 基因的重组型慢病毒载体 Ad.IL-18（滴度为 $5.0×10^{9}$pfu/ml），悬架置于原位 10min，临时结扎近端颈总动脉和颈内动脉，随后结扎颈外动脉，最后缝合伤口。IL-18 基因减少胶原含量，使纤维帽变薄。不稳定性斑块占 62%。安乐死前 1 周，给予小鼠苯肾上腺素（（8g/kg，iv）触发斑块破裂。

3. 注意事项 该动物模型通过药物触发的方式诱导斑块的破裂，但是这种斑块破裂过程与人类存在一定差异。增加斑块易损性和（或）改变斑块的应力—应变状态的生理因素导致的斑块自发破裂是斑块破裂模型的研究方向。

（徐仓宝　余　琦　陈玉龙）

参 考 文 献

Fan J, Kitajima S, Watanabe T, et al. 2015. Rabbit models for the study of human atherosclerosis: from pathophysiological mechanisms to translational medicine. Pharmacol Ther, 146: 104-119.

Fan J, Watanabe T. 2003. Transgenic rabbits as therapeutic protein bioreactors and human disease models. Pharmacol Ther, 99 (3): 261-282.

Getz GS, Reardon CA. 2012. Animal models of atherosclerosis. Arterioscler Thromb Vasc Biol, 32 (5): 1104-1115.

Gomez D, Owens GK. 2012. Smooth muscle cell phenotypic switching in atherosclerosis. Cardiovasc Res, 95 (2): 156-164.

Kawaguchi HL, Yamada T, Miura N, et al. 2014. Rapid development of atherosclerosis in the world's smallest microminipig fed a high-fat/high-cholesterol diet. J AtherosclerThromb, 21 (3): 186-203.

Libby P. 2012. Inflammation in atherosclerosis. Arterioscler Thromb Vasc Biol, 32 (9): 2045-2051.

Moore KJ, Sheedy FJ, Fisher EA. 2013. Macrophages in atherosclerosis: a dynamic balance. Nat Rev Immunol, 13 (10): 709-721.

Onat D, Brillon D, Colombo PC, et al. 2011. Human vascular endothelial cells: a model system for studying vascular inflammation in diabetes and atherosclerosis. CurrDiab Rep, 11 (3): 193-202.

Pasławski R, Pasławska U, Szuba A, et al. 2011. Swine as a model of experimental atherosclerosis. AdvClinExp Med, 20: 211-215.

Plump AS, Smith JD, Hayek T, et al. 1992. Severe hypercholesterolemia and atherosclerosis in apolipoprotein E-deficient mice created by homologous recombination in ES cells. Cell, 71 (2): 343-353.

R Wang, Y Zhang, L Xu, et al. 2016. Protein Inhibitor of Activated STAT3 Suppresses Oxidized LDL-induced Cell Responses during Atherosclerosis in Apolipoprotein E-deficient Mice. Scientific Reports, 6: 36790.

Shiomi M, Koike T, Ito T. 2013. Contribution of the WHHL rabbit, an animal model of familial hypercholesterolemia, to elucidation of the anti-atherosclerotic effects of statins. Atherosclerosis, 231 (1): 39-47.

von der Thusen JH, van Vlijmen BJ, Hoeben RC, et al. 2002. Induction of atherosclerotic plaque rupture in apolipoprotein E-/- mice after adenovirus-mediated transfer of p53. Circulation, 105 (17): 2064-2070.

Yu Q, Li Y, Waqar AB, et al. 2012. Temporal and quantitative analysis of atherosclerotic lesions in diet-induced hypercholesterolemic rabbits. J Biomed Biotechnol, 506159.

第五篇

动脉粥样硬化性疾病的诊疗学

第二十章　动脉粥样硬化性心脑血管疾病的预防

第一节　心血管疾病的一级、二级预防

据全球的统计数据显示，心血管疾病（cardiovascular disease，CVD）属于导致成人致残、致死的关键疾病，在我国所有死亡患者中约40%是CVD导致的。虽然西方发达国家对CVD的病因及其防治研究取得诸多进展，但发展中国家对CVD的防控形势仍不容乐观，CVD在发展中国家的发病率逐年增高。由于我国人口的快速增长、经济及社会现状的不断变化，估计在未来20年内，CVD的发病率和死亡率仍不能得到有效控制。一直以来，我国重点关注CVD的治疗，而对该病的一级预防和二级预防缺乏足够的重视，因此本章节重点对CVD的一级和二级预防进行阐述，希望读者加强该方面的认识。

一、一级预防

CVD的一级预防是指预防措施采取的阶段为疾病还未出现或已演变为亚临床时期时，有效降低或控制相关危险因子，进而避免出现心血管事件，最终将人群发病率降低。数据显示：CVD引起人类致残、致死的疾病类型超过75%源于动脉粥样硬化（As）性病变。该病的演变进程十分漫长，在儿童阶段即出现早期病变，若未采取早期干预，到了中老年期则极易发展为As病变。一般情况下，多种因素间的协同效应将会诱发As，对该病进行预防时建议对各危险因子实施有针对性的干预。当前已证实，与CVD发病密切相关的因子有：性别、年龄、家族史、种族、吸烟、缺乏运动、高胆固醇血症、高血压、糖尿病、腹型肥胖、水果蔬菜摄入较少、负面情绪等。其中无法改变的因子包括性别、年龄、种族及家族史，而其他危险因子可经不良生活方式干预予以纠正。

不良生活方式有不平衡的饮食习惯、运动量降低、吸烟、不良情绪等，这些因素除与超重、肥胖、糖尿病、高血压等常见慢性病联系紧密，还能够直接造成血管内皮功能受损、增加机体的氧化应激及炎症反应、诱导产生血栓等。基于以上背景，患者不良生活方式干预是CVD病变一级预防的关键措施。

（一）生活方式干预

1. 合理膳食　不平衡的饮食习惯指的是仅摄入少量的水果、蔬菜，摄入过多的油脂、肉类、食盐，大量饮酒等。大量的研究结果表明，将膳食摄入盐、饱和脂肪降低，而适当增加水果、蔬菜、谷类纤维素及海鱼的摄入量，有助于避免CVD的发生。在CVD一级预防中，有关合理膳食提出的措施包括：①每天分别摄入250~400g、300~500g、200~400g谷类、水果及蔬菜，每天将胆固醇摄入量限制在300mg以内（大概为一个鸡蛋黄），油摄入量为25g/d以内，饮水量应超过1200ml/d。②控制摄入的钠盐量，食盐<5g/d；将摄入的钾盐增加，应超过4.7g/d（下列食物含钾较丰富：豆类、坚果、香蕉、瘦肉、桃子、西瓜、橘子、苹果、海带、蘑菇、木耳及紫菜等）。③限制饮酒量，每天成年男性的饮酒量不应超

过 25g（≈750ml 啤酒≈250ml 葡萄酒≈75g 低度白酒≈50g 高度白酒）；每天成年女性的饮酒量不应超过 15g（≈450ml 啤酒≈150ml 葡萄酒≈50g 低度白酒）。禁酒人群包括儿童、孕妇及青少年。乙醇量（g）=饮酒量（ml）×0.8（指的是乙醇密度）×乙醇质量比（%）。④减少糖的摄入，近年有一种新观点即高血压的罪魁祸首是糖，研究发现软性饮料的摄入会增加患肥胖、代谢综合征、2 型糖尿病、心脏病的风险。据悉，世界范围内，每年与含糖饮料的摄入有关联的死亡达 180 000 人次。

2. 规律运动 坚持开展体育运动有助于强身健体，避免发生 CVD。体育锻炼对人体发挥保护功效的机制为通过控制机体血糖、血压及体重等，进而有利于维持心血管的正常功能。在 CVD 一级预防中有关规律运动提出的措施包括：①每日坚持快步走、游泳、慢跑、爬山、球类练习等中等强度的有氧运动时间>30min。每日坚持快走>6000 步。②7 天中开展≥2 次负重训练等抗阻练习，每类运动每次连续操作 10～15 次。

3. 戒烟 根据 2010 年全球成人烟草调查（GATS）中国项目报告，15 岁以上的烟民有 3.56 亿，而大约 7.38 亿为被动吸烟者。吸烟与 CVD 有紧密联系，且是一个可控的危险因子。在预防冠心病等过程中戒烟能发挥良好的功效。基于已经证实，吸烟能够显著增加我国≥40 岁人群 CVD 死亡和全因死亡风险，且累计吸烟量与男性和女性全因死亡风险均存在剂量-反应关系。烟草依赖属于一类成瘾性病变，不易彻底戒断，未对吸烟者实施戒烟干预时仅 3%的人能成功戒烟。WHO 指出下列药物可作为戒烟药物：尼古丁替代疗法、伐尼克兰、盐酸安非他酮。医生采取的行为干预有助于戒烟，<3min 的戒烟咨询能够将顺利戒烟的比例上升 1.3 倍，而当咨询时间为 3～10min 时该比例可增大至 1.6 倍，咨询时间大于 10min 时为 2.3 倍。服用戒烟药物能够将顺利戒烟的比例上升 2～4 倍。总的来说，医生在吸烟者的劝导过程中扮演关键的角色；但如果医生自己也是吸烟者的话，那么其信服度将显著降低，有时甚至表现出反效果。在 CVD 一级预防中有关戒烟提出的措施包括：①每次详细在病历中记录患者的询问、诊疗情况，努力劝说患者戒烟，对其戒烟意愿进行合理评估，制订个性化的戒烟方案，并指导其戒烟方式、联合使用药物或心理支持疗法，长期开展随访。②防止出现被动吸烟现象。③对全部的吸烟者应重视行为及戒烟教育，必要时可与戒烟药物联合使用，尽量避免出现戒断症状。④医务人员应发挥戒烟的模范带头作用。

4. 肥胖 数据显示：当 BMI>25.0kg/m^2 时，每上升 5kg/m^2，将增大 30%的总病死率。中国的超重及肥胖现象越来越突出，特别是在青少年群体中，所以在 CVD 一级预防中，研究者也将视线集中于如何控制该现象，而改变不良生活方式属于控制肥胖的基础。在 CVD 一级预防中有关控制体重提出的措施包括：半年至 1 年内超重、肥胖患者应将体重降低 5%～10%，BMI 应保持在 18.5～23.9kg/m^2。男、女性腰围分别维持至 90cm、85cm 之内。

5. 心理平衡 相关的研究结果显示：情绪应激反应与冠状动脉病变间联系十分紧密。国内一项研究指出，半年内负面生活事件、心理压力程度对急性心肌梗死患者的人群归因危险度分别为 14.83%、36.03%，该比例位居第二，仅次于吸烟。还有研究表示，就诊于心内科的患者中，约 40.4%伴有心理障碍。CVD 一级预防需要关注患者的心理健康问题。下列为患者最突出的心理问题：抑郁、焦虑、惊恐发作、疑病症、躯体化感觉异常、强迫症及睡眠异常等。在 CVD 一级预防中有关心理平衡提出的措施包括：有效筛查患者的心理问题，科学解释患者的病情及症状，当患者伴有明显的抑郁及焦虑症状时可联合使用药物疗法，或建议其前往心理病变专科诊疗室。

（二）药物干预

1. 阿司匹林 2011 年，一项 Meta 分析纳入 9 项阿司匹林一级预防研究（BMD、JPAD、PHS、TPT、POPADAD、HOT、PPP、WHS 及 AAAT），共有效纳入 100 076 例研究对象。研究结果表明，阿司匹林有助于避免发生各类心血管事件：可将发生心肌梗死的比例下降 17%，全因死亡率下降 6%，发生缺血性脑卒中的比例下降 14%。2014 年相关领域的研究者通过纳入 14 项不同研究合计 10 余万研究对象的 Meta 分析获得类似结论，进一步验证了阿司匹林在预防 CVD 中能够将发生心血管事件的比例下降 10%，发生缺血性脑卒中的比例下降 14%，发生心肌梗死的比例下降 14%；此外，通过亚组分析观察到，阿司匹林能够将男性发生心肌梗死的比例下降 29%，女性发生缺血性脑卒中的比例下降 23%；将男性糖尿病患者发生心肌梗死的比例下降 35%。总之，阿司匹林在预防 CVD 方面有重要作用。值得注意的是，阿司匹林能有效预防 CVD，但筛选合适的研究对象才是确保药效发挥作用的基础。美国预防工作组（USPSTF）表示，只有当阿司匹林对 CVD 的预防作用比对出血风险的防治作用大时，将该药用于一级预防才能够发挥关键效果；关于阿司匹林对 CVD 和出血风险的联合效应，USPSTF 表示，应用阿司匹林可有效治疗 10 年高危冠心病患者，并有效预防其出血。表 20-1 详细阐述不同国家关于阿司匹林所提出的指南共识。

表 20-1　不同国家关于阿司匹林用于 CVD 一级预防所提出的指南共识

指南共识	阿司匹林用于一级预防的推荐内容		
	高危患者	中危患者	低危患者
2013 抗血小板治疗中国专家共识	建议中高危患者服用阿司匹林；同时伴有下列≥3 条危险因子，则可选择剂量为 75~100mg/d 的阿司匹林开展一级预防：①处于绝经期后的女性或男性年龄超过 50 岁；②肥胖（BMI>28 kg/m²）；伴有高胆固醇血症；③高血压（患者血压 在 150/90 mm Hg 以下，其中 1 mmHg 等于 0.133 kPa）；④伴有早发心脑血管病家族史（女<65 岁、男<55 岁发病史）；⑤吸烟，高血压患者同时伴有慢性肾脏病；⑥糖尿病（diabetes mellitus, DM）		不推荐选择阿司匹林
2013 年版中国 2 型 DM 防治指南	伴有高危 CVD 风险ª（患者 10 年发生 CVD 的可能性>10%）的 DM 患者，一级预防时建议选择 75~150mg/d 剂量的阿司匹林	伴有中度 CVD 风险ᵇ（患者 10 年发生 CVD 可能性为 5%~10%）的 DM 患者，一级预防时需要结合临床症状综合评估其是否能够选择阿司匹林	伴有低 CVD 风险（患者 10 年发生 CVD 的可能性<5%）的 DM 患者，不建议选择阿司匹林
中国脑卒中一级预防指导规范（2015 年版）	伴有高危 CVD 风险者（患者 10 年发生 CVD 的可能性≥10%），建议选择阿司匹林对 CVD 进行预防	不建议选择阿司匹林	不建议选择阿司匹林
ESH/ESC 高血压指南（2013 年）	伴有高危 CVD 的高血压患者，若能有效控制其血压，建议选择阿司匹林	不建议选择阿司匹林	不建议选择阿司匹林
ADADM 指南（2015 年）	DM 患者 10 年发生 CVD 的可能性>10%，一级预防时可选择 75~162mg/d 剂量的阿司匹林	DM 患者 10 年发生 CVD 的可能性为 5%~10%，一级预防时需要结合临床症状综合评估其是否能够选择阿司匹林	DM 患者 10 年发生 CVD 的可能性<5%，不建议选择阿司匹林

a 指的是大多数 50 岁以上男性或 60 岁以上女性，并伴有下列 1 项危险因子（高血压、CVD 家族史、吸烟、蛋白尿、血脂异常）；b 指的是 ≥1 个心血管危险因子的中青年（男性在 50 岁以下或女性在 60 岁以下）患者，或未伴有 CVD 危险因子的高年龄阶段患者（50 岁以上的男性或 60 岁以上的女性）。

注：ADA. 美国糖尿病协会；ESH/ESC. 欧洲高血压学会/欧洲心脏病学会。

2. 他汀类药物 近几年的大规模 Meta 分析越来越多地支持他汀类药物在 CVD 一级预防中的作用。2012 年胆固醇治疗实验协作组的 Meta 分析评估不同危险分层的人群应用他汀类药物治疗是否获益，入选 27 项随机对照实验，纳入 174 149 例受试者，根据 5 年主要血管事件风险将患者分为 5 组，主要终点为低密度脂蛋白胆固醇（LDL-C）水平每下降 1mmol/L，主要血管事件（包括非致死性心肌梗死、冠心病死亡、脑卒中和冠状动脉血运重建）的降低。结果显示，对无血管疾病的受试者，LDL-C 水平每下降 1mmol/L，血管事件的发生风险降低 25%，全因死亡降低 9%；对 5 年主要血管事件风险<10%的低风险人群，他汀类药物仍可显著降低患者的主要血管事件。

研究发现，他汀类药物总体治疗具有良好的安全性和耐受性，但是，通过大量的临床研究及实践表明，很少患者在选择他汀类药物后出现副反应，或联合应用其他药物时有明显毒副作用发生的可能性。有数据表明，他汀类特别是选择大剂量药物时，可能会诱导发生 DM。另外，临床不良事件研究结果表明，长时间选择他汀类药物用于降脂可能会对老年群体的正常认知产生负面效应。关于什么时候应该选择他汀类药物，专家建议家族性高胆固醇血症或 LDL-C>4.7mmol/L 的患者，应立即开始他汀类药物治疗，当患者年龄在 50 岁以上，仅依照恰当的动脉粥样硬化性心血管疾病（ASCVD）风险评估技术，检测发生，ASCVD 属于中高危及以上层次，除了改变患者不良的生活方式外，还应选择他汀类药物疗法。当患者的年纪较小，LDL-C 处于 1.8~4.7mmol/L 但伴有多类危险因子，而 10 年 ASCVD 检测结果属于低危患者，应长期坚持（直到 80 岁）进行 ASCVD 风险评定，进而有效控制和管理 ASCVD 相关危险因子，特别是尽早选择他汀类药物疗法将降低 LDL-C。

二、二级预防

1. 冠心病二级预防 为避免冠心病确诊患者前期的冠状动脉病变恶化，进而将疾病死亡率降低，药物疗法时应选择"ABCDE"治疗方案。"ABCDE"指的是：A 表示抗血小板疗法（anti-platelet therapy），如选择 P2Y12 受体抑制剂或阿司匹林等，或者抗心绞痛疗法（anti-angina therapy），如选择 CCB 非二氢吡啶类及硝酸酯类药等；B 表示血压控制（blood pressure control）和 β 受体阻滞剂（β blocker）；C 表示血脂控制（cholesterol lowering）和戒烟（cigarette quitting）；D 表示糖尿病控制（diabetes control）和合理膳食（diet）；E 表示教育（education）和运动（exercise）。

2. 新型调脂药物——前蛋白枯草溶菌素转化酶 9（proprotein convertase subtilisin/kexin type 9，PCSK 9）**抑制剂** 现已证实，胆固醇属于 As 斑块的有效组分，无胆固醇便不会产生 As，更不会出现 ASCVD，因此若能将胆固醇水平控制在有效范围，便能够将发生 ASCVD 事件的可能性降低。他汀类药物是当前可用于临床降低 LDL-C 水平最有效的一类药物，并已经成为当前 ASCVD 一级和二级预防用药的基本用药。研究发现，与单用他汀治疗相比，他汀联合依折麦布治疗将 LDL-C 从 69mg/ml 降至 53mg/ml，心肌梗死、心血管死亡及脑卒中构建的心血管病变联合终点事件能够再下降 10%，平均随访 6 年的安全性结果显示，两组间肝脏和骨骼肌损伤，以及癌症发病风险均相同。提示，防治 ASCVD，LDL-C 低一些效果更好。

PCSK 9 的突变基因最初在 2013 年被报道，是除低密度脂蛋白受体（LDLR）和载脂蛋白 B（Apo B）之外的第三个与常染色体显性家族性高胆固醇血症相关的基因。PCSK 9 抑制剂主要有三类：单克隆抗体、小干扰 RNA 寡核苷酸及 adnectin。ODYSSEY COMBO Ⅱ 期研究对 alirocumab（PCSK 9 抑制剂的一种）的长期性及安全性进行了评估，此项长达 78 周的研究将 alirocumab（单独使用或联合其他降血脂治疗）与安慰剂进行比较，试验人群为存在高 CVD 风险且接受最大耐受剂量他汀类药物治疗的患者（$n=2341$）。结果显示，与基线水平相比，alirocumab 组患者第 24 周的 LDL-C 水平降低 61.0%，而安慰剂组患者的 LDL-C 水平升高 0.8%。此外多项试验证实，PCSK-9 具有良好的降脂效果。因此，PCSK-9 抑制剂将成为一种新的调脂治疗手段，并显著改善临床转归。

3. 心脏康复 指的是通过科学管理心脏相关危险因子，强化并督促患者血糖、血脂、血压及体重处于正常范围内，督促患者能彻底戒烟，并为患者提供心理及营养方面的支持及指导，一般情况下，核心要素的运动练习能够有效保护心肺。通过运动可将血浆内含有的 C-反应蛋白降低进而发挥抗炎功效；运动可避免血小板发生聚集反应、促进纤溶功效进而提升抗血栓作用；运动能提升血流及其给动脉壁带来的切应力，维持内皮的健康功能、促进 NO 生成、对 As 发挥抑制效应；还能够维持心脏正常的自主功能、使迷走神经保持较高的张力，抑制交感神经的兴奋性，缓解心律失常现象；此外，运动能抑制生成 LDL-C、总胆固醇及三酰甘油，促进产生 HDL-C，使血压下降，提升胰岛素细胞的敏感性，将体重控制到正常范围内，降低心脏相关危险因子；运动可将心肌原有的缺血阈值提升，心肌缺血预适应练习有助于治疗患者的缺血现状。通过运动具有的上述功效可看出，运动练习除能够将体力活动量增加，还属于冠心病二级预防的关键措施，其属于二级预防措施中仅有的一类能够同时将发病率及死亡率降低、缓解功能储备、改善患者生活质量的方法。

当前，心脏康复可被划分为以下 3 期。Ⅰ 期（住院期康复）：表示急性心血管病变、心脏手术患者经过密切监护而采取的住院期康复模式，有助于患者在短时间内恢复健康并具有正常生活能力，当其出院后能对日常生活完全自理。Ⅱ 期（心脏康复）：表示出院后采取的早期门诊康复，重点是以体力练习为主的运动康复疗法，出院后为患者设定清晰、详细的心脏康复方案，主要内容有服药时间安排、药量要求及调整、膳食干预、科学随访、心理精神管理、心脏康复练习、有效评估心力衰竭及心律失常、指导患者的日常生活和工作等，Ⅱ 期康复特别重视危险评估内容，要求所有患者开展运动康复前均应该实施危险评估。重点关注患者的既往史、此次发病概述、冠心病相关危险因子、日常生活及运动方式、检测其心肌受损标志物、完成运动负荷实验、测定超声心动图、评定其心理状态。值得注意的是，运动负荷实验属于危险评估中的一项主要测定项目，主要包括心肺运动负荷实验与心电图运动负荷实验两大类，前者的精确性更高，但其花费更高，需要更高的技术性，因此有些医院并无购买条件，而踏车运动负荷实验或平板运动负荷实验属于一类有效、实用的评估手段。表 20-2 详细介绍危险分层情况。Ⅲ 期康复的对象主要是出现心血管事件 12 个月后的出院患者，包括下列内容：继续保持其原有的健康生活及运动方式，坚持运动康复练习，将危险因子纠正，并逐渐恢复正常的心理状态。

表 20-2　冠心病患者的危险分层情况概述

低危	中危	高危
恢复期或运动时未伴有心绞痛或无心电图缺血变化	中度运动(处于 5～6.9 METs 的范围内)恢复期发生心绞痛或伴有心电图缺血变化	低水平的运动（低于 5 METs）恢复期伴有心绞痛或心电图缺血变化
运动或无休息时导致的明显心律失常现象	LVEF 40%～49%	运动或休息时出现的复杂室性心律失常
CABG 后血管再通或者 AMI 溶栓血管再通 PCI 疗法，并且未伴有其他并发症	不符合典型高危或低危者为中危	AMI、PCI 治疗或 CABG 后合并心源性休克或心力衰竭
无心理障碍（抑郁、焦虑等）		严重心理障碍
功能储备 I 在 7 METs 以上，LVEF>50%		LVEF<40% 功能储备≤5 METs 血肌钙蛋白浓度升高
血肌钙蛋白水平处于正常范围内		存在以上任何一项为高危
同时出现上述各项时称为低危		

注：CABG. 冠状动脉旁路移植术；AMI. 急性心肌梗死；PCI. 经皮冠状动脉介入治疗；LVEF. 左室射血分数；METs. 代谢当量。

第二节　缺血性卒中的一级、二级预防

缺血性卒中（ischemic stroke，IS）又称脑梗死，指的是各类因素引起的脑部血供异常，进而出现局部脑组织发生缺氧、缺血性坏死现象，最终导致神经功能受损。在所有卒中中 IS 所占的比例可高达 70%～80%。

卒中是目前全世界导致人类死亡的第二位原因，在我国已超过恶性肿瘤成为第一致死病因。在过去 40 年中全球高收入国家的卒中发病率下降了 42%，但低中等收入国家的卒中发病率上升超过 100%。我国卒中发病率为（120～180）/10 万，患病率为（400～700）/10 万，每年新发病例>200 万，每年死亡病例>150 万，存活者 600 万～700 万。65 岁以上的卒中患者，在卒中 6 个月后，有 26% 的患者仍需要他人照顾日常生活，46% 有认知功能障碍。卒中的发病率、致残率及死亡率均较高，给患者家庭及整个社会造成巨大的痛苦及压力，有效的预防能够最大程度地减轻卒中者的负担。

一、一级预防

卒中的一级预防是指首次卒中的预防，也就是有卒中发生可能性、并无卒中过往史的人群，将不良生活方式改变后，可有效控制相关的危险因子，最终发挥抑制卒中出现或推迟出现的功效。76% 以上的卒中为首次发作，所以有效的一级预防尤其重要。

卒中是很多因素的协同效应导致的，某个危险因子与卒中的发生间可能并无直接联系，但当存在几个危险因子时，却能够将发生卒中的可能性增加。卒中相关危险因子包括下列两类：可干预和不可干预因素，其中不可干预因子有性别、年龄、种族及遗传因子等，可干预因素主要包括以下几个方面，是卒中一级预防的主要目标。

1. 运动与锻炼　相比于低强度练习，高强度练习能够将患者发生脑卒中或死亡的可能性降低 27%；相比于消极练习，中等强度练习能够将患者发生脑卒中或死亡的可能性降低 20%，可以看出，中高强度锻炼均能有效防治出血性卒中及 IS。练习过程中应结合患者各自的情况而采取针对性的体力练习，将卒中相关危险性降低。中老年人及高血压患者在开展锻炼前，需要检查其心脏应激功能，全面评估患者的运动能力，进而设定个性化的运动方案。建议健康成人（不包括身体健康状况受限不适宜运动或高龄者），每周至少进行 3~4 次，每次至少持续 40min 的中等强度/高强度的有氧运动。

2. 饮食与营养　每日摄入足量的蔬菜水果有助于降低脑卒中相关的危险因子。每日饮食种类应多样化，使能量和营养的摄入趋于合理。降低钠摄入、增加钾摄入；增加蔬果和低脂乳制品摄入，减少饱和脂肪酸摄入；添加坚果类的地中海饮食也可降低卒中风险。

3. 肥胖与脂肪分布　超重及肥胖与卒中相关，尤其与 IS 相关。对于超重[体重指数（BMI）=25~29kg/m^2]与肥胖（BMI>30kg/m^2）的个体，建议减轻体重以降低卒中风险。

4. 吸烟与饮酒吸烟　吸烟会增加 IS 的风险。吸烟能够对机体整个血管及血液体系造成负面影响，如诱发血管硬化、使血小板不断聚集、降低高密度脂蛋白（HDL）浓度等。尼古丁能够对交感神经产生刺激作用，使血管持续收缩，造成血压水平上升。建议吸烟者联合烟碱、安非他酮或伐尼克兰替代治疗，帮助戒烟；未吸烟者应远离吸烟者；公共场所的禁烟令可减少被动吸烟。饮酒：根据观察性研究数据，轻至中度饮酒与降低卒中风险相关，而重度饮酒可增加卒中风险。重度饮酒者应减少饮酒或戒酒；饮酒应适量：非妊娠期的女性≤1 杯/日、男性≤2 杯/日。

5. 血脂异常　胆固醇是 As 斑块的主要成分，没有胆固醇就没有粥样硬化，LDL-C 占人体血浆总胆固醇的 65%左右，LDL-C 增高可在一定程度上诱发 As，进而成为脑卒中发生的一个极重要的危险因素。研究显示，血胆固醇每增加 1mmol/L，IS 风险升高 25%，HDL 每增加 1mmol/L，IS 风险降低 47%。对于 10 年心血管事件高危患者，除进行生活方式改变以外，还建议将他汀类药物用于 IS 的一级预防。在当今的降脂治疗领域，他汀类药物拥有不可挑战的霸主地位。1994 年公布研究结果的 4S 研究首次论证他汀类药物降低 LDL-C 水平可减少不良心血管事件的发生，并降低全因死亡率，具有划时代的意义。2008 年的 ASTEROID 试验结果证实，瑞舒伐他汀可使 LDL-C 水平降低 53%，从而显示出具有逆转 As 的作用。一系列的研究为他汀类药物减少心脑血管事件提供有利的理论依据，强化降脂治疗可阻止甚至逆转斑块进展，从而减少不良心脑血管事件的发生。临床试验一再证明，LDL-C "低一些更好"。然而，他汀类药物降低胆固醇也遭遇了瓶颈，使用他汀类药物剂量加倍，对胆固醇水平的降低效果仅上升 6%，但是当不断增加他汀的使用剂量后，肌病、肝酶及横纹肌溶解等副作用将随之增加。胆固醇抑制剂依折麦布已经广泛应用于临床，但长期使用的有效性及安全性不明确。2014 年美国心脏协会（AHA）公布了 IMPROVE-IT 试验结果证实，在他汀类药物基础上加用依折麦布，可进一步降低血液中 LDL-C 水平，降低极高危心血管病患者的心血管事件风险（结果显示，卒中减少 20%，心肌梗死减少 10%），且长期应用安全性良好。因此，对于不能耐受他汀类药物或不能耐受达标所需剂量他汀类药物的患者，可考虑使用或在他汀类药物基础上联用依折麦布，有益于提高降低 LDL-C 的达标率，也更安全。

6. 高血压　是脑梗死和脑出血的主要危险因素之一。血压和卒中风险之间的关系密切，随着血压升高，卒中风险也逐渐增加，治疗高血压是防治卒中的有效措施。应进行常规高血压筛查，对高血压患者应给予适当的治疗，包括改变其不良的生活方式或采取药物疗法；对于处于前期的高血压患者，每年定期筛查高血压并督促健康生活方式；对于高血压患者需要进行降压治疗，目标血压应控制在 140/90mmHg 以下，合并糖尿病或肾病者，血压控制在 130/80mmHg 以下，对于老年人（年龄＞65 岁）收缩压一般应降至 150mmHg 以下，如能耐受可进一步降压。

高同型半胱氨酸（Hcy）血症也与卒中风险增加有关，且 Hcy 水平上升与高血压相关的血管病变风险间有明显的协同效应，Hcy 上升同时伴有高血压的患者的血管病变风险将上升 11 倍左右。高血压同时伴有 Hcy 上升的患者与无上述危险因子者相比，其发生脑卒中的可能性明显上升。因此，我国学者提出"H 型"高血压的概念，即指伴有血浆 Hcy 升高（Hcy≥10μmol/L）的高血压。血清叶酸偏低是高 Hcy 最重要的原因之一，补充叶酸是一种经济简便的预防脑卒中的治疗措施。叶酸循环中的关键酶——亚甲基四氢叶酸还原酶（MTHFR）基因缺陷是导致高 Hcy 的另一个重要原因。霍勇教授研究团队发表在《柳叶刀》杂志上的 Meta 分析结果显示，补充叶酸总体上能够使脑卒中风险下降 18%，而在未普及面粉强化叶酸的国家或地区、一级预防中服用叶酸超过 36 个月和 Hcy 降低超过 20% 时，脑卒中降低的效果更为显著。在未补充叶酸的亚洲人群中，MTHFR 基因突变和脑卒中关系显著，但在摄入叶酸较多或食物中已经添加叶酸的地区如欧洲、美国，这种关系则明显减弱。人体不能合成叶酸，必须完全依赖外源性供给。我国饮食习惯中，蒸、煮、煎、炒等烹饪方式可导致蔬菜中叶酸大量失活，因此我国居民血清叶酸水平明显低于其他国家，且我国人群 MTHFR C677T 基因遗传突变率高达 16.2%。这些因素均造成我国人群高 Hcy 发生率显著增高。因此，对所有的高血压患者，服用适量叶酸属于卒中患者一级预防的主要措施。

7. 糖尿病 为脑卒中患者单独的危险因子,糖尿病能够将 IS 的患病风险增加 3～4 倍，通过干预血糖水平可降低糖尿病患者发生卒中的可能性。成年糖尿病患者，尤其是伴有额外的卒中危险因素的，应该使用他汀类药物降低首发卒中的风险；阿司匹林在糖尿病患者卒中一级预防中的效果尚不明确，但可降低脑血管疾病的 10 年发生率；在糖尿病患者中他汀类药物与贝特类药物的联合应用不能进一步降低卒中风险。

8. 心房颤动 是最为常见的心律失常，也是 IS 的强危险因素和常见原因。全部卒中的 20%、心源性卒中的 50% 可归因于心房颤动，尤其在老年患者中更是如此。在 50～59 岁人群中，1.5% 的卒中源于心房颤动，在 80～89 岁人群中，这个比例增加至 23.5%。在风湿性心脏病患者中，心房颤动所致卒中的发生率更高，是无心房颤动患者的 17 倍。心房颤动与左心耳内血流凝滞导致血栓密切相关，即使在无心血管病病史的心房颤动患者，IS 风险也会增加 4～5 倍，因此抗凝治疗至关重要。与抗血小板治疗相比，及时识别心房颤动并启动抗凝治疗可使卒中的发生减少 40%。心房颤动患者是否启动抗凝治疗主要基于 CHA2DS2-VASc 评分（表 20-3，表 20-4）。当瓣膜性房颤患者的 CHA2DS2-VASc 评定分数≥2 分，同时其发生出血的可能性较低，可选择华法林抗凝疗法，目标 INR（国际标准化之比）为 2.0～3.0；当非瓣膜性心房颤动患者的 CHA2DS2-VASc 评定分数≥2 分，同时其发生出血的可能性较低，推荐抗凝治疗，可选择的药物包括华法林（目标 INR：2.0～3.0）、达比加群酯、阿哌沙班、利伐沙班，根据患者风险因子（特别是颅内发生出血的可能性）、患者意愿、花费、耐受性、药物间的协同效应及相关的临床特征，选择有针对性的抗血栓治疗药物；当非瓣膜性心房颤动患者 CHA2DS2-VASc 评定分数=0 分，建议不实施抗栓疗法；当非瓣膜性心房颤动患者的 CHA2DS2-VASc 评定分数= 1 分，其不易发生出血性不良反应，可选择阿司匹林或抗凝疗法，依照患者风险因子（特别是伴有颅内出血的患者）、耐受性、花费、患者意愿、药物间的协同效应及相关的临床特征，包括服用华法林的患者 INR 达标时间，选择适当的抗栓药类别。对于不建议采取抗凝疗法的高危心房颤动患者，推荐选取左心耳封堵术。

表 20-3　非瓣膜病性心房颤动患者脑卒中危险 CHA2DS2-VASc 评分

危险因素	评分（分）
充血性心力衰竭/左心室功能障碍（C）	1
高血压（H）	1
年龄≥75 岁（A）	2
糖尿病（D）	1
脑卒中/TIA/血栓栓塞病史（S）	2
血管疾病（V）	1
年龄 65～74（A）	1
性别（女性，Sc）	1
总分	9

注：TIA=短暂性脑缺血发作。

表 20-4　心房颤动 CHA2DS2-VASc 评分与脑卒中年发生率

CHA2DS2-VASc 评分	校正的脑卒中年发生率（%）
0	0
1	1.3
2	2.2
3	3.2
4	4.0
5	6.7
6	9.8
7	9.6
8	6.7
9	15.2

9. 其他心脏问题　除心房颤动以外，包括急性心肌梗死、缺血性和非缺血性心肌病、瓣膜性心脏病包括人工瓣膜和感染性心内膜炎、卵圆孔未闭、房间隔动脉瘤、心脏肿瘤和大动脉粥样硬化在内的心脏疾患与卒中风险增高有关。2014 年 AHA/ASA 卒中一级预防指南推荐：对于二尖瓣狭窄伴栓塞事件的患者，建议进行抗凝治疗；对于二尖瓣狭窄并左心房血栓的患者，建议进行抗凝治疗；对接受主动脉瓣双叶机械瓣置换并无危险因素的其他心脏病患者，应使用低水平阿司匹林、华法林（其中目标 INR 的取值范围为：2.0～3.0）；对于选择主动脉瓣机械瓣置换术并伴有危险因子的患者，应使用华法林（目标 INR：2.5～3.5）与低剂量阿司匹林；对于接受二尖瓣机械瓣置换术的患者，应使用华法林（目标 INR：

2.5~3.5）及低剂量阿司匹林；心房黏液瘤患者，应进行手术切除治疗；有症状的弹性纤维瘤或即使无症状但呈游走性或直径＞1cm 的弹性纤维瘤患者推荐手术切除；对于主动脉瓣或二尖瓣置换术的患者（生物合成瓣），可应用阿司匹林，术后 3 个月可应用华法林（INR：2.0~3.0）；对于无血栓栓塞或心房颤动既往史的心力衰竭患者，可选择抗血小板或者抗凝疗法；对于急性 ST 段抬高型心肌梗死、未出现临床表现的左心室附壁血栓患者，适合选择维生素 K 拮抗剂疗法；对于超声心动图检测结果，左房径在 55mm 以上、伴有明显二尖瓣狭窄且无任何临床表现的患者，推荐选择抗凝疗法；超声心电图检测结果属于左心房变大、重度二尖瓣狭窄的患者，推荐选择抗凝疗法；当患者属于急性 ST 段抬高型心肌梗死伴有反向运动或者前尖壁失运动时，推荐选择抗凝疗法；卵圆孔未闭患者不推荐使用抗凝治疗作为卒中的一级预防。

10. 无症状性颈动脉狭窄 颅外段颈内动脉或颈动脉球动脉粥样硬化性狭窄和患者发生卒中的可能性上升存在一定的关联。无症状的颈动脉狭窄患者需要遵医嘱服药，每日坚持口服适量的他汀类药物或阿司匹林。需要对其他能够给予治疗的卒中危险因子进行筛查，将不良生活方式改变并采取恰当的治疗措施；行颈动脉内膜切除术后的患者，如果围术期卒中、心肌梗死、死亡风险很低（＜3%），考虑进行颈动脉内膜切除术是合理的，但疗效尚未确定；对于 As 狭窄在 50%以上的患者，建议每年接受一次超声多普勒测定，合理评估病变的现状及疗效；当患者属于无症状的颈动脉狭窄时（超声多普勒狭窄率在 70%以上、血管造影狭窄率在 60%以上），推荐选择预防性的颈动脉内膜切除术，但相比于药物疗法，其发挥的疗效并不显著；对于无症状性颈动脉狭窄且并发症风险较高的患者，可通过颈动脉内膜切除术或颈动脉血管成形术进行颈动脉血管重建，但疗效尚未明确；不推荐对低危人群进行无症状性颈动脉狭窄的筛查。

11. 镰状细胞病（SCD） 是一种常染色体隐性遗传性血红蛋白病，20 岁前脑卒中累计发病率超过 11%，且大部分在儿童期发病。儿童 SCD 患者，在 2 岁时开始进行超声多普勒筛查（TCD），并每年重复直至 16 岁；在发病危险性增大的儿童群体中，输血疗法（该疗法的目标是把血红蛋白 S 下降至＜30%）可将卒中相关风险降低；虽然还未明确最恰当的筛查时间间隔，但建议年幼或边界性障碍 TCD 流速患者的筛查频率更高，进而及时察觉可改变的高危 TCD 指标；对于 TCD 流速恢复正常的患者，可持续进行输血；当高危卒中患儿不愿意或不能定期开展红细胞输注疗法时，推荐选择骨髓移植或者羟基脲；当前尚未明确儿童应用核磁共振（MRI）和磁共振血管造影（MRA）筛查是否应选择输血充当卒中一级预防措施的标准，不推荐用该方法取代 TCD。

12. 卒中一级预防中的抗血小板药物 既往指南支持在风险特别高的无症状人群中使用阿司匹林预防 CVD 而不是卒中风险。对于高风险的患者（10 年风险＞10%），使用阿司匹林预防 CVD（包括卒中，但不特指）是合理的，其收益远超过治疗相关的风险；每天服用 80mg 阿司匹林或隔一天服用 100mg 能够有效预防女性发生卒中，对于糖尿病患者也将发挥较好的疗效；阿司匹林还能够用于预防慢性肾病患者发生卒中（每分钟肾小球滤过率在 45ml/1.732m^2 以下），但对于伴有明显肾病的患者则不适用（处于 4 或 5 期的患者，每分钟肾小球滤过率在 30ml/1.732m^2 以下）；西洛他唑有助于预防外周动脉病变患者发生卒中；对于低危个体首次卒中的预防，阿司匹林没有效果；无其他高危因子的糖尿病患者选择阿司匹林无法有效预防卒中的发生及演变；阿司匹林同样无法预防糖尿病且未伴有明显症状性外周动脉病变（踝-臂压力指数在 0.99 以下）患者发生卒中；因为当前相关领域并未开展大量的临床研究，在预防首次卒中时除应用西洛他唑、阿司匹林，暂不推荐使用其他药物。

二、二级预防

卒中的二级预防是指预防发生再次卒中。大量数据显示，脑卒中的复发率较高，所以需要给予二级预防特别的关注。IS 的二级预防主要包括 3 个方面。

1. 病因预防 针对能够采取干预措施的危险因子实施病因预防，和一级预防的措施类似。

2. 抗血小板治疗 几个随机对照试验证实抗血小板药物在预防 IS 复发中的有效性。最常用的抗血小板药物是阿司匹林和氯吡格雷。阿司匹林在卒中预防领域有悠久的历史，具有相对安全、服用方便和便于得到的优点。一项针对有 IS 或短暂性脑缺血发作史的患者的随机临床试验结果显示，相比于安慰剂，阿司匹林降低卒中二次发作及发生其他明显心血管事件的比例下降 13%，连续服用超过 3 年能够将发生缺血性脑卒中的可能性由最初的 22% 下降至 19%。在卒中急性期应用阿司匹林也有获益。国际卒中试验和中国急性卒中试验显示，卒中急性期应用阿司匹林每治疗 1000 例患者，将减少 9 例死亡。氯吡格雷尚缺乏卒中急性期应用的临床试验。早期进行的 CAPRIE 研究，是一项大规模、随机、盲法的临床试验，共有 384 个临床中心、19 185 例患者被纳入到研究中，主要观察氯吡格雷和阿司匹林在针对最近发生心肌梗死、卒中或症状性外周血管疾病的患者预防血管事件复发方面的效果。结果显示，与阿司匹林相比，氯吡格雷对外周血管疾病预防效果更佳，在心肌梗死或卒中则没有表现出这种优势。但是在合并糖尿病的 IS 患者中，氯吡格雷比阿司匹林表现出更大的获益。阿司匹林与氯吡格雷联合抗血小板治疗在卒中的二级预防也是研究的热点。氯吡格雷、阿司匹林对血小板聚集的作用机制包括两条途径，可发挥双重的抗血小板功效，比单独使用氯吡格雷、阿司匹林时发生的缺血性相关事件的比例更低，但若是观察到有出血副反应增多，联合用药疗法并不会有效防治 IS 的发生及演变。因此，各国指南多推荐在脑卒中二级预防中单用抗血小板治疗，应用阿司匹林 75~150mg/d，对于胃溃疡病史、阿司匹林抵抗或不耐受者可改用氯吡格雷 75mg/d。但是，也有一些研究表明，在 IS 急性期，针对卒中复发的高危人群短期内（3 个月以内）应用双联抗血小板治疗可能会进一步减少卒中复发，而不增加出血风险。因此应用阿司匹林或氯吡格雷单独治疗效果欠佳的急性 IS 患者可考虑短期联合用药。

3. 抗凝治疗 一项澳大利亚、欧洲的可逆性 IS 预防研究（简称 ESPRIT）结果表明，相比于阿司匹林，华法林并不能有效预防非心源性栓塞患者发生脑卒中疾病，同时还增加出血风险，所以在二级预防中不建议首选华法林。抗凝治疗主要用于心源性栓塞。华法林能够降低大概 50%心房颤动患者再次发生脑卒中及相关血管事件的可能性，但可将发生出血的可能性增加，当前尚无研究报告颅内出血案例。AHA/ASA 制订的脑卒中二级预防指南 2014 年版指出，对于未伴有显著诱因的急性 IS 患者或者短暂性脑缺血发作患者，发病半年内应该开展心律测定，次数不少于 30 次，能够及时检测 11%左右的额外心房颤动患者，为后期采取抗凝疗法给予一定的支持。当脑卒中患者同时伴有心房颤动时需要在神经系统症状发生 14 天之内采取抗凝疗法，若出现出血的可能性大，需要根据具体情况在 14 天后开展抗凝疗法。急性心肌梗死大概 2~4 周内有 2.5%将发生心源性栓塞，大多数的栓子属于左心室附壁血栓。推荐左心室附壁血栓、急性心肌梗死伴有脑卒中的患者，连续服用华法林至少 90 天（INR 目标值：2~3），同时联合抗血小板治疗。瓣膜性心脏病有多种类别，建议生物或人工瓣膜、风湿性二尖瓣病变、二尖瓣关闭异常患者选择抗凝疗法。扩张型心肌病患者有较高的产生血栓的风险，对于短暂性或缺血性卒中同时伴有扩张型心肌病的患者，则推荐选择抗凝疗法。

华法林是使用最广泛的抗凝药物，但是因为其治疗窗口窄，与药物食物相互作用明显而难以获得长期"稳态"，需频繁抽血检测，使得华法林在实用性和安全性方面具有其特殊劣势，也就促生新型抗凝药的研发与推广。直接凝血酶抑制剂——达比加群酯，属于非肽类的凝血酶抑制剂，经选择性或特异性地将结合型或者是游离型凝血酶的功能活性阻断而起到抗凝作用，其 80%活性成分经肾脏代谢且无需常规检测凝血功能。长期抗凝治疗随机评价试验（RE-LY 研究）是一项全球、随机、开放标签、盲法评估预后的非劣性Ⅲ期临床试验，入选了 44 个国家 900 多个研究中心的 18 113 例患者，比较分析了两种剂量达比加群酯[110mg/（2 次·天）和 150mg/（2 次·天）]与华法林在伴有卒中危险因素心房颤动患者的抗栓效果。结果显示，达比加群酯 110mg/（2 次·天）在预防卒中和周围栓塞效果方面不劣于华法林，但主要出血事件的发生率却低于华法林，颅内出血发生率分别为 0.12%和 0.38%（$P<0.001$）；而达比加群酯 150mg/（2 次·天）抗栓效果优于华法林，栓塞风险相对减少 35%，但主要出血事件发生率与口服华法林无差异，且颅内出血发生率低于华法林。另有关于达比加群酯的抗栓效果及出血风险的其他大型临床试验，如丹麦的达比加群酯和华法林疗效与安全性的比较大型队列研究（4978 例）、RE-LY 亚洲人群亚组分析研究（2782 例）、来自马来西亚的回顾性队列研究（510 例）、来自中国香港的研究（122 例），均显示达比加群酯的出血风险相近或低于华法林。虽然研究显示达比加群酯的出血风险不高于华法林，但仍不断有关于服用达比加群酯出血事件的报道。出血事件主要发生在 150mg/（2 次·天）的老年患者。严重出血事件和死亡患者的平均年龄为 80 岁，且 26.1%发生在用药后 10 天内，67.8%发生在 30 天内。并且发现至少 10%的 150mg/（2 次·天）的患者血药峰浓度大于 383ng/ml，而达比加群酯在 48~50ng/ml 时就会发挥良好抗栓效果。出血事件的发生可能与患者的某些自身因素相关。年龄大于 80 岁和肾功能不全是出血的高危因素。遗传学特征与达比加群酯的出血风险具有一定相关性。如今，卒中二级预防中应用达比加群酯药物的证据包括：①对于非瓣膜心房颤动患者，特别是亚洲患者，其疗效和华法林相当，且安全性更高。②尚无充足的证据支持其可用于预防心肌病、心脏瓣膜病、心肌梗死等。③需要谨慎用于预防实施心脏机械瓣膜置换治疗的脑卒中患者，相比于华法林，尚无证据表明其安全性、疗效更优。④是否能够常规用于脑卒中的二级预防尚待进一步研究。

第三节 动脉粥样硬化性疾病新的危险因素的防控

（一）危险因素

As 病因尚未完全明确，研究表明，本病属于一类多病因病变，也就是不同因素间协同效应并与各环节相互作用导致，这些因素均为危险因子。当前虽然尚未阐明 As 的具体病因，但已证实和以下因子间的联系：①高脂血症；②高血压；③糖尿病；④吸烟；⑤肥胖等。随着近年来不断研究，发现新的危险因素及其防控如下。

1. 老年人 As 与骨密度的相关性　人们一直认为，骨质疏松症和 CVD 为两个不同系统的病变，但当相关领域的研究者越来越深入地探讨骨质疏松症时，结果显示，上述两类疾病间有一定关联。钙迁徙、脂代谢障碍、肾素-血管紧张素-醛固酮系统、骨内血微循环异常等与两类疾病均有关。此外，血脂浓度、高血压和骨密度间有联系，特别是高血压为男性老年人骨量下降的独立危险因子，进一步验证了 CVD 与骨质疏松间可能存在某些共同的危险因子。还有研究指出：是否饮茶与骨密度间有独立且明显的正相关关系，国外有研究表明，茶叶、茶多酚及儿茶素等和骨质疏松间同样有联系，特别在 CVD、癌症中的联系十分显著，表明饮茶在一定程度上能够保护骨密度水平。提示可建议男性老年群体适量饮茶，茶不仅能够有效保护老年人的心血管功能、发挥抗衰老功效，还有助于防止老年群体骨量下降。

2. 颗粒物污染与 As 的相关性　大量的研究结果表明，人们短时间暴露至 PM（particulate matter）2.5 环境中其血压值能上升，导致心律失常，心肌甚至出现缺血及梗死现象，引起心力衰竭或猝死等严重后果，而长时间处于 PM2.5 环境中时能诱发患者出现心血管事件及死亡。已有研究指出 PM2.5 影响心血管系统的途径包括下列 4 条：①PM2.5 与呼吸系统相互作用，有助于产生炎症因子，诱发炎性反应及氧化应激反应；②细颗粒物内含有的特殊组分到达血液后可与心肌细胞相互作用；③在炎症介质的帮助下或与自主神经系统相互作用；④PM2.5 将引起血液处于高凝状态，进而诱发冠状动脉粥样硬化现象。

3. 牙周炎与 As 的相关性　慢性牙周炎还可增加全身炎症负荷，相关研究表明，慢性牙周炎能够使人们发生冠心病的可能性增加，为深入研究冠心病相关危险因子、制订疾病防治方案提供科学的数据支持，此外还为预防牙周病变提供针对性的健康教育资料。值得注意的是，对冠心病及有关疾病进行防治时，建议提醒患者将口腔中的危险因子除去，避免出现急性冠脉综合征（ACS），常见的口腔疾病为引起成年群体失牙的关键原因之一。

4. CRP 与动脉粥样硬化之间的相关性　近年来的研究证明，C-反应蛋白（CRP）的主要存在部位为 As 斑块中，其能够对单核细胞聚集发挥调节功能。CRP 属于一类补体激动剂，能够在早期阶段的 As 疾病中检测到。此外，CRP 有助于介导生成组织因子，且不断积聚的 CRP 能够将补体活化。组织因子可将血凝进程激活，能够阐述在冠心病中 CRP 扮演的关键角色。还有研究表明 CRP 有助于介导单核细胞产生 IL-6、IL-1β 及 TNF-α 等炎症因子，通过结合细胞 FcγRⅡ受体将吞噬细胞活化。体外实验结果显示，不断积聚的 CRP 可结合于 VLDL 及 LDL 后将补体活化，在巨噬细胞的参与下有助于生成组织因子，进而激活血凝进程。近期有研究指出，CRP 能够诱导正常人单核细胞生成 IL-6，时间曲线结果显示，CRP 作用 4h 内 IL-6 水平明显上升，再呈现出低速上升状态，24h 后该水平增加至最大值，证实了 CVD 与 CRP 间可能存在直接联系。大量研究指出，降低 CRP 水平有助于积极预防心血管病变。此外，他汀类、阿司匹林能够将 CRP 水平降低，但其确切疗效还需要大样本的临床研究给予证实。

5. 糖尿病和胰岛素抵抗与颈动脉内膜厚度的相关性 据 Kawamori 等报道糖尿病病程与颈动脉内膜厚度呈正相关，有研究已证实脂代谢异常、肥胖、高血压均能增加人们罹患动脉粥样硬化的可能性。Howard 等的多种族研究结果显示，在白色人种、拉美人中胰岛素抵抗与颈动脉内膜增厚相关，而在黑色人种不存在这种相关性，认为胰岛素抵抗与颈动脉内膜增厚的关系存在种族差异性。据卢学勉教授的研究，胰岛素抵抗与颈动脉内膜增厚密切相关。

6. 老年脉压与颈动脉粥样硬化的相关性 一项欧洲颈动脉临床研究结果显示，脉压能够单独预测颈动脉斑块溃疡疾病，其预测能力比收缩压强。国内相关的研究同样证实脉压和颈动脉粥样硬化间有紧密联系，且随着脉压值的上升，人们的颈总动脉中膜厚度随之显著增加，当脉压水平每上升 10mmHg，颈动脉内膜中层厚度（IMT）将变厚 0.01mm，随着脉压值的上升，检出斑块的可能性也随之变大。沈琪教授表示，脉压大患者的 IMT、颈内动脉、颈总动脉的管腔内径均显著变大，检出斑块的比例、IMT 增厚现象也随之变大。大量的研究结果表明，当脉压水平增加，发生颈动脉粥样硬化的比例也随之增大。可能的作用机制为：脉压变大可引起血管壁承受更大的压力，进一步损伤血管内皮功能，将改变大动脉的正常结构，如平滑肌细胞不断增殖，结缔组织逐渐增生，脂质转至皮下层，黏附于血小板，IMT 变厚，渐渐形成粥样斑块。

（二）综合防控措施

1. 一般治疗

（1）合理膳食：每天应摄入适量的总热量，防止食入大量的动物性脂肪及奶油、肥肉、脑、肝、肾等胆固醇含量丰富的食物。特别是超重者，每天更需要控制摄入的热量，避免食用糖类。建议选择清淡饮食，多选择水果和蔬菜等维生素含量高、豆类和瘦肉等蛋白质含量高的食物，食用油应以菜油、豆油、玉米油及麻油等为主。

（2）合理开展日常生活及工作：劳逸结合，保持规律的生活活动，时常保持愉快的心情。

（3）规律开展体力活动：应该结合自身情况选择适当的体力练习，循序渐进地开展练习，避免剧烈运动，建议老年人选择太极拳、散步等活动。

（4）其他：遵循不吸烟少饮酒的原则。

2. 控制易患因素 糖尿病患者需要将血糖维持在正常范围内，并注重控制饮食。可选择达美康等不造成高胰岛素血症的降糖药控制血糖；高血压患者需要联合服用降压药，将血压维持至正常范围，对于血胆固醇较高的患者，需要联合使用降脂药将胆固醇水平降低。同时还应该关注高血压患者的骨质疏松情况，早期阶段便应该测定其骨密度。我国的茶文化历史悠久，大量的研究已证实，饮茶有助于降低骨量；同时需宣传预防牙周疾病，积极去除口腔内可能存在的危险因素，降低急性冠脉综合征风险。

3. 抗血小板药物

（1）阿司匹林：当乙酰基结合于环氧化酶后，能够对花生四烯酸转变成前列腺素 G_2、H_2 的进程发挥抑制效应，阻碍血小板分泌 TXA_2，还能避免血管壁生成 PGI_2，当每天使用

0.1g 阿司匹林可避免血小板发生聚集而抑制生成 PGI_2。

（2）抵克立得：该药能够对血小板的聚集发挥抑制效应，和阿司匹林相比有更强的功效。1 次/天、口服 250mg，对于 As、动脉循环异常患者较适用。建议短期口服，不宜用于有出血倾向的患者。

（3）双嘧达莫：能避免腺苷转至血小板中，进而增加环磷酸腺苷水平，使血小板的生命周期延长，当与阿司匹林联合使用时，可共同对血小板聚集发挥抑制作用，3 次/天，口服 25～50mg/次。

4. 其他 美降脂为羟甲基戊二酰辅酶 A 还原酶这一限速酶的竞争性抑制剂，其有助于将血胆固醇水平降低。美托洛尔除能将血压降低，还能避免 LDL 结合于动脉壁蛋白多糖，进而避免出现 As。普罗布考除能抑制 LDL 胆固醇水平，还因为其具有抗氧化功效，能对 LDL 氧化修饰产生预防功效，避免摄取大量的单核/巨噬细胞，降低生成的泡沫细胞水平，可有效发挥抗 As 功能。中药银杏制剂、川芎及丹参制剂等也具有抗 As 功效；中草药泽泻、月见草、茶树根及花粉等能发挥降三酰甘油、胆固醇的功能。

（钟巧青）

参 考 文 献

国家卫生计生委脑卒中防治工程委员会. 2015. 中国脑卒中一级预防指导规：31.
刘梅颜，胡大一，姜荣环，等. 2008. 心血管内科门诊患者合并心理问题的现状分析. 中华内科杂志，36（4）：277-279.
刘文亚，邢艳. 2006. 老年人骨质疏松与冠状动脉硬化关系的初步探讨. 中国骨质疏松杂志，12（3）：250-252.
卢学勉，杨红，叶成夫，等. 2002. 2 型糖尿病患者颈动脉内膜增厚及危险因素的研究. 中国临床医学，9（1）：65-67.
罗南萍，刘恒国，李金花，等. 2008. 老年男性代谢综合征患者骨密度与骨量、骨代谢物的关系. 中国组织工程研究与临床康复，12（7）：1247-1250.
吕敏，师绿江，史平. 2004. 中老年自然人群脉压和亚临床颈动脉粥样硬化的关联研究. 中华心血管病杂志，32（12）：1139-1142.
沈琪，薛冰，丁冬新，等. 2009. 老年脉压与颈动脉硬化的关系. 中国医刊，44（6）：37.
谭锐泉，刘金文. 2007. 骨质疏松症与高血压，心血管疾病的相关性研究. 广州：广州中医药大学.
万征，边波. 2011. 颗粒物大气污染：独立的心血管病危险因素. 中国循证心血管医学杂志，3（5）：332-335.
武东，华琦，贾三庆，等. 2008. 初发急性心肌梗死发病危险因素研究. 中华心血管病杂志，36（7）：581-585.
杨鹏麟，徐定修，张素勤. 2002. 脉压指数评价血管硬化的可行性探讨. 中华心血管病杂志，30（6）：334.
张咏梅，林华. 2005. 冠心病和骨质疏松. 中国骨质疏松杂志，11（2）：266-268.
中华医学会糖尿病学分会. 2015. 中国 2 型糖尿病防治指南（2013 年版）. 中国医学前沿杂志（电子版），6（3）：26-89.
中华医学会心血管病学分会. 2013. 2013 抗血小板治疗中国专家共识. 中华心血管病杂志，41（3）：183-194.
American Diabetes Association. 2015. Cardiovascular disease and risk management. Diabetes Care, 38（Suppl）: S49-57.
Barbour KE, Zmuda JM, Strotmeyer ES. 2010. Correlates of trabecular and cortical volumetric bone mineral density of the radius and tibia in older men: the osteopoecic fractures in men study. J Bone Miner Res, 25（5）: 1017-1028.
Baumgartner J, Schauer JJ, Ezzati M, et al. 2011. Indoor air pollution and blood pressure in adult women living in rural China. Environ Health Perspect, 119（10）: 1390-1395.
Bhwadwaj D, Stein MP, Volzer M, et al. 1999. The major receptor for C-reactive protein on leukocyten in Foy receptor II. J Eap Med, 190: 585-590.
Bolling BW, Chen CY, Blumberg JB. 2009. Tea and health: perventive and therapeutic usefulness in the elderly?Curr Opin Clin Nutr Metab Care, 12（1）: 42-48.
Cholesterol Treatment Trialists's 9（CCT）Callaboratoes, Mihaylova B, Emberson J, et al. 2015. Efficacy and safety of LDL-lowering therapy among men and women: meta-analysis of individual data from 174, 000 participants in 27 randomised trials. Lancet, 385（9976）: 1397-1405.
D'Aiuto F, Parkar M, Andreou G, et al. 2004. Periodontitis and systemic inflammation: control of the local infection is associated with

a reduction in serum inflammatory markers. J Den Res, 83: 156-160.

Du Clos TW. 2000. Function of C-reoetive protein. Ann Med, 32: 274-278.

Ferramti SD, Rifei N. 2002. C-reactive protein and cardiovascular disease: a review of risk predietion and inserventions. Clin Chin Acta, 317: 1-315.

Guo Y, Tong S, Zhang Y, et al. 2010. The relationship between particulate air pollution and emergency hospital visits for hypertension in beijing, China. Sei Total Environ, 408 (20): 4446-4450.

Harton R, Stiapel M, Chanbers TJ. 1992. Angiotensin II is generated from angiotensin I by bone cells and stimulates osteoclastic bone resorption in rats. Endoerinology, 152 (10): 5-10.

Howard G, O'Leary DH, Zaccaro D, et al. 1996. Insulin sensitivity and atherosclerosis. The Insulin resistance atherosclerosis study (IRAS) investigation. Circulation, 93: 1809-1817.

Jacobson T A, Ito M K, Maki K C. et al. 2014. National Lipid Association recommendations for patient-centered management of dyslipidemia: part l-executive summary. J Clin Lipidol, 8 (5): 473-488.

Kawamori R, Yamski Y, Matsushima H, et al. 1992. Prevakece of carorid athercsclerosis in diabetic patients. Diabetes Care, 15: 1290.

Li JJ, Chen XJ. 2003. Simvestatin inhibits interleukin-6 relecse in human monoeytes stimulated by C-reactive protein as well as lipopulyseecharide. Coeon Artery Dis, 14: 329-334.

Lovett JK, Howard SC, Rothwell PM. 2003. Pulse pressure is independently associated with erotid ploque uloeeation. J Hypertens, 21: 1669-1676.

Mancia G, Fagard R, Narkiewicz K, et al. 2013. 2013 ESH/ ESC guidelines for the management of arterial hypertension: the Task Force for the Management of Arterial Hypertension of the European Society of Hypertension (ESH) and of the European Society of Cardiology (ESC). Eur Heart J, 34 (28): 2159-2219.

Mujima T, Komalsu Y, Fukao A, et al. 2007. Short-term effects of atorvastatin on bone turnover in male patients with hypercholesterolemia. Endoer J, 54 (1): 145-151.

Raju N, Sobieraj - Teague M, Hirsh J, et al. 2011. Effect of aspirin on mortality in the primary prevention of cardiovascular disease. Am J Med, 124 (7): 621-629.

Robinson JG, Farnier M, Krempf M, et al. 2015. Efficacy and safety of aliocumab in reducing lipids and cardiovascular events. N Engl J, 372 (16): 1489-1499.

Sandesara PB, Lambert CT, Gordon NF, et al. 2015. Cardiac rehabilitation and risk reduction: time to "rebrand and reinvigorate". J Am Coll Cardiol, 65 (4): 389-395.

Sherliker P, Whitlock G, Lewington S, et al. 2009. Body- mass index and cause- specific mortality in 900 000 adults: collaborative analyses of 57 prospective studies. Lancet, 373 (9669): 1083-1096.

Stone N J, Robinson J G, Lichtenstein A H, et al. 2014. 2013 ACC/AHA guideline on the treatment of blood cholesterol to reduce atherosclerotic cardiovascular risk in adults: a report of the American College of Cardiology/American Heart Association Task Force on Practice Guidelines. Circulation, 129 (25Suppl 2): S1-45.

Szyszkowiez M, Rowe BH, Brook RD. 2012. Even low levels of ambient air pollutants are associated with increased emergency department visits for hypertension. Can J Cardiol, 28 (3): 360-366.

Toraewski M, Rist C, Mortensen RF, et al. 2000. C-reactive protein. in the arterial intima: rele of C-reactive protein recepder-dependent monocytereenitment in atheogenesis. Arterioseler Thromb VascBiol, 20: 2094-2099.

Xie M, Shan A, Ahang Y, et al. 2014. Aspirin for primary prevention of cardiovascular events: meta - analysis of randomized controlled trials and subgroup analysis by sex and diabetes status. PLoS One, 9 (10): e90286.

第二十一章　动脉粥样硬化性疾病的影像学诊断方法

第一节　冠状动脉造影

自 X 射线应用于医疗以来，截至 20 世纪后叶，冠状动脉造影（coronary angiography，CAG）经历了非选择性冠脉造影、半选择性冠脉造影、选择性冠脉造影三个阶段。其中，选择性 CAG 是通过导管进入冠脉后注射造影剂，真正达到针对冠脉分支造影的目的。选择性造影的技术发明十分偶然，1959 年，美国一位儿科医师为主动脉病变患者进行心脏造影时误将导管经肱动脉逆行伸于冠状动脉口（主动脉窦）并喷入约 30ml 造影剂，但未发生当时医学界普遍认为可能发生的室颤，且清晰显影，自此开创此法。选择性 CAG 按入路方法的不同也可分为动脉切开法和经皮穿刺法，前者仅在比利时等少数国家使用，虽然比后者更复杂但也有独特优势，对于股动脉狭窄或其他病变和具有出血倾向的患者，选用此法更适宜，因血管与皮肤缝合而不易出血，且不造成血肿及血肿并发症，患者可下地行走，对不需住院的患者尤为适用。而一般情形则使用经皮穿刺法，相比之下操作更简易。目前，经皮穿刺股动脉经主动脉至冠状动脉进行选择性造影已十分普遍，成为诊断冠心病的金标准。进行 CAG 所需器材有：穿刺针、引导钢丝、动脉鞘管、造影管、造影剂、扫描床、血管造影机及图像分析系统等。造影导管有很多种类，如 Sones、Judkin、Amplats 造影管，头段弯曲的构造顺应左或右冠脉分支的弯曲，便于进入冠脉分支。造影剂相关方面多考虑渗透压、毒性及过敏的问题，从预防的角度考虑，需准备糖皮质激素类药物并观察尿量，对心功能不全者选用低渗非离子型造影剂。

一、冠脉造影在冠心病中的应用

通过冠脉造影可获得许多重要信息：直径、形态、走形、分布、病变血管管壁光滑度、弹性、狭窄是否存在、狭窄程度、狭窄长度、狭窄部位、狭窄分支数量、钙化、血栓、溃疡、动脉瘤、内膜夹层、病变是否成角、判定病变偏心或同心性、侧支循环形成等。有不典型心绞痛症状（尤其是治疗效果不佳者）、严重心律失常、心力衰竭、心电图异常等异常表现者，疑似冠状动脉病变或畸形、但无创检查结果不能确诊者，冠状动脉造影可最终断定。对无症状但运动试验明显阳性（ST 段压低≥0.2mV）者，特别是对运动核素心肌灌注亦阳性者，以及原发性心脏骤停复苏者，亦应进行冠状动脉及左心室造影，以明确诊断。对于非 ST 段升高心肌梗死（NSTEMI）者亦具有同等重要诊断意义。按狭窄程度可判定疾病分界，冠脉狭窄≥50%者被认定为患有冠心病。

1. 冠脉造影的指征
（1）疑似心绞痛而用其他方法无法确诊者。
（2）未知原因的心界扩大、心律失常、心功能不全、疑有冠心病而其他方法无法确诊。

（3）术后再发心绞痛者。
（4）药物治疗心绞痛无效者。
（5）高危人群：职业特殊、常年吸烟、糖尿病、肥胖且大于45岁者。
（6）考虑再狭窄或新生冠脉病变者。
（7）心绞痛、心梗者。
（8）心律失常者：T波、ST段改变、传导异常。
（9）需做介入手术如PCI、CABG、溶栓治疗者。
（10）无临床症状但有其他方式检测提示心肌缺血者。
（11）冠脉先天畸形者。

2. 冠脉介入的指征 对于考虑介入手术（经皮动脉腔内成形术或主动脉-冠状动脉旁路移植术）的确诊患者，先进行冠脉造影，明确狭窄病变具体信息，评估介入成功率、介入时机、器械和方法，以确立具体方案。然而，其应用也具有一定局限性：

（1）仅可知斑块是否钙化，而无法得知斑块稳定性。
（2）对于主要病变的邻近血管也病变或者扩张时，易误诊。
（3）不易诊断微小血管病变。
（4）对于偏心性病变，因不同角度呈现不同狭窄程度，需一定经验才能正确读出。

二、冠脉造影的影像学特征

（一）冠脉介入的指征影像学主要病变特征

1. 斑块形成与管壁增厚 常见边缘不齐，提示动脉粥样硬化病变，对狭窄无提示信息。而钙化后造影时呈不均匀高密度。

2. 血栓、粥样斑块增大突入腔内 影像显示为充盈缺损，通常为偏心性狭窄。

3. 狭窄 见图21-1。

（1）按形态分类：①偏心性狭窄。影像上显示为充盈缺损。②环形狭窄。为比充盈缺损更进一步的狭窄，呈环形，范围若超过1cm者为弥漫性，小于1cm者为局限性。③成角狭窄。狭窄处冠状动脉弯曲度≥45°，器械难以通过，扩张后易形成夹层。

（2）按长度分类：①局限性狭窄。长度<10mm，1～2mm为极少数，易被投射不足而隐藏，也易因认识不足而忽略。②管状狭窄。长度10～20mm，最常见。③弥漫性狭窄。长度>20mm，多见于高龄或伴糖尿病者，常有明显钙化病变，对冠脉血流动力学作用比局限性与管状更为严重。④不规则狭窄。指狭窄程度小于25%的弥漫性狭窄，对血流动力学影响较轻，但易引起痉挛。⑤管腔闭塞。管内血流完全中断，对心梗但造影正常者必须观察有无运动减弱的节段、有无侧支循环、分支开口有无闭塞等情况，尽力尽快找到闭塞血管（图21-2）。

（3）按狭窄部位划分：①左主干狭窄。主动脉干狭窄造影清晰可见，此外可能出现血管中造影剂充填浅淡、左主干口造影剂反流呈喇叭口样散开、造影剂消失明显缓慢（图21-3）。②右冠状动脉及开口狭窄。易发生导管卡顿、超选择性造影进入动脉圆锥进而导致室颤。③分叉处狭窄。多投影体位可见造影剂充填浅淡或提示轻度狭窄，常用六型分法：

Ⅰ型为冠状动脉主干狭窄非贴近处分出一个开口狭窄的分支，Ⅱ型为冠状动脉主干狭窄非贴近处分出一个开口不狭窄的分支，Ⅲ型为冠状动脉主干狭窄贴近处分出一个开口狭窄的分支，Ⅳ型冠状动脉主干狭窄非贴近处分出一个开口不狭窄的分支，Ⅴ型为冠状动脉主干不狭窄而分出一个开口狭窄的分支。④搭桥血管狭窄。尤其使用静脉血管，搭桥上的斑块易脱落。

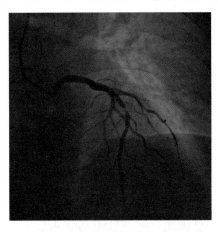

图 21-1　前降支近端局限性严重狭窄

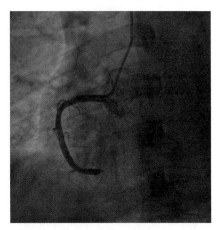

图 21-2　右冠中远段完全闭塞，急性心梗

4. 梗阻　狭窄最严重时出现闭塞，血流阻断，可出现血流逆行或侧支循环形成。

5. 栓塞　血栓脱落所致，由于血流动力学改变以及内皮改变，血栓可延伸，可呈长条椭圆形，造影剂消散后充盈缺损周围仍存在少量造影剂弥留（图 21-4）。

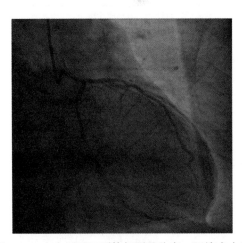

图 21-3　左主干开口到体部严重狭窄，回旋支中远段弥漫性狭窄

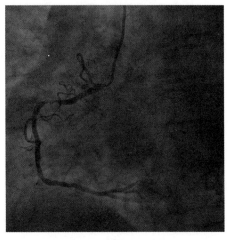

图 21-4　右冠近端严重狭窄，斑块破裂局限性血栓形成

6. 扩张与动脉瘤　由于肌层受损，失去张力，导致血管扩张或形成动脉瘤，可单独存在也可与狭窄共存，扩张的纵向长度＞7mm 称冠状动脉扩张，反之称为动脉瘤。

7. 夹层　经皮冠脉造影和 PTCA 球囊扩张术等可机械损伤内膜导致撕裂，致内膜与中膜间形成假腔，评判依据：①造影剂滞留延迟排空，可能始终有所滞留；②存在条索状内膜碎片阴影；③出现条状阴影，与官腔阴影间隔一条亮线。

夹层 NHLBI 分类：①很小的充盈缺损，造影剂排空；②有充盈缺损区平行管腔或分为双腔，造影剂排空；③管腔外帽子影（假腔）；④螺旋形充盈缺损伴造影剂滞留；⑤新的连续的充盈缺损；⑥冠状动脉完全闭塞。

8. 溃疡 动脉粥样硬化斑块逐渐被破坏形成内部缺存，造成斑块不稳定，进而易堵塞血管，造影呈龛影或瘤样改变。

9. 侧支循环 如锐缘支-锐缘支、间隔支-后降支、前降支-后降支、钝缘支-钝缘支、圆锥支-前降支等。

10. 冠脉穿孔 造影剂弥留于心肌处。

11. 左右冠脉优势或均衡 提示冠脉对心脏供血的生长特点与功能。

12. 心肌桥 收缩期时某段冠脉在两个以上角度显示狭窄，舒张期时狭窄消失，称"挤奶效应"，Noble 等学者将 LAD 心肌桥收缩期狭窄分为三度：1 度，狭窄直径<50%；2 度，狭窄直径 50%～75%；3 度，狭窄直径＞75%。

（二）血流分级

冠脉造影可观测血流再灌注的情况，并进行 TIMI 血流分级，TIMI 分级可获取再灌注情况，进而指导是否、如何溶栓用药以及支架置入、评估患者的冠脉储存能力（代偿能力）。TIMI 0 级和 1 级表明冠状动脉未再通；TIMI 2 级和 3 级表明冠状动脉再通（再灌注）（表 21-1）。

表 21-1 TIMI 血流分级

分级	灌注情况	造影剂对血管的充盈与清除情况
0 级	无灌注	血管闭塞远端无前向血流
1 级	渗透而无灌注	造影剂部分通过闭塞部位，但不能充盈远端血管
2 级	部分灌注	完全充盈冠状动脉远端，但充盈及清除的速度较正常冠状动脉延缓
3 级	完全灌注	造影剂完全、迅速充盈远端血管并迅速清除

（三）病变分支统计方法

冠脉病变支数的统计分级也具有诊断意义，对左主干、前降支、回旋支及右心四支等进行统计分析，可采用 Abrams 分级法（表 21-2）。

表 21-2 Abrams 分级法

分级	病变支数
0 级	四支血管均无重要病变
1 级	一支有重要病变
2 级	两支有重要病变
3 级	三支有重要病变
4 级	四支均有重要病变

（四）狭窄程度判定

1. 目测法 临床主要使用这种目测狭窄程度的六级分法但常以百分比描述，形象而便捷（表 21-3）。

表 21-3 狭窄程度六级分法

级别	评估	狭窄比例（%）
一级	正常	0
二级	轻度	<30
三级	中度	30～50
四级	重度	50～90
五级	次全闭塞	>90
六级	完全闭塞	100

2. 造影机 可用造影机软件精准分析狭窄程度，还可测定血管直径、狭窄程度等，但有可能低估严重狭窄的情况，且耗时较长，故通常仅在需精准置入支架时使用。

（五）PTCA 成功率预估

以往美国心脏协会根据病变成角程度、长度及其他特征分出 A、B、C 三型来指导 PTCA 风险预估。

A 型：成功率>85%，低危，成角<45°，长度<10mm，具管壁光滑无钙化，中心性非完全闭塞，病变不在分支开口且无分支受累，无血栓等特征。

B 型：成功率 60%～85%，中危，长度 10～20mm，偏心性或近段血管中度屈曲，成角 45°～90°伴中重度钙化，闭塞不超过 3 个月、有分支，分支口病变、有血栓等，B 型又分 B1 和 B2 型，B2 型为符合上述两个特征及以上者。

C 型：成功率<60%，高危，长度>20mm，成角>90°，闭塞超过三个月，累及大分支。

（六）AHA/ACC 危险性分类

冠状动脉造影所得知病变的危险性评估，AHA/ACC 将危险性分为三类（1988 年）（表 21-4）。

表 21-4 AHA/ACC 危险性分类

危险性	高	中	低
病变长度	弥漫病变（>20mm）	管状病变（10～20mm）	孤立短病变（<10mm）
病变形态	瘤样病变	偏心病变	瘤样扩张
成角程度	严重成角（>90°）	中度成角（45°～90°）	非成角（<45°）
钙化程度	重度	轻中度	无
近端迂曲程度	严重	轻中度	无
光滑程度	—	不光滑	光滑
完全闭塞时程及其他	完全闭塞>3 个月或伴桥状侧支	完全闭塞<3 个月	非完全闭塞
主干与分支开口病变	左主干病变	开口处病变	非开口处病变
病变分支	累及不能保护的大分支	需保护的分支病变	无

危险性	高	中	低
血栓量与其他	静脉桥退行病变或大量血栓	少量	无
介入治疗成功率	>85%	60%~85%	<60%

（七）Elis 分型

经 Elis 改良后得两个分型，仅具上述病变的一种为 B1 型，以上则为 B2 型（1990 年）（表 21-5）。

表 21-5　Elis 分型

最强相关因素		中等强度相关因素	
非慢性闭塞性病变（TIMI0 级） 退化的静脉桥病变		病变长度>10mm 管腔不规则 大的充盈缺损 严重钙化 45°成角病变伴钙化 偏心病变 大隐静脉桥桥龄超 10 年	
低危	中危	高危	极高危
无上述危险因素	具备 1、2 项中等强度相关因素，无最强相关因素	具备≥3 项中等强度相关因素，无最强相关因素	具备最强相关因素

（八）冠脉闭塞 Suzuki 分级（表 21-6）

表 21-6　Suzuki 分级

	1 级	2 级	3 级	4 级
TIMI 分级	0	0	0	0
闭塞时程	1~3 个月	>3 个月	>3 个月	>3 个月
病变长度	全部	≤2cm	≤2cm　>2cm	>2cm
病变形态	全部	进展性	突发性　全部	突发性
弯曲度	—	—	—	—
PCI 成功率	70%~90%	50%~80%	40%~70%	25%~50%
血运重建选择	PCI	PCI	延迟-PCI 急诊-CABG	CABG

（曾　琳）

第二节　磁共振成像

磁共振成像（magnetic resonance imaging，MRI）是一种非侵入性的断层影像检查方法，它能够较好地反映出人体结构及人体功能情况。它成像使用的是不电离的电磁辐射，目前尚缺乏暴露相关危害的报道。MRI 通过对静磁场中的人体施加某种特定频率的射频脉冲，使人体中的氢质子受到激励而发生磁共振现象。停止脉冲后，质子在弛豫过程中产生 MR 信号。通过对 MR 信号的接收、空间编码和图像重建等处理过程，产生出 MR 信号。结合脉冲、磁场梯度等，可在人体任何平面获得高质量的断面解剖图像。MR 主要用于描述氢核的分布与水和脂质成分和周围物理环境的参数。随着超导技术、磁体技术、电子技术、计算机技术和材料科学的进步，MRI 设备得到飞速的发展，临床工作对于 MR 的需求日益显著。

一、概　述

1946 年布洛赫（F.Bloch）领导的斯坦福大学研究小组和伯塞尔（E.Purcell）领导的哈佛大学研究小组几乎同时发现"MR 现象"，这种水与石蜡中观察的现象后来叫作核磁共振（nuclear magnetic resonance，NMR）。NMR 发现后，被用于研究物质的属性，确定化学成分、分子结构和反应过程。1973 年纽约州立大学的劳特布尔（Lauterbur）通过应用线性变化的磁场证明了 MRI 设备空间定位方法（均匀静磁场上迭加梯度磁场）。1974 年曼斯菲尔德（Mansfield）研究出脉冲梯度法选择成像、断层的方法，3 年后达马丁（Damadian）完成了首例动物活体肿瘤检测成像，获得首张人体活体 MRI 设备图像。阿勃亭（Aberdeen）领导的研究小组发表了利用二维傅立叶变换对图像进行重建的成像方法。阿勃亭提出的成像方法效率高、功能多、形成的图像分辨力高、伪影小，目前医用 MRI 设备均采用该算法，而最常用的 MRI 脉冲序列是自旋回波（spin echo，SE）和梯度回波（gradient echo，GRE）。在现代医学应用中，"核"已经被删除，主要使用 MR 或者 MRI。

（一）基本原理

原子分为电子、中子、质子。原子核由中子和质子构成，中子不带电荷，质子带有正电荷，因此原子核带有正电荷。部分原子核总是不停地绕着自身进行自旋运动，包括 ^1H、^{11}B、^{13}C、^{17}O、^{19}F 和 ^{31}P。原子核的质子带正电荷，其自旋产生的磁场称为 MR。通常情况下，原子核自选轴的排列是无序、不规则的。每个质子自旋产生一个小小的磁场，但是因为随机无序的排列，磁化矢量互相抵消，物体通常情况不表现出宏观磁化矢量。

但是如果将其置于外加磁场下，核自旋空间受到影响，核自旋从无序转向有序。自旋系统的磁化矢量由零逐渐增长，当系统达到平衡时磁化强度达到稳定值。如果此时核自旋系统受到外界作用，如一定频率的射频激发原子核，即可引起共振效应。在射频脉冲停止后，自旋系统已激化的原子核，不能维持这种状态，将回复到磁场中原来的排列状态，同时释放出微弱的能量，成为射电信号，检出这些信号，并使之能进行空间分辨，就得到运动中原子核分布图像。原子核从激化的状态回复到平衡排列状态的过程叫弛豫过程，它是一个能量转换过程，需要一定的时间反映质子系统中质子之间和质子周围环境之间的相互作用。它所需的时间叫弛豫时间。弛豫时间有两种，即 T_1 和 T_2，T_1 为自旋-点阵或纵向弛豫时间，T_2 为自旋-自旋或横向弛豫时间（图 21-5，图 21-6，见彩图）。

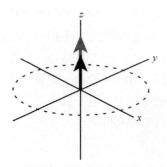
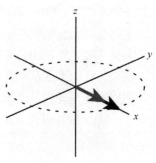

图 21-5　T_1 为自旋-点阵或纵向弛豫时间，纵向磁化强度恢复的时间常数 T_1 称为纵向弛豫时间（又称自旋–晶格弛豫时间），为蓝色箭头到红色箭头的改变

图 21-6　T_2 为自旋-自旋或横向弛豫时间，横向磁化强度消失的时间常数 T_2 称为横向弛豫时间（又称自旋–自旋弛豫时间），为蓝色箭头到红色箭头的改变

（二）MRI 仪器组成

目前常用的 MRI 机器基本结构相同，由 6 个主要部分构成：①产生磁场的磁体和磁体电源；②梯度场线圈和梯度场电源；③射频发射/接收机；④系统控制和数据处理计算机；⑤成像操作和影像分析工作台；⑥扫描床（图 21-7）。扫描系统中，主磁体、梯度系统和脉冲系统主要含有三个最重要物理部件：磁体、梯度场强线圈和射频线圈。它们控制磁感应强度、磁场稳定性、磁场均匀度、边缘场的空间范围、梯度场的磁感应强度和线性度、射频线圈的灵敏度等 MRI 主要参数性能。根据 MRI 主磁体的区别，分为永磁型、电磁型和超导型（图 21-8）。根据磁场强度，大于等于 0.2T 且小于 0.4T（Tesla，1T=10 000 高斯）为低场 MRI，大于等于 0.4T 且小于 1.5T 为中场 MRI，大于等于 1.5T 且小于 3.0T 为高场 MRI 和大于等于 3.0T 为超高场。目前高场和低场的使用最为普遍。低场主要用天然磁石（钕铁硼）做成，而高场则用铌钛线圈浸在密闭的液氮中做成，由于液氮的消耗要定期补充，所以成本和维持费用皆较高。近年随着 MRI 技术的不断进步，MRI 设备已经开始进入极速发展的阶段，医疗需求设备更加清晰、更加高场强和更加舒适（图 21-9）。

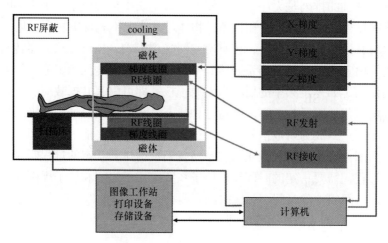

图 21-7　MRI 仪器构成示意图

包括磁体系统、梯度系统、脉冲系统、计算机系统

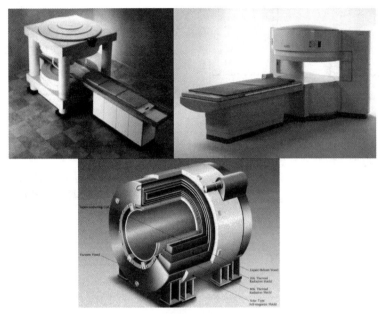

图 21-8 永磁型、电磁型和超导型 MRI 设备（图片来源网络）

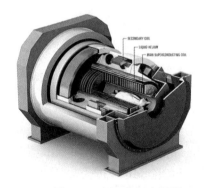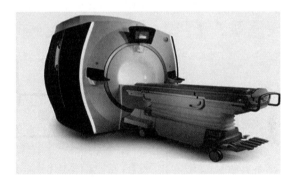

图 21-9 新一代超高场强 MRI 设备和低噪声的静音磁共振（图片来源网络）

（三）MRI 成像技术

1. 脉冲序列 是指具有一定带宽、一定幅度的射频脉冲与梯度脉冲组成的脉冲程序。不同的脉冲序列及序列参数决定了图像的加权特性、图像质量及对病变显示的敏感性。MRI 基本成像脉冲序列包括 SE（图 21-10）和 GRE（图 21-11）。SE 序列以 90°RF 激励脉冲开始，继而施加一次或多次 180°相位重聚脉冲使质子相位重聚，产生自旋回波信号。而成像脉冲序列包含两个特征参数——重复时间（repetition time，TR）和回波时间（echedelay time，TE）。从 90°脉冲开始至下一次 90°脉冲开始的时间间隔为 TR，从 90°脉冲开始至获取回波的时间间隔为 TE。如在 90°脉冲后仅使用一次 180°相位重聚脉冲，则仅取得一次回波，称为单回波 SE 序列；如在 90°脉冲后使用多次 180°相位重聚脉冲，则产生多个回波，称为多回波 SE 序列（图 21-12）。

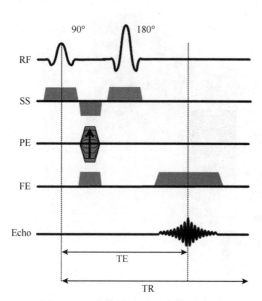

图 21-10 自旋回波（SE）脉冲序列

RF. 射频；SS. 切片选择；PE. 相位编码；FE. 频率编码；
TE. 回波时间；TR. 重复时间

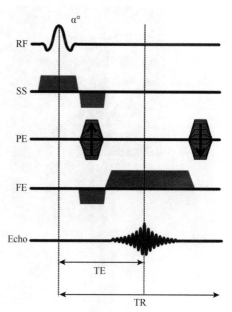

图 21-11 梯度回波（GRE）脉冲序列

RF. 射频；SS. 切片选择；PE. 相位编码；FE. 频率编码；
TE. 回波时间；TR. 重复时间

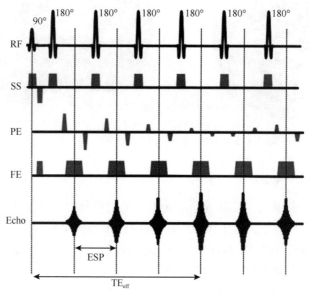

图 21-12 快速自旋回波（fast spin-echo；FSE 或 turbo SE；TSE）脉冲序列

RF. 射频；SS. 切片选择；PE. 相位编码；FE. 频率编码；TE. 回波时间

2. T_1 加权图像和 T_2 加权图像 T_1 加权像在序列中采用短 TR 和短 TE 就可得到所谓的 T_1 加权像（图 21-13）。取短 TR 进行扫描时，脂肪等短 T_1 组织尚可充分弛豫，而脑脊液等长 T_1 组织在给定的 TR 时间内的弛豫量较少，因此在下个 RF 脉冲出现时对能量的吸收程度就不同：短 T_1 组织吸收能量多而显示强信号，长 T_1 组织则因饱和而不能吸收太多的能量，进而表现出低信号，这种组织之间信号强度的变化必然使图像的 T_1 对比度增强。T_2 加权像通过长 TR 和长 TE 的扫描序列来取得（图 21-14）。在长 TR 的情况下，扫描周期内纵向矢量已按 T_1 时间常数充分弛豫。采用长的 TE 后，信号中的 T_1 效应被进一步排除。长 TE 的另一作用是突出液体等横向弛豫较慢的组织的信号。一般病变部位都会出现大量水的聚集，用 T_2 加权像可以非常满意地显示这些水的分布，因此，T_2 加权像在确定病变范围上有重要作用。

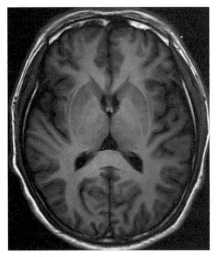

图 21-13　T_1 加权像

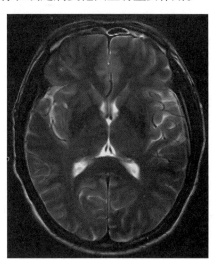

图 21-14　T_2 加权像

（四）动脉硬化管壁成像技术

MR 图像通常采集后为所需求的解剖结构的多层二维断面，虽然这种图片平面分辨率较好，但是厚度大，当重叠在一起的时候无法进行三维重建，信噪比（signal-to-noise ratio，SNR）差。因此，近年来三维容积采集技术的应用，使得各向空间分辨率均有较好的 SNR，进而可以在任意角度进行二维重建，获得相应图片，该成像技术较好地应用在临床，与病理学有较好的一致性。

管壁成像技术的出现主要是为了提高血管管壁成像质量。它旨在提高成像 SNR。由于体素的大小和 SNR 优良直接相关，因此使用高分辨管壁成像技术可提供优秀的成像图片。由于颈部位置特殊及患者检查时容易出现吞咽伪影，选择颈部专用的线圈十分重要。为了实现短时间成像，FSE 序列用于常规形态成像。然而，该序列由于多个 180°聚焦脉冲会根据血流速度的情况导致血液局部信号的改变。进而使得颈部血管成像与病理情况出现一致性欠佳的问题。成像技术方面一直在不断进步完善，进而提高成像水平。这些技术包括双反转恢复（double inversion recovery，DIR）、运动敏感驱动平衡（motion sensitized driven equilibrium，MSDE）技术，选择性血流抑制方法（T_2-prepared inversion recovery，T_2IR），变延迟进动定制激发序列（delay alternating with nutation for tailored excitation，DANTE），出非增强血管造影和 IPH 同时成像（simultaneous noncontrast angiography and intraplaque hemorrhage，SNAP）及变角度多自旋回波序列。

1. 二维动脉硬化成像技术　传统的二维血管壁成像技术包括饱和带技术、双反转恢复技术及四反转恢复技术。饱和带技术是通过在血流流入方向施加饱和带来实现血流抑制的目的，该技术是最为"古老"的磁共振血管壁成像技术，但其血流抑制效果差、容易出现血流伪影，现在已较少在临床应用。双反转恢复技术通过分别施加一个非选择性180°反转脉冲和一个选择性180°反转脉冲实现血流抑制，该方法是目前最常用的血流抑制方法，但由于恢复时间 T_1 较长且只能单层采集，采集效率很低。为解决这一问题，多层选择反转脉、反转脉冲层厚同时覆盖多层及四反转恢复技术通过实现血流抑制，用于对比增强磁共振血管壁成像。由于以上技术都基于血流流动方向与成像平面大体垂直这一假设，因此它们均依赖于流入效应来达到血流抑制的效果，无法进行层面内的血流抑制，基本上都只用于二维成像。

2. 双反转恢复技术　是最常用的"黑血"成像的方法。"黑血"技术不受血液湍流的影响，故不会过高评价管腔狭窄程度。"黑血"技术可基于流空效应，也可采用空间预饱和脉冲。DIR TFE 序列是一种磁化准备快速梯度回波序列，由两个部分构成：第一部分为磁化准备脉冲，为双反转"黑血"预脉冲；第二部分采用超短的 TR、TE 及激发角度较小的射频脉冲来采集信号。一次磁化准备脉冲激发后所采集的梯度回波数成为加速因子，称 TFE 因子。虽然 DIR TSE 血管壁图像软组织对比度好、T_1WI、T_2WI、质子扩散加权成像（PDWI）等多序列结合可对斑块内成分（纤维帽、脂质核心、钙化、出血等）进行分析，但采集时间较长，易受患者心律不齐、不自主运动等的影响，导致成像伪影大，管壁成像模糊。

3. 运动敏感驱动平衡　原理主要是依靠 MSDE 准备脉冲内设置的梯度场各阶矩，使血流散相，从而达到血流抑制的目的，血液流动模式越复杂、流动速度越快，则越容易通过该技术达到抑制效果。

4. 选择性血流抑制方法　是依赖于纵向弛豫时间 T_1 和横向弛豫时间 T_2 的选择性血流抑制方法，结合二维快速自旋回波（turbo spin echo，TSE）作为数据采集模块，在 1.5T 下被用于主动脉的大范围成像。

5. 变延迟进动定制激发　通过连续的小角度激发脉冲结合散相梯度，使得处于运动和静止的物质产生不同的稳态信号，从而达到抑制血液信号的目的。相对于 MSDE 方法，DANTE 的优势在于，其对静态组织信号的保护比较好。但是 DANTE 的问题在于，如果要达到较好的血流抑制效果，需要反复施加 DANTE 的血流抑制小单元，使得整个准备模块的时间较长。同时，该方法对于梯度系统的要求也较高，需要梯度场能够在短时间内攀升到相对比较大的梯度强度。

6. 出非增强血管造影和 IPH 同时成像　利用一次采集，就可同时得到磁共振血管造影的信息及 IPH 的分布信息，避免采集效率的损失。其原理包含高铁血红蛋白的存在促进磁共振对 IPH 的检测序列体选择相位敏感反转（slab-selective phase-sensitive inversion-recovery，SPI）序列。其中 SPI 技术降低对血液 T_1 值估计和序列参数设置准确性的要求，提高管壁管腔的对比度及 IPH 和正常管壁之间的对比度。

7. 变角度多自旋回波序列　基于拓展相位图（extended phase graph，EPG）方法设计的变角度硬脉冲方法可使快速自旋回波在高场下能够完成三维大范围成像采集。另一方面，变角度的回聚脉冲对于抑制血流也会产生更好的效果。该序列虽然保证管壁信号具有足够高的 SNR，但其采集效率相对于梯度回波序列稍低。

（五）MRI 血管成像技术

可用于评估血管的 MRI 及技术多种多样，但都不是对血管腔本身的成像，而是对血管内血流成像。目前主要的成像及技术如下：

1. 依靠血液流动特性来实现的 MRA 包括时间飞跃法（time-of-flight technique，TOF）和相位对比法（phase contrast technique，PC），是由于流动血液的 MR 信号与周围静止组织的 MR 信号差异而建立图像对比度的一种技术。这种技术可以用于测量血流速度，观察血管和血流状态的特征。它是一种不需要引入任何造影剂的非侵入性磁共振造影技术。

优缺点：①常规 MRA 作为一种无创性检查，不需使用对比剂，流动的液体即是 MRI 成像固有的生理对比剂。无放射损伤，操作方便。②扫描时间长；涡流可引起散相位，局部信号降低；层面内血流部分被饱和，信号降低和丢失，经 MIP 重建后会出现"竹节状"伪影，小血管分支显示不佳。

2. 对比剂增强磁共振血管成像（contrast enchanced magnetic resonance angiography，CE-MRA） 依赖于 Gd-DTPA 将邻近的自旋质子的 T_1 时间显著缩短，使动静脉血液与周围组织间的 T_1 时间产生差别而成像。

优缺点：①扫描快速、多时相显示、伪影少；减影方法可去除短 T_1 物质的干扰；无创伤性，对比剂使用剂量小；避免因扭曲血管、湍流及慢血流等所致的信号丧失。②操作相对复杂，要求扫描与注射过程准确配合，才能使 K 空间中心与对比剂注入中心重叠。

（六）MRI 检查注意事项及安全性

1. 绝对禁忌证

（1）身体内装有心脏起搏器及神经刺激器者严禁扫描，并避免进入 5 高斯,线以内（即扫描机房内）。

（2）体内存有动脉瘤夹、眼球内金属异物者应禁止扫描。

（3）高烧患者。

（4）幽闭恐惧症者（害怕自己单独待在一个窄小的空间）。

2. 相对禁忌证

（1）如体内的金属异物（义齿、避孕环、金属置入物、术后金属夹等）位于扫描范围内时，应慎重扫描，以防止金属物运动或产热造成患者损伤，金属物亦可产生伪影而妨碍诊断。如扫描其他部位，亦应注意有无不适感。

（2）昏迷、神志不清、精神异常、易发癫痫或心搏骤停者、严重外伤、幽闭症患者、幼儿及不配合的患者应慎重扫描，要在医生或家属监护下进行。

（3）孕妇和婴儿应征得医生同意再行扫描。

3. 扫描注意事项

（1）患者必须去除身上一切金属物品，最好更衣，以免金属物被吸入磁体而影响磁场均匀度，甚或伤及患者。

（2）扫描过程中患者身体（皮肤）不要直接触碰磁体内壁及各种导线，防止患者灼伤。

（3）患者应带耳塞，以防听力损伤。

（4）两手不能交叉放在一起，双手亦不要与身体其他部位的皮肤直接接触，这样可减少外周神经刺激症状的出现。

二、MRI 对动脉粥样硬化成分显示的应用

由于动脉组织学标本只能在侵入性检查或者尸检的情况下获得。目前对于 CT 或者 DSA，MRI 有自己独到的优势，如优秀的空间分辨率、无创性检查而且没有电离辐射。同时，使用 MRI 对动脉硬化中各种成分进行分析优势大，可以使用多种成像技术对其进行分析。近年来 MRI 在动脉粥样硬化中的应用研究发现，MRI 可较准确地对斑块易损性进行评估，而且与组织学有较高的一致性。

（一）斑块纤维帽

动脉粥样硬化斑块由一层纤维帽覆盖，纤维帽由血管内皮细胞、胶原蛋白、纤维蛋白等成分构成。斑块的稳定性由多种因素决定，它与细胞外脂质池大小、炎症细胞数量呈负相关，与纤维帽厚度呈正相关。因此，纤维帽变薄可导致斑块的易损性或不稳定性。纤维帽破裂即造成斑块的破溃，这是由巨噬细胞释放的金属蛋白酶的自溶作用所致。有研究指出使用 MRI 对薄纤维帽的破裂进行监测，发现与同侧颅内缺血性病变发作直接相关（图 21-15，见彩图）。MRI 纤维帽信号 T_1WI 以等信号为主，T_2WI 为稍高信号。虽然斑块的 MRI 分辨率

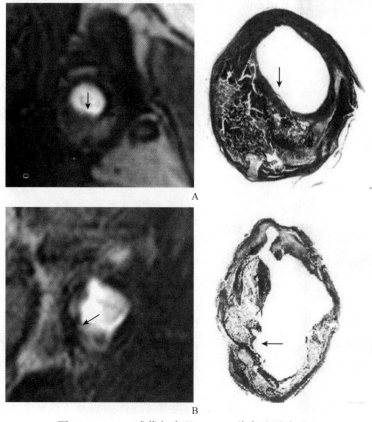

图 21-15 MRI 成像与病理 Mallory 染色法图片对比

A. 动脉粥样硬化完整斑块；B. 斑块纤维帽破裂图像（Yuan, et al. 2002.）

仍然低于组织学分辨率,限制了精细化检查,但是随着分辨率的不断提高,使用多种序列进行斑块 MRI 高分辨成像,并且进行较为精确的斑块纤维帽测量成为可能。

(二)脂质坏死核心

脂质坏死核心是指大量胆固醇在动脉壁沉积构成斑块的核心部分,胆固醇的含量增多会促使胆固醇结晶化,进而造成斑块体积增大甚至破裂。有研究发现富脂质坏死核(LRNC)内存在的一些组织因子一旦在血液中暴露,会促使急性血栓形成、栓塞及卒中出现(图 21-16)。

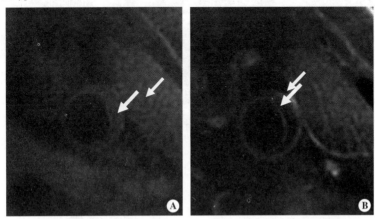

图 21-16 动脉粥样硬化富脂质坏死核心 T_1WI(A)、T_1WI 增强(B)
(图片来源:蔡剑鸣,解放军总医院)

(三)斑块内出血

动脉粥样硬化斑块内存在慢性炎症过程,这个过程中伴有新生血管形成。这些新生血管往往脆弱,并且容易破裂、出血。通常情况下斑块内出血会进一步使炎症进展,从而导致更严重的后果。MRI 对于出血的信号特点是受含氧血红蛋白、脱氧血红蛋白、含铁血黄素及铁蛋白等影响,T_1WI、T_2WI 可以呈现出各种信号组合,其中常见的为 T_1WI 高信号(图 21-17,见彩图)。有研究指出,斑块内出血患者容易复发或进展成为脑卒中。

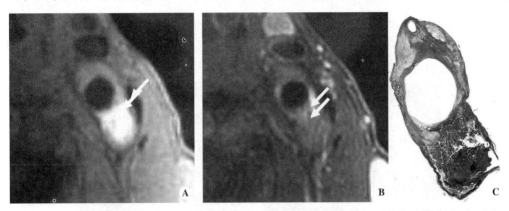

图 21-17 动脉粥样硬化斑块出血 T_1WI(A)、T_2WI(B)及病理 Mallory 染色法图片(C)对比
(图片来源:蔡剑鸣,解放军总医院)

（四）钙化斑块

钙化斑块是冠脉粥样硬化斑块的重要组成部分，由于 MRI 对于钙化不敏感，因此 T_1WI 及 T_2WI 和 T_1WI 增强扫描均为低信号（图 21-18）。

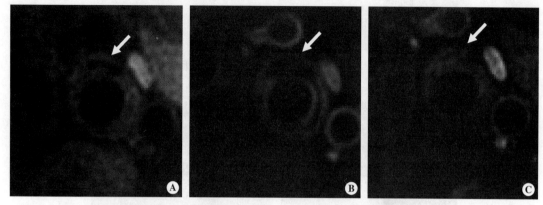

图 21-18　动脉粥样硬化斑块出血 T_1WI（A）、T_2WI（B）及病理 Mallory 染色法图片（C）对比
（图片来源：蔡剑鸣，解放军总医院）

三、MRI 临床应用

与介入手术对比，MRI 作为一个相对无创的检查不仅能够比较准确地判断血管病变的严重程度，还可清晰显示血管壁情况及血管周围情况。其临床应用范围广泛，不仅适用于主动脉血管，同样适用于颈部、颅内小血管。MRI 目前是对血管管壁情况观察最重要的手段之一。

（一）MRI 在冠状动脉中的应用

心脏血管 MRI 可综合评估患有或者怀疑冠心病患者的血管情况。这种检查方法可提供关于心脏解剖、心肌功能、心肌灌注情况等信息（图 21-19）。同时心血管 MRI 可显示冠状动脉管腔、血管壁情况。亦可在急性心肌梗死之前早期检测动脉粥样硬化。早期检测发现动脉粥样硬化并进行干预能够有效停止动脉硬化进程，甚至可能扭转情况使心血管负担减轻。尽管 MR 在下肢血管可获得较高质量的图片，但是由于冠状动脉细小、曲折，在心动周期内经常运动、迂曲，因此 MRI 容易出现动脉管壁的运动伪影，MRI 心血管检查存在心脏运动所致的成像不足。为了获得优秀的管壁图像，过去会选择在休息期间进行图像采集，现在使用心电门控技术对冠状动脉成像进行检测，获得的图像质量与过去对比有明显提高（图 21-20，图 21-21）。

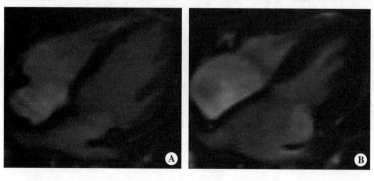

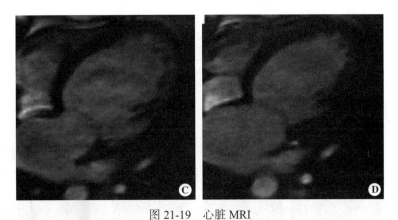

图 21-19 心脏 MRI

A. 正常心脏舒张期四腔心图；B. 收缩期四腔心图；C. 缺血性心肌病舒张期四腔心图；D. 收缩期四腔心图（Golay X，et al. 2006.）

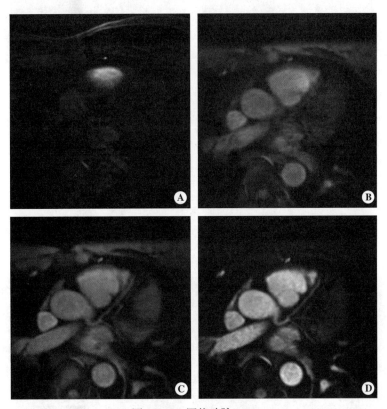

图 21-20 冠状动脉 MRI

A. 不增强不用心动抑制图像；B. 使用 ECG 心电门控技术，但不增强不用心动抑制图像；C. 使用 ECG 心电门控技术、呼吸监控，但不增强扫描图像；D. 使用 ECG 心电门控技术、呼吸监控及 T_2WI 白血序列成像

（courtesy of Matthias Stuber，University of Lausanne）

（二）MRI 在颅内动脉粥样硬化病变中的应用

在颅内动脉粥样硬化病变应用方面，由于 MRI 拥有管壁成像技术及磁共振血管成像技术（magnetic resonance angiography，MRA），因此可较好地显示血管情况。近年来各种成

像技术的进步及设备的更新换代,提高了检测颅内血管动脉粥样硬化所致管壁狭窄或闭塞的诊断灵敏度(图21-22)。

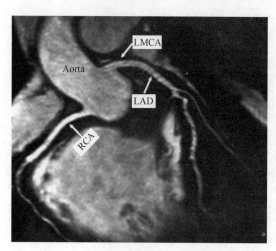

图21-21 正常人冠脉MRI主干血管图片
LMCA,左冠状动脉主干;LAD,前降支;RCA,右冠状动脉
(Hussain T,et al. 2013.)

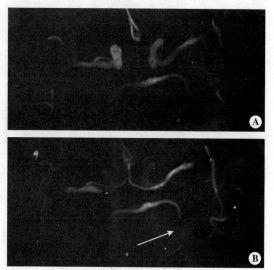

图21-22 1.5T MRI与3.0 TMRI设备下颅内血管显示情况
A. 1.5T MRI仪器;B. 3.0T MRI设备;箭头所指的区域为3.0T MRI下MRA显示比1.5T MRI设备更清晰
(Rikin Trivedi,Cambridge)

1. 大脑中动脉粥样硬化 长期以来,颅内动脉狭窄被认为是脑卒中最常见的也是最重要的病因之一。最近研究结果证明颅内动脉狭窄也是早期(7天)和晚期(90天)短暂性脑缺血发作后复发的危险因素。外周皮质下梗死的高风险模式可能是严重狭窄的表现,因为湍流血流更可能导致斑块破裂和远端栓塞(图21-23)。

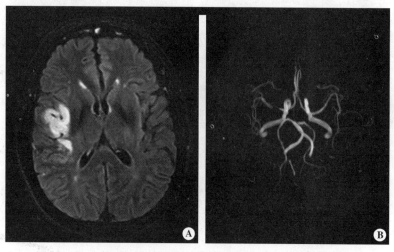

图21-23 右侧大脑中动脉狭窄所致右侧大脑半球脑实质脑梗死
A. FLAIR序列;B. MRA序列

2. 基底动脉粥样硬化 基底动脉系统也经常受到动脉粥样硬化影响,大血管病变容易导致后循环缺血。椎动脉的分支系统包括小脑上动脉、小脑前下动脉、小脑后下动脉。其动脉粥样硬化容易导致髓质分支的闭塞,形成脑梗死。基底动脉的中段是动脉粥样硬化的常见部位。由于血流动力学不足、闭塞或远端栓塞,可能会发生局部缺血。基底穿支、分支闭塞也是相对常见的梗死模式。这种情况下的成像模式是腔隙性脑梗死,通常在脑干区域是单侧的(图 21-24)。

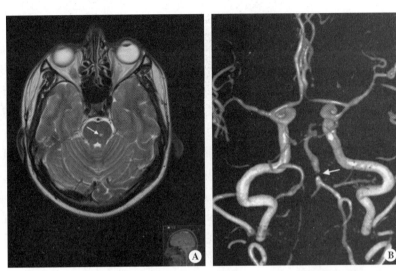

图 21-24 基底动脉粥样硬化所致血管狭窄出现脑干区域腔隙性脑梗死
A. T_2WI 序列;B. MRA 序列重建出来的容积再现(Kim J. 2003.)

3. 弥漫性脑血管动脉粥样硬化 一般颅内动脉粥样硬化通常是多灶性动脉粥样硬化,41%以上的患者出现症状性颅内动脉粥样硬化。有研究指出,多发 MRA 狭窄患者更容易出现脑卒中的复发或者恶化(图 21-25)。

四、总 结

MRI 为动脉粥样硬化相关疾病提供最重要的诊断信息,然而熟悉结构成像需要更深入的应用研究。熟悉各种 MRI 技术对于动脉粥样硬化的应用,对于临床治疗方案的确定有指导意义。虽然目前常规 MRI 技术已经可以提供很高准确度的诊断信息,但是恰当选择动脉粥样硬化成像方式有助于了解动脉粥样硬化及相关并发症的发病机制。目前用于评估斑块的高分辨 MRI 技术在大量的临床试验中应用,已经展示出显著的前景及极高临床应用价值。随着社会不断进步,CT 辐射受到社会的广泛关注,因此,MRI 成像拥有更大

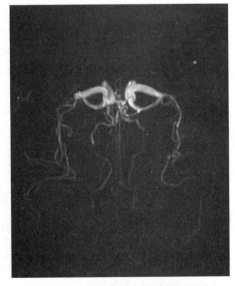

图 21-25 弥漫性多发动脉粥样硬化

的、更广阔的应用前景。

（周　宏　刘进才）

第三节　冠状动脉 CT 成像

　　冠状动脉造影（DSA）一直被认为是诊断冠心病和指导冠状动脉介入治疗的金标准；但它属于有创性检查，具有一定风险性，费用高，必须住院检查，对患者的心理及身体均会造成一定的压力和负担，在临床上广泛推广具有难度；而且冠状动脉造影仅仅是针对管腔轮廓的显影，并不能显示血管管壁及斑块情况，更不能判断斑块的稳定性，对判断急性心血管事件发生可能性存在较大局限性。冠状动脉内超声显像（IVUS）能够较准确地提供血管腔及管壁信息，对不稳定斑块的诊断敏感性和特异性均高于冠状动脉造影术；但 IVUS 检查存在超声探头不能顺利到达远端血管病变、分支血管病变相应部位进行观察和判断的局限性，并且需要在冠状动脉造影基础上进行，仍属于有创检查，风险大，费用昂贵，在临床工作中很难达到普及应用。近年，自双源 CT 和 320 排 CT 问世以来，心脏冠状动脉 CT 成像得到飞速发展，时间分辨率和空间分辨率显著提高，打破了冠状动脉 CT 血管造影（CT angiography，CTA）检查受心率、心跳节律的限制，可以成功完成包括窦性心动过速、期前收缩、心房颤动等心律失常在内的 CT 血管造影检查，属于无创检查，具有风险低、安全性高、操作简便、花费少等优点。冠状动脉 CT 血管造影检查作为心脏的一站式检查方式，在临床应用中越来越成熟，逐渐成为临床心血管医生不可或缺的检查手段。冠状动脉 CT 成像检查包括钙化积分扫描、冠状动脉 CTA 成像和冠状动脉粥样硬化斑块评价三大部分。

一、钙 化 积 分

　　冠状动脉钙化与动脉粥样硬化（As）存在必然联系，是冠状动脉粥样硬化发展到一定阶段的结果。冠状动脉钙化斑块（coronary artery calcified plaque，CACP）的存在即使尚未引起管腔的狭窄，也被认为是冠状动脉粥样硬化存在的标志。

　　多层螺旋 CT（multislice CT，MSCT）冠状动脉钙化积分（coronary artery calcification score，CACS）是目前临床中广泛使用的一种检测冠状动脉粥样硬化钙盐沉积的方法，由 Agatston 等在 1990 年首次提出，为冠状动脉粥样硬化的进展提供可靠信息，是目前临床心血管医师诊断冠心病的主要无创方法之一。判断钙化程度的标准：积分值 0 为无钙化，1~10 分为少量钙化，11~100 分为轻度钙化，101~400 分为中度钙化，400 分以上为重度钙化。冠状动脉钙化的程度和与冠状动脉粥样硬化程度呈正相关，即钙化积分越高冠状动脉狭窄的发生率越高。钙化积分的临床应用研究和发展趋势初步表明，CACS 可用于冠心病的早期诊断、高危人群的筛查、冠心病治疗后的随访复查，可用于动态评估 As 病变状况，可用于评价冠心病的危险因素及指导治疗，对无症状冠心病的检出也具有较高的临床价值。

二、冠状动脉 CTA 的图像重建方法

随着计算机后处理软件技术的完善升级，冠状动脉 CTA 图像质量的不断提高，多种重建方法多视角观察，不仅可显示管腔情况，还可同时显示管壁的病理表现及相邻血管与组织结构的情况。现将几种常用重建方法介绍如下。

1. 容积再现（VR） 所获得的图像与冠状动脉解剖情况及与周围结构的关系是非常真实的，类似大体解剖图像，便于观察者任意角度转动，从多角度观察冠状动脉的各个节段。但对冠状动脉管腔狭窄程度、支架内管腔情况的评价不够准确（图 21-26）。

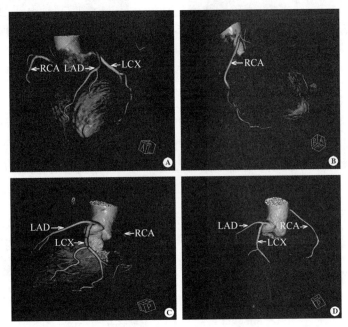

图 21-26　冠状动脉 VR 图像

A. 前降支（LAD）全程、回旋支（LCX）近段及分支、右冠状动脉（RCA）近中段；B. 右冠状动脉全程；C. 回旋支全程及分支、前降支及右冠状动脉近中段；D. 前降支、回旋支及右冠状动脉 VR 重建冠脉树

2. 最大密度投影（MIP） 可通过不同角度的图像显示冠状动脉的不同节段。MIP 技术很容易检测出管腔的钙化和金属支架。没有钙化的软斑块在 MIP 图像上可显示，表现为管腔内低密度充盈缺损病变（图 21-27）。

3. 曲面重建（CPR） 是多平面重建（MPR）的一种特殊方式，操作简便，适用于展示曲面结构，如走行迂曲的血管。它是在 VR 图像上选定感兴趣血管，然后很快获得所选定冠状动脉全程结构，并且非常准确。缺点：首先是 CPR 图像只能显示一条血管，血管分支必须分别重建才能得到相应

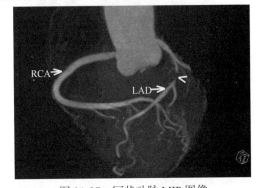

图 21-27　冠状动脉 MIP 图像

左冠状动脉前降支近段管腔内低密度充盈缺损伴管腔向心性狭窄

图像；其次是 CPR 图像中严重的钙化会影响管腔狭窄程度的评价（图 21-28，图 21-29）。

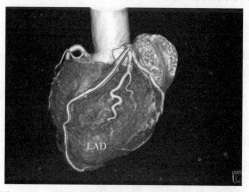
图 21-28　冠状动脉 VR 图像上选定左冠状动脉前降支为感兴趣血管

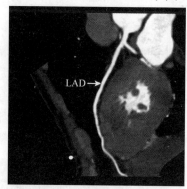
图 21-29　左冠状动脉前降支 CPR 图像示前降支全程管壁规则，未见斑块及管腔狭窄

4. 冠状动脉探针技术　整合多种后处理方法于一体，所得到的图像由三部分组成，图像的中心是三维 VR 图像，在 VR 图像中标记感兴趣血管，而后对感兴趣血管感兴趣节段的横断面与两个相互垂直的 CPR 图像一并在图像同一边缘部分显示，并且可对 CPR 图像进行任意角度的旋转，从而更全面地观察管腔内斑块及管腔狭窄情况，这样可对照 VR 图像立体直观地定位病变的空间位置，对照 CPR 图像对病变的管壁情况、管腔狭窄情况进行准确判断（图 21-30，图 21-31）。

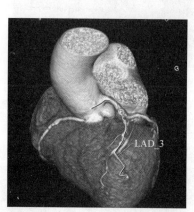
图 21-30　冠状动脉 VR 图像上标记左冠状动脉前降支近段为感兴趣血管感兴趣节段

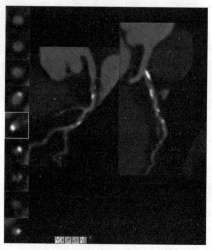
图 21-31　左冠状动脉前降支探针图像示前降支全程管壁不规则增厚，可见钙化斑块及管腔中度狭窄

5. 各种常用重建方法的比较　见表 21-7。

表 21-7　冠状动脉 CTA 重建方法比较

	优点	缺点
VR	1. 可以立体直观显示冠状动脉起源、走行及大血管的相关位置关系 2. 观察管壁钙化、管腔狭窄、冠状动脉支架形态位置、旁路移植术后桥血管位置、走行	无法准确评估血管狭窄程度及血管壁病变

续表

	优点	缺点
MIP	不在同一平面的结构可作为一个整体显示在同一平面	选择的厚度不同，病变可能被覆盖
CPR	1. 显示管腔内部结构也可显示血管邻近结构 2. 反映血管全程的完整图像，评估病变阶段在血管全程中的具体部位 3. 观察管壁增厚、钙化，判断斑块性质及管腔的狭窄程度 4. 综合分析彼此垂直的 3 条曲线，更好地显示偏心病灶	1. 不够立体、直观 2. 高度依赖探针对管腔中心点点划的精确度 3. 单一曲线不能充分显示偏心病变 4. 低灌注血管显示困难
探针技术	1. VR、CPR、横轴位图像相结合，病变部位的显示立体直观 2. 从 3 个相互垂直的切面观察管腔、管壁及周围情况 3. 从横轴位观察管腔内斑块的形态、占管腔的直径及面积比率，以评估病变部位管腔的狭窄程度 4. 可观察支架的形态及支架内的情况	1. 管壁钙化严重的管腔评估不准确 2. 受支架伪影影响较重与支架材料有关 3. 探针识别错误时纠正较困难且费时，可结合 CPR 图像进行诊断

三、冠心病 CTA 的图像分析和主要征象

1. 病变的密度　正常冠状动脉 CTA 表现为血管的管壁基本不能显示，轮廓较规则，管腔粗细较均匀，无明显管腔狭窄和扩张等改变（图 21-32）。

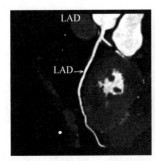
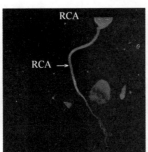
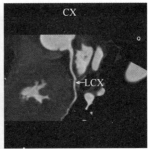

图 21-32　冠状动脉 CPR 图像显示左冠状动脉前降支、回旋支及右冠状动脉管壁规则，管腔无狭窄及扩张

当冠状动脉粥样硬化病变存在时，常可观察到冠状动脉管壁增厚和管壁钙化，即考虑存在 As 斑块。现将 As 导致的管壁变化根据斑块密度分类描述如下：

（1）钙化性斑块：CT 对钙化较敏感，并可发现沿冠状动脉管壁分布的病变。冠状动脉 CT 平扫时将 CT 值＞130HU 定义为钙化。冠状动脉 CTA 图像上常以＞350HU 来定义钙化性斑块，必要时结合 CT 平扫区分。钙化的形态可为点状、条状和弥漫不规则钙化。钙化的密度和范围将对图像的质量产生影响，较严重的钙化由于部分容积效应将会影响邻近管壁及管腔情况的观察与评价（图 21-33）。

（2）非钙化性斑块：于 CTA 图像上表现为

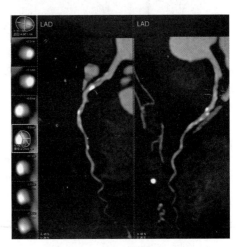

图 21-33　冠状动脉探针图像
前降支近中段弥漫条形、点状钙化斑块，影响狭窄程度判断

管壁的增厚及低于管腔密度的充盈缺损影。非钙化斑块包括软（脂质）斑块和纤维斑块，但软斑块和纤维斑块 CT 值无明显差异，区分两者尚需要更进一步的研究（图 21-34）。

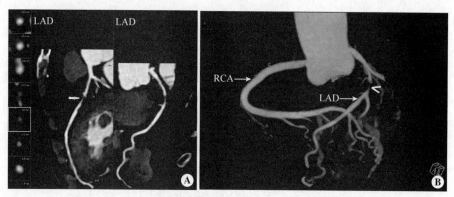

图 21-34　多种重建技术显示非钙化斑块

A. 冠状动脉探针图像显示前降支近段管壁增厚及附壁低密度充盈缺损影（箭）；B. 冠状动脉 MIP 图像显示前降支低密度充盈缺损及管腔向心性重度狭窄（箭头）

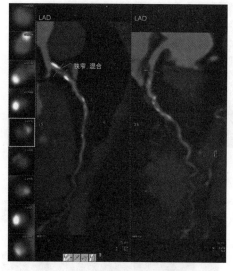

图 21-35　冠状动脉探针图像

冠状动脉探针图像显示前降支近段偏心性混合斑块，管腔狭窄 50% 左右

（3）混合性斑块：如果冠状动脉管壁有不规则增厚，同时存在管壁钙化和软斑块，即称为混合性斑块（图 21-35）。

2. 病变的形态

（1）向心性狭窄：指狭窄部位 As 斑块以冠状动脉管腔中心线为中心均匀地向内缩窄。

（2）偏心性狭窄：指狭窄部位 As 斑块从冠状动脉管腔中心线一侧凸向腔内造成的狭窄，As 斑块多为偏心性狭窄。

（3）闭塞性病变：指冠状动脉 As 或伴急性、亚急性血栓形成，导致管腔完全闭塞，血流中断。CTA 图像表现为节段性管腔内无对比剂充盈，呈低密度改变，而病变节段以远管腔对比剂充盈减少或未充盈。

（4）血管重构：包括管腔扩张的正性重构和导致管腔狭窄的负性重构。

（5）扩张性改变：血管直径大于 >7mm 或超过邻近动脉节段直径的 50%，称为瘤样扩张。局限性扩张长径 <7mm，称为冠状动脉瘤。弥漫性扩张长径 >7mm，称为冠状动脉扩张。弥漫性扩张累及冠状动脉全长 2/3 者称为冠状动脉扩张症。

3. 病变范围　长度 <10mm 的狭窄称为局限狭窄；长度 10~20mm 的狭窄即为节段性狭窄；长度 >20mm 的狭窄即为弥漫性狭窄。

4. 狭窄程度的意义　根据冠状动脉直径法，CTA 判断狭窄程度分为几个层次：<50% 为轻度狭窄，50%~75% 为中度狭窄，>75% 即为重度狭窄，次全闭塞或闭塞。当冠状动脉粥样硬化导致管腔狭窄＜50%时，大多数情况下不会引起明显心肌缺血，当管腔直径狭窄＞50%时可诊断冠心病，当管腔直径狭窄达 70%~75%时，会引起冠状动脉血液供应与心肌耗氧之间严重失衡，影响心脏功能和冠状动脉血流储备，而出现明显的心肌缺血的临床症状，故当狭窄＞70%时，须采取必要的进一步治疗措施。

四、冠状动脉粥样硬化斑块的 CTA 评价

1. 冠状动脉 CTA 评估斑块的准确性 近期临床研究初步证明，冠状动脉 CTA 对斑块诊断的敏感性为 88.10%，特异性为 95.83%，阳性预测值为 92.50%，阴性预测值为 93.20%，能准确地评估冠状动脉临界病变的管腔面积、斑块面积和斑块负荷，能有效识别冠状动脉粥样硬化斑块钙化和非钙化成分，是一种很有前途的无创性评价冠状动脉斑块稳定性的新方法。

2. CT 鉴别斑块的机制 CT 鉴别冠状动脉斑块的机制基于斑块的 CT 值测量，斑块 CT 值差异反映密度差异，进而从斑块密度间差异反映斑块组织学构成，而且不稳定斑块（易损斑块）和稳定斑块的形态学都有很大的不同，因此 CT 可以从斑块密度和形态学差异对冠状动脉斑块进行定性诊断。不稳定斑块特征性 CT 表现为：非钙化斑块、小点状钙化斑块、正性重构、溃疡样强化、大体积（面积）斑块。稳定性斑块组成主要是以密度较高的钙化、纤维增殖为主，斑块脂质内核小，包膜较厚，不容易破裂，仅以机械占位效应引起管腔狭窄。

3. 冠状动脉 CTA 在评估冠状动脉斑块方面的应用现状与进展

（1）对无症状高危患者斑块的筛查和干预：临床研究发现，合并高血压、高血脂、糖尿病的人群发生冠状动脉斑块数量明显高于非"三高"人群，对糖尿病与高血脂患者进行冠状动脉 CTA 成像筛查非钙化性斑块，可评估食性冠脉综合征危险度，预防食性冠脉综合征的发生。

（2）斑块的特征与心血管事件危险分层相关：临床相关研究证明，相对稳定型心绞痛患者，食性冠脉综合征患者的低密度斑块、点状钙化及正性重构等特点明显高发，且食性冠脉综合征患者冠脉斑块多呈偏心性分布，负荷较大，更多侵犯冠状动脉三大分支。并且发现 CTA 检测出有低密度斑块和正性重构的受试者未来发生食性冠脉综合征的风险显著增高，因此在预测未来心血管事件方面，CTA 评估冠状动脉斑块的脆弱性是一个重要的附件参考指标。

（3）在保守治疗随访中的应用：冠状动脉 CTA 评价斑块负荷的机制基于斑块体积的测量。国内临床研究通过冠状动脉 CTA 证实，内科药物治疗能降低冠状动脉非钙化斑块的负荷，并提出通过定期的冠状动脉 CTA 成像方法定量分析 As 斑块体积，达到评估病情变化进展的目的，对冠心病的内科治疗效果评估有重要意义。但同时提出冠状动脉 CTA 计算斑块负荷的准确性还受到图像质量和观察者之间差异等变量的影响。

（李青春　刘进才）

第四节　血管内超声

冠状动脉造影一直是诊断冠状动脉狭窄和指导冠状动脉介入治疗的主要技术和金标

准，但由于冠状动脉造影仅提供被造影剂充填的管腔轮廓，只通过管腔形态的改变间接反映位于管壁上的粥样硬化病变，而不是直接显示管壁上的病变形态，因而在评价冠状动脉狭窄病变方面存在一定的缺陷。此外，冠状动脉在早期粥样斑块形成时通常会发生代偿性扩大，在这种情况下冠状动脉造影并不能真实地反映出冠状动脉病变的存在，以及其所引起的血管狭窄的程度，因此冠状动脉造影会低估血管病变的狭窄严重程度，而且在造影判断上明显出现观察者间和观察者内的差异。而且，由于投射角度有限，易受血管重叠、血管迂曲等因素影响，且存在血管短缩现象，因此单纯依靠冠状动脉造影评价血管病变的狭窄程度并不可靠。随着冠状动脉形态学检查的发展，血管内超声（intravascular ultrasound，IVUS）是目前诊断冠状动脉狭窄病变的重要手段之一，除了能够定量测定分析血管病变的狭窄严重程度、病变长度等常规造影信息外，还能够提供冠状动脉病变的成分、斑块性质，及病变分布，有助于判断斑块的危险性。尽管 IVUS 不能替代冠状动脉造影，但其是冠状动脉造影的重要补充手段。

一、血管内超声

血管内超声是一种有创的血管断层成像技术，通过导管技术将微型化的超声探头经过导丝送入血管内以显示血管的横断切面。与冠状动脉造影通过造影剂充填的管腔轮廓显像冠状动脉不同，IVUS 能提供直接和准确的血管腔和血管壁的横截面成像，因此被认为是诊断冠状动脉狭窄病变新的金标准（图 21-36）。随着冠状动脉内介入性治疗技术的蓬勃开展，IVUS 技术也得到迅速发展。目前，IVUS 已成为诊断冠状动脉狭窄病变和心导管介入术中非常重要的辅助显像技术，在指导介入治疗和评价介入治疗效果方面有很大作用，从而帮助介入医生根据病变的具体情况选择合适的治疗方案，提高介入治疗的效果、减少并发症和降低再狭窄的发生率。

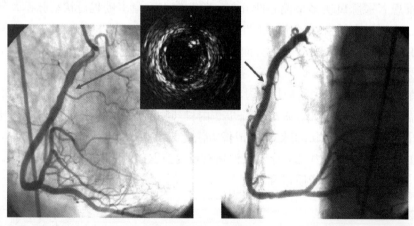

图 21-36　在冠状动脉造影上，显示为轻度狭窄病变。但是从 IVUS 上却可以发现，在血管里其实有一个狭窄度 50% 以上的狭窄病变

1. 基本原理　IVUS 导管顶端带有压电晶体超声换能器（超声探头），超声换能器受到交变电场激发时快速振动产生超声信号，当超声信号遇到不同血管病变组织的交界处，由

于两种病变组织的声阻抗不同，会产生散射和反射。超声换能器接受来自病变组织的反射超声信号后，压电晶体会产生电信号，当电信号传递到图像处理系统后，计算机会进行图像处理。由于不同病变组织的性质不同，对超声信号的吸收和反射也不一样，因此导致不同病变组织间存在声学的界面，就可根据接收到的超声信号的强弱以不同灰阶的形式在显示屏上显示不同病变性质的血管内超声图像（图21-37）。

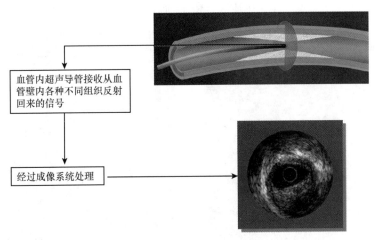

图 21-37　IVUS 基本原理

IVUS 是一种侵入性断层成像模式的一种成像技术，在心导管术中，通过导丝将 IVUS 导管送到靶病变部位的远端。继而回撤超声导管，就可以获得一系列的血管横断面图像

2. 检查过程　用于冠状动脉的 IVUS 导管大小为 2.7~3.5F（0.87~1.17mm），通常会采用 5F/6F 的导引导管，并采用标准的 0.14in（1in=2.54cm）直径的指引导丝。为便于迅速交换，大多数 IVUS 导管为单轨形式，虽然机械性能和导管大小有很大改善，调控性能仍然明显劣于最新一代血管成形术设备。在 IVUS 检查前要求病患者充分抗凝，通常使用普通肝素 3000~5000U，在 IVUS 导管推送入患者体内前向靶血管内注射硝酸甘油（100~200μg）降低血管痉挛出现的风险。然后把 IVUS 导管推送至靶病变部位远端然后用手慢慢回撤或者使用 IVUS 导管自动回撤系统，利用均匀速度（0.5~1mm/s）回撤导管到主动脉。如果是使用 IVUS 导管自动回撤系统，还可以准确测量血管狭窄病变的长度，从而可选择大小和长度更为合适的球囊和支架。

二、IVUS 的图像判读

1. 血管的正常结构　正常的冠状动脉血管 IVUS 图像由圆形的管腔和具有不同回声特性的层状结构的管壁组成（图 21-38）。超声下血管壁的三层结构代表的是不同的声学界面。内层包括内膜和内弹力膜，在病变血管还包括动脉粥样硬化斑块。内膜的斑块病变通常表现为灰白色的回声。第二层包括中膜和外弹力膜，超声下多显示为无回声层，表现为圆形暗区，中膜厚度一般为 200μm，如动脉出现粥样斑块则中膜会变薄。最外层含外膜和外膜周围组织。冠状动脉管腔内血液随超声探头频率不同而有不同的表现，在使用频率较低（如 20MHz）的电子相控阵型导管时腔内血液呈低回声或无回声，在使用频率较高（40~45MHz）的机械旋转型导管时血管腔内血液表现为弱而纤细、无特定结构的回声。淤滞血液的回声强，如血液散射增强，通过指引导管注入生理盐水或造影剂清洗血管，易鉴别管腔和内膜的边界。

随着斑块进展，超声能检测到血管内膜增厚。粥样硬化斑块往往由不均质物质组成，包括不同量的脂质组织、纤维组织和钙化组织等成分（图21-39）。此外，IVUS图像上会根据斑块在血管壁上的分布将病变分为偏心性和向心性两种类型，如粥样硬化斑块最厚部分的厚度超过最薄部分两倍以上（或存在无斑块的管壁），则定义为偏心性斑块。

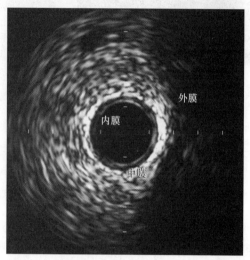

图21-38　正常的冠状动脉血管IVUS图像由圆形的管腔和具有不同回声特性的层状结构的管壁组成
超声下血管壁的三层结构：内膜，中膜和外膜

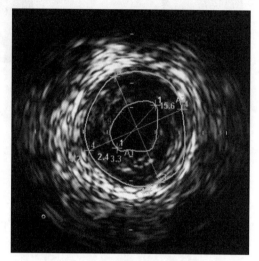

图21-39　向心性粥样硬化斑块
管腔面积3.3mm^2，血管正常面积15.6mm^2，斑块负荷78.8%

2. 脂肪斑块　脂肪斑块通常表现为低回声区域（图21-40）。超声上将粥样硬化斑块内脂质的聚集称为脂质池或脂核，表现为正常回声的斑块内有较弱回声区域或无回声的区域。然而在超声上看到的低回声组织也可能是由于粥样硬化斑块内的坏死组织、血栓或壁内出造成的。

3. 纤维斑块　纤维斑块通常表现为回声强度中等，与血管外膜超声表现类似，介于脂肪斑块和钙化斑块之间（图21-41）。非常致密的纤维斑块也可引起超声波的衰减现象，形成类似钙化斑块的超声表现。

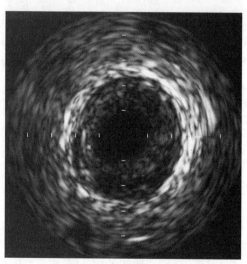

图21-40　向心性脂肪斑块
通常表现为回声低

4. 钙化斑块　钙化斑块是冠状动脉粥样硬化斑块的重要组成部分，超声表现为比血管外膜回声强并且后方带有明显声影（图21-42）。声影的出现是由于超声不能穿透钙质斑块造成的，声影也掩盖了其后方的血管结构，所以在超声上无法显示和定量钙化后的组织结构。

IVUS 对粥样硬化斑块中钙化斑块的检测有高度的特异性和敏感性，在 IVUS 与冠状动脉造影的对比研究中可看到，IVUS 诊断钙化斑块的检出率为 73%，显著高于冠状动脉造影的 38%，同时研究也指出，钙化斑块的弧度范围要达到 180°以上在冠状动脉造影上才可发现。

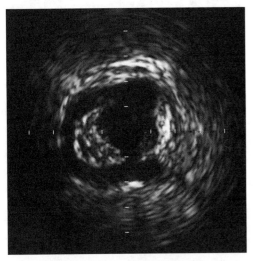

图 21-41 偏心性纤维化斑块

通常表现为回声强度中等，与血管外膜超声表现类似

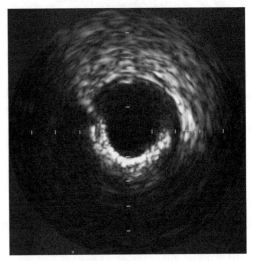

图 21-42 钙化斑块

超声表现为比血管外膜回声强并且后方带有明显声影
3～9 点位置 180°钙化斑块

5. 混合性斑块 混合性斑块是指冠状动脉粥样硬化斑块里含有两种以上回声特性的斑块组织（图 21-43），也是最常见的，其中包括纤维钙化斑块、纤维脂质斑块等。

6. 血栓 血栓在超声图像上判读相对比较困难，大部分情况与脂肪斑块超声表现类似，在超声上表现为低回声。在 IVUS 图像上，如果血管腔内或粥样硬化斑块的表面带有闪烁的中低度回声团块可考虑为血栓。有时候团块会带有微小、不完整的小孔；有的突出于管腔呈小叶片状回声（图 21-44）。如实时观察该突出于管腔的回声团块有移动即可考虑为新鲜血栓。陈旧机化的血栓很难与斑块区别。注射生理盐水或造影剂有助于判断血栓和血液，区别于血管腔内的流动血液闪烁回声之处是，超声回声可暂时增强然后消失。

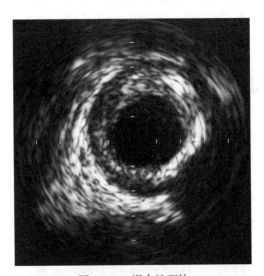

图 21-43 混合性斑块

冠状动脉粥样硬化斑块里含有两种以上回声特性的斑块组织。3～5 点位置为钙化斑块，1 点位置为纤维斑块，10 点位置为脂肪斑块

7. 支架内膜增生 支架置入后内膜增生，导致支架内再狭窄。回声低，有时低于血液的回声（图 21-45）。支架内新生内膜时间长，其超声回声强度会高于时间短的支架内新生内膜。

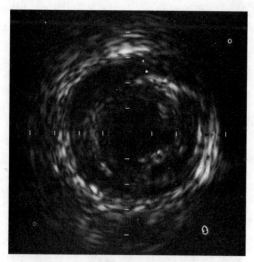 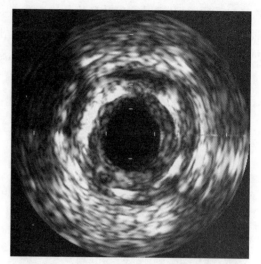

　　图 21-44　血栓　　　　　　　　　图 21-45　支架置入后内膜增生

在超声上表现为低回声，有时候团块会带有微小、不完整的
　　小孔；有的突出于管腔呈小叶片状

8. 衰减斑块　衰减斑块是指在超声上表现为非钙化斑块但在斑块后部出现超声衰减的现象，因此无法在超声上显示到斑块后组织的图像（图 21-46）。衰减斑块是斑块不稳定的一种表现，而发生主要机制是斑块内坏死组织及微小钙化对超声的折射和吸收。

9. 冠状动脉夹层　冠状动脉内斑块由于介入器械操作因素或者是其他确定外界因素发生破裂可形成冠脉夹层。在超声上表现为血管壁回声中断，出现环形撕裂的无回声区，可深达内膜或中膜，在 IVUS 导管回撤过程中，有时可明显看到撕裂片在管腔内飘动（图 21-47）。

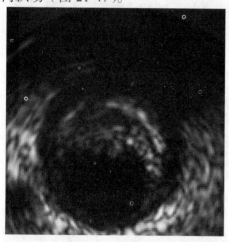

　　图 21-46　衰减斑块　　　　　　　图 21-47　冠状动脉夹层（5 点位置）

10. 伪像

（1）导丝伪像：主要出现于机械旋转型超声导管技术的超声伪像，因为导引导丝在机械旋转型导管的超声传感器外面，因此出现一个特征性的导丝伪像，在管腔内的 IVUS 图像上可看到导丝强回声点状影像，在导丝后方也会出现类似钙化的声影（图 21-48）。

（2）不均匀旋转扭曲伪像（non-uniform rotational distortion，NURD）：仅出现于机械旋转型超声导管技术的一个重要伪像，由于受到机械导管上驱动轴与导管鞘之间摩擦力的影响而产生的不均衡拖曳，导致传感器转动速度的不均匀，因此出现明显的超声图像扭曲现象（图21-49）。导致 NURD 伪像有许多原因，其中包括动脉血管严重弯曲、血管病变严重狭窄、过小的导引导管腔/导引导管出现扭结，或者是止血阀过度紧缩等。

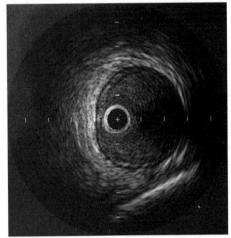

图 21-48　导丝伪像在 3 点位置

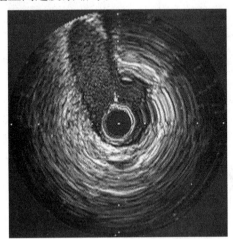

图 21-49　不均匀旋转扭曲伪像

（3）环晕伪像：主要出现于电子相控阵型超声导管技术的超声伪像，在超声图像上表现为导管周围的明亮光环（图 21-50），环晕伪像的产生主要是因为传感器内声波振荡而导致的高振幅超声波信号干扰掩盖了紧邻导管的区域。最新一代的 IVUS 机器系统，带有环晕伪像的消减功能，但如果操作不正确，有可能会消除部分血管组织信息，因而造成 IVUS 图像错误判读。

（4）血液干扰伪像：血液伪像主要发生在使用频率较高（40～45MHz）的机械旋转型超声导管上，由于超声频率较高，血液的超声干扰相对比较高，血管腔内血液表现为弱而纤细、无特定结构的回声（图 21-51）。淤滞血液的回声强，如血液散射增强，通过指引导管注入生理盐水或造影剂清洗血管，易鉴别管腔和内膜的边界。

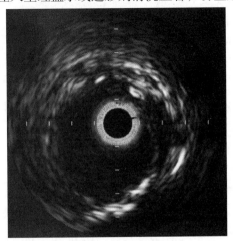

图 21-50　环晕伪像

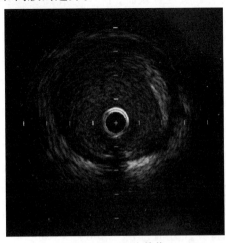

图 21-51　血液伪像

三、临床应用

相对于冠状动脉造影，IVUS 能够比较准确地判断血管病变的严重程度。介入手术前 IVUS 图像的判读主要是正确评价病变，尤其是对左主干、分叉、开口病变的评价，以指导术者选择正确的策略处理病变并能协助术者选择尺寸合适的支架。IVUS 是检测血管直径、病变狭窄严重程度，评估钙化病变严重程度、病变分布、长度，以及指导介入手术的重要手段。

（一）IVUS 在左主干病变介入治疗中的应用

由于左主干结构复杂，冠状动脉造影往往无法达到精确评估病情严重程度的临床目的。在评价左主干病变时冠状动脉造影受到几个主要因素的限制，如左主干血管过短时，难以对比正常血管参考段直径因而造成判断误差；还有当左主干存在弥漫性病变时，会使整个左主干管径减小因而使术者错误低估病变的严重程度；此外，由于左主干迂曲、成角或血管重叠等也会造成造影上的"假性狭窄"现象。相比冠状动脉造影，IVUS 能够比较准确地评估左主干病变狭窄的严重程度、斑块性质，以及左主干病变的范围和参考血管的直径等，有助于介入医生选择最佳的介入治疗策略和介入器械，从而达到处理左主干病变最理想的治疗效果。Fassa 等对 121 名左主干病变患者进行 IVUS 评估，并进行三年随访，结果显示左主干最小管腔面积小于 $7.5mm^2$ 的患者进行介入治疗组和左主干最小管腔面积大于 $7.5mm^2$ 不进行介入治疗组两组患者的严重心脏不良事件发生率没有显著差异，而左主干最小管腔面积小于 $7.5mm^2$ 的患者不进行介入治疗组的严重心脏不良事件发生率高过 50%。LITRO 是一个回顾性多中心的研究，LITRO 的研究团体评估了利用 IVUS-MLA$6mm^2$ 为界值指导 354 名左主干病变患者血运重建的安全性。这个研究对 179 名左主干病变患者 IVUS-MLA＞$6mm^2$ 推迟血运重建，而剩下 152 名 IVUS-MLA＜$6mm^2$ 的患者则接受血运重建。未接受血运重建组的两年无事件生存率是 97.7%，而血运重建组是 94.5%（P=0.5）。但是，在临床上并不能单纯通过 IVUS 检测的管腔面积评估来确定心肌是否缺血，除了管腔面积，心肌缺血还受到心肌大小、病变长度、侧支供应，以及远端心肌微血管损伤等因素影响。因此，McDaniel 等建议对于 IVUS-MLA＜$6mm^2$ 左主干病变患者，应通过血流储备分数（fractional flow reserve，FFR）或无创检查去评估心肌是否缺血，而 IVUS-MLA＞$6mm^2$ 左主干病变患者应推迟血运重建，效果可能会更好。此外，在一项和 FFR 对照的研究中，左主干最小管腔直径 2.8mm 和左主干最小管腔面积 $5.9mm^2$ 对判断左主干血流是否受限的敏感性和特异性最高（最小管腔直径为 93%和 98%，最小管腔面积为 93%和 95%）。由此说明，左主干最小管腔直径 2.8mm 或者左主干最小管腔面积 5.9mm 可作为在欧美人群指导左主干病变患者接受血管重建治疗策略的评判标准。韩国 Kang 等对 55 名左主干临界病变的患者进行 IVUS 和 FFR 的研究，结果显示 FFR 值和 IVUS 检测到的左主干最小管腔面积、斑块负荷、直径狭窄度和病变长度相关，其中左主干最小管腔面积 $4.8mm^2$ 是 FFR 小于 0.8 的独立预测指标，其敏感性和特异性分别为 89%和 83%。Kang 等的研究结果和之前欧美人群的研究结果中，左主干最小管腔面积相比较小，可能是由于亚洲人群的血管相对于欧美人群的血管比较小所致，所以 Kang 等的研究数据中左主干最小管腔面积 4.8mm² 可作为在亚洲人群中对左主干病变患者接受血管重建治疗策略的评判标准。还有从 MAIN-COMPARE 的注册研究中可以看到，IVUS 指导介入手术能够降低 3 年死亡率（6.0% vs.13.6%，P=0.061）。尤其是在 DES 置入患者中，IVUS 指导组 3 年死亡率更低（4.7% vs. 16.0%，P=0.055）。以上研究表明，在 IVUS 指导下的左主干病变介入治疗可提供更多的血管内信息，以帮助术者选择合理的治疗策略，以及合适的介入器械，从而可保证支架的充分膨胀及病变的覆盖并减少术后事件的发生，对于临床治疗方案的选择有很重要的指导意义。

（二）IVUS 在分叉病变中的应用

在分叉病变介入治疗方面，IVUS 可帮助术者测量主支和边支血管的参考管腔直径，了解主支和边支的解剖关系，判断局部斑块负荷、斑块分布、钙化的严重程度及分型、累及分叉的机制、评价边支开口部的狭窄程度及病变的性质特点，从而帮助指导支架置入策略的选择。在评价分叉病变介入术后治疗效果方面，IVUS 可了解主支和边支血管支架的贴壁情况、边支血管的开通情况及有无"区域丢失"现象等，从而达到最优化的介入治疗目的。Kim 等评估 IVUS 指导的非左主干分叉病变介入术后的远期效果。研究结果显示，在接受 DES 置入的患者中，与冠状动脉造影指导支架置入术的患者对比，IVUS 指导组的分叉病变支架置入术能够显著降低 4 年死亡率。研究同时指出，IVUS 指导的介入术也降低 DES 置入后极晚期支架内血栓形成概率。在左主干分叉病变方面，Oviedo 等的研究指出，从左前降支回撤 IVUS 到左主干评价左主干病变斑块负荷的敏感性及特异性，要高于从左旋支回撤 IVUS 到左主干。通过左前降支-左主干/左旋支-左主干两种不同 IVUS 途径测量左主干的最小管腔面积（MLA）时，25%的病患者差值在 1mm² 以上，还有研究也同时指出，通过 IVUS 检测得到的 MLA 比通过冠状动脉造影检测得到的 MLA 要大，也相对比较准确反映血管的真实情况。此外，Kim 等的研究指出，IVUS 可在左主干分叉病变支架置入后，准确评估支架置入后斑块的移位程度及支架贴壁状况。同时这个研究结果显示，介入术后，IVUS 检测到的 MLA 越大，支架内血栓的发生率越低。此后，Kang 等对左主干分叉病变的研究也指出，对左主干分叉病变进行支架置入后，如果从 IVUS 测量上回旋支开口可达到 5mm²，前降支开口可达到 6mm²，左主干远端达到 7mm²，而左主干末端达到 8mm²，患者的远期预后很好，心脏不良事件、支架再狭窄和支架内血栓等的发生率都很低。从以上研究可看到，IVUS 影像能帮助术者了解左主干开口及远端分叉病变，尤其是对前降支和回旋支开口的累及程度，从而帮助指导支架直径和支架置入策略的选择，并对球囊扩张及支架置入过程中分支受累的机制如斑块移位抑或嵴线的偏移、支架置入后是否要后扩张及是否存在贴壁不良等有更多的了解，从而达到优化支架置入的目的。

（三）IVUS 在冠状动脉支架术中的指导意义

参考血管的准确判断对选择支架大小及支架的长度至关重要，研究指出，冠状动脉造影判断为正常参考的血管部位，从 IVUS 上看往往发现存在病变，由此可见冠状动脉造影往往低估冠状动脉病变的严重程度。通过冠脉造影测量冠状动脉病变的长度往往会受到影像缩短效应的影响，病变血管扭曲严重的情况下，冠状动脉造影更难以准确判断狭窄病变的长度。因此，IVUS 影像在判定病变长度方面具有明显的优势，能够更精确地测定冠状动脉病变的大小和长度，从而能够帮助术者选择更合适大小、长度的支架处理病变。支架置入前，IVUS 有助于了解冠状动脉斑块的特性和管腔形态，以指导选择合适的介入治疗准备，从而确保支架的充分扩张和贴壁。例如，当 IVUS 检测到的钙化程度比较严重时，可考虑先采用旋磨术对钙化进行处理后再置入支架。Colombo 等的研究指出，在冠状动脉支架置入术后，冠状动脉造影显示扩张良好的支架，如果使用 IVUS 观察，会发现还有一大部分支架扩张效果不理想，所以建议在置入冠状动脉支架后使用高压球囊进行后扩张，因此采用高压球囊进行后扩张已成为冠状动脉内支架置入术的常规手段。但是有后续研究进一步指出，支架置入术后 80%的病例扩张不满意，即使使用高压球囊扩张后，还有 40%的患者 IVUS 检查仍有异常发现。目前，支架置入的 IVUS 标准主要包括支架充分贴壁（所有支架梁与血管壁紧密相接，两者间不存在任何空隙）、支架充分覆盖冠状动脉病变和撕裂处、支架最小横截面积（MSA）与平均参考血管管腔面积（RLA）之比＞0.9，支架展开对称，架梁的分布比较均匀，支架对称指数（即支架最小直径与最大直径之比＞0.7，还有支架内最小管腔面积/远端参考血管段横截面积达到 100%（图 21-52）。虽然 DES 的使用降低了支架内再狭窄的发生率，但没有完全避免支架内再狭窄的发生，对支架内再狭窄患者的研究可以看到，在 IVUS 指标中，支架内再狭窄最重要的预测因素为支架是否充分扩张，即在 IVUS 检测到的支架内最小面积是预测 DES 发生支架内再狭窄的最主要因素。Sonoda 等的研究指出，置入西罗莫司药物支架后，最小支架内面积小于 5.0mm^2 时对于预测支架内再狭窄的敏感度和特异度均达到 80%。此外，对 550 例患者采用西罗莫司药物支架的研究显示，预测支架内再狭窄的 IVUS 指标为最小支架内面积 5.5mm^2 和支架长度 40mm。支架内最小面积大于 5.5mm^2 而支架长度短于 40mm，支架内再狭窄率只有 0.4%，但如果支架内最小面积小于 5.5mm^2 而支架长度长于 40mm，支架内再狭窄率却高达 17.7%。所以从以上研究可看到，对比冠状动脉造影，在临床上应用 IVUS 可更精确地评价冠状动脉病变累及的血管长度，从而帮助选择 DES 的长度，以改善远期预后。此外，在 DES 的随访中，IVUS 可评价再狭窄的内膜增生情况，更重要的是，IVUS 还可发现支架的晚期贴壁不良及动脉瘤样扩张的形成。ADAPT-DES 是目前最大型的 IVUS 研究，总共有 11 个中心入选了 8583 例患者，其中 3349 例患者在 IVUS 指导下进行介入治疗。对比冠状动脉造影指导组，IVUS 指导组使用的 DES 比较大也比较长，重要的是，从一年的随访结果可看到，IVUS 指导组的支架内血栓发生率、心肌梗死发生率和整体的心脏事件发生率明显低于冠状动脉造影指导组。此外，最近相关 Meta 分析评估 IVUS 指导 DES 临床作用，该项 Meta 分析纳入 3 项随机和 14 项观察性研究（2 项关于左主干狭窄，3 项关于分叉病变），共 26 503 例患者。在 IVUS 指导下的介入治疗置入更多、更长、更大尺寸的支架，重点是能够显著减少死亡率、心肌梗死发生率、支架内血栓发生率和靶血管血运重建率。以上研究结果进一步肯定 IVUS 在临床上的指导意义和应用价值。

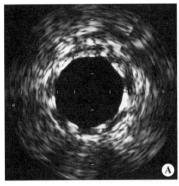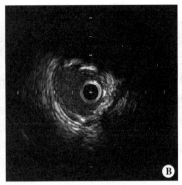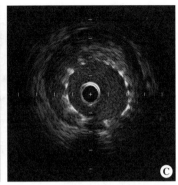

图 21-52　支架充分贴壁、支架展开对称，架梁的分布比较均匀，支架充分扩张（A）；支架充分贴壁，但没有充分扩张（B）；支架扩张良好，但贴壁不好，可以看到血液在 7~12 点位置在支架后流动（C）

四、总　　结

经过多年临床使用，IVUS 在临床上的应用价值已经得到肯定。在 IVUS 指导下进行介入治疗给术者提供更加准确的血管内影像学信息，以方便选择合理的策略及合适的器械，从而保证支架的充分贴壁及病变的充分覆盖，以及对介入手术中出现的并发症也有更多了解，对于临床治疗方案的确定有指导意义。但是目前的 IVUS 技术还是存在一定的局限性。由于超声不能穿透钙质斑块，因此会在 IVUS 图像上的钙化斑块后面出现声影问题，而声影的出现也掩盖了其后方的血管结构，所以在超声图像上无法显示和定量钙化后的组织结构。此外，目前 IVUS 导管自身的大小（约 1.0mm），对于极度扭曲、重度钙化、严重狭窄的病变，难以通过。此外，在送入 IVUS 导管时可能会导致血管扩张效应，因此可能会影响血管测量的精确性。此外，IVUS 一个最大的局限性是超声的分辨率，目前的 IVUS 技术最好的空间分辨率大约是 100μm，无法分析薄于 100μm 的纤维帽及破裂斑块的漂浮，也无法检测支架置入后血管再内皮化，还有 IVUS 仅能反映血管病变的解剖形态学特征，因此对于病变所引起的血管功能学改变的影响仍难以评估。

第五节　虚拟组织学

一直以来，冠状动脉造影都被认为是诊断冠心病的金标准，然而，冠状动脉造影只提供被造影剂充填的管腔轮廓，而不能显示血管壁的病变性质，也不能准确评估病变的狭窄程度。随着血管内超声（IVUS）显像技术的发展和普及，其在冠状动脉内介入治疗的作用也逐渐为介入医生所重视。IVUS 除可显示管腔形态外，还可清晰显示血管壁，帮助介入医生初步确定粥样硬化斑块的组织形态学特征；同时，通过准确的定量分析：测量血管直径、横截面积，以及粥样硬化斑块的体积和负荷，来协助选择临床介入治疗的方案。

传统的灰阶 IVUS 成像（图 21-53），虽然可实时显示冠状动脉内血管壁组织和粥样硬化斑块的图像，但是对粥样硬化斑块成分的准确解读，却存有一定局限性。在与病理组织学对比的研究中，IVUS 并不能完全准确预测粥样硬化斑块的组织成分，因为在 IVUS

的图像上，不同粥样硬化斑块组织的回声特征有时候是相近的，很难区分。例如，血管腔内的低回声信号有可能是脂质含量较高的软斑块，也有可能是血栓。而高回声信号伴有声影的，也可能是纤维斑块，因为非常致密的纤维斑块也有可能阻挡超声透过，以至所看到的图像会被误认为是伴有声影的钙化斑块病变。因此，以传统的灰阶 IVUS 为基础，发展出来的血管内粥样硬化斑块组织超声分析技术——虚拟组织学（virtual histology，VH-IVUS），是近年来兴起的一种新型的粥样硬化斑块成像技术。VH-IVUS 对回声中的频谱信号进行分析，通过识别不同冠状动脉粥样硬化组织的不同回声频率，进而对冠状动脉斑块的组织成分进行模拟显像，建立相应的彩色编码，从而区分出不同的冠状动脉斑块成分（图 21-54，见彩图），使得 IVUS 能够更准确地对粥样硬化斑块进行定性和定量分析。

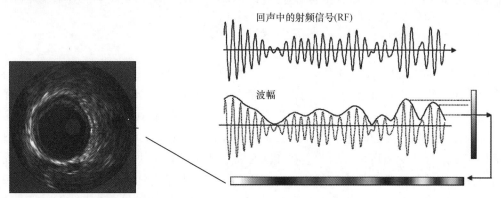

图 21-53　传统的灰阶 IVUS 显像

主要从不同灰度的渐变过程中，显示血管和冠状动脉斑块的图像

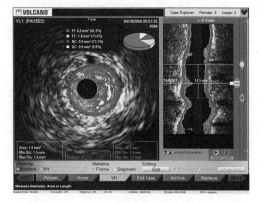

图 21-54　美国 Volcano 公司最新一代的 IVUS 机器，可提供实时 VH-IVUS 的粥样硬化斑块组织成分的分析功能

在 VH-IVUS 的界面上，纤维斑块（FI）定义为深绿色区域；纤维脂肪斑块（FF）定义为黄色区域；坏死组织（NC）定义为红色区域；钙化（DC）定义为白色区域

一、虚拟组织学的原理

由于灰阶 IVUS 显像存在的局限性，如果对 IVUS 回声中的射频（radiofrequency，RF）信号进行更深入的频谱处理（图 21-55），就有可能更加详细地分析不同的粥样硬化斑块组织，从而对斑块进行更加准确地评估。Nair 等基于多种特征的分类法，证实利用反向散射的超声射频信号，通过自动回归（autoregressive，AR）分析的方法，对比传统的傅立叶转换在区分粥样硬化斑块成分方面更具优势（图 21-56），可以对粥样硬化斑块进行更准确的分辨，实时重建斑块分类的组织图像，这也就是虚拟组织学的基本原理（图 21-57）。

目前只有美国 Volcano 公司的 IVUS 机器有 VH-IVUS 的分析功能，在常规临床上，也只有在它们的固态数字化技术的 Eagle-eye 20MHz IVUS 导管上，才可以做 VH-IVUS 的信息采集。VH-IVUS 的信息采集操作方法，基本上与传统的灰阶 IVUS 图像采集操作方法相同，不同的是在做 VH-IVUS 的信息采集的时候，需要接上患者的 ECG 信号。因为 VH-IVUS 的图像采集，是通过 ECG 门控去采集 RF 数据，即在回撤 Eagle-eye IVUS 导管时，通过 IVUS 机器的控制台和患者的 ECG 信号 R-R 波的波幅去采集 RF 信息，然后再通过 IVUS 机器上的 VH-IVUS 软件，对采集到的 RF 信号进行 VH-IVUS 的图像分析，从而虚拟出粥样硬化斑块的组织成分图像。因此，如果没有接上患者的 ECG 信号，或是患者 ECG 的 R 波的波幅太低，就不可能做 VH-IVUS 的图像分析。

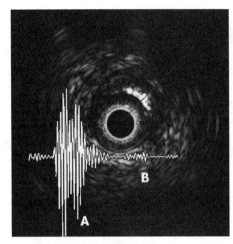

图 21-55　美国 Volcano 公司最新一代的 IVUS 机器，应用 512 RF 扫描而建成 IVUS 的图像

图中 A 的部分，是从钙化组织反向散射回来的 RF 信号，而 B 的部分是从纤维脂肪组织反向散射回来的 RF 信号。从中可以看到，在钙化组织和纤维脂肪组织反向散射回来的 RF 信号的回声波幅以至回声的频率都是不一样的，也是这个原因，可以利用对超声频谱的数据分析，把粥样硬化斑块里不同的斑块成分区分出来

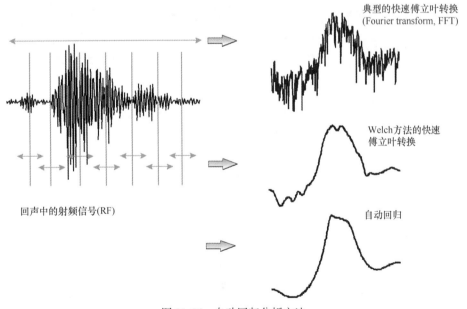

图 21-56　自动回归分析方法

相对于快速傅立叶转换（FFT）的方法，对回声中的射频信号进行自动回归（autoregressive，AR）的分析方法，所得到的信号干扰是最小的，而频谱的分辨率是最高的

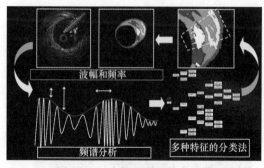

图 21-57　虚拟组织学基本原理

在体外病理组织学研究的基础上，把获得的 RF 信号与相应的病理组织学结果进行比对，计算出不同组织的光谱曲线和频率区信号特征等参数，进一步转换成 VH-IVUS 图像。目前，VH-IVUS 的技术可识别出四种主要的冠状动脉内粥样硬化斑块组织成分，分别是纤维斑块、纤维脂肪斑块、坏死核心和钙化。在 VH-IVUS 图像上，纤维斑块定义为深绿色区域，主要由胶原纤维构成；纤维脂肪斑块定义为浅绿色区域，主要由包含脂质的松散胶原纤维构成，其中没有坏死组织的成分；坏死组织定义为红色区域，主要由大量的死亡细胞和脂质构成；钙化定义为白色区域，这种组织由大量钙盐晶体沉积而成（图 21-58，见彩图）。VH-IVUS 对这四种斑块组织的预测准确度分别是：纤维斑块 93.4%，纤维脂肪斑块 94.6%，坏死组织 95.1%，钙化斑块 96.8%。

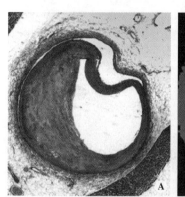 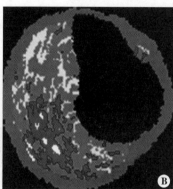 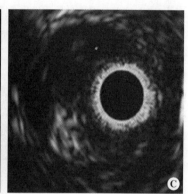

图 21-58　病理组织学（A）；VH-IVUS 的图像（B）；IVUS 的图像（C）

二、虚拟组织学的临床研究

（一）全球虚拟组织学临床应用注册研究

全球虚拟组织学临床应用注册研究（VH-IVUS Global Registry）是欧洲、美国和日本共计 42 个介入中心，共入选患者 3221 名的一个前瞻性、多中心、非随机临床应用注册研究。这个注册研究的重要研究结果可以归纳为以下内容。

（1）年龄和冠状动脉粥样硬化斑块的关系：随着年龄的增长，纤维斑块和纤维脂肪斑块占整体斑块容积的比例没有明显变化，而坏死组织和钙化斑块占整体斑块容积的比例随年龄的增长而增加，钙化斑块的增长速度随年龄的增长而加快，但是坏死组织的增长速度随年龄的增长而减缓。

（2）性别和冠状动脉斑块的关系：男性入选患者的平均冠状动脉斑块的面积比女性入选患者的大，总体的斑块负荷比女性入选患者的重。此外，男性入选患者的纤维斑块和纤维脂肪斑块占整体斑块容积的比例明显高于女性入选患者，但是坏死组织和钙化斑块占整体斑块容积的比例两个性别并没有明显统计学上的差异。从年龄上看，两个性别的坏死组织和钙化斑块的容积随年龄的增长而增加。

（3）高血压和冠状动脉粥样硬化斑块的关系：高血压入选患者的冠状动脉斑块比非高血压的入选患者有较高比例的坏死组织、钙化斑块和纤维脂肪斑块。但是，纤维斑块在这两类患者中并没有明显的统计学上的差异。

（4）吸烟和冠状动脉粥样硬化斑块的关系：在吸烟和不吸烟的入选患者上，不管是冠状动脉斑块负荷、冠状动脉病变的狭窄百分比，或者是四种冠状动脉斑块成分都没有明显的统计学上的差异。

（5）糖尿病和冠状动脉斑块的关系：糖尿病入选患者的冠状动脉斑块比非糖尿病入选患者有明显较高比例的坏死组织和钙化斑块。尤其是胰岛素依赖型的糖尿病患者，其冠状动脉斑块的坏死组织和钙化斑块的比例最高。Nasu 等利用 VH-IVUS 技术对有稳定型心绞痛的 2 型糖尿病患者进行评价，研究结果发现，2 型糖尿病患者与非糖尿病患者相比，冠状动脉粥样硬化斑块的坏死组织（11% vs. 7.6%，P=0.03）和钙化斑块（5.6% vs. 2.9%，P=0.01）的比例明显较高，同时 2 型糖尿病患者中 TCFA 也更常见。而 Hau 等在对 32 个糖尿病患者和非糖尿病患者的对照研究中也指出，非糖尿病患者的冠状动脉粥样硬化斑块有比较高比例的纤维斑块和纤维脂肪斑块，而糖尿病患者的冠状动脉粥样硬化斑块则有比较高比例的坏死组织（图 21-59，见彩图）。

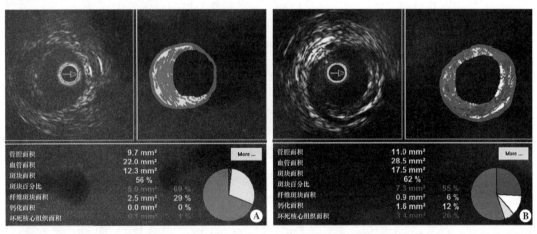

图 21-59 糖尿病患者和非糖尿病患者的对照研究指出，非糖尿病患者的冠脉粥样硬化斑块，有比较高比例的纤维斑块和纤维脂肪斑块（A），而糖尿病患者的冠脉粥样硬化斑块有比较高比例的坏死组织（B）

（6）血脂和冠状动脉斑块的关系：患者的高密度脂蛋白胆固醇的水平与患者的纤维脂肪斑块和纤维斑块占整体斑块比例呈负相关。而患者的纤维斑块和纤维脂肪斑块成分占整体斑块成分的比例随着低密度脂蛋白胆固醇的水平升高而增加，但是钙化斑块成分占整体斑块成分的比例，会随着低密度脂蛋白胆固醇的水平升高而减少。

（7）冠状动脉血管和冠状动脉斑块的关系：前降支冠状动脉血管、回旋支冠状动脉血管和右冠状动脉血管在纤维脂肪斑块、坏死组织和钙化斑块的斑块成分比例上没有差异，但在纤维斑块上存在明显的统计学差异，右冠状动脉血管的纤维斑块在斑块成分比例上最高。

根据这个全球虚拟组织学临床应用注册研究的初步结果，VH-IVUS 在评估冠状动脉血管斑块方面，不失为一个有效的技术，从这个注册研究可以看出，冠状动脉血管粥样硬化斑块的成分与不同的冠状动脉危险因子有很大相关性。

（二）虚拟组织学在检测不稳定斑块中的作用

急性冠脉综合征（ACS）是心血管病死亡的主要原因。研究显示，约75%的急性冠脉综合征是由不稳定斑块破裂所诱发的血栓形成的。因此，如果有一个技术可帮助识别不稳定斑块，那对于确立稳定粥样硬化斑块的治疗方案的发展，以及对预防急性冠脉综合征有很重要的意义。目前，判断粥样硬化斑块的稳定性，主要依赖病理组织学研究结果，根据坏死组织融合的程度、纤维帽厚度、钙化程度、血管正性重塑和管腔狭窄程度，以及靶病变的位置。但是目前还没有临床证据支持对不稳定斑块常规进行介入治疗，因为再狭窄的风险和不稳定斑块自发破裂的风险，两者哪个较大，现在仍是未知之数。

为了达到心脏病的二级预防目标，临床上有必要检测冠状动脉疾病的进展，并预测可能发展成为急性冠脉综合征的不稳定斑块。然而，冠状动脉造影和临床表现却不能预测急性冠状动脉心脏事件的发生。有证据指出，48%～78%出现急性冠脉综合征的患者，在出现心脏事件前的冠状动脉造影中，血管的病变狭窄度小于50%。另外，心脏的非介入性检查，也不能识别有破裂可能的粥样硬化斑块，或是预测心脏事件的发生。

目前来讲，学术界对不稳定斑块的共识是：有一个大的脂核、有一层厚度＜65μm的薄纤维帽、坏死核心超过10%、有较多的巨噬细胞浸润和严重的内皮功能不全。许多病理组织学研究的结果也证实，许多的冠状动脉事件常常都是由这一种斑块导致，而这一种斑块也被称为炎性薄帽纤维粥样硬化斑块（thin-cap fibroatheromas，TCFA）。检测不稳定斑块的理想技术，除了可以显示血管病变的狭窄度、血管的大小和冠状动脉粥样硬化斑块的厚度，更重要的是，这一技术也能够检测到粥样硬化斑块的成分。VH-IVUS技术是以传统的灰阶IVUS导管为基础的介入性诊断的技术，可用来区分粥样硬化斑块的不同类型（图21-60，见彩图），以及检测粥样硬化斑块的进展情况，因此，在检测不稳定斑块方面，VH-IVUS 影像技术也可发挥重要作用。

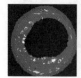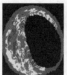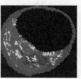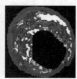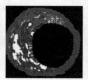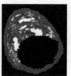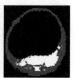

图21-60　VH-IVUS技术区分粥样硬化斑块不同类型

VH-IVUS可以帮助了解冠状动脉粥样硬化斑块的自然发展过程，并通过冠状动脉粥样硬化斑块的成分，对冠状动脉斑块进行分类。VH-IVUS可以根据冠状动脉粥样硬化斑块的成分，把冠状动脉粥样硬化斑块分成七个不同类型。其中包括纤维性斑块、病理性内膜增厚、粥样斑纤维帽形成、纤维钙化性斑块、薄帽纤维粥样硬化斑块、既往有多次斑块破裂的薄帽纤维粥样硬化斑块和钙化结节

Rodriguez-Granillo等利用VH-IVUS技术进行在体研究。他们基于病理组织学研究对TCFA斑块的定义，制订了TCFA斑块的VH-IVUS诊断标准：血管内横断面积狭窄率超过40%，坏死组织占整体斑块面积超过10%且靠近管腔，至少在3个连续的横断面出现（图

21-61，见彩图）。研究结果发现，在急性冠脉综合征的患者中，VH-IVUS 检测到的 TCFA 斑块比例显著高于稳定型心绞痛的患者，而且超过 80% 以上被 VH-IVUS 测到的 TCFA 斑块，都是发现在冠状动脉血管近端 30mm 以内的位置。根据 Rodriguez-Granillo 等对 TCFA 的 VH-IVUS 诊断标准，韩国的 Hong 等也对 107 个有稳定型心绞痛和 105 个出现急性冠脉综合征的患者[其中包括不稳定型心绞痛、非 ST 段抬高型心肌梗死和 ST 段抬高型心肌梗死（ST-elevation myocardial infarction，STEMI）]进行了三支血管的 VH-IVUS 回拉研究。研究结果指出，在急性冠脉综合征的患者血管中，有明显较高比例的破裂斑块（3∶1），也有较高比例的 VH-IVUS 诊断标准的 TCFA 斑块，而且超过 80% 以上的 VH-IVUS 检测到的 TCFA 斑块和破裂斑块，也都发现在冠状动脉血管近端 40mm 以内的位置。Hong 和 Rodriguez-Granillo 等的研究结果与之前的病理组织学研究结果有很好的相关性，进一步表明，VH-IVUS 在检测不稳定斑块方面，有很重要的临床意义。此外，从冠状动脉造影研究中也发现，导致 ST 段抬高型急性心肌梗死的冠状动脉闭塞病变，通常发生在冠状动脉近端 1/3 的部位。而从 VH-IVUS 的研究结果中也证实，在 ST 段抬高型心肌梗死的患者身上，"罪犯"病变距离冠状动脉开口的距离越近，斑块中坏死组织的比例就越高。

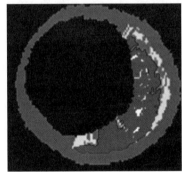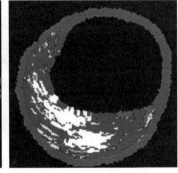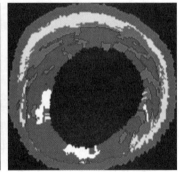

图 21-61　VH-IVUS 诊断标准的 TCFA 斑块

早期利用灰阶 IVUS 进行的研究指出，冠状动脉血管发生正性重塑时，斑块中低回声成分明显增多，这种现象可能是由于冠状动脉血管出现正性重塑时，脂肪斑块的增加较多造成的。VH-IVUS 的研究也确认斑块成分与血管正性重塑和负性重塑的关系。Rodriguez-Granillo 等的研究发现，正性的血管重塑，与纤维脂肪斑块呈正相关（$r = 0.83$，$P < 0.000\ 1$），而与纤维斑块呈负相关（$r = -0.45$，$P = 0.003$），并与高危病变如 TCFA 斑块有直接关系；而负性的血管重塑，则与稳定性斑块如内膜增厚或是纤维性斑块有直接关系。然而，Surmely 等研究小组发表的报告却指出，在血管病变的最小管腔直径处，发生正性血管重塑的坏死核心百分比，少于发生负性血管重塑的血管。此外，其他的三种斑块在发生正性重塑和负性重塑的血管上，并没有明显的统计学差异。这两个研究结果的不一致性，有可能与患者/病变的特征、研究方法，乃至入选患者的平均年龄和两性比例不同有关，因为从全球虚拟组织学临床应用注册研究的结果可以看到，年龄和入选患者的性别，与冠状动脉粥样硬化斑块的成分有很重要的关系。Surmely 等研究的入选患者，平均年龄比 Rodriguez-Granillo 等研究的入选患者大十岁，而且男性的入选患者比例也较大，有可能是基于这两个原因，而造成这些研究结果上的差异。

另外,对于临界病变,到底是要采取药物治疗,还是预防性采取支架置入术,现在仍是未知数,还需要大量前瞻性随机研究确定。PROSPECT(providing regional observations to study predictors of events in the coronary tree)研究,是第一个利用 VH-IVUS 技术对三支冠状动脉进行病变特征检测的前瞻性、全球多中心研究,共入选了 697 例急性冠脉综合征患者,并进行两年随访。此研究的目的,主要是分析急性冠脉综合征与冠状动脉病变进展的自然发展过程的关系,从而去识别会导致未来发生不良心脏事件的危险因素。研究结果指出,在造影上显示为临界病变的患者,大约 27% 的病变在 IVUS 检查以后都是 IVUS 诊断标准的严重狭窄病变;最小管腔面积小于 $4mm^2$,是要做介入处理的狭窄性"罪犯"病变。此外,在所有入选的患者中,28% 的病变通过造影被认为是非"罪犯"病变,但是在通过 VH-IVUS 检查以后,发现是 VH-IVUS 诊断标准的潜在高危 TCFA 斑块。此外,28.4% 的入选患者中,至少有一个 VH-IVUS 诊断标准的高危 TCFA 斑块(平均 0.42 个病变;变化范围:0~5 个病变/每个患者)。此研究的最终结果指出,VH-IVUS 诊断标准的高危 TCFA 斑块,再加上 IVUS 检查上冠状动脉斑块负荷超过 70% 以上和血管窗少于 $4mm^2$,是三年以内患者再次出现冠状动脉事件的三个最重要的危险因子。而这样的高危斑块所造成的冠脉事件,大约是一个冠状动脉斑块没有以上三个危险因子中任何一个所造成的冠脉事件的 10 倍。后续的 VIVA 和 ATHEROREMO-IVUS 研究也再次证实了 PROSPECT 研究的结果。

三、虚拟组织学在冠状动脉介入治疗中的作用

经皮冠状动脉介入治疗过程中,机械挤压和动脉血栓性损伤碎片,都会造成冠状动脉内远端微栓塞,导致下游血流出现微血管阻塞,而造成无复流的现象,并因此增加冠状动脉介入术后的风险。Kawaguchi 等的研究指出,应用 VH-IVUS,可预测 ST 段抬高型心肌梗死患者介入治疗后出现远端微栓塞的风险,其中粥样硬化斑块内坏死组织的体积,是 ST 段抬高型心肌梗死患者在支架置入术后,ST 段再抬高的最佳预测因子。其最佳预测值为 $33.4mm^3$,敏感性为 81.7%,特异性为 63.6%。另外,Kawamoto 等的研究也指出,通过 VH-IVUS 检测到的斑块内坏死组织部分,与支架置入术中血栓微粒的释放有关,并可以导致冠状动脉血流储备的延迟恢复。此外,为探讨粥样硬化斑块成分,以及急性冠脉综合征的患者在支架置入术后出现无复流现象的关系,Hong 等对 190 个急性冠脉综合征患者进行 VH-IVUS 研究。结果显示,急性冠脉综合征患者在支架术后出现无复流的现象,与粥样硬化斑块的成分有密切关系。他们比对在行支架置入术后出现无复流现象的患者,与没有出现无复流现象的急性冠脉综合征的患者,发现出现无复流现象的患者的其病变狭窄段中,粥样硬化斑块内坏死组织成分的百分比和体积明显较高,而 VH-IVUS 检测到的 TCFA 斑块也比较多。

以上的研究结果进一步证明,如果可以在行支架置入术前,明确验测出介入术后有机会出现远端微栓塞风险的高危斑块,就可以帮助介入医生制订针对性的治疗方案,如使用远端栓塞保护装置以预防远端微栓塞的发生,或者是采取强化的抗栓治疗,包括使用阿司匹林、氯吡格雷及高剂量的 GP Ⅱb/Ⅲa 抑制剂等。

四、虚拟组织学在临床预后中的作用

从病理组织学对男性患者心源性猝死进行的研究中可以发现,男性心源性猝死的患者,他们的总胆固醇(TC)水平和高密度脂蛋白胆固醇(HDL-C)水平的比例,以及低密度脂蛋白胆固醇(LDL-C)水平和他们的冠状动脉血管中发现的破裂斑块、乃至不稳定斑块的数量都有明显的关系;比例越高,破裂斑块和不稳定斑块的数量越多。Missel 等应用 VH-IVUS 检测了 473 例男性患者,研究结果显示,坏死组织(NC)和钙化斑块(DC)的比例与 TC/HDL-C 的比例($r=0.18$,$P=0.0008$),以及 LDL($r=0.17$,$P=0.002$)呈正相关,与 HDL-C 呈负相关($r=-0.11$,$P=0.03$)。NC/DC>3 是吸烟和 TC/HDL>5 这两个危险因子最好的预测因子。此外,Missel 等在另外的一个研究中也指出,NC 占总斑块的百分比和 NC/DC 比例的提高,与肌酸激酶同工酶(creatine kinase,CK-MB)的水平呈正相关($r=0.21$,$P=0.03$),特别是在非 ST 段抬高型心肌梗死患者身上更为明显。

五、虚拟组织学在斑块进展和消退研究中的作用

粥样硬化斑块进展的过程和程度,与发生心血管事件的风险是密切相关的,因此,在评价粥样硬化斑块和预测心血管事件的发生中,IVUS 具有很大的作用。目前,已有多项动脉粥样硬化斑块药物干预治疗的临床研究,利用 IVUS 作为心血管病的替代终点。其中最主要的有 REVERSAL 和 ASTEROID 研究。

REVERSAL(reversing atherosclerosis with aggressive lipid lowering)研究采用 IVUS 技术直接观察强化降脂的疗效:利用 IVUS 定量评估冠状动脉粥样硬化斑块总体积,在药物干预前后的 18 个月的变化百分比。这个研究的目的,是为了研究加大他汀类药物剂量的强化降脂治疗,能否进一步延缓以至逆转动脉粥样硬化斑块的进展,症状性冠状动脉病变的患者(LDL-C 为 125~210mg/dl)分别接受 80mg/d 阿托伐他汀和 40mg/d 普伐他汀降脂治疗 18 个月。结果发现,接受阿托伐他汀降脂治疗组的 LDL-C 降低至 79mg/dl,粥样硬化斑块体积消退 0.4%;而接受普伐他汀降脂治疗组的 LDL-C 降到 110mg/dl,粥样硬化斑块体积增加 2.7%。此研究证实 80mg/d 阿托伐他汀强化降脂,终止冠状动脉粥样硬化斑块的进展,而使用标准剂量他汀类药物的斑块进展延缓。

另一方面,ASTEROID(a study to evaluate the effect of rosuvastatin on intravascular ultrasound derived coronary atheroma burden ongoing trial)的研究则利用 IVUS 技术去评估瑞苏伐他汀的降脂治疗,对血脂和冠状动脉粥样硬化斑块进展的影响,并以 IVUS 测量的两个指标作为研究的观测终点:血管的粥样硬化斑块体积变化和在目标血管病变最严重的 10mm 节段的粥样硬化斑块体积变化。研究结果显示,入选患者接受 24 个月 40mg/d 瑞舒伐他汀降脂治疗,可降低 LDL-C 水平 53%($P<0.001$),HDL-C 水平升高 15%($P<0.001$)。而 IVUS 检查结果显示,与基线相比,64%的入选患者接受 40mg/d 瑞舒伐他汀降脂治疗后,整个目标血管的粥样硬化斑块体积百分比减少 0.79%($P<0.001$),而在目标血管病变最严重的 10mm 节段,血管的粥样硬化斑块的体积平均缩小 9.1%($P<0.001$)。此研究的结果也证实强化降低 LDL-C 的水平,能部分逆转动脉粥样硬化斑块的形成;LDL-C 水平降至

70mg/dl 以下，动脉粥样硬化斑块逆转的幅度更为明显。

以上的 REVERSAL 和 ASTEROID 临床研究的结论，使粥样斑块的逆转成为可能，这表示对冠心病患者的调脂策略有效性和安全性评估更加客观和有说服力。然而，REVERSAL 和 ASTEROID 的研究，都是使用传统的灰阶 IVUS 成像作为研究的观测终点，虽然 IVUS 可实时显示冠状动脉内血管壁组织和粥样硬化斑块的图像，可在降脂治疗研究的基础上，帮助分析粥样硬化斑块体积及负荷的变化（通过反复的 IVUS 成像术检查检测患者的动脉粥样斑块体积百分比的变化），然而，如果要对粥样硬化斑块成分的变化做进一步分析，却有一定的局限性。目前，已有研究指出，粥样硬化斑块的稳定性与斑块的组成成分有密切关系，而不是取决于冠状动脉病变的狭窄程度，因此对于药物干预治疗后，粥样硬化斑块组成成分的改变，远较粥样硬化斑块的体积及负荷变化更有临床意义。所以，以传统的灰阶 IVUS 为基础，发展出来的血管内粥样硬化斑块组织超声分析技术 VH-IVUS，在药物干预治疗对粥样硬化斑块的进展和消退的研究上，有更重要的角色。现在，已有多项药物干预治疗动脉粥样硬化斑块的临床研究，改以 VH-IVUS 技术作为研究的观测终点。

吡格列酮是一种过氧化物酶增生活化受体拮抗剂，常用于治疗 2 型糖尿病患者。这种药物可通过多种渠道影响心血管系统的运作，其中包括降低血糖、血脂、C 反应蛋白（CRP）和增加 HDL 水平。也有研究证实，吡格列酮能够有效地减缓冠状动脉中斑块积聚的进程。但是目前还不大了解这种药物对动脉粥样硬化斑块成分的影响，因此 Ogasawara 等的研究，应用了 VH-IVUS 技术去探讨吡格列酮在减缓动脉粥样硬化斑块的进展上产生的效果和它对斑块成分改善的影响。54 例有稳定型心绞痛 2 型糖尿病的患者，被随机分配到接受吡格列酮（15mg/d）组或对照组，然后使用 VH-IVUS 定量评估整个冠状动脉粥样硬化斑块总体积和成分在药物干预前后 6 个月的变化百分率。研究结果显示，吡格列酮组患者的血糖、C 反应蛋白和脂连蛋白的水平显著改善。而与基线相比，两组的动脉粥样硬化斑块体积没有明显变化。但是，从 VH-IVUS 检查结果发现，吡格列酮组患者的粥样硬化斑块中，坏死组织面积显著减少（$P=0.001$），并且与脂连蛋白水平呈负相关（$r=-0.46$，$P<0.0001$）。从此研究结果可以看出，吡格列酮能够显著减少动脉粥样硬化斑块中坏死组织的部分，同时增加脂连蛋白的水平，因此有可能稳定粥样硬化斑块病变。

Nasu 等利用 VH-IVUS 技术，评估氟伐他汀在降脂治疗和低脂饮食下，对血脂和冠状动脉粥样硬化斑块进展的影响。80 名入选患者分别接受氟伐他汀治疗（60mg/d）或低脂饮食。12 个月的结果显示，在氟伐他汀治疗组，粥样硬化斑块中纤维性斑块和纤维脂肪斑块都明显减少，而坏死组织没有增加，患者的脂蛋白也大量减少。而在低脂饮食组，患者的粥样硬化斑块负荷及斑块中的纤维性斑块、纤维脂肪斑块、坏死组织和钙化斑块都有明显增加。从研究的结果可以看出，氟伐他汀可减少动脉粥样硬化斑块中纤维斑块和纤维脂肪斑块的部分，从而延缓动脉粥样硬化斑块的进展情况。此外 Lee 和 Hau 等也应用了 VH-IVUS 评估阿托伐他汀在斑块稳定和消退中的作用。他们将 40 名入选患者分为两组；一组接受 10mg 阿托伐他汀治疗，一组接受 40mg 阿托伐他汀治疗。6 个月的研究结果显示，接受 40mg 阿托伐他汀治疗组的斑块有明显消退，而且 VH-IVUS 上的坏死组织没有增加，但接受 10mg 阿托伐他汀治疗组的斑块和坏死组织都有明显增加（图 21-62，见彩图）。此研究果证实高剂量的阿托伐他汀可在斑块稳定和消退上有一定作用。

目前已知,动脉粥样硬化斑块是一种炎症相关的心血管疾病,那么,可以抑制动脉粥样硬化炎症的诱发因子,就可作为治疗动脉粥样硬化斑块病变的一个新方法。氧化低密度脂蛋白(ox-LDL)是一种存在于血液中的炎症诱发因子,并导致动脉粥样硬化。而脂蛋白相关磷脂酶(Lp-PLA$_2$),是 ox-LDL 促进炎症效应和引起动脉粥样硬化过程中的一个关键酶。近年研究显示,Lp-PLA$_2$ 的水平与心血管疾病关系密切,Lp-PLA$_2$ 会引起炎症和细胞死亡,并使斑块易破裂;Lp-PLA$_2$ 的水平越高,发生心血管事件的风险越大。因此,darapladib 等 Lp-PLA$_2$ 的抑制剂便成为心血管疾病干预治疗的新方法。

IBIS-2(integrated biomarker and imaging study)的研究采用了 VH-IVUS 技术直接观察 darapladib 对动脉粥样硬化斑块的疗效。330 例患者,在接受常规标准治疗的基础上,随机分别接受 darapladib(160mg/d)或安慰剂。12 个月后结果显示,安慰剂组与基线相比,动脉粥样硬化斑块中坏死组织体积显著增加[(4.5±17.9)mm^3, P=0.009],而 drapladib 治疗组的动脉粥样硬化斑块坏

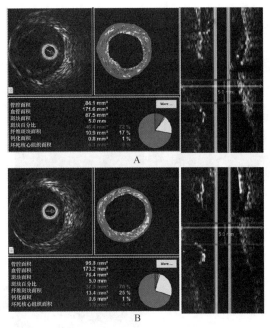

图 21-62 患者接受 40mg/d 阿托伐他汀的降脂治疗前,在基线的左主干远端 5mm 长度的病变位置上,各种粥样硬化斑块组成成分的容积和百分比(A);患者接受 40mg/d 阿托伐他汀的降脂治疗 6 个月后,在同一病变节段长度的位置上,各种粥样硬化斑块组成成分的容积和百分比(B)可以看出,患者在接受 40mg/d 阿托伐他汀的降脂治疗后,患者的粥样硬化斑块负荷及斑块中的纤维性斑块、坏死核心和钙化斑块的容积都有明显减少。从这一结果可以看出,40mg/d 阿托伐他汀可以减少动脉粥样硬化斑块里纤维斑块、坏死组织和钙化斑块的部分,从而减少整体的动脉粥样硬化斑块的负荷和容积

死组织的扩展被抑制[(-0.5±13.9)mm^3, P=0.71],darapladib 治疗组显著优于安慰剂组(-5.2mm^3, P=0.012)。从这个研究结果可以看出,darapladib 能够显著抑制动脉粥样硬化斑块中坏死组织体积的增长,因此可能增加粥样硬化斑块的稳定性,防止斑块破裂,并可减少出现心血管事件的风险。

六、总　结

VH-IVUS 的粥样硬化斑块分析技术,是目前与病理学最为符合的导管成像技术。越来越多的临床研究数据中可看到,应用 VH-IVUS 的粥样硬化斑块分析技术,可从帮助介入医生对患者的粥样硬化病变有更多了解,有助于识别导致心脏事件的高危斑块,从而制订合适的治疗方案。虽然 VH-IVUS 目前还存在一些技术上的不足,如不能发现血栓(图 21-63,见彩图)、夹层(图 21-64,见彩图),不能区分支架(图 21-65,见彩图),还有需要人工的血管边界的校正(图 21-66,见彩图)等。但是,随着科技的不断进步,VH-IVUS 技术

也会慢慢地改进，VH-IVUS 目前存在的不足也将解决，相信 VH-IVUS 将会在未来的临床诊断和帮助了解粥样硬化病变的病理过程中，发挥更重要的作用。

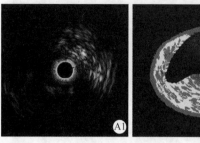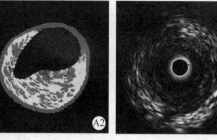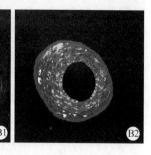

图 21-63　IVUS 和 VH-IVUS 的血栓图像

A1、A2. 是相对的 IVUS 和 VH-IVUS 新鲜血栓的图像；B1、B2. 是相对的 IVUS 和 VH-IVUS 陈旧血栓的图像。目前的 VH-IVUS 软件，无法识别出血栓的存在，而血栓的出现，也会影响到对其他四种粥样硬化斑块组织的分析结果。从经验来讲，新鲜的血栓在 VH-IVUS 的图像上，出现黄色的区域比较多（图 A2）；而陈旧的血栓在 VH-IVUS 的图像上，会出现深绿色的区域比较多（图 B2）

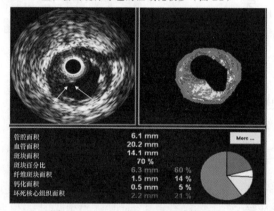

图 21-64　VH-IVUS 无法分辨夹层

当有夹层出现的时候（白箭头所示），目前的 VH-IVUS 分析软件是没办法分辨出来的。所以夹层的出现也会像血栓一样，影响到对其他四种粥样硬化斑块的成分分析结果。因此，当有夹层出现的时候，如果要做准确的 VH-IVUS 斑块成分分析，就需要机器操控者做出适当的管窗的边界校正

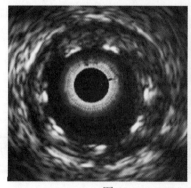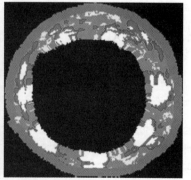

图 21-65　VH-IVUS 不能区分支架

植入支架以后，如果利用 VH-IVUS 的软件对支架以至周边残余的粥样硬化斑块做分析，VH-IVUS 的软件会错误判断支架的支架柱为钙化斑块，在 VH-IVUS 的图像上呈现为白色的区域。而在支架柱的后面，会错误测出很多红色的区域，在 VH-IVUS 的图像上，被定义为坏死组织的斑块，因而会高估粥样硬化斑块成分的钙化斑块和坏死组织的分布和百分比

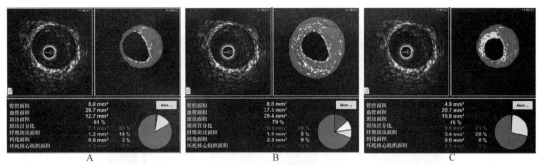

图 21-66 同一冠状动脉血管 VH-IVUS 的粥样硬化斑块的分析结果

A. 血管和管窗边界准确的 VH-IVUS 的斑块成分分析结果；B.血管边界不准确的 VH-IVUS 的斑块分分析结果；C. 管窗边界不准确的 VH-IVUS 斑块成分分析结果。从图中可以看出，VH-IVUS 的粥样硬化斑块分析准确度需要准确校正血管和管窗边界，如果血管和管窗的边界不准确，那么 VH-IVUS 软件对采集到的 RF 数据进行的 VH-IVUS 图像分析，所得出的粥样硬化斑块分也会是不准确的，有可能会高估或者是低估四种粥样硬化斑块组织的分布和百分比

第六节 光学相干断层成像

冠状动脉造影是目前指导冠状动脉介入治疗的常规方法，但存在一些技术上的不足，仅能显示二维图像，对冠状动脉血管的大小及血管斑块的性质难以精确测定，还有冠状动脉造影也不能提供血管病变部位斑块的形态、斑块负荷及血管的重构情况。此外，冠状动脉造影对介入术后支架扩张不全、贴壁不良、斑块脱垂、血栓及残余夹层等也不能很好地识别。而这些不足在一定程度上可被血管内超声（IVUS）技术弥补。目前，IVUS 已成为冠状动脉内成像的重要手段，在临床能够更好地帮助术者认识血管结构和斑块的性质，从而在决定冠状动脉介入治疗方案中具有重要意义。大型观察队列研究、随机试验及 Meta 分析结果显示，相对于冠状动脉造影，在 IVUS 指导下的介入治疗，术者选用的药物洗脱支架会比较长，也相对比较大，这是由于 IVUS 能够更准确地检测到血管直径的大小。更重要的是，相对于冠状动脉造影，在 IVUS 指导下置入药物洗脱支架术后的主要不良事件，如靶血管重建、支架内血栓等都明显降低。但是，目前的 IVUS 技术也存在一些不足，主要表现在轴向分辨率低，无法分析薄于 100μm 的纤维帽及破裂斑块的漂浮，无法检测支架置入后血管再内皮化，对血栓的检测敏感度也存在不足等。光学相干断层成像（optical coherence tomography，OCT）是一种利用光源的短程相干特性对活体组织内部结构断层成像的技术。OCT 的分辨率较传统的血管腔内成像技术如冠状动脉造影、IVUS 等更高，是目前分辨率最高的血管腔内成像技术，对观察血管内的细微结构变化有很大优势。由于光的波长短，OCT 具有很高的分辨率，可达到 10～20μm，能够提供很多 IVUS 不能探测到的细节，可更精确地显示血管壁（图 21-67）和病变性质，如血栓、钙化、纤维帽厚度及撕裂，也可以检测到 IVUS 上看不到的支架贴壁不良等。但 OCT 的组织穿透能力比 IVUS 低，成像范围较小，且容易受到血液中红细胞的干扰等，早期产品限制了其在临床上的应用。但是，随着 OCT 成像技术的不断进步和改良，新一代 OCT 系统 FD-OCT（frequency domain optical coherence tomography）的成像导管和机器的操作比上一代简单很多，而成像速度也更快，因此大大减少了相关并发症的发生，使 OCT 技术在冠心病领

域的应用得到了迅速推广,其在冠心病发病机制研究、诊断、介入治疗策略和指导优化治疗效果等方面都具有重要意义。越来越多的临床研究结果表明,与单纯造影指导的介入治疗相比,OCT 指导下的介入治疗可显著改善患者的预后,因此在 2013 年的欧洲心脏病学会/欧洲心胸外科协会(ESC/EACTS)心肌再血管化指南中,已经将 OCT 对优化介入手术的推荐等级提升到 Ⅱa 类。

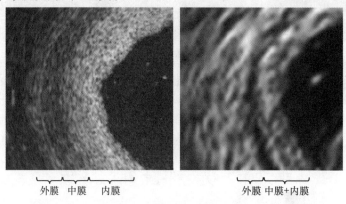

图 21-67　OCT 具有很高的分辨率,可以达到 10~20μm
能够提供很多 IVUS 不能探测到的细节,可以更精确地显示血管壁,对观察血管内的细微结构具有很大的优势

一、IVUS 的图像判读

1. 血管的正常结构　OCT 下可清晰显示管腔从内向外的内膜、中膜和外膜结构(图 21-68)。内膜明亮并且细密,中膜比较暗淡呈圆环状,而外膜明亮。

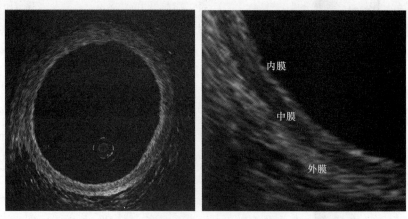

图 21-68　OCT 下血管正常结构

2. 脂肪斑块　在 OCT 下边界比较模糊,呈均一的低信号区(图 21-69)。

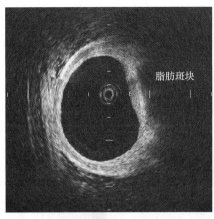
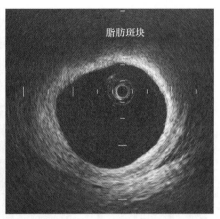

图 21-69　OCT 下脂肪斑块

3. 纤维斑块　在 OCT 下表现为均质的强信号区（图 21-70，而 OCT 可以很精确地测量斑块的纤维帽厚度。

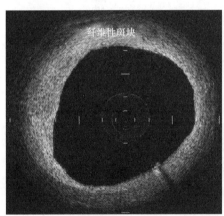
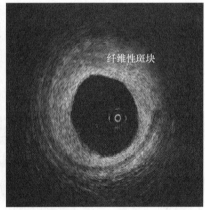

图 21-70　OCT 下纤维性斑块

4. 钙化斑块　OCT 对钙化斑块的穿透能力比 IVUS 强，所以 OCT 比 IVUS 在定量测量钙化斑块方面更加精确，而钙化斑块在 OCT 下表现为边界清晰的较弱信号区（图 21-71）。

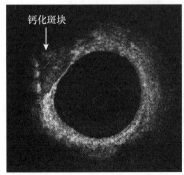
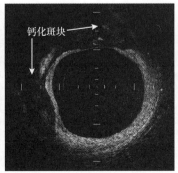
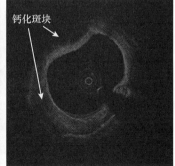

图 21-71　OCT 下钙化斑块

5. 血栓 在 OCT 下表现为附着在管腔表面或在管腔内漂浮的不规则团块。在检测血栓方面 OCT 明显优于 IVUS，OCT 可以清晰分辨红血栓或白血栓（图 21-72）。红血栓表现为突入管腔的高反光信号组织，高背反射并伴有阴影的组织图像；白血栓则表现为突入管腔的高反光信号组织，低背反射无阴影的组织图像。

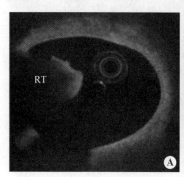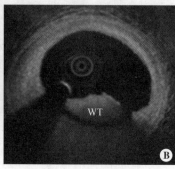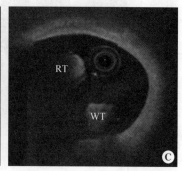

图 21-72　OCT 下血栓

A. 红血栓（RT）；B. 白血栓（WT）；C. 红血栓和白血栓同时存在

6. 支架内膜增生 在 OCT 大支架内膜性质可以分成三大类（图 21-73）。第一类表现为相对均一且高反射信号组织均质性内膜；第二类表现为信号强度不一且局部有信号的异常衰减的内膜组织；第三类表现为向心性、双层或多层的光学信号，近腔侧通常为高反射信号，远腔侧通常为低反射信号的内膜组织。

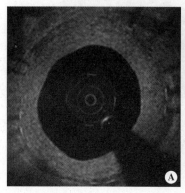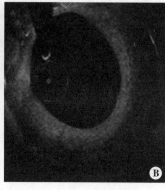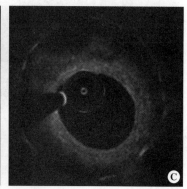

图 21-73　在 OCT 下大支架内膜分成三大类

A. 第一类；B. 第二类；C. 第三类

7. 冠脉夹层 在 OCT 下血管腔表面连续性中断，出现内膜撕裂片。根据夹层严重程度，OCT 下夹层主要分为三大型；内膜型、中膜型和外膜型（图 21-74）。

8. 薄纤维帽斑块（TCFA） 在病理学上被定义为纤维帽厚度<65μm 且坏死脂质核心较大的斑块。在 OCT 下表现为边界模糊的弱信号区，而表面上带有薄于<65μm 厚度的纤维帽（图 21-75）。

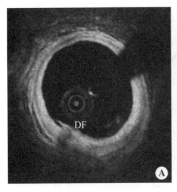 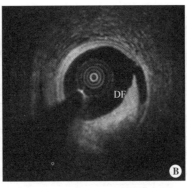 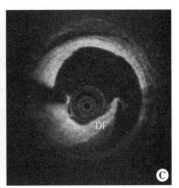

图 21-74　在 OCT 下冠脉夹层

A. 内膜型；B. 中膜型；C. 外膜型

9. 破裂斑块　在 OCT 下表现为内膜撕裂、破裂或纤维帽分离的特征。并在斑块上形成空腔或有时伴有血栓形成（图 21-76）。

10. 侵蚀斑块　通常并不富含脂质，也不导致严重管腔的狭窄。OCT 下表现为连续的纤维帽表面可见血栓形成或管腔表面不规则（图 21-77）。

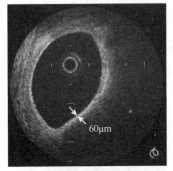 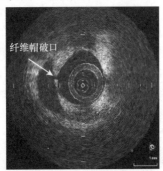 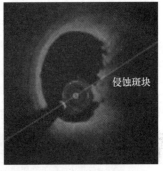

图 21-75　OCT 下薄纤维帽斑块　　图 21-76　OCT 下破裂斑块　　图 21-77　OCT 下侵蚀斑块

11. 生物可吸收支架（bioresorbable scaffold stent，BVS）　在 OCT 下 BVS 表现为均匀分布的暗黑小方块（图 21-75）。

12. 内膜下血肿（intramural hematoma）　在 OCT 下可以看到明亮的内膜后带有暗黑的空腔（图 21-79）。

13. 导丝伪像　在 OCT 下可以看到管腔中出现明亮小区，其后组织成像消失（图 21-80）。

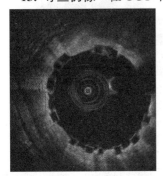 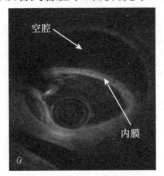 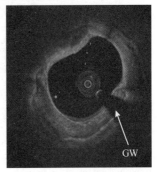

图 21-78　OCT 下生物可吸收支架　　图 21-79　OCT 下内膜下血肿　　图 21-80　OCT 下导丝伪像

二、OCT 在冠心病中的应用

（一）OCT 和介入术后无复流

在介入治疗过程中，机械挤压和动脉血栓性损伤碎片，有机会造成冠脉内远端微血管阻塞，造成无复流现象，而因此增加冠状动脉介入术后的风险。Tanaka 等的研究证实在 OCT 下检测到的薄纤维帽斑块可预测介入手术后无复流的现象。他们对 83 名非 ST 段抬高型急性冠脉综合征（non-ST-segment elevation acute coronary syndrome，NSTEACS）患者进行 OCT 成像研究，结果发现介入术后出现无复流的患者中，OCT 下检测到的薄纤维帽斑块比例比较多（50% vs. 16%，$P=0.005$），而且在 OCT 下发现的脂质弧度也比较大（166°±60° vs. 44°±63°，$P<0.001$）。多因素回归模型分析的结果也指出，脂质弧度的大小是介入术后冠状动脉造影出现无复流现象的独立危险因素（$OR=1.018$，95%CI：1.004～1.033，$P<0.01$）。

（二）OCT 在分叉病变中的应用

在分叉病变介入治疗中，支架术后支架贴壁不良十分常见，特别是在接近分支口处。此外，分叉病变的介入治疗处理本身就是支架术后支架贴壁不良和支架内血栓形成的独立危险因素。目前，最新一代的 FD-OCT 机器带有三维重建的功能（图 21-81），术者可通过 OCT 的三维重建指导分叉病变的介入治疗处理，使术者获得更加精确的支架定位从而可以降低术后支架贴壁不良的发生率。由于它的高清晰度，OCT 可显示经过支架网眼进入边支血管的指引导丝的位置，如果指引导丝靠近分叉凸起的位置，术者可考虑选用球囊对吻技术对支架进行后扩，术后效果会更好。

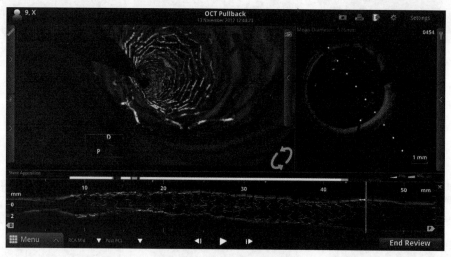

图 21-81　OCT 的三维重建

（三）OCT 在支架置入术的价值

目前，已有很多临床研究结果证实支架贴壁不良与晚期支架内血栓发生率有一个很大的相关性。而由于 OCT 的高分辨率，OCT 可比较准确地检测到支架的贴壁情况，可详细分析支架柱的表面是否有内膜覆盖，以及在 OCT 下检测到的支架边缘夹层、组织脱垂和支架贴壁不良的敏感度也比 IVUS 好，因此可相信 OCT 在临床上的应用会降低术后冠状动脉事件的发生。Bouki 等的研究指出，在对急性冠脉综合征的患者行介入术后，OCT 下常常可发现支架边缘夹层、撕裂，如果撕裂片在 OCT 下厚度超过 310μm，将对患者远期预后产生不良影响，但对于较小对血流无影响的内膜夹层、撕裂，可予以旷置处理。而 Im 等在对 351 例患者介入术术后行 OCT 检查的研究结果指出，在 OCT 下急性支架贴壁不良发生率为 62%，而在（175±60）天随访发现，OCT 下晚期支架贴壁不良发生率为 15%，但他们的研究并未发现贴壁不良与临床事件有关。但是，从另外一个 OCT 对支架置入后的研究却可看到，如果支架柱到血管壁的距离超过 200μm，急性支架内血栓的发生率可能增加，所以要尽量将支架到血管壁的距离控制在 200μm 以内。所以目前在 OCT 下定义的支架贴壁不良，通常是指支架柱到血管壁的距离超过了 200μm，小于 200μm 的距离基本临床上较安全（图 21-82）。有研究指出，缺乏内膜覆盖的支架和支架内新生斑块的性质都有机会增加支架内血栓的风险，由于 OCT 的高分辨率，相对于 IVUS，OCT 可更好地检测支架内膜覆盖情况。从临床研究可以看出，支架内膜覆盖率在介入手术后 9 个月到 2 年间有一个慢慢增加的过程，支架柱没有内膜覆盖率明显减少。因此，如果情况可以，现在建议在减少抗血小板药物剂量之前，可以考虑对患者行 OCT 复查，若 OCT 检查支架内膜覆盖良好，可考虑抗血小板药物剂量的降低，不然抗血小板药物剂量的减少需要慎重考虑。

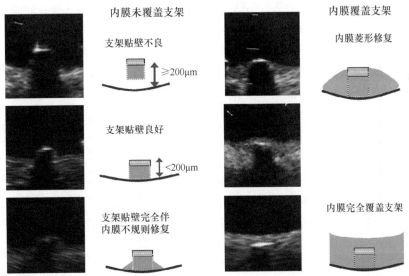

图 21-82　目前在 OCT 下定义的支架贴壁不良，通常是指支架柱到血管壁的距离超过 200μm，小于 200μm 的距离在临床较安全

（四）OCT 在急性冠脉综合征的价值

急性冠脉综合征的发生，传统认为是由于不稳定斑块破裂导致血柱出现而造成的。目前不稳定斑块在病理学上被定义为纤维帽厚度<65μm 且有坏死脂质核心较大的斑块，也就是指薄帽纤维粥样硬化斑块。OCT 是目前分辨率最好的影像技术，<65μm 厚度的纤维帽只有通过 OCT 才可检测到，所以学术界一直认为 OCT 是检测不稳定斑块最有前途的一种技术。然而，近期研究结果显示，造成急性冠脉综合征的主要机制除斑块破裂外，还有另

外至少两种病理类型：钙化结节和斑块侵蚀。钙化结节在病理组织学上表现为斑块成分为突出管腔的钙化结节，而发生破裂的纤维帽和血栓依附着；而斑块侵蚀的病理学特征是斑块侵蚀处可发现表面内皮细胞缺失，内膜下富含糖蛋白和平滑肌细胞，同时伴有炎症细胞浸润。斑块表面没有破裂，但是有血栓与斑块依附。由于 OCT 的高分辨率，其为目前在体研究急性冠脉综合征病理发生机制的最重要影像学手段。Jia 等通过 OCT 对急性冠脉综合征的病例基础进行了以上提到的三种分类。①斑块破裂：破裂的斑块通常出现在 OCT-TCFAs 中，并显示出内膜撕裂、破裂或纤维帽分离的特征。OCT 定义下的斑块破裂可占急性冠脉综合征罪犯病变的 43.7%。②斑块侵蚀：OCT 定义的斑块侵蚀表现为连续的纤维帽表面可见血栓形成或管腔表面不规则。OCT 定义下的斑块侵蚀可占急性冠脉综合征"罪犯"病变的 31%。③钙化结节：是单个或多个钙化的区域，突出到管腔内部，经常形成尖锐突出的角。OCT 定义下的钙化结节可占急性冠脉综合征"罪犯"病变的 7.9%。通过 OCT 成像明确急性冠脉综合征"罪犯"病变的病理类型后，术者就可对患者做针对性的治疗，也因此可以大大提高治疗和远期预后的效果。Jia 等的研究指出，斑块破裂常见于 ST 段抬高型心肌梗死患者，"罪犯"病变管腔面积比较小，血栓负荷相对大，主要以红色血栓为主；而斑块侵蚀多见于非 ST 段抬高型心肌梗死患者，"罪犯"病变管腔面积比较大，血栓负荷相对较小，主要以白色血栓为主。因此，对临床上由斑块侵蚀所导致的急性冠脉综合征患者，经溶栓或血栓抽吸后，造影显示良好，TIMI 血流达到 3 级，此类患者可不需要进行介入治疗，予以强化抗凝、抗血小板治疗效果更好。Prati 等对类似 Jia 等提出的治疗方案进行验证，他们对 OCT 下 31 例斑块侵蚀患者分别采取支架置入或血栓抽吸加双重抗血小板治疗，研究结果显示，两种不同处理组的患者均未出现不良临床事件。但是，此研究的样本量很小，因此，目前需要更大规模的临床研究来证实，斑块侵蚀造成的急性冠脉综合征是否仅需强化抗凝加抽栓治疗即可，不需要行支架置入治疗术。在临床预后方面，OCT 研究显示，斑块破裂所导致急性冠脉综合征患者，相对于斑块侵蚀所导致急性冠脉综合征患者，远期预后比较差，主要心血管不良事件发生率高。此外，Higuma 等的研究发现，斑块破裂导致的急性冠脉综合征在介入手术后出现的无复流现象更为常见，但远期支架内膜覆盖方面，斑块破裂组和斑块侵蚀组没有显著差异。从以上研究可以看出，OCT 技术对于帮助认识急性冠脉综合征发病的病理机制、治疗的策略选择，以及患者预后的判断都有重大意义，但是目前需要更多、更大规模的临床随机研究来验证。

三、总　　结

随着 OCT 技术的改进，OCT 的导管和机器的操作越来越简单，成像速度越来越快，OCT 成像技术将会慢慢在临床上广泛应用。目前，OCT 在诊断冠脉斑块的成分、血管结构和检测高危不稳定斑块方面，都具有很重要的价值。此外，三维立体成像的实现，OCT 在支架置入前后，以及随访时的评价将会发挥更大的作用，特别是在评价支架贴壁不良，评估支架内再狭窄和支架边沿夹层方面。此外，OCT 在指导和评价近年才研发出来的生物可吸收支架方面的意义可能会更大（图 21-83），由于 OCT 的高分辨率，在帮助了解和随访生物可吸收支架慢慢被人体吸收消失的过程会更为重要。但是 OCT 也有它的局限性，OCT

目前最大的局限性在于它的穿透度没有 IVUS 好，所以新近在研发的 OCT/IVUS 二合一导管会有很重要的临床意义，此二合一导管把 OCT 和 IVUS 结合起来，同时具有高分辨率的 OCT 和穿透度比较好的 IVUS 技术。当术者需要观察血管内的细微结构，同时要检测斑块负荷以至血管大小时，就可直接使用这个二合一导管，不用再去考虑先使用 IVUS 导管还是 OCT 导管，也不用考虑要准备 OCT 机器还是 IVUS 机器，以后只要一台二合一机器即可了，相信新的 OCT/IVUS 导管技术可以进一步提高有创影像技术在临床上的使用价值。

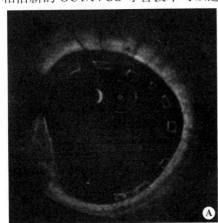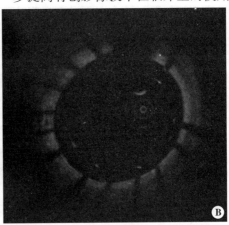

图 21-83　OCT 的高分辨率，在帮助了解和随访生物可吸收支架被人体吸收消失的过程有很大意义
A. 生物可吸收支架贴壁不良，B. 普通药物洗脱支架贴壁不良

（William kongto，hau）

第七节　超声心动图

冠心病是由于冠状动脉功能性改变或器质性病变引起的冠脉血流和心肌需求之间不平衡而导致的心肌损害，其基本特征是冠状动脉血管发生动脉粥样硬化病变而引起血管腔狭窄或阻塞。临床中常常分为慢性心肌缺血和急性冠状动脉综合征。超声心动图无创、方便、安全、便宜、有效，可以对心脏形态、结构、室壁运动及心功能进行检查，是目前临床工作中最重要和最常用的检查手段之一。超声心动图的传统模式如 M 型、二维、多普勒显像以及新技术如负荷、声学造影、三维、组织多普勒以及斑点追踪成像等均可协助对冠心病的评估和随访（表 21-8）。

表 21-8　超声心动图在冠心病评估中的常用技术

冠心病	常用超声心动图技术
急性冠脉综合征	二维静息超声心动图、超声造影、负荷超声、斑点追踪成像
慢性心肌缺血	负荷超声、造影增强负荷超声、心肌造影、三维超声、多普勒组织成像、斑点追踪成像
心梗并发症	二维静息超声心动图、心脏超声造影
危险分层	二维静息超声心动图、负荷超声
心肌活性	多巴胺负荷超声、心肌造影、斑点追踪成像
缺血性心肌病	二维静息超声心动图

一、急性冠脉综合征（ACS）

（一）传统静息二维超声心动图（2D-TTE）

2D-TTE 在临床上是急性胸痛患者的一线检查手段，不仅可观察患者心腔大小和室壁运动，还可排除非冠脉因素引起的急性胸痛如肺栓塞、升主动脉夹层和心包积液等。在急性胸痛期间如果左心室整体收缩功能正常而且没有区域性室壁运动异常，可以排除大面积的心肌缺血或梗死，而如果在急性胸痛的情况下出现新的区域性室壁运动异常则可考虑进行性心肌缺血或梗死。临床常规应用心脏 16 节段模型评估局部室壁运动，采用多平面法充分观察每个节段并进行评估评分：①运动正常或增强，②运动减弱（增厚减少），③无运动（无明显增厚），④矛盾运动（收缩期变薄或拉伸）（图 21-84）。

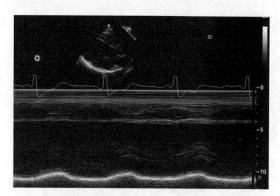

图 21-84　62 岁男性患者胸痛 1 天急诊 2D-TTE 示左室前壁运动消失

美国心脏病学会基金会在 2011 年发布的《超声心动图的应用标准》中将 2D-TTE 在疑似 ACS 中的作用评为"适合地"。在缺血级联中，区域室壁运动异常先于 ECG 改变，并且即使在缺血事件发生后数小时也可检测到区域壁运动异常。一些研究已经证明对于疑似 ACS 患者，2D-TTE 比 ECG 有更高的诊断价值：对 280 例疑似 ACS 患者但 ECG 结果模棱两可的研究发现，超声心动图的灵敏度为 71%，特异性为 91%，阴性预测值为 73%。而且在临床实践中，如果无法从患者的病史和 ECG 进行诊断，早期 2D-TTE 可用于检测区域室壁运动异常并辅助决定是否进行侵入性评估和经皮冠状动脉介入。然而，区域室壁运动异常的存在不仅与心肌缺血相关，而且与先前的心肌梗死、局灶性心肌炎、左束支阻滞和心肌病相关，构成诊断挑战。在一些患者中，由于身体肥胖、体位受限或肺部疾病而导致较差的声窗也可能限制获取有效图像。

（二）心脏超声造影

造影剂可以提高心内膜检测，用于评估局部室壁运动异常，而且实时心肌造影更可以直接观察心肌灌注。重要的是，超声造影剂在患有胸痛和疑似 ACS 的患者中被证明是安全的。使用心脏超声造影可准确地识别 ACS 患者并有助于预后。Kalvaitis 对 957 例胸痛的急诊患者进行研究，发现心脏超声造影显示的室壁异常增厚率和缺血性心肌灌注与未来不良事件明显相关，而且阴性预测值达 99%～100%，但是当合并先前心肌梗死病史时，阳性预测值非常差仅 2.9%～14.0%。Korosoglou 采用多变量逻辑回归分析 100 例首发胸痛患者的 ECG、肌钙蛋白 T 水平和心肌造影，结果显示心肌造影是 ACS 最强的预测手段，而且初始灌注缺损大小与 96h 后肌钙蛋白水平呈显著正相关，与随访 4 周后的射血分数呈显著负相关。正在研发的心肌造影技术涉及应用特异性表达抗体包被微泡，其能特异黏附急性缺血损伤的内皮细胞，并且在急性事件后持续数小时，提供"缺血记忆"。然而这些抗体包被的微泡尚只应用于动物模型中。

（三）负荷超声心动图

2011年欧洲心脏病学会指南和美国心脏病学会指南对疑似ACS患者均提倡应用负荷超声心动图。在这两个指南中，负荷超声心动图主要推荐用于没有静息性胸痛、ECG结果正常、肌钙蛋白水平没有升高和低风险评分的患者。Conti对503例急性胸痛患者评估各运动负荷影像手段对冠心病的诊断准确性，结果显示运动负荷超声心动图与运动应激SPECT具有相同敏感性（85%vs.86%），但特异性更高（95%vs.90%），运动负荷超声心动图与ECG运动耐受试验特异性相似（95%vs.95%），但敏感性更高（85%vs.43%）。SE在急性胸痛患者中具有极好的可行性，并且为疑似急性冠状动脉综合征，但ECG和12h肌钙蛋白均为阴性的患者提供准确快速的风险分层评估。Shah对839例急性心痛患者进行SE，成功率96.7%而且无严重并发症，随访1年时间里，正常SE组的不良事件发生率（心源性死亡和急性心肌梗死）为0.5%，异常SE组为6.6%，在多变量回归分析中，只有异常负荷超声心动图和年龄增长能有效预测心梗和死亡。

（四）斑点追踪成像

斑点追踪成像技术（二维应变、应变率成像）可提供区域室壁运动异常的额外信息。在一项研究中，以-20%作为整体收缩纵向应变峰值的临界值，应变成像具有93%的灵敏度和78%的特异性用于诊断心脏缺血。在没有明显区域性室壁运动异常的患者中，节段性应变成像和冠脉造影显示的冠状动脉狭窄有强相关性。此外在射血期收缩之前，由于等容收缩期内心室内压力急剧上升，缺血性心肌节段倾向于伸展，应变成像可以识别这一过程：Zahid回顾性分析非ST段抬高型心肌梗死患者的收缩早期心肌伸展持续时间，发现冠状动脉闭塞患者的持续时间比没有闭塞的患者要明显延长，而且与最终梗死面积有一定相关性。

二、慢性心肌缺血

（一）负荷超声心动图（SE）

负荷超声心动图可以由运动（跑步机或自行车）激发，在不能运动的患者中可使用药物（如多巴酚丁胺或双嘧达莫）激发。任何形式的负荷测试，都需要在静息状态、低等、中等和峰值负荷下多平面采集心脏各节段运动图像，对比观察分析心室大小、形状和心内膜运动和室壁增厚。正常心室壁的反应是在应激期间，心腔与静息相比变小，而形状保持不变并且存在增加的心内膜移动和室壁增厚。局部缺血室壁的反应特征是新出现的或加重的局部室壁运动异常（运动减弱，无运动或矛盾运动）。应激诱导缺血的严重程度与室壁运动异常的部位，范围和程度成正比。表21-9总结了负荷超声心动图的主要反应模式。

表 21-9 负荷超声心动图的主要反应模式

静息状态	峰值应激	诊断
正常运动	运动增强	正常心肌
正常运动	运动减弱、无运动、矛盾运动、左室扩张及整体运动减弱	心肌缺血累及左冠脉主干或多支病变
无运动	运动减弱、正常运动	存活的顿抑心肌
无运动	双相反应*	存活的冬眠心肌
无运动、矛盾运动	无运动、矛盾运动	坏死心肌

*指心肌运动在使用低剂量多巴酚丁胺应激时增强,随后随着多巴酚丁胺剂量的增加而减弱。

基于多项临床研究的 Meta 分析表明运动和药物负荷超声心动图在检测冠状动脉疾病具有优异的灵敏度和特异性,总体而言,负荷超声心动图的灵敏度范围为 80%~86%,特异性范围为 84%~92%。值得注意的是,负荷超声心动图的敏感性在单血管病变特别是左回旋支或右冠状动脉病变患者中较低(66%~83%),随着多支病变显著增加(86%~90%)。运动和药物负荷超声心动图具有优良的安全性和耐受性,重要并发症如心肌梗死、死亡、严重低血压、高度房室传导阻滞、恶性室性心律失常和支气管痉挛的发生率约 1:1000。多巴酚丁胺应激反应的禁忌证包括心律失常和严重高血压的患者。对于高度心脏传导阻滞、低血压、活动性支气管痉挛和接受咖啡因或茶碱的患者,尽量避免使用腺苷或双嘧达莫应激反应。抗血管药物(特别是 β 阻滞剂)显著降低负荷超声心动图的诊断准确性,因此,建议尽可能在测试前停用这些药物以避免假阴性结果。

(二)造影负荷超声

一方面超声造影剂明显改善心内膜显示,联合负荷超声心动图可明显提高冠心病的诊断率和解释置信度。Plana 对 101 例患者分别进行 2 次多巴胺负荷心动图检查,其中 1 次联合超声造影剂而 1 次没有,结果显示造影剂的使用改善静息状态可视化节段的百分比(从 72%±24%至 95%±8%),在峰值负荷期改善更多(从 67%±28%至 96%±7%)。使用造影剂可改善所有切面的心内膜显示,特别是心尖切面。与血管造影结果为金标准,造影增强负荷研究比非增强负荷心动图对缺血的准确性更高。

另一方面,小于 8μm 的造影剂微泡可通过肺微循环并集中在心肌中,这与相应区域心肌微血管内的相对心肌血容量成比例,从而能够检测心肌灌注,联合应激反应时,毛细血管血液体积在狭窄的远端减少,导致心肌信号强度和患病冠状动脉分支所对应的节段的收缩性减少。实时心肌灌注超声造影能增加负荷心动图测试的灵敏度,并提高预测死亡或非心肌梗死的能力。Dolan 等发表的多中心数据显示,诱导型灌注缺陷,即使在没有明显室壁运动异常情况下,是一个预测心肌梗死和死亡的独立预测因子。实时心肌灌注负荷超声心动图还能够协助诊断心内膜下缺血。Xie 等对 94 例左前降支严重狭窄但跨壁增厚正常患者进行心肌灌注多巴胺负荷超声心动图,发现 91%患者在峰值负荷时出现心肌灌注缺损,其中 45 例为心内膜下灌注缺损,而这其中只有 35 例出现明显的心内膜下室壁增厚异常。

（三）三维超声心动图（3 dimension echocardiograpy，3DE）

材料科学和电子学进步使得相控阵换能器能够实时成像较大的锥体体积，相应软件的更新实现了体积数据集的在线和离线可视化。体积数据集允许更可靠和准确的定量评估心室容积和心室质量。基于多项临床研究的 Meta 分析显示与 2DE 相比，3DE 能更准确地测量左室收缩和舒张期容积，因此也能更精确地评估左室射血分数（EF）。另外，3DE 快速和同时获取多个视图的能力可简化负荷超声心动图，并可提高诊断准确性。

（四）组织多普勒和斑点追踪成像

传统收缩功能定量指标（例如左心室射血分数）既不能评估长轴收缩功能，也不反映舒张功能的异常（通常先发于收缩功能障碍前）。组织多普勒成像和斑点追踪成像能弥补这一不足。

组织多普勒成像应用低通滤波器测量感兴趣区域中的心肌速度，s'代表心肌收缩速度，反映收缩功能，e'和a'分别代表心肌舒张早期速度和舒张晚期速度，是常用的评估左室舒张功能的重要指标。Hoffmann 等的研究显示 s' 和 E/e' 都与冠状动脉狭窄呈明显负相关，s' 和 e' 在狭窄冠脉所灌注的节段明显降低，而且在多变量分析中（负荷心电图、常规超声心动图参数），平均 s' 和 e' 速度是冠心病的独立预测因子。Meta 分析显示冠心病患者心肌 s' 在静息状态下明显降低，应激负荷后 e' 和 a' 也明显降低。

应变和应变率代表心肌变形的幅度和速率，在心脏收缩和舒张期都是需要能量的过程，而且能从纵向、轴向和环向多方位评估整体和局部心肌功能。DTI 应用心肌运动速度计算应变和应变率，STI 使用计算机算法评估心肌观察到的"斑点"之间的距离变化计算应变和应变率。对于 2D-TTE 显示室壁运动正常的冠状动脉狭窄>70%的患者，其多普勒纵向收缩应变和应变率明显降低。Liang 在二维应变成像的研究中显示，收缩期 SR 0.83/s 和舒张早期 SR 0.96/s 预测冠状动脉显著性狭窄（>70%）的敏感性和特异性分别为 85%、64%和 77%、93%。心肌应变和应变率在心肌梗死患者中明显降低，与梗死面积和射血分数明显相关，并能预测左室重构和预后，鉴别透壁心肌梗死，指导再灌注策略。多普勒应变 13%和 SR 0.8/s 检测梗死节段敏感性和特异性为 85%。鉴别透壁心肌梗死和非透壁心肌梗死节段方面，纵向应变 4.5%有较高的敏感性和特异性（分别为 81.2%和 81.6%），轴向应变临界值 16.5%和环向 11.1%的敏感性和特异性均为 70%和 71.2%。

三、并发症

静息二维超声心动图和多普勒成像是诊断和随访急性心肌梗死并发症的首选成像方法，包括室壁瘤（图 21-85），血栓形成（图 21-86），室间隔破裂，左心室游离壁破裂并继发心包积液、心包填塞或假性室壁瘤形成，乳头肌断裂或缺血后急性二尖瓣关闭不全。在 2D-TTE 显示困难时，如患者肥胖、肺气干扰、体位受限、插管或近期心脏手术时，可应用心脏声学造影强和经食管超声心动图增加诊断准确率。

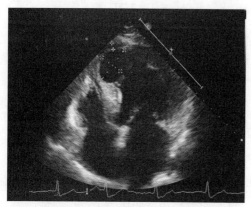
图 21-85　左室心尖部室壁瘤形成

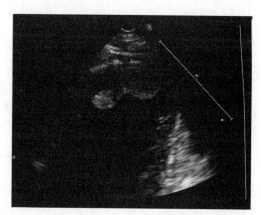
图 21-86　左室心尖部血栓形成

四、检测存活心肌

心肌活性对冠心病患者的预后非常重要。正常存活心肌厚度在 2D-TTE 图像舒张期通常＞6mm，＜6mm 而且回声增强的心肌通常没有活性。然而，在大多数情况下，室壁厚度和回声强度不足以区分心肌活性。其他超声成像技术如多巴酚丁胺负荷试验、心肌造影、应变成像可用于区分存活和与非存活心肌。低剂量多巴酚丁胺负荷超声心动图是评价心肌存活的最常用方法，在 3min 的时间间隔从 5μg/（kg·min）逐步增加到 10、20、30、40μg/（kg·min），并观察心肌活动，非活性心肌（伤痕）的运动随剂量增加无明显改善，而存活心肌对逐渐增加多巴酚丁胺有正常或双相反应。心肌造影是一种新的检测存活心肌手段：造影剂注入梗死区心肌后，如梗死区出现增强，即表明该区域仍有存活心肌，预后良好；如梗死区无增强，则表明该区域为非存活心肌，提示再血管化后该区域心肌功能的远期恢复较差。Mollema 研究显示左室整体平均应变与从单光子发射计算机断层扫描得到的存活指数相关（$r \leqslant 0.79$），并以 13.7% 为截断值预测 1 年后，射血分数提高 5% 的灵敏度和特异性分别为 86% 和 74%。

五、危险分层

危险分层可确定哪些患者存在发生心血管事件的风险高低。有效的危险分层有助于判断临床预后，并对冠心病患者拟定个体化治疗方案有重要价值。二维超声心动图是随访评估冠心病的简单有效的方法。负荷超声心动图技术对稳定的慢性冠状动脉缺血和急性缺血发作可提供有价值的预后信息。正常负荷超声心动图患者发生心脏主要不良事件的风险为低度（＜1%/年）。相比之下，异常的负荷超声心动图患者具有较高的风险，基于缺血范围、严重程度、心肌基线功能和功能储备、抗缺血治疗和临床危险因素，异常负荷超声心动图的患者可进一步分为中度风险（1%～3%/年）或高风险（＞3%/年）。应变和应变率也可提供预后评估，整体应变≤15.1% 和 SR≥–1.06/s 的患者分别有 5 倍和 4 倍死亡风险，而次要事件的风险增高 2～5 倍。

（曾　施）

第八节 超声分子成像

尽管心血管疾病的一级和二级预防已取得很大进展，但其在西方国家仍然是生命第一杀手，并且其发病率和致死率在以中国为代表的发展中国家中呈持续增长。不仅如此，近年来随着肥胖和代谢综合征患病率的不断提高，心血管疾病在年轻人群中的发病率和死亡率也逐渐提高。据估计，目前约多达 40%的美国成人将进入中等风险区域，即在未来十年内罹患系统性冠心病的危险性为 6%～20%。因此，对中等风险人群的进一步进行风险分层非常必要，相关方法的应用将使现有和未来的预防治疗方法的应用更为有效。

近年来，心血管无创影像技术得到迅速发展。目前主要的影像技术（CT、单光子发射体层成像、磁共振、超声等）的最新进展正被用于更好地评价心血管疾病。在评价动脉粥样硬化疾病方面，现有影像学技术主要用于观察斑块形态和成分、血管的生物力学性质、以及斑块发展对血流或血流储备的影响等。所有影像学评估的主要目标包括：①对目前已知的动脉粥样硬化发展相关病理生理改变的早期检测；②疾病快速进展风险的更佳评估；③已确定为动脉粥样硬化患者的并发症风险量化评估。由于动脉粥样硬化是一种涉及炎症和增生信号通路的复杂慢性病理改变，因此对动脉粥样硬化发病机制各阶段中分子水平活动的成像都会有助于更好更早的诊断评价、风险评估及疗效观察。从临床和研究的角度看，对心血管疾病风险分层中无创影像学检测的基本要求是其能提供超出风险因素传统评估方法的更多信息。更为理想的是，该影像学技术应该还能衡量治疗策略对疾病进展和风险修正的影响。此外，这些信息在患者承受能力、评价有效性和临床实用性等方面的力度将决定该影像学方法最终能否整合入风险评估体系。超声成像与其他影像技术相比，具有广为使用、价格低廉且能用于大样本筛查的特点，被认为是适用于动脉粥样硬化事件风险的大数量人群的筛查工具。而超声分子成像的出现标志着超声影像学从非特异性物理显像向特异性靶分子成像的转变，真正实现人体组织器官分子水平的微观形态和功能代谢，有望为动脉粥样硬化的影像学诊断打开一扇新的窗口。

（一）传统超声在动脉粥样硬化评价中的作用

1. 超声对动脉粥样硬化的组织形态学成像 动脉粥样硬化相关形态学改变的传统无创超声成像是基于对大血管而非冠状动脉及其分支的检测，后者由于尺寸较小、位置深在且受到心脏舒缩活动及肺气干扰而不易成像。目前通常认为更易于成像的大血管如颈动脉的改变可作为评价冠状动脉粥样硬化改变和心血管事件未来风险的替代指标。超声最基本的模式——B型超声已被用于评价粥样斑块，包括斑块最大厚度、颈动脉斑块累及区域及板块形态及钙化等。老年人和冠心病患者中斑块测量指标是未来心血管疾病死亡和发生冠心病事件的独立预测指标。但非常明显，仅对斑块做简单评估在临床实践中有局限性。首先，斑块是粥样硬化疾病过程中发生相对较晚的病变，斑块形成后才能被成像，预防性治疗的窗口也会随之受限。第二，B型超声侧重于形态学检测，在评价斑块生物学特征方面作用有限，而这正是影响心血管事件易感性的明确指标。前一限制已通过测量发生于动脉粥样硬化发病相对早期的血管内膜厚度改变而得到改善。内膜厚度的改变一般主要通过测量颈动脉内膜中层厚度（CIMT）得以实现，这是因为B型超声仅能可靠显示管腔–内膜界面和中–外膜界面。多个大型观察性研究显示，CIMT与目前已知的冠心病危险因素相关，并且是心血管事件的独立预测因子。然而迄今为止，目前尚无发表的研究显示 CIMT 测量相对于传统危险因素评估方法能提供更高的预后价值。在前述的观察性研究中，危险分层间的 CIMT 差异大约 200μm，低于目前主流超声仪理论上的轴向分辨率。因此，以目前的技术，CIMT 测量适用于大人群研究，但不太可能整合入风险评估算法。虽然也有些较小研究采用 CIMT 测量评估他汀类药物、烟酸、β 受体阻滞剂和钙通道拮抗剂疗效，但结果并未显示这些治疗效果可转化为硬性临床终点的下降，因此 CIMT 测量还未能成为心血管治疗研究的替代性指标。

2. 超声对动脉血管壁生物力学的评价 动脉粥样硬化病理发展过程中，纤维化、钙化及平滑肌细胞增生所导致的动脉血管壁厚度和生物力学特性改变，可转换为杨氏弹性模量的升高或者其他形变或硬度指标的改变。血管壁弹性特性的改变还会影响血管腔内的波传导，经食管或经胸超声心动图测量的主动脉波前传播速度已被用于评估主动脉的弹性。该指标与主动脉斑块负荷有明确的相关性，而且是心血管事件的独立预测指标。潜在易损斑块含有坏死核、较稳定斑块更多的炎性细胞和更少的平滑肌细胞，研究表明，其具有更高的应变值，而且应变值与 C 反应蛋白水平明显相关。最近，一些小型实验研究也已将无创性弹性成像用于评价颈动脉生物力学特性。

3. 超声对斑块新生血管形成的评价 粥样硬化斑块的营养依赖于来自外膜血管或管腔的新生血管，当斑块超出一定体积后，来自于动脉管腔或现有外膜血管的营养供应就变得不再充足。通过研究，目前已认识到新生血管形成的程度不仅与斑块体积相关，还与斑块的不稳定特性如炎症状态和形态学上的斑块破裂等相关。仅用彩色多普勒技术检测斑块新生血管形成既缺乏敏感性又无足够的空间分辨率。超声造影采用微米级微泡作为对比剂可显示组织微循环灌注状态，因而也已被用于检测颈动脉斑块的新生血管。超声造影对斑块新生血管形成的半定量评价与病理切片 CD31 染色的新生血管相关性较好（图 21-87，见彩图）。基础频率的血管内超声（IVUS）对冠状动脉滋养血管内造影剂微泡的检测不够敏感，不过

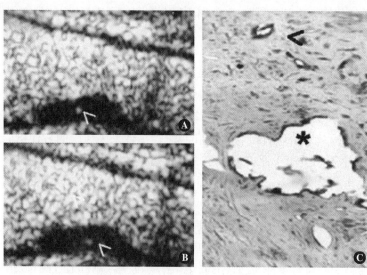

图 21-87 超声造影检测粥样斑块新生血管

A，B. 颈动脉窦部粥样硬化病灶的连续两帧声像图，显示斑块内出现微泡（白色箭头）；C. 声像图所示病变纤维帽免疫组化检查，显示较大的一级新生血管（*）和二级新生血管（黑色箭头）CD31 染色阳性（Coli, et al. 2008.）

最近已研制出 IVUS 谐波成像设备，具备检测兔主动脉粥样硬化滋养血管内超声造影剂的能力，有望用于临床评估。

(二) 超声分子成像评价动脉粥样硬化的研究

超声分子成像使用微泡或能产生回声的微粒/纳米微粒为示踪剂（分子探针）。这些微粒靶向于呈现在感兴趣组织细胞表面的特异分子结构。超声分子成像所采用的靶向策略包括改变微粒"壳"的性质以便于与炎症血管内活化白细胞黏附或者通过表面结合特异性配体已达到特异靶向的目的。对于较小的微米级或纳米级微粒，其靶向策略主要依赖于表面结合合适的配体，包括抗体、多糖和短肽序列等。超声分子成像的原理是：靶向微粒经静脉内注射后，结合于疾病特异表位；当超声辐照时，微泡和其他声活化微粒所发出的声波信号被超声仪所接收而成像。理论上，内皮细胞黏附可导致信号阻尼，但体外实验显示抗体介导的内皮细胞黏附仅能产生少量的信号阻尼，而且看起来局部微泡的代谢率也随之下降。近年来，多个研究证实，采用这些示踪剂，对动脉粥样硬化发展相关的分子靶标进行超声成像是可行的。

1. 动脉粥样硬化超声分子成像的分子靶标　　微泡为"血池内"造影剂，仅在血管腔内运动，因此以靶向微泡为示踪剂的超声分子成像必须以内皮细胞表面的分子为靶标。体积更小的声活化微粒或者纳米乳剂则具有穿透血管壁的潜力，可实现血管外结构的声学靶向。

炎症在心血管疾病的发生和进展中发挥重要作用，被认为是潜在的诊断靶标。聚集在血管壁的单核细胞和淋巴细胞是动脉粥样硬化形成的最重要因子之一。这些细胞是活性氧、血栓形成前体化合物、血管生长因子前体和细胞因子、血管活性多肽，以及可促进平滑肌细胞迁移和进一步炎性细胞浸润的多种生物活性产物的源头。单核细胞和淋巴细胞进入血管壁的过程受到严密监管和调控，其中部分是通过炎症区域表达的内皮细胞黏附分子和白细胞表面反向配体间的相互作用。P 选择素是作用于微血管内皮表面单核细胞和中性粒细胞初始捕获和快速边集过程的一种分子。细胞因子介导的 P 选择素表达可在体循环中的血小板上检测到，并与患者亚临床动脉粥样硬化疾病相关。而且，在动脉粥样硬化小鼠模型中，P 选择素决定的单核细胞聚集已被证实存在于早期动脉粥样硬化病变。血管细胞黏附分子-1（VCAM-1），一种来自于免疫球蛋白超家族的黏附分子，能通过与异二聚体整合素 VLA-4（α4β1）的相互作用促进中性粒细胞、单核细胞和淋巴细胞的缓慢边集和最终的牢固黏附以及渗出。细胞间黏附分子-1（ICAM-1）则是另一种来自于免疫球蛋白超家族的与单核细胞边集有关的黏附分子。正因为 VCAM-1、ICAM-1 及 P 选择素在动脉粥样硬化早期发病机制中的重要作用，这些标志物被认为具有早期评估发展为临床动脉粥样硬化疾病风险的作用。

其他动脉粥样硬化和（或）粥样斑块分子评估的潜在靶标包括组织因子（TF）和多种血管生成的分子标志物。TF 不表达于正常内皮细胞，但是随着细胞因子、生物胺如血清素或组胺的刺激，或者在介导因子如氧化低密度脂蛋白或血管内皮生长因子的作用下，TF 可在内皮细胞诱导表达。已证实，TF 与粥样斑块破裂或侵蚀后的血栓并发症相关。此外，TF 在血管平滑肌细胞迁移和增生信号通路中发挥作用，参与斑块的进展和不稳定化。对粥样斑块 TF 表达进行成像来评价斑块生物学特征及并发症风险也已成为研究的一个方向。四分子交联体 CD81 已被证实是人动脉粥样硬化斑块早期标志物。CD81 在粥样斑块内皮细胞显著性并特异性上调并在斑块形成初始阶段发挥重要作用。体内外实验证明，靶向 CD81

的超声分子成像有可能在动脉粥样硬化的检测、预后、易损性或抗粥样硬化药物易感性评估方面发挥作用。同样,对于血管生成分子标志物的成像来探测与斑块进展和不稳定相关的病理性新生血管也是研究热点之一。能用于靶向评估斑块新生血管的表达于血管内皮的分子包括 $α_v$ 整合蛋白、$α_5$ 整合蛋白、VEGF 受体等。对于这些靶标的超声分子探针已被研制出并用于检测肿瘤或缺血介导的血管生成。

动脉粥样硬化易损斑块处血小板聚集是浸润细胞凋亡和存活、决定血栓形成和粥样硬化进展的重要调节因素。该过程主要通过血小板特异性胶原受体糖蛋白(platelet-specific collagen receptor glycoprotein,GP)而受到调控。胶原与 GP 的某些亚型如 GP I bα、GP VI 等结合后促进血小板黏附、激活和分泌,从而参与动脉粥样硬化血栓形成。因此,GP VI 也可成为动脉粥样硬化超声分子成像的潜在靶标。

2. 血管腔高切应力对靶向微泡黏附的影响 靶向微粒(分子探针)在靶区的聚集是决定超声分子成像的显像效果的关键因素之一。而靶向微粒在分子标记物处的停留程度取决于示踪剂表面配体的密度、所使用配体的结合/解离率、感兴趣区血管内管壁切应力,以及血流对其潜在的分隔作用。对于以抗体靶向的微泡,理想的配体密度是>50 000 抗体/个微泡。超声分子成像已成功应用于多种组织(心肌、骨骼肌、肾脏等),主要依赖靶向微泡在上述组织微循环中的选择性滞留,而这些组织中管壁切应力都很低。研究通常使用的小鼠动脉粥样硬化模型的管壁切应力要高许多,主动脉收缩期峰值切应力可达 $80\sim 90 dyn/cm^2$。基于抗体的微泡靶向是超声分子成像最常用的技术。如果抗体结合率较低,血管内血液的高流速和高切应力就有可能阻碍其在血管腔内的靶向结合,从而影响成像效果。实际上,采用连续流动条件下不同切应力的流动腔研究已证实,在远低于小鼠主动脉峰值的切变率下,靶向微泡的停留率就已经显著下降。然而,动脉血流是搏动性的,小鼠主动脉舒张期流速下降甚至接近于 0。模拟搏动血流的流动腔实验发现,在高切应力流动条件下微泡黏附仅有短暂的中断,而一旦靶向结合后,后续的高切应力流动并不能将这些微泡解离,提示抗体靶向的微泡具有出色的结合力。因此,在搏动情况下,即使遭遇血流高切应力环境,靶向微泡依然可以与靶标结合。值得注意的是,人类大血管的管壁切应力与小鼠主动脉相比至少要低一个量级,因此考虑到未来潜在的临床应用,靶向微泡在人体的黏附效率应等同于甚至高于小动物疾病模型。

3. 动脉粥样硬化超声分子成像的可行性 脂质或白蛋白壳包裹的微泡可与活化单核细胞和中性粒细胞相结合,其机制为通过 C3 补体介导和(或)与 Mac-1 黏附,以及带有足够表面负电荷的脂质壳微泡可在补体介导下与内皮细胞结合等。右旋葡萄糖白蛋白全氟化碳气体微泡(PESDA)与功能不良内皮细胞的结合也已在猪牵拉颈动脉损伤模型中得到证实,后续实验显示,补体消除后微泡与功能障碍血管内皮细胞的结合明显减少。此外大鼠主动脉早期粥样硬化模型中也观察到广泛的黏附(图 21-88)。

抗体靶向的微泡与内皮细胞的特异结合最早采用 ICAM-1 靶向微泡于体外实验得到证实。早期的体内实验包括建立高脂饮食诱导的 Yucatan 小型猪粥样斑块模型,动脉内注射靶向 ICAM-1 的产回声脂质体,微泡与斑块的结合通过血管内和经血管超声途径均能观察

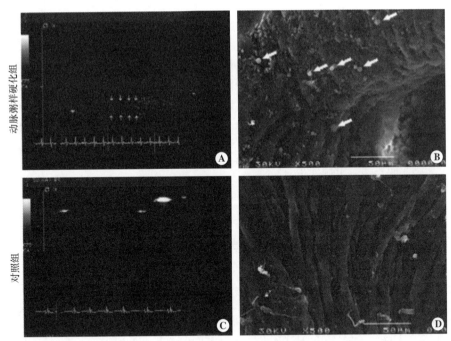

图 21-88　动脉粥样硬化大鼠静脉注射 PESDA 微泡后低机械指数超声成像和扫描电镜及对照大鼠相应表现
动脉粥样硬化大鼠黏附的 PESDA 微泡信号（A）和扫描电镜表现（B；白色箭头）。对照组大鼠中，超声未检测到微泡信号（C），
扫描电镜也未发现黏附的微泡（D）（Anderson, et al. 2007.）

到。后来的研究证实采用靶向产回声脂质体经动脉内注射可与 ICAM-1、VCAM-1 及 TF 结合并成像。前述研究中动脉粥样硬化发生和进展的多个关键介导因子均能得到成像，尽管部分采用的是动脉内大剂量脂质体注射和侵入性的成像方法。

4. 动脉粥样硬化超声分子成像的未来发展方向　尽管超声分子成像评价动脉粥样硬化的可行性已得到证实，但目前尚未开展相关的临床研究。要进入临床研究，不论是分子探针还是成像技术，都需要在多个方面得到突破。大多数实验研究使用简单的生物素-亲和素-生物素化学模式将靶向配体结合于示踪剂表面。亲和素有可能与人体内的生物素结合，而后者为脂肪酸合成和糖异生所需，因此有可能造成不良反应。其替代结合方式可采用对人体安全的胺类和巯基共价键等。此外，对于抗体在人体的使用也存在安全和费用上的顾虑。因此需要研制小分子、高特异性且价廉的配体，如多肽分子。示踪剂与血管内皮表面或组织微血管系统的黏附是动脉粥样硬化超声分子成像前提条件，但成像过程中仅有小部分示踪剂微粒被用于检测。因此，对于动脉壁强镜面反射的噪声背景下的示踪剂检测策略需要被优化。不仅如此，还需要研发仅针对黏附微泡的成像检测方法。在以上技术条件均得到满足的条件下，初步的临床试验应该包括对可评估血管如颈动脉的检测和对可作为心血管疾病风险替代标志物的炎症或其他分子改变的检测，不过目前对于颈动脉特别是易损斑块的超声分子成像显然更具有吸引力。动脉粥样硬化超声分子成像的研究进展也将推动临床应用所需的超声成像设备和示踪剂的进一步改进。

结 论

近年来对于导致动脉粥样硬化发生和进展的机制研究已经取得巨大的进展。毫无疑问，这些研究也必然将催生新的治疗策略，同时也导致对动脉粥样硬化亚分子水平检测的需求，以达到对疾病的早期识别或对其风险性和疾病进展的更佳评估，以及对现有的和新生的有效治疗方法的疗效评估。动脉粥样硬化及其易患因素具有广泛的流行性，因此这种无创影像学技术需要提供高通过性、广泛易获得性和廉价的筛查功能，而超声分子成像非常有希望最终成为满足这些要求的影像学技术。

（牛诚诚）

参 考 文 献

侯志辉，吕滨. 2012. 冠状动脉CT成像对急性冠状动脉事件的预测价值. 中华放射学杂志，46（4）：382-384.
李占全，金元哲. 2012. 冠状动脉造影与临床. 沈阳：辽宁科学技术出版社：85.
沈洁云，王忠敏，陈克敏. 2016. 冠状动脉斑块的CT血管造影评价. 中国医学计算机成像杂志，22（1）：97-100.
宋金松，朱杰敏. 2003. 冠状动脉粥样硬化斑块及其影像学评价. 国外医学临床放射学分册，26（5）：293-295.
奚文，施海明，李克. 2015. 64层螺旋CT在冠状动脉斑块内科治疗随访中的价值. 中国医学计算机成像杂志，21（2）：111-113.
肖喜刚，谢德轩，申宝忠，等. 2007. 多层螺旋CT对冠状动脉粥样硬化斑块性质的诊断价值. 中华医学杂志，87（46）：3247-3250.
谢晓洁，韩丹，牛慧慧. 2014. 双源CT冠状动脉斑块成像在冠心病临床分型的价值. 中国医学影像学杂志，4：259-262.
杨庭树. 2001. 冠心病实验诊断学. 北京：科学技术文献出版社，183.
余进洪，王志刚. 2009. 超声分子成像的机制及研究现状. 中国医学影像学杂志，25（4）：709-711.
余蔚，王志军，张建军，等. 2010. 双源螺旋CT与血管内超声对冠状动脉斑块和血管重塑的比较. 影像诊断与介入放射学，（19）：8-11.
张源芳，彭北杨，张滨，等. 2004. 多层螺旋CT冠脉钙化积分诊断冠心病及风险预测的临床价值. 中国医学影像学杂志，12（5）：334-337.
张兆琪，徐磊. 2011. 冠状动脉CT成像的机遇与挑战. 中华放射学杂志，45（1）：7-8.
张兆琪. 2008. 心血管疾病64排CT诊断学. 北京：人民卫生出版社，49-86.
中华医学会心血管病学分会介入心脏病学组，中国医师协会心血管内科医师分会血栓防治专业委员会，中华心血管病杂志编辑委员会组织专家组，等. 2016. 中国经皮冠状动脉介入治疗指南（2016）. 中华心血管病杂志，44（5）：382-400.
Ahn JM, Kang SJ, Yoon SH, et al. 2014. Meta-analysis of outcomes after intravascular ultrasound-guided versus angiography-guided drug-eluting stent implantation in 26503 patients enrolled in three randomized trials and 14 observational studies. Am J Cardiol, 113: 1338-1347.
Alfonso F, Macaya C, Goicolea J, et al. 1994. Angiographic changes(dotter effect)produced by intravascular ultrasound imaging before coronary asngioplasty. Am Heart J, 128: 244-251.
Amabile N, Souteyrand G, Ghostine S, et al. 2014. Very late stent thrombosis related to incomplete neointimal coverage or beoatherosclerotic plaque rupture identified by optical coherence tomography imaging. Eur Heart J Cardiovasc Imaging, 15: 24-31.
Anderson DR, Tsutsui JM, Xie F, et al. 2007. The role of complement in the adherence of microbubbles to dysfunctional arterial endothelium and atherosclerotic plaque. Cardiovasc Res, 73: 597-606.
Asil T, Balci K, Uzunca I, et al. 2006. Six-month follow-up study in patients with symptomatic intracranial arterial stenosis. J Clin Neurosci, 13（9）: 913-916.
Behm CZ, Kaufmann BA, Carr C, et al. 2008. Molecular imaging of endothelial vascular cell adhesion molecule-1 expression and inflammatory cell recruitment during vasculogenesis and ischemia-mediated arteriogenesis. Circulation, 117: 2902-2911.
Bloch F, Hansen WW, Packard M. 1946. Nuclear induction. Phys Rev, 69: 127.
Bouki KP, Sakkali E, Toutouzas K, et al. 2015. Impact of coronary artery stent edge dissections on long-term clinical outcome in patients with acute coronary syndrome: an optical coherence tomography study. Catheter CardiovascInterv, 86: 237-246, 3655.
Caiazzo G, Longo G, Giavarini A, et al. 2016. Optical coherence tomography guidance for percutaneous coronary intervention with bioresorbable scaffolds. Int J Cardiol, 15: 352-358.

Calvert PA, Obaid DR, O'Sullivan M, et al. 2011. Assoication between IVUS findings and adverse outcomes in patients sith coronary artery disease. J Am Coll Cardiol Img, 4: 894-901.

Chambless LE, Folsom AR, Davis V, et al. 2002. Risk factors for progression of common carotid atherosclerosis: the Atherosclerosis Risk in Communities Study, 1987–1998. Am J Epidemiol, 155: 38-47.

Chan SY, Mancini GB, Kuramoto L, et al. 2003. The prognostic importance of endothelial dysfunction and carotid atheroma burden in patients with coronary artery disease. J Am Coll Cardiol, 42: 1037-1043.

Chatzizisis YS, Murthy VL, Solomon SD. 2013. Echocardiographic evaluation of coronary artery disease. Coron Artery Dis, 24(7): 613-623.

Cheng JM, Garcia-Carcia HM, de Boer SP, et al. 2014. In vivo detection of high-risk coronary plaques by radiofrequency intravascular ultrasound and cardiovascular outcome: results of the atheroremo-ivus study. Eur Heart J, 35: 639-647.

Christiansen JP, Leong-Poi H, Klibanov AL, et al. 2002. Noninvasive imaging of myocardial reperfusion injury using leukocyte-targeted contrast echocardiography. Circulation, 105: 1764-1767.

Coli S, Magnoni M, Sangiorgi G, et al. 2008. Contrast-enhanced ultrasound imaging of intraplaque neovascularization in carotid arteries: correlation with histology and plaque echogenicity. J Am Coll Cardiol, 52: 223-230.

Coutts SB, Simon JE, Eliasziw M, et al. 2005. Triaging transient ischemic attack and minor strokepatients using acute magnetic resonance imaging. Ann Neurol, 57: 848-854.

Dahlslett T, Karlsen S, Grenne B, et al. 2014. Early assessment of strain echocardiography can accurately exclude significant coronary artery stenosis in suspected non ST segment elevation acute coronary syndrome. J Am Soc. Echocardiogr, 27, 512-519.

Dansky HM, Barlow CB, Lominska C, et al. 2001. Adhesion of monocytes to arterial endothelium and initiation of atherosclerosis are critically dependent on vascular cell adhesion molecule-1 gene dosage. Arterioscler Thromb Vasc Biol, 21: 1662-1667.

de la Torre Hernandez JM, Hernandez Hernandez F, Alfonso F, et al. 2011. LITRO Study Group (Spanish Working Group on Interventional Cardiology). prospective application of pre-defined intravascular ultrasound criteria for assessment of intermediate left main coronary artery lesions results from the multicenter LITRO study. J Am CollCardiol, 58: 351-358, 365.

Dorosz JL, Lezotte DC, Weitzenkamp DA, et al. 2012. Performance of 3-dimensional echocardiography in measuring left ventricular volumes and ejection fraction: a systematic review and meta-analysis. J Am Coll Cardiol, 59(20): 1799-1808.

Douglas PS, Garcia MJ, Haines DE, et al. 2011. ACCF/ASE/AHA/ASNC/HFSA/HRS/SCAI/SCCM/SCCT/SCMR 2011 Appropriate Use Criteria for Echocardiography. A report of the American College of Cardiology Foundation Appropriate Use Criteria Task Force, American Society of Echocardiography, American Heart Association, American Society of Nuclear Cardiology, Heart Failure Society of America, Heart Rhythm Society, Society for Cardiovascular Angiography and Interventions, Society of Critical Care Medicine, Society of Cardiovascular Computed Tomography, and Society for Cardiovascular Magnetic Resonance Endorsed by the American College of Chest Physicians. J Am Coll Cardiol, 57: 1126-1166.

Escobedo LG, Zack MM. 1996. Comparison of sudden and non sudden coronary deaths in the united states. Circulation, 93: 2033-2036.

Falk E. 1985. Unstable angina with fatal outcome: dynamic coronary thrombosis leading to infarction and/or sudden death. Autopsy evidence of recurrent mural thrombosis with peripheral embolization culminating in total vascular occlusion. Circulation, 71: 699-708.

Fassa AA, Wagatsuma K, Higano ST, et al. 2005. Intravascular ultrasound guided treatment for angiographically indeterminate left main coronary artery disease: a long term follow-up study. J Am CollCardiol, 45: 204-211.

Garg P, Underwood SR, Senior R, et al. 2016. Noninvasive cardiac imaging in suspected acute coronary syndrome. Nat Rev Cardiol, 13(5): 266-275.

Giroud D, Li JM, Urban P, et al. 1992. Relation of the site of acute myocardial infarction to the most severe coronary arterial stenosis at prior angiography. Am J Cardiol, 69: 729-732.

Glagov S, Weisneberg E, Zarins CK, et al. 1987. Compensatory enlargement of human atherosclerotic coronary arteries. N Engl J Med, 316: 1371-1375.

Gorge G, Peters RJ, Pinto F, et al. 1996. Intravascular ultrasound: safety and indications for use in 7085 consecutive patients studied in 32 centers in Europe and Israel. J Am CollCardiol, 27(Suppl A): 155.

Grube E, Gerckens, Buellesfeld L, et al. 2002. Images in cardiovasuclar medicine. Intravascular imaging with optical coherence tomography: a new high-resolution technology providing striking visiualization in the coronary artery. Circulation, 106: 2409-2410.

Guo S, Shen S, Wang J, et al. 2015. Detection of high-risk atherosclerotic plaques with ultrasound molecular imaging of glycoprotein Ⅱb/Ⅲa receptor on activated platelets. Theranostics, 5(4): 418-430.

Hamilton AJ, Huang SL, Warnick D, et al. 2004. Intravascular ultrasound molecular imaging of atheroma components in vivo. J Am Coll Cardiol, 43: 453-460.

Hau WK, Lee MK, Chan KT, et al. 2009. Atherosclerotic plaque characterization in patient with diabetes mellitus using virtual histology. Am J Cardiol, 103(Suppl 9A): 13B.

Hausman D, Erbel R, Alibelli-Chemarin, et al. 1995. The safety of intravascular ultrasound: a multi-center survey of 2207 examinations. Circulation, 91: 623-630.

Hayes CE, Mathis CM, Yuan C. 1996. Surface coil phased arrays for high-resolution imaging of the carotid arteries. J Magn Reson Imaging, 6: 109-112.

Higuma T, Soeda T, Abe N, et al. 2015. A combined optical coherence tomography and intravascular ultrasound study on plaque rupture, plaque erosion, and calcified nodule in patients with ST-segment elevation myocardial infarction: incidence, morphologic characteristics, and outcomes after percutaneous coronary intervention. JACC. Cardiovascular interventions, 8: 1166-1176.

Hoffmann S, Jensen JS, Iversen AZ, et al. 2012. Tissue Doppler echocardiography improves the diagnosis of coronary artery stenosis in stable angina pectoris. Eur Heart J Cardiovasc Imaging, 3: 724-729.

Hoit BD. 2011. Strain and strain rate echocardiography and coronary artery disease. Circ Cardiovasc Imaging, 4 (2): 179-190.

Hong MK, Mintz GS, Lee CW, et al. 2006. Intravascular ultrasound predictors of angiographic restenosis after sirolimus-eluting stent implantation. Eur Heart J, 27: 1305-1310.

Hong MK, Mintz GS, Lee CW, et al. 2008. A three vessel virtual histology intravascular ultrasound analysis of frequency and distribution of thin-cap fibroatheromas in patients with acute coronary syndrome or stable angina pectoris. Am J Cardiol, 101: 568-572.

Hong YJ, Jeong MH, Choi YH, et al. 2011. Impact of plaque compositions on no re-flow phenomenon after stent deployment in patients sith acute coronary syndrome: a virtual histology intravascular ultrasound analysis. Eur Heart J, 32 (16): 2059-2066.

Hunziker PR, Imsand C, Keller D, et al. 2002. Bedside quantification of atherosclerosis severity for cardiovascular risk stratification: a prospective cohort study. J Am Coll Cardiol, 39: 702-709.

Iakovou I, Schmidt T, Bonizzoni E, et al. 2005. Incidence, predictors, and outcome of thrombosis after successful implantation of drug-eluting stents. JAMA, 293: 2126-2130.

Im E, Kim BK, Ko YG, et al. 2014. Incidences, predictors, and clinical outcomes of acute and late stent malapposition detected by optical coherence tomography after drug-eluting stent implantation. CircCardiovInterv, 7: 88-96.

Izumi D, Miyahara M, Fujimoto N, et al. 2015. Optical coherence tomography analysis of the stent strut and prediction of resolved strut malapposition at 3months after 2nd-generation drug-eluting stent implantation. Heart Vessels, 31: 1247-1256.

Jasti V, Ivan E, Yalamanchili V, et al. 2004. Correlations between fractional flow reserve and intravascular ultrasound in patients with an ambiguous left main coronary artery stenosis. Circulation, 110: 2831-2836.

Jia H, Abtahian F, Aguirre AD, et al. 2013. In vivo diagnosis of plaque erosion and calcified nodule in patients with acute coronary syndrome by intravascular optical coherence tomography. J Am Coll of Cardiol, 62: 1748-1758.

Kang SJ, Lee JY, Ahn JM, et al. 2011. Intravascular ultrasound-derived predictors for fractional flow reserve in intermediate left main disease. JACC CardiovascInterv, 4: 1168-1174.

Kaufmann BA, Lewis C, Xie A, et al. 2007. Detection of recent myocardial ischaemia by molecular imaging of P-selectin with targeted contrast echocardiography. Eur Heart J, 28: 2011-2017.

Kaufmann BA. 2009. Ultrasound molecular imaging of atherosclerosis. Cardiovasc Res, 83 (4): 617-625.

Kawaguchi R, Oshima S, Jingu M, et al. 2007. Usefulness of virtual histology intravascular ultrasound to predict distal embolization for ST-segment elevation myocardial infarction. J Am Coll Cardial, 50: 1641-1646.

Kawamoto T, Okura H, Koyama Y, et al. 2007. The relationship between coronary plaque characteristics and small embolic particles during coronary stent implantation. J Am Coll Cardial, 50: 1635-1640.

Kim JS, Hong MK, Shin DH, et al. 2012. Quantitative and qualitative changes in DES-related neointimal tissue based on serial OCT. JACC Cardiovasc Imaging, 5: 1147-1155.

Kimura BJ, Bhargava V, DeMaria AN. 1955. Value and limitations of intravascular ultrasound imaging in characterizing coronary atherosclerotic plaque. Am Heart J, 130: 386-396.

Kolodgie FD, Burke AP, Farb A, et al. 2001. The thin-cap fibroatheroma type of vulnerable plaque: the major precursor lesion to acute coronary syndromes. Curr Opin Cardiol, 16: 285-292.

Kume T, Akasaka T, Kawamoto T, et al. 2006. Assessment of coronary arterial thrombus by optical coherence tomography. AJC, 97: 1713-1717.

Kume T, Okura H, Miyamoto Y, et al. 2012. Natural history of stent edge dissection, tissue protrusion and incomplete stent apposition detectable only on optical coherence tomography after stent implantation-preliminary observation. Circ J, 76: 698-703.

Kwee RM, van Oostenbrugge RJ, Mess WH, et al. 2013. MRI of carotid atherosclerosis to identify TIA and stroke patients who are at risk of a recurrence. J Magn Reson Imaging, 37: 1189-1194.

Lankford M, Behm CZ, Yeh J, et al. 2006. Effect of microbubble ligation to cells on ultrasound signal enhancement: implications for targeted imaging. Invest Radiol, 41: 721-728.

Lee SW, Hau WK, Kong SL, et al. 2012. Virtual histology findings and effects of varying doses of atorvastation on coronary plaque volume and composition in statin-naïve patients. The VENUS study. Circulation J, 76: 2662-2672.

Lehtinen T, Nammas W, Airaksinen JK, et al. 2013. Feasibility and safety of frequency-domain optical coherence tomography for coronary artery evaluation: a single-center study. Int J Cardiovasc Imaging, 29: 997-1005, 36.

Leong-Poi H, Christiansen J, Heppner P, et al. 2005. Assessment of endogenous and therapeutic arteriogenesis by contrast ultrasound molecular imaging of integrin expression. Circulation, 111: 3248-3254.

Li BH, Leung AS, Soong A, et al. 2013. Hybrid intravascular ultrasound and optical coherence tomography catheter for imaging of coronary atherosclerosis. Catheter CardiovascInterv, 81: 494-507.

Li L, Miller KL, Jezzard P. 2012. DANTE-prepared pulse trains: a novel approach to motionsensitized and motion-suppressed quantitative magnetic resonance imaging. Magn Reson Med, 68: 1423-1438.

Listed N. The Thrombolysis in myocardial infarction (TIMI) trial. Phase I findings. N Eng J Med, 1985, 312 (14): 932-936.

Liu CY, Bley TA, Wieben O, et al. 2010. Flow-independent T2- prepared inversion recovery black-blood MR imaging. J Magn Reson Imaging, 31 (1): 248-254.

Liu Y, Imanishi T, Kubo T, et al. 2011. Assessment by optical coherence tomography of stent struts across side branch. Comparison of bare-metal stents and drug-elution stents. Circ J, 75: 106-112.

Lloyd-Jones D, Adams R, Carnethon M, et al. 2009. Heart disease and stroke statistics–2009 update. A report from the American heart association statistics committee and stroke statistics subcommittee. Circulation, 119: 480-486.

MacPhee CH, Moores KE, Boyd HF, et al. 1993. Lipoprotein-associated phospholipase A2, platelet-activating factor acetylhydrolase, generates two bioactive products during the oxidation of low-density lipoprotein: use of novel inhibitor. Biochem J, 338: 479-487.

McDaniel MC, Eshtehardi P, Sawaya FJ, et al. 2011. Contemporary clinical applications of coronary intra- vascular ultrasound. JACC CardiovascInterv, 4: 1155-1167.

Metzger K, Vogel S, Chatterjee M, et al. 2015. High-frequency ultrasound-guided disruption of glycoprotein VI-targeted microbubbles targets atheroprogressison in mice. Biomaterials, 36: 80-89.

Mintz GS, Douek P, Pichard AD, et al. 1992. Target lesion calcification in coronary artery disease: an intravascular ultrasound study. J Am CollCardiol, 20: 1149-1155.

Mintz GS, Nissen SE, Anderson WD, et al. 2001. American college of cardiology clinical expert consensus document on standards for acquisition, measurement and reporting of Intravascular Ultrasound Studies (IVUS): a report of the american college of cardiology task force on clinical expert consensus documents. J Am CollCardiol, 37: 1478-1492.

Mintz GS, Painter JA, Pichard AD, et al. 1995. Atherosclerosis in angiographically "Normal" coronary artery reference segments: an intravascular ultrasound study with clinical correlations. J Am Coll Cardiol, 25: 1479-1485.

Mintz GS, Popma JJ, Pichard AD, et al. 1996. Limitations of angiography in the assessment of plaque distribution in coronary artery disease: a systematic study of target kesion eccentricity in 1446 kesions. Circulation, 93: 924-931.

Mintz GS, Weissman NJ. 2006. Intravascular ultrasound in the drug-eluting stent era. J Am CollCardiol, 48: 421-429.

Missel E, Mints GS, Carlier SG, et al. 2008. In vivo virtual histology intravascular ultrasound of fisk factors for sudden coronary death in men: results from the prospective, multi-centre virtual histology intravascular ultrasound registry. Eur Heart J, 29: 2141-2147.

Missel E, Mints GS, Carlier SG, et al. 2008. Necrotic core and its ratio to dense calcium are predictors of high-risk non –ST-elevation acute coronary syndrome. Am J Cardiol, 101: 573-578.

Mulvagh SL, Rakowski H, Vannan MA, et al. 2008. American Society of Echocardiography Consensus Statement on the Clinical Applications of Ultrasonic Contrast Agents in Echocardiography. J Am Soc Echocardiogr, 21 (11): 1179-1201.

Nair A, Margolis MP, Kuban BD, et al. 2007. Automated coronary plaque characterization with intravascular ultrasound backscatter: ex vivo validation. Eurointerv, 3: 113-120.

Nakamura M, Nishikawa H, Mukai S, et al. 2001. Impact of coronary artery remodeling on clinical presentation of coronary artery disease: an intravascular ultrasound study. J Am Coll Cardial, 37: 63-69.

Nasu K, Tsuchikane E, Katoh O, et al. 2008. Plaque characterization by virtual histology intravascular ultrasound analysis in type II diabetic patients. Heart, 94: 429-433.

Nasu K, Tsuchikane E, Katoh O, et al. 2009. Effect of fluvastatin on progression of coronary atherosclerotic plaque evaluated by virtual histology intravascular ultrasound. JACC cardiovasc interv, 2: 689-696.

Niccoli G, Montone RA, Di Vito L, et al. 2015. Plaque rupture and intact fibrous cap assessed by optical coherence tomography portend different outcomes in patients with acute coronary syndrome. EHJ, 36: 1377-1384.

Nissen SE, Nicholls SJ, Sipahi I, et al. 2006. Effect of very high-intensity statin therapy on regression of coronary atherosclerosis: the asteroil trial. JAMA, 295: 1556-1565.

Nissen SE, Nicholls SJ, Wolski K, et al. 2008. Comparison of pioglitazone vs glimepiride o progression of coronary atherosclerosis in jpatients with type 2 diabetes: the periscope randomised controlled trial. JAMA, 299: 1561-1573.

Nissen SE, Tuzcu EM, Schoebnhagen P, et al. 2004. For the reversal investigators. effect of intensive compared with moderate lipid-lowering therapy on progression of coronary atherosclerosis: a randomised controlled trial. JAMA, 291: 1061-1080.

Oei HH, van der Meer IM, Hoffman A, et al. 2005. Lipoprotein-associated ohospholipase A2 activity is associated with risk of coronary heart disease and ischemic stroke: the rotterdam study. Circulation, 111: 570-3575.

Ogasawara D, Shite J, Shinke T, et al. 2009. Pioglitazone reduces the necrotic-core component in coronary plaque in association with enhanced plasma adiponectin in patients with type 2 diabetes mellitus. Circ J, 73: 343-351.

Okamura T, Onuma Y, Yamada J, et al. 2014. 3D optical coherence tomography: new insights into the process of iptimal rewiring of side branches during bifurcational stenting. EuroIntervention, 10: 907-915.

Potkin BN, Barorelli AL, Gessert JM, et al. 1990. Coronary artery imaging with intravascular high-frequency ultrasound. Circulation, 81: 1575-1585.

Prati F, Cera M, Ramazzotti V, et al. 2007. Safety and feasibility of a new non-icclusive rechnique for facilitated intracoronary Optical Coherence Tomography (OCT) acquisition in various clinical and anatomical scenarios. EuroIntervention, 3: 365-370.

Prati F, Di Vito L, Biondi-Zoccai G, et al. 2012. Angiography alone versus angiography plus optical coherence tomography to guide decision making during percutaneous coronary intervention: the Centro Per La LottaControl'Infarto-Optimisation of Percutaneous Coronary Intervention (CLI-OPCI) Study. EuroIntervention, 8: 823-829.

Prati F, Uemura S, Souteyrand G, et al. 2013. OCT-based diagnosis and management of STEMI associated with intact fibrous cap. JACC. Cardiovascular imaging, 6: 283-287.

Purcell EM, Torrey HC, Pound RV. 1946. Resonance absorption by nuclear magnetic moments in a solid. Phys Rev, 69: 37-38.

Qian J, Maehara A, Mintz GS, et al. 2009. Impact of gender and age on in vivo virtual histology-intravascular ultrasound imaging plaque characterization (from the global virtual histology intravascular ultrasound [VH-IVUS] registry). Am J Cardiol, 103: 1210-1214.

Rodriguez-Granillo GA, Garcia-Garcia HM, McFadden E, et al. 2005. In vivo intravascular ultrasound-derived thin-cap fibroatheroma detection sing ultrasound radiofrequency data analysis. J Am CollCardial, 46: 2038-2042.

Rodriguez-Granillo GA, Serruys PW, Garcia-Garcia HM, et al. 2006. Coronary artery remodeling is related to plaque composition. Heart, 92: 388-391.

Saam T, Hatsukami TS, Takaya N, et al. 2007. The vulnerable, or high-risk, atherosclerotic plaque: noninvasive MR imaging for characterization and assessment. Radiology, 244: 64-77.

Serruys PW, Garcia-Garcia HM, Buszman P, et al. 2008. Effects of direct lipoprotein-associated phospholipase A2 inhibitor darapladib on human coronary atherosclerotic plaque. Circulation, 118: 1172-1182.

Shim CY, Liu YN, Atkinson T, et al. 2015. Molecular omaging of platelet-endothelial interactions and endothelial von willebrand factor in early and mid-stage atherosclerosis. Circ Cardiovasc Imaging, 8 (7): e002765.

Sicari R, Nihoyannopoulos P, Evangelista A, et al. 2009. Stress Echocardiography Expert Consensus Statement–Executive Summary: European Association of Echocardiography (EAE) (a registered branch of the ESC). Eur Heart J, 30: 278-289.

Simonetti OP, Finn JP, White RD, et al. 1996. "Black blood" T2-weighted inversionrecovery MR imaging of the heart. Radiology, 199: 49-57.

Sonoda S, Morina Y, Ako J, et al. 2004. impact of final stent dimensions on long-term results following sirolimus-eluting stent implantation: serial intravascular iltrasound analysis from the SIRIUS trial. J Am CollCardiol, 43: 1959-1963.

Stefano GT, Bezerra HG, Mehanna E, et al. 2013. Unrestricted utilization of frequency domain optical coherence tomography in coronary interventions. Int J Cardiovasc Imaging, 29: 741-752.

Steffel J, Luscher TF, Tanner FC. 2006. Tissue factor in cardiovascular diseases: molecular mechanisms and clinical implications. Circulation, 113: 722-731.

Stone GW, Maehara A, Lansky AJ, et al. 2011. A prospective natural history study of coronary atherosclerosis. N Engl J Med, 364: 226-235.

Stork S, van den Beld AW, von Schacky C, et al. 2004. Carotid artery plaque burden, stiffness, and mortality risk in elderly men: a prospective, population-based cohort study. Circulation, 110: 344-348.

Surmely JF, Nasu K, Fujita H, et al. 2007. Association of coronary plaque composition and arterial remodeling: a virtual histology intravascular ultrasound analysis. Heart, 93: 928-932.

Takalkar AM, Klibanov AL, Rychak JJ, et al. 2004. Binding and detachment dynamics of microbubbles targeted to P-selectin under controlled shear flow. J Control Release, 96: 473-482.

Takaya N, Yuan C, Chu B, et al. 2006. Association between carotid plaque characteristics and subsequent ischemic cerebrovascular events: a prospective assessment with MRI-initial results. Stroke, 37: 818-823.

Tanaka A, Imanishi T, Kitabata H, et al. 2009. Lipid-rich plaque and myocardial perfusion after successful stenting in patients with non-ST-segment elevation acute coronary syndrome: an optical coherence tomography study. EHJ, 30: 1348-1355.

Tobis JM, Mallery J, Mahon D, et al. 1991. Intravascular ultrasound imaging of human coronary arteries in vivo. Circulation, 83: 913-926.

Topol EL, Nissen SE. 1995. Our preoccupation with coronary luminology. The dissociation between clinical and angiographic findings in ischemic heart disease. Circulation, 92: 2333-2342.

Trivedi RA, Gillard JH, Kirkpatrick PJ. 2008. Modern methods for imaging carotid atheroma. Br J Neurosurg, 22: 350-359.

Tsutsui JM, Xie F, Cano M, et al. 2004. Detection of retained microbubbles in carotid arteries with real-time low mechanical index imaging in the setting of endothelial dysfunction. J Am Coll Cardiol, 44: 1036-1046.

Vagimigli M, Rodriguez-Granillo GA, Garcia-Garcia HM, et al. 2006. Distance from the ostium as an independent determinant of coronary plaque composition in vivo: an intravascular ultrasound study based radiofrequency data analysis in humans. Eur Heart J, 26: 655-663.

Vicenzini E, Giannoni MF, Puccinelli F, et al. 2007. Detection of carotid adventitial vasa vasorum and plaque vascularization with ultrasound cadence contrast pulse sequencing technique and echo-contrast agent. Stroke, 38: 2841-2843.

Virmani R, Burke AP, Farb A, et al. 2006. Pathology of the vulnerable plaque. J Am Coll Cardial, 47: C13-C18.

Virmani R, Burke AP, Kolodgie FD, et al. 2003. Pathology of the thin-cap fibroatheroma: a type of vulnerable plaque. J Interv Cardiol, 16: 267-272.

Virmani R, Kolodgie FD, Burke AP, et al. 2000. Lessons learn sudden coronary death: a comprehensive morphological classification scheme for atherosclerotic lesions. Arterioscler Throm Vasc Biol, 20: 1261-1275.

Wang J, Yarnykh VL, Hatsukami T, et al. 2007. Improved suppression of plaquemimicking artifacts in black-blood carotid atherosclerosis imaging using a multislice motionsensitized driven-equilibrium(MSDE)turbo spin-echo(TSE)sequence. Magn Reson Med, 58: 973-981.

Wang JC, Normad SL, Mauri L, et al. 2004. Coronary artery spatial distribution of acute myocardial infarction occlusions. Circulation, 110: 278-284.

Watson RJ, MeLean CC, Moore MP, et al. 2000. Characterization of arterial plaque by spectral analysis of in vivo radiofrequency intravascular ultrasound data. Ultrasound Med Biol, 26: 73-80.

Wiklund O, Hulthe J, Wikstrand J, et al. 2002. Effect of controlled release/extended release metoprolol on carotid intima-media thickness in patients with hypercholesterolemia: a 3-year randomized study. Stroke, 33: 572-577.

Willmann JK, Paulmurugan R, Chen K, et al. 2008. US imaging of tumor angiogenesis with microbubbles targeted to vascular endothelial growth factor receptor type 2 in mice. Radiology, 246: 508-518.

Windecker S, Kolh P, Alfonso F, et al. 2014. 2014 ESC/ACTS Guidelines on Myocardial Revascularization. EHJ, 35: 2541-2619.

Witenbichler B, Maehara A, Weisz G, et al. 2014. Relationship between intravascular ultrasound guidance and clinical outcomes after drug-eluting stents. The Assessment of dual antiplatelet therapy with drug-eluting stents (ADAPT-DES) study. Circulation, 129: 463-470.

Witenbichler B, Maehara A, Weisz G, et al. 2014. Relationship between intravascular ultrasound guidance and clinical outcomes after drug-eluting stents. The Assessment of Dual Antiplatelet Therapy With Drug-Eluting Stents (ADAPT-DES) Study. Circulation, 129: 463-470.

Yuan C, Zhang SX, Polissar NL, et al. 2002. Identification of fi brous cap rupture with magnetic resonance imaging is highly associated with recent transient ischemic attack or stroke. Circulation, 105: 181-185.

第二十二章　动脉粥样硬化性心血管疾病的调脂治疗

美国心脏病学会及美国心脏协会（ACC/AHA）于2013年11月12日共同颁布了新一版的《胆固醇治疗降低成人动脉粥样硬化性心血管疾病风险指南》，这是指南首次提出"动脉粥样硬化性心血管疾病（atherosclerosis cardiovascular disease，ASCVD）"这一概念。2014年9月15日，美国国家脂质协会（NLA）在《以患者为中心的血脂异常管理建议》中再次重新定义了ASCVD，指出其应包括心肌梗死、急性冠脉综合征、稳定型冠心病、冠状动脉或其他血运重建操作、短暂性脑缺血发作、缺血性卒中、动脉粥样硬化性外周动脉疾病及其他动脉粥样硬化性疾病。NLA建议指出，以低密度脂蛋白胆固醇（LDL-C）水平升高为特点的血脂异常是目前动脉粥样硬化（As）发生发展的主要原因，且As的进展又是绝大多数ASCVD事件发生的关键因素，因此降低LDL-C水平可有效降低ASCVD风险。2014年11月18日，美国心脏协会2014年会上公布的IMPROVE-IT研究使"胆固醇理论"再次得到回归，该研究证实不管是何种药物或何种机制，只要降低胆固醇就可获得心血管受益。2016年8月27日，欧洲心脏病学会（ESC）颁布的最新的《血脂异常管理指南》首先充分肯定了胆固醇理论，并强调"LDL-C低一点更好"的治疗理念。基于近年来国际上诸多新的血脂异常防治指南的颁布，以及我国血脂异常研究及数据的积累，由我国多学科专家联合制订的《中国成人血脂异常防治指南（2016年修订版）》于2016年10月24日正式颁布（以下简称"新指南"）。新指南再次强调，以LDL-C或总胆固醇（TC）升高为特点的血脂异常是ASCVD重要的危险因素，其他类型的血脂异常，如三酰甘油（TG）增高或高密度脂蛋白胆固醇（HDL-C）降低与ASCVD发病危险的升高也存在一定的关联。有效控制血脂异常，降低LDL-C水平，可显著减少ASCVD的发病及死亡危险，对我国ASCVD防控具有重要意义。

在我国，血脂异常的治疗具有"三低"的特点，即知晓率低、治疗率低及控制率低。尽管近年随着人们认识程度的提高，以及2007年《中国成人血脂异常防治指南》的颁布，我国的血脂异常控制较前有所改善，但与欧美国家相比仍处于较低水平。2012年我国流行病学调查显示，成人血清TC平均为4.50mmol/L，高胆固醇血症的患病率为4.9%；TG平均为1.38mmol/L，高TG血症的患病率13.1%；HDL-C平均为1.19mmol/L，低HDL-C血症的患病率33.9%；中国成人血脂异常总体患病率高达40.40%，较2002年呈大幅度上升。人群血清胆固醇水平的升高将导致2010~2030年我国心血管病事件约增加920万，提示我国ASCVD的调脂治疗形势严峻。为更好地指导中国血脂异常的临床治疗实践，本章主要对ASCVD的调脂治疗作介绍。

第一节　血脂异常分类

血脂是血清中的胆固醇、TG和类脂（如磷脂）等的总称，与临床密切相关的血脂主要为胆固醇和TG，成人血脂异常主要表现为血浆（清）TC、LDL-C和（或）TG水平的增高及 HDL-C 水平的降低。血脂异常主要根据病因和临床表现进行分类，其中病因分类可大致分为原发和继发，但在临床实践中，临床分类更为实用，故本节主要讨论临床分类，具体分类如表 22-1。

表 22-1　血脂异常的临床分类

分型	TC	TG	HDL-C	相当于 WHO 表型
高胆固醇血症	增高			Ⅱa
高 TG 血症		增高		Ⅳ、Ⅰ
混合型高脂血症	增高	增高		Ⅱb、Ⅲ、Ⅳ
低 HDL-C 血症			降低	

第二节　调脂治疗的基本原则

在临床实践中，血脂异常是否启动调脂治疗应综合危险因素进行综合考虑。例如，患者 LDL-C 水平为 3.4mmol/L，该患者是否应启动调脂治疗？按照新指南的治疗流程，若该患者同时合并有高血压、吸烟等危险因素则属于高危患者，应积极干预，若不合并有其他危险因素，则属于低危患者，可暂时不启动治疗。若启动治疗，患者该选择何种药物，达标值是多少，以及预后判断，这些问题在我国新指南中均已明确。

我国对 ASCVD 的调脂治疗基本原则及流程如下：①首先对患者进行 ASCVD 危险分层，根据患者 ASCVD 的危险程度再决定是否应该启动药物调脂治疗；②一旦启动药物调脂治疗，应将 LDL-C 作为首要干预靶点（Ⅰ类推荐，A 级证据），而非 HDL-C 则作为次要干预靶点（Ⅱa 类推荐，B 级证据）；③调脂目标值：极高危患者 LDL-C<1.8mmol/L，高危患者 LDL-C<2.6mmol/L，中危和低危患者 LDL-C<3.4mmol/L，若不能达标，则 LDL-C 应至少降低 50%，若极高危患者基线已在目标值以内，仍应降低 30%左右；④治疗过程中应首选他汀类药物，结合患者病情及卫生经济学等综合选择合适的他汀类药物，若单用他汀类药物难以达标，可联合其他药物治疗。

第三节　心血管风险分层

血脂异常诊断和治疗的主要目的并不局限于控制血脂达标，而是为了积极地防控 ASCVD，降低其风险。LDL-C 水平是 ASCVD 的主要危险因素，但是个体发生 ASCVD 危险的高低不仅取决于胆固醇水平高低，还取决于同时存在的 ASCVD 危险因素的数量和水平。LDL-C 基线水平相同或相近的患者，其他危险因素的数量和水平不同，其心血管风险差异显著，因此并不能仅依据胆固醇的水平进行危险分层而制订治疗策略。更重要的是，ASCVD 总体危险并不是胆固醇水平和其他危险因素独立作用的简单叠加，而是胆固醇水平与多个危险因素复杂交互作用的共同结果，这导致同样的基线胆固醇水平，可因合并其他危险因素而具有更大的危害。全面评价 ASCVD 的总体风险既有助于确定患者调脂治疗的决策和个体化方案，更有利于最大程度降低患者 ASCVD 的总体风险，这不仅是 ASCVD 调脂治疗的核心，更是防治血脂异常的必要前提。

新指南指出，在危险评估时，已诊断为 ASCVD 的患者可直接归为极高危风险人群，而具有以下特点之一者直接归为高危患者：①LDL-C＞4.9mmol/L；②1.8mmol/L≤LDL-C≤4.9mmol/L 且年龄在 40 岁以上的糖尿病患者。不符合极高危和高危患者特点的应将高血压作为重要的危险分层参数，按照 LDL-C 或胆固醇水平，并结合其他危险因素组合按照图 22-1 的流程进行未来 10 年的风险评估。此外，由于国内外众多的临床研究已经揭示危险因素水平对年龄低于 55 岁的人群余生危险的影响，我国新指南增加了对 10 年 ASCVD 危险分层为中危并且年龄小于 55 岁患者余生危险评估，以便识别出中青年 ASCVD 余生危险为高危的个体，针对这些余生危险为高危的个体应进行包括血脂在内的危险因素的早期干预。

符合下列任一条件者，可直接列为高危或极高危人群
极高危：ASCVD 患者
高危：（1）LDL-C≥4.9mmol/L 或 TC≥7.2mmol/L
（2）糖尿病患者[LDL-C=1.8～4.9mmol/L（或 TC=3.1～7.2mmol/L）且年龄≥40 岁]

不符合者，评估 ASCVD10 年发病危险

危险因素 a（个数）		血清胆固醇水平分层（mmol/L）		
		3.1≤TC＜4.1 或 1.8≤LDL-C＜2.6	4.1≤TC＜5.2 或 2.6≤LDL-C＜3.4	5.2≤TC＜7.2 或 3.4≤LDL-C＜4.9
无高血压	0～1	低危（＜5%）	低危（＜5%）	低危（＜5%）
	2	低危（＜5%）	低危（＜5%）	中危（5%～9%）
	3	低危（＜5%）	中危（5%～9%）	中危（5%～9%）
有高血压	0	低危（＜5%）	低危（＜5%）	低危（＜5%）
	1	低危（＜5%）	中危（5%～9%）	中危（5%～9%）
	2	中危（5%～9%）	高危（≥10%）	高危（≥10%）
	3	高危（≥10%）	高危（≥10%）	高危（≥10%）

ASCVD10 年发病危险为中危且年龄＜55 岁者，评估其余生危险

具有以下任意 2 项及以上危险因素者，定义为 ASCVD 高危人群
· 收缩压≥160mmHg 或舒张压≥100mmHg
· 非-HDL-C≥5.2mmol/L（200mg/dl）
· HDL-C＜1.0mmol/L（40mg/dl）
· BMI≥28kg/㎡
· 吸烟

a 危险因素包括吸烟、低 HDL-C 及男性≥45 岁或女性≥55 岁。
注：慢性肾脏疾病患者的危险评估及治疗请参见特殊人群的血脂异常的治疗。1mmHg=0.133kPa。

图 22-1 ASCVD 总体发病危险评估流程图

从目前国际上已发表的血脂异常治疗指南来看，2013 年 ACC/AHA 美国指南的风险评估仍是基于 10 年的 ASCVD 事件风险，所有证据主要源自高质量的随机对照试验（RCT）研究，排除流行病学、遗传学等其他研究结果，且数据来源于欧美国家的白色人种及黑色人种，因此并不适用于中国人群。NLA 建议指出，应考虑中期、长期或终生风险。这一理念与国际动脉粥样硬化学会（IAS）指南一致，在患者的危险分层中评估长期或终生风险要优于 10 年风险。2016 年欧洲的新版血脂指南仍以冠心病危险评估系统（SCORE）评分为

基础，而我国新指南恰与欧洲2016年欧洲新指南评分体系大致相似，却又具有自身特点。其中，欧洲指南以慢性肾脏病为重要参数，并参考其他综合危险因素，而我国新指南则是以高血压作为危险分层的重要参数。在我国人群的心血管危险评估模型中，高血压所占权重更大，列为危险因素首位。此外，尽管血脂异常是As的元凶，但是As并不是一种血脂病，它依然存在其他诸多的危险因素，在这些综合因素的作用下共同促进As的进展。而高血压则是其中最重要的"帮凶"，所以对目前已有或很可能发生As的高血压患者进行降脂治疗能带来明确的获益。并且从目前的心脏结局预防评估-3（HOPE-3）、益格鲁-斯堪的那维亚心脏终点试验（ASCOT）等研究来看，已有充分的证据证明，对高血压患者降脂不仅能带来益处，而且是目前最具有现实意义的一种策略。所以笔者认为，正是基于以上几点，我国新指南以高血压作为危险分层的重要参数有理有据，并具有中国特色。

第四节　调脂治疗靶点及目标值设定

如前所述，以LDL-C水平升高为特点的血脂异常是目前As发生发展的主要原因，且As的进展又是绝大多数ASCVD事件发生的关键因素，因此降低LDL-C水平可有效降低ASCVD风险。有关LDL-C应作为调脂治疗的首要靶点的问题在诸多国际指南中均有说明，本章节不再作过多阐述。而非HDL-C与ASCVD间的关系在近年来逐渐受到关注。非HDL-C通常包含所有的致动脉粥样硬化性胆固醇，即LDL-C、IDL、VLDL、VLDL残粒及乳糜微粒等。IAS的报告中首次提出，应将非HDL-C作为另一重要干预靶点。英国国家卫生与临床优化研究所（NICE）指南及美国NLA建议均认为，非HDL-C可能较LDL-C更适合作为调脂治疗的主要靶点，其主要原因在于流行病学调查发现，相比LDL-C，非HDL-C是ASCVD更强有力的预测因子，且在LDL-C与非HDL-C结果不一致时，非HDL-C与ASCVD的相关性更为密切。并且非HDL-C无需空腹检测，临床操作更为简便。此外，非HDL-C中受富含TG成分的脂蛋白（乳糜微粒、VLDL）影响最大，TG升高可导致非HDL-C水平进一步升高，故关注非HDL-C可纳入更多合并有高TG血症的患者。因此，有学者曾提出，降脂治疗究竟是降低LDL-C还是非HDL-C？笔者认为，ASCVD患者的调脂治疗仍应回归胆固醇的基本理论，只要通过治疗能把胆固醇水平降下来就能够防治ASCVD。LDL-C和非HDL-C都能代表胆固醇水平的下降，若能同时达标则能更好地实现胆固醇的管理。因此，正如指南中所述，两者均需关注。尽管非HDL-C可纳入更多合并有高TG血症的患者。但是TG目前多认为与心血管的剩余风险相关，也就是说首先仍需要LDL-C达标。并且由于干预TG的临床研究只对一些亚组进行分析，并无RCT证据支持可获得明确获益。所以，新指南仍将LDL-C作为首要干预靶点，为I类推荐，A级证据。而非HDL-C则作为次要治疗靶点，给出的是IIa类推荐，B级证据。

有关目标值的设定，在美国2013版ACC/AHA《胆固醇治疗降低成人动脉粥样硬化性心血管疾病风险指南》中已经被取消。其原因在于，专家组认为，调脂治疗的目标应是防治ASCVD，而并不是单纯胆固醇达标，并且LDL-C和非HDL-C的治疗目标值缺乏RCT证据的支持，目前也没有明确的证据能够表明达到某一目标值就可实现最大程度ASCVD风险的降低。而在我国的现实血脂治疗实践中，设定目标值有助于医生更为准确地判定治疗的有效性，而取消目标值会严重影响患者治疗的依从性，从获益的角度来说，能使患者长期坚持治疗更为重要。因此与美国指南不同，我国新指南仍给出了调脂治疗目标值。并且不同的危险人群所需达到的 LDL-C 水平和（或）非 HDL-C 水平均存在较大差异（表 22-2）。如果 LDL-C 基线值较高，而现有调脂药物经积极治疗 3 个月后 LDL-C 仍不能达标，则可考虑将 LDL-C 至少降低 50% 作为替代目标（Ⅱa 类推荐，B 级证据），若极高危患者 LDL-C 基线值已在目标值以内，仍应降低 30% 左右（Ⅰ类推荐，A 级证据）。

表 22-2　不同 ASCVD 危险人群 LDL-C 和非 HDL-C 治疗达标值[mmol/L（mg/dl）]

危险等级	LDL-C	非-HDL-C
低/中危	<3.4（130）	<4.1（160）
高危	<2.6（100）	<3.4（130）
极高危	<1.8（70）	<2.6（100）

第五节　生活方式调脂

血脂异常明显受饮食及生活方式的影响，因此，无论是否启动药物治疗，良好的生活方式干预均应是 ASCVD 调脂治疗的基石，并且贯穿整个治疗过程。良好的生活方式干预或治疗性生活方式干预主要包括控制体重、加强运动、科学饮食等方面。

一、科学饮食

1. 减少胆固醇、饱和脂肪酸和反式脂肪酸的摄入　目前已明确，As 是大多数 ASCVD 的病理基础。在其发病机制的阐述上最具有说服力的仍然是"胆固醇学说"。因血液胆固醇的水平与 ASCVD 的关系是确凿的，因此对于血脂偏高或合并慢性疾病的人群，需控制膳食中的胆固醇摄入。要限制所有胆固醇含量较高的食物来源，特别是富含脂肪的动物食品，减少甲壳类动物的摄入，鸡蛋也要少于 2 个/周。在美国指南对应的 12 个能量水平的膳食模式中，每日胆固醇的量为 100~300mg，胆固醇的摄入量与既往指南一致（2014 年指南推荐限制胆固醇<300mg）。饱和脂肪酸是导致 LDL-C 升高的主要膳食成分，且热量较大，应严格限制摄入。此外，有证据显示过多摄入富含饱和脂肪酸饮食与胰岛素抵抗、癌症等风险增加相关，故在目前的膳食指南中有明确限制。《2016 中国居民膳食指南》建议每天摄入饱和脂肪酸来源的能量应少于总能量的 8%。

反式脂肪酸可升高 LDL-C，增加 CVD 风险。其主要来源主要包括在加工食品过程中使用的部分氢化植物油中，如奶制品、人造黄油、奶精等。反式脂肪酸也存在于反刍动物性食品中，如奶制品、牛肉、羊肉。《2016 中国居民膳食指南》建议每日反式脂肪酸摄入量不超过 2g。在满足每日必需营养和总能量需要的基础上，当摄入饱和脂肪酸和反式脂肪酸的总量超过规定上限时，应该用不饱和脂肪酸替代。

2. 适当增加能降低 LDL-C 的食物　可溶性的或黏稠的纤维能适当降低 LDL-C 的水平，这种能力超过了仅仅减少饱和脂肪酸、反式脂肪酸和胆固醇的饮食。含有植物胆固醇的食物可降低胆固醇水平。植物胆固醇的分子结构与胆固醇极为相似，可竞争性的抑制肠内胆固醇酯的水解及肠壁内游离胆固醇的再酯化，促使其在粪便中排泄。每天摄取 2.6g 植物胆固醇能降低 10% 左右的 TC 和 LDL-C，但对 HDL-C 及 TG 无作用。建议每天植物固醇摄取量为 2g，可溶性纤维素每天摄取量 10～25 g。

3. 增加富含水果和蔬菜的饮食摄入　富含蔬菜和水果的饮食是降低饮食和能量控制的一种有效策略。它既可满足人体对微量营养素、常量营养素和纤维的需求，也不会增加总能量的摄入。尤其是深色的蔬菜、水果，因为它们含有更为丰富的微量元素。

4. 减少饮料及含糖食物的摄入　大量含糖饮料等食物的摄入会使人体摄入更多的热量，更容易产生肥胖，不利于饮食结构的改善及理想体重的控制。减少其摄入可降低总热量并促进营养素的吸收。

5. 限盐、限酒及戒烟　由于钠摄入与血压之间存在递增的剂量效应关系，一般来说，血压会随着盐摄入的增加而增加。高盐饮食可加重心脏、肾脏的负荷，增加动脉粥样硬化性心血管事件和充血性心力衰竭风险。因此，减少盐的摄入不仅可预防高血压的发生，对已确诊的高血压患者，限盐还有利于血压的控制，有助于提高降压药物的降压效果。中国成人血脂异常防治指南规定每日盐的摄入量应小于 6g，这不仅指食盐，还包括味精、酱油等含盐调料和火腿、午餐肉等含盐食品及腌制品所含的盐量。同时吃富含钾的饮食可降低血压，并平缓高钠摄入的升血压效应。

多数认为，葡萄酒特别是红葡萄酒，有升高 HDL-C 水平的作用，对冠心病有保护作用。尽管饮酒可提高 HDL-C 水平，但不主张饮酒作为血清低 HDL-C 患者的治疗选择。因为饮酒在升高血清 HDL-C 水平的同时也使血清 TG 水平升高，并增加高血压、交通和工作事故等。而且烈性酒对人体危害性较大，可以成瘾，过多会对健康和社会产生严重危害，因此，如果饮酒，一定要适度。

研究发现，吸烟对血脂水平影响显著。对 54 项长期吸烟对血脂影响的研究进行的 Meta 分析显示，与非吸烟者相比，吸烟者血清中具有致 As 作用的 TC 浓度增加 3.0%，TG 浓度增加 9.1%，LDL-C 浓度增加 1.7%；而血清中 HDL-C 浓度降低 5.7%。同时发现，吸烟量对血脂的影响也明显相关，即重度吸烟者血清 TC、TG 和 LDL-C 较轻度吸烟者升高更明显。吸烟者血清小而密的 LDL 颗粒比例较高，具有更强的致 As 作用。值得警惕的是，被动吸烟同样会对健康产生巨大危害，尤其是对婴幼儿、青少年及妇女的危害尤为严重。我国目前主动和被动吸烟的人数众多，重视吸烟对血脂的影响并倡导戒烟是将其危害降低的有效途径。强烈建议杜绝烟草制品使用，并避免被动吸烟。

二、加强运动

每天进行 30min 左右的中等强度体育锻炼，且应为有氧运动，每周锻炼 5～7 天，每天 30～60min。对于尝试减肥的个体而言，建议逐渐进行高强度锻炼。

三、控制体重

肥胖是血脂代谢异常的重要危险因素，维持健康体重（BMI 20.0～23.9kg/m²），有利于血脂控制。血脂代谢紊乱的超重或肥胖者的能量摄入应低于身体能量消耗，减少每日食物总能量（每日减少 300~500 kcal），改善饮食结构，以控制体重增长，并争取逐渐减少体重至理想状态。增加身体活动，可使超重和肥胖者体重减少 10%以上。

第六节 非生活方式调脂

一、药物治疗

新指南将主要降低胆固醇的药物分为两大类：一类为主要降低胆固醇的药物（他汀类物、胆固醇吸收抑制药、PCSK9 抑制药），而另一类则为主要降低 TG 的药物（贝特类、烟酸类、鱼油制剂）。在这些药物中，有部分药物同时既可降低胆固醇又能降低 TG。对于严重的血脂异常患者，常需多种调脂药联合应用，才能获得理想的疗效。

（一）主要降低胆固醇的药物

1. 他汀类药物 通过选择性阻断胆固醇合成的限速酶——3-羟基-3-甲基戊二酰辅酶 A（HMG-CoA）还原酶结合位点，从而减少胆固醇的生成，继而上调 LDL 受体，加速血清 LDL 分解代谢，同时还能抑制 VLDL 合成。他汀类药物不仅适用于高胆固醇血症、混合性高脂血症和 ASCVD 患者，而且是 ASCVD 患者药物调脂治疗的基石，可显著降低血清 LDL-C、TC 水平，但在降低 TG 方面相对较弱。不同于国际上其他血脂指南，我国新指南推荐使用中等强度的他汀类药物作为中国人群的调脂常用药物（表 22-3）。新指南对于"中等强度"的选择，笔者认为原因主要有以下 4 点：①目前他汀类药物明确改善临床预后的证据主要来自中小强度的剂量。其中，以斯堪的纳维亚辛伐他汀存活试验（4S 研究）、胆固醇和复发事件研究（CARE）、缺血性疾病长期普伐他汀干预试验（LIPID）、氟伐他汀类药物干预防治研究（LIPS 研究）及英国心脏保护研究（HPS）为代表的 5 项 RCT 奠定他汀类药物防治 ASCVD 的证据基础。这些研究都涉及他汀的常规剂量，同时也是 ACC/AHA 指南中推荐的中等强度剂量与安慰剂之间的对照。研究结果一致显示，他汀类药物常规剂量在冠心病二级预防与高危患者一级预防中降低总体死亡率、致命/非致命心肌梗死、卒中和减少心血管血运重建，并且安全性良好。而针对大剂量的他汀类药物研究则主要包括急性冠脉综合征早期强化降脂治疗研究（Prove-IT、A-Z）、稳定型冠心病患者的强化降脂治疗（TNT）及大剂量阿托伐他汀强化降脂治疗研究（IDEAL）。其中，Prove-IT 与 A-Z 研究主要针对急性冠脉综合征，而 TNT 及 IDEAL 研究则主要针对稳定型冠心病。这 4 项研究中，TNT 研究与 Prove-IT 结果一致，均为阳性，其余两项研究则以阴性告终。其实，该 4 项 RCT 研究的结果方向是一致的，即降低 LDL-C 的强度更大，获益则越多。但是，最大剂量的他汀并没有带来总体死亡率的下降，并且虽然相对危险有差别，但绝对风险仅仅下降 2%。②他汀类药物的不良反应包括肝功能异常、肌肉相关不良反应、新发糖尿病风险，以及认知功能障碍等，这些均与大剂量有关，如阿托伐他汀 80mg 在中国人群中应用尚经验不足，请谨慎使用。③从卫生经济学的角度，大剂量的他汀类药物常给患者带来巨大的负担，获益有限，不良反应却增多，患者常常中断或放弃治疗。④更好的依从性可使患者用得起、坚持用、长期用、安全用，最终长期获益。因此，目前临床大多情况下均推荐中等强度的他汀类药物使用，常见的他汀类药物种类及常用剂量如下表22-3。

表22-3 他汀类药物降胆固醇强度

降胆固醇强度	药物及其剂量
高强度（每日剂量可降低LDL-C≥50%）	阿托伐他汀40~80mg 瑞舒伐他汀20mg
中等强度（每日剂量可降低LDL-C 25%~50%）	阿托伐他汀10~20mg 瑞舒伐他汀5~10mg 氟伐他汀80mg 洛伐他汀40mg 匹伐他汀2~4mg 普伐他汀40mg 辛伐他汀20~40mg 血脂康1.2g

他汀类药物结构中均有羟甲基戊二酸活性结构，但是存在形式不同。根据结构改造的先后顺序可分为三代。第一代包括洛伐他汀、辛伐他汀和普伐他汀。第二代包括氟伐他汀，是第一个全人工合成的他汀类药物。第三代为人工合成的对映体，包括阿托伐他汀、瑞舒伐他汀和匹伐他汀。

（1）洛伐他汀：最初自土曲霉菌培养液中分离而得，是迄今为止临床应用时间长、获得相关资料多、效果确切的他汀类药物。洛伐他汀口服后约30%被吸收，与食物同服可增加吸收；吸收后首过效应大，仅5%进入人体循环，在肝中被代谢成有效代谢物β-羟基酸，进一步代谢成6-羟基衍生物及另外两种未鉴定的产物。洛伐他汀及β-羟酸代谢物的蛋白结合率高达95%，2~4h后血药浓度达峰值。洛伐他汀及其代谢产物主要经胆道排泄，肾脏排出不到10%。最常见的临床不良反应为腹痛、腹泻、便秘、肌肉痉挛、疲乏无力、皮疹和视力模糊等，偶可引起肝功能异常和肌酸激酶升高。长期治疗后停药，作用可持续4~6周。洛伐他汀不能与治疗人类免疫缺陷病毒、细菌和真菌感染的特定药共同使用，因为会增加严重肌病发生的风险。

（2）辛伐他汀：是通过对洛伐他汀进行结构改造后得到的半合成品，二者均为非活性内酯环型药物，脂溶性较强，本身无活性，需要在体内代谢成相应的开环结构后才能起效，调脂作用较洛伐他汀强。辛伐他汀经口服后对肝脏有高度的选择性，其在肝脏中的浓度明显高于其他非靶性组织，胃肠道中食物的存在不影响其吸收。以无活性的内酯形式服用，内酯结构在肝脏有高度选择性。口服后主要在肝脏发挥作用，在肝脏转变成有活性的开放酸形式，随后从胆汁中排泄。辛伐他汀一般耐受性良好，大部分不良反应轻微且为一过性。常见的不良反应主要包括：胃肠道反应，如腹痛、便秘、胃肠胀气；偶有肝脏反应，如血清丙氨酸氨基转移酶升高，胆红素升高；肌肉反应，如血清肌酸激酶升高、肌痛、疲乏、无力及横纹肌溶解等；其他，如头痛、失眠、血小板减少等。美国食品药品监督管理局（FDA）发布通告称，与使用低剂量的辛伐他汀及其他他汀类药物相比，使用最高批准剂量80mg的辛伐他汀发生肌肉损害的风险升高。因此，该药的每日剂量宜控制在40mg以内。

（3）普伐他汀：亦是通过对洛伐他汀的结构改造而得，但是以盐的结构存在，属于开环羟基酸型，水溶性较强，本身即为活性药物。普伐他汀口服后迅速吸收，肝脏首过清除率46%，主要作用在肝脏，与食物同服时，生物利用度下降32%，但其调脂作用不受影响。普伐他汀具有高度肝脏选择性，它在肝内浓度是其他组织的200～500倍，极少影响其他机体细胞功能。这种高度肝脏选择性与药物的亲水性有关。成人开始剂量为10～20mg，常见剂量为20～40mg/d，一日1次，临睡前服用，一日最高剂量40mg。最大疗效出现在服药后4周，所以调整剂量须在服药4周后进行。与其他他汀药物相比，普伐他汀通过肝、肾两条途径进行清除，这种双通道排泄有利于肝脏功能或肾功能不全患者的药物代偿性排泄。不同程度肾衰竭患者单次口服普伐他汀，其肾排泄与肌酐清除率平行，而药动学指标并没有改变，血浆浓度无增加。但肝衰竭者血浆浓度增加，因此，肝衰竭者应避免使用该药。不良反应可见轻度转氨酶升高、皮疹、肌痛、头痛、胸痛、恶心、呕吐、腹泻、疲乏等，且与药物剂量有关；偶见肌病发生，严重的横纹肌溶解症和免疫性肌病偶有报道，活动性肝病或严重肝功能异常者、孕妇或哺乳期妇女及对本产品过敏者禁用。

（4）氟伐他汀：是第一个全合成的竞争性HMG-CoA还原酶抑制剂，结构与前三种他汀类药物明显不同，是以氟苯取代吲哚环的甲羟戊酸内酯而得的衍生物，无需代谢转化就具有药理活性。本药的药动学不受年龄及性别的影响，可在每天任意时间服用，无论进食与否，但酒精性肝硬化患者氟伐他汀的生物利用度增加2.5倍。氟伐他汀几乎完全由肝脏清除，经肝脏代谢后仅有不到6%的药物进入尿中，因此轻至中度肾功能不全的患者不必调整剂量，严重肾功能不全的患者不能用本品治疗。临床剂量范围是20～80mg/d，目前国内成年临床常用剂量为40mg/d。近年来，氟伐他汀缓解片（80毫克/片）用于临床。氟伐他汀血浆半衰期短，仅30min，在血液中停留时间较短，因此肌病发生率要低于其他他汀类药物。最常见药物不良反应为轻微的胃肠道症状、失眠和头痛，氟伐他汀可引起肝功能异常，使转氨酶持续升高超过正常上限3倍的发生率约为1.1%，因肝转氨酶升高而停药者占0.6%。

（5）瑞舒伐他汀：2002年首先在美国获准用于临床。该药为氨基嘧啶衍生物类，具有他汀类药物所共有的药效基团，即二羟基庚酸部分，但其分子的其余结构却与其他同类药物迥异，其中极性甲磺酰氨基的存在使它呈现相对较低的亲脂性，是兼有水溶性和脂溶性的他汀类药物。瑞舒伐他汀的亲水性意味着其被动扩散能力较低，故难以进入非肝细胞，通过选择性有机阴离子转运过程而被肝细胞大量摄入，具有选择性分布并作用于肝中HMG-CoA还原酶的特点。该药主要经由细胞色素P450同工酶2C9和2C19进行缓慢代谢，而通过细胞色素P450同工酶3A4的代谢却少至几乎可忽略。所以它与其他药物的相互作用发生率也大大降低。主要生物活性与其药物原形有关，而很少需要肝脏代谢。约有90%的药物原形从粪便中排出，其余10%主要是从尿中排出。其临床使用用量范围是5～20mg/d，但目前国内推荐的成人常用剂量为10mg/d。瑞舒伐他汀的血浆半衰期较长，因此给药时间可不受限制，瑞舒伐他汀5～10mg/d能够降低血浆LDL-C水平达40%～50%，提高血浆HDL-C水平达13%，并可使87%患者的胆固醇水平达到美国"国家胆固醇教育计划（NCEP）"成人治疗组第三次报告（ATP Ⅲ）所规定的标准。

（6）阿托伐他汀：与氟伐他汀一样，均含有氟苯环和氮杂环。二者与洛伐他汀和辛伐他汀相比，水溶性增加，脂溶性降低。阿托伐他汀口服后吸收迅速，1～2h内达浓度的30%，因胃肠黏膜清除和肝脏的首过代谢作用，其绝对生物利用度较低，约为12%，抑制HMG-CoA

还原酶的生物利用度为 30%。阿托伐他汀本身无活性，在体内代谢成为邻羟基化和对羟基化代谢产物及各种 β 氧化产物，对 HMG-CoA 还原酶抑制活性的约 70% 来源于阿托伐他汀的活性代谢产物，邻羟基化和对羟基化代谢产物对 HMG-CoA 还原酶的抑制作用与阿托伐他汀相当。阿托伐他汀的血浆蛋白结合率为 98%，平均血浆半衰期为 14h，但由于其活性代谢物的影响，实际对 HMG-CoA 还原酶抑制作用的半衰期为 20～30h，因此给药时间可不受限制。本药经肝脏和肝外代谢后，产物大部分以代谢物的形式经胆汁排出，仅 2% 由肾脏排泄，即使有肾功能不全时，对阿托伐他汀的药动学也无多大影响。阿托伐他汀的临床使用剂量范围是 10～80mg/d，但目前国内推荐成人的常用量是 10～20mg/d。中到大剂量的阿托伐他汀可使 LDL-C 降低 40%～60%，TG 降低 23%～45%，HDL-C 升高 5%～9%，对脂蛋白（a）无明显作用。阿托伐他汀的耐受性好，最常见的不良反应为胃肠道不适，其他还有头痛、皮疹、头晕、视觉模糊和味觉障碍。20% 的患者出现不同类型的不良反应，仅 2% 的患者因此而停药。而在其他他汀类药物，此比例分别为 24% 和 3%。停药的主要原因为恶心、疼痛、抑郁、肌病、腹痛和肝功能检查异常。

（7）匹伐他汀：是新一代他汀类药物，通常以钙盐的形式存在，于 2009 年在中国上市，该药在他汀类药物基本结构中引入氟苯基和环丙基烷基侧链，更增强了调节和改善 HMG-CoA 抑制剂的作用。其药代动力学性质优良，口服后 1h 血浆浓度可达高峰，生物利用度（80%）和蛋白结合度（90%）高，作用持久，生物半衰期 11h。匹伐他汀的环丙基侧链使其避免经过 CYP3A4 代谢，仅有极少部分经 CYP2C9 代谢，药物相互作用少，主要排泄路径是经过肝肠循环在粪中排泄，其在体内的分布具有肝选择性。匹伐他汀钙具有显著降低 LDL-C 效应，作用与阿托伐他汀相似，而强于其他 5 种他汀类药物，在升高 HDL-C 和降低 TG 方面其作用优于阿托伐他汀。其不仅能够有效调节血脂紊乱、延缓动脉粥样硬化的进程，而且能有效稳定或逆转已形成的粥样斑块，对动脉粥样硬化性疾病的防治作用疗效确切。成人每次 1～2mg，每天 1 次，饭后口服。与其他他汀比较，安全性和耐受性良好。由于对血糖水平无影响，对伴糖尿病、代谢综合征的高脂血症患者更合适。

（8）血脂康：为国产中药，由特制红曲加入稻米生物发酵精制而成，主要成分为 13 种天然复合他汀，系无晶型结构的洛伐他汀及其同类物。常用剂量为 0.6g，2 次/天，可使 TC 降低 23%，LDL-C 降低 28.5%，TG 降低 36.5%，HDL-C 升高 19.6%。适用于轻中度胆固醇升高患者、混合性血脂异常患者、TG 轻度升高及 HDL 降低的患者及冠心病的二级预防等。其安全性和耐受性良好，可试用于其他他汀类药物不能耐受或引起肝酶和肌酶升高的血脂异常患者。

尽管他汀类药物的应用越来越广泛，但很多人仍对他汀类药物的认识存在诸多误区，如其临床使用的安全性备受关注。中国他汀类药物安全性评价专家共识中指出，临床上使用的他汀类药物非常安全。对于本可从他汀类药物明显获益的患者，不恰当地强调和渲染他汀类药物的不良反应将使他们对他汀类药物用药产生怀疑和延迟用药，将不利于 ASCVD 的防治。与美国他汀类药物安全性指南不同，中国共识体现了自己的特点。①他汀类药物与肝脏损害：由于我国是肝炎大国，因此他汀类药物的肝脏安全性仍值得临床医生关注。建议复查间隔：启动他汀类药物治疗后 4～8 周复查肝功能，如无异常，调整为 6～12 个月复查 1 次。需监测肝炎的临床症状，如黄疸、不适、疲乏、无力；如果治疗期间，ALT

或AST超过3倍（>120 U/L），随访患者应再次复查肝功能，如仍持续高于此值且无其他原因可供解释，需停用他汀类药物。而美国FDA删除了原有他汀类药物说明中关于"服用他汀类药物的患者需常规定期监测肝酶"的规定，推荐在服用他汀类药物前进行肝酶检测，此后只有当临床需要时才检测肝酶，这是与我国国情不同的情况下制订的。②他汀类药物与肌病：用药前检测肌酸激酶，治疗期间定期监测。他汀类药物诱发的横纹肌溶解症呈剂量依赖性。且往往发生于合并多种疾病和（或）同时用多种药物的患者。国内外指南建议，开始他汀类药物治疗前检测肌酸激酶，治疗期间定期监测。服药期间如出现肌肉不适或无力及排褐色尿，应及时监测肌酸激酶。如确定发生或高度怀疑肌炎，立即停用他汀类药物。曾因服用他汀类药物出现肌病的患者可考虑更改他汀类药物种类、调整剂量、间断给药、他汀类药物联合其他调脂药（依折麦布、贝特类、缓释型烟酸等）及补充辅酶Q10治疗。③他汀类药物与糖尿病：他汀增加新发糖尿病风险，发生率为10%~12%，属他汀类药物效应。目前，中国和欧美的他汀类药物说明书都标注了可导致血糖升高或新发糖尿病的警告。但他汀类药物对心血管疾病的总体益处与新发糖尿病风险之比为9:1，获益远大于新增糖尿病风险，无论是糖尿病高危人群还是糖尿病患者，有他汀类药物治疗适应证者都应坚持服用此类药物。老年人应用他汀类药物时，新发糖尿病风险相对较高，应监测血糖变化。④他汀类药物与认知障碍：他汀类药物相关的认知改变和神经系统不良反应较少见，多为一过性。不推荐对接受他汀类药物治疗的患者常规进行精神和神经病学监测，以发现周围神经病变和认知功能损害。但应认真对待和妥善评估患者对于认知功能的主诉，包括已停用他汀类药物但症状持续存在的患者，应进行适当的神经心理测试。⑤他汀类药物与肾脏损害：现有证据表明，他汀类药物无明显的肾毒性，如应用过程中出现急性肾衰竭或肾功能不全，往往与肌病密切相关；他汀类药物也不会导致慢性肾脏疾病，反而可能延缓肾功能减退；他汀类药物与蛋白尿的发生也无明确因果关系。慢性肾脏疾病患者可安全应用他汀类药物，包括肾移植和透析患者，但应根据肾功能不全的严重程度调整剂量。他汀类药物治疗时，如果血清肌酐升高，而无横纹肌溶解征象，一般不需中断他汀类药物治疗，但某些病例需要按照血清肌酐升高和肾小球滤过率的具体数值等调整他汀类药物剂量。他汀类药物治疗时意外出现蛋白尿，不需中断他汀类药物治疗，也不必调整他汀类药物剂量。应努力寻找出现蛋白尿的可能原因，视情况依据具体他汀类药物处方信息调整他汀类药物剂量。

2. 胆固醇吸收抑制剂 人体血循环中胆固醇主要来源于两种途径，即体内（肝脏与外周组织）生物合成和肠道胆固醇吸收。有研究显示，小肠组织对于胆固醇的吸收能力可显著影响血循环中LDL-C的水平。胆固醇吸收抑制剂可选择性抑制小肠黏膜刷状缘的一种特殊转运蛋白NPC1L1的活性，从而有效减少肠道内胆固醇的吸收，降低血浆胆固醇水平及肝脏胆固醇储量。其代表药物为依折麦布。依折麦布口服给药后可在小肠中被迅速代谢成活性的葡萄糖醛酸结合形式，并在几分钟之内即可进入门脉循环和胆汁中，在肝中进一步葡萄糖醛酸化，并随即分泌入胆汁，通过肠肝循环可持续作用于小肠上皮的靶点。其药物本身及其代谢产物均具有抑制胆固醇吸收的作用。该药能够在小肠刷状缘抑制54%乳化的胆固醇被吸收，从而减少胆固醇向肝脏转运，降低肝脏胆固醇的储存，并增加血液中胆固醇的清除。在抑制胆固醇吸收的同时，并不影响小肠对TG、胆汁酸、脂溶性维生素等的吸收。临床推荐剂量 10mg/d，可在每日任意时间服用，食物不影响其疗效，使 LDL-C 降低约 18%。此类药物主要通过减少肠道内固醇类物质的吸收发挥作用，但同时肝脏合成胆固醇的数量可能会继发性增加。而他汀类药物可抑制 HMG-CoA 还原酶活性借以减少内源性胆固醇合成，由于二者作用机制具有互补性，临床上可根据患者具体情况，与不同剂量的他汀类药物联合使用。依折麦布与他汀类药物联用，降低 LDL-C 的疗效优于他汀类药物（剂量翻倍），可使 LDL-C 水平进一步降低 6%~25.8%，与他汀类药物最大剂量的疗效相当，从而显著提高血脂达标率；还可使 TG 水平降低 8%~11%，HDL-C 水平升高 1%~5%，并显著改善患者的其他心血管参数。心肾保护研究（SHARP）提示，依折麦布联合辛伐他汀可显著改善慢性肾脏疾病患者的心血管预后，而 IMPROVE-IT 研究证实，在辛伐他汀基础上加用依折麦布可进一步降低心血管事件风险。现有资料显示，在降低 LDL-C 方面，依折麦布的效果仅次于他汀类药物，因此适用于以下患者：①经合理饮食控制和常规剂量他汀类药物治疗后胆固醇水平仍不能达标者，可联合应用依折麦布；②经合理饮食控制后胆固醇水平仍不能达标且不能耐受他汀类药物治疗者的替代治疗。由于依折麦布几乎不经细胞色素 P450 酶系代谢，很少与其他药物相互影响，因此具有良好的安全性和耐受性，其不良反应轻微且多为一过性，主要表现为头痛和消化道症状，与他汀类药物联用也可发生转氨酶增高和肌痛等不良反应，禁用于妊娠期和哺乳期。

3. PCSK9 抑制剂 PCSK9 是可溶性内源性丝氨酸蛋白酶，为哺乳动物前蛋白转化酶家族的成员之一。其主要由肝脏合成，在肠道、肾脏及脑也有低水平表达。PCSK9 基因包含 12 个外显子和 11 个内含子，编码包含 692 个氨基酸残基的 PCSK9 酶原。与其他前蛋白家族成员一样，含有 4 个结构域，即信号肽结构域、原结构域、枯草溶菌素样催化域，以及可变的 C 端结构域，其 C 端结构域中有一个在其他枯草溶菌素丝氨基酸蛋白酶未出现过的折叠。目前认为，PCSK9 主要通过与 LDL 受体的表皮生长因子样重复域 A（EGF-A）结合而形成 PCSK9-LDL 受体复合物，通过内化进入细胞并进入体内。在体内 pH 降低的环境下，PCSK9 的亲和力可显著加强，从而使 PCSK9-LDL 受体复合物不发生解离以阻断 LDL 受体向细胞表面的循环回收，导致溶酶体 PCSK9-LDL 受体复合物的降解。因此，PCSK9 最终可导致肝细胞表面 LDL 受体表达的下调，LDL-C 在血液中的清除减少，血浆 LDL-C 水平升高。通过抑制 PCSK9，可阻止 LDL 受体降解，促进 LDL-C 的清除。PCSK9 抑制剂以 PCSK9 单克隆抗体发展最为迅速，其中 alirocumab、evolocumab 和 bococizumab 研究较多。

PCSK9 抑制剂早期临床试验效果显著，联合他汀类药物治疗或单独使用可使 LDL-C 水平降低 40%~72%，并可减少心血管事件且安全性良好，至今尚无严重或危及生命的不良反应报道，这为他汀类药物不耐受及家族性高胆固醇血症的患者提供了新的降脂药物选择，因此，PCSK9 抑制剂已成为一种现有降 LDL-C 药物之外前景广阔的治疗药物。但是对 PCSK9 抑制剂仍需要进一步的研究以探讨其长期使用的安全性、潜在机制，以及检验其对心血管终点事件及死亡率的影响。2017 年 2 月 2 日，安进（Amgen）生物制药公司研究小组发布公告称，FOURIER 研究获得阳性结果。FOURIER 研究是一项跨国的Ⅲ期双盲随机对照试验，旨在评估与 evolocumab 加他汀类药物治疗相比，安慰剂联合他汀类药物治疗是否进一步降低心血管事件。主要终点是心血管死亡、非致死性心肌梗死、非致死性卒中、不稳定心绞痛入院或冠状动脉血运重建，关键的次要终点是心血管死亡、非致死性 MI 及非致死性卒中。该研究入选约 27 500 例存在心肌梗死、缺血性卒中或症状性外周动脉疾病，且优化他汀类药物治疗基础上 LDL-C≥70mg/dl 或非 HDL-C≥100mg/dl 的患者。将患者随机分组，一组接受 evolocumab 皮下注射，每两周 140mg 或每月 420mg，另一组接受安慰剂皮下注射。研究持续到至少 1630 例患者发生次要不良心血管事件（心血管死亡、心肌梗死或卒中），整个研究随访约 5 年。该研究证实了 PCSK9 抑制剂 evolocumab 在他汀类药物治疗的基础上仍然能够通过降低 LDL-C 水平来减少心血管事件风险。FOURIER 研究结果的发布，毫无疑问是胆固醇理论的又一大证据。并且这并非第一个倾向胆固醇理论的研究，IMPROVE-IT 研究在 2014 年就首次证实，在他汀类药物治疗的基础上加用非他汀类药物（依折麦布）能够进一步降低 LDL-C，同样可使心血管显著获益。这些大型研究结果显示：在优化他汀类药物治疗的基础上加用其他能够降低 LDL-C 的药物能够更好地管控心血管风险，这也为临床控制血脂策略指明方向。但是 evolocumab 价格昂贵，在中国究竟表现如何还要等研究数据具体公布之后，结合不良反应的结果进行综合判断。未来 PCSK9 抑制剂在我国降脂治疗中的地位值得期待。

4. 其他调脂药 ①普罗布考：通过掺入 LDL 颗粒核心中，影响脂蛋白代谢，使 LDL 易通过非受体途径被清除。除调节血脂外，还具有独特的抗 As 作用，主要依赖抗氧化作用，既能阻止 As 的发展，又能促使 As 病变的消退。主要适用于高胆固醇血症，尤其是家族性高胆固醇血症及黄色瘤患者，有减轻皮肤黄色瘤的作用。常用剂量为每次 0.5g，2 次/天；口服吸收少（<10%），与食物同服，可获得较高的血药浓度，建议早、晚餐时服用。常见不良反应为胃肠道反应；也可引起头晕、头痛、失眠、皮疹等；极为少见的严重不良反应为 QT 间期延长。应用普罗布考前应先纠正低血钾、低血镁、心动过缓。已有 QT 间期延长、血钾过低者禁用。②胆酸螯合剂：为碱性阴离子交换树脂，难溶于水，不易被消化酶破坏。可阻断肠道内胆汁酸中胆固醇的重吸收，是一类安全有效的降血浆 TC 和 LDL-C 药物。与他汀类药物联用，可明显提高调脂疗效。常见不良反应有胃肠道不适、便秘和影响某些药物的吸收，目前在临床上使用已日趋减少。③脂必泰：是一种红曲与中药的复合制剂，具有轻中度降低 TC、TG 和 LDL-C 水平，升高 HDL-C 的作用。常用剂量为每次 0.24～0.48 g，2 次/天，不良反应少见。④多甘烷醇：为最新一类的降脂药，是一种含有 8 种长链脂肪伯醇的混合物，由甘蔗蜡或蜂蜡经提纯得到。可降低 LDL-C 和 TC，升高 HDL-C，降低 LDL 脂质过氧化敏感性，延缓 As 进展，并具有一定的抗血小板聚集作用。调脂作用起效慢，不良反应少见，常用剂量为 10～20mg/d。

（二）主要降低三酰甘油的药物

1. 贝特类 代表药物有吉非贝齐、非诺贝特和苯扎贝特等，临床上非诺贝特和苯扎贝特的使用相对常见。常用剂量可使 TG 降低 20%～50%，HDL-C 升高 10%～20%，TC 降低 6%～15%，LDL-C 降低 5%～20%。目前认为，贝特类药物主要通过激动过氧化物酶体增殖物激活受体 α（PPARα）和激活脂蛋白脂酶（LPL）而降低血清 TG 水平和升高 HDL-C 水平。口服后容易被肠道吸收，餐中口服吸收快而完全（>90%），而空腹时吸收相对较少。其中，微粒化的非诺贝特具有更好的药动学特性，受食物影响较少，在临床上应用广泛。一系列大规模的临床试验如 HHS、VA-HIT、BIP 及 FIELD 等证实，贝特类药物可延缓冠状动脉粥样硬化的进展,使高 TG 伴低 HDL-C 人群心血管事件危险降低 10%左右,以降低非致死性心肌梗死和冠状动脉血运重建术为主,对心血管死亡、致死性心肌梗死或卒中无明显影响。另有研究提示,贝特类调脂药物还具有非脂蛋白途径抗 As 的作用,其机制:①对凝血/纤溶系统的作用,贝特类能降低某些凝血因子如Ⅶ因子/磷脂复合物等和血小板的活性,减少 PAI-1 的产生,发挥抗 As 的作用。②抗炎作用,临床研究表明,贝特类药物可降低高脂血症患者血浆中 IL-6、凝血因子 1 及 CRP 水平,通过抑制主动脉平滑肌细胞的炎症反应和降低血浆中急性期蛋白的水平,延缓 As 的进展和再狭窄的形成。常见的不良反应有肝脏、肾脏及肌肉毒性等。

(1) 非诺贝特:口服后,尤其餐后,吸收快。口服后 6~8h 血浆浓度达峰值。吸收后在肝、肾、肠道中分布多,其次为肺、心和肾上腺。在肝内与肾组织内代谢,经羧基还原与葡糖醛酸化,代谢产物以葡糖醛酸化产物占大多数,经肾排出。微粒型胶囊较普通片剂体外溶解度增加约 46%,生物利用度也增加。微粒型片剂 160mg 相当于微粒型胶囊 200mg 的生物利用度,重复给药,第 5 天可达稳态血浓度。口服,成人常用量:普通片(胶囊)1 次 0.1g,1 日 3 次,维持量 1 次 0.1g,1 日 1~3 次;微粒型:0.2g,1 日 1 次;微粒型片剂:0.16g,1 日 1 次。胆石症、肝功能不全、肾功能不全患者及孕妇与哺乳期妇女禁用。老年人如有肾功能不良,须适当减少剂量。因其具有增强抗凝作用,同时应用的口服抗凝药用量应减量。

(2) 苯扎贝特:为氯贝丁酸衍生物类血脂调节药。其降血脂作用一是增高 LPL 和肝脂酶活性,促进 VLDL 的分解代谢,使血 TG 的水平降低;其次是使 VLDL 的分泌减少。主要适应于高 TG 血症、高胆固醇血症及混合型高脂血症。口服后吸收迅速,2h 后血药浓度达高峰。血浆蛋白的结合率为 95%,半衰期为 1.5~2h,缓释片为 26h。成人常用量:口服,1 日 3 次,1 次 200mg。疗效佳者维持量可为 1 日 2 次,1 次 200mg。肾功能障碍时按肌酐清除率调整剂量。苯扎贝特缓释片:口服,400mg,1 日 1 次,肾功能障碍时减为 1 日或隔日半片。对本品过敏者、有活动性肝病、胆囊病或胆石症者属禁忌证。孕妇、哺乳期妇女、儿童中的安全性未确立,建议不用。本品能加强香豆素类药的抗凝血作用,能加强降血糖药物的作用。

2. 烟酸类 烟酸也称维生素 B_3,属人体必需维生素。当烟酸用量超过作为维生素的常规剂量时可发挥明显的调脂作用。烟酸可有效抑制脂肪组织内的二酰甘油酯酶活性,使脂肪组织中的脂解受到抑制,减少脂肪组织中三酰甘油库游离脂肪酸的动员,降低血浆中游离脂肪酸含量,从而降低肝脏 TG 的合成。大剂量时可使 TC 降低 5%~20%、LDL-C 降低 5%~25%、TG 降低 20%~50%、HDL-C 升高 15%~35%。临床观察证实,除Ⅰ型高脂血症外,烟酸几乎对所有的高脂血症患者有效。烟酸调脂药有速释剂和缓释剂两种剂型。缓释型烟酸片不良反应明显减轻,较易耐受,更为常用。烟酸缓释片常用量为 1~2 g,1 次/日。一般临床上建议,开始用量为 0.375~0.5 g,睡前服用;4 周后增量至 1g/d,逐渐增至最大剂量 2g/d。主要不良反应为颜面潮红、上消化道不适、肝损害、升高血糖和尿酸。在慢性活动性肝病、严重痛风、活动性溃疡病时忌用。早期临床试验结果 Meta 分析发现,烟酸无论是单用还是与其他调脂药物合用,均可改善心血管预后,心血管事件减少 34%,冠状动脉事件减少 25%。但由于烟酸制剂不良反应众多的现状,且与他汀类药物联合应用并未获得确切的心血管获益,因此烟酸的使用并不广泛,甚至已被欧美多国淡出调脂药物市场。

3. 高纯度鱼油制剂 主要成分包括 n-3 脂肪酸即 ω-3 脂肪酸，主要为二十碳戊烯酸（EPA，C20：5ω-3）和二十二碳己烯酸（DHA，C22：6ω-3），二者为海鱼油的主要成分，制剂为其乙酯，高纯度的制剂用于临床。ω-3 脂肪酸制剂降低 TG 和轻度升高 HDL-C，对 TC 和 LDL-C 无影响。ω-3 脂肪酸制剂的常用剂量为 0.5～1 g/d。当用量为 2～4g/d 时，可使 TG 下降 25%～30%。主要用于高 TG 血症；可与贝特类合用治疗严重高 TG 血症，也可与他汀类药物合用治疗混合型高脂血症。该类制剂的不良反应不常见，有 2%～3% 服药后出现消化道症状如恶心、消化不良、腹胀、便秘；少数病例出现转氨酶或 CK 轻度升高，偶见出血倾向。早期有临床研究显示，高纯度鱼油制剂可降低心血管事件，但未被随后的临床试验证实。其心血管获益仍需临床试验进一步证实。

（三）调脂药物的联合应用

为了提高 ASCVD 患者血脂达标率，同时降低不良反应的发生率，不同类别调脂药的联合应用是一条合理的途径。由于他汀类药物作用肯定、不良反应少、可降低总死亡率，联合调脂方案多由他汀类药物与另一种调脂药物组成。

1. 他汀联合依折麦布 他汀主要抑制胆固醇的合成，而依折麦布主要抑制胆固醇的吸收，二者联合应用可产生较好的协同作用，可使血清 LDL-C 在他汀类药物治疗的基础上再下降 18% 左右，达到高剂量他汀类药物的效果，但无大剂量他汀类药物发生不良反应的风险，且不增加他汀类药物的不良反应。对于那些中等强度的他汀类药物不可耐受，或者虽能耐受但治疗不达标的患者，联合用药是较好的选择。IMPROVE-IT 和 SHARP 研究分别显示，ASCVD 极高危患者及慢性肾脏病患者采用他汀类药物与依折麦布联用可进一步降低心血管事件。

2. 他汀联合贝特类药物 如前所述，贝特类药物中以非诺贝特的使用最为广泛，并且有关非诺贝特的研究证据也最为充分。既往研究提示，他汀与非诺贝特联用可使高 TG 伴低 HDL-C 水平患者心血管获益，在降低 LDL-C 的同时，二者合用可有效降低 TG 水平并升高 HDL-C。这种对血脂谱的改变尤为适合合并代谢综合征及糖尿病的患者，并且对心血管剩余风险的降低具有更加积极的意义。过去对二者合用最大的顾虑主要来自药物的不良反应。由于他汀类和贝特类药物代谢途径相似，均有潜在损伤肝功能的可能，并有发生肌炎和肌病的危险，合用时发生不良反应的机会增多。但目前看来，两者常规剂量的合用是安全的，或者错峰口服可减少不良反应的发生，如采取早晨服贝特类药物、晚上服他汀类药物的方式，可避免血药浓度的显著升高，但同时仍需在使用过程中密切监测肌酶和肝酶。

3. 他汀类药物联合 PCSK9 抑制剂 二者联合使用常用于那些单独使用他汀类药物无法控制胆固醇水平的患者，或因遗传疾病导致胆固醇水平显著升高的患者。如家族性高胆固醇血症患者，经生活方式加最大剂量调脂药物（如他汀类药物+依折麦布）治疗，LDL-C 水平仍>2.6mmol/L 的 ASCVD 患者，加用 PCSK9 抑制剂，组成不同作用机制调脂药物的三联合用。尽管他汀类药物联合 PCSK9 抑制剂降低 LDL-C 的效果满意，但目前 PCSK9 抑制剂仍未在我国上市，今后仍需要临床研究进一步验证。除有效性以外，在我国人群中使用的安全性也仍需进一步关注。

4. 他汀类药物联合 ω-3 脂肪酸 他汀类药物与鱼油制剂 ω-3 脂肪酸联合应用并不会增加各自的不良反应，是临床治疗混合型高脂血症有效而安全的选择。但长期服用较大

剂量的 ω-3 多不饱和脂肪酸有增加出血的危险,并且增加糖尿病和肥胖患者热量的摄入,故不宜长期应用。

二、血浆置换

脂蛋白血浆置换是一种用来清除血液中大分子物质的血液净化疗法。现阶段应用血液净化技术治疗高脂血症存在较多局限性,存在感染、低血压等风险,并且治疗费用昂贵,需长期进行,故总体花费极高。目前临床上应用血浆置换主要针对胆固醇水平显著升高、药物控制欠佳或者短期风险较大需尽快改善胆固醇水平的家族性高胆固醇血症患者,可使 LDL-C 水平降低 55%～70%。长期治疗可使皮肤黄色瘤消退。最佳使用频率为每周 1 次。

第七节 调脂治疗的精准医学

调脂领域,精准医疗体现在调脂治疗的个体化策略,包括特殊人群如高血压、代谢综合征、糖尿病等人群的血脂管理,同样遵循在 ASCVD 发病危险评估基础上,结合伴随疾病特点开展血脂个性化管理。

一、糖尿病患者

由于 70%～80% 的糖尿病患者最终死于心脑血管疾病,美国国家胆固醇教育计划成人治疗组第三次报告(ATP Ⅲ)将糖尿病确定为冠心病的等危症。糖尿病患者易合并血脂代谢异常并具有自身的血脂谱特点,主要表现为 TG 升高、HDL-C 降低及小而密的 LDL 颗粒增多的致 As 脂质谱。其中,血浆 TG 水平升高是糖尿病患者最常见的血脂异常,而 VLDL 产生过多和清除障碍是血浆 TG 水平升高的主要原因。由于 VLDL 产生过多,导致转化 LDL 增加,同时糖尿病患者血浆胰岛素不足,LDL 受体活性降低,导致 LDL 经受体清除减少,也使血浆 LDL-C 水平升高。糖尿病患者血脂异常不仅表现为量的异常,而且有质的改变,由于糖尿病患者肝脂酶活性增强可加速 LDL 颗粒中 TG 的分解,因而使 LDL 颗粒体积变小,形成较多的小而密的 LDL 颗粒。相对于高血糖对微血管的损害,高血脂对大中型动脉的损害更大,所以糖尿病一旦合并血脂异常,则明显加重其对心脑血管的危害,更易发生缺血性心脑血管事件。

英国前瞻性糖尿病研究(UKPDS)表明,单纯降低血糖对糖尿病患者大血管并发症的益处不显著,而 LDL-C 才是糖尿病患者罹患冠心病最重要的预测因子,LDL-C 每增加 1mmol/L,冠心病危险就升高 57%。究其原因主要是糖尿病患者的 LDL-C 虽然总数不高但质量很差,多为小而密的 LDL-C。他汀类药物是目前降低 LDL-C 的最有效的药物,几乎所有大型临床降脂研究都是围绕他汀类药物进行的,但其中专门针对糖尿病患者的研究较少,仅有 CARDS 研究。CARDS 研究表明,调脂治疗可显著降低糖尿病患者发生心血管事件的危险。现有大量证据表明,无论是一级预防还是二级预防,只有大幅度降低 LDL-C,才能使糖尿病患者发生心血管病的危险性明显降低。所以,糖尿病患者的血脂异常虽然表现为 TG 升高等的混合型血脂异常，但为了防治 As，其调脂治疗的策略仍然将降低 LDL-C 作为首要目标。许多糖尿病防治指南和共识都提出，糖尿病患者通过调脂治疗而降低心血管病事件风险的首要目标是降低 LDL-C，并根据心血管疾病危险程度而确定 LDL-C 目标水平。糖尿病患者血脂异常的处理原则按照 ASCVD 危险评估流程图（图 22-1）进行危险分层干预管理。40 岁及以上糖尿病患者血清 LDL-C 水平应控制在 2.6mmol/L（100mg/dl）以下，保持 HDL-C 目标值在 1.0mmol/L（40mg/dl）以上。根据血脂异常特点，在药物选择上应以降低 LDL-C 为主的他汀类药物作为首选，如合并高 TG 伴或不伴低 HDL-C，可采用他汀类与贝特类药物联合应用。

二、高血压患者

高血压本身是重要的促 As 因素，对我国人群的致病作用明显强于其他心血管病危险因素。高血压、高血糖和血脂异常等多种危险因素协同作用加速 As 的发生和发展，从而导致心血管风险增高。2016 年版的《中国成人血脂异常防治指南》进一步强调中国人群中高血压对血脂异常患者心血管综合危险分层的重要性。

ALLHAT 和 ASCOT 试验评估了合用他汀类药物治疗高血压的疗效。ASCOT 研究表明，高血压伴 3 个及以上其他心血管危险因素，即使无冠心病史，总胆固醇水平不高，这些患者仍然高危，应该进行降压联合他汀类药物治疗。试验结果显示，调脂治疗是有益的，作为一级预防和二级预防分别使脑卒中风险降低 15% 和 30%。他汀类药物调脂治疗对高血压或非高血压者预防心血管事件的效果相似，均能有效降低心脑血管事件，特别是在减少冠心病事件方面更突出。为了有效干预高血压患者的 As 进程，实现更多心血管保护，降压联合降胆固醇治疗是具有循证医学证据和成效的策略。降胆固醇治疗的主要目标是 LDL-C。2010 年中国高血压防治指南建议，对高血压合并血脂异常的患者，应同时采取积极的降压治疗及适度的降脂治疗。调脂治疗参考建议如下：首先应强调治疗性生活方式改变，当严格实施治疗性生活方式 3～4 个月后，血脂水平不能达到目标值，则考虑药物治疗，首选他汀类药物。LDL-C 的目标值：中危者 LDL-C＜3.4mmol/L，高危者 LDL-C＜2.6mmol/L，极高危者 LDL-C＜2.1mmol/L。

他汀类药物降脂治疗对心血管疾病危险分层为中高危者可带来显著临床获益，但低危人群未见获益。2016 年中国成人血脂异常防治指南建议，高血压合并血脂异常者调脂治疗应根据不同危险程度确定调脂目标值（表 22-2）。中等危险的高血压患者均应启动他汀类药物治疗。最新公布的 HOPE-3 研究结果提示，对于中等危险者，他汀类药物治疗显著降低总体人群的心血管事件；对于收缩压＞143.5mmHg 的亚组人群，他汀类药物与降压药联合应用，心血管危险性下降更为显著。2016 年 8 月，中华医学会心血管病学分会发布了《2016 高血压患者降胆固醇治疗一级预防中国专家共识》。该共识明确了高血压患者降胆固醇治疗策略的具体建议：①所有高血压患者应根据其危险分层，在治疗性生活方式改善的基础上使 LDL-C 达标。②高血压患者降胆固醇治疗一级预防首选他汀类药物，推荐大多数患者根据胆固醇水平和目标值首选低中强度他汀类药物治疗。③高血压患者降胆固醇长期治疗才能长期获益。能够耐受他汀类药物治疗的患者，应在医生指导下长期坚持，不应随意减量和停药。④高血压合并慢性肾病或老年患者，他汀类药物治疗可从低剂量开始，同时评估和监测不良反应。⑤极高危/高危患者如中等强度他汀类药物治疗不达标或不耐受的患者，可首先考虑低强度他汀类药物联合依折麦布 5~10mg，或依折麦布 5~10mg 单药治疗。

三、代谢综合征患者

代谢综合征是一组以肥胖、高血糖、高血压及血脂异常集结发病的临床综合征，特点是机体蛋白质、脂肪、碳水化合物等物质发生代谢紊乱，导致的危险因素在同一个体的组合。这些因素直接促进 ASCVD 的发生。由于中国人群的特征与西方国家的人群不同，目前基于我国人群的研究证据所制订的代谢综合征诊断标准为具备以下 3 项或更多项：①中心型肥胖和（或）腹型肥胖：腰围男性≥90cm，女性≥85cm；②高血糖：空腹血糖≥6.10mmol/L（110mg/dl）或糖负荷后 2h 血糖≥7.80mmol/L（140mg/dl）和（或）已确诊为糖尿病并治疗者；③高血压：血压≥130/85mmHg 和（或）已确诊为高血压并治疗者；④空腹 TG≥1.7mmol/L（150mg/dl）;）⑤空腹 HDL-C＜1.0mmol/L（40mg/dl）。

代谢综合征中的每一种成分都是心血管病的危险因素，它们的联合作用更强，所以有人将代谢综合征称为"死亡四重奏"（中心性肥胖、高血糖、血脂异常和高血压），有证据表明，代谢综合征患者罹患心血管病和 2 型糖尿病的危险与非代谢综合征人群相比均显著增加。因此对代谢综合征的干预策略应明确是对一组高度相关疾病的综合性的诊断与整体性治疗的概念。代谢综合征的主要防治目标是预防 ASCVD 及 2 型糖尿病，对已有 ASCVD 者要预防心血管事件再发。治疗原则首先应启动生活方式干预，包括积极体育锻炼、减轻体重、戒烟限酒、低盐低脂饮食，密切监测血压、血糖和血脂等，积极持久的生活方式干预是达到治疗目标的重要措施。如果不能达到目标，则应针对各个组分采取相应药物治疗。代谢综合征血脂代谢紊乱的治疗目标是 LDL-C＜2.6mmol/L（100mg/dl）、TG＜1.7mmol/L（150mg/dl）、HDL-C≥1.0mmol/L（40mg/dl）。

四、慢性肾脏病

慢性肾脏病（CKD）是常见的心血管独立危险因素，CKD 患者随着肾脏功能下降，体内代谢和内分泌功能紊乱，常伴有脂代谢紊乱，其 As 发生率更高并促进 ASCVD 的发生。美国肾脏病临床实践指南（KDOQI）关于 CKD 患者脂代谢紊乱指出：在有肾脏病变的 CKD 患者中，约 50%TC 升高，85%LDL-C 升高，50%HDL-C 降低，还有 60%TG 升高；即使是在无肾脏病变的 CKD 患者中，也有 30%TC 升高，10%LDL-C 升高，35%HDL-C 降低，还有 40%TG 升高。这提示，脂代谢紊乱在 CKD 患者中非常普遍。CKD 患者存在不同程度、不同类型的血脂代谢紊乱，尤其肾病综合征最为明显。脂代谢紊乱是肾病综合征的基本表现之一，发生率在 70%以上。其脂代谢紊乱的主要特征是 TC、TG、LDL-C 升高，HDL-C 正常或降低，基本都是混合型血脂异常。CKD 患者出现血脂代谢紊乱的基本原因有：脂蛋白合成增加、脂解减少及受体介导的清除障碍等。

CKD 患者脂代谢紊乱的治疗对策包括：治疗原发性疾病、改变生活方式、恰当地应用调脂药物是基本的治疗方法。目前尚无临床研究对 CKD 患者 LDL-C 治疗目标进行探索。由于CKD是冠心病等危症，降LDL-C是主要目标，我国2016年血脂新指南建议在可耐受的前提下，推荐CKD患者接受他汀类药物治疗。治疗目标：轻中度CKD者，LDL-C<2.6mmol/L，非HDL-C<3.4mmol/L；重度CKD、CKD合并高血压或糖尿病者，LDL-C<1.8mmol/L，非HDL-C<2.6mmol/L。推荐中等强度他汀类药物治疗，若中等强度他汀类药物治疗LDL-C不能达标时，推荐联合应用依折麦布。终末期肾病和血透患者，需仔细评估降胆固醇治疗的风险和获益，药物选择和LDL-C目标应个体化。

已有明确证据表明，接受他汀类药物治疗的CKD患者心血管事件风险较低，且他汀类药物可延缓肾功能降低的速度并减少蛋白尿。但值得注意的是，CKD患者是他汀类药物引起肌病的高危人群，尤其是肾功能进行性减退或肾小球滤过滤<30ml/（min·1.73m^2）时，并且发病风险与他汀类药物剂量密切相关，故应避免大剂量应用。中重度CKD合并混合型血脂异常的患者，如需要他汀类药物联用贝特类药物时，应严密监测血肌酐水平，由于贝特类药物可升高肌酐水平，联合用药可能进一步增加肌病风险。

五、高龄老年人

老年人群的流行病学研究显示，血脂异常是老年人冠心病进展和再发冠脉事件的独立预测因子。由于老年人患心血管疾病的整体危险度增加，血脂异常的防治绝对获益相对增加。现有研究表明，高龄老年高胆固醇血症合并心血管疾病或糖尿病患者可从调脂治疗中获益。然而，≥80岁的高龄老年人常患有多种慢性疾病需服用多种药物，药物间的相互作用可导致药物的疗效发生变化，并增加不良反应的发生；同时，高龄患者大多有不同程度的肝肾功能减退，因此老年患者调脂治疗要积极谨慎，用药前应根据风险评估获益/风险比、不良反应风险等确定是否调脂治疗，同时应根据心脑血管疾病的危险分层及个体特点合理选择药物，鼓励具有多种心脑血管疾病危险因素的老年患者使用他汀类药物。因尚无高龄老年患者他汀类药物治疗靶目标的随机对照研究，对高龄老年人他汀类药物治疗的靶目标不做特别推荐。调脂药物起始剂量不宜太大，应根据治疗效果调整调脂药物剂量，个体化用药并检测肝肾功能和肌酸激酶。如已服他汀类药物并耐受治疗者继续给予他汀类药物治疗。

六、家族性高胆固醇血症

家族性高胆固醇血症（FH）是一种临床上较为少见的遗传性疾病，属常染色体显性遗传性胆固醇代谢障碍。发病机制主要是LDL受体的功能性遗传突变，少数是由于ApoB或PCSK9的功能突变产生，以及LDL受体调整蛋白基因突变，导致体内LDL代谢异常，造成血浆TC水平和LDL-C升高。其突出的临床特征是，血清LDL-C水平明显升高、常有多部位黄色瘤（如肌腱黄色瘤、眼睑黄色瘤）和早发冠心病。根据显性遗传特点，FH的临床表型分为纯合子型（HoFH），其血清TC水平常>13.5mmol/L，和杂合子型（HeFH），其血清TC水平常>8.5mmol/L。

FH患者发生As的危险性与其血浆胆固醇水平升高的程度和时间有密切的关系。如果得不到有效治疗，HeFH患者常常在年过40岁（男）或50岁（女）罹患心血管疾病，而 HoFH 则多于幼童时期就发生严重心血管疾病，其青年时期心血管疾病死亡率较非 FH 患者增高 100 倍以上。因此，FH 治疗的最终目的是降低 ASCVD 危险，减少致死性和致残性心血管疾病发生。治疗要点：①治疗性生活方式改变：FH 患者对饮食治疗的反应较血浆胆固醇水平正常者和血浆胆固醇水平轻度升高者更为敏感。所有 FH 患者均须减少脂肪和胆固醇摄入，增加植物固醇和可溶性纤维素摄入；加强运动，减轻体重；改变不良的生活嗜好如戒烟、限酒。②尽早服用他汀类药物，从青少年起即应开始给与 FH 患者他汀类药物治疗，且长期坚持。调脂治疗的目标水平与心血管疾病高危者相同。FH 患者对降脂药物的反应取决于个体自身 LDL 受体突变的类型及其残存的 LDL 受体活性程度。FH 患者常需要两种或更多调脂药物的联合治疗。经联合调脂药物治疗，胆固醇水平仍未达到目标水平的极高危心血管疾病患者，可考虑接受脂蛋白血浆置换作为辅助治疗。

（吴　洁　苑　聪）

参 考 文 献

国家卫生和计划生育委员会. 2015. 中国居民营养与慢性病状况报 2015. 北京：人民卫生出版社.

中国胆固醇教育计划血脂异常防治建议专家组，中华心血管病杂志编辑委员会血脂与动脉粥样硬化循证工，中华医学会心血管病学分会流行病学组，等. 2016. 高血压患者降胆固醇治疗一级预防中国专家共识. 中华心血管病杂志，44（8）：661-664.

Catapano AL，Graham I，De Backer G，et al. 2016. 2016 ESC/EAS Guidelines for the management of dyslipidaemias：the task force for the management of dyslipidaemias of the European Society of Cardiology（ESC）and European Atherosclerosis Society（EAS）developed with the special contribution of the European Assocciation for Cardiovascular Prevention & Rehabilitation（EACPR）. Atherosclerosis，253：281-344.

Colhoun HM，Betteridge DJ，Durrington PN，et al. 2004. Primary prevention of cardiovascular disease with atorvastatin in type 2 diabetes in the Collaborative Atorvastatin Diabetes Study（CARDS）：multicentre randomised placebo-controlled trial. Lancet，364（9435）：685-696.

Jacobson TA，Ito MK，Maki KC，et al. 2014. National Lipid Association recommendations for patient-centered management of dyslipidemia：part 1-executive summary. J Clin Lipidol，8（5）：473-488.

Joint committee issued Chinese guideline for the management of dyslipidem in adult. 2016. 2016 Chinese guideline for the management of dyslipidemia in adults. Zhonghua Xin Xue Guan Bing Za Zhi，44（10）：833-853.

Moran A，Gu D，Zhao D，et al. 2010. Future cardiovascular disease in china：markov model and risk factor scenario projections from the coronary heart disease policy model-china. Circ Cardiovasc Qual Outcomes，3（3）：243-252.

Sever PS，Poulter NR，Dahlöf B，et al. 2005. Different time course for prevention of coronary and stroke events by atorvastatin in the Anglo-Scandinavian Cardiac Outcomes Trial-Lipid-Lowering Arm（ASCOT-LLA）. Am J Cardiol，96（5A）：39F-44F.

Stone NJ，Robinson JG，Lichtenstein AH，et al. 2014. 2013 ACC/AHA guideline on the treatment of blood cholesterol to reduce atherosclerotic cardiovascular risk in adults：a report of the American College of Cardiology/American Heart Association Task Force on Practice Guidelines. J Am Coll Cardiol，63（25）：2889-2934.

Virani SS，Akeroyd JM，Nambi V，et al. 2015. Implications for ezetimibe therapy use based on IMPROVE-IT Criteria. Am J Med，128（11）：1253-1256.

Yusuf S，Bosch J，Dagenais G，et al. 2016. Cholesterol lowering in intermediate-risk persons without cardiovascular disease. N Engl J Med，374（21）：2021-2031.

第二十三章　动脉粥样硬化性疾病的抗栓治疗

动脉粥样硬化（As）是冠心病、脑血管疾病及外周动脉性疾病的主要病理学基础，其中动脉粥样斑块破裂或血栓形成是导致上述疾病的关键环节，是致死和致残的主要原因，因此，防止 As 病变的发生、稳定斑块及有效的抗栓治疗是防治急性心脑血管事件的关键。根据血栓形成的机制，目前临床上的主要抗栓药物包括抗血小板药物、抗凝药物及溶栓药物，对于不同类型的血栓形成选用不同的药物及联合使用不同机制的抗栓药物。

第一节　血栓形成的基本理论

血液凝集形成固体质块的过程称为血栓形成，所形成的固体质块称为血栓。血液中同时存在凝血、抗凝和纤溶系统，正常情况下血液中少量无活性的凝血因子不断地但不超生理限度地被激活，在血管内膜上引起微量凝血，凝血所产生的纤维蛋白原由随即被激活的纤溶酶溶解，三个系统之间的动态平衡是维持机体血液流体状态及潜在可凝性的关键，当这种平衡关系被打破而凝血过程占据优势时便可导致血栓事件。

一、血栓的分类

1. 按照血栓的组成分类　可分为：①白色血栓，由血小板、白细胞、纤维蛋白及少量红细胞组成，通常见于血流较快的部位，如心脏瓣膜、心腔内和动脉系统，亦可见于静脉血栓的起始部。②红色血栓，由大量的红细胞、白细胞、纤维蛋白及少量血小板构成，多见于血流淤滞的静脉。③混合血栓，由头、体、尾三部分构成，兼有白色血栓及红色血栓的特点，头部为白色血栓，体部由白色血栓和红色血栓组成，尾部由红色血栓组成。混合血栓主要见于静脉，房颤的心房内也可形成混合血栓。④透明血栓，多发生于微循环的小血管内（主要在毛细血管），由纤维素构成，因只能在显微镜下观察到，故又称为微血栓。

2. 按血栓的形成部位分类　可分为：①动脉血栓，形成多有动脉粥样斑块基础，由血小板、白细胞及少量纤维蛋白组成，白色血栓为头、红色血栓为尾；②静脉血栓，形成因血液高凝状态及静脉血流淤滞，主要由纤维蛋白和红细胞构成混合血栓；③微血管血栓，微循环血管内由纤维蛋白构成的透明血栓，只能在显微镜下发现，常见于 DIC。

二、血小板在血栓形成中的作用

血小板活化与血栓形成关系密切，当血管出现损伤性病变或血小板活化因子异常激活时，血小板发生活化，参与生理止血及病理性血栓形成。

血小板活化的影响因素包括：①血管内皮因素，血管内皮细胞受损，暴露出内皮下胶原等组织，血小板通过血小板膜糖蛋白（glycoprotein，GP）与血管性假性血友病因子（von Willebrand factor，vWF）结合，促使血小板发生快速的形态学及活性改变；②血流因素，在 As 斑块的血管狭窄处存在高切变应力,可在无血小板诱导剂的条件下直接激活血小板,导致血小板活化;③血小板活化刺激物,包括药物、生物活性物质及免疫机制可导致血小板异常激活,如抗心磷脂抗体可促进血小板自发性聚集;高浓度胆固醇有利于花生四烯酸代谢偏向环氧化酶途径,致使血栓烷素 A_2（TXA_2）合成增多;④基因多态性,影响 GP 的功能和表达,目前认为,GP 基因中 HPA-2、VNTR、kozak-5T 等序列多态性可能与血栓形成相关。

三、血管因素在血栓形成中的作用

血管内皮细胞具有抗凝和促凝双重特性,生理情况下以抗凝作用为主,主要表现为:①屏障作用,防止血液中血小板、凝血因子等与内皮下成分接触,避免凝血系统激活及血小板活化。②抗血小板黏集,内皮细胞合成、释放前列环素（PGI_2）和一氧化氮（NO），分泌二磷酸腺苷酶（ADP 酶）抑制血小板黏集。③抗凝血酶或凝血因子,合成凝血酶调节蛋白,与凝血酶结合后激活蛋白 C 灭活凝血因子 Ⅴ、Ⅷ。合成分泌硫酸乙酰样肝素,与抗凝血酶Ⅲ（AT-Ⅲ）结合,增强其灭活凝血酶、Ⅻa、Ⅺa、Ⅹa、Ⅸa 的作用。合成蛋白 S,与蛋白 C 活化因子协同灭活凝血因子。此外还合成分泌组织因子途径抑制物（TFPI），抑制外源性凝血途径。④促纤维蛋白溶解,合成和分泌组织型纤溶酶原激活物（t-PA），通过激活纤溶酶原清除沉着于内皮细胞表面的纤维蛋白。⑤摄取和降解,内皮细胞可摄取和降解具有促血小板活化作用的胺类物质,如五羟色胺（5-HT）、儿茶酚胺等。

血管内皮细胞受损后促凝作用占据优势,具体表现为:

（1）血小板激活作用:①合成和释放 vWF，vWF 主要由内皮细胞合成分泌,存在 vWF 前体、二聚体亚单位、三聚体亚单位和多聚体四种形式,vWF 可介导血小板黏附于受损血管内皮,在该状态下血小板易于活化,形成血小板血栓,并释放多种凝血物质,使凝血活性增高,形成高凝状态;②合成与释放 TXA_2，除血小板外内皮细胞也合成和释放 TXA_2，TXA_2 可促血小板黏集及血管收缩;③生成血小板活化因子（PAF），为一种强血小板活化剂,促进血小板活化,此外还可导致血管内皮与基底组织连接蛋白破坏,使血小板黏附形成血栓。

（2）促凝血作用:①合成和表达组织因子（tissue factor，TF），TF 通过与 FⅦa 结合形成 FⅦa-TF 复合物,从而启动外源性凝血途径;②合成和表达 FV，FVa 作为凝血酶原复合物中的辅因子,加速 FXa 激活凝血酶原的过程;③结合纤维蛋白原和纤维蛋白,纤维蛋白和纤维蛋白原可与受损的血管内皮细胞结合,沉积于内皮进一步激活血小板;④结合高分子激肽原（HMWK），在 Ca^{2+} 存在的条件下,HMWK 与内皮细胞结合,参与内源性凝血途径的表面激活过程;⑤合成血管活性物质,通过合成血管紧张素酶促进血管紧张素Ⅰ向血管紧张素Ⅱ转化,血管内皮细胞同时还可产生内皮素（ET），血管紧张素Ⅱ及 ET 均是强的缩血管物质,并能导致内皮损伤及血管重构。

（3）抗纤溶作用:内皮细胞分泌纤溶酶原激活物抑制剂（PAIs），PAIs 通过与 u-PA 或 t-PA 结合抑制二者的活性,从而抑制纤维蛋白的降解。

四、血液性质改变在血栓形成中的作用

血液中血小板、抗凝系统、凝血系统及纤溶系统四者在功能上保持平衡状态，以维持血液流体状态及正常止凝血功能，这种平衡关系一旦打破则可能导致血栓事件形成。血液凝固性增加是导致血栓形成的关键因素，血液中血小板增多、凝血系统功能亢进、纤溶系统活性降低均可导致血液高凝状态，上述情况可见于遗传性和获得性疾病。①遗传性高凝状态：目前已证实凝血因子 V 基因 G1691A、凝血酶原基因 20210A、PAI-1 基因 4G/5G、TFPI 基因突变通过影响凝血、抗凝及纤溶活性导致血栓形成。②获得性高凝状态：多见于严重创伤、恶性肿瘤、大面积烧伤、胎盘早剥、败血症及长期服用口服避孕药等情况。

五、血流状态在血栓形成中的作用

血流状态改变主要为血流速度减慢及产生旋涡（涡流）等改变，正常血流时，红细胞和白细胞位于血流的中轴（轴流），其外层为血小板，血浆把红细胞、白细胞及血小板与血管壁分隔开，避免血小板接触激活。当血流速度减慢或产生旋涡时，血小板进入边流增加接触内膜和黏附内膜的可能性，同时血流状态的改变可导致血管内膜受损，暴露内皮下胶原从而启动内源性及外源性凝血途径，其次血流缓慢及涡流状态时活化的凝血因子易在局部达到凝血所需浓度，上述因素均利于血栓形成。

血管内血栓形成可导致组织缺血坏死进而影响器官功能，引起的急性事件有急性心肌梗死、缺血性脑卒中、肺栓塞和 DIC 等，抗栓治疗主要对血小板、凝血、抗凝、纤溶等环节进行干预，目前临床上主要的抗栓治疗药物有抗血小板药、抗凝药、溶栓药。

第二节 抗血小板药物

血小板在血栓的形成过程中起十分重要的作用，大量的循证医学证据表明，抗血小板药物可显著降低心脑血管疾病及周围血管疾病血栓事件的发病率。目前主要的抗血小板药物分为以下几类：①环氧化酶抑制剂，主要的代表药物为阿司匹林；②血小板 ADP 受体拮抗剂，如氯吡格雷、替格瑞洛；③血小板 GPⅡb/Ⅲa 拮抗剂，此类药物有单克隆抗体和合成制剂两大类，前者的代表性药物为阿昔单抗，后者包括依替巴肽、替罗非班；④磷酸二酯酶抑制剂，如西洛他唑（图 23-1）。

一、阿司匹林

阿司匹林为非选择性环氧化酶（COX）抑制剂，通过对血小板 COX-1 的 529 位丝氨酸残基进行乙酰化修饰，使得花生四烯酸（AA）转变成 TXA_2 受阻，从而起到抑制血小板聚集的作用。此外，阿司匹林对血管内皮细胞的 COX-2 抑制作用，使具有抑制血小板聚集作用的 PGI_2 合成减少，降低了阿司匹林的抗栓作用。总之，阿司匹林充分抑制血小板具有促栓活性的 TXA_2 的合成，而对内皮细胞具有抗栓活性的前列腺素（PGI_2）影响不大。故小剂量的阿司匹林有抗血栓形成的效能，但在大剂量或长期使用时，阿司匹林抑制血管壁中

PGI_2 的合成，使 TXA_2 的功能相应增强，反而降低阿司匹林的抗血栓作用。

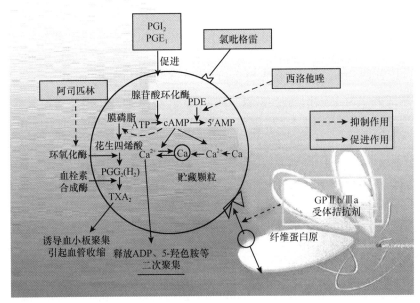

图 23-1　抗血小板药物的作用机制

阿司匹林缺乏明显的量-效关系，不良反应主要包括：出血并发症、胃肠道刺激症状、腹泻及皮疹等。不良反应的发生与剂量增加有关，选择较低剂量的阿司匹林（75～325mg/d）已对血小板 COX 起到最大的抑制作用，若再增加剂量和增加服药次数，血小板以外有核细胞 COX 抑制会增强，抗炎作用亦会增强，不良反应亦会增加，但抗血栓作用没有明显增加。故急性冠脉综合征（ACS）患者，无明显禁忌证，应该立即给予首剂阿司匹林 160mg 或 325mg，可以嚼服迅速达到有效血药浓度，继而以 75～100mg/d 剂量长期维持。

阿司匹林血浆半衰期为 15～20min。非肠溶阿司匹林在胃和小肠上部快速吸收，吸收后 30～40min 血药浓度达峰值，1h 后能明显抑制血小板功能。但肠溶阿司匹林需在给药 3～4h 后才达到血浆浓度峰值。故需快速起效时，肠溶阿司匹林片须嚼服。

阿司匹林可减少心血管事件的发生，可显著降低不稳定型心绞痛患者病死率及心肌梗死发生率。对于急性心肌梗死，可降低自动溶栓后再梗死率，冠状动脉内介入治疗时，可降低亚急性血栓形成发生率和再狭窄发生率。

关于阿司匹林抵抗，缺乏公认的定义和诊断标准，也缺乏严谨的流行病学数据。由于血栓栓塞事件的发生是多因素共同作用的结果，而阿司匹林只能抑制血栓形成的某些环节，不能抑制所有血栓形成事件。因此，服用阿司匹林的患者发生心血管血栓事件，这一现象称为"阿司匹林治疗失败"或"阿司匹林治疗中血小板高反应性"更为合理。目前可采用的阿司匹林"抵抗"处理策略包括：①重新对患者进行评估，控制其他相关危险因素，如戒烟、降压、降糖、降脂等；②确保患者的依从性，坚持长期、规范服药；③增加阿司匹林的剂量；④换用或加用其他抗血小板药物；⑤避免同时服用其他 NSAIDs 类药物。

二、氯吡格雷

氯吡格雷属于噻吩吡啶类抗血小板药物，第二代 ADP 受体拮抗剂。其作用机制是选择性、不可逆地抑制二磷酸腺苷（ADP）与血小板受体 P2Y12 的结合，以及继发 ADP 介导的糖蛋白 GPⅡb/Ⅲa 复合物的活化，从而抑制血小板聚集。目前还发现氯吡格雷有以下作用：抗 As、抗感染、内皮保护及抗血管生成等。长期服用没有耐药性。

氯吡格雷的 $t_{1/2}$ 为 1~2h，连续口服 75mg 后 3~7 天血药浓度达稳定状态，最大抑制作用可维持 3 个月以上。使用氯吡格雷首次剂量为 300mg 时，90min 时开始出现抗血栓作用，6h 内达到稳态，可降低 70%的血小板血栓形成。

《中国高血压病防治指南》强调，高血压并伴稳定型心绞痛患者的治疗方案中应有阿司匹林或氯吡格雷。中华医学会心血管病学分会发布的《非 ST 段抬高急性冠脉综合征诊断和治疗指南》指出，经皮冠状动脉介入（PCI）术后患者应使用阿司匹林和氯吡格雷联合抗血小板聚集治疗 12 个月。CURE 和 PCI-CURE 研究证实，对于不稳定型心绞痛或无 ST 段抬高的非 Q 波型心肌梗死患者，无论是否行介入治疗，氯吡格雷联合阿司匹林双联抗血小板组的心血管事件发生率明显低于单用阿司匹林组。

CAPRIE 试验发现，与阿司匹林（325mg/d）相比，氯吡格雷（75mg/d）显著降低缺血性卒中、心肌梗死或血管性死亡的危险率。而在安全性方面，氯吡格雷引起消化道出血的发生率显著低于阿司匹林，而其他严重不良反应方面，二者无显著差异。

部分患者在氯吡格雷标准治疗后，血小板聚集率仍高则表明对氯吡格雷低反应或无反应，即氯吡格雷抵抗，其原因很多，涉及多个方面。目前所知的有遗传与变异、药物间的相互作用、高胰岛素血症或胰岛素抵抗、疾病危险程度等。目前针对氯吡格雷抵抗的常用策略包括增加氯吡格雷剂量，联合应用其他抗血小板药物，避免使用经 CYP3A4 代谢的他汀类药物或其他 CYP3A4 抑制剂类药物，换用其他新型口服 ADP 拮抗药物，以及积极控制血糖、降低体重、减轻胰岛素抵抗等。

三、替格瑞洛

替格瑞洛为环戊基三唑嘧啶（CPTP）类药物，是一种直接作用、可逆结合的新型口服 P2Y12 受体拮抗剂，其为非前体药，无需经肝脏代谢激活即可直接起效，与 P2Y12 ADP 受体可逆性结合。目前研究证实，替格瑞洛的作用具有生物多效性，除抑制 P2Y12 ADP 受体外，其可通过影响腺苷代谢增加血浆腺苷浓度起到抗血小板聚集、改善外周动脉功能、抑制动脉内膜增生、减少心肌梗死面积等作用，这些作用可能与其临床获益相关。

替格瑞洛口服后迅速吸收，在中国健康人群中替格瑞洛中位 t_{max} 为 1.5~2h，$t_{1/2}$ 为 10.9~14.9h，平均生物利用度为 36%。在《替格瑞洛临床应用专家共识》中推荐：①STEMI：替格瑞洛尽早使用，首次予负荷剂量 180mg，维持量 90mg、2 次/天，与阿司匹林联合使用至少 12 个月。②NSTE-ACS：中高危缺血风险及计划行早期侵入治疗者尽早予替格瑞洛负荷剂量 180mg，维持量 90mg、2 次/天，对早期保守治疗建议使用替格瑞洛（负荷剂量 180mg，维持量 90mg、2 次/天），与阿司匹林联合使用至少 12 个月。③拟行冠状动脉旁路移植术

（CABG）的急性冠脉综合征：如行择期 CABG，术前常规停用替格瑞洛 5 天，如存在缺血高危因素（左主干或近端多支病变）可暂不停药。如出血及缺血均存在高风险时术前 5 天停用替格瑞洛，以静脉 GP Ⅱb/Ⅲa 抑制剂桥接治疗。CAGB 术后优先推荐阿司匹林联合替格瑞洛。

目前有多项研究显示，替格瑞洛与氯吡格雷相比有更快、更强、更一致的抗血小板效果。ONSET/OFSET 研究发现，替格瑞洛 180mg 负荷剂量 0.5h 后，替格瑞洛组血小板聚集抑制（inhibition of platelet aggregation，IPA）为 41%，氯吡格雷组仅为 8%，国内的研究也显示，替格瑞洛较氯吡格雷可显著提高 0.5h、2h、8h、24h 及 6 周时的 IPA。PLATO 研究发现，与氯吡格雷相比，替格瑞洛治疗 12 个月可显著降低心血管死亡/心肌梗死/卒中复合终点事件风险达 16%，获益主要出现在心血管死亡、心肌梗死这两项指标上，其相对风险分别下降 21% 和 16%。以上研究均提示替格瑞洛有良好的临床应用前景。

四、血小板 GP Ⅱb/Ⅲa 拮抗剂

血小板膜 GP Ⅱb/Ⅲa 受体由 α（GP Ⅱb）和 β（GP Ⅲa）两个亚基以非共价键结合而成，GP Ⅱb/Ⅲa 受体广泛分布于血小板表面，当血小板活化以后，GP Ⅱb/Ⅲa 受体构象发生改变，通过纤维蛋白原与血小板 GP Ⅱb/Ⅲa 受体结合，使相邻血小板桥联在一起，这是血小板聚集的最后共同通路，也是 GP Ⅱb/Ⅲa 受体拮抗剂（GP Ⅱb/Ⅲa inhibitors，GPI）抗血小板聚集的重要靶点，通过阻断 GP Ⅱb/Ⅲa 可消除任何激活剂引起的血小板聚集。GPI 因半衰期短，均需持续静脉注射，但停药后抗血小板作用数小时内即消失。目前用于临床的 GPI 主要有三种：阿昔单抗、依替巴肽和替罗非班，但国内目前只有替罗非班上市。

1. 阿昔单抗 是一种人-鼠嵌合的 GP Ⅱb/Ⅲa 单克隆抗体 7E3 的 Fab 片段，分子量为 47 615Da。其主要通过特异性阻断纤维蛋白原受体而抑制血小板聚集，阻碍血小板栓子形成，抑制凝血酶的生成，从而达到抗血小板的作用。此外，阿昔单抗还与内皮细胞和平滑肌细胞上的玻璃体结合蛋白（αvβ3）结合，抑制血管损伤后血管细胞的过度增殖，从而减少再狭窄的发生。阿昔单抗的 $t_{1/2}$ 较短（为 10～30min），但在 GP Ⅱb/Ⅲa 受体上作用时间较长，静脉注射阿昔单抗后 2h 可阻断血小板表面 80% 的 GP Ⅱb/Ⅲa 受体，中断治疗后血小板聚集功能恢复时间大于 12h。EPIC 试验显示对于不稳定型心绞痛、急性心肌梗死、冠状动脉复杂病变患者，阿昔单抗静脉注射后持续静滴 12h，与对照组及单次静脉注射相比，死亡率、急性心肌梗死或复发性缺血风险减少 35%，6 个月缺血事件发生率和选择性血管重建术减少 23%。CAPTURE 试验显示，药物治疗无效的顽固性心绞痛患者术前 18～24h 予阿昔单抗并持续至术后 1h，与安慰剂组相比，阿昔单抗组 30 天死亡率、急性心肌梗死或紧急血运重建率明显降低（15.9% vs. 11.3%）。阿昔单抗作为急性心肌梗死溶栓的联合治疗用药，在溶栓后或与溶栓药物同时使用，都可提高梗死相关血管的再通率，减少溶栓药物的使用剂量，临床副作用没有明显增加。

2. 依替巴肽 是一个包含赖氨酸-甘氨酸-门冬氨酸链的合成环形七肽，通过赖氨酸-精氨酸-门冬氨酸链与 GP Ⅱb/Ⅲa 受体结合发挥抗血小板作用。分子量约 823Da，用药 4～6h 后达到稳定浓度，血浆蛋白结合率为 25%，依替巴肽在健康志愿者的 $t_{1/2}$ 为 1～1.5h，

PCI 术后患者 $t_{1/2}$ 为 2.5~2.8h，约 50%经肾脏代谢。依替巴肽 180μg/kg 注射后继续以 2μg/(kg·min)持续静滴可达到 80%以上血小板聚集抑制。目前依替巴肽主要用于急性冠脉综合征的早期介入治疗。PURSUIT 试验显示，与安慰剂组相比，依替巴肽组 30 天死亡率和非致死性心肌梗死绝对危险下降 1.5%（15.7% vs. 14.2%）。IMPACT-II 研究入选了 4010 例经皮介入患者，依替巴肽以 135μg/kg 静脉注射，继以 0.5μg/(kg·min)持续静脉滴注，结果显示：死亡率、心肌梗死、急诊血运重建率从 11.6%下降至 9.1%。

替罗非班是近年来开发的一个重要的 GPⅡb/Ⅲa 受体拮抗剂。它是一种含精氨酸-甘氨酸-门冬氨酸（RGD）肽的酪氨酸类似物，属非肽类，不具有抗原性，分子量为 495Da，血浆中的 $t_{1/2}$ 为 2h，39%~69%通过肾脏排泄。其抗血小板作用机制主要是通过选择性与血小板膜上 GPⅡb/Ⅲa 受体可逆性结合，占据其上的结合位点，对 ADP 介导的血小板聚集呈剂量依赖性，给药 5min 后对血小板的抑制可达到 93%~96%。PRISM 研究纳入 3232 例不稳定型心绞痛患者，随机分为阿司匹林+肝素组和阿司匹林+替罗非班组，与肝素组相比，替罗非班组 48h 死亡、急性心肌梗死及顽固缺血发生率从 5.6%降至 3.8%。30 天冠状动脉事件发生率较肝素组低 1.3%（5.8% vs.7.1%），死亡率也明显降低（2.3% vs.3.6%）。RESTORE 试验表明，对于 PTCA 或接受冠状动脉粥样硬化斑块切除的不稳定型心绞痛或急性心肌梗死患者，72h 内替罗非班组与安慰剂组相比，早期缺血事件从 8.7%下降至 5.4%，30 天及 6 个月时这种减少作用不再明显。目前替罗非班在临床上主要与肝素联用，用于急性冠脉综合征患者，预防心脏缺血事件，同时也适用于急性冠脉综合征患者进行冠脉血管成形术或冠状动脉内斑块切除术，以预防与经治冠状动脉突然闭塞有关的心脏缺血并发症。

三种 GPⅡb/Ⅲa 受体拮抗剂的比较见表 23-1。

表 23-1 三种 GPⅡb/Ⅲa 受体拮抗剂的比较

项目	阿昔单抗	依替巴肽	替罗非班
商品名	reopro	integrilin	tirofiban
结构	嵌合抗体的 Fab 片段	环形七肽	非肽类
分子量（Da）	47 615	832	495
K_d（nmol/L）	5	120	15
血浆 $t_{1/2}$	10~30min	2.5h	2h
排泄	未知	约 50%由肾脏排泄	39%~69%由肾排泄
应用范围	PCI，计划 24h 内行 PCI 的不稳定型心绞痛	ACS（不稳定型心绞痛和非 Q 波性心肌梗死）、PCI	ACS（不稳定型心绞痛和非 Q 波性心肌梗死）、PCI
参考剂量	PCI：术前 0.25mg/kg 静脉弹丸注射，PCI 术后以 0.125μg/(kg·min)静脉滴注 12h；急性冠脉综合征准备行 PCI 术：PCI 术前 0.25mg/kg 静脉弹丸注射，随后以 10μg/min 静脉滴注 18~24h，PCI 术后在静脉维持 1h	PCI：术前 180μg/kg 静脉弹丸注射，随后 2.0μg(kg·min)静脉滴注，第一次弹丸注射 10min 后再予 180μg/kg 静脉弹丸注射，2.0μg/(kg·min)至 PCI 术后 18~24h；急性冠脉综合征：180μg/kg 静脉弹丸注射，随后 2.0μg/(kg·min)至 PCI 术后 72~96h	PCI：10μg/kg 在 3min 内弹丸注射，随后以 0.15μg/(kg·min)静脉滴注 36h；急性冠脉综合征：0.4kg/kg 在 30min 内滴注完毕，随后以 0.1μg/(kg·min)静脉滴注 48~108h

五、西 洛 他 唑

西洛他唑为喹啉类衍生物,西洛他唑及其代谢产物可选择性地抑制磷酸二酯酶Ⅲ(PDEⅢ)的活性,通过使血小板及血管平滑肌细胞内 cAMP 浓度增高,从而起到抗血小板聚集和扩张血管的作用。PCI 术后由于血小板激活,患者早期和远期缺血事件的危险性增加,目前 PCI 术后防止支架内再狭窄常用的抗血小板药物为阿司匹林、氯吡格雷,而西洛他唑是具有多种生物活性的抗血小板药物,可对多种心血管危险因素起作用,因此对 PCI 术后支架内再狭窄有其独特优势,几项大型的研究亦证实西洛他唑的有效性。

Park 等的研究纳入 490 例支架置入术的患者,随机分为阿司匹林+噻氯匹定组和阿司匹林+西洛他唑组,随访 1 个月,主要的终点事件为心肌梗死、心源性猝死、支架内血栓形成和需要血运重建的复合终点,研究结果显示,两组总体再狭窄率相似,但在亚组风险中糖尿病患者接受西洛他唑治疗后再狭窄率明显下降(21.7% vs. 50%),同时西洛他唑组患者支架内弥漫性再狭窄发生率也明显下降(26.8% vs. 54.2%)。CREST 研究中,705 例患者随机分为西洛他唑组和安慰剂组,两组同时服用阿司匹林和氯吡格雷,其中氯吡格雷仅服用 1 个月,西洛他唑服用 6 个月,主要终点事件为患者第一个置入支架病变的最小管腔内径。结果显示,西洛他唑组病变节段及支架内再狭窄率显著低于安慰剂组,亚组分析结果显示,糖尿病患者中西洛他唑组再狭窄率及小于 3mm 血管再狭窄率明显低于安慰剂组。LEE 等在 PCI 术后使用西洛他唑及氯吡格雷的安全性及有效性的研究中发现,两组 30 天内亚急性血栓形成或主要心血管事件发生率基本相似(2.6% vs. 2.0%),西洛他唑与氯吡格雷一样可有效预防 PCI 术后支架内血栓形成并发症。

六、新型抗血小板药物

目前所研发的新型的抗血小板药物的作用靶点主要为 TXA_2、ADP、蛋白酶激活受体-1(PAR-1)及 $5-HT_2$ 受体,其中新型 TXA_2 受体拮抗剂中较为突出的药物是 terutroban,ADP 受体拮抗剂的代表性药物有普拉格雷、坎格雷洛,PAR-1 拮抗剂主要为 atopaxar,$5-HT_2$ 受体拮抗剂主要有沙格雷酯。

terutroban 是一种新型的选择性 TXA_2 受体抑制剂,口服给药后 1~2h 药物浓度达峰值,$t_{1/2}$ 为 6~10h。terutroban 呈剂量依赖性抑制 TXA_2 诱导的血小板聚集,血药浓度>10ng/ml 时可获得最大程度抑制。

普拉格雷及坎格雷洛为新型的 ADP 受体拮抗剂。普拉格雷是一种需要经过肝脏转化以表达抗血小板活性的前提药物,能不可逆性抑制 P2Y12 受体,研究显示,普拉格雷比氯吡格雷能更有效地抑制 ADP 诱导的血小板聚集。在关于普拉格雷安全性和有效性的 TRITON TIMI-38 试验发现,普拉格雷较氯吡格雷的心血管死亡、非致死性心肌梗死或非致死性脑卒中风险低,但严重出血(包括致死性出血)风险高于氯吡格雷。坎格雷洛为一种 P2Y12 的直接抑制剂,与氯吡格雷及普拉格雷不同,其无需经肝脏转化为活性代谢物,静脉给药后可呈剂量依赖性地抑制 ADP 诱导的血小板聚集。该药 $t_{1/2}$ 为 3~5min,停药 60min 后血小板功能可恢复正常,目前坎格雷洛的安全性及有效性正在进行Ⅲ期试验评估。

atopaxar 为新型可逆性 PAR-1 拮抗剂，可选择性地干扰凝血酶介导的血小板活化作用，口服给药 5h 内可达到最大程度的血小板抑制作用。LANCELOT-ACS 研究发现，atopaxar 通过抑制 PAR-1 达到快速而强大的血小板抑制效果，同时不显著增加出血风险，但在较高剂量时可出现剂量依赖性 QT 间期延长及转氨酶升高，目前仍需要进一步对 atopaxar 的安全性及有效性进行评估。

沙格雷酯是一种选择性的 5-HT$_2$ 受体拮抗剂，其主要作用包括：①抑制血小板聚集反应；②抑制血小板内 5-HT 的释放；③抑制血小板收缩。阿司匹林联合沙格雷酯可有效降低稳定型心绞痛患者的血小板及纤溶酶原激活抑制物活性，预示沙格雷酯对稳定型心绞痛患者有辅助治疗效果。

第三节 抗 凝 药 物

抗凝药物是抗栓治疗的重要构成，通过作用于凝血过程的一个或多个环节从而阻断血液凝固、防止血栓形成。抗凝药物目前主要有两类：①非口服抗凝药，包括非口服间接抗凝药，如肝素、低分子肝素、磺达肝癸钠和达钠肝素；非口服直接抗凝药，重组水蛭素、比伐卢定、阿加曲班；②口服抗凝药，包括传统口服抗凝药，如华法林与醋硝香豆素；新型口服抗凝药，如利伐沙班、阿派沙班、依杜沙班及达比加群酯。

一、肝素和低分子肝素

1. 肝素 是一种由 D-葡萄胺、L-艾杜糖醛酸、D-葡萄糖醛酸交替组成的黏多糖硫酸脂，其分子量为 5～30kDa，平均分子量为 12kDa，带大量负电荷而呈强酸性。肝素的抗凝作用依赖于 AT-Ⅲ，肝素在与 AT-Ⅲ结合后，通过激活 AT-Ⅲ而极大地加速 AT-Ⅲ的抗凝作用，影响凝血过程的许多环节：①灭活凝血因子Ⅻa、Ⅺa、Ⅸa、Ⅹa、Ⅱa 和Ⅷa；②络合凝血酶原（Ⅱa）；③中和组织凝血活素（Ⅲ）。

肝素的生物 $t_{1/2}$ 与其给药剂量相关，静脉注射 100U/kg、400U/kg、800U/kg 的生物体 $t_{1/2}$ 分别为 1h、2.5h 和 5h。关于肝素的临床应用美国心脏病学会建议：①静脉血栓形成的患者，80U/kg 负荷剂量，然后以 18U/（kg·h）持续静脉滴注；②不稳定型心绞痛和 NSTEMI 患者，60～70U/kg（最大量 5000U）负荷剂量，然后以 12～15U/（kg·h）持续静脉滴注；③STEMI 已接受 rt-PA 溶栓治疗的患者，以 60U/kg（最大剂量 4000U）负荷剂量，然后以 12U/（kg·h）持续静脉滴注；④行 PCI 术的患者，如联合应用 GPⅡb/Ⅲa 受体拮抗剂，予 70U/kg 负荷剂量，并保持 ACT＞200s。

肝素的主要不良反应有自发性出血、肝素诱导血小板减少症、骨质疏松、皮肤反应、血清转氨酶增高等，肝肾功能不全、出血体质、消化性溃疡、严重高血压、孕妇禁用。肝素以上局限性限制了肝素的使用。

2. 低分子肝素（low-molecular-weight heparin，LMWH） 是一种选择性的Ⅹa 因子抑制剂，由普通肝素直接分离或降解而来，平均分子量为 4～6kDa，可皮下给药，吸收迅速，生物利用度约 90%，可维持 12h。低分子肝素抗Ⅹa 活性/抗Ⅱa 比值为 2～4，普通肝素为 1

左右，肝素强的抗Ⅱa因子活性是导致出血风险的主要原因，而低分子肝素主要表现为抗Ⅹa因子活性，抗Ⅱa作用较弱，在有效抗凝的同时降低出血风险。低分子肝素的抗凝血因子Ⅹa活性$t_{1/2}$明显长于普通肝素，体内$t_{1/2}$约为普通肝素的8倍，其抗凝血因子Ⅹa活性的生物利用度是普通肝素的3倍。使用低分子肝素存在的局限性是经肾脏排泄，ESSENCE和TIMI11B研究表明，肌酐清除率<30ml/min的肾功能不全患者，严重出血风险相应增加。

低分子肝素的临床适应证基本同肝素，但与肝素相比其在临床应用方面具有以下优点：①抗凝剂量易掌握，个体差异小；②一般不需要实验室监测抗凝活性；③毒性小，安全；④作用时间长，皮下注射每日只需1~2次；⑤可用于门诊患者。临床上常见的低分子肝素有：依诺肝素（克赛）、达肝素（法安明）、那曲肝素（速碧林）等，需指出的是，由于低分子肝素来源和制作方法不同，其分子质量和硫酸化程度各异，药动学参数及剂量范围也不同，故一般不交替使用。

二、磺达肝癸钠

磺达肝癸钠是第一个人工合成的含5个糖单位的戊聚糖钠甲基衍生物，是高选择性Ⅹa因子抑制剂。其以1：1的比例可逆性地与AT-Ⅲ活化部位特异性结合，快速抑制Ⅹa因子的活性，减少凝血酶产生和血栓的形成，之后磺达肝癸钠从AT-Ⅲ激活的Ⅹa因子复合物中释放出来参与再利用。与普通肝素及低分子肝素不同，磺达肝癸钠不与PF4结合形成肝素诱导的血小板减少症（heparin-induced thrombocytopenia，HIT）抗体，不会导致HIT。其生物利用度高，起效迅速，$t_{1/2}$为17~21h，仅需每日1次皮下注射，无需监测。

在关于磺达肝癸钠安全性和有效性的OASIS 5研究中，与依诺肝素相比，磺达肝癸钠可显著降低UA/NSTEMI患者的死亡率及出血风险（死亡率降低17%，出血事件降低48%）。SYNERGE研究显示，低分子肝素与普通肝素在PCI手术期间交叉使用会增加出血风险，而FUTURA研究证实，接受磺达肝癸钠治疗的急性冠脉综合征患者PCI术中可安全使用肝素而不增加出血风险。《2011 ESC NSTE-ACS指南》推荐：磺达肝癸钠（2.5mg/d）在抗凝方面具有最佳疗效-安全性（Ⅰ类推荐，A级证据），只有没有磺达肝癸钠时才推荐使用依诺肝素（1mg/kg，每天2次）（Ⅰ类推荐，B级证据）。

磺达肝癸钠作为抗凝治疗"后低分子肝素时代"的先行者，与传统的抗凝药物比较，在减少急性冠脉综合征患者血栓事件的同时，明显降低出血风险，成为一种很有前景的抗凝药物。

三、比伐卢定

比伐卢定是由20个氨基酸构成的多肽，其有效抗凝成分为水蛭素衍生物片段，为直接凝血酶抑制剂，通过N端序列及四个甘氨酸残基D-Phe-Pro-Arg-PRO（Glt）$_4$分别与游离型或结合型的凝血酶活性中心和底物识别部位特异性结合，直接抑制凝血酶活性。

比伐卢定在抗栓治疗中具有以下特点：①半衰期短（静脉注射后血浆$t_{1/2}$是25min），不与血浆蛋白结合，无肝素抵抗现象；②凝血酶抑制作用可逆而短暂，抗凝效果可预测，不需要实验室检测；③20%经肾脏排泄，对于轻度肾功能不全患者不必调整治疗方案。2012年《中国经皮冠状动脉介入治疗指南》中关于 NSTE-ACS/STEMI 的抗凝治疗都推荐比伐卢定（Ⅰ类推荐，B 级证据）；2013 年《2013 ACCF/AHA STEMI 指南》中指出：直接 PCI 的抗凝治疗无论是否应用过普通肝素，均推荐比伐卢定（Ⅰ类推荐，B 级证据）；出血风险高的患者行直接 PCI，单用比伐卢定优于普通肝素联合 GP Ⅱb/Ⅲa 受体抑制剂（Ⅱa 类推荐，A 级证据）。

比伐卢定半衰期短，停药后抗凝作用很快消失，单独使用比伐卢定的抗心肌缺血效果好，可与标准的普通肝素和 GP Ⅱb/Ⅲa 受体拮抗药联合使用的效果相媲美，而且出血风险小，特别适合各种出血风险高和需要短期高强度抗凝治疗的患者。

四、华法林

华法林是一种双香豆素衍生物，经胃肠道迅速吸收，生物利用度高，口服 90min 后达到最大血药浓度，$t_{1/2}$ 为 36～72 h，在肝脏中华法林的 R 型及 S 型两种异构体通过不同途径代谢，其中 R-华法林主要由 CYP1A2 和 CYP3A4 代谢，S-华法林经 CYP2C9 代谢。在凝血瀑布中凝血因子 Ⅱ、Ⅶ、Ⅸ、Ⅹ 需经过 γ-羧化后才能具有生物活性，羧基化能够促进凝血因子结合到磷脂表面，从而加速血液凝固，而这一过程需要氢醌型维生素 K（VKH2）的参与。华法林通过抑制维生素 K 由环氧化物向氢醌型转化，阻止维生素 K 的反复利用，影响凝血因子 Ⅱ、Ⅷ、Ⅸ、Ⅹ 的活化，使之停留在无凝血活性的前体状态（图 23-2）。此外，华法林还可抑制抗凝血蛋白 C 和 S 的羧基化，因而具有促凝血作用。华法林的抗凝作用能被维生素 K_1 拮抗。

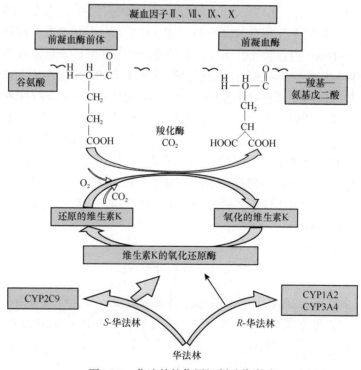

图 23-2 华法林的作用机制及代谢酶

华法林 S 异构体抑制维生素 K 氧化还原酶（VKOR），华法林 S 异构体主要通过 CYP2C9 代谢

华法林的主要适应证包括深静脉血栓栓塞性疾病（VTE）的一级和二级预防、心房颤动血栓栓塞的预防、瓣膜病、人工瓣膜置换术后和心腔内血栓形成等。华法林的有效性和安全性同其抗凝效应密切相关，而剂效关系在不同个体有很大差异，因此国际血栓形成和止血委员会以国际标准化比值（international normalized，INR）作为抗凝监测指标。目前认为华法林最佳的抗凝强度为 INR2.0～3.0，此时出血和血栓栓塞的危险均最低，不建议低强度 INR＜2.0 的抗凝治疗。2013 年《华法林抗凝治疗中国专家共识》建议：①中国人的初始剂量为 1～3mg，可在 2～4 周达到目标范围；②老年、肝功能受损、充血性心力衰竭和出血高风险患者初始剂量可适当降低；③如需快速抗凝，予普通肝素或低分子肝素与华法林重叠应用 5 天以上，当 INR 达目标范围 2 天后停用普通肝素或低分子肝素。

华法林在临床使用过程中剂量调整需谨慎，建议：①INR 连续在目标范围外才开始调整剂量，单次 INR 升高或降低不急于改变剂量而要积极寻找病因；②INR 如超出目标范围，可调整原剂量的 5%～20%；③如 INR 一直稳定，偶有目标范围±0.5 的波动，不必调整剂量，酌情复查 INR。在华法林监测上，住院患者 2～3 天后每日或隔日监测 INR，达目标范围后维持 2 天以上，此后可 1 周监测 1 次，根据情况可适当延长，出院后 4 周监测 1 次。门诊患者剂量稳定前数天至数周监测 1 次，当 INR 稳定后每 4 周监测 1 次。

五、新型口服抗凝药

华法林作为传统的口服抗凝药得到权威指南的推荐，但是其在临床应用中存在起效缓慢、抗凝效果受多因素影响、治疗安全窗窄、出血率高、需定期监测 INR 等局限性。而新型口服抗凝药（novel oral anticoagulants，NOAC）与华法林相比，具有起效快、更安全、治疗窗广、无需抗凝监测等优点，使之具有很好的临床应用前景。目前 NOAC 主要包括直接凝血酶抑制剂（达比加群酯）及 Ⅹa 因子抑制剂（利伐沙班、阿哌沙班等）。

1. 达比加群酯 为前体药物，口服后经非特异性酯酶作用转化为具有活性的达比加群，并以浓度依赖方式特异性抑制凝血酶活性，阻止纤维蛋白原转变为纤维蛋白，从而达到抑制血栓形成的作用。达比加群酯的口服生物利用度为 3%～7%，多次给药的终末 $t_{1/2}$ 为 12～17h，2～3 天后达到稳态，80% 以原型经肾脏排泄，肾功能不全者血药浓度明显增高，严重肾功能不全 [eGFR＜30ml/(min·1.73m^2)] 不建议使用。

达比加群酯目前的主要临床适应证为 CHADS2 评分≥1 的非瓣膜性心房颤动患者卒中和全身性栓塞的预防，以及接受择期全髋关节或全膝关节置换术患者深静脉血栓栓塞事件的预防。临床上低出血风险者推荐剂量 150mg，2 次/天，出血高风险者建议 110mg，2 次/天。RELY 研究显示非瓣膜性心房颤动患者达比加群组脑卒中和（或）全身性栓塞发生率明显优于华法林组，且大出血风险也较华法林组明显减低。在深静脉血栓的 RE-COVER 研究中，结果证实，达比加群酯疗效与华法林相似，大出血风险也与华法林相当，但总体出血事件发生率较华法林低。RE-DEEM 试验评估达比加群酯在急性冠脉综合征患者二级预防的安全性及有效性，研究显示，达比加群酯组与华法林组相比具有较高的急性冠脉事件发生率。

此外在瓣膜性心脏病机械人工瓣膜置换术后的患者，达比加群酯会增加瓣膜血栓形成风险，目前达比加群酯禁用于上述人群。

2. 利伐沙班 为选择性Xa因子抑制剂，通过与Xa因子的活性位点特异性结合，使内源性及外源性凝血途径受阻。与磺达肝癸钠及肝素不同，利伐沙班不需要AT-Ⅲ的参与，可直接拮抗游离型和结合型的Xa因子。利伐沙班口服生物利用度为66%，$t_{1/2}$为9~13h，经肝肾双通道代谢，其中1/3以原型经肾脏代谢，2/3在肝脏经CYP3A4及CYPP2J2代谢，因此存在凝血功能异常的肝硬化及严重肾功能不全[eGFR＜15ml/(min·1.73m²)]患者不建议使用。

利伐沙班的主要临床适应证同达比加群酯，临床上利伐沙班推荐剂量是20mg，1次/天；对于高龄、HAS-BLED评分≥3分，eGRF为30~49ml/(min·1.73m²)推荐15mg，1次/天；对于eGRF为15~29ml/(min·1.73m²)的患者，抗凝治疗应慎重，如需抗凝，建议15mg、1次/天。心房颤动抗凝的ROCKET-AF研究显示，利伐沙班组的主要终点事件发生率不劣于华法林组，两组主要终点的发生率分别为1.7%和2.2%，次要终点事件发生率显著低于华法林组，大出血和临床相关的非大出血复合终点发生率利伐沙班相当，关键部位出血、致死性出血及颅内出血则显著降低，但胃肠道出血增加。利伐沙班防治急性冠脉综合征血栓的ATLAS ACS 2-TIMI 51研究显示，利伐沙班可使急性冠脉综合征患者心肌梗死、心源性死亡及卒中发生率降低16%，且不增加致死性大出血风险。

3. 阿哌沙班 同样为高选择性、可逆的Xa因子抑制剂，口服生物利用度达50%，$t_{1/2}$约为12h，27%经肾脏排泄，73%经肝脏排泄，严重肝肾功能不全者不建议使用此药物。

阿哌沙班主要适应证为非瓣膜性心房颤动患者卒中和全身性栓塞的预防，以及接受择期全髋关节或全膝关节置换术患者深静脉血栓栓塞事件的预防。临床推荐剂量是5mg，2次/天，对于年龄≥80岁、体重≤60kg、血清肌酐≥132.6μmol/L符合以上情况中任意2项的患者，推荐2.5mg、2次/天。AVERROES研究结果发现，阿哌沙班组主要终点（卒中和体循环栓塞）的发生率显著低于阿司匹林组（P＜0.001）。大出血的发生率相当。由于阿哌沙班获益显著优于阿司匹林，研究提前终止。ARISTOTLE研究结果发现，对于心房颤动患者，阿哌沙班组主要终点事件（卒中和体循环栓塞）的发生率为每年1.27%，显著低于华法林组；此外，相对于华法林大出血风险显著降低31%，全因死亡风险降低11%。在年龄大于80岁老年人得到同样结果。关于阿哌沙班在急性冠脉综合征患者安全性及有效性的评估中，APPRAISE-2研究显示，在阿司匹林联合氯吡格雷双联抗血小板基础上加用阿哌沙班及安慰剂，阿哌沙班组的心血管死亡、心肌梗死及脑卒中等主要复合终点与安慰剂组相当（7.5% vs. 7.9%），但严重出血风险显著增加（1.3% vs.0.5%），鉴于上述研究结果，目前认为阿哌沙班在急性冠脉综合征的治疗中尚需更多的试验支持。

NOAC的药物代谢动力学特点见表23-2。

表 23-2　NOAC 的药物代谢动力学特点

项目	达比加群酯	利伐沙班	阿哌沙班
血浆峰浓度时间（h）	2	2～4	1～4
血浆谷浓度时间（h）	12～24	16～24	12～24
生物利用度	3%～7%	66%	50%
前体药	是	否	否
肾脏清除（%）	0.8	35%	27%
肝脏代谢：CYP3A4 参与	否	是（清除）	是（清除，很少）
食物影响吸收	否	增加 39%	很少
需要与食物同服	无	必须	无
H_2 受体抑制剂/质子泵抑制剂影响吸收	降低 12%～30%	否	否
肠道吸收不良	消化不良	否	否
清除半衰期（h）	12～17	6～9	12

第四节　溶栓药物

溶栓药物可将纤维蛋白原激活为纤溶酶，通过纤溶酶降解纤维蛋白及纤维蛋白原，使之成为可溶性的纤维蛋白降解产物，限制血栓的增大及溶解已形成的血栓，从而起到治疗血栓栓塞性疾病的作用，此类药物是血管再灌注治疗的重要治疗手段。迄今为止溶栓药物的发展经历了三个时期：①第一代溶栓药物，此类药物不具备纤维蛋白选择性，血管开通率低，可导致全身纤溶状态，代表药物为链激酶和尿激酶；②第二代溶栓药物，具有纤维蛋白选择性，开通率提高，但半衰期短，用药步骤复杂需连续给药，如阿替普酶、重组人尿激酶原等；③第三代溶栓药，选择性溶栓效果好，半衰期延长，代表药物有瑞替普酶、奈替普酶等；④新型的溶栓药物，如 alfimeprase、BB10153 和去氨普酶，主要作用机制为加速纤溶过程和增强纤维蛋白特异性。

一、第一代溶栓药物

1. 链激酶（streptokinase，SK）　是从 β-溶血性链球菌培养液中提纯精制而成的一种非酶性单链蛋白，分子量为 48kDa。链激酶不能直接激活纤溶酶原，机体内链激酶与纤溶酶原以 1∶1 的比例结合形成 SK-纤溶酶原复合物，复合物中纤溶酶原构象改变催化纤溶酶原转变为纤溶酶。纤溶酶通过降解血栓中的基质纤维蛋白使血栓溶解，实现血管的再通。此过程 SK 的活性无需纤维蛋白的存在，且 SK-纤溶酶复合物的活性亦不受 $α_2$ 抗纤溶酶（$α_2$-AP）的抑制。SK 的 $t_{1/2}$ 为 25min，由于为细菌代谢产物，SK 具有抗原性可导致过敏反应，多见于治疗后的 8～9 天。此外 SK 不具备纤维蛋白选择性，可导致机体广泛出血，尤其是颅内出血。目前链激酶主要适应证为急性心肌梗死、深部静脉血栓、肺栓塞、脑栓塞、急性亚急性周围动脉血栓、溶血性和创伤性休克及并发弥散性血管内凝血（DIC）的败血症休克等。

2. 尿激酶（urokinase，UK）　是从人尿或肾细胞组织培养液中提取的丝氨酸蛋白酶，属双链尿激酶纤溶酶原激活剂，其中 80% 为 55kDa 的高分子量 UK，20% 为 33kDa 的低分子量 UK。UK 可使无活性的单链纤溶酶原转变为有活性的双链纤溶酶，UK 与 SK 一样对纤维蛋白无选择性，UK 不仅能降解血栓表面的纤维蛋白，亦能降解血循环中的纤维蛋白原，只有大量应用 UK 生成大量纤溶酶，使血液 PAI 和 α_2-AP 耗竭，才能发挥 UK 和纤溶酶的溶栓作用。UK 的 $t_{1/2}$<20min，主要经肝脏代谢，少量药物经胆汁和尿液排泄。其主要适应证及不良反应同 SK。

二、第二代溶栓药

1. 阿替普酶（alteplase，rt-PA） 是第一个基因重组溶栓药物，是由 517 个氨基酸组成的单链丝氨酸蛋白，分子量为 66~72kDa，$t_{1/2}$ 为 8min，rt-PA 为特异性纤维蛋白溶栓剂，选择性的激活血凝块中的纤溶酶原，使 rt-PA 具有较强的局部溶栓作用。研究证实，rt-PA 的血管再通率达 80%~90%，对于 5~6h 栓龄的血栓仍有作用，出血并发症较链激酶明显降低。rt-PA 无抗原性，但由于其半衰期短，需要持续静脉给药及加强肝素治疗。

在 STEMI 症状出现 12h 以内，rt-PA 的使用方法为：静脉注射 15mg，继之在 30min 内静脉滴注 0.75mg/kg（不超过 50mg），再在 60min 内静脉滴注 0.5mg/kg（不超过 35mg）。给药前静脉注射肝素 5000U，继之以 1000U/h 的速度静脉滴注，以 APTT 结果调整肝素给药剂量，使 APTT 维持在 60~80s。应用 rt-PA 后颅内出血的发生率是 0.5%，随着患者年龄增大，其出血发生率可增至 1%~2%。

在急性缺血性卒中发病 3h 内静脉使用 rt-PA 可显著获益，并已经得到世界多个国家的认可。使用方法为：静脉应用 rt-PA 0.9mg/kg（最大剂量 90mg），首先静脉注射总剂量的 10%，其余 90% 静脉滴注＞60min。应用 rt-PA 后应当密切监测血压，使血压维持在 180/105mmHg 之下，24h 内应避免抗栓药物（包括阿司匹林）。

急性肺动脉栓塞的溶栓治疗，现行应用最多和评价最多的溶栓治疗方案是：rt-PA 100mg 2h 内静脉注射，在即将或已经发生心搏骤停的患者，应当静脉推注给药。溶栓治疗前，静脉普通肝素应当达到治疗剂量[首剂推注 80U/kg，继以 18U/(kg·h) 开始静脉滴注]。溶栓药物给药完毕后立刻检查 APTT，如果 APTT≤80s，仍应继续溶栓前的给药速度静脉注射肝素，无需首剂推注。

2. 重组尿激酶 又称为单链尿激酶型纤溶酶原激活剂，它与 rt-PA 作用机制相似，主要激活纤维蛋白表面的纤溶酶原，所以具有选择性溶栓作用。用药注意事项同其他溶栓药物。目前重组尿激酶主要用于急性 ST 段抬高型心肌梗死治疗，一次用量 50mg。先将 20mg 重组尿激酶用 10ml 生理盐水溶解后，3min 内静脉推注完毕，其余 30mg 溶于 90ml 生理盐水中，30min 内静脉滴注完毕。治疗过程中同时使用肝素，并监测 APTT 值为给药前 1.5~2.5 倍为宜。目前尚缺乏重组尿激酶在其他血栓栓塞性疾病中的大规模临床应用依据。

三、第三代溶栓药物

1. 瑞替普酶（reteplase，r-PA） 是利用基因定点突变克隆技术获得的 t-PA 变异体，结构发生变化的 r-PA 保留了对纤维蛋白的高选择性、无抗原性，血浆 $t_{1/2}$ 显著延长（5~

15min），是一种长效、专一性强的抗血栓药物。先后进行的 RAPID1 及 RAPID2 研究评价了 r-PA 在 STEMI 溶栓的安全性及有效性，RAPID1 研究显示用药后 90min 和出院时血管再通率比较，r-PA 显著优于 rt-PA；RAPID2 研究进一步比较了 r-PA 与 rt-PA 加速给药方案的优劣，显示 TIMI 血流 2 级及 3 级者在 r-PA 组更高，两组的死亡率、再梗死率、充血性心力衰竭和心肌梗死后心绞痛发生率均无显著差异。目前推荐的 r-PA 用法用量为：首次 18mg（10MU）静脉注射，间隔 30min 后再以 18mg（10MU）静脉注射，每次缓慢推注 2min 以上。溶栓前先静脉注射普通肝素 60U/kg（最大量 4000U），继以 12U/（kg·h）（最大 1000U/h），使 APTT 值维持在对照值 1.5～2.0 倍(50～70s)，最多应用 48h。

2. 替奈普酶（TNK-tPA） 是 t-PA 三个氨基酸位点被取代的多点变异产物，这些结构改变使 TNK-tPA 半衰期延长，纤维蛋白特异性及抗纤溶酶原活化抑制物活性明显增强，血管再通更迅速，血栓溶解更强，对形成较久的血栓具有明显的溶栓效果。使用方法为：30～50mg（体重<60kg，剂量为 30mg；每增加 10kg，剂量增加 5mg；直至体重>90kg，最大剂量为 50mg），弹丸式静脉推注。ACCP8 建议：TNK-tPA 用于所有急性心肌梗死溶栓治疗的患者，推荐使用单次静脉注射；对于症状持续<6h 的患者，TNK-tPA 优于 SK；院前溶栓治疗建议使用推注使用的纤溶剂（如 TNK-tPA）。

主要溶栓药物特征比较见表 23-3。

表 23-3 主要溶栓药物特征比较

项目	尿激酶	链激酶	阿替普酶	瑞替普酶	奈替普酶
剂量	150 万 U （30min）	150 万 U （30～60min）	100mg （90min）	10MU×2 次 （每次>2min）	30～50mg
负荷剂量	无需	无需	需要	弹丸式静脉注射	弹丸式静脉注射
抗原性及过敏反应	无	有	无	无	无
全身纤维蛋白原消化	明显	明显	轻度	中度	极小
90min 血管开通率（%）	53	50	>80	>80	75
TIMI 3 级血流（%）	28	32	54	60	63

四、新型溶栓药物

1. Alfimeprase 是一种重组的截短形式的纤溶酶，可直接降解纤维蛋白和纤维蛋白原。由于不需要生成纤溶酶，Alfimeprase 降解纤维蛋白的速度比 rt-PA 更快。此外，Alfimeprase 发挥作用不依赖于血栓部位的纤溶酶含量，也不被 PAI-1 抑制，不仅能降解已形成的纤维蛋白，而且能够抑制纤维蛋白产生。在血压循环中，Alfimeprase 可迅速被 α_2-巨球蛋白抑制，因此限制了 Alfimeprase 的全身作用。为避免受血压循环中 α_2-巨球蛋白的影响，Alfimeprase 必须经导管溶栓或留置导管在血栓阻塞的局部给药。Alfimeprase 在上述适应证中的Ⅲ期试验已暂时停止，因为未达主要有效性终点。尚未发表这些试验的完整结果。

2. BB10153 是一种纤溶酶原变异体，使血浆纤溶酶原激活剂切割位点替代凝血酶切割位点。与纤溶酶原一样，BB10153 与纤维蛋白结合后即可被纤维蛋白结合的凝血酶转变为纤溶酶。在 50 例急性心肌梗死患者中进行的Ⅱ期剂量增加试验中，BB10153 单剂（5～

10mg/kg)静脉注射可使血药浓度呈剂量依赖性增加,34%的患者梗死相关动脉完全开通。

3. 去氨普酶　是从吸血蝙蝠的唾液中分离出来的纤溶酶原激活剂的全长重组类似物,与 rt-PA 的同源性超过 70%。目前,正在急性缺血性卒中的患者的治疗中对去氨普酶进行Ⅲ期评估,由于去氨普酶治疗缺乏有效性,因此该研究被终止。

(马小峰)

参 考 文 献

中华医学会心血管病学分会介入心脏病学组,中华心血管病杂志编委会.2012.中国经皮冠状动脉介入治疗指南2012(简本).中华心血管杂志,40(4):271-277.

Alexander JH, Lopes RD, James S, et al. 2011. APPRAISE-2 Investigators. Apixaban with antiplatelate therapy after acute coronary syndrome. N Engl J Med. 365(8):699-708.

Chen YD, Dang W, Wan Z, et al. 2015. Ticagrelor versus clopidogrel in Chinese patients with acute coronary syndromes:: a pharmacodynamic analysis. Int J Cardiol, 201: 545-546.

Connolly SJ, Ezekowitz MD, Yusuf S, et al. 2009. Dabigatran versus warfarin in patients with atrial fibrillation. N Engl J Med, 361(5): 1139-1151.

Granger CB, Alexander JH, McMurray JJ, et al. 2011. Apixaban versus warfarin in patients with atrial fibrillation. N Engl J Med, 365(11): 981-992.

Jobs A, Thiele H, et al. 2015. ESC guidelines 2015. Non-ST-elevation acute coronary syndrome . Herz, 40(8): 1027-1033.

Maria Cristina CONSTENTINESCU. 2010. Dabigatran is as effective as warfarin in the treatment of acute venous thromboembolism the RE-COVER study. Maedica(Buchar), 5(1): 77-78.

Mega JL, Braunwald E, Wiviott SD, et al. 2012. Rivaroxaban in patients with a recent acute coronary syndrome. N Engl Med, 366(1): 9-19.

O Gara PT, Kushner FG, Ascheim DD, et al. 2013. 2013 ACCF/AHA guideline for the management of ST-elevation myocardial infarction. J Am Coll Cardiol, 61: e78-e140.

Sculpher MJ, Lozano-ortega G, Sambrook J, et al. 2009. Fondaparinux versus Enoxaparin in non-ST-elevation acute coronary syndromes: short-term cost and long-term cost-effectiveness using data from the Fifth Organization to Assess Strategies in Acute Ischemic Syndromes Investigators(OASIS-5) trial . Am Heart J, 157(5): 845-852.

Steg PG, James S, Harrington RA, et al. 2010. Ticagrelor versus clopidogrel in patients with ST-elevation acute coronary syndromes intended for reperfusion with primary percutaneous coronary intervention: A Platelet Inhibition and Patient Outcomes(PLATO) trial subgroup analysis. Circulation, 122(21): 2131-2141.

Steg PG, Jolly SS, Mehta SR, et al. 2010. Low-dose vs standard-dose unfractionated heprin for heparin for percutaneous coronary intervention in acute coronary syndromes treated with fondaparinux: the FUTURA-OASIS 8 randomized trial . JAMA, 304(12): 1339-1349.

Uchino K, Hernandez AV. 2012. Dabigatran association with higher risk of acute coronary events: Mate-analysis of noninferiority randomized controlled trial. Arch Intern Med, 172(5): 397-402.

第二十四章 动脉粥样硬化性疾病的介入治疗

第一节 动脉粥样硬化性疾病的介入治疗指征

冠状动脉粥样硬化性心脏病（冠心病）是典型的动脉粥样硬化性疾病，其主要机制是冠状动脉硬化后血管因狭窄或进一步发生阻塞而致心肌缺血或坏死。目前促成心肌血运重建的方法主要包括冠状动脉介入技术和外科方法。随着各项技术的发展，经皮冠状动脉介入治疗（percutaneous coronary intervention，PCI）已成为治疗冠心病的重要手段。我国PCI例数增长迅速，且随着循证证据和经验的积累，新技术、新器械的使用和辅助药物的发展，PCI适应证也在不断拓展。本文将对PCI在稳定型冠心病、非ST段抬高型急性冠脉综合征（NSTE-ACS）、急性ST段抬高型心肌梗死（STEMI）及特殊人群和特殊病变中的治疗指征分别作详述。

（一）稳定型冠心病

对于稳定型冠心病患者，PCI与药物治疗相比并不能降低患者远期的死亡率和心肌梗死发生率，但其是缓解心绞痛症状的有效方法，且对存在较大范围心肌缺血的患者，PCI具有明显优势。所以对于稳定型冠心病患者，术前进行危险分层以明确其是否具有PCI适应证非常重要。

1. 危险分层 稳定型冠心病可根据无创检查结果进行危险分层（表24-1）。无创检查提示高危的患者，发生心血管不良事件的风险高，如无血运重建的禁忌证，应行冠状动脉造影（CAG）；低危患者预后较好，如症状不严重，不建议行冠状动脉造影。

2. 适应证 具有下列特征的稳定型冠心病患者进行PCI可改善预后：左主干病变狭窄>50%（Ⅰ，A）；前降支近段狭窄>70%（Ⅰ，A）；伴左室功能减低的2支或3支病变（Ⅰ，B）；大面积心肌缺血，心肌核素等方法证实缺血面积大于左心室面积的10%（Ⅰ，B）；非前降支近段的单支病变，且缺血面积小于左心室面积的10%者，血运重建对预后改善无益（Ⅲ，A）。

具有下列特征的稳定型冠心病患者进行PCI可改善症状：任何血管狭窄>70%伴心绞痛，且优化药物治疗无效者（Ⅰ，A）；有呼吸困难或慢性心力衰竭（CHF），且缺血面积大于左心室面积的10%，或存活心肌的供血由狭窄>70%的"罪犯"血管提供者（Ⅱa，B）；无明显限制性缺血性症状者行优化药物治疗后对改善症状无益（Ⅲ，C）。对于病变既适合PCI又适合冠状动脉旁路移植（coronary artery bypass graft，CABG）的患者，可以采用SYNTAX积分帮助制订治疗决策（表24-2）。

表24-1 无创检查的危险分层

高危（年死亡>3%）
  1. 静息状态严重的左心室功能不全（LVEF<35%）
  2. 平板评分高危（评分≤-11）

续表

3. 运动诱发的严重左心室功能不全（运动状态 LVEF<35%）
4. 负荷诱发的大面积灌注缺损（尤其是前壁）
5. 负荷诱发的多发性中等面积的灌注缺损
6. 大面积固定性灌注缺损伴左心室扩大或肺摄取量增加（^{201}Tl）
7. 负荷诱发的灌注缺损伴左心室扩大或肺摄取量增加（^{201}Tl）
8. 给予低剂量多巴酚丁胺时［≤10μg/（kg·min）］或心率较慢时（<120 次/分）超声心动图检查显示室壁运动障碍（累及>2 个节段负荷超声心动图显示大面积心肌缺血）
9. 负荷超声心动图有广泛心肌缺血证据

中危（年死亡率 1%～3%）

1. 静息状态轻度或中度左心室功能不全（LVEF 35%～45%）
2. 平板评分中危（−11<评分<5）
3. 负荷状态下中度灌注缺损但无左心室扩大或肺摄取量增加（^{201}Tl）
4. 仅在大剂量多巴酚丁胺时，负荷超声心动图检查显示心肌缺血伴有室壁运动障碍，范围累及≤2 个节段

低危（年死亡率<1%）

1. 平板评分低危（评分≥5）
2. 静息或负荷状态下心肌灌注正常或小面积缺损
3. 负荷超声心动图检查显示室壁运动正常或静息状态下局限性室壁运动障碍且无改变

注：LVEF. 左心室射血分数

表 24-2　稳定型冠心病 PCI 和 CABG 适应证的推荐

病变特征	选择 CABG	选择 PCI
单支病变或未累及前降支近段的 2 支病变	Ⅱb，C	Ⅰ，C
单支病变或累及前降支近段的 2 支病变	Ⅰ，A	Ⅱa，B
简单 3 支病变，PCI 可达完全血运重建，SYNTAX 积分≤22	Ⅰ，A	Ⅱa，B
简单 3 支病变，PCI 不能达到完全血运重建，SYNTAX 积分>22	Ⅰ，A	Ⅲ，A
左主干（孤立或单支病变，开口/干段病变）	Ⅰ，A	Ⅱa，B
左主干（孤立或单支病变，远端分叉病变）	Ⅰ，A	Ⅱb，B
左主干+2 支病变或 3 支病变，SYNTAX 积分≤32	Ⅰ，A	Ⅱb，B
左主干+2 支病变或 3 支病变，SYNTAX 积分≥33	Ⅰ，A	Ⅲ，B

（二）非 ST 段抬高型急性冠脉综合征

非 ST 段抬高型急性冠脉综合征（NSTE-ACS）：①不稳定型心绞痛；②非 ST 段抬高型心肌梗死（NSTEMI）。可采取保守治疗策略和侵入治疗策略。循证医学证据表明，高危患者可从早期侵入治疗中获益，合理的危险分层是 ACS 患者选择 PCI 适应证的基础。

1. 危险分层　对于 NSTE-ACS，全球急性冠状动脉事件注册（GRACE）危险评分被推荐作为危险分层的首选评分方法。

极高危患者（≥1 项）：①严重胸痛持续时间长、无明显间歇或>3min、濒临心肌梗死；②心肌标志物显著升高和（或）ST 段显著压低（≥2mm）持续不恢复或范围扩大；③明显

血流动力学改变,严重低血压、心力衰竭或心源性休克表现;④严重恶性心律失常:室性心动过速或心室纤颤。

中高危患者(≥1项):①心肌标志物升高;②ST段压低(<2mm);③强化治疗24h内反复发作胸痛;④心肌梗死史;⑤冠状动脉狭窄病史;⑥PCI或CABG后;⑦左室射血分数(LVEF)<40%;⑧糖尿病;⑨肾功能不全(肾小球滤过率<60ml/min)。

2. 适应证 根据GRACE评分及相关高危因素进行综合测评,拟定血运重建在不同时间段如紧急(<2h)、早期(<24h)及延迟的治疗策略(表24-3)。

表24-3 NSTE-ACS 介入治疗建议

	推荐类别	证据水平
以下患者推荐侵入治疗策略:		
GRACE评分>140或至少一项高危因素	Ⅰ	A
症状反复发作		
负荷试验可诱发缺血症状		
GRACE积分>140或合并多项高危因素的患者推荐早期侵入治疗(<24h)	Ⅰ	A
GRACE积分<140者:症状反复发作或负荷试验可诱发缺血而无高危因素的患者推荐延迟侵入治疗(72h内)	Ⅰ	A
缺血高危患者(顽固性心绞痛相关的心力衰竭、心律失常或血流动力学不稳定)应考虑急诊冠状动脉造影(<2h)	Ⅱa	C
侵入治疗策略不应用于以下患者:		
低危患者	Ⅲ	A
侵入诊断或治疗的高危患者		

(三)急性ST段抬高型心肌梗死

临床上处理STEMI患者的相关建议:快速将患者转至可直接进行PCI的中心(Ⅰ,A),需进行院前诊断并完善转送通路;在患者送至相关医疗中心后,若该医疗中心可行急诊PCI但缺乏相关医疗人员配置,可考虑联系上级医院的医生迅速赶赴该医疗中心行PCI(Ⅱ,C);急诊PCI中心需完善每天24h,每周7天的应急系统,并确保能在接诊后的90min内可直接开始PCI(Ⅰ,B);若无行直接PCI的相关条件,无溶栓禁忌者应尽快进行溶栓治疗,并可考虑应用全量溶栓剂(Ⅱa,A);除外心源性休克,PCI(直接、补救或溶栓后)应仅限于开通"罪犯"病变(Ⅱa,B);在允许进行直接PCI的医疗中心,避免对患者进行不必要的转运(Ⅲ,A);无血流动力障碍的患者,避免主动脉球囊反搏的常规应用(Ⅲ,B)(表24-4)。

表24-4 STEMI患者直接PCI的适应证

指征	推荐类别	证据水平
所有STEMI发病12h内,入门到球囊开放时间90min以内有经验术者和团队操作	Ⅰ	A
溶栓禁忌证患者	Ⅰ	C

续表

指征	推荐类别	证据水平
发病>3h 更趋首选 PCI	I	C
心源性休克,年龄<75 岁,MIC 发病<36h,休克<18h	I	B
有选择的年龄>75 岁心源性休克,MIC 发病<36h,休克<18h,权衡利弊后可考虑 PCI	IIa	B
发病 12~24h 仍有缺血证据,或有心动功能障碍或血流动力学不稳定或严重心律失常	IIa	C
血流动力学稳定不推荐直接 PCI 干预非梗死相关动脉	III	C
发病>12h 无症状,血流动力学和心电稳定者不推荐直接 PCI	III	C
常规支架置入	I	A

(四) 特殊人群的血运重建治疗

1. 糖尿病 与非糖尿病患者相比,无论应用何种方式进行血运重建,冠心病合并糖尿病患者预后都较差,且再狭窄率也高。建议 STEMI 患者选择限内 PCI 优于溶栓(Ⅰ,A);建议稳定的、缺血范围大的冠心病患者行血运重建,从而提高无主要不良心脑血管疾病的生存率(Ⅰ,A);应用药物洗脱支架(DES)从而减少再狭窄风险并提高靶血管重建率(Ⅰ,A);对于应用二甲双胍进行治疗的患者,进行 CAG/PCI 后应注意监测肾功能(Ⅰ,C);可接受手术风险且缺血范围大、适合 CABG,推荐 CABG(Ⅱa,B);存在肾功能损害患者术前应停用二甲双胍(Ⅱb,C);极化液不建议静脉应用于进行血运重建的糖尿病患者(Ⅲ,B)。

2. 慢性肾病 患者死亡率高,合并糖尿病者尤甚,若合理选择适应证,可通过血运重建改善其生存率。术前可经肾小球滤过率(eGFR)的相关估算完善肾功能的评价。对于轻中度肾功能不全,冠状动脉病变复杂且可耐受 CABG 者,首选 CABG(Ⅱa,B);注意对比剂肾病,PCI 术中严格控制对比剂用量,且首先考虑 DES(Ⅱb,B)。

3. 合并慢性心力衰竭 在进行血运重建治疗时,围术期死亡风险增加 5%~30%。对于慢性心力衰竭合并心绞痛患者而言,CABG 适用于 LM、左主干等同病变及前降支近段狭窄合并 2 或 3 支血管病变者(Ⅰ,B)。

(五) 特殊病变的血运重建治疗

1. 慢性完全闭塞病变(CTO)的 PCI CTO:大于 3 个月的血管闭塞。目前相关研究结果显示:若患者有临床缺血症状和合适的解剖条件,经由具有丰富经验的术者完善 CTO 的开通是合理的(Ⅱa,B)。CTO 的开通与金属裸支架(BMS)或 PTCA 的置入相比,DES 能显著降低靶血管重建率(ⅠB)。

2. 多支血管病变的 PCI 根据前降支近段是否受累、病变血管数目及是否合并糖尿病和心功能情况,选择多支病变的血运重建方式(表 24-5)。

表 24-5 多支血管病变血运重建的适应证

病变特征	临床特征	适宜积分(1~9)	
		PCI 适宜等级	CABG 适宜等级
2 支血管病变累及前降支近段	无糖尿病并 LVEF 正常	A(8)	A(8)
	糖尿病	A(7)	A(8)

续表

病变特征	临床特征	适宜积分（1~9）	
		PCI 适宜等级	CABG 适宜等级
3 支血管病变累及前降支近段	LVEF 降低	A（7）	A（8）
	无糖尿病并 LVEF 正常	U（6）	A（8）
	糖尿病	U（5）	A（9）
	LVEF 降低	U（4）	A（9）

第二节 球囊扩张血管成形术

近二十年来，以经皮冠状动脉腔内成形术（PTCA）和经皮冠状动脉内支架置入术（PCI）为主的介入治疗取得长足的发展，并已成为冠心病介入治疗的主要手段。

介入心脏病学的历史可追溯到 1929 年，德国医生 Forssman 为了临床研究的需要，大胆地在自己身上进行了首次心脏插管，并拍下第一张右心导管的 X 线照片。此后经过各个国家多名医学工作者的不断发明及改进，1977 年 Gruentzig 等开创了冠状动脉球囊成形术：在 Dotter 和 Judkins 已开展的周围血管扩张术的基础上，1974 年 Gruentzig 试制成最简单的球囊导管并进行周围血管扩张术，1975 年 Gruentzig 试制成双腔的球囊导管，1977 年 9 月 Gruentzig 在瑞士 Zurich 大学医院首先成功地将其应用于一名 38 岁男性左冠状动脉前降支狭窄的患者，开创了冠心病球囊成形术的治疗时期。1981 年美国 Emory 大学专门成立 Gruentzig 心导管研究室，经过不断工作进一步肯定和完善 PTCA 球囊成形术，并于 1982 年完成 1000 例 PTCA 以后，开始在全美国推广应用。

（一）术前准备

1. 患者的一般情况

（1）其他脏器的情况：一些其他脏器疾病可增加冠状动脉介入治疗的风险，如肺部疾患、糖尿病、肾功能障碍、脑血管意外史、出血倾向等。

（2）冠状动脉旁路移植术：次数、间隔时间及选择动脉桥和大隐静脉桥的情况。

（3）有无活动性出血。

（4）过敏史：特别是造影剂过敏史及其治疗反应。

（5）周围血管搏动情况。

（6）实验室检查：血、尿、粪常规，肝、肾功能，电解质，心电图，心脏三位片和血型等。

2. 临床因素分析 在行介入治疗前，必须对手术的风险和效果进行认真分析，权衡利弊。包括患者能否耐受手术，手术可能的并发症，术后症状改善的程度，术后再狭窄的机会，以及患者对再次介入治疗的耐受性如何等。

3. 冠状动脉解剖 病变血管解剖因素是 PTCA 即刻结果的重要预测因子。这些解剖因素直接导致冠状动脉夹层和急性血管闭塞的发生率明显增加。病变血管解剖因素包括病变长度、偏心性、病变部位（如开口或分叉部）、血管扭曲性（包括成角病变）、狭窄严重性和是否闭塞、血管僵硬度和钙化程度、有无血栓等。

4. 左心室功能 除患者的年龄、病变血管数、病变部位和病变特征之外，左心室射血分数≤30%是预测严重并发症的独立因素。而且，左心室功能障碍患者行介入治疗时，可能需要血流动力学支持（主动脉气囊反搏、心肺辅助循环）。

（二）操作技术

1. 消毒、铺巾

2. 穿刺 经桡动脉途径者，术前应完善 Allen 试验。

3. 选择导引导管和冠状动脉造影 根据不同情况可选择 6F（2.00mm）或 7F（2.33mm）导引导管。选择暴露狭窄病变最佳的体位进行冠状动脉造影。导引导管为冠状动脉介入提供输送管道，在进行相关路径的挑选时需考虑内径、支持力及与冠状动脉开口的同轴性。导引导管部位多选择 Judkin 左、右冠状动脉。为了增加支持力，在某些特殊病变（慢性闭塞、迂曲血管、钙化等）可应用其他构型的导引导管，如 Amplatz、XB、EBU、Qcurve 等。

4. 导引钢丝 自导引导管内插入 0.014in 导引钢丝，并缓慢旋转地将其送至病变血管远端。

5. 球囊到位 导引钢丝送至血管远端后，顺着导引导管将球囊送至狭窄处，证实球囊位置正确与否，可注入造影剂并观察球囊上的标记，待球囊到位后即可用压力泵加压扩张。一般以球囊/血管直径 1~1.1 来选择球囊导管。对于严重狭窄、成角、不规则的病变，球囊有时不能顺利通过。此时可换用 XB、Amplatz 等导引导管，以增加支持力，或改用更小直径的球囊（1.5~2.0mm）。

6. 退出导引钢丝 术后观察病变部位得到适当扩张后，先将导引钢丝留置数分钟，并完善造影，观察血管情况。如无血管回缩或明显夹层现象，即可退出导引钢丝。

（三）术后处理

1. 监护 术后所有患者均应密切监护，尤其是尚留置主动脉内气囊反搏、心肺辅助循环鞘、严重左心室功能障碍的患者。PTCA 术后低血压的常见原因：①冠状动脉阻塞；②后腹膜出血是致死性低血压的一个重要潜在原因；③血容量不足；④药物作用；⑤迷走神经反射；⑥心脏压塞。

2. 抗凝治疗 介入治疗后抗凝治疗时间的长短及抗凝剂的用量仍有争论。术前稳定型心绞痛和手术效果较好的患者（即没有冠状内膜撕裂和冠状内膜血栓）一般不需长时间的肝素治疗。这类患者离开导管室后即可停用肝素。

3. 出院后的药物治疗 出院后继续药物治疗的目的在于改善预后，控制缺血症状和主要危险因素。ABCDE 方案可进行协助治疗：A——阿司匹林和抗心绞痛，B——β 受体阻滞剂和控制血压，C——胆固醇和吸烟，D——饮食和糖尿病，E——教育和运动。

4. 随访 出院后 4~6 周，应安排门诊随访。主张在下列情形时行冠状动脉造影：①心绞痛症状加重；②高危表现，即 ST 段下移≥2mm，负荷实验时收缩压下降≥10mmHg；③充血性心力衰竭；④轻度劳力就诱发心绞痛（因心绞痛不能完成 Bruce 方案 2 级）；⑤心脏猝死存活者。根据冠状动脉解剖和心室功能协助确定血管重建治疗。

（四）术后再狭窄

PTCA 术后再狭窄发生率 30%～50%，其发生机制包括：

1. 早期弹性回缩 发生于 PTCA 术后最初数小时至第一天。术后 24h 冠状动脉造影发现，如被扩张的冠状动脉内径减少＞10%，则发生再狭窄的可能性高达 73.6%，但如血管内径减少＜10%，则发生再狭窄的比例仅为 9.8%。

2. 壁血栓形成 局部血小板血栓的形成和溶解，伴发血流波动，促使内膜增生。局部血流减少和剪切力增高则增强该过程。附壁血栓成为平滑肌细胞移行和增生的基质。

3. 内膜增生 发生于 PTCA 术后最初 3 个月内，表现为平滑肌细胞增生和细胞外基质合成，使管腔狭窄。

4. 血管损伤程度 在行 PTCA 时，某些冠状动脉形态可致血管损伤增大，因而再狭窄比例增高。如长病变和夹层破裂时，内皮细胞修复延缓；钙化病变行 PTCA 时，需较高的球囊充盈压力，因而更易产生损伤；冠状动脉开口部位狭窄通常发生钙化，其夹层破裂和弹性回缩发生率较高；对血管弯曲和分叉处狭窄行 PTCA 时，常常可引起夹层破裂，同时血流剪切力有利于血小板沉积；对明显偏心性狭窄者行 PTCA 时，可在斑块与正常血管壁交界处发生较深的中层撕裂；严重狭窄和完全阻塞性病变的情况下行 PTCA，会对血管的周壁产生较大的牵拉损伤。

5. 临床因素 再狭窄的危险因素种类多样，如心绞痛的类型、大量吸烟、高血压、糖尿病和血脂增高等。

（五）术后再狭窄的防治进展

1. 药物涂层支架 将抗血管重塑和抗增殖作用集于一体，使用时不需额外的安全性评价，并且这种靶向性的局部药物释放可确保在病变局部具有高浓度的药物，而在系统和循环中的浓度很低，这样可确保药物释放的可控性和低毒性。

2. 血管内放射治疗 介入治疗后内膜的过度增殖可经血管内放射治疗有效抑制，同时可防治血管的病理性重塑。目前在临床上使用的放射源主要为 γ 源（^{192}Ir）和 β 源（^{90}Sr/Y、^{90}Y 和 ^{32}P）。血管内放射治疗的主要问题是晚期血栓形成（术后 30～180 天），发生率为 5%～10%；第二个问题是边缘效应或糖果现象，边缘效应或糖果现象指放射治疗后在病变边缘出现明显的内膜增殖，导致严重狭窄，8%～18% 的放射治疗接受者发生这种现象；另外，血管内放射治疗也可导致晚期再狭窄和远期管腔损失。

3. 再狭窄的基因治疗 PTCA 术后再狭窄的发生与多种因素有关，如内皮细胞损伤、血小板的黏附、局部炎症反应、生长因子和细胞因子的作用，以及癌基因和抗癌基因的异常表达。随着基因治疗的研究进展，再狭窄的防治是有可能得到实现的，如在血管内导入基因，促进内皮细胞增生及血栓的溶解，抑制平滑肌细胞的增殖。基因治疗需要选择合适的治疗性基因并经合适的路径进行基因转移。目前适用于防治再狭窄的基因类型有：抗血栓形成的基因，血管活性物质的基因，生长因子和细胞因子的基因，癌基因与抗癌基因，细胞周期调节基因等。

总体而言，PTCA 术是介入心脏病学的伟大进步，但其术后的高狭窄率及较高的靶血管重建率大大限制其临床应用,这要求我们继续探索和发明新的治疗方法和器械,所以冠状动脉内支架置入术逐渐取代其成为冠状动脉内介入治疗最重要的方法。

第三节 支架血管成形术

支架血管成形术,是在 X 线动脉造影下,经皮从股动脉或其他动脉穿刺,通过导管和导丝将球囊置入狭窄病变血管,扩张球囊后将支架置于狭窄处以解除狭窄,恢复正常血流和解剖结构的微创介入操作。此类支架置入血管成形术被广泛应用于动脉粥样硬化病因的狭窄冠状动脉,已经成为治疗冠状动脉血管阻塞性疾病的重要方法。近年,随着经皮冠状动脉介入治疗(PCI)技术的迅速发展,药物洗脱支架的出现,极大地降低支架置入后血管再狭窄的发生率,有力地推动支架血管成形术的发展,现在已经成为应用最为广泛的介入治疗手术。但是近年随着循证医学的广泛开展、经验的积累和新技术、新器械的使用及辅助药物的发展,支架血管成形术的方法、适应证、合并症、预后等方面也不断进展,临床应用时应综合各个方面的因素、权衡利弊,综合评估支架血管成形术的风险和获益,做出最优选择。

一、冠状动脉支架的分类和特征

(一)冠状动脉支架的分类

1. 根据支架置入的方式分类 分为自膨胀支架和球囊扩张支架。自膨胀支架由保护鞘固定于支架释放装置上,定位后回撤保护鞘,支架自行膨胀至设计直径或靶血管直径,这一类型支架目前已经很少用于冠状动脉支架;球囊扩张支架预先固定在球囊导管上。定位后,加压扩张球囊使支架膨胀,随后减压球囊并回撤,将支架留在冠状动脉内,目前临床使用的冠状动脉支架几乎全是这一类型。

2. 根据支架的结构和设计分类 分为缠绕支架、环状支架、管状支架、网状支架、多重设计支架及特殊用途支架等。

3. 根据 X 线下的可视性分类 分为高可视性、中可视性和低可视性支架等。

4. 根据使用支架的材料分类 分为医用不锈钢支架、新型钴合金支架、铂铬合金支架和金属被膜支架。此外,钽金属支架、带有铂金属核心的钴合金支架、镍钛合金支架及铂铱合金支架等已经退出市场。

5. 根据支架表面是否经过特殊涂层处理分类 分为金属裸支架、涂层支架和药物洗脱支架(DES)等。

(二)冠状动脉支架的特征

1. 生物相容性 即置入冠状动脉后不易发生异物反应,不刺激血栓形成,或在支架的表面包被一些特殊的物质以减少血栓形成。

2. 柔软性 即当支架置入到血管的远端病变或近端血管弯曲的病变,支架可比较容易地通过带有特殊角度的指引导管及迂曲的冠状动脉达到病变处。

3. 跟踪性 指支架系统在推送过程中依导引钢丝方向而顺利转向、循着导引钢丝的轨迹前进的性能。

4. 跨越性 指支架系统跨越严重狭窄、成角、钙化病变的能力。

5. 可视性 支架应当具备一定的可视性，以保证术中能准确定位并易于判断疗效，随访造影也易识别支架内再狭窄。但是可视性过高也会影响结果的判断。

6. 可靠的伸展性能 临床上应用的球囊扩张支架都具有可靠的扩展性，支架释放后的大小取决于最终扩张球囊达到的直径。

7. 金属表面积 指支架释放后围成的圆柱形表面积中金属丝面积所占的比例，其直接影响冠状动脉支架术的即刻和远期疗效。

8. 径向支撑力 指支架释放后对血管壁支持作用的强弱。支撑力除受金属丝的直径和间距影响外，也与支架结构相关。

9. 缩短率 指支架释放后长度的缩短程度，一般直径越大的支架释放后缩短越明显。

10. 球囊通过已经释放支架的可能性 指在支架释放后，球囊或另外一个支架穿过刚释放支架到达远端血管病变部位的可能性。已释放支架的特性会决定该操作成功的机会。

11. 弹性回缩率 指与释放术中球囊扩张达到的最大直径相比，支架释放后直径缩小的比例。

12. 预装支架命名压 指将支架扩张到标称直径所需要的压力。

13. 概率破裂压和平均破裂压 概率破裂压是指达到此压力时，0.1%的球囊将破裂；平均破裂压是指达到此压力时，50%的球囊将破裂。

（三）支架的选择

第一代 DES（西罗莫司 DES 和紫杉醇 DES）采用永久材料作涂层，可增加晚期和极晚期血栓形成及内皮化不良等风险。2006 年后，逐渐上市的新一代 DES 采用与第一代不同的支架框架材料（包括钴铬合金、铂铬合金等）、新的抗增生药物（包括百奥莫司、依维莫司和佐他莫司）及生物可降解材料作涂层，其生物相容性更好，支架梁更薄，因而 DES 处管壁较早内皮化，降低新生内膜过度增生、再狭窄率及晚期和极晚期支架内血栓形成的发生率。中国的 I-LOVE-IT2 研究显示，新一代生物可降解涂层 DES 1 年内靶病变失败率不劣于永久涂层 DES，且前者服用 6 个月双联抗血小板治疗（dual antiplatelet therapy，DAPT）的效果和安全性不劣于 12 个月。并对以下情况推荐置入新一代 DES：NSTE-ACS 患者，STEMI 直接 PCI 患者，冠心病合并糖尿病患者，冠心病合并慢性肾脏疾病（CKD）患者。对以下冠状动脉病变推荐置入新一代 DES：开口处病变、静脉桥血管病变及支架内再狭窄病变。对左主干合并分叉病变和慢性闭塞病变，优先考虑应用新一代 DES，以降低再狭窄率。对 3 个月内计划接受择期非心脏外科手术的患者行 PCI 时，可考虑置入裸金属支架或 PTCA；对高出血风险、不能耐受 12 个月 DAPT，或因 12 个月内可能接受侵入性或外科手术必须中断 DAPT 的患者，建议置入金属裸支架（BMS）或行 PTCA。

近年来，生物可吸收支架成为新一代支架的发展方向。生物可降解支架是近年来用于 PCI 的新型支架。生物可降解支架主要由聚 L-乳酸、含镁的生物材料及其他包括酪氨酸-

多碳酸盐或含有水杨酸和癸二酸的生物材料组成。对生物可降解支架的最基本要求是该支架有一个很好的短期和中期纵向支撑力，这个支撑力要等同于或接近于金属支架（包括BMS 和 DES）。目前应用的生物可降解支架基本上能够达到这个要求。与 BMS 和 DES 相比，生物可降解支架的优点主要是：

1. 减少支架内中晚期血栓形成的发生率 有研究比较使用可吸收聚合物的 DES（857例）和一般的 DES（850 例），随访期为 4 年，以心源性死亡、心肌梗死、目标血管再血管化作为主要终点。结果显示，两组主要终点发生率无显著差别，但第 2～4 年使用可吸收聚合物的 DES 组支架内血栓形成发生率显著低于一般的 DES 组。生物可降解支架在降解后血管内无外源性的异物，去除对血管壁的刺激，减少安放支架后中晚期血栓形成的发生率，使心源性死亡、心肌梗死、再次血管重建的发生率降低。

2. 减少对边支血管的影响 PCI 时需重点考虑减少对边支血管的影响。在安放 BMS 或 DES 后，有时可使边支血管开口处狭窄、血流量减少，有时甚至可使边支闭塞。而生物可降解支架在支架降解后，可使边支血管血流量增加，甚至可使边支重新开放。

3. 有利于支架处血管内膜内皮化和再次 PCI 安放支架后支架金属材料的持续存在对血管内膜内皮化是一个重要的障碍。安放支架后血管内皮化不完全还可导致内膜增生和新的动脉粥样硬化斑块的形成。生物可降解支架在降解后去除这一阻碍。应用血管造影、血管内超声和 OCT 等观察到，安放生物可降解支架后血管通畅，如果血管还存在问题，可再次 PCI。

4. 恢复支架处血管的活动性，并有利于一些无创检查 生物可降解支架在降解后有利于恢复支架处血管的活动性，利于一些无创检查（磁共振等）。

5. 在安放支架时有时会发生支架安放位置不正确 对较小的支架安放位置不正确有自动调整作用，生物可降解支架降解后也可消除支架安放位置不正确和扩张不完全带来的不利影响。

二、冠状动脉支架植入适应证

（一）稳定型冠心病

稳定型冠心病（SCAD）以冠状动脉病变直径狭窄程度作为是否干预的决策依据。病变直径狭窄≥90%时，可直接干预；当病变直径狭窄<90%时，建议仅对有相应缺血证据，或血流储备分数（fractional flow reserve，FFR）≤0.8 的病变进行干预。针对合并左主干和（或）前降支近端病变、多支血管病变患者，根据 SYNTAX 评分和 SYNTAX Ⅱ 评分评估中远期风险，选择合适的血运重建策略。针对存在前降支近端病变的单支病变和双支病变，推荐使用 PCI；左主干和三支病变的适应证推荐纳入到统一的 SYNTAX 评分标准；对于 SYNTAX 评分≤22 分的三支病变，建议 PCI。

（二）非 ST 段抬高型急性冠脉综合征

极高危非 ST 段抬高型急性冠脉综合征（NSTE-ACS）患者进行紧急冠状动脉造影

（<2h），极高危因素包括：①血流动力学不稳定或心源性休克；②顽固性心绞痛；③危及生命的心律失常或心脏搏停；④心肌梗死机械性并发症；⑤急性心力衰竭伴难治性心绞痛和ST段改变；⑥再发心电图ST-T动态演变，尤其是伴有间歇性ST段抬高。高危患者推荐早期行冠状动脉造影，根据病变情况决定是否行侵入策略（<24h）。高危因素包括：①肌钙蛋白升高；②心电图ST段或T波动态演变（有或无症状）；③GRACE评分>140分。

（三）急性ST段抬高型心肌梗死

减少时间延误是急性ST段抬高型心肌梗死（STEMI）实施再灌注治疗的关键，应尽量缩短首次医疗接触至PCI的时间和首次医疗接触到医院转出时间，以降低院内死亡。对于首诊可开展急诊PCI的医院，要求首次医疗接触至PCI时间<90min。对于发病>12h仍有缺血性胸痛或致命性心律失常的STEMI患者推荐直接PCI。2013～2015年发表的PRAMI、CvLPRIT、DANAMI 3 PRIMULTI和PRAGUE-13研究，以及2015年最新Meta分析均显示，对部分STEMI合并多支血管病变的患者行急诊PCI或择期PCI时，干预非梗死相关动脉（infarct relative artery，IRA）可能有益且安全。美国2015年STEMI指南更新的建议，对STEMI合并多支病变、血流动力学稳定患者，可考虑干预非IRA（可与直接PCI同时或择期完成）。HORIZONS-AMI、REAL等观察性研究及网络Meta分析均提示，择期完成多支PCI的临床获益可能优于直接PCI同期干预非IRA。推荐合并多支病变的STEMI患者在血流动力学稳定情况下择期完成非IRA的PCI，也可考虑非IRA的PCI，与直接PCI同期完成。对于合并心源性休克和严重心力衰竭的STEMI合并多支病变患者，建议由经验丰富的医师完成"罪犯"血管和非靶血管的PCI。

（四）中国冠状动脉血运重建适宜性标准的建议（2016）

1. 适宜性的判断标准 适宜（A）：血运重建通常是适宜的，血运重建的获益大于风险，可改善患者的预后，提高生活质量，评分7～9分。可能适宜（U）：血运重建可能是适宜的，但不能完全确定，血运重建的获益可能大于风险，可能改善患者的预后，评分4～6分。偶尔适宜（I）：一般情况下血运重建风险大于获益，少数情况下可能获益，评分1～3分。

2. 加拿大心血管学会劳力型心绞痛分级 一级：平常的体力活动不会引起心绞痛，如步行和上楼梯。心绞痛在紧张、剧烈运动，或者长时间的工作或娱乐时发生。二级：日常体力活动稍受限制，快步行走或上楼、登高、饭后行走或上楼、寒冷或风中行走、情绪激动可发作心绞痛或仅在睡醒后数小时内发作。在正常情况下以一般速度平地步行200 m以上或登一层以上的楼梯受限。三级：日常体力活动明显受限，在正常情况下，以一般速度平地步行100～200 m或登一层楼梯时可发作心绞痛。四级：轻微活动或休息时即可出现心绞痛症状。

3. 中国冠状动脉血管重建适宜性标准 中国冠状动脉血运重建的适宜性标准主要指导临床医生根据患者诊断、病情严重程度和并存疾病等具体情况，合理选择PCI和CABG，作为不同冠心病指南和适应证的一个有力的补充（表24-6～表24-9）。

表 24-6　急性冠脉综合征

序号	适应证	适宜性评分（1~9）
1	ST 段抬高型心肌梗死；症状出现≤12h；"罪犯"血管进行血运重建	A（9）
2	ST 段抬高型心肌梗死；症状出现≤12h；非"罪犯"血管进行血运重建	I（3）
3	ST 段抬高型心肌梗死；症状出现后 12~24h；存在严重心力衰竭、缺血症状持续不缓解、血流动力学或电活动紊乱	A（8）
4	ST 段抬高型心肌梗死；症状出现>12h；无症状，亦无血流动力学和电活动紊乱	I（3）
5	ST 段抬高型心肌梗死；溶栓治疗成功；有心力衰竭证据，持续的缺血症状或不稳定的室性心律失常；单支病变，可能为"罪犯"血管	A（8）
6	ST 段抬高型心肌梗死；溶栓治疗成功；无心力衰竭或缺血症状，无不稳定的室性心律失常；LVEF 正常；单支病变，可能为"罪犯"血管	U（6）
7	ST 段抬高型心肌梗死；溶栓治疗成功；无症状，无心力衰竭或持续缺血症状，无不稳定的室性心律失常；LVEF 下降；三支病变；择期/半择期血运重建	A（8）
8	ST 段抬高型心肌梗死；"罪犯"血管已接受急诊 PCI 或溶栓治疗成功；无症状，住院期间无心力衰竭，无持续的或可诱发缺血症状，无不稳定的室性心律失常；LVEF 正常；住院期间非梗死相关血管接受血运重建治疗	A（7）
9	ST 段抬高或非 ST 段抬高型心肌梗死，住院期间"罪犯"血管接受 PCI 治疗；心肌缺血症状再发，和（或）住院后无创检查有缺血证据/高危特征；1 支或多支血管进行血运重建	A（8）
10	不稳定型心绞痛或非 ST 段抬高型心肌梗死患者，有短期内死亡或非致命性心肌梗死高危特征；对可能的"罪犯"血管进行重建	A（9）
11	有短期内死亡或非致命性心肌梗死高危特征的不稳定型心绞痛或非 ST 段抬高型心肌梗死患者，当不能明确"罪犯"血管时对多支冠状动脉进行血运重建	A（8）
12	急性心肌梗死患者（ST 段抬高型心肌梗死或非 ST 段抬高型心肌梗死）；有证据的心源性休克；1 支或多支血管进行血运重建	A（8）
13	UA/NSTEMI 短期内死亡或非致命性心肌梗死低危（如 TIMI 评分≤2 分）；对"罪犯"血管进行血运重建	A（7）
14	UA/NSTEMI 短期内死亡或非致命性心肌梗死中危（如 TIMI 评分 3~4 分）；对"罪犯"血管进行血运重建	A（7）

注：A. 适宜；U. 可能适宜；I. 偶尔适宜；括号内为分数。LVEF. 左心室射血分数；UA/NSTEMI. 不稳定型心绞痛/急性非 ST 段抬高型心肌梗死；TIMI. 心肌梗死溶栓性治疗临床试验；PCI. 经皮冠状动脉介入治疗

表 24-7　之前未行冠状动脉旁路移植术治疗的患者[适宜性评分（1~9）]

序号	适应证	CCS 无症状	CCS I 或 II	CCS III 或 IV
15	未累及前降支近段的单支或双支病变；未接受无创检查；未接受或仅接受 1 种抗缺血药物	I（1）	U（4）	U（6）
16	未累及前降支近段的单支或双支病变；未接受无创检查；接受≥2 种抗缺血药物	I（3）	U（5）	A（7）
17	未累及前降支近段的单支或双支病变；无创检查没有发现缺血证据；未接受或仅接受 1 种抗缺血药物	I（1）	I（3）	U（4）
18	未累及前降支近段的单支或双支病变；无创检查没有发现缺血证据；接受≥2 种抗缺血药物	I（2）	I（3）	U（6）
19	未累及前降支近段的单支或双支病变；无创检查发现缺血证据；未接受或仅接受 1 种抗缺血药物	I（3）	U（6）	A（7）
20	未累及前降支近段的单支或双支病变；无创检查发现缺血证据；接受≥2 种抗缺血药物	U（5）	A（7）	A（8）
21	冠状动脉临界狭窄病变；未接受无创缺血检测；未接受进一步有创检查（如 FFR 和 IVUS）；未接受或仅接受 1 种抗缺血药物	I（1）	I（3）	U（4）

续表

序号	适应证	CCS 无症状	Ⅰ 或 Ⅱ	Ⅲ 或 Ⅳ
22	冠状动脉临界狭窄病变；未接受无创缺血检测；未接受进一步有创检查（如 FFR 和 IVUS）；接受≥2 种抗缺血药物	I（2）	I（3）	U（6）
23	冠状动脉临界狭窄病变；未接受无创缺血检测或检测结果不确定；FFR≤0.8 和（或）IVUS 发现严重狭窄；未接受或仅接受 1 种抗缺血药物	I（3）	U（6）	A（8）
24	冠状动脉临界狭窄病变；未接受无创缺血检测或检测结果不确定；FFR≤0.8 和（或）IVUS 发现严重狭窄；接受≥2 种抗缺血药物	U（6）	A（7）	A（9）
25	冠状动脉临界狭窄病变；未接受无创缺血检测或检测结果不确定；FFR＞0.8 或 IVUS 未提示严重狭窄；未接受或仅接受 1 种抗缺血药物	I（1）	I（3）	I（3）
26	冠状动脉临界狭窄病变；未接受无创缺血检测或检测结果不确定；FFR＞0.8 或 IVUS 未提示严重狭窄；接受≥2 种抗缺血药物	I（1）	I（3）	U（4）
27	冠状动脉临界狭窄病变；无创检查发现缺血证据；未接受或仅接受 1 种抗缺血药物	I（3）	U（4）	U（6）
28	冠状动脉临界狭窄病变；无创检查发现缺血证据；接受≥2 种抗缺血药物	U（5）	U（6）	A（7）
29	单支主要冠状动脉为慢性完全闭塞性病变；其他冠状动脉无狭窄；未接受无创缺血检测；未接受或仅接受 1 种抗缺血药物	I（3）	U（4）	A（7）
30	单支主要冠状动脉为慢性完全闭塞性病变；其他冠状动脉无狭窄；未接受无创缺血检测；接受≥2 种抗缺血药物	I（3）	U（6）	A（8）
31	单支主要冠状动脉为慢性完全闭塞性病变；其他冠状动脉无狭窄；无创检查没有缺血证据；未接受或仅接受 1 种抗缺血药物	I（2）	I（3）	U（6）
32	单支主要冠状动脉为慢性完全闭塞性病变；其他冠状动脉无狭窄；无创检查没有缺血证据；接受≥2 种抗缺血药物	I（3）	U（6）	A（7）
33	单支主要冠状动脉为慢性完全闭塞性病变；其他冠状动脉无狭窄；无创检查有缺血证据；未接受或仅接受 1 种抗缺血药物	I（3）	A（7）	A（8）
34	单支主要冠状动脉为慢性完全闭塞性病变；其他冠状动脉无狭窄；无创检查有缺血证据；接受≥2 种抗缺血药物	U（6）	A（7）	A（8）
35	累及前降支近段单支病变；未接受无创缺血检测；未接受或仅接受 1 种抗缺血药物	U（5）	U（6）	A（8）
36	累及前降支近段单支病变；未接受无创缺血检测；接受≥2 种抗缺血药物	U（5）	A（7）	A（8）
37	累及前降支近段单支病变；无创检测没有缺血证据；未接受或仅接受 1 种抗缺血药物	I（3）	U（5）	A（7）
38	累及前降支近段单支病变；无创检测没有缺血证据；接受≥2 种抗缺血药物	U（4）	U（6）	A（8）
39	累及前降支近段单支病变；无创检测有缺血证据；未接受或仅接受 1 种抗缺血药物	U（5）	A（7）	A（8）
40	累及前降支近段单支病变；无创检测有缺血证据；接受≥2 种抗缺血药物	A（7）	A（8）	A（9）
41	累及前降支近段双支病变；未接受无创缺血检测；未接受或仅接受 1 种抗缺血药物	U（4）	U（6）	A（8）
42	累及前降支近段双支病变；未接受无创缺血检测；接受≥2 种抗缺血药物	U（6）	A（7）	A（9）
43	累及前降支近段双支病变；无创检测没有缺血证据；未接受或仅接受 1 种抗缺血药物	U（4）	U（6）	U（7）
44	累及前降支近段双支病变；无创检测没有缺血证据；接受≥2 种抗缺血药物	U（4）	U（6）	U（8）
45	累及前降支近段双支病变；无创检测有缺血证据；未接受或仅接受 1 种抗缺血药物	A（7）	A（8）	A（9）
46	累及前降支近段双支病变；无创检测有缺血证据；接受≥2 种抗缺血药物	A（7）	A（8）	A（9）
47	三支病变（未累及左主干）；未接受无创缺血检测；左心室收缩功能正常；未接受或仅接受 1 种抗缺血药物	U（5）	A（7）	A（8）
48	三支病变（未累及左主干）；未接受无创缺血检测；左心室收缩功能正常；接受≥2 种抗缺血药物	U（6）	A（7）	A（8）
49	三支病变（未累及左主干）；无创检测没有缺血证据；未接受或仅接受 1 种抗缺血药物	U（5）	U（6）	U（7）
50	三支病变（未累及左主干）；无创检测没有缺血证据；接受≥2 种抗缺血药物	U（5）	A（7）	A（8）

续表

序号	适应证	CCS 无症状	I 或 II	III 或 IV
51	三支病变（未累及左主干）；无创检测有缺血证据；未接受或仅接受 1 种抗缺血药物	A（7）	A（8）	A（9）
52	三支病变（未累及左主干）；无创检测有缺血证据；接受≥2 种抗缺血药物	A（7）	A（8）	A（9）
53	三支病变（未累及左主干）；左心室收缩功能障碍	A（7）	A（8）	A（9）
54	左主干病变	A（7）	A（9）	A（9）

注：A. 适宜；U. 可能适宜；I. 偶尔适宜；括号内为分数。FFR. 血流储备分数；IVUS. 血管内超声；CCS. 加拿大心血管学会劳力型心绞痛分级。

表 24-8　曾行冠状动脉旁路移植术的患者（无急性冠脉综合征）

序号	适应证	适宜性评分（1～9）CCS		
		无症状	I 或 II	III 或 IV
55	一处或多处静脉桥血管狭窄；未接受无创缺血检测；未接受或仅接受 1 种抗缺血药物	I（3）	U（5）	U（6）
56	一处或多处静脉桥血管狭窄；未接受无创缺血检测；接受≥2 种抗缺血药物	I（5）	U（6）	A（8）
57	一处或多处静脉桥血管狭窄；无创检测没有缺血证据；未接受或仅接受 1 种抗缺血药物	I（3）	U（5）	U（6）
58	一处或多处静脉桥血管狭窄；无创检测没有缺血证据；接受≥2 种抗缺血药物	U（4）	U（6）	A（7）
59	一处或多处静脉桥血管狭窄；无创检测有缺血证据；未接受或仅接受 1 种抗缺血药物	U（5）	U（6）	A（8）
60	一处或多处静脉桥血管狭窄；无创检测有缺血证据；接受≥2 种抗缺血药物	U（6）	A（8）	A（9）
61	所有桥血管通畅；无显著狭窄；一处或多处未行 CABG 治疗的原位血管病变；未接受无创缺血检测；未接受或仅接受 1 种抗缺血药物	I（3）	U（5）	U（6）
62	所有桥血管通畅；无显著狭窄；一处或多处未行 CABG 的原位血管病变；未接受无创缺血检测；接受≥2 种抗缺血药物	I（3）	U（6）	A（7）
63	所有桥血管通畅；无显著狭窄；一处或多处未行 CABG 的原位血管病变；无创检测没有缺血证据；未接受或仅接受 1 种抗缺血药物	I（3）	U（5）	U（6）
64	所有桥血管通畅；无显著狭窄；一处或多处未行 CABG 的原位血管病变；无创检测没有缺血证据；接受≥2 种抗缺血药物	I（3）	U（5）	A（7）
65	所有桥血管通畅；无显著狭窄；一处或多处未行 CABG 的原位血管病变；无创检测有缺血证据；未接受或仅接受 1 种抗缺血药物	U（5）	U（6）	A（8）
66	所有桥血管通畅；无显著狭窄；一处或多处原位血管病变；未行 CABG 治疗；无创检测有缺血证据；接受≥2 种抗缺血药物	U（6）	A（7）	A（8）

注：A. 适宜；U. 可能适宜；I. 偶尔适宜；括号内为分数。CABG. 冠状动脉旁路移植术；CCS. 加拿大心血管学会劳力型心绞痛分级。

表 24-9　血运重建方式选择：针对已有严重的冠状动脉疾病，≥III 级心绞痛，和（或）无创检查提示高危的患者

序号	适应证	分数（1～9）	
		适合 PCI	适合 CABG
67	累及前降支近段的双支病变，无糖尿病，LVEF 正常	A（8）	A（8）
68	双支病变且前降支近段狭窄；糖尿病	A（7）	A（9）
69	双支病变且前降支近段狭窄；LVEF 减低	A（8）	A（9）
70	三支病变；SYNTAX≥33；无糖尿病，LVEF 正常	U（4）	A（9）
71	三支病变；SYNTAX 为 23～32；无糖尿病，LVEF 正常	U（6）	A（8）
72	三支病变；SYNTAX≤22；无糖尿病，LVEF 正常	A（8）	A（7）

续表

序号	适应证	分数（1~9）	
		适合 PCI	适合 CABG
73	三支病变；SYNTAX≥33；糖尿病	I（3）	A（9）
74	三支病变；SYNTAX 为 23~32；糖尿病	U（4）	A（8）
75	三支病变；SYNTAX≤22；糖尿病	A（7）	A（8）
76	三支病变；SYNTAX≥33；LVEF 减低	I（3）	A（9）
77	三支病变；SYNTAX 为 23~32；EF 减低	U（5）	A（9）
78	三支病变；SYNTAX≤22；LVEF 减低	A（7）	A（8）
79	左主干狭窄；无糖尿病，LVEF 正常	A（7）	A（9）
80	左主干狭窄；糖尿病	A（7）	A（9）
81	左主干狭窄；LVEF 减低	A（7）	A（9）
82	累及左主干的单支或多支病变；SYNTAX≥33；无糖尿病，LVEF 正常	I（3）	A（9）
83	累及左主干的单支或多支病变；SYNTAX 为 23~32；无糖尿病，LVEF 正常	A（7）	A（9）
84	累及左主干的单支或多支病变；SYNTAX≤22；无糖尿病，LVEF 正常	A（8）	A（8）
85	累及左主干的单支或多支病变；SYNTAX≥33；糖尿病	I（3）	A（9）
86	累及左主干的单支或多支病变；SYNTAX 为 23~32；糖尿病	U（5）	A（9）
87	累及左主干的单支或多支病变；SYNTAX≤22；糖尿病	A（7）	A（8）
88	累及左主干的单支或多支病变；SYNTAX≥33；LVEF 减低	I（3）	A（9）
89	累及左主干的单支或多支病变；SYNTAX 为 23~32；LVEF 减低	U（6）	A（9）
90	累及左主干的单支或多支病变；SYNTAX≤22；LVEF 减低	A（7）	A（8）
91	三支原位 CABG，且多支桥血管病变；左乳内动脉桥畅通；LVEF 减低	A（7）	U（6）
92	三支原位 CABG，且多支桥血管病变；左乳内动脉桥已无功能；LVEF 减低	A（7）	A（7）

三、冠状动脉支架置入技术要点

1. 导引导管的选择 支架置入术对导引导管的选择与球囊扩张术相似，但是对支撑力要求更为严苛，支撑力对于病变近端血管迂曲、成角病变、远端血管病变及长节段病变置入长支架时十分重要。对导引导管直径的选择首先必须能够允许拟置入支架顺利通过，同时考虑血管起始部位直径及有无斑块、病变血管对支撑力的要求、术者的经验及对导引导管的控制力、是否需要双球囊对吻扩张等因素综合决定。导引导管太小，注射造影剂的阻力会较大，则影响支架定位；同时在支架前进困难、需要将其退回到导管内时，可能会发生支架受损甚至脱落。而且导引导管直径越小，则支撑力也越小。导引导管太大，则造影剂用量大，导管刺激甚至损伤血管开口风险也较大。

2. 导引钢丝的选择 导引钢丝应具有较好的支撑力和调控性能，同时应当尽可能地将导丝送至病变血管的最远端，以增加支撑力。但对于严重弯曲的血管，送入导丝时不仅要求其柔软，以便尽量达到血管远端；而且置入支架时又需要导丝能够提供更好的支撑力。

3. 球囊预扩 预扩张可减小支架前行的阻力并避免支架脱落，尤其是在冠状动脉病变狭窄严重、迂曲成角、钙化时。预扩张的球囊通常较靶病变血管直径小 0.5mm。球囊不能扩张的病变不适宜置入支架。对于严重钙化病变可先行旋磨，然后考虑置入支架。

4. 支架的选择 对于支架的选择要综合考虑支撑力、柔软度、对分支的影响。在病变及其近端血管弯曲不明显、病变处无重要分支发出时，以选择管状支架为主。在病变处有大分支时，应选择网孔较大的管状支架，以便必要时可对分支血管进行扩张；在病变成角明显或近端血管弯曲严重时，可选择缠绕支架等柔软度较高的支架。对于开口病变、前降支近端病变、小血管病变，建议选择药物洗脱支架。支架直径的判断要照顾到病变近端和远端血管的直径、释放系统的适应性，一般以支架与血管直径比 1.1：1 合适。在病变不太长时，支架最好能覆盖病变全长，而对于药物洗脱支架则建议覆盖病变血管段。

5. 支架置入入径 股动脉径路是 PCI 的经典路径。随着相关技术的发展，经桡动脉径路（血管相关并发症少，患者痛苦少）是目前我国多数医生的选择，应作为首选推荐。特殊情况下可适当选择其他适宜的血管径路，如尺动脉、肱动脉等。

6. 支架置入 置入支架前应当确认支架的尺寸，注意标记与支架两端边缘的距离。此外，尽量避免对释放系统球囊腔抽吸负压以免破坏支架与球囊之间的紧密接触。在支架置入中，支架通过"Y"形连接器时应当将"Y"连接头止血阀完全放开，减小支架通过时遇到的阻力。在导管内推进支架时尽量平稳、力量均匀适中。在支架被送出导管前应先确定导引导管在冠状动脉内，然后固定导引导管、导丝，平稳地将支架送到病变处。在支架释放前，应行多角度投照，确认支架位置是否满意，尽量减少支架在血管内的大幅度往返移动，以免造成支架的脱落、栓塞及急性血管闭塞。

7. 同一血管置入多个支架的顺序 一般情况下，如果需要在长节段病变内置入多个支架时，应注意先远后近的原则，尽量先置入远端支架。但是需要注意的是，对于特殊的严重迂曲的血管，可适当考虑先在近端置入支架以拉伸弯曲的血管，便于远端支架通过。

8. 球囊后扩张 球囊后扩张即支架置入后球囊再扩张。推荐选用高压球囊，选用条件：球囊与血管比例（1.0～1.1）：1；压力多选择 1418～1621kPa。冠状动脉血管内超声对此有一定的帮助，如对确定血管腔的大小，指导支架置入后的高压球囊再扩张及判定支架的置入效果。

四、冠状动脉支架置入并发症

1. 支架内血栓形成 支架置入后的急性/亚急性血栓形成始终是一个目前未能完全解决的问题。急性支架内血栓形成较为少见，主要是支架膨胀不全、支架未能完全覆盖撕裂的内膜或支架过小等原因引起的。此时患者一般尚在医院，故诊断和处理都较为迅速。亚急性支架内血栓形成有时较难找到明确的原因，其发生率与施术者的经验、技术、支架的设计、材料及联合药物治疗等有关。近年来，药物洗脱支架（DES）晚期（31天到1年）和极晚期（>1年）血栓形成一直是尚未解决的问题。ESTROFA 研究发现，急性冠脉综合征、左前降支病变、完全闭塞病变是在评估支架内血栓发生时需考虑的高危因素。ST段抬高型心肌梗死和左前降支病变患者发生晚期支架血栓事件的可能性较高。与此同时，支架长度也是评估支架内血栓发生的重要条件之一。患者置入 DES 后发生支架血栓的独立危险因素有过早停用双联抗血小板药物、肾功能不全、分叉病变、糖尿病及左心室功能不全。晚期血栓的独立危险因素则包括过早停用双联抗血小板药物、分叉病变和左心室功能不全。研究显示，尽管 DES 晚期支架血栓发生率不高，但是一旦发生，往往导致心肌梗死和死亡等严重不良后果。针对 DES 晚期血栓的防治策略是：①优化置入 DES 术后抗血小板治疗策略，包括适当延长术后双联抗血小板治疗时间、DES 术后采用高维持量的氯吡格雷治疗，以及联合阿司匹林、氯吡格雷和西洛他唑的三联抗血小板治疗；②改善操作技术和治疗策略，降低操作因素导致的血栓风险；③合理掌握适应证，避免过度应用 DES；④加强 DES 术后的随访和事件监测，强化冠心病二级事件预防；⑤重视新一代 DES 开发，包括采用更加安全有效的药物涂层支架，不使用涂层或采用可降解涂层设计的支架，运用抗原抗体原理的内皮祖细胞捕获支架，以及完全可降解的 DES。

2. 分支闭塞 支架置入后，分支的血流通常不会受到太大影响，如果分支与主支夹角较小、分支过细、分支口有严重的狭窄时，术后可能会出现分支血流减慢或者闭塞。因此处理血管分叉部位病变时，应当考虑分支血流、分支病变情况来选择支架的类型和治疗策略。

3. 冠状动脉穿孔 冠状动脉穿孔虽然少见，但是极为严重。在高压扩张后发生率比较高。在发生此种情况后，可先在穿孔处选用直径匹配的球囊进行低压力扩张封堵，当冠状动脉的供血面积较大时，封堵时间不宜过长，可间断进行，对小穿孔往往能奏效；若穿孔较大或低压力扩张球囊封堵失败，可置入覆膜支架对穿孔处进行封堵，同时停用血小板膜糖蛋白 Ⅱb/Ⅲa 受体拮抗剂（glycoprotein Ⅱb/Ⅲa receptor inhibitor，GPI），并做好心包穿刺准备。若介入手段不能封堵破口，应行急诊外科手术。在此期间，若病情进展出现心脏压塞，则在维持血流动力学稳定的同时立即行心包穿刺或心包切开引流术。指引导丝造成的冠状动脉穿孔易发生延迟心脏压塞，需密切监测。

4. 冠状动脉瘤形成 冠状动脉瘤指冠状动脉局部异常扩张，其直径达到邻近"正常"参考血管段直径的 1.5 倍。DES 后发生冠状动脉瘤的风险比普通金属支架高。冠状动脉瘤有真性和假性之分，真性动脉瘤是指瘤体部位与邻近血管段之间血管壁的中层和外膜完整、延续，往往不需要给予特殊处理。而假性血管瘤在瘤体部位中层和外膜均已经破坏，仅有粘连的脏层保持血管的完整性，可能会逐渐增大直至破裂，造成严重的临床后果，血管内超声可对冠状动脉瘤的性质做出判断。

5. 支架脱载 支架脱载较为少见，多见于病变未经充分预扩张（或直接支架术）、近端血管扭曲（或已置入支架）、支架跨越狭窄或钙化病变阻力过大且推送支架过于用力时，或支架置入失败、回撤支架至导引导管内时，因支架与导引导管同轴性不佳、支架与球囊装载不牢，导致支架脱载。术前充分预判病变特点及预处理病变（如钙化病变采取旋磨术预处理等），是防止支架脱落的有效手段。发生支架脱落后，若导引导丝仍在支架腔内，可经导丝送入直径≤1.5mm 小球囊至支架内偏远端，轻微扩张后，将支架缓慢撤入导引导管。若因支架近端变形无法撤入导引导管，可先更换更大外径导引导管重新尝试。也可经另一血管路径，送入抓捕器，将支架捕获后取出。如上述方法无效，可沿导引导丝送入与血管直径 1:1 球囊将支架原位释放，或置入另一支架将其在原位贴壁。必要时行外科手术，取出脱载支架。

五、辅助诊断及治疗技术

1. 血管内超声 造影结果不明确或者不可靠的情况下，如开口病变、血管重叠及分叉病变等可选用血管内超声（intravascular ultrasound，IVUS），并有助于查明支架失败原因。针对高危病变（包括左主干、钙化及分叉病变等），行 PCI 时，IVUS 有十分重要的指导价值，可协助明确支架大小、膨胀是否充分及定位是否准确等。IVUS 指导下的支架置入被推荐应用于选择性的患者（无保护左主干、三支、分叉、慢性闭塞及支架内再狭窄病变等）。针对于慢性闭塞病变，IVUS 的指导对于明确闭塞始点及帮助判断导引导丝是否置入在真腔内起重要作用，并在一定程度上提高 PCI 成功率。

2. 冠状动脉血流储备分数 冠状动脉血流储备分数（FFR）能特异地反映心外膜下冠状动脉狭窄的功能学严重程度，对开口、分支、多支和弥漫性病变均有一定的指导意义。对没有缺血证据的稳定型冠心病患者，推荐对冠状动脉造影目测直径狭窄 50%～90%的病变行 FFR 评估。DEFER 研究提示，对冠状动脉造影提示直径狭窄＞50%临界病变的稳定型冠心病患者，当病变 FFR≥0.75 时延迟 PCI，其 5 年随访期内心血管事件显著低于 FFR＜0.75 而实施 PCI 的患者。FAME 研究发现，存在多支病变的稳定型冠心病、不稳定型心绞痛和 NSTEMI 患者，相较于单纯造影指导的介入治疗组患者，FFR 指导的介入治疗组患者发生 1 年内复合终点事件的比例更低。针对患有单支或多支血管病变的稳定型冠心病患者，FAME2 研究提示，在有 FFR＜0.80 的病变存在的患者中，PCI 组患者 1 年内主要不良心脏事件发生率明显低于单纯药物治疗组。因此可得出结论，FFR 指导的 PCI 适用于多支血管病变患者。近期的大样本注册研究结果显示，FFR 指导的血运重建在临床中的获益与随机对照研究中一致；且对 FFR 为 0.75～0.80 的病变，介入治疗与最佳药物结合应用的治疗效果较单纯药物治疗预后更好。

3. 光学相干断层成像 光学相干断层成像（optical coherence tomography，OCT）较 IVUS 具有更好的空间分辨率，但穿透力较差，因此更有利于靠近冠状动脉腔内病变及支架边缘损伤的细微解剖学变化的发现，但在斑块负荷及组织内部特征的判断上，其准确性仍待进一步发展。大规模前瞻性随机对照试验探讨 OCT 指导的 PCI 治疗至今尚未实现。较 IVUS 而言，OCT 更利于明确血栓、造影未识别的斑块破裂及支架膨胀不良等情况，在查明支架失败原因上更有价值。对选择性患者，OCT 可优化支架置入。

六、支架血管术后用药

1. 抗血小板治疗 目前国内常用的抗血小板药物包括口服和静脉注射两组方式，口服以阿司匹林、氯吡格雷和替格瑞洛等药物为主，静脉注射以替罗非班等药物为主。其中替格瑞洛是一种直接作用、可逆结合的新型 P2Y12 受体拮抗剂，相较于氯吡格雷，具有更快速、强效抑制血小板的优势，该药物在国内的应用证实其良好的疗效及安全性。PLATO 研究遗传亚组分析显示，在治疗急性冠脉综合征的效果上，无论是否携带 CYP2C19 功能缺失的等位基因，替格瑞洛均优于氯吡格雷。中国急性冠脉综合征研究结果显示，CYP2C19 功能缺失与氯吡格雷治疗中的血小板高反应性相关，能提高接受 DES 患者的血栓性不良事件（心血管死亡、心肌梗死、支架血栓和缺血性卒中）风险。

2. 抗凝治疗 PCI 术中均应抗凝治疗。目前国内常用的抗凝药物包括普通肝素、依诺肝素、比伐卢定和磺达肝癸钠。HORIZONS-AMI 和 EUROMAX 研究显示，STEMI 患者行直接 PCI 期间使用比伐卢定与肝素（常规或临时合用 GPI）相比，前者在减少死亡和主要出血事件上有显著作用，但均可增高急性支架内血栓的风险。新近发表的 MATRIX 研究显示，较于单用肝素，比伐卢定可降低全因死亡和心性死亡的发生，同时降低出血的可能性。我国的 BRIGHT 研究采用延时注射比伐卢定的方式（PCI 术后持续静脉滴注术中剂量的比伐卢定 3~4h），急性心肌梗死患者在直接行 PCI 期间，可以发现在使用比伐卢定时，总不良事件以及出血风险减少，且不增加支架内血栓风险。

3. 调脂治疗

（1）对于急性冠脉综合征患者，术前应用他汀类药物进行预处理，无论是否接受 PCI 治疗，无论基线胆固醇水平高低，均应及早服用他汀类药物，必要时联合服用依折麦布，调节低密度脂蛋白胆固醇（LDL-C）<1.8mmol/L。亚洲相关研究结果显示，他汀类药物在 PCI 术前使用负荷剂量不优于常规剂量，急性冠脉综合征患者在行 PCI 术前不建议使用负荷剂量他汀类药物。

（2）对冠心病患者而言，不论何种类型，长期调脂治疗，均推荐长期服用他汀类药物，使 LDL-C<1.8mmol/L，且达标后不应停药或盲目减小剂量。若应用最大可耐受剂量他汀类药物治疗后 LDL-C 仍不能达标，可联合应用非他汀类调脂药物。

第四节　经腔粥样硬化斑块旋切和再通

一、概　　述

经腔粥样硬化斑块旋切术（transluminal extraction-atherectomy therapy，TEA）是指在血管腔内，将旋切导管沿导丝送至病变近端，以高速旋转的旋切刀切除血管壁斑块组织，然后经过体外真空吸引将碎片吸出体外的方法，以达到消除或减轻管腔狭窄、拓宽管腔的目的。该技术由一套完整组合的系统构成，采用带有旋转切刀的特殊导管定向切除血管腔中的动脉粥样硬化斑块，并可将其随导管带出体外，从而使动脉管腔扩大，血流得到恢复。较球囊血管成形术而言，TEA 形成的内腔面光滑、无夹层分离且再狭窄发生率较低。TEA 主要用于颈动脉、冠状动脉等无钙化和无弯曲的大血管当中，成功率较高，早期小样本的临床研究结果提示，TEA 是有希望的介入技术，主要用于血管的偏心性病变、血栓病变、开口病变、血管分叉处病变及球囊扩张不理想等情况。但由于其损伤较大，操作难度较高，并且由于动脉粥样硬化的病变程度和位置比较复杂，因此应用该技术前应进行充分评估。但是近年来随着血管内超声（IVUS）与光学相干断层成像（OCT）技术的广泛开展和应用，使得 TEA 的操作较以往更为简单，然而其临床近期和远期效果尚待进一步评估。

二、旋切导管系统的基本结构、作用机制和类型

TEA 由旋切刀、旋转推进器及真空吸引装置三部分组成。旋切刀内芯可通过 0.014mm 的细钢丝。手术时先经过特殊的导引导管将细钢丝插入病变的血管远端，以钢丝为中轴送入导管状旋切刀，启动电源后刀片以 750 转/分的速度旋转，并缓慢推进，斑块碎屑在负压

下吸入安置在体外的真空瓶,从而达到消除斑块、减少狭窄、扩大管腔的目的。最初应用 TEA 的主要目的在于通过切割斑块组织增加病变血管的腔径。但是在实际应用中发现切除的组织和实际增加的血管腔径并不成比例,其原因可能是在操作过程中旋切导管类似于充盈球囊,对血管狭窄处具有直接扩张的作用。因此,TEA 增加血管直径的作用机制可能与斑块组织切除,以及对病变血管的直接扩张作用有关。而血管的弹性回缩则是其发生再狭窄的一个重要因素。目前临床上主要应用以下几种类型的旋切导管。

1. Simpson 旋切导管 Simpson 旋切导管于 1986 年由 Simpson 研制成功。它是由可旋转推进的切割刀、凹槽、圆筒形外壳、气囊、导引钢丝、驱动杆、马达等组成,该导管适用于冠状动脉及外周血管粥样硬化斑块的切除,偏心、大隐静脉桥病变、合并血栓病变、主动脉开口病变、血管近端及分叉病变,以及 PTCA 后再狭窄,均可考虑选用。尤其适合钙化偏心病变。此外,PTCA 常可出现硬化斑块的部分或完全脱离动脉壁形成内膜垂悬片状物,较大的碎片可造成血管闭塞,而应用此种导管可有效切除血管成形术后形成的大块碎片。

2. 腔内斑块取切导管 腔内斑块取切导管(transluminal extraction catheter,TEC)装置由三角形头的可控刀刃、0.4mm 交换导丝和真空抽吸器组成。在 TEC 末端装有中空、头部为三角形的刀刃。利用真空效应启动转动源,真空抽吸器可将削切掉的物质吸出体外。此导管适用于外周及冠状动脉高度狭窄、完全闭塞性、弥漫性及再狭窄的血管病变,可用于大隐静脉桥的病变,也可用作血栓切除。

3. 旋磨型导管 旋磨型导管(rotational device rotational atheroabrasion, rotational atherectomy,RA)是目前应用最广泛的旋切术。RA 由旋转研磨钻头和导丝组成。在导管的末端为研磨钻头,其直径有多种型号(1.25~4.5mm),由铜或镍构成,其顶部镶有 30~40μm 的钻石,钻头近端为驱动杆,与汽轮机相接,转速达 16~18 万次/分,驱动杆装在 4F 聚四氟乙烯套鞘内。打钻过程中、套鞘内用生理盐水或特种液体不断进行冲洗,有润滑与冷却的作用。导丝前进通过狭窄的病变可直至血管的远端,钻头沿导丝前进,RA 到达病变近端,当接触到狭窄病变后稍退后。旋磨开始,如前进受阻,钻头可进退往返数次(6~8 次),有专家称为"小鸡啄米"。当钻头穿过病变、阻力消失,即停止旋磨,退出导管。此导管适用于冠状动脉狭窄、PTCA 后再狭窄,远端小血管及稍大一点的分支如间隔支,对显著钙化病变尤其适合。因此病变 PTCA 不易成功,且急性闭塞发生率高。RA 术后置入支架可提高疗效,减少并发症的发生。RA 研磨产生的微粒 75%<10μm。因此,一般无栓塞的并发症。但每次旋磨时间应控制在很短时间内,否则易出现无血流灌注现象。其主要并发症如死亡、无血流灌注、AMI、非 Q 波心梗、急诊搭桥、出血等的发生率与 PTCA 相近。

4. Silverhawk 斑块旋切导管 Silverhawk 旋切器用于治疗股动脉、腘动脉及膝下动脉病变。包括切割装置和主干导管,由电池驱动。切割装置包括位于导管远端用于收集斑块的锥形容器及其近端的碳质切割刀片,刀片以 8000r/min 的速度旋转。主干导管长 135cm,可改变长度以调节弯曲度。刀片暴露并工作时,锥形容器顶住一侧管壁并将旋切刀片顶到另一侧管壁,使其与斑块充分接触。锥形容器具有机械压缩装置,能不断压缩切下的斑块碎屑,从而增加斑块收集容量。下肢关节附近血管(股动脉及腘动脉)病变是 Silverhawk

导管旋切系统的一类最好的适应证。使用斑块切割可明显减少病变区的支架置入，避免了支架置入后再狭窄及关节附近支架断裂等并发症的发生。对于钙化严重的斑块，由于斑块过硬，不利于旋转刀片通过，应用斑块旋切系统存在一定局限性。对于一些管径太小或钙化严重的血管，即使在适当的球囊扩张后，也不适合使用 Silverhawk 斑块旋切系统。

三、适应证和非适应证

（一）适应证

TEA 的适应证需结合目标血管的解剖学、病变形态学、旋切导管特点和临床经验进行综合评估。适用于管径较大的血管病变，且无明显血管弯曲和钙化者。偏心性病变首选 TEA 的定向切割，PTCA 或其他介入性器械对此类病变的效果不佳。针对冠状动脉粥样硬化狭窄，1992 年 TEA 的适应证主要是：冠脉直径≥3mm、偏心性病变、左前降支病变、口部冠脉病变、局限性病变（长度≤10mm），以及形态学复杂的病变。1993 年的适应证较 1992 年的范围有所扩增，病变血管直径可缩小到＞2.5mm，且主动脉口部病变、分叉部病变、大隐静脉移植物狭窄、复杂或含有血栓病变，以及 PTCA 后继发管腔弹性回缩、反复性血栓或限制性夹层而失败的患者均可获得较好疗效。

美国培训教程推荐的病例选择为：按冠状动脉解剖因素和血管大小和可接近性（有无迂曲、成角度、钙化和部位），以及病变形态学（偏心性、病变长度、血栓存在、钙化及溃疡），按难度分为以下三个水平。

（1）水平Ⅰ：难度最低，适于无操作者选择。①近端或中部左前降支；②近端左旋支（伴有短的左主干）；③管腔大小≥3mm；④偏心性病变；⑤局限性病变（成 10mm）；⑥无迂曲；⑦无成角度。

（2）水平Ⅱ：适宜于有少许操作经验者。①近端或中部右冠脉；②大隐静脉移植物（无血栓）；③可抵达的中部左旋支、前降支口部病变、血管内径 2.5～4.0mm；④原发性病变；⑤管状病变（11～20mm）；⑥溃疡性病变；⑦轻度迂曲。

（3）水平Ⅲ：难度大、有争议的对象，适于有中等经验者。①远端左前降支或右冠脉，管径＞2.5mm；②主动脉口部病变；③被保护的左主干；④有中等角度；⑤中等近端弯曲；⑥弥漫性病变（＞20mm）；⑦成瓣或夹层病变；⑧邻近的远端病变；⑨中等钙化或血栓存在。

1. 偏心性病变 经皮冠脉腔内血管成形术后发生并发症及再狭窄的情况明显高于向心性病变，与病变的解剖特点密切相关。TEA 的应用很好地弥补了球囊扩张的不足，明显改善术后造影和冠脉腔内血管超声的结果。在旋切过程中同时也要兼顾病变轻的一侧，但是过长弥漫性病变（＞20mm）和伴有钙化的病变需要谨慎对待。

2. 分叉病变 置入支架前进行斑块旋切可降低因斑块移位导致的分支血管狭窄或闭塞的风险。旋切可切除移位的斑块，从而改善即刻结果。分支血管管腔直径较大（＞2.5mm）时可通过旋切导管顺序切除主支和分支血管，如果分支细小则可仅旋切主支。在主支和分支旋切后可进行主支和分支血管球囊对吻扩张，然后置入支架。

3. 开口病变 通常质地较硬，并且多为弹性病变，球囊扩张需要较高的压力，并且扩张后弹性回缩率非常高,置入支架后存在支架移位情况。采用旋切的方法可以切除这些弹性物质,防止再狭窄的发生,同时可减少支架移位,有利于支架充分扩张。Laster 等认为对前降支开口病变先行旋切,有利于支架的精确定位,减少斑块移位,从而降低累及旋支或导致旋支闭塞的可能性。

4. 血栓病变 血栓多见于不稳定型心绞痛和心肌梗死的患者。如果病变部位血栓负荷较重(血栓长度超过或相当于血管直径的长度),容易造成血栓脱离,增加急性闭塞的风险。目前 GP Ⅱb/Ⅲa 受体拮抗剂及支架已经广泛应用于血栓病变并取得良好的临床疗效,因此血栓病变很少采用旋切的治疗策略。

5. 再狭窄病变 包括球囊扩张后再狭窄和支架内再狭窄。冠状动脉血管腔内旋切可有效去除球囊扩张后及支架内的再狭窄组织,可将管腔内残余狭窄降低 20%~30%,并可降低远期的再狭窄率。

(二)非适应证和禁忌证

冠状动脉粥样硬化狭窄的非适应证和禁忌证包括:①小的冠脉病变(<2.5mm);②无保护的左主干;③病变长度较长;④高度角度节段;⑤重度钙化;⑥显著弯曲血管;⑦有螺旋性夹层病变;⑧血管夹层病变等。因上述病变容易操作失败或增加合并症,下面进行一个简要论述。

1. 成角病变或血管严重迂曲 在成角病变时,由于切割装置自身的特点,使其不利于通过病变,强行通过容易造成血管壁的损伤,在旋切过程中也容易造成切除过深,甚至发生穿孔,因而明显的成角不宜进行。因此,病变位于严重迂曲的冠状动脉血管远端、导丝无法通过完全闭塞的冠状动脉病变者,均为 TEA 的禁忌证。

2. 严重钙化病变 血管中膜和外膜的钙化限制了血管本身的顺应性,使旋切导管难以通过病变局部,明显增加手术难度,降低手术的成功率。血管内膜或中膜的钙化也限制了切割能力,手术难以切除病变位点,因此应对血管钙化程度进行恰当评价。

3. 无保护的左主干或小血管病变 对于无保护的左主干或小血管病变(<2.5mm),较大旋切装置可造成血管远端无血流或低灌注,引起心肌酶升高甚至心肌梗死。

4. 长病变和弥漫病变 在对长病变和弥漫病变血管旋切时,由于切割窗的长度有限,可能会影响切割的效果,同时增加手术操作时间,导致缺血时间延长,增加局部血管出现并发症的概率。

5. 血管夹层 严重的血管夹层在抽吸过程中容易发生血管穿孔。在单纯造影对夹层和血栓难以区别的情况下,建议选用血管内超声进行鉴别。

6. 明显的股动脉-髂动脉血管病变 难以置入较大的血管鞘及指引导管,这也可作为 TEA 的非适应证。

四、合并症

合并症是影响 TEA 手术效果的重要因素,分为主要合并症和缺血合并症。主要合并症包括死亡、Q 波性心肌梗死、紧急旁路手术等。缺血合并症主要由急性血管闭塞所致,可由于夹层、血栓形成、穿孔、远端闭塞等原因引起。

1. 血管内膜撕裂和血管夹层　在冠状动脉粥样硬化 TEA 中，血管内膜撕裂和血管夹层导致的急性血管闭塞发生率可低至 1%～1.3%，也可高于 40%。主要原因为指引导管和旋切头输送导管过程中对血管内膜的损伤。此外，在旋切过程中，通过切除病变而增加血管内径，或者由于球囊和导管的挤压作用，特别是在钙化的病变当中，均可引起血管内膜的撕裂。因此在 TEA 手术过程中，应当尽量避免过度旋转或过度深查指引导管。当发生血管内膜撕裂和血管夹层时，可采用球囊扩张、支架置入等措施，必要时需要进行手术治疗。

2. 血栓形成　一般发生于血管病变部位，主要与血管旋切过程中出现的内膜损伤有关，这往往导致急性血栓形成，血管闭塞。

3. 血管痉挛　多发生于病变血管的远端，可能与旋切过程中旋切头的摆动刺激血管壁有关。出现血管痉挛时，通常给予硝酸甘油或用低压力球囊扩张来缓解。

4. 血管穿孔　TEA 在冠状动脉应用时发生穿孔的危险性高于单纯球囊扩张术。冠状动脉血管穿孔是直接威胁生命的并发症，死亡率较高，一旦发生必须积极抢救。在适当的情况下采用低压力旋切可减少穿孔发生的概率。

5. 远端血管栓塞　多见于富含血栓病变的旋切，尤其是旋切窗的开口角度较小，不能将较多的血栓装入腔内，造成栓子脱落，远端血管闭塞引起血流较少或者无血流。若血管呈长段狭窄，需要分次进行旋切，因为短时间内单次旋切下大量的微粒时可增加阻塞远端血管的风险。

五、临 床 应 用

1. 冠心病的 TEA　可应用于不稳定心绞痛。对于急性心肌梗死，手术过程中内膜撕脱和突然的血管闭塞的发生率明显升高。对于老年冠心病患者，手术的主要并发症发生率和手术失败率相对低年龄者高，但是再狭窄率、突然的血管闭塞、血管穿孔和脑卒中的发生与年龄关联性不大。目前没有资料证明斑块旋切用于支架内再狭窄的治疗。斑块旋切有可能破坏支架的结构并可能引起较介入治疗更为严重的内膜增殖。

2. 下肢动脉病变　主要采用新型改良的 Silverhawk 斑块旋切系统。Silverhawk 导管不同的型号可用于股动脉、腘动脉及膝下动脉病变。世界血管外科学会（SVS）2007 年制订选用 Silverhawk 斑块旋切系统治疗的标准为：SVS 下肢缺血分级 5～6 级中有组织坏死；SVS 分级 4 级伴静息痛及 SVS 分级 2～3 级伴钙化斑块。

小结：多数临床研究证实，对于冠状动脉粥样硬化性狭窄病变，与球囊血管成形术和支架术相比，TEA 在改善术后即刻结果和降低再狭窄等方面不存在任何优势，介入医生对该技术的热情大大降低，在临床中的应用已经显著下降。但是可将其作为处理复杂病变时支架置入前的辅助治疗，通过对分叉病变、开口病变的处理，有利于支架的顺利输送和充分扩张。

第五节　支架内再狭窄

经皮冠状动脉介入治疗（PCI）已经成为冠心病治疗的主要手段。近 10 年，我国冠心病 PCI 例数保持 15%～20% 的年均增长率。PCI 术使患者的临床预后得到显著改善，心脏事件的发生率明显降低。然而，支架内再狭窄（in-stent restenosis，ISR）仍然是困扰 PCI 发展的一大难题。虽然药物洗脱支架及相应药物的应用显著降低了再狭窄的发生率，改善了患者的远期预后，但是再狭窄仍具有一定的发生率。

一、支架内再狭窄的定义及分型

支架内再狭窄（ISR）分为血管造影再狭窄和临床再狭窄。

1. 血管造影再狭窄 ISR 的常用定义是随访期间血管造影提示直径狭窄率≥50%，以往研究显示，冠状动脉狭窄到这种程度时则出现冠状动脉血流储备受损。支架内再狭窄与节段内再狭窄不同，ISR 指再狭窄发生在支架内部，而西罗莫司洗脱支架存在边缘效应，在支架近端和远端边缘外 5mm 范围的再狭窄称为节段内再狭窄。

2. 临床再狭窄 临床再狭窄是指与靶血管相关的再次靶病变血运重建（target lesion revascularization，TLR）、心肌梗死或心源性死亡。研究显示，造影再狭窄和临床再狭窄的相关性较差。靶病变血运重建率是指支架置入部位包括支架两端前后 5mm 的血管段进行再次 PCI 或 CABG。理论上，靶病变血运重建率应低于再狭窄率。而靶血管血运重建（target vessel revascularization，TVR）率指支架置入血管的任何地方再次 PCI 或 CABG，它既可由支架再狭窄引起，也可由动脉粥样硬化进展所致。

支架内再狭窄的发生时间与球囊血管成形术再狭窄的发生时间相似。术后第一个月很少发生支架内再狭窄，支架内再狭窄多发生在术后 3～6 个月，这与新生内膜增生在 6 个月左右达到顶峰有关。再狭窄的过程在术后 6 个月后基本终止，这可能与愈合过程结束有关。

ISR 分型目前运用最多的是 Mehran 在 1999 年提出的分类方法（图 24-1）。将病变长度≤10mm 的 ISR 称为局灶性 ISR（Ⅰ型），根据病变部位的不同又分为四个亚型（支架连接处ⅠA 型，支架边缘ⅠB 型，支架内局灶性ⅠC 型，多灶性ⅠD 型）；病变长度>10mm 的 ISR 称为弥漫性 ISR，其中位于支架边缘内但长度>10mm 则称为支架内弥漫性 ISR（Ⅱ型），长度>10mm 且超过支架边缘者称为弥漫增生性 ISR（Ⅲ型）；TIMI 血流 0 级者称为完全闭塞性 ISR（Ⅳ型）。置入普通支架后Ⅰ、Ⅱ、Ⅲ、Ⅳ型 ISR 分别占 42%、22%、30% 和 6%。

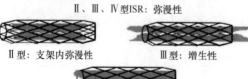

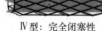

图 24-1 支架内再狭窄的 Mehran 分型

二、ISR 的机制

在组织学上，ISR 与球囊血管成形术后再狭窄有很大区别，球囊血管成形术后再狭窄是血管弹性回缩、负性重构、受损部位血栓形成、平滑肌细胞增生迁移及细胞外基质过度增生等原因造成。而支架能有效减轻血管弹性回缩和负性重构，所以 ISR 的主要原因是内膜增生。

1. 血管内膜增生 对冠状动脉支架置

入后早、晚期的形态学特征研究表明，支架置入后早期是薄层血栓形成和急性炎症反应，接着是新生内膜的生长。支架置入后动脉壁损伤、血栓形成及炎症反应，刺激各种生长因子和细胞因子的产生，导致平滑肌细胞增生、基质分泌、平滑肌细胞向内膜迁移，使新生内膜过度增生，内部增厚，导致再狭窄的发生。

2. 血管的牵张与重构　介入治疗前的动脉血管重构对支架后新生内膜的生长也有影响，可增加 ISR 的发生率，即介入治疗前正性重构（病变处血管面积大于近端参考血管面积）比负性重构（病变处血管面积小于远端参考血管面积）更易导致 ISR 的发生。支架治疗后正性重构与支架内增生成反比，即支架周围正性重构越少，支架内新生内膜增生越多，而致晚期管腔丢失越大。

3. 分子机制　支架术后的过度牵张导致蛋白激酶 Akt 激活，其在介导细胞生存、增殖与迁移中均有重要作用，是导致再狭窄的重要细胞信号转导途径。另外，血管紧张素转化酶 I/D 等基因多态性也是 ISR 的基因标记。

三、ISR 预测因素

1. 糖尿病　糖尿病是再狭窄最重要的预测因素。LEE 等以临床表现和造影结果为参数，通过多因素回归分析发现，糖尿病是弥漫性 ISR 的独立预测因子。

2. 遗传和内分泌因素　研究表明，血管紧张素转化酶（ACE）基因多态性与 ISR 有关。Amant 及 Guarda 等的研究提示 D/D 型最易发生 ISR，而 I/I 型最不易发生。另外，血浆醛固酮水平也是 ISR 的危险预测因素。

3. 病变的部位与长度　对于冠状动脉开口病变，由于纤维环弹性回缩力较大，易使支架负性重构并刺激局部增生产生再狭窄；分叉病变、慢性完全闭塞病变也易增加再狭窄的发生率；长病变也是发生再狭窄的一个重要预测因素。有研究显示，病变长度≥15mm 者再狭窄率明显增高。另外，长病变需要单个长支架、多个支架或重叠支架的置入也增加再狭窄的危险性。

4. 支架长度及支架壁厚度　随着支架长度的增加，支架内再狭窄率也随之增高。支架壁厚度亦是再狭窄的独立预测因素。因此，临床上使用的多为薄壁支架。

5. 血管直径　直径较小的血管对新生内膜向管腔内增值的缓冲空间有限，因此在支架置入后再狭窄的发生率较高。支架置入后的即刻最小管腔直径（minimal lumen diameter，MLD）及 IVUS 所检测的最小管腔截面积等均与 ISR 发生率呈负相关。研究表明，支架最小管腔截面积≥9mm^2 的患者，再狭窄发生率明显低于截面积≤9mm^2 的患者。

6. 支架设计与支架类型　支架的设计不仅影响支架的柔韧性、传输性和可视性，还与支架内再狭窄的发生率有关。Escaned 等的回顾性研究提示，最常用的四种支架再狭窄的发生率存在明显差异，最低为多网眼环形支架，其他依次为管状雕刻支架、缠绕性支架，自膨胀式支架。

7. 病变斑块负荷　支架置入后残留的斑块负荷和支架内内膜增生有直接正相关性，可因残留斑块的增加导致内膜增生比例上升，这也提示在支架置入前行斑块切除术是减少再狭窄的一种可能方法，但目前得到的支架置入前的旋切和旋磨治疗结果均不能降低支架内再狭窄

进一步有研究表明，经支架支撑后软斑块更易压缩，同时引起更多的内膜增生，继而增加再狭窄的风险。

总之，临床特征、病变特点、操作及支架因素等均与支架置入后再狭窄的发生密切相关。了解这些因素有助于选择适合患者的支架，也有利于在 ISR 的防治中采用更有针对性的技术和治疗措施。

四、ISR 再狭窄复发的危险因素

一旦发生支架内再狭窄，再次介入治疗后更易发生再次再狭窄。小样本的临床观察及随机的血管内放射治疗研究显示，再狭窄病变接受介入治疗后血管造影的再次再狭窄率为 22%～65%，平均为 46%。表 24-10 总结了再狭窄复发的危险因素。

表 24-10　支架内再狭窄病变接受治疗后再次再狭窄的预测因素

临床因素	病变因素	操作因素
糖尿病	弥漫性支架内再狭窄	再次 PCI 后最终的 MLD
支架内再狭窄时间<3 个月	初始支架的长度	新生内膜的急性回缩程度
高血压	初始病变的长度	
射血分数低	支架完全闭塞	
吸烟	小血管（<3mm）	
	大隐静脉桥	
	多支血管病变	
	支架内狭窄的严重程度	

注：MLD. 最小管腔直径。

五、药物洗脱支架时代之前有关再狭窄的研究

PTCA 后 6 个月血管造影再狭窄发生率为 32%～40%，再狭窄病变的 PTCA 操作成功率和原位病变的 PTCA 操作成功率相仿。但症状复发的危险性随再狭窄的发生次数逐渐增大，对于第三次再狭窄而行第四次 PTCA 的患者而言，这种危险性高达 50%～53%。许多因素和病变复发有关，包括初次 PTCA 和再狭窄的 PTCA 间隔时间小于 60～90 天（即早期复发）、左前降支病变、多支血管病变、糖尿病、高血压、不稳定型心绞痛、需要较高的球囊扩张压方可扩开的病变、反复多次的球囊扩张等，其中最重要的因素是初次和再次 PTCA 的间隔时间。

PTCA 后再狭窄的处理策略：再次球囊扩张有可能达到使靶病变长期开放的目标。虽然斑块消融术有降低再次再狭窄发生率的可能，但未被证实有明显优于 PTCA 的结果。治疗再狭窄放置支架优于 PTCA。

近年的药物洗脱支架对再狭窄的预防和治疗也起到显著的作用，表 24-11 概括了几种支架内再狭窄的治疗手段，以便于全面了解 ISR 的治疗。

表 24-11 支架内再狭窄的治疗方法及评价

治疗技术	评价
球囊扩张成形术（BA）	成功率超过 90%，再狭窄率 30%～80%，与支架内再狭窄的类型和靶病变的特征有关
祛斑术（DCA、ELCA、ROA）	随机试验未发现其优于 BA 的效果
支架内支架术	能达到最好的即刻造影效果，但长期效果无优势
切割球囊	可能更有利于管腔增大，操作上优于常规球囊扩张
放射治疗	有效抑制内膜增生，降低再次再狭窄率，β 与 γ 射线均有效。不良反应包括边缘效应、延迟血栓

注：DCA. 定向斑块祛除术；ELCA. 准分子激光成形术；ROA. 旋磨斑块去除术。

六、药物洗脱支架与再狭窄

（一）药物洗脱支架对裸支架 ISR 的治疗作用

多项研究资料表明，在治疗 ISR 时，药物洗脱支架优于金属裸支架。

（二）药物洗脱支架与放射治疗用于 ISR 的比较

药物洗脱支架中无论是西罗莫司支架（sirolimus eluting stent，SES）还是紫杉醇支架（paclitaxel eluting stent，PES）治疗 ISR 均优于冠脉内局部放射治疗。

（三）药物洗脱支架的支架内再狭窄

总体而言，虽然药物洗脱支架的再狭窄率较裸支架明显降低，但药物洗脱支架仍存在再狭窄问题。有研究显示：在一些病变中药物洗脱支架的再狭窄率超过 10%，这包括左主干病变 14.1%，分叉病变 18.7%～28%，静脉桥病变＞10%，冠脉内放射治疗（vascular brachytherapy，VBT）失败后的病变＞47.5%，多个西罗莫司支架置入后的病变＞11%和多个紫杉醇支架置入后的病变＞12%。如何处理药物洗脱支架后的再狭窄，已经成为介入心脏病学面临的新挑战。

1. 药物洗脱支架后的 ISR 分型特点　研究显示，药物洗脱支架后的再狭窄以局灶型为主（即 I 型），并且多数发生在支架内。

2. 药物洗脱支架再狭窄的原因及预测因素

（1）支架及其释放过程的因素：由于在支架上包被了药物及药物载体多聚物，使其结构较裸支架复杂，故支架释放过程的要求较高，影响因素也更多。就支架及释放过程而言，主要考虑以下因素：支架膨胀不良或贴壁不良、支架网管的不对称分布、支架折断、多聚物被撕裂或破坏、支架周围的管壁损伤或没有充分覆盖病变、涂层药物失效或抵抗、对多聚物或药物过敏等。

（2）患者及其病变的因素：导致裸支架再狭窄的危险因素如支架与血管的内径、支架与病变的长度不匹配和糖尿病等对药物洗脱支架也有影响。支架的截面积（CSA）＜5.5mm^2 与支架长度＞40mm 均可作为再狭窄的独立危险预测因素。此外，在药物支架时代，支架长度与再狭窄的相关性虽然不如裸支架那么明显，但仍与再狭窄有关。

3. 药物洗脱支架后的 ISR 的治疗　药物洗脱支架后的 ISR 治疗可采用的方法包括：再

次药物洗脱支架置入（可以是相同或不同的药物洗脱支架）、血管内放射治疗、PTCA 等。

药物洗脱支架后的 ISR 治疗，首先应该尽可能用 IVUS 检查以明确在放置过程中有无诸如支架膨胀不良、贴壁不良等机械因素。对于较为简单的局灶性病变，采用单纯球囊扩张、切割球囊或双导丝球囊扩张，多数可获得较为满意的效果。虽然对裸支架采用单纯的球囊扩张的效果有限，但对药物支架结果却可能较好。再次置入裸支架的效果目前没有研究证实。再次置入药物洗脱支架，目前尚无足够临床证据推荐，但专家们多数认为，如果一类支架发生 ISR，则换用另一类支架，如西罗莫司支架再狭窄可置入紫杉醇支架，反之亦然。

生物可降解支架对于减少支架内再狭窄的发生率具有一定的应用前景。观察生物可降解支架治疗冠状动脉病变的 ABSORB 研究入选了 30 例患者，两年的随访结果显示，生物可降解支架被吸收，血管舒缩功能恢复，预防了再狭窄的发生。聚 L-乳酸是目前生物可降解支架最常使用的材料之一。该支架材料的厚度为 150μm，最薄的材料厚度仅为 100μm。该类生物可降解支架的纵向支撑力接近于药物洗脱支架，该类可降解支架在安放后可保证 6 个月的纵向支撑力。在到达设计年限时，聚 L-乳酸长链被水解，并被巨噬细胞吞噬，代谢产物为乳酸，最终经三羧酸循环代谢为水和二氧化碳。完全降解时间需 1～3 年。其他材料包括：含镁材料、有酪氨酸-多碳酸盐等。

与金属裸支架和药物洗脱支架相比，生物可降解支架的优点是：①减少支架内中晚期血栓形成的发生率。目前在安放药物洗脱支架后常规使用两个抗血小板药物，使安放支架后早期血栓形成的发生率降低，但仍有可能发生支架内中晚期血栓形成。②减少对边支血管的影响。③有利于支架处血管内膜内皮化。安放支架后支架处血管内膜内皮化具有重要价值，血管内膜内皮化后可恢复正常的血管内皮功能，发挥舒张血管、抗氧化、抗炎症、抗增生、抗血小板聚集等作用。④恢复支架处血管的活动性。

目前使用的生物可降解支架主要有以下不足：①生物可降解支架的许多优点尚是理论上的，还需较大规模的临床研究加以证实，目前尚无药物洗脱支架和生物可降解支架对临床事件影响的前瞻性、随机研究结果。②生物可降解支架需充分预扩张，使手术时间延长；对比剂使用量增多，也增加了血管夹层的危险。③对重度钙化和严重扭曲病变不合适。④各种内径、长度的生物可降解支架的配备尚不齐全。⑤安放生物可降解支架后使用双重抗血小板药物的剂量和时间经验尚不足。⑥费用较药物洗脱支架增加。

药物涂层球囊（drug coated balloons，DCB）作为一种新的介入治疗技术，在欧洲逐渐广泛应用于冠状动脉及外周介入领域。为此，2016 年我国多名 PCI 领域专家经过循证论证和会议讨论，拟定了《药物涂层球囊临床应用中国专家共识》。

（1）药物涂层球囊的作用机制及其特点：药物涂层球囊通过局部向冠状动脉血管壁释放抗增殖药物，从而达到抑制血管内膜增生的效果。与 DES 相比，药物涂层球囊无聚合物基质，又无金属网格残留，从而减少内膜炎症反应，大大降低血栓形成风险，并可缩短双联抗血小板治疗的时间（药物涂层球囊术后仅需 1～3 个月双联抗血小板治疗）。同时药物涂层球囊治疗避免了异物置入，为患者保留了必要时的后续治疗机会。目前全球已经上市的药物涂层球囊产品有十余种，均使用以紫杉醇为基础的药物涂层。紫杉醇脂溶性良好，抗增殖作用稳定。药物涂层球囊释放药物时，球囊贴覆于血管壁提供充分的药物接触面积，使脂溶性的紫杉醇能迅速被血管壁组织摄取。为提高药物涂层的生物利用度，目前临床常用的药物涂层球囊产品均使用以紫杉醇为基础的混合药物涂层。在紫杉醇的基础上，添加亲水间隔物碘普罗胺，从而提高紫杉醇生物利用度、增加药物与血管壁的接触面积、减弱药物分子间的引力，单次药物释放即可抗平滑肌细胞增殖超过14天，治疗后4周内均可抑制血管内膜增生。

（2）药物涂层球囊的临床适应证：自2003年12月人类首个药物涂层球囊（新普力）治疗ISR的临床研究PACCOCATH ISR启动至今，多项临床试验均证实药物涂层球囊在治疗多种冠状动脉狭窄病变、小血管病变、分叉病变等方面的疗效和安全性。在中国，药物涂层球囊获得了用于治疗ISR的适应证，从而得到中国专家的推荐。ISR是药物涂层球囊的优选适应证，也是经国家食品药品监督管理局（SFDA）批准的临床适应证。研究证明，药物涂层球囊与普通球囊和药物洗脱支架相比，在治疗ISR时显示出了更好的有效性和安全性。除ISR之外，药物涂层球囊在治疗包括小血管病变（冠脉小血管内径2.25～2.8mm）和分叉病变在内的冠状动脉原发病变时也体现出了一定的优势，且药物涂层球囊已经被欧盟（CE Mark）批准用于治疗小血管病变。另外，药物涂层球囊还可适用于下列人群：有高出血风险的患者，如血友病、既往出血史、胃溃疡、严重肾衰竭的患者；正在口服抗凝药物或近期进行外科手术的患者，如心房颤动患者、置换人工心脏瓣膜的患者等；有血管内皮功能障碍或既往有亚急性支架内血栓史的患者，以及拒绝体内置入异物的患者。目前药物涂层球囊仍存在一些问题有待解决，如关于药物涂层球囊治疗冠状动脉原发病变的研究较少，观察时间短，其证据强度还有待进一步加强；药物涂层球囊虽然能有效地抑制血管内膜增生，但不能克服管壁弹性回缩，后者在再狭窄中起着重要作用。因此，目前药物涂层球囊还不能完全取代药物洗脱支架，需积累更多的临床数据。

4. 中医药防治ISR 祖国医学将冠心病归于"胸痹"范畴，中医对支架内再狭窄认识较少，但在临床中有一定的认识和总结。各家对ISR的病机认识不一，但瘀血损络是其基本共识。中医药通过多途径、多靶点的整合作用而起效，所以采用中医药预防ISR具有一定优势。中西医相结合的方法或许能为临床研究提供一条道路。

总之，药物洗脱支架的出现，改变了冠状动脉介入治疗的历史进程。支架内再狭窄这一困扰已得到一定程度的改善。所以，最近公布的ESC/EACTS心肌重建指南建议，只要没有双重抗血小板禁忌证，就推荐药物洗脱支架用于支架再狭窄或闭塞（Ⅰ类适应证，A级证据水平）。但是，药物洗脱支架在再狭窄的问题上没有得到明显改善，伴随着病变复杂程度的不断提高，以及长段病变、弥漫性小血管病变介入的增加，重叠支架、长支架的普遍应用，需要累积更多的资料进行进一步改善。目前药物洗脱支架再狭窄的处理措施多依赖经验，缺乏大规模随机对照试验的结果。

第六节　支架内血栓

自从20世纪70年代Gruentzig首次进行经皮冠状动脉介入治疗（PCI）以来，介入心脏病学已经取得举世瞩目的进步。到目前为止，介入治疗经历了经皮冠状动脉腔内成形术（PTCA）、金属裸支架（BMS）和药物洗脱支架（DES）三个阶段。在进步的同时也并发了一系列的问题。例如，BMS 在解决单纯冠状动脉内球囊成形术后急性闭塞的问题有显著成效，但发生支架内再狭窄的可能性明显增加。DES 的出现大大降低了支架内再狭窄率，再狭窄率由 PTCA 时代的 40%~50%、BMS 时代的 20%~30%，降低到 DES 时代的 10%以下，但对此进行的相关研究中，DES 仍存在支架内血栓形成的风险，虽然 DES 晚期支架内血栓的发生率很低，但常导致严重不良的临床后果。文献报道支架血栓形成的再次心肌梗死率达 60%~70%，病死率达 15%~45%。因此，对于支架内血栓的形成机制及处理等问题，值得给予更多的研究和关注。

一、支架内血栓形成的定义和分类

支架内血栓形成是指支架置入后，在综合因素作用下支架置入处形成血栓。由于造成冠状动脉完全或者不全闭塞，临床上可表现为猝死、心肌梗死、不稳定型心绞痛。2007 年 5 月学术研究联盟（academic research consortium，ARC）正式发表支架血栓的定义（即都柏林定义，Dublin Definition），新定义如下：

1. 明确的支架内血栓 是指临床上出现急性冠脉综合征（ACS）的症状且伴有尸体解剖或经过血管造影证实的支架内血栓形成。如果仅为偶尔造影发现的支架内闭塞，但没有临床症状（隐匿性或无症状性血栓），则不诊断为明确的支架血栓。

2. 可能的支架内血栓 经皮冠状动脉介入治疗（PCI）后 30 天内不能解释的死亡，或术后任何时间发生的置入支架的冠状动脉供血区域内与明确的心肌缺血相关的心肌梗死（MI），无明显的其他原因，且未经血管造影证实支架内血栓的存在。

3. 疑似的支架内血栓 PCI 后 30 天以上难以解释的死亡或 MI。

根据介入手术后到血栓发生的时间，将支架内血栓进行分类：①急性支架血栓，发生于 PCI 术后 24 h 内；②亚急性支架血栓，术后 1~30 天内；③晚期支架血栓，发生于 PCI 术后 30 天至 1 年；④极晚期支架血栓，发生于 PCI 术后 1 年以上。①与②合称早期血栓形成。

二、支架内血栓形成的发生率研究

1. BMS 内血栓形成的发生率 在 20 世纪 80 年代末和 90 年代初期，BMS 刚刚应用到介入治疗时，术后血栓的发生率一度高达 20%。1995 年 Colombo 等应用高压释放支架后，血栓形成率降至 1.6%。随后的 STRESS-Ⅲ 研究证实在高压释放的基础上加用阿司匹林和噻氯匹定可将血栓形成率降至 1%。另有研究证实，BMS 置入后血栓形成大多发生在术后 1 个月内，1 月后极少发生。

2. DES 内血栓形成的发生率 DES 因明显降低支架内再狭窄率而广泛应用于临床。根据目前已经完成的一系列大规模临床试验结果，尚未发现在合适的抗血小板治疗方案下 BMS 和 DES 的血栓形成率有统计学差异。在不同的 DES 的血栓形成率也未见任何统计学差异。然而值得关注的是，Waksman 等在对已有临床研究的随访资料进行 Meta 分析时发现，与 BMS 相比，随访 9 个月后 DES 的血栓形成率显著高于 BMS，同时 DES 的晚期血栓发生率偏高。

ARRIVE 和 E-Cypher 注册研究的联合分析结果表明，16 022 例患者 1 年随访中共 177 例患者发生支架血栓，发生率是 1.1%，177 例患者中死亡 73 例，病死率达 32%，78 例（37%）患者发生急性心肌梗死。由此可见，尽管 DES 内血栓发生率较低，但是其后果却是灾难性的。目前，支架内血栓仍然是 PCI 治疗中最主要的死亡原因之一。

三、支架内血栓形成的相关因素及发生机制

（一）支架内血栓形成的相关因素

与支架相关的任何一个环节都有可能导致支架内血栓形成。其中既包括患者的整体因素，也包括病变的局部特点，另外手术操作与器械本身的特点也十分重要。对各种相关因素进行详细的分析有利于预防和及时处理支架内血栓形成，并可降低不良心血管事件的发生。以下为现有研究结果显示可能的相关因素。

1. 患者的个体临床情况

（1）内源性血小板活性增加：血小板聚集是凝血系统激活和血栓形成的前提和核心。没有血小板激活，就没有血栓形成。支架术后抗血小板治疗是预防支架血栓形成的关键。其原因可能有氯吡格雷抵抗、阿司匹林抵抗或者全身炎症激活状态下导致的血小板功能亢进等。

（2）各种临床因素导致的高凝状态：如高脂血症、各种应激因素导致的炎症激活、肾病综合征等。

（3）临床高危：急性冠脉综合征、糖尿病、肾功能减退、左心室射血分数低下、高龄、吸烟、陈旧心肌梗死等。在 E-Cypher 注册研究的亚组分析中发现，非糖尿病患者与糖尿病患者相比，介入治疗后支架内血栓形成的发生率显著降低（0.71% vs. 1.42%，$P = 0.000\ 4$）。

（4）各种原因导致的低血容量者：如术后严重长时间迷走反射、消化道出血等。

（5）患者依从性差，不能按时足量服用抗血小板药物或过早停用抗血小板药物。过早停用氯吡格雷是支架血栓的一项独立危险因素。

2. 病变局部情况

（1）小血管（直径<2.5mm）：与大血管相比，更易形成涡流，因此容易形成血栓。研究证实，IVUS 测量最小支架面积<5.0mm^2 是血栓形成的强预测因子。

（2）长病变：病变越长，则支架长度越长，金属负荷量明显增加；长病变可能不能被完全覆盖，若支架边缘落在不稳定斑块上更易形成血栓；多支架重叠后，重叠局部药物释放量大，内皮化不良易形成血栓。

（3）开口或分叉病变：支架术可能导致局部血流形成涡流或改变局部剪切力，造成血管内皮损伤，暴露胶原，促进血栓形成。

（4）钙化病变：介入治疗过程中，若球囊扩张压力小，造成支架贴壁不良，压力过大，可造成支架两端夹层，上述两者均是血栓形成的高危因素。另外，如果在钙化病变使用了旋磨技术，可能造成无复流，也是导致血栓形成的高危因素。

（5）狭窄后扩张性改变及动脉瘤：容易造成支架贴壁不良，导致血栓形成。

（6）不稳定病变：不稳定斑块的纤维帽薄，脂质池内脂质含量高，很容易释放至病变

局部，起到强烈的血小板激活剂的作用。另外，不稳定病变可能已经含有血栓，介入过程中无复流发生率高，易形成血栓。另外，退化的静脉桥病变的介入治疗也有同样的风险。

3. 介入手术的技术因素

（1）支架过小：合适的血管与支架比例应该为 1∶1.1，支架过小造成支架不能完全贴壁，内皮覆盖不全，最终引起血栓。另外小支架的过度扩张可引起斑块脱垂，引发血栓。

（2）支架未完全扩张或支架贴壁不良：未经球囊预扩张或以过小的压力释放的支架，都可导致支架不完全扩张。另外，支架小梁后斑块的体积减小和血管正性重构是导致晚期支架贴壁不良的重要因素，可导致支架血栓形成。

（3）多支架重叠或支架过长。

（4）支架置入未能完全覆盖血栓、夹层或者壁内血肿等：上述因素都能影响靶血管的血流，是导致血栓的重要原因。

（5）各种介入治疗器械导致冠状动脉的机械性损伤。

（6）其他，如冠状动脉内局部的放射治疗等。

4. 支架自身因素

（1）支架的材料、结构设计：目前所用支架均为金属材质，本身即为强致栓因素。无论是 BMS 还是 DES，支架的金属表面阳离子电荷作用是支架本身致血栓形成的主要机制之一。

（2）血管内皮化延迟：目前应用于临床的 DES，表面多聚物涂层均携带有抑制平滑肌细胞增生的药物，同样也会抑制内皮细胞的覆盖。内皮细胞具有抑制血小板聚集、纤维素沉积的作用，是血管内血栓形成的天然屏障。DES 置入部位血管内皮覆盖不全，血管内皮化延迟，可减弱或消除内皮预防血栓形成的天然屏障作用，促进支架血栓的发生。

（3）血管壁对支架涂层过敏或产生局部炎症反应：为了控制药物的释放，DES 均采用不可降解的多聚物载体。多发生于 DES 置入 4 个月后，此时洗脱药物基本上释放完毕，因此推测其发生最有可能与 DES 多聚物涂层载体有关。

（二）支架内血栓形成机制

1. 早期（急性和亚急性）**支架内血栓的可能机制** 一般而言，急性支架内血栓可能和支架未完全覆盖冠状动脉夹层、病变或冠状动脉壁形成的血肿有关。亚急性支架内血栓形成的机制较为复杂，上述各种影响因素均有可能参与。目前已知，亚急性支架内血栓的预测因素包括过早停用双联抗血小板药物（简称双抗）、肾功能不全、分叉病变、糖尿病、LVEF 低下等。另外，在一些研究中发现，支架长度也是早期支架内血栓的预测因子之一，支架长度每增加 1mm，支架内血栓的危险性增加 1.03 倍。

2. 晚期 DES 内血栓形成的可能机制 由于 BMS 置入后血栓形成大多发生于术后 1 个月内，1 个月后极少发生，此处仅讨论 DES 晚期血栓的机制。目前认为，DES 晚期血栓形成可能是多种因素相互作用的结果：①药物局部作用导致血管内皮化延迟或导致内皮功能异常；②血管壁对支架涂层过敏或产生局部炎症反应；③支架贴壁不良；④开口或分叉病变；⑤支架长度；⑥支架节杆挤入坏死脂核；⑦过早停用双抗治疗。

四、支架内血栓形成的临床表现及意义

支架内血栓形成是置入 DES 后少见而严重的并发症。造成的直接病理改变是血管完全或不全闭塞。患者的临床症状取决于患者术前的临床情况、靶血管供血范围、心肌的敏感程度、闭塞的程度、闭塞的时间等。其临床表现可从无任何症状一直到死亡。

一般支架内血栓形成导致的慢性完全闭塞患者可无症状，但累及左主干等重要位置可造成猝死。而急性完全闭塞的患者临床表现为急性心肌梗死（ST 段抬高或不抬高）、心源性休克、猝死等。支架内血栓形成导致不全闭塞的情况下，患者多表现为不稳定型心绞痛或者非 ST 段抬高型心肌梗死。DES 晚期支架血栓尽管发生率不高，但一旦发生可导致心肌梗死或死亡，因此后果严重，需要引起充分的重视。

五、支架内血栓形成的处理

1. 药物治疗 对于临床表现为 ST 段抬高型心肌梗死而无条件进行急诊 PCI 的患者，在无禁忌证的情况下应该积极进行静脉溶栓（rt-PA、UK 等），争取尽快开通靶血管，挽救心肌。溶栓不成功仍应积极创造条件进行补救 PCI。溶栓成功或者表现为非 ST 段抬高型急性冠脉综合征者可以静脉使用血小板 GP Ⅱb/Ⅲa 受体拮抗剂。无论是否进行介入治疗，应该常规给普通肝素或者低分子肝素。

2. 介入治疗

（1）尽快进入导管室进行冠状动脉造影，将导引导丝通过血栓病变，争取 TIMI 血流恢复，如条件允许可静脉使用血小板 GP Ⅱb/Ⅲa 受体拮抗剂。如有较大血栓，可考虑应用远端血管保护装置及吸栓导管，抽出较大血栓，避免无复流现象。

（2）多体位投照排除夹层，早期支架内血栓可能与支架未充分贴壁有关，可用短于支架长度的高压球囊再次 PTCA，建议应用软头导引导丝，扩张至残余狭窄<20%，且无充盈缺损，并观察 20min 后，患者胸痛缓解，血压、心电监测稳定、TIMI 3 级，可视为成功。

（3）如经造影确认早期支架内血栓可能与支架近端或远端内膜撕裂有关、与支架未完全覆盖病变有关，可再次置入支架。

（4）如冠脉主干血管狭窄、夹层适当处理后，TIMI 3 级以下，提示微小血栓阻塞远端，建议在不能应用血小板 GP Ⅱb/Ⅲa 受体拮抗剂情况下，可冠状动脉内注射溶栓剂（50 万单位尿激酶），冠状动脉内推注自体动脉血液，使微血栓流经缺血区域局部组织。

3. 急诊外科治疗

4. 其他 IABP、预防消化道出血、抗感染等。

六、支架内血栓形成的防治策略

（一）优化置入 DES 围术期抗血小板治疗策略

1. 术前充分抗血小板、抗凝药物治疗 目前国内常用的抗血小板药物包括口服阿司匹林、氯吡格雷和替格瑞洛及静脉注射替罗非班。《中国经皮冠状动脉介入治疗指南》2016

版推荐,对于稳定型冠心病行择期 PCI 术,术前 6h 以上 PCI,给予氯吡格雷 300～600mg,术前 2～6h,给予氯吡格雷 600mg;择期支架置入前服用阿司匹林负荷剂量 100～300mg,其后 100mg/d 维持。对于非 ST 段抬高型急性冠脉综合征(NSTE-ACS)患者,所有无阿司匹林禁忌证患者初始口服负荷剂量 100～300mg,并长期 100mg/d 维持;在阿司匹林基础上加 1 种 P2Y12 受体拮抗剂,并维持至少 12 个月,除非存在禁忌证,这包括①替格瑞洛:负荷剂量 180mg,维持剂量 90mg、2 次/天,所有无禁忌证、缺血中高危风险患者,建议首选替格瑞拉;②氯吡格雷:负荷剂量 600mg,维持 75mg、1 次/天,用于无禁忌证或需要长期口服抗凝药治疗的患者。紧急情况或发生血栓并发症时考虑使用 GPI(血小板膜糖蛋白 Ⅱb/Ⅲa 受体拮抗剂)。对于 ST 段抬高型心肌梗死(STEMI)患者,所有无阿司匹林禁忌证患者初始口服负荷剂量 100～300mg,并长期 100mg/d 维持;在阿司匹林基础上加 1 种 P2Y12 受体拮抗剂,并维持至少 12 个月,除非存在禁忌证(如出血风险较高),选择包括①替格瑞洛:无禁忌证患者负荷剂量 180mg,维持剂量 90mg、2 次/天;②氯吡格雷:负荷剂量 600mg,维持 75mg、1 次/天,用于无替格瑞洛或存在替格瑞洛禁忌证者;首诊就诊是给予 P2Y12 受体拮抗剂;紧急情况、存在无复流证据或发生血栓并发症时使用 GPI;转运行直接 PCI 的高危患者 PCI 之前使用 GPI。

术中均应抗凝治疗。目前国内常用的抗凝药物包括普通肝素、依诺肝素、比伐卢定和磺达肝癸钠。《中国经皮冠状动脉介入治疗指南》2016 版推荐,对于稳定型冠心病,术中应用普通肝素 70～100U/kg,如有肝素诱导的血小板减少症,使用比伐卢定(一次性静脉注射 0.75mg/kg,随后 1.75mg/(kg·h)维持至术后 4h)。对于 NSTE-ACS 患者,PCI 术中在抗血小板治疗基础上加用抗凝药物;除非存在其他抗凝指征,PCI 后停止抗凝治疗。对于 STEMI 患者,PCI 术中在抗血小板治疗基础上加用抗凝药物;常规静脉注射普通肝素 70～100U/kg,如合用 GPI,一次性静脉注射普通肝素 50～70U/kg;PCI 术中使用比伐卢定[一次性静脉注射 0.75mg/kg,随后 1.75mg/(kg·h)维持至术后 3～4h]。

2. 术后双联抗血小板治疗 支架内血栓形成与术后停用抗血小板治疗有关,包括自行停用或因出血并发症及非心脏外科手术停用。目前强调术后正规双联抗血小板药物治疗(阿司匹林 100mg/d 和 P2Y12 ADP 受体拮抗剂联用),PCI 术后非心脏外科手术,术中维持抗血小板药物可增加出血风险和干扰硬膜外止痛,而术前停用有高病死率,因此需平衡血栓和出血两大风险。2012 年美国胸科医师学会(ACCP)在 *CHEST* 杂志公布了第 9 版《抗栓治疗及预防血栓形成指南》(ACCP-9)在权衡血栓形成和出血风险后,为正在接受抗凝或抗血小板治疗的择期手术患者的抗栓治疗管理提供了推荐:①对于已放置冠状动脉 BMS 的患者,推荐支架置入 6 周后再行手术,而不是在 6 周内就行手术;若在 6 周内必须行手术,建议围术期继续抗血小板治疗,而不是术前 7～10 天停药。②对于已放置冠状动脉药物涂层支架的患者,推荐支架置入 6 个月后再行手术,而不是在 6 个月内就行手术;若在 6 个月内必须行手术,建议围术期继续抗血小板治疗,而不是术前 7～10 天停药。

关于双抗应用的持续时间上,《中国经皮冠状动脉介入治疗指南》2016 版,推荐对稳定型冠心病患者双抗持续时间缩短为 6 个月;对其中高出血风险患者可考虑短于 6 个月;对急性冠脉综合征患者仍推荐至少 12 个月双抗,除非存在禁忌证。对糖尿病患者,抗血小板治疗首选替格瑞洛（负荷剂量 180mg，维持剂量 90mg、2 次/天），与阿司匹林联合应用至少 12 个月。替格瑞洛受肾功能影响较小，因此，慢性肾脏病患者首选替格瑞洛，且无需调整剂量；在接受透析治疗的患者中使用替格瑞洛经验较少，可选择氯吡格雷。根据 PLATO 研究结果，对急性冠脉综合征合并复杂冠状动脉病变患者，首选替格瑞洛。对于已知 CYP2C19 慢代谢型的患者，或血小板功能检测提示有残余高反应者，如无出血高危因素，首选替格瑞洛。

（二）改善操作技术，降低操作因素导致的血栓风险

DES 的释放要求：①置入前避免触摸支架表面，如不能通过原发病变，避免过度用力推送支架，避免损伤支架表面涂层及药物，建议预扩张，推荐球囊直径低于病变近段参考直径，长度短于拟置入的支架长度，低压扩张，避免深层血管壁受损及靶病变两端高再狭窄率。②支架的选择及释放：理想直径依据造影结果，即支架/血管=1.1:1；依据 IVUS 或 OCT 检查结果，常规按近端中层壁参考直径，如近远端直径相差大，以近远端平均直径为参考直径。释放压力平均为 16 个大气压，不能低于 12 个大气压。支架的长度参考支架/病变比=1.8，支架附着点应在病变外 1~2mm。③任何支架膨胀不良都必须应用短、耐高压的球囊进行支架后扩张，使支架充分贴靠血管壁。

（三）加强 DES 术后随访和事件监测，强化冠心病二级预防

部分患者服用双抗的长期依从性较差，或存在抗血小板药物反应低下。因此，加强对 DES 术后患者的长期随访并对血栓高危患者进行经常性教育从而提高其服药依从性。同时应当强化冠心病二级预防，积极控制危险因素。二级预防措施既有利于防止冠状动脉硬化病变的进展，也有助于预防 DES 后血栓的发生。

（四）重视新一代 DES 和生物可吸收药物支架的研发

从源头上减少血栓发生的方法可能更有成效。改进的方向在于使支架平台既具有支架的作用，又可在一定时间内降解；完全摒弃载体或采用可吸收多聚物作为载体；涂层药物应具备有效抑制血管内膜增生，以及使血管内皮细胞良好地覆盖支架的作用。

DES 术后晚期支架血栓是客观存在的，其发生率较 BMS 有增加趋势，但支架内血栓形成的绝对风险仍然很低，年发生率仅 2‰。由于 DES 在降低再狭窄和减少再次血运重建等方面有明显的获益，不能因为 DES 的晚期血栓问题就否定它的价值。

虽然支架内血栓已有大量研究，但是其发病机制还尚未明确，防治措施也尚未完善。目前预防支架血栓形成的重要手段主要包括介入治疗规范化、个体化和提高术后抗血小板药物治疗的质量。IVUS、OCT 和血管镜等新技术的开展有助于支架血栓的诊断和预防，新型防治血栓形成的支架研发和新型抗血小板药物的应用前景值得期待。

第七节 严重冠状动脉钙化的介入治疗

冠状动脉钙化（coronary artery calcification，CAC）可导致血管僵硬度增加，顺应性降

低,心肌灌注受损。已有的临床研究表明,无论在普通人群还是已经进行血运重建的冠心病患者,CAC的出现都警示预后不良,因此认为,CAC程度能够预测心肌梗死和突发冠状动脉事件死亡的风险。许多因素都参与血管钙化的发病过程,近年来证实血管钙化是一个与骨骼发育类似的生物学过程,具有主动性、可预防性和可逆转的高度可调控性几个特点,但目前其发病机制尚未完全阐明。

多项研究表明,对于CAC病变,药物洗脱支架(DES)置入比裸支架(BMS)置入更有效。植入DES组比BMS组在新生内膜增生面积减小和再狭窄率降低方面均具有显著差异,因此再次血运重建率亦明显降低。但CAC患者PCI手术难度高、成功率有限、术中术后并发症多、预后差、个体差异性大、对术者要求甚高,是介入手术中最大的难题之一。除了术者提高手术水平和经验,目前临床上常运用一些辅助设备改善钙化病变的顺应性,提高手术成功率。

(一)切割球囊

介入医生常常选择切割球囊处理轻、中度钙化病变,它是一种特殊球囊,将微切割手术与球囊扩张机制完美结合,能够利用集中的、较低的扩张压力,对血管壁进行安全、有效的切割,增加最小管腔直径、降低残余狭窄,同时减少并发症,在复杂冠脉病变处理中发挥重要作用。鉴于获益和风险的评估,目前切割球囊主要用在非钙化向心性狭窄病变、小血管病变、开口病变、分叉病变、再狭窄病变的介入治疗中。相对禁忌证为病变严重成角>45°、严重钙化、血栓及血管严重扭曲的病变。多项研究已经证实,使用切割球囊血管成形术具有可靠的安全性与操作可行性,与PTCA相比,使用切割球囊可以减少支架内再狭窄的发生。

20世纪90年代,已经有介入医生尝试应用激光攻克再狭窄难题。但是在选择合适波长的激光方面需要长期手术经验的累积,以保证能消融病变又不会损伤正常血管。早期应用激光治疗冠状动脉狭窄的短期效果尚可,但远期并发症多、预后效果不确定,再加上随后因DES的效果确切被大量使用,激光治疗的效果并未得到大家公认。

但目前准分子激光术的出现,再次将人们的目光聚焦到激光治疗冠状动脉狭窄这一技术上。安贞医院周玉杰等已在此领域做出成功病例,随访至今未出现心血管事件。他们通过冷激光源,激光以脉冲方式作用于组织,每次脉冲的作用时间仅为135ns(一百亿分之一秒),穿透深度仅为50μm,通过光化学作用破坏分子键,光热学作用产生热能,光机械作用产生动能,最后将消融的斑块裂解为水、气及微小颗粒,化解钙化病变和支架内狭窄的坚固纤维组织。准激光技术成功率较高(93.4%),并发症低。准分子激光术是一项创新技术,其发展可能给CAC患者带来福音。

(二)冠状动脉旋磨术

切割球囊虽然已经展现了其对冠状动脉狭窄可靠的治疗效果,但终究不能移除CAC斑块,而冠状动脉旋磨术(rotational atherectomy,RA)则更进一步解决了这一问题。旋磨头是高速转动的,带有钻石颗粒,旋转速度最高可达200 000转/分,根据"差异切割"或"选择性切割"的理论选择性地祛除钙化或纤维化的动脉硬化斑块,将坚硬组织研磨成极微小的颗粒（＜10mm）。而具有弹性的血管组织在高速旋转的旋磨头通过时会自动弹开，并不会切割到有弹性的组织和正常冠状动脉。旋磨后往往可获得较为光滑的血管内腔，如果操作得当，内膜撕裂的发生率明显低于单纯球囊扩张。旋磨后斑块被削磨成平均直径为 5μm 的微小颗粒，可随血流进入毛细血管，最终为肝、脾、肺及内皮-吞噬细胞所吞噬。

ROTAXUS 研究将患者随机分为 RA+DES 组（120 例）及常规 PCI 组（120 例），结果显示，尽管旋磨增加介入手术的成功率，但晚期管腔丢失没有减少，在主要不良心脏事件等硬终点上也没有获益。英国一项纳入 221 669 例行 PCI 患者的注册研究在 2014 年结束，该研究显示，行 RA 术的患者死亡率更高，但将研究人群分组分析后发现，接受旋磨的患者具有以下特点：高龄，同时合并糖尿病、高血压和外周血管疾病等，这表明该组患者本身具有众多高危因素并非接受旋磨治疗这一因素单独影响预后。随后另一研究也纳入了≥80 岁的左主干患者共 42 例，手术成功率为 92.3%，但并发症、主要不良心脏事件并无明显增加，证实 RA 具有安全性和有效性，并非绝对的高风险。当然规范的操作非常关键，术者的经验极其重要，术中应时刻警惕并发症的发生。

1. 冠状动脉旋磨术的设备和器材　冠状动脉旋磨术的设备和器械包括操纵控制台（主机）、推进器、脚踏控制板、高压气体罐、旋磨导管、旋磨导丝（图 24-2）。

2. 冠状动脉旋磨的适应证和禁忌证

（1）适应证：①严重钙化病变：在血管内膜呈环形表浅严重钙化、导引钢丝已通过病变，在支架置入前预扩张球囊不能对狭窄病变作充分扩张；②支架之前的斑块消融：对某些非环状偏心严重钙化病变行 DES 置入术时，为了使支架均匀贴壁；③严重狭窄病变或慢性完全闭塞病变：导丝通过严重狭窄或慢性完全

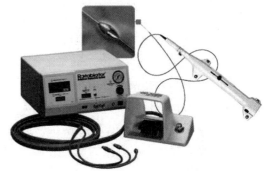

图 24-2　旋磨的设备和器械

闭塞病变，但球囊导管不能通过病变。还有一些病变并非旋磨的适应证，但临床上也用旋磨术处理，如支架内再狭窄、原支架未充分膨胀导致支架内再狭窄旋磨支架、长的弥漫性纤维病变、有/无保护性左主干重度狭窄钙化病变、桥血管结合部病变。

（2）禁忌证：①导丝不能通过的病变；②血栓性冠状动脉病变或急性心肌梗死：有溃疡或血栓的病变，旋磨可加重血栓倾向，易发生慢血流或无血流现象；③退行性变的大隐静脉桥病变：旋磨治疗易发生血管栓塞或无复流现象；④严重左心功能不全患者；⑤严重夹层的病变：PTCA 后出现螺旋形夹层时行旋磨术可能导致夹层进一步扩大、甚至血管闭塞等严重并发症；⑥严重的成角病变（＞60°）：成角病变的旋磨可能会伤及深层管壁，甚至引起冠脉穿孔。旋磨的禁忌证绝大多数为相对禁忌证，主要与术者的经验和操作技巧有很大的相关性。

3. 冠状动脉旋磨术的操作流程

（1）患者准备　同常规 PTCA 患者的术前准备。

1）术前给予负荷剂量的双联抗血小板治疗，或者达到行 PTCA 的累积量，根据患者年龄、肾功能等指标评估，按 2016 介入指南，建议给予阿司匹林联合替格瑞洛行抗双联抗血

小板治疗。

2）因旋磨冲洗液中有硝酸甘油等血管扩张剂，术前保证有效及足够的血容量，可避免旋磨过程中出现低血压、慢血流及无复流等并发症的发生。

（2）旋磨设备的连接和体外测试

1）设备连接：在体外将旋磨控制台和推注器、高压气体罐连接，将旋磨导管与推注器头端相连接，并将旋磨冲洗液与推注器盐水输入口连接；调整压力表至合适压力，将旋磨头调节按钮固定在滑轨的后 1/3 处，将旋磨导丝从尾端穿过旋磨导管系统并用导丝夹于推注器尾端固定。

2）体外测试：低速测试一般不需要，其转速基本固定，约 70 000r/min；主要是行高速测速，开启操作控制台的开关，测试并调整旋磨头的转速，目前欧洲旋磨指南推荐的转速不论旋磨头的大小，一律为 138 000r/min，但不同的术者根据个人的经验选择不同的转速，转速范围为 130 000～200 000r/min，旋磨头越大，转速相对偏低，旋磨头越小，转速相对偏高。

（3）器械准备

1）导引导管的选择：冠状动脉旋磨术所用的导引导管与行冠状动脉 PTCA 的导引导管一致，要保证导引导管有足够的支撑力和与冠状动脉开口的同轴性，并根据所需的旋磨头的大小选择内腔足够大的导引导管。

2）旋磨头的选择：旋磨头的大小直接影响旋磨术的效果和手术的并发症，应根据旋磨血管的参考内径、狭窄的严重程度、血管的成角大小、远端血管床情况、需要旋磨病变的长度、左心室功能情况等选择旋磨头的大小。选用旋磨头的原则是从小旋磨头开始，若是钙化病变斑块负荷重或狭窄程度重，一般从 1.25mm 旋磨头开始旋磨，逐渐更换更大的旋磨头，理想的旋磨头与血管的比例为 0.7，这样可减少旋磨颗粒栓塞、无复流、血管闭塞及旋磨头嵌顿等并发症。以下情况建议从小的旋磨头开始旋磨：小血管病变、分叉病变尤其是分叉病变分支血管、严重成角（>45°）病变、严重钙化病变、CTO 病变、长节段病变等。使用>2.00mm 旋磨头时应格外小心。

（4）术中用药及保护措施

1）术中用药：与常规的 PTCA 相似，手术开始前给予 10 000IU 肝素，以后追加肝素 1000IU/h，术中检测 ACT，维持 ACT>350s，联合使用Ⅱb/Ⅲa 受体拮抗剂维持 ACT>300s，避免旋磨操作及旋磨热效应导致血栓形成。

2）"鸡尾酒"冲洗液：500ml 生理盐水中加入 10 000IU 肝素、2mg 硝酸甘油、5mg 维拉帕米，通过加压袋（保证 200mmHg 以上的压力以提供足够速度的盐水冲洗）在旋磨过程中持续加压滴注，以减少慢血流及无复流等的发生。

3）临时起搏治疗：在右冠优势型的右冠状动脉、左冠优势型的回旋支、前降支开口病变及左主干病变旋磨前应预置入临时起搏器，因上述病变在旋磨过程中易发生心动过缓、三度房室传导阻滞，且易发生在旋磨头推进过程中，因为血流的阻断及旋磨颗粒的栓塞导致远段血管无有效血流灌注，停止旋磨后 5～10s 往往可以恢复，三度房室传导阻滞时应回撤旋磨头停止旋磨，待血流灌注一段时间后再进行旋磨。

4）主动脉球囊反搏（IABP）：左心室功能明显减低（EF<30%）或者待旋磨血管的供

血范围大的患者行旋磨时,为保证血流动力学稳定及降低旋磨过程中一过性缺血导致的心功能下降。

(5)手术过程

1)过程:①在工作导丝导引下将微导管送至病变血管远端,再交换旋磨导丝至血管远端,若待旋磨病变狭窄重,微导管不能通过狭窄段,可用微导管顶在狭窄病变处将旋磨导丝送至病变血管远段,且尽量放置在远端相对较粗的分支内。②在低速旋转下降旋磨头推送至 Guiding 口冠状动脉内或者狭窄病变近段,再切换至高速旋转状态下,操作推进器上的控制手柄,进行钙化狭窄病变旋磨。在旋磨头转动的整个过程中均应持续输注旋磨冲洗液,以减少旋磨驱动杆与外鞘间的摩擦力,并冷却旋磨头与驱动杆,避免旋磨热效应导致红细胞聚集、破坏及血栓形成。③待旋磨满意后(旋磨头无阻力通过 3~5 次)撤出旋磨头,行常规 PTCA 及支架置入。小的旋磨头充分旋磨后应行 IVUS 检查,观察有无>270°,若仍有应选用更大的旋磨头进行旋磨;旋磨结束后应用非顺应性球囊进行高压扩张,进一步充分预处理病变。

2)旋磨操作过程中的注意事项及术后管理:①选择旋磨头时一定要遵循从小到大递增的原则,切记一步到位选择旋磨头。旋磨头选择过大可能在病变未充分旋磨的情况旋磨头通过病变导致旋磨头嵌顿;在斑块负荷过重的病变中初始选择大的旋磨头嵌顿导致旋磨颗粒过多过大,导致远端血管栓塞、无复流、低血压及传导阻滞等发生率高。②旋磨术是采用超高速旋转的旋磨头充分打磨钙化病变,从而使钙化环打开及减轻钙化负荷,避免在近端病变未充分旋磨的情况下用力推送旋磨头通过病变,这样易导致旋磨头嵌顿,因为旋磨头的尾端无钻石颗粒,不能进行旋磨。一般采用"小鸡啄米"的方式进行旋磨。③旋磨过程中旋磨头转速下降一般控制在 10% 以内,同时注意推注器声音的变化,当出现旋磨头明显失速或推注器异常的声音变化(往往同时伴有)时,不管出现上述两种情况的任何一种,应立即回撤旋磨头至狭窄病变近端,仔细检查旋磨导管系统及推注器,有无推注器漏气及旋磨头损坏。应避免旋磨头在 130 000r/min 以下在冠状动脉内工作,因为低速旋磨易导致嵌顿,且造成的旋磨颗粒过大及产热过多,出现远端血管栓塞及血栓形成。④旋磨满意后行常规 PTCA 及支架置入,以获得好的即刻及远期效果。术后管理同常规支架置入管理。因旋磨产生微颗粒导致的远端血管、病变血管斑块负荷重、病变长度长及置入长支架等原因,术后在双联抗血小板聚集治疗基础上可酌情使用 Ⅱb/Ⅲa 受体拮抗剂,并注意心电、血压变化;因旋磨术联合 PTCA 及支架置入过程中导致的一过性心功能下降较常规介入治疗明显,故术后注意患者液体的管理及心功能情况的变化,尤其是术前即存在心功能不全或者心动超声 EF 明显下降的患者。

4. 并发症的预防及处理 研究显示,冠状动脉旋磨术与常规 PTCA 的并发症相似,未明显增加死亡率。冠状动脉旋磨常见并发症及处理如下。

(1)冠状动脉夹层:多由于旋磨过程中差异切割所致的机械损伤,迂曲成角病变相对多见,且与旋磨时间呈正相关,因及时行球囊扩张及支架置入,避免夹层进一步进展。

(2)冠状动脉穿孔:是严重的致死性血管并发症,应及时处理。常见原因包括:严重成角病变(>60°)或严重迂曲钙化病变;严重偏心病变;球囊扩张撕裂后补救性旋磨;每次旋磨时间比较长;磨头选择较大、旋磨速度过快及不正确的操作技巧。发生冠状动脉穿孔后应尽快退出旋磨头，用球囊封堵，尽快置入覆膜支架。若发生心脏压塞，及时行心包穿刺减压，必要时行急诊外科手术。预防措施：对于严重成角、偏心和迂曲病变要特别小心；旋磨速度要因病变而定，对于严重迂曲、成角病变，以140 000~160 000r/min为宜；每次旋磨时间<15s；复杂病变时磨头选择从小到大；旋磨后注意及时造影评估；最好在由心外科支撑的医院开展冠状动脉旋磨术。

（3）旋磨头嵌顿：是旋磨过程中一种需要紧急处理的并发症。绝大多数与术者的经验及操作技巧不当有关，除此之外常见原因包括：旋磨头到达导丝远端，因为旋磨导丝头端2.2cm柔软段为0.036cm，旋磨头推送至柔软段后易发生嵌顿；旋磨时推进力量过大，狭窄近段病变未充分处理即将旋磨头推送至病变中段导致嵌顿；钙化病变弥漫、迂曲；忘记输注"鸡尾酒"液冲洗或旋磨前已经发生痉挛、夹层导致旋磨头被内皮"卡死"或与内皮缠绕。处理办法：每次短时间开动旋磨（常常是不转的）的同时用适当力量后撤，或前进—后撤；再送入导丝、球囊，对磨头周围和近段进行充分扩张，然后后撤；从推注器部位剪断旋磨导管及导丝，悬吊导引导管后强行拉出或者外科手术取出。预防措施：导丝一定要尽量送到冠状动脉远端；病变靠近远端者不要旋磨，操作中导丝很容易后撤；导丝有硬折、弹簧头脱垂时不要再使用；旋磨时间不要太长，不要过度用力向前推进；旋磨头不要停顿在病变部位；每次旋磨时，转速不要降低太快（<10 000r/min）。

（4）无复流及慢血流：冠状动脉旋磨治疗的患者中发生无复流及慢血流的比例约5%。发生无复流及慢血流常见的原因包括：旋磨所致的冠状动脉夹层；旋磨血管血栓形成；血栓及旋磨碎屑导致的远端血管床的微循环栓塞；远端冠状动脉痉；患者合并心功能不全、低血压。发生无复流及慢血流时最好针对原因进行处理。处理措施包括：冠状动脉内注射替罗非班，预防血小板聚集；冠状动脉内注射硝普钠100μg或硝酸甘油100~200μg或腺苷5~10μg或尼卡地平200~400μg，若一种药物无效可给予两种或者两种以上药物改善血流灌注。

无复流及慢血流关键在于预防，措施如下：旋磨时持续旋磨液灌洗；旋磨速度不宜过高，以140 000~160 000r/min为宜，避免每次旋磨所产生的碎屑过多栓塞远端血管；每次旋磨时间≤20s，间隔1~5min；每次旋磨的速度下降≤5000r/min；每次旋磨后注意造影评估。

（5）冠状动脉痉挛：是冠状动脉旋磨术的常见并发症，主要与旋磨头刺激和远端血管缺血相关，常发生在病变血管远端，以预防为主。预防措施包括：术前保证患者足够有效的血容量；术中维持血压于110/70mmHg以上，避免持续性低血压及心动过缓；旋磨时从较小的旋磨头开始，旋磨头与血管的比例≤0.7；每次旋磨时间不宜过长，每次持续时间≤20s；持续的旋磨冲洗加压冲洗；每次旋磨后冠状动脉内给予硝酸甘油。

（6）心动过缓及传导阻滞：当右冠和回旋支优势型时行相关血管的旋磨，发生心动过缓及传导阻滞的比例较高。用大的旋磨头旋磨左主干、前降支开口或近段病变时可能会发生传导阻滞。预防措施：旋磨开始前预防性置入临时起搏器。术中给予阿托品及嘱患者咳嗽增加心率及改善房室传导阻滞。

（三）其他 PCI 相关器械的选择

其他 PCI 相关器械的选择也极为重要：①强支撑力导引导管（EBU、XB、Amplatz 等）；②亲水涂层（或聚合物涂层）导引导丝；③辐射张力强的支架，必要时可选择短支架进行拼接。2014 年，Lee 等的研究证实，更薄的药物支架可显著改善旋磨术后患者预后。在当代的支架谱中，Cyper 支架的钢梁厚度为 140μm，Taxus Liberty 为 132μm，新一代药物支架 Resolute 为 91μm，Xience V 为 81μm，Superia 甚至薄至 65μm。因此在处理严重钙化病变时，应优先选择薄梁药物支架。

（四）结语

冠状动脉钙化（CAC）是触发冠心病及影响冠心病患者预后的独立危险因素，血管钙化的发病过程复杂，影响因素众多。已有的研究证实，他汀类药物在抑制 CAC 的疗效中得到了阴性结果，而其他药物治疗的效果也有待进一步证实。PCI 治疗可以减少心血管事件发生率，改善 CAC 患者预后，通过应用切割球囊、冠状动脉旋磨术等技术可显著提高钙化病变 PCI 手术成功率，准分子激光冠脉斑块消融术为 CAC 患者提供了一个新选择，但仍需更多的临床研究证实其有效性，探索可能出现的并发症。总之，未来治疗 CAC 病变的发展方向仍以新型药物的探索及手术干预治疗新技术为主。

第八节 主动脉夹层的介入治疗

主动脉夹层从 1760 年被首次发现至今已经 250 年，在长期不断地研究和探索中，人们进一步认识了该疾病的凶险，对其诊断和治疗也形成了较为规范的流程。主动脉夹层（aortic dissection，AD）是由于主动脉腔内高速、高压血流从动脉内膜破口撕裂处进入主动脉中膜，使主动脉内膜与中外膜分离形成夹层血肿，并沿主动脉长轴方向扩展，而引起的一种危及生命的心血管急症。急性 AD 是急性主动脉综合征（acute aortic syndrome，AAS）的一种。AAS 包括：AD、主动脉壁内血肿（intramural aortic hematoma，IMH）、主动脉穿通性溃疡（penetrating aortic ulcer，PAU）、动脉瘤破裂、创伤性主动脉离断（图 24-3），急性 AD 约占 AAS 的 62%~88%。AD 的年发病率为 2.6~3.5/10 万，约 65% 为男性，好发年龄为 50~70 岁，平均年龄为 65 岁，近些年发病率有所上升，且发病年龄提前。急性主动脉夹层往往急短期内发病，90% 以上表现为突发的急性剧烈胸背部或腹部疼痛，亦有隐匿发病，因累及相关脏器而出现症状就诊或者查体发现的。该疾病病情极其凶险，死亡率很高，据报告，院内死亡率达 27%（international registry of acute aortic dissection，IRAD），如不治疗，36%~72% 的患者确诊后 48h 内死亡，62%~91% 患者确诊后 1 周内死亡，但通过及时适当的药物及手术治疗，患者的

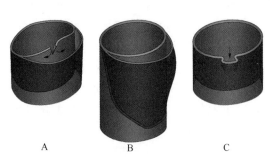

图 24-3　主动脉夹层（A）；主动脉壁内血肿（B）；主动脉穿通性溃疡（C）

生存率可明显提高，因此，在临床诊疗过程中增强对 AD 危险因素及主要症状的识别，及时采取正确的诊断方法在其诊治过程中至关重要。

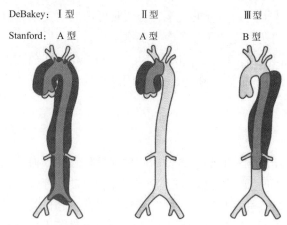

图 24-4 主动脉夹层的 DeBakey 分型和 Stanford 分型

通常按夹层入口、病变累及的位置和范围对 AD 进行临床分型，最常用的分型标准包括 DeBakey 分型（Ⅰ、Ⅱ及Ⅲ型）和 Stanford 分型（A 型和 B 型）（图 24-4），按解剖学分为"近端"和"远端" AD。DeBakey 分型：Ⅰ型，夹层起自升主动脉并累及主动脉弓、胸降主动脉，累及或不累及腹主动脉；Ⅱ型，夹层仅累及升主动脉；Ⅲ型，夹层起自胸降主动脉并局限于此（ⅢA 型），或起自胸降主动脉并累及腹主动脉（ⅢB 型）。Stanford 分型：A 型，累及升主动脉，不论其夹层入口位置；B 型，起始于胸降主动脉并局限于胸降主动脉和（或）腹主动脉，不累及升主动脉。Stanford A 型包括 DeBakey Ⅰ型和Ⅱ型，约占全部 AD 的 2/3；Stanford B 型包括 DeBakey Ⅲ型（ⅢA 和ⅢB 型），约占 1/3。

对于突发剧烈胸腹痛、背痛，甚至休克、晕厥的患者一定要注意排查 AD，特别是既往血压控制差或有典型 Manfan 体征的患者，目前血管造影或 CTA 为检查的金标准，不具备血管造影的医院也可借助 B 超或 CT 排查。

AD 的治疗虽然很棘手，但辨别疾病类型后，迅速决策，也可化险为夷。对于≥90%的 AD 患者，治疗和护理的关键是维持安静状态，镇静止痛，避免用力，在此基础上药物治疗必不可少，控制血压达<120/80 mmHg、维持心率在 60～70 次/分，以上综合措施可避免夹层急性破裂，明显改善患者预后，提高生存率，降低死亡率，并为下一步介入或外科手术提供保障。Sanford A 型（DeBakey Ⅰ和Ⅱ型）夹层的患者往往需要外科手术治疗，手术的目的是预防主动脉破裂、心脏压塞、恢复冠状动脉血供并矫治主动脉瓣关闭不全，以减少患者死亡。常用的术式包括：Bentall 术（适用于马方综合征并 A 型主动脉夹层者）、Wheat 术（适用于非马方综合征并 A 型夹层伴主动脉瓣关闭不全者）、升主动脉移植术（适用于 A 型 AD 主动脉瓣未累及者）、次全主动脉弓移植术（适用于 DeBakey Ⅰ型 AD 伴主动脉弓部分分支狭窄者）。北京安贞医院的孙立忠教授于 2003 年创立的孙氏手术适用于治疗复杂型 AD、累及主动脉弓和弓降部的广泛主动脉病变。进一步简化手术过程，在减少术后出血、提高远端假腔闭合率、降低再手术率等方面效果更好，手术死亡率降低至 5%以下，术后 AD 假腔闭合率超过 90%，取得了很好的临床效果，被公认为是治疗复杂型 AD，以及累及主动脉弓和降主动脉扩张性疾病的标准术式，并已向全世界推广。但 AD 外科手术风险很大、手术时间长，围术期死亡率高，对术者经验要求很高，同时需要配备外科 ICU 等特殊治疗护理单元，一般基层医院无法开展。

近年 AD 的介入治疗快速发展，很多过去认为需要进行外科治疗的 AD 现在亦可进行介入治疗或杂交手术治疗。胸主动脉腔内修复术(thoracic endovascular aortic repair, TEVAR)

主要适用于 B 型 AD。TEVR 手术时机：发病后 24h 内可行急诊手术，或发病后 2～4 周；若 AD 破裂或破裂倾向、夹层累及主要脏器导致持续性缺血、剧烈胸痛不缓解或高血压药物难以控制须行急诊介入治疗。以下可能为 AD 的禁忌证：锚定区严重粥样硬化病变或者锚定区直径≥40mm、主动脉弓与降 AD 成锐角、髂-股动脉严重狭窄或扭曲，不适合导载系统的进入。原发破口或初始病变距离左锁骨下动脉≤1cm 原为介入治疗的禁忌证，但术前仔细评估双侧椎动脉供血、小脑后循环情况后大部分患者可行腔内隔绝术；若椎动脉和（或）后循环情况不理想，可行杂交手术-主动脉夹层腔内隔绝术+转流手术。目前 AD 腔内隔绝术+开窗术在部分中心开展，此术式可使部分过去需要外科手术治疗的 A 型 AD 和腹腔主要血管受累的 B 型夹层患者避免外科手术，如颈部血管受累及肠系膜上动脉、肾动脉受累的患者可行 AD 腔内隔绝术+主要分支血管的开窗支架置入术。以下部分将围绕 AD 的介入治疗展开叙述。

1. AD 介入治疗适应证 腔内隔绝术要求 AD 有适当长度和强度的瘤颈以固定移植物，隔绝的动脉段无重要分支。因此，根据主动脉夹层的 Stanford 分型，慢性期 B 型 AD 只要瘤颈长度大于 1.5cm，即完全适合腔内隔绝术治疗，也能获得较好的临床治疗效果。目前对腔内隔绝术治疗 AD 的手术适应证的争论在于：

（1）急性期 B 型夹层腔内隔绝术：在开胸主动脉重建时代，因急性期夹层主动脉壁炎症水肿明显，缝合困难，且急性期死亡率高。因此多数学者均不主张急性期或亚急性期手术。近期开始有人报道腔内隔绝术治疗急性期及亚急性期 B 型夹层，近期效果良好。B 型夹层只要血压控制平稳，一般在发生后的 2～3 周，主动脉壁充血水肿基本消退，即适合行腔内隔绝术。对有经验的治疗者，急性期 B 型夹层也可行腔内隔绝术，但术中不宜在弓部进行过多操作，尤其是球囊扩张技术要谨慎使用。Crawford 等提出 B 型夹层动脉瘤的手术指征是，急性期药物控制血压疗效不佳或合并分支血管阻塞，慢性期夹层瘤体直径大于 5cm 或直径增加大于 1 厘米/年。腔内隔绝术由于较传统手术有明显的微创特性，手术安全性大大提高，因此不必拘泥于传统的慢性期 B 型夹层手术指征的限制，既往提出的手术指征是在权衡瘤体破裂概率与手术危险性之后得出的被动结论，其实 AD 并不会自愈，手术是唯一有效的治疗方法，而腔内隔绝术更加安全和微创。

（2）A 型夹层腔内隔绝术：A 型夹层除在急性期破裂率高外，还可能因心脏压塞、主动脉瓣反流、心律失常等并发症导致患者死亡，一般主张急性期行升主动脉置换术。近期对腔内隔绝术的研究有：一是用于治疗夹层内膜破口在降主动脉的逆行撕裂至升主动脉和主动脉弓的 A 型 AD，治疗方法同 B 型夹层腔内隔绝术；二是在开胸行胸主动脉弓置换术治疗累及降主动脉的 A 型 AD，经主动脉弓的远端切口向降主动脉内置入腔内移植物，以增强主动脉弓置换术的效果，类似传统手术中的象鼻技术，其治疗方法和效果有待进一步研究。国内已有 A 型夹层腔内隔绝术的成功病例，但病例数尚少，并发症率较高，还不宜作为常规方法。目前 AD 腔内隔绝术+开窗术在部分中心开展，此术式可使部分过去需要外科手术治疗的 A 型 AD 和腹腔主要血管受累的 B 型夹层患者避免外科手术，如颈部血管受累及肠系膜上动脉、肾动脉受累的患者可行 AD 腔内隔绝术+主要分支血管的开窗支架植入术。

2. 禁忌证 锚定区严重粥样硬化病变或锚定区直径≥40mm、主动脉弓与降主动脉的夹层成锐角、髂-股动脉严重狭窄或扭曲，不适合导载系统的进入。原发破口或初始病变距离左锁骨下动脉≤1cm 原为介入治疗的禁忌证，但术前仔细评估双侧椎动脉供血、小脑后循环情况后大部分患者可行腔内隔绝术；若椎动脉和（或）后循环情况不理想，可行杂交手术-主动脉夹层腔内隔绝术+转流手术。

3. AD腔内隔绝术前影像学评估 术前可选用MRA或CTA，并结合术中DSA进行全面精确评估测量。需要测评的参数主要有：近端瘤颈（左锁骨下动脉开口与夹层裂口之间的胸主动脉）的长度、内径；主动脉扭曲度；分支动脉的通畅度；最重要的是精确定位裂口和判别夹层真假腔。当需要封闭左锁骨下动脉时，还应认真评估双侧椎动脉，以便于决定是否需要在隔绝主动脉夹层之前或同时重建左侧椎动脉。另外，还应常规行彩超评估双侧股总动脉和髂动脉直径，以便根据导入系统的口径选择导入动脉。近来，随着MRA和CTA的旋转显示、腔内仿真技术的采用，能够更加精确分析夹层裂口，提供腔内隔绝术重要的信息。

4. 腔内移植物的选择 目前用于治疗AD的腔内移植物主要由直管型不锈钢或记忆合金支架与人工血管共同组成。所选移植物需满足两个要求：一是需要有足够的径向支撑力以保证移植物与主动脉间紧密贴合，这主要靠选择移植物直径大于瘤颈直径10%来实现；二是为使移植物释放后能适应主动脉弓的弯曲度而不至于损伤主动脉内膜，移植物必须维持良好的轴向柔顺性。这主要靠节段支架设计加置于主动脉弓大弯侧的纵向固定钢丝来实现。现有直管型腔内移植物虽然采用各种方法试图完全满足以上要求，但仍有一定的移植物相关内漏发生率和继发A型夹层的报道。

5. B型AD腔内隔绝术的常规方法

（1）麻醉及体位的选择：因为术中需要大幅度的调控血压，麻醉应首选气管插管全身麻醉。气管插管建议选择弹簧管，因为术中DSA C臂的运动可能会使增强器碰到气管插管，柔软的弹簧管增加了安全系数，此外，在释放主动脉腔内移植物时，气管内显影良好的弹簧气管导管也可为主动脉弓上分支血管的定位提供部分参考。手术中患者取平卧位，经右侧桡动脉穿刺监测有创血压，因为术中需要经左侧锁骨下动脉造影并且腔内支架移植物可能会覆盖左锁骨下动脉开口，所以左上肢不能用来监测有创脉血压。

（2）造影方法的选择：患者术前的MRA或CTA图像，B型夹层近端裂口距离左锁骨下动脉4cm之内建议选用左肱动脉穿刺插管造影，超过4cm的可采用移植物导入动脉造影而减少一个伤口。左肱动脉穿刺时前臂旋前稍外展，肘部下方垫折叠的巾单使肘关节最大限度伸展。穿刺点取肘关节内侧肱动脉搏动明显处，穿刺成功后放置5F短鞘，以巾钳或缝线固定于皮肤。肱动脉直径较小，应尽量选择小口径的鞘管，因为5F的导管是能够满足主动脉弓上造影所需要流量最小口径导管，所以选择5F鞘。选用5F带刻度猪尾巴导管使导管头端先进入升主动脉，以左前斜35°～50°造影，左前斜的具体角度应根据术前MRA或CTA使射线角度与主动脉弓平面垂直，造影剂的注射速度为20ml/s，总量40ml。选择导管在影像中心部分作为参照进行测量，因为该部分导管与射线方向垂直，误差最小，测量左锁骨下动脉开口处主动脉弓的最大直径及左锁骨下动脉与夹层近端裂口间的距离。将导管退至左锁骨下动脉开口附近，用0.035口径的软导丝引导导管进入夹层真腔，将导管头端引导至T_{10}平面，将增强器转回正位，上移DSA床，使视野上端与第一次造影的视野下端相连接，视野下端可见L_2椎体，以15ml/s的速度注射造影剂30ml，第二次造影，此次造影的目的是获得腹主动脉主要分支血管,包括腹腔干、肠系膜上动脉及双肾动脉的影像,判断出这些主要分支的血供来源于真腔或假腔并观察远端裂口的位置和大小。对于一般身高的患者,分三次用 100ml 造影剂即可完成全主动脉造影,根据全主动脉造影的结果选择移植物的口径、长度及导入动脉。

（3）导入动脉的选择:原则是口径够大以避免导入动脉损伤导致的下肢并发症、易于进入夹层真腔避免误入夹层假腔、易于控制以便输送器的交换。股动脉依然是首选的导入动脉,可根据全主动脉造影的结果选择髂动脉未受夹层累及且扭曲少的一侧股总动脉作为导入动脉,对于双侧髂动脉受累的病例应选择裂口小的一侧。显露股总动脉的切口应该选择腹股沟韧带之下、腹股沟横纹之上的纵行切口。过于肥胖的患者可在麻醉后使用宽胶布将腹部脂肪上拉,以减少此处皮下脂肪的厚度。切口长 3~4cm,根据患者皮下脂肪的厚度可适当延长或缩短,但不建议太小,否则缝合股总动脉时不易阻断。该部位是人体平卧时股动脉的最高点,从该部位进入可使输送器的路径减少一个弯曲。低于此切口则显露的是股浅动脉,口径不足以导入,高于此切口则需打断腹股沟韧带,显露的是髂外动脉,且髂外动脉的位置深,不易操作。如果患者双侧的股总动脉口径均小于输送器的口径,利用输送器头端的扩张器仍有可能导入输送器,这时需注意,如果估计夹层处理非常容易,不需要交换输送器,可尝试利用股动脉导入,如果估计需要球囊扩张或增加移植物建议选择更粗的动脉,因为反复交换输送器时,输送器与动脉内膜的摩擦会导致髂动脉的夹层形成或内膜完全撕脱,导致重建的困难。使用 COOK 公司的移植物时,第一个移植物释放后可将输送器外鞘保留在位,再使用球囊时可经该鞘导入,既减少出血也减少导入动脉的损伤。股动脉之后的候选导入动脉是髂总动脉,因为髂外动脉与股总动脉的口径相差无几,使用髂外动脉的机会是不多的。髂总动脉的显露可使用经腹腔径路或腹膜外径路,笔者的经验是腹膜外径路更为方便。切口可选择在腹直肌外侧缘纵行切口,切口上端超过脐平面 1cm,总长约 6cm。进入腹膜外间隙时不要将腹膜外脂肪完全剥离,在这个层面显露出髂总动脉时可将其前方脂肪组织和输尿管一起翻向内侧,不必显露输尿管,以减少输尿管的损伤,即腹膜外肾后径路手法,只是显露的范围不需要高到肾脏平面。在游离髂总动脉时要小心髂静脉的损伤。这时还需注意,如果估计夹层处理非常容易,不需要交换输送器可尝试直接经髂总动脉导入,估计需要多次交换的病例,建议在髂总动脉上端侧吻合一段口径 10mm、长 10cm 的人工血管,经人工血管导入输送器。由于目前使用的胸主动脉腔内移植物输送器口径多为 24F 左右,且没有如此大口径的带止血阀的鞘管,输送器反复扩张髂总动脉会造成切口扩大,带来不必要的失血。有极少数患者髂总动脉的直径仍不足以导入输送器,这时可选用肾下腹主动脉导入。

需要选用肾下腹主动脉作为导入动脉的情况有两种,一种是血管发育畸形腹主动脉及髂动脉纤细,此种患者可选用经腹路径显露肾下腹主动脉,环周解剖出腹主动脉约 3cm 即可;第二种情况是腹主动脉段真腔完全闭塞,双侧髂动脉完全由假腔供血,此类患者经股动脉切口进入导丝后,如果能在腹主动脉段夹层隔膜成功开窗,可经过部分髂动脉及腹主动脉假腔将输送器导入夹层真腔完成腔内隔绝术,同时需要远端隔膜裂口,维持下肢血供,如果导丝无法进入夹层真腔则需要改用腹主动脉作为导入动脉,方法是开腹行腹主动脉及髂动脉分叉型人工血管置换,术中将夹层真腔远端与人工血管吻合,假腔远端缝闭,人工血管远端一侧先与髂动脉吻合，另一侧作为导入动脉完成主动脉夹层腔内隔绝术。

（4）术中夹层真假腔的判别：如果术中夹层真假腔判断失误，移植物将经过夹层裂口置入夹层假腔，使夹层真腔血流完全隔绝，将导致灾难性的后果。因此术中准确的判断夹层的真假腔是手术成功的基本条件之一。对于小部分无远端夹层裂口的患者，腔内隔绝术中夹层真假腔的判断并不困难，只要导丝从股动脉插入能顺利导入升主动脉就可保证导丝位于夹层真腔内。但对于有多个夹层裂口的患者，则有可能从股动脉插入的导丝先进入夹层假腔再经夹层裂口进入真腔，此时则有可能导致判断失误。术前精确的影像学检查是正确判断夹层真假腔的基础。目前可用的术前影像学检查方法有：经食道超声、MRA、CTA、DSA（二维、三维），以获得对主动脉夹层的整体印象，再从其他切面图像获得更为准确的信息。横切面扫描图像有利于判断位于降主动脉的夹层裂口和真假腔，冠状切面和矢状切面有利于判断位于主动脉弓部的夹层裂口和真假腔，而多平面重建（MVR）图像则可选择适当的角度更为直观地显示夹层真假腔与裂口的关系。从术前准确的影像学检查获得夹层的立体构形后可减少术中导丝操作的盲目性。经左侧肱动脉穿刺插管至升主动脉造影，有效避免造影前相对盲目地从股动脉穿刺逆行上导丝对夹层假腔可能的干扰，多数夹层患者在造影时根据血流速度及管腔形态可粗略地判断夹层的真假腔，但由于角度的关系，夹层真假腔常常会重叠，三维DSA可解决这个问题。

（5）输送器到位及移植物释放困难的处理：这是在主动脉夹层腔内治疗中特有的困难，在腹主动脉瘤腔内治疗中不会碰到，因为在移植物的血管部分到达左锁骨下动脉开口时输送器的头端已经进入升主动脉，输送器已经形成了一个近180°的弯曲，在主动脉弓角度比较锐利且向左上方突出时，移植物输送器难以到位或输送器外鞘后撤困难是经常会遇到的情况。输送器到位困难是因为在弓上转弯时导鞘紧贴主动脉弓大弯侧内壁，向上推送输送器的力不能完全沿导丝向前释放，部分转化为与主动脉内壁的摩擦力，此时强力推送输送器可能导致内膜撕裂、新夹层的形成。经验一是更换硬度更强的超硬导丝，导丝尽量深入使导丝软头在主动脉瓣膜处向后反转，导丝的硬质部分最大限度地将主动脉弓撑开，使输送器沿更大的弧度前进，以减少向主动脉大弯侧的分力，减少摩擦力。第二可使用导丝后拽跳跃式前进技术，在输送器顶住主动脉大弯侧内壁不能前进时，左手握输送器保持向前的推力，右手短促发力后拽导丝，使输送器头端暂时离开主动脉大弯侧内壁，而向前的推力可使输送器向前弹跳少许，再次进导丝，反复操作可使输送器到位。这个技术在释放第一个移植物后发现内漏，再次向前方释放移植物尤其有效，因为第一个移植物的内支架及血管皱折使第二个移植物输送器前进的阻力更大。

在主动脉弓锐利时，有时移植物到位后外鞘后撤困难，使移植物无法释放。这是因为无论移植物还是输送器在体外时都是直的圆柱体，在弓上转弯时，输送器外鞘和移植物的小弯侧都会出现皱折，当这些皱折互相嵌合时输送器外鞘自然无法后退，在腹主动脉瘤的手术中因为不存在如此大的扭曲所以不存在这个困难。笔者的经验：这时可适当后撤输送器使移植物到达相对平直的地方，此时皱折消失，后撤外鞘便不再困难。可稍许后撤外鞘使原本嵌合的皱折松动再将输送器上升到位然后再次释放。

当然解决这两个困难最有效的方法是改进移植物输送系统，如现在已经有 Rally™ 胸主动脉移植物，其移植物分两步释放，硬质外鞘只到达降主动脉，然后有膜状软质导鞘输送移植物到达主动脉弓，就完全解决了移植物到位困难和释放困难。

（6）隔绝后再次造影：经左肱动脉预置猪尾造影导管再次行主动脉造影，注意观察左锁骨下动脉是否通畅，移植物是否通畅，有无扭曲、移位，移植物近端或远端是否存在内漏。如造影证实主动脉夹层已被完全隔绝，假腔不再显影，则退出导管，缝合导入动脉及切口。

（7）近端锚定区的拓展：近端锚定区的拓展是主动脉夹层腔内隔绝术的重要进展之一，它基本克服原来瘤颈长度必须大于 1.5cm 的手术禁忌。近端锚定区的拓展方法有两类：一类是杂交技术，即以外科手术重建弓上血管以保护大脑血供；一类是以开窗或分支型移植物来保留大脑血供。后者虽然理论上更为合理、微创，但移植物需要个体化定做，目前尚无法得到已经商品化的移植物。

瘤颈长度小于 1.5cm 的 B 型区主动脉夹层可将腔内移植物近端放置于左颈总动脉开口与左锁骨下动脉开口间，解剖学研究发现，成人这两条动脉开口间的距离为 1～1.5cm，可满足移植物近端固定的需要。左椎动脉为优势椎动脉且 Willis 环不完整的患者在全身麻醉后先行左椎动脉或左锁骨下动脉与左颈总动脉旁路术，并结扎左锁骨下动脉近心端，然后行 AD 腔内隔绝术，右侧椎动脉为优势动脉且 Willis 环完整的患者可不重建左锁骨下动脉或左椎动脉。左颈总动脉与左锁骨下动脉间的主动脉弓仍不足以锚定移植物的患者，可进一步向前拓展锚定区至无名干与左颈总动脉间，但在行腔内隔绝术前需要先行右颈总动脉-左颈总动脉-左锁骨下动脉旁路术，以保证大脑的血供，并结扎左颈总动脉和左锁骨下动脉的近心端以防止内漏。

（8）多裂口主动脉夹层的处理：多数 AD 患者不止一个夹层裂口，以 B 型为例，近端的夹层裂口常常靠近主动脉夹部，是夹层假腔的入口，假腔在向远端发展的过程中遇到较大的分支血管时常常使内膜从分支血管开口处断裂，形成第二个甚至第三个夹层裂口，从病理生理学上，远端的夹层裂口通常是夹层假腔的出口。在腔内隔绝术中，对远端的夹层裂口是否处理、如何处理取决于其与近端裂口的距离和血流量大小，对于远端裂口位于肾动脉以上且裂口较大者，应与近端裂口同期处理。对累及重要分支血管的远端夹层裂口，经腔内放置一裸支架于裂口周围，使夹层隔膜与假腔外膜贴合是一种较为常用的处理方法。在夹层远端裂口位于内脏动脉时使用 Wallgraft 等移植物对远端裂口行腔内隔绝术即可封闭远端裂口又可改善内脏的血供。对于与近端裂口距离较远、反流量不大的远端裂口可暂不处理，根据对此类患者的随访发现，AD 的假腔近端已经形成血栓，而远端假腔仍然存在，但假腔的直径无明显扩大，与传统手术中只置换夹层近端的效果相似。

（袁祖贻）

参 考 文 献

陈锁芹, 尹明秋, 黄进. 2011. 冠状动脉支架内血栓形成的护理. 按摩与康复医学旬刊, 02（15）: 169-170.

冯翔. 2007. Stanford B 型主动脉夹层腔内隔绝术中操作技巧. 外科理论与实践, 12（1）: 80-83.

国家心血管病中心《中国冠状动脉血运重建适宜性标准的建议》工作组. 2016. 中国冠状动脉血运重建适宜性标准的建议（试行）. 中国循环杂志, 31（4）: 313-317.

何绿先. 2012. 雌激素治疗和冠状动脉钙化. 中国实用医药, 7（23）: 186-187.

金辰. 2013. 冠状动脉支架内血栓的成因和防治. 心血管病学进展, 34（5）: 617-621.
李均勇. 2011. 主动脉夹层2例的诊断与治疗. 医学信息旬刊, 24（10）: 84.
罗义, 郭南山, 李广, 等. 1997. 经皮腔内冠状动脉成形术和旋磨术治疗冠心病的早期疗效和安全性比较. 中国动脉硬化杂志, 5（3）: 249.
吕恒娟, 庄如意, 高凤敏, 等. 2014. 冠状动脉粥样硬化性心脏病介入治疗的研究进展. 医学综述, 20（14）: 2567-2569.
马爱群. 2013. 内科学. 北京: 人民卫生出版社.
马长生, 霍勇, 方唯一, 等. 2012. 介入心脏病学. 2版. 北京: 人民卫生出版社.
唐晓芳, 袁晋青. 2011. 冠状动脉介入治疗中支架血栓形成的防治. 心脏杂志,（2）: 270-273.
王天松, 冯旭霞, 姚震. 2013. 药物洗脱支架置入术后支架内再狭窄的血管内超声观察. 中国循环杂志, 28（5）.
杨震坤, 沈卫峰, 张建盛, 等. 2004. 药物洗脱支架治疗支架内再狭窄. 中华心血管杂, 32（10）: 884-886.
张慧, 张涛, 张彬, 等. 2013. 药物支架置入术后支架内血栓形成2例及分析. 中国医药科学, 3（6）: 150-151.
张茵, 袁晋青. 2013. 生物及金属可降解支架在冠状动脉粥样硬化性心脏病介入治疗中的研究进展. 心血管病学进展, 34（1）: 38-41.
张悦, 刘新文, 方舟. 2013. 药物洗脱支架内急性和亚急性血栓形成的风险评估. 心电与循环,（3）: 157-160.
中华医学会心血管病学分会介入心脏病学组. 2016. 中国经皮冠状动脉介入治疗指南（2016）. 中华心血管病杂志, 44（5）: 382-400.
中华医学会心血管病学分会介入心脏病学组, 中华心血管病杂志编辑委员会. 2012. 中国经皮冠状动脉介入治疗指南2012. 中华心血管病杂志, 40（4）: 271-277.
《药物涂层球囊临床应用中国专家共识》专家组. 2016. 药物涂层球囊临床应用中国专家共识. 中国介入心脏病学杂志, 24（2）: 61-67.
Chen Y, Dong W, Wan Z, et al. 2015. Ticagrelor versus clopidogrel in Chinese patients with acute coronary syndrome: a pharmacodynamic analysis. Int J Cardiol, 201: 545-546.
Di Pasquale G, Filippini E, Pavesi PC, et al. 2016. Multivessel coronary disease diagnosed at the time of primary PCI for STEMI: complete revascularization versus conservative strategy. Intern Emerg Med, 11（4）: 499-506.
Di Sciascio G, Patti G. 1999. Directional coronary atherectomy: from therapeutic device to research tool in coronary artery disease. Cardiologia, 44（4）: 333-339.
Engstrm T, Kelbk H, Helqvist S, et al. 2015. Complete revascularisation versus treatment of the culprit lesion only in patients with ST-segment elevation myocardial infarction and multivessel disease（DANAMI-3—PRIMULTI）: an open label, randomised controlled trial. Lancet, 386（9994）: 665-671.
Gershlick AH, Khan JN, Kelly DJ, et al. 2015. Randomized trial of complete versus lesion-only revascularization in patients undergoing primary percutaneous coronary intervention for STEMI and multivessel disease: the CvLPRIT trial. J Am Coll Cardiol, 65（10）: 963-972.
Han Y, Guo J, Zheng Y, et al. 2015. Bivalirudin vs heparin with or without tirofiban during primary percutaneous coronary intervention in acute myocardial infarction: the BRIGHT randomized clinical trial. JAMA, 313（13）: 1336-1346.
Han Y, Xu B, Xu K, et al. 2016. Six versus 12 months of dual antiplatelet therapy after implantation of biodegradable polymer sirolimus-eluting stent: randomized substudy of the I-LOVE-IT 2 trial. Circ Cardiovasc Interv, 9（2）: e003145.
Lin S, McKinsey JF. 2005. Plaque excision for the treatment of infrainguinal arterial occlusive disease. Tech Vasc Interv Radiol, 8（4）: 165-168.
Manari A, Varani E, Guastaroba P, et al. 2014. Long-term outcome in patients with ST segment elevation myocardial infarction and multivessel disease treated with culprit-only, immediate, or staged multivessel percutaneous revascularization strategies: Insights from the REAL registry. Catheter Cardiovasc Interv, 84（6）: 912-922.
Sarathy K, Nagaraja V, Kapur A, et al. 2015. Target-vessel versus multivessel revascularisation in ST-elevation myocardial infarction: a meta-analysis of randomised trials. Heart Lung Circ, 24（4）: 327334.
Sketch MH Jr, Davidson CJ, Yeh W, et al. 1997. Predictors of acute and long-term outcome with transluminal extraction atherectomy: the New Approaches to Coronary Intervention（NACI）registry. Am J Cardiol, 80（10A）: 68K-77K.
Valgimigli M, Frigoli E, Leonardi S, et al. 2015. Bivalirudin or unfractionated heparin in acute coronary syndromes. N Engl J Med, 373（11）: 997-1009.
Valgimigli M, Gagnor A, Calabró P, et al. 2015. Radial versus femoral access in patients with acute coronary syndromes undergoing invasive management: a randomised multicentre trial. Lancet, 385（9986）: 2465-2476.

第二十五章　动脉粥样硬化性疾病的外科治疗

第一节　动脉粥样硬化性疾病的外科手术指征

动脉粥样硬化（As）可影响整个动脉树及所有动脉床，是造成心脑血管疾病的主要病因。临床上常见的是由 As 等病因造成的冠状动脉狭窄、颈动脉狭窄、颅脑动脉狭窄、肾动脉狭窄、下肢动脉狭窄，以及以主动脉粥样硬化为主要病因的主动脉瘤和主动脉夹层。本章主要论述冠状动脉粥样硬化性心脏病（冠心病）和颈动脉狭窄的手术适应证。

一、冠状动脉粥样硬化心脏病的手术指征

冠心病是由 As 等病因造成冠状动脉狭窄，导致心肌缺血的一种心脏病，临床上有隐匿型冠心病、稳定型心绞痛、不稳定型心绞痛、急性心肌梗死等发病类型，以及由心肌缺血或心肌梗死导致的各种并发症，如室壁瘤、室间隔穿孔、乳头肌缺血所致的二尖瓣关闭不全、心室游离壁的破裂等。在讨论冠心病手术适应证时，主要需考虑患者年龄、病程进展程度、血流动力学情况、冠状动脉狭窄部位和狭窄程度、病变的范围、合并症（如糖尿病）、并发症、存活心肌细胞的数量和是否有适合旁路移植的靶血管等。

冠状动脉旁路移植术（coronary artery bypass grafting，CABG）是 20 世纪人类医学史上的重大进步之一，也是治疗冠心病最有效的方法之一，根据不同情况，精确把握其手术适应证，是提高手术治疗效果的重要前提规划。

GABG 主要有两种方法，即体外循环下 CABG（on-pump coronary artery by pass，ONCABG）和非体外循环下 CABG（off-pump coronary artery by pass，OPCABG）。

（一）ONCABG 的手术指征

ONCABG 仍是全世界最常用的 CABG 术，约占手术总量的 70%。论述 CABG 手术适应证，主要是针对内科药物保守治疗和介入治疗，外科 CABG 术可取得更好的近、远期疗效。ONCABG 主要在以下几方面应用：

（1）显著的左主干病变（狭窄 50% 以上）。

（2）冠状动脉一支或两支病变，左前降支近端 70% 以上的狭窄，无创性检查显示存在大面积的心肌缺血。

（3）冠状动脉的三支血管病变。

（4）合并左心功能不全（LVEF＜50% 以上）时，CABG 提高存活率的优势更加明显。

（5）合并糖尿病的多支血管病变，CABG 较经皮支架植入术（PGI）有更好的远期存活率。

（6）合并冠心病的并发症，如室壁瘤、室间隔穿孔、乳头肌功能紊乱所致的二尖瓣关闭不全和心室游离壁破裂。

（7）合并其他心脏疾病，需同期处理的，如心脏瓣膜病、先天性心脏病、大血管疾病和心脏肿瘤等。

（二）OPCABG 术的手术指征

心脏体外循环可影响全身组织器官，是可逆性的损伤。但有些患者如高龄、肾功能不全或衰竭、慢性阻塞性肺疾病、主动脉严重钙化、弥漫性脑血栓或周围血管疾病、严重左心室功能不全等，应用体外循环就有很高的风险。因此，对这类患者行 CABG 术须采用 OPCABG 的方法。OPCABG 主要在以下几方面应用：

（1）对体外循环有高度风险的患者选择 OPCABG 受益最大，是公认的适应证。

（2）OPCABG 早期适应证仅限于能更好显露的冠状动脉如左前降支和右冠状动脉主干，随后逐步扩大到心脏侧后和下壁的血管，包括对角支、回旋支的分支、左室后支、后降支等所有冠状动脉分支。适应证的掌握取决于手术组医生的整体经验和技术水平。

（3）有心源性休克或心搏骤停，不能耐受心脏跳动下冠状动脉吻合，则不宜采用 OPCABG。另外，因急性心肌缺血需紧急心肌再血管化，如 ST 段抬高的心肌梗死、频发室性期前收缩、血流动力学不稳定，则应尽快建立体外循环，进行旁路手术，缩短心肌缺血时间，减轻心肌损伤。

1996 年 Jones 等报道一项大规模（总共注册登记了 9263 例冠心病患者）的注册研究，比较了 CABG、PTCA 和药物治疗的各自疗效，统计 5 年存活率发现，CABG 治疗三支血管病变或双支伴前降支近端高度狭窄的 5 年存活率明显提高，而 PTCA 治疗单支血管病变（不包括前降支近端高度狭窄的患者）的 5 年存活率优于 CABG。20 世纪 90 年代的两组临床试验 BARI 和 CABRI 显示，与 PTCA 治疗比较，CABG 治疗多支血管病变合并糖尿病患者能明显延长存活时间。

有研究证实，ONCABG、OPCABG 和微创小切口非体外循环（MIDCAB）术后早期通畅率均≥95%。对 OPCABG 和 ONCABG 术后远期通畅率的比较，观点不完全一致，有认为两者无显著差异，也有认为 ONCABG 远期通畅率要好于 OPCABG。作者的观点是，OPCABG 技术难度更高，术后的通畅率与术者操作技巧和熟练程度相关，因此应控制好操作的准入度。

（三）小切口微创冠状动脉旁路移植术（MIDCAB）及杂交技术的手术指征

MIDCAB 成功的关键在于游离胸廓内动脉，可在直视、胸腔镜辅助和机器人辅助下获取左侧乳内动脉（LIMA）或右侧乳内动脉（RIMA），后二者切口更小，对胸壁的损伤更轻。由于切口小，手术显露有限，MIDCAB 仅适用于单支血管病变，临床上主要应用于左前降支病变，少数为右冠状动脉单支病变、回旋支病变。手术适应证如下：

（1）左前降支近段高度狭窄、PTCA 风险较高或不能成功。
（2）血管严重阻塞但有丰富的侧支循环。
（3）靶血管直径≥2mm，且无弥漫钙化。
（4）左心功能不良。
（5）再次旁路移植者。

（6）胸壁较薄，肋间隙较宽。

（7）MIDCAB 与 PCI 联合杂交技术（尤其在胸腔镜和机器人辅助下），代表冠心病未来的治疗方向。

左前降支是冠状动脉中最重要的血管，供应左心室 70% 的血供。左前降支近端病变 PCI 术后 1 年再狭窄率达 20%～30%。而乳内动脉 10 年通畅率达 90%，大隐静脉桥 10 年通畅率不足 50%。因此，选择杂交技术（最好在杂交手术室），先在 MIDCAB 下行 LIMA-LAD 操作，其他非前降支冠脉狭窄行 PCI 治疗。杂交手术应一站完成，对于缺乏相应设备的中心，应先行外科旁路移植术，再分期行 PCI 治疗，以避免双重抗血小板治疗导致的出血，同时可提高桥血管通畅率。

杂交手术有创伤轻、风险小、治疗效果好的优点，更适合高龄、合并心功能低下、肝肾功能不良、慢性阻塞性肺症病、主动脉严重钙化、有出血倾向、卒中后遗症等患者。

（四）急诊冠状动脉旁路移植术

急性心肌梗死超过 4～6h 将发生不可逆性心肌坏死。因此，心肌梗死后再血管化的干预应在 6h 以内（黄金时间）进行，可降低急诊手术的死亡率。错过了黄金时间，行急诊手术的死亡率很高，假如此时患者的血流动力等尚平衡，宜在 4～6 周后手术，特别是 6 周后手术的死亡率接近于择期手术。冠心病需急诊旁路移植术的适应证如下：

（1）不稳定型心绞痛和非 ST 段抬高型心肌梗死。

（2）ST 段抬高型心肌梗死。

（3）合并致命性室性心律失常。有学者认为室性心律失常与心肌瘢痕有关，因此 CABG 时宜同时行 ICD 置入。

（4）急性心肌梗死合并心源性休克，术后往往需机械性辅助如主动脉内球囊反搏或左心室辅助治疗。

（5）介入治疗失败，包括 3 种情况。

1）介入治疗造成左冠状动脉主干损伤或主要冠状动脉急性闭塞，患者持续心绞痛或血流动力学不稳定。

2）冠状动脉穿孔引起急性心脏压塞。

3）有外源异物（如折断的导丝等）遗留在冠状动脉的重要部位。

（6）心肌梗死后的并发症。

1）心室游离壁破裂，大出血致心脏压塞。

2）室间隔穿孔（VSR）：ACC/AHA 推荐急性心肌梗死后并发室间隔穿孔的治疗原则是无论患者处于何种状态，均应立即手术。近年来，更多的人也提倡早期手术。但是该类患者急诊手术有较高的死亡率和室间隔穿孔的复发率，有的学者认为对于血流动力学较稳定、应在系统的内科治疗和密切观察病情进展的患者，延缓至梗死穿孔 4～6 周，待梗死周围组织纤维化后手术，对于提高手术成功率、减少室间隔穿孔，残余分流是有益的。

3）缺血后急性二尖瓣反流：大多数是由于乳头肌断裂引起，病情进展迅速死亡率极高。如果患者血流动力学不稳定，应在心功能恶化前急诊手术，有利于提高患者早期和晚期生存率。少数患者乳头肌部分断裂，二尖瓣反流不严重，经内科治疗后病情和血流动力学尚稳定，可将手术延至4~6周后进行。

4）室壁瘤：除非合并需紧急处理的其他情况，心肌梗死后室壁瘤多不需要急诊手术。对于无症状的慢性室壁瘤，其预后相对较好，一般不需手术治疗。室壁瘤如有以下情况则需手术治疗，包括心绞痛、充血性心力衰竭、室性心律失常、血栓栓塞症状或证实有左心室附壁血栓者、左心室收缩期末容积指数（end-systolic volume index，ESVI）大于60ml/m^{2}和舒张期末容积指数（end-diastolic volume index，EDVI）大于120ml/m^2，也是室壁瘤尽早接受手术治疗的指征。

（五）再次冠状动脉旁路移植术

全球每年有80多万患者接受CABG。但冠状动脉粥样硬化病变继续发展，而且冠脉桥也会发生狭窄甚至闭塞，冠状动脉造影研究显示，术后1年内有16%~31%的大隐静脉移植血管发生闭塞，术后10年有一半以上的静脉移植血管发生闭塞。因此，在第一次CABG时尽可能采用全动脉化的旁路材料是目前大家的共识。有超过50%的患者在初次手术10年后心绞痛复发，其中近1/3的患者最终需接受再次CABG。再次CABG的适应证：

（1）严重心绞痛，内科药物和PTCA治疗效果不佳。

（2）原移植的旁路血管完全闭塞，左主干狭窄≥50%，左前降支近端狭窄≥70%，或者为冠脉三支病变者。

（3）供应左前降支的静脉旁路血管发生＞50%的狭窄，临床上有心绞痛症状，并有证据显示存在大面积心肌缺血。

（4）远端靶血管良好，管径大于1.5mm。

再次CABG手术风险是初次手术的3倍，如果LIMA-LAD桥仍通畅，再次手术应避免损伤它，因此，有学者认为在这种情况下，应首先考虑先行PCI治疗。

（六）冠心病的激光治疗适应证

冠心病的激光治疗主要包括激光打孔心肌血运重建术（TMR）和经皮冠状动脉内激光成形术（PTMR）。主要应用于冠心病晚期，已不适合行PTCA和CABG治疗的患者，其适应证如下：

（1）冠状动脉弥漫性病变或累及心肌小血管或末梢病变等不宜接受PCI或CABG者。

（2）心绞痛经内科最大限度治疗无效，且不适合行PCI或CABG治疗者。

（3）经CABG或PCI治疗后，再次心肌缺血者。

（4）心脏移植后冠状动脉血管病变。

二、颈动脉狭窄的手术指征

动脉粥样硬化可影响全身血管，颈动脉也是最常受累的血管之一。冠心病患者经常合并颈动脉狭窄，Hofmann等一项入选420例存在严重颈动脉狭窄患者的研究显示，近60%患者存在严重的冠状动脉狭窄。颈动脉狭窄的治疗有药物治疗、腔内支架置入和手术治疗，手术治疗包括颈动脉内膜切除术（CEA）和颈动脉旁路术，但是以CEA为主，CEA有两种术式，即经典的内膜剥脱术和翻转式内膜剥脱术。CEA 指征为：

（1）6 个月内发生 1 次以上一过性脑缺血发作（TIA），表现为 24h 内明显局限性神经功能障碍或单盲，且颈动脉狭窄＞70%（或颈动脉狭窄处残余管径小于 1.5mm）。

（2）6 个月内发生 1 次以上轻度非致残性卒中，症状或体征＞24h，且颈动脉狭窄＞70%。

（3）有症状或无症状性颈动脉狭窄＜70%，但血管造影等检查提示狭窄病变处于不稳定状态，如狭窄表面不光滑，溃疡或有血栓形成。

（4）无症状性颈动脉狭窄＞70%为相对手术指征。

CEA 选择合适的手术时机很重要。急性脑梗死患者应于发病 6 周后手术，如果是两侧病变，两侧手术的间隔至少 2 周以上，而且狭窄严重侧优先手术。颈动脉完全闭塞者不手术。合并冠心病者，宜根据患者冠心病与颈动脉狭窄病情轻重安排手术先后次序，但随着手术技巧和体外循环技术的进步，有研究者主张在体外循环下，先后完成 CEA 和冠状动脉旁路移植术。优点是完全肝素化后，脑血栓形成概率明显下降，缺点是延长了体外循环时间。

第二节　颈动脉内膜切除术

脑卒中是以脑组织缺血及出血性损伤症状为主要临床表现的急性脑血管病，具有发病率高、致残率高、死亡率高和复发率高等"四高"特点。我国缺血性脑卒中年发病率为（120～180）/10 万，年病死率（80～120）/10 万。其中有 15%～20%脑卒中患者为颈动脉粥样硬化性狭窄（CAS）所致，其发病机制包括狭窄所致的血流动力学障碍和栓子脱落造成的栓塞。人类对于颅外颈动脉与脑功能的关系、颈动脉病变在 TIA 和脑卒中发病中的作用，以及手术消除病变和预防缺血症状等方面知识经过近 3000 年的探索才得以确立，而颈动脉内膜切除术（CEA）目前被公认为是 CAS 最有效的手术方式，对于降低缺血性脑卒中的发病率和死亡率具有十分重要的意义。

1684 年，Thomas Willis 最早在尸检时发现颈动脉完全闭塞，并将颅内血管循环网以自己的名字命名。1905 年，Chiari 强调颅外颈动脉闭塞性病变和动脉斑块栓子是致病的直接原因。DeBakey 于 1953 年第 1 次成功实施 CEA。1954 年，Eastcott 等报告颈动脉重建治疗颈动脉闭塞性疾病和 TIA。目前，这种治疗方式已有近 40 年历史，对于合理选择有明确临床指征的患者，有明确预防脑卒中的效果。20 世纪 90 年代初，几项大规模、多中心的临床试验相继对 CEA 的有效性进行客观评价，认为 CEA 治疗颈动脉狭窄优于内科药物疗法，一些学者甚至称之为治疗颈动脉狭窄的"金标准"。

一、颈动脉粥样斑块的临床表现

颈动脉粥样斑块的临床表现可分为无症状（仍然是主要争论的问题）和症状性两种形式。无症状颈动脉粥样斑块的患者包括那些一侧颈动脉区域无症状性血管杂音，而影像学检查显示对侧颈动脉无狭窄临床症状或溃疡形成；通过听诊和影像学检查发现的有关颈动脉病变而准备实施较大外科手术者（最常见的冠状血管或周围血管手术）。症状性颈动脉疾病包括从 TIA 到进展性和完全性卒中的一系列表现，也包括亚急性的颈动脉闭塞，以及所谓的"残端综合征"。

彩色多普勒超声、MRI、CT 影像检查能有效地分析颈动脉斑块发生的部位、大小、形态及狭窄程度，为有效地预防和治疗血管性病变提供依据，具有十分重要的临床价值。颈动脉狭窄是根据 NASCET 标准定义的，N 代表最狭窄处的直径，D 代表颈动脉窦远端正常颈内动脉的最大直径。以公式表达：狭窄率（%）=（$1-N/D$）× 100。

二、颈动脉内膜切除术的适应证

1. 无症状狭窄≥60% 对无症状颈动脉疾病的手术治疗一直有争议。无症状颈动脉粥样硬化研究（ACAS）和无症状颈动脉外科试验（ACST）的结果已经改变许多观念，研究证实，无症状杂音预示着神经系统事件风险的增加，无症状杂音患者发生脑血管和（或）心脏问题的风险增加，但是不能单独为无症状杂音预防性手术治疗提供证据。血流动力学研究表明，血管管腔直径狭窄到 75%～84%时，才有明显的脑血流减少，表明只有狭窄到严重程度才有意义。虽然严重颈动脉狭窄患者脑缺血事件的风险是最高的，但大部分情况下这些患者不会毫无预兆地发生卒中。有些观点表示，对于无症状颈动脉杂音或狭窄患者，许多评论建议用抗血小板聚集药物治疗，并且关注危险因素的作用，直至出现 TIA 症状明显发作时才进行外科干预。对此，英国和欧洲进行的无症状颈动脉外科随机试验（ACST）的研究结果支持无症状颈动脉狭窄的重建。非手术处理对侧颈动脉狭窄患者长期神经系统后遗症的风险成为一个关注热点。大部分研究把对侧颈动脉狭窄达 50%作为病情严重的标准。当病情进展达到 80%的时候，神经病学事件发生率显著增加。对稳定的对侧颈动脉狭窄，推荐行外科重建手术治疗，以对抗无症状或症状性病变。另外，冠状动脉旁路移植术患者围术期卒中风险的增加与股动脉插管术有关，而与颈动脉栓子形成和灌注不足伴发的颈动脉疾病无关。

2. 有症状狭窄≥50% 对于典型的颈动脉 TIA 和血管造影显示狭窄率＞50%的患者，手术治疗是最好的选择。颈动脉完全闭塞可能出现的临床症状：无临床症状、TIA、发作性神经功能缺失、明显卒中。重建血流的能力取决于闭塞持续的时间，许多研究显示，7 天内重新开放这些闭塞颈动脉的成功率为 100%。颈动脉完全闭塞的手术干预预后取决于闭塞持续时间和侧支循环的程度。值得注意的是，急性卒中患者通过行 CEA 进行外科干预通常不作为首选。意识水平下降或有急性固定的功能缺失的患者为急诊 CEA 的绝对禁忌。证实是颈动脉疾病的病因学进展，而非缺血事件恶化，或这些患者存在急性血栓形成的证据，可在发生后数小时内进行手术治疗。手术是治疗同侧狭窄＞50%的有症状患者的最佳方法。

3. 狭窄＜50%但溃疡较深，尤其是伴随偏身症状 对具有偏身症状而非黑矇的患者，手术的预后较好。

4. 存在症状且迅速进展为高度狭窄的再狭窄 必须提出的是再狭窄的患者接受手术的风险加大，有些学者认为血管内治疗不失为更好的选择（结果尚未被证实）。

三、颈动脉内膜切除术的实施方案

1. 术前抗凝准备 术前服用阿司匹林的患者嘱其坚持治疗,不可间断。服用氯吡格雷或噻氯匹定(抵克力得)的患者改为术前1周服药,并且每天服用阿司匹林。对安有人工心脏瓣膜、TIA并伴有临床症状(渐进性TIA或严重狭窄)而服用华法林抗凝治疗的患者,应术前静脉注入肝素,肝素治疗应持续到进入手术室,到手术至动脉缝合关闭时停用,而带有心脏机械瓣膜者则术后继续肝素治疗。因鱼精蛋白和肝素将增加脑卒中的概率,许多学者不提倡使用鱼精蛋白逆转抗凝。

2. 麻醉选择 颈动脉内膜切除术(CEA)的麻醉方式有全身麻醉、局部麻醉及区域阻滞。

全身麻醉在颈动脉重建中仍然是最普遍应用的麻醉技术。全身麻醉能较好地控制动脉PCO_2,并且可运用动脉转流的方式最有效地保护大脑。与全身麻醉相比,局部麻醉明显减少并发症的发生。局部麻醉加上术中监测,患者可在术中配合麻醉师或外科医师的检查显示夹闭期间同侧血液灌注情况。包括一些常规分流术者,可及时发现未探查到的分流功能障碍。有严重肺部疾病以至于术后通气依赖存在危险的时候,局部麻醉的优势也凸显出来。患者配合不满意及脑保护不佳是局部麻醉的缺陷。

3. 颈动脉夹闭期间的监测技术 多种术中监测技术已经逐步展开,用以评估是否需要通过诱发高血压或腔内分流来加强对大脑的保护作用。

血管完整性测试:直接观察回流、颈动脉残端压测定、局部脑血流量研究、TCD、术中正体全景体层摄影照片(OPG)、多普勒与复式扫描、血管造影和近红外线光谱;脑功能测试:EEG、EEG衍生技术、体感诱发电位监测。

4. 术中转流 CEA期间动脉转流装置应用能够最大限度地预防因夹闭而引起的局部缺血。但也会增加远端微粒栓塞形成的危险。转流装置末端造成血管内膜损坏导致栓子形成或颈动脉内膜分离可能。一部分学者认为,选择转流术并没有益处,除非患者术前近期发生过卒中。

术中转流的适应证:①觉醒,神经功能缺损在60s内。②残端,颈动脉残端回流压<50mmHg。③脑灌注压,残端颈内静脉压<18mmHg。④局部脑血流量,18~20ml/(100g·min);⑤经颅多普勒,夹闭前大脑中动脉血流速度为0~15%。⑥脑电图,单侧持续衰减8~15Hz或双侧2倍1Hz的δ波。⑦体感诱发电位,振幅下降50%或中枢传导时间潜伏期增加5%~20%。⑧近红外光谱仪测量:去氧红蛋白快速增加,氧合血红蛋白减少,没有反流。

转流管插入的原则要点:①斑块所在部位切开并完全显露。②首先转流颈总动脉。③排空转流管。④轻柔插入颈内动脉,允许回血;转流管开放远端颈内动脉腔。⑤多普勒可检测到检测转流管内的血流。⑥必须重复监测。

5. CEA 的方法

(1)术野的暴露:术者具有精细的解剖结构层面和颈部重要结构的确认能力是最大限度地减少术后并发症的前提。CEA通常需要2~2.5h的手术时间和平均30~40min的夹闭时间。

患者取平卧位，头部伸展，头转向手术对侧。垫高肩胛骨间，以利于颈部过伸，根据术前造影所示颈内动脉和颈外动脉的关系决定头部转动的角度。头部适度旋转就可将颈内动脉旋向侧位。一部分患者，从造影中可看到颈内动脉是侧位的，则头部旋转不需要幅度太大。另一方面，有些患者中等转动时颈内动脉暴露在颈外动脉的下面，头部任何角度的转动都不会产生满意的视野暴露。这种情况下，外科医生一定要准备充分游离颈外动脉，使其适度旋转，以暴露下面的颈内动脉。根据颈动脉分叉的位置，相应地决定切口的位置。通常沿胸锁乳突肌的前缘采用垂直型直线切口。根据分叉水平，可以下到胸骨上切迹，上至耳后位置。切开皮肤和皮下组织达颈阔肌平面；放置张力牵开器，打开皮下脂肪，暴露胸锁乳突肌的前缘。牵开器应放在手术视野中间的表面，以防牵开时损伤喉神经，但侧面可较深放置。颈静脉于胸锁乳突肌下方走行，是视野暴露的关键标志，颈动脉于颈静脉内侧相伴而行。在暴露颈静脉的过程中，几条小静脉和一条大的面总静脉通常横越此术野，需要双结扎并切断。为了预防术后这些血管扭曲和缠绕，颈总动脉和颈外动脉不要从其基床下面剥离开。在这些区域，血管丝带和血管钳夹就放在其周围，仅沿血管外周分离这些动脉。在颈内动脉区域，从后分离更彻底，必须明显超过斑块远端，为稍后进行后部钉合及打结等操作做好准备，甚至有时需要高位暴露，可切断二腹肌后腹。术中肉眼见斑块血管为黄色，正常血管颜色为粉红色。亦可通过湿润的手指触摸确定斑块范围。

（2）术野中应注意的神经：脊神经隐匿于胸锁乳突肌下，注意探查及保护脊神经。舌下神经从颈内动脉上方越过并向下沿颈静脉内侧延伸，在裸化颈内动脉的过程中需注意探查舌下神经。迷走神经位于颈动脉鞘内颈动脉的深部。在过高暴露颈内动脉的病例手术时，过度牵拉可能会损伤面神经下颌缘支和耳大神经。

（3）术中抗凝及降压策略：颈总动脉显露时，即静脉注入肝素5000U，不用逆转。术中行活化凝血时间（ACT）监测，维持ACT延长到正常值2倍。手术患者术中可持续应用肝素，若ACT监测提示肝素化处于亚治疗水平，可给予冲击量补充。抗凝后直接分离复杂的颈动脉，并且用尽可能轻柔的动作分离，将颈总动脉、颈外动脉和颈内动脉分隔开，用直角钳穿过0号丝线绕住（亦可用血管环）。然而当分离分叉部时，如果有生命体征变化（很少发生），应通知麻醉医师，以一个短的25g针头，颈动脉窦注入2～3ml的1%利多卡因。

（4）术中转流：使用小的Loftus弹簧分流夹夹闭颈内动脉，动脉瘤夹夹闭颈外动脉，合适大小的DeBakey血管钳夹闭颈总动脉。首先夹闭颈内动脉，这样可最大限度地降低脑血管栓塞的可能。

转流管一端先置入颈总动脉，并用丝带收紧固定。夹闭转流管且短暂打开以确定有血流并排出转流管内碎屑。清流颈内动脉内腔并把转流管的远端置入颈内动脉腔内，转流管放置好后再次从颈内动脉内冲洗碎片。放置转流管时宜动作轻柔、方向正确，否则易损伤动脉内膜、造成内膜剥离。

（5）斑块切除：探查及切开颈总动脉的外侧壁，首先在斑块与正常界面的渐变区切除外侧斑块，在切除另一侧病变之前，环绕血管壁的病变至少需剥离一半，而后处理内侧斑块。斑块切除手法要求轻柔、流畅。位于颈总动脉的斑块往往不能完全切除，但必须得到一个光滑的过度区域。处理颈内动脉斑块的方法同颈总动脉，颈内动脉斑块切除术后有内膜瓣残留，需使用"钉合"技术处理，即使用 6-0 prolene 缝线在 4 点钟和 8 点钟的位置固定内膜，线结留在血管外。最后清除颈外动脉斑块，用血管钳或者血管镊子从颈外动脉远端向近端"推压"。颈外动脉内的斑块常被阻断钳夹住，管腔保持闭合状态。此时无论出血情况如何，都要打开阻断钳，将远端斑块取出，之后仍需夹闭阻断钳。小碎片的清除也是非常重要的，可降低术后卒中的发生。

（6）补片移植：可有效防止术后狭窄。常用补片材料为聚四氟乙烯。把补片剪成切口的精确长度。使用 6-0 prolene 双头针，先固定补片两端，间断小针距缝合补片，结打在血管外。注意避免将外膜碎片和缝线末端缝在管腔内，这些可诱发血栓形成。排出血管腔内气体和碎屑后完成最后一针。

（7）并发症：CEA 的并发症被分成三大类，一类是非神经性事件，一类是颈动脉手术区域的血管事件，还有一类与局部损伤有关。围术期的非神经性事件主要是心肌梗死，特别是 CEA 患者中，血管升压药物的应用可使术后心肌梗死发生率增加 4 倍。手术区域的颈动脉血管并发症包括：严重血栓、缺血和（或）出血性卒中，罕有 TIA 发生。手术后颈动脉血栓形成与动脉切开后远端动脉内膜瓣的分离和狭窄处的缝线有关，并且可导致缺血性神经功能缺失，甚至颈动脉夹层可能。患者围术期的抗凝治疗，以及脑过度灌注及血压升高，这些因素都是脑内出血的潜在风险，术后严重头痛常常被认为是先兆症状，预示着 CEA 后脑内出血的危险。局部损伤主要包括神经损伤及血肿形成，常见的神经损伤包括面神经下颌缘支、舌下神经、喉上神经及喉返神经损伤。CEA 的远期并发症包括颈动脉瘤形成、颈动脉再狭窄，均罕见。

（8）术后评估：术前检测颞浅动脉波动，术后亦能再次摸到，提示颈动脉术后通畅；嘱患者术后微笑，检查舌下神经及面神经下颌缘支的功能。检查患者握力，评判神经功能情况，术前存在神经病学不稳定因素或既往有脑卒中病史的患者，其术后前几个小时表现的握力稍差，这是脑内血管血压轻微升高所致的一个特有现象，常常会自行消退。术后血管多普勒检查及颅脑 CT 可客观反应手术效果。

第三节 冠状动脉旁路移植（冠状动脉搭桥）术

一、桥血管的获取

目前可选的桥血管大致有乳内动脉、大隐静脉、桡动脉、胃网膜动脉和腹壁下动脉等。乳内动脉是目前公认的最好的桥血管，它的内膜可分泌前列腺素扩张血管，内弹性膜可抑制细胞的迁入和过度增生，从而保持其血管的长期通畅。其次为大隐静脉，大隐静脉是和乳内动脉同时首选的容易获取并且可靠的桥血管。桡动脉因其早期通畅率差和容易痉挛，使其成为较少选择的桥血管，使用桡动脉时应该注意早期使用钙通道阻滞剂和硝酸甘油防止动脉痉挛。胃网膜动脉和腹壁下动脉因其血管反应性强，更容易痉挛，是较少选用的桥血管。以下仅就常用的乳内动脉和大隐静脉的获取详细讲述。

（一）乳内动脉的获取

常规锯开胸骨后，左侧抬高 25°～30°，乳内牵开器牵开胸骨，用纱布推开分离左侧前纵隔，暴露乳内动脉，可见乳内动脉平行于胸骨外 1.25cm。动脉走行看不清时可用手指扣清其走行。于第 4 肋间乳内动脉内侧 0.5cm 处垂直切开软组织，游离乳内动脉内侧的分支血管，乳内动脉侧用钛夹夹闭，胸壁侧用钛夹夹闭或者电凝灼烧。分别向乳内动脉头尾两端游离，头侧游离到第 1 肋，尾侧游离到乳内动脉分叉，并把动脉背侧的筋膜剥离开来。全身肝素化，体外循环手术 4mg/kg，非体外循环 1.5mg/kg。钛夹阻断乳内动脉下端两个分叉，远端用钛夹或丝线结扎，剪断乳内动脉。轻轻牵拉动脉附近筋膜并用电刀钝性加锐性分离乳内动脉胸骨侧，分离出乳内动脉外侧到肋间的分支。用离断内侧分支相同的方法离断外侧分支。可逐步分离出乳内动脉，向上到达第 1 肋，部分患者乳内动脉和第 1 肋粘连紧密，此处应该小心分离。整个过程不可暴力牵拉血管。血管取下后，用罂粟碱纱布包裹，备用。远端靶血管暴露时再剪开乳内动脉，观察流量和波动。

（二）大隐静脉的获取

患者平卧位，小腿外旋，膝关节下治疗巾垫起。内踝前上方沿着静脉走行切开皮肤，钝性游离大隐静脉。向头侧分离时，用剪刀沿着大隐静脉前壁钝性分离组织，剪刀一并剪开皮肤和皮下组织。可连续剪开，或者分段剪开皮肤。根据需要切开足够的长度。用中弯钳平行大隐静脉游离大隐静脉旁组织。沿途分支以一号丝线逐一结扎，结扎分支时注意不可离主干太近或者太远，避免静脉桥血管的狭窄或分支产生血栓。分支远端可结扎或者电凝止血。部分细小分支在静脉塌陷时不容易发现，可在大分支结扎以后，大隐静脉远端置入并固定好卵圆形针头，注入肝素盐水，静脉膨胀过程中可顺序发现之前未发现的静脉分支。逐一结扎。全程分支结扎完毕后离断大隐静脉远端，轻轻提起大隐静脉，用剪刀钝性或锐性分离静脉背侧。取下整段静脉。放置在肝素罂粟碱盐水中，备用。

二、体外循环下冠状动脉旁路移植

（一）动脉远端吻合口的吻合

1. 靶血管的暴露 建立体外循环后可以在心包深处放置 2～3 根牵引线（牵引线套套管以防割伤心脏）提调出心脏暴露靶血管位置，心包深处的牵引线可缝在左侧上肺静脉和下肺静脉，以及下肺静脉到下腔静脉间的心包处。也可单纯在心脏后边放置湿的大纱块暴露出心脏靶血管位置。

2. 靶血管的切开 暴露靶血管位置后，用小圆刀切开心脏外膜，圆刀剥离外膜下脂肪，直至游离出冠状动脉。如果脂肪过多、过厚，可在冠状动脉两侧提调两根牵引线。冠状动脉尖刀刺破冠状动脉前壁，换角度剪刀前后扩大冠状动脉切口，切口大约 4mm。用相应大小的冠状动脉探子探查，确保靶血管冠状动脉远端通畅。

3. 桥血管远端的处理 桥血管远端一侧用角度剪垂直剪开扩大吻合口，并加以修剪形成边缘光滑的椭圆形吻合口。

4. 远端吻合口的吻合 桥血管远端修剪完成后由一助持两把镊子暴露桥血管远端，用 7-0 或 8-0 的 prolene 线，从主刀对侧的吻合口开始起针，先不下拉桥血管，可顺时针缝过脚尖或者逆时针缝过脚跟，一般缝合 4~5 针后牵拉缝线两头对合桥血管至靶血管吻合口。余下吻合口继续从两侧缝合至主刀侧，排气后打结。

5. 远端吻合口注意要点
（1）脚尖和脚跟不可缝合过稀。
（2）缝过脚尖或脚跟后，常规取冠状动脉探子探查缝合质量。
（3）吻合口缝合桥血管从外到内进针，靶血管从内到外进针。
（4）桥血管和靶血管进针应分单针处理，除非血管条件非常好，尽量避免一次缝合两层血管。
（5）加针的处理，吻合口有局部漏血，可单针荷包缝合，把结留在外侧，以减少对吻合口的干扰。
（6）血流量检测不满意怀疑吻合口远端有问题时，可以在桥血管上切开一个小口进探子探查，而不是打开吻合口。确认是吻合口的问题才再次打开重新吻合。
（7）靶血管后壁损伤严重时可将近端远端分别和桥血管吻合。
（8）序贯吻合钝缘支（OM）和左室后支（PLA）及后降支（PDA）时，注意血管的方向和角度，不可扭曲。吻合左室后支（PLA）时特别需注意，从靶血管（靶血管的近端）最深点向两侧逆时针、顺时针两个方向缝合。
（9）体外循环下先吻合静脉桥远端，如果是序贯桥应先吻合最深一根，按照后降支→左室后支→钝缘支的顺序吻合。最后吻合乳内动脉到前降支。

（二）体外循环下近端吻合口的吻合

乳内动脉到前降支血管吻合之后复温，开放升主动脉，游离主动脉肺动脉间隙，上侧壁钳，10W 电凝轻微烧灼主动脉吻合处外膜，尖刀刺破主动脉，取 4~4.8mm 打孔器打孔。先吻合左侧静脉桥吻合口。静脉近端剪斜面，哈巴狗钳阻断静脉桥远端，由助手固定桥血管近端，也可将小血管钳固定在主刀对侧的皮肤切口边缘，6-0 prolene 线缝合主刀对侧半个吻合口，连续缝合 6~7 针后，提紧缝线，对合静脉桥到主动脉吻合口，继续连续缝合主刀同侧的半个吻合口。右侧静脉桥吻合口同左侧，不同的只是先吻合主刀同侧半个吻合口，对合静脉桥到主动脉吻合口后再吻合主刀对侧半个吻合口。吻合完之后开放侧壁钳，用 6-0 针或者 1ml 注射器针头排气，开放哈巴狗钳，完成静脉桥的供血。逐步拆除体外循环。

（三）主动脉根部钙化的处理

部分患者主动脉根部钙化严重，不适合侧壁钳阻断。可选择以下方法建立近端吻合口。
（1）做一个吻合口时，可做多根序贯桥。
（2）完全不能做近端吻合口的可吻合到无名动脉。
（3）同时合并升主动脉置换术者，可在人工血管上打孔，缝合到人工血管上。

（四）内膜剥脱的相关问题

对于冠状动脉病变严重、弥漫性狭窄的患者，远端靶血管管腔不够，可考虑行内膜剥脱术。

（1）尽量选择远端靶血管进行旁路移植，避免近端冠状动脉的剥脱。

（2）远端靶血管严重堵塞，管壁不够，应行内膜剥脱术。

（3）剥脱后检查内膜的完整性。

（4）处理剥脱后的冠状动脉，用相应大小的冠脉金属探子放在冠脉远端，边退边用10W电凝间断烧灼。

（5）术后抗凝。

三、不停跳冠脉搭桥

（1）体位：一般取头低脚高，左低右高位，可更好地暴露靶血管的位置，同时保证脑血管的灌注。

（2）靶血管的暴露：心脏背面垫砂布，心包深部提调线提调，使用"八爪鱼"固定器固定靶血管附近的心肌，必要时加用心尖固定器协助暴露靶血管。暴露靶血管的过程中应和麻醉沟通，保证可接受的血压。

（3）靶血管的切开同体外循环搭桥，切开冠状动脉前可用哈巴狗钳或无创缝线减少术野血液，切开后可用冠状动脉分流栓减少术野出血。

（4）助手可在术野间断注射温盐水或用二氧化碳吹管保持术野清晰。

（5）冠状动脉吻合的顺序，先建立乳内动脉到前降支的桥血管，做左侧序贯桥时，先吻合静脉桥近端到主动脉根部，再顺序吻合钝缘支、左室后支、后降支。保证病变血管从前到后的逐条开通。尽量做到对循环最小程度的扰动。

第四节 达·芬奇机器人辅助腔镜下冠状动脉旁路移植

全球有三种手术机器人先后应用于临床，分别是美国 Intuitive Surgical 公司开发的达·芬奇手术机器人、美国 Computer—Motion 公司开发的宙斯手术机器人和伊索手术机器人。目前应用最广泛的是达·芬奇手术机器人系统（da Vinci surgical system, dVSS）。达·芬奇手术机器人系统问世于1997年，2000年获美国食品药品管理局（FDA）批准应用于成人和儿童的普通外科、胸外科、泌尿外科、妇产科、头颈外科及心脏手术。目前普遍应用的是第三代达·芬奇手术机器人——达·芬奇 Si 系统。第四代手术机器人——达·芬奇 Xi 系统也于2014年获美国 FDA 批准用于临床，是目前最新型号。

一、达·芬奇手术机器人系统的组成

达·芬奇机器人由三部分组成：外科医生控制台，机械臂和手术器械组成的动作系统，三维成像系统。

1. 外科医生控制台 外科医生控制台安放于手术床旁，位于无菌区之外。控制面板装有三维视觉系统和动作定标系统，医生手臂、手腕和手指的动作通过传感器传递给计算机处理，通过等比例调整，滤除抖动，同步至机器手臂。机械手的前端安装各种微创手术器械，每秒同步 1300 次，可实现完全同步模拟外科医生手术操作。实施手术时主刀医生不与患者直接接触，通过控制台的立体目镜观察手术野，使用双手及脚踏板遥控机械手臂及相连的手术器械，将手术动作实时转化为精确的机械手动作。

2. 机械臂系统 达·芬奇手术机器人具有 4 条机械臂，其中 2 个是模仿手术医生双手动作的左臂和右臂，具有滤除抖动和动作定标功能；第 3 条操作臂模仿助手医生，起牵引、固定等作用；第 4 条机械臂用来操作和支撑内镜。左右臂具有模拟手腕，模仿外科医生手和手腕的动作，可实现 7 个方向的自由运动和 360° 的旋转。助手在手术台无菌区负责更换手术器械和内镜，协助主刀医生完成手术。

3. 成像系统 在手术过程中，成像系统位于无菌区外。成像系统连接高清三维（3D）内镜，提供真实的 16∶9 比例高清三维术野影像，手术视野放大 10～15 倍，较普通腔镜能更好地掌握操作距离，辨认解剖结构，提升手术精确度。

二、达·芬奇手术机器人系统的技术优势

达·芬奇手术机器人系统继承普通内镜手术的微创、出血少及术后恢复快等优点。此外，较之普通腔镜手术，其在技术上的优越性还包括：机械臂的关节腕具有 7 个活动自由度，较人手更加灵活，能实现在狭小空间内的精细动作，拓展了主刀医生的手技能力；机械手臂系统可滤除人手自然颤动，提高手术操作的精准度；高分辨率的三维图像处理设备，便于外科医生精准地进行组织定位和器械操作；术者采取坐姿进行操作，降低医生的疲劳程度。

三、达·芬奇手术机器人在冠状动脉旁路移植手术的应用

1998 年 Carpentier 等使用达·芬奇机器人手术系统原型机完成首例机器人辅助下二尖瓣成形术。1999 年 Loulmet 等使用达·芬奇手术机器人为 4 例患者实施冠状动脉旁路移植术。此后，达·芬奇手术机器人系统在冠状动脉外科手术领域的应用逐年增多。Falk 等报道 22 例通过 3～4 个孔洞完成乳内动脉切取，并在体外循环下完成乳内动脉和前降支吻合的病例，手术时间为 3.5～8h，最初手术时间较长，后期明显缩短，反映机器人手术需要一定学习过程。机器人辅助冠状动脉旁路移植术的学习曲线应循序渐进：机器人辅助乳内动脉获取—机器人辅助小切口冠状动脉旁路移植术—直视下辅助机器人冠状动脉旁路移植—停跳下完全机器人冠状动脉旁路移植—不停跳下完全机器人冠状动脉旁路移植。

目前机器人辅助冠状动脉旁路移植术的应用主要有：机器人辅助乳内动脉获取后经左侧胸壁小切口靶血管吻合和全机器人体外循环或非体外循环下冠状动脉旁路移植术。前者相对简单安全，使用机器人手术专用器械和耗材较少，费用较低，国外大部分心脏中心采用该术式，主要适用于单纯前降支和对角支病变的患者。Nishida 等最先报道了应用达·芬

奇机器人获取双侧乳内动脉进行多支冠状动脉旁路移植的手术方式。德国 Cichon 等利用达·芬奇系统常规取双侧乳内动脉行多支冠状动脉移植术,成功施行乳内动脉和前降支、右冠状动脉的吻合。国内高长青等亦将此技术应用于临床。Bonaros 等总结 500 例全机器人冠状动脉旁路移植术,其中单支、二支、三支和四支血管旁路移植分别为 334 例、150 例、15 例和 1 例,并认为合适的患者选择是预后良好的独立因素。

需处理多支血管病变的机器人旁路移植手术虽有文献报导,但手术难度较大,费用昂贵,可行的替代办法是采用"杂交"手术治疗。"杂交"手术先实施机器人辅助冠状动脉旁路移植使前降支、对角支和(或)右冠状动脉再血管化,再经皮冠状动脉介入治疗恢复其他冠状动脉分支血运,具有远期通畅率良好及微创等优点。Bonatti 等总结 226 例机器人辅助冠心病的"杂交"手术经验,手术死亡率约 1.3%(3/226),5 年内 2.7% 的搭桥血管和 14.2% 的介入治疗血管需再血管化治疗,手术安全有效。目前机器人辅助下左侧乳内动脉至前降支的旁路移植术和其他病变血管的经皮冠状动脉支架介入治疗已成为冠状动脉多支病变杂交手术的标准术式。

四、达·芬奇手术机器人系统临床应用中存在的问题

(1) 缺乏触觉回馈,医生只能通过视觉信息回馈弥补触觉回馈的不足。

(2) 系统复杂,术中发生系统故障的概率大于普通内镜手术。有文献报道,术中发生死机现象,需改为常规手术。

(3) 学习曲线较长,医生与设备的配合需要长时间学习。术者必须对常规心脏手术有丰富的手术经验后才可尝试,刚开展该手术的起步阶段,需严格筛选合适患者。

(4) 系统安装步骤复杂,耗时较长,装配机器人时间为 30~45min。

(5) 设备及耗材昂贵,维护费用多,使用成本高。

现代科技的发展,已能成功施行机器人辅助冠状动脉旁路移植手术,但是仍存在很大挑战。相信随着手术机器人系统的不断完善,新的手术器材如近端和远程血管吻合器、胸腔内固定和显露装置的开发应用,必将简化手术操作、增加手术安全性和扩大手术适应证,使手术机器人在心脏外科的应用有良好的发展前景。

第五节　心内外科联合杂交技术

一、背　景

目前,冠心病治疗的主要方法有药物治疗、经皮冠状动脉介入治疗(PCI)、CABG。随着介入技术的进步及药物洗脱支架(DES)的使用,PCI 的适应证逐渐拓展,其因创伤小、风险低、术后恢复快的特点容易被患者接受,尽管治疗冠心病取得巨大的成绩,但对于复杂冠状动脉病变临床疗效并不满意。目前欧洲心脏病学会(ESC)、美国心脏病学会(ACC)及美国心脏学会(AHA)指南仍建议冠状动脉旁路移植术为无保护左主干(ULMCA)病变的主要治疗策略,而介入治疗仅用于不具备外科手术指征的高危患者的

替代治疗。左心室 60% 左右的供血来自前降支（LAD），左侧乳内动脉（LIMA）对 LAD 进行血运重建作用无可替代，多个研究证实，LIMA-LAD 的 5 年通畅率为 92%～99%，10 年通畅率为 95%～98%。非 LAD 病变的最常用桥血管为大隐静脉（SVG），近远期通畅率并不理想，术后 5 年通畅率为 65%～80%，7～10 年通畅率仅有 50%～60%，SVG 成为制约 CABG 的长期临床预后的重要因素。Meta 分析显示，DES 置入 1 年后再狭窄率仅为 10.5%，显著低于 SVG 的 15%～20%，DES 置入 2 年后再狭窄率为 13.8%，显著低于 SVG 的 32.6%，非 LAD 病变时，DES 较 SVG 更具有优势。因此，为了降低手术风险和改善近中期疗效，将 LIMA 吻合至 LAD，非前降支病变置入 DES，这就形成了冠状动脉杂交术。

冠状动脉杂交术最早出现于 1996 年，英国 Angelini 等对 6 名冠状动脉多支病变的患者先行左前小切口开胸直视下将 LIMA 移植到 LAD，即 MIDCAB 术，然后对非 LAD 病变行经皮冠状动脉腔内血管成形术（PTCA）治疗，取得良好的临床效果，从此杂交技术逐渐受到关注。1999 年研究者对 19 例冠状动脉多支病变患者行杂交冠状动脉血运重建术（HCR），结果表明，HCR 可实现完全性冠状动脉血运重建，避免体外循环并发症和使外科手术更微创。此后，越来越多的心脏中心报道，冠状动脉多支病变行 HCR 治疗是安全、可行的，近中期随访结果较好，它为传统 CABG 提供了一种微创的替代，比 PCI 治疗效果更优。

国内冠状动脉杂交术起步较晚，阜外医院于 2000 年首次在国内报道冠状动脉杂交术治疗多支病变，此后国内大的心脏中心也先后分别开展。2007 年 4 月阜外医院建立了亚洲首个一站式杂交手术室，胡盛寿院长首次提出同期 MIDCAB 保护下的 PCI 治疗无保护左主干病变新概念。

二、杂交手术顺序

HCR 分为分站式和一站式，分站式 HCR 是指通过分期进行 PCI 和 CABG 治疗冠状动脉多支病变。基于两种顺序各自优势及不足，当分站式 HCR 作为冠状动脉多支病变患者最优化治疗时，美国心脏病学院基金会（ACCF）/AHA 冠状动脉旁路移植术指南倾向于先行 LIMA-LAD 吻合 MIDCAB 术，然后再行非 LAD 病变 PCI 治疗。临床经验也表明，第一步往往选择安全性高的，可安全过渡到第二步，且第一步能增加第二步的临床效果。

一站式 HCR 即同期行 LIMA-LAD 吻合和非 LAD 病变置入 DES 治疗，并且在一站式杂交手术室由心脏内、外科医生同台操作，术后即刻冠状动脉造影评估 LIMA-LAD 血运重建的质量及是否有手术并发症，对发生的并发症能及时采取补救措施，它将 MIDCAB 和 PCI 两种血管重建的优势有机结合在一起，从而给患者带来最大的近期和远期临床效果。

三、手术适应证

在《2011 年 ACCF/AHA 冠状动脉旁路移植术（CABG）指南》中，杂交手术被推荐为冠状动脉多支病变Ⅱ类适应证，由于技术或解剖上目前不适合单独行冠状动脉旁路移植术或经皮冠状动脉介入治疗的患者，或需要尽可能减少外科操作创伤性的患者。综合目前国内外的相关文献，HCR目前的手术适应证主要有以下几点：

（1）LAD严重病变不适合行PCI治疗，如慢性完全闭塞性病变、严重的弥漫性病变、病变血管近端极度弯曲、分叉病变等，而非LAD病变（右冠状动脉、回旋支）适合行PCI治疗。

（2）无保护左冠状动脉主干病变，合并有或无其他非前降支病变。无保护左冠状动脉主干病变缺乏通畅的移植血管桥或自身自右向左的侧支循环不良，行PCI治疗时往往围术期并发症发生率较高并且远期疗效并不理想，而有保护左冠状动脉主干病变接受PCI治疗的风险将大大降低。

（3）不适合行传统CABG术。如伴有重要器官功能障碍、升主动脉壁广泛严重钙化、缺乏合适通畅的移植血管桥，或非前降支病变单支以上的冠状动脉不适合行CABG而适合行PCI等。

目前认为，HCR术的排除标准包括左锁骨下动脉和（或）LIMA明显狭窄、同期合并心脏瓣膜病需要行手术治疗（成形或换瓣）、心力衰竭失代偿、严重血流动力学不稳定、不适合行PCI（如其冠脉远端管腔直径小于1.5mm）和LAD远端不适合旁路移植（如心肌桥）等。

四、手术方式

1. 术前准备 完善常规检查，心内科常规行冠状动脉造影，明确病变，注意评价重要脏器功能。备除颤仪、备体外循环。配经验丰富的心脏外科医生和内科介入医生。

2. 手术操作（参考阜外医院常用术式之一） 患者仰卧位，采用全身麻醉、双腔气管内插管、单肺通气。左侧前胸5cm左右小切口（第4肋或第5肋间），肋骨撑开器撑开肋间，垂直切开心包显露心脏。特殊撑开器抬高前胸壁，游离LIMA血管桥至第1肋下。"八爪鱼"固定器直视下完成非体外循环心脏不停跳下LIMA-LAD桥血管原位吻合术。吻合完毕后，流量仪监测桥血管通畅性，术毕常规止血关胸。于一站式杂交手术室内同期采用规范技术行PCI，应用6F导引导管经皮穿刺股动脉或桡动脉，由术者选择引导丝和支架类型。左侧前胸小切口不足之处是胸廓过度牵拉容易导致术后疼痛等。

五、抗凝策略

目前关于抗凝抗血小板策略仍有争议，其有效性和安全性尚需要进一步研究。

阜外医院建议：HCR术前持续服用阿司匹林100mg/d至手术当日，停用氯吡格雷至少1周。MIDCAB术中LIMA桥血管获取前全身肝素化，搭桥术后即刻行LIMA-LAD造影明确通畅情况，确认其通畅后给予鱼精蛋白中和肝素。PCI术前经鼻导管给予氯吡格雷负荷剂量300mg并肝素化，使部分激活凝血酶原时间（ACT）在250 s以上，之后对非LAD病变行DES置入。术后第1天若胸腔积液无明显增多即开始抗血小板治疗，阿司匹林300mg/d服用1个月后改为100mg/d终身服用，氯吡格雷75mg/d服用至少1年。

术后随访。

六、临床疗效

王浩然等通过对比研究阜外医院一站式 HCR 与 CABG 及 PCI 治疗冠状动脉多支病变患者的中期疗效（$n=141$），得出结论：一站式 HCR 在更小的创伤下，获得了与传统 CABG 相近的中期临床效果，在 EuroSCORE 高危组，HCR 临床疗效优于传统 CABG；一站式 HCR 与常规 PCI 相比，术后 MACCE 发生率明显降低，在 EuroSCORE 高危组和 SYNTAX 评分高危组，HCR 的中期临床效果明显优于 PCI；一站式 HCR 院内花费高于 CABG，中期总体效费比与 CABG 相似，院内花费低于 PCI，中期总体效费比优于 PCI。

马建赢等用 Meta 分析方法对一站式 HCR 与 OPCAB 治疗冠心病疗效的临床研究进行综合性定量研究（$n=409$），结果显示，HCR 组的呼吸机辅助时间、ICU 滞留时间、住院时间、失血量、输红细胞悬液量、术后心肌梗死发生率明显低于 OPCAB 组（$P<0.05$）。HCR 组的非计划再次手术、术后新发心房颤动发生率及随访期死亡发生率与 OPCAB 组无统计学差异（$P>0.05$），但是 HCR 组随访期主要心脏不良事件发生率低于 OPCAB 组，且重返工作或正常活动时间短于传统组（$P<0.05$）。

总之，一站式 HCR 治疗冠状动脉多支病变安全有效，是 CABG 和 PCI 较有前途的替代治疗方法。

七、展　望

然而，目前 HCR 仍处于起始阶段，国内也只有大的心脏中心开展且研究比较少，而普遍开展还有许多问题需要完善和改进，包括建设一站式杂交手术间，强化心脏内外科交流合作，抗凝药的规范治疗，开展多中心随机对照研究等。随着冠心病患者日益增多，内外科医生手术操作熟练度的增加，外科手术器械、药物支架的不断更新，一站式 HCR 技术的适应证会有所扩大，治疗冠状动脉多支病变有广阔的临床前景。

（杨建安）

参 考 文 献

高长青, 杨明, 王刚, 等. 2007. 全机器人胸廓内动脉游离非体外循环冠状动脉旁路移植术. 中华外科杂志, 45（20）: 1414-1416.
胡盛寿. 2008. 正值"复合"（Hybrid）技术的时代. 中华心血管病杂志, 36（1）: 1-2.
胡盛寿, 高润霖, 高培显, 等. 2010. 一站式复合血管重建技术治疗无保护左主干病变. 中华心血管病杂志, 38（1）: 23-26.
马建赢, 李金, 杨崛圣, 等. 2016. 一站式杂交技术与非体外循环下冠脉搭桥术治疗复杂冠心病的 Meta 分析. 中国老年学杂志, 36（9）: 2089-2092.
饶辰飞, 郑哲. 2015. 2015 年美国心脏协会冠状动脉旁路移植术二级预防共识解读. 中国循环杂志, 30（10）: 936-940.
史艺, 胡盛寿, 郑哲, 等. 2012. "一站式"复合再血管化与经皮冠状动脉介入术治疗冠状动脉多支病变中期造影随访研究. 中国心血管病研究, 10（9）: 676-680.
宋之昭. 2015. "一站式"冠状动脉杂交手术应用于多支冠状动脉病变患者的安全性与有效性评价. 北京: 北京协和医学院中国医学科学院.
王浩然. 2012. 一站式复合冠状动脉血运重建术与冠状动脉旁路移植术及经皮冠状动脉介入治疗冠状动脉多支病变中期疗效的对比研究. 北京: 北京协和医学院中国医学科学院.

Hillis LD, Smith PK, Anderson JL, et al. 2011. ACCF/AHA guideline for coronary artery bypass graft surgery a report of the American College of Cardiology Foundation/American Heart Association Task Force on Practice Guidelines. Developed in collaboration with the American Association for Thoracic Surgery, Society of Cardiovascular Anesthesiologists, and Society of Thoracic Surgeons.J Am Coll Cardiol, 58 (24): e123-210.

Jaber SF, Koenig SC, Bhasker Rao B, et al. 1998. Can visual assessment of flow wave form morphology detect ananstomotic erorr in off-pump coronary artery bypass grafting? Eur J Cardiothorac Surg, 14: 476-780.

Spooner Th, Dyrud PE, Monson BK, et al. 1998. Coronary artery bypass on the beating heart with the Octopus: a North American experience. AnnThorac Surg, 66 (3): 1032-1035.

第二十六章 动脉粥样硬化性疾病的治疗新进展

第一节 动脉粥样硬化性疾病的干细胞治疗进展

大量研究证实，干细胞移植及其相关技术具有再生和修复受损心肌或其他组织的作用，从而有望从根本上治疗疾病。动脉粥样硬化性疾病作为严重威胁人类健康的心血管疾病，尤其是冠状动脉粥样硬化疾病可导致心肌缺血或心肌梗死，并引起大量心肌细胞缺失，以及严重心肌负性重构并发症，即使在当前最积极的手术和药物治疗下仍有较高的致死率和致残率。目前干细胞移植治疗动脉粥样硬化性疾病不管是在动物实验还是临床研究都获得不少成就，这些均为彻底根治疾病带来新的希望。本章就动脉粥样硬化性疾病的干细胞治疗新进展作一阐述。

一、干细胞的概念与种类

干细胞属于一类早期未分化细胞，其具有自我更新和多向分化潜能的双重能力。干细胞的主要特征如下：①干细胞具备自我更新能力，子细胞虽已分裂，但仍和母细胞一样保持原有的细胞生物特性，并具有不断分裂的能力；②干细胞具备多向分化潜能，既能发育成各类胚层组织的细胞，如胚胎干细胞等，又可分化成各种功能细胞，如骨髓造血干细胞等。干细胞可终生持续分裂，也可长期保持静止状态，干细胞同时还具有因疾病或其他原因导致组织损伤后的自我修复能力。根据干细胞在个体发育过程中出现的次序，干细胞可分为成体干细胞（adult stem cell, ASC）和胚胎多能（multipotent embryonic stem cell, MESC）或全能干细胞（pluripotent embryonic stem cell, PESC）两类。目前已从机体体细胞通过基因重组构建了第三类新型人工干细胞——诱导多能或全能干细胞（induced pluripotent stem cells or induced totipotent stem cell, iPSC or iTSC）。至今已有研究发现，至少有 10 余种体细胞可通过基因重组成为诱导多能或全能干细胞，后者又可经诱导分化为神经细胞、心肌细胞等各种体细胞。

（一）全能干细胞及其特征

胚胎 iPSC 或 iTSC 是来自受精卵发育成胚囊时的细胞，其具有向 3 个胚层组织细胞分化的能力，故可能分化成各类细胞。Martin 在 1981 年从小鼠胚胎中最早分离获得胚胎多能或全能干细胞。1998 年，人类胚胎干细胞（embryonic stem cell，ESC）也被 Thomson 等学者成功分离获得。胚胎干细胞可在不分化状态下通过有丝分裂自我复制和更新；而在一定的刺激下，PESC 即能分化成具有特异性的各类组织细胞。PESC 不仅具有自我更新的不断复制能力，还可向 3 个胚层的组织细胞分化。目前已有研究显示小鼠 ESC 可在人工干预下分化成各类有功能的组织细胞，如神经细胞、心肌细胞、胰岛细胞等，并可应用于各种相关疾病的治疗。PESC 同时具备免疫原性的特点，并有一定概率分化成畸胎瘤或畸胎癌。由于 PESC 存在不良分化的潜能,故导致其目前在临床应用中受到一定限制并一直存在争议,现在对胚胎干细胞研究数据主要来源于动物实验,临床人体试验仍暂缺乏足够的相关研究和证据。

（二）成体干细胞及其特征

成体干细胞只能分化成一个特定的胚层细胞,而不能向其他胚层的细胞分化,即具有一定的谱系定向特异性。成体干细胞的来源主要有骨髓（骨髓多能干细胞）、血管祖细胞（包括内皮祖细胞和平滑肌祖细胞）,以及组织细胞（组织多能干细胞）和血液中的循环干细胞等。

1. 骨髓间充质干细胞（marrow stromal stem cell,MSC） 起源于中胚层,因其具有较强的增殖能力及分化潜能,在细胞移植治疗中可作为首选的移植细胞,尤其是急性心肌梗死的相关治疗中。MSC 在骨髓组织中存在最多,同时也可存在于全身结缔组织和器官间质中,其具有很强的自我更新和分化能力。MSC 在体内或体外特定条件下,可以分化为心肌细胞、脂肪细胞、软骨细胞及成骨细胞等。因 MSC 取材简便,体外扩增 10 倍以上后仍同样具有多向分化潜能,且外源基因不仅易植入还能整合到 MSC 的基因组中稳定表达并保留其干细胞特性,同时移植治疗中不容易出现免疫排斥反应,故目前干细胞移植治疗中运用最多的即为 MSC。多项研究证实,MSC 移植可改善心功能,减少心肌细胞凋亡和增加血管密度。

2. 造血干细胞 可从骨髓或外周血获取,其为血细胞的前体细胞,但目前认为造血干细胞转分化在体内即使存在,也是非常罕见的现象。

3. 血管祖细胞 包括平滑肌祖细胞和内皮祖细胞。内皮祖细胞具有增殖分化游走能力,为血管内皮细胞的前体细胞,体外培养可分化为血管内皮细胞,可参与新生毛细血管的形成。平滑肌祖细胞可分化为血管平滑肌细胞。

4. 骨骼肌干细胞 又称骨骼肌成肌细胞,最早称为卫星细胞。当受到损伤刺激时,骨骼肌干细胞可发生增殖和迁移,参与组织修复和再生。已有研究表明,将骨骼肌成肌细胞移植到心肌梗死大鼠的梗死心肌可明显改善大鼠左室射血分数。

5. 心脏干细胞 近年研究表明,心脏干细胞（cardiac stem cell,CSC）在胎儿和成熟心脏均有存在,并具有一定再生潜能。目前发现,存在于心脏中的心脏干细胞具有参与心肌修复的作用,心脏干细胞可分化为心肌细胞、平滑肌细胞和内皮细胞。

6. 胎儿和脐带血细胞 具有较大可塑性,其中包括造血干细胞和间充质干细胞等。动物实验已经发现,胎儿和脐带血细胞移植能减少梗死的面积,改善左室射血分数,促进毛细血管新生。

以上成体干细胞均具有以下主要特征:①为自身机体固有;②具有胚层特异性、固定的谱系;③目前是临床研究中应用较多的干细胞种类;④现存问题是成体干细胞具有一定谱系限制性,同时在临床应用中成体干细胞数量及增生繁殖能力往往有限。

（三）诱导多能或全能干细胞及其特征

诱导多能或全能干细胞是通过基因重组将成年体细胞处理后获得的具备多种分化潜能

的干细胞，属于非天然的机体干细胞。目前已有学者通过基因转染方法利用体细胞建立了诱导多能或全能干细胞系。Yamanaka 小组发现，至少有 4 种转录因子组合（Oct4、Sox2、c-Myc 和 KLf4）可将成纤维细胞重新编码为 iPSC 细胞。诱导多能或全能干细胞在一定因子的诱导下，可以分化成内、中、外 3 个胚层的组织细胞和滋养层细胞。诱导多能或全能干细胞于 2006 年制备成功，但由于其特征，如具有向 3 个胚层分化、自体固有、储备量大等多种潜能，目前在再生医学中已成为潜力最大的一类干细胞种类。已有研究表明，可通过结合三种转录因子重新编码真皮成纤维细胞后直接转变有功能的心肌细胞。同时也有研究发现，将人类 iPSC 细胞输注到有免疫能力的心肌梗死模型鼠中可明显改善其心功能。iPSC 移植可避免伦理和免疫排斥等方面的问题，但目前重组 iPSC 的效率尚较低，同样因其具有致畸胎瘤和畸胎癌的特点，使其在临床应用中受到限制及伦理争议。

二、干细胞移植治疗动脉粥样硬化性疾病的进展

随着干细胞移植技术的发展迅速，已有大量基础及临床研究发现干细胞移植在动脉粥样硬化性疾病中具有治疗作用，如能够修复和再生受损心肌或组织、缩小心肌梗死面积、改善左心功能等。目前干细胞移植治疗动脉粥样硬化性疾病主要应用于以下方面。

（一）干细胞移植和心肌缺血/梗死

目前，干细胞心肌移植研究中最多的是应用于心肌梗死的治疗。目前药物干预、介入治疗和外科手术都可用于心肌梗死的治疗，但这些方法存在局限性，虽能促进血管再通，但已坏死的心肌不能重建，同时心功能恢复也受到限制。而用干细胞移植入梗死或缺血心肌是目前治疗冠心病的希望。Strauer 等于 2001 年报道了世界上第 1 例临床应用自体骨髓干细胞移植治疗急性心肌梗死的病例，术后发现患者心肌梗死面积缩小近 1/3，心功能明显改善。Kuethe 和 Val-gimigli 等发现，急性心肌梗死患者经骨髓干细胞动员治疗 6~12 个月后，不仅活动耐量提高，而且心肌灌注得到改善，心脏收缩及舒张功能均有明显增强，而并发症包括心律失常和支架内再狭窄等也并未明显增加。Fuchs 等学者于 2003 年报道，对 10 例不能行任何方法的血管重建术的晚期冠心病患者，以新鲜未分选的骨髓细胞在电标记指引下经心内膜注射，发现患者加拿大心绞痛分级明显改善，踏车运动试验也有所改善，而差异未显示出统计学意义；但多数学者并不赞成此种未分选骨髓细胞的细胞选择。目前基因治疗联合干细胞移植治疗心肌梗死已成为研究的一个热点。Matsumoto 等也证实，通过 VEGF 基因治疗联合骨髓间充质干细胞移植可进一步改善急性心肌梗死治疗疗效。基因转染移植干细胞不仅有利于干细胞的定向诱导分化，有效减少治疗所需的细胞数量，同时将基因修饰的干细胞移植到缺血坏死心肌区域，还可促进血管新生和坏死心肌修复。而旨在观察自体心脏干细胞治疗急性心肌梗死有效性的 ALLSTAR 试验目前也正在进行中。

（二）干细胞移植和心力衰竭

在缺血性心肌病的干细胞移植治疗中，骨髓间充质干细胞具有减少心肌纤维化、促进血管新生和改善心功能等作用。Hare 等首次证实了骨髓间充质干细胞移植具有有效改善心

力衰竭的疗效。2003年，Perin等曾对14例严重缺血性心力衰竭患者经心内膜行自体骨髓单个核细胞（bone marrow mononuclear cell，BMMNC）点状注射移植，术后4个月随访发现，左心室射血分数增加9%，左室收缩期末容积减少16%，同时未发现任何与手术相关的并发症和后遗症。2003年始，我国解放军海军总医院也对缺血性心力衰竭患者进行了经冠状动脉行BMMNC移植，6个月后随访发现，移植治疗患者全部存活，左心室射血分数提高9.87%，而对照组14例半年死亡2例，左心室射血分数减低7.23%。而移植后2年随访发现，BMMNC移植组2年的左心室射血分数增加9.2%，而对照组心功能明显恶化。以上研究显示，BMMNCs移植可有效改善慢性缺血性心力衰竭患者心功能，同时患者心肌梗死面积及左心室舒张期末容积均明显改善，研究中即使采用异体BMMSC移植也未见明显免疫排斥反应。

BMMNC也可改善心力衰竭患者心功能，但目前对于BMMNC改善急性心肌梗死或充血性心力衰竭的临床效果也有一些学者存在质疑。BOOST、REPAIR-AMI等研究发现，BMMNC移植治疗有效，而TIME、Late-TIME等研究却表明BMMNC在改善心功能中未见明显效果。FOCUS-CCTRN研究将153例LVEF≤45%的患者随机分为BMMNC移植组和安慰剂组，BMMNC移植组患者在6个月后与安慰剂组比较，左心室收缩期末容积、最大耗氧量及其他临床疗效差异均未见明显差异。而SWISS-AMI研究予200例急性ST抬高型心肌梗死并行直接PCI手术的患者在术后1周或4周后时冠状动脉内注射BMMNC，4个月后发现，没有明显改善左室收缩功能。

有实验表明，将心力衰竭小鼠的心肌干细胞去除后心脏会停止再生和修复，而当心肌干细胞得到重新注入后可趋化迁移至心脏受损部位参与心肌修复。SCIPIO研究是心脏干细胞第一次用于人的研究，研究中将心肌梗死后左心室射血分数≤40%的患者经冠状动脉内注射自体心脏干细胞，结果发现，第4个月和12个月后患者射血分数明显增加，到第2年移植治疗组患者平均LVEF升高到41.7%，而对照组LVEF则没有明显变化。C-CURE试验的结果表明，将源自骨髓的自体心脏干细胞经心导管C-Cath注射到慢性心力衰竭患者的冬眠心肌中，在接受造血心脏干细胞治疗6个月后，与对照组相比，移植组患者的左心室射血分数、收缩期末及舒张期末容积、六分钟步行测试和生活质量评分均得到明显改善。POSEIDON研究结果显示，心肌注射异源性间叶细胞样干细胞是安全的，同样也可使心肌功能部分改善。

研究发现，人类胚胎干细胞同样具有改善心肌功能的作用，其主要是通过直接分化为心肌细胞或旁分泌作用。有研究发现，在心肌梗死的猴子中，利用胚胎干细胞诱导生成的心脏细胞可修复受损的心肌，还可通过与宿主心肌细胞建立电机械偶联来实现心肌再生。同时已有研究证实，人类胚胎干细胞可成功分化成心肌细胞，而经人类胚胎干细胞诱导分化的心肌细胞移植到心肌梗死动物模型中可有效改善心功能。但目前对于人类胚胎干细胞的临床实验及证据尚很少。

（三）干细胞移植和脑梗死

脑梗死是严重的一类脑缺血性疾病，其具有发病率高、致残率高和死亡率高等特点。目前临床上主要通过溶栓、抗凝及应用神经保护剂等方法治疗脑卒中，但对于受损的脑组织并不能从根本上修复。动物与临床研究均表明：在脑缺血发生后，可刺激骨髓中骨髓间充质干细胞的归巢和动员，从而促使机体防御性代偿修复系统的启动。临床研究表明，脊髓等神经损伤患者结合移植骨髓间充质干细胞可促使患者神经功能明显改善。Wang 等发现，SDF-1/CXCR-7 信号通路参与动员骨髓间充质干细胞修复短暂性的脑缺血损伤，并证明，CXCR-4 对于动员干细胞的能力比 CXCR-7 弱。Shyu 等的实验也表明，G-CSF 持续动员的骨髓间充质干细胞对神经细胞具有一定的保护作用，从而达到减少脑梗死面积及提高生存率的作用。同时有研究发现，G-CSF 促进缺血损伤的脑神经功能恢复的机制主要是通过持续动员骨髓间充质干细胞并促使分泌多种生长因子，激活相关自身修复机制，并使梗死病灶周围细胞的凋亡也受明显抑制。

（四）干细胞移植和周围血管疾病

周围血管疾病的基本病理改变主要为血管狭窄和闭塞等，并引起病变血管支配的组织缺血、缺氧甚至坏死等病理变化，周围血管疾病主要包括动脉硬化闭塞症、肢体缺血型的多发性大动脉炎、血栓性脉管炎、糖尿病周围动脉硬化症等。骨髓间充质干细胞具备分化成血管内皮细胞的能力，同时还可促进血管新生，骨髓间充质干细胞可动员并趋化迁移至肢体缺血损伤组织，从而分化成新的毛细血管，以达到改善和恢复肢体血流的作用。干细胞动员治疗可刺激骨髓内存在的大量原始的骨髓间充质干细胞参与修复，促使血管新生，同时能避免异体移植带来的免疫排斥反应。Fricker 发现，干细胞动员药物 AMD3100 可动员自体骨髓间充质干细胞改善患肢的血供，降低致残率，提高患者的生存质量；而 VEGF 也可动员骨髓间充质干细胞趋化迁移至缺血组织，从而达到促进血管新生的作用。Chen 等通过在体实验证实，Me6TREN 动员内皮祖细胞（endothelial progenitor cell，EPC）募集至缺血组织，促进血管新生，并在下肢缺血小鼠模型中促进受损肌肉组织的恢复和再生，甚至比 AMD3100 的治疗效果更好。也有学者在临床研究中发现，IL-6 可动员骨髓中 EPC，促进急性下肢缺血患者的血管与组织损伤修复。Aburakawa 等发现，肌肉多点注射骨髓来源的 EPC 不仅可促进血管新生，明显改善缺血下肢的血流灌注，还可诱导血管周细胞和骨髓源性的 EPC，促进损伤修复。

（五）干细胞移植和生物起搏器

干细胞具有分化成为起搏细胞的潜能，将起搏基因及可促进心脏自主节律的基因直接导入干细胞或直接利用各种干细胞将起搏电流传递至疾病的心脏，可使其在局部发挥其接近生理状态的起搏功能或提高心率的作用。将骨髓间充质干细胞作为心脏生物起搏器的相关研究目前已有重大进展。Potapova 等实验证实，骨髓间充质干细胞经转染起搏基因后可具有起搏作用，同时还具备去极化的电生理作用，但这并不与窦房结细胞的起搏机制相同。转染起搏基因的骨髓间充质干细胞发挥起搏功能的机制主要是因其具备去极化作用，并可向与其连接的心肌细胞扩散，从而诱发动作电位，但并不具备产生动作电位的其他离子流。Kehat 和 Shiba 等学者在发生完全房室传导阻滞的猪心脏中移植内皮祖细胞来源的心肌组织后，发现内皮祖细胞来源的心肌组织可与猪心室肌细胞形成电-机械连接，并发挥起搏功能。蒋文平等通过慢病毒介导 hHCN4 或 hHCN2 基因体外转染骨髓间充质干细胞以构建生物起搏器进行相关研究，发现移植入希氏束的转 hHCN2 基因的自体骨髓间充质干细胞短期内可发挥生物起搏器的功能。以上研究说明干细胞移植或者基因修饰后的干细胞移植有可能成为一种较好的生物起搏替代治疗策略。

三、干细胞移植治疗动脉粥样硬化性疾病的机制

干细胞移植治疗动脉粥样硬化性疾病的作用机制目前仍不十分清楚，有报道表示与以下机制可能有关：①移植细胞直接分化作用；②促进宿主心肌的血管新生；③移植细胞的自分泌、旁分泌功能；④限制心室重构。

1. 移植细胞直接分化作用 大量研究表明，干细胞在移植后可分化成心肌细胞、平滑肌细胞和内皮细胞，虽然这种可能性小但仍存在。有研究发现，骨髓间充质干细胞可诱导分化成心肌细胞，不管是在体外培养还是体内移植中，同时，肌钙蛋白 T、α-肌动蛋白和连接蛋白等心肌标志物也可在干细胞移植区表达，并可与宿主细胞建立了电-机械耦合，直接参与宿主心脏收缩。

Makino 等发现，在体外培养中，小鼠经 5-氮杂胞苷处理过后，其间充质干细胞能产生自发性收缩，并可分化成心肌细胞。骨髓间充质干细胞移植后可发现其也可向内皮细胞或平滑肌细胞分化，从而促进血管再生，改善心肌缺血。因此经移植的干细胞既能分化成心肌细胞又可分化成内皮细胞和平滑肌细胞，从而促使心肌修复和血管新生，改善心肌缺血并挽救濒临凋亡的心肌细胞。

2. 自分泌或旁分泌作用机制 移植的干细胞可通过释放血管内皮生长因子（VEGF）、碱性成纤维生长因子（bFGF）及炎性细胞因子白细胞介素-1（IL-1）和肿瘤坏死因子（TNF）等生长因子和细胞因子发挥旁分泌作用，主要是通过动员、募集、激活内源性干细胞等胞旁分泌作用来促进组织修复。有研究表明，移植干细胞可激活内源性干细胞，并主要通过释放生长因子由多种信号途径完成。移植外源性骨髓间充质干细胞后不仅可激活内源性干细胞趋化至心肌缺血细胞，还能利用细胞因子动员心脏干细胞（cardiac stem cell，CSC），使其分化成心肌细胞。目前发现干细胞因子（stem cell fator，SCF）可诱导心脏干细胞的趋化和迁移。移植干细胞也可通过释放成纤维细胞生长因子-1（FGF-1）、血管内皮生长因子（VEGF）和神经调节蛋白-1（NRG-1）等因子促使心脏干细胞增殖分化。此外，骨髓间充质干细胞也具备旁分泌作用，主要是通过分泌包含信使 RNA、miRNA、细胞因子、分子蛋白等成分的外分泌体完成，并借此进一步提高内源性干细胞修复能力。移植干细胞之所以能促进血管再生和侧支循环形成，主要是具有自分泌和旁分泌作用，研究也发现，分化的骨髓间充质干细胞能表达特异心房钠尿肽等血管活性物质，从而间接改善心脏功能。

3. 抗炎作用 移植的干细胞可通过旁分泌作用释放细胞因子，抑制炎症反应和凋亡。已发现干细胞移植能够调节炎症因子如 IL-1、IL-6、TNF-α 等的表达，影响免疫细胞的功能，从而保护受损心肌细胞，减少心肌梗死瘢痕形成，促进心脏修复和心肌再生。Di Trapani 等发现包括心脏干细胞在内的多种来源的干细胞经移植后具有调节宿主免疫反应的作用，主要通过调节炎症反应。且骨髓间充质干细胞在用于治疗缺血性心肌病时，

发现移植后可降低组织中的 TNF-α、IL-1β 和 IL-6 等炎症因子，从而达到抑制局部免疫反应的作用。

4. 调控纤维化过程 目前发现骨髓间充质干细胞能抑制心脏重构。移植干细胞可通过旁分泌等作用抑制心肌细胞凋亡及心肌纤维化，从而减少瘢痕面积并改善心肌收缩功能。干细胞移植可显著减少梗死面积，减少心肌胶原沉积，具有抗纤维化作用。移植的干细胞也可分化成心肌细胞和（或）肌样细胞，以及类内皮细胞和类平滑肌细胞等，以取代受损心肌组织，并改善心肌血流灌注，从而使心肌瘢痕组织局限化，改善心室重构。因此干细胞移植可改善梗死心肌的纤维化及心肌重构，并参与宿主心脏的同步收缩，改善心肌收缩功能。有实验发现，心肌梗死后移植骨骼肌肌原细胞后也可局限心肌梗死区域瘢痕组织和改善左室重构，所以虽不能和周围心肌同步收缩，但依然能明显改善心功能。

5. 血管生成作用 移植干细胞已证实可分化成类内皮细胞和类平滑肌细胞，故可促进血管新生和组织修复。移植干细胞不仅可直接分化为类内皮细胞和类平滑肌细胞并参与缺血区新生血管的形成，还能通过旁分泌作用分泌碱性成纤维细胞生长因子（bFGF）和 VEGF 等生长因子或细胞因子，促进受体心脏缺血/损伤病灶的血管新生，改善病灶的血液循环。这些因子还可募集内源干细胞或骨髓来源的内皮祖细胞，诱导其分化成内皮细胞，进一步促进损伤组织的血管新生。

四、展　　望

尽管动脉粥样硬化性疾病现有的药物干预及介入治疗取得的成就有目共睹，但动脉粥样硬化性疾病所导致的一系列靶器官损害仍严重地危害着人们的生命健康。21 世纪是再生医学的时代，干细胞移植可促使组织修复及血管新生，有望从根本上治疗和修复动脉粥样硬化性疾病带来的靶器官损害。干细胞移植和再生医学目前已在大量动物及临床实验中得到可观的结果，这也将成为动脉粥样硬化性疾病治疗的新希望。

第二节　动脉粥样硬化性疾病的血管祖细胞治疗进展

血管祖细胞（vascular progenitor cell，VPC）与动脉粥样硬化性疾病的相关研究已有较大进展，血管祖细胞的临床应用前景也日益受到人们的关注。血管祖细胞包括内皮祖细胞（EPC）和平滑肌祖细胞（smooth muscle progenitor cells，SPC）。EPC 可分化成为成熟内皮细胞，并结合于血管生成的活性位点促进血管新生和内皮修复；而 SPC 目前则发现参与血管斑块的形成，是斑块内平滑肌源性泡沫细胞的重要来源。目前已发现 EPC 具有促进内皮修复和抑制内膜增生，以及改善缺血肢体血供、促进心肌梗死后侧支循环的形成作用。该作用的发现使人们得以重新认识动脉粥样硬化及血栓栓塞等并发症的发生、发展机制，同时为血管生物学的发展开创了新纪元。动脉粥样硬化性疾病与血管修复障碍密切相关，而随着对祖细胞的，尤其是 EPC 的生物学特性认识不断深入，以及 EPC 分离纯化技术的不断改进，EPC 在动脉粥样硬化性疾病的组织修复和细胞移植方面的研究均取得一定进展。现就动脉粥样硬化性疾病的 EPC 治疗的相关进展作一概述。

一、血管祖细胞的概念与种类

　　Yamashita 等学者发现，血管内皮生长因子和血小板源性生长因子（PDGF-BB）可诱导胚胎干细胞分别向血管内皮样细胞和平滑肌样细胞分化。EPCs 是具有增殖并分化为血管内皮细胞能力的前体细胞，其中包含从成血管母细胞到成熟内皮细胞间的各个阶段的细胞，来源于骨髓且增殖分化能力旺盛，可向血管新生部位趋化并分化成为成熟内皮细胞。常与 SPC 一起构成 VPC。SPC 则可在体内外直接分化为血管平滑肌细胞的前体细胞。近年来，学者在骨髓、循环血液和动脉外膜，以及心脏、骨骼肌等组织中发现了 SPC，且发现其对新生内膜形成和动脉粥样硬化的发生和发展具有重要作用。

　　SPC 和 EPC 在动脉粥样硬化过程中的作用截然不同，但它们均由 VPC 分化而来。故 VPC 的分化及调控在血管修复和重构中发挥决定性作用。VPC 的最终分化方向受细胞因子、生长因子、细胞外基质蛋白及由血流造成的机械应力等微环境因素的重要影响。研究发现，Myocardin 和 MRTF（myocardin-related transcription factors）参与调控平滑肌分化类型，而 Xiao 等发现Ⅳ型胶原也有助于祖细胞向平滑肌细胞分化。同时有研究显示，TGF-β 和 PDGF-BB 可促进动脉壁中膜和外膜来源的血管祖细胞进一步分化为平滑肌细胞。Margariti 等学者则发现，组蛋白去乙酰化酶 7（histone deacetylase 7，HDAC7）可能介导血管祖细胞向平滑肌细胞的分化。巨噬细胞移动抑制因子（macrophage migration inhibitory factor，MIF）通过对 CXCR4 和 CXCR2 的双重激动，也可对 SPC 和 EPC 迁移、归巢产生影响，故可维持两者动态平衡。

　　SPC 作为前体细胞，可在体外直接分化为平滑肌细胞，同时表达 SMA-actin、钙调理蛋白、SM-MHC 等，这些都是平滑肌细胞特异性的表面标志。SPC 主要来源于骨髓或外周血中，血管壁中也含有一定的 SPC。有研究显示，很多细胞可分化成 SPC，包括骨髓细胞、外周血细胞及心肌细胞、骨骼肌细胞、脂肪组织和胚胎干细胞。目前发现动脉粥样硬化血管的外膜中，CD34、C-kit 及血管内皮生长因子受体 2 标记的细胞数量明显增加，并与动脉粥样硬化发展进程密切相关，而这些受体都来源于 SPC 的表达，提示 SPC 可能参与动脉粥样硬化的形成及血管重构过程。有研究通过血管损害的兔模型发现，应用重组人粒细胞集落刺激因子（G-CSF）可动员平滑肌祖细胞，但也可导致新生内膜明显增生。而在临床上也发现行 PCI 术的患者，血浆 G-CSF 水平与 CD34 阳性细胞的数量呈明显正相关，而且患者中晚期管腔丢失的百分比与循环中 CD34 阳性细胞升高率也呈正相关。Ohtani 等学者也发现，高胆固醇兔外周血单个核细胞向 SPC 分化明显增加，但应用血管紧张素受体拮抗剂干预后可抑制这一现象。而西罗莫司涂层支架抑制支架术后的再狭窄机制也可能与抑制 SPC 的分化有关。如上所述，SPC 可促进新生内膜的形成，从而加重动脉粥样硬化，但也有研究得出相反的结论，认为 SPC 可增加斑块的稳定性，减少损伤面积。例如，Zolls 等学者将人外周单核细胞诱导的 SPC 注入 Apo E$^{-/-}$RAG2$^{-/-}$大鼠后，却发现可明显限制斑块的发展，血管的损伤面积缩小 42%。目前有研究发现 SPC 可增加胶原及平滑肌细胞的含量，下调巨噬细胞的含量，从而稳定粥样斑块。也有小规模临床研究显示，与稳定型心绞痛相比，急性冠脉综合征患者循环 SPC 数量明显减少。也有研究显示，下调趋化因子和黏附分子的表达可抑制 SPC 的局部归巢和黏附，并减少内膜的过度增生。Tanaka 等学者认为，来源于骨髓及外周血的 SPC 主要参与初期动脉损伤后的血管重构,而来源于血管壁的 SPC 主要促进进展期动脉粥样硬化中斑块的稳定。目前研究 SPC 所使用的细胞标记大多都是干细胞或 EPC 等细胞的标记,现暂未找到 SPC 区别于其他干细胞的特异性分子标记,故有关 SPC 的研究受到局限。目前对 SPC 的研究相对较少,且绝大多数仍局限于动物实验,而对血管 SPC 的分化、增生、迁移和定居的具体机制尚未完全清楚。故在将 SPC 运用于动脉粥样硬化性疾病的基因及细胞治疗之前,仍需要进一步深入了解 SPC 参与血管重塑等血管疾病的内在机制。

EPC 是一类既具备分化潜能也具备内皮细胞特性的骨髓来源细胞,1997 年 Asahara 等首次发现并命名。外周血中 EPC 的数量仅占血液循环中单核细胞的 0.01%,当受到生理或病理因素的刺激后,EPC 可从骨髓被动员到外周血进行组织损伤修复。EPC 不但促进损伤后的血管生成,同时可促进机体、器官损伤后的血管再生与修复。近期研究显示,EPC 在心脑血管疾病、肿瘤血管形成及创伤愈合等方面均发挥重要作用。但尚未找到合适的特异标志物用以分离 EPC。当前研究中多以血管内皮生长因子受体 2(VEGFR-2)或激酶结构受体(KDR)、CD34 和 AC133 等造血细胞和内皮细胞系独特的表面标志来识别 EPC。EPC 表面表达造血干细胞的标志物,如 CD34、CD45、CD62 和 CD133 等;亦表达内皮细胞表面标志物,如 VEGFR2、CD31、CD144、vWF、Tie2、c-kit/CD117、VEGFR2、c-Kit、Sca-1、CD14、CD11、CXCR4 及 CD62E 等。CD34 和 VEGFR2 双标记对 EPC 的分离和鉴定具有较高的敏感性和特异性。但也有证据显示,目前应用的标志物并不能很好地将它和造血干细胞相鉴别。除细胞表面标志物外,细胞的功能如集落形成和 DiI 标记的乙酰化低密度脂蛋白摄取也可进一步明确 EPC 的表型。EPC 可分为造血系统来源 EPC 和非造血系统来源 EPC,其中造血系统来源 EPCs 包括形成集落的 EPC、不形成集落的 EPC、骨髓源性 EPC 等,主要存在于骨髓。EPC 也可分为早期 EPC 和晚期 EPC,其表面标志和功能也各有不同,早期 EPC 功能尚不稳定,易衰老,既表达内皮细胞特异性抗原,又表达单核/巨噬细胞相关抗原如 CD11b、CD14、CD11c、CD45、CD68 等;晚期 EPC 不表达单核/巨噬细胞相关抗原,增殖能力很强,不易衰老。最近研究发现,两类细胞尽管有较大差异,但对血管形成却有相似影响。对早期 EPC 而言,旁分泌是其影响血管形成的主要方式,而晚期 EPC 则能形成管腔样结构,参与血管形成。目前已发现,EPC 在缺血组织的血管新生和损伤血管的再内皮化过程中起重要作用,随着对 EPC 认识的进一步加深,EPC 在动脉粥样硬化性疾病中的临床应用已成为目前干细胞治疗的研究热点。

二、外周血循环中内皮祖细胞数量的影响因素

EPC 主要来源于骨髓,并处于不同的分化状态,而外周血中 EPC 的数量则很少,仅占血液循环中单个核细胞的 0.01%,但在机体出现损伤及病变时,外周血 EPC 数量可出现明显变化。在不同状况下,机体可通过影响骨髓动员、损伤处 EPC 的归巢及循环中 EPC 的寿命等,从而调控和影响外周血中 EPC 数量。目前发现,影响外周血循环中 EPC 数量的主要因素有:

1. 年龄因素 老年人外周血循环中 EPC 的数量和功能是下降的。

2. 肥胖 可能使循环中 EPC 的数量和功能受损。体脂的降低和外周血 EPC（$CD133^+$ KDR^+）升高相关，提示体重的适当减轻和脂肪组织的比例减少可改善 EPC 的动员。

3. 运动 可上调循环 EPC 数量，并减少其凋亡。其机制可能至少部分经由 NO/VEGF 通路。Cesari 等发现 3 个月的体育锻炼干预可升高外周血 EPC 数量。Rehman 等报道，运动后试验者外周血中 EPC 较运动前可增加将近 4 倍。

4. 疾病因素 存在缺血性心血管疾病危险因素的患者循环 EPC 明显减少，循环 EPC 水平与 Framingham 心血管危险因素得分呈负相关。Loomans 等发现糖尿病 EPC 的数量与糖化血红蛋白的水平呈负相关，并与血管生成能力下降有关。急性心肌梗死和肢体缺血患者循环 EPC 的数量短期内可明显增加，而血管创伤如冠状动脉支架置入术也可诱导快速且短暂的 EPC 动员。高血压患者收缩压与循环中 EPC 水平呈负相关。

5. 生长因子 对外周血循环中 EPC 的数量和功能有影响的生长因子很多，如 VEGF、成纤维生长因子（FGF）、表皮生长因子（EGF）、转化生长因子（TGF-α）、基质细胞衍生因子（SDF-1）、胎盘生长因子、粒细胞集落刺激因子（G-CSF）等，其中以 VEGF 和 FGF 最重要。VEGF 可诱导 EPC 增殖分化，并与 EPC 表面的 VEGFR-2 的结合有关。Pitchford 等以 VEGF 预处理小鼠后，发现可通过与 VEGFR-2 结合动员骨髓 EPC，增加外周血中 EPC 的数量。

6. 激素水平 EPO、雌激素等可刺激和驱动 EPC 的释放而增加体内 EPC 数量。Masuda 等研究发现，循环中 EPC 数量变化与体内雌激素水平的变化呈正相关。

7. 同型半胱氨酸 有研究表明，高同型半胱氨酸与循环 EPC 数量具有相关性。Alam 等对临床脑梗死患者进行研究发现，其外周血 EPC 水平与同型半胱氨酸水平呈负相关，考虑 EPC 数量减少可能与同型半胱氨酸增加其细胞凋亡有关；而 B 族维生素的增多可使外周血 EPC 数量也增多。通过干预高同型半胱氨酸血症可降低脑梗死发生率的机制，并可能与改善 EPC 数量和功能有关。

8. 药物 HMG-CoA 还原酶抑制剂可通过上调 eNOS 的表达而促进 EPC 的骨髓动员，并可通过调节细胞周期调节基因，从而抑制 EPC 老化，提高细胞增殖力；同时 HMG-CoA 还原酶抑制剂还具有促进 EPC 动员至外周，以及在体外促进 EPC 分化的作用。HMG-CoA 还原酶抑制剂还可通过 PI3K/AKT 通路动员造血前体细胞和诱导其分化为 EPC，增加循环 EPC 数量。HMG-CoA 还原酶抑制剂阿托伐他汀使发病 1 周内急性脑梗死患者的外周血 EPC 数量和迁移力明显提高。Sobrino 等发现首次发病的急性脑梗死（发病时间<12 h）患者在使用阿托伐他汀（20mg/d）7 天后 EPC 数目较未使用的患者明显升高；而外周血 EPC 水平对预测疾病预后具有较高特异性（92%）和敏感性（88%）。Vasa 等观察到，阿托伐他汀可明显提高稳定型冠心病患者循环 EPC 功能和数量。

也有研究发现血管紧张素 II 受体拮抗剂可增加 2 型糖尿病患者循环 EPC 的数量，且其作用与降压作用无关，同时可调控 EPC 的凋亡、黏附及抗氧化应激和促进血管新生的能力。Honda 等发现，替米沙坦可呈剂量依赖性增加循环 EPC 数量。Bahlmann 等发现，依贝沙坦治疗的 2 型糖尿病患者，其循环 EPC 水平较安慰剂组显著升高。

研究显示罗格列酮在体内和体外也均有促进血管源性祖细胞分化为内皮细胞的作用，罗格列酮也可促使外周血单核细胞分化为内皮细胞。Werner 等研究发现，吡格列酮可提高EPC的迁移能力及集落形成能力，并可有效增加稳定型冠心病患者外周血EPC的水平。

临床上主要用于治疗多种缺血性疾病的一些中药对EPC也有一定作用，如葛根素、巴曲酶、人参皂苷Rg-1、通心络胶囊等活血化瘀药物。

三、动脉粥样硬化疾病与内皮祖细胞数量变化的关系

内皮损伤是动脉粥样硬化的基础病理损伤，而EPC是内皮修复的一种重要机制。研究显示，EPC可明显减轻动脉粥样硬化斑块的形成和发展，而EPC数量变化也可作为动脉粥样硬化斑块形成和进展的生物学标志。组织缺血性损伤可促进EPC从骨髓动员，从而使外周血中EPC数量显著增加。已发现急性心肌梗死患者外周血中$CD34^+$的单核细胞在梗死后可明显增加，在第7天可达到高峰，且第7天的外周血单核细胞进行培养所获的EPC数量也会远高于其在第1天采集的细胞。同样，在血管损伤患者及局部组织缺血的动物模型中也获得类似结果。各种动脉粥样硬化危险因素长期存在也可导致循环EPC减少且使其修复能力受损。有研究显示，在动脉粥样硬化危险因素如血管紧张素和缺氧的影响下，EPC功能将明显减弱。Moon等研究发现，动脉粥样硬化患者体内的EPC水平明显减少，而在存在明确动脉粥样硬化性心血管疾病的患者，外周血EPC水平则减少得更为明显。

1. 冠心病 和冠心病危险因素如年龄、吸烟、血脂异常等与外周血中EPC的数量密切相关。外周血中EPC数量与冠心病的Framingham危险因素呈负相关，且能更有效预测心血管事件的发生率。Schmidt-Lucke等认为EPC数量减少是预示动脉粥样硬化疾病进展的独立危险因素。Werner等则发现，较高水平的内生性EPC可有效降低心血管死亡的风险，也可降低主要心血管事件的发生率。Vasa等发现冠心病患者外周血EPC数量和迁移率降低，且随着冠心病相关危险因素的增加，外周血EPC数量和活力均出现相应下降，而高血压则是其中主要影响EPC迁移功能的危险因素。适当的体育运动可使冠心病患者循环中EPC水平升高，其机制与抑制EPC的凋亡有关。在心肌梗死患者中，外周血EPC水平通常有所上升。而支架内弥漫性再狭窄患者相对于局灶性狭窄而言，外周血中EPC水平常有明显降低。

2. 原发性高血压 高血压患者外周血EPC的数量和迁移活性均发现存在明显下降，不管其是否合并糖尿病和冠心病，其机制可能与机体紊乱的神经内分泌机制如肾素-血管紧张素-醛固酮系统的激活有关。

3. 脑血管疾病 有研究显示，脑出血急性期患者外周血EPC水平常会明显增加，其迁移、黏附的功能也会有所增强。而缺血性卒中后外周血EPC水平与脑梗死面积及预后相关，有研究显示，急性脑卒中可导致外周血中EPC水平一过性升高，在卒中发生后7天达到最高而30天后恢复到基线水平，且其数量增高水平通常与疾病严重程度呈负相关。Yip等发现，外周血$CD34^+$EPC水平可在卒中第2天有效预测神经损伤程度，在第90天预测脑卒中的不良预后。故外周血EPC不仅可作为缺血性脑卒中的生物标志物，预测其预后及神经损伤情况，同时对缺血性卒中可能有一定保护作用，上调EPC水平以改善缺血性卒中预后可能是一个有前景的治疗策略。

4. 颅内动脉瘤　内皮功能损伤通常被认为是颅内动脉瘤的始动因素。徐勇等建立颈内动脉瘤大鼠动物模型，发现外周血内皮祖细胞数量显著低于正常对照组，提示外周血 EPC 的降低可能是动脉瘤生成的一个重要因素；而增加外周血 EPC 水平有可能减少大鼠脑动脉瘤的发生，以及延缓其进展。

5. 烟雾病　是一种慢性进行性闭塞性脑血管疾病，又称自发性 Willis 环闭塞症。有研究显示烟雾病患者外周血 EPC 的数量明显高于健康人或动脉粥样硬化性脑血管疾病患者。而有研究显示，烟雾病患儿外周血 EPC 数量明显减少且存在功能缺陷，可能与烟雾病的发病机制有关。

6. 糖尿病　1 型和 2 型糖尿病患者外周血 EPC 水平均降低，其黏附、增殖功能及血管生成能力均出现不同程度受损，且与患者糖化血红蛋白水平呈正相关。Fadini 等认为，外周血 EPC 的水平和功能是糖尿病周围血管并发症的有效预测因子。

7. 脂代谢紊乱　血脂异常患者外周血 EPC 水平及功能均有明显下降。体外实验也发现，LDL、VLDL 均可影响 EPC 集落的形成；而 ox-LDL 则可促进 EPC 凋亡，并抑制其迁移、黏附及血管形成能力。

8. 其他　如尿毒症、勃起功能障碍、风湿性关节炎、COPD 等疾病患者均发现外周血 EPC 水平下降。

四、动脉粥样硬化发生机制与血管祖细胞的关系

近来研究发现，EPC 不仅参与胚胎血管生成，也参与出生后的血管新生和动脉粥样硬化发生发展过程。目前 EPC 作为动脉粥样硬化疾病中研究最多的祖细胞，被认为在动脉粥样硬化病变的发生和发展中具有保护作用，常代表内源性血管修复能力。作为一种生物学标志，外周血 EPC 可用于衡量血管功能及评价心血管危险因素，也与未来心血管事件的发生率有关。EPC 的缺乏会导致受损血管内皮修复障碍，同时促进心血管疾病发生。在小鼠模型中，人们发现外源性的 EPC 可驱向运动至受损血管处并抑制增生内膜的形成，而其数量的增减也与心血管危险因子息息相关。Rauscher 等报道，高血脂伴有动脉粥样硬化小鼠的血管祖细胞的动脉修复能力会出现明显衰竭；同时有研究显示，部分个体虽无症状，但由于存在相关心血管危险因子，其 EPC 水平也会下降，且伴随内皮功能的明显减退。

骨髓、循环血及血管外膜等原位 SPC 是动脉粥样硬化斑块中平滑肌细胞的重要来源，它们与来源于动脉中膜的平滑肌细胞一起共同参与损伤后血管重构过程。Tanaka 等认为，来源于骨髓及外周血的 SPC 主要参与初期动脉损伤后的血管重构，而来源于血管壁的 SPC 主要促进进展期动脉粥样硬化中斑块的稳定。有学者将 EPC 和 SPC 一起注射到裸鼠的缺血肢体中，发现 SPC 与 EPC 间也存在相互作用，SPC 对 EPC 作用表现为正性调节；脂肪基质细胞可促进 EPC 参与新生血管形成和稳定。在 Apo E$^{-/-}$ 小鼠的动脉损伤模型中，阻断 SDF-1 可使新内膜形成显著减少，这一现象提示，SDF-1/CXCR-4 轴参与新内膜形成和骨髓来源 SPC 的归巢，具体机制仍有待进一步研究。但也有相反的报道，Zernecke 等干扰 CXCR4 表达却使饮食诱导的 Apo E 缺陷或 LDLR 缺陷小鼠的动脉粥样硬化病变进一步加

重，并认为可能由于 CXCR4/SDF-1 轴并不仅仅介导 SPC 的归巢，干扰 CXCR4 表达同样也可能抑制 EPC 归巢至动脉损伤处从而抑制损伤血管修复。因此，SDF-1/CXCR-4 轴在动脉粥样硬化过程中可能具有双重性作用。

虽然目前认为 EPC 和 SPC 可能参与血管机械性损伤的修复机制，但其是否可抑制动脉粥样硬化发展却仍有一定争议。由于动脉粥样硬化机制十分复杂，动员或增加 EPC 能否作为抗动脉粥样硬化的治疗策略需要考虑更多方面，目前仍有许多问题亟待解决，但无疑是一个值得探讨的研究方向。

五、内皮祖细胞移植和动脉粥样硬化性疾病

EPC 在动脉粥样硬化的发展中具有重要保护作用，而许多基础和临床实验相继表明，EPC 移植能够修复受损心肌或血管。EPC 移植治疗缺血性心脏病或外周缺血性疾病，主要是通过直接注入已纯化的 EPC 至受损区或者运用如细胞因子、趋化因子及相关药物等促进 EPC 的释放、动员等，以促进血管新生和组织修复。在血管损伤和组织缺血的动物模型的相关研究中已证实，EPC 具有改善缺血和修复组织的作用，同时也有学者通过人造移植物生物工程技术进行了临床相关研究。EPC 移植治疗动脉粥样硬化性疾病主要应用于以下方面。

（一）EPC 移植和心肌缺血/梗死

动物试验证实，EPC 移植可改善心肌重构和左心功能。给裸鼠心肌梗死区域注入培养并提纯的 EPC 后，显示病变区域可检测到人类特异性心肌、血管平滑肌和内皮标记蛋白的表达。将自体 EPC 通过导管移植至猪缺血模型 4 周后，移植自体 EPC 组的心肌缺血区的侧支循环及左室射血分数均较对照组明显增加。给缺血裸鼠静脉注射 $CD34^+$ 细胞，发现左心功能明显改善，同时心肌细胞凋亡明显减少。给心肌梗死兔的心脏注入人类 $CD34^+$ 细胞，也发现其可改善心功能。将 EPC 注入裸鼠缺血皮瓣后，发现缺血组织的血管密度与注入内皮细胞或直接注入培养基相比有明显增加。

CXCR4 与 VEGF 联合使用可促进 EPC 动员和血管新生，从而改善梗死心肌的修复。血小板衍生生长因子 CC（platelet-derived growth factor CC，PDGF CC）、胎盘生长因子（placental growth factor，PDGF）、脑源性神经营养因子（brain-derived neurotrophic factor，BDNF），以及激素如雌激素、EPO 等均可可促进 EPC 动员。故 EPCs 动员也是促进 EPC 自我移植、改善组织修复和血管新生的重要手段和治疗策略。

有研究发现，基因修饰结合 EPC 移植可进一步提高其促血管新生和组织修复效果。对 EPC 进行基因修饰可加强其修复血管和组织的作用，Kong 等发现 EPC 移植可有效防止血栓形成，而上调内皮 NO 合酶表达可进一步增强 EPC 对内膜增生的抑制作用。EPC 体外转染 VEGF 基因后，改善大鼠心肌缺血的治疗效果较单纯 EPC 移植明显增强，其成活率和促血管新生效果更突出，而心肌细胞凋亡也得到明显改善，左室功能也进一步改善。

小规模临床试验也同样证实 EPC 移植可改善左心功能和心肌重构。心肌梗死后 6 周的

患者冠状动脉旁路植手术时同时将 AC133⁺EPC 直接注入梗死区周边，结果发现，术后患者心功能明显改善，且未发生室性心律失常。在急性心肌梗死祖细胞移植和再生增强试验中，实验者将分离提纯的 EPC 经冠状动脉注入患者获得再灌注的梗死心肌，4 个月后发现梗死动脉血流储备和梗死区心肌存活得到明显改善，而左心室射血分数也明显提高。TOPCARE-AIM 试验（2002 年）也显示，近期发生急性心肌梗死患者在经冠状动脉注射骨髓源或外周血来源的 EPC 后可使患者左心室功能和微循环灌注得到明显改善，而且没有严重心律失常和炎症反应发生。而一些 Meta 分析的结果也显示急性心肌梗死患者冠状动脉内注射 EPC 可使心肌梗死面积缩小，并改善左心室射血分数。虽然有关 EPC 移植的小规模临床研究取得了令人鼓舞的结果，但 EPC 移植治疗的临床疗效仍需长期、随机、大规模的临床研究来进一步评价。

（二）EPC 移植和周围血管疾病

周围动脉闭塞性疾病是常见的动脉粥样硬化性心血管疾病，通常发生于下肢，目前随着生活方式改变和社会老龄化演变，其发病率不断增加。EPC 可参与缺血或损伤组织的血管修复和新生，故 EPC 移植有望治疗动脉粥样性疾病所导致的缺血性损伤和疾病。近来研究表明，EPC 能特异性趋向或归巢至缺血部位并进一步分化成熟，参与组织修复和血管新生，故为周围动脉闭塞性疾病的治疗提供了新思路。Kalka 等建立肢体缺血动物模型，并对其进行人 EPC 移植治疗，4 周后，移植组缺血肢体血流与对照组比较增加 42%，毛细血管数目增加 100%，而肢体坏死和自身离断率则分别降低了 50%。Schatteman 等建立后肢缺血的免疫缺陷大鼠模型，并静脉注射人 EPC，结果显示，移植组大鼠肢体坏死情况及自动截肢情况较模型组改善了 50%。Murohara、Akita 等也都进行过类似实验，将脐血来源的 EPC 移植至免疫缺陷的裸小鼠缺血下肢，结果均发现其具有较强的促血管新生作用。Kawamoto 等也发现，移植 EPC 后其促血管新生的效果比移植成熟内皮细胞更显著。此外，EPC 移植也可恢复糖尿病小鼠和大鼠的缺血性损伤，Shatteman 等构建了后肢缺血的糖尿病裸鼠模型，同时将新鲜分离的 CD34 单核细胞注射到其体内，发现裸鼠的肢体血流有所改善。Chade 等给肾动脉狭窄的猪输注自体 EPC，4 周后也发现实验组血管生成增加，并改善血管重构及肾动脉纤维化。除了实验研究，相关的临床研究报道目前并不多，但也有研究取得一些可喜结果。有学者通过自体骨髓细胞移植治疗动脉闭塞或狭窄引起下肢缺血的患者，结果发现，移植 28 天后跨皮肤氧分压、踝-臂指数、无痛步行时间等指标均明显改善，静息痛等症状也明显减轻。国内外均有报道显示，在移植后患者缺血组织的血供得到显著改善，但长期疗效的评价仍有待进一步随访。

有研究显示，EPC 可促进损伤血管的内皮修复，并抑制内膜增生。通过球囊拉伤的动脉损伤模型进行自体 EPC 移植，发现标记的 EPC 可趋向运动至损伤部位，并促进内皮修复，同时内膜增生所致狭窄也得到明显抑制。Werner 等也发现 EPC 移植可明显促进导丝损伤鼠颈动脉的内皮化，且明显抑制内膜增生。Griese 等将自体 EPC 移植入损伤兔颈动脉后，也发现在第 4 天损伤动脉内皮就已基本修复，而对照组则无明显内皮化；即使在 1 个月后，干预组的内膜增生也比对照组明显改善。

一些细胞因子能促进 EPC 动员、迁徙，并促进局部组织的血管新生。Cho 等发现，放射治疗可减轻高脂血症加球囊扩张损伤后的内膜增生。但如以 GM-CSF 预处理后可上调外周循环中 EPC 水平，促使内皮修复，并增强放疗抑制内膜增生效果。Kudo 等用 G-CSF 动员骨髓干细胞至外周血，然后分离出 CD34$^+$EPC 进行自体移植，2 周后发现可使缺血肢体侧支循环增加。Kong 等发现，与盐水对照组相比，重组人 G-CSF 干预组球囊损伤后的鼠颈动脉在第 2、4 周复内皮化更完全，内膜增生也减少近 60%。通过促进 EPC 动员从而实现自我移植也是 EPC 移植中的一个重要的可行的策略。一些中成药也有报道可动员 EPC 并促进血管的修复。张喜成等发现，补肾生血胶囊可动员骨髓 EPC 并促进缺血肢体血管新生。杨博华等运用 EPC 移植联合活血益气类中药治疗下肢缺血患者，1 个月后发现患者症状明显减轻，踝-肱压力比提高将近 15%。

基因修饰联合 EPC 移植可进一步提高 EPC 移植改善肢体缺血的疗效。Iwaguro 等通过构建肢体缺血的乳鼠动物模型，发现注入表达鼠血管内皮生长因子 164 基因的腺病毒载体转染过的 EPC，与注入未经基因修饰的 EPC 相比，达到同样治疗效果所需的 EPC 更少，仅需要其 1/30，且所需时间更短。Murasawa 等将重组人端粒酶反转录酶基因转入 EPC 后发现，可诱导其分化为成熟内皮细胞，并促进肢体缺血动物模型缺血肢体的血管新生。但基因治疗联合 EPC 移植的长期疗效仍需更多研究和观察。如 Griese 等将组织型纤溶酶原激活物基因和水蛭素基因转入 EPC，并将其注入鼠颈动脉损伤部位，却发现虽可测得转入基因的稳定表达却未能有效抑制内膜增生。

（三）EPC 移植和脑血管病变

EPC 移植对脑梗死等脑血管疾病也显示出有益的治疗作用。CD34$^+$细胞可促进脑梗死后脑部血管新生和神经再生，可能与其内含有丰富 EPC 有关。有数据显示，EPC 干预 2 天后卒中局部脑皮质的血流量得到明显增加，梗死体积及神经缺损明显改善。由此可见，富含 EPC 的 CD34$^+$细胞具有促进缺血性卒中患者血管新生和神经再生的作用。以大脑中动脉闭塞缺血模型大鼠为实验模型，发现在脑缺血边界的微血管周围，EPC 移植 24h 后，经磁共振可发现被标记的 EPC，可见输注的 EPC 能定向迁移至梗死灶周围，而移植的 EPC 可减少梗死面积，促进神经及血管再生。将过表达 CXCR4 的 EPC 通过尾静脉移植注入有脑缺血病变的糖尿病模型小鼠中，发现其可减少脑梗死体积，可能与其增加缺血区的脑血管密度有关。EPC 移植也可减少糖尿病小鼠的缺血性脑损害，且脑梗死的长期预后有明显改善。富奇志等将神经干细胞（neural stem cells，NSC）联合 EPC 输注至大脑缺血半暗带区，结果发现 NSC+EPC 组对血管新生及神经发生的作用明显优于单纯 NSC 组或 EPC 组，可能与 EPC 促进 NSC 增殖、抑制其凋亡有关，但具体机制仍不是十分清楚。在脑卒中急性期，EPC 的功能及活力受到诸多不利因素影响，如炎症、自由基或者细胞因子介导的毒性反应等，故有学者提出脑梗死亚急性期提取的 EPC 比急性期 EPC 的促血管新生能力更强。外源性 EPC 未受或较少受负性因素影响，故可更强有力地促进缺血性卒中后的血管新生，但其细胞来源、时间、剂量、移植途径及其安全性均有待进一步研究。

同样有研究显示，促进自身 EPC 动员及移植也可改善卒中后脑缺血和修复，且可一定程度避免外源性排斥的可能。缺血性脑损伤区可释放血管内皮生长因子（VEGF）、缺氧诱导因子-1（hypoxia-inducible factor，HIF-1）、基质蛋白衍生因子-1α（stromal derived factor-1α，

SDF-1α）、红细胞生成素等，这些生长因子均可激活并动员骨髓 EPCs 入血，尤其 SDF-1α/CXCR4 轴在缺血性卒中后 EPC 的动员、迁移、归巢中具有不可忽视的作用。外周血 SDF-1α 浓度甚至可作为循环 EPC 数量的预测指标。有研究表明，在大鼠侧脑室内注射 SDF-1α，可增加脑缺血区血流量及骨髓源性细胞，从而促使梗死组织修复。孙宏毅等采用祖国传统医学的电针方法刺激大鼠"合谷穴"同时进行血清学检测，发现其外周血中 SDF-1α 的表达明显增加，同时外周血 VEGFR2+EPC、CXCR4+EPC 数量也明显增加，提示电针可增加外周血 EPC 数量及 SDF-1α 的表达。近年的研究也发现，HMG-CoA 还原酶抑制剂也能显著增加动脉粥样硬化患者血中的 EPC 数量及活性，提示 HMG-CoA 还原酶抑制剂可通过动员和活化 EPC 促进缺血局部的血管新生。

六、内皮祖细胞移植治疗动脉粥样硬化疾病的机制

目前，EPC 治疗动脉粥样硬化性疾病的作用机制尚未明确，但有研究显示可能与下列机制有关。

1. 移植细胞直接分化作用 EPC 可分化成内皮细胞，具有血管再生的潜能，可整合于受损的血管丛直接分化发育为新生血管，促使梗死后的心肌缺血区的血管再生。但 EPC 可能还可横向分化为平滑肌细胞、心肌细胞。如 Yeh 等在实验中发现，外周血 CD34+ 的细胞可分化为成熟内皮细胞、平滑肌细胞及心肌细胞。而 Badorff 等则发现，将人外周血中的单核细胞分离出的 EPC 与新生小鼠的心肌细胞共同培育后，EPC 可与心肌细胞建立缝隙连接通讯，且表现出心肌细胞的典型表型及一些功能特征。提示人外周血 EPC 具有横向分化为心肌细胞的潜能。还有研究者以他汀类药物治疗过的冠心病患者为对象，取其外周血中 EPC 经培养后，发现其明显具有横向分化为心肌细胞的能力。

2. 促进心肌的血管新生 EPC 一方面通过自身的分化增殖可形成新生血管，另一方面也可通过旁分泌作用生成血管生成因子促进缺血局部新生血管的形成，这在体外实验和动物模型中均得到证实。Kawamoto 等发现，注入的 EPC 可通过上述趋向运动到达心肌梗死大鼠的缺血心肌，加速血管新生，而注射 EPC 后的大鼠侧支循环密度也有明显提高。EPC 的促进血管新生的作用在肢体缺血性动物模型中也同样得到证实。

3. 移植细胞的自分泌、旁分泌功能 在移植早期，EPC 主要通过分泌血管生成因子促进血管新生。在移植过程中，EPC 本身可分泌 VFGF、表皮生长因子、肝细胞生长因子、成纤维细胞生长因子等细胞生长因子，这些生长因子可通过旁分泌通路释放，最终可促进内皮细胞增殖及血管生成，同时也可发挥细胞保护作用，改善移植微环境，促进组织修复。

4. 抑制血栓形成，降低病变的危险性 EPC 还可通过抑制血小板活化、聚集和黏附，抑制血栓的形成和发展，从而改善动脉粥样硬化的形成和发展，降低斑块形成和破裂的危险。当前 EPC 与血小板活化的相关性研究已成为动脉硬化研究的热点。

七、内皮祖细胞移植治疗动脉粥样硬化疾病的局限性

当前虽然已知 EPC 对损伤血管内皮的重建和缺血组织的血管新生有积极的调节作用，但 EPC 如何实现自我更新、是否存在其他可动员 EPC 并促进其分化和归巢的调节因子，

以及其具体调节途径仍尚未明确。而 EPC 移植治疗在动脉粥样硬化疾病的临床应用仍存在一些关键性问题亟待解决。

1. 缺乏 EPC 特异性的表面标志 如上所述，EPC 与造血干细胞起源相同，它们常具有多个共同的抗原，如 CD34、AC133 或 VEGFR2 等，目前主要通过这些标志来追踪 EPC，但 EPC 特异性的表面标志尚未发现，所以目前分离、纯化 EPC 尚有一定难度。而移植细胞的纯度可能直接影响治疗效果，甚至有可能增加治疗并发症。因此寻找新的特异性标志物以提纯 EPC 是目前 EPC 移植治疗中的另一关键问题。MAGIC 临床试验之所以会提前终止，其原因就是 G-CSF 动员 EPC 同时增加支架内再狭窄发生率。对 EPC 的研究尚处于初级阶段，仍有许多问题亟待解决。

2. 循环 EPC 不足 EPC 运用于临床治疗的前提是循环中有足够量的 EPC。目前这也是 EPC 治疗中的最大问题和局限。动脉粥样硬化疾病患者，甚至仅存在部分心血管危险因素的患者，其自身的外周 EPC 在数量及质量都已存在不同程度的缺陷，这使自体 EPC 治疗疗效常常得到严重制约。受体动物需要接受 $(0.5\sim2.0)\times10^4/g$ EPC 的注射才能使缺血肢体得到满意的再灌注，以此推算需要 12L 血才能使一个人获得足够数量的 EPC 来改善严重的肢体缺血，更何况患者血循环中 EPC 的质量和数量较正常人均明显降低。故全身性的 EPC 移植途径往往不是疗效最佳的移植途径。

3. EPC 的增殖能力有限 外培养扩增 EPC 的同时往往伴随细胞衰老和表型改变。理论上将骨髓或外周血 EPC 分离、纯化、扩增再进行移植效果更好，但增殖能力有限成为移植治疗的瓶颈。

4. 伦理原因 将分离、纯化的 EPC 应用于临床治疗，从安全及伦理角度也是当前需要面临的另一个挑战。

5. 致瘤作用 EPC 的促血管形成作用同时也可能会促进潜伏肿瘤的血管形成，从而增加恶性肿瘤血液途径转移的可能。

6. 基因变异的风险 联合基因疗法可提高 EPC 的功能，基因治疗联合 EPC 移植往往可进一步提升疗效，但对 EPC 行基因修饰时，载体 DNA 可与宿主基因随机整合，从而潜在地增加宿主自身基因表达改变的风险。

虽然 EPC 移植治疗动脉粥样硬化疾病的临床应用仍有一定局限性，但随着基础研究和临床研究的进一步进展，EPC 移植在治疗动脉粥样硬化疾病领域必将具有广阔前景。

第三节 干细胞移植和心肌血管再生

随着细胞学、分子生物学及材料学等的迅猛发展，学者们提出了再生医学的概念，也就是对受创伤或衰竭的组织和器官实现人工再生与再造。再生医学是研究组织或器官受损后修复和再生的一门重要的分支学科，再生医学可运用生物学及工程学的理论和方法，促使创伤以及组织器官的缺损生理性修复，或构建新的组织与器官以维持、修复、再生或改善损伤组织和器官功能。目前再生医学主要通过研究干细胞分化及组织创伤修复与再生等机制，以达到促进机体自我修复与再生构建新的组织与器官的目的。

早在 20 世纪 80 年代，Langer 和 Vacanti 等学者就提出，结合工程学与生命科学的理论和技术可在体外构建种植体或装置以修复人体缺损组织,达到替代受损器官的一部分或全部功能的目的。由于组织工程学和干细胞研究的快速发展,在心血管修复治疗中开辟了充满前景的新兴领域,并把再生医学进一步提升到一个新的高峰。随着生活方式变化和社会老龄化,心血管疾病发病率和医疗费用也不断增加,而再生医学则可能从根本上治疗疾病,是更彻底更有希望的治疗方案。虽然目前再生医学新技术的费用仍然很高且临床应用仍存在较多问题,但长期来看却前景广阔。美国也正在拟定一项《针对再生医学的推动性方案》,准备把再生医学提升到国家级别的战略高度。再生医学作为当前医学领域的研究热点,日益受到各国政府及医学界的重视。目前干细胞治疗与组织生物工程已成为再生医学中不可或缺的一部分,它将是除药物治疗与手术治疗外的另一种治疗疾病的重要方法和策略,并必将逐步成为未来医学革命的主流。目前再生医学已发展成为一个多学科交叉并迅速发展的研究前沿领域,其主要包括以下四大领域:干细胞与克隆技术、组织工程、组织器官代用品、异种器官移植。而针对心血管疾病的治疗方面,再生医学主要包括细胞移植治疗晚期心脏病及人工瓣膜和管道的组织构建。

一、心血管再生医学的细胞材料或干预药物

再生医学研究的核心问题之一就是移植细胞源(即种子细胞)的筛选和培养。因为心肌细胞作为终末细胞,分化成熟后无法增殖和再生,如何促使梗死或凋亡的心肌再生并发挥其应有的功能,是当今心血管疾病治疗中面临的巨大挑战。现阶段各种治疗尚无法促使梗死或凋亡的心肌再生,而心肌梗死后可导致严重的负性心室重塑,从而引起心力衰竭和心律失常。20世纪90年代以来,随着再生医学的迅猛发展,干细胞因为具有多向分化的潜能和自我复制能力等特点成为研究的热点,从而翻开心血管疾病治疗的新篇章。干细胞移植可通过干细胞的成肌潜能增加心肌细胞数量,恢复心脏的结构和功能。目前在心血管再生医学研究中应用的细胞供体种类很多,包括心肌干细胞、胚胎干细胞、骨髓干细胞、骨骼肌生肌细胞、内皮祖细胞、成熟心肌细胞、平滑肌细胞、胎儿或新生心肌细胞及成纤维细胞等。

目前,在再生医学的心血管疾病研究领域中,干细胞是研究比较多的细胞供体,根据分类方法的不同,可以按照干细胞的来源和所处的发育阶段分为胚胎干细胞和成体干细胞,也可以按照分化潜能的大小将干细胞分为:全能干细胞、专能干细胞、多能干细胞。

(一)胚胎干细胞

胚胎干细胞具有分化为全身各组织细胞的潜力,通过目前实验研究显示,小鼠的胚胎干细胞可通过人工诱导分化成具有功能的心肌细胞、神经细胞及胰岛细胞,并可用于相关疾病的治疗。从小鼠早期的胚胎中提取的胚胎干细胞在体外未分化的前提下具有稳定增殖并分化成胚胎和成体内各种细胞的能力,而通过小鼠胚胎干细胞培养分化的内皮细胞能形成血管结构及血管网,以及广泛的血管形态发生。同时通过建立的急性心肌梗死和缺血性心肌病的动物模型,人们也发现胚胎干细胞移植后能在梗死部位形成稳定的心肌组织结构。但由于胚胎干细胞来源的问题,使其研究和使用受到很大限制,目前同样有许

多因素限制胚胎干细胞移植的临床应用,如胚胎干细胞的增殖分化潜能具有致癌变的风险、细胞供体来源的缺乏、免疫排斥反应及伦理学等诸多问题均阻碍了胚胎干细胞移植的临床应用与发展。

(二) 成体干细胞

成体干细胞是指组织或器官特异性干细胞,其具有修复和再生的能力,普遍存在于许多组织和器官中,主要用于维持细胞功能的稳态。目前在骨髓、外周血、脑、心脏、脂肪、肝脏和骨骼肌等组织均发现有成体组织干细胞。相比于胚胎干细胞,成体干细胞的分化能力相当有限,只能特异地发育成起源部位的组织或胚层细胞。目前发现成体干细胞在胚胎发育期后即停留在相关组织中,在出生后一直处于相对静止期,只有在一定的条件刺激下才能激活并分化发育成该组织或细胞,从而满足组织的生长和修复的要求。目前尝试用于治疗的成体干细胞主要包括骨骼肌干细胞、骨髓干细胞和外周血干细胞等。

1. 骨髓干细胞(BMC) 是具有多向分化潜能的干细胞,由多种特殊表现型和功能不同的细胞组成,在特定的条件下能被诱导分化为心肌细胞、血管内皮细胞及平滑肌细胞。BMC 主要包括造血干细胞及祖细胞等 CD34 阳性的干细胞和骨髓间充质干细胞等 CD43 阴性的干细胞。BMC 具有容易获取、自生起源的特点,且可分化为心肌细胞或脉管细胞,因此备受广大研究者的青睐。骨髓细胞中的骨髓基质细胞、造血干细胞和内皮前体细胞均可分化成心肌细胞或心肌样细胞。在临床研究中采用的 BMC 成分不尽相同,其中以骨髓中单核细胞最为常见,也有研究采用未分离的骨髓细胞(其中包括单核细胞、多形核细胞、淋巴细胞及巨核细胞),还有研究者使用 AC133 阳性的单核细胞,这些细胞中包括骨髓中的非造血干细胞,即 CD34 阳性细胞,后者具有很强的血管再生能力。

(1) 骨髓间充质细胞(MSC):是骨髓来源的多能基质细胞,MSC 起源于中胚层,具有多能性,是可自我复制的骨髓非造血组织的前体细胞,在适当的条件下可进行扩增并具有向一系列组织谱系分化的潜能。通常情况下,MSC 作为多能干细胞就具有向骨细胞、软骨细胞和脂质细胞分化的潜能,而在一定诱导条件下,也可分化为内皮细胞、平滑肌细胞、心肌细胞等,从而促进血管生成和心肌新生。MSC 特点是易获取、自身起源、体外易扩增和可以冷藏保存。体外实验已经证实,MSC 可被诱导分化为心肌细胞,同样近 10 年的基础研究和临床研究也表明,MSC 移植治疗可改善心肌梗死后的左心功能。但由于 MSC 细胞成分复杂,干细胞含量低,因此其对梗死心肌的修复作用相当有限,同时 MSC 移植的安全性仍需长期观察和随访。目前对 MSC 移植改善心脏功能的机制仍存在争议,部分学者认为其可能与促进血管再生和细胞融合有关。骨髓干细胞相关临床研究比较多,但获取细胞的方法需严格要求无菌,获取的细胞数量也相当有限,而且容易混杂有外周血,因而受到一定限制。同时,由于 5-氮杂胞苷氨酸虽可诱导 MSC 分化为心肌细胞,但也可能诱导其他基因表达,故其表达形式往往不易控制,目前人们对其临床使用的安全性仍有所担忧。

(2) 骨髓造血干细胞:目前发现造血干细胞拥有诱导分化成内皮细胞和心肌细胞的潜能,从而可促使缺血的心肌组织再生,有研究显示荧光标记的造血干细胞注射到心肌梗死区后可促使心肌新生。而在另一项小鼠心肌梗死模型的研究中也同样发现,细胞因子能加速造血干细胞动员，注射生长因子或粒细胞刺激因子均可大幅度提高血液循环中的造血干细胞，并改善患者心功能。

（3）极小胚胎样干细胞（VSEL）：2006 年 Kucia 等首次提出该概念。VSEL 是一种存在于骨髓中的异种干细胞群体，其与胚胎干细胞十分类似，VSEL 具有与胚胎干细胞相似的形态学特征及三向分化潜能，同时由于其本身的细胞特性又可避免胚胎干细胞的免疫排斥反应、伦理争议，以及与胚胎干细胞相关的某些潜在的不利影响。VSEL 是一种表达 CXCR4 受体的干细胞，表达胚胎干细胞的多能性标记蛋白，包括 $CD133^+$、$CD34^+$、$CXCR4^+$、Lin^-、$CD45^-$等；在适当条件下 VSEL 可分化为 3 个胚层的细胞，其中也包括心肌细胞。正常情况下，VSEL 数量极少，但发现急性心肌梗死后大量 VSEL 可被动员至外周循环中。急性心肌梗死后 48h 心肌输注 VSEL 可明显改善左心功能和心肌重构。但由于 VSEL 的数量很少且还随年龄增长不断衰减，故在一定程度上对其临床应用有所限制。

2. 外周血干细胞　包括造血干细胞、内皮祖细胞及其他祖细胞群，一般在外周血单个核细胞中便可获取。成人外周血 CD34 阳性干细胞主要指外周血造血干细胞和祖细胞，目前有研究已证实其具有分化成内皮细胞、心肌细胞、平滑肌细胞的潜能，而且这种分化在心肌缺血区显得更为明显。外周血干细胞的特点主要有：可自生获得，同时在外周血采集便捷，易于纯化，同时可使患者免受抽骨髓之痛。干细胞没有明确的形态学特征，其主要表现为淋巴细胞样的单个核细胞。

（1）内皮祖细胞（EPC）：是一种理想的再生医学的细胞材料，为骨髓所固有并滞留在骨髓组织，但也可由外周血中的单核细胞转化而来。EPC 在组织受到缺血或损伤时可被动员到外周血并归巢到缺血损伤组织，从而分化成内皮细胞并形成新的血管。从骨髓中动员的 EPC 可直接到达血管损伤部位，分化为内皮细胞，并形成新生血管以重建完整的血管网。但是该过程也受到许多因素的影响：在体外，缺血缺氧刺激可提高 EPC 的迁移能力；研究显示雌激素也可直接刺激 EPC 的分裂和移行；而 VEGF 不仅可通过自分泌机制调控使外周血单核细胞分化为 EPC，同时也是促使 EPC 动员与增殖的关键刺激因子之一，因此在血管新生的信号调控中可能起关键作用。

（2）心肌祖细胞/心脏干细胞：心脏干细胞（cardiac stem cell，CSC）是指存在于胚胎和成体组织中的多能干细胞，能够分化为心肌细胞、平滑肌细胞和内皮细胞等，在心脏的发生发育，以及出生后心肌修复更新中均起重要作用。心肌祖细胞是最初从小鼠心肌中分离出的一种具有分化能力的未成熟的但已经定向分化的心脏细胞，是一种具有限定分化和增殖能力的专能干细胞，可由 CSC 分化而来，对于心肌修复也起重要作用。目前已证实心脏干细胞是存在于胚胎和成体组织中具备特异性心肌分化潜能的多能干细胞，其与间充质细胞一样可能分化成心肌细胞,包括胚胎干细胞源性 CSC 和成体源性 CSC。CSC 具有 c-kit 和肌源性转录因子等干细胞标志，并有自己的表型标志，如 $Sca-1^+$、$CD45^-$、$CD31^+$、$CD38^-$等，同时能够表达大部分的转录因子，虽然其不具备心肌结构基因，却能通过诱导培养表达肌钙蛋白-Ⅰ及间隙连接蛋白-43 等心肌标志蛋白。CSC 的增殖潜能极强，可为心肌组织再生提供一个可供选择的种子细胞来源。近年来，研究证实，成体心肌组织中也有心肌祖细胞，可参与心肌再生，修复梗死心肌。有研究显示，在大鼠局部梗死心肌内注射 CSC 可改善心力衰竭大鼠心电生理重构，并改善心肌重构和左室功能。CSC可在催产素或曲古菌素等药物诱导下分化为功能性心肌细胞，而将其移植入缺血区域后发现，其可改善心肌结构与功能。CSC能迅速分化、增殖、发展成结构和功能成熟的心肌细胞和血管系统，故可有效修复受损心肌组织，是一种较理想的心肌修复细胞。但由于目前心肌祖细胞缺乏特异性表面标志物，故对其增殖、分化等生物学特征尚无明确结论。同时，这类细胞在采集、扩增和储存等方面仍存在较大困难，故临床应用受限。

（3）骨骼肌成肌细胞：为骨骼肌来源的干细胞，又称肌卫星细胞，是被发现于人骨骼肌组织中的一种能重建修复创伤后肌肉组织的前体细胞。骨骼肌成肌细胞存在于成体骨骼肌中，占骨骼肌细胞总数的 4%~8%，并随年龄增长而减少。成肌细胞可通过肌肉组织活检体外培养获得。当骨骼肌组织受损后，骨骼肌成肌细胞就会激活，并分裂增殖形成再生肌纤维，其主要作用在于局部修复损伤的骨骼肌细胞。有学者将从患者股外侧肌获得的骨骼肌成肌细胞移植到梗死心肌促使心肌再生，结果发现，其具有良好治疗效果。然而也有研究发现，将骨骼肌成肌细胞移植至心肌微环境中虽然可使其分化为与心肌细胞相类似的慢收缩细胞并改善心肌收缩功能，但却无法与宿主细胞形成紧密联系与同步收缩。

（4）脂肪间充质干细胞（adipose mesenchymal stem cell，ADMSC）：是在脂肪组织中普遍存在的一类多功能干细胞，但主要位于皮下和内脏周围的脂肪组织中。目前已发现，ADMSC在体外具有向多种细胞和组织分化的潜能，其可分化成心肌细胞、平滑肌细胞、内皮细胞、神经细胞，以及脂肪、软骨、骨和骨骼肌等组织。有研究发现，ADMSC移植治疗也可通过分泌多种细胞因子以促进组织再生等方式参与心肌修复，其修复和再生功能与骨髓间充质干细胞有相似之处。有研究显示，将ADMSC移植到大鼠梗死心肌后可明显改善心功能，并可表达心肌和血管特异性标记蛋白。Valina等研究发现，脂肪间充质干细胞经冠脉内移植可促进心肌梗死后猪心脏功能恢复。同时有研究显示，皮下的ADMSC移植后对心脏功能和心室重塑的改善效果可能更好。ADMSC由于来源广泛、取材容易、给患者带来的痛苦较小，同时ADMSC也具有免疫原性低的特点，目前已受到越来越多的研究者的关注，成为目前再生领域的研究热点，ADMSC无疑为干细胞移植治疗提供了一类新的移植细胞种类的选择。

（三）诱导的多能干细胞

诱导的多能干细胞（induced pluripotent stem cell，iPSC）是利用导入特定基因的方式使其在人成体组织细胞高表达，并使该体细胞成为具有高度自我更新和多向分化潜能的干细胞。由于iPSC拥有分化为具备心肌特异性分子结构和功能的细胞的能力，因此已经成为冠心病干细胞移植治疗的新选择。Nelson等率先将iPSC应用于心肌梗死治疗的相关研究，发现移植的iPSC可分化为心肌细胞、血管平滑肌细胞及内皮细胞，并能抑制心室结构和电重构，明显改善左心功能。虽然通过采集患者自身组织构建iPSC具有避免免疫排斥反应的优点，但由于iPSC的构建需要以病毒作为载体，因此有导致病毒扩散及致瘤性风险。有研究显示，皮下注射5×10^5个iPSC即可导致肿瘤形成，故iPSC的临床应用仍需进一步研究。

(四)其他

用于修复心肌研究的细胞供体种类繁多,除了以上讨论的干细胞,成纤维细胞、平滑肌细胞、骨骼肌生肌细胞、成熟心肌细胞、胎儿或新生儿心肌细胞、心肌祖细胞也都有被用于观察和研究的相关报道。

1. 成纤维细胞　有研究显示,自体起源的成纤维细胞可抑制基质降解,改善心肌重构而提高心脏收缩功能,并促进血管新生。

2. 肌上皮细胞　把从骨骼肌细胞中分离出的肌上皮细胞直接注射到心肌缺血区域,结果发现,肌上皮细胞移植不管是在移植细胞的存活能力还是减少瘢痕组织、促进血管再生,以及内源性心肌细胞的增生与存活等方面,都比成肌细胞或内皮细胞移植显示出更好的效果。

3. 心肌细胞　由于新生儿心脏尚处于发育阶段,故其心肌细胞具有分化为成熟心肌细胞的潜能。Thorsten 等学者研究发现,将新生小鼠心肌细胞注射到心肌梗死的瘢痕组织后可改善心肌梗死后的组织灌注。

(五)再生医学药物

再生医学药物是指利用药物的某种作用激活机体的修复机制,改善受损器官或组织的局部微环境,从而促进器官组织再生和功能恢复的一大类新药。目前再生医学药物可根据其作用机制的不同而分为如下几类:①促进再生的相关生物活性因子。目前发现许多生长因子具有促进组织再生及功能恢复的生物活性,如 BMP、bFGF、NGF 等生物活性因子由于具有促进骨、皮肤、神经再生等功能已被广泛应用于临床并逐步实现产业化;VEGF、EGF、IGF、HGF 等生长因子也已进入临床试验阶段,不管是将这些生物活性因子单独应用或是通过基因转导入相关细胞,都发现其具有明确的促进机体或组织修复的作用。②改善微环境,通过药物去除影响再生的不利因素的再生医学药物,如阿仑磷酸钠可抑制炎症、改善局部微环境、促进组织再生。③促进内源性干细胞的动员、归巢和分化,促进血管新生及组织修复,如一些干细胞动员剂:粒细胞集落刺激因(G-CSF)等已用于临床,而 plerixafor(商品名为 mozobil)作为一种 CXCR4 趋化因子拮抗剂,可明显提高造血干细胞的移动性,也作为血液系统用药获美国 FDA 批准上市。这些再生医学药物具有广泛的临床应用前景,但仍有一些问题有待解决,如 MAGIC 试验发现,G-CSF 联合冠状动脉内外周血干细胞注射可使左室收缩功能及心肌灌注得到明显改善,但也发现其明显增加了支架内再狭窄的发生率。MAGIC Cell-3-DES 试验则观察 G-CSF 动员联合冠状动脉内注射外周血干细胞对急性心肌梗死和陈旧性心肌梗死的效果,结果发现,与对照组相比,急性心肌梗死细胞移植组左心室功能和心肌重构均显著改善,陈旧性心肌梗死患者则无明显改善,但冠状动脉血流储备有所增加;而在药物洗脱支架治疗基础上,并没有发现干细胞治疗增加患者的再狭窄发生。

二、干细胞移植与心血管再生医学

干细胞移植可促进心肌再生并改善心功能,目前已成为再生医学领域的研究热点。2000

年，法国巴黎蓬皮杜医院最早在 CABG 同时移植自体成肌细胞，随后多个中心开始将干细胞用于临床。2002 年，德国 Strauer 进行了世界上第 1 例心肌梗死患者经导管骨髓干细胞冠状动脉移植术，并取得有效改善心功能和减少梗死面积的良好疗效，随后干细胞研究的迅猛发展为干细胞移植治疗心血管疾病带来新的希望，但也带来许多亟待解决的问题，需要进一步的探索。

再生医学是基于一系列干细胞生物学的突破性发现而发展起来的医学史上的一场革命，随着再生医学的发展，人们有望将多能干细胞或胚胎干细胞移植于损伤部位从而实现组织器官的重建和再生。目前再生医学主要包括三大研究方向：一是人体组织工程，二是干细胞移植，第三种称为药物或基因疗法，即通过调控干预因子诱导再生。自身骨髓干细胞、心脏干细胞、成肌细胞及外周血干细胞移植等的相关研究目前都已进入 I 期临床阶段，而临床研究结果初步显示，无论是骨髓干细胞（BMSC）还是成肌细胞移植都具有良好的疗效。在这里主要探讨干细胞移植在再生医学中的临床应用。

（一）骨髓干细胞与再生医学

BMSC 具有免疫原性低，易分离及扩增简单的特点，其已被证实可促进血管再生并改善心肌纤维化和心功能。BMSC 移植用于治疗心肌梗死始于 2001 年，目前除急性心肌梗死外，其他心脏疾病如陈旧性心肌梗死和严重心肌病，以及由各种原因引起的心力衰竭等也都有施行自体骨髓干细胞移植治疗的相关研究。C-CURE 研究结果显示，慢性心功能不全患者心脏内注射 BMSC 后，患者的 NYHA 心功能分级、生活质量、存活率等均较对照组明显改善。而大量临床试验结果证实，经冠状动脉行 BMSC 移植可改善急性心肌梗死后左心室收缩舒张功能及冠状动脉血流储备。Orlic 等在患者急性心肌梗死后将自体 BMSC 经冠状动脉移植注入梗死区，1 个月后发现左心室射血分数明显提高，心肌梗死面积显著缩小。Hare 等首次发现，对缺血性心肌病合并有左心室心功能障碍的患者通过心内注射自体或异体的 BMSC 后，均能缩小心肌梗死的面积并改善左心室功能。而与自体 BMSC 移植相比，异体 BMSC 移植在临床应用中也并未显现出明显的免疫排斥反应。异体细胞源为 MSC 治疗缺血性心脏疾病大规模临床应用提供了可能。复旦大学附属中山医院临床研究也同样证实，同种异体 BMSC 移植可改善急性心肌梗死患者心功能，但对陈旧性心肌梗死患者的左心室收缩功能没有影响，但可改善舒张功能。REPAIR-AMI 研究则表明，采用自体骨髓间质干细胞移植治疗急性心肌梗死，具有安全可行性，而且联合冠状动脉介入治疗可体现出更好的疗效，临床事件也相对更少。STAR-Heart 研究是一项大规模的针对慢性缺血性心力衰竭的 BMSC 移植治疗的临床研究，结果表明，与对照组比较，选择性冠状动脉内骨髓基质干细胞移植的患者心脏射血分数及运动能力得到显著改善，病死率显著下降。美国 OSIRIS 治疗中心首先应用异体 BMSC 治疗缺血性心肌病，发现经静脉移植异体 MSC 到心肌梗死患者后，患者左心室收缩功得到明显改善，胸痛和心律失常发生率也明显降低。C-Cure 技术是目前国际上最新研究的干细胞移植技术，其机制是将患者骨髓中提取的间充质干细胞体外培养并诱导分化为具有自我修复潜能的心肌前体细胞，然后再通过心导管 C-Cath 植入心肌受损部位，从而发挥其修复潜能并改善患者心功能。目前 C-Cure 干细胞治疗心功能不全的研究已获批准在美国和欧盟进行Ⅲ期临床试验。而在一项大规模的病例对照研究中发现，研究者将自身骨髓干细胞植入缺血严重的患侧肢体，结果第 24 周患侧肢体侧支循环和静息痛均获得明显改善。

目前 BMSC 移植的临床试验结果仍存在一定争议。Zhang 等学者就对 5 个随机对照研究共 525 例急性心肌梗死患者进行 Meta 分析，发现在随访 3~6 个月后冠状动脉内 BMCs 移植组患者与对照组比较，左心室收缩功能有改善，但主要心血管事件差异却无统计学意义。BOOST 试验也是针对心肌梗死后经冠状动脉移植自体 BMSC 的随机对照研究，结果发现细胞移植 6 个月后患者左心室收缩功能较对照组明显改善，但在 18 个月时两组患者心功能未显示出统计学差异。FOCUS-CCTRN 研究中也发现，与安慰剂组比较，经心内膜注入自体骨髓单核细胞移植组的患者左心室收缩期末容积、最大耗氧量及其他临床治疗效果均无明显差别，仅左心室收缩功能有所改善。最近公布的 HEBE 试验结果也显示，BMSCs 治疗后左心室收缩功能并未得到明显改善。ASTAMI 研究也报道在改善左心室射血分数、左心室容积和梗死面积等方面，BMSC 移植治疗并未显示出优势。TIME 研究和 Late-TIME 研究也显示骨髓单核细胞移植未能明显改善左心功能。临床试验结果存在差异的原因目前尚不清楚，可能与入选患者的心功能基线水平的差异、自体干细胞分离的方法不一、干细胞移植的数量不等、植入的时间、途径及治疗的剂量不同等有关，因此 BMSC 移植仍需进一步的临床研究观察其疗效。

（二）心脏干细胞与再生医学

心脏干细胞是另一种具备特异性心肌分化潜能的多能干细胞，能在特定的条件下诱导定向分化为心肌细胞、内皮细胞和平滑肌细胞等，已在心脏再生修复中显示出耀眼的临床应用前景。心脏干细胞目前也有相关临床研究。SCIPIO 研究是观察心脏干细胞（CSC）治疗缺血性心肌病的 I 期临床试验，研究发现，心肌梗死后左心室射血分数≤40%的患者在经冠状动脉内注射自体 CSC 后，4 个月后心脏磁共振成像显示左心收缩功能明显改善且梗死面积减少，1 年后这一效果更为明显。心脏肌球衍生细胞（CDC）是被发现能向其他心肌祖细胞亚型转化的另一种类型的心脏干细胞。CADUCEUS 研究发现，将自体 CDC 植入心功能失代偿患者心肌梗死相关动脉 6 个月和 1 个月后，发现患者梗死部位的梗死面积明显缩小，心肌存活数量明显增加，局部的心肌收缩力也显著增强，但没有明显改善整体心脏功能。上述研究结果均显示经冠状动脉移植 CDC 治疗缺血性心肌病是有效和可靠的。虽然内源性 c-kit+CSC 一直被认为是受损后新生心肌细胞的主要来源，但是 c-kit+细胞的获取及心肌再生潜能仍存在一定争议，上述问题有待更多的研究进行进一步探索和解决。

（三）骨骼肌成肌细胞与再生医学

骨骼肌成肌细胞来源广泛、获取简单，故成为首类用于心力衰竭再生治疗的干细胞。成肌细胞移植治疗最早应用于心脏直视手术患者，在骨骼肌成肌细胞移植 I 期临床试验中，研究者发现在旁路移植手术时将成肌细胞注入心力衰竭患者，心肌可明显增强患者心肌收缩力。同时有研究表明，通过经皮导管将骨骼肌成肌细胞移植至缺血性心肌病心力衰竭患者心脏的缺血区域，也可改善患者心肌重构和左心功能。以慢病毒为载体转导入骨骼肌成肌细胞，发现转染后细胞中 Cx43、BNP 等心肌特异性相关基因的 mRNA 表达明显增加，提示转入基因可促进骨骼肌成肌细胞向心肌方向分化。但 MAGIC trial 试验作为首次成肌细胞移植的随机对照研究却发现：在心脏直视手术下通过心外膜将成肌细胞注射在有瘢痕的部位后，患者左心室功能并未得到改善，反而增加心律失常的发生。

（四）内皮祖细胞与再生医学

有研究显示，EPC 可参与心肌修复。Aicher 等以放射标记研究证实，心肌梗死过程中移植的 EPC 可归巢于心脏。TOPCARE-AMI 研究发现，接受循环前体细胞（内含内皮前体细胞患者）和骨髓细胞冠状动脉移植的患者 1 年后左心室射血分数均增加，心肌梗死面积减小，且未引起明显并发症，故证明经冠状动脉注射进行祖细胞移植是安全的。Britten 等用增强磁共振成像分析证实，心肌梗死患者经冠状动脉内移植成体祖细胞可改善梗死后心肌重构。PERFECT-Ⅲ 作为一项大规模多中心随机对照临床试验发现，与单纯冠状动脉旁路移植相比，冠状动脉旁路移植联合 $CD133^+$ 细胞心肌内注射可明显改善患者左心功能。Katritsis 等曾报道急性心肌梗死患者接受自体 MSC 和 EPCs 联合移植后，患者左心功能和心肌灌注均较对照组明显改善，同时可有效减少心律失常的发生。Assmus 等将自体同源祖细胞经冠状动脉移植 4 个月后，急性心肌梗死患者与对照组比较，梗死面积明显减少且左心功能得到改善。以上研究均证实，EPC 移植治疗冠心病是可行的，而在干细胞移植和分子生物学迅猛发展的今天，EPC 联合基因治疗将有可能获得更多的发展空间。

（五）人脂肪来源间充质干细胞与再生医学

脂肪来源的间充质干细胞具有与骨髓间充质干细胞相似的生物学特性和分化潜能，有望成为组织工程和基因治疗的新型种子细胞。人脂肪来源间充质干细胞（hADMSC）经动物实验表明，可有效改善缺血性心脏损伤，改善心功能并减轻心肌重构。hADMSC 在心脏缺血再灌注损伤动物模型中已显示出良好的修复能力，但目前在临床相关研究尚不多。有研究发现，hADMSC 可向内皮细胞分化，却很少向心肌细胞分化。其心肌修复作用可能主要依赖于旁分泌的细胞因子，减轻心肌细胞凋亡及促进血管新生。

现有大多数研究表明，干细胞移植可改善组织缺血或促进组织再生，早期动物实验中虽发现干细胞移植后可分化为心肌细胞，但目前大多数学者认为干细胞移植对心功能的改善可能通过其他机制，如移植细胞分泌细胞因子促血管新生、改善缺血心肌存活、诱导心脏自身干细胞向缺血区迁移等。目前干细胞促使心肌再生的相关临床研究在国内外仍处于探索阶段，现有研究发现，经冠状动脉或心肌内注射干细胞是较为安全有效的，但对其有效移植细胞浓度、最佳移植时间及致再狭窄和远期成瘤性的风险尚不明确，仍有待进一步研究。

三、心血管再生医学的干细胞移植方式

将干细胞注射至相应的缺血损伤部位是组织血管再生的一个重要环节，因为准确而有效的移植是干细胞移植最大限度发挥治疗疗效的必然要求，目前干细胞移植的主要方法包括静脉注射、心肌内直接注射、心内膜注射及经冠状动脉注射四种。这 4 种移植方法各有

优缺点，心肌内直接注射、心内膜注射及经冠状动脉注射属于侵入性方式，而非侵入方式包括干细胞动员和静脉回输。

（一）侵入性方式

1. 开胸直接注射术移植路径　主要是在开胸直视状态下直接心肌内注射。通过开胸直视心脏，直接将细胞注射到心外膜下心肌细胞缺失的部位，植入的干细胞能在心肌特定的局部微环境中分化为成心肌细胞和血管内皮细胞，抑制心肌重构、改善心功能、促进血管新生。心肌内注射的干细胞移植研究早期始于动物模型，这种方式需开胸手术，技术难度及创伤较大，但此方式也具有如下几个优点：①定位准确，该法可准确地将细胞注入治疗靶目标区。②量化准确，可明确移植进入心肌的实际细胞数。③便于检测，因移植细胞局限于注射点，从而便于分析和检测。大多数的心肌再生实验表明，通过心肌内注射的移植干细胞能在心肌局部的微环境中转化为成心肌细胞和血管内皮细胞，并能增加毛细血管密度，缩小瘢痕面积，改善心肌重塑，最终改善心功能。Min 等学者将人骨髓间充质干细胞与人胎心细胞联合移植至猪梗死心肌边缘，结果发现可明显改善心功能，而且梗死区静息血流明显增加。Chachques 等在冠状动脉旁路移植术时心肌内注射自体 MSC，术后行心脏磁共振显像分析发现，左室射血分数明显改善，梗死面积减少。但开胸直接注射法移植手术创伤较大，目前主要适宜于冠状动脉旁路搭桥术等外科开胸手术，故开胸心肌内注射干细胞的临床应用受到一定限制。另外，直接心内注射能否引起室性心律失常的发生仍有待进一步证实。除了直接注射，另一种方法是在肌电图引导下经皮以导管为基础的心肌内注射，由于肌电图可分辨存活心肌，故注射时可精确定位到有存活心肌的区域。

2. 经皮穿刺导管介入移植路径　经皮穿刺导管心内膜注射可依赖最新左心室电机械定位技术准确定位心肌缺血的部位、明确心肌缺血的程度和存活情况，并通过注射导管经心内膜进行干细胞移植注射。该法可将干细胞准确移植到心肌缺血区域和周边区域的心内膜下，不仅直观准确，安全性也在近期研究中得到证实。该方法属于微创操作，但需特殊的定位设备，但是高压注射技术也有导致移植细胞坏死甚至心脏穿孔的风险，也易致心律失常，故难度相对较大。微创疗法经心内膜心肌注射也可由心肌自动导航系统标测出坏死心肌从而引导注射导管精确注射移植细胞到目标区域，辅助完成干细胞移植。Fuchs 等通过心内膜注射自体骨髓细胞治疗慢性缺血性心肌病的患者，结果患者心绞痛评分及注射区负荷诱导的心肌缺血均有显著改善。Perin 等对终末期缺血性心肌病患者进行经心内膜自体骨髓细胞移植，结果发现心肌可逆性缺损面积明显减少，左心室功能也明显改善。有研究以铁荧光颗粒标记 MSC，可在磁共振-荧光透视指引下精确定位并注射至梗死区和边缘，通过在体 MRI 可清晰显示铁标记的骨髓干细胞，并与组织学检测基本一致。但是需要注意的是，心室内导管有损伤心肌的可能和诱发室性期前收缩及短阵室性心动过速的风险。

3. 经冠状动脉内移植路径　经冠状动脉内注射是通过介入的方法将干细胞经冠状动脉注射到靶目标区域，具有创伤较小、操作相对简单的优点，有一定的临床应用前景，但这种方式也有引起心肌梗死的风险。在介入治疗过程中，对已经开通的相关梗死血管可注射植入干细胞，干细胞能经特异性的信号受体识别并穿过血管壁从而进入损伤心肌间质，在相关梗死及周边区域均匀分布。该方法最显著的优点是充分利用现有的导管通道，无需额外手术或创伤，时间较短，操作相对简单。Strauer 等在 2002 年开展第一项人冠状动脉内干细胞移植的临床试验，结果发现 3 个月后通过冠状动脉内植入自体骨髓单核细胞的患者血流动力学及心室的节段运动能力均得到明显改善。TOPCARE-AMI 系列临床试验也发现，接受再灌注患者在行外周血单核细胞冠状动脉内注射后左心功能和存活心肌均明显增加。Heeschen 等以经冠状动脉内移植骨髓或外周血来源的 EPC 治疗急性心肌梗死患者，结果表明两种来源的 EPC 均可改善左室射血分数，未观察到明显炎性反应和心律失常。在 post-AMI 研究中，人们发现移植干细胞向心肌"归巢"现象只存在于冠状动脉内注射方式，而通过静脉注射的方式并没有这种现象。但经冠状动脉注入的移植细胞，尤其是体积较大的细胞类型如骨髓间充质细胞，有可能带来微血管栓塞的问题。此外，干细胞移植可能会增加支架内再狭窄的发生率。而且对于晚期缺血性心脏病患者，由于干细胞无法进入缺血心肌组织，可能效果欠佳。

4. 超声指导下冠状静脉内注射　Siminiak 等在冠状静脉血管内超声导管（TransAccess 导管系统）指引下，将患者自体骨骼肌成肌细胞透过静脉壁注入心肌梗死后心力衰竭患者心肌内，但随访并未发现临床获益，但表明该途径是可行的。Thompson 等曾介绍一种新的超声微注射导管系统，可将 MSC 精准地注射至前壁、侧壁等心肌部位，而且并未发生相关并发症。

5. 经冠状窦注射　Vicario 等将猪自体新鲜骨髓来源细胞经冠状窦注射，2 周后发现梗死部位心肌新生血管明显增加，而冠状动脉造影并未显示侧支循环有所增加。而另一项研究也发现，稳定型心绞痛患者自冠状窦注入新鲜骨髓来源细胞可使心肌血流灌注得到改善，冠状动脉造影也发现侧支循环明显增多，操作中并未发现心血管不良事件及并发症的增加。

6. 心腔注射　Toma 等学者将人 MSC 注射至免疫缺陷小鼠的左心室腔 1 周后，发现移植 MSC 可表达 α-肌动蛋白、β-MHC、心肌肌钙蛋白 I 等心肌标志蛋白。Aicher 等以标记的大鼠内皮前体细胞经左室腔注射，结果发现注射后心脏放射活性占全身的 4.7%±1.55%。

7. 腔镜下注射　腔镜技术的发展也为干细胞移植提供另一条可供选择的途径，Thompson 等曾在胸腔直视下成功为猪进行骨骼肌成肌细胞注射，显示胸腔镜可作为干细胞注射的一种可选途径。

（二）非侵入方式

非侵入方式包括干细胞动员和静脉回输。

1. 干细胞动员　自我移植是应用促血管生成因子或 G-CSF 动员骨髓干细胞进入外周血液循环，并在损伤区域微环境下诱导分化修复损伤组织。干细胞动员、归巢、转化的信号机制尚未清楚，目前认为 G-CSF 和基质细胞来源因子-1（stromal cell derived factor, SDF-1）等在其中可能担当重要角色。外周血中干细胞正常情况下只占极少数，组织损伤如心肌梗死时可吸引干细胞归巢于损伤部位，但数量极少。注射 G-CSF 可促进骨髓干细胞动员，这是一项已被广泛应用于血液病临床治疗的一种安全性非常高的非侵入性的治疗方法，目前急性心肌梗死的动物实验和 I 期临床试验中也证实，G-CSF 治疗是安全的，并可改善左心功能。Seiler 等通过注射 G-CSF 促进骨髓干细胞动员来治疗不稳定型心绞痛，2 周后发现患者心脏侧支循环的形成较前明显改善，然而，新近的一项 Meta 分析却显示不同的结果，G-CSF 治疗急性心肌梗死患者时并没有显示出明显的治疗作用，仅在亚组分析中有所体现，结果显示，只可改善及时再灌注患者的左心收缩功能。该方法适合那些不宜行血管重建的患者，简单易行，无创伤性，且无须对干细胞分离采集和再输注，也没有异体干细胞移植所面临的来源困难和免疫排斥等问题，故适合在广大基层医院进行推广，但是该方法也有其缺点：疗效不太肯定、大量的细胞动员后是否会增加斑块的不稳定性仍不明确。干细胞动员结合细胞因子或局部干细胞治疗是否具有更确切的疗效有待进一步的临床观察与研究。

2. 静脉注射　是最简单的方法，不需要心脏手术和导管介入，具有损伤小、操作简易、易于被患者接受等优点，值得指出的是，该方法也有不可忽略的缺点：移植的细胞数量大，成功率低，通过静脉移植的骨髓间充质干细胞容易被肝、肺、脾、淋巴结等其他器官阻留，从而使归巢干细胞减少，而静脉注射移植如骨骼肌、心肌细胞等体积较大细胞也有在其他器官的脉管系统形成微血栓的危险。Ciulla 等通过股静脉注射大鼠骨髓单核细胞后发现，移植细胞可归巢至心肌梗死区域，且所迁移的细胞数与梗死的面积有关，而在梗死周边区域及正常的心肌组织中并未发现移植细胞。Nuri 等通过静脉注射移植外周血干细胞到急性心肌梗死患者，结果发现移植的干细胞能主动迁移至梗死心肌区域，并明显改善心肌梗死后患者的心功能。

移植途径的选择是干细胞再生治疗的又一重要问题。干细胞的植入途径对于向损伤组织中移植入大量有活性的细胞非常重要，而目前干细胞移植治疗心肌梗死的过程中，针对移植途径却尚无公认的最佳方案。Li 等在分别将 MSC 经心内膜、冠状动脉和静脉三种途径注入猪心肌梗死区域，结果发现经心内膜内 MSC 具有局部特异性，远端定植的 MSC 较少；而经冠状动脉移植 MSC 的临床效果最明显，但冠状动脉内注射降低了远端动脉血流，增加了心肌损伤；经静脉内注入 MSC，在心肌梗死区并未见到大量 MSC 的定植。故以上的移植途径，在临床应用中各有其优势和不足，目前均需进一步临床研究以证实哪种移植途径更安全有效。

（三）干细胞移植的最佳时机

移植时机是影响移植细胞存活及疗效的重要因素。心肌梗死后由于炎症细胞的浸润，缺血再灌注损伤及微循环障碍等因素引起的炎症、水肿等病理改变将不利于移植干细胞的存活，然而急性心肌梗死所引起的血管内皮生长因子（VEGF）和 SDF-1 等细胞因子表达上调却能促进移植干细胞向梗死部位归巢、增殖和分化，因此，移植时间过早可能使移植干细胞在局部恶劣的微环境中死亡，而移植过晚可能不能达到预期的疗效。目前有多个临床试验对干细胞移植时机的选择进行研究，有研究显示，与心肌梗死后 1h 相比，梗死发生后 1~2 周进行干细胞移植干细胞存活的数量明显增多、心功能改善也更为显著并且梗死面积明显缩小。REPAIR-AMI 研究也发现，心肌梗死 4 天内行 BMSC 移植并未显示出临床获益，而在梗死发生后的 4~8 天进行骨髓干细胞移植却发现心功能得到一定改善。然而在 MYSTAR 研究中，联合采用经心肌及经冠状动脉双途径移植自体 MSC 治疗伴有左心室功能不全的心肌梗死患者，急性心肌梗死早期（3~6 周）及晚期（3~4 个月）移植干细胞均安全有效。

对心肌梗死后干细胞移植的最佳时机各执己见，有研究认为急性心肌梗死后 1 周属于细胞移植的最佳时间，也有认为大鼠心肌梗死后 1 周内梗死区域炎症反应最显著，而第 2 周行干细胞移植才能使心功能改善更为明显，然而，包括心肌梗死后再灌注的时间、方式、梗死区域的面积、基础心功能，以及移植干细胞的数量、种类和移植方式等一系列的因素均可影响细胞移植的最佳时机，因此现有临床试验及动物实验尚不能给出确切的干细胞移植的最佳时间窗，仍然需要更多的大规模临床随机对照研究进一步观察和证实。

四、干细胞/祖细胞与血管组织工程

再生医学与组织工程的发展相辅相成。组织工程是近年随生命科学、材料科学，以及相关物理、化学学科而发展兴起的一门新兴学科。组织工程主要是研究、开发或修复、维护、构建人体各种组织或器官损伤后的功能和形态的生物替代物，其核心是建立细胞与生物材料的三维空间复合体，然后将细胞-生物材料复合物植入人体组织、器官的病损部位，作为细胞生长支架的生物材料逐渐被机体降解吸收，同时植入细胞不断增殖、分化，对病损组织进行形态结构和功能的重建并达到永久性替代。组织工程学为再生医学的崛起开辟了崭新的道路，再生医学是一场意义深远的医学革命，其复制组织和器官的新观念标志着一个生物科技人体时代的到来。

（一）心肌细胞贴片

细胞注射移植的方法虽然简单，但是由于其不能大量的移植细胞，以及移植后细胞的低存活率的问题限制其临床应用前景，因此，为提高心肌细胞移植技术的临床应用，Okano 等研究出一种温度敏感的培养皿，培养的心肌细胞随温度变化可脱落而形成细胞贴片。有研究发现，通过注射方法进行细胞移植仅有 10% 的移植细胞能在心脏内存活，而将心肌细胞贴片进行皮下移植却发现移植细胞绝大部分能够存活。Itabashi 等应用心肌细胞贴片进行移植治疗，结果显示移植细胞的存活率明显增高。有学者将骨骼肌成肌细胞贴片植入犬受损的心室壁，观察发现可提高左心功能，同时改善心肌重构和心肌纤维化。Liu 等将 MSC 掺入到纤维基质内构建生物聚合体斑片，并通过内镜技术使之贴近缺血心肌，也可有效促进 MSC 在缺血心肌的迁移和归巢。冠状动脉旁路移植术作为冠状动脉狭窄或闭塞的外科治疗最有效的手段，在开胸直视条件下进行心脏贴片缝合使干细胞治疗有可能成为冠状动脉旁路移植术后的一个辅助疗法。细胞贴片的另一个优点就是它可进行分层并用来改变组织的厚度。故心肌细胞贴片方法无疑为将来的细胞移植技术提供充满前景的新工具。

（二）组织工程血管

1. EPC 包被血管或支架 脐血来源的 EPC 可向内皮细胞定向分化形成人工血管衬里，取材方便且有较强的增殖能力，故作为种子细胞在构建组织工程化血管中的应用日益得到关注,并在体外和在体试验中均取得满意效果。体外直接将 EPC 包被在移植物或支架上的方法进行试验,结果观察到损伤血管能够快速复内皮化且能抑制血栓形成与内膜的过度增生。Kaushal 等将外周血 EPC 种植于脱细胞基质构建组织工程血管,发现移植至羔羊体内后可改善血管通畅性。周振华等在支架表面涂布胶原,利用双官能偶联剂 SPDP 与 CD34 抗体化学键合,将 EPC 种植其上,结果支架基本内皮化,生物学功能良好。许多临床研究已经证实,将 EPC 种植在移植物、支架或生物工程血管可产生有生物活性的内皮层,并能预防支架内血栓和再狭窄的形成。目前,随着相关研究的进展,EPC 已成为构建组织工程化血管的重要种子细胞。

2. EPC 捕获支架 除了将 EPC 直接种植到移植物表面,也有研究采用抗 CD34 等抗体包被移植物的方法捕获结合 EPC。已发现使用抗 EPC 膜受体的抗体如抗 CD34 抗体包被移植物或支架,能在体内捕获 EPC 然后定植到支架表面,从而促进支架表面的内皮化,降低支架内血栓发生率。Kutryk 等将 CD34 抗体涂层支架置入猪的冠状动脉,发现 48 h 后包被抗体的支架表面就形成完整的内皮细胞层。张基昌等观察 CD34 抗体包被冠状动脉支架对猪冠状动脉再狭窄的影响,发现置入 4 周后内膜增生面积及狭窄面积较裸支架大为减轻,其疗效与紫杉醇支架类似。2003 年第一个 EPC 捕获支架在荷兰鹿特丹置入患者体内。Aoki 等应用抗 CD34 抗体捕获涂层支架治疗冠心病患者,发现 6~9 个月后冠状动脉狭窄得以改善,心血管事件发生率明显降低。HEALING 研究发现,EPCs 捕获支架置入成功率达 100%,置入后 1 个月内没有发生主要心脑血管事件,同样在术后 9 个月主要心脑血管事件的发生率也只有 6.3%。这个令人振奋的临床研究结果证实该支架的安全性。但一项随机对照试验研究却发现:ST 段抬高型心肌梗死患者应用 CD34 涂层支架治疗,其支架内再狭窄的发生率高于裸支架。HEALING-Ⅱ多中心注册研究也发现支架置入术抗再狭窄作用仍不理想。他汀联合血管 EPC 捕获支架的治疗也并没有减少支架内再狭窄的发生。而 Rotmans 等运用这种抗 CD34 抗体包被移植物的方法进行研究,也发现尽管移植血管有较完整的内皮覆盖,但却加剧流出道的内膜增生,提示抗 CD34 抗体包被移植物的临床运用可能仍存在一定潜在风险。究其原因,可能是目前还没有找到能够明确识别 EPC 的特异性表面标志,故抗 CD34 抗体捕获的 EPC 不纯,可能影响内皮修复的效果,并有可能促使内膜进一步增生。随后有学者结合近腔洗脱血管 EPC 捕获技术,以及西罗莫司构建新型的"组合支架",该组合支架可有效抑制内膜生长,同时促进内皮覆盖。REMEDEEE 研究是应用组合支架的一项临床观察,研究结果显示,与紫杉醇洗脱支架比较,晚期管腔丢失类似,而 9 个月主要不良心脏事件率组合支架组为 8.7%,而紫杉醇组为 11.0%。两组均无支架内血栓形成。EPC 捕获涂层支架作为新型生物工程支架为支架置入后并发症的防治提供新的策略,但其临床应用的安全性及远期疗效仍需进一步的观察研究和评价。

五、干细胞移植和再生医学中存在的问题

尽管目前在干细胞移植用于心血管再生医学的研究已取得较大进展,但要真正做到全面临床应用,仍有许多科学问题亟待解决,如最佳种子细胞和移植途径的选择、移植细胞

滞留率和存活率问题的解决、移植排斥反应问题及相关法律和伦理学问题等。而随着上述关键问题的解决,干细胞移植和再生医学必将成为心脏病患者重要的治疗手段。目前亟待解决的问题主要有以下几个方面。

(一)如何选择适合移植的干细胞种类

动物实验已证实,胚胎干细胞和诱导多能干细胞能够分化为成熟、有功能的心肌细胞,但因存在免疫原性、有致瘤风险、涉及伦理和法律等问题,目前尚未将这两种细胞用于临床实践。未选择的单核细胞中 EPC 的比例相对较低,而单核细胞成分的异质性可能导致治疗效果的不确定性。这也可能是很多临床试验结果与临床前研究结果不一致的原因之一。

(二)干细胞的提取、扩增、纯化、分化

干细胞移植面临的关键问题是需要大数量高纯度干细胞,而其纯度和活力可能影响细胞移植的治疗效果,甚至有可能导致与预期相反的结果。例如,MAGIC 临床试验中以 G-CSF 动员干细胞治疗心肌梗死患者,却发现增加了支架内再狭窄发生率。George 等研究发现,在 Apo E 剔除小鼠中 EPC 移植会增加主动脉斑块形成。Rotmans 等发现,抗 CD34 包被移植血管可能刺激流出道内膜的过度增生。患者循环中 EPC 的缺乏和衰老,以及移植治疗所需的 EPC 的数量,均局限了 EPC 移植的疗效,但由于缺乏特异性的表面标志,目前分离、扩增、纯化 EPC 也仍有一定难度。

(三)干细胞移植方式和最佳时机的选择

MSC 移植后存活率过低等问题影响其对心功能改善的效果,人的成肌细胞移植后成活率更低。移植微环境对移植后干细胞在体内的存活及分化有重要作用,但正如前面所探讨的,干细胞移植方式和最佳时机仍需要大样本随机临床试验进一步证实。

(四)干细胞移植的安全性

众多研究已证实,干细胞移植应用于心血管再生医学的有效性,而其备受争议的是它的安全性,限制其临床应用。

1. 致心律失常 干细胞移植到梗死区后,有时与宿主细胞不能形成有效的电机械偶联,可能诱发或加重心律失常。干细胞移植可能增加交感神经活性,而移植过程中的机械损伤及炎症刺激也可导致一过性的心律失常。例如,骨骼肌成肌细胞移植后患者发生室性心律失常的概率明显偏高,以至于接受细胞移植的患者需常规安装除颤型起搏器。但是 REPAIR、TOPCARE、BOOST TRIAL 等几个大规模临床研究结果表明:与对照组比较,干细胞移植后并未使恶性心律失常的发生率有所增加。

2. 混杂细胞的不良作用 非分选骨髓有核细胞常被目前绝大部分的临床试验使用,然而其中未被过滤分选去除的白细胞也带来局部炎症反应,同时也导致过多细胞停留率、较低存活率及分化能力低下等诸多问题。

3. 干细胞的致瘤性和伦理学问题 干细胞所具有的致瘤性及伦理学带来的问题限制

其临床应用。有研究显示，EPC 可能会加速潜伏肿瘤的新生血管的形成，使血行转移的概率增加。鉴于干细胞的基因修饰时载体 DNA 与宿主基因整合的随机性，因此，有可能会使宿主本身基因表达发生变化的风险增加。例如，Djouad 等将 MSC 与 B16 黑色素瘤细胞一起植入到健康大鼠体内后，发现可诱发黑色素瘤，而黑色素瘤细胞的单独植入却并未诱发黑色素瘤。

4. 其他 干细胞治疗也可能导致其他问题，如致再狭窄作用。Kang 等对心肌梗死支架置入术后患者进行前瞻研究，随机分为 3 组：自身骨髓干细胞组、G-CSF 动员外周干细胞组和对照组。结果发现自身骨髓干细胞移植组的 5/7 例和 G-CSF 动员组 2/3 例发生支架内狭窄，最终提前终止了实验。

目前干细胞移植治疗心血管疾病表现出其独特的优越性，其在一定条件下可分化形成有功能的心肌、血管、内皮等组织，以修复甚至替代已经损伤或坏死的心肌和血管。干细胞移植和再生医学的蓬勃发展为医学的发展带来无限希望，也带来许多亟待解决的问题。而在广大学者的不断努力下，干细胞移植和再生医学必将为动脉粥样硬化性疾病的防治开辟新的篇章。

第四节 动脉粥样硬化性疾病的生长因子靶向治疗进展

生长因子是指一类存在于生物体内的生物活性蛋白质或多肽类物质，在细胞及组织的生长、发育过程中发挥重要调节作用。生长因子作为通过细胞间信号传递影响细胞活动的一类多肽因子，可由多种细胞分泌产生，可通过干预细胞间信号传递并影响细胞功能活动，促进或抑制细胞的分裂增殖、迁移及调控基因的表达，并在生物体的发育、创伤修复过程中发挥重要作用。近年来，随着生长因子生物学作用相关研究的不断深入，多肽生长因子在动脉粥样硬化性疾病中的组织修复和血管新生中的应用前景越来越受到人们的关注和重视，本节将主要介绍动脉粥样硬化性疾病的生长因子靶向治疗，尤其是在组织修复与血管新生中的应用前景和最新进展。

一、动脉粥样硬化性疾病与生长因子信号调控

生长因子作为一种信号传递因子，很容易受复杂的局域环境的影响，故不同的环境下，生长因子可参与并表达出多样而复杂的生物效应。在内膜损伤的血管，生长因子通过自分泌、旁分泌及胞内分泌等方式，甚至形成内生性的生长调控环，促使表型改变的平滑肌细胞发生迁移和增殖，从而导致内膜增生和再狭窄。大多数生长因子的生物效应是通过控制基因的转录而实现的，生长因子能促使细胞原癌基因的表达，如 c-fox、c-myc 的表达在内皮细胞生长因子（EGF）、成纤维细胞生长因子（FGF）的作用下都可明显增加，甚至有些生长因子的片段或其受体本身就是原癌基因的产物，如 PDGF 的 B 链就是 SiS 基因的产物，erbB 癌基因的产物即截短的 EGF 受体。因此，认为生长因子实际上就是一种存在于细胞外的基因转录的调控因子。

生长因子作为一类存在于体内的生物活性因子，绝大部分是肽类生长因子家族的成员。

生长因子既可促进生长也可抑制生长，在相应的靶细胞表面高度亲和性受体的介导下，可在血管新生和组织修复中发挥重要作用。组织和血管再生过程非常复杂，且极其精密，包括血管内皮生长因子、碱性成纤维细胞生长因子、胰岛素样生长因子、血小板源性生长因子和转化生长因子β等在内的多种细胞因子参与调节这一过程。生长因子通常对细胞周期产生影响，具有促有丝分裂或抑制分裂作用；生长因子同时还作用于细胞运动、分化、血管生成、细胞存活及形态发生等。基础与临床研究均显示，动脉粥样硬化可导致靶器官不同程度的组织缺血和损伤，而在组织缺血损伤过程中，机体组织可通过生长因子逐渐建立起自身的侧支循环，靠代偿性血管再生以适应或抵御组织的缺血缺氧，同时启动组织修复重建过程以恢复缺血和损伤组织的结构和功能。

（一）血管内皮生长因子

血管内皮生长因子（vascular endothelia growth factor，VEGF）又称为血管渗透因子或促血管素，是目前所有促血管生成因子中研究最广泛最清楚的一个。VEGF 是最早在 1983 年由 Dvork 和 Coworkers 等在培养肿瘤细胞中发现的一种新型生长因子，能增加微小血管通透性。随后发现 VEGF 能特异性地作用于血管内皮细胞，并促进其增殖。VEGF 是分子量为 34～45kDa 的二聚体糖蛋白，由分子量为 17～22kDa 的两个亚基经二硫键聚合形成。VEGF 信号通路参与整个血管新生过程，发挥无可替代的作用。目前认为，VEGF 家族主要包括 VEGF-A、VEGF-B、VEGF-C、VEGF-D、VEGF-E 和 PLGF 6 种成员。其中，VEGF-A、VEGF-B 和 VEGF-E 主要作用于血管内皮细胞。VEGF 由两条 8 个外显子和 7 个内含子组成的 23kDa 的单链蛋白构成，VEGF 可特异作用于内皮细胞上的专一受体，促使内皮细胞增殖，并增加血管通透性。VEGF 有两种经典的高亲和力受体——VEGFR-1 和 VEGFR-2，两者均具有酪氨酸激酶活性，目前发现其主要分布于内皮细胞表面。VEGF 作为内皮细胞的特异性丝裂原，可有效促进内皮细胞的增殖及移行，并能调节血管紧张性，增加后毛细血管和小静脉等微血管对大分子的通透性，同时促进胚胎时期血管的形成，在维持血管的正常状态和完整性方面均可发挥重要作用。VEGF 在损伤和缺氧的双重刺激下，可通过与血管内皮细胞的受体结合，特异地直接作用于血管内皮细胞，促使内皮细胞分裂、增殖、迁移并诱导血管的形成。VEGF 的生物学功能主要有：①促进内皮细胞增殖；②促进血管生成；③增加血管通透性；④抑制细胞凋亡；⑤保护血管。VEGF 主要通过以下机制发挥其生物学功能：血管维持功能，抑制平滑肌细胞过度生长，保护内皮细胞，改变细胞外基质，抗炎，抗血栓形成等。有学者发现，在低氧刺激下，VEGF 的 mRNA 水平可迅速上升，同时其半衰期明显延长。Shimokawahara 等对冠状动脉闭塞患者的血清进行检测后发现，所有受检患者血液中 VEGF 局部浓度均明显增高，其中以完全闭塞组增高最为显著，提示 VEGF 的旁分泌效应在诱导缺血心肌毛细血管和小侧支血管生成过程中可能起关键作用，故用 VEGF 治疗有望改善组织缺血和促组织修复。

（二）胰岛素样生长因子

胰岛素样生长因子（insulin-like growth factor，IGF）是一类促增殖、抗凋亡的小分子多肽物质，分子量约为 7500kDa，与胰岛素具有一定结构同源性。IGF 是 Reinderknecht 等

1978年从血浆中分离出来的由70个氨基酸组成的单肽链蛋白质,可由内皮细胞、血管平滑肌细胞和心脏成纤维细胞等多种细胞合成和分泌。IGF家族由IGF-Ⅰ和IGF-Ⅱ组成,两者是同源的多肽物质,具有相似的化学结构及体外活性,但体内效应却差异明显。IGF-Ⅰ是包含70个氨基酸残基的单肽生长因子,与胰岛素相同的氨基酸序列大约为45%~50%;IGF-Ⅱ则含有67个氨基酸,分子量约为7000kDa,两者之间的结构与功能非常相似,同源性达52%。IGF家族的生物学效应以有丝分裂刺激作用及诱导或促进分化为主,IGF也是生长激素生物学功能的实际介导者,对机体组织及个体的生长过程具有重要意义。IGF具有许多生物学功能,如舒张血管、增强心肌收缩力、保护缺血心肌和促进侧支循环等效应。IGF-Ⅰ作为重要的心源性激素之一,在多种心脏的病理生理过程中发挥作用。IGF-Ⅰ不仅可刺激心肌细胞生长,影响心脏离子通道,增加心排血量,提高射血分数,也可抑制心肌细胞凋亡,促进心肌细胞增殖和肥大、维持心脏结构和增强心脏功能,因此在心肌梗死时,IGF-Ⅰ能够改善心肌重构、增强心肌收缩力。此外,IGF还能促进血管内皮受损后血管平滑肌细胞的增生与迁移,刺激其肥大和分泌细胞外基质,并参与动脉粥样硬化和再狭窄的发生。近年的研究表明,IGF-Ⅰ在促进梗死心肌血管生成、减轻心肌梗死后心肌损失、限制心肌肥厚等方面具有重要的作用,同时可改善心肌梗死后导致的心功能不全。Spallarossa等研究发现,冠心病组患者的血清IGF-Ⅰ水平明显低于非冠心病组;Juul等在健康人群中进行的前瞻性研究发现,血清IGF-Ⅰ水平的降低与缺血性心脏病有关;Janssen等在老年人群中的一项前瞻性研究中发现,具有一种以上心血管病临床表现的患者的血清IGF-Ⅰ水平明显低于正常对照组,但Lee等发现患者心肌梗死后血清IGF-Ⅰ水平明显高于正常对照,提示IGF可能在心肌梗死后血管新生和心肌重建中具有重要作用。

(三)成纤维细胞生长因子

成纤维细胞生长因子(fibroblast growth factor,FGF)是由多个受体和配体组成的多肽家族,是调节细胞增殖和分化的生长因子之一,其中最热门的研究是碱性成纤维细胞生长因子(basic fibroblast growth factor,bFGF)和酸性成纤维生长因子。FGF在机体内的许多组织和器官内均广泛分布,不仅能促进DNA的合成、细胞的分化及分裂,还具有舒张血管和血管生成等内分泌激素样活性,因此对血管的再生和组织的修复起重要作用。FGF-1是FGF家族重要的成员之一,也是首个被确认的血管生成因子,其正向调节作用对血管的形成十分关键,此外,FGF-1在组织器官的发育、血细胞的生成、伤口的愈合和肿瘤的发生过程中也均发挥重要作用。FGF-4还可通过自分泌和旁分泌途径影响心肌细胞的分化和增殖,并诱导间充质细胞的增殖,进而调节心脏早期的发育。研究发现,敲除FGF-16基因的小鼠心脏质量可出现明显下降,同时心肌细胞减少,提示FGF-16能够促进心肌细胞的增殖。bFGF因具有强大的促进内皮细胞和平滑肌细胞增殖、迁移和分化的作用,也是目前应用较多的一种血管生长因子,其生物学效应十分广泛,对血管形成、组织修复与再生、创伤愈合和神经组织的生长发育等均有影响。Rosell-Novel等发现,脑缺血损伤中bFGF的表达明显增强,并与毛细血管数目增加呈正相关。bFGF作为机体发育重要的内源性因子和调控蛋白,与肝素有很强的亲和力,且与肝素结合后稳定性明显增强,故成为FGF家族中临床应用最早、研究最成熟的药物。近年，bFGF 已在临床应用于各种创伤、难愈性溃疡，如对动脉和静脉闭锁不完全引起的溃疡、糖尿病患者溃疡等疾病的治疗。而也有研究发现，作为一种高效能的血管生成刺激因子，FGF 注入心肌缺血动物模型的狭窄冠状动脉内可增加缺血心肌微血管数目及血流量。覃杰等也发现，bFGF 可促进脂肪干细胞分化成心肌细胞和新生血管，并改善心脏功能。

（四）血小板源性生长因子

血小板源性生长因子（platelet-derived growth factor，PDGF）是一种碱性蛋白质，一般存储于血小板 α 颗粒中，由受损部位的巨噬细胞、平滑肌细胞及血管内皮细胞等多种细胞分泌。PDGF 包括 A、B 两条多肽链，以二硫键连接的方式聚合成同型或异型二聚体，共三种形式：PDGF-AA、PDGF-BB、PDGF-AB。PDGF 作为一个重要的炎症介质，能趋化中性粒细胞、成纤维细胞等，并可刺激成纤维细胞产生胶原及胶原酶，故在胚胎发生和发育、创伤修复、肿瘤形成与炎性疾病等过程中均起重要作用。PDGF 具有的生物学特性如下：①趋化性；②促细胞分裂效应；③增加细胞外基质的合成积聚；④血管收缩效应。此外，PDGF 还可影响细胞骨架重排及细胞结构。已有研究表明，PDGF 在诱导细胞化学趋向作用、肉芽组织形成、基质沉积等方面均起重要作用，故参与创伤愈合过程。PDGF 通常以一种自分泌或旁分泌方式作用于周围组织细胞，其促细胞增殖作用与组织炎症和纤维化进程密切相关。在慢性炎症刺激下，PDGF 可作用于结缔组织细胞并引起各种组织的纤维化，如肺、心、骨髓和肝等，同时 PDGF 还可诱导平滑肌细胞迁移和增殖，参与动脉粥样硬化形成机制。目前已发现高血压模型大鼠平滑肌细胞的 PDGF 受体水平出现病理性上调，而在动脉粥样硬化斑块中不仅发现有 PDGF mRNA 存在，而且在斑块内膜还发现有 PDGF 受体的表达。有研究显示，PDGF 的抑制剂 trapidil 可抑制 PDGF 受体的磷酸化，并减小内膜斑块的面积，而在相关动脉成形术后再狭窄研究中也出现类似现象。

（五）表皮生长因子

表皮生长因子（epidermal growth factor，EGF）是一种分子量为 6054kDa 的多肽生长因子，20 世纪 60 年代初由 Montalcini 和 Cohen 发现，1974 年从人尿中提纯得到了人表皮生长因子（hEGF）。hEGF 结合受体的部位为 20～31 位氨基酸残基，而 N 端和 C 端的氨基酸对维持结合部位构型的稳定非常重要，如其 C 端的精氨酸就参与蛋白质结合。EGF 结合其受体后，对靶细胞发挥生物学效应，在体内体外可诱导多种组织细胞生长、迁移，促使分化基因表达，并维持上皮细胞正常的新陈代谢。EGF 的效应无种属特异性，在人和小鼠体内产生的 EGF 对人成纤维细胞的作用和对受体结合的亲和力均相同。EGF 作为生长因子家族的一员，当其处于缺乏或过表达状态时均会打破细胞增殖与细胞凋亡间的动态平衡，从而产生致病效应。EGF 还可促进部分来自外胚层和内胚层的组织细胞分裂及刺激合成代谢，故能加速创伤和烧伤组织的愈合。在组织修复过程中，EGF 能产生化学趋化作用，促使细胞聚集于创伤区域并分泌生长因子，加速创伤修复，同时也可传递细胞分裂信号直接促使细胞增殖、修复组织。研究显示，应用 EGF 治疗烧伤时可促使创伤修复，通过 rhEGF

基因转染技术可促进烧伤患者的表皮细胞分泌表皮生长因子,从而加速创面的愈合。此外,EGF 还能促进受损的角膜上皮细胞愈合和角膜基质的修复,在临床上应用于角膜异物剔除术后、角膜炎、角膜外伤等均取得良好疗效。

(六)胎盘生长因子

胎盘生长因子(placenta growth factor,PLGF)是 1991 年由 Maglione 等从人胎盘克隆和提纯出来的生长因子,发现 PLGF 在诱导血管新生中可能起关键性作用,尤其是在局部缺血、炎症反应、创伤愈合及肿瘤生长等病理环境下。PLGF 缺陷对成体血管发育无明显影响,但在病理条件下却可明显抑制血管新生。Odorisio 等则发现过表达 PLGF 的小鼠的皮肤血管明显增多。PLGF 还可通过 SDF-1 动员单核细胞和巨噬细胞参与血管新生,同时可通过激活和募集平滑肌细胞和成纤维细胞,促使新生血管的成熟。

二、动脉粥样硬化性疾病与生长因子靶向治疗

近年来,生长因子在血管再生和组织修复方面的治疗作用日益得到重视,为动脉粥样硬化性疾病的治疗开辟新途径。生长因子治疗的目的是通过血管生长因子的促血管新生作用使缺血心肌或组织能够形成足够的侧支循环以恢复缺血心肌或组织的血流,以达到"分子搭桥"的作用。有研究显示,bFGF 和 VEGF 可参与血管新生和动脉形成过程,而 aFGF 则仅参与血管新生过程。目前生长因子治疗动脉粥样硬化性疾病有两种方式:蛋白治疗和基因治疗。

FGF 能促进血管形成和修复。有研究显示,aFGF 可抑制血管内膜增生,同时又能促进内皮细胞的增殖,因此 aFGF 可促进受损血管内皮的修复,可防止 PCI 术后再狭窄。bFGF 也可促进局部血流增加或血管再生。bFGF 作为高效能的血管再生刺激因子,在不同的动物模型中均可诱发血管再生。Yamamoto 等发现,bFGF 主要通过增加血管的直径即通过血管重构,而非总血管数目来改善心肌缺血。Liu 等发现,大鼠实验性心肌缺血时给予外源性 FGF-21 后梗死面积明显缩小,而通过小分子干扰 RNA 沉默抑制 FGF-21 的表达后,心肌梗死面积则明显增加。林灼锋等也发现,给予重组 FGF-21 处理可抑制 Apo E 敲除小鼠血管内膜的增厚和斑块面积的增加,可抑制小鼠动脉粥样硬化的进展。Iwakura 和 Sakakibara 等发现,在大鼠和猪的梗死心肌内直接注射 bFGF 微粒后血管密度增加。同时也有研究发现,以 FGF 和 IGF 预处理骨髓细胞,可促进细胞的存活和分化。同时有研究表明,FGF-2 可通过促进血管新生或神经保护作用改善卒中后神经系统的功能,且有利于卒中后抑郁的恢复。也有学者在犬冠状动脉闭塞后再通模型中发现冠状动脉内注射 bFGF 可明显缩小心肌梗死面积,但没发现明显的血管新生。Banai 等通过在犬左冠状动脉回旋支上放置血管夹以构建心肌缺血动物模型,并经导管向缺血区给予 aFGF 治疗,结果发现,可促使血管新生及侧支循环血流。Nakajima 等通过注射 bFGF 凝胶至鼠的陈旧性心肌梗死区及兔肢体局部缺血区,发现可促使注射区域的血管密度增加。Bir 等以 bFGF 缓释剂治疗糖尿病及正常大鼠的后肢局部缺血,结果发现 FGF 缓释剂可促进血管再生,并明显提高血管密度及直径、成熟血管数量。

IGF-Ⅰ作为重要的抗凋亡因子之一，在心肌保护的重要性日益为人们所关注。有学者通过建立缺血再灌注鼠的动物模型，证实 IGF-Ⅰ可在一定程度上拮抗心肌细胞的凋亡。也有研究发现，在冠状动脉结扎诱导的心肌梗死动物模型中，IGF-Ⅰ呈现过表达状态，并显示 IGF-Ⅰ或能减少心肌细胞死亡，并改善心室扩张。而通过电生理刺激诱发心动过速导致心力衰竭犬的动物模型中，也发现 IGF-Ⅰ能够减少抑制心肌细胞的死亡，并增强左心室收缩功能。同时有研究发现，以含 IGF-Ⅰ或缓慢释放 IGF-Ⅰ（150μg/kg）药物干预可有效改善心肌梗死后的心肌重构，减少梗死面积。故提示，IGF-Ⅰ可改善心肌重构，其可能是治疗心力衰竭的一个重要的治疗策略。

VEGF 既参与血管发生，又参与血管新生，故在动脉粥样硬化性疾病相关治疗中也同样具有广泛的前景。在缺血、缺氧环境下，VEGF 的表达可上调，但仅有内源性 VEGF 的增加尚不能完全建立有效的侧支循环，而在给予外源性 VEGF 后，新生血管可出现明显增加。研究显示，VEGF 有助于保护皮质神经元免受低氧和缺糖的损害，可通过不依赖于血管形成的机制发挥神经保护作用，同时有研究发现脑内注射 VEGF 可促使血管新生及 VEGFR-1 的表达。而有学者通过结扎冠状动脉左前降支所致的急性心肌缺血动物模型研究发现，给予 VEGF 促使梗死心肌血管新生并改善心功能。Banai 等用冠状动脉内注射 VEGF 治疗犬的慢性心肌缺血，结果显示，缺血心肌内血管密度增加 89%，治疗组侧支血流增加 40%。Harada 等用压力泵将 VEGF 持续注射到猪的缺血心肌，4 周后发现缺血区血供明显增加。此外，VEGF 还具有舒张冠状动脉和增加血管通透性的作用，而其扩血管作用与诱导 NO 释放有关。Sun 等将 VEGF165 加入可降解的复合材料中，并将其置入后下肢缺血的小鼠体内促使持续缓慢释放，发现 VEGF 具有明显的促血管新生作用。目前发现，VEGF 应用于缺血肢体及缺血心肌均显示出很强的再血管化作用。在基础研究的基础上，VEGF 治疗心肌缺血的临床研究近来也有进展，但目前临床试验仅限于运用 VEGF 治疗慢性心绞痛。一项与重组人的 VEGF 蛋白（rhVEGF）相关的临床试验表明，通过在冠状动脉和静脉内给予 rhVEGF 的方式均能达到缓解心绞痛的作用，并能提高患者的运动耐量，而影像学结果也进一步支持心肌缺血的改善。但是，Henry 等学者开展的随机双盲对照的临床试验却显示，低剂量 VEGF 治疗组患者心肌缺血改善并不明显，而高剂量组的患者心肌缺血虽得到明显改善，但也仅限于临床症状。因此，目前能证明 VEGF 可改善心肌缺血的临床疗效的证据仍不十分充分，故仍需更多的临床观察和验证。VEGF 也发现可通过促进内皮修复和减少血栓形成降低支架置入后的血管再狭窄和血栓事件的发生率。国外目前已报道几种用于心脏支架涂层的生长因子蛋白药物，尤其是 VEGF。Swanson 等构建吸附 VEGF 涂层支架，发现可促进内皮细胞增生，但在动物体内实验中尚未证实该支架有降低血管再狭窄的作用。

PLGF 与 VEGF-A 和 FGF-2 比较有类似的促使血管新生能力。Ziche 等发现 PLGF-1 可剂量依赖性地促使兔角膜的血管新生。Luttun 等发现 PLGF 各亚型均可促使缺血心肌的血管新生，且这一作用可能是通过放大 VEGF-A 的促血管新生作用而实现的。同时有研究发现，通过结扎家兔股动脉构建的动物模型中，PLGF 促进侧支血管形成的作用比 VEGF-A 更明显。Nagy 等也证实 PLGF 具有诱导生成稳定成熟的血管的作用，故 PLGF 可有效改善局部缺血。

血小板源性生长因子（PDGF）是一种内源性生长因子，有 PDGF-AA、PDGF-AB、PDGF-BB 三种亚型，其中 PDGF-BB 具有 PDGF 的全部活性，且与 PDGF 作用方式类似。PDGF 可通过促细胞分裂、促趋化和促蛋白质合成的作用，促进创伤愈合和组织修复。PDGF，尤其是 PDGF-BB，对侧支循环及血管间吻合支的形成也具有很强的刺激作用。研究显示，血管内皮细胞可表达 PDGF 的受体，并介导 PDGF 促使血管再生。PDGF-BB 同时可使 bFGF、FGFR-1 及 VEGF 表达上调，故 PDGF 也是血管再生的间接诱导剂。有学者发现，rhPDGF 能明显促进糖尿病小鼠皮肤创口的愈合。孙同柱等学者也发现，rhPDGF-BB 可促进创面肉芽组织生长、毛细血管胚芽形成与再上皮化，对糖尿病大鼠全层皮肤缺损创面具有明显的促修复作用。rhPDGF-BB 是一种凝胶制剂，也是目前唯一一个被 FDA 批准用于针对糖尿病足溃疡治疗的生长因子药物。此外，Chiron 和 Johnson 等联合研发的针对压迫性溃疡和静脉性溃疡的 rhPDGF-BB 也正处于Ⅲ期临床试验中。

三、动脉粥样硬化性疾病与生长因子基因治疗

生长因子蛋白制备困难，价格高昂，且在体内的半衰期较短，往往需要反复多次给药。因此，生长因子基因治疗可能成为更有希望的解决方案。研究基因治疗的方法主要包括两种：将携带编码生长因子的 cDNA 或 DNA 整合到复制缺陷型腺病毒载体中；或者选择质粒为载体携带编码 VEGF 的 DNA。促血管生长因子基因在非靶组织或细胞中表达时可能导致一定的风险，如促肿瘤生长或导致视网膜血管增生病变等。为避免引起全身反应同时将基因成功转移到靶位置，目前靶向治疗主要采用冠状动脉内注射或心肌内注射两种方式。不同种类的生长因子基因均能以心肌内注射的方式诱发新生血管形成，并且比冠状动脉内注射疗效更优，此法常在冠状动脉旁路移植术中同时使用。其他的方法还有心包内注射和胸腔镜下注射。通过这些方法可有效靶向转移生长因子基因，而生长因子基因靶向转移也被证实可有效治疗心肌缺血或梗死，以及肢体缺血等动脉粥样硬化性疾病。

向动物梗死心肌注射编码 VEGF 基因的质粒后，其周围血管的密度明显增加，梗死的心肌面积也明显缩小，提示 VEGF 可能促进缺血心肌侧支循环的形成。缺血心肌在被注射 phVEGF165 2 周或者稍长时间后，新生血管就能生成。Mack 等将携带 VEGF121c DNA 的复制缺陷型腺病毒载体直接注射到慢性心肌缺血猪的心肌内，发现缺血区有侧支血管形成，且缺血心肌的灌注和心功能均有明显改善。Kastrup 等采取心肌内注射的方法，将 VEGF-A165 质粒直接注入患者心肌，结果显示，转移 VEGF 基因不能有效改善心肌灌注，但是却可显著改善心肌局部异常的室壁运动。Sarkar 和 Symes 等选择心绞痛Ⅲ～Ⅳ级的冠心病患者在开胸手术中将 phVEGF-A165 注入左室心肌，发现数周后患者心绞痛明显缓解，并通过冠状动脉造影检查证实大量侧支循环形成。Rosengart 等将 Ad(GV) VEGF121c DNA 直接注射到参加试验的冠状动脉疾病患者心肌中，经过临床观察后发现，采用心肌内注射方法的患者心绞痛均有一定程度的改善。而将携带有 VEGF DNA 的质粒或腺病毒载体以冠状动脉内途径注射到缺血心肌的方法，也被证实行之有效。

Losordo 等以随机对照方法进行研究，结果显示，与对照组相比，以经皮导管方式向左室心肌转移编码 VEGF2 裸质粒 DNA 的患者，心绞痛症状及左心功能均得到明显改善。Tanaka 等也证实，冠状动脉内注射 VEGF 基因可促使血管新生，减少心肌缺血面积。Laitinen 和 Losorda 等经导管将 VEGF-A 和 phVEGF 注入缺血心肌也观察到类似效果。Kusumanto 采用 VEGF 基因治疗方法治疗肢体缺血患者，该团队在球囊导管表面涂满 hVEGF165 质粒 DNA，经股动脉将质粒输送到一位下肢动脉慢性缺血患者的股动脉远端，发现 12 周后患肢血流灌注明显增加，患者缺血症状也有改善。Walter 等的研究也显示，在兔髂动脉血管损伤后置入 phVEGF-2 涂层支架治疗 10 天后几乎完全内皮化，支架内皮化程度明显高于对照组，且 3 个月后腔截面积也明显大于对照组，提示 phVEGF-2 蛋白涂层的支架可较好地促进损伤血管内皮化。而 Matsumoto 等将血管内皮生长因子和成纤维细胞生长因子的基因转染至 BMSC 并移植到受损心肌中，发现可更有效促进 MSC 存活和分化，并改善左心室功能。但目前临床研究中也有一些相反结果，如 Laitinen 等招募经皮冠状动脉腔内血管成形术术后的患者，并在受试者的局部血管内缓慢注射 VEGF 质粒，然而 6 个月后的结果表明，在临床表现和冠状动脉造影结果上，实验组和对照组差异均无统计学意义，也未见不良反应。故 VEGF 基因治疗的有效性仍有待进一步研究。

FGF 基因治疗改善心肌缺血的作用也有相关基础和临床研究给予证实。Fernandez 等发现，在急性心肌缺血大鼠心肌内直接注入 bFGF DNA 质粒，可促使心肌血管新生，改善心肌缺血。顾俊彦等学者将携带 aFGF 基因的复制缺陷型腺病毒载体 Ad.aFGF 直接注射到猪慢性缺血心肌后发现，其可促进血管新生和血流灌注，并可有效改善心功能。国内谭强和孙林等也发现心肌内注射 bFGF 基因对兔和猪缺血心肌的血管新生有促进作用。Giordano 等在慢性心肌缺血猪模型中通过冠状动脉内注射携带 FGF-5 基因的重组腺病毒，结果发现心肌内毛细血管数明显多于对照组，缺血区心肌收缩功能也有明显改善。AGENT 研究是第一次经冠状动脉导入 FGF-4 基因治疗稳定型心绞痛的临床研究。该研究发现 FGF-4 可提高患者的运动耐力，减少患者心绞痛发作。

其他生长因子也有一些基因治疗的相关研究，如林美萍等研究证实，携带人肝细胞生长因子基因修饰的 BMSCs 可明显改善心力衰竭大鼠的心功能和心肌纤维化。胡成俊等也发现移植转染 IGF-Ⅰ的 BMSCs 移植到心肌梗死大鼠心肌可通过减少心肌的细胞凋亡以改善心功能。PLGF 相关的基因治疗研究目前开展的并不多，而 Roy 等发现，转染 PLGF-2 可促使内生 VEGF-A 的表达上调，同时具有明显促血管生成效应。Inoue 等曾将 PLGF 和 VEGF-E 基因嵌合后注入后肢缺血的小鼠，发现转基因小鼠皮肤血管的数量和分支明显增多，与 VEGF-A 的促进新生血管形成的作用类似。Mar 等也报道过表达的 PLGF 增加 SDF-1/CXCL12 表达的作用比过表达 VEGF-A 的作用更强，而 SDF-1/CXCL12 对参与血管新生的内皮祖细胞具有主要的趋化作用。

生长因子基因治疗的相关研究在基础和临床研究中都取得一定进展，但其确切疗效及临床应用前景仍有待进一步深入研究和证实。局部靶向给药虽可使治疗基因仅在部分区域表达，但也在一定程度上限制治疗疗效，并存有一些安全隐患，故制约生长因子基因治疗的临床推广应用。但目的基因的组织靶向性表达仍有较大困难，目前为止，尚无有关促血管生长因子基因靶向性转染心肌相关研究的报道。

（杨 军）

参 考 文 献

陈荟竹，郭应坤，宁刚． 2014.间充质干细胞移植治疗心肌梗死的研究进展. 生物医学工程学杂志，31（04）：939-944.
花颖，徐标.2012.心肌细胞再生和干细胞移植的研究现状. 心血管病学进展, 33（6）：748-750.
刘冰，祁雅慧.2003. VEGF 治疗心肌缺血的研究进展. 中国生物工程杂志, 23（7）：11-14.
阮秋蓉.2011.干细胞/祖细胞与动脉粥样硬化研究进展. 中国动脉硬化杂志, 19（5）：375-379.
谭强，张小勇，李易，等.2003.心肌内注射碱性成纤维细胞生长因子基因对兔缺血心肌血管新生的促进作用. 中国心血管杂志，8（05）：316-319.
袁小媚，马康华.2005.胰岛素样生长因子-Ⅰ与冠心病研究进展. 心血管病学进展, 26（5）：505-507.
Aburakawa Y，Kawabe J，Okada M，et al.2013.Prostacyclin stimulated integrin-dependent angiogenic effects of endothelial progenitor cells and mediated potent circulation recovery in ischemic hind limb model. Circulation Journal，77（4）：1053-1062
Cambria E，Steiger J，Günter J，et al. 2016. Cardiac regenerative medicine：the potential of a new generation of stem cells. Transfus Med Hemother，43（4）：275-281.
Christ GJ，Saul JM，Furth M E，et al.2013.The pharmacology of regenerative medicine. Pharmacol Rev，65（3）：1091-1133.
Fontana L，Vinciguerra M，Longo VD. 2012 .Growth factors，nutrient signaling，and cardiovascular aging. Circ Res，110（8）：1139-1150.
Griese D P，Ehsan A，Melo L G，et al.2003. Isolation and transplantation of autologous circulating endothelial cells into denuded vessels and prosthetic grafts：implications for cell-based vascular therapy. Circulation，108（21）：2710-2715.
Gupta R，Tongers J，Losordo DW，et al. 2009. Human studies of angiogenic gene therapy. Circ Res，105（8）：724-736.
Henning R J，Abuali H，Balis J U，et al. 2004.Human umbilical cord blood mononuclear cells for the treatment of acute myocardial infarction. Cell Transplantation，13（7-8）：729-739.
Hoffmann BR，Wagner JR，Prisco AR，et al. 2013.Vascular endothelial growth factor-A signaling in bone marrow-derived endothelial progenitor cells exposed to hypoxic stress. Physiol Genomics，45（21）：1021-1034.
Ishikawa M，Asahara T. 2004.Endothelial progenitor cell culture for vascular regeneration. Stem Cells & Development，13（4）：344-349.
Loomans C J，de Koning E J，Staal F J，et al. 2004.Endothelial progenitor cell dysfunction：a novel concept in the pathogenesis of vascular complications of type 1 diabetes. Diabetes，53（1）：195-199.
Park JH，Yoon JY，Ko SM，et al. 2011.Endothelial progenitor cell transplantation decreases lymphangiogenesis and adverse myocardial remodeling in a mouse model of acute myocardial infarction. Experimental & Molecular Medicine，43（8）：479-485.
Sayed N，Liu C，Joseph C.2016.Translation of human iPSCs：from clinical trial in a dish to precision medicine. J Am Coll Cardiol，67（18）：2161-2176.
Sun R，Li X，Liu M，et al.2016.Advances in stem cell therapy for cardiovascular disease（Review）. Int J Mol Med，38（1）：23-29.
Tanaka A，Yuasa S，Node K，et al. 2015. Cardiovascular disease modeling using patient-specific induced pluripotent stem cells. Int J Mol Sci，16（8）：18894-18922.
Zoll J，Fontaine V，Gourdy P，et al. 2008.Role of human smooth muscle cell progenitors in atherosclerotic plaque development and composition. Cardiovascular Research，77（3）：471-480.

第二十七章　动脉粥样硬化性疾病的中医药治疗

第一节　中医学对动脉粥样硬化性疾病的认识及辨证论治

一、中医学对动脉粥样硬化病因病机的认识及辨证论治

（一）中医学对动脉粥样硬化病因病机的认识

动脉粥样硬化（As）是心脑血管疾病的共同病理基础。其病因和发病机制复杂，中医学古代文献中并无 As 这一病名，但在历代文献中已有相关描述。例如，最早的中医典籍《黄帝内经》中的膏脂学说，是中医认识 As 的先河。根据其病理特征和临床表现，中医将 As 归属于中医学"胸痹""心痛""中风""痰饮"等范畴。近年随着中医对 As 认识的不断深入，认为其病因病机主要为气虚血瘀、痰瘀互结、脾虚湿盛、痰瘀化毒、肝肾阴虚等。其主要病因病机如下：

1. 痰浊致病　"痰"是人体脏腑气血功能异常、津液代谢障碍所形成的病理产物，与 As 密切相关。中医认为，由于饮食失节，过食肥甘厚味，脾胃功能受损，水谷不能化生为精微，聚而生为痰浊。现代研究认为，"痰浊"的病理实质多与高脂血症和高凝状态等相关，这些均为 As 的重要危险因素。

2. 血瘀致病　血瘀指血液在脉中不能正常运行而发生瘀滞的现象。瘀血的形成原因多是气虚、气滞、血寒、血热等。气虚或气滞，不能推动血液正常运行；寒邪客入血脉，使经脉挛缩拘急，血液运行不畅；热入营血，血热搏结，可使血液运行不畅而凝滞。这些因素均可形成瘀血。瘀血是产生 As 血瘀证候的重要原因。

3. 湿热致病　随着病程日久，湿热蕴蒸化合，气血运行不畅，导致瘀血内生，最终演变成胸痹、中风诸证。由此可见，湿热内蕴是引起 As 的主要病理机制。

4. 脏腑功能虚弱　中医认为，As 的形成正是由于多脏器功能紊乱、正虚邪实的结果。由于多脏虚损（其中主要是心、脾、肝、肾的亏虚），功能失调，导致痰、湿、瘀、毒等邪气内生，从而引发 As 病变。其中心、脾、肝、肾四脏虚损是引起 As 发生的重要原因。

（1）气血不足，心脉失养：因禀赋不足、调护失当等因素，导致心脾亏虚，心气不足或心阳不振，血脉失于鼓动而痹阻不畅，阴寒之邪凝滞，血脉瘀滞；同时，心气虚衰，不能宣散痰湿，痰湿痹阻心脉而发此病。

（2）饮食失调，脾失健运：过食肥甘厚味，损伤脾胃，致不能运化水湿津液而生痰，脂浊壅阻血脉，使血液瘀滞。痰瘀阻滞血脉，遂成 As。

（3）情志不调，肝郁气滞：七情内伤致脏腑功能失调，气血运行失常，致痰浊内生，瘀血阻滞而发为本病。

（4）年老体衰，肾精亏损：人至中年以后，肾气逐渐虚衰。肾阳虚衰则不能鼓动五脏之阳，心脉鼓动无力而痹阻不通；或阳虚阴寒内生，日久化为寒毒。若肾阴亏虚，则不能

滋养五脏之阴，心脉失养；阴虚则火旺，灼津成痰，痰浊痹阻心脉，发为此病。

（5）外邪致病：外邪侵犯机体时，如正气虚弱不能驱邪外出，则可致脏腑功能失调，津液不能正常输布，凝聚而为痰饮。在人类粥样硬化斑块中，已经检测到肺炎衣原体和巨细胞病毒的存在。说明当机体正气虚弱时外邪入侵也是 As 的一个重要致病因素。

由于 As 导致急性心肌梗死等严重心血管事件的发生，因此，近年来 As 易损斑块受到高度重视。As 易损斑块是指不稳定、易于破裂、易形成血栓而导致不良心血管事件发生的斑块，中医学多从"虚""瘀""痰""毒""风"等方面认识易损斑块的"易损性"。中医学认为，As 属本虚标实之证，本虚为气血阴阳之虚，标实为痰浊、气滞、寒凝及血瘀，"血脉瘀阻"是其基本病理基础。目前研究认为炎性反应贯穿于 As 斑块发生、发展和斑块的不稳定及破裂的全过程。因此，近年以陈可翼院士为代表的专家根据传统中医关于 As 瘀毒致病的理论与以炎症为主的病理生理改变，以及易损斑块所致急性冠脉综合征的临床特点，提出"瘀毒致易损斑块"的观点，认为"毒、瘀"是不稳定斑块的重要病机，提出解毒活血法是干预不稳定斑块的治疗大法。传统中医认为，瘀毒是指机体在生理病理状态下的代谢产物不能及时排泄，蕴积在体内，对机体产生损伤，它既是某些特殊的致病因素，又是疾病发展过程中的病理产物。毒邪作为一种致病因素，有外毒、内毒之分。外毒不仅包括直接感受的毒邪，还包括外邪内化所生之毒。内毒多在长期七情内伤、饮食不节、劳逸失调及年老体衰或久病基础上形成，由于脏腑功能失调，气血运行紊乱导致机体代谢产物蕴积，致邪气亢盛，损害形体，诸邪蓄积凝滞而成毒。瘀为"常"，毒为"变"，瘀化毒、因毒致变是导致斑块不稳定而发生急性心血管事件的主要病因和关键病机。目前认为，"虚、瘀、痰、毒"是引起 As 斑块不稳定及其相关心血管事件的重要病机。

虚：As 发病以中老年为主。人到中年，气血渐虚，肾气渐衰。肾气渐衰则不能鼓舞五脏阳气；心气虚弱，则血脉失养，血运不畅，脉道不利；气虚久则血虚；久病伤及肝肾，肝肾阴虚，津亏液少，脉道干涩。从而引起 As 病变。

瘀：As 发生发展以血管内皮细胞损伤为始动因素，血小板黏附聚集和释放生物活性物质、脂质浸入和血管平滑肌细胞增殖为主要环节，这些因素引起血管管腔狭窄。其病理改变属中医学"瘀血"范畴。因此，尽早治疗血瘀证，有助于稳定 As 斑块，减少急性心血管事件的发生。

痰：As 的首要因素是血脂过高，脂质代谢失调。中医认为，脂质摄入过多，或肝肾亏虚，肝肾功能失调，致脂质代谢障碍，化为痰浊，痰瘀内生互结，阻碍血液运行，致 As 的发生。

毒：毒邪多为在内伤杂病基础上，由诸邪蓄积交结凝滞而成。"毒"既是导致疾病的病因，也是 As 的病理产物。中医将"毒"分为内毒和外毒。内毒、外毒不但可单独致病，也易与火、痰、瘀等组合致病，如热毒、瘀毒、痰毒、痰瘀蕴毒，可相兼致病，使病邪深伏，病势缠绵，而且毒邪致病具有病变复杂、骤发性烈、凶险善变、虚实夹杂、顽固难愈等特点。如血浆中三酰甘油、总胆固醇、低密度脂蛋白水平升高和各种炎症反应介质都是 As 的危险因素，这些因素均可构成毒邪，导致 As 的发生发展和斑块不稳定性，引发各种急性心血管事件的发生。

（二）中医对动脉粥样硬化的防治原则及辨证论治

1. 中医对 As 的辨证论治　As 的治疗目的一是防止病变进一步发展并争取其逆转；二是对已发生并发症者，防止其病性恶化，延长患者寿命。中医学认为，As 的病因病机主要是脏腑功能虚衰，痰瘀毒互结凝滞而成。故治疗以调理脏腑功能、化痰、活血、解毒为主。随着中医对 As 病因病机认识的不断深入，涌现了许多中医防治 As 的治法方药。概括起来主要有如下治法。

（1）补肾祛瘀化痰法：中年以后肾气渐衰。肾阳虚则不能温煦脾阳，滋生痰浊；肾阴虚则可化生火热，炼液为痰，致痰浊壅塞脉道，瘀血阻滞。痰瘀互结于血脉，即形成粥样斑块。因此，应从治肾入手，以调节阴阳平衡；同时还需消痰化瘀，以祛除病理产物，阻止或逆转其实质性病理改变。肾阴虚者用左归丸，肾阳虚者用右归丸加黄芪、丹参、当归、半夏、枳实、茯苓等治疗。

（2）健脾消痰化瘀法：由于 As 多见于中老年人，这类人群多有脾的运化功能减退，水谷精微易化生为痰浊，痰浊凝滞于血脉，则形成痰瘀交结证。故治 As 应从健脾消痰、活血化瘀入手，可用导痰汤加人参、茯苓、酒大黄、山楂、水蛭、丹参等治疗。

（3）疏肝理气泻浊法：肝失疏泄，致气机不畅，津液输布代谢失常，化生痰浊、瘀血，痰瘀互结，发为 As。因此，论治 As，既要强调痰瘀同治，又要重视疏肝调肝药物的配伍。可用柴胡疏肝散（陈皮、柴胡、川芎、香附、枳壳、芍药、甘草）加制何首乌、草决明、泽泻、丹参、茺蔚子、姜黄、蒲黄等治疗。

（4）祛痰化浊法：导致 As 的首要因素是脂代谢失调，血脂升高，属于中医学"痰浊""痰瘀"之范畴。因此，祛痰化浊法是治疗高脂血症、冠心病的重要方法。治以健脾祛痰化浊，可用香砂六君子汤（香附、砂仁、人参、白术、茯苓、甘草、陈皮、半夏）加丹参、草决明、泽泻、蒲黄等治疗。

（5）活血化瘀法：As 的发生发展，以血管内皮细胞损伤为始动因素，脂质浸入、斑块形成而引起动脉管腔狭窄为病理结局，属于中医学"瘀血"的范畴。故应治以活血化瘀，常用血府逐瘀汤加减，有调脂、抑制血管平滑肌细胞（VSMC）增殖、抑制血小板功能及保护血管内皮细胞、抑制脂质过氧化反应促进粥样斑块消退等作用。

（6）清热解毒法：毒邪是 As 的重要致病因素。研究表明，感染、炎症与 As 和冠心病的发生与发展具有显著相关性。As 属热毒内盛，痰瘀阻络，应当治以清热解毒、利湿通络，可通过降脂、抑制氧化损伤、抗炎等作用，发挥抗 As 的作用。常用黄连解毒汤（黄连、黄芩、黄柏、栀子）加丹参、蒲黄等治疗。

（7）活血解毒化痰法：痰浊、瘀血、毒邪三者并不是孤立存在的，而是具有密切关系。毒、痰、瘀三者相互促生，形成恶性循环，从而形成痰瘀毒互结的病理，是 As 的主要病理机制。因此，临床治疗常在祛瘀化痰的基础上加减清热解毒中药如大黄、栀子、丹皮、黄连等。

2. 中医学对 As 易损斑块的防治　陈可冀院士的"瘀毒致易损斑块"认为"毒、瘀"是不稳定斑块的重要病机，解毒活血法是干预不稳定斑块的治疗大法。临床应用时多根据兼夹毒邪的不同配伍祛痰、化浊、益气、行气、通络等药物。例如，在清热解毒、活血通络法的指导下，应用脉络宁注射液治疗急性冠脉综合征患者，可通过抑制炎症反应、提高纤维帽组织的稳定性而稳定斑块。对急性冠脉综合征患者采用通心络治疗，可降低患者血管细胞黏附分子-1和血脂水平，具有一定程度增加斑块稳定性的作用。研究表明，中医药采用解毒活血法治疗As，可改善纤维帽厚度、改变脂质斑块的成分、改善炎症因子、抑制血管平滑肌细胞增殖，抑制炎症反应，稳定As斑块，减少As患者主要心脏不良事件的发生。总结近年中医药的研究进展，中医药临床治疗易损斑块的主要方法如下。

（1）解毒活血法：解毒活血方（由茵陈、大黄、血竭、三七、葛根、川芎组成）能使颈动脉内膜厚度变薄，斑块面积缩小，可抑制动脉粥样硬化斑块的发展和减轻管腔的狭窄，具有消减及稳定动脉粥样硬化斑块的作用。

（2）益肾活血法：益肾活血方由制何首乌、女贞子、丹参、枸杞子、川芎、地龙、白蒺藜、葛根组成。应用该方治疗颈动脉粥样硬化斑块，可使颈动脉斑块缩小和稳定，颈动脉内膜和中膜厚度降低。

（3）活血通络法：具有活血通络、化浊解瘀功效的降脂逐瘀汤（由虎杖、贯众、川芎、赤芍、桃仁、决明子、生姜黄组成）治疗颈动脉粥样硬化斑块，具有降血脂和稳定或消退斑块的作用。

（4）清热泻火法：葛根芩连汤为清热泻火的代表方药，以该方为主加减，能显著减小颈动脉内膜中层厚度值和斑块面积，明显降低血清三酰甘油、低密度脂蛋白、总胆固醇，且清热泻火法联合西药基础治疗能有效降低颈动脉内膜中层厚度值，缩小斑块面积。

（5）软坚散结法：软坚散结方由鳖甲、三棱、莪术、枳实、制胆南星和石斛等组成，具有滋阴清热、软坚散结、潜阳熄风之功效。软坚散结方可有效降低血脂，逆转颈动脉粥样硬化斑块。

（6）清热化痰活血法：清热祛瘀颗粒由浙贝母、瓜蒌、三七、丹参、山楂、鸡血藤、王不留行等清热化痰活血中药组成，该药对颈动脉的软斑及溃疡斑块具有稳定作用，可促使软斑及溃疡斑块向纤维斑块转变，同时对血管壁具有保护作用。

（7）清热养阴活血法：清热养阴活血方由金银花、连翘、石斛、玄参、当归、牛膝、生甘草组成，具有清热滋阴、活血通络之效。该方用治颈动脉粥样硬化斑块，能提高脂连蛋白水平从而达到减轻动脉粥样硬化斑块炎症反应。同时能延缓颈动脉粥样硬化斑块的发生、发展，达到中止或阻断脑卒中因素的形成和发展的目的。

（8）补肾活血解毒法：益肾活血解毒汤方由仙茅、肉苁蓉、淫羊藿、杜仲、葛根、丹参、牡丹皮、连翘、水蛭组成，能够延缓动脉粥样硬化的过程，改善血管内膜功能，改善心脑组织的血液循环，从而发挥减少心脑血管疾病发生的作用。

二、中医学对高脂血症病因病机的认识及辨证论治

（一）高脂血症的病因病机

由于脂质代谢异常是As的重要因素，因此，调脂治疗是其防治的重要措施。根据其临床表现及特点，高脂血症多属中医学"痰证""脂浊""肥人""眩晕"等范畴。中医学

认为，高脂血症的病因由素体脾失健运，聚湿生痰，或胃火旺盛，恣食肥甘厚味，痰浊内生；或年老体虚，脏气衰弱，痰浊积滞，终致痰积血瘀，化为脂浊，滞留体内而为病。病机以肝、脾、肾功能失调为本，气滞、痰阻、血瘀为标，病性属虚实夹杂。各种原因导致脾失健运，肝失疏泄，肾水失司，痰、湿、瘀、气滞等病理产物交阻，清浊不分而发为本病。其主要病因病机如下：

1. 脾失健运，痰浊内生 脾为后天之本，气血生化之源。中老年之后，由于脾的运化功能逐渐减退，又过食肥甘厚味，使脾气更虚；或素体脾虚，平素长期饮食不节，使脾气愈亏；或因长期缺乏运动，导致脾胃呆滞，运化功能失职。脾的正常功能是主运化水湿，脾虚失于健运，就会导致水液内停，形成湿、痰、饮等病理产物，聚于体内，致脂浊郁积，而成高脂血症。

2. 肝失疏泄，气滞痰阻 肝主疏泄。若肝的疏泄功能正常，气血调畅，经络通利，则痰浊不生。精神紧张或情绪抑郁，导致肝失疏泄，肝气郁结，气不行水致痰浊内生，或气不行血致瘀血内停。痰浊瘀血壅于脏腑，而成高脂血症。肝也有疏土助运的功能。正常情况下，肝气条达，能助胆汁泻注于胃肠而促进脾胃的运化。若肝疏泄失常，肝木乘土，则脾胃运化不健，不能运化水湿而致痰浊内生。痰浊流于血脉而成高脂血症。肝藏血，调节血量，肝的疏泄功能正常，气机调畅，使气血运行正常。若肝失疏泄而气机不畅，也可致气病及血而成血瘀，痰阻血瘀，膏脂内生，渐成高脂血症。

3. 肾虚水运失司 肾为先天之本，是一身阴阳之根本，是调节水液代谢的主要脏器，其调节功能赖以肾阴、肾阳的相互作用。中老年以后，肾气渐衰，无力推动水湿运行而致痰浊凝聚，在血中形成脂浊。久病气虚致血液不能正常运行，导致瘀血内生，与痰浊交阻，形成膏脂。肾精有肾阴、肾阳之分。肾阴肾阳两者相互为用，是维持脏腑功能活动的物质基础和动力。肾阳不足，不能蒸水化气，水湿不化而为痰浊，痰浊阻滞脉中，形成脂浊。肾阴不足，失于润泽，血脉运行不畅可致血脉瘀滞，痰浊凝聚，形成膏脂。

4. 痰瘀内阻，变生他病 高脂血症的基本病机就是各种原因导致痰浊水湿内生，形成膏脂。痰浊凝聚日久，久病入络，可致瘀血阻滞，易变生他病。因为痰湿内停日久，阻滞气血运行，可致气滞血瘀。而气滞、痰湿、瘀血日久，常可化热。积热内蕴，化燥伤津，可发为消渴。燥热伤阴，可致阴虚阳亢，发为眩晕。久病肝风内动，夹痰夹瘀，可致气血逆乱，发为中风。痰浊上犯心胸，阻遏心阳，可致心脉闭阻，而成胸痹。

（二）高脂血症的中医防治原则

脾肾亏虚是高脂血症发病的重要病机，痰瘀胶结是本病缠绵难愈的关键环节。因此，对本病的治疗，多从痰、从脾、从肝、从肾论治。

1. 从痰论治 人到中年，脏腑功能减退，津液输布失常，滞留体内，凝聚而为痰浊，痰饮既是病理产物，又是致病因子。治宜化痰活血，如采用化痰降脂活血汤（山楂、丹参、茯苓、泽泻、瓜蒌、决明子、何首乌、红花等）治疗痰浊阻络型高脂血症，能有效降低总胆固醇、三酰甘油、低密度脂蛋白及升高高密度脂蛋白，改善全血黏度、血浆黏度、红细胞比容、纤维蛋白原含量等，降低血脂，改善微循环，对高脂血症有良好的疗效。

2. 从脾论治 脾主运化，为后天之本，膏脂的生成与转化有赖于脾的健运功能正常。

若脾失健运，水谷精微失于输布，易致膏脂运化障碍而致高脂血症。治宜健脾化痰，临床多以四君子汤、香砂六君子汤等为主化裁。药物多用白术、半夏、木香、砂仁、陈皮、苍术、茯苓、甘草等。研究表明，健脾益气化痰法治疗高脂血症，能调节脂质代谢，减轻脂质对血管壁的侵蚀；减轻血液高黏、高凝状态，改善血液流变性，加速脂质运转；保护肝细胞功能，增强其氧化脂肪的作用。

3. 从肝论治 思虑伤脾、郁怒伤肝，肝郁克脾，致脾失健运，聚湿生痰，痰浊内生；或肝郁化火，烁津为痰，痰浊凝聚，致脂浊内聚，血脂增高。治宜疏肝理气，调畅气机，多以柴胡疏肝散（陈皮、柴胡、川芎、香附、枳壳、芍药、甘草）、龙胆泻肝汤（龙胆草、栀子、黄芩、木通、泽泻、车前子、柴胡、甘草、当归、生地）等加减。

4. 从肾论治 肾为先天之本，主水，具有调节人体津液代谢的作用。肾虚则津液代谢失调，痰湿内生，凝聚为脂。据其阴阳偏损，阴虚者予六味地黄丸（熟地黄、酒萸肉、牡丹皮、山药、茯苓、泽泻）加减，阳虚者予济生肾气丸（熟地黄、制山茱萸、牡丹皮、山药、茯苓、泽泻、肉桂、制附子、牛膝、车前子）化裁，如调脂复方（肉桂、何首乌、三七等）具有补肾健脾、化痰降浊、活血通络的功效，能有效降低患者血脂和改善临床症状。

中医药具有多途径、多靶点的作用，其降脂作用虽然相对于西药来说比较缓慢，但具有疗效持久、副反应较小的特点。而且降脂中药资源丰富，有些既是药品又是食品，如山楂、枸杞子、大蒜、海带、马齿苋等。因此，充分利用中医药治疗高脂血症、动脉粥样硬化性疾病将可能具有广阔的前景。

（三）高脂血症的辨证论治

1. 痰浊中阻证 症见胸脘痞满，腹胀纳呆，大便溏薄，形体肥胖，心悸眩晕，舌体胖，边有齿痕，苔腻，脉滑。治以化痰降浊，方以导痰汤（半夏、炮天南星、橘红、枳实、赤茯苓、甘草）加减。可加白术、泽泻、决明子等健脾利湿药物。咳嗽痰多者可加瓜蒌、胆南星、竹茹等。

2. 肝郁脾虚证 症见精神抑郁或心烦易怒，神疲乏力，胁肋胀满窜痛，月经不调，口干，不思饮食，腹胀纳呆，舌苔白，脉弦细。治以疏肝解郁，健脾和胃，方以逍遥散（柴胡、当归、芍药、薄荷、茯苓、生姜、大枣）加减。若气短乏力者，加黄芪、党参；若胸胁胀痛甚者，加青皮、丹参；眩晕者加菊花、代赭石。

3. 胃热滞脾证 症见多食易饥，形体肥胖，脘腹胀满，面色红润，口干口苦，心烦头昏，舌红，苔黄腻，脉弦滑。治以清热泄胃，方用保和丸（山楂、神曲、制半夏、茯苓、陈皮、连翘、炒莱菔子、炒麦芽）合小承气汤（酒大黄、厚朴、枳实）加减。胃热腹胀甚者，加石膏、枳壳；若热重大便秘结者，加黄芩、黄连等。

4. 肝肾阴虚证 症见头晕目眩，腰膝酸软，失眠多梦，耳鸣健忘，咽干口燥，五心烦热，胁痛，颧红盗汗，舌红苔少，脉沉细。治以滋养肝肾，方以杞菊地黄丸（枸杞子、菊花、熟地黄、酒萸肉、牡丹皮、山药、茯苓、泽泻），加黄精、何首乌、菟丝子、沙参等以养阴生津，补养肝肾。阴虚内热甚者，加知母、黄柏以滋阴降火；若眩晕重者，加桑寄生、代赭石等镇肝潜阳。

5. 脾肾阳虚证 症见畏寒肢冷，腰膝酸软，面白无华，大便稀溏，腹胀纳呆，耳鸣眼花、舌淡胖、苔白滑、脉沉细。治以温补脾肾，方以附子理中汤（人参、白术、炮干姜、炮附子、炙甘草）加减。畏寒肢冷重者，加补骨脂、仙茅、益智仁等温阳散寒；腹胀便溏甚者，加厚朴、陈皮、苍术、莱菔子健脾除湿；若气虚甚者，加人参、黄芪等益气。

6. 气滞血瘀证 症见胸胁胀闷刺痛，心烦易怒，夜寐不安，舌紫暗或见瘀斑，脉沉涩。治以活血化瘀，行气止痛，方以血府逐瘀汤（桃仁、红花、当归、生地黄、牛膝、川芎、桔梗、赤芍、枳壳、甘草、柴胡）合失笑散（五灵脂、蒲黄）加减。若瘀热内结，见口干口苦，大便秘结者，加栀子、大黄、黄芩等；若性情急躁者，加郁金、黄芩等疏肝清热；胸痛甚者，加瓜蒌、薤白、丹参等通阳散结。

（四）治疗高脂血症中成药的合理应用

根据临床所见虚实的严重程度，常可将高脂血症分为痰瘀互阻型、脾虚痰瘀互阻型和以血瘀为主的3种类型。目前市面上的降脂中成药较多，在选择降脂中成药时，应当根据患者表现的中医证型和药物的功能主治。

1. 痰瘀互阻型 此类患者多表现为体胖、胸闷、头晕、苔腻等痰浊阻滞症状及胸痛、舌紫或黯等血瘀症状，或两者兼而有之。

（1）血脂灵片：主要成分是泽泻、决明子、山楂、制何首乌。功能为化浊降脂，润肠通便。临床用以治疗痰瘀互阻型高脂血症，以痰浊阻滞为主而血瘀较轻者。注意脾胃虚弱、大便稀溏或泛酸、烧心者慎用，高血压、心脏病、肾病、咳喘、浮肿患者或正在接受其他药物治疗者应在医师指导下服用，孕妇慎用。

（2）血脂宁丸：主要成分是决明子、山楂、荷叶、制何首乌、白糖。主治同血脂灵片。但因本药含白糖，糖尿病患者禁服。

（3）通脉降脂片：主要由笔管草、三七、荷叶、川芎、花椒等中药组成。治疗痰瘀互阻型血瘀症状较重、痰浊阻滞较轻的高脂血症及动脉粥样硬化症患者。

2. 脾虚痰瘀互阻型 此类患者除痰瘀互阻型常见的症状外，还可见脾虚证的气短乏力、食少纳呆、舌淡或胖等症。

（1）血脂康：是用红曲霉属真菌接种于大米后经发酵制备而成，主要含天然他汀类成分，具有除湿祛痰、活血化瘀、健脾消食功效。适用于脾虚痰瘀阻滞所致的表现为头晕头痛、胸闷腹胀、气短乏力、食少纳呆等症状的高脂血症。该药可降低胆固醇、三酰甘油、低密度脂蛋白、载脂蛋白B，升高高密度脂蛋白。轻、中度患者每日2粒，晚饭后服；重度者每次2粒，每日2次。孕妇及哺乳期妇女慎用。

（2）脂必妥胶囊：主要成分是山楂、白术、红曲，具有消瘀化痰、健脾和胃之功效。主治脾虚痰瘀互结所致的表现为头昏、胸闷、腹胀、食欲减退、神疲乏力等为主要症状的高脂血症。因方中含有红曲，含有天然他汀类成分，不宜与他汀类西药同时服用。

（3）宁脂胶囊：由太子参、决明子、蒲黄、泽泻等组成。功效健脾利湿、活血祛瘀，用于以肥胖、腹胀、大便干燥或不畅等为主要表现的高脂血症。大便稀溏者慎用，孕妇及哺乳期妇女慎用。

（4）降脂灵胶囊：由普洱茶、刺五加、山楂、莱菔子、荷叶、葛根、菊花、黄芪、黄精、何首乌、茺蔚子、杜仲、酒大黄、三七、槐花、桑寄生等组成。用于以体倦身重、头晕、胸闷、大便秘结、舌淡黯、苔腻等为主要表现的高脂血症、动脉硬化患者。

3. 血瘀型 此类患者主要表现为胸闷、胸痛、舌黯紫或瘀斑、脉弦或涩，伴有血液黏稠度增高者，又可分为气滞血瘀型和气虚血瘀型。前者可用心可舒片、复方丹参滴丸，后者可用通心络。

（1）心可舒片：由山楂、丹参、葛根、三七、木香组成，可用于气滞血瘀引起的以胸闷、胸痛、头晕、头痛、颈项疼痛等为主要表现的高脂血症、冠心病、高血压、心律失常等患者。孕妇慎用。

（2）复方丹参滴丸：由丹参、三七、冰片组成，用于胸中憋闷、心绞痛，也可用于高脂血症等患者，在治疗冠心病的同时还可降低血胆固醇、三酰甘油和低密度脂蛋白水平，升高高密度脂蛋白。孕妇慎用。

（3）通心络胶囊：由人参、水蛭、全蝎、赤芍、蝉蜕、土鳖虫、蜈蚣、檀香、降香、制乳香、炒酸枣仁、冰片等组成，用于治疗心气虚弱、血瘀络阻型的冠心病、心绞痛患者，表现为胸部憋闷、刺痛、绞痛、固定不移、心悸自汗、气短乏力、舌质紫黯或有瘀斑、脉细涩或结代等为主要症状；亦用于气虚血瘀络阻型的中风，症见半身不遂或偏身麻木、口舌歪斜、言语不利等。研究表明，该药可降低血脂水平，抑制炎症反应，增加动脉粥样硬化斑块的稳定性，与他汀类药物联合使用具有协同作用。出血性疾患、孕妇、妇女经期及阴虚火旺型中风禁用。

第二节 活血化瘀类中药对动脉粥样硬化性疾病的作用及机制

一、血瘀证与动脉粥样硬化性疾病的关系及活血化瘀法治疗动脉粥样硬化性疾病的理论依据

中医将血液高凝状态、血栓形成、血管壁受损、脂斑形成、血管内膜增生等归属为"血瘀证"。祖国医学中无"动脉粥样硬化"病名，根据 As 的临床表现可将其归属于"胸痹""中风""眩晕"等病症范畴。As 的发生发展，以动脉血管内皮细胞损伤为始动因素，脂质浸润、血小板活化和血管平滑肌细胞增殖等为主要环节，最终引起血管内膜增生和动脉管腔狭窄为病理结局。因此，中医学认为"痰""瘀"为动脉粥样硬化性疾病的主要病理机制，多属"痰证""瘀证"或"痰瘀互结证"的范畴，可将其归属"血瘀"的范畴进行论治。大量临床和动物实验研究证实，活血化瘀方药有保护血管内皮细胞、抑制血管平滑肌细胞增殖、抑制血小板活化、调脂、抑制脂质过氧化反应、抑制及消退粥样斑块等作用。

二、活血化瘀法治疗动脉粥样硬化性疾病的理论依据

中医认为 As 的病因病机为本虚标实，标实为瘀和痰。"瘀"实质包括 As 斑块形成、血栓形成、血液高凝状态及高脂血症等病理变化。中医活血化瘀治法对 As 血瘀证具有良好的疗效，临证时可根据瘀血产生的原因辨证加用益气、化痰、清热、理气、通络、温阳、养阴等方法。大量研究显示，活血化瘀中药能通过调节血脂代谢、改善血液流变学，以及

稳定或消退动脉粥样硬化斑块等方法来对抗 As，具有多方面、多途径的特点。

三、常用活血化瘀中药对动脉粥样硬化的影响及机制

（一）单味中药

1. 川芎　是伞形科植物川芎的干燥根茎，味辛，性温，归肝、胆、心经，有活血行气、祛风止痛、开郁燥湿等功效。研究发现，单味川芎能通过降低 As 家兔的血清胆固醇及三酰甘油水平，提高 Apo E$^{-/-}$ 小鼠血清高密度脂蛋白水平，抑制 As 的发生；川芎的抗 As 作用可能与抑制炎症反应、减少单核/巨噬细胞在动脉壁的黏附及聚集有关。

2. 丹参　为唇形科植物丹参的干燥根及根茎，味苦性微寒，入心、肝经，具有活血通络、祛瘀止痛、凉血消痈、清心除烦和滋补等功效。研究发现，丹参能通过调节 Bcl-2/Bax 表达及炎症机制抑制动脉粥样硬化斑块的形成；并且可降低血同型半胱氨酸的含量，拮抗高同型半胱氨酸诱导的血管损伤，延缓动脉粥样硬化的发生。

3. 三七　为五加科植物三七的干燥根和根茎，味甘、微苦，性温，归肝、胃、心、小肠经，具有散瘀止血、消肿定痛之功。现代药理研究发现，三七具有止血、保护心肌细胞、保护脑组织、降血脂、抗血栓、增强免疫力、抗炎、抗纤维化、抗肿瘤、抗氧化等多种作用。近年研究发现，三七及其有效成分能够通过多种途径治疗动脉粥样硬化。研究表明，三七可通过选择性地抑制诱生型一氧化氮合酶和环氧合酶 2 的表达，减少一氧化氮和前列腺素的释放，从而达到抗炎作用。另有研究发现，经三七粉喂养后，动脉粥样硬化兔模型主动脉内膜的脂质斑块显著减少，动脉壁受损轻，同时血清三酰甘油、总胆固醇显著下降。三七对高脂血清刺激的大鼠血管平滑肌细胞增殖也有明显的抑制作用。说明三七可通过抗炎、调脂及抗平滑肌细胞增殖等机制发挥抗动脉粥样硬化的作用。

4. 红花　为菊科植物红花的筒状花冠，味辛，性温，归心、肝经。有活血通经、散瘀止痛之功。现代药理学研究表明，红花及其有效成分具有抗脑缺血、抗心肌损伤、抗血栓、抗氧化、抗细胞凋亡、抗炎、抗肿瘤等药理作用。研究发现中药红花对血管紧张素Ⅱ诱导的大鼠动脉平滑肌细胞增殖有显著抑制作用。亦有研究发现红花注射液能升高糖尿病大鼠血清高密度脂蛋白，降低大鼠血清低密度脂蛋白、三酰甘油和总胆固醇水平，表明红花可改善糖尿病大鼠血脂紊乱。

5. 藏红花　又名西红花，为鸢尾科番红花属植物，其柱头为主要药用部位，味甘性平，入心、肝经，具有活血化瘀、散郁开结等作用。现代研究发现藏红花及其提取物具有利胆保肝、抑癌细胞侵袭、保护心血管及调节免疫功能等作用。近年研究发现，藏红花及其有效成分藏红花素能够调节血脂，减少动脉粥样硬化的发生。Asdaq 等通过研究发现藏红花及其藏红花素可通过改善高脂血症大鼠血脂代谢紊乱而达到防治动脉粥样硬化的作用，提示其可用于高脂血症群体动脉粥样硬化的预防用药。

6. 三棱、莪术　三棱为黑三棱科植物黑三棱的干燥块茎，味辛、苦，性平，归肝、脾经，具有破血行气、消积止痛的功效。莪术为姜科植物蓬莪术、广西莪术或温郁金的干燥根茎，味辛、苦，性温，归肝、脾经，具有行气止痛、消积散结、破血祛瘀的作用。三棱和莪术虽然其植物来源不同，但两者具有相似的药理作用，故临床上常将两者作为对药相

须为用。现代研究发现，三棱、莪术都具有抗血栓形成、升高白细胞、抗肿瘤等功效。此外，莪术还有抑菌抗炎、调节免疫功能、保肝、增加动脉血流量等作用。研究发现，三棱、莪术相须为用能够降低 As 大鼠血清总胆固醇、三酰甘油水平及全血黏度和血浆黏度，抑制增殖细胞核抗原、血管内皮生长因子及血管内皮生长因子受体 2 表达，抑制 Apo E 基因缺陷小鼠 As 模型主动脉血管内皮生长因子及其受体血管内皮生长因子受体 2 蛋白的表达，抑制斑块内血管生成，下调 As 大鼠血清基质金属蛋白酶 9 水平，升高金属蛋白酶组织抑制物 1 水平，稳定脂质斑块，具有抗 As 的作用。

7. 水蛭 为水蛭科动物蚂蟥、水蛭或柳叶蚂蟥的干燥体，味咸、苦，性平，有小毒，归肝经，具有破血、逐瘀、通经的功效。现代药理研究表明，水蛭具有抗凝、抗血栓形成、抗炎、抗纤维化等作用，对血栓性疾病、动脉粥样硬化等疾病有较好的治疗作用。研究发现，水蛭可通过降低血清总胆固醇、三酰甘油、低密度脂蛋白胆固醇水平，升高高密度脂蛋白胆固醇水平，增加肝脏脂蛋白脂酶的活性，调节脂代谢紊乱，防止肝外组织过量胆固醇的积累；下调基质金属蛋白酶 2 和基质金属蛋白酶 9 水平，抑制平滑肌细胞 α-actin 表达的下调，降低血清同型半胱氨酸含量，升高胆固醇酯酰转移酶的活性，减轻氧化损伤；下调氧化低密度脂蛋白及其受体血凝素样氧化型低密度脂蛋白受体 1 表达，干预氧化低密度脂蛋白诱导的内皮细胞凋亡、坏死及自噬性细胞死亡，保护血管内皮，从多靶点发挥抗动脉粥样硬化的作用。

8. 五灵脂 为鼯鼠科动物橙足鼯鼠或飞鼠科动物小飞鼠的干燥粪便。味甘，性温，入肝经，有通利血脉、散瘀止痛、祛瘀止血之功效。主治心腹血气诸痛、妇女闭经、产后瘀滞腹痛、崩漏下血、小儿疳积及蛇蝎蜈蚣咬伤。研究发现，五灵脂及其有效成分能够通过抗炎、调节脂质代谢、保护血管内皮细胞发挥抗动脉粥样硬化作用。唐绪刚等研究发现五灵脂水提取物能抑制大鼠主动脉血管细胞黏附分子 1 及细胞间黏附分子-1 表达，减轻主动脉病变，高剂量作用较低剂量作用明显。

（二）中药组分或有效成分

1. 川芎嗪 是从川芎根茎中提取的生物碱，是川芎中具有心血管效应的主要有效成分。研究显示，川芎嗪能够通过多种药理机制发挥抗 As 的作用。川芎嗪能抑制毛细血管内皮细胞中的黄嘌呤氧化酶和黄嘌呤脱氢酶，减少自由基的生成，提高机体总抗氧化能力及超氧化物歧化酶活性，降低氧化应激反应；能降低 As 模型大鼠血脂水平，改善血脂异常；能抑制血管内皮细胞炎症因子表达；川芎嗪对血管紧张素Ⅱ诱导的血管平滑肌细胞增殖有显著抑制作用，其机制可能与其干预钙调神经磷酸酶依赖的信号转导途径有关。

2. 阿魏酸川芎醇酯 是以川芎嗪为先导合成的具有良好抗心脑血管疾病活性的候选药物。研究发现，阿魏酸川芎醇酯能够减轻过氧化氢诱导的血管内皮的氧化损伤，发挥抗动脉粥样硬化的作用。

3. 丹参有效成分 主要包括脂溶性和水溶性两大类，这两类成分对 As 均具有一定的防治作用。

（1）丹参水溶性活性成分：主要为酚酸类化合物，包括丹参素、丹酚酸 A、丹酚酸 B、紫草酸、迷迭香酸、原儿茶醛、咖啡酸等，其中以丹酚酸 A 和丹酚酸 B 的含量最高，活

性最强。其抗 As 的相关作用如下:

1) 抗氧化作用。研究发现从丹参中分离的水溶性成分丹参乙酸镁 B 可有效清除过氧亚硝酸盐阴离子，保护细胞对抗活性氧的毒性作用。

2) 抗血小板聚集。研究发现丹参多酚酸盐可抑制血小板聚集；丹酚酸可抑制多种诱聚剂引起的血小板聚集，同时可抑制胶原诱导的血小板 5-羟色胺释放。丹参多酚酸盐通过抑制血小板 P 选择素表达，阻断血小板与白细胞的黏附，对血液凝固具有抑制作用，其抗血小板聚集作用与降低血栓素 B_2（TXB_2）和 P 选择素水平有关。

3) 调节脂质代谢，防止动脉粥样硬化斑块形成。丹参多酚酸盐可降低血清总胆固醇、低密度脂蛋白胆固醇和 IL-5 水平，抑制巨噬细胞表面清道夫受体 A 表达，从而减少巨噬细胞摄取氧化低密度脂蛋白和泡沫细胞形成，减轻 As 早期斑块形成。

4) 抗炎性反应，保护血管内皮细胞。丹参水溶性成分中抗炎性反应作用较强的主要成分为丹参素和丹参多酚酸盐，研究发现丹参素能够通过降低 CD40 的表达，抑制由 H_2O_2 诱导的脐静脉内皮细胞损伤。另有研究表明丹参素能改善外周血内皮祖细胞的功能，其作用与抑制炎症因子的释放有关。丹参多酚酸盐也能够降低 Apo E 基因敲除小鼠血清肿瘤坏死因子-α、IL-6 水平，抑制动脉粥样硬化炎症反应。

（2）丹参脂溶性有效成分：主要为二萜醌类化合物，主要包括丹参酮ⅠA、丹参酮ⅡA、丹参酮ⅡB、隐丹参酮、丹参酸甲酯、次甲基丹参醌等 20 余种，其中活性较强的是丹参酮ⅡA，也是药理作用了解最为详细的成分。其抗 As 的作用如下：

1) 抗炎性反应。与丹参水溶性成分作用相似，丹参脂溶性成分丹参酮和隐丹参酮均能够通过抑制炎症反应发挥抗 As 的效应。研究发现，丹参酮 A 可降低 IL-2 和干扰素 1 的表达水平；丹参酮ⅡA 能降低 LPS 诱导的 RAW 264.7 细胞 IL-6 和 IL-10mRNA 的表达；在 As 家兔模型上，丹参酮ⅡA 能下调 IL-1β、IL-6 和肿瘤坏死因子-α 的表达，表明丹参酮可通过降低炎性因子的表达水平发挥抗 As 的作用。另有研究发现，丹参脂溶性成分抗炎性反应的另一机制可通过调控核转录因子-κB（NF-κB）信号通路来实现。丹参酮ⅡA 可作用于 NF-κB 信号通路的多个环节，包括抑制 NF-κB 与 DNA 结合活性及 IκBa 磷酸化，从而实现对 NF-κB 下游促炎因子的调节，隐丹参酮也可抑制 NF-κB 下游基因的活化。

2) 抗氧化作用。Chen 等研究认为丹参酮ⅡA 可通过降低氧化低密度脂蛋白和升高超氧化物歧化酶、谷胱甘肽过氧化物酶活性来发挥抗氧化应激作用，从而改善动脉粥样硬化。罗婷等研究发现，丹参酮ⅡA 能降低氧化应激损伤的血管内皮细胞乳酸脱氢酶的漏出，抑制丙二醛等过氧化物的生成，提高一氧化氮合酶、一氧化氮、SOD 和谷胱甘肽过氧化物酶（GGH-Px）的分泌，减少细胞早期凋亡和坏死，从而改善内皮细胞的氧化损伤，提示丹参脂溶性成分可通过抗氧化酶作用而发挥抗 As 的作用。

3) 调节血脂，减少泡沫细胞形成。巨噬细胞和平滑肌细胞吞噬过多的胆固醇形成泡沫细胞，是 As 斑块的主要组成成分。胡海燕等研究发现，丹参酮ⅡA 可促进泡沫细胞中 ABCA1 表达，降低泡沫细胞内胆固醇含量，减轻细胞泡沫化程度，增加细胞内胆固醇的流出，抑制氧化低密度脂蛋白诱导的泡沫细胞形成。

4) 抑制血管平滑肌细胞迁移增殖。血管平滑肌细胞的增殖和迁移是 As 从泡沫细胞向复合斑块发展的重要事件，基质金属蛋白酶基因的活化参与这一过程。研究发现丹参酮ⅡA

可显著抑制基质金属蛋白酶 2 和基质金属蛋白酶 9 表达，提示丹参酮ⅡA 可能通过抑制血管平滑肌细胞向内皮下的迁移起到减轻病变的作用。

4. 三七总皂苷（total saponins of panax notoginseseng，PNS） 是从植物三七干燥根中提取的主要成分，具有扩张血管、降低心肌耗氧量、抑制血小板聚集、抗凝、降血脂、清除自由基、抗炎、抗氧化等药理作用，临床上主要用于心脑血管疾病的治疗。其抗动脉粥样硬化的作用主要有 4 个方面。

（1）降血脂，抑制粥样斑块形成：何雪峰等采用不同剂量的三七总皂苷干预小鼠巨噬细胞源性泡沫细胞，证实三七总皂苷可抑制氧化低密度脂蛋白诱导的巨噬细胞胆固醇堆积，从而抑制泡沫细胞形成。陈礼波等研究发现三七总皂苷可降低 As 模型大鼠血清总胆固醇、三酰甘油及低密度脂蛋白胆固醇水平，避免过多的血脂在动脉壁内沉积，减少粥样斑块的形成。Liu 等研究表明 PNS 可通过降低血脂水平和下调 CD40、基质金属蛋白酶 9 水平预防 As 发生。

（2）抗炎症反应：张翼冠等发现 PNS 对炎症免疫诱发的 As 有显著防治作用，其机制与促进 IκBα 的表达从而抑制相关炎症因子的生成有关。何翠瑶等研究发现三七总皂苷各剂量组及单体组合组可抑制氧化低密度脂蛋白诱导的内皮细胞细胞间黏附分子-1 表达，减轻内皮细胞炎症损伤，可能为三七总皂苷抗 As 作用机制之一。

（3）内皮保护作用：刘桂林等发现三七总皂苷对动脉粥样硬化模型小鼠血管内皮具有保护作用，其机制与降低血清氧化低密度脂蛋白水平，下调主动脉 CD40 及血管黏附分子 1 的基因表达有关。

（4）抗血管平滑肌细胞异常增殖：刘树迎等研究发现，较高浓度的三七总皂苷可抑制血管平滑肌细胞增殖，促进 JNK1/2 磷酸化可能是引起细胞增殖受抑的机制之一。

5. 姜黄素 是从姜科植物的根茎中提取出的一种化学成分。近年研究发现，姜黄素具有较强的抗动脉粥样硬化的作用，可通过多个靶点发挥功效。

（1）抗炎性反应：研究发现姜黄素可抑制血管平滑肌细胞、巨噬细胞中肿瘤坏死因子-α 的产生；诱导 IκB 的降解和抑制 NF-κB 易位入细胞核，引起 NF-κB 信号通路被抑制，通过下调环氧化酶-2、诱生型一氧化氮合酶表达，从而抑制炎性反应。

（2）降低血脂，调节脂质代谢：研究发现姜黄素能显著降低高脂血症仓鼠血中游离脂肪酸、三酰甘油、总胆固醇及低密度脂蛋白胆固醇水平，升高高密度脂蛋白胆固醇、高密度脂蛋白胆固醇/总胆固醇、载脂蛋白 A-Ⅰ/载脂蛋白 B 水平，上调血浆中载脂蛋白 A 水平，此外还能降低肝内脂质过氧化物水平。姜黄素通过减少肝中胆汁酸的转换有效地降低血胆固醇水平，减少高脂血症的发生。

（3）抑制血管平滑肌细胞异常增殖：研究发现，姜黄素浓度依赖性抑制由 β-环糊精诱导的大鼠血管平滑肌细胞增殖，其机制可能是与抑制小凹蛋白-1/ERK1/2 细胞信号通路有关。另有研究发现，姜黄素水解衍生物能明显抑制牛主动脉血管平滑肌细胞增殖，上调低密度脂蛋白受体的表达，延缓动脉粥样硬化的进程。

（4）抗血小板聚集，抑制血栓形成：姜黄素能抑制由花生四烯酸（AA）、胶原、腺苷二磷酸诱导的血小板聚集。

（5）清除氧自由基，减轻氧化应激损伤：研究发现姜黄素能直接清除体内过剩的 DPPH

自由基、超氧自由基、单线态氧、三氯过氧自由基等自由基，有效地防止由氧化损伤引起的 As 的发生；也可通过上调抗氧化应激的关键蛋白 Nrf-2 基因的表达，激活 Nrf-2/ARE 信号通路，从而发挥抗氧化应激的作用。

6. 白藜芦醇 是存在于虎杖中的一种多酚类植物抗毒素，近年发现其具有抗动脉粥样硬化作用，其机制与抑制血管平滑肌细胞活化增殖迁移、抗氧化应激和减轻炎性损伤有关。白藜芦醇可通过诸多途径调节血管平滑肌细胞的迁移和增殖。

第三节 清热类中药对动脉粥样硬化性疾病的作用及机制

一、热毒与动脉粥样硬化性疾病的关系及清热解毒法治疗动脉粥样硬化的理论基础

1. 热毒与动脉粥样硬化性疾病的关系 As 的中医主要病机是"痰浊""瘀血"，而痰瘀日久不去而蕴结成毒，且毒邪常与热相兼为病，形成毒热之邪。毒指毒邪。毒邪有外来之毒与内生之毒之分。外来之毒作用于人体，或内生毒邪作用于机体，引起脏腑功能失调、津液不能正常代谢而滞留体内，热毒煎熬津液而凝聚为痰饮；热毒熏蒸血液，血凝成瘀；毒邪伤络，血溢成瘀；毒邪耗伤阴津，阴伤血滞为瘀；毒壅气机，致气滞血瘀。痰、瘀、毒夹杂，与气血津液相互搏结，附着于脉管，即成 As 斑块，导致 As 的发生、发展。近年来研究表明，As 斑块中有大量炎性细胞存在和 CRP 沉积，As 斑块内存在炎症细胞因子如肿瘤坏死因子-α、IL-6 及细胞黏附因子表达增强，且 As 炎性斑块内的温度升高，其表面温度与巨噬细胞数量增多和纤维帽厚度减少相关。这些证据说明，炎症反应在 As 斑块形成中具有重要的作用。而中医认为，炎症反应与热毒密切相关，是中医热毒的具体体现。

2. 清热解毒法治疗 As 的理论基础 由于热毒是 As 的重要病机，故清热解毒当为首选治法，临床应用时应佐以行气活血祛痰。内生之毒常依附于痰浊、瘀血为害，故治痰治瘀必然有助于清解、消散毒邪。痰本于津，瘀本于血，气行则津布，气行则血行。故治痰治瘀，当先调气，次以活血。如此，调气活血可共奏气顺痰化毒自消、血活瘀祛毒自散之功效。基于中医对 As 病因病机的认识，现代多利用清热解毒法治疗 As、冠心病等取得较好的疗效。

二、清热类中药对动脉粥样硬化的影响及机制

从现代医学角度看，As 的致病因素与毒邪具有相似性。外来毒邪包括各种病原微生物及各种理化因素，内生之毒包括自由基、微小血栓、突变和衰老细胞、过敏原、炎性介质、酸中毒、凝血及纤溶产物、新陈代谢产物、钙离子超载、血管活性物质、自身衰老及死亡细胞等机体功能障碍而产生的病理产物。外来之毒和内生之毒共同作用，可影响 As 的发生发展、预后及转归。清热解毒法使用具有清解热毒作用的药物，可达到清解热毒之邪、促进痰瘀消散的目的。现代药理研究表明，清热解毒类中药具有降脂、抗炎、抗氧化、抑制

血管平滑肌细胞增殖、抑制血小板聚集等作用，对 As 病变具有防治作用。

（一）单味中药

1. 大黄　性味苦寒，归脾、胃、大肠、肝、心经，具有泻积攻下、清热凉血、泻火解毒、活血通经、利湿退黄之功效。现代药理研究表明，大黄及其有效成分具有抗菌消炎、抗肿瘤、抗高脂血症、降压、强心、健胃、利胆、保肝、泻下、延缓衰老等治疗作用。近年来研究表明，大黄尤其是其有效成分和复方制剂具有抗炎、调脂、抗氧化及抗血栓、保护血管内皮细胞、抑制血管平滑肌细胞增殖等作用，有明显的抗 As 作用。赵剑挈等发现大黄素可剂量依赖性降低 Apo $E^{-/-}$ 小鼠的体重、血脂及血清高敏 C 反应蛋白和纤维蛋白原水平。酒大黄可降低家兔血清总胆固醇、三酰甘油、低密度脂蛋白和一氧化氮含量，升高高密度脂蛋白含量，下调主动脉一氧化氮合成酶的表达。

2. 绞股蓝　性甘、苦、寒，归肺、脾经，具有益气健脾、化痰止咳、清热解毒的功效。研究表明，绞股蓝含有 80 多种皂苷类成分和糖类、黄酮类、维生素 C 等成分。绞股蓝调节三酰甘油、高密度脂蛋白、低密度脂蛋白的作用优于辛伐他汀。此外，绞股蓝还具有抗炎、抗氧化、抑制血小板聚集、改善血液流变性、抑制内皮素、保护血管内皮等作用，从而发挥抗 As 的作用。绞股蓝总苷可逆转胆固醇引起的细胞超微结构改变，增加细胞收缩表型标志蛋白 α-SMA、SM22α 表达，减少细胞合成表型标志蛋白 Epiregulin 表达，抑制胆固醇所致的血管平滑肌细胞增殖，且可逆转胆固醇所致的转录因子 Gax 的减少。说明绞股蓝总苷可抑制胆固醇所致的血管平滑肌细胞表型转化和增生，对抗 As 病变。

3. 柴胡　性苦、辛，归肝、胆经，功效解表清热、疏肝解郁、升举阳气。药理研究表明，柴胡有效成分主要为皂苷、挥发油、植物甾醇和黄酮类等。柴胡及其有效成分柴胡皂苷可抗炎、降低血浆胆固醇水平。柴胡皂苷可使血浆促肾上腺皮质激素水平升高，引起糖皮质激素分泌增加，胆汁排出量增加，从而使血中总胆固醇浓度下降。表明柴胡可通过改善脂质代谢、抗炎症反应等途径防治 As。

4. 黄连、葛根、决明子　黄连是毛茛科多年生草本植物黄连、三角叶黄连或云南黄连之干燥根茎，味苦性寒，归心、脾、胃、肝、胆、大肠经，具有清热燥湿、泻火解毒的功效，小檗碱（BBR）是黄连中含量最高的生物碱。葛根为豆科植物野葛的干燥根，味甘、辛，性凉，归肺、胃经，有解肌退热、透疹、生津止渴、升阳止泻之功效。决明子味甘、咸，性微寒，入肝、肾、大肠经，具有清热明目、润肠通便、降脂明目的功效。研究表明，葛根、黄连可显著降低 As 兔主动脉斑块面积和斑块厚度，降低血清总胆固醇、低密度脂蛋白水平；决明子可降低血清三酰甘油水平；葛根、决明子均可增强 As 兔超氧化物歧化酶活力，降低血清丙二醛水平；葛根、黄连与决明子可抑制 As 兔血小板聚集；葛根与黄连具有降低 As 兔全血黏度的作用。

5. 熊胆粉　具有清热解毒、平肝明目、杀虫止血等功效，属于我国传统珍稀药材。含有熊胆粉的麝香通心滴丸具有显著调节血清炎症因子、氧化应激因子的作用。将熊胆粉用于 Apo $E^{-/-}$ 小鼠可显著降低血清总胆固醇、低密度脂蛋白及三酰甘油含量，升高高密度脂蛋白水平，具有良好的抗动脉粥样硬化作用。

6. 金银花　性味甘、寒，归肺、胃、大肠经，具有清热解毒、通经活络的功效。研究表明，金银花具有抗氧化、抗炎、调脂降糖及抗血小板聚集等作用。苏香萍等研究表明，金银花挥发油具有抗炎作用。王强研究发现金银花提取物可降低实验动物的高血糖，降低高脂血症小鼠、大鼠血清及肝组织三酰甘油水平。金银花能升高超氧化物歧化酶、谷胱甘肽过氧化物酶活性，降低丙二醛含量，其作用机制与抗氧化有关。

7. 其他 清热解毒药（如穿心莲）、清热燥湿药（如黄芩）、清热泻火药（如知母）、清热凉血药（如牡丹皮）和清虚热药（如青蒿）可降低 Apo E 基因缺陷 As 小鼠超敏 C 反应蛋白水平，缩小斑块面积，增加纤维帽厚度。马齿苋口服液可通过提高大鼠血清中脂连蛋白（ADPN）水平，降低瘦素（LEP）含量，有效降低高脂血症大鼠血清三酰甘油、总胆固醇含量和谷丙转氨酶、谷草转氨酶活性，从而预防大鼠高血脂，其机制与调节大鼠肝脏卵磷脂胆固醇酯酰转移酶（LCAT）和载脂蛋白 A I 及高密度脂蛋白受体（SR-B I）表达，促进胆固醇逆向转运有关。另外，在心血管疾病中，血小板聚集是造成动脉血栓的主要因素。一些清热药具有抑制血小板聚集、抗凝血作用，如赤芍可抑制血小板聚集、抗血栓形成、改善血液流变；牛黄具有抑制血小板聚集和促纤溶的作用；穿心莲全草可抑制血小板聚集。

（二）中药组分或有效成分

1. 黄芩有效成分 黄芩味苦，性寒，归肺、胆、胃、大肠经，具有清热燥湿、凉血解毒、安胎的功效。黄芩中主要含黄酮类成分，包括黄芩素、汉黄芩素、黄芩苷、汉黄芩苷等。黄芩的多种有效成分对心脑血管系统具有保护作用，具有降血脂、保护血管内皮、抗凝血和抗血栓形成及抑制血管平滑肌细胞增殖的作用，治疗动脉粥样硬化性疾病具有一定的效果。此外，黄芩苷可通过降低血清同型半胱氨酸、超敏 C 反应蛋白、肿瘤坏死因子-α、单核细胞趋化蛋白-1 水平，降低斑块面积及抑制单核细胞趋化蛋白-1 表达，干预动脉粥样硬化的形成和进展；黄芩苷还可通过抑制 Toll 样受体 4 表达和降低 IκB 蛋白降解，影响 IκB-NF-κB 炎症信号途径，阻碍炎症因子肿瘤坏死因子-α 的生成和下调血管细胞黏附分子-1、细胞间黏附分子-1 的表达，发挥抗炎作用。

2. 小檗碱 又名黄连素，为黄连、黄柏等中药的主要成分，其化学名为 5，6-二氢-9，10-二甲氧苯基[g]-1，3-苯并间二氧杂环戊烯[5，6-α]喹嗪氯化二水合物，属于异喹啉类生物碱，具有调血脂、抗血栓形成、降血糖、抗氧化、抗炎、抑制血管平滑肌细胞增殖、保护血管内皮细胞和促血管内皮舒张因子释放等多种作用，且能从多个环节抑制动脉粥样硬化的形成与发展。As 后期的斑块破裂和血栓形成是导致急性临床事件的重要危险因素。研究表明，斑块破裂可能是由于纤维帽的细胞外基质合成和崩解之间失衡，导致纤维帽中胶原和其他基质耗竭，引起纤维帽变薄，致使斑块破裂。黄连提取物可稳定斑块，减少斑块破裂，其机制可能与活化斑块内过氧化物酶增殖物激活受体-γ 表达、下调 perilipin 基因表达有关。

3. 丹皮酚 是从毛茛科芍药属植物牡丹、芍药的干燥根皮及萝藦科植物徐长卿的根或全草中分离的一种小分子化合物，化学名为 2-羟基-4-甲氧基苯乙酮。丹皮酚可降低 As 动物血清脂质含量，抑制脂质过氧化反应，抗炎，改善血液流变性，保护动脉内皮细胞，缩小斑块面积，抑制血管平滑肌细胞增殖和迁移。丹皮酚可能通过干预 p38MAPK、NF-κB

信号通路，抑制氧化低密度脂蛋白诱导的血管内皮细胞凋亡，发挥抗氧化、抗炎、抗 As 的作用。丹皮酚还能抑制 RAW264.7 巨噬细胞源性泡沫细胞形成，其作用机制可能与下调清道夫受体 A（SR-A）表达有关。

4. 葛根素　化学名为 8-β-D-葡萄吡喃糖-4′, 7-二羟基异黄酮，属异黄酮类天然产物，具有植物雌激素样作用。研究发现，葛根素能够抑制炎症反应，保护血管内皮细胞，其机制与葛根素对丝裂原活化蛋白激酶和 NF-κB 信号通路的调节有关。葛根素调节脂质代谢，舒张血管，抗凝血及抗血小板聚集，抑制病灶区斑块的形成和发展，抑制血管平滑肌细胞的迁移和增殖；加速损伤动脉的内皮生成，抑制基质金属蛋白酶 2、基质金属蛋白酶 9 的表达和活性。此外，葛根素还能通过提升低密度脂蛋白受体活性减少泡沫细胞形成、抑制细胞黏附和黏附因子表达、抑制脂质过氧化等发挥抗动脉粥样硬化作用。

5. 穿心莲有效成分　穿心莲内酯与 API0134 有明显诱导低密度脂蛋白受体、腺苷三磷酸结合盒转运体 A1、载脂蛋白 A1、清道夫受体 B1 表达的作用；穿心莲内酯具有一定的抗动脉粥样硬化作用，其机制可能是通过下调肝脏中胆固醇酰基转移酶 2（ACAT2）表达；穿心莲内酯可使新西兰兔血清低密度脂蛋白胆固醇、干扰素 γ、IL-4 及超敏 C 反应蛋白含量降低，使血清总胆固醇、三酰甘油及 IL-1β 含量显著降低，高密度脂蛋白胆固醇含量明显升高，主动脉血管细胞黏附分子-1、单核细胞趋化蛋白-1 及血小板源性生长因子表达下调，表明穿心莲内酯通过抑制炎症反应的进程，延缓动脉粥样硬化的发展。

穿心莲的另一成分 API0134 能够抑制氧化低密度脂蛋白诱导的巨噬细胞基质金属蛋白酶 2 及基质金属蛋白酶 9 活性和表达的上调，因此可能具有维护粥样斑块稳定、减少斑块破裂危险的作用；API0134 还可抑制血小板聚集，其机制与阻断 CD40-CD40L 信号转导途径的激活、降低血小板活化因子有关。

6. 决明子有效组（成）分　决明子性微寒，味甘、苦、咸，归肝、大肠经，属清热泻火药，含蒽醌类、萘并吡喃酮类、脂肪酸类、氨基酸和微量元素等物质。决明子具有良好的降血脂作用，决明子蒽醌类物质是决明子降脂的主要有效成分。决明子水溶性多糖和提取物具有较明显的体外抗氧化能力和清除自由基活性作用，蒽醌类物质和水溶性多糖可能是决明子抗氧化的有效成分。决明子的乙酸乙酯、正丁醇、水提取物能显著清除自由基，以乙酸乙酯的作用最强。

7. 半枝莲总黄酮　半枝莲主要成分为黄酮类化合物和二萜类化合物，亦含有生物碱、甾体、多糖等成分。半枝莲总黄酮可能通过调节 Apo E$^{-/-}$ 小鼠法尼酯衍生物 X 受体（FXR）水平，从而调节转运蛋白（PLTP），升高维生素 E、调节血脂、改善血液流变学及减少小鼠的 As 损伤，进而发挥抗 As 的作用。半枝莲总黄酮还可通过降低 Apo E 基因敲除小鼠三酰甘油、总胆固醇、低密度脂蛋白胆固醇，升高高密度脂蛋白胆固醇水平，增强超氧化物歧化酶活性，降低丙二醛含量，降低磷脂转运蛋白、IL-6、C 反应蛋白水平，从而发挥抗动脉粥样硬化的作用。此外，半枝莲总黄酮还可通过调节 Apo E$^{-/-}$ 小鼠血脂、增强其抗氧化能力及抑制 NF-κB 表达等环节，阻止 Apo E$^{-/-}$ 小鼠实验性动脉粥样硬化的发生、发展，从而发挥稳定 As 斑块的作用。

8. 其他　氧化苦参碱为苦参中提取的生物碱，可以抑制腺苷 A2B 受体的表达，从而抑制多种促炎介质的表达和释放。苦参能通过抑制 p38MAPK 信号传导通路激活，减轻内皮损伤后炎性因子的释放而保护血管内皮。苦参碱能提高机体超氧化物歧化酶、谷胱甘肽过氧化物酶活性，降低丙二醛水平，具有调节血脂、抗氧化的作用。鱼腥草80%乙醇提取物、乙酸乙酯提取物可通过调节干细胞因子（SCF）介导的细胞移行进而抑制干细胞因子诱导的 HMC-1 细胞迁移和 NF-κB 核转移，从而发挥抗炎作用。鱼腥草素可降低动脉硬化模型大鼠胆固醇和低密度脂蛋白水平，抑制动脉 NF-κB 的过量表达，从而发挥对动脉粥样硬化过程中的抗慢性炎症作用。马齿苋总黄酮可抑制血小板源性生长因子诱导的血管平滑肌细胞增殖，其作用机制可能与其降低血管平滑肌细胞内钙超载有关。

（三）代表性复方

1. 黄连解毒汤 为清热燥湿解毒的经典方，主要用于治疗三焦火毒热盛所致的大热烦渴、失眠及神昏谵语等。近年研究发现，黄连解毒汤具有调节脂质代谢，保护血管内皮细胞，抗氧化，改善血凝系统、纤溶系统和血液流变性，抗炎，抑制血管平滑肌细胞增殖等作用。黄连解毒汤含药血清可抑制 Th1 细胞因子作用下的 M2 型泡沫细胞向 M1 型逆转，显著提高 M2 型细胞标志基因 Arg1 表达水平，降低 M1 型细胞标志基因 Nos2 表达水平。表明黄连解毒汤能降低高脂导致的 Apo E$^{-/-}$ 小鼠外周血炎症性单核细胞亚群比例，促进 M2 型巨噬、泡沫细胞分化，可能通过调节单核、巨噬、泡沫细胞的功能性分化从而减缓、抑制高脂血症引发的 As 发生、发展。

研究表明，适度的自噬对 As 具有保护作用，能够抑制 As 的发生和发展。近年研究显示，一些传统中药及其有效成分具有诱导细胞自噬的作用。于红红等研究发现，黄连解毒汤含药血清可诱导 RAW264.7 巨噬细胞自噬相关基因 Beclin1 和 mTOR 的表达，这可能是该方抗 As 作用的重要机制之一。

2. 四妙勇安汤 由金银花、玄参、当归、甘草四味药组成，具有清热解毒、化瘀散结的功效。现代药理研究表明，四妙勇安汤具有抗炎、降脂、稳定斑块、抗 As、保护血管内皮、抗血小板聚集等作用。四妙勇安汤可降低 As 兔血脂和氧化低密度脂蛋白水平，其作用机制与抑制氧化应激反应有关。加味四妙勇安汤可降低动脉粥样硬化家兔血清 C 反应蛋白、基质金属蛋白酶 9 水平，抑制斑块区 NF-κBp65 亚基表达，增加斑块纤维帽厚度，减少斑块内巨噬细胞和脂质含量，抑制易损斑块的形成。四妙勇安汤含药血清可抑制内皮细胞异常增殖，保护血管内皮细胞；四妙勇安汤在抗炎的同时，还能显著降低血脂，四妙勇安汤活性部位可显著降低 Apo E$^{-/-}$ 小鼠血清中总胆固醇、三酰甘油水平，抑制主动脉粥样硬化斑块的形成，具有稳定动脉粥样硬化斑块的作用，其机制可能与其加速脂质代谢和抗炎性反应有关。

3. 泻心汤 出自《金匮要略》，由大黄、黄连、黄芩组成。吴智春研究表明，泻心汤可抑制实验性 As 大鼠主动脉细胞凋亡。蒋跃文研究《伤寒论》中桃核承气汤、小陷胸汤、大黄黄连泻心汤等泻热三方对 As 模型大鼠 NF-κB 及其所介导的炎症因子的影响，发现泻热三方均能有效抑制 As 的形成和发展，不但可抑制氧化低密度脂蛋白、IL-6、C 反应蛋白、NF-κB，还可抑制 NF-κB 介导的炎症反应，从而对 As 发挥调节和治疗作用。

4. 大黄䗪虫丸 出自汉代张仲景的《金匮要略》，由熟大黄、黄芩、生地黄、䗪虫、水蛭、蛴螬、虻虫、桃仁、杏仁、芍药、干漆、甘草组成，功效疏通经络、破瘀生新、缓中补虚，近年来将该方也用于 As 的防治。大黄䗪虫丸能减小动脉粥样硬化斑块面积，抑制血管平滑肌细胞增殖，减少胶原纤维增生和泡沫细胞形成，抑制内膜增厚。大黄䗪虫丸通过改善血管内皮细胞功能，减轻氧化损伤，抑制动脉血管 NF-κB 的表达，起到保护血管抗 As 的作用。大黄䗪虫丸通过下调 NF-κB 信号通路的蛋白表达，减少肿瘤坏死因子-α、细胞间黏附分子-1 等炎性因子释放，抑制炎症反应，发挥抗 As 作用。刘晓等研究表明，大黄䗪虫丸通过抑制泛素蛋白 Ub 合成，下调主动脉泛素活化酶（E1）及 NF-κB 水平，上调 IκB 的表达，阻断 UPP/NF-κB 信号转导通路的活化，从而防止 As 形成。大黄䗪虫丸能减少泛素（Ub）、泛素活化酶（UbE1）表达，增强 20S 蛋白酶体活性，表明大黄䗪虫丸防治 As 的机制可能与阻抑泛素-蛋白酶体系统，发挥蛋白酶体抑制剂的作用有关。该方还可增加血清胰岛素样生长因子-1 水平，抑制血管平滑肌细胞凋亡。

5. 葛根芩连汤 出自张仲景《伤寒论》，由葛根、炙甘草、黄芩、黄连组成。流行病学调查显示，口腔牙周感染与动脉粥样硬化斑块形成间存在正相关性。王丹等研究发现，葛根芩连汤能够改善 As 模型大鼠牙周炎症，降低牙周炎合并 As 大鼠血超敏 C 反应蛋白和肿瘤坏死因子-α 水平，并能降低大鼠血脂水平，提示该方可抑制牙周炎和 As 的发展，对牙周炎伴 As 疾病有良好的治疗效果。

第四节 行气和补气类中药对动脉粥样硬化性疾病的作用及机制

一、气滞与动脉粥样硬化性疾病的关系及理气法治疗动脉粥样硬化性疾病的理论依据

（一）气滞与动脉粥样硬化性疾病的关系

气机不畅为气滞。气为血之帅，气行则血行。一方面，气滞则可致血瘀；气机不畅，可致水液代谢失常，则化生痰浊；气机郁结，则痹阻心脉。瘀血、寒凝、痰浊阻滞心脉，引起胸痹心痛。另一方面，久病气虚，则推动血液运行无力，脾胃运化失职、失于温煦，则化生瘀血、痰浊、寒凝；瘀血、痰浊、寒凝阻滞气机，促进胸痹心痛的发生。因此，气机不畅是动脉粥样硬化性疾病、冠心病心绞痛发病的主要病机，亦是其发展的重要因素。

（二）理气法治疗动脉粥样硬化性疾病的理论依据

由于中医对 As 和冠心病心绞痛的治疗大多从痰、瘀、气、虚入手，理气解郁法应作为治疗冠心病心绞痛的主要治法。冠心病属正虚邪实之证，正虚有气、血、阴、阳之别，邪实虽有气、血、痰、食、湿、火六郁，而以气郁为先，"郁"乃冠心病发病的关键。由于冠心病心绞痛发病机制非常复杂，临床上以气滞为基础的冠心病心绞痛往往合并瘀血、痰浊、热毒等病理因素，因此，临床也常见气滞血瘀、气滞痰阻、气滞热毒等证型。

1. 治疗原则 理气药常与活血药、化痰药等配伍使用。常用的治疗有如下原则。

（1）理气解郁法：理气解郁主要针对心肝气郁为主要病机的冠心病心绞痛患者。肝主

疏泄。心主血。肝气通于心气，气行则血行，气滞则血塞。如情志不遂，郁怒伤肝，肝失疏泄，气机失调，则五脏六腑气化功能失常，血脉运行不畅，津液运行失司，发为胸痹，因此理气解郁当是冠心病心绞痛的主要治法。

（2）理气化痰法：气具有温煦、推动的作用。水液代谢失常或过食肥甘厚味，致脾胃功能受损，心脾气化失调，水液运化失常，化为痰浊脂液，气血运行受阻，致气结血凝而发生胸痛。因此，理气化痰法对具有痰浊表现的冠心病心绞痛具有重要的治疗作用。

（3）理气活血法：气为血之帅，气行则血行，气滞则血塞。气滞血瘀，心脉瘀阻，发为胸痹心痛。因此，理气药配伍活血药，可使气行则血行，起到行气活血的作用。

（4）理气清热解毒法：气与火关系密切。情志不畅，气郁日久化火，炼津为痰，痰热内蕴损伤脉络，血脉痹阻，发为胸痹。可见气郁是火热痰瘀致病的基础，治当理气清热解毒活血为主。

2. 作用途径　中药具有多靶点效应，因此，理气药可通过不同途径对心血管系统发挥保护作用。

（1）抗氧化：如理气药降香挥发油可降低大鼠血清肌酸激酶、乳酸脱氢酶活性和丙二醛含量，升高超氧化物歧化酶活性，对大鼠异丙肾上腺素所致急性心肌缺血起保护作用。理气方冠心苏合丸（苏合香、冰片、乳香、檀香、青木香）可抑制缺氧复氧损伤所致心肌细胞乳酸脱氢酶和肌酸激酶的漏出，增强细胞超氧化歧化酶活性，降低丙二醛含量，增加心肌细胞 Na^+、K^+-ATP 酶和 Ca^{2+}、Mg^{2+}-ATP 酶活性。提示理气药具有抗氧化作用。

（2）抗炎：As 是一种慢性炎症反应。研究表明，在高脂血症大鼠模型上，理气药可降低血清 IL-6、IL-8 及白细胞黏附分子 CD11b 水平，通过抗炎以发挥抗 As 的作用。

（3）抗血小板活化：目前公认 As 的发病是损伤反应学说，内皮细胞损伤是其前提。血小板可诱导血管平滑肌细胞迁移、增殖，参与血栓形成，在 As 中起诱导及推动作用。研究表明，多种理气药如枳实、青皮、陈皮具有抗血小板聚集作用，表明抗血小板活化是理气药治疗动脉粥样硬化性疾病的主要作用之一。

（4）镇痛：As、冠心病心绞痛均有不同程度的疼痛症状，而理气药大多有行气止痛的功效。理气药冠心 II 号全方中的活血药和理气药均可通过提高小鼠痛阈值起到镇痛作用。这对冠心病心绞痛疼痛症状具有治疗作用。

二、气虚与动脉粥样硬化性疾病的关系及益气法治疗动脉粥样硬化性疾病的理论依据

（一）气虚与动脉粥样硬化性疾病的关系

中医学常将动脉粥样硬化性疾病归属于"眩晕""胸痹""脉痹"等范畴，其发生多与饮食失调、情志失节、劳倦内伤、年老体虚等因素有关，多在中年以后发生，病位在全身血脉，涉及心、肝、脾、肾等脏。As 属于本虚标实之证，气虚为本，血瘀是标。气虚推动无力，引起血液运行和津液的输布、排泄障碍，形成瘀血、痰、饮等病理产物。痰瘀又可阻碍气血运行，进一步加重血液的瘀滞，从而表现出眩晕、胸痹、心痛、心悸等不同病

证。因此，补气法在 As 治疗中具有重要作用。

（二）益气法治疗动脉粥样硬化性疾病的理论依据

As 属于中医学"血瘀证、痰浊证"的范围。气是血液运行的动力，气行则血行，气虚则血瘀。气虚运血无力则导致血瘀证发生，最终形成 As，所以气虚血瘀过程则是 As 形成的过程。同时，水液痰湿的运行有赖气的推动。气虚无力推动，则易化生痰浊、寒凝。瘀血、痰浊、寒凝阻滞气机，导致 As 的发生。故益气法是治疗 As 的主要治疗法则。由于气虚常导致瘀血、痰浊、寒凝等病理产物的产生，故益气法常配伍活血法、化痰法、散寒法等治法应用，可起到良好的疗效。

采用益气法防治 As 的研究颇多，如中药复方冠心康（黄芪、丹参、瓜蒌、薤白、半夏、益母草等），具有益气活血、化痰降浊的功效，研究表明，该方抗 As 的作用与调节血脂、抑制血小板活化、抑制炎症因子表达、抑制主动脉粥样斑块中的基质细胞衍生因子 1、CXCR4 表达，下调主动脉 ABCA1 通路相关基因 PPARγ、LXRα、ABCA1 表达的作用等有关。益气中药黄芪、人参等均能防治 As。例如，黄芪能抑制巨噬细胞生长、促进凋亡，且能降解泡沫细胞。人参皂苷能降低高脂血症大鼠血清低密度脂蛋白和总胆固醇水平，升高血清一氧化氮和超氧化物歧化酶活性，降低丙二醛含量，具有抗氧化、稳定细胞膜、保护内皮细胞的作用。表明益气法也是中医治疗 As 的重要方法。

三、理气类中药对动脉粥样硬化性疾病的影响及机制

（一）陈皮及其有效成分

陈皮药材分为"陈皮"和"广陈皮"。味苦、辛，性温，归肺、脾经，具有理气健脾、燥湿化痰的功效。陈皮的化学成分主要是黄酮类化合物、挥发油、有机胺和微量元素等。黄酮类化合物主要为陈皮苷、新皮苷、陈皮素、柚皮苷、新柚皮苷等。其中柚皮苷、橙皮苷和新橙皮苷具有抗氧化、降血脂、抗动脉粥样硬化等广泛的药理作用。

柚皮苷能增强乙醛还原酶、乙醛脱氢酶活性，降低肝中三酰甘油及血液和肝脏中总胆固醇含量，增加高密度脂蛋白胆固醇含量，并可降低致动脉硬化指数，促进胆固醇从血浆到肝脏的转运和从胆汁分泌排泄，抑制 HDL 向极低密度脂蛋白或低密度脂蛋白转化。柚皮苷还能显著提高肝脏中过氧化氢酶、超氧化物歧化酶和谷胱甘肽过氧化物酶的活性，降低血浆中羧甲戊二酰辅酶 A 还原酶活性，降低肝脏中胆固醇的生物合成，加速胆固醇排泄，从而发挥降低血浆和肝脏中胆固醇的作用。

柚皮素也能通过激活过氧化物酶体增生物受体 α 转录来降低血浆和肝脏中的血脂和胆固醇。柚皮素和橙皮素处理 HepG2 细胞后，细胞分泌载脂蛋白 B 和低密度蛋白的能力下降，从而可降低 As 和冠心病的发生。

橙皮苷和橙皮素具有扩张血管、降低血脂、降低毛细血管通透性和血管壁脆性等作用。橙皮苷具有部分扩血管作用，其机制可能与钾离子通道有关。而橙皮素具有完全的扩血管作用，但其作用能被四乙基氯化铵所抑制，提示其作用可能与钙离子激活的钾离子通道有关。同时显示，这种抑制作用还可能与橙皮素结构上的 5 位羟基及 ATP 敏感的钾离子通道

有关。采用人脐静脉内皮细胞研究表明，橙皮苷对血管内皮细胞一氧化氮分泌功能具有调节作用，其机制与激活雌激素受体有关，橙皮苷属雌激素受体部分激动剂。

（二）枳实及其有效成分

枳实为芸香科植物酸橙及其栽培变种或甜橙的干燥幼果。味苦、辛、酸，性温，归脾、胃、大肠经，具有破气消积、化痰散痞的功效。枳实的主要有效成分为黄酮类、生物碱类化合物和挥发油。从枳实中分离出来的黄酮类成分主要有橙皮苷、橙皮素、柚皮苷、柚皮素、新橙皮苷、芸香柚皮苷、红橘素等。其中柚皮苷、橙皮苷和新橙皮苷等成分与陈皮中的这些成分具有相同的效应，具有抗氧化、降血脂、抗 As 等广泛的药理作用，为其抑制血管平滑肌收缩的主要有效成分，此可参考"陈皮"中"柚皮苷""橙皮苷"相关内容。生物碱类物质辛弗林具有增强新陈代谢、增加热量消耗、提高能量代谢水平、氧化脂肪、减肥的功效，可有效减少致 As 的危险因素。

（三）佛手及其有效成分

佛手为芸香科柑橘属植物佛手的干燥果实。味辛、苦，性温，归肝、脾、胃、肺经，具有疏肝理气、和胃止痛、燥湿化痰的功效。佛手的化学成分主要有黄酮类和挥发油类物质，另外还含有多糖类、香豆素类、氨基酸、矿物质元素等化合物。从佛手果实中提取的佛手黄酮具有还原性质及抗炎作用，能抑制炎症介质的释放，已广泛应用于冠心病、血液循环障碍等的治疗。佛手黄酮可降低高脂血症模型兔血脂水平，并可调节多种细胞因子表达，具有良好的血管保护作用，可能对 As 临床治疗具有一定的价值。

（四）薤白及其有效成分

薤白为百合科葱属植物小根蒜或薤的干燥鳞茎。味辛、苦，性温，归心、肺、胃、大肠经，具有通阳散结、行气导滞的功效。薤白中含有甾体皂苷、挥发油、含氮化合物、酸性成分、多糖、无机微量元素等多种药效成分；具有促进纤溶，降低动脉脂质斑块、血脂、血清脂质过氧化物，抑制血小板活化，抑制血管平滑肌细胞增生等作用，为临床治疗"胸痹"之要药。薤白提取物能显著降低高脂血症家兔及小鼠模型血清总胆固醇、低密度脂蛋白和三酰甘油含量，显著升高高密度脂蛋白含量，同时能显著降低血液过氧化脂质（LPO）含量，具有调血脂、抗动脉粥样硬化及抑制内皮细胞凋亡的作用。研究表明，3 种薤白皂苷单体化合物可抑制血小板 CD40L 表达，并可抑制血小板与中性粒细胞间的黏附，表明薤白皂苷化合物可能具有抗血小板诱导的相关炎症的作用。薤白粗多糖、半纯化多糖和 2 种纯化多糖（AMP-I、AMP-II）均能清除自由基，并随着质量浓度的增加清除作用增强。可见薤白对心血管疾病防治具有多种药理作用，是一种非常具有开发价值的中药材。

四、理气类代表方剂

1. 越鞠丸 由香附（醋制）、苍术、川芎、栀子、神曲等组成，功效理气解郁，宽中除满，用于胸脘痞满、腹中胀闷、饮食停滞、嗳气吞酸等症的治疗。现代医学认为，脂质沉积是动脉硬化斑块形成的重要因素。现代研究显示，越鞠丸的组成药物香附具有强心、降压、抑菌等作用，其所含挥发油成分具有微弱的雌激素样作用；川芎具有抗脂质过氧化、降低血黏度的作用；苍术、栀子均具有抗炎、清除自由基的作用；神曲具有降血脂作用。故采用越鞠丸治疗，可有效降低血脂，减少As的危险因素。

2. 柴胡疏肝散 源自《景岳全书》，为疏肝理气之代表方剂。由柴胡、陈皮（醋炒）、川芎、香附、芍药、枳壳（麸炒）、炙甘草组成，具有疏肝解郁、行气止痛的功效。主治肝郁气滞证的胁肋疼痛、胸闷善太息、情志抑郁易怒、脘腹胀满等。现代药理研究证实，方中柴胡、川芎、甘草等具有降低血脂、预防As等作用。

3. 金铃子散 由金铃子、延胡索各等份组成，具有疏肝泄热、活血止痛的功效。主治肝郁化火证之心胸胁肋脘腹诸痛。现代研究表明，金铃子散是治疗气滞血瘀而致诸痛的基础方剂，亦是行气泻热、活血止痛的代表方剂，常配伍其他治法用于多种痛症的治疗。金铃子散可缓解As所致心绞痛，尤对气滞血瘀证效佳。

4. 瓜蒌薤白白酒汤 由瓜蒌、薤白和白酒适量组成，具有通阳散结、行气祛痰的功效，主治胸痹心痛病证。常与其他中药配伍使用。瓜蒌薤白方酒汤在As的治疗中具有显著的疗效，已证实该方能够降低患者动脉壁内蛋白聚糖组分硫酸软骨素和硫酸皮肤素含量，起到治疗As的作用。

五、益气类中药对动脉粥样硬化性疾病的影响及机制

（一）人参及有效成分

人参为五加科植物人参的干燥根和根茎。味甘、微苦，性温、平，归脾、肺、心经，具有大补元气、复脉固脱、补脾益肺、生津养血、安神益智的功效。

人参主要含有皂苷、多糖、氨基酸、维生素、黄酮、脂肪酸、挥发油、微量元素等。人参最主要的活性成分为人参皂苷类物质，具有广泛的药理作用，也具有抗As的作用。人参皂苷Rb1、Rb2、RC和人参茎叶皂苷有较强的降血脂作用，能抑制血清总胆固醇、低密度脂蛋白胆固醇的升高。人参皂苷可刺激肝脏胆固醇和脂质的合成，但不促进合成的脂肪储存在肝内，而是增加脂肪转移至脂肪组织和胆固醇随胆汁进入肠道排泄出体外。人参不但能抑制肠道中胆固醇的吸收，而且能加速血中胆固醇的清除。说明人参皂苷能通过降脂以抑制As斑块的形成。

氧化低密度脂蛋白具有降低乳酸脱氢酶活性、抑制内皮型一氧化氮合酶表达、影响组织型纤溶酶原激活物及纤溶酶原激活物抑制剂-1活性的作用。在培养的血管内皮细胞中加入人参皂苷Rb1，可以阻断氧化低密度脂蛋白诱导的降低乳酸脱氢酶活性、抑制内皮型一氧化氮合酶表达、影响组织型纤溶酶原激活物及纤溶酶原激活物抑制剂-1活性的作用，具有血管内皮细胞保护效应。通过给予实验性高脂血症大鼠人参皂苷Rh2灌胃11周后，发现Rh2可降低血清低密度脂蛋白胆固醇和总胆固醇水平，升高血清一氧化氮水平和超氧化物歧化酶活力，降低丙二醛含量，通过增强抗氧化、稳定细胞膜、保护内皮细胞而发挥抗As的作用。采用大鼠颈总动脉球囊损伤模型研究发现，人参皂苷Rg1可抑制血管内膜增生，改善形态学变化，机制可能与其抗氧化应激和上调一氧化氮合酶表达，促进一氧

化氮生成有关。用急性血瘀模型大鼠给予人参皂苷 Rb 可改善血液黏度、血小板聚集及血液流变学的异常变化，对防止急性心肌梗死时的高黏状态、预防血栓形成及 As 的发生发展均有益处。

（二）西洋参及有效成分

西洋参为五加科植物西洋参的干燥根，味甘、微苦，性凉，具有补气养阴、清热生津的功效。西洋参与人参为同科属植物，所含成分基本相同，主要有人参皂苷、挥发油、糖类、氨基酸、微量元素等，其主要药效成分为人参皂苷，但是西洋参与人参在皂苷总量和皂苷单体的比例上有较大差异。西洋参有抗心律失常、心肌缺血、改善血液高凝状态的作用，并可降低高血脂大鼠的脂蛋白、胆固醇含量，其作用较为缓和，因此需较长时间用药。

血管平滑肌细胞的异常增殖是 As 形成和血管再狭窄的共同细胞病理基础之一。目前认为，内皮细胞损伤和血管平滑肌细胞的移行增殖是 As 启动和发展的关键环节之一。用西洋参叶二醇皂苷观察其对血管紧张素Ⅱ诱导的血管平滑肌细胞增殖的影响，发现西洋参叶二醇皂苷可抑制血管平滑肌细胞增殖，使血管平滑肌细胞停滞在 G_0/G_1 期，增加血管平滑肌细胞的凋亡率，抑制抗凋亡基因 Bcl-2 的表达，促进促凋亡基因 Bax、FAs 和 P53 的表达。因此，西洋参叶二醇皂苷抑制血管平滑肌细胞增殖的机制可能与促进其凋亡，并上调促凋亡基因 FAs、P53、Bax 的表达，下调抗凋亡基因 Bcl2 的表达有关。

（三）党参及其有效成分

党参为桔梗科植物党参、素花党参或川党参的干燥根，味甘，性平，入脾、肺经，具有健脾益肺、养血生津等功效。党参的化学成分主要有甾醇类、糖苷类、挥发油、生物碱类、含氮成分、三萜类及其他类成分，还有诸多人体必需氨基酸和无机元素等。党参提取物可提高心排血量，增加脑、内脏和下肢的循环血量，但不增加心率。研究发现，复方轮叶党参口服液可降低模型大鼠血清三酰甘油和总胆固醇含量。党参可有效预防高脂膳食引起的高三酰甘油血症，还可预防动脉粥样硬化及锌、铜元素的代谢紊乱。党参还具有一定的抑制血小板聚集的作用，可抑制家兔体外血栓形成，降低红细胞比容、红细胞电泳值、全血和血浆比黏度。这些作用对防治 As 是有益的。

（四）黄芪及其有效成分

黄芪为豆科植物蒙古黄芪膜荚黄芪的干燥根，味甘，性微温，归肺、脾、肝、肾经，具有补气升阳、固表止汗、利水消肿、生津养血、行滞通痹、托毒排脓、敛疮生肌的功效。黄芪的主要化学成分有黄芪多糖（astragalus polysaccharide，APS）、皂苷类、黄酮类和氨基酸等。黄芪多糖对 As 的多个危险因素及相关细胞有干预作用，能通过多途径抗 As。

1. 调节血脂异常　黄芪多糖能有效降低健康人总胆固醇、载脂蛋白 B、低密度脂蛋白胆固醇及三酰甘油水平，可作为降低冠心病事件危险因素的预防用药。

2. 抗高血压　黄芪多糖能够抑制血瘀证高血压患者血清对人脐静脉内皮细胞的抑制作用，其机制可能是通过下调 Toll 样受体 4（TLR4）和 NF-κB 表达，抑制 TLR4-NF-κB 信号途径介导的炎症免疫反应，从而保护血管内皮细胞。

3. 抗糖尿病和改善胰岛素抵抗　黄芪多糖具有抗高血糖及增加胰岛素敏感性的作用。此外，黄芪多糖可促进体外培养的 3T3-L1 脂肪细胞脂连蛋白表达和分泌，促进过氧化物酶体增殖物激活受体 γ（PPARγ）表达，这可能是黄芪多糖改善胰岛素抵抗的作用机制之一。

4. 抗氧化应激　研究发现黄芪多糖可降低高胆固醇饮食诱导的 As 模型兔血清丙二醛含量，提高超氧化物歧化酶活性，具有抗氧化应激的作用。

5. 抗炎症反应　As 是慢性炎症过程，炎症和免疫存在于 As 进程的各阶段。炎症具有促进斑块破裂和促进斑块生长作用。黄芪多糖可显著抑制内毒素诱导的人单核/巨噬细胞分泌 IL-1、IL-6，促进金属蛋白酶组织抑制剂-2（TIMP-2）蛋白的表达，从而起到抗炎作用。

6. 降低血同型半胱氨酸　高同型半胱氨酸血症是 As 的独立危险因素。研究发现，黄芪多糖可降低同型半胱氨酸损伤内皮细胞、促进血小板聚集和增强氧化应激反应等的作用。

7. 抗血小板聚集和活化　体外实验表明，黄芪多糖能抑制 ADP 诱导的兔血小板聚集，具有抗血栓作用。

8. 调节巨噬细胞泡沫化　黄芪多糖呈剂量依赖性抑制 THP-1 巨噬细胞源性泡沫细胞活力，促进其凋亡，增加三磷酸腺苷结合盒转运体 A1 的表达，促进胆固醇流出，从而减少脂质在血管内皮局部的沉积，抑制脂斑的形成。黄芪多糖可对抗肿瘤坏死因子-α 对巨噬细胞 ABCA1 表达的抑制作用，上调 ABCA1 表达，从而抑制巨噬细胞泡沫化。清道夫受体 B-Ⅰ和 ABCA1 是巨噬细胞胆固醇流出的两个重要受体，其需要载脂蛋白 A-Ⅰ的介导。在无载脂蛋白 A-Ⅰ时，黄芪多糖可增强 THP-1 巨噬细胞对 LDL 的吞噬功能，增强对病理性脂质的清除能力；在有载脂蛋白 A-Ⅰ时，黄芪多糖作用的泡沫细胞内胆固醇稍减少。

9. 抗血管内皮细胞损伤　不同浓度的黄芪多糖对体外培养的大鼠肠黏膜微血管内皮细胞（rat intestinal mucosa microvascular endothelial cells，RIMMVECs）增殖的影响不同，黄芪多糖可明显促进体外培养的大鼠肠黏膜微血管内皮细胞增殖，黄芪多糖促进微血管内皮细胞增殖的作用有利于保护微血管内皮和内皮细胞损伤后的修复。用高脂饲料加免疫损伤建立兔 As 模型，黄芪多糖可降低血清总胆固醇、三酰甘油、丙二醛和内皮缩血管肽含量，减轻内皮缩血管肽对血管的损伤作用，并可升高一氧化氮、超氧化物歧化酶及总抗氧化活力，维持主动脉内膜形态的完整性，具有抗氧化损伤和保护血管内皮细胞的功能。

10. 抑制血管平滑肌细胞增殖　体外实验表明，黄芪多糖可抑制高糖诱导的大鼠血管平滑肌细胞增殖，上调丝裂素活化蛋白激酶磷酸酶-1（mitogen activated protein kinase phosphatase-1，MKP-1）表达，抑制炎症因子单核细胞趋化因子-1 分泌，对抗高糖对血管壁的损伤。

11. 调节树突状细胞炎症免疫激活　有学者认为树突状细胞可能处于 As 炎症和免疫反应的核心。适当剂量（100mg/L）的黄芪多糖可上调人外周血来源的树突状细胞膜表面与抗原递呈相关的 HLA-DR、CD86 等共刺激分子的高表达，促进树突状细胞的分化与成熟，增加树突状细胞的免疫活性。黄芪多糖可诱导体外人外周血单核细胞来源的树突状细胞表型成熟，并能通过上调抗炎症相关基因表达、下调促炎症相关基因表达以抑制炎症反应。

黄芪甲苷（astragaloside Ⅳ，AST Ⅳ）是黄芪皂苷中的主要成分，黄芪甲苷Ⅳ不仅能增强超氧化物歧化酶等自由基清除酶的活力，且本身具有清除自由基的能力。它还能通过增强内皮型一氧化氮合成酶活性，减轻细胞内钙超载，抑制蛋白激酶C的过度表达和改善细胞骨架重构来改善心血管功能。黄芪甲苷Ⅳ还可下调肿瘤坏死因子-α、提高过氧化物酶增殖活化受体γ的表达，在防治As上也有相当的潜力。

（五）白术及其有效成分

白术为菊科植物白术的干燥根茎，味苦、甘，性温，归脾、胃经，具有健脾益气、燥湿利水、止汗、安胎的功效。其主要成分含挥发油，如苍术酮、白术内酯Ⅰ、Ⅱ、Ⅲ及双白术内酯等化学成分，此外还含有白术多糖及多种氨基酸。白术内酯对豚鼠离体心房肌有负性肌力和负性频率的作用，具有心血管保护作用，此外，尚有减肥、降糖的功效，可以减少As相关危险因素。

（六）山药及有效成分

山药为薯蓣科植物薯蓣的干燥根茎，味甘性平，归脾、肺、肾经，具有补脾养胃、生津益肺、补肾涩精的功效。山药是营养价值很高的药食同源食品，富含淀粉、蛋白质、多种游离氨基酸等营养成分及皂苷、腺苷、多糖、尿囊素、黄酮类物质等活性物质。实验证明，山药多糖可增加胰岛素分泌，改善胰岛B细胞功能。在豆奶中添加山药提取物，制备一种具有降脂功效、质量稳定的无糖酸豆奶制品，对高血脂大鼠具有良好的降脂作用，可作为糖尿病患者和高血脂患者的功能性食品。以山药提纯物喂食As小鼠，具有降脂和降糖作用。山药对饲喂胆固醇食物的小鼠具有降低其血胆固醇的作用。此外，山药皂苷具有抗氧化作用。综上所述，山药可通过降糖、降脂、抗氧化等作用减少As相关危险因素。

（七）甘草及其有效成分

甘草为豆科植物甘草、胀果甘草或光果甘草的干燥根及根茎，味甘性平，归心、脾、肺、胃经，具有补脾益气、清热解毒、祛痰止咳、缓急止痛、调和诸药的作用。甘草的主要成分有三萜类化合物（甘草甜素、甘草酸、甘草次酸等）、黄酮类化合物（甘草黄碱酮、异甘草黄铜、甘草素等）及甘草多糖类化合物等。甘草抗As的活性成分主要是甘草酸、甘草次酸和疏水性黄酮类化合物，尤以甘草黄酮类化合物的抗氧化作用明显强于甘草酸和甘草次酸。甘草通过降血脂、抗氧化、抗炎和抗血小板聚集联合发挥抗As效应，此外，甘草具有抗血小板聚集和抑制凝血酶活性的作用，这种抗血栓形成作用又可阻滞As的发展。

（八）绞股蓝及有效成分

绞股蓝为葫芦科植物绞股蓝的干燥地上部分，味苦、微甘，性凉，归肺、脾、肾经，具有益气健脾、化痰止咳、清热解毒的功效。绞股蓝含有80多种皂苷（其中6种与人参皂苷相似）、糖类、黄酮类、无机元素、维生素等。绞股蓝抗As作用已得到国内外证实，动物和临床实验表明，绞股蓝具有降低胆固醇、三酰甘油、低密度脂蛋白，升高高密度脂蛋白，降低动脉硬化指数的作用。其调脂有效成分主要是绞股蓝皂苷（gypenosides，GPS），调脂作用与抑制脂肪细胞产生游离脂肪酸及合成中性脂肪有关。有实验研究表明，在调节三酰甘油、高密度脂蛋白胆固醇、低密度脂蛋白胆固醇方面绞股蓝的作用优于辛伐他汀，在调节总胆固醇方面辛伐他汀优于绞股蓝。此外，绞股蓝总皂苷具有抗氧化、减轻主动脉壁斑块形成、促进血管壁合成或释放一氧化氮等作用，其抗氧化作用与维生素E相似。绞股蓝总皂苷还可抑制兔主动脉血管平滑肌细胞增殖。可见，绞股蓝可通过改善血脂代谢、抗血小板聚集、抑制炎症反应、改善血管内皮功能等功效发挥抗As的作用。

（九）红景天及其有效成分

红景天为景天科植物大花红景天的干燥根和根茎，味甘、涩，性寒，归肺经，具有益气活血、通脉平喘的功效。红景天主要含有红景天苷、红景天苷元、黄酮类、有机酸类、多糖类、挥发油类、无机元素及脂肪类化合物等多种成分。最有效的活性成分为红景天苷，是从中药红景天中提取的一种苯乙醇类化合物，具有抗氧化、抗衰老、抗缺氧、抗癌等多方面的作用。近年来研究发现，红景天苷还具有抗As、抗炎和抗心肌梗死等多种效应。有研究表明，红景天苷可降低血管紧张素转化酶合成，抑制心血管重塑。此外，红景天苷可抑制血管平滑肌细胞的增殖和收缩，其作用可能与抑制肿瘤坏死因子生成、促进内源性一氧化氮的产生有关。

（十）沙棘及其有效成分

沙棘为胡颓子科植物沙棘的干燥成熟果实，具有健脾消食、止咳祛痰、活血散瘀的功效。沙棘含有多种生物活性物质，富含维生素A、维生素C、维生素E、不饱和脂肪酸、次生代谢产物包括联苯酚酸类、黄酮类、植物甾醇、三萜等成分。沙棘籽油富含不饱和脂肪酸、植物甾醇、类胡萝卜素和类黄酮，它们具有显著的抗As的活性。其中，沙棘黄酮是沙棘主要的有效成分，具有抗大鼠As的作用，可提高机体抗氧化应激能力，其机制可能与降低NADPH氧化酶蛋白表达及升高去乙酰化酶（SIRT1）蛋白表达有关。

第五节 化痰类中药对动脉粥样硬化性疾病的作用及机制

一、痰浊内阻与动脉粥样硬化性疾病的关系及化痰法治疗动脉粥样硬化的理论依据

（一）痰浊内阻与动脉粥样硬化性疾病的关系

1. 中医学对痰浊内阻与动脉粥样硬化性疾病关系的认识 中医之"痰"，有广义与狭义之分：广义之痰，无形且变化多端，多由于津液或水谷精微停积于机体的任何部位而形成；狭义之痰，是指能唾出体外可见的有形之痰。与As关系密切的"痰"常指无形之痰。痰浊是人体脏腑功能和气血失和、津液运化失常而产生的病理产物，痰浊的形成与饮食、脾胃、肝肾密切相关。脾为气血生化之源，亦为生痰之源。过食肥甘，脾失健运，水谷难

以化生精微，清从浊化，聚而为痰；或多逸过劳，脾运失常，清浊升降失司，水湿内停，酿生痰浊。肝主疏泄，一可疏泄人体气机，以利气血津液运行；二可疏土畅脾，以利脾精的运化；三可疏利胆汁，以利痰浊的排出。情志不畅，致肝气郁结，气机阻滞，可肝木犯脾，使脾运失司，聚湿生痰；也可因肝气郁结日久化火生热，炼灼津液为痰。肾乃先天之本，主水藏精，中老年人肾气渐亏，肾阳不足，则气化失司，水液输布排泄紊乱则可致痰湿内生。肾阴不足，不能上济于肺胃之阴，致燥火内生，火热灼津，炼液成痰。痰性胶着黏滞，滞留脉络，日久形成固定不移的络脉癥瘕，致使管壁增厚、管腔狭窄，这与 As 的形成过程相似。

动脉粥样硬化为虚实夹杂之证，在其发病过程中包含"虚"与"损"两方面因素，而"虚"与"损"之间又可以相互影响与转化，痰浊内阻为病机转化的关键。①痰气同病：人体津液的生成主要依赖于气的推动和气化作用。如果气的运化推动无力则会影响人体水液代谢，日久变成痰饮。若痰已成，势必阻碍气机的运行，于是痰气相击，使气血津液运行受阻，日久成痰致瘀，血脉不畅，膏脂留于脉络而发动脉粥样硬化。②痰湿同源："痰"与"湿"均是人体水液停聚凝结而形成的病理产物，其形成与肺、脾、肾等脏腑功能失调和水液运化失常有关。痰湿之邪，重浊黏腻，具有易凝阻和沉积的特性。因此两者常合邪为病，流窜脏腑经络，滞着于脉络而形成凝块（As 斑块），从而导致 As 的发生。痰湿生成后又可妨碍脾胃运化功能，使血中浊脂不能及时转化和排泄，进一步阻碍脾胃功能，从而产生新的痰浊，如此反复的病理循环，加剧 As 的进展。③痰瘀相关：痰本于津，瘀本于血，两者均为人体病理变化的产物。痰阻则血滞而瘀，血瘀则痰结难化，故常将痰瘀并称。痰瘀互结，凝于血脉，日久胶结不解，留而不去，形成粥样硬化斑块样物质。已有较多学者认为痰瘀为 As 发病的关键，因痰致瘀、痰瘀互结而沉积血脉是其发病的关键病理因素。

2. 痰浊内阻的现代医学认识　现代研究认为，血中之痰浊的病理实质多与现代医学的脂质代谢紊乱、能量代谢失衡、血流变学异常、免疫功能紊乱及相关基因表达异常等有关。其中高脂血症和高凝状态是 As 形成的主要危险因素。长期食用肥甘厚味，脾胃负担加重，运化功能失调，以致血中浊脂不能及时转化和排泄，又将进一步阻碍脾胃的运化功能，从而产生新的痰浊，如此互为因果形成痰浊内阻，从而诱发 As。流行病学也显示，肥胖、高脂饮食、缺乏体力活动等已存在独立危险因素或潜在危险因素的人群中，其 As 发生率明显高于正常人群，而此特征与中医痰湿体质人群的发病特点相符合。临床研究表明：痰浊证患者血清总胆固醇、三酰甘油、低密度脂蛋白含量均明显高于非痰浊者和正常人，冠心病痰浊型患者总胆固醇、三酰甘油和低密度脂蛋白均增高，与痰湿、湿热呈正相关。表明血脂与痰浊密切相关。因此，脂代谢紊乱是中医"痰浊"的重要物质基础，血脂升高可作为痰浊证微观辨证的指标。

3. 化痰法治疗 As 的理论依据　由于痰浊内阻为 As 重要的病理因素，因此，对其防治应重视"化痰"之法，兼顾调理脾肾。故常用化痰法结合健脾、补肾、活血等法进行治疗。

（1）补肾活血化痰法：根据老年人肾精亏虚、痰瘀互结的病理特点和 As 的现代研究，肾虚血瘀痰凝是 As 的重要病机，补肾活血化痰法是 As 的主要治法。肾精亏耗，对各脏腑组织器官的推动温煦作用减退，肺气不宣、脾气不运、肝气不疏、三焦不利，则水饮停聚，化生痰浊；阴虚血脉不充，脉道涩滞，加之行血无力，瘀血内生。痰瘀互结，着于血脉，血脉不畅而发为 As。故补肾活血化痰是 As 的基本治法。临床研究表明：补肾活血化痰中药在改善颈动脉粥样硬化斑块患者的中医证候、颈动脉斑块和血流方面具有较好的疗效；补肾活血化痰法联合阿托伐他汀治疗可显著降低动脉粥样硬化家兔炎性因子水平，降低斑块的易损。

（2）益气活血化痰法：As 的主要病因是虚（元气不足）、瘀（瘀血）、痰（痰浊），故可把 As 的病理机制归纳为，"气血亏损，痰浊、瘀血互结，胶着脉管"而成病，属本虚标实之证。故对其治疗，应当益气活血、化痰通络，意在补其不足，泻其有余。研究表明，益气活血化痰方药可显著改善老年无症状期下肢 As 的血管弹性及下肢功能不全，延缓下肢 As 发展；对颈动脉粥样硬化患者具有降脂、抗炎、稳定斑块及改善临床症状等作用。在动物实验中，益气活血化痰方药可降低 As 模型动物炎症因子水平、减小内膜厚度及斑块面积，从而抑制 As 的发生发展。

（3）清热化痰法：过食肥甘之品，肥能助阳，甘能缓中，滞留于脾，脾气不得转输，一则聚湿为痰，又可致热气上泛，日久则痰热滞留。在动脉粥样硬化性心脏病中，有 2/3 的患者具有痰热体质特征，因此，痰热为动脉粥样硬化心脏病重要的体质基础和发病因素。由于痰热内阻为动脉粥样硬化心脏病的主要病机，因此，治当清热化痰立法。临床及基础研究表明，清热化痰法能明显改善痰热瘀阻型心绞痛患者临床症状和心电图，降低血脂，减少硝酸甘油用量，其机制可能是扩张冠脉、调节血脂等有关。清热化痰活血法为主的综合治疗对不稳定型心绞痛有比较肯定的治疗效果，可减轻炎症反应，降低不稳定型心绞痛近期心血管事件的发生率。

二、化痰类中药对动脉粥样硬化的影响及机制

化痰类中医为治疗 As 的主要药物，中医运用化痰药物治疗 As，主要是与其他类中药配伍使用，常可取得较好的疗效。目前研究表明，治疗 As 疗效确切的化痰类主要中药、药物有效成分及复方如下：

（一）单味药

1. 半夏 为天南星科多年生草本植物半夏的块茎。夏秋间收挖，洗净，除去外皮及须根，用生姜、明矾等炮制后使用，称为制半夏。制半夏味辛，性温，有毒，归脾、胃、肺经，具有燥湿化痰、降逆止呕、消痞散结之功效，为治痰湿要药，主要用于脾不化湿、痰涎壅滞所致的痰多、咳嗽、胃气上逆、恶心呕吐诸证及胸脘痞闷、梅核气、瘿瘤痰核、痈疽肿毒等证。常同苍术、茯苓配伍治痰湿；同瓜蒌、黄芩配伍治痰热；同胆南星、前胡配伍治风痰；同芥子、姜汁配伍治寒痰；同瓜蒌、贝母配伍治燥痰。现代药理作用表明，半夏能降低实验动物血脂水平，尤其显著降低血胆固醇、低密度脂蛋白水平，并降低总胆固醇/三酰甘油、低密度脂蛋白/高密度脂蛋白比值；能显著延长大鼠实验性体内血栓形成时间，改善全血黏度、提高红细胞变形能力、抗血小板聚集；抑制血管内皮细胞中 Beclin-1、LC-3 的表达而抑制其自噬，发挥对血管内皮细胞的保护作用以防治 As 的发生发展。

2. 瓜蒌 为葫芦科植物瓜蒌或双边瓜蒌的干燥成熟果实，俗称瓜蒌、吊瓜，味甘、微

苦、性寒，归肺、胃、大肠经，具有清热涤痰、宽胸散结、润燥滑肠的功效，用于治疗肺热咳嗽、痰浊黄稠、胸痹心痛、结胸痞满、乳痈、肺痈、肠痈、大便秘结等病证。瓜蒌皮为成熟瓜蒌的干燥果皮，具有宽胸散结、清化热痰的功效，用治痰热咳嗽、心胸闷痛等。现代药理作用表明，瓜蒌能显著降低动脉硬化大鼠血总胆固醇、低密度脂蛋白胆固醇水平，抑制氧化应激损伤，降低血小板聚集，从而改善血液高凝状态；能抑制内皮细胞内皮素分泌，促进一氧化氮分泌，调节内皮炎症因子的分泌，通过保护血管内膜而达到抗 As 的作用。瓜蒌皮注射液治疗不稳定型心绞痛可有效控制心绞痛发作，减少心绞痛的发作次数，缩短持续时间，降低心肌耗氧指数。

（二）中药组分或有效成分

1. 橙皮苷 又名陈皮苷、橘皮苷，主要化学成分为柑橘素 7-O-芸香糖苷，是黄酮类化合物的一种，属于植物次生代谢产物，在枳实、柑橘、柠檬、佛手等植物中广泛存在，尤其在芸香科植物的果皮中含量较高。现代药理作用表明，橙皮苷能降低血清总胆固醇、三酰甘油、低密度脂蛋白水平，抑制 3 羟基-3 甲基戊二酰辅酶 A 还原酶和胆固醇脂酰转移酶的活力，延缓家兔实验性动脉粥样硬化的发生发展。

2. 桔梗皂苷 桔梗总皂苷是桔梗的主要化学成分。桔梗总皂苷（PGTS）的成分是齐墩果烷型五环三萜化合物及其衍生物。现代药理研究表明：不同剂量的桔梗总皂苷均能降低饲喂高脂诱导的大鼠血清总胆固醇、三酰甘油水平，提升高密度脂蛋白胆固醇水平，抑制低密度脂蛋白诱导的血管内皮细胞一氧化氮和丙二醛生成增加，降低动脉细胞黏附分子的表达，抑制单核细胞与内皮细胞的黏附等。说明桔梗皂苷抗动脉硬化的作用与其抗氧化损伤、影响内皮细胞一氧化氮分泌、调节动脉内皮细胞与白细胞黏附有关。

（三）代表性的化痰复方

1. 半夏白术天麻汤 出自清代医家程钟龄《医学心悟》，由半夏、白术、天麻、茯苓、陈皮、甘草、大枣组成，具有健脾化痰祛浊之功，为化痰常用方。方中半夏燥湿化痰，天麻平肝熄风，白术、茯苓健脾祛湿以杜生痰之源，陈皮理气化痰，甘草、大枣调和脾胃。诸药合用，共奏健脾化痰之功。常在原方的基础上配伍行气活血中药用治 As。现代药理研究表明，半夏白术天麻汤可降低血清中胆固醇、三酰甘油、低密度脂蛋白和载脂蛋白 B，升高高密度脂蛋白水平；改善动脉硬化指数，缩小颈动脉内膜中层厚度和斑块面积，改善颈动脉粥样硬化患者的临床症状。

2. 温胆汤 方名首见于南北朝时期的《集验方》，后经孙思邈在《备急千金要方》中引用，由陈皮、半夏、枳实、竹茹、生姜、甘草六味药组成，后《三因极一病证论》中加入茯苓、大枣。方中陈皮、半夏、竹茹、茯苓化痰，枳实、大枣、甘草行气通络，生姜通阳化气，全方共奏化痰降浊、行气通络之效，主治痰浊之证。常以该方与活血药、理气药等配伍治疗动脉粥样硬化，可取得较好疗效。药理研究表明，温胆汤能有效调节脂质代谢，抑制体内脂质过氧化程度，降低细胞受损程度，延缓动脉粥样硬化进程；能扩张冠脉血管，增加冠脉流量，降低血脂，改善血液循环，对不稳定性心绞痛痰浊型有显著疗效。

3. 二陈汤 出自《太平惠民和剂局方》，由半夏、陈皮、茯苓、炙甘草、生姜、乌梅组成，是燥湿化痰、理气健脾之良方。方中半夏燥湿化痰、和胃降逆。陈皮芳香醒脾、燥湿理气。茯苓健脾渗湿，使湿去脾旺。生姜降逆化饮，既能助半夏、陈皮行气消痰、和胃止呕，又能制半夏之毒。复用少许乌梅收敛肺气，与半夏配伍，散中有收，使痰祛而不伤正。甘草调和药性而兼润肺和中。药理研究表明：二陈汤能降低高脂血症动物模型血内皮素水平，升高血一氧化氮含量，通过调节内皮素/一氧化氮系统的平衡来改善血管内皮功能，达到防治动脉粥样硬化的目的。二陈汤可阻断 Rho/Rho 激酶传导途径，对自发性高血压合并 As 大鼠的心脏重构有良好的干预作用。临床研究表明，二陈汤可使冠心病稳定型心绞痛（痰阻心脉证）患者症状减轻，提高患者生存质量，改善预后。

4. 瓜蒌薤白半夏汤 出自东汉医家张仲景所著《金匮要略》，由瓜蒌、薤白、半夏和白酒组成。瓜蒌甘寒，清肺化痰、利气散结，开通胸膈痹塞；薤白辛行气滞、苦泄痰浊，散阴寒凝结而温通胸阳，为治疗寒痰阻滞、胸阳不振之胸痹要药；半夏辛温，燥湿化痰，消痞散结；白酒通阳，可助药势。本方散气宣痹，祛痰行滞，通阳泄浊，对于脾运失健、湿痰阻脉，气滞血瘀，胸阳不振之胸痹有良效，常与理气药、活血药配伍使用。药理研究表明，瓜蒌薤白半夏汤可降低粥样硬化病变动脉壁硫酸软骨素蛋白聚糖、硫酸皮肤素蛋白聚糖含量，减轻 As 病变；具有扩张冠状动脉、改善心肌供血，抑制血小板聚集、抗血栓，调血脂，保护心肌缺血缺氧损伤等作用。

第六节 利水渗湿类中药对动脉粥样硬化性疾病的作用及机制

一、水湿内停与动脉粥样硬化性疾病的关系及利水渗湿法治疗动脉粥样硬化的理论依据

（一）水湿内停与动脉粥样硬化性疾病的关系

生理状态下，津液依靠脾的运化，肺的宣降，肾和膀胱的气化，以及三焦通调水道的功能，得以正常输布与排泄。若外感六淫、饮食劳伤、七情过度等因素侵袭人体，使脾气虚弱，运化失司，或肺失肃降，治节无权，或肾失开阖，气化不利，或三焦壅滞，气机闭塞等，均可导致津液输布及排泄异常，水液停聚而成水湿内停证。

As 在中医文献中属"眩晕""头痛""中风""胸痹""真心痛"等病症。其病症的发生发展过程与水湿内停这一病机变化有着重要的联系。

1. 水湿内停，脾失健运 过食肥甘厚味，损伤脾胃，致水湿津液运化无力而成水湿内停之证；水湿内停又可进一步影响脾胃运化功能，使脂浊内聚，壅阻血脉，滞而为瘀，痰瘀阻滞血脉，遂成粥样斑块。

2. 水湿内停，化生痰浊 由于饮食失节、过食肥甘厚味等因素造成津液化生与输布障碍，则津液难以输布，久聚而化生为痰。水湿不化，内停生痰，痰借血体，血借痰凝，痰瘀互结，凝于血脉，日久胶结不解，凝聚血脉，留而不去，结而成块，形成粥样硬化斑块。

3. 水湿内停，郁久化热 痰为湿之变，热为火之渐，湿热与痰火，异名而同源。水湿

日久不化，便会化生痰浊与湿热。湿性凝滞，易阻碍气机，血行失畅，则滞而为瘀。热为阳邪，其性耗散，煎液成痰，熬血成瘀。所以水湿内停化热，湿热蕴结可导致血瘀，而湿热化瘀也正是 As 发生、发展的主要病机。

（二）利水渗湿法治疗 As 的理论依据

脂质代谢异常是导致 As 形成的重要因素，中医认为，脂质代谢异常的病因病机是水湿不化，痰浊为患，多由于饮食、起居、情志、先天禀赋等因素导致脏腑功能失调，所以治疗宜采用利水渗湿及化痰之法。水湿痰浊得化，则脾胃功能健运，代谢功能恢复正常，可有效地防治粥样斑块的形成。有研究以《金匮要略》泽泻汤加减治疗高脂血症，以利水渗湿为主，佐以健脾祛痰、活血补益之药，取得了良好的降脂效果。表明利水渗湿法可通过改善 As 的重要危险因素脂代谢异常而起到防治 As 的作用。

二、利水渗湿类中药对动脉粥样硬化的影响及机制

（一）单味中药

1. 茯苓 为多孔菌科真菌茯苓的干燥菌核，其味甘、淡，性平，归心、肺、脾、肾经，具有利水渗湿、健脾宁心之功效，主要用于水肿尿少、痰饮眩悸、脾虚食少、便溏泄泻、惊悸失眠等症。茯苓主要含 β-茯苓聚糖和三萜类化合物乙酰茯苓酸、茯苓酸、3β-羟基羊毛甾三烯酸。此外，尚含树胶、甲壳质、蛋白质、脂肪、甾醇、卵磷脂、葡萄糖、腺嘌呤、组氨酸、胆碱、β-茯苓聚糖分解酶、脂肪酶、蛋白酶等。现代药理研究表明，该药主要有利尿、抗菌、抑制胃酸、降低血糖等药理作用。其抗 As 相关的作用如下：

（1）调节血脂：大量研究发现，茯苓能有效降低血浆三酰甘油、总胆固醇、低密度脂蛋白胆固醇水平，提高高密度脂蛋白胆固醇水平，从而达到调节血脂以防治动脉粥样硬化性疾病的作用。

（2）保护血管内皮，抑制黏附分子的表达：有研究显示，灌服茯苓在有效抑制高脂饮食大鼠血脂异常改变的同时，可抑制动脉管壁细胞间黏附分子-1 的表达，使血管内皮损伤程度和动脉管壁病变程度明显减轻，从而延缓大鼠主动脉 As 进程。

2. 薏苡仁 为禾本科植物薏苡的干燥成熟种仁，味甘、淡，性凉，归脾、胃、肺经，有健脾渗湿、除痹止泻、清热排脓的功效，常用于水肿、小便不利、湿痹拘挛、脾虚泄泻、肺痈、肠痈等症的治疗。主要含薏苡仁酯，还含脂肪油（主要为肉豆蔻酸、芸苔甾醇、棕榈酸、8-十八烯酸、豆甾醇等）、氨基酸、蛋白质、糖类。主要有抗肿瘤、降血糖、降血钙、降血压、抑制胰蛋白酶、诱发排卵、免疫调节等作用。其抗动脉粥样硬化性疾病的作用如下：

（1）调节血脂：薏苡仁及其粗提物对人或动物血脂和血糖具有调节作用。研究发现，每天服用 60g 薏苡仁，可降低人体血浆总胆固醇和低密度脂蛋白胆固醇浓度，抑制低密度脂蛋白氧化，从而避免动脉粥样硬化的形成。30%薏苡仁豆乳的饮食能够显著降低仓鼠血中总胆固醇、低密度脂蛋白、三酰甘油、血糖和胰岛素浓度。薏苡仁能够缩短消化道循环时间，显著降低三酰甘油浓度。薏苡仁粗提物能够调节大鼠脂肪组织中瘦素和肿瘤坏死因

子-α 的表达，减少高脂饮食导致的体重和食物摄取量增加及附睾周围和腹部脂肪蓄积，降低血脂水平。表明薏苡仁有较好的调脂作用。

（2）抑制脂肪酸合成酶（FAS）活性：薏苡仁能通过抑制动物体内脂肪酸合成酶的活性，来抑制肝脏中脂肪酸的合成，进而抑制动物体内脂肪的形成以降低血脂预防 As。

（3）抑制血管平滑肌细胞增殖：血管平滑肌细胞增殖在 As 斑块和再狭窄的发病进展中扮演重要角色。薏苡仁活性组分薏苡仁酯能影响人类主动脉血管平滑肌细胞的存活，通过细胞凋亡机制促进血管平滑肌细胞死亡。表明薏苡仁可通过抑制血管平滑肌细胞增殖来预防动脉粥样硬化性疾病。

（4）抗氧化及抗炎作用：薏苡仁具有抗氧化应激和抗炎作用，可阻滞 As 的发展。近年来证实薏苡仁中的抗氧化活性成分主要有羟基苯甲醛、香荚兰醛、丁香醛、丁香树脂酚、丁香酸、阿魏酸、反式松柏醛、芥子醛、薏苡仁素和 4-ketopinoresinol 等，这些化合物能清除 1，1′- 二苯基-2- 芳基肼自由基（DPPH），抑制特丁基过氧物引起的细胞 DNA 断裂。其抗氧化的作用机制是通过激活转录因子核因子-E2- 相关因子/抗氧化应答元件（Nrf2/ARE）依赖的细胞保护基因如血红素加氧酶-1 基因，抑制氧化应激诱导的 DNA 损伤和细胞死亡。薏苡仁多糖还可通过下调诱导型一氧化氮合酶和内皮素 1 表达，调控炎症，而发挥防治糖尿病大鼠 As 并发症的作用。

3. 猪苓 为多孔菌科真菌猪苓的干燥菌核，味甘、淡，性平，归肾、膀胱经，有利水渗湿的功效，常用于小便不利、水肿、泄泻、淋浊、带下等。主要含麦角甾醇、α-羟基-甘四碳酸、生物素、水溶性多聚糖化合物猪苓聚糖和粗蛋白等成分，具有利尿、抗肿瘤、增强免疫、护肝、抗辐射等药理作用。其抗动脉粥样硬化性疾病的作用主要与调节血脂有关，猪苓能有效降低血浆三酰甘油、总胆固醇、低密度脂蛋白胆固醇水平，提高高密度脂蛋白胆固醇水平，从而达到调节血脂以防治动脉粥样硬化性疾病。

4. 泽泻 为泽泻科植物泽泻的干燥块茎，其味甘性寒，归肾、膀胱经，有利小便、清湿热的功效，常用于治疗小便不利、水肿胀满、泄泻尿少、痰饮眩晕、热淋涩痛、高血脂等症。主要含泽泻醇 A、泽泻醇 B、乙酸泽泻醇 A 酯、乙酸泽泻醇 B 酯和表泽泻醇 A，另含挥发油（内含糠醛）、小量生物碱、天门冬素、植物甾醇、植物甾醇苷、脂肪酸（棕榈酸、硬脂酸、油酸、亚油酸）及树脂、蛋白质、淀粉等。主要有降血脂、护肝、利尿等药理作用。其抗动脉粥样硬化性疾病的作用如下。

（1）调节血脂：研究证实，泽泻对高脂血症患者具有降低总胆固醇、三酰甘油和提高血中高密度脂蛋白的作用。实验研究发现，泽泻不仅能降低血脂，还可使主动脉壁内各种脂质特别是总胆固醇显著减少。此外，泽泻提取物也有抗血小板聚集、抗血栓形成及增强纤溶酶活性等作用。提示泽泻能从降血脂、抑制内皮细胞损伤、抗血栓等多方面抑制或减轻 As 的发生发展。

（2）保护血管内皮细胞：研究发现，泽泻对过氧化氢诱导损伤的血管内皮细胞具有保护作用，其机制与改善细胞形态和促进细胞增殖、促进血管活性物质（一氧化氮等）的生成、清除自由基对血管内皮细胞的损害、防止内皮细胞凋亡等有关。

5. 玉米须 味甘性平，归膀胱、肝、胆经，有利尿、泄热、平肝、利胆的功效。常用于治疗肾炎水肿、脚气、黄疸肝炎、高血压、胆囊炎、胆结石、糖尿病、吐血衄血、鼻渊、乳痈等。主要含脂肪油、苦味糖苷、β-谷甾醇、豆甾醇、玉蜀黍酸、苹果酸、柠檬酸、酒石酸、草酸等成分。有利尿、利胆、降压、护心、降脂、降糖、止血、抗疲劳等药理作用。其抗动脉粥样硬化性疾病的作用主要与降脂降糖有关。研究发现给糖尿病高脂血症大鼠喂饲玉米须总黄酮可显著降低血清总胆固醇、三酰甘油及低密度脂蛋白胆固醇的含量，升高高密度脂蛋白水平。并发现玉米须总黄酮可能通过增加胆固醇的逆向转运，清除外周组织细胞中过量的胆固醇，从而防止 As 的形成。另外，玉米须总黄酮能显著降低糖尿病高脂血症大鼠血清和肝脏丙二醛水平、升高超氧化物歧化酶水平。提示玉米须总黄酮可通过调节脂质代谢，提高自由基清除酶活性、抵抗体内氧化损伤，从而起到降低血糖、调节血脂，保护心血管系统，预防 As 的作用。

6. 枳椇子 为鼠李科枳椇属植物北枳椇、枳椇和毛果枳椇的成熟种子。其味甘、酸，性平，归心、脾、肺经，有解酒毒、止渴除烦、止呕、利大小便的功效。常用于治疗醉酒、烦渴、呕吐、二便不利等。主要含黑麦草碱，β-咔啉，枳椇苷 C、D、G、G 和 H 等；其中枳椇苷 D 和 G 相应的苷元为酸枣苷元。其抗动脉粥样硬化性疾病的作用主要与调节血脂有关。据日本学者报道，从日本产的枳椇子果实中提取的二氢杨梅素具有良好的保肝作用，其活性高于现在欧洲国家治肝病常用药水飞蓟素。此外，二氢杨梅素还具有降血脂、保肝护肝、抗炎、镇痛、提高超氧化物歧化酶活性、抑菌、抗病毒等药理功效，实验发现，在脂多糖加长期饲喂乙醇诱发的大鼠脂肪肝模型，枳椇子水提取物能显著抑制模型动物血清谷丙转氨酶、谷草转氨酶、丙二醛、三酰甘油及总胆固醇升高，能抑制肝脏三酰甘油及总胆固醇的蓄积。说明枳椇子对高脂血症、As 有良好的防治作用。

7. 车前子 为车前科植物车前或平车前的干燥成熟种子。其味甘性微寒，归肝、肾、肺、小肠经，有清热利尿、渗湿通淋、明目、祛痰的功效。常用于治疗水肿胀满、热淋涩痛、暑湿泄泻、目赤肿痛、痰热咳嗽等症。主要含多量黏液质、桃叶珊瑚苷，并含车前子酸、胆碱、腺嘌呤、琥珀酸、树脂等，主要有利尿、缓泻、祛痰等药理作用。其抗动脉粥样硬化性疾病的作用主要与 4 种作用有关。

（1）调节血脂：研究发现车前子可显著性降低动脉粥样硬化大鼠血清总胆固醇、低密度脂蛋白胆固醇水平和大鼠肝脏内 HMG-CoA 活性，提高血清内脂蛋白脂酶水平，表明车前子可通过调节体内脂质代谢来发挥抗 As 作用。

（2）抗氧化作用：研究显示，给大鼠喂饲 12 周高脂饲料后，表现超氧化物歧化酶、过氧化氢酶及一氧化氮的降低与丙二醛升高，使体内脂质过氧化现象增强，抗氧化能力降低。给予车前子治疗后，能显著增加大鼠血清和肝脏内超氧化物歧化酶、过氧化氢酶和一氧化氮含量，降低丙二醛含量，说明其抗高脂血症和抗 As 作用可能是通过增强抗氧化能力来发挥的。

（3）抑制血管平滑肌细胞的迁移及增殖：研究发现，在氧化低密度脂蛋白诱导血管平滑肌细胞增殖模型中，加入不同剂量车前子多糖进行干预后，血管平滑肌细胞的增殖率下降，表明车前子多糖可抑制氧化低密度脂蛋白诱导的血管平滑肌细胞增殖，从而有可能阻止血管中膜平滑肌增厚，这对防止 As 的进展有重要意义。另外单核细胞趋化因子是血管平滑肌细胞的促分裂因子，它通过 PKC 途径或增强细胞外 Ca^{2+} 内流而促进血管平滑肌细胞增殖和迁移。原癌基因 c-myc 表达与血管平滑肌细胞增殖和分化有密切关系，c-myc 是细胞受到刺激分裂时的一种早期即刻反应基因,在细胞生长调控、细胞分化和损伤修复过程中发挥重要作用。研究发现车前子可下调 c-myc 和单核细胞趋化因子的表达,从而抑制平滑肌细胞的增殖与迁移来达到防治 As 的效果。

(4) 保肝和提高免疫作用:车前子可显著降低大鼠血清内谷草转氨酶、谷丙转氨酶含量,降低 As 大鼠的肝指数,降低大鼠肝脏脂质浸润程度,增强对肝脏的保护作用来发挥其抗高脂血症和抗 As 早期病变的作用。另外研究发现,经车前子灌胃后能提高大鼠胸腺指数和脾指数,表明车前子的降血脂和抗 As 作用也可能与其提高机体免疫能力有关。

8. 木通 为木通科植物木通、三叶木通或白木通的干燥藤茎,其味苦性凉,归心、脾、肾、小肠、膀胱经,有清热利尿、活血通脉的功效,常用于治疗小便赤、淋浊、水肿、胸中烦热、咽喉疼痛、口舌生疮、风湿痹痛、乳汁不通、经闭、痛经等。木通茎主要含豆甾醇等,根含皂苷、齐墩果酸及葡萄糖、鼠李糖等。主要有利尿、抗菌等药理作用。

其防治 As 的作用主要与调节血脂有关。研究发现甘木通醇提物对家兔高脂血症及动脉粥样硬化有良好的预防作用,能降低血浆中三酰甘油、总胆固醇、低密度脂蛋白胆固醇水平,提高高密度脂蛋白胆固醇水平。并且甘木通提取物预防给药后,动物的 As 程度显著减轻,主动脉壁粥样硬化斑块及泡沫细胞程度明显减轻,表明甘木通主要通过调节脂质代谢防治 As。

9. 地肤子 为藜科植物地肤子的干燥成熟果实,其味辛、苦,性寒,归肾、膀胱经,有清热利湿、祛风止痒的功效,常用于治疗小便涩痛、阴痒带下、风疹、湿疹、皮肤瘙痒等。地肤子果实主要含三萜及其苷类成分,已分离得到齐墩果酸、3-O-[β-D-吡喃木糖基(1→3)β-D-吡喃葡萄糖醛酸基]齐墩果酸等成分,具有抑菌、抑制过敏、降血糖的药理作用。其抗动脉粥样硬化性疾病的作用主要与降低血糖有关。研究发现,地肤子总苷灌胃给药,对正常小鼠血糖无明显影响,高剂量尚可使血糖略有升高,表明其作用不同于磺酰脲类降糖药物,对胰岛 B 细胞分泌胰岛素无直接刺激作用。地肤子总苷明显降低四氧嘧啶糖尿病小鼠的血糖水平。此外,小鼠灌胃或腹腔注射葡萄糖,均使血糖水平明显升高,地肤子总苷对前者呈现显著的抑制作用,而对后者无明显影响,表明地肤子总苷的降糖机制亦不同于双胍类药物,即不影响正常小鼠外周组织对葡萄糖的摄取和利用,其作用可能与影响葡萄糖在胃肠道的转运或吸收有关。进一步研究发现,地肤子总苷灌胃给药,剂量依赖性抑制小鼠胃排空,表明减慢葡萄糖由胃向小肠的转运是地肤子总苷的降糖机制之一。

10. 海金沙 为海金沙科植物海金沙的干燥成熟孢子,其味甘、咸,性寒,归膀胱、小肠经,有清利湿热、通淋止痛的功效,常用于治疗热淋、砂淋、石淋、血淋、膏淋、尿道涩痛。主要成分是含脂肪油,另含一种水溶性成分海金沙素。主要有利胆、护肝等药理作用。其与抗动脉粥样硬化性疾病有关的作用有 2 种。

(1) 降血糖:海金沙根和根状茎的水提液、醇提液具有一定的降血糖作用,但是有关其降血糖的机制及其降血糖的物质基础有待深入研究。

(2) 抗氧化作用:体外实验表明,海金沙黄酮有一定的清除羟基自由基、超氧阴离子自由基作用,具有较强的清除烷基自由基及抑制脂质过氧化的作用。

11. 萆薢 为薯蓣科植物绵萆薢和薯蓣科植物粉背薯蓣的干燥根茎,其味苦性平,归肝、胃、膀胱经,有祛风、利湿的功效,常用于治疗风湿顽痹、腰膝疼痛、小便不利、淋浊、遗精、湿热疮毒等。主要含甾体类、二芳基庚烷类、木脂素类、有机酸及酯类等,此外还含有多糖、黏液质及鞣质等。主要有杀虫、抗真菌、降压、抗惊厥、降血脂等药理作用。研究表明绵萆薢能显著降低高脂血症大鼠血清总胆固醇、三酰甘油、低密度脂蛋白胆固醇、三酰甘油/高密度脂蛋白胆固醇、低密度脂蛋白胆固醇/高密度脂蛋白胆固醇、动脉硬化指数，提高高密度脂蛋白胆固醇水平。说明绵萆薢对防治高脂血症、As 的发生发展具有潜在的价值。

12. 茵陈 为菊科植物滨蒿或茵陈蒿的干燥地上部分。其味苦、辛，性微寒，归脾、胃、肝、胆经，有清湿热、退黄疸的功效。常用于治疗黄疸尿少、湿疮瘙痒、传染性黄疸型肝炎。茵陈含 6,7-二甲基七叶树内酯及挥发油，主要为 a-蒎烯、茵陈二炔酮、茵陈醇、茵陈色原酮、氯原酸等。主要有利胆、护肝、降脂、抗肿瘤等药理作用。在高脂饲料复制大鼠高脂血症模型，茵陈提取物能降低血清总胆固醇、三酰甘油、低密度脂蛋白胆固醇含量，升高血清高密度脂蛋白胆固醇含量，并具有不同程度减轻高脂血症大鼠肝脂肪变、降低肝脏丙二醛含量、提高超氧化物歧化酶活性的作用。因此，茵陈可通过调节血脂和抗氧化以减轻 As 病变。

13. 虎杖 为蓼科植物虎杖的干燥根茎和根，其味微苦，性微寒，归肝、胆、肺经，有祛风利湿、散瘀定痛、止咳化痰的功效。常用于治疗关节痹痛、湿热黄疸、经闭、癥瘕、水火烫伤、跌扑损伤、痈肿疮毒、咳嗽痰多等。虎杖根和根茎含游离蒽醌及蒽醌苷，主要为大黄素、大黄素甲醚和大黄酚，以及蒽苷 A、蒽苷 B。根中还含 3,4',5-三羟基芪-3-β-D-葡萄糖苷，另含鞣质和多糖。主要有抗菌、降脂、抗病毒等药理作用。其防治动脉粥样硬化性疾病的有关作用有 4 种。

（1）降血脂降血糖：虎杖能显著降低高脂血症大鼠血清总胆固醇、三酰甘油、低密度脂蛋白胆固醇、三酰甘油/高密度脂蛋白胆固醇、低密度脂蛋白胆固醇/高密度脂蛋白胆固醇、动脉硬化指数，提高高密度脂蛋白胆固醇水平。

（2）抑制细胞外基质沉积，稳定粥样斑块：研究发现，虎杖能降低血清基质金属蛋白酶-1 及基质金属蛋白酶 1/基质金属蛋白酶抑制因子-1 水平，从而达到抗 As、稳定斑块的作用，其疗效与洛伐他汀相当。

（3）抗氧化作用：虎杖可干预一氧化氮合酶系统，提高内皮型一氧化氮合酶的表达及其酶活性，降低诱导型一氧化氮合酶表达及其酶活性。

（4）抗炎作用：虎杖能显著降低 As 患者血清炎症因子超敏 C 反应蛋白水平，通过控制炎症反应达到治疗 As 的作用。

三、中药组分或有效成分

随着中药研究的不断深入，中药组分及有效成分对 As 治疗作用越来越受到重视，而且取得一定的研究成果。

利水渗湿类中药中对动脉粥样硬化性疾病具有治疗作用的中药组分及有效成分主要有茯苓多糖、茯苓三萜、薏苡仁提取物（薏苡仁多糖、羟基不饱和脂肪酸和多酚化合物）、薏苡仁酯、猪苓多糖、泽泻醇 A、泽泻醇 A 24-乙酸酯，以及泽泻醇 B 23-乙酸酯、玉米须总黄酮、车前子多糖、车前子胶、甘木通醇、地肤子总苷、海金沙多糖、绵萆薢提取物薯蓣皂苷元、茵陈香豆素及黄酮类化合物、虎杖苷、虎杖鞣质、虎杖蒽醌类化合物等。其作用机制主要与降脂、降糖、抗氧化等有关。例如，以上成分均具有降脂、降糖的作用，能有效降低血清总胆固醇、三酰甘油、低密度脂蛋白胆固醇、三酰甘油/高密度脂蛋白胆固醇、低密度脂蛋白胆固醇/高密度脂蛋白胆固醇、动脉硬化指数，提高高密度脂蛋白胆固醇水平，控制血糖。薏苡仁提取物、车前子多糖、玉米须总黄酮、海金沙多糖、虎杖蒽醌类化合物能清除羟自由基、超氧阴离子自由基，具有抗脂质过氧化作用。茯苓多糖、薏苡仁提取物、泽泻醇、虎杖苷能抑制炎症因子的表达从而起到抗炎保护血管内皮的作用，茯苓多糖能抑制细胞间黏附分子-1在动脉管壁的表达，使血管内皮损伤程度和动脉管壁病变程度减轻。薏苡仁酯和车前子多糖能抑制平滑肌细胞的增殖和迁移，虎杖苷还能抑制细胞外基质的沉积。茯苓萜类化合物和车前子多糖能降低肝指数、提高胸腺指数和脾指数。

四、代表性的利水渗湿复方

1. 五苓散 为利水渗湿的经典方，由猪苓、泽泻、白术、茯苓、桂枝组成，有利水渗湿、温阳化气的功效。现代研究发现五苓散具有很好的降脂、抗 As 的作用。研究发现，五苓散可显著降低高脂饮食模型大鼠血清总胆固醇、低密度脂蛋白胆固醇含量，升高高密度脂蛋白胆固醇含量及超氧化物歧化酶活性，维持肝组织正常的抗氧化能力，在脂质代谢紊乱相关疾病的治疗方面具有一定的应用价值。

2. 茵陈五苓散 由茵陈、猪苓、泽泻、白术、茯苓、桂枝组成，有利湿退黄的功效。现代药理学研究发现，茵陈五苓散有护肝、利尿、降血脂、抗氧化、抗动脉粥样硬化性疾病等作用。王东生等观察茵陈五苓散对 As 大鼠的作用，发现茵陈五苓散具有良好的抗 As 作用，可下调相关基因 bcl-2 的表达。茵陈五苓散可促进 As 大鼠血管平滑肌细胞凋亡，抑制血管内皮细胞凋亡，对相关基因血小板衍生生长因子 A 的表达具有调节作用。

3. 胃苓汤 由苍术、陈皮、厚朴、甘草、泽泻、猪苓、赤茯苓、白术、肉桂组成，有安胃、利水止泻的功效。运用胃苓汤治疗高脂蛋白血症患者，发现经治疗后血清总胆固醇、三酰甘油显著降低，高密度脂蛋白胆固醇显著升高，说明该方有较好的降血脂效应，能有效地预防因血脂过高而引起的动脉粥样硬化性疾病。

4. 防己黄芪汤 由防己、黄芪、甘草、白术组成，有益气祛风、健脾利水的功效。现代药理学研究发现，防己黄芪汤有镇痛、利尿、降血脂、抗 As 等作用。临床研究发现，防己黄芪汤可显著降低高脂血症患者血清总胆固醇、三酰甘油和低密度脂蛋白胆固醇水平，升高高密度脂蛋白胆固醇水平，可有效降低患者炎性因子 IL-6 和 TNF-α 水平，改善血液流变学特性，降低患者动脉硬化指数。动物实验也表明，防己黄芪汤可降低实验性高脂血症大鼠体重和肝重，改善实验大鼠血脂总胆固醇、高密度脂蛋白胆固醇和低密度脂蛋白胆固醇及谷丙转氨酶和碱性磷酸酶，改善实验大鼠脂肪因子 RBP4、HFABP、CFABP 的表达，抑制炎性因子细胞间黏附分子-1、单核细胞趋化蛋白-1 和 CCR2 的表达。

5. 泽泻汤 由泽泻、白术组成，主治水停心下、清阳不升、浊阴上犯、头目昏眩。现代药理研究发现泽泻汤具有利水、扩血管、降脂、降压等药理作用。刘金元等在该方加入桃仁、红花、丹参、川芎，制成加味泽泻汤治疗实验性 As，结果发现，可改善模型大鼠血脂、血液流变学指标，减轻主动脉血管内皮损伤，提示加味泽泻汤对As大鼠血脂和血液流变学指标具有调节作用，对受损血管内皮的修复有显著促进作用。泽泻汤还可抑制氧化低密度脂蛋白诱导的血管平滑肌细胞迁移和基质金属蛋白酶2、基质金属蛋白酶9蛋白表达。泽泻汤能显著降低高脂血症模型大鼠血清中总胆固醇、三酰甘油、低密度脂蛋白胆固醇含量及动脉硬化指数（AI），升高血清高密度脂蛋白/总胆固醇比值、高密度脂蛋白胆固醇含量，并且具有较好的抗氧化作用，能显著升高大鼠血清超氧化物歧化酶活力、显著降低丙二醛含量。

第七节 补阴类中药对动脉粥样硬化性疾病的作用及机制

一、阴虚与动脉粥样硬化性疾病的关系及补阴法治疗动脉粥样硬化的理论依据

中医认为As其本质属本虚标实之证。标实即为痰浊、气滞、寒凝、血瘀等。本虚多为气虚、阴虚、阳虚等。阴虚多因精血津液亏虚，不能滋养脏腑，可导致脉道空虚不利，发为血瘀；阴虚化火，则炼津化痰。血瘀、痰浊阻滞于血脉，引起心脉痹阻。因而，有人认为阴虚是As发病之本，热毒瘀血痰浊是As发病之标。一则阴虚致血液运行不畅发为血瘀；二则阴虚发热，热聚成毒，热甚伤血，血热互结可致瘀。瘀血日久不散，新血不生，蕴积成毒，积聚血脉而致As。

补阴法是指用补阴药物治疗阴液不足、阴津亏耗之证。补阴法是治疗阴虚证的基本大法。As的治疗中，祛瘀化痰为重要的治疗方法。但As多因虚致实，不能单纯用祛瘀化痰药物除标，还要运用补阴润燥方法，通过补阴，使津液精血充沛，脉道充盈，血行则瘀祛痰化。

二、补阴类中药对动脉粥样硬化的影响及机制

作为血液的组成部分，阴津具有润养和补充血脉的作用。补阴类药可通过补充阴津，润滑脉道，促进血液运行，并可以清虚火，从本源达到祛瘀化痰的作用，从而发挥扶正祛邪、发挥治疗As的作用。现代药理研究证实，补阴药具有降脂、降糖、降低血黏度等作用，这些作用是防治As的靶点之一。

（一）单味中药

1. 麦冬 为百合科植物麦冬的块根，性味甘、微苦，微寒，归肺、胃、心经，具有养阴润肺、益胃生津、清心除烦的功效。现代药理学研究表明，麦冬具有抗血栓形成、抗凝血、改善血液流变性等作用。

2. 石斛 为兰科植物环草石斛、马鞭石斛、黄草石斛、铁皮石斛或金钗石斛的茎。性味甘、微寒，归胃、肾经，有益胃生津、滋阴清热的功效。铁皮石斛又称黑节西枫斗、铁皮枫斗或霍斗、金霍斗，为石斛之佳品，铁皮石斛多含有多糖、生物碱、氨基酸、微量元

素等多种化学成分。研究表明，铁皮石斛可降低小鼠血清中三酰甘油、总胆固醇、低密度脂蛋白胆固醇水平，减小 Apo E$^{-/-}$ 小鼠主动脉瓣处和动脉管腔内粥样斑块的面积，下调血清和主动脉内肿瘤坏死因子-α、IL-6 蛋白表达，通过降脂和抗炎作用缓解 As 病变。霍山石斛是我国历代本草中明确记载的 4 种药用石斛之一，富含石斛多糖和生物碱、微量元素、氨基酸及其他活性成分。研究发现，霍山石斛胶囊可调节血脂代谢异常，降低脂质过氧化物对动脉壁细胞的损伤，预防 As 等疾病的发生。

3. 黄精　为百合科植物黄精、滇黄精或多花黄精的根茎。性味甘、平，归脾、肺、肾经，可补气养阴，健脾润肺，益肾。黄精主要有效成分有黄精多糖、黄精低聚糖、甾体皂苷、蒽醌类化合物、黄酮类化合物及生物碱、强心苷、木脂素、氨基酸和微量元素。药理研究表明，黄精具有抗 As 的作用，可降低血脂，改善血管壁病变，其抗 As 作用的主要成分是黄精多糖。

4. 明党参　性味甘、微苦、微寒，归肺、脾、肝经，有润肺化痰、养阴和胃、平肝之功效。现代药理研究表明党参可降低血清总胆固醇、三酰甘油、低密度脂蛋白，升高高密度脂蛋白，从而起到预防 As 的作用。

5. 枸杞子　为茄科植物宁夏枸杞的成熟果实，性味甘平，归肝、肾经，具有滋补肝肾、益精明目的功效。中国枸杞属植物可供药用的种类有宁夏枸杞、黄果枸杞、枸杞、北方枸杞、新疆枸杞、黑果枸杞、云南枸杞等，在这些种类中，尤以宁夏枸杞应用最广泛。研究表明，枸杞子抗 As 作用的主要成分是枸杞多糖、枸杞籽油类成分。

6. 桑葚　为桑科植物桑的果穗。性味甘、酸、寒，归肝、肾经，有滋阴补血、生津润燥的功效。研究发现桑葚不同剂量可降低小鼠血清中总胆固醇、三酰甘油水平，且可降低大鼠血清和肝脏的胆固醇、三酰甘油含量，降低血清低密度脂蛋白胆固醇水平和动脉硬化指数，显著升高高密度脂蛋白胆固醇和抗动脉硬化指数。此外，桑葚提取物可抑制血管壁细胞间黏附分子-1 的表达，进而抑制单核细胞的浸润，减少 As 斑块的形成。桑葚水提物多含多酚类化合物，可抑制高胆固醇所致的家兔血管壁内膜增生，并且发现桑葚水提物通过先激活 JNK/p38MAPK 和 p53 信号通路，反向激活 FAS 配体和线粒体通路，从而使 Bax 的线粒体移位和 Bcl-2 减少，触发 caspase 裂解，导致血管平滑肌细胞凋亡，发挥抗 As 的作用。

7. 黑芝麻　为脂麻科植物脂麻的成熟种子，性味甘、平，归肝、肾、大肠经，可补益肝肾，润肠通便。芝麻的化学成分主要为油脂、蛋白质、糖类、膳食纤维、维生素和矿物质。其抗 As 作用的主要有效成分是芝麻油、芝麻酚等。

（二）中药组分或有效成分

1. 麦冬醇提物　研究发现，麦冬醇提物对血管内皮细胞具有保护作用，可对抗缺氧诱导的血管内皮细胞损伤和抑制白细胞向内皮细胞的黏附。其主要有效成分是麦冬皂苷。在 H_2O_2 诱导的血管内皮细胞损伤模型，麦冬皂苷可抑制氧化、炎症和凋亡基因的表达，减少脂质过氧化和蛋白质羰基化，抑制线粒体活性氧类产生，恢复细胞的抗氧化能力和抑制炎性细胞因子的释放，具有抗氧化、抗炎和抑制内皮细胞凋亡的作用，对内皮损伤具有保护作用。

2. 金钗石斛总生物碱　金钗石斛为多年生附生草本植物，属兰科石斛。金钗石斛的化学成分主要有多糖、生物碱、苷类、酚类、香豆素、甾体、维生素、氨基酸、挥发油等，其中生物碱是其特征性成分。研究发现金钗石斛总生物碱可抑制 Apo $E^{-/-}$ 小鼠 As 斑块形成，降低血清三酰甘油、总胆固醇水平，减少泡沫细胞生成，稳定血管硬化斑块。

3. 黄精多糖 主要由酸性多糖、中性半乳糖、糖蛋白成分组成。李友元等在家兔 As 斑块模型的实验发现，黄精多糖可降低家兔总胆固醇、低密度脂蛋白和脂蛋白（a），减少主动脉内膜泡沫细胞和脂质条纹的形成，下调血管内膜血管细胞黏附分子-1 高表达，抑制炎性细胞向内皮细胞的黏附，降低血清 IL-6 及 C 反应蛋白水平，阻止血管内皮炎症反应的发生发展，从而起到抗 As 的作用。

4. 枸杞多糖 枸杞中提取的枸杞多糖（LBP）是其主要有效成分之一，由阿拉伯糖、葡萄糖、半乳糖、甘露糖、木糖、鼠李糖等 6 种单糖组成，是含有多种微量元素和氨基酸的蛋白杂多糖。研究表明，枸杞多糖可减少细胞内总胆固醇、游离胆固醇、胆固醇酯的含量，抑制泡沫细胞形成，同时可通过降低细胞内氧化低密度脂蛋白与内质网应激蛋白的含量，减少泡沫细胞内胆固醇的含量。口服枸杞多糖能减轻家兔主动脉斑块形成，使斑块内平滑肌细胞增生减少；可降低抗凋亡基因 Bcl-2 表达，促进平滑肌细胞凋亡；同时可抑制基质金属蛋白酶和血管内皮生长因子的表达，抑制血管新生，减少 As 斑块纤维帽中 I、Ⅲ 型胶原纤维的降解，减轻粥样斑块的破裂。也有研究证实枸杞多糖可使高脂血症大鼠主动脉平滑肌细胞凋亡率增加。枸杞多糖能够通过影响粥样斑块处 α 平滑肌肌动蛋白和肿瘤坏死因子 β 的表达，稳定斑块进而使 As 斑块消退。在 H_2O_2 诱导的人主动脉平滑肌细胞损伤模型，枸杞多糖能降低细胞因子 IL-1、IL-6 表达，抑制血管平滑肌细胞增殖，升高受损血管平滑肌细胞中组织基质金属蛋白酶抑制物 2/基质金属蛋白酶 2 比值，抑制 As 病灶中 NF-κB 信号通路，降低炎性分子肿瘤坏死因子-α 的含量，起到抗炎症反应。另外在抗氧化作用方面，枸杞多糖可使丙二醛下降，超氧化物歧化酶升高，减少受损细胞的氧化应激；抑制血管细胞黏附分子-1 和细胞间黏附分子-1 的合成，抑制细胞黏附和平滑肌细胞由中膜迁移至内膜，发挥抗 As 作用。

5. 枸杞籽油 含量较高的成分有不饱和脂肪酸（亚油酸、γ-亚麻酸、油酸）、维生素 E、磷脂、硒及活性物质超氧化物歧化酶等。枸杞籽油的抗 As 作用与降血脂、清除自由基、提高机体抗氧化能力有关。实验表明，枸杞籽油可增加实验家兔血浆中高密度脂蛋白胆固醇、载脂蛋白 A 的含量，降低血浆中总胆固醇、三酰甘油、低密度脂蛋白胆固醇、载脂蛋白 B 的含量，增强血清中超氧化物歧化酶、谷胱甘肽过氧化物酶、总抗氧化酶（T-AOC）的活性，降低血清中丙二醛含量。同时可下调蛋白激酶 C、金属蛋白酶（MMP-2、MMP-9）在血管中的表达，降低血清肿瘤坏死因子 α 的含量和抑制 NF-κB、肿瘤坏死因子-α 在血管中的表达，减少脂质斑块的形成。说明枸杞籽油的抗 As 作用可能与抑制炎症通路 NF-κB 活性发挥抗炎症作用，从而起到抗 As 的作用。

6. 黑果枸杞花色苷 黑果枸杞为茄科枸杞属多年生灌木植物，广泛分布于中国西北部的盐化沙漠地区，主产地为中国的青海省和新疆维吾尔自治区，是一种独特的药食两用植物，其成熟浆果中富含紫红色色素，属于典型的天然花色苷类植物色素。黑果枸杞的化学成分复杂，富含枸杞多糖、色素、脂肪酸、挥发油、维生素、酚酸、甜菜碱、微量元素等多种成分。花色苷类色素是黑果枸杞色素的主要组成部分，花青素是花色苷的苷元，自然条件下游离状态的花青素极少见，主要以糖苷形式存在，原花青素在植物体内可转化成花青素，两者均为多酚类的类黄酮化合物。研究发现黑果枸杞花色苷不同剂量能降低高脂小鼠 As 斑块面积，减少泡沫细胞数量和内皮细胞损伤，降低血清总胆固醇、三酰甘油、低密度脂蛋白胆固醇、肝脏丙二醛含量和动脉粥样硬化指数；同时花色苷能调节小鼠肝脏脂蛋白脂酶活性，升高高密度脂蛋白、总抗氧化酶、谷胱甘肽过氧化物酶，通过调节脂质代谢和抗氧化应激达到抗 As 的作用。

7. 红景天苷、酪醇 红景天苷及其苷元酪醇不仅见于红景天属植物，也存在于许多科属植物如越桔属、杜鹃花属、女贞属等植物之中。研究发现，红景天苷可减少实验性家兔动脉粥样斑块生成，抑制斑块内血管新生和血管平滑肌细胞增殖分化，减少斑块内血管内皮生长因子、基质金属蛋白酶-3、胶原、增殖细胞核抗原、单核细胞趋化蛋白-1、α-平滑肌肌动蛋白含量和糜酶的染色阳性面积，对动脉粥样斑块有稳定作用。Gris 等研究表明，酪醇能提高饲喂高胆固醇饲料的低密度脂蛋白受体基因敲除小鼠的抗氧化能力，并降低血胆固醇和三酰甘油水平。酪醇能逆转氧化低密度脂蛋白诱导巨噬细胞产生过氧化氢、释放花生四烯酸和前列腺素 E2。酪醇还能累积在巨噬细胞中，阻止巨噬细胞介导的低密度脂蛋白氧化修饰，起到抗氧化作用对抗 As。

8. 齐墩果酸 存在于女贞子等多种植物中，具有抗 As 的作用，可抗高血脂、抗氧化、抗炎和抗血小板聚集，保护血管内膜、抑制血管平滑肌细胞增生。齐墩果酸还对血管紧张素Ⅱ诱导的血管平滑肌细胞增殖具有抑制作用。研究发现，齐墩果酸可通过 SIRT1/PML/AP-1 信号通路抑制血管平滑肌细胞增殖而产生抗 As 作用。

9. 桑葚花色苷 桑葚水提物和桑葚花色苷提取物具有自由基清除能力，能减少由铜离子介导形成的自由基，并可降低氧化低密度脂蛋白诱导的巨噬细胞死亡，抑制泡沫细胞形成，减少 As 病变程度，桑葚花色苷提取物的作用强于桑葚水提物。

10. 白藜芦醇 是非黄酮类多酚类物质，存在于多种植物体中，如白藜芦、桑葚、葡萄、花生及松树中，具有多种生物活性。白藜芦醇可通过干预氧化应激、炎症等细胞因子的表达、调节脂质及相关激素在体内的分布、抑制血小板聚集、抑制血管平滑肌细胞活化增殖迁移、抗氧化、抗炎症反应、扩血管而起到抗 As 的作用。

11. 黑芝麻油 富含亚油酸、亚油酸等不饱和脂肪酸及木酚素和木酚类化合物芝麻素、芝麻林素、芝麻脂素、芝麻酚、β-D-甲基半乳糖苷、β-谷甾醇葡萄糖苷等。在兔实验中发现，给予含芝麻油的高脂饲料，兔血浆总胆固醇和低密度脂蛋白胆固醇水平明显降低，主动脉病理改变轻，并且芝麻油可抑制氧化应激损伤，减少氧化低密度脂蛋白生成。芝麻油非脂质成分可有效减少脂多糖诱导的巨噬细胞炎症反应，降低 IL-1、IL-6 和肿瘤坏死子因子等炎性细胞因子水平，显著降低巨噬细胞和内皮细胞内的炎症标志物。不同浓度芝麻油提取物可抑制 NF-κB 转录，在体外抑制脂蛋白氧化，此外还可调节脂质清除受体活性，通过激活肝 X 受体，增加三磷酸腺苷结合转运体 AI 表达，提示芝麻油通过调节脂质代谢，从而对抗 As 发生。在用低密度脂蛋白受体基因敲除小鼠饲喂高脂饮食所致的动脉粥样硬化性病变，发现饲喂芝麻油可减轻动脉粥样硬化性病变，降低血浆胆固醇和低密度脂蛋白胆固醇水平，还可降低参与炎症反应和诱导胆固醇代谢及胆固醇反转录基因的表达，通过抗炎和调脂达到抗 As 的作用。

12. 芝麻酚 可使 As 模型动物主动脉弓病变明显减少，增加内皮型一氧化氮合酶和 Akt 磷酸化，从而促进 p38 MAPK 和 caspase-3 的活化，发挥预防 As 的作用。Majdalawieh 等研究表明，芝麻油和芝麻酚可通过 MAPK 信号通路介导，在 MAPK 依赖的条件下，上调过氧化物酶体增殖物激活受体和肝 X 受体 α 表达，改善巨噬细胞胆固醇流出，进而抑制 As 斑块形成。

13. 芝麻素 是木质素类化合物，具有抗氧化、降低胆固醇水平、稳定血压等作用。芝麻素可降低代谢综合征大鼠总胆固醇、三酰甘油和低密度脂蛋白胆固醇水平，升高高密度脂蛋白胆固醇，下调血管细胞黏附分子表达，在降低血脂的同时，抑制单核细胞与血管内皮细胞的黏附，延缓动脉粥样斑块形成。且芝麻素可使血清与血管总抗氧化能力明显提高，过氧化氢含量明显减少，具有抗氧化作用。

（三）代表性复方

六味地黄丸：源于宋代钱乙《小儿药证直诀》，以滋补肾阴为立方之本，滋肾阴、补肝阴、益脾阴，三阴并补，以培其本。由熟地、山茱萸、山药、泽泻、丹皮、茯苓六味药组成。药理研究表明，六味地黄丸具有降血压、抗心律失常、降血脂、降血糖、抗应激和抗 As 等作用。方中地黄具有降低血糖、抗衰老和抑制炎症反应的作用；山茱萸具有抗炎和调节免疫的作用；山药、泽泻能降低血脂；牡丹皮所含丹皮酚对实验性动脉粥样硬化及血小板聚集有抑制作用，可抑制粥样硬化斑块的形成。研究表明，六味地黄丸对高脂饲料复制的 As 模型小鼠，能显著降低血浆中 NO-2 和 NO-3 浓度，并可通过抑制诱导型一氧化氮合酶表达，降低血浆中一氧化氮水平，使得血浆中活性氮氧中间产物与活性氧终产物形成减少，降低脂质过氧化，减少氧化低密度脂蛋白形成，延缓内皮功能障碍，抑制 As 的发生和发展。

（邓常清　黄小平　佘　颜　阎卉芳　刘晓丹　陈凌波　彭熙炜）

参 考 文 献

程志红，萧伟，王振中，等.2015.泽泻调血脂活性成分及其药理和临床应用研究进展.中草药，46（22）：3420-3426.

高杨，吴芹，杨丹莉，等. 2012. 人参皂苷 Rg1 抗血管内膜增生与其抗氧化和上调 NOS 表达作用的关系. 中国药理学通报，28（3）：388-392.

黄兴，李艳芬，寇冠军，等.2016.小檗碱抗动脉粥样硬化作用机制研究进展.药物评价研究，39（3）：469-473.

黄兴.2014. 从阴虚瘀毒方面论治动脉粥样硬化. 中医临床研究，6（2）：70-71.

姜怡邓，马胜超，杨安宁，等. 2012. 枸杞多糖对泡沫细胞泡沫化与胆固醇酯流出的影响及内质网应激作用机制的研究. 华西药学杂志，27（2）：123-125.

蒋剑平，沈小青，范海珠. 2011. 地肤子化学成分及药理活性研究进展. 中华中医药学刊，（12）：2704-2706.

李友元，邓洪波，向大雄，等. 2005. 黄精多糖的降血脂及抗动脉粥样硬化作用. 中国动脉硬化杂志，13（4）：429-431.

林丽，李进，吕海英，等. 2012. 黑果枸杞花色苷对小鼠动脉粥样硬化的影响. 中国中药杂志，37（10）：1460-1466.

刘桂林，窦迎春，乔云.2013.三七总皂苷对动脉粥样硬化血管内皮的保护作用.中西医结合心脑血管病杂志，11（9）：1094-1096.

牛文贵，张红珍.2012.川芎嗪对动脉粥样硬化模型血脂的影响.现代中医药，32（6）：67-69.

潘小平，黄政德，杨伟峰，等. 2015.加味丹参饮对动脉粥样硬化模型小鼠内皮细胞功能及超微结构的影响. 中国中医药信息杂志，22（11）：42-45.

彭婧嫄，程文立，袁洁，等. 2016. 清热化痰活血复方药稳定 ApoE 基因敲除小鼠主动脉易损斑块及与蛋白酶体通路的关系. 中华中医药杂志，31（1）：84-86.

司秋菊,张艳慧,潘莉,等.2016.大黄䗪虫虫丸对动脉粥样硬化大鼠主动脉泛素-蛋白酶体系统影响.中药药理与临床,32(3):1-4.

孙伟,王连志.2010.清热解毒类中药对As作用的探讨.实用中医内科杂志,24(5):30-31.

王东坡,王琦.2008.痰湿体质研究现状分析与展望.中华中医药杂志,23(1):5-8.

王东生,唐发清,肖长江,等.2008.茵陈五苓散抗大鼠动脉粥样硬化作用机制探讨.中医杂志,49(1):67-69.

王剑,黄水清,徐志伟.2008.瓜蒌薤白半夏汤对兔动脉粥样硬化模型主动脉蛋白聚糖的作用.中国动脉硬化杂志,16(4):290-292.

王颖超,柳茵,刘维军,等.2014.沙棘黄酮对动脉粥样硬化大鼠血管的保护作用及机制.医学研究杂志,43(1):90-93.

魏述永.2015.葛根素心血管保护作用及其机制研究进展.中国中药杂志,40(12):2278-2284.

项瑞,姜丽.2016.黄连解毒汤抗动脉粥样硬化物质基础和药理作用研究概况.中国药房,27(4):547-549.

薛鹏,陈晓虎.2015.理气法在冠心病心绞痛治疗中的运用.中医杂志,56(11):919-921.

张明发,沈雅琴.2011.甘草抗动脉粥样硬化和抗血栓形成研究进展.西北药学杂志,26(3):222-226.

张微,黄小民.2011.动脉粥样硬化的中医辨证论治.中西医结合心脑血管病杂志,9(2):216-218.

张霄潇,李正勇,马玉玲,等.2015.中药枳实的研究进展.中国中药杂志,40(2):185-190.

赵军,张晋,韩梅,等.2012.益气活血化痰通络法治疗颈动脉粥样硬化疗效观察.中西医结合心脑血管病杂志,10(2):180-183.

祝光礼,方伟.2008.黄芪失笑散对大鼠动脉粥样硬化的保护作用.中华中医药学刊,26(8):1614-1617.

Di Benedetto R,Varì R,Scazzocchio B,et al. 2007. Tyrosol,the major extra virgin olive oil compound,restored intracellular antioxidant defences in spite of its weak antioxidative effectiveness. Nutr Metab Cardiovasc Dis,17(7):535-545.

Jantan I,Raweh SM,Sirat HM,et al. 2008. Inhibitory effect of compounds from Zingiberaceae species on human platelet aggregation. Phytomedicine,15(4):306-309.

Jin UH,Park SG,Suh SJ,et al. 2007.Inhibitory effect of Panax notoginseng on nitric oxide synthase,cyclo-oxygenase-2 and neutrophil functions. Phytother Res,21(2):142-148.

Zhao HL,Sim JS,Shim SH,et al. 2005. Antiobese and hypolipidemic effects of platycodin.saponins in diet-induced obese rats:evidences for lipase inhibition and calorie intake restriction. International Journal of Obesity,29(8):983-990.

第二十八章　糖尿病合并动脉粥样硬化性疾病的防治

第一节　糖尿病合并动脉粥样硬化性疾病的流行病学

糖尿病（diabetes mellitus，DM）主要由胰岛素分泌和（或）作用缺陷引起。近年的多项调查表明，无论是欧美发达国家还是发展中国家，糖尿病控制情况均不容乐观。2015年国际糖尿病联盟（the international diabetes federation，IDF）统计数据显示，全球成人糖尿病患者人数已达4.15亿，每11名成年人就有1人患有糖尿病，其中75%的糖尿病患者生活在低收入和中等收入国家。中国糖尿病患病人数居全球首位，高达1.096亿，欧美发达国家糖尿病发病率以美国最为严重。如果不采取行动，估计到2040年全球将有近6.42亿糖尿病患者，相比现在的数据增加超过50%。全球范围内糖尿病的死亡率也较高，每6秒钟就有1人因糖尿病死亡，年死亡率已经超过疟疾、结核和获得性免疫缺陷综合征的总和。

近30年，我国糖尿病患病率呈迅猛之势，持续递增。自新中国成立以来，共有6次全国糖尿病流行病学调查。1980年我国14省30万人的流行病学资料显示，糖尿病的患病率为0.67%。1986年我国10万人的调查显示，25～64岁人群的糖尿病前期及患病率分别为0.68%和1.04%。1994～1995年我国19省市21万人的调查显示，25～64岁人群的糖尿病患病率已达2.28%。2002年全国糖尿病调查显示，成人糖尿病患病率城市为4.5%，农村为1.8%。最近10年，糖尿病流行趋势更为严峻。2007～2008年，中华医学会糖尿病学分会在我国部分地区4.6万人的调查显示，在20岁以上的人群中，糖尿病前期及患病率分别为15.5%和9.7%。2010年，中国疾病预防控制中心调查估测，我国18岁及以上成人糖尿病患病率为11.6%，人数高达1.1亿。成人糖尿病患者中90%～95%为2型糖尿病，少数为1型糖尿病。另外，我国儿童和青少年2型糖尿病患病率显著增加，目前已成为超重肥胖儿童的重要健康问题。不仅如此，我国糖尿病的"知晓率、治疗率、控制率"偏低，在2012年时，血糖达标的2型糖尿病患者比例仅占30.15%。糖尿病的增加与现代生活方式密切相关，表现为不健康的饮食、缺乏身体活动和肥胖增加。随着生活水平逐步提高、生活方式西方化和老龄化进程加速，我国糖尿病患病率可能还会逐年升高，如不进行有效控制，估计到2030年，将有1.3亿成人糖尿病患者。

糖尿病患者由于长期血糖增高，大血管与微血管受损，可累及到全身各重要器官，如心、肾、周围神经、眼、脑、足等组织器官。在遗传、年龄、性别、血糖控制水平、糖尿病病程等危险因素的影响下，糖尿病发病10年左右，将有30%～40%的患者至少发生一种并发症，且并发症一旦产生，药物治疗很难逆转痊愈。虽然目前国际上关于糖尿病并发症的流行病学资料较少，有代表性的相关资料则更为缺乏，但形势明显不容乐观。据IDF估计，2015年全球有500万人死于糖尿病并发症，而糖尿病死亡有一半以上是心脑血管疾病所致。尽管糖尿病可能是葡萄糖代谢的问题，美国心脏病协会（american heart association，AHA）早在1999年已声明"糖尿病是一种心血管疾病"。

相比非糖尿病患者，糖尿病患者发生心脑血管疾病的风险可增加 2～3 倍，其病理基础主要是动脉粥样硬化（As）。AHA 在 2004 年科学会议上报告，88%的糖尿病和代谢综合征患者的超声心动图显示颈动脉有 As 征象。As 的危险因素如高血糖、高血压、高凝状态及血脂异常等在糖尿病人群中的发生率均明显偏高，致糖尿病患者发生 As 的患病率较高、发病更早、病情进展更快。虽然糖尿病引起 As 形成的确切机制没有完全阐明，但两者的关系深远复杂。糖尿病是动脉粥样硬化性血管病（atherosclerosis vascular disease，ASVD）的独立危险因素，它可发生于 ASVD 之前，也可发生在之后，可引起或加重 ASVD。在北美国家，普通人群因 As 的死亡占全死因构成的 1/3，而糖尿病患者因 As 死亡的人数高达 65%～80%。目前认为，ASVD 是糖尿病最常见和致死致残率最高的并发症，其在临床上的表现主要发生在 4 个血管床：冠状动脉、颈动脉、脑动脉及下肢动脉，引起冠心病（CHD）、脑卒中、外周动脉疾病（peripheral arterial disease，PAD）等相关疾病。包括不同种族的多个前瞻性研究发现，糖尿病个体超过 2～4 倍的死亡率来自冠心病，糖尿病还能增加颈动脉严重粥样硬化的可能性，糖尿病患者脑卒中的死亡率也增高约 3 倍。此外，发生临床事件的糖尿病患者比非糖尿病患者预后更差。根据 CDS 的糖尿病慢性并发症调查报告，在三甲医院中住院的 2 型糖尿病患者主要并发症的患病率分别为：高血压 34.2%，心血管病 17.1%，脑血管病 12.6%，下肢血管病 5.2%。

一、糖尿病合并冠心病的流行病学

冠心病已经成为糖尿病患者致死致残的主要原因。有报道称，全球糖尿病合并冠心病患病率高达 72.3%。冠心病作为糖尿病严重的并发症之一，发病率为普通人群的 2～4 倍，女性存在更高的风险。前瞻性研究显示，每降低 1%的糖化血红蛋白水平，心肌梗死风险可下降 14%。欧洲心脏调查组将 25 个国家共 110 个研究中心的数据汇总显示，71%的冠心病患者血糖超过正常范围。2006 年中国心脏调查组对全国 7 个城市 52 所医院的 3513 例冠心病患者进行调查，发现冠心病患者中 52.9%存在糖尿病。此外，与非糖尿病个体相比，糖尿病患者发生冠心病的年龄更早（可提前 15 年），进展成临床心血管事件更快。

二、糖尿病合并脑卒中的流行病学

我国属于脑卒中高发国家。在 2010 年全球疾病负担调查的中国数据显示，我国脑卒中每年发病率大于 336.3/100 万，明显高于欧美发达国家，已成为我国人口死亡原因的第一位。糖尿病是已知的首发脑卒中风险因素，与脑卒中复发也密切相关。脑卒中患者中糖尿病的比例高，8%～20%的脑卒中患者存在糖尿病病史，16%～24%存在未确诊糖尿病。糖尿病自身也是脑卒中的一个独立预测指标。相比非糖尿病患者，2 型糖尿病发生脑卒中的风险将增加 1.5～3 倍，且脑卒中患者痴呆、复发及死亡率显著升高。9.1%的脑卒中复发可归因于糖尿病。

一些相关研究表明，脑卒中已成为我国成人糖尿病合并 ASVD 最常见的临床结局。在 ADVANCE 对 2 型糖尿病患者 5 年随访的研究中，纳入的 3293 例中国糖尿病受试者发生过大血管事件的比例为 33%，其中心肌梗死占总人数的 6.4%，而脑卒中占 13.9%。亚太地区队列协作研究表明，亚洲糖尿病患者平均随访 4 年后脑卒中的发病率高于冠心病。大庆糖尿病预防研究通过随访 20 年（1986～2006 年）发现，糖耐量受损发生首发 ASVD 事件的患者中，脑卒中 145 例，急性心肌梗死 66 例，在随访 23 年（1986～2009 年）后发现，ASVD 为糖尿病首要致死原因，其中脑卒中直接引起的死亡占一半。

三、糖尿病合并周围动脉疾病的流行病学

周围动脉疾病（peripheral arterial disease，PAD）是下肢截肢的重要危险因素之一，也是心血管、脑血管和肾血管床血栓的重要标志。因此，PAD 可增加心肌梗死、脑卒中和死亡的风险。PAD 最重要的危险因素是糖尿病和吸烟，其相对危险度分别为 2.72 和 1.88。研究表明，20%～30% 的 PAD 患者存在糖尿病。近期由于欧美国家对吸烟的控制，糖尿病可能成为这些国家 PAD 发生和发展愈加重要的危险因素。

在糖尿病患者中，年龄、糖尿病病程及周围神经病变持续时间可能是 PAD 发病率升高的重要危险因素。采用踝肱指数（ABI）作为 PAD 的评估标准，在 40 岁左右的糖尿病患者中，PAD 发病率约为 20%，年龄增至 50 岁时，发病率可达 29%。糖尿病的严重程度和病程是 PAD 发病率和严重程度的一个重要预测指标。英国的一项前瞻性研究表明，糖化血红蛋白每增加 1%，PAD 的发病率将增加 28%，并且可引起更高的死亡率、更多的微血管并发症及截肢。

糖尿病可引起严重的膝下外周动脉疾病（如腘动脉、腓动脉、胫前和胫后动脉），且发病更早、病变更广泛、病情更严重、预后更差。在下肢严重缺血的患者中，PAD 与糖尿病的发病率较高，超过 50% 的严重肢体缺血患者存在糖尿病。糖尿病合并 PAD 不仅是糖尿病的危险因素，还是导致糖尿病足患者截肢的重要原因。我国关于糖尿病合并 PAD 的流行病学资料甚少，一些局部流行病学调查和住院资料显示，50 岁以上的糖尿病患者中，PAD 的患病率达 6.9%～23.8%。

在 PAD 患者中，心血管事件（包括心肌梗死和脑卒中）5 年累积发生率约为 20%，且总死亡率为 30%。在下肢严重缺血的患者中，需要截肢的患者达 30%，6 个月累积死亡率为 20%。在糖尿病患者中，25%～30% 需冠状动脉血管重建，高达 60% 出现急性心肌梗死。相比无糖尿病的 PAD 患者，其糖尿病的存在可增加致命和非致命的心脑血管事件发生率。

糖尿病与 PAD 的风险关系是相互的。糖尿病可增加 PAD 的发病率和死亡率，加速疾病的发生发展。在糖尿病患者中，PAD 的发病率可高达 30%。由于无明显症状、报告缺失等原因，PAD 在糖尿病中的发生率甚至可能被低估。

四、1 型糖尿病合并 ASVD 的流行病学

1 型糖尿病是儿童及青少年糖尿病的主要形式，也可发生于成年期。相比非糖尿病患者，1 型糖尿病患者发生心血管病更为常见，且发病更早。糖尿病持续时间、年龄、性别、种族为主要影响因素。女性 1 型糖尿病发生心血管病风险更大。匹兹堡糖尿病并发症流行病学研究（EDC）表明，冠心病在 28～38 岁的 1 型糖尿病患者中，每年发病率为 0.98%，到 55 岁以后，每年发病率为 3%。相比之下，在非糖尿病患者中，冠心病在 35～44 岁和

85~94岁的每年发病率分别为0.1%和7.4%。在英国综合医疗研究数据库（GPRD）的研究中，超过7400名1型糖尿病患者[平均年龄为(33±14.5)岁，平均糖尿病发病时间是(15±12)年]被纳入研究，相比非糖尿病患者，1型糖尿病患者发生心血管病平均提前10~15年，通过统计1型糖尿病患者随访4.7年的数据发现，1型糖尿病引起冠心病发生的相对危险度较高（男性为3.6，女性为9.6），这与2型糖尿病相关结果类似。

相比冠心病，1型糖尿病患者发生脑卒中的可能性虽然较低，但也是1型糖尿病合并ASVD致死的另一重要原因。一项针对黑色人种的研究显示，1型糖尿病患者6年发生脑血管病的累积发病率约为3.3%（每年约0.6%），针对欧洲人群的研究发现，脑血管疾病每年发病率约为0.74%，均高于一般人群的0.2%~0.3%。

PAD是1型糖尿病重要的血管并发症。1型糖尿病引起的非创伤性截肢率较高，每年发病率约为0.4%~7.2%。在瑞典管理数据库中，65岁1型糖尿病患者中引起下肢截肢的累积发病率女性为11%，男性为20.7%，约为正常人群的86倍。有趣的是，在DCCT/EDIC的研究中，通过控制血糖降低糖化血红蛋白后，可降低外周动脉钙化的发生率，但并没有降低外周动脉闭塞的发生率。

第二节 糖尿病合并动脉粥样硬化性疾病的机制

糖尿病合并动脉粥样硬化性疾病并非由单一因素所致，而是通过多途径、多机制共同诱发和促进其发生和发展。目前认为，糖尿病合并动脉粥样硬化性疾病的发病机制与糖代谢异常、脂代谢异常、内皮及平滑肌细胞功能紊乱、氧化应激、慢性炎症等有关。

一、糖代谢异常

（一）高血糖

高血糖是糖尿病大血管并发症的重要诱因，其可能的机制如下：①葡萄糖的毒性作用：过高的餐后血糖可加速蛋白非酶促糖化（早期产物为HbA1c，晚期产物为AGE），并可促进红细胞膜糖化，导致细胞变性能力下降；糖化低密度脂蛋白不易被低密度脂蛋白受体（LDLR）识别，促使吞噬细胞通过清除途径增加对LDL的摄取，形成泡沫细胞；血红蛋白可与葡萄糖结合成糖化血红蛋白，其输氧功能下降，尤其在葡萄糖酵解中，2,3-二磷酸甘油酸（2,3-DPG）下降，氧分离困难，导致组织缺氧；AGE通过细胞因子的增殖作用，促进血管基质增生。②高血糖增加活性氧自由基的生成，而后者可导致一氧化氮的合成减少；高血糖亦可增加内皮素-1（ET-1）的生成，加剧血管病变发展。③餐后高血糖使D-二聚体和凝血酶原片段释放入血，凝血酶形成增加，继而导致纤溶增加和反复的凝血机制激活。④高血糖激活内皮细胞蛋白激酶C，刺激黏附因子的表达。⑤高血糖还可通过醛糖还原酶生成山梨醇，进而刺激动脉平滑肌细胞及成纤维细胞增生。

（二）胰岛素抵抗和高胰岛素血症

胰岛素不仅参与机体的糖脂代谢，而且可促进细胞有丝分裂，并与胰岛素受体结合，直接或间接刺激相关生长因子，通过信号转导途径使血管平滑肌细胞（VSMC）异常增殖，引起血管壁僵硬和管腔狭窄，最终参与动脉粥样硬化。

动脉壁是胰岛素敏感组织，其 VSMC 内胰岛素受体和胰岛素样生长因子 1（IGF-1）受体激活可影响血管细胞的生长、迁移和多种血管活性物质的生成。高胰岛素血症相关的胰岛素浓度病理性升高，可导致胰岛素与 IGF-1 受体交叉反应，从而刺激 VSMC 迁移和增殖。另外，胰岛素/IGF-1 受体途径也可能产生血管保护效应。IGF-1 途径活化能保护 VSMC 避免凋亡，稳定斑块。胰岛素对内皮细胞还有抗凋亡作用。此外，胰岛素作用于内皮细胞，增加内皮型一氧化氮合酶表达和一氧化氮生成，从而发挥抗动脉粥样硬化作用。胰岛素输注可通过一氧化氮依赖途径诱导肱动脉和股动脉血管舒张来抑制动脉粥样硬化。

高胰岛素血症还可促进动脉血管壁脂质的合成与摄取，以及平滑肌细胞增殖，从而诱发和加剧动脉粥样硬化。胰岛素抵抗及其伴随的高胰岛素血症是冠心病的独立危险因子，但胰岛素对心血管疾病的作用可能存在两面性。一方面，胰岛素有舒张血管和抗炎作用，可延缓动脉粥样硬化的形成。另一方面，胰岛素能刺激血管细胞生长及合成细胞外基质，在糖代谢失调时，胰岛素信号通路可增加一氧化氮的生成，参与动脉粥样硬化。

二、脂代谢异常

（一）脂质和脂蛋白

糖尿病和胰岛素抵抗个体血脂异常是动脉粥样硬化形成的主要原因，与 TG、LDL 升高，HDL 降低密切有关。最新研究也证实，糖尿病患者小而密低密度脂蛋白（small dense low density lipoprotein，sd-LDL）增加与载脂蛋白表达异常在动脉粥样硬化发生和发展中起重要作用。

1. sd-LDL 增加　sd-LDL 是 LDL 中颗粒较小、密度较大的亚组分，容易在动脉管壁沉积，可对内皮细胞产生毒性，易被单核/巨噬细胞吞噬。近年发现，sd-LDL 与普通 LDL 相比，其致动脉粥样硬化能力更强。

2. 载脂蛋白异常　Apo AⅠ的糖化与血糖直接相关，可使 HDL-C 与 HDL 受体亲和力下降。Apo B 糖化可能对 LDL 代谢起重要作用。资料显示，2%～5%的 LDL 糖化可减少 5%～15%的 LDL 分解代谢，而 Apo B 糖化使巨噬细胞摄取糖化型 LDL 增多，刺激泡沫细胞形成和 LDL 氧化。

（二）脂肪细胞因子

脂肪组织是一种活跃的内分泌和旁分泌器官，可释放大量的脂肪细胞因子和生物活性介质，如脂连蛋白、瘦素、TNF-α 和 IL-6，这些细胞因子和介质在胰岛素抵抗、炎症及动脉粥样硬化中发挥重要作用。脂连蛋白是脂肪细胞分泌的一种内源性生物活性多肽，具有降糖、抗炎和抗动脉粥样硬化特性。血浆脂连蛋白水平往往由于肥胖和胰岛素抵抗而表达下降。脂联蛋白可通过以下途径发挥其抗动脉粥样硬化作用：①抑制 TNF-α 诱导的单核细胞黏附和 E-选择素、ICAM-1、VCAM-1 等在内皮细胞表达；②激活环-磷酸腺苷-蛋白激酶 A，抑制核因子 κB 的信号传导，抑制内皮细胞黏附；③直接与血小板衍生生长因子 BB 结合并间接抑制其刺激的平滑肌增殖和迁移；④通过磷脂酰肌醇 3-激酶（PI3K）途径间接刺激内皮细胞产生一氧化氮，改善内皮细胞舒张功能；⑤提高 CD36 的转位、脂肪酸的摄取，以及胰岛素刺激的葡萄糖转移和 Akt 的磷酸化，改善细胞代谢；⑥增加环加氧酶-2（COX-2）的合成，从而使 COX-2 依赖的前列腺素 E2 的合成增加。

三、内皮及平滑肌细胞功能紊乱

动脉壁脂质的累积，以及高血糖抑制内皮细胞一氧化氮的生成或促进其降解，均可引起血管内皮功能异常。内皮功能异常引起血管紧张度升高、促凝血和促炎症因子释放、激活免疫细胞，进一步引起血细胞渗入至动脉内膜，导致动脉粥样硬化斑块形成。

（一）血管内皮通透性

血管内皮通透性可促进致动脉粥样硬化细胞因子和脂蛋白穿透进入内皮下区域，是糖尿病血管功能异常的标志。高血糖能够诱导血管平滑肌细胞增加血管内皮生长因子（VEGF）的产生而损伤内皮的屏障功能。高血糖能通过激活蛋白激酶 C，增加终末糖基化产物及活性氧类的形成，对内皮发挥其他作用，这些因素可直接作用于内皮细胞产生高通透性。

（二）内皮依赖性血管舒张功能

血管内皮可释放多种诱导血管平滑肌舒张的因子，包含一氧化氮、前列腺素 I_2 及多种内皮源性超极化因子。一氧化氮可通过内皮—一氧化氮合酶作用生成，以旁分泌的方式作用于血管平滑肌，还可与可溶性鸟苷环化酶结合，使环磷酸鸟苷合成增加，激活 cGMP 依赖的蛋白激酶，抑制血管壁内多个致动脉粥样硬化和血栓的形成过程，包括心衰内膜平滑肌细胞迁移和增殖、内皮-白细胞黏附。另外，一氧化氮还能抑制血栓形成因子如 PAI-1 和组织因子的表达，这些因子可改变动脉血栓形成过程中的凝血平衡。在糖尿病个体中，损伤内皮依赖性血管舒张功能的主要因素是一氧化氮的表达和生物活性降低。

在动脉粥样硬化猪模型中，糖尿病个体能增加平滑肌细胞增殖和细胞外基质产生，还可促进狭窄病变中新生内膜增生和富含胶原硬化组织的积聚。

四、氧化应激

氧化应激过程中产生的高活性分子如活性氧类（ROS）、活性氮类（RNS）过多，在体内或细胞内蓄积，引起细胞毒性，导致细胞和组织损伤。高血糖状态是产生氧化应激的主要原因，长期高血糖可致氧自由基在体内过度表达。

在 2 型糖尿病患者中，氧化应激产生及作用的机制有如下几种：①通过葡萄糖自氧化、蛋白质的非酶糖基化、线粒体氧化磷酸化促使活性氧类增多。②活化蛋白激酶 C（PKC）：高血糖使二酰甘油生成增加，激活 PKC，进而活化细胞 NADPH 氧化酶，诱导氧自由基的合成及随后的脂质过氧化，同时活性氧类又可促进 PKC 的活化，从而形成正反馈，促进更多的活性氧类生成。③多元醇通路的活性增加：高血糖状态下醛糖还原酶活性增强，葡萄糖的多元醇代谢途径活化，将葡萄糖转化为山梨醇、果糖，过多的山梨醇、果糖导致细胞渗透压增高，并消耗大量的 NADPH 和还原型 GSH，从而削弱自由基清除能力。④氧化酶活性降低：高血糖可导致抗氧化酶的糖基化，使 SOD、GSH-Px、CAT 等抗氧化酶活性降低，体内抗氧化系统遭到破坏，抗氧化防御反应降低，明显削弱机体清除自由基的能力。由此可见，糖尿病的发生、发展过程中促氧化因子增多、抗氧化能力减弱，导致氧化应激发生。

有证据显示，氧化应激存在于动脉粥样硬化的全过程，导致血管内皮细胞、平滑肌细胞损伤、凋亡、功能障碍。活性氧类的不良影响主要表现在影响血管细胞的生长、迁移、增殖和激活方面。目前研究认为，活性氧类可能通过以下机制诱导动脉粥样硬化的发生和发展：①活性氧类可作用于生物膜的主要成分为多价不饱和脂肪酸，直接引起生物膜脂质过氧化，进而产生大量脂质过氧化物及醛类产物，导致膜通透性增加和组织损伤；活性氧类可致细胞内蛋白及酶变性；活性氧类可使核酸和染色体破坏，导致 DNA 链断裂、染色体畸变或断裂；活性氧类可通过影响细胞的氧化还原状态和离子通道而使蛋白质发生硝基化或失活，进而限制线粒体呼吸，最终促进内皮细胞变性、坏死和凋亡，破坏血管内皮的完整性。②活性氧类使内皮依赖的血管功能受损，导致血管张力、血液循环、血液凝固和炎症反应失调。活性氧类可通过抑制内皮细胞中一氧化氮合酶的活性，进而抑制一氧化氮生成，促进内皮素的生成与释放，导致血管舒张功能障碍，同时可诱导血小板、单核细胞和白细胞黏附于血管内皮，刺激血管平滑肌细胞增殖和血栓形成等，导致或加重内皮功能障碍。③过量的活性氧类能促进内皮细胞表达多种炎性因子和黏附分子，而过多炎性因子的产生可刺激活性氧类的产生，从而形成一个恶性循环。活性氧类可使前列环素合成酶活性降低，同时使血栓烷 A_2 的合成增多，从而导致前列环素/血栓烷 A_2 比值下降，促进血小板黏附聚集、血栓形成。④氧化应激中产生的过多细胞因子可诱导单核细胞黏附和迁移进入动脉内膜并转化为巨噬细胞；促进内皮细胞增生和血管平滑肌细胞的增殖和迁移。⑤多项体内及体外研究均显示，ox-LDL 在动脉粥样硬化形成过程中发挥重要作用。活性氧类使 LDL 表面的多不饱和脂肪酸双链氧化，并使其发生断裂，Apo B 与其交联形成共轭双烯，导致 LDL 表面结构发生改变。LDL 受体无法识别 ox-LDL，其被巨噬细胞表面的清道夫受体识别并吞噬。ox-LDL 与清道夫受体结合较其与天然 LDL 结合更快，且不受游离胆固醇的负反馈调节，使得其更容易被巨噬细胞识别吞噬并形成泡沫细胞。

五、慢 性 炎 症

许多炎症因子参与糖尿病的发生及其并发症的发生发展，炎症和胰岛素信号转导通路是紧密相连的，两者均可致胰岛素抵抗及内皮功能障碍，后者又可导致心血管并发症的产生。

慢性炎症在糖尿病各类并发症中发挥重要作用，多种炎症因子参与其中，血糖大幅度波动，控制失衡，通过高糖毒性介导的晚期糖基化终末产物。葡萄糖自身氧化作用和氧化应激的增强，可诱导过多氧自由基的产生、减少一氧化氮的合成，致使内皮细胞功能失调，启动炎症反应，促进炎症因子（如 IL-6、TNF-α 等）释放，加速脂质的沉积、脂质过氧化，促进平滑肌细胞增殖，血小板激活及血栓形成，从而促进糖尿病患者动脉粥样硬化的形成。

长达 20 年的英国前瞻性糖尿病研究（UKPDS）结果表明，良好的血糖控制可降低大血管并发症的危险性，但未达到统计学差异，这说明糖尿病大血管并发症的发病原因可能有高血糖以外的其他因素参与。现在认为，动脉粥样硬化是一种免疫介导的炎症性病变，多种炎症细胞及细胞因子参与其中，如白细胞黏附及迁移、单核细胞募集、巨噬细胞活化、ox-LDL 被巨噬细胞摄取、泡沫细胞形成、趋化因子释放、黏附分子及选择素表达增加等，活化的炎症细胞释放一系列细胞因子，促进内皮功能进一步失衡、平滑肌细胞迁移和增殖，最终导致粥样斑块形成。

巨噬细胞（Mφ）源于单核细胞，而单核细胞来源于骨髓的前体细胞，是人体内最为重要的免疫细胞之一，参与人体的先天性免疫和细胞免疫。其主要的功能是对细胞残片及病原体进行噬菌作用，并激活免疫细胞，令其对病原体作出反应。根据巨噬细胞功能、表型及分泌的细胞因子可分为经典途径激活的 M1 型和替代途径激活的 M2 型。M1 型以分泌促炎细胞因子为主，发挥促炎功能，引起组织损伤；M2 型的作用是分泌抗炎因子，降低炎症反应，发挥组织修复功能，促进组织损伤修复。2 型糖尿病患者体内白色脂肪等组织中，巨噬细胞极化出现失衡，表现为 M1 型巨噬细胞增多。M1 型巨噬细胞分泌活性氮类、活性氧类、IL-1、IL-6、TNF-α、单核细胞趋化蛋白-1 等发挥促炎作用，上述细胞因子在诱导胰岛素抵抗及促进动脉粥样硬化上均发挥作用。

高血糖能够通过内皮细胞增加 E-选择素、VCAM-1 和 ICAM-1 的表达，上述细胞因子可与白细胞糖蛋白受体和整合素结合，介导白细胞募集、迁移、黏附。另外，由糖尿病患者中白细胞对内皮细胞的黏附性增加，内皮–白细胞黏附后，白细胞在单核细胞趋化蛋白-1 刺激下向内皮下间隙浸润，糖尿病患者单核细胞趋化蛋白的表达上调。浸润的单核细胞分化为巨噬细胞，通过脂质沉积、释放致炎因子及基质金属蛋白酶，产生多种致动脉粥样硬化效应。经过来自巨噬细胞的细胞因子、生长因子、基质金属蛋白酶和促凝血物质的加工，可能促进斑块扩展。

巨噬细胞过度摄取脂质导致富含胆固醇酯的巨噬泡沫细胞形成。此外，泡沫细胞还可由 VSMC 通过 A 级和 B 级清道夫受体摄取 ox-LDL 发展而来。糖尿病个体可通过多个机制增加泡沫细胞对 ox-LDL 的摄取。①高血糖促进葡萄糖氧化，提高氧化和糖基化 LDL 水平，增加脂蛋白脂肪酶配体及清道夫受体的利用度。②糖尿病促进 B 级清道夫受体 CD36 的表达，增加巨噬细胞对 ox-LDL 的吞饮，③糖尿病可引起脂质异常、HDC 水平降低、TG 增加，减少逆向胆固醇转运，促进小而密 LDL 颗粒增加。此外，巨噬泡沫细胞释放致炎症细胞因子，如 TNF-α、IL-1 释放，减少内皮细胞和血管平滑肌细胞凋亡。

糖尿病动脉病变中巨噬细胞增多和基质金属蛋白酶活性增加，可能影响动脉粥样斑块纤维帽内的蛋白水解平衡，引起细胞外基质降解及其结构完整性削弱，从而增加斑块破裂或促进侵蚀的发生。

CRP 是炎症的急性期蛋白标志物，与 CVD 危险性增加有关。CRP 升高在糖尿病和胰岛素抵抗个体中均有描述，CRP 被认为是通过刺激单核细胞的趋化募集反应，以及上调内皮-白细胞黏附分子、组织因子的表达，促进动脉粥样硬化和动脉血栓的形成。最近一个报道显示，转基因过度表达 CRP 能使 Apo E 缺乏小鼠的主动脉粥样硬化加剧，提示 CRP 水平升高有致动脉粥样硬化作用。

六、纤溶和凝血机制异常

糖尿病患者常伴有纤溶和凝血机制异常，其中最主要的生理改变是组织型纤溶酶原激活物（t-PA）与其抑制物 1 型纤溶酶原激活物抑制因子（PAI-1）的平衡失常。当存在高胰岛素血症、高血糖、胰岛素抵抗及游离脂肪酸升高时，肝脏合成 PAI-1 增加，纤溶发生抑制，促进糖尿病患者高凝、低纤溶活性和高血黏度的发生和发展。此外，内皮功能受损可抑制一氧化氮和前列环素的合成并致血小板易于聚集，从而增加心血管事件的危险性。糖尿病患者的凝血异常还包括血浆纤维蛋白原、V 因子、Ⅱ因子和Ⅶ因子的改变，以及 D-二聚体、抗血纤维蛋白溶素升高和抗凝血酶Ⅲ降低。

七、其　　他

1. 雌激素　雌激素对血管的保护作用主要通过与血管内皮细胞上的雌激素受体结合，刺激内皮细胞一氧化氮合酶的表达，增加一氧化氮的释放，并抑制炎性因子的分泌。另外，雌激素参与脂质代谢过程，可降低 VLDL-C 和增加 HDL 表达，减少胆固醇在动脉管壁的沉积。雌激素还可作为一种抗氧化剂，阻止 LDL 的过氧化和 HDL 氧化，进而延缓动脉粥样硬化的形成。糖尿病患者多发于中老年人群，其雌激素水平相对较低，血脂异常发生率增高，从而导致动脉硬化发病率升高。

2. 微量白蛋白尿　糖尿病肾病是糖尿病常见并发症之一，微量白蛋白尿是诊断糖尿病肾病的主要标志。尿蛋白渗漏可诱导血管内皮细胞结构和功能病变，使血管内壁通透性增加，导致脂蛋白等生物大分子物质在内皮积聚，引起动脉粥样硬化形成。临床研究已证实，随着尿微量蛋白增加，动脉硬化程度也随之加重。

3. 高同型半胱氨酸　同型半胱氨酸（homocysteine，Hcy）是一种由甲硫氨酸代谢产生的含硫基氨基酸。Hcy 水平在胰岛素抵抗和 2 型糖尿病个体中升高，与 CVD 风险增加相关。有研究表明，Hcy 可增加单核细胞趋化蛋白-1 和组织因子表达，减弱血管内皮依赖性血管舒张功能，促进单核细胞的募集反应和血栓形成，从而发挥有害的血管效应。高同型半胱氨酸血症可通过多途径导致血管损害效应：①Hcy 自身氧化作用产生的氧自由基可引起内皮细胞损伤，血管内皮通透性增高，导致内膜下脂蛋白的沉积，诱导脂纹的形成。②Hcy 可与血管内皮的一氧化氮反应生成 S-亚硝基，诱导一氧化氮失活，降低一氧化氮的生物利用度，使内皮细胞对表面氧化的抵抗力减弱而受到损伤。③高 Hcy 水平可直接诱导 VSMC 增殖，并以信号传导的方式干扰平滑肌细胞功能，同时 Hcy 活化可诱导血栓调节因子高表达，从而促进血小板黏附、聚集和血栓形成。④Hcy 可与 Apo B 形成致密复合物，被巨噬细胞吞噬后在血管壁形成脂肪堆积，促进动脉粥样硬化。

4. 肾素-血管紧张素系统　肾素-血管紧张素系统（renin angiotensin systems，RAS）对血压的调节和心血管功能稳态有重要作用。RAS 涉及血管紧张素原通过肾素蛋白酶解为血管紧张素 I 的过程，而血管紧张素 I 主要在丙氨酸羧肽酶（ACE）作用下裂解产生八肽化合物 AT II。AT II 信号通过 AT I 受体在血管中发挥 RAS 的主要作用。RAS 对血压的调节主要通过血管收缩、肾小管钠盐重吸收和对中枢及交感神经组织的影响。ACE 抑制剂还能减少血管的 PAI-1 和组织因子的表达，可改变凝血状态而避免血栓形成。机体通过 ACE 抑制剂或 AT I 拮抗剂调控 RAS 已广泛应用于高血压及血管负性效应的治疗。大量的研究表明，AT II 在斑块局部产生可促进局部的动脉粥样硬化和血栓形成。

5. 血红蛋白清道夫受体　血红蛋白清道夫受体（hemoglobinscavenger receptor，HbSR）在机体中具有明显的抗氧化和抗炎作用，可能在预防糖尿病发生 As 中起重要作用。As 的主要特征之一是粥样斑块中存在含脂类的泡沫细胞，而 ox-LDL 在巨噬泡沫细胞的形成中起重要作用。研究已证实，清道夫受体（SR）是介导巨噬细胞摄取 ox-LDL 的主要途径，SR 的表达是动脉粥样斑块中巨噬泡沫细胞的形成及病变进展的关键因素。B 型清道夫受体包括 B 类 I 型清道夫受体（scavenger receptor class B type I，SRB I）和 CD36 两种亚型。缺陷 CD36 可导致机体胰岛素抵抗，与 2 型糖尿病的发病有关。糖尿病患者长期高血糖状态可使单核细胞 CD36 表达上调，从而增加单核巨噬细胞 SR 密度，促使单核细胞分化为巨噬细胞，而巨噬细胞向泡沫细胞转化进程中，其特有的胞饮作用虽然可吞噬天然状态的 LDL，但 ox-LDL 却能够提高巨噬细胞的吞噬能力，加速泡沫细胞形成，促使 As 的发生。然而，SRB I 参与抗动脉粥样硬化进程，SRB I 可介导胆固醇逆向转运至 HDL 和 Apo E，从而减少泡沫细胞的形成。

第三节　糖尿病合并动脉粥样硬化性疾病的治疗

糖尿病是心血管疾病的独立危险因素，糖尿病常常伴有动脉粥样硬化、高脂血症、高血压的发生，对多重危险因素的综合控制，有助于减少糖尿病并发症及死亡发生的风险。因此，应该合理、全面地评估病情，进行综合治疗。

一、生活方式干预

《中国 2 型糖尿病防治指南（2013 版）》指出，糖耐量减低人群接受适当的生活方式干预可延迟或预防 2 型糖尿病的发生。推荐糖尿病患者增加蔬菜摄入量、减少乙醇和单糖的摄入量，鼓励超重或肥胖的患者（BMI > $25kg/m^2$）减轻体重，增加日常生活运动量。通过生活方式干预 6 年，可使以后 14 年的 2 型糖尿病累计发生风险明显下降。因此，生活方式干预越来越被重视。

1. 饮食　糖尿病患者均需要接受个体化饮食，在医生的指导下完成，合理、均衡分配各种营养素，既可维持理想的体重还能避免营养不良的发生。

（1）脂肪：摄入量不应超过饮食总能量的 30%，其中饱和脂肪酸及反式脂肪酸的总量不能超过饮食总能量的 7%，尽量减少反式脂肪酸的摄入。单不饱和脂肪酸是有益的脂肪酸，可提供总能量的 10%~20%，而多不饱和脂肪酸不宜超过每日总能量的 10%。可适当增加 n-3 脂肪酸（油菜子油、大豆油、坚果和一些绿叶蔬菜）的摄入。

（2）蛋白质：蛋白尿患者蛋白质摄入应控制在每日 0.8g/kg；对于需严格控制蛋白摄入者，可考虑补充 α-酮酸制剂防止蛋白质营养不良发生。肾功能正常的糖尿病患者，推荐蛋白质摄入占总能量的 10%～15%，其中优质蛋白超过 50%。

（3）碳水化合物：所供应的能量可占总能量的 50%～60%，应尽量保证每日定时进餐、均匀分配。

（4）膳食纤维：升糖指数较低，因此推荐膳食纤维每日摄入大于 20g/1000kcal，其中豆类、蔬菜、水果、谷类为膳食纤维的良好来源。

（5）盐：食盐的摄入应控制在每日 6g 以内，同时应控制味精、酱油等含盐高的食物。合并高血压者应控制更加严格。

（6）酒：不推荐饮酒。若饮酒，男性饮酒小于 25g/d，女性饮酒小于 15g/d。需警惕饮酒可能诱发的低血糖风险。避免空腹饮酒。

（7）微量营养素：长期服用二甲双胍的糖尿病患者应防止维生素 B_{12} 的缺乏。不建议长期补充维生素 C、维生素 E 及胡萝卜素等抗氧化制剂，其长期安全性有待验证。

（8）膳食模式：地中海膳食、低碳水化合物饮食、素食、低脂肪饮食或高蛋白饮食均在短期内对体重控制有一定效果。

2. 运动 锻炼可有效预防 IGT 进展为 2 型糖尿病，有助于控制血糖和相关心血管疾病风险。有氧运动和阻力训练改善胰岛素抵抗、血浆葡萄糖、血脂、血压及其他心血管风险因素。坚持运动可显著降低糖尿病患者病死率。建议糖尿病患者每周至少进行 150min 的有氧运动（包括快走、慢跑、骑车）。

3. 戒烟 吸烟有害健康。吸烟与糖尿病大血管病变、微血管病变、肿瘤、过早死亡的风险增高相关。2 型糖尿病患者戒烟有助于改善代谢指标、降低血压和白蛋白尿。

二、高血糖的治疗

高血糖的药物治疗主要用于纠正胰岛素抵抗和胰岛素分泌受损。根据作用效果不同，口服降糖药可分为促胰岛素分泌的药物（格列奈类、磺脲类、DPP-4 抑制剂）和其他作用机制的降糖药物（双胍类、α-糖苷酶抑制剂等）。2 型糖尿病是一种进展性疾病，胰岛 B 细胞的功能可随着病程延长而逐渐下降。因此，随着病程的延长，临床上常采用口服降糖药及口服药和注射降糖药联合治疗。

1. 二甲双胍 目前临床上多用的是盐酸二甲双胍，其降糖的主要机制是减少肝糖的输出，以及改善外周组织对胰岛素的抵抗。目前，我国及许多其他国家制订的糖尿病指南均推荐二甲双胍作为 2 型糖尿病的一线用药及联合用药中的基本用药。早在 1998 年，英国的一项前瞻性研究表明，二甲双胍不仅可有效降低糖化血红蛋白，还能显著降低糖尿病相关终点事件的风险，对肥胖或超重的 2 型糖尿病个体有心血管益处。

2. 磺脲类药物 磺脲类药物是一类胰岛素促泌剂。临床试验显示，磺脲类药物可使糖化血红蛋白降低 1.0%～1.5%，是各组织机构推荐的控制高血糖的主要药物。前瞻性研究表明，磺脲类药物使用与微血管病变的风险降低有关。第 1 代磺脲类药物如甲苯磺丁脲存在严重的肝肾毒性，临床上已经禁止使用。现在使用较多的是第 2 代磺脲类药物，如格列吡嗪、格列本脲、格列喹酮、格列齐特和格列美脲。在一项对45名中度冠状动脉闭塞合并糖尿病患者的随机双盲对照试验中，显示格列本脲会阻碍心肌缺血预适应，而格列美脲没有这种不良反应。另外需要注意的是，磺脲类药物如果使用不当可导致低血糖，特别是肝肾功能不全或老年患者；磺脲类药物还可能导致体重增加。

3. TZDs TZDs的药理作用主要是增加靶细胞对胰岛素敏感性而降低血糖，目前我国上市的主要是罗格列酮和吡格列酮。临床试验表明，TZDs可使患者糖化血红蛋白下降1%～1.5%。TZDs单独使用无低血糖风险，但联合胰岛素或胰岛素促泌剂时可增加低血糖风险。常见副作用为水肿和体重增加，与心力衰竭和骨折风险增加相关。有心力衰竭、活动性肝病或转氨酶升高及严重骨质疏松和有骨折史的患者应慎用本类药物。

4. α-糖苷酶抑制剂 目前国内上市的α-糖苷酶抑制剂包括阿卡波糖、米格列醇和伏格列波糖3种，其主要药理作用是通过抑制碳水化合物在小肠上部的吸收来降低餐后血糖。系统评价显示，α-糖苷酶抑制可使糖化血红蛋白降低0.5%，且对体重降低有一定效果。口服阿卡波糖由于仅少量药物进入血液循环，不良反应少，临床应用较多。一项关于阿卡波糖心血管疾病和高血压影响的前瞻性研究显示，阿卡波糖能显著降低IGT患者心肌梗死及心血管事件的发生率。α-糖苷酶抑制剂的常见不良反应是胃肠道反应，如腹胀、排气等，从小剂量逐渐加大是降低不良反应的有效方法。

5. GLP-1受体激动剂 GLP-1受体激动剂的药理作用是以葡萄糖浓度依赖的方式促进胰岛素分泌及抑制胰高血糖素分泌，延缓胃排空和增加饱腹感，并通过中枢性食欲抑制来减少食物摄入。目前应用较为广泛的艾塞那肽和利拉鲁肽均能有效地降低血糖，显著减轻体重、改善血脂和血压，并能改善胰岛素抵抗。研究表明，肠促胰岛素相关药物有良好的抗巨噬细胞驱动动脉粥样硬化的作用。GLP-1受体激动剂的潜在临床获益主要为减少不良心脑血管事件包括脑卒中、心肌梗死、心源性猝死、急性冠脉综合征和血运重建术。一项大样本回顾性研究表明，艾塞那肽治疗与其他降糖治疗相比，可降低19%的不良心血管事件发生率和12%的心血管住院率。

6. DPP-4抑制剂 DPP-4抑制剂的药理作用是通过抑制DPP-4来减少GLP-1的失活，从而使内源性GLP-1水平增高，并以葡萄糖浓度依赖性的方式增加胰岛素分泌及减少胰高血糖素分泌。目前国内上市的DPP-4抑制有西格列汀、沙格列汀、维格列汀、利格列汀、阿格列汀。在临床应用中，DPP-4抑制剂常与其他降糖药物联用，单独使用不增加低血糖发生的风险。一项西他列汀治疗2型糖尿病患者对心血管疾病影响的研究中，经3年随访发现，西他列汀并不增加主要心血管事件的风险及心力衰竭的住院率。另外，西他列汀能有效改善内皮细胞功能、增加血清脂连蛋白水平。沙格列汀与心血管事件发生率无明显相关，但可增加心力衰竭住院率。有肾功能不全的患者在使用沙格列汀、西格列汀、维格列汀和阿格列汀时，应注意按照药物说明书减少药物剂量。DPP-4抑制剂能抑制NF-κB，对巨噬细胞和脂肪细胞发挥抗炎作用。因此，除了其降血糖活性，还具有心血管疾病的保护作用。

7. SGLT-2抑制剂 SGLT-2抑制剂为一种新型降糖药物，它主要通过减少糖尿病患者肾脏对葡萄糖的吸收来达到降糖作用。目前获得FDA批准的该类药物有坎格列净、达格列净、依帕列净。在临床Ⅲ期试验中，SGLT-2抑制剂的单药或联合治疗，具有良好的血糖控制作用和较低的心血管风险。动物研究表明,SGLT-2 抑制剂可减少炎症和氧化应激,改善动脉粥样硬化,还可减轻进行性心力衰竭大鼠模型左心室的重量及左心室舒张期末的直径,但该类药物在临床上的心血管益处还需进一步研究。

8. 胰岛素 胰岛素是控制高血糖的重要手段。1 型糖尿病患者需依赖胰岛素维持生命,控制高血糖和降低并发症风险。2 型糖尿病在口服药物控制不佳或存在禁忌证的情况下也需要使用胰岛素来控制高血糖。目前市面上的胰岛素种类繁多,可根据患者血糖的特点选择不同的胰岛素,但要注意低血糖风险。根据来源不同,胰岛素可分为人胰岛素、动物胰岛素和胰岛素类似物。根据作用特点,胰岛素又可分为超短效胰岛素类似物、常规胰岛素、中效胰岛素、长效胰岛素和预混胰岛素。甘精胰岛素是一种广泛用于治疗 1 型和 2 型糖尿病的基础胰岛素类似物。进行胰岛素治疗前,患者均应接受有针对性的教育提高胰岛素治疗的自我管理技能,并了解相关理论知识和低血糖风险的自救措施。

三、抗动脉粥样硬化治疗

动脉粥样硬化初始因素是内皮损伤及脂质沉积,随后血小板聚集黏附于内皮损伤处,巨噬细胞、内皮细胞及血小板释放生长因子刺激平滑肌细胞进入内膜,脂质进一步沉积,随着病变的进展,脂质沉积加重,多种炎性细胞不断浸润,纤维帽变薄,逐渐演变为不稳定斑块。因此,控制发病过程的每一个阶段,均可有效地治疗动脉粥样硬化。

1. 抗血小板聚集 血小板的黏附、聚集参与动脉粥样硬化斑块的形成。因此,抗血小板聚集药物在动脉粥样硬化的治疗中起重要作用。阿司匹林肠溶片可抑制血栓烷 A_2 的生成,氯吡格雷片可抑制血小板细胞内 Ca^{2+} 活性,并可抑制细胞间纤维蛋白原桥的形成,西洛他唑为磷酸二酯酶抑制剂,以上几种为常见抗血小板聚集药物。

2. 羟甲戊二酰辅酶 A 还原酶(HMG-CoA)抑制剂 他汀类药物为一类 HMG-CoA 抑制剂,可抑制肝细胞内胆固醇合成,上调肝细胞表面 LDLR 密度和活性,从而降低 LDL-C 水平。临床研究显示,他汀类药物具有明显的抗炎、调血脂、抗血小板聚集、稳定斑块、改善血管内皮功能的作用,可显著减少急性心血管事件的发生,他汀类药物在临床中已广泛应用。

3. 血管紧张素转换酶抑制剂和血管紧张素受体拮抗剂 RAS 系统的激活是联系糖尿病与心血管疾病的重要因素,它可促进动脉粥样硬化、心肌细胞损伤和广泛的心肌纤维化。血管紧张素转换酶抑制的抗动脉粥样硬化的主要机制如下:①抑制炎性反应的发生。②保护血管内皮细胞。③抑制血管平滑肌细胞的增生肥大。④稳定斑块。大量研究已证实血管紧张素转换酶抑制剂及血管紧张素受体拮抗剂治疗动脉粥样硬化的显著作用,使其成为近年研究热点,临床上对心脑血管疾病的治疗观念有很大程度的改变。

4. 抗炎 炎症反应参与血管管腔内血栓的形成和破裂,控制炎症反应为动脉粥样硬化性疾病治疗提供新策略。目前抗炎药物主要有噻唑烷二酮药物衍生物(格列酮类)、HMG-CoA 还原酶抑制剂(他汀类)、乙酰水杨酸、血管紧张素转换酶抑制剂和血管紧张素受体拮抗剂等。不同的抗炎药物作用机制存在差异,格列酮类药物是通过激活过氧化物酶体增殖物激活受体(PPAR-γ)减少炎症活动,从而改善动脉粥样硬化事件的进展;格列酮类药物可降低脂肪细胞 TNF-α 水平和诱导血管内皮细胞 VCAM-1 和 ICAM-1 合成，抑制动脉粥样硬化的发生与发展。另外，几种新型抗炎药物已用于临床前和临床动脉粥样硬化性疾病，包括磷脂酶 A_2 抑制剂、脂蛋白磷脂酶 A_2 抑制剂、花生四烯酸 5-脂氧合酶、趋化因子基配体、趋化因子受体 2 抑制剂和 IL-1 抑制物等。

5. 其他治疗　动物研究发现，疫苗可抑制炎症和动脉粥样硬化病变的进展。但临床应用仍需进一步的研究和证实。

（肖新华）

参 考 文 献

廖二元. 2012. 内分泌代谢病学. 3 版. 北京：人民卫生出版社，1013-1014.

中华医学会糖尿病学分会. 2013. 2 型糖尿病患者合并下肢动脉病变的筛查及管理规范. 中华糖尿病杂志，5（2）：82-88.

中华医学会糖尿病学分会. 2014. 中国 2 型糖尿病防治指南（2013 年版）. 中国糖尿病杂志，22（8）：2-42.

Cho NH. 2016. Q&A：Five questions on the 2015 IDF Diabetes Atlas. Diabetes Res Clin Pract，115：157-159.

Maron R，Sukhova G，Faria AM，et al. 2002. Mucosal administration of heat shock protein-65 decreases atherosclerosis and inflammation in aortic arch of low-density lipoprotein receptor-deficient mice. Circulation，106（13）：1708-1715.

Selvin E，Marinopoulos S，Berkenblit G，et al. 2004. Meta-analysis：glycosylated hemoglobin and cardiovascular disease in diabetes mellitus. Ann Intern Med，141（6）：421-431.

UK Prospective Diabetes Study（UKPDS）Group. 1998. Effect of intensive blood-glucose control with metformin on complications in overweight patients with type 2 diabetes. Lancet，352（9131）：854-865.

Weitz JI，Byrne J，Clagett GP，et al. 1996. Diagnosis and treatment of chronic arterial insufficiency of the lower extremities：a critical review. Circulation，94（11）：3026-3049.

Xu Y，Wang LM，He J，et al. 2013. Prevalence and control of diabetes in Chinese adults. JAMA，310（9）：948-959.

Zraika S，Hull RL，Udayasankar J，et al.2009. Oxidative stress is induced by islet amyloid formation and time-dependently mediates amyloid-induced beta cell apoptosis. Diabetologia，52（4）：626-635.

第二十九章　高血压合并动脉粥样硬化性疾病的防治

第一节　高血压合并动脉粥样硬化的流行病学

一、我国人群高血压患病率及其变化趋势

在我国 40 岁以上人群的死亡原因中，心血管病和脑血管病分别列第一位和第三位，而总死亡的第一危险因素是高血压。我国自 20 世纪 50 年代以来进行了 3 次较大规模的成人高血压患病率的人群抽样调查。1959 年、1979 年和 1991 年高血压患病率分别为 5.11%、7.73%与 11.88%。虽然各次调查的规模、年龄和诊断标准不尽一致，但基本上较客观地反映了我国人群 50 年来高血压患病率的明显上升趋势。2002 年国家卫生部组织的全国居民 27 万人营养与健康状况调查资料显示，我国 18 岁以上居民高血压患病率为 18.8%，估计全国患病人数达 1.6 亿多，同 1991 年相比，患病率上升 31.0%，患病人数增加 7000 多万。我国老年人群中，年龄≥60 岁的高血压患病率为 49.1%。据此患病率和 2005 年我国人口数推算，目前我国老年高血压患者已达 8346 万人，约每 2 个老年人中就有 1 人患有高血压。而且，老年高血压患病人数呈持续增加趋势。其增加的主要原因有：①我国人口老龄化程度不断增加。根据 2000 年国家卫生部公布的数据，年龄≥60 岁的人群占总人口的 10.45%，2003 年为 11.96%，2005 年为 13.00%。②人群高血压患病率增加。1991 年全国高血压调查结果显示，年龄≥60 岁人群的高血压患病率为 40.4%，到 2002 年增加 8.7%，增幅为 21.5%。另有研究显示，部分城市老年人群的高血压患病率≥60%。

我国高血压人群绝大多数表现为轻、中度高血压（占 90%），其中，轻度高血压占 60%以上。

二、我国高血压患者的知晓率、治疗率和控制率

高血压患者知晓率、治疗率和控制率是反映高血压防治状况的重要指标。近 20 年来，我国高血压患者的检出、治疗和控制都取得明显的进步。对比 1991 年全国高血压抽样调查和 2002 年全国营养调查数据，高血压患者的知晓率由 26.3%提高到 30.2%；治疗率由 12.1%提高到 24.7%；控制率则由 2.8%提高到 6.1%。对于有上亿高血压患者的中国，这意味着接受降压药物治疗的人数十年内增加了近 3000 万，血压控制达到目标水平的人数增加了 600 万。在许多高血压防治研究社区，高血压控制率在管辖人群中已超过 60%。同期高血压的最主要并发症——脑卒中的死亡率也在我国城市的 55 岁及以上人口中以每年约 3%的速度平稳下降。但是，我国人群高血压患者的知晓率、治疗率和控制率与发达国家相比仍非常低，特别是经济文化发展水平较低的农村或边远地区的情况尤为严重。脑卒中死亡率在农村地区已超过城市。目前我国约有 1.3 亿高血压患者不知道自己患有高血压，在已知自己患有高血压的人群中，约有 3000 万没有治疗，在接受降压治疗的患者中，有 75%患者的血

压没有达到控制目标，我们面临的高血压防治任务仍十分艰巨。

三、我国人群高血压流行的一般规律

高血压患病率和流行存在年龄、性别、地区和种族差异。高血压患病率随年龄增长而升高。女性在更年期前高血压患病率略低于男性，但在更年期后迅速升高，甚至高于男性。高纬度寒冷地区患病率高于低纬度温暖地区。钠盐和饱和脂肪酸摄入越高，平均血压水平和高血压患病率也越高。从南方到北方，高血压患病率呈递增趋势，可能与北方年平均气温较低及北方人群盐摄入量较高有关。不同民族之间高血压患病率也有一些差异，藏族、蒙古族和朝鲜族等患病率较高，而壮族、苗族和彝族等患病率则较低，这种差异可能与地理环境、生活方式等有关，尚未发现各民族之间有明显的遗传背景差异。

四、高血压致心、脑血管疾病患病率

（一）脑血管疾病

国内外循证医学证据表明，收缩压（SBP）每升高 10mmHg，舒张压（DBP）每升高 5mmHg，脑卒中发病危险增加 40%～50%。对北京地区 70 余万自然人群的脑卒中发病研究显示，北京地区人群脑卒中 1984～1989 年呈高发病趋势。出血性脑卒中较国外发病频度高，并且农村人群脑卒中汇总发病率高于城市。1997 年 WHO-MONIC 研究报道，北京 35～64 岁男性脑卒中事件发生率为 247/10 万人，女性为 175/10 万人。最近的我国三个大城市的脑卒中研究表明，在 1991～2000 年，以长沙地区脑卒中患病率最高（150/10 万人）。北京和上海的每年增长幅度分别为 135/10 万人和 76/10 万人，并且缺血性脑卒中在十年间增长明显，在北京和上海的每年增长幅度分别为 5.0%和 7.7%。据统计，全国每年新发脑卒中超过 150 万，存活患者 500 万～600 万，其中 75%以上遗留有不同程度的残疾。

研究证明，高血压与动脉粥样硬化有关，也是脑卒中和无症状性颅内动脉狭窄的危险因素。流行病学调查发现，颅内外动脉粥样硬化是缺血性脑血管病的最重要的病因和危险因素，颅内和颅外动脉粥样硬化病变分布特点有种族差异，白色人种以颅外颈动脉病变为主，亚洲、非洲人以颅内动脉病变多见。

连云港农村社区 45～75 岁中老年高血压人群颈动脉内膜中层厚度（CIMT）及斑块的流行病学研究发现，高血压状态下，由于血液对血管壁的侧压力增加，容易造成血管内膜拉伤，促使血浆脂质渗入血管内膜细胞，形成动脉粥样硬化。动脉粥样硬化主要累及体循环系统的大型弹力型动脉和中型动脉（如冠状动脉）。心脏收缩时射血至大动脉，产生收缩压。由于动脉粥样硬化血管扩张作用减弱，脉搏波传导速度加快，脉搏波折返点向近心端移动，表现为收缩压升高和脉压增加。实验发现，CIMT 与收缩压间存在正相关，舒张压与 CIMT 间存在负相关。调整年龄、体重指数和吸烟等其他影响因素后收缩压与 CIMT 间的正相关关系仍然存在。血压分级与斑块检出结果分析显示，随血压等级的升高，斑块发生风险呈现增高趋势，3 级高血压颈动脉斑块检出风险为 1 级高血压的 1.8～2.0 倍，但尚无统计学意义。国外有研究报道，血压与 CIMT 呈正相关，即使是临界高血压，亦可引起

CIMT 的增厚。根据 Semplicini 等的研究报道，高血压人群中血压控制不好的人相比血压控制良好的人有更厚的 CIMT。有人对北京地区 35~64 岁的人群进行类似研究，从 1992 年追踪到 2002 年的随访，完成随访时对象年龄为 45~74 岁，研究结果显示，CIMT 增厚率超过 50%，斑块检出率近 40%，且高血压患者颈动脉斑块患病率达到 49.5%，远高于血压正常者的 28.9%。

（二）冠心病

近期发表的我国大于 40 岁 17 万人群 8 年的随访结果表明，总死亡人数为 20 033，总死亡率为 1345.2 人/（10 万·年）。心脏病例为死亡原因的第一位[为 296.3 人/10（万·年）]，总死亡的危险因素第一位是高血压，相对危险比，即 RR=1.48。北京首钢公司男性冠心病危险因素的前瞻性研究显示，收缩压为 120~139mmHg 者同收缩压小于 120mmHg 者比较，冠心病相对危险比增高 40%，收缩压 140~149mmHg 者同收缩压小于 120mmHg 者比，冠心病相对危险比增加 1.3 倍，说明在中国人群中血压升高对冠心病发病的作用。

一项 Meta 分析表明，收缩压/舒张压与冠心病风险呈连续、独立、直接正相关，收缩压每升高 20mmHg 或舒张压每升高 10mmHg，心血管并发症的发生风险倍增。一项包含中国人群在内的亚太人群队列研究中，收缩压每升高 10mmHg，致死性心肌梗死风险增加 31%。高血压患者血压越高、病程越长，越容易发生冠状动脉多支病变。该研究中，收缩压、舒张压的平均水平及高血压患病比例多支病变组均较单支病变组高，且 Logistic 回归分析显示，高血压病病史为冠状动脉多支病变的独立危险因素。

（三）心力衰竭和肾脏疾病

一些研究表明，血压升高使心力衰竭和肾脏疾病的危险增加，高血压病合并心力衰竭危险性比无高血压者高 6 倍，舒张压每降低 5mmHg，可使产生终末期肾病的危险性减少 1/4。

（四）下肢动脉粥样硬化性疾病

下肢动脉粥样硬化性疾病是全身动脉粥样硬化在下肢局部的表现，早期症状不明显，逐渐出现皮肤发凉、自觉麻木、酸胀、间歇性跛行，继而出现夜间静息痛、皮肤营养障碍，甚至溃疡、坏疽，导致截肢甚至危及生命。但目前对该病早期诊断及严重性的认识尚不足。据报道，2002 年美国 1050 万例周围动脉疾病患者中，无缺血症状者占 62.5%，有症状者占 37.5%，其中只有 5.7%的患者以前诊断过周围动脉疾病，17.9%的患者有症状，其余 60%的患者没有意识到自己的病情。

高血压是动脉粥样硬化性疾病的危险因素，原发性高血压与动脉粥样硬化的发生呈连续正相关，长期血压升高可加快各级血管动脉粥样硬化的形成和发展。

第二节　高血压合并动脉粥样硬化的发病机制

动脉粥样硬化的形成是一个复杂的病理过程。高血压是已知动脉粥样硬化发生和发展的危险因素。近年来研究发现，代谢综合征、高同型半胱氨酸血症、高尿酸血症、胰岛素抵抗等也是动脉粥样硬化发生、发展的重要危险因素。与动脉粥样硬化发病机制相关的学说主要有脂质浸润学说、损伤-炎症学说、氧化应激反应学说、遗传-环境因素相互作用学说等。其中，炎症、氧化应激被认为是动脉粥样硬化的核心发病机制。目前针对动脉粥样硬化的发病机制的研究还包括基因学、人体内某些微生物感染（病原体相关性分子机制）等。

高血压、吸烟、脂质紊乱、高胰岛素血症、高血糖、高尿酸等有害刺激引起白细胞和内皮细胞持续性释放可溶性黏附分子及各种细胞因子，促使单核细胞黏附于血管内皮细胞，趋化因子进一步导致单核细胞迁移到内皮下，转变为巨噬细胞，吞噬组织内富含胆固醇的脂蛋白形成泡沫细胞，从而启动血管壁脂纹形成。各种炎性细胞及其产物参与动脉粥样硬化的始动和进展过程。

大量流行病学研究提示，高血压与心脑血管疾病的发病率直接相关，可使心血管疾病的患病率较正常血压者增高。与同年龄、同性别的无高血压者相比，高血压患者的动脉粥样硬化发病早、病变较重。近年来研究发现，在高血压、冠心病等心血管疾病发生、发展的不同阶段，血管炎症是一个主要的、共性的病理生理特征。炎症可能是连接高血压和动脉粥样硬化的桥梁。高血压导致动脉粥样硬化的具体机制尚不十分清楚，可能与以下因素有关：高血压使血流对血管壁的机械性压力和冲击作用增强；血压直接影响动脉内膜结缔组织代谢；高血压可引起内皮损伤和（或）功能障碍，使内膜对脂质的通透性增加；与高血压发病有关的肾素、儿茶酚胺和血管紧张素等也可以改变动脉壁的代谢，导致血管内皮损伤，造成脂蛋白渗入内膜增多、血小板和单核细胞黏附、中膜平滑肌细胞迁入内膜等变化，促进动脉粥样硬化的发生和发展。

一、血压各组分及其变化与动脉粥样硬化

（一）血压水平与颈动脉硬化的关系

根据《中国高血压防治指南 2010》的标准，将原发性高血压的血压水平分成：1级、2级、3级。高血压患者颈动脉内膜中层厚度（CIMT）及斑块形成发生率较血压正常者会显著增加，并且与血压水平呈明显正相关。随着血压水平的不断升高，对血管壁的机械应力和剪切力也不断增加，血管内皮细胞受损，内皮细胞介导的炎症反应呈现出级联反应事件，最终导致血管活性物质的合成、释放和失活出现异常，如一氧化氮（NO）、前列环素（PGI_2）浓度降低，内皮依赖性血管收缩因子（EDCF）、内皮素（ET-1）增加等，从而出现人体脂质代谢紊乱，直接或间接促进血栓形成。内皮细胞受损后，使其屏障作用减退，大量炎症细胞（如白细胞）黏附于血管内壁表面，内壁变得粗糙，血栓形成因素占主导作用，抗血栓形成能力降低。此外，胆固醇、脂质等不断沉积于血管内膜，使血管内膜出现不均匀增厚、局限性隆起，进一步恶化动脉粥样硬化斑块形成的过程，加速动脉粥样硬化的进展。它们之间相互作用与影响，形成恶性循环效应，使管壁硬化，管腔狭窄，病情不断进展、恶化。有研究发现，CIMT 每增加 0.163mm，脑卒中风险增加 45%，心肌梗死风险增加 43%。CIMT 的增加是动脉粥样硬化形态学的一种早期改变，粥样斑块形成更能够对动脉粥样硬

化的特征予以反映,两者形态学的结构变化均能够利用高分辨率的彩色超声进行测量,根据 CIMT 划分动脉硬化程度。

(二)收缩压、舒张压、脉压与 CIMT 及粥样斑块的关系

目前认为,长期收缩压升高是 CIMT 增加的主要危险因素,且管控升高的收缩压能降低颈动脉粥样硬化及狭窄进展的程度。有研究表明,早期高血压大血管变化并不明显,这可能与大血管弹性储备能力有关,缓冲代偿了血流对血管壁的侧压力,随着病程的延长及病变的进展,大血管代偿缓冲能力逐渐丧失。Polak 等研究证实,在收缩压>120mmHg,舒张压>80mmHg,脉压>36mmHg 时便会出现 CIMT 增加的现象,当收缩压>140mmHg,舒张压>90mmHg 时,CIMT 的进展会出现迅速增加的现象。Tartiere 等通过对 323 例高血压患者的观察研究发现,无论患者血压控制情况如何,脉压都与患者颈动脉粥样硬化相关,且为独立危险因素。但也有学者表示,脉压虽是反映血管硬化程度的可靠依据,但只是一个相对参数,一个同值脉压值可以是无数个收缩压与舒张压的差值。而且,脉压值的大小也存在个体差异。因此,脉压值不能全面反映个体血压的整体情况和心血管疾病的风险,而有可能造成误判、误诊。

(三)血压变异与 CIMT 及粥样斑块的关系

Zakopoulos 对 200 余例血压正常对照组及不伴有并发症的高血压者 24 h 动态血压资料进行收集并展开对比分析,研究结果表明,高血压患者血压变异大小与 CIMT 程度存在十分密切的相关性,血压变异性(blood pressure variability,BPV)越高,对靶器官损伤越严重。刘傲亚等的研究显示,在高血压患者中,颈动脉粥样硬化与 BPV,尤其是收缩压变异系数独立相关。Rothwell 等研究发现,与平均血压相比,收缩压变异性对脑卒中和冠心病更有预测价值。BPV 致使动脉粥样硬化的发生机制可能有以下三方面因素:①BPV 增高直接损伤血管内皮的作用;②神经体液调节系统被活化,其中最为重要的是肾素-血管紧张素-醛固酮系统(RAAS)的激活;③BPV 增大造成血流动力学不稳定,改变了血流对血管壁机械应力和剪切力。

(四)高血压对动脉弹性功能的影响

血压是影响大中动脉弹性功能的主要因素之一,动脉弹性功能紊乱是导致心血管疾病主要的危险因素之一。动脉弹性又称动脉顺应性,是指血管内压力变化引起血管容量变化。动脉顺应性的大小主要取决于两方面因素,即动脉管腔大小和管壁可扩张性,它反映动脉舒张功能状态。高血压血管病变的主要特征是大动脉顺应性下降,对临床防治具有十分重要的意义。有研究表明,动脉功能及形态结构改变是引起心血管事件的最主要因素。其中动脉弹性又可反映颈动脉功能的改变,因此,动脉弹性降低被认为是动脉粥样硬化的早期改变。

高血压致使动脉弹性功能减退的机制有以下几点:①血压增高对血管壁的机械应力作用;②高血压患者血管内皮功能受损,使内皮细胞源性微颗粒形成,与影响血管舒缩功能相关,而且使 NO 的释放与促平滑肌收缩物质相互作用失衡,血管平滑肌收缩,使血管张

力增加，动脉顺应性减退；③RAAS 被过度激活，使周围动脉收缩，且刺激血管平滑肌细胞与多种胶原纤维增生肥大，使管壁增厚，血管弹性功能减退。血管顺应性下降时的病理学改变为：动脉管腔不规则扩张、管壁不均匀增厚和（或）伴有钙化。在电子显微镜下可有明显的组织病理学改变，血管中膜弹性纤维减少明显、顺应性减退，由弹性纤维交织排列而成的部分窗膜即弹性膜出现断裂，在弹性纤维的网孔状间隙中，胶原纤维增生聚集、平滑肌细胞肥大，弹力纤维与胶原纤维的比例明显下降；弹性膜内的平滑肌细胞排列紊乱，纤维基质与平滑肌细胞的结合松散。

（五）高血压患者夜间血压变化与颅内动脉粥样硬化狭窄的相关性

颅内动脉粥样硬化狭窄（intracranial atherosclerotic stenosis，ICAS）在亚洲人群中显著高发，药物预防的效果欠佳。高血压已被证实是 ICAS 发生、发展的重要危险因素。近期临床研究提示，动态血压较诊室血压能够更可靠地预测心血管事件的发生，尤其是夜间平均收缩压水平升高是风险最高的预测因子，夜间平均血压升高与颈动脉粥样硬化密切相关。

正常人群中昼夜血压呈杓型变化，即夜间血压较日间血压降低 10%～20%。在高血压患者中，常出现夜间血压升高，甚至出现非杓型、反杓型昼夜血压变化。夜间血压升高与心脑血管事件的发生密切相关。Sierra 等报道，夜间收缩压升高是发生冠心病和脑卒中的独立预测因素。Mesquita-Bastos 等发现，夜间平均收缩压升高患者发生冠心病和脑卒中的风险高于日间平均收缩压升高者，尤其是夜间初始 4h 平均收缩压升高者的风险更高。Hermida 等报道，降低高血压患者夜间血压水平可有效降低心血管事件的发生率和病死率。

夜间血压升高也与动脉粥样硬化早期亚临床改变相关。临床研究发现，夜间血压非杓型改变患者的内皮功能损伤显著重于夜间血压杓型改变患者。青少年代谢综合征患者夜间平均收缩压升高与 CIMT 密切相关。中年高血压患者夜间平均血压升高、非杓型改变是 CIMT 的独立预测因素。降低夜间平均血压，使非杓型血压转变为杓型血压，也可能改善 CIMT。

（六）血压对老年冠心病患者颈动脉内中膜厚度和斑块的影响

高血压是 CIMT 和颈动脉粥样斑块形成的主要危险因素，而 CIMT 和颈动脉斑块是与动脉粥样硬化相关的心血管事件的早期敏感指标之一。高血压患者颈动脉是粥样硬化发生后最易受累的血管之一，早期可发生 CIMT 增厚和颈动脉粥样斑块的形成。动物实验和临床研究证实，高血压可加速脑动脉硬化，并加速颅底动脉颅外端的硬化，控制血压可有效控制动脉粥样进程，高血压病程、收缩压与颈动脉粥样硬化程度有关。

有研究报道，老年冠心病患者并发高血压，尤其男性患者脉压和平均动脉压与 CIMT 呈正相关，经过年龄、体重指数、疾病史、生活方式等因素调整后，各因素与 CIMT 仍然呈正相关，经调整后舒张压与 CIMT 呈负相关。随着高血压不同分级程度的增加，斑块检出风险增高，尤其以颈动脉斑块数大于 1 作为因变量进行分析时，3 级高血压斑块检出风险是高血压 1 级患者的 2.1 倍，颈动脉斑块的检出与冠状动脉粥样硬化严重程度存在相关性。

动脉粥样硬化是一种全身性疾病，通过超声检测 CIMT，可作为观察全身动脉粥样硬化的窗口。当 CIMT 增厚时，早期大动脉已经发生僵硬度的改变，检测 CIMT 增厚程度和颈动脉斑块有助于早期发现亚临床血管性病变，早期预防无症状患者动脉粥样硬化，加强早期预防措施。Semplicini 等研究报道，与血压控制较好的高血压患者比较，血压控制不好的患者的 CIMT 明显增厚。所以，对于并发高血压的患者，降低和控制血压是延缓动脉粥样硬化的重要措施。高血压并糖尿病患者不仅需要控制血压，还需要控制血糖，才能有效控制动脉粥样硬化的进展。

总之，在老年冠心病患者中，合并高血压，尤其在男性患者中 CIMT 与收缩压和脉压呈正相关，收缩压越高、脉压越大，颈动脉斑块发生的风险越高，高血压是老年冠心病患者发生动脉粥样硬化的独立危险因素。

二、H 型高血压与动脉粥样硬化

人体血中的同型半胱氨酸（Hcy）水平在 10 μmol/L 以上称为高同型半胱氨酸血症（HHcy）。HHcy 已成为继高血压、高血脂、糖尿病、吸烟、肥胖等因素之后，动脉粥样硬化的又一独立危险因子。血浆中 HHcy 与动脉粥样硬化性疾病相关，临床将这类伴有 HHcy 的原发性高血压定义为 H 型高血压。H 型高血压心血管事件的发生率较单纯高血压患者高 5 倍，HHcy 与高血压在导致心血管事件中存在明显的协同作用。

Hcy 是一种含硫氨基酸，是蛋氨酸和半胱氨酸的重要中间代谢产物。Wilcken 等于 1976 年首先报道冠心病与血浆中 Hcy 水平的相关性，越来越多的研究证实，Hcy 是动脉粥样硬化及血栓形成等心血管疾病发生的危险因子，与心脑血管疾病的病变程度和预后密切相关。傅昱等比较 H 型高血压和单纯高血压组颈动脉斑块发生率，结果 H 型高血压亚组颈动脉总斑块的发生率显著高于单纯高血压亚组，提示血浆 Hcy 升高与高血压在导致颈动脉硬化上具有协同作用。有报道 Hcy 是一个重要的独立危险因素，在患有冠状动脉疾病的年轻患者中，可作为冠心病的预测因子。血浆 Hcy 的升高和高血压都是冠心病发生的危险因素，即 H 型高血压对冠心病的危害更大。钟静敏等研究发现，H 型高血压患者中血浆 Hcy 水平与冠状动脉粥样硬化程度呈正相关，随着冠状动脉病变血管支数的增加而逐渐升高，且 Hcy 水平与冠状动脉病变严重程度明显相关，提示血 Hcy 水平是促进和加重动脉粥样硬化程度的重要因素。国外一项 Meta 分析显示，血浆 Hcy 水平每上升 5mmol/L，冠心病的风险升高 60%，效果与 TC 升高 0.5mmol/L 相当。

Hcy 引起冠状动脉粥样硬化的可能机制：①Hcy 可以对 LDL 进行氧化修饰，LDL 经过氧化修饰后促进血管平滑肌细胞增殖和引起血管内皮细胞损伤，最终导致动脉粥样硬化。②促进氧自由基形成，抑制 NO 释放，Hcy 可促进血管内皮细胞内活性氧类（ROS）的产生，并抑制 NO 的形成，使内皮依赖性的血管舒张反应明显减弱。③缩短血小板的存活期，提高其黏附性与聚集性使血栓发生概率大大提高，容易形成血栓，造成冠状动脉堵塞形成冠心病。④Hcy 使血栓素 A 合成增加，后者缩血管和促血小板凝集作用均可加速动脉粥样硬化和血栓的发生。相关研究显示，H 型高血压或 Hcy 可抑制 ApoA I 的表达及胆固醇的逆转运，极大程度地提高动脉粥样硬化发生率。

三、高肾素型高血压与动脉粥样硬化

肾素-血管紧张素-醛固酮系统（RAAS）激活是高血压发病的激素机制。血管紧张素Ⅱ是RAAS的主要效应物质，通过血管紧张素Ⅱ受体AT1发挥生物学效应。血管紧张素Ⅱ在动脉粥样硬化斑块的形成、发展和斑块破裂中有以下方面的作用：①血管紧张素Ⅱ促进血管内皮产生纤溶酶原活化抑制因子1（PAI-1），后者可抑制血浆尿激酶和组织纤溶酶原活化因子（t-PA）的活化。另一方面，血管紧张素转换酶（ACE）可通过降解缓激肽使血浆中t-PA下降。增高的PAI-1水平可增加血栓事件的发生；②血管紧张素Ⅱ增加巨噬细胞胆固醇合成，促进血管平滑肌、内皮细胞和巨噬细胞摄取低LDL和ox-LDL，参与粥样斑块形成；③血管紧张素Ⅱ作用于AT1受体，刺激NADH/NADPH氧化系统，产生氧自由基。升高的氧应激加速NO的降解，同时ACE抑制了缓激肽刺激血管内皮合成NO的作用，使NO合成减少。两者作用下，NO浓度下降，导致血管内皮功能不全。内皮功能不全被认为与高血压、高血压靶器官功能损害、动脉粥样硬化疾病、心力衰竭和糖尿病等多种疾病有密切关系，为这些疾病早期的共同病理生理基础；④血管紧张素Ⅱ导致的氧化应激升高促进血管的炎症反应，而炎症反应促进动脉粥样硬化斑块的形成、扩大、纤维帽变薄及斑块稳定性下降；⑤促进黏附分子VCAM-1、ICAM-1的上调。

体内外研究表明，醛固酮能引起氧化应激和血管炎症反应，参与As等心血管疾病或并发症的发生和发展。Rocha等给动物4周醛固酮和盐，引起广泛的炎性动脉损伤，伴有ICAM、COX-2、MCP-1、骨桥蛋白表达增多及血管外的巨噬细胞浸润，而阻断醛固酮受体，减轻这种炎症反应。另有实验证明，醛固酮受体阻断剂可下调ApoE缺乏小鼠TNF-α、MCP-1表达，减轻氧化应激和炎症反应。醛固酮能刺激血管平滑肌细胞表达CRP，人冠状动脉平滑肌细胞暴露于醛固酮可上调淋巴细胞趋化因子IL-16和细胞毒性T淋巴细胞相关蛋白。醛固酮也能激活大鼠血管平滑肌细胞NADPH氧化酶和增加人单核细胞NADPH氧化酶亚单位$p22^{phox}$表达。全身性给予醛固酮能增加心脏和血管的氧化应激，氧化应激可激活氧化还原敏感性NF-κB，启动炎症反应。醛固酮不但通过受体介导引发血管炎症反应，也能增强血管紧张素Ⅱ的致炎效应。有实验研究显示，醛固酮能增加血管紧张素转化酶的表达和血管紧张素Ⅱ的产生，上调血管AT1受体表达。醛固酮的致炎效应涉及受体依赖性和非依赖性两种方式。醛固酮激活受体，引起醛固酮和伴侣分子解离，然后转位到细胞核，与靶基因调节区的激素反应元件结合，促进炎性细胞因子表达。醛固酮也能行使迅速的非基因致炎效应，特别在血管平滑肌细胞。在血管平滑肌细胞中，醛固酮直接激活p38和ERK1/2，引起炎性细胞因子和化学因子的产生。在高醛固酮血症动物模型，血管壁存在明显的单核/巨噬细胞浸润。Irita等观察到高醛固酮血症患者血浆骨桥蛋白浓度增加。给健康志愿者静脉输注12h的醛固酮可增加血浆IL-6和IL-12浓度，静脉输注血管紧张素Ⅱ也能增加IL-6水平，这些均与其致动脉粥样硬化有关。

四、高血压致血管内皮损伤与动脉粥样硬化

内皮细胞不仅是血管机械屏障，更是一种具有内分泌、旁分泌和自分泌功能的多功能

细胞。内皮细胞功能紊乱致使血管舒缩功能异常、张力增加；血小板黏附、聚集，血栓形成及动脉中膜血管平滑肌细胞增殖，促进动脉粥样硬化的发生发展。研究发现，高血压引起动脉血管内皮细胞损伤、功能障碍，损伤后的内皮细胞进而分泌各种血管活性物质，如血栓调节蛋白（thrombomodulin，TM）、ICAM-1、P-选择素等标志内皮细胞损伤的相关分子。

1973年提出的动脉粥样硬化发病机制"损伤-反应学说"涵盖了"脂肪浸润学说""血小板聚集学说""平滑肌细胞克隆学说"的一些观点，认为可导致本病的各种危险因素最终都损伤动脉内膜，而动脉粥样斑块的形成是内膜对损伤作出反应的结果。内皮损伤是这种学说的关键，指的是动脉壁上特殊解剖部位的内皮细胞损伤。内皮损伤可表现为多种内皮功能紊乱，如干扰内膜的渗透屏障作用、改变内皮表面抗血栓形成的特性、增加内膜的促凝血特性或增加血管收缩因子或血管扩张因子的释放等。此外，维持内皮表面的连贯性和内皮细胞正常的低转换率，对维持内皮自身稳定状态非常重要，一旦内皮转换加快，就可能导致内皮功能发生一系列改变，包括由内皮细胞合成和分泌的物质（如血管活性物质、脂解酶和生长因子等）的变化等。因此内皮损伤可引起内皮细胞许多功能的改变，进而引起严重的细胞间相互作用并逐渐形成动脉粥样硬化病变。

在高血压中，血管紧张素Ⅱ含量增多，通过与AT1受体结合时还原型辅酶Ⅰ/还原型辅酶Ⅱ氧化酶活性增加，产生大量超氧阴离子。超氧阴离子是活性氧类的一个重要成员。正常情况下，低浓度的超氧阴离子能调节血管内皮功能，过高浓度时则引起血管内皮损伤。

健康个体，血管内皮更新处于基础状态，低水平，循环血液中内皮细胞数量少。当血管内皮损伤、发生应激时，血管壁失去抗血栓形成能力，循环内皮细胞迅速增加。研究显示，内皮功能不良是动脉粥样硬化斑块形成的关键事件。血管内皮祖细胞（EPCs）是一种能直接分化为血管内皮细胞的前体细胞，不仅参与人胚胎血管生成，也参与出生后的血管新生过程，对组织缺血时内源性新生血管形成和损伤血管的再内皮化起重要作用。内皮功能障碍本质是内皮损伤和修复之间动态平衡的破坏。已损伤的内皮细胞再内皮化可有效减少血管平滑肌细胞的增殖和新内膜形成内皮。内皮损伤后的修复过程除了原存在的邻近成熟内皮细胞的出芽或迁移外，受损的内皮层可由循环EPCs再生，EPCs促进血管再内皮化，延缓动脉粥样硬化形成。

高血压早期，仅表现出心排出量增加和全身小动脉张力的增高，并无明显病理学改变，内皮受损尚不明显，血管内皮损伤与EPCs修复存在动态平衡，可维持内膜完整性。随着高血压病的逐渐进展，EPCs数量开始减少，影响内皮修复，导致内膜完整性受损，加速动脉粥样硬化的发生和发展，尤其是心、脑、肾等器官的中、大动脉粥样硬化发展。

高血压导致血管腔内湍流增多和血管壁剪切应力增高等血流动力学变化，易使血管内皮细胞损伤，细胞表面的单链糖蛋白血栓调节素（TM）释放入血，血浆中的TM水平增高，游离凝血酶增多，以致不能有效激活蛋白C系统，凝血连锁呈现调节异常，TM抗凝血作用减弱，血液向促凝状态偏移，易形成血栓，从而促进动脉粥样硬化的发生发展。损伤的内皮细胞表达黏附分子ICAM、P-选择素。P-选择素与配体结合后增强血小板黏附在单核细胞和内皮细胞表面；ICAM、P-选择素表达增加，内皮细胞黏附粒细胞、单核细胞的能力增强，同时，介导淋巴细胞黏附聚集在损伤内皮细胞部位，共同促发慢性炎症过程，促进动脉粥样硬化发生发展。活化的内皮细胞合成单核细胞趋化蛋白-1（MCP-1），MCP-1使黏附于损伤的内皮细胞表面的单核细胞加速迁移至内皮下间隙，吞噬脂质，形成泡沫细胞。

降低血压并不能完全保护器官或组织免受损害，心脑肾等靶器官并发症的出现不单是由于血压升高，与血管内皮受损也密切相关。血管内皮功能异常亦可加速高血压的进程，同时促进早期动脉粥样硬化的发生。高血压多数合并内皮功能受损及动脉粥样硬化，微量白蛋白尿（microalbumin uria，MAU）可作为高血压病患者临床心血管病变（靶器官损害）的早期标志。

MAU的出现早于高血压肾功能不全，不仅反映高血压早期肾损害，而且是全身血管内皮细胞受损的重要标志之一，与全身动脉粥样硬化密切相关，是亚临床期动脉粥样硬化的早期标志。早在2005年《中国高血压防治指南》中就已将MAU作为高血压病患者心血管疾病危险分层的依据之一。ROSS修正的"血管损伤–反应学说"被认为是动脉粥样硬化形成的机制之一，血管内皮细胞损伤和功能障碍是动脉粥样硬化形成早期的始动环节。研究结果验证，高血压病中MAU与CIMT、动脉粥样斑块有较密切的关系。因此，原发性高血压患者在降压治疗的同时应积极逆转或减少MAU。MAU在早期是可逆的，积极降压治疗与MAU值下降呈正相关，且有独立于降压作用的疗效。

五、高血压致炎作用与动脉粥样硬化

近年来，非感染性的慢性炎症反应对老年高血压患者靶器官损害发生、发展和转归的影响逐渐得到重视。在老年高血压合并冠心病患者中的研究显示，血清IL-6水平显著高于非冠心病组；经校正年龄、BMI、相关临床生化指标、合并疾病及用药因素后，二元Logistic回归分析，IL-2R和CRP与老年男性高血压患者合并冠心病可能存在相关关系。IL-2R是一种重要的免疫信号传递分子，主要存在于T细胞表面，与IL-2结合引起其构型改变，从而活化T细胞，在抗感染免疫应答中起重要作用。对于老年高血压患者，血清IL-2R、CRP水平可能通过促进动脉粥样硬化病变，导致心脏损害，从而参与冠心病的发生与发展。

高血压可刺激动脉壁平滑肌细胞和内皮细胞产生炎性因子MCP-1。MCP-1与CC趋化因子受体2（CC chemokine receptor 2，CCR2）结合后，通过磷酸肌醇等信号转导通路发挥作用。动脉粥样硬化是一种慢性炎症过程，MCP-1在其中发挥重要作用。在启动心脏和血管的炎性反应中，MCP-1可能是关键的炎性因子，是活化和聚集单核细胞至血管内皮细胞的重要介导者。MCP-1作为趋化因子家族中的重要一员，其功能主要是趋化单核细胞和T淋巴细胞，诱导单核细胞、内皮细胞表达黏附分子，使各种炎性细胞尤其是单核细胞向病变部位聚集，并对炎性因子如IL-1、IL-4、TNF-α等的刺激作出应答。MCP-1特异性地作用于外周血中的单核细胞，招引其迁移至内皮下，构成动脉粥样硬化发生发展的重要机制。在动脉粥样硬化斑块形成初期，在MCP-1等趋化因子作用下，单核细胞聚集于血管内皮受损局部并分化为巨噬细胞，后者在LDL氧化过程中吞噬脂质形成泡沫细胞并沉积于血管内膜下，并可通过分泌金属蛋白酶增加血管壁的不稳定性。MCP-1对血管平滑肌细胞有趋化、增殖作用，能吸引血管平滑肌细胞进入内膜，变成泡沫细胞，从而参与动脉粥样硬化斑块形成的病理过程。

临床观察发现，原发性高血压患者血中炎性细胞因子（如 CRP、IL-1、IL-6、TNF-α 等）和 ICAMs 增高，增高程度与血压升高呈正相关。这与高血压时交感神经兴奋、RAAS 激活、血管紧张素Ⅱ产生增多有关。已有研究证明，血管紧张素Ⅱ可刺激血管内皮细胞分泌 CRP、IL-6、TNF-α、ET-1 等炎性细胞因子；增加血管内皮细胞黏附分子 VCAM-1、ICAM-1、E-选择素的表达和 MCP-1 释放，吸引、募集单核细胞黏附；增加 ox-LDL 产生，间接产生致炎效应。血管紧张素Ⅱ刺激血管平滑肌细胞分泌 CRP、IL-6、TNF-α 等炎性细胞因子，抑制 6-keto-PGF$_{1α}$ 释放，增加 TLR4 和 MMP-9 表达，下调抗炎因子 PPARα 和 PPARγ 表达。血管紧张素Ⅱ也可刺激单核/巨噬细胞表达或释放 CRP、IL-6、TNF-α、IFN-γ、MMP-2、MMP-9、MPO、iNOS、COX-2、MCP-1 及趋化因子受体 CX3CR1，增加单核细胞集落刺激因子，激活单核/巨噬细胞。血管紧张素Ⅱ可激活血管内皮细胞、平滑肌细胞和单核/巨噬细胞内 NADPH 氧化酶，促进 ROS 产生。ROS 可活化促炎转录因子激活蛋白-1 和 NF-κB，诱导黏附分子、化学因子和炎性细胞因子的产生。促进血管内膜的单核/巨噬细胞表达血管紧张素原、肾素、血管紧张素转化酶及血管紧张素Ⅰ型受体，增强 RAAS 系统的致炎效应。血管紧张素Ⅱ增加野生型大鼠血浆 VEGF，诱发主动脉的炎症，导致血管壁增厚和纤维化，从而引起血管重构；给 Apo E 缺陷小鼠持续 4 周皮下注射血管紧张素Ⅱ，引起颈动脉粥样硬化形成，同时伴有 E-选择素、VCAM-1、ICAM-1、MCP-1 及巨噬细胞集落刺激因子等炎症介质的上调。血管紧张素Ⅱ激活 IκB 激酶，使 IκB 磷酸化，导致活性抑制，从而引起 NF-κB 活化，调控多种炎症基因表达，如 IL（IL-1、IL-6、IL-8）、趋化因子（MCP-1、RANTES）、黏附分子（VCAM-1、ICAM-1）、TNF-α 等。

六、高血压尿酸代谢异常与动脉粥样硬化

目前研究较一致的结论是高尿酸可能为高血压的独立危险因素。2010 年一项分析表明，在去除传统危险因素后，高尿酸使未来发生高血压的风险增加 41%，血浆尿酸（SUA）和血压之间的关系在年轻人群和女性更为明显。2011 年的一篇分析纳入 18 个前瞻性队列研究的报告证实，即使校正了传统高血压危险因素，血浆尿酸水平每增加 59.5 μmol/L，高血压发病风险即增加 13%（95% CI 1.06～1.20），而且这种趋势在年轻亚组和女性人群更为显著。HUA 可能在高血压的早期发病中起重要作用。Feig 等对 125 例未经治疗的儿童高血压患者进行研究，发现血浆尿酸水平与血压水平呈正相关。高尿酸与高血压的发展可以总结为两步的发病机制：尿酸最初激活肾素-血管紧张素系统和抑制 NO，导致尿酸依赖性全身血管阻力增加；其次，高血压病引起肾小动脉硬化、肾血流量降低和局部组织缺氧使乳酸生成增多，从而竞争性抑制尿酸的排泄，减少尿酸盐的清除，增加尿酸的合成，导致尿酸潴留及其浓度水平升高，后者则通过增加肾小管对钠的重吸收影响肾脏压力排钠机制和血压调节机制，引起高血压。

尿酸是嘌呤代谢的产物，人体内的尿酸有 30% 从肠道和胆管排泄，其余 70% 经肾脏排泄。与鼠科等哺乳动物不同，人体内缺乏尿酸酶，且尿酸在血中溶解饱和度为 416.5μmol/L（7mg/dl），超过此浓度即易结晶而沉积。人类嘌呤代谢异常、尿酸生成过多或排泄减少、基因突变致使血中尿酸浓度增高称高尿酸血症（HUA）。在临床上，男性和绝经后女性血

尿酸浓度＞416.5μmol/L（7mg/dl），绝经前女性血尿酸浓度＞357.0μmol/L（6mg/dl）即诊断高尿酸血症。血尿酸水平长期升高进一步引起组织损伤的异质性疾病，典型的临床表现为急慢性痛风性关节炎、痛风石沉积、肾损害和肾结石症等，或常伴有动脉粥样硬化、糖尿病、冠心病和原发性高血压等。因此，治疗高尿酸血症不仅能预防痛风的发生，同时有助于上述慢性疾病的治疗。除积极的生活方式干预外，根据病因选择相应的药物治疗，如促尿酸排泄剂和黄嘌呤氧化酶抑制剂。

Corry 等实验表面，尿酸引起平滑肌细胞增殖是通过激活肾素-血管紧张素系统实现的，这一过程可被 ACEI、ARB 等药物抑制。Patschan 等发现，急性 HUA 小鼠模型 EPC 的动员明显增加，认为尿酸是机体受到损伤后释放的预警分子，协助动员 EPC 以修复损伤；而慢性 HUA 小鼠模型体内 EPC 的调动减缓，失去对肾脏的保护功能（图 29-1）。

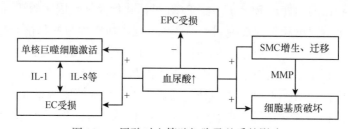

图 29-1　尿酸对血管壁细胞及基质的影响
MMP. 基质金属蛋白酶；SMC. 血管平滑肌细胞；EPC. 内皮祖细胞；EC. 内皮细胞

细胞外尿酸具有致炎活性，当尿酸在组织中不断聚积甚至引起痛风时，其促炎活性明显增强。研究已证实，在痛风患者关节滑膜上，尿酸微晶体促进了 IL-1β 和 IL-18 的合成，激活巨噬细胞内的 NLRP3 炎性体，参与和促进痛风性关节炎的发生。

虽然 HUA 和血压之间的关系还存在很多混杂因素，包括年龄、糖尿病、肥胖、饮酒和钠摄入量，但目前研究证实，HUA 是高血压人群颈动脉粥样硬化的重要预测因子，高血压病、HUA 与颈动脉粥样硬化可能互为因果，并有相互促进的作用。高血压病患者血浆尿酸（SUA）升高，容易发生 HUA 和颈动脉粥样硬化。高血压病合并 HUA 患者发生颈动脉粥样硬化的风险增高，但其确切关系与机制尚不清楚。

七、维生素 D 缺乏与高血压患者发生动脉粥样硬化

Forman 等研究指出，缺乏维生素 D 可能会影响 RAAS 的调节功能，从而对血压控制造成不利影响。亦有研究发现，缺乏维生素 D 与冠心病、糖尿病、胰岛素抵抗及高血压患者发生动脉粥样硬化相关。

25（OH）-D 通常用来评估体内维生素 D 的状态，通常将 25（OH）-D≥30 ng/ml 认为充足，25（OH）-D 介于 15～29 ng/ml 认为不足，25（OH）-D＜15 ng/ml 认为缺乏。在光照时间较少的城市中，维生素 D 缺乏的现象普遍存在，并且维生素 D 缺乏率在不同种族、不同年龄段、不同季节之间不同。国外调查研究显示，美国及欧洲老年人维生素 D 的缺乏率为 40%～100%，印度、马来西亚 18～40 岁女性维生素 D 缺乏率为 60%，中国南方如上海地区男性和女性维生素 D 缺乏率分别为 30% 和 46%。

近年来，研究发现，25（OH）-D 的缺乏与心脑血管疾病的发生密切相关，可能通过下列机制增加动脉粥样硬化的发生而导致：①25（OH）-D 激活维生素 D 受体，从而抑制机体储存脂肪的功能，降低血脂；②25（OH）-D 促进肠道吸收 Ca^{2+}，而 Ca^{2+} 与脂肪酸容易结合形成脂肪酸钙，从而降低血脂；③25（OH）-D 增加肠道的 Ca^{2+} 吸收，亦可抑制肝脏中 TG 的分泌；④25（OH）-D 可增加胰岛素的分泌，从而调节血脂。

以往的研究多通过检测 CIMT 来反映全身动脉粥样硬化，血清 25（OH）-D 水平越低，患者的 CIMT 越高，血清 25（OH）-D 水平与 CIMT 呈负相关。研究还发现，血清 25（OH）-D 水平与 CIMT 独立相关。给老年原发性高血压患者补充维生素 D，可降低其血压水平，但是否会降低高血压患者的心血管事件，仍待大规模的临床试验证实。

综上所述，对于原发性高血压患者，血清 25（OH）-D 可作为预测其发生全身动脉粥样硬化的指标，应结合其他危险因素并加以干预。

八、瘦素与高血压和动脉粥样硬化

瘦素是调节体重和能量平衡的关键性因子，是由 ob 基因编码的含有 167 个氨基酸残基的蛋白质，主要由脂肪细胞合成、分泌。瘦素作用于下丘脑，调节机体能量摄入。脂肪细胞表达瘦素在基因转录时进行调节，主要取决于白色脂肪组织中能量储存状况和脂肪细胞类型。瘦素作为一种信号物质能够把脂肪组织能量储存状况传递给大脑，因此，瘦素在维持机体能量稳态中发挥广泛作用。随着能量储存的增长，瘦素将抑制摄食、增加能量消耗，进而负向调节能量平衡。

瘦素通过瘦素受体（ob-R）介导而发挥效应。db 基因编码的瘦素受体的定位克隆显示至少有 6 种亚型，即 ob-Ra 至 ob-Rf。瘦素受体由胞外、跨膜、胞内 3 个结构域构成，按胞内长度及氨基酸序列不同可分为长型受体和短型受体两种。其中 ob-Rb 属于长型受体，在下丘脑高度表达，介导瘦素的抑制食欲作用。ob-Rb 与配体结合后，通过其胞内的较长序列激活蛋白酪氨酸激酶介导的 Janus 激酶-信号转导和转录激活子（JAK-STAT）信号转导途径。其他的短型受体，包括 ob-Ra、ob-Rc、ob-Rd 和 ob-Rf，它们不能激活 JAK-STAT 途径。近年来的研究证实，瘦素的作用不只是局限于维持能量平衡。长型受体在全身表达，它已经在内皮细胞中检测到。瘦素是一种具有广泛生物学效应的多功能大分子，包括促增殖功能、调节下丘脑-垂体-肾上腺轴、糖和胰岛素代谢、脂肪分解、免疫应答、红细胞生成和血管再生。

（一）瘦素和高血压的关系

1. 瘦素舒缩血管作用　在瘦素缺乏的 ob/ob 小鼠的微血管中，乙酰胆碱介导的内皮依赖性舒血管反应显著受损，而瘦素补充后即可逆转内皮功能障碍。已有报道，瘦素促进血管内皮释放 NO，降低血压。然而，瘦素降低血压的报道，只能在已施行交感神经切断术的大鼠上观察到。全身性的瘦素给药并不能对抗交感神经刺激引起的肾脏和后肢血管的收缩，相对交感神经的缩血管效应，瘦素的 NO 依赖性舒血管作用证据不足。然而，体外实验显示，在人脐静脉内皮细胞中，瘦素能诱导内皮素-1 产生。因此，虽然高浓度的瘦素具有舒血管效应，但是瘦素的确切舒血管作用仍不肯定。

2. 瘦素通过交感机制调整血压　给大鼠快速静脉和脑室内注射瘦素能提高支配棕色脂肪组织、肾脏、肾上腺、后肢的交感神经的兴奋性。缓慢的颈内动脉和脑室内瘦素给药也可以升高大鼠的血压。在肝脏中过度表达瘦素的转基因小鼠患上了高血压，可被 α_1 肾上腺素能受体阻滞剂、β 肾上腺素能受体阻滞剂、神经节阻滞剂所阻断。在啮齿动物，瘦素有明确的交感神经兴奋作用。而且在人类的非肥胖的原发性高血压患者体内，平均动脉压和血清瘦素水平呈正相关。对不同程度的肥胖者的研究显示，调整了肥胖因素的影响后，去甲肾上腺素及其代谢产物经肾脏的排出与血浆瘦素浓度相关。有关人类血压受瘦素-交感神经兴奋作用的确凿证据需要进一步的研究。

3. 尽管肥胖者具有高的瘦素血液循环水平，但他们依然保持着旺盛的食欲，这意味着下丘脑对瘦素不敏感，即所谓的瘦素抵抗状态。有临床试验为据，使用了瘦素的肥胖症患者，瘦素只能对体重产生一定的影响。然而，尽管存在严重的瘦素抵抗，肾交感神经学派认为，无论是全身性还是中枢神经系统瘦素给药，瘦素的交感神经兴奋作用是肯定的。在饮食所致的肥胖型小鼠中，食物摄取的抑制和腹膜内或脑室内瘦素给药所诱导的体重增加是显著减弱的，然而瘦素所致的肾交感神经兴奋作用仍然存在，这导致动脉血压的升高。高脂肪或者正常饮食喂养的小鼠，瘦素随着动脉血压的提高而增长。这些发现导致一个新概念的产生，即选择性的瘦素抵抗。对不同程度的男性肥胖患者的研究显示，血浆瘦素浓度和肾交感神经的激活显著相关。因此，对罹患代谢综合征的患者，选择性的瘦素抵抗和高瘦素血症引起的交感神经激活推动了高血压的发展。

4. Gata 等在 1997 年首次报道原发性高血压的患者血浆瘦素水平显著增高，即使是体重正常者亦升高。许多后续的研究也报道，在排除了体重影响因素后，在正常血压与高血压者，血浆瘦素与血压呈显著正相关。有研究证明，瘦素具有增高血压的效应，且高血压患者瘦素水平也较正常血压者高。Schutte 等研究显示，瘦素与收缩压、脉压呈直接正相关，与动脉壁顺应性呈负相关，提示瘦素可能是高血压病发生、发展的一个重要因素，尤其是肥胖性高血压。肥胖者血浆瘦素浓度明显升高，且瘦素的浓度和脂肪组织的量成比例。

瘦素和肥胖相关的心血管并发症有关。瘦素快速给药不能对血压产生有效的作用，可能是因为它激活交感神经的同时，还可对抗其他机制，如尿钠排泄增多和 NO 依赖性的舒张血管作用。相对应，慢性高瘦素血症升高血压，这是因为对抗机制（如上述尿钠排泄增多和 NO 依赖性的舒张血管作用）受损和（或）交感神经系统独立的升压效应，如氧化应激、NO 缺乏、肾小管对 Na^+ 的重吸收作用增强，内皮素的过度表达等。虽然在人类瘦素和血压增高之间的因果关系还未证明，但是许多临床研究已经显示，原发性高血压患者血浆瘦素升高，排除了体重影响因素之后，在正常血压和高血压患者中，瘦素和血压之间呈显著正相关。而且，排除了血压的影响因素后，瘦素促进了高血压患者终末器官的损害，如左心室肥厚、视网膜病变和肾病。

（二）瘦素致动脉粥样硬化作用的潜在机制

1. 瘦素的促增生作用　瘦素的促血管增生作用主要是通过促有丝分裂因子的激活而介导的。例如，在剂量依赖型的培养基中，通过磷酯酰肌醇-3-激酶和丝裂原活化蛋白激酶系统的介导，瘦素促进大鼠血管平滑肌细胞的迁移和增生。db/db 小鼠的动脉血管内皮受损后，新生内膜的形成显著减弱。因而，瘦素可能促进血管的重构和动脉血管成形术后的再狭窄。

2. 瘦素的促炎症作用 瘦素引起内皮功能障碍和动脉粥样硬化的另一种机制是较弱的血管炎性反应。在 ob/ob 和 db/db 的小鼠中，巨噬细胞内促炎症的细胞因子如 TNF-α、IL-6 和 IL-12 等的表达受损，巨噬细胞的噬菌作用亦受损，体内和体外实验结果一样。培养来自 ob/ob 小鼠的巨噬细胞，可见外源性的瘦素上调了噬菌作用和炎性因子的产生，而 db/db 的小鼠的巨噬细胞则观察不到上述现象。这些实验结论有力地说明了瘦素调节炎性反应的生理作用。

3. 瘦素的促血栓形成作用 肥胖者更易形成血栓，肥胖增加了深静脉血栓形成和肺栓塞的危险性。有动物模型得出的实验结果显示，瘦素可能是一个重要的促凝血因子。与对照组相比，ob/ob 小鼠的动脉受损所形成的血栓不稳定。ob/ob 小鼠和 db/db 小鼠的血小板聚集减弱。在 ob/ob 小鼠，外源性的瘦素一般可促进血栓的形成和血小板的聚集，而不是 db/db 小鼠。从 db/db 小鼠到正常小鼠进行骨髓移植，结果受体小鼠的血栓形成延迟了，这说明在血小板致血栓形成的过程中瘦素信号的重要性。ob/ob 小鼠血管内源性损伤后，瘦素作用于血小板而加速血栓形成。而且，瘦素适当下调了血栓调节素的表达，它是一种抗血栓形成蛋白。综上所述，在肥胖者，瘦素所具有的促血栓形成作用，可能促发了急性冠脉事件、静脉血栓形成、肺栓塞和动脉粥样斑块破裂后的血栓事件发展的危险。

4. 瘦素的促氧化作用 对人类肥胖者和动物实验的研究显示机体内氧化应激的加强，而且氧化应激可能促进代谢综合征的发病。已有报道表明，瘦素通过复合机制促进氧化应激。在牛的主动脉内皮细胞，瘦素诱导线粒体超氧化物的产生，通过加强蛋白激酶 A 介导的脂肪酸氧化作用而实现。给予大鼠 7 天的瘦素后，其体内二乙基对硝基苯磷酸酯酶 1 的活性下降，这是一种抗氧化酶，其生化本质是血浆脂蛋白，伴随着血浆和尿异前列烷浓度的增加而增加，结果说明了氧化应激的加强。通过加强氧化应激作用和蛋白激酶 C 的激活，瘦素促进体外培养的巨噬细胞内致动脉粥样硬化脂蛋白脂酶的分泌。因此，瘦素参与的氧化应激可能不只是直接损害内皮细胞和血管平滑肌细胞，而且还会增加血清致动脉粥样化因子的产生，从而促进动脉粥样硬化的发展。

瘦素不仅与血压之间呈显著正相关，促进高血压患者终末器官的损害，如左心室肥厚、视网膜病变和肾病，而且，通过促增生作用、促炎症作用、促血栓形成作用和促氧化作用等促进动脉粥样硬化的发展。瘦素与高血压和动脉粥样硬化之间是否存在确切内在联系，以及如何联系有待进一步深入研究。

九、高血压前列腺素 E_2 与动脉粥样硬化

高血压个体内可能存在前列腺素 E_2（PGE_2）水平升高及其受体亚型水平的失衡。小鼠穹隆下器（subforncal organ，SFO）是介导血管紧张素Ⅱ依赖性高血压的一个重要部位。一系列实验发现，血管紧张素Ⅱ经皮下泵持续以 600ng/（kg·min）速度泵入小鼠体内，小鼠 SFO PGE_2 水平较盐水对照组升高 3 倍，而脑其他部位（如小脑、皮质）的 PGE_2 水平在两组间差异无统计学意义。血管紧张素Ⅱ可能通过 AT1/PLA2 通路增加 PGE_2 的释放。短时间

的血管紧张素Ⅱ升高可使肾脏的 PGE$_2$ 水平升高，但不影响脑内 PGE$_2$ 的水平，提示 PGE$_2$ 水平升高可能仅存在于局部。目前有关高血压个体内前列腺素 E 受体各亚型水平变化尚无一致意见，可能与所研究动物基因背景、取材部位、取材时期不同有关。

PGE$_2$ 作为体内含量最丰富的一类前列腺素，主要存在于肾脏和心血管系统，通过自分泌和旁分泌与细胞膜上的前列腺素 E 受体结合发挥作用。前列腺素 E 受体有 4 个亚型，即 EP1、EP2、EP3 和 EP4，其在心血管系统的多种细胞膜上均有表达，包括心肌细胞、成纤维细胞、平滑肌细胞和内皮细胞，其中心肌细胞上以 EP4 表达最为丰富。

PGE$_2$ 具有多种作用，包括血压调节、水盐代谢、炎症等。其强大的生物效应由其 4 个特异性受体介导的不同信号通路完成：EP1 偶联 Gq 蛋白，促进 Ca^{2+} 内流并刺激磷脂酰肌醇转化为活化的蛋白激酶 C；EP2 和 EP4 偶联兴奋性 G 蛋白，受体激活可增加细胞内环磷酸腺苷（cyclic adenosine monophosphate，cAMP）的浓度；EP3 较为复杂，它具有多种亚型，偶联至少 3 个信号通路，可抑制腺苷酸环化酶或增加细胞内 Ca^{2+} 浓度。大量研究提示，PGE$_2$ 的升压作用主要是通过 EP1/EP3 通路，而其降压的作用由 EP2/EP4 通路介导（图 29-2）。

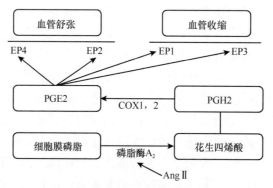

图 29-2 PGE$_2$ 的合成过程及其受体通路

AngⅡ. 血管紧张素Ⅱ；COX. 环氧合酶；PG. 前列腺素；EP1、EP2、EP3、EP4 为前列腺素 E 受体亚型

有研究表明，PGE$_2$ 可能通过增加血管通透性、促进细胞增殖、细胞移行和调节血管平滑肌紧张度参与斑块的形成。巨噬细胞是参与动脉粥样硬化形成的重要细胞，泡沫细胞表面的 EP3 水平明显低于斑块周边的巨噬细胞，斑块处动脉的 EP3 水平明显低于正常动脉。Sui 等对此进一步研究，发现 ox-LDL 可呈剂量依赖性地降低人急性单核细胞白血病细胞系（human acutemonocytic leukemia cell line，THP-1）巨噬细胞表面 EP3 的表达，且实验证实 ox-LDL 通过激活过氧化物酶体增殖物激活受体 γ（PPAR-γ），进而抑制核因子 κB（NF-κB）依赖的 EP3 的表达，提示斑块的形成可能与 EP3 的抗炎作用受损有关。

第三节 高血压合并动脉粥样硬化的治疗

一、早期甄别高危人群

2007 欧洲高血压学会（ESH）/欧洲心脏病学会（ESC）高血压治疗指南强调高血压治疗的最终目标是：最大程度地降低高血压患者长期、总体心血管疾病的危险。降压治疗的目的不仅仅是降低血压，其最终目的是有效降低靶器官损害，进而减少心血管终点事件的发生。高血压与动脉粥样硬化之间的关系一直是心血管研究领域的热点。早期发现和干预临床期血管病变的进展是延缓和控制心血管事件的根本措施之一。对轻中度高血压人群的早期干预是目前临床工作容易忽略的方面，早期甄别高危人群，未雨绸缪，是减少心血管事件的有效途径。

高血压患者的预后不仅与血压水平有关，而且与是否合并其他心血管危险因素及靶器官损害程度有关，因此从指导治疗和判断预后的角度，应对高血压患者进行心血管危险分层，将高血压患者分为低危、中危、高危和很高危。具体危险分层标准根据血压升高水平（1、2、3级）、其他心血管危险因素、糖尿病、靶器官损害及并发症情况（表29-1）。用于分层的其他心血管危险因素、靶器官损害和并发症见表29-2。

表29-1 高血压患者心血管风险水平分层

其他危险因素和病史	高血压		
	1级	2级	3级
无	低危	中危	高危
1～2个其他危险因素	中危	中危	很高危
≥3个其他危险因素或靶器官损害	高危	高危	很高危
临床并发症或合并糖尿病	很高危	很高危	很高危

注：1级高血压，收缩压140～159mmHg和（或）舒张压90～99mmHg；2级高血压，收缩压160～179mmHg和（或）舒张压100～109mmHg；3级高血压，收缩压≥180mmHg和（或）舒张压≥110mmHg。

表29-2 影响高血压患者心血管预后的重要因素

心血管危险因素	靶器官损害	伴随临床疾患
• 高血压（1～3级） • 年龄＞55岁（男性）；＞65岁（女性） • 吸烟 • 糖耐量受损（餐后2h血糖7.8～11.0mmol/L）和（或）空腹血糖受损（6.1～6.9mmol/L） • 血脂异常 TC≥5.7mmol/L（220mg/dl）或LDL-C＞3.3mmol/L（130mg/dl）或HDL-C＜1.0mmol/L（40mg/dl） • 早发心血管家族史［一级亲属发病年龄＜55岁（男性），＜65岁（女性）］ • 腹型肥胖［腰围≥90cm（男性），≥80cm（女性）］或肥胖（BMI≥28kg/m²） • 血同型半胱氨酸升高（≥10μmol/L）	• 左心室肥厚 心电图：Sokolow-Lyon（SV1+RV5）＞38mm或Cornell＞2440mm.ms；超声心动图：LVMI≥125g/m²（男性），≥120g/m²（女性） • 颈动脉超声IMT≥0.9mm或动脉粥样斑块 • 颈股动脉PWV≥12m/s • ABI＜0.9 veGFR降低［eGFR＜60ml/（min·1.73m²）］或血清肌酐轻度升高115～133μmol/L（1.3～1.5mg/dl，男性），107～124μmol/L（1.2～1.4mg/L，女性） • 尿微量白蛋白30～300mg/24h或白蛋白/肌酐≥30mg/g（3.5mg/mol）	• 脑血管病 脑出血，缺血性脑卒中，短暂性脑缺血发作 • 心脏疾病 心肌梗死史，心绞痛，冠状动脉血运重建史，慢性心力衰竭 • 肾脏疾病 糖尿病肾病，肾功能受损 肌酐≥133（1.5，男性），≥124μmol/L（1.4mg/dl，女性） 尿蛋白＞300mg/24h • 外周血管疾病 • 视网膜病变 出血或渗出，视乳头水肿 • 糖尿病 空腹血糖≥7.0mmol/L（126mg/dl，餐后2h血糖≥11.1mmol/L（200mg/dl），糖化血红蛋白≥6.5%

注：LDL-C. 低密度脂蛋白胆固醇；HDL-C. 高密度脂蛋白胆固醇；BMI. 体质指数；LVMI. 左心室质量指数；IMT. 内膜中层厚度；ABI. 踝-臂血压指数；PWV. 脉搏波传导速度；eGFR. 估算的肾小球滤过率。

二、治疗性生活方式干预

适用于所有高血压患者。①减轻体重：将 BMI 尽可能控制在 $24kg/m^2$ 以下，体重降低对改善胰岛素抵抗、糖尿病、血脂异常和左心室肥厚均有益；②减少钠盐摄入：膳食中约 80%钠盐来自烹调用盐或各种腌制品，所以应减少烹调用盐，每人每天食盐量以不超过 6g 为宜；③补充钾盐：每日吃新鲜蔬菜和水果；④减少脂肪摄入：减少食用油摄入，少吃或不吃肥肉和动物内脏；⑤戒烟限酒；⑥增加运动：运动频率每周至少 3 次，每次运动时间 30min 以上，运动强度为中等强度的有氧运动，有利于减轻体重和改善胰岛素抵抗，提高心血管调节适应能力，稳定血压水平；⑦减轻精神压力：保持心态平衡，长期精神压力和心情抑郁等可使血浆中肾上腺素浓度升高和慢性交感神经兴奋，进而使血小板活化、巨噬细胞活化、上调炎症因子如 IL-6 的表达，导致血管内皮功能异常而引起高血压等；⑧血同型半胱氨酸升高（$\geqslant 10\mu mol/L$）的 H 型高血压需要补充叶酸制剂。

三、降压药物治疗

（一）降压药物治疗对象

①高血压 2 级或以上的患者；②高血压合并糖尿病或者已经有心、脑、肾靶器官损害或并发症者；③凡血压持续升高，改善生活方式后血压仍未获得有效控制者。从心血管危险分层的角度，高危和很高危患者必须使用降压药物强化治疗。

（二）降压药物应用基本原则

①小剂量，初始治疗时通常应采用较小的有效治疗剂量，根据需要逐渐增加剂量；②优先选择长效制剂，尽可能使用每天给药 1 次而有持续 24h 降压作用的长效降压药，以便有效控制夜间血压与晨峰血压，更有效预防心脑血管并发症；③联合用药，可增加降压效果又不增加不良反应，在低剂量单药治疗效果不满意时，可采用两种或两种以上降压药物联合治疗；④个体化，根据患者具体情况、药物有效性和耐受性，兼顾患者经济条件及个人意愿，选择适合患者的降压药物。

（三）常用降压药物

分为五大类，即利尿剂、β受体拮抗剂、钙通道阻滞剂（CCB）、血管紧张素转换酶抑制剂（ACEI）和血管紧张素Ⅱ受体拮抗剂（ARB）。

1. 利尿剂 有噻嗪类、袢利尿剂和保钾利尿剂三类。噻嗪类利尿剂使用最多，常用的有氢氯噻嗪。降压作用主要通过排钠，减少细胞外液容量，减小外周血管阻力。减压起效较平稳、缓慢，持续时间相对较长，作用持久。适用于轻、中度高血压，对单纯收缩期高血压、盐敏感型高血压、合并肥胖或糖尿病、更年期女性、合并心力衰竭和老年患者高血压有较强的减压效应。利尿剂可增强其他降压药的疗效。主要不良反应是低钾血症和影响血脂、血糖、血尿酸代谢，往往发生大剂量时，因此，推荐使用小剂量利尿剂。其他还包括乏力、尿量增多等，痛风患者禁用。保钾利尿剂可引起高血钾，不宜与 ACEI、ARB 类降压药合用，肾功能不全者慎用。袢利尿剂主要用于合并肾功能不全的高血压患者。

2. β受体拮抗剂 有选择性（$β_1$）、非选择性（$β_1$和$β_2$）和兼有α受体拮抗三类。该类药物可通过抑制中枢和周围RAAS，抑制心肌收缩力和减慢心率发挥降压作用。降压效果强而且迅速，不同β受体拮抗剂降压作用持续时间不同。适用于不同程度高血压患者；尤其是心率较快的中、青年患者或合并心绞痛和慢性心力衰竭患者，对老年高血压疗效相对较差。各种β受体拮抗剂的药理学和药代动力学情况相差较大，临床上治疗高血压宜使用选择性$β_1$受体拮抗剂或者兼有α受体拮抗作用的β受体拮抗剂，达到能有效减慢心率的较高剂量。β受体拮抗剂不仅降低静息血压，而且能抑制体力应激和运动状态下血压急剧升高。使用的主要障碍是心动过缓和一些影响生活质量的不良反应，较高剂量治疗时突然停药可导致撤药综合征。虽然糖尿病不是使用β受体拮抗剂的禁忌证，但它增加胰岛素抵抗，还可能掩盖和延长低血糖反应，使用时应加以注意。不良反应主要有心动过缓、乏力、四肢发冷。β受体拮抗剂对心肌收缩力、窦房结及房室结功能有抑制作用，并可增加气道阻力。急性心力衰竭、病态窦房结综合征、房室传导阻滞患者禁用。

3. 钙通道阻滞剂（CCB） 根据药物核心分子结构和作用于L型钙通道不同的亚单位，钙通道阻滞剂分为二氢吡啶类和非二氢吡啶类，前者以硝苯地平为代表，后者有维拉帕米和地尔硫䓬。根据药物作用持续时间，钙通道剂又可分为短效和长效。长效包括长半衰期药物，如氨氯地平、左旋氨氯地平；脂溶性膜控型药物，如拉西地平和乐卡地平；缓释和控释制剂，如非洛地平缓释片、硝苯地平控释片。降压作用主要通过组织电压依赖L型钙通道减少细胞外钙离子进入血管平滑肌细胞内，减弱兴奋-收缩偶联，减小阻力血管的收缩反应。钙通道阻滞剂还能减轻ATⅡ和$α_1$-肾上腺素能受体的缩血管效应，减少肾小管钠重吸收。钙通道阻滞剂降压起效迅速，降压疗效和幅度相对较强，疗效的个体差异较小，与其他类型降压药物联合治疗能明显增强降压作用。钙通道阻滞剂对血脂、血糖等无明显影响，服药依从性较好。相对于其他降压药物，钙通道阻滞剂还具有以下优势：对老年患者有较好降压疗效；高钠摄入和非甾体类抗炎药物不影响降压疗效；对嗜酒患者也有显著降压作用；可用于合并糖尿病、冠心病或外周血管病的患者；长期治疗还具有抗动脉粥样硬化作用。主要缺点是开始治疗时有反射性交感活性增强，引起心率增快、面部潮红、头痛、下肢水肿等，尤其是短效制剂使用时。非二氢吡啶类抑制心肌收缩和传导功能，不宜在心力衰竭、窦房结功能低下或心脏传导阻滞患者中应用。

4. 血管紧张素转换酶抑制剂（ACEI） 降压作用主要通过抑制循环和组织中的ACE，使ATⅡ生成减少，同时抑制激肽酶使缓激肽降解减少。降压起效缓慢，3~4周时达最大作用，限制钠盐摄入或联合使用利尿剂可使起效迅速和作用增强。ACEI具有改善胰岛素抵抗和减少尿蛋白作用，对肥胖、糖尿病和心脏、肾脏靶器官受损的高血压患者具有相对较好的疗效，特别适用于伴有心力衰竭、心肌梗死、心房颤动、蛋白尿、糖耐量减退或糖尿病肾病的高血压患者。不良反应主要是刺激性干咳和血管性水肿。干咳发生率为10%~20%，可能与体内缓激肽增多有关，停用后可消失。高钾血症、妊娠妇女和双侧肾动脉狭窄患者禁用。血肌酐超过3mg/dl患者使用时需要谨慎，应定期检测血肌酐及血钾水平。

5. 血管紧张素Ⅱ受体拮抗剂（ARB） 降压作用主要通过阻滞组织AT1，更充分有效地阻断ATⅡ的血管收缩、水钠潴留与重构作用。近年来的研究表明，阻滞AT1负反馈引起 ATⅡ增加，可激活 AT2 受体，能进一步拮抗 AT1 的生物学效应。降压作用起效缓慢，但持久而平稳。低盐饮食或与利尿剂联合使用能明显增强疗效。多数 ARB 随剂量增大降压作用增强，疗效剂量窗较宽。最大的特点是直接与药物有关的不良反应较少，一般不引起刺激性干咳，持续治疗依从性高。治疗对象和禁忌证与 ACEI 相同。

除上述五大类主要的降压药物外，在降压药发展历史中还有一些药物，包括其他交感神经抑制剂，如利血平、可乐定、哌唑嗪、特拉唑嗪、多沙唑嗪；直接血管扩张剂，如肼屈嗪等；这些药物曾多年用于临床并有一定的降压疗效，但因副作用较多，目前不主张单独使用，但可用于复方制剂或联合治疗。

近年来一种新型肾素拮抗剂阿利吉仑进入人们的视野，此种药物可阻断血管紧张素Ⅰ和血管紧张素Ⅱ的生成，降低血浆和尿中的醛固酮水平，从源头对 RAAS 系统的异常激活进行更完全地阻断。目前该药物还缺乏大量的循证医学证据证明其在降压领域的作用。

降压治疗方案：大多数无并发症的患者可单独或联合使用噻嗪类利尿剂、β 受体拮抗剂、CCB、ACEI 和 ARB，治疗应从小剂量开始。临床实际使用时，患者心血管危险因素状况、靶器官损害、并发症、降压疗效、不良反应及药物费用等，都可能影响降压药的具体选择。目前认为，2 级高血压患者在开始时就可以采用两种不同降压机制的降压药物联合治疗，联合治疗有利于血压较快达到目标值，也有利于减少不良反应。我国临床主要推荐应用的优化联合治疗方案是：ACEI/ARB+二氢吡啶类 CCB；ARB/ACEI+噻嗪类利尿剂；二氢吡啶类 CCB+噻嗪类利尿剂；二氢吡啶类 CCB+β 受体拮抗剂。次要推荐使用的降压联合治疗方案是：利尿剂+β 受体拮抗剂；α 受体拮抗剂+β 受体拮抗剂；二氢吡啶类 CCB+保钾利尿剂；噻嗪类利尿剂+保钾利尿剂。三种降压药联合治疗方案一般必须包含利尿剂。采用合理的治疗方案和良好的治疗依从性，一般可使患者在治疗 3~6 个月内达到血压控制目标值。对于有并发症的患者，降压药和治疗方案选择应该个体化。

四、其他药物治疗

（一）维生素和叶酸

我国人群高血压患病率与美国相近，但高同型半胱氨酸血症患病率却远高于美国。高血压和高同型半胱氨酸血症在促进心脑血管事件发生中存在明显的协同作用，高血压合并高同型半胱氨酸血症患者的心脑血管事件发生率是单纯高血压患者的 4 倍，是正常人的 13~26 倍。Wald 等 Meta 分析显示，同型半胱氨酸的高低对脑卒中发生风险的影响大于冠心病。我国高血压人群伴同型半胱氨酸的比率上升很快，由此引发的脑卒中发生率也逐年增高。H 型高血压患者在降压药物治疗的同时补充适量的维生素和叶酸，可以达到控制血压，降低血浆同型半胱氨酸浓度的效果，同时对预防动脉粥样硬化和脑卒中的发生也有积极意义。

（二）阿司匹林的使用

中国医师协会心血管内科医师分会发表的 2010 年中国专家共识提出如下建议：①高血压合并有年龄＞50 岁或有靶器官损害或糖尿病 3 项中任何一项者有较高的发生冠心病等心

脑血管疾病的风险，建议血压控制到＜150/90mmHg 时服用阿司匹林。②建议服用阿司匹林剂量为 75~100mg/d；③所有患者使用阿司匹林前均应仔细权衡获益-出血风险比。胃肠道出血高危患者服用阿司匹林时，建议联合应用质子泵抑制剂或 H_2 受体拮抗剂；溃疡病活动期或幽门螺杆菌阳性者，治愈溃疡病且根除幽门螺杆菌后应用阿司匹林。

（三）提高血管顺应性药物

循证医学证据显示，经过系统降压治疗后血压控制在正常水平的高血压患者，其心脑血管事件的发生率及病死率仍高于无高血压的正常人。显然，单纯的降压治疗是远远不够的，非压力因素可能亦参与预后的调控。随着对血管病变的深入了解，人们认识到血管结构及功能病变可能与各种心血管并发症的发生有关，心脑血管事件实际是血管病变的后果，更合理的治疗目标应该是控制和改善血管病变，改善动脉弹性，逆转功能性动脉硬化，而不完全是传统意义上的单纯控制所谓某个危险因素。长期以来，降压药物的价值只局限于血压本身，但降压效果及预后并不理想，尤其是对老年单纯收缩期高血压患者缺乏有效治疗手段，已成为高血压治疗的难题。传统的高血压血流动力学概念强调，总外周血管阻力升高，通过降低总外周血管阻力虽然也能一定程度缩小脉压，但这种被动的脉压缩小作用是有限的，往往收缩压下降同时舒张压也下降。因此，必须突破原有的观念，探索降低脉压的新方法。随着对动脉弹性在高血压及心血管疾病发生发展中的认识，许多研究者认为，改善动脉弹性，延缓压力反射波叠加时相或减轻压力反射波强度可能是一条重要的途径。

依那普利或培哚普利治疗原发性高血压可在降压的同时显著减小动脉的脉搏波传导速度并使动脉顺应性增加，硝酸酯类药物在体内升高 NO，直接舒张大动脉血管平滑肌，通过减慢脉搏波传导速度和降低压力反射波增强指数缩小脉压。他汀类药物在心血管疾病一级和二级预防中的有益作用部分归因于改善血管的硬度，表现为治疗后脉搏波传导速度降低。左心室功能受损的患者应用他汀类药物治疗后，由于降低主动脉僵硬度，左心室功能也得到改善。他汀类药物改善动脉弹性的机制，可能与改善动脉内皮功能有关，包括上调内源性 eNOS 表达，增加内源性 NO 合成和释放，减少氧自由基产生，抑制内皮素生成，延缓或逆转粥样硬化病变等。欧洲高血压协会推荐高血压患者采取降压药物治疗的另一个主要目标是改善动脉硬化程度，强调降低脉搏波传导速度值与降低血压同等重要。

中药治疗：中药是以辨证论治为基础的治疗方法，强调整体观，症状改善比较容易。中医认为发生高血压的主要原因常与先天禀赋异常、情志失调、饮食不节、内伤虚损等因素有关，常见症状为头晕、头痛。高血压引起的症状病因虽然不一，但是肝肾阴阳失调，心脑肾等脏器受损为其发病关键，病理因素有风、火、痰、瘀。其病性多为上实下虚，虚实夹杂。肝肾不足为下虚；肝阳上亢，风火，风痰上扰为上实。早期多为实证或虚实夹杂，晚期常为虚证或虚实夹杂。

目前常用的治疗高血压的中药制剂分为：平肝熄风剂（脑立清丸、复方罗布麻颗粒）；清热平肝剂（醒脑降压丸、安宫降压丸、牛黄降压丸）；补肝益肾剂（天麻首乌片、清肝降压胶囊）；活血通脉剂（晕痛定片、愈风宁心片）。

五、高血压其他治疗

1. 介入治疗动脉粥样硬化性肾动脉狭窄 随着介入技术的飞速发展及其在临床的广泛应用,介入治疗动脉粥样硬化性肾动脉狭窄(atherosclerotic renal artery stenosis,ARAs)已成为主要治疗方式之一。介入治疗 ARAs 主要包括经皮肾动脉球囊扩张成形术(PTRA)及经皮肾动脉支架植入术(PTRAs)。介入治疗可快速有效地解除肾动脉狭窄,恢复肾血流,保护肾功能。但并非所有患者都适用于介入治疗,在行 PTRA 或 PTRAs 之前要对患者进行严格筛选。美国心脏病学会推荐的 ARAs 患者介入治疗适应证为:①血流动力学显著异常的无症状性双侧或孤立肾 ARAs;②合并急进性、顽固性或恶性高血压,高血压合并原因不明的肾脏缩小,高血压不能耐受或者不能依从药物治疗的 ARAs;③肾功能进行性恶化的双侧 ARAs 或者孤立肾 ARAs,仅单侧存在 ARAs 的肾功能不全介入治疗指征稍低;④不明原因反复发作的充血性心力衰竭或者突发肺水肿,合并不稳定型心绞痛。

国内外一些临床研究结果显示 PTRA 或 PTRAs 可明显降低血压,并减少使用降压药物的种类,具有一定的保护肾功能作用。唐昱回顾分析了 50 例肾动脉狭窄＞70%且联合应用 3 种降压药物、血压仍＞140/90mmHg 的患者,其中高血压治愈 16 例(32%)、改善 30 例(60%)、无效 4 例(8%)。与术前相比较,术后 6 个月收缩压/舒张压明显下降[从(179.1±22.3)/(112.5±19.2)mmHg 降到(145.7±11.3)/(75.1±9.2)mmHg],降压药物种类减少,血肌酐(SCr)从(191.1±36.5)μmol/L 降到(138.2±20.3)μmol/L。Mustafa 等对 28 个 ARAs 患者(狭窄＞70%、既往服用至少 3 种以上的降压药物)共置入 36 枚支架,支架术后患者收缩压/舒张压从(153.04±17.07)/(92.50±10.76)mmHg 降至(124.75±11.40)/(77.54±8.23)mmHg。

然而一些临床试验结果并不支持介入治疗获益大于药物治疗的观点。CORAL 临床试验选择了 947 例 ARAs 合并高血压的患者,将其分为单独药物治疗组和支架置入术联合药物治疗组,随后进行 43 个月的随访,其结果显示:在支架置入术联合药物组与单纯药物组相比,无论是血压降低程度还是抗高血压药物减少的数量都未见明显的优势。Riaz 等对 540 个临床研究及 7 个随机对照试验中的样本进行筛选,最终选取 2139 例患者的样本进行 Meta 分析,其结果同样显示,对于 ARAs 患者,PTRA 或 PTRAs 与单纯药物治疗相比,在降低心血管事件的发生及保护肾功能方面都未见明显优势。

关于不同报道和研究中的差异的原因,可能与各个试验患者的选取标准不同有关。多数 ARAs 合并高血压患者常同时伴有原发性高血压,单纯解除狭窄并不能治愈高血压,只能一定程度地改善高血压,部分患者甚至无效。因此在行 PTRA 或 PTRAs 前要明确高血压与肾动脉狭窄之间是否有联系。通过上述研究发现患者要具备以下条件才适合行 PTRA 或 PTRAs:①肾动脉狭窄＞70%,且能证明狭窄与血压升高存在因果关系。②联合应用降压药物不能控制的顽固性高血压。在改善肾功能方面,蒋雄京等认为双侧或单侧功能肾的肾动脉严重狭窄所致的缺血性肾病患者,如果肾功能进行性恶化,则肾动脉血运重建可能获益最大;而肾功能正常或稳定的患者血运重建后的肾功能是否获益不确定。在临床工作中,对于不同的患者应采取个体化治疗,严格把握手术的适应证,为不同的患者选择最佳的治疗手段控制病情。

2. 经皮肾动脉交感神经消融术（RSD） 目前主要用于治疗难治性高血压，但 SYMPLICITY HTN-3 试验阴性结果提示，尚须对其消融策略、疗效及安全性进一步探索。肥胖及睡眠呼吸暂停综合征（OSA）是难治性高血压的常见病因，有报道显示，RSD 可降低交感神经活性，减轻胰岛素抵抗、改善糖脂代谢及 OSA，但其临床应用处于探索阶段。

3. 内皮祖细胞在高血压治疗中的应用 Asahara 等于 1997 年第一次将人体外周血中具有分化能力的血管内皮细胞的前体细胞定义为血管内皮祖细胞（EPC），在胚胎时期，EPCs 不但能生成血管，而且能修复损伤的血管。出生后，EPC 的活化、增殖和迁移能促进血管的生成。血管的形成包括内皮祖细胞活化增殖、迁移、形成管腔、组建基底膜、募捐周细胞和（或）平滑肌细胞、形成成熟血管。随着人们对高血压病和 EPCs 的研究深入，EPCs 在心血管疾病尤其是高血压病的治疗过程中发挥越来越重要的作用。

运动训练可修复外周毛细血管功能，这是通过 VEGF/eNOS 依赖性的信号通路来实现的，并且能明显改善 EPCs 生成毛细血管的情况。规律的体育锻炼能增加循环 EPCs 的数量，改善 EPCs 功能，从而达到修复并生成血管，以及再内皮化的效应。

（田国平）

参 考 文 献

葛均波，徐永健. 2013. 内科学. 8 版. 北京：人民卫生出版社.
解晓媛，丁彦春. 2016. 前列腺素 E2 和高血压靶器官损害相关性的研究进展. 中华高血压杂志，24（3）：216-219.
李文华，张群辉，戎浩，等. 2016. 内皮祖细胞与高血压病的应用研究进展. 中国组织工程研究，20（15）：2273-2280.
李旭亮，王先梅，杨丽霞. 2009. 瘦素与高血压和动脉粥样硬化关系的研究进展. 医学综述，15（5）：656-659.
梁文奕，刘梅林，朱馨媛. 2013. 尿酸对动脉粥样硬化的影响及相关机制. 临床心血管病杂志，29（1）：3-6.
孙宁玲. 2010. 高血压治疗学. 北京：人民卫生出版社.
吴艳辉，骆科美，刘靓. 2015. 颈动脉粥样硬化斑块调查及其影响因素分析. 吉林医学，36（2）：253-254.
杨霞，赵玉娟. 2014. H 型高血压与冠心病关系的研究进展. 现代中西医结合杂志，23（36）：4095-4097.
中国高血压防治指南修订委员会. 2011. 中国高血压防治指南 2010 年修订版. 中国医学前沿杂志，2011，3（5）：42-91.
中国老年高血压治疗共识专家委员会. 2008. 中国老年高血压治疗专家共识. 中华老年心脑血管病杂志，10（9）：641-649.

第三十章　常见动脉粥样硬化性疾病的防治

第一节　冠状动脉粥样硬化性心脏病

冠状动脉粥样硬化性心脏病是指由于冠状动脉粥样硬化使冠状动脉发生狭窄或堵塞导致心肌缺血、缺氧所致的心脏病，通常简称为冠心病（coronary heart disease，CHD），也有称为冠状动脉疾病（coronary artery disease，CAD）或冠状动脉性心脏病。由于后两者涵盖包括动脉粥样硬化及其他病因（如动脉炎、先天性畸形、动脉痉挛及风湿结缔组织疾病等）所致冠状动脉相关的心脏病，故并不能完全与冠状动脉粥样硬化性心脏病或冠心病等同。由于绝大多数冠状动脉狭窄是由于动脉粥样硬化所致，而冠状动脉完全堵塞大多数与血栓形成有关，故近年有将冠状动脉粥样硬化性心脏病称为冠状动脉粥样硬化-血栓形成性心脏病。

一、冠状动脉粥样硬化性心脏病的基本防治策略

20世纪60年代以前，CHD主要以药物治疗为主，到了70年代，外科采用冠状动脉旁路术（coronary artery bypass grafting，CABG）开辟了冠心病治疗的新途径。进入80年代，CABG在西方发达国家已经非常成熟和普遍。同时期，内科介入治疗也迅速发展。以Framingham研究为代表的流行病学研究已经确认一系列冠心病的"传统危险因素"，包括年龄、吸烟、血压和血清总胆固醇（TC）增高等。随着循证医学的发展，人们对导致CHD的危险因素又有了新的认识，除解释一些传统危险因素不能完全解释的冠心病发病机制外，还被用于冠心病的一级和二级预防。血脂有关成分、代谢相关因子、炎症相关因子、基因多态性和心理因素等被称为"新危险因素"。治疗原则为缓解症状、改善预后、阻止病情进展，包括调整生活方式、控制危险因素、循证药物治疗、血运重建、患者教育等。

防治冠心病的中心环节是需要认识到该疾病的发病可受生活习惯影响，尽管这个观点已经非常明确，然而做到理想的生活方式干预还有诸多阻力。通常冠心病的进展较慢，一般进展到较晚期才出现典型症状，因此调整生活方式通常有充足的时间，但却得不到积极性的配合。相比而言，CHD发展到出现明显症状，发生恶性事件的速度却较快，此时已无太多时间治疗干预。尽管大量患者经过治疗可得到临床缓解，但常常花费较大，且仍存在很大风险。因此，对于CHD的预防显得尤为重要。在健康宣讲时，应强调CHD为常见病，多发病，可通过日常生活调节干预。CHD从出现症状到致死致残时间可很短，猝死率高，原发血管再生亦不能治愈，且与社会生活及贫富差距有关。预防CHD的中心观念是早期发现CHD的高危因素，治疗或预防相关因素可增加存活率，许多危险因素是从青年开始的。事实上，冠心病的病理改变可在20或30岁就出现，危险因素多者甚至更早。多项研究证明，早期评估危险因素较晚期要好。儿童肥胖和糖尿病发病率也越来越多，因此预防CHD应从青少年、青年和年轻中年开始。

（一）冠心病二级预防

1. 预防措施 目前针对 CHD 二级预防已有大量循证医学证实的有效疗法及药物，控制 As 的危险因素显得尤为重要。

（1）戒烟，限制饮酒：吸烟是 CHD 的独立危险因素，不仅加速 As 进展、增加心肌耗氧量、加重心绞痛，而且增加心肌梗死和全因死亡率。戒烟能显著减少恶性心血管事件发生。可适当饮酒，小剂量乙醇可扩张冠状动脉，在一定程度上具有抗心绞痛作用；其次，乙醇可能加强阿司匹林的抗血小板聚集作用。但随着大剂量乙醇的摄入，其扩张血管及抗血小板聚集效果并不呈浓度依赖性上升，而其直接损失心肌作用及诱发高血压、肝脏及脑损伤作用明显。推荐饮酒量为每天约 50g 葡萄酒。

（2）控制高血压：高血压不仅会增加心肌耗氧，还能直接损失血管，加速 As 进展。研究已经证实高血压与 CHD 及死亡率具有线性关系。对不同年龄阶段 CHD 患者有效控制血压均能减少心肌梗死风险和病死率。一般，血压应控制在 140/90mmHg 以下，合并糖尿病或肾功能不全者应更为严格，主张在保证器官灌注前提下血压控制在 130/80mmHg 以下。老年患者可适当放宽目标，控制在 150/90mmHg 以下，若能耐受，亦可更低。

（3）调脂治疗：血脂异常是 As 的主要危险因素，尤其是血清低密度脂蛋白胆固醇（LDL-C）和极低密度脂蛋白胆固醇（VLDL-C）的升高。他汀类药物可通过抑制肝脏 3-羟甲基戊二酸单酰辅酶 A 还原酶减少胆固醇合成达到降低血清胆固醇目的，其减少缺血性不良事件已得到临床验证。临床主要以控制 LDL-C 为主，CHD 患者血清 LDL-C 浓度应控制在 100mg/ml（2.6mmol/L）以下。

（4）管理血糖：Framingham 研究显示糖尿病患者 CHD 发病率较非糖尿病患者明显升高，男性约高出 2 倍，女性约为 4 倍。在糖尿病患者中，血糖水平的高低也与 CHD 发生风险密切相关，且血糖长期控制不理想患者常易出现全身动脉弥漫性病变（包括冠状动脉），因此所有 CHD 患者均应监测空腹及餐后血糖，对于糖尿病患者提倡糖化血红蛋白控制在 7% 以下。

（5）摄食及运动：脂肪蓄积可能促进体内炎性因子释放、增加胰岛素抵抗、高血压风险，研究显示大量摄入钠盐、胆固醇、脂肪及反式脂肪酸者更易患 CHD，冠心病患者应低盐低脂饮食，适当运动但不宜过劳，避免过度脑力活动，缓解生活压力。适当体力活动可改善内皮细胞功能并可抗氧化应激，在实际临床工作中，当面对患者个体时，需从整体观点出发进行评价，针对每个患者多方面因素进行个体化治疗。

2. 冠心病二级预防 ABCDE 原则

A：①阿司匹林（抗血小板聚集）；②抗心绞痛治疗；③ACEI 类药物；④（低分子）肝素抗凝（不稳定时）。

B：①β 受体阻滞剂；②合理控制血压。

C：①合理控制血脂；②戒烟。

D：①控制糖尿病；②清淡饮食。

E：①健康教育；②适量有氧运动。

（二）冠心病的三级预防

三级预防在于发现冠心病的危险因素后预防不良事件，如急性心肌梗死、卒中。该种预防普遍采取日常生活干涉的方法，如饮食、锻炼以及降低危险因素的药物治疗。三级预防的主要优点在于出现重大临床 As 事件前对较高危险患者调整治疗方案。

近20年多项研究表明对慢性 CHD 患者进行血运重建的长期病死率并没有明显减少。研究发现，对于冠脉严重病变的患者，在合理使用药物基础上，使用介入治疗对心绞痛发作、急性冠脉综合征（ACS）发生及全因死亡率并无益处，提示介入治疗对斑块稳定性并无太大意义。近期美国一项研究表明，冠心病致死率下降有近一半是因为对全民危险因素控制良好，还有近一半是由于确定血管病变或疑似血管病变合理使用药物，说明 CHD 患者死亡率的下降，预防比晚期血运重建更为重要。

二、稳定型心绞痛的防治

稳定型心绞痛也称稳定性劳力型心绞痛或普通型心绞痛，为心绞痛中较常见的一种，一般是在冠状动脉固定狭窄基础上出现心肌负荷增加，超出其代偿能力，发生急剧而短暂的心肌缺血缺氧的临床症状，其诱发因素、症状性质及程度、持续时间、缓解方式在1～3个月内常较固定，不伴有心肌坏死。

稳定型心绞痛的治疗目的为控制心绞痛和预防心肌梗死的发生和死亡，提高生活质量。治疗原则为：①控制诱因，如高血压、情绪激动、贫血、心律失常等；②控制危险因素，如吸烟、高胆固醇血脂、高血糖等；③服用抗栓及他汀类调脂药物，可改善预后；④控制心绞痛，可单独用药，亦可联合用药。

（一）药物治疗

1. 控制心绞痛　目前减轻症状及改善缺血的药物主要包括 β 受体阻滞剂、硝酸酯类药物和钙拮抗剂（CCB），单独或联合使用均可。此外，还有部分改善心肌代谢药物。

（1）β 受体阻滞剂：可阻断心脏 β1 肾上腺素能受体，达到减慢心率、抑制心肌收缩及降低血压作用，减少心肌耗氧，可减少患者心绞痛发作，增加运动耐量。此外，还可通过扩张非缺血心肌供应血管并形成侧支循环供应缺血心肌，改善心肌供血。若无禁忌证，目前推荐其为起始治疗用药，并监测血压及心率，直至静息心率降至 55～60 次/分，严重心绞痛患者如无心动过缓症状，可降至 50 次/分。目前可用于治疗心绞痛的 β 受体阻滞剂有多种，给予足够剂量，均能有效预防心绞痛发作。①选择性 β 受体阻断剂：代表药物有美托洛尔平片 12.5mg，每天 2 次，或缓释片 23.75mg，每天 1 次；阿替洛尔 12.5～25mg，每天 2 次；比索洛尔 2.5～5mg，每天 2 次；②非选择性 β1 受体阻断剂：代表药物有普萘洛尔 10mg，每天 3 次，由于其 β2 阻滞效应带来的不良反应，目前已较少使用。③非选择性 β 受体阻滞剂（同时具有 α1 和 β 受体阻滞效应）：代表药物有卡维地洛 6.25～25mg，每天 2 次；拉贝洛尔 100～300mg，每天 2 次。需注意其禁忌证，严重心动过缓、高度房室传导阻滞、窦房结功能障碍、心力衰竭急性发作期、支气管哮喘或痉挛均不宜使用，冠状动脉痉挛、外周动脉疾病及严重抑郁属于相对禁忌。

（2）硝酸酯制剂：该类药物可通过释放 NO 激活鸟苷酸环化酶，选择性扩张冠状动脉改善心肌供血，为内皮依赖性血管扩张剂，并可发挥抗血小板聚集等生物学效应，预先使用 N-乙酰半胱氨酸效果可能更佳。此外，硝酸酯制剂还可以扩张周围动静脉，起到减轻心脏前后负荷作用，从而降低心肌耗氧。①短效制剂：二硝酸异山梨酯，舌下含服 5~10mg，5min 内起效，口服 5~20mg，每天 3~4 次，药效维持 3~5h；硝酸甘油，舌下含服 0.5mg，常在 2min 内起效，常作为迅速缓解心绞痛药物或运动前用药。舌下含服短效硝酸酯制剂若超过 10min 方起效，常提示 ACS 或非心绞痛性疾患。此外，短效硝酸酯制剂还有吸入剂。②长效硝酸酯制剂：单硝酸异山梨酯片 20mg，每天 2 次，或缓释片 40~60mg，每天 1 次，口服长效制剂不宜作为心绞痛急性发作时缓解药物。此外，还有硝酸甘油缓释片、贴片或膏油外用可用于预防夜间心绞痛。长时间使用硝酸酯制剂易产生耐药，停药 10h 后药效可恢复。其主要不良反应为头痛、面部潮红、心率增快、低血压。禁忌证有严重低血压、严重主动脉瓣狭窄、肥厚型梗阻性心肌病、颅内高压、青光眼等。

（3）钙通道阻滞剂（CCB）：此类药物主要抑制 L-型钙离子通道，阻断钙离子进入细胞内，并可阻断钙活性而抑制细胞的兴奋-收缩。最终可抑制心肌收缩，降低心肌耗氧；扩张外周动脉，减少心脏后负荷；解除冠状动脉痉挛，扩张冠状动脉，改善心肌供血。短效二氢吡啶类 CCB 可增加心血管不良事件，现已少用。长效二氢吡啶类 CCB 和非二氢吡啶类 CCB 均能有效缓解心绞痛，荟萃分析显示其改善心肌供血已提供运动耐量与 β 受体阻断剂相当。当 β 受体阻断剂禁忌或无法耐受时首先应考虑使用 CCB。代表药物有：①非二氢吡啶类 CCB 片 30~90mg，每天 3~4 次，或缓释制剂 45~90mg，每天 1~2 次；维拉帕米 40~80mg，每天 3 次，或缓释剂 240mg/d，分 1~2 次服用。非二氢吡啶类 CCB 由于其负性肌力及负性频率作用，不宜用于严重心动过缓、病态窦房结综合征、高度房室传导阻滞及严重主动脉瓣狭窄者，心力衰竭急性发作期需慎用，预激综合治理伴房颤者不宜使用维拉帕米。②二氢吡啶类 CCB 硝苯地平缓释或控释剂 20~40mg，每天 1~2 次；氨氯地平 5~10mg，每天 1 次；同类制剂有尼索地平 10~40mg，1 次/日；氨氯地平 5~10mg，每天 1 次；非洛地平缓释制剂 5mg，每天 1 次。二氢吡啶类 CCB 不良反应较少，主要为反射性引起心率增快、面部潮红，部分患者可引起下肢水肿。

（4）曲美他嗪：属于改善心肌代谢药物，对血流动力学无影响，通过抑制脂肪酸氧化和增加葡萄糖代谢，改善心肌氧的供需平衡而治疗心肌缺血，可单用或联合其他药物使用。口服 20mg，每天 3 次。

（5）尼可地尔：具有双重药理机制改善心肌供血，不仅可代谢产生 NO，还是 ATP 敏感性钾通道开放剂，能同时扩张大的冠状动脉和微小冠状动脉，控制心绞痛有效率达 90%。常用剂量 5mg，每天 3 次。

（6）伊伐布雷定：为窦房结高选择性 If 离子通道抑制剂，近年来开始逐渐应用于临床，可通过阻断窦房结起搏电流降低心率，减少耗氧。常用于 β 受体阻断剂和钙离子拮抗剂禁忌或无法控制心绞痛患者。

（7）中医中药治疗：分为疼痛期及缓解期治疗，疼痛期治标为主，目前以"活血化瘀"、"芳香温通"和"祛痰通络"法最为常用。缓解期治本，主要为调节阴阳及脏腑。此外，针刺或穴位按摩治疗也可能有一定疗效。

（8）联合用药：合理联合用药目的：一是更有效地控制心绞痛，二是减少大量单药带来的不良反应或低效不同药物之间的不良反应。需要注意的是二氢吡啶类 CCB 和硝酸酯制剂均依赖扩血管抗心绞痛且可引起心率增快，故不宜联合使用该两类药物，β 受体阻断剂与非二氢吡啶 CCB 同有负性肌力及负性频率作用，不作常规联用。β 受体阻断剂可增加二氢吡啶类钙离子拮抗剂效果，联合两种药物效果抗心绞痛效果可能较为理想。

2. 可改善预后药物

（1）抗血小板聚集：阿司匹林为冠心病使用最广泛药物，该药通过抑制环氧化酶减少血栓素 A2 生成，发挥抗血小板聚集作用。此外，阿司匹林还能降低冠心病患者 C-反应蛋白、白介素-6 等炎症因子产生，并改善血管内皮细胞功能，但对于正常人群，其该类作用并未得到证实。大量临床试验已证实，阿司匹林应用于冠心病一级预防及二级预防，能降低心肌梗死发生概率及死亡率。其疗效与使用剂量有关，推荐初始剂量 300mg/d，之后维持剂量以 75～150mg/d。氯吡格雷：ADP 受体拮抗剂，其抗血小板作用与阿司匹林相当，胃肠道反应相对较少。常用于阿司匹林不过敏或不能耐受者，也用于 PCI 术后预防血栓。起始剂量 300mg/d，之后维持剂量 75mg/d。糖蛋白Ⅱb/Ⅲa 受体拮抗剂：与糖蛋白Ⅱb/Ⅲa 不可逆结合，阻断血小板聚集最终环节。为目前最强抗血小板聚集药物，目前暂无口服制剂，静脉用药主要有替罗非班、阿昔单抗、整合素。不常规用于稳定型心绞痛，主要用于 ACS 或 PCI 术后患者。

（2）华法林：通过抑制维生素 K 作用减少肝脏凝血因子合成。单用其疗效与阿司匹林相当，但出现风险更大，需长期监测凝血功能，我国推荐 INR 值维持 2.0～3.0。主要用于合并房颤、左心室附壁血栓及不宜使用阿司匹林和氯吡格雷者。该药物较便宜，但由于国内多数患者监测凝血功能依从性较差，目前应用并不多。

（3）β 受体阻断剂：由于缺乏空白对照，β 受体阻断剂对于稳定型心绞痛患者预防心肌梗死和猝死风险尚未得到临床验证，但可减少心肌缺血事件和心律失常发生，应作为稳定型心绞痛的初始治疗药物。

（4）血管紧张素转化酶抑制剂（ACEI）：此类药物通过减少血管紧张素Ⅱ的释放和内皮缓激肽的降解，达到抑制血管收缩作用，并可抗细胞凋亡。研究显示 ACEI 可改善血管内皮细胞功能，并减少心绞痛发作，提高心肌梗死和心源性死亡发生率。对于合并心力衰竭、糖尿病、尿蛋白及高血压患者使用 ACEI 受益更大。禁忌证有双侧肾动脉狭窄、严重肾功能不全、孤立肾等，对于不能耐受 ACEI 引起的干咳，可使用血管紧张素Ⅱ受体拮抗剂（ARB）。

（5）他汀类药物：抑制肝脏羟甲基戊二酰辅酶 A 还原酶活性，可降低血清低密度脂蛋白胆固醇水平，此外，该类药物还可改善内皮功能，调节患者内皮依赖性血管舒张以减轻症状。有不少报道称他汀类药物还可通过抗氧化应激及抗炎作用抗动脉粥样硬化。研究发现患者联用他汀类药物及 CCB 效果更佳，可显著提高 NO 水平及减少内皮素-1 的释放。冠心病患者若无禁忌应常规使用他汀类药物。

3. 血运重建 包括经皮冠状动脉介入治疗（PCI）和冠状动脉旁路移植术（CABG）。稳定型心绞痛患者药物控制效果不满意应行冠状动脉造影评估血运重建。冠脉重建常用于以下情况：①药物治疗效果不理想；②大面积心肌缺血；③手术成功率高，且患者及家属接受再狭窄等风险；④患者或家属已知手术风险后要求手术。

冠心病介入治疗先后经历了3个时期，分别为经皮冠状动脉腔内成形术的应用、裸金属支架的问世和药物洗脱支架的应用。

内科介入治疗尝试过许多方法，如单纯的经皮穿刺冠状动脉成形术（PTCA），旋切除，冠状动脉激光腔内成形术等，单纯PTCA可迅速改善心绞痛症状，提高生活质量，但对于减少心肌梗死发生率及病死率较规范药物治疗并无获益，且目前已少用，而旋切除、冠状动脉激光腔内成形术因为操作技术上难度太大，难以掌握，亦不常规使用。单纯PTCA主要是采取球囊扩张以治疗冠状动脉狭窄性病变，由于快速改善心肌供血，缓解了患者的心绞痛症状，但由于血管的弹性回缩、血管负性重塑及平滑肌细胞增生，血管再狭窄发生率较高，在术后6个月内，再狭窄发生率高达30%～50%。此外尚存在冠状动脉夹层撕裂、急性闭塞，可能出现急性心肌梗死。20世纪90年代金属支架应用于临床，即在PTCA术后将支架安置在病变部位，可有效抑制血管的弹性回缩和血管负性重塑，降低病变部位再狭窄率。近些年药物涂层支架的广泛应用进一步减少支架内再狭窄率，不仅可提高生活质量，亦可减少心肌梗死和死亡发生概率。

近几年来，PCI治疗在临床应用广泛，尤其是随着药物涂层支架的应用，明显降低病变部位再狭窄率，且其创伤小，易为患者接受。但费用比较昂贵，十年通畅率不如冠状动脉旁路术。另外，对完全闭塞超过3个月的冠状动脉病变PCI治疗成功率并不十分高，与手术方式及术者水准有一定相关，左冠状动脉主干选择PCI治疗存在一定风险，根据患者的病情酌情评估，可选择冠状动脉旁路移植术（CABG），多支多处狭窄病变的治疗效果也不如CABG。

1964年CABG术首次应用于急救手术，之后逐渐广泛应用于临床。对于单支冠脉病变者，CABG术可显著改善症状，提高生活质量，但其远期血管狭窄率较高，临床上对降低死亡率尚有待进一步验证。左主干病变、多支病变或完全慢性闭塞者CABG较PCI疗效好。其疗效与PCI术相当，其优点为术后运动耐量较大，缺点为创伤较大、术后恢复较慢。此外，若合并其他需外科处理病变如室壁瘤、严重心脏瓣膜病变时可外科一同处理。21世纪初，微创CABG术已开始应用于临床，不仅减少术后恢复时间，也减少出血和感染风险，还能减少肾功能不全、血栓、心肌顿抑发生。

三、缺血性心肌病的防治

缺血性心肌病主要由于冠状动脉硬化性狭窄、闭塞或痉挛造成，亦可由于毛细血管自身病变致使心肌长期慢性缺血缺氧。起病除由于心肌细胞缺血缺氧，细胞内Ca^{2+}无法正常泵出细胞外或被基质网摄取，心肌弹性回缩能力下降，心室舒张受限，此时常不伴有收缩功能障碍。随着病情进展，心室充盈压升高。加上心肌细胞凋亡或坏死，残余心肌细胞肥大、纤维化或瘢痕化。心肌细胞减少导致心肌收缩功能下降，虽心肌可启动自身法兰克-斯塔林机制及神经-体液机制代偿，但长期恶性循环可致心肌失代偿、室壁张力增加、心腔扩大、静脉系统淤血及动脉系统缺血，出现心力衰竭。

缺血性心肌病预后欠佳，常死于心力衰竭、恶性心律失常和猝死。早期防治尤为重要，可延缓心力衰竭发展，改善长期存活率，减少住院率。

（一）一般治疗

1. 改善生活方式　戒烟，限酒，低盐低脂饮食，尤其对于心力衰竭症状较重者应严格限制水钠入量。

2. 消除发病诱因　如控制感染、治疗心律失常、电解质紊乱等。

3. 吸氧　对于严重左心功能障碍或缺血症状患者应给氧疗。

4. 运动　对于心力衰竭或心绞痛症状较重者应限制运动避免心脏负荷过重，对于症状缓解期主张早期加大活动量。

（二）控制症状

1. 抗心绞痛治疗　见本节稳定型心绞痛的防治。

2. 抗心力衰竭　应以利尿剂为基础，酌情配合使用正性肌力药物和扩血管药物。

（1）利尿剂：控制心力衰竭应以利尿为基础。通过利尿减轻水钠潴留，消除体、肺循环淤血，降低心脏前负荷，其抗心衰疗效肯定，但对于是否能提供长期存活率还有待明确。常用药物有袢利尿剂（主要有呋塞米、托拉塞米）、噻嗪类利尿剂（常用药有氢氯噻嗪、氯噻酮、氢氯噻嗪等）和保钾利尿剂（常用药有螺内酯、阿米洛利和氨苯蝶啶）。应根据个体差异酌情选择利尿剂，循环淤血较重时应选择效果较强的袢利尿剂，可配合使用保钾利尿剂或预防性使用氯化钾。噻嗪类药物适合轻度水钠潴留，合并高血压患者，尤其适用于合并高血压患者，心衰缓解期可长期小剂量服用。利尿剂最常见的不良反应为电解质紊乱及其所引起的心律失常，其他还包括低血压、肾功能损伤等。

（2）正性肌力药：洋地黄类药物为最传统的正性肌力药，因其对心脏有负性频率作用，尤其适用于伴快速心室率者，最常见不良反应为胃肠道反应，其他还有心律失常（其中以室性早搏最多见）、神经毒性作用及视觉失常。急性心肌梗死24h内或缓慢型心律失常者不宜使用，低钾血症患者易出现洋地黄中毒，应谨慎使用。轻度心力衰竭患者可予口服地高辛，并可长期小剂量维持，但需监测心电图、电解质，避免严重不良反应。中重度心力衰竭者宜静脉使用毛花苷C，起效更快。其他正性肌力药还有肾上腺受体激动剂（如多巴胺、多巴酚丁胺）、磷酸二酯酶抑制剂（米力农伊诺西蒙）、钙离子增敏剂（左西孟旦），主要用于难治性心衰或急性左心衰竭。

（3）血管扩张剂：单纯慢性心力衰竭缓解期者不推荐使用直接血管扩张剂，合并心绞痛者可使用硝酸酯类药物同时改善心肌供血，合并高血压者可使用钙离子拮抗剂（心力衰竭急性发作时不宜使用）。中度心衰者可使用扩血管药物以减轻心脏前后负荷、改善心衰症状，包括硝酸酯类药物、硝普钠和重组人脑钠肽。急性左心衰竭或慢性心力衰竭急性发作时因其病死率高，预后较差，应及时予控制症状，改善肺淤血，故应选择静脉用药，此外，尚可通过辅助通气改善肺淤血。

（三）改善预后

1. ACEI　应作为缺血性心肌病的一线用药，不仅可扩展动脉、减轻心脏后负荷，还能对抗 RAS 系统对心脏的神经毒毒性作用，延缓心肌重塑和心力衰竭的发展，降低长期死亡率，如无禁忌应及早给药并逐渐加量至最大负荷剂量，合并高血压、糖尿病、尿蛋白患者受益更大。若不能耐受 ACEI 引起的刺激性干咳，可改为 ARB 类药物。

2. β受体阻断剂　不仅可抗心绞痛，还能对抗交感神经异常激活的心脏毒性作用，亦可延缓心肌重塑和心衰发展，重度心力衰竭者不宜使用，心衰缓解后应小剂量开始加量至最大耐受剂量，由于其心脏负性肌力及负性频率作用，重度心力衰竭及缓慢性心律失常时不宜使用。

3. 其他　抗栓、调脂药物见本节稳定型心绞痛的防治。

（四）冠脉血运重建

其目的主要为控制心绞痛，改善心肌供血及预防心肌梗死，对于有适应证者可行 PCI 或 CABG 治疗，但并未证实其可逆转已然启动的心肌重塑及心力衰竭。

（五）其他

近年来，左室减容和动力性心肌成形术逐渐应用于临床，骨髓细胞移植、血管内皮生长因子基因治疗等新技术亦开始临床适用，可能为缺血性心肌病患者带来新希望，此外，内科治疗效果不理想者可行心脏移植术。

四、隐匿性冠心病

隐匿性冠心病也称无症状心肌缺血性冠心病，是指存在心肌缺血的客观依据，如运动心电图、心肌核素显像提示存在心肌缺血或冠状动脉造影显示较严重的冠状动脉狭窄，但无临床症状。1979 年 Cohn 将隐匿性冠心病分为三类，目前仍被沿用。Ⅰ型为患者存在冠状动脉狭窄的客观依据，但从未出现过任何心肌缺血临床症状；Ⅱ型为患者曾经出现过心肌梗死，现存在心肌缺血，无相关临床症状；Ⅲ型多发生于有稳定型心绞痛或不稳定型心绞痛患者，有时出现心肌缺血无临床症状，有时有症状。

总的来说，积极控制心肌缺血发作可使患者受益，控制危险因素是基础治疗、β受体阻断剂、钙离子拮抗剂和硝酸盐制剂，可减少心肌缺血发作次数及程度，联合用药效果更为显著，药物治疗效果不理想时可行冠状动脉血运重建，但其长期受益程度还有待验证。

1. Ⅰ型　对于Ⅰ型患者，目前主张采取冠心病二级预防治疗。他汀类调脂药物不仅可降低血浆 LDL，还能改善内皮功能、稳定 As 斑块达到预防斑块进一步进展效果。积极控制血糖、血压和吸烟等危险因素可减少心肌缺血出现次数，并能降低心血管不良事件发生概率。β受体阻断剂和钙离子拮抗剂可减少心肌耗氧，且β受体阻断剂可延长心室舒张期，增加冠脉供血，对心率依赖型心肌缺血效果较好，且β受体阻断剂对高血压"晨峰现象"控制价值较大，临床已证实对治疗无症状心肌缺血有重要意义。硝酸盐制剂可选择性扩张冠状动脉从而增加心肌供血，亦减少心肌缺血发生次数，若单药效果控制欠佳，可联合β受体阻断剂加硝酸盐制剂或联合钙离子拮抗剂加硝酸盐制剂，必要时甚至可三种药物一起使用。若药物控制效果欠佳亦可考虑行血运重建，包括 PCI 和 CABG，一般用于左主干病变、主要分支血管病变严重或多支血管病变。

2. Ⅱ型 对于Ⅱ型患者，药物亦可选择 β 受体阻断剂、钙离子拮抗剂及硝酸盐制剂。尤其 β 受体阻断剂可降低心肌收缩力、减慢心率，应使用到最大耐受剂量，对控制心肌缺血重建时间及浓度依赖性。对于心肌梗死后患者应逐渐提高运动耐量，可改善预后。对于药物治疗效果不满意符合血运重建适应证者，可根据病情选择 PCI 或 CABG 术。

3. Ⅲ型 对于Ⅲ型患者，主张除控制心绞痛发作外，同时减少无症状心肌缺血发作对患者受益更大。对于慢性稳定型心绞痛患者，可选择 β 受体阻断剂或联用硝酸盐制剂，对于不稳定型心绞痛，β 受体阻断剂可能加重冠脉痉挛，不宜使用，可选择钙离子拮抗剂或联用硝酸盐制剂，临床上发现联合用药比使用单药效果更佳。对于药物治疗效果不佳，可行冠脉动脉造影检查，明确冠脉病变情况，可根据冠脉严重程度及心功能酌情采用冠脉血运重建。

五、急性冠脉综合征

急性冠脉综合征（ACS）指冠心病中急性发病的一类，包括不稳定型心绞痛（UA）和急性心肌梗死（AMI），以前习惯将后者分为 Q 波性心梗和非 Q 波性急性心梗，近年来由于治疗原则不同将心肌梗死分为 ST 段抬高性心肌梗死（STEMI）和非 ST 段抬高性心肌梗死（NSTEMI）。故一般又将 UA 和 NSTEMI 统称为非 ST 段抬高性 ACS。值得注意的是，UA 中少数为变异性心绞痛，心电图中也可存在一过性 ST 段抬高，应归类于 ST 段抬高性 ACS。ACS 分类见图 30-1。

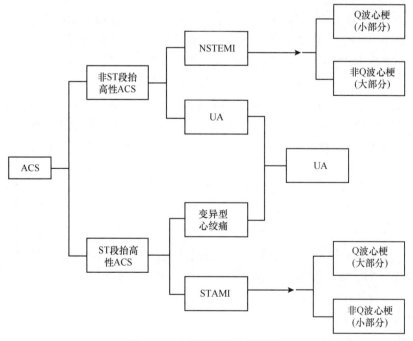

图 30-1 急性冠脉综合征分类

治疗包括院前治疗、急诊室处理和专科治疗。

(一)院前治疗

ACS 发病危急,病情变化快,尤以 AMI 死亡率高,其中一半以上是发病 12h 内出现恶性心律失常(室颤最多见),因此发病后及时就医是降低死亡率的关键。目前院前治疗主要目的为:①及早识别疾病并及时寻求医疗帮助;②准备急救措施,如除颤仪及抗心律失常药物;③联系专业医疗机构并迅速转运,为冠脉再灌注争取时间(尤其是 STEMI)。我国公民对于 ACS 认识与发达国家尚有一定差距,多数患者不能在发病后第一时间就医或求助。

(二)急诊室处理

处理原则:①建立静脉通道,监测生命体征;②迅速诊断疾病,所有疑似 ACS 患者入院后应行心电图检查,有条件应行 18 导联心电图,若急救车已行心电图但不能确定者,急诊室应每 15~30 分钟复查心电图,直至确定或排除 ACS,除此之外,急性抽血化验心肌损伤标记物,根据病情酌情化验血气分析、血生化等;③紧急处理,包括及时处理致命性心律失常,维持血流动力学稳定,低氧血症或严重左室功能障碍者吸氧(对于是否所有 ACS 患者均需给氧目前尚存在争议,目前多数认为心功能正常而无低氧血症者无需吸氧),确诊 ACS 患者可使用抗血小板聚集药物(阿司匹林首次负荷剂量 300mg/d),嘱患者卧床休息,确诊 ACS 患者胸痛持续难以缓解可使用镇静镇痛药物,首选吗啡,也可静脉使用硝酸酯类药物和使用 β 受体阻断剂(变异型心绞痛者不宜使用),减少不必要的心肌耗氧;④及时联系心血管专科,有经验医师可对有适应证 STEMI 患者行溶栓治疗。

(三)专科治疗

1. STEMI 再灌注治疗 冠状动脉闭塞后立即得到再灌注可最大程度减少心肌坏死,闭塞后冠状动脉约有 1/3 者在 24h 内可自行再通,超过 24h 再通亦可减少恶性心律失常和泵衰竭风险,可能是因为可以改善梗死组织愈合,并能使冬眠心肌恢复供血。再灌注治疗的目的是缩小心肌坏死面积,挽救缺血心肌,减少恶性心律失常和泵衰竭风险,降低死亡率。包括溶栓、PCI 和 CABG。

(1)溶栓:仅限 STEMI 患者,临床研究证实,溶栓受益程度与时间直接相关,发病后 1h 内溶栓受益明显,2~12h 溶栓利大于弊,一般发病 3h 内溶栓成功率较高,超过 12h 由于血栓已机化,溶栓成功率低,加上闭塞动脉相关心肌基本彻底坏死,受益已不明显。

1)溶栓适应证:STEMI 患者发病小于 12h,PCI 禁忌或延迟或家属拒绝而无溶栓禁忌证者;STEMI 发病 12~24h,患者胸痛持续不能缓解,心电图示联系两个以上相邻导联 ST 段抬高>0.1mV,而不能及时 PCI 者;STEMI 患者发病 3h 内预计门-球时间>90min 或预计球囊扩张较溶栓开始相差>60min;再梗死患者球囊扩张时间>60min。

2)禁忌证:溶栓具有快速、简便、经济、易操作优点,但其禁忌较多,需一一排除。禁忌证有既往脑出血病史,颅内或脊髓肿瘤;半年内有过缺血性卒中病史,包括短暂性脑缺血发作者;可疑主动脉夹层;2~4 周内活动性出血(月经除外),创伤史、外科手术、长时间（超过 10min）心肺复苏；未能控制的严重高血压（>180/110mmHg）；严重凝血功能异常、目前服用治疗剂量抗凝药物、伴有出血性疾病或有出血倾向或严重肝肾功能异常及肿瘤进展者；2 周内有不能实施压迫止血的血管穿刺。此外，中国公民出血性卒中发病率高，对于年龄大于 75 岁者，溶栓前应权衡利弊，选择药物亦需谨慎，酌情较少剂量。

3）溶栓药物选择：①非纤维蛋白特异性溶栓剂。尿激酶在我国使用最为广泛，150 万 U 溶于 100ml 生理盐水于 30min 内静脉注射，或链激酶或重组链激酶 150 万 U 溶于 100ml 生理盐水 1h 内静脉注射，90min 内再通率约为 50%～60%。②纤维蛋白特异性溶栓剂。我国常用药物为重组组织纤溶酶原激活剂（rt-PA），即阿替普酶，药前静脉给 5000IU 肝素抗凝，首剂以 15mg 静脉注射，继之按体重 30min 内以 0.75mg/kg（不超过 50mg）静滴，之后 60min 以 0.5mg/kg 静滴。溶栓后 24～48h 予肝素 1000IU/h 静脉注射，检测 APTT 在 60～80s，以后每 12h 一次 7500IU 低分子肝素皮下注射，连用 3～5d。③新一代纤溶酶原激活剂，如瑞替普酶、兰替普酶，我国已逐渐使用于临床，较阿替普酶效果更快，成功率更高。

4）溶栓血管再通依据：①冠状动脉造影显示 TIMI 血流 2～3 级；②胸痛突然消失或减轻；③60～90min 内心电图 ST 段下移超过 50%，或回到等电位线；④出现再灌注心律失常：如出现室性加速性自主节律，甚至室颤下壁心肌梗死出现一过性缓慢性心律失常（如窦性心动过缓、窦房或房室传导阻滞、窦性停搏或可伴低血压）；⑤心肌损伤标记物峰值提前，肌钙蛋白 T 提前至发病 12h 以内，CK-MB 提前至发病 14h 以内，肌酸激酶提前至发病 16h 以内。

5）并发症：最常见的并发症为出血，最严重的并发症为颅内出血，一旦出血，死亡率高。其他还有过敏反应，溶栓成功后再灌注心律失常等。

（2）冠状动脉介入治疗

1）STEMI 急诊 PCI：与溶栓相比，STEMI 患者行急诊 PCI 治疗冠脉再通概率更高，禁忌证及出血等并发症更少，减少病死率效果更为明显，为目前有条件医疗机构主要再灌注治疗方法。限制于设备及技术以及费用问题，尚难以在基层普及。临床研究发现，STEMI 患者发病 12h 以内开通梗死相关动脉（IRA）受益明显，发病 12～24h 若患者胸痛持续或血流动力学不稳定，PCI 治疗利大于弊，超过 24h 若血流动力学稳定，PCI 治疗反而有害。急诊 PCI 与溶栓时间窗相同，适应证为①发病 12h 以内新发 ST 段抬高或新发完全性左束支传导阻滞；②发病 12～24h，患者胸痛仍持续或心电图 ST 段持续抬高等存在心肌缺血进展依据或患者血流动力学不稳定或严重心力衰竭，仍可行急诊 PCI；③发病 36h 内出现休克，可在休克（出现心源性休克应在主动脉内球囊反搏下行 PCI）出现后 18h 内完成 PCI；溶栓治疗失败、溶栓复发 90min 内行补救性 PCI（超过 90min 可再行溶栓治疗）。

2）择期 PCI：STEMI 患者溶栓失败或错过急诊冠脉再灌注时间窗者，是否需行择期 PCI 尚存在争议，梗死后过早 PCI 并不能挽救坏死心肌，且可造成无复流及血栓事件，加重病情。但适宜时机 PCI 可恢复缺血心肌血供（尤其是冬眠心肌），改善瘢痕愈合并有利于改善心功能，抑制心肌重塑，延缓心力衰竭，并一定程度上减少室壁瘤及恶性心律失常风险。时间不宜在发病后 1 周内进行，一般选择 2 周左右，病情危重者应延迟更长。

（3）冠状动脉旁路移植术（CABG）：溶栓或 PCI 失败或禁忌者可在发病 6~8h 内行 CABG 术，出现室间隔缺损、二尖瓣乳头肌断裂等并发症者可一同处理。

2. 非 ST 段抬高性 ACS 急诊冠脉重建　非 ST 段抬高性 ACS 不适宜急诊溶栓治疗，是否应该早期（72h 内）冠脉重建（包括 PCI 和 CABG）尚存在争议。目前国内建议先对非 ST 段抬高性 ACS 进行危险分层（表 30-1，表 30-2）。推荐早期 PCI 主要为中、高危患者，对于病情稳定的低危患者不推荐早期介入检查或和治疗。急诊 PCI 适应证为：①心绞痛反复发作，药物治疗不满意；②伴有严重心衰、恶性心律失常及血流动力学不稳定。可于早期 PCI 适应证为：①心电图 ST-T 动态改变；②肌钙蛋白有升高或降低的动态变化；③合并糖尿病、肾功能不全、左心功能不全；④早期出现心肌梗死后心绞痛；⑤近期 PCI 或 CABG 者；⑥GRACE 评分中、高危组表 30-3。2001 年 TIMI18 研究显示，非 ST 段抬高性 ACS6 个月内心肌梗死发生率、再住院率及死亡率明显低于保守治疗者。其中 UA 者高危组早期 PCI 受益明显，低危组与保守治疗无明显差异。冠状动脉造影显示左主干病变、多支血管病变、左心功能不全或合并糖尿病者可行 CABG 术。

表 30-1　NSETMI 患者危险分层

分组	临床表现
低危组	无合并症，无反复心肌缺血发作，无合并症
中危组	胸痛持续或反复。不伴心电图改变或 ST 段下移<1mm；ST 段下移>1mm
高危组	并发急性肺水肿、心源性休克或持续低血压

表 30-2　UA 患者危险分层

分组	低危组	中危组	高危组
症状	Braunwald Ⅰ型	Braunwald Ⅱ型	Braunwald Ⅲ型或梗死后心绞痛
发作时心电图 ST 段下移水平	≤1mm	>1mm	>1mm
肌钙蛋白 I 或 T	正常	正常或轻度升高	升高

注：若症状、心电图改变及肌钙蛋白改变不在同一分组，按危险性高为标准；既往陈旧性心肌梗死、左室射血分数小于 40%、心绞痛发作伴有低血压、炎性心律失常及肺水肿者均应视为高危组。

表 30-3　ACS 患者 GRACE 评分

指标	积分
年龄（岁）	<40=0；40~49=8；50~59=36；60~69=55；70~79=73；≥80=91
心率（次/分）	<70=0；70~79=7；80~109=13；110~149=23；150~199=36；≥200=46
收缩压（mmHg）	<80=63；80~99=58；100~119=47；120~139=37；140~159=26；160~199=11；≥200=0
血肌酐（mg/L）	0~0.39=2；0.4~0.79=5；0.8~1.19=8；1.2~1.59=11；1.6~1.99=14；2~3.99=23；≥4=31
Killip 分级	Ⅰ级=0；Ⅱ级=21；Ⅲ级=43；Ⅳ级=64
入院时心搏脏骤停	43
ST 段偏移	30
心肌标志物升高	15

注：入院评估积分≤108 分为低危，109~140 为中危，>140 为高危组。

3. 抗栓治疗 包括血小板聚集和抗凝治疗。

（1）抗血小板聚集：①阿司匹林使 ACS 患者受益从给药开始第一天即有临床依据，且在一定程度上与剂量有关。故应在早期（急诊室或入院后）给药，推荐首次负荷剂量 300mg/d 嚼服迅速达到抗血小板聚集作用（超过 300mg 副作用增加，但获益增加不明显），此后以 75~150mg/d 维持，既往消化道出血或消化性溃疡者可联合使用质子泵抑制剂，活动性出血、阿司匹林过敏或血小板疾病者不宜使用。②ADP 受体拮抗剂亦应作为 ACS 患者常规治疗，常用药物为氯吡格雷和噻氯匹定。目前常为阿司匹林联合氯吡格雷抗血小板聚集，在 ACS 临床研究中，氯吡格雷联合阿司匹林与单用阿司匹林相比，明显降低血管性死亡、非致死心肌梗死和卒中。ACS 者应联合用药至少 1 月，推荐 1 年以上，药物支架术后应更长。服用氯吡格雷首次负荷剂量 300mg，2h 即可快速达药效平台期（相当于口服 75mg/d，3~7d 药效），此后 75mg/d 维持。此外，对于需长期服用抗血小板聚集药物而阿司匹林不能耐受者可改氯吡格雷代替。③血小板膜糖蛋白Ⅱb/Ⅲa 受体拮抗剂可明显减少急性和亚急性血栓事件发生，尚无口服制剂，静脉用药国内目前以替罗非班为主，适用于 ACS 患者 PCI 术后或药物保守治疗中高危患者。首次负荷剂量 10mg/kg，再以 0.15μg/(kg·min) 维持 36h。阿昔单抗仅适用于 24h 内有 PCI 计划者。首次负荷剂量 0.125mg/kg，再以总量 7.5mg 维持静滴 24h。④环核苷酸磷酸二酯酶抑制剂，双嘧达莫抗血小板作用不强，且可出现心肌窃血，不作为一线用药，常予阿司匹林合用，西洛他唑降低 ACS 并发症依据不足，常作为阿司匹林或氯吡格雷的替代药物。

（2）抗凝治疗：ACS 患者无禁忌证者均应抗凝治疗，常用药物有肝素、低分子肝素、华法林、磺达肝奎癸和比伐卢定。肝素影响凝血过程多个环节，主要通过增强抗凝血酶Ⅲ活性，并可通过抗活性凝血酶 Xa 作用。临床研究证实与单用阿司匹林相关，ACS 患者联合使用肝素病死率更低。用法为首次给予 85U/kg 静注，然后以 18U/(kg·h) 维持，需监测 APTT 控制在 50~70，停用肝素时应先逐渐减量。近年低分子肝素广泛使用于临床，其对 Xa 因子作用更强，为普通肝素 2~4 倍，临床证实安全有效，无需监测凝血功能，用法为每次 5000~7500IU，12h 一次，皮下注射。磺达肝癸钠为选择性 Xa 因子间接抑制剂，对于 UA/NSTEMI 患者，磺达肝癸钠与依诺肝素比能够短期降低出血风险，并可使 3~6 个月死亡率、MI 及卒中率大大降低。另有报道，对于未行 PCI 术的 STEMI 患者，使用磺达肝癸钠较常规组能够中度降低死亡率和再梗死率。在 ESC 指南中，磺达肝癸钠较依诺肝素更受推崇，而 AHA 指南中，磺达肝癸钠建议使用于保守治疗患者尤其是有出血风险者，推荐用法为首次 2.5mg 静脉使用，之后 2.5mg/d，皮下注射。比伐卢定为直接抗凝血酶药物，早期行 PCI 者，效果与低分子肝素联合替罗非班相当，出现风险小，安全性好。用法为首次剂量 0.75mg/kg 静脉注射，在以 1.75mg/(kg·h) 静脉维持。

4. 调脂治疗 他汀类无禁忌应尽早使用，使 LDL-C 水平降至 80mg/dl，并长期服用，合并高甘油三酯血症高危患（2 个或 2 个以上冠心病危险因素，包括糖尿病、高血压、吸烟、低 HDL-C 和早冠心病家族史等）者可联合使用贝特类药物。

5. β 受体阻断剂 阻断交感神经对心脏、支气管和血管 β 受体的刺激作用，减慢心率，降低血压，减少心肌耗氧。目前有多个小型无安慰剂研究报道 β 受体阻断剂受益于 ACS，但此观点已普遍得到认可。ACS 患者若无禁忌证应及早 β 受体阻断剂（数小时之内），宜小剂量开始逐渐加量。因依从性影响，长期服药者长效制剂效果可能更好。

6. 钙离子拮抗剂 地尔硫䓬和维拉帕米可减轻心脏后负荷，并可减慢心率，降低心肌耗氧，改善心肌缺血症状，常用于硝酸酯类药物和β受体阻断剂控制症状不满意或不宜使用者，亦可用于控制 AMI 后室上性心律失常。但不能降低 UA 患者 AMI 发生率和病死率，对 AMI 患者减少心肌梗死范围及心血管事件无益，因此不推荐急性期常规使用。二氢吡啶类药物可用于控制心绞痛和高血压者，不推荐使用短效制剂。

7. ACEI 该药在 ACS 中的作用已得到肯定，尤其对于 STEMI 患者，已有临床安慰剂对照试验证实可减少充血性心力衰竭和病死率。ACS 患者若无低血压（收缩压<100mmHg 或较基线下降 30mmHg）及其他禁忌证，应尽早给药，伴有明显左心功能障碍或前壁 AMI 者应在入院后 24h 内给药。若不能耐受 ACEI 所致干咳可改 ARB 类药物，下壁心肌梗死且左心功能良好患者可以不用长期服用。

8. 硝酸酯类 非 ST 段抬高性 ACS 者，若无禁忌硝酸酯类可作为常规治疗，特别适合于合并高血压和心绞痛反复发作者。但 STEMI 者不作常规使用，下壁或右室心肌梗死时由于常伴低血压，不宜使用硝酸酯类药物。

9. 心肌梗死的其他治疗

（1）及时消除心律失常：消除心律失常以免演变为严重心律失常甚至猝死。①发生心室颤动或持续多形性室性心动过速时，尽快采用非同步直流电除颤。②一旦发现室性期前收缩或室性心动过速，立即用利多卡因 100mg 加入 5%葡萄糖液 100ml，滴注 1～3ml/min。如室性心律失常反复可用胺碘酮治疗。③室上性快速心律失常选用维拉帕米、美托洛尔、洋地黄制剂或胺碘酮等，药物治疗不能控制时，可考虑用同步直流电复律治疗。④对缓性慢心律失常（下壁心肌梗死者多见）可用阿托品 0.5～1mg 肌内或静脉注射。对有指征的心律失常患者可予以临时起搏。

（2）治疗心力衰竭：主要是治疗急性左心衰竭，以应用吗啡和利尿剂为主，亦可选用血管扩张剂（硝普钠或硝酸酯类）减轻左心室的负荷，或用多巴酚丁胺（心率慢者更适合）10μg/（kg·min）静脉滴注或用短效血管紧张素转换酶抑制剂从小剂量开始治疗。

（3）右心室心肌梗死的处理：治疗措施与左心室梗死略有不同。右心室心肌梗死引起右心衰竭伴低血压而无左心衰竭的表现时，应扩张血容量。在血流动力学监测下静脉滴注输液，直到低血压得到纠治或肺毛细血管压达 15～18mmHg。如输液 1～2L 低血压未能纠正可用正性肌力药以多巴酚丁胺为优。不宜用利尿药。

（4）治疗并发症：机械性并发症包括二尖瓣乳头肌断功能失调断裂及左室游离壁破裂、室间隔穿孔和假性室间隔瘤，本质为心室壁破裂。二尖瓣乳头肌断裂和室间隔穿孔可出现急性左心衰竭，一旦确诊及时抗心衰治疗，有条件机构应及时 IABP 辅助泵功能前体下冠状动脉造影，再行外科修补及 CABG 术。左室游离壁破裂迅速急性心包压塞，预后极差，死亡率极高，有机会可先行心包穿刺，再行外科修补+CABG 术。假性室间隔瘤实质为左室游离壁不完全破裂，通过血栓机化、血肿和心包堵塞破裂口，可通过外科手术修补，但目前最佳手术时机尚有争议。非机械性并发症主要包括再梗死和心肌梗死后综合征，出现再梗死应按急性心肌梗死处理。心肌梗死后综合征在大面积透壁性心肌梗死多见，部分患者可因心包渗出过多而出现心包炎，以使用非甾体类抗炎药和皮质类固醇（尤其是急性期）为主。

六、X 综合征

X 综合征是冠状动脉疾病的另外一种表现形式。1967 年，Kemp 报道了一例具有心绞痛症状而冠状动脉造影完全正常患者。1973 年将有心绞痛症状、安静时异常心电图改变或运动试验阳性而造影证明冠脉并无异常的病征称为 X 综合征，后来 Cannon 等建议将其改为微血管性心绞痛。但有部分患者有劳力型胸痛或静息时胸痛症状，却缺乏心肌缺血依据，给患者和临床医生带来较大的困扰，该类患者却仍常用 X 综合征这一概念。

研究发现，X 综合征的恶性心脏事件发生较正常普通人群并无显著差异。但对于控制症状，目前仍为困扰临床医师和患者的一个难题。以前有对诊断 X 综合征患者使用雌激素治疗，虽可缓解症状，但起效较慢，且增加妇科肿瘤发生风险，故目前使用较少。硝酸盐对控制胸痛亦不明显。β受体阻断剂和钙离子拮抗剂可减少胸痛发生频率。ACEI 类药物和他汀类药物可改善内皮细胞功能，研究发现贝那普利可以减少恶性室性心律失常女性患者心绞痛发作频率，改善冠状动脉血流指数，尤其是冠状动脉血流储备低值患者受益更大。已有临床报道 ACEI 对控制症状取得良好疗效，曲美他嗪对部分患者改善症状明显，另一部分却几乎无作用。另外，茶碱类药物可提高人体对疼痛的感知阈值，但对心肌缺血评估依据无明显改变。

（曾高峰）

第二节 颅内及颈内动脉粥样硬化性疾病

一、短暂性脑缺血发作

目前把脑或视网膜缺血所致的且不伴有急性梗死的短暂性神经功能缺损叫做短暂性脑缺血发作（transient ischemic attack，TIA）。它的临床症状一般不超过 1～2h，不遗留神经功能缺损的症状及体征，且影像学没有责任病灶的证据。TIA 是卒中的高危因素，对患者进行危险因素的筛查、全面评估与积极的治疗可减少卒中的发生。

1. TIA 短期卒中风险评估 常用的 TIA 危险分层工具为 $ABCD^2$ 评分。发病 72h 内并有以下一种情况者，建议入院系统治疗：①$ABCD^2$ 评分>3 分；②$ABCD^2$ 评分 0～2 分，但门诊不能在 2 天内完成 TIA 病因系统检查；③$ABCD^2$ 评分 0～2 分，并有其他证据提示症状由局部缺血造成，如 DWI 已显示对应小片状缺血灶。（如表 30-4）

2. 药物治疗

（1）非心源性栓塞性 TIA：推荐抗血小板治疗。抗血小板聚集药：①阿司匹林 50～325mg/d；②氯吡格雷 75mg/d；③发病 24h 内，卒中风险较高者，尽早给予阿司匹林（100mg/d）联合氢氯吡格雷（75mg/d）治疗 21 天。

（2）心源性栓塞性 TIA：可使用抗凝治疗，抗凝药物包括：①华法林，目标剂量为维持 INR 在 2～3；②新型抗凝药有利伐沙班、达比加群、阿哌沙班及依度沙班。

（3）扩容治疗：纠正低灌注，适用于血流动力型 TIA。

（4）溶栓治疗：若进展为脑梗死，可溶栓治疗。

（5）中医中药治疗：可给予丹参、川芎等活血化瘀类药物。

3. 外科治疗　对于过去 6 个月内发生过 TIA 患者，若同侧无创性成像显示颅内动脉狭窄＞70%或导管血管造影显示狭窄＞50%，可考虑行颈动脉内膜切除术或颈动脉血管成形和支架植入术。

4. 病因治疗　对 TIA 患者需积极查找病因，对糖尿病、高血压病、血脂异常、心脏疾病等卒中高危因素进行积极有效的干预。同时应进行饮食、生活习惯的调控。

表 30-4　$ABCD^2$ 评分量表

$ABCD^2$ 评分（总分）	得分
A 年龄≥60 岁	1
B 血压≥140/90mmHg	1
C 临床表现	
单侧肢体无力	2
有言语障碍而无肢体无力	1
D 症状持续时间	
≥60min	2
10～59 min	1
D 糖尿病：有	1

注：$ABCD^2$ 评分能确定 TIA 患者是否为卒中的高危人群；0～3 分判定为低危人群，4～5 分为中危人群，6～7 分为高危人群。

5. 预后　TIA 患者早期发生卒中的风险明显高于普通人群，发病 7 天内的卒中风险为 4%～10%，3 个月卒中风险为 10%～20%（平均 11%），其中有 25%～50%发生于 TIA 后 2 天内。发作频率增多，临床症状持续时间延长且呈进行性加重是 TIA 即将进展为脑梗死的征兆。此外，TIA 患者发生心肌梗死和猝死风险也高。最终 TIA 部分发展为脑梗死，部分继续发作，部分自行缓解。

二、大动脉粥样硬化性脑梗死

脑梗死按目前国际 TOAST 病因分型分为：①大动脉粥样硬化型；②心源性栓塞型；③小动脉闭塞型；④其他病因型；⑤不明原因型。其中，以大动脉粥样硬化型最常见。在本节中主要对大动脉粥样硬化性脑梗死、小动脉闭塞性脑梗死的防治进行介绍。大动脉粥样硬化性脑梗死是指在脑动脉粥样硬化导致的血管壁病变的基础上，出现血栓形成、动脉到动脉栓塞、载体动脉病变堵塞穿通动脉或动脉远端低灌注等，造成局部脑组织缺血、缺氧性坏死，继而出现神经系统症状和体征。

脑梗死应根据不同的病因、机制、临床类型，采取超早期治疗、个体化治疗、整体化治疗的原则，有条件的医院应该建立卒中单元，卒中患者应收入卒中单元进行系统治疗。

（一）一般治疗

主要为对症支持治疗，对下列情况，进行特殊处理。

1. 调控血压 遵循个体化、慎重、适度原则。①在发病 24h 内血压升高的患者应谨慎处理，应先处理紧张、焦虑、头痛、恶心呕吐及颅内压增高等情况。②血压持续升高收缩压≥200mmHg 或舒张压≥110mmHg 时，或伴有高血压脑病、主动脉夹层分离、蛛网膜下腔出血、肾衰竭和心力衰竭的患者可予降压治疗（早期降压 24h 内不应超过原有血压水平的 15%），并严密观察血压变化，可选容易静脉点滴和对脑血管影响小的药物（如拉贝洛尔、尼卡地平）。③对于溶栓患者，血压应控制在 180/100mmHg 以下。④急性缺血性卒中早期（24h～7 天）持续存在的高血压可以采取较为积极的降压治疗，一般将血压控制在收缩压≤185mmHg 或舒张压≤110mmHg 是安全的；病情较轻时甚至可降低至 160/90mmHg 以下。若卒中后病情稳定，血压持续≥140/90mmHg，无禁忌证，可于起病数天后恢复使用发病前服用的降压药物或开始启动降压治疗。⑤低血压：应积极查找原因，给予补充血容量和增加心排血量等相应处理，必要时应用升压药。

2. 吸氧和保持呼吸道通畅 卒中患者无需常规吸氧，对病情严重、有气道功能障碍者给予气道支持，有低氧血症者给予吸氧。

3. 控制血糖 脑卒中急性期血糖增高的原因可能是原有糖尿病的表现也可是卒中后应激反应。应常规监测血糖，必要时完善 OGTT 检查，当血糖升高超过 10mmol/L 时应予以胰岛素治疗，血糖值可控制在 7.8～10mmol/L。发生低血糖时，可用 10%～20% 的葡萄糖口服或静脉注射。

4. 降颅内压 脑水肿和颅内压增高是重症脑梗死的常见并发症，常于发病后 3～5 天达高峰。在控制液体摄入量的基础上同时使用脱水药物：20% 甘露醇（125～250ml，4～6 小时/次），呋塞米（20～40mg，6～8 小时/次），甘油果糖（250～500ml，1～2 次/天），七叶皂苷钠或白蛋白也用于辅助治疗。

5. 发热与感染 下丘脑体温调节中枢受损、并发感染均可导致发热。对中枢性发热者主要是物理降温为主（冰帽、冰毯或酒精擦浴）。脑卒中患者急性期容易并发呼吸道、泌尿系统等感染，早期识别和处理吞咽困难、定期翻身拍背防止误吸是预防肺炎的重要措施。尿路感染主要继发于留置导尿管和尿失禁者，鼓励患者自行排尿，采用间歇导尿和定期酸化尿液可减少尿路感染。有肺部感染、泌尿系感染的患者应予抗生素治疗，但不推荐常规预防性使用抗生素。

6. 上消化道出血 多由于胃、十二指肠黏膜出血性糜烂和急性应激性溃疡所致，抗血小板聚集药物本身也易产生上消化道出血。对已发生消化道出血患者：①冰盐水洗胃、局部应用止血药（如口服或鼻饲云南白药、去甲肾上腺素、凝血酶等）；②使用生长抑素和质子泵抑制剂；③防治休克，补液，必要时输入血液制品。上述多种条件治疗后仍无法止血者，可在胃镜下行高频电凝止血或考虑手术止血。

7. 深静脉血栓形成（DVT）和肺栓塞（PE） 静脉血流淤滞、血管内皮损伤和血液高凝状态均是静脉血栓的高危因素，而肢体瘫痪、高龄和心房颤动等因素进一步促进静脉血栓的形成，而 DVT 又增加了 PE 发生的风险。为减少 DVT 和 PE 的发生，需避免下肢静脉输液（尤其是瘫痪侧），鼓励卒中患者尽早活动、抬高下肢。对已发生 DVT 和 PE 风险高且无禁忌证的患者，可给予低分子肝素抗凝，一般剂量为 4000U，皮下注射，每天一次；有抗凝禁忌证者予抗栓治疗。

8. 水电解质平衡紊乱 脑卒中者应进行电解质监测，对正使用脱水药物治疗的患者更应注意，出现电解质紊乱需及时纠正，纠正低钠血症时要注意以防止脑桥中央髓鞘溶解症，纠正高钠血症时要注意防止脑水肿加重。

9. 心脏损伤 脑卒中的患者可出现脑心综合征，合并的心脏损伤有急性心肌缺血、心肌梗死、心律失常及心力衰竭，是脑梗死患者死亡的常见原因之一。脑梗死急性期应密切观察心脏情况，必要时行心肌酶谱检查和动态心电监测，如发现心脏损伤应及时治疗。

10. 癫痫 缺血性脑卒中后癫痫的发生率较高，为2%～67%不等。脑卒中1月内的孤立发作或急性发作的癫痫考虑为脑水肿所致，症状控制后不建议长期抗癫痫治疗，但2～3个月后若再发癫痫，建议按抗癫痫治疗长期用药以防复发。

（二）特殊治疗

1. 溶栓治疗 溶栓包括静脉溶栓和动脉溶栓，我国常用药物为重组组织型纤溶酶原激活物（rt-PA）和尿激酶（UK）。

（1）静脉溶栓的适应证及禁忌症：见表30-5。

表30-5 静脉溶栓的适应证及禁忌证

适应证
1. 年龄≥18岁（发病时间大于3h者年纪不得超过80岁）
2. 临床诊断为急性缺血性卒中
3. 发病4.5h内（rt-PA）或6h内（尿激酶）
4. 脑CT排除颅内出血
5. 患者或其家属签署知情同意书
禁忌证
1. 近3个月有重大头颅外伤史或卒中史
2. 可疑的蛛网膜下腔出血
3. 近1周内有不易压迫止血部位的动脉穿刺
4. 既往有颅内出血
5. 颅内肿瘤，动静脉畸形，动脉瘤
6. 近期有颅内或椎管内手术
7. 血压升高：收缩压≥180mmHg，或舒张压≥100mmHg
8. 活动性内出血：急性出血倾向血小板计数<100×10^9/L；APTT高于正常值上限；INR>1.5
9. 血糖<2.7mmol/L
10. CT已显示早期脑梗死低密度>1/3大脑中动脉供血区（大脑中动脉区脑梗死患者）。

（2）常用溶栓药物：①尿激酶，100万～150万U，加入生理盐水100～200ml中，持续静滴30min；②rt-PA，推荐剂量0.9mg/kg（最大剂量不超过90mg），最开始予10%的剂量在1min内静脉推注，其余剂量持续静滴1h。

（3）动脉溶栓：较静脉溶栓具有更高的血管再通率，但其优点往往被耽误的时间所抵消。

（4）溶栓并发症：溶栓治疗的主要危险是合并症状性脑出血，且约1/3症状性脑出血是致死性的。其他主要并发症包括：①血管溶栓后再闭塞；②脑水肿和再灌注损伤；③脑梗死部位或身体其他部位出血。

2. 抗血小板治疗 无溶栓适应证且抗栓无禁忌证的缺血性脑卒中患者应在发病后尽早服用抗血小板聚集药物(常用药物有阿司匹林和氯吡格雷),对于非心源性小卒中(NIHSS评分≤3分)者,推荐予阿司匹林和氯吡格雷联合治疗3周。对颅内或颈内大动脉粥样硬化狭窄严重(70%~99%)的非心源性卒中患者,无出血高风险者,可予阿司匹林和氯吡格雷联合治疗3个月。以后根据脑卒中复发及出血风险等因素改为长期服用一种抗血小板聚集药物。溶栓患者24h后复查头部CT无出血后开始启动抗血小板聚集治疗。

3. 抗凝治疗 大动脉粥样硬化型脑梗死一般不推荐用抗凝治疗。但对于合并血液高凝状态有形成的DVT和PE的高危患者,可预防性给予抗凝治疗。

4. 脑保护治疗 目前脑保护剂的疗效与安全性尚无明确疗效,可酌情使用氧自由基清除剂、阿片受体拮抗剂、电压门控性钙离子阻断剂、兴奋性氨基酸受体阻断剂和镁剂等。

5. 紧急血管内治疗 包括机械取栓、血管成形术和支架植入术,机械取栓治疗的时间窗为8h(椎基底动脉系统可放宽至24h),一般在静脉或动脉溶栓无效时使用。紧急的动脉支架植入或血管成形术,目前尚无大规模临床研究,选择应慎重。

6. 外科治疗 幕上大面积脑梗死占位效应明显或形成脑疝,行去骨瓣减压术或部分脑组织切除术;小脑梗死导致脑干受压进而出现功能紊乱或脑脊液循环阻塞者,可行颅后窝减压或切除部分小脑组织,解除脑干受压,脑脊液循环阻塞者行脑室引流。

7. 其他治疗

(1)降纤:蛇毒酶制剂可显著降低急性脑梗死患者血浆纤维蛋白原的含量,其他药物有巴曲酶、降纤酶和安克洛酶等,使用中应注意出血并发症。

(2)中药制剂:川芎嗪、红花、丹参、银杏叶制剂、三七和葛根素等能通过活血化瘀改善脑梗死症状,国内常用,但尚需更多高质量随机对照试验加以证实。

(3)丁基苯酞:丁基苯酞是国内开发的Ⅰ类新药。多中心随机、双盲、安慰剂对照试验显示,丁基苯酞治疗组神经功能缺损和生活能力评分均较对照组显著改善、安全性好。

(4)扩容治疗:对一般的脑梗死患者,不推荐扩容治疗,对于低灌注或低血压所致的分水岭梗死可考虑扩容治疗,但应预防心力衰竭、脑水肿等并发症。

8. 早期康复治疗 病情稳定(一般发病后1~2周)后应尽早进行,即要进行运动功能的康复,也要进行语言、认知、心理和社会功能的康复,最大程度减低脑卒中引起的功能缺损,提高患者的生活质量。

(三)预后

本病急性期的病死率为5%~15%;存活者中,致残率达50%以上,复发率40%以上,且复发次数越多病死率和致残率越高。积极干预脑血管疾病的高危因素,进行缺血性脑卒中的二级预防可降低复发的风险。

三、小动脉闭塞性脑梗死

小动脉闭塞性脑梗死是指大脑半球或脑干深部的小穿通动脉,在高血压、糖尿病等各种危险因素的基础上,血管壁发生改变,最终导致血管闭塞,形成小的梗死灶(其梗死灶直径<1.5cm）。因其缺血、坏死和液化的脑组织被吸收而形成小空腔，故又称作腔隙性脑梗死。常见的发病部位有壳核、尾状核、丘脑、内囊和脑桥等。

本病与大动脉粥样硬化性脑梗死的治疗类似。因其复发率高，故要进行脑血管疾病的二级预防，如抗血小板聚集药物的使用，控制高血压病、糖尿病和血脂异常等危险因素，尤其是血压的控制。

本病预后一般良好，死亡率和致残率均较低，但复发率较高。

四、脑 出 血

脑出血（intracerebral hemorrhage，ICH）是指非外伤性原发性脑实质内出血，又称自发性脑出血，占急性脑血管病的 20%~30%，是脑卒中中致死率最高的疾病。其中大脑半球出血约占80%，以基底核区为主，脑干和小脑出血约占 20%。

（一）治疗

治疗原则为安静卧床、脱水减轻水肿及降颅压，调控血压，防止继续出血、再出血、促进神经功能恢复、防治并发症等。

1. 内科治疗

（1）一般治疗：建议卧床休息2~4周，避免情绪激动、血压波动；保持呼吸道通畅，避免误吸；注意预防应激性溃疡，对于有消化道出血者宜禁食 24~48h；注意维持水电解质平衡；对于烦躁不安者可适当予以镇静；对于有肺部感染者酌情予抗生素抗感染。

（2）脱水降颅压：颅内压增高主要是早期血肿的占位效应和血肿周围脑组织水肿所致，在脑出血 3~5天后脑水肿达高峰，颅内压增高导致的脑疝是脑出血死亡的主要原因。降低颅内压的药物主要有甘露醇、甘油果糖、呋塞米、白蛋白等。

（3）调控血压：脑出血患者多伴有血压升高，对于急性期血压的管理，目前存在争议。目前的观点认为当急性脑出血患者收缩压>220mmHg 时，应积极使用静脉降压药物降低血压；当患者收缩压>180mmHg 时，可使用静脉降压药物控制血压，根据患者临床表现调整降压速度，160/90mmHg 可作为参考的降压目标值。

（4）亚低温治疗：亚低温治疗是目前治疗脑出血的新方法，能减少脑水肿、减少自由基，促进神经功能恢复。

（5）纠正凝血异常：严重血小板减少或凝血因子缺乏的患者，可补充血小板或凝血因子；对于肝素引起的脑出血，立即停用肝素，予鱼精蛋白；因服用华法林引起的脑出血，立即停用华法林，予维生素 K_1，可静脉输注凝血酶原复合物或新鲜冰冻血浆。

（6）并发症的防治：肺部感染、消化道出血、水电解质紊乱、静脉血栓等并发症的防治见大动脉粥样硬化性脑梗死治疗部分。

2. 外科治疗 主要目的是清除血肿、降低颅内压、挽救生命，其次是减少血肿对周围脑组织的损伤，降低致残率。手术的方法有去骨瓣减压、脑室穿刺引流术、小骨窗开颅血肿清除术、钻孔血肿抽吸术和内窥镜血肿清除术。

目前对于手术适应证和禁忌证、手术时间的选择均无统一的意见。一般认为手术宜早期（6～24h 内）进行。

如患者全身情况允许，下列情况考虑手术治疗：①基底核区中等量以上出血（壳核出血≥30ml，丘脑出血≥15ml）；②小脑出血≥10ml 或直径≥3cm，或合并明显脑积水；③重症脑室出血（脑室铸型）；④合并脑血管畸形、动脉瘤等血管病变。

3. 康复治疗 脑出血早期应将患侧肢体置于功能位，只要患者生命体征平稳，宜尽早进行康复治疗。

（二）预后

预后与出血部位、出血量和是否有并发症有关。

五、血管性痴呆

血管性痴呆（vascular dementia，VaD），由高血压、糖尿病、血脂异常等因素或脑血管病变导致脑组织损害所引起的痴呆。VaD 在痴呆的发病率中仅次于阿尔茨海默病（AD），居于第二位。我国 65 岁以上人群痴呆的患病率约为 5%，其中 AD 约占 50%，VaD 约占 20%，AD 合并 VaD 占 10%～20%。

1. 治疗 治疗原则主要是防治脑卒中、改善认知功能障碍及控制行为异常和精神症状。

（1）防治脑卒中：预防和治疗脑血管及其危险因素是 VaD 治疗的最根本方法，具体见本节大动脉粥样硬化性脑梗死、脑出血治疗相关内容。

（2）改善认知功能：目前尚无改善认知功能障碍的标准治疗方法。有证据显示胆碱酯酶抑制剂盐酸多奈哌齐、NMDA 受体拮抗剂美金刚可能有改善认知功能的作用。胞磷胆碱、维生素 E、维生素 C、吡拉西坦、银杏叶制剂等也可能有一定的辅助治疗作用。

（3）精神症状：根据症状使用相应的抗精神病药物，如出现抑郁症状可选择 5-羟色胺再摄取抑制剂（SSRIs）；出现幻觉、妄想和冲动攻击等行为等，可短期使用非典型抗精神病药物如奥氮平、利培酮等。

2. 预后 VaD 的预后与基础疾病和脑卒中的严重程度有关，患者平均生存期为 8 年，常最后死于心脑血管疾病、压疮及肺部感染等。

（汤永红）

第三节　肾动脉粥样硬化性疾病

一、概　　述

（一）概念

肾动脉粥样硬化性疾病（atherosclerotic renal vascular disease，ARVD）指由于肾动脉血管粥样硬化导致肾动脉狭窄从而引起的相应临床症状的综合征。其主要表现为缺血性肾病和肾性高血压等，此类疾病最终可导致终末期肾脏疾病，随着生活水平的不断提高，ARVD 发病率呈逐年攀升。

(二) 内科治疗

内科治疗主要包括控制血压、血脂和血糖以及抗血小板、戒烟、饮食治疗、运动疗法等治疗方法。

1. 降血压治疗 近年有研究结果表明肾素-血管紧张素系统（RAS）在促进血管平滑肌细胞增殖、影响脂蛋白代谢、促进凝血、抑制纤溶、诱导细胞因子表达和促进心室重构等方面都起到一定作用。目前降压治疗对于 RAS 引起的后期心血管并发症是否有效仍待考证，血压控制在什么程度为宜也不清楚。一般主张用 ARB、ACEI 等 RAAS 类的阻断剂，可延缓终末期肾病发生。但 ARAS 患者在服用 RAAS 类阻断剂后，有发生急性肾功衰竭可能；有临床表明这种可能不超过 5%，而且停药立刻逆转。ARB 类药物是 ARAS 患者降压的首选，如果降压效果不佳或耐受不好，可改用 ACEI，或加用双克。值得注意的是，在应用 ARB、ACEI 时，要密切监测血肌酐及血钾，当肌酐增加＜88.4μmol/L，而且不是进展性的，可以观察不必停药；当肌酐增加＞88.4μmol/L 应停药，待进一步监测。第三线药如钙通道阻滞剂（CCB）、β 受体阻滞剂（βB）、α 受体阻滞剂（αB）都可以用，降压药的种类和数量不限，以达到降压目标为度。同时有研究表明氯沙坦和卡托普利除有保护血管内皮的功能外，还具有抑制血管平滑肌细胞增殖、促进血管平滑肌细胞凋亡、激活纤溶系统活性和稳定粥样斑块等作用，可延缓肾动脉粥样硬化进程，并且两者合用的疗效优于单一用药，安全可靠。

2. 降脂治疗 他汀类药物对一、二级冠心病具有预防作用，他汀类药物通过改善内皮细胞的合成与分泌功能来减少斑块内的炎症细胞浸润、抑制炎症反应、抑制血小板聚集，在防治动脉粥样硬化中扮演着重要角色。已经确诊的冠心病患者的 LDL 应当降到＜2.6mmol/L，积极降脂可防止动脉粥样硬化发展，如此同样适用于RAS。RAS 如并发有糖尿病，应当把糖基化血红蛋白控制到＜7%，最好＜6%。

有研究表明小檗碱能够增强肝脏超氧化物歧化酶的活性，从而能够降低肝脏过氧化脂质、血清胆固醇、三酰甘油、低密度脂蛋白及载脂蛋白的含量，其降血脂效果优于他汀类降脂药。小檗碱还可抑制 ox-LDL 对血管内膜的损伤，防止巨噬细胞发生泡沫样变，保护内皮，防止内皮功能紊乱。小檗碱还可通过磷酸腺苷活化蛋白激酶途径抑制肝细胞脂质的合成，减少肝脏脂质的储存，显著降低血清中 TG 含量。值得注意的是，小檗碱能够竞争性阻断血管平滑肌受体，抑制胆碱酯酶活性，增强乙酰胆碱作用，从而扩张血管，起到降压的作用。

3. 戒烟 吸烟可促使血管平滑肌痉挛，降低 β 受体阻滞剂（βB）的抗缺血效果，增加急性心肌梗死（AMI）的死亡率，加剧 RAS，使肾血流减少，因此 RAS 患者应当戒烟。

4. 抗血小板 阿司匹林可通过抑制血小板内的环氧化酶使 TXA_2 合成减少，达到抑制血小板聚集的作用。AMI 急性期阿司匹林使用剂量应在 150~300mg/d，首次服用时应选择水溶性阿司匹林或肠溶性阿司匹林嚼服以达到迅速吸收的目的。3 天后小剂量 50~150mg/d 维持；一项高血压病研究，阿司匹林用量 75mg/d，也能减少心血管事件（15%）。目前关于

RAS 患者应用阿司匹林治疗的报道尚缺，但每一个 RAS 患者都应当使用阿司匹林。

（三）外科治疗

1. 血管成形术　经皮肾动脉导管扩张成形（PTRA）加支架置入术具有住院时间短、不需全身麻醉、创伤小、可重复操作等优点，该术主要用于开口部位的狭窄。血管成形加支架能明显改善 RAS 患者的血压，但对肾脏的保护作用不明，能否减少后期不良心血管并发症效果亦不明。

（1）不同目的

1）改善肾功能不全：此目的需要满足两个关键点。①病例入选要严格。双侧或单功能肾的肾动脉严重狭窄（≥70%），导致肾脏严重缺血，同时要有足够多的有功能的肾小球。②治疗团队经验丰富。肾动脉介入治疗团队要具有丰富的临床经验，能有效防范介入对肾脏的直接损害。

之所以要具备以上两个条件，是因为严重肾动脉狭窄，尤其双侧或单功能肾的肾动脉严重狭窄所致的缺血性肾病患者，肾功能进行性恶化，通过肾动脉支架术重建血运可能获益最大；而肾功能正常或稳定的患者血运重建后的肾功能是否获益不确定。

2）控制高血压：此目的治疗的患者要满足两个关键点。①肾动脉狭窄≥70%，且能证明狭窄与高血压存在因果关系。②顽固性高血压或不用降压药高血压达Ⅲ级水平。

之所以要具备以上两个条件，是因为多数动脉粥样硬化性肾血管病（ARVD）患者（尤其是老年患者）往往有原发性高血压合并动脉粥样硬化的病史，然后逐步发展为肾动脉狭窄。因此，肾动脉支架术重建血运虽然纠正了肾动脉狭窄，消除了肾血管性高血压，可治愈高血压少见，但可以使血运重建后的血压易于控制及减少降压药物用量。

（2）血管重建术的适应证：①肾脏长径＞9cm；②肾血管造影显示有侧支循环建立；③肾功能轻、中度损害、血肌酐小于 265.2μmol/L，或术前 6 个月内肾小球滤过率（GFR）快速减退；④肾活检提示大多数肾单位保存良好，肾小动脉仅轻度硬化。

血管重建术在以上情况下实施可使 80%～100%患者的肾功能得以改善，高血压得以控制或治愈。但肾脏长径＜7cm，血肌酐＞353.6μmol/L，肾活检显示弥漫性肾单位硬化，则肾实质已发生不可逆损害，血管重建等干预性措施收效不大。大部分研究显示肾动脉支架能明显改善肾动脉粥样硬化性狭窄所致的高血压，然而其对于肾功能的改善却没有明显效果。内科疗法的进步能够改善高血压，是否能改善血管疾病预后也不清楚。内外科治疗哪种疗效更好，目前没有明确定论。

2. 外科手术　对于肾动脉完全闭塞、合并肾动脉或主动脉瘤、肾脏体积进行性缩小者，应考虑手术治疗；肾动脉多个分支狭窄或动脉瘤远端的狭窄均不宜行介入治疗，而应行外科手术。外科手术可使高血压的治愈率约为 15%，改善率约为 75%，可使约 50%的缺血性肾病患者的肾功能得到改善。

手术方式有肾动脉内膜切除术、主-肾动脉旁路重建、脾-肾动脉吻合术、肾动脉狭窄段切除术、肾动脉再移植术、离体肾动脉成形术、自体肾移植术及肾切除术等。

外科手术创伤较大，不作首选，用于经皮肾动脉导管扩张成形术（PTRA）失败或严重主动脉病变、肾动脉畸形、病变复杂者。

（四）中医辨证论治

肾动脉粥样硬化属中医学"眩晕""水肿""肾衰"等范畴，与年老肾虚有关。因年老肾虚，肾阴不足，故肝失所养，肝阳独亢，致使气血逆乱，清阳不展，可发为眩晕头痛等症；又因肾虚失其蒸化水液之功，水停为痰为饮，脾为湿困，失其健运，终使后天俱虚，四肢百骸失于濡养，则出现有乏力肢浮等症。病程中又多有瘀血内生，瘀血是病理产物，又可成为致病因素，贯穿于疾病的全过程。肾动脉粥样硬化病位在肾，与肝脾相关。虚、瘀、痰是本病之关键病机所在。

肝肾阴虚症见面赤，头痛头晕，目睛干涩，耳鸣，心悸或心烦易怒，腰膝酸痛，手足心热，睡眠不宁，大便干结，舌质瘦红，无苔或薄黄，脉弦有力或弦细数。治宜滋养肝肾。方药：偏肝阴虚，肝阳上亢者，药用天麻、钩藤、黄芩、川牛膝、夜交藤各15g；偏肾阴虚者，方用干地黄、山茱萸、丹皮、赤芍、益母草、怀牛膝15g，丹参20g。加减：肝风偏盛，眩晕欲呕甚者，加生龙骨、生牡蛎、珍珠母各30g；目睛干涩者加枸杞、杭菊花各15g；便秘者可加火麻仁30g、首乌18g。

脾肾阳虚症见面色无华，少气乏力，腰酸膝软，食欲缺乏，口粘口淡不渴或渴不欲饮或饮亦不多，手足不温，颜面肢肿，尿少或夜尿频多，大便偏稀，舌淡有齿痕，脉象沉弱。治宜健脾补肾。若偏脾虚者，药用陈皮、法半夏各10g，党参、白术、茯苓、仙灵脾、泽兰各15g，大黄、甘草各6g。偏肾虚者，药用黄芪30g，党参、茯苓各20g，菟丝子、仙灵脾、山茱萸、木香各10g，甘草6g。加减：水肿、尿少者可加益母草15g，猪苓、泽泻各30g。

痰湿瘀阻症见面色晦暗、唇暗，胸闷纳呆，呕吐频作，腰痛固定或刺痛，肌肤甲错或肢体麻木，可有咳痰，痰黄稠或白粘，可有水肿或胸腹水，可有口中尿味，或口干或口苦或口黏，舌质紫暗或有瘀点、瘀斑，舌苔白腻或黄腻，脉滑濡或涩。治宜祛痰利水化浊，活血化瘀通络。方药：偏痰浊盛者，药用半夏、白术、天麻各15g，茯苓、泽泻各30g，枳壳10g。偏水湿盛者，药用茯苓、猪苓各30g，泽泻、白术各15g，桂枝、陈皮、木香各10g。偏瘀血甚者，药用桃仁、红花、赤芍、当归各10g，干地黄、益母草各20g。若呕吐甚者，酌加砂仁、代赭石、竹茹；若湿浊化热，口苦、苔黄者，加黄连、黄芩各10g；湿浊久蕴成毒，皮肤瘙痒者加苦参、地肤子各15g，浊毒蒙窍者加郁金、石菖蒲各10g；若血瘀甚者，疼痛剧烈，可加三棱、莪术各10g。

（五）预后

多数ARAS老年患者可能在终末期肾病发生前死于冠心病或卒中。ARAS患者的心血管事件比终末期肾病患者更常见。

肾动脉粥样硬化缺血性肾病所致的终末期肾病（end stage renal disease，ESRD），其合并心、脑、肺、外周血管病变的概率明显增高，病死率高，平均生存期仅为27个月，5年存活率为18%，10年存活率为5%。早期干预可以预防、延缓甚至逆转肾功能损害的进展。因此，有效治疗肾动脉粥样硬化缺血性肾病的关键在于充分提高对该疾病的认识，早期发现、早期诊断及早期治疗。

肾动脉粥样硬化缺血性肾病是一种进展性疾病，已成为中老年人慢性肾衰竭的重要原因之一,其发病的普遍性和病情的严重性应给予高度关注。

(熊国祚)

第四节 主动脉粥样硬化性疾病

主动脉硬化性疾病是一组动脉硬化累及主动脉所至的病变。包括：主动脉粥样硬化性病变、主动脉瘤、主动脉夹层、主动脉壁间血肿（IMH）、主动脉穿透性溃疡（PAU）等。许多因素可引起主动脉疾病。但是，动脉硬化是其中最主要的原因。动脉硬化病变斑块可出现在主动脉全程，但是引起的病变似乎更好发于腹主动脉，大量的动脉硬化斑块汇合形成溃疡、血栓和钙化等，造成主动脉中层萎缩和主动脉扩张。动脉硬化发展的后果往往到腹主动脉产生包括动脉瘤形成、管腔阻塞或远端栓塞等严重病变。

一、动脉粥样硬化性主动脉瘤

据美国的统计资料显示：每年有超过6万例的主动脉瘤患者需要住院治疗,其中约5000例死于该疾病。形成动脉瘤的病因很多，包括先天性（遗传性）、外伤、感染、血管炎、肿瘤等。其中动脉粥样硬化是最主要的病因。有研究显示，在腹主动脉瘤的患者中，90%合并有冠心病。

根据2014ESC主动脉疾病诊断和治疗指南，内科药物治疗的主要目的是通过降低血压和心脏收缩，以减少对主动脉病变段的剪切应力。因为大量的主动脉疾病患者有合并症，如冠心病、慢性肾脏病、糖尿病、血脂异常、高血压等，因此，治疗和预防策略上与治疗上述疾病相似。戒烟是很重要的，因为有研究表明，吸烟能导致AAA显著扩张（约0.4毫米/年）。适度的体育锻炼可防止动脉粥样硬化进展，但在主动脉治疗中的作用证据不多。为了防止血压峰值，主动脉扩大的患者应避免有竞争性的运动。

有小规模的临床观察性研究表明，他汀类药物能够抑制动脉瘤的扩张，同时与AAA修复术后的生存率改善相关，并且3倍以上减少心血管死亡的发生。最近的研究表明，EVAR术后使用他汀类药物治疗可改善预后。

外科治疗方面建议对于如马方综合征等弹性组织疾病的升主动脉瘤患者，建议最大升主动脉直径≥55mm时考虑外科干预（Ⅱa，C）。而伴有主动脉瓣二瓣化畸形的患者，外科干预的标准为≥50mm（Ⅱa，C）。单独累及主动脉弓部的动脉瘤和降主动脉瘤建议在最大直径≥55mm时考虑进行干预（Ⅱa，C）。如瘤体位于主动脉弓部，其外科手术干预的阈值也定为直径≥55mm。如位于降主动脉瘤，若患者解剖学状况良好，相比手术治疗，介入手术胸主动脉腔内隔绝术（TEVAR）更为理想（Ⅱa，C），其标准为病变处最大直径≥55mm，可考虑治疗TEVAR。若降主动脉瘤患者病变处最大直径≥60mm且TEVAR技术上暂不可行，可考虑手术治疗（Ⅱa，C）。对于腹主动脉瘤，无症状者干预的标准定为瘤体直径超过55mm或进展快速（≥10毫米/年）。动脉瘤破裂需紧急手术，对于有相关症状但非破裂的腹主动脉瘤，不用限定瘤体直径，有指证紧急手术指征（Ⅰ，C）。

二、主动脉壁间血肿

主动脉壁间血肿大部分是由于主动脉滋养血管破裂，血液进入主动脉血管中层引起；少部分是由于穿透性动脉硬化溃疡引起。较为特别的是，出血部位多在血管壁中层与外膜间。其分类参照主动脉夹层的 Stanford 分型，累及升主动脉的称为 Stanford A 型；否则称为 Stanford B 型。主动脉夹层的另外一种分型法 De Bakey 分型并不适用。

在临床表现上，IMH 与主动脉夹层几乎没有区别，但是，流行病学资料显示，与主动脉夹层相比，IMH 发病年龄更加高，合并高血压更加常见。其他主动脉夹层的常见危险因素，如马方综合征、二叶主动脉瓣和胶原血管病在 IMH 中极少见。

（一）临床表现

急性 IMH 与主动脉夹层临床上是无法区分的，确切的诊断需要依靠影像学的证据。典型的症状是突发的撕裂样胸痛，可局限性也可放射至背部、颈部和咽喉部等。IMH 需要与表 30-6 中的疾病鉴别。

表 30-6　急性主动脉综合征鉴别诊断

急性冠脉综合征合并 ST 段抬高或非 ST 段抬高心梗
心包炎
肺动脉栓塞
胸膜炎
张力性气胸
食管破裂
胆囊炎
胰腺炎
肾绞痛

（二）体格检查

虽然没有血流动力学不稳定，大多数患者 IMH 发作时会出现脸色苍白或皮肤发冷症状。与夹层不同，IMH 极少累积并且阻塞周围血管分支。例如脑血管缺血、肢体缺血和肾动脉等内脏动脉缺血极少见。同时主动脉瓣反流也较少见，因此极少闻及舒张期杂音。但与此相反，由于从血管外膜破裂渗出，胸腔积液（特别是左侧胸腔积液）、心包积液和纵隔血肿较为常见。

当出现纵隔血肿时，血肿压迫部分结构如颈上神经节，引起颈交感神经综合征（瞳孔缩小、眼睑下垂、面部潮汗或无汗）；压迫喉返神经，引起声带麻痹、声音嘶哑。

（三）影像诊断

CT 是 IMH 最重要的检查手段之一。任何影像学检查手段通常显示主动脉壁厚度都不会大于 3mm。IMH 确诊需主动脉血管壁厚度≥5mm 且 CT 全程未见血管内膜撕裂。IMH 需与主动脉瘤附壁血栓相鉴别。IMH 的内侧边缘一般是比较光滑的，而血栓一般不太规则；内侧缘见钙化内膜有助于 IMH 的诊断。

经胸超声（TTE）对于评估 IMH 累及升主动脉或心包等处时有一定作用，但是很难单纯通过其确诊 IMH。由于食道更加接近主动脉，经食道超声（TEE）观察主动脉有更好的分辨率。

MRI 对于各种类型的主动脉夹层有高度的敏感性，同时使用非肾毒性造影剂（钆）且无需射线等，对于包括 IMH 在内的各种夹层的诊断及鉴别诊断非常有帮助。但是在国内由于设备的先进程度、人员配置及成像时间等，限制了其使用，特别是急诊。

（四）自然病程和治疗预后

相比之下，A 型 IMH 有更高的死亡率。所以建议早期外科治疗。反之 B 型院内死亡率 <10%，建议首先药物治疗。IMH 可进展为夹层、动脉瘤或破裂，也可血肿吸收好转。治疗参照本节主动脉夹层。

三、穿透性主动脉溃疡

穿透性主动脉溃疡（PAU）是 Stanson 等于 1986 年首先提出。血管壁上动脉硬化斑块通过弹性内膜延伸至中层，使管腔内血液进入管壁，很多时候伴随着管壁内大量的血肿。与 IMH 不同的是，超过 80% 的 PAU 发生在降主动脉，并且在腹主动脉也不少见。与 IMH 相比，PAU 倾向于高龄、吸烟史和严重的动脉硬化，且 90% 合并高血压。

PAU 可进展为夹层、动脉瘤甚至破裂，且事件发生率比夹层还高。其原因可能与严重动脉硬化阻碍了进入假腔的血液重新破入真腔有关。

急诊 PAU 在临床上与 IMH 和主动脉夹层难以区分。确诊 PAU 需要 CT/MR 检查，TEE 对于 PAU 诊断及鉴别诊断有帮助。

PAU 大多通过内科保守治疗能好转，无法耐受的疼痛、位于胸降主动脉近端、溃疡直径大于 2cm 和深度大于 1cm，被认为是疾病进展的高危因素。以上情形在随访过程中有进展建议条件许可尽早外科手术或行 TEVAR。

四、主动脉夹层

主动脉夹层（AD）是相当常见心血管急症之一，主动脉夹层年发生率约为每 10 万人 3.5 例。男性发病率显著高于女性，据我国的数据显示男女比例达 4.75:1，而且发病平均年龄（55.7±11.2）岁，相比国外数据足足年轻了 10 岁。可见此病在中国危害性更大。

1. 内科治疗 药物治疗原则同动脉瘤部分，主要目的是通过降低血压和心脏收缩。对于主动脉夹层，无论是否手术，药物治疗缓解胸痛和维持血流动力学稳定是最基本的。除了合并主动脉瓣关闭不全的患者，建议使用 β 受体阻滞剂，可静脉使用，目标收缩压 100～120mmHg 和减慢心律。当然其他降压药也可以使用。对于慢性 AD 患者，可以通过改变生活方式及使用降压药物，降压目标是 <140/90mmHg。

2. 内科治疗

（1）A 型夹层：开胸外科手术治疗是首选，因为如果不手术开始 48h 内有 50% 患者死亡。尽管手术和麻醉技术的提高，手术死亡率（25%）和神经系统并发症（18%）。但是从目前的研究看，相比保守治疗，外科手术无论短期还是长期都优胜。

（2）B 型夹层：通常分为复杂型和非复杂型。复杂型是指伴有器官和脏器缺血、胸痛不能缓解、血压不能控制和有 AD 进展或有破裂风险。反之为非复杂型。非复杂型建议可以在 >14 岁后手术治疗，而复杂型建议尽早做。手术方式根据指南，无论非复杂型（Ⅱa，C）和复杂型（Ⅰ，C）都建议行 TEVAR。

五、其他主动脉粥样硬化性病变

根据2014年ESC主动脉疾病的诊断与治疗指南，其他主动脉粥样硬化性病变包括栓塞性主动脉病变、移动主动脉血栓、动脉粥样硬化性主动闭塞、钙化、珊瑚礁样主动脉。

1. 内科治疗 根据指南，首先要控制各种危险因素。其他内科治疗如下。

（1）抗栓与抗血小板治疗：由于栓塞高发事件风险，抗栓与抗血小板治疗都应当考虑使用。但是目前的临床研究都是小样本量和非随机对照，结论并不相同。有多项研究结论认为维生素K拮抗剂华法林优于使用抗血小板药物阿司匹林或噻氯匹啶，但是许多研究认为两者没有明显差别。在房颤卒中风险评分（CHA2DS2-VASc Score）中，有主动脉斑块患者要增加风险评分1分。

（2）降脂治疗：没有随机对照研究支持使用他汀类药物预防主动脉粥样硬化栓塞，但是有通过MR评估的研究证明，随访过程中使用他汀类药物减少主动脉硬化斑块负荷。有回顾性研究519例严重主动脉斑块患者，单纯使用他汀类药物减少70%事件发生率。

对于本病，目前不建议外科及介入干预。

2. 移动主动脉血栓 通过一些TEE的研究发现，在一些脑和外周血管栓塞的年轻患者主动脉发现移动性栓子，大多存在于升主动脉。其发病病理生理学机制尚不清楚，因为易栓状态不常见。在一项27 855例患者的研究中，仅23例患者发现主动脉弓移动血栓，但仅4例出现易栓状态。血栓可能来源于未闭的卵圆孔呈现反常栓塞。血栓附着在小的主动脉斑块上或肉眼看起来正常的血管壁上。各种治疗建议包括药物（肝素）、TEVAR和外科手术取栓。但是目前都缺乏临床数据支持。

3. 动脉粥样硬化性主动脉闭塞 闭塞多出现在腹主动脉并且罕见，最严重的后果是导致截肢或死亡。由于一般都伴随大量的侧支循环，所以很少出现急性缺血症状。其病因有可能是血液高凝状态、AD、远端主动脉缩窄和心源性血栓等。患者可无症状或突然出现间歇性跛行。症状可逐渐恶化，随着血流量导致的侧支血管阻塞，造成严重的下肢、脊髓、肠和肾缺血性表现。诊断主要是用多普勒超声检查。

其他成像技术（CT或磁共振成像）产生更详细的信息。推荐进行旁路移植术或主-髂动脉内膜切除术治疗。部分患者接受血管内介入治疗，但其疗效缺乏临床数据支持。

4. 主动脉钙化 钙化发生在主动脉中层，钙化量直接与动脉硬化严重程度有关。严重的主动脉动脉粥样硬化病变导致主动脉壁"蛋壳样"改变，胸部X射线可明显见到钙化部位主动脉外形（无需造影剂）。主动脉钙化一般没有临床症状，但往往增加了开胸心血管手术或介入治疗的难度和风险。

5. 珊瑚礁样主动脉 珊瑚礁样主动脉是非常罕见的左肾和肾上主动脉钙化性主动脉狭窄。一般只是个案报道，除了一组80例的报道，大部分是女性，年龄大于24岁。珊瑚礁样主动脉被描述为坚硬的钙化的主动脉内侧部分。这些严重钙化的斑块生长到管腔，并可能会导致显著的狭窄，这可能发展成肠缺血、肾衰竭，或因为肾缺血导致高血压。此病的病因和发病机制仍然不确定，有人提出是纤维蛋白血栓钙化引起这种病变。治疗上以往大多是血管外科行旁路手术，但是近年来多数患者接受介入主动脉腔内治疗，特别是高危合并多种并发症的患者。

（黄文晖）

第五节　肢体动脉硬化闭塞症

肢体动脉硬化闭塞症（arteriosclerosis obliterans，ASO），是以四肢大中动脉狭窄、闭塞和血栓形成为病理基础的肢体缺血综合征。该病是一种全身性疾病，致残率较高，预后不佳，因此 ASO 一直是人们关注和研究的重点。ASO 涵盖较广，本章对下肢动脉硬化闭塞症及上肢动脉动脉硬化闭塞症作详细介绍。

一、下肢动脉硬化闭塞症

（一）概述

下肢动脉硬化闭塞症是由于动脉粥样硬化所致下肢动脉狭窄、闭塞，从而造成下肢缺血的疾病，是具有高发病率、高致残率的慢性退行性病变，45 岁以上的中老年男性多见，多发于大中动脉。它的病理变化主要是细胞、纤维基质、脂质的异常沉积，导致动脉内膜或中层异常增生。病变部位主要表现为管壁增厚、变硬、伴有粥样斑块和钙化，可继发血栓形成，从而导致管腔狭窄或闭塞，出现肢体缺血症状，如间歇性跛行、麻木、发冷、疼痛、严重者可出现肢体溃疡坏疽。

下肢动脉硬化闭塞症常见部位多见于主-髂动脉、股-腘动脉和胫-腓动脉，其中以股-腘动脉发病率最高。最新的 AHA/ACC 指南指出：有超过 50% 的病变部位在股-腘动脉段，其狭窄及闭塞病变范围广。随着人民生活水平的不断提高、饮食结构的变化和人口老龄化，下肢 ASO 的发生率在我国有逐年增长的趋势。

下肢动脉硬化闭塞症的治疗方法虽然很多，分为保守疗法和手术疗法，但都有不足之处。保守治疗仅是延缓病变的进展、增加侧支循环、防止局部组织的损伤和感染。而手术治疗又有术后再狭窄等问题。

（二）一般治疗

1. 戒烟　是治疗下肢动脉硬化闭塞症的首要措施，吸烟可导致人体外周小动脉、微动脉持续痉挛，使动脉内膜缺血损伤，加快动脉硬化的发生，导致管腔狭窄，甚至中小动脉闭塞，从而产生肢体缺血症状。据统计，间歇性跛行患者完全戒烟后，其行走距离可增加 100% 以上，下肢截肢的危险性可减少 80%。

2. 控制高血脂　养成良好的饮食习惯，控制动物脂肪摄入，尽量减少食用高胆固醇食物如动物内脏、奶油、蛋黄等，同时多食用蔬菜、水果，必要时可服用降血脂药，另需把体重控制在标准范围内。

（三）运动疗法

活动下肢可促进下肢动脉侧支循环的建立。这是对于间歇性跛行最为有效的治疗方法。1999 年，Remijnse-Tamerius 等曾指出，对无手术适应证的间歇性跛行的患者，都可采用运动疗法，以增加最远行距和无病步行距离。步行一般坚持出现肌肉酸痛不能忍受时才停止行走，休息几分钟后，再继续训练，每天应至少坚持 1h；经过至少 3 个月的运动训练，约 75% 的患者行走距离可明显增加。对于运动疗法发生作用的具体机制仍不是很清楚。

（四）药物治疗

1. 血管扩张药 血管扩张药物因其具有扩张血管、增加血流、改善肢体闭塞血管的缺血等作用，是用于下肢动脉硬化闭塞症的重要药物。血管扩张药物常用前列腺素类，这类药物具备扩血管和抗血小板的双重作用，其可扩张微血管、减轻静息痛、促进侧支循环重建和溃疡愈合。

2. 抗血小板药 血小板在动脉粥样硬化及血栓形成的过程中起重要作用。抗血小板药物治疗疗效确切，长期服用出血危险小，无需监测。抗血小板药物可有效改善患者的症状，如冷感、间歇性跛行、疼痛、溃疡。常用的抗血小板药物有环氧化酶抑制剂阿司匹林、磷酸二酯酶抑制剂西洛他唑、二磷酸腺苷受体拮抗剂氯吡格雷、5-羟色胺（HT）受体拮抗剂沙格雷酯等。它们的共同特点是抑制血小板聚集、抑制血管平滑肌细胞增殖、扩张血管和改善侧支循环。抗血小板药物可明显改善症状性血管疾病患者的生存率，使死亡率降低 15%，心肌梗死的发生率下降 30%。

3. 降脂药物 高密度脂蛋白降低和低密度脂蛋白升高是动脉粥样硬化的独立危险因素。其中以低密度脂蛋白增高为主要表现的高胆固醇血症是动脉粥样硬化的最重要的因素。因此，在下肢动脉粥样硬化闭塞症药物治疗同时，应该重视降脂药物的使用。1996 年美国 FDA 批准辛伐他汀用于动脉粥样硬化性冠心病的治疗，他汀类药物从单纯降脂药物转变成动脉粥样硬化性冠心病和下肢动脉粥样硬化闭塞症的治疗药物。国内指南对于动脉粥样硬化者的低密度脂蛋白和胆固醇目标值分别为：低危<4.14mmol/L，中危<3.37mmol/L，高危<2.59mmol/L，极高危<2.07mmol/L。目前我国临床常用的调脂药物包括：①他汀类药物是羟甲戊二酰辅酶 A 还原酶抑制剂，是有效阻断细胞内胆固醇合成的关键酶，因而被视为防治动脉粥样硬化所致心脑血管疾病和下肢动脉硬化闭塞症的核心药物。②贝特类降脂药物是一类人工合成的过氧化酶体增殖激活受体 α 的配体，能有效地延缓动脉粥样硬化的发展进程。③胆固醇吸收抑制剂，新型降脂药依折麦布是第一个肠道胆固醇吸收的选择性抑制剂，能减少小肠对胆固醇吸收 50%～54%，降低小肠中的胆固醇向肝脏中转运，使肝脏中胆固醇贮量减少，降低血中胆固醇水平。

4. 中医药治疗 很多中草药对下肢动脉硬化闭塞症具有治疗作用，如红花、郁金、茵陈、泽泻、丹参、黄芪、川芎、当归、赤芍、牛膝、绞股蓝、人参、香菇、虎杖、首乌、金银花、银杏叶等。熏洗法、外敷法以及针灸等中医疗法均有一定效果。

（五）手术治疗

有传统外科手术治疗、微创外科治疗、腔内治疗、手术介入联合治疗。

1. 手术指征　对于轻度间歇性跛行和无症状的下肢 ASO 患者，应当以药物治疗为首选。手术治疗目的是改善药物无法控制的临床症状，以及挽救严重缺血的肢体。主要的手术适应证包括：重度间歇性跛行、静息痛、缺血性溃疡、坏疽。对于年龄偏大、身体较虚弱，以及伴有其他严重脏器器质性病变的患者，传统外科手术治疗手段可能对患者身体打击过大，此时更适宜运用腔内技术开通血管。

2007 年，泛大西洋协作组织根据大量循证医学研究结果，对于合理选择治疗下肢 ASO 的外科方法提出 TASC Ⅱ 分级，即主-髂动脉和股-腘动脉的下肢 ASO，按照影像学形态分为 4 级：A 级病变局限，有较好的预期结果，建议通腔内治疗；B 级病变范围有扩展，但根据手术和腔内治疗的危险性和预期通畅情况，仍然以腔内治疗为主；C 级病变通过手术重建有较好的效果，但对于伴有高危因素的患者，可选择创伤小的腔内技术；D 级病变则应当选择手术治疗。必须指出，TASC Ⅱ 分级并不是指导治疗的唯一标准，有研究表明 TASC C 级和 D 级病变的治疗也可通过介入手段完成。

2. 传统外科手术治疗　传统外科手术适应证：间歇性跛行严重影响患者工作生活，经保守治疗效果不佳；影像学评估有良好的流入道和流出道适合手术；全身情况能够耐受。对于<50 岁的动脉粥样硬化病变的患者，由于其病变较迅速，手术的治疗效果不十分明确，选择手术治疗需慎重。

（1）动脉内膜剥脱和成形术：适用于病变范围较为局限的主、髂、股动脉硬化闭塞患者。此种术式的最大优点在于可减少放置支架、人造血管等植入性材料的使用。手术成功的关键在于确切切除病变段的增生动脉内膜，其切除的部位要包括外弹力层，并且可靠的固定远端的动脉内膜防止形成夹层及活瓣，剥脱动脉内膜后一般可直接缝合动脉切口，部分需要用补片修复动脉切口，以避免管腔狭窄。只要患者选择合适，外加精确和仔细的手术操作，主-髂动脉内膜剥脱术可取得很好的长期效果。有文献报道，术后 5、10、15 年的通畅率分别为 93.4%、90.4% 和 84.2%。该术联合其他外科处理手段（动脉旁路术）可获得长期的血管通畅效果，尤其对于多发或长段动脉闭塞。

（2）动脉旁路术：是治疗下肢 ASO 的经典手术之一，近期疗效明显。对于不同的动脉闭塞的部位选择不同的手术方式。对于主髂动脉病变的可施行"Y"形人造血管主-髂动脉旁路术；近端吻合口建议做在肾下腹主动脉处，可行端-端或端-侧吻合。对于股腘动脉病变在远端流出道通畅的条件下，可采用股-腘动脉旁路术。对于病变涉及多个节段，应根据病变范围设计不同平面的转流术式。当需要通过手术重建主髂动脉血运时，一般选用人工合成材料；需要重建腹股沟韧带以下肢体血运时，可采用自体静脉或人工合成材料，一般股腘动脉旁路尽量采用自体静脉，尤其是跨膝关节者。

（3）解剖外旁路术：解剖外旁路其术式相对简单、创伤性小，适用于手术耐受性不佳的下肢 ASO 患者。常见术式即腋-股或股-股动脉旁路术，前者适用于主髂动脉病变患者，后者适用于一侧髂动脉闭塞而股动脉通畅的患者。对侧髂、股动脉通畅的患者，Martin 等对腋-股动脉旁路患者进行长期随访观察，在术后 1、3、5 年通畅率分别为 86%、72% 和

63%。Mii 等报道股–股动脉旁路术后 2、5，10 年首次和二期通畅率分别为 93%、97%、93% 和 92%、65% 和 63%。

3. 腔内治疗

（1）经皮腔内血管成形术（percutaneous transluminal angioplasty，PTA）：是治疗下肢 ASO 中应用最广泛的腔内治疗技术之一，包括球囊扩张及支架植入。腔内治疗具有创伤小，恢复快，可重复操作等优点；主要适用于 TASC A 型和 B 型的患者，但对于 C 型甚至 D 型病例，近年来也有 PTA 治疗的报道。

1）主髂动脉长段闭塞：对于平肾动脉水平的主髂动脉长段闭塞性腔内治疗存在很多风险。关于主髂动脉长段闭塞裸支架植入后的通畅率问题，许多的临床研究报告显示，术后 1、3、5 年一期通畅率分别为 76%～100%、58%～86% 和 63%，术后 1、3、5 年二期通畅率分别为 84%～100%、84%～98% 和 81%。对应的运用覆膜支架，大量研究显示术后 1、5 年的一期通畅率分别为 70%～100% 和 65%，术后 1、5 年的二期通畅率分别为 88%～100% 和 83%。目前大量的实验研究表明，主髂动脉长段闭塞病变，覆膜支架治疗较裸支架治疗其远期通畅率高，故而有一定的优势，但仍需要大样本临床随机对照研究支持。

对于髂动脉狭窄、闭塞性病变行球囊扩张和支架置入术，术后 3～5 年的一期通畅率已经和外科旁路术的通畅率基本相当（80%～85%）。因此，球囊扩张和支架植入已成为髂动脉狭窄、闭塞性病变的首选治疗方式。

2）股–腘动脉病变的腔内治疗：球囊扩张成形术是治疗股腘动脉病变最常用的方法；支架植入往往作为球囊扩张效果不满意或失败后的补救手段。短段局限性狭窄球囊扩张成形效果较好，可作为首选，局部钙化明显的注意球囊的扩张速度和压力的把握，不可过分强调解剖学上的完美而致斑块破裂、血管夹层等。对于复杂股浅动脉长段病变的患者，单纯球囊成形往往疗效不佳，多需支架植入辅助治疗。近年来，药涂球囊在临床得到应用，其在治疗股–腘动脉病变较普通球囊具有更高的近期通畅率。激光成形和斑块切除技术等也是股腘动脉病变腔内治疗新的选择。

由于腘动脉邻近的关节活动范围大，支架易折断、易再闭塞，是支架植入的相对禁忌；但随着支架技术的日臻完善，目前已有跨关节支架在临床应用。同时腔内技术也至关重要，由于腘动脉的弯曲形态存在较大的个体差异，在行跨膝关节的腔内治疗前，一定要行屈膝位的侧位造影，明确屈膝时腘动脉的走形及迂曲情况。通过测量伸展位及屈膝位腘动脉各节段的压力结果来指导支架的植入部位及数量；支架一般不要放置于动脉拐角处，以免刺激内膜增生加快。

3）膝下动脉病变的腔内治疗：目前临床上首推 PTA。膝以下动脉球囊扩张后，可迅速恢复远端组织供血，为缺血性溃疡的治愈赢取一定机会，随着狭窄的逐渐形成，肢体的侧支循环随之逐步建立，膝下动脉行 PTA 后 6 个月血管通畅率仅为 50% 左右，复发率高是其最大的缺点。目前，多中心的随机对照研究都证明膝下药物涂层支架具有良好疗效，Werner 等对 158 例药物洗脱支架治疗膝下动脉病变 5 年研究结果显示，其 6 个月的血管通畅率为 97.0%，12 个月为 87.0%，而 60 个月仍高达 83.3%；术后再狭窄率低于单纯球囊成形，开辟了膝下 ASO 治疗的新路径。

（2）内膜下血管成形术（subintimal angioplasty，SIA）：1989 年，Bolia 首次利用内膜

下技术开通长段股浅动脉闭塞。随后这种技术在欧洲的一些医学中心被相继采用,并取得令人鼓舞的结果。目前,SIA 已在外周动脉发扬光大,尤其对于小腿部位的腔内治疗,发挥重要作用,其基本原理是运用介入操作,使导丝经由内膜下通过动脉闭塞段,辅以 PTA 和置入支架等方法开通血流。如何解决返回真腔是 SIA 技术难点,一般返回真腔会有"触空感",目前也有 Outback re-entry 导管这样返回真腔的装置,以及顺逆行双侧入路技术,这些大大增加了闭塞段的开通率。文献报道 SIA 技术,成功率高达 90%以上。

（3）腔内机械性装置:其原理是通过机械性装置将动脉硬化斑块粉碎、切除或利用空化作用等生物学效应选择性作用于动脉粥样硬化斑块使之裂解、消融。目前血管腔内治疗的机械性装置较多,包括激光血管成形术、机械性硬化斑块切除术、机械吸栓术、超声消融术等。

4. 外科手术联合腔内治疗（杂交手术治疗） 据统计,70%的下肢 ASO 为多平面、多节段闭塞,传统术式是分节段或长距离的动脉转流,此种手术要求有合适的移植材料并且创伤较大,尤其对合并全身严重病变的老年患者,麻醉和手术风险较高。近年来外科手术联合腔内治疗已经成为治疗多节段 ASO 的重要手段,目前应用较广的为主-髂动脉腔内治疗,联合远端股-腘动脉旁路或联合股深动脉成形等,联合治疗简化了治疗方法,减少了并发症发生率,降低了死亡率,尤其是适用于高危患者。

适应证:①合并下肢多节段复杂血管病变,无法通过单纯腔内技术解决,且全身基础情况较差,无法耐受手术创伤的患者;②闭塞性病变动脉远端存在大量继发血栓形成,需腔内成形技术联合动脉切开取栓的患者;③髂动脉及股浅动脉均有闭塞,对侧动脉及上肢动脉入路条件差、穿刺困难的患者;④腔内治疗手术后并发症,包括斑块或血栓脱落造成的远端栓塞、支架内血栓形成等。

杂交手术既能对股动脉及其分叉病变采取内膜剥脱,又能对流入道或(和)流出道同时进行腔内治疗,较单纯手术或腔内治疗具有明显优势:①适用于两者无法单独处理或过于复杂且有明显禁忌的多节段病变;②内膜剥脱术对股总、股浅及股深动脉开口的病变处理较彻底,提高远端病变动脉腔内治疗后的通畅率;③通过股动脉切口,可直视下通过真腔进入导丝,提高了闭塞血管的开通率,同时提高手术效率,减少造影剂及放射线的伤害,降低手术费用;④对股深动脉可同时予以内膜剥脱或成形术,改善下肢血供;⑤动脉内膜剥脱或取栓后,可使长段病变变为短段病变,再针对病变部位行球囊扩张和支架植入,可减少支架的使用,同时保护股深动脉血流,有利于提高血管通畅率及手术的成功率;⑥能同时处理腹股沟上下的动脉病变;⑦可避免多个支架的重叠放置,一定程度可避免跨关节放置支架;⑧对于高龄、合并有心脑血管疾病、全身情况较差的患者,更加适宜实行杂交手术,在受到最小创伤的情况获得的效果最佳,同时安全性也较高,值得大力推广,既能简化手术方式,又能达到良好治疗效果。

5. 基因或干细胞移植治疗

（1）肢体缺血的基因治疗:是将具有血管再生基因向阻塞动脉近端转移,或者直接多点注射于缺血区肌组织内,从而建立丰富的侧支循环,该技术又被形象地称为"分子搭桥术"。自从 1994 年 Isner 首先应用血管内皮生长因子（VEGF）基因治疗外周梗死性血管病以来,下肢动脉硬化闭塞症的基因治疗已经历了 20 多年的发展。目前促血管生长因子还包括成纤维细胞生长因子（fibroblast growth factor，FGF）、肝细胞生长因子（hepatocyte growth factor，HGF）、内皮型一氧化氮合酶（eNOS）及血管生成素-1（Ang-1）等相关基因等。其中最具代表性的是 VEGF，可特异性的作用于血管内皮细胞，促进其转移、复制，在血管生成信号传递过程中，对血管发生、侧支循环建立及维持血管壁通透性和内皮完整性有重要意义。VEGF 的生物学效应还包括：①NO 释放的潜在刺激因子，维持再生内皮细胞 NO 的产量，显示舒血管活性；②提高纤溶酶活性，防止血栓形成；③增加毛细血管通透性。

值得注意的是，近年来 HGF 逐渐成为新的基因治疗热点；HGF 是一种间质来源的多效性因子，具有多种生物学活性。HGF 除具有修复血管内皮功能作用外，还能促进血管新生、抗细胞凋亡，在缺血性疾病治疗中的作用日益受到关注。

近来基因治疗下肢缺血取得很大进展，已经渐渐从实验性治疗过渡到临床试验，并获得较好的效果，但其安全性及有效性只是得到初步的证实，尚缺乏临床大规模随机、双盲、对照的研究，其相关研究仍需不断向前推进。

（2）肢体缺血的干细胞治疗：干细胞具有多向分化潜能的细胞，可分化为各种机体组织细胞。同样也可分化为成血管细胞、血管内皮祖细胞，并进一步分化形成新生毛细血管。自体干细胞移植正是利用这一原理，在缺血肢体形成新生血管，改善血供，是近年来血管外科领域一项新的治疗方法。自体干细胞的优点：①不存在免疫排斥反应；②不存在伦理道德问题；③创伤小，操作简单；④疗效确切；⑤目前该技术国家尚不限制。该技术存在一定的选择性，对于膝下动脉病变者效果很好；对于腘动脉以下病变者效果较好；对于股浅动脉病变者疗效较差，对于股动脉病变者效果更差；对于主髂动脉病变者甚至无效。这也可以理解为病变处动脉管径越粗其自体干细胞的疗效越差。但是干细胞移植尚存在很多问题有待解决，其作用机制尚不十分明确，长期安全性需要检验，有效的移植方法，是否联合应用细胞生长因子等方面，仍需要较多的探索。

二、上肢动脉硬化闭塞症

1. 概述 上肢动脉缺血与下肢相比临床少见，发生率为肢体严重缺血患者的 15%～18%。急性上肢动脉缺血需积极处理、重建血运，否则逐步进展将严重影响肢体功能。与下肢动脉缺血不同的是，上肢动脉缺血主要病因不完全是动脉硬化，上肢动脉缺血病因多样，血栓栓塞性疾病、血管损伤和医源性损伤是上肢急性动脉缺血的常见原因；而上肢动脉硬化、动脉炎、胸廓出口综合征等常表现为慢性缺血。

上肢动脉缺血其发病率低，病因多，流行病学调查困难。上肢动脉硬化闭塞症好发生于大动脉，尤其是锁骨下动脉，也可发生前臂动脉，特别合并糖尿病患者。

2. 临床表现 上肢动脉硬化闭塞症往往呈慢性缺血表现。但是有时可出现斑块脱落导致远端动脉栓塞，或动脉狭窄合并急性动脉血栓形成而表现为急性缺血。

（1）急性缺血：与下肢缺血一样，急性缺血临床可表现典型的 5P 征，即疼痛、肢体麻木、苍白无脉、感觉异常。查体可发现肱动脉、尺动脉、桡动脉搏动减弱或消失。由于上肢动脉侧支循环丰富，上肢动脉急性闭塞出现组织坏死相对较少，腋动脉闭塞手指坏疽率低于10%，肱动脉闭塞手指坏疽率低于5%。

（2）慢性缺血：慢性缺血患者早期可无临床不适，也可为主观上的感觉异常，在静息状态下查体可无明显异常，活动后出现缺血表现。典型表现为手或手指发凉，肱动脉或尺桡动脉搏动减弱或消失，上肢血压低于对侧。

3. 辅助检查　与下肢动脉硬化闭塞相同，上肢动脉疾病有彩色多普勒超声、CTA、MRA、血管造影等检查方法。其中彩色多普勒超声最为常用，对于腋动脉、肱动脉、尺桡动脉比较表浅的血管显示清楚，但是对于位置深的锁骨下动脉显示不清。CTA上肢动脉检查，可获得三维重建的图像，可清楚地显示动脉情况，了解病变范围、程度等信息，但是需要使用造影剂应注意肾功能情况。动脉造影（DSA）是诊断上肢动脉硬化闭塞症的金标准，可更加详细地评估动脉病变情况，但是为有创检查。

4. 治疗　上肢动脉缺血治疗方法主要有内科溶栓抗凝、外科手术取栓和血管旁路手术、血管腔内治疗三种方法。

（1）手术取栓：适用于急性上肢动脉栓塞或急性严重的上肢缺血患者。多采用肱动脉切开 Fogarty 取栓；动脉取栓可缩短缺血时间，但是治疗效果与发病时间密切相关，一般8h内接受手术效果最好。

（2）动脉旁路手术：适用上肢动脉闭塞，具有良好流入道及流出道病变。上肢动脉血管重建多采用自体静脉，可使用自体头静脉及大隐静脉，以大隐静脉效果最佳，一般旁路血管跨越的关节越多，通畅率越低；使用人工血管旁路与自体静脉相比，通畅率较低。

（3）腔内治疗：随着血管腔内治疗技术的不断发展，动脉腔内治疗病例明显增多，下肢动脉的血管重建，大多数可通过经皮穿刺完成。但是上肢动脉的腔内治疗尚未达到与之相同的治疗效果。这与上肢动脉疾病病因复杂，治疗病例少等有关。常用的方法有：经皮球囊扩张成形术、血管内支架植入术、动脉腔内转流术、动脉内膜下血管成形术、动脉粥样硬化斑块机械旋切术等。

（熊国祚）

参 考 文 献

冠心病合理用药指南. 中国医学前沿杂志（电子版），2016（06）：19-108.
钱采，吕传真，王新德. 2002. 血管性痴呆诊断标准草案. 中华神经科杂志，（04）：57.
汪忠镐. 2010. 汪忠镐血管外科学，北京：浙江科学技术出版社：971.
杨跃进，华伟. 2013. 阜外心血管内科手册. 2版. 北京：人民卫生出版社.
张培华，蒋米尔. 2014. 临床血管外科学，北京：科学技术出版社：206
中华学会心血管病学分会. 2015. 急性ST段抬高型心肌梗死诊断和治疗指南. 中华心血管病杂志，43（5）：380-393.
中华医学会神经病学分会，中华医学会神经病学分会脑血管病学组. 2015. 中国急性缺血性脑卒中诊治指南2014. 中华神经科杂志，48（4）：246-257.
中华医学会神经病学分会，中华医学会神经病学分会脑血管病学组. 2015. 中国脑出血诊治指南（2014）. 中华神经科杂志，48（6）：435-444.
中华医学会神经病学分会，中华医学会神经病学分会脑血管病学组. 中国缺血性脑卒中和短暂性脑缺血发作二级预防指南2014. 中华神经科杂志，2015，48（4）：258-273.
中华医学会神经病学分会痴呆与认知障碍学组写作组. 2011. 血管性认知障碍诊治指南. 中华神经科杂志，44（2）：142-147.
Agewall S, Cattaneo M, Collet JP, et al. 2013. Expert position paper on the use of proton pump inhibitors in patients with cardiovascular

disease and antithrombotic therapy. Eur Heart J, 34（23）: 1708-1713, 1713a-1713b.

American Heart Association: Heart Disease and Stroke Statistics 2005. Dallas AHA, 2005.

Andrus B, Lacaille D. 2014. 2013 ACC/AHA guideline on the assessment of cardiovascular risk. J Am Coll Cardiol, 63(25 Pt A): 2886.

de Bruin JL, Baas AF, Heymans MW, et al. 2014. Statin therapy is associated with improved survival after endovascular and open aneurysm repair. J Vasc Surg. 59（1）: 39-44.

Delgado Almandoz JE, YOO AJ, Stone MJ, et al. 2010. The spot sign score in primary intracerebral hemorrhage identifies patients at highest risk of in-hospital mortality and poor outcome among survivors . Stroke, 41（1）: 54-60.

Doyle AJ, Doyle JJ, Bessling SL, et al. 2012. Mutations in the TGF-b repressor SKI cause Shprintzen-Goldberg syndrome with aortic aneurysm. Nat Genet. 44: 1249-1254.

Erbel R, Aboyans V, Boileau C, et al. 2014. 2014 ESC Guidelines on the diagnosis and treatment of aortic diseases: Document covering acute and chronic aortic diseases of the thoracic and abdominal aorta of the adult. The Task Force for the Diagnosis and Treatment of Aortic Diseases of the European Society of Cardiology（ESC）. Eur Heart J. 35（41）: 2873-2926.

Flora A, Valentina M, Valeria F, et al. 2012. Cardiovascular and metabolic effects of Berberine. World J Cardiol, 2（4）: 71-77.

Fowkes FG, Murray GD, Butcher I, et al. 2008. Ankle brachial index combined with Framingham Risk Score to predict cardiovascular events and mortality: a meta-analysis. JAMA, 300（2）: 197-208.

Goto Y. 2011. Guidelines for the management of patients with acute myocardial infarction(ST-elevation type). Nihon Rinsho, 69 Suppl 9: 573-582.

Graziano R, Nicolantonio D, Franceschelli S, et al. 2011. Marine Carotenoids and Cardiovascular Risk Markers. Mar.Drugs, 9（7）: 1166-1175.

Habashi JP, Doyle JJ, Holm TM, et al. 2011. Angiotensin II type 2 receptor signaling attenuates aortic aneurysm in mice through ERK antagonism. Science. 332: 361-365.

Hirsch AT, Haskal ZJ, Hertzer NR, et al. 2006. ACC/AHA Guidelines for the Management of Patients with Peripheral Arterial Disease (Lower Extremity, Renal, Mesenteric, and Abdominal Aortic): A Collaborative Report from the American Associations for Vascular Surgery/Society for Vascular Surgery, Society for Cardiovascular Angiography and Interventions, Society for Vascular Medicine and Biology, Society of Interventional Radiology, and the American College of Cardiology/American Heart Association Task Force on Practice Guidelines (Writing Committee to Develop Guidelines for the Management of Patients with Peripheral Arterial Disease) -Summary of Recommendations. J Vasc Interv Radiol.17: 1383-1397.

Huang Z, Meng S, Wang L, et al. 2012. Suppression of ox-LDL induced MMP-9 and EMMPRIN expression by berberine via inhibition of NF-κB activation in human THP-1 macrophages. Anat Rec（Hoboken）, 295（1）: 78-86.

Jauch EC, Saver JL, Adams HP, et al. 2013. Guidelines for the early management of patients with acute ischemic stroke: a guideline for healthcare professionals from the American Heart Association/American Stroke Association. Stroke, 44（3）: 870-947.

Kannel WB, Skinner JJ Jr, Schwartz MJ, et al. 1970.Intermittent claudication: incidence in the Framingham Study. Circulation, 41: 875-883.

Kernan WN, Ovbiagele B, Black HR, et al. 2014. Guidelines for the prevention of stroke in patients with stroke and transient ischemic attack: a guideline for healthcare professionals from the American Heart Association/American Stroke Association . Stroke, 45（7）: 2160-2236.

Khovalkin RG, Khachaturov AA, Tsygankov VN, et al. 2015. Remote results of endovascular atherectomy with the SilverHawk device.Angiol Sosud Khir, 21（1）: 77-84.

Kwon JE, Lee WS, Mintz GS, et al. 2016. Multimodality Intravascular Imaging Assessment of Plaque Erosion versus Plaque Rupture in Patients with Acute Coronary Syndrome. Korean Circ J. 46（4）: 499-506.

Li JJ, Fang CH. 2004. C-reactive protein is not only an inflammatory marker but also a direct cause of cardiovascular diease. Med Hypotheses, 62（3）: 499-506.

Mc Cann AB, Jaff MR. 2009.Treatment strategies for peripheral artery disease.Expert Opin Pharmacother. 10（10）: 1571-1586.

O'Gara PT, Kushner FG, Ascheim DD, et al. 2013. 2013 ACCF/AHA guideline for the management of ST-elevation myocardial infarction: executive summary: a report of the American College of Cardiology Foundation/American Heart Association Task Force on Practice Guidelines: developed in collaboration with the American College of Emergency Physicians and Society for Cardiovascular Angiography and Interventions. Catheter Cardiovasc Interv, 82（1）: E1-27.

Ozgur T, Tutanc M, Zararisz I, et al. 2012. The protective effect of ebselen onradiocontrast induced nephrotoxicity. Ren Fail, 34（8）: 991-997.

Rooke TW, Hirsch AT, Misra S, 2012.2011 ACCF/AHA focused update of the guideline for the management of patients with peripheral artery disease(updating the 2005 guideline): a report of the American College of Cardiology Foundation/American Heart Association Task Force on Practice Guidelines: developed in collaboration with the Society for Cardiovascular Angiography and Interventions,

Society of Interventional Radiology, Society for Vascular Medicine, and Society for Vascular Surgery. Catheter Cardiovasc Interv. 2012, 79 (4): 501-531.

Roversi S, Roversi P, Spadafora G, et al. 2014. Coranary artery disease concomitant with choronic obstructive pulmonary disease. Eur J Clin Invest, 44 (1): 93-102.

Rutherford RB, Baker JD, Ernst C, et al. 1997. Recommended standards for reports dealing with lower extremity ischemia: revised version. J Vasc Surg.26 (3): 517-538.

Sabri SS, Choudhri A, Orgera G, et al. 2010. Outcomes of covered kissing stent placement compared with bare metal stent placement in the treatment of atherosclerotic occlusive disease at the aortic bifurcation.J Vasc Interv Radiol, 21: 995-1003.

Sarna LK, Wu N, Hwang SY, et al. 2010. Berberine inhibits NADPH oxidase mediated superoxide anion production in macrophages. Can J Physiol Pharmacol, 88 (3): 369-378.

Selvin E1, Erlinger TP. 2004. prevalence of and risk factors for peripheral arterial disease in the united states: results from the national Health and Nutrition Examnation survey. Circulation. 110 (6): 738-743.

Shen YH, Ren P, et al. 2013. AKT2 confers protection against aortic aneurysms and dissections. Circ Res. 112 (4): 618-632.

Smith LB, Hadoke PW, Dyer E, et al. 2011. Haploinsufficiency of the murine Col3a1 locus causes aortic dissection: a novel model of the vascular type of Ehlers-Danlos syndrome. Cardiovasc Res. 90: 182-190.

Stroke Unit Trialists Collaboration Organised inpatient (stroke unit) care for stroke. 2013. Cochrane database of syst Rev, 11 (9): Cd000197.

Tatli E1, Buturak A, Kayapnar O, et al. 2015. Subintimal angioplasty and stenting in chronic total femoropopliteal artery occlusions: Early- and mid-term outcomes.Cardiol J. 22 (1): 115-120.

Wright RS, Anderson JL, Adams CD, et al. 2011. 2011 ACCF/AHA Focused Update of the Guidelines for the Management of Patients With Unstable Angina/ Non-ST-Elevation Myocardial Infarction (Updating the 2007 Guideline): a report of the American College of Cardiology Foundation/American Heart Association Task Force on Practice Guidelines. Circulation, 123 (18): 2022-2060.

Zacharias SK, Safian RD, Madder RD, et al. 2016. Abbas AE Invasive evaluation of plaque morphology of symptomatic superficial femoral artery stenoses using combined near-infrared spectroscopy and intravascular ultrasound.Vasc Med, 21 (4): 337-344.

彩 图

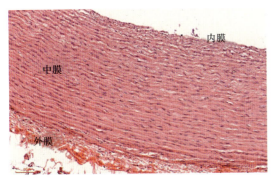

图 1-4　大动脉的组织学结构（HE 染色）

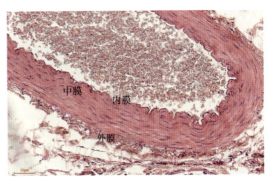

图 1-5　中动脉的组织学结构（HE 染色）

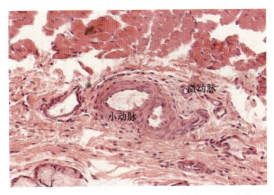

图 1-6　小动脉和微动脉的组织学结构（HE 染色）

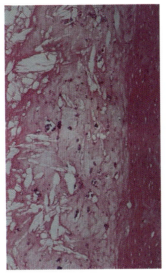

图 2-1　动脉粥样硬化（粥样斑块）可见大量胆固醇结晶

（路进．1997．）

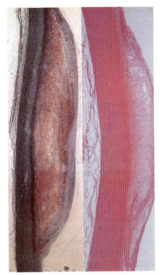

图 2-2　动脉粥样硬化（粥样斑块）脂肪和弹力纤维双重染色可见染成橙红色的脂质在粥样斑块部位大量存在

（路进．1997．）

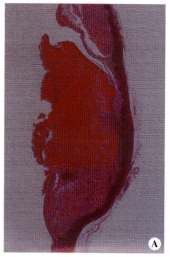
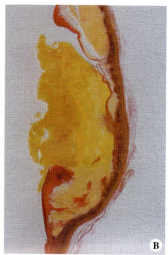

图 2-3 主动脉动脉瘤
A. HE 染色；B. Elastica-Van Gieson 双重染色
（路进．1997.）

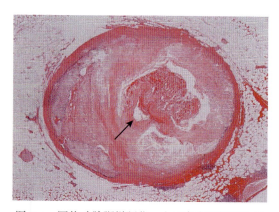

图 2-4 冠状动脉粥样硬化，由于高度粥样硬化症引起显著血管狭窄
（路进．1997.）

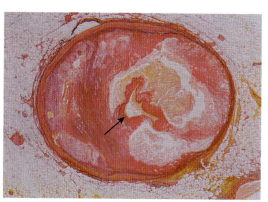

图 2-5 冠状动脉粥样硬化（Elastica-Van Gieson 双重染色）粥样病变部位可见新生的红染胶原纤维
（路进．1997.）

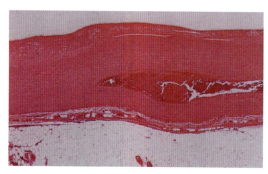

图 2-6 主动脉夹层动脉瘤 1（HE 染色）
（路进．1997.）

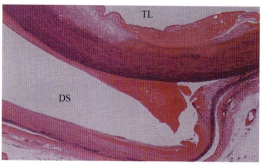

图 2-7 主动脉夹层动脉瘤 2（HE 染色）
DS. 剥离腔；TL. 真腔（路进．1997.）

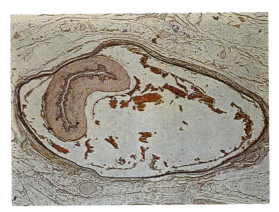

图 2-8 肠系膜上动脉夹层动脉瘤（HE 染色）
（路进．1997.）

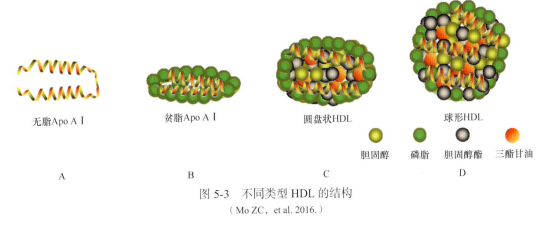

A 无脂Apo A I　　B 贫脂Apo A I　　C 圆盘状HDL　　D 球形HDL

胆固醇　磷脂　胆固醇酯　三酯甘油

图 5-3 不同类型 HDL 的结构
（Mo ZC, et al. 2016.）

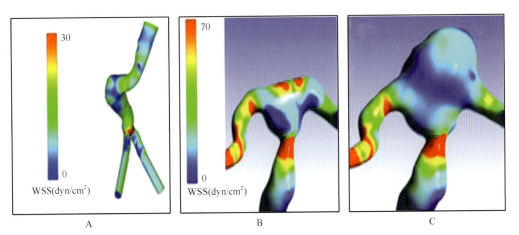

图 7-1 计算流体动态显示
A. 早期阶段腹主动脉瘤；B. 脑分叉近端狭窄；C. 已形成的脑动脉瘤。尺度表示壁面剪应力（dyn/cm^2）
（图 A：Tanweer, et al. 2014；图 B 和图 C：Kono, et al. 2013.）

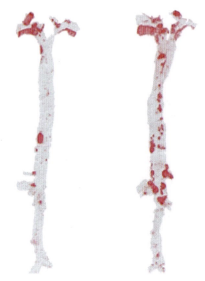

图 16-1　主动脉内膜面苏丹Ⅳ染色结果

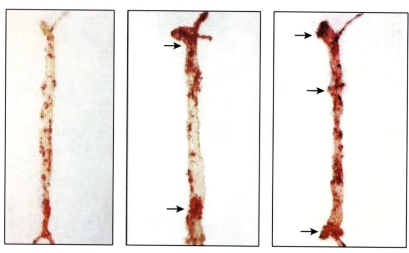

图 16-2　主动脉内膜面油红 O 染色
（Lv YC，et al. 2016.）

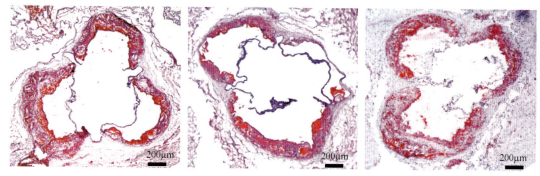

图 16-3　主动脉根部油红 O 染色
（Peng N，et al. 2016.）

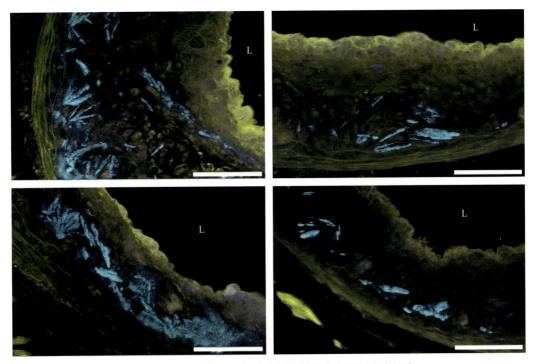

图 16-4 Apo E$^{-/-}$ 小鼠主动脉粥样硬化病变组织冰冻切片

Filipin（蓝色）荧光染色

（Cuerrier CM，et al. 2013.）

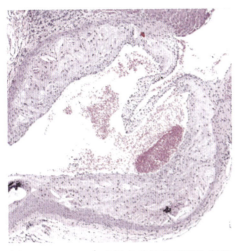

图 16-5 Apo E$^{-/-}$ 小鼠主动脉粥样硬化病变组织苏木精-伊红染色

（Smith DD，et al. 2012.）

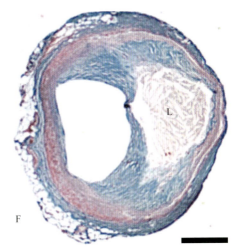

图 16-6 人动脉粥样硬化斑块

Masson 染色

L. 脂质富含区域

（Tearney GJ，et al. 2006.）

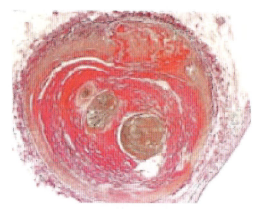

图 16-7　人动脉粥样硬化斑块 VG 染色
(Irena T, et al. 2011.)

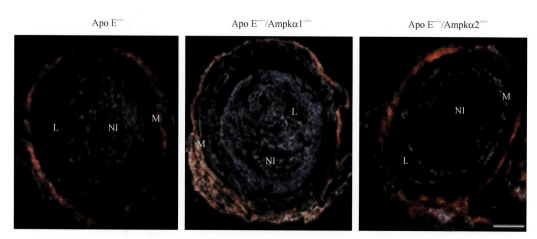

图 16-8　小鼠颈动脉粥样硬化斑块天狼星红染色
L. 管腔；NI. 新生内膜；M. 中膜
(Dai X, et al. 2016.)

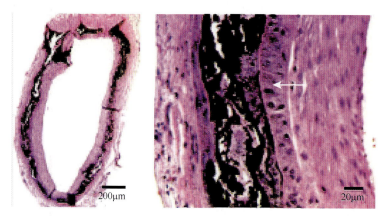

图 16-9　大鼠主动脉 Von Kossa 硝酸银法染色
(Persy V, et al. 2006.)

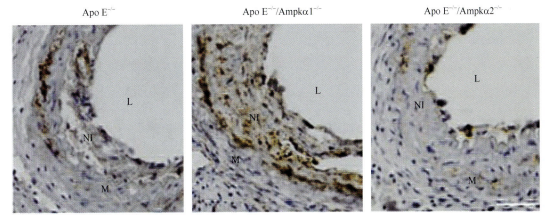

图 16-10 小鼠颈动脉粥样硬化病变处 Cleaved Caspase 3 蛋白免疫组化染色

L. 管腔；NI. 新生内膜；M. 中膜

(Dai X, et al. 2016.)

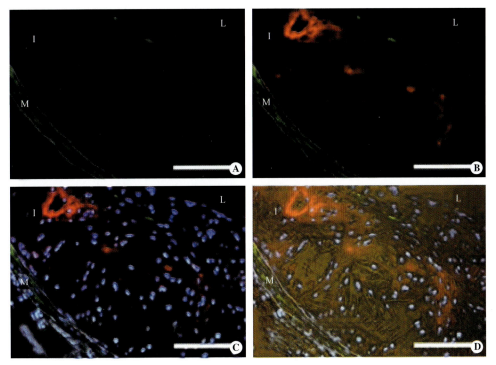

图 16-11 Apo E$^{-/-}$ 小鼠主动脉粥样硬化病变组织荧光染色

A. α-SMA；B. α-SMA+Cleaved Caspase3；C. α-SMA+Cleaved Caspase 3+Hoechst；D. 三色融合。
Cleaved Caspase 3（红色），α-SMA（绿色），Hoechst（蓝色）

L. 管腔；I. 内膜；M. 中膜

(Cuerrier CM, et al. 2013.)

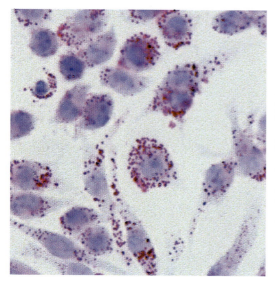

图 16-12　J774.1 巨噬细胞荷脂后油红 O 染色
（Niera J，et al. 2004.）

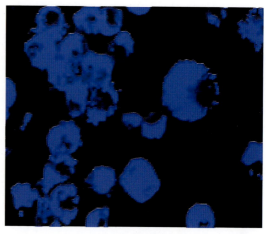

图 16-13　J774.1 巨噬细胞 Filipin（蓝色）染色
（Zhou H，et al. 2005.）

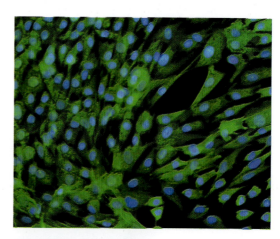

图 16-14　人膀胱平滑肌细胞免疫荧光染色
α-SMA-actin（绿色），DAPI（蓝色）
（Sun Y，et al. 2016.）

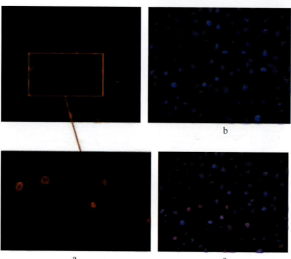

图 17-3　BrdU 掺入法荧光染色结果示例

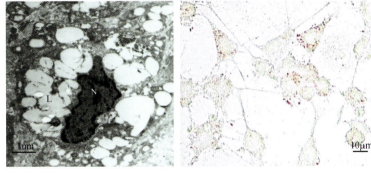

图 19-1 巨噬源性的泡沫细胞
A.家兔动脉粥样硬化病变中的巨噬细胞源性泡沫细胞的透射电镜图（L：脂滴；N：细胞核）；B.巨噬细胞经 ox-LDL 干预后油红 O 染色胞内可见脂滴。（Yu Q，et al. 2012；Wang R，et al. 2016.）

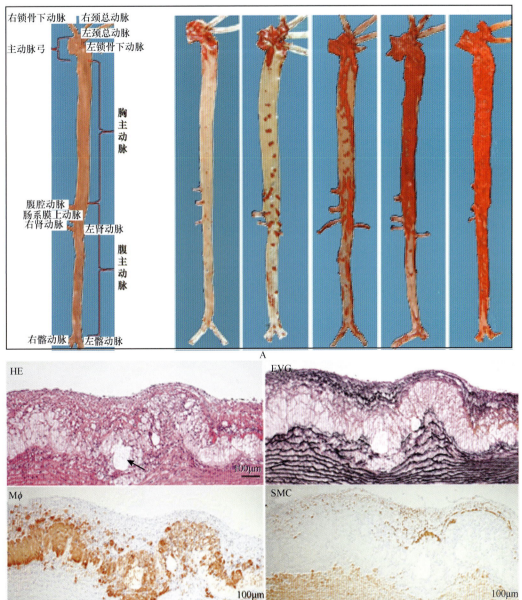

图 19-2　0.3% 胆固醇饲料诱导家兔主动脉粥样硬化病变情况
A.家兔主动脉大体病变的苏丹Ⅳ染色；B.家兔主动脉弓镜下病变 HE 染色、EVG 染色、巨噬细胞（Mφ）和平滑肌细胞（SMC）免疫染色
（Fan J，et al. 2015.）

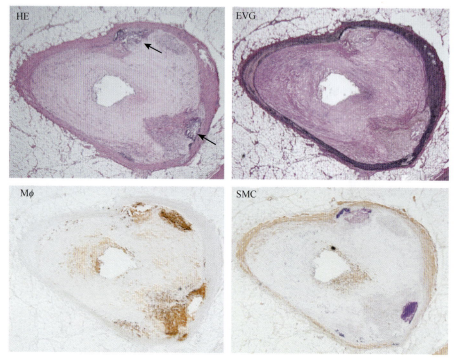

图 19-3 WHHL 家兔冠状动脉粥样硬化病变
箭头指示为钙化点（Fan J，et al. 2015.）

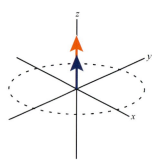 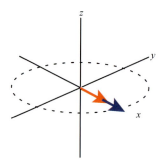

图 21-5 T_1 为自旋－点阵或纵向弛豫时间，纵向磁化强度恢复的时间常数 T_1 称为纵向弛豫时间（又称自旋－晶格弛豫时间），为蓝色箭头到红色箭头的改变

图 21-6 T_2 为自旋－自旋或横向弛豫时间，横向磁化强度消失的时间常数 T_2 称为横向弛豫时间（又称自旋－自旋弛豫时间），为蓝色箭头到红色箭头的改变

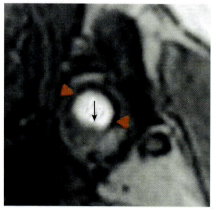 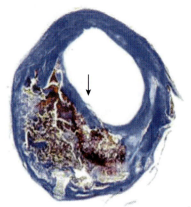

A

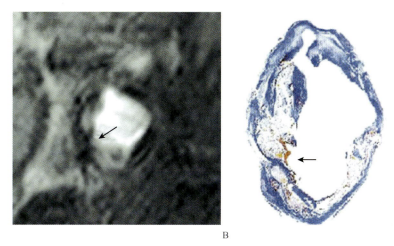

图 21-15　MRI 成像与病理 Mallory 染色法图片对比
A. 动脉粥样硬化完整斑块；B. 斑块纤维帽破裂图像（Yuan, et al. 2002.）

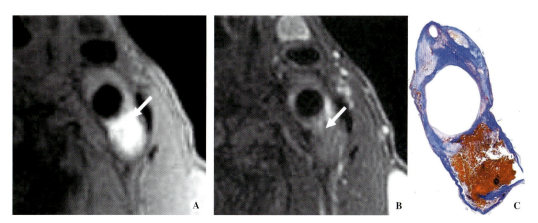

图 21-17　动脉粥样硬化斑块出血 T1WI（A）、T2WI（B）及病理 Mallory 染色法图片（C）对比
（图片来源：蔡剑鸣，解放军总医院）

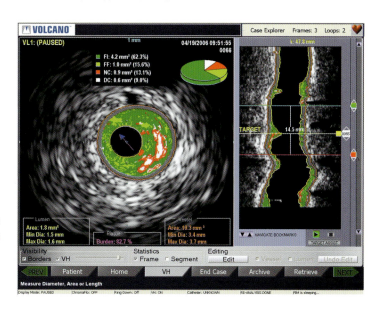

图 21-54　美国 Volcano 公司最新一代的 IVUS 机器，可提供实时 VH-IVUS 的粥样硬化斑块组织成分的分析功能

在 VH-IVUS 的界面上，纤维斑块（FI）定义为深绿色区域；纤维脂肪斑块（FF）定义为黄色区域；坏死组织（NC）定义为红色区域；钙化（DC）定义为白色区域

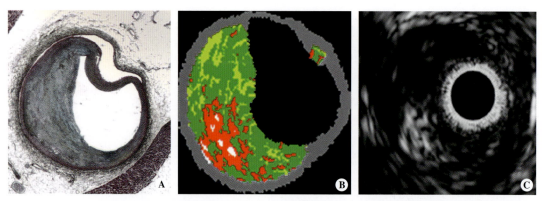

图 21-58 病理组织学（A）；VH-IVUS 的图像（B）；IVUS 的图像（C）

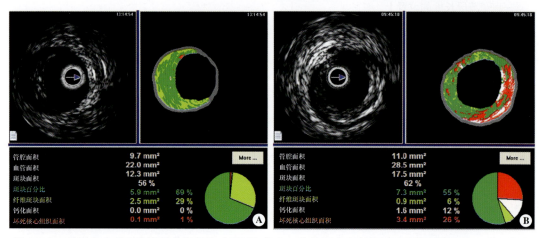

图 21-59 糖尿病患者和非糖尿病患者的对照研究指出，非糖尿病患者的冠脉粥样硬化斑块，有比较高比例的纤维斑块和纤维脂肪斑块（A），而糖尿病患者的冠脉粥样硬化斑块有比较高比例的坏死组织（B）

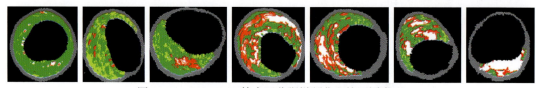

图 21-60 VH-IVUS 技术区分粥样硬化斑块不同类型

VH-IVUS 可以帮助了解冠状动脉粥样硬化斑块的自然发展过程，并通过冠状动脉粥样硬化斑块的成分，对冠状动脉斑块进行分类。VH-IVUS 可以根据冠状动脉粥样硬化斑块的成分，把冠状动脉粥样硬化斑块分成七个不同类型。其中包括纤维性斑块、病理性内膜增厚、粥样斑纤维帽形成、纤维钙化性斑块、薄帽纤维粥样硬化斑块、既往有多次斑块破裂的薄帽纤维粥样硬化斑块和钙化结节

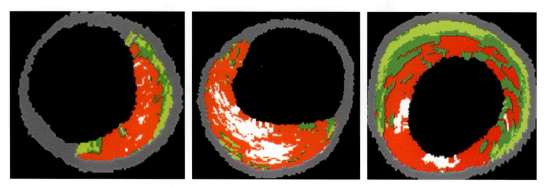

图 21-61 VH-IVUS 诊断标准的 TCFA 斑块

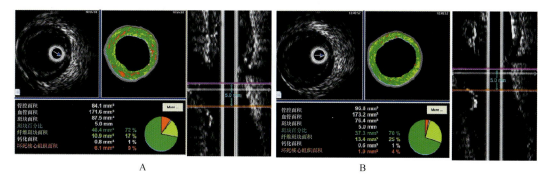

图 21-62 患者接受 40mg/d 阿托伐他汀的降脂治疗前,在基线的左主干远端 5mm 长度的病变位置上,各种粥样硬化斑块组成成分的容积和百分比(A);患者接受 40mg/d 阿托伐他汀的降脂治疗 6 个月后,在同一病变节段长度的位置上,各种粥样硬化斑块组成成分的容积和百分比(B)可以看出,患者在接受 40mg/d 阿托伐他汀的降脂治疗后,患者的粥样硬化斑块负荷及斑块中的纤维性斑块、坏死核心和钙化斑块的容积都有明显减少。从这一结果可以看出,40mg/d 阿托伐他汀可以减少动脉粥样硬化斑块里纤维斑块、坏死组织和钙化斑块的部分,从而减少整体的动脉粥样硬化斑块的负荷和容积

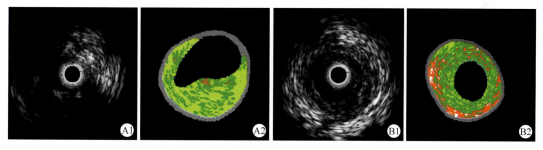

图 21-63　IVUS 和 VH-IVUS 的血栓图像

A1、A2. 是相对的 IVUS 和 VH-IVUS 新鲜血栓的图像;B1、B2. 是相对的 IVUS 和 VH-IVUS 陈旧血栓的图像。目前的 VH-IVUS 软件,无法识别出血栓的存在,而血栓的出现,也会影响到对其他四种粥样硬化斑块组织的分析结果。从经验来讲,新鲜的血栓在 VH-IVUS 的图像上,出现黄色的区域比较多(图 A2);而陈旧的血栓在 VH-IVUS 的图像上,会出现深绿色的区域比较多(图 B2)

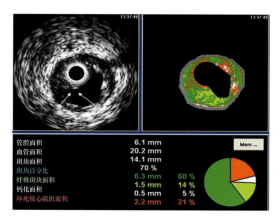

图 21-64　VH-IVUS 无法分辨夹层

当有夹层出现的时候(白箭头所示),目前的 VH-IVUS 分析软件是没办法分辨出来的。所以夹层的出现也会像血栓一样,影响到对其他四种粥样硬化斑块的成分分析结果。因此,当有夹层出现的时候,如果要做准确的 VH-IVUS 斑块成分分析,就需要机器操控者做出适当的管窗的边界校正

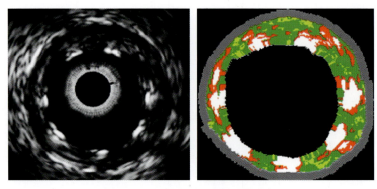

图 21-65　VH-IVUS 不能区分支架

植入支架以后，如果利用 VH-IVUS 的软件对支架以至周边残余的粥样硬化斑块做分析，VH-IVUS 的软件会错误判断支架的支架柱为钙化斑块，在 VH-IVUS 的图像上呈现为白色的区域。而在支架柱的后面，会错误验测出很多红色的区域，在 VH-IVUS 的图像上，被定义为坏死组织的斑块，因而会高估粥样硬化斑块成分的钙化斑块和坏死组织的分布和百分比

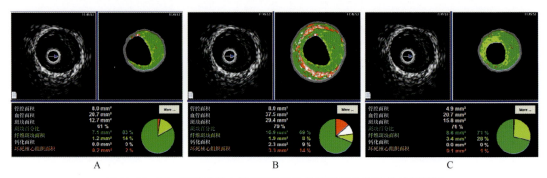

图 21-66　同一冠状动脉血管 VH-IVUS 的粥样硬化斑块的分析结果

A. 血管和管窗边界准确的 VH-IVUS 的斑块成分分析结果；B. 血管边界不准确的 VH-IVUS 的斑块分析结果；C. 管窗边界不准确的 VH-IVUS 斑块成分分析结果。从图中可以看出，VH-IVUS 的粥样硬化斑块分析准确度需要准确校正血管和管窗边界，如果血管和管窗的边界不准确，那么 VH-IVUS 软件对采集到的 RF 数据进行的 VH-IVUS 图像分析，所得出的粥样硬化斑块分也会是不准确的，有可能会高估或者是低估四种粥样硬化斑块组织的分布和百分比

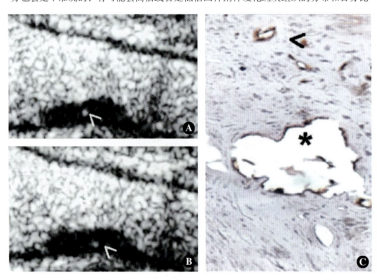

图 21-87　超声造影检测粥样斑块新生血管

A，B. 颈动脉窦部粥样硬化病灶的连续两帧声像图，显示斑块内出现微泡（白色箭头）；C. 声像图所示病变纤维帽免疫组化检查，显示较大的一级新生血管（*）和二级新生血管（黑色箭头）CD31 染色阳性（Coli，et al. 2008.）